Jänicke · Grünwald · Brendler
Handbuch Phytotherapie

Handbuch Phytotherapie

Indikationen – Anwendungen
Wirksamkeit – Präparate

Von
Christof Jänicke, Berlin
Jörg Grünwald, Berlin
Thomas Brendler, Berlin

Unter Mitarbeit von
Birgit Wobst, Berlin
Barbara Werschkun, Berlin
Jürgen Skrabal, Berlin

Wissenschaftlicher Beirat
Rudolf Morgenstern, Berlin
Ulrich Schwantes, Berlin

Mit 320 vierfarbigen Abbildungen

WVG
Wissenschaftliche Verlagsgesellschaft mbH Stuttgart 2003

Anschriften
Christof Jänicke, MD
Waldseeweg 6
13467 Berlin

Dr. Jörg Grünwald
Waldseeweg 6
13467 Berlin

Thomas Brendler
Immanuelkirchstr. 32
10405 Berlin

Unter wissenschaftlicher Mitarbeit der Phytopharm Research, Berlin
Dr. Birgit Wobst, Dr. Barbara Werschkun, Jürgen Skrabal

Wissenschaftlicher Beirat
Univ.-Prof. Dr. med. Rudolf Morgenstern
Institut für Pharmakologie und Toxikologie der Charité
Campus Mitte
Dorotheenstraße 94
10117 Berlin

Univ.-Prof. Dr. med. Ulrich Schwantes
Institut für Allgemeinmedizin der Charité
Campus Mitte
Schumannstraße 20/21
10117 Berlin

Bibliografische Information der Deutschen Bibliothek
Die Deutsche Bibliothek verzeichnet diese Publikation in der Deutschen Nationalbibliografie; detailierte bibliografische Daten sind im Internet unter http://dnb.ddb.de abrufbar.

ISBN 3-8047-1950-3

Birkenwaldstr. 44, 70191 Stuttgart
Printed in Germany
Satz: Mitterweger & Partner Kommunikationsgesellschaft mbH, Plankstadt
Druck und Bindung: C.H. Beck, Nördlingen
Umschlaggestaltung: Atelier Schäfer, Esslingen

Vorwort

Arzneipflanzen haben seit Jahrhunderten einen festen Platz in der Heilkunde Asiens und Europas und hier besonders Deutschlands. Mit der Entwicklung der modernen Schulmedizin und der zunehmenden Verwendung synthetischer Wirkstoffe wurde die Phytotherapie, zumindest in der westlichen Medizin, vorübergehend in den Hintergrund gedrängt und wird sogar heute noch gelegentlich von einem Teil der Schulmediziner als „nutzloser Hexenzauber aus dem Mittelalter" abgetan.

Im Widerspruch dazu fordern jedoch seit vielen Jahren immer mehr Patienten und verantwortungsbewusste Ärzte, nicht immer gleich mit Kanonen auf Spatzen zu schießen. Verbunden mit einem allgemeinen Trend zur Rückbesinnung auf gesunde Lebensführung, Naturheilverfahren und Ganzheitsmedizin besteht der Wunsch, im Krankheitsfall über eine Medikation verfügen zu können, die bei hoher Wirksamkeit möglichst wenig in die natürlichen Vorgänge des Körpers eingreift.

Phytotherapeutika können bei exakter Indikationsstellung und adäquater Dosierung diese Forderungen in hohem Maße erfüllen, da sie im Vergleich zu synthetischen Präparaten erwiesenermaßen eine größere therapeutische Breite und deutlich höhere Anwendungssicherheit aufweisen.

Ein gutes Beispiel hierfür ist Baldrian, der aufgrund seiner wissenschaftlich eindeutig bewiesenen guten Wirksamkeit bei zu vernachlässigender Nebenwirkungsrate nicht nur in vielen akuten Fällen von Schlafstörungen synthetischen Schlaf- und Beruhigungsmitteln überlegen ist, sondern sogar oft in chronischen Fällen bei mehrmonatiger Einnahme die Schlafphasen so regeneriert, dass danach auf Dauermedikation verzichtet werden kann.

Allerdings sollte nicht vergessen werden, dass pflanzliche Arzneimittel, von wenigen Ausnahmen abgesehen, nicht für die Akut- oder Notfallbehandlung schwerer Erkrankungen geeignet sind. Hier sind tatsächlich oft zunächst chemisch definierte Monopräparate gefragt, deren Nutzen im Rahmen einer jahrzehntelangen Dauermedikation aber zweifelhaft ist: Großangelegte Vergleichsstudien, die eine Steigerung der Lebensqualität durch die Langzeitanwendung herkömmlicher Therapeutika belegen sollten, führten z. B. bei der Überlebensrate von Hypertoniepatienten zu sehr widersprüchlichen Ergebnissen. Wenn aber die Dauertherapie die Form einer Dauerprophylaxe annimmt (etwa von erhöhtem Blutdruck), gelangt man auf das ureigene Terrain der modernen Phytotherapie. Die eignet sich insbesondere bei leichten bis mittelschweren Beschwerden, vor allem chronischer Natur, beugt Verschlimmerungen vor und vermeidet eine Dauermedikation mit synthetischen Wirkstoffen. Klassische Anwendungsgebiete sind zum Beispiel chronische Obstipation, chronische Harnwegsinfekte, Befindlichkeitsstörungen wie Dyspepsie, Unruhezustände und Schlaflosigkeit oder unspezifische Katarrhe, ferner der Einsatz als Adjuvans zur Dosisreduktion von z. B. nicht-steroidalen Antirheumatika bei degenerativen Erkrankungen, in Kombination mit Antibiotika oder Zytostatika, zur Rezidivprophylaxe oder in der Rekonvaleszenz.

Eine Gleichsetzung von „natürlicher" mit „ungefährlicher" Medikation muss allerdings strikt vermieden werden. Zubereitungen aus Heilpflanzen sind potente Arzneimittel und können unter Umständen – wie auch Nahrungs- und Genussmittel – Allergien auslösen, die Wirksamkeit anderer Medikamente beeinflussen oder im Falle einer Überdosierung zu Vergiftungserscheinungen führen.

Trotz vielfältiger Anfeindungen hat sich die Phytotherapie in Deutschland in den letzten Jahren dank der Forschungsarbeit engagierter Wissenschaftler zu einem rationalen, ernstzunehmenden und gleichberechtigten Zweig der modernen Medizin entwickelt. Dies zeigt sich u. a. an der signifikanten Steigerung der Verkaufszahlen für pflanzliche Arzneimittel. So lagen die Umsätze für Phytopharmaka im Jahr 2002 bei ca. 2,7 Mrd. € (Verbraucherpreise).

Mit über 1300 zugelassenen Mono- und über 150 zugelassenen Kombinationspräparaten pflanzlicher Herkunft sowie mehr als 2400 Phytopharmaka mit beantragter Zulassung existiert mittlerweile eine nahezu unüberschaubare Anzahl von Phytotherapeutika, die zum Teil in der Werbung oder gelegentlich auch in unsachlichen, populärwissenschaftlichen Artikeln als wahre Wundermittel für ewige Jugend und Gesundheit angepriesen werden. Sowohl für Patienten als auch für engagierte Apotheker und vor allem niedergelassene Ärzte ist es unerlässlich, die Spreu vom Weizen trennen zu können. Dazu sind weiterführende Informationen erforderlich, die einerseits seriös und wissenschaftlich fundiert, andererseits aber auch für Laien verständlich formuliert sein sollten. Gefordert sind detaillierte, durch wissenschaftliche Versuche oder durch Empirie belegte und vor allem vom jeweiligen Erzeuger des Präparates unabhängige Informationen über Zusammensetzung, Wirkweisen, Nebenwirkungen, Interaktionen, Anwendungsbeschränkungen und Dosierungen, die unter Umständen weit über die Angaben des jeweiligen Beipackzettels hinausgehen. Ein übersichtliches und leicht zu handhabendes Nachschlagewerk, das alle wichtigen Aspekte einer Arzneipflanze erfasst, erfüllt diesen Informationsbedarf auf ideale Weise.

Zu diesem Thema liegen in Deutschland bereits mehrere Publikationen vor, die jedoch alle nicht umfassend genug erscheinen oder die oben genannten Forderungen nur teilweise erfüllen.

Eine Kurzfassung der gewünschten Informationen liefern die Monographien der Kommission E, eines Expertenkomitees, das 1978 vom damaligen Bundesgesundheitsamt (jetzt Bundesinstitut für Arzneimittel und Medizinprodukte) ins Leben gerufen wurde. Zuvor war 1976 festgelegt worden, dass in der Bundesrepublik Deutschland pflanzliche Arzneimittel und Phytopharmaka wie alle anderen Medikamente definiert und vor der Marktzulassung entsprechenden Prüfungen bzw. Begutachtungen unterzogen werden müssen. In den Jahren 1978 bis 1995 hat die Kommission E für insgesamt 330 Arzneipflanzen sämtliche empirischen und wissenschaftlichen Daten gesammelt, aufbereitet und mit einer Bewertung in Form der sogenannten Positiv- oder Negativ-Monographien im Bundesanzeiger veröffentlicht. Internationale Bestätigung und Anerkennung erfährt die Arbeit der Kommission E seit 1992 durch die ESCOP-Monographien (European Scientific Cooperative on Phytotherapy) wie auch seit 1998 durch die WHO-Drogenmonographien.

Mit dem **Handbuch Phytotherapie** wird ein ärztlicher Leitfaden für pflanzliche Arzneimittel aus mehr als 500 pflanzlichen Drogen von über 400 verschiedenen Arzneipflanzen vorgelegt. Auf der Grundlage der Monographien der Kommission E und der ESCOP, ergänzt um unabhängige Informationen aus internationalen wissenschaftlichen Datenbanken, wurden für das vorliegende Handbuch detaillierte Beschreibungen erarbeitet. Sämtliche Monographien, auch die der selteneren und exotischen Heilpflanzen, entsprechen dem neuesten phytochemischen, medizinischen, pharmakologischen und toxikologischen Erkenntnisstand. Das vorliegende Nachschlagewerk ist speziell auf die Bedürfnisse von Ärzten, Apothekern und Heilpraktikern ausgerichtet und legt den Schwerpunkt auf Informationen, die für eine wirksame Behandlung von Bedeutung sind. Neben zusammenfassenden Beschreibungen der pharmakologischen Wirkung werden auch konkrete Empfehlungen zur Anwendung gegeben, wie z.B. Dosierungshinweise, die auch auf die jeweilige Zubereitungsform der Droge eingehen.

In hohem Maße auf die Interessen der Benutzer zugeschnitten sind die Abschnitte „Patienteninformation" und „Bewertung der Wirksamkeit". In ersterem werden alle für eine erfolgreiche und sichere Behandlung wichtigen Angaben zusammengefasst, die vom Behandelnden an seine Patienten weitergegeben werden sollten. Der Abschnitt „Bewertung der Wirksamkeit" informiert auf einen Blick über den therapeutischen Wert der Arzneidroge, und beurteilt deren Nutzen-Risiko-Verhältnis. Als Grundlage hierfür dienen die Bewertungen aus den Monographien der Kommission E und der ESCOP oder – in Anlehnung an deren Kriterien – Eigenbewertungen der Autoren und des wissenschaftlichen Beirats auf der Grundlagen des aktuellen Erkenntnismaterials. Sollte der Wunsch nach weiterführender Information bestehen, dann finden sich für jede Einzeldroge in den anhängenden Literaturlisten eine Fülle an Quellen.

In der Hoffnung, den Bedürfnissen der Anwender dieses Handbuchs so weit wie möglich entgegengekommen zu sein, sind Anregungen, Kommentare und – auch kritische – Bewertungen aus der Leserschaft in Hinblick auf die geplanten folgenden Auflagen ausdrücklich erwünscht!

Berlin im Frühjahr 2003

Thomas Brendler
Jörg Grünwald
Christof Jänicke

Hinweise für die Benutzer

Das **Handbuch Phytotherapie** ist in seinem Hauptteil alphabetisch nach den deutschen Namen der Arzneipflanzen gegliedert. Nachgestellt ist der wissenschaftliche Name, der die eindeutige Zuordnung der Pflanze erlaubt. Ist eine Arzneipflanze unter einem anderen als ihrem deutschen Namen bekannter, wird sie unter diesem geführt (Agnus castus statt Mönchspfeffer, Cimicifuga statt Traubensilberkerze etc.).

Dem Hauptteil mit den alphabetischen Pflanzenmonographien sind fünf Verzeichnisse vorangestellt, die dem Benutzer sowohl die Suche nach bestimmten Pflanzen, Arzneidrogen oder Fertigarzneimitteln erleichtern, als auch einen raschen Überblick über Indikationen – sowohl nach Gruppen als auch alphabetisch geordnet – eventuelle Anwendungsbeschränkungen, Wechselwirkungen und Warnhinweise gewährleisten.

Wie finden Sie ein Arzneimittel?

- ☐ Ist die **Indikation** bekannt, gelangen Sie über das Verzeichnis **Indikationen: Hauptgruppen** und die anschließenden Einzelindikationen zu einer Auswahl von Arzneidrogen. Die von der Komm. E, der ESCOP oder durch eine neuere, valide klinische Studie positiv bewerteten Drogen sind fett gedruckt. Bei den anderen Drogen ist die Indikation durch ihre volksmedizinische Verwendung begründet.
  Bei bekannter Indikation gelangen Sie auch über das Verzeichnis **Indikationen, alphabetisch** zur Auswahl der einsetzbaren Arzneidrogen.
- ☐ Ist die **Arzneipflanze** oder die **Arzneidroge** bekannt, so gelangen Sie über das Verzeichnis **Sachregister** zur gewünschten Information im Hauptteil.
- ☐ Ist das **Fertigarzneimittel** bekannt, so gelangen Sie ebenfalls über das Verzeichnis **Sachregister** zur gewünschten Seite im Hauptteil. Unter der Überschrift Handelspräparate sind dort die kommerziell wichtigsten Arzneimittel alphabetisch und – soweit verfügbar – mit Angaben zur Darreichungsform, Stärke und Dosierung aufgeführt. Monopräparate mit einem einzigen Wirkstoff werden bevorzugt.

Das Verzeichnis **Wechselwirkungen** gibt Ihnen eine Übersicht über wichtige Interaktionen, sowohl zwischen pflanzlichen Arzneidroge und synthetischen Arzneistoffen, als auch umgekehrt. Die Art der Wechselwirkung wird stichwortartig genannt, weitere Angaben finden Sie bei den jeweiligen Monographien im Hauptteil.

Gehört Ihr Patient einer Risikogruppe an, so erfahren Sie im Verzeichnis **Warnhinweise**, ob für die ausgewählte Arzneipflanze Anwendungsbeschränkungen für schwangere oder stillende Frauen bestehen oder ob die Behandlung unter ärztlicher Überwachung erfolgen sollte. Details dieser Beschränkungen finden Sie bei den jeweiligen Monographien im Hauptteil.

Im Teil **Abbildungen Arzneipflanzen** am Schluss des Buches finden Sie vierfarbige Aufnahmen von ca. 320 Arzneipflanzen. Meist wurde während der Blüte oder der Fruchtreife photographiert.

Aufbau der Monographien

Arzneipflanze

Ordnungsprinzip ist der gängige deutsche Pflanzenname, gefolgt von dem wissenschaftlichen Namen.

Volkstümliche Namen, Familie

Weitere populäre deutsche Namen neben den wichtigsten englischen und französischen Namen, in Einzelfällen auch anderssprachige Bezeichnungen. Lateinischer Name der Familie, zu der die systematischen Botaniker die Pflanze stellen.

Botanik

Aufzählung wichtiger botanischer Merkmale

Verbreitung

Angaben zum geographischen Vorkommen der Pflanze

Arzneidroge

Die nachfolgenden Angaben beziehen sich auf die aus der jeweiligen Pflanze gewonnene Arzneidroge, die mit ihrem deutschen Namen aufgeführt ist. Werden mehrere Drogen aus einer Pflanze gewonnen, z. B. sowohl das Kraut als auch die Wurzel, werden diese nacheinander beschrieben.

Verwendete Pflanzenteile

Die für die Herstellung der Droge verwendeten Pflanzenteile und wie sie nach der Ernte bearbeitet (haltbar gemacht) werden.

Inhaltsstoffe

Auflistung von pharmakologisch wirksamen, wirksamkeitsbestimmenden sowie weiteren bisher gefundenen Inhaltsstoffen, falls bekannt auch mit Mengenangaben in Prozent

Pharmakologie

Beschreibung der pharmakologischen Eigenschaften, angefangen mit Verweisen auf richtungweisende präklinische Arbeiten und Befunde, gefolgt von einer Zusammenfassung der klinischen Studien und Anwendungsbeobachtungen. Für diesen Abschnitt wurde die bis kurz vor Drucklegung veröffentlichte wissenschaftliche Originalliteratur ausgewertet. Für neuere, placebo-kontrollierte Studien werden Studienverlauf und Ergebnisse detailliert zusammengefasst.

Anwendungsgebiete

Auflistung der von der Kommission E oder der ESCOP, in Einzelfällen auch der WHO, empfohlenen Indikationen. Die durch empirische Daten beanspruchten Anwendungsgebiete, homöopathischen Indikationen und nicht wissenschaftlich belegten Angaben volksmedizinischer und anderer Quellen werden eindeutig kenntlich gemacht, und von den rationalen phytotherapeutischen Indikationen abgegrenzt. Teilweise folgen zusätzliche Angaben zur sonstigen Verwendung, z. B. als Nahrungsmittel, Kosmetikum etc.

Dosierung

Enthält geprüfte Angaben zu Zubereitungsformen, Art der Anwendung, der empfohlenen Tagesdosis und der Anwendungsdauer, teilweise auch für die homöopathischen Indikationen, wo möglich mit Angabe der Extraktformen, die der Bewertung zugrunde liegen. Die Angaben zur Dosierung beziehen sich in der Regel auf die Arzneidroge. Besonderer Wert wurde darauf gelegt, auch für die daraus gewonnenen (Trocken-)Extrakte nachvollziehbare Dosierungen anzugeben. Sie sind als Richtschnur zu werten und sollten in jedem Fall vom Anwender noch durch die Herstellerangaben für die Einzelpräparate vervollständigt werden.

Teezubereitung: **Infuse** werden zubereitet, indem man die empfohlene Drogenmenge mit 150 ml kochendem Wasser übergießt und nach 10 min abseiht. Ätherischöl-haltige Drogen sollten dabei bedeckt stehen. Für **Dekokte** wird die empfohlene Drogenmenge 5-10 min mit 150 ml Wasser gekocht und anschließend abgeseiht. **Kaltmazerate** werden zubereitet, indem man die Drogenmenge mit 150 ml kaltem Wasser übergießt, und nach der jeweils angegebenen Zeit abseiht.

Anwendungsbeschränkungen

Auf der Grundlage der bekannten pharmakologisch-toxikologischen Daten und Anwendungsbeobachtungen werden mögliche Neben- und Wechselwirkungen, bedingte und absolute Kontraindikationen sowie die Symptome von Überdosierungen genannt, und Hinweise zur Therapie bei Intoxikationen oder ernsten unerwünschten Nebenwirkungen gegeben.

Patienteninformation
In für medizinische Laien verständlicher Form werden hier die hauptsächlichen Anwendungsgebiete der Droge, mögliche Nebenwirkungen und Kontraindikationen zusammengefasst. Ausdrücklich wird auch auf mögliche Gefahren der Selbstmedikation ohne ärztliche Beratung hingewiesen.

Bewertung der Wirksamkeit
Die Bewertung der Wirksamkeit bzw. des Nutzen-Risiko-Verhältnisses erfolgt entweder in Anlehnung an die entsprechenden Monographien der Kommission E bzw. der ESCOP oder basiert auf Ergebnissen valider klinischer Studien, in Ermangelung dieser Untersuchungen auch auf empirischen Daten.

Handelspräparate
Alphabetische Auflistung der wichtigsten Phytopharmaka, meist mit Angaben zu Darreichungsform und empfohlener Dosierung. Sofern nicht anders erwähnt, wurden keine Kombinationspräparate berücksichtigt.

Literatur
Bibliographische Angaben zu einer Auswahl der wichtigsten Originalarbeiten und zur relevanten Sekundärliteratur (Übersichtsarbeiten), auf deren Grundlage die Monographien erarbeitet wurden.

Die häufig ausgewertete Tertiärliteratur (Fachbücher, Nachschlagewerke) ist im Teil Weiterführende Literatur zusammengestellt.

Abkürzungen

BHP 83	British Herbal Pharmacopoeia 1983
DAB	Deutsches Arzneibuch 2002
EB6	Ergänzungsbuch zum DAB 6
ED	Einzeldosis
EL	Esslöffel
ESCOP	European Scientific Cooperative on Phytotherapy
HAB	Homöopathisches Arzneibuch 2002
HAB34	Homöopathisches Arzneibuch 1934
Komm. E	Kommission E am Bundesgesundheitsamt (heute Bundesinstitut für Arzneimittel und Medizinprodukte
Ph. Eur.	Europäisches Arzneibuch 4. Ausgabe 2002
TD	Tagesdosis
TL	Teelöffel

Inhaltsverzeichnis

Verzeichnisse

Sachregister

Aufgeführt sind alle wissenschaftlichen und die gängigen deutschen Namen der Arzneipflanzen und -drogen sowie wichtige Handelspräparate. **Fett gedruckt** sind die Namen der ausführlich beschriebenen Arzneidrogen.

A

B

C

F

G

H

I

J

N

Q

R

S

T

Z

Indikationen: Übersicht

Erkrankungen der Atemwege
- Asthma
- Erkältung
- Fieber und Erkältung
- Halsentzündungen
- Husten/Bronchitis
- Keuchhusten
- Schnupfen
- Sinusitis

Erkrankungen der Haut
- Ekzeme, Furunkel, Akne
- Hautentzündungen
- Herpes simplex
- Hyperhidrosis
- Psoriasis
- Warzen
- Wunden und Verbrennungen

Erkrankungen der Verdauungsorgane
- Appetitlosigkeit
- Diarrhoe
- Dyspeptische Beschwerden
- Erbrechen
- Gastritis
- Leber- und Gallebeschwerden
- Magen-Darm-Beschwerden
- Obstipation

Erkrankungen des Bewegungsapparates
- Arthritis, entzündl.-rheumat. Gelenkerkrankungen
- Muskelschmerzen
- Muskelspannungen
- Rheuma, Weichteilrheumatismus
- Stumpfe Verletzungen

Erkrankungen des Gefäßsystems
- Arteriosklerose
- Durchblutungsstörungen
- Hämorrhoiden
- Venenerkrankungen

Erkrankungen von Herz und Kreislauf
- Herzinsuffizienz NYHA I und II
- Herzinsuffizienz NYHA II
- Herzkrankheiten
- Herzrhythmusstörungen
- Hypertonie
- Hypotonie
- Kreislaufbeschwerden
- Nervöse Herzbeschwerden
- Ödeme

Erkrankungen des Nervensystems
- Hirnleistungsstörungen
- Hyperhidrosis
- Kopfschmerzen
- Migräne
- Morbus Alzheimer
- Muskel- und Nervenschmerzen
- Myasthenie
- Neuralgien
- Reisekrankheit
- Schmerzen
- Schwindel

Psychische Erkrankungen
- Depressive Verstimmung, Angst
- Nervosität und Schlaflosigkeit
- Unruhezustände

Erkrankungen des Stoffwechselsystems
- Adipositas
- Diabetes mellitus
- Erhöhte Cholesterinwerte
- Gicht
- Schilddrüsenerkrankungen

Erkrankungen des Urogenitaltraktes
- Harnwegserkrankungen
- Harnwegsinfektionen
- Nieren-und Blasensteine
- Nierenleiden
- Prostatabeschwerden, Reizblase

Gynäkologische Erkrankungen
- Fluor albus
- Klimakterische Beschwerden
- Mastodynie
- Menstruationsstörungen
- Prämenstruelles Syndrom (PMS)
- Unterleibsbeschwerden, funktionell

Erkrankungen im Kindesalter
- Abwehrschwäche
- Appetitlosigkeit
- Blähungen
- Durchfallerkrankungen
- Einschlafstörungen
- Ekzem, chronisches (adjuvante Therapie)
- Erkältungskrankheiten (adjuvante Therapie)
- Fieber
- Harnwege, entzündliche Erkrankungen
- Hauterkrankungen, seborrhoische
- Hauterkrankungen, entzündliche
- Husten, trockener Reiz-
- Keuchhusten
- Kopfschmerzen

Luftwege, Katarrhe
Magen-Darm-Krämpfe, leichte
Magen-Darm-Störungen
Milchschorf
Mund- und Rachenraum, Entzündungen
Muskel- und Nervenschmerzen
Nasenbluten
Obstipation, habituelle
Reisekrankheit
Verletzungen, äußerliche Anwendung
Unruhezustände

Erkrankungen von Mund, Nase und Ohren
Mund- und Rachenraumentzündungen
Nasenbluten
Zahnschmerzen
Zahnfleischbluten

Erkrankungen des Auges

Wunden, Verletzungen und Verbrennungen
Stumpfe Verletzungen
Wunden und Verbrennungen

Steigerung von Immunabwehr und Leistung
Infektanfälligkeit
Leistungsschwäche

Sonstige Indikationen
Altersbeschwerden
Anästhetika
Aphrodisiaka
Dysenterie
Fieber
Galenische Hilfsstoffe
Geschmackskorrigens bitter
Hautpflege
Insektenbekämpfung
Kopfläuse
Potenzschwäche
Skorbut
Syphilis
Tumortherapie, adjuvante
Vergiftungen
Wurmbefall

Indikationen nach Hauptgruppen

Zusammenstellung der Indikationen nach Hauptgruppen (Organsysteme, Fachgebiete, Patientengruppen), mit Auflistung der jeweils einsetzbaren Arzneidrogen. **Fett gedruckt** sind alle Drogen, die von der Kommission E oder von der ESCOP für die jeweilige Indikation positiv beurteilt wurden, oder deren Wirksamkeit in neueren validen klinischen Studien nachgewiesen wurde.

Erkrankungen der Atemwege

Asthma

Erkältung

Fieber und Erkältung

Halsentzündung

Husten/Bronchitis

Erkrankungen der Haut

Indikationen nach Hauptgruppen

Erkrankungen der Verdauungsorgane

Dyspeptische Beschwerden

Erkrankungen des Bewegungsapparates

Arthritis, entzündl.-rheumat. Gelenkerkrankungen

Alpenrosenkraut, pontisches 16
Brennesselkraut 79
Cayennepfefferfrüchte 92
Weihrauch (Olibanum) 73

Muskelschmerzen

Manukaöl 349
Meerrettichwurzel 356
Pfefferminzöl 411

Muskelspannungen

Edeltannenöl 525
Manukaöl 349
Paprikafrüchte 399

Rheuma, Weichteilrheumatismus

Alpenrosenblätter, rostrote 15
Arnikablüten 28
Basilikumöl 44
Birkenblätter 57
Brennnesselkraut 79
Cajeputöl 261
Campher 271
Cayennepfeffer 92
Diptamkraut 108
Dostenkraut 109
Ebereschenbeeren 111
Edeltannenöl 525
Ehrenpreiskraut 125
Eisenhutknollen 130
Erdbeerblätter 136
Eschenrinde und -blätter 139
Eukalyptusöl 143
Fichtennadelöl 154
Geißfußkraut 173
Goldrutenkraut, echtes 190
Guajakholz 197
Heidelbeerblätter 220
Johannisbeerblätter 250
Kalmuswurzelstock 266
Kermesbeeren 281
Kermesbeerwurzel 281
Kiefernnadelöl 28
Kokablätter 100
Königin-der-Nacht-Blüten 299
Königskerzenblüten 300
Krallendorn-Wurzelrinde 304
Lärchenterpentin 318
Lapachorinde 319
Lavendelblüten 320
Lorbeerblätter 332
Lorbeeren 331
Mateblätter 354
Meerretichwurzel 356
Mistelkraut 365
Mutterkrautblätter 376
Nachtkerzenöl 381
Niauliöl 387
Nieswurzwurzelstock 388
Pappelrinde und –blätter 398
Paprikafrüchte 399
Pfingstrosenblüten 417
Pfingstrosenwurzel 416
Preiselbeerblätter 420
Rosmarinblätter 443
Sandrietgraswurzelstock 460
Sarsaparillenwurzel 463
Sassafrasholz 464
Schierlingskraut 471
Seidelbastrinde 484
Senfsamen, weiße 489
Terpentinöl, gereinigtes 286
Teufelskrallenwurzel 533
Veilchenwurzelstock 545
Wacholderbeeren 548
Weidenrinde 556
Weihrauch 73
Wintergrünblätter 570

Stumpfe Verletzungen

Arnikablüten 28
Beinwellblätter 46
Beinwellkraut 47
Beinwellwurzel 48
Edeltannenöl 525
Johanniskraut 254
Rosskastaniensamen 445
Steinkleekraut 507

Erkrankungen des Gefäßsystems

Arteriosklerose

Bärlauchkraut 42
Haferfrüchte 201
Johannisbrotkernmehl 252
Knoblauchzwiebel 290
Mistelbeeren368
Safloröl 146
Zwiebel 585

Durchblutungsstörungen

Ginkgoblätter 181
Kastanienblätter 141
Lärchenterpentin 318
Mistelbeeren368
Pimentblätter 417
Rosmarinblätter 443
Senfsamen, schwarze 488

Hämorrhoiden

Blutweiderichkraut 64
Flohsamen (Psyllium) 159
Geißfußkraut 173
Goldrutenkraut, echtes 190
Gundelrebe 199
Hamamelisblätter 205
Hamamelisrinde 207
Flohsamen, Indische 161

Flohsamenschalen, Indische 163
Johannisbeeren, schwarze 251
Königskerzenblüten 300
Mäusedornwurzelstock 355
Nelkenwurzwurzel 385
Nelkenwurzkraut 386
Pappelknospen 398
Perubalsam 403
Pfingstrosenblüten 417
Pfingstrosenwurzel 416
Rosskastanienblätter 444
Steinkleekraut 507
Tormentillwurzelstock 65
Waldmeisterkraut 551

Venenerkrankungen

Bibernellkraut 53
Buchweizenkraut 86
Hamamelisblätter 205
Hamamelisrinde 207
Mäusedornwurzelstock 355
Rosskastanienblätter 444
Rosskastaniensamen 445
Steinkleekraut 507
Waldmeisterkraut 551
Wassernabelkraut, asiatisches 553
Weinrebenblätter 561
Weinrebensamen 56

Erkrankungen des Herzens und des Kreislaufs

Herzinsuffizienz NYHA I und II

Adoniskraut 6
Ammi-visnaga-Früchte 19
Besenginsterkraut 51
Goldlackblüten 189
Hederichkraut, graublättriges
Kanadische Hanfwurzel 211
Maiglöckchenkraut 340
Meerzwiebel 357
Oleanderblätter 390
Fingerhutblätter, Rote 155
Strophanthus-kombé-Samen 515
Strophanthussamen 514
Wollige Fingerhutblätter 157

Herzinsuffizienz NYHA II

Weißdornblätter und –blüten 563

Herzkrankheiten

Nieswurzwurzelstock 388
Rooibosblätter 441
Salbeiblätter, dreilappige 455
Shengdihuang 432
Sojalecithin 495

Herzrhythmusstörungen

Besenginsterkraut 51
Campher 271
Maiglöckchenkraut 340
Meerzwiebel 357

Hypertonie

Alpenrosenblätter, rostrote 15
Alpenrosenkraut, pontisches 16
Ammi-visnaga-Früchte 19
Fuchskreuzkraut 166
Honigkrautblätter 231
Immergrünblätter 239
Knoblauchzwiebel 290
Mistelkraut 365
Olivenblätter 391
Rauwolfiawurzel 430
Waldgamanderkraut 169
Zwiebel 585

Hypotonie

Besenginsterkraut 51
Campher 271

Kreislaufbeschwerden

Besenginsterkraut 51
Immergrünblätter 239
Lavendelblüten 320
Senfsamen, schwarze 488
Weinrebenblätter 561
Weinrebensamen 561

Nervöse Herzbeschwerden

Adoniskraut 6
Campher 271
Herzgespannkraut 225
Königin-der-Nacht-Blüten 299
Maiglöckchenkraut 340
Meerzwiebel 357
Weißdornblätter und -blüten 563

Ödeme

Mannstreukraut 348
Zwergholunderwurzel 584

Erkrankungen des Nervensystems

Hirnleistungsstörungen

Eleutherococcuswurzel 521
Ginkgoblätter 181
Mateblätter 354
Teeblätter 529

Hyperhidrosis

Salbeiblätter 453
Wallnussblätter 552

Kopfschmerzen

Abelmoschuskörner 3
Guarana 198
Khat 282
Majorankraut 341
Nardenwurzeln 383
Veilchenwurzelstock 545
Weidenrinde 556

Migräne

Eisenhutknollen
Gewürznelken 178

Psychische Erkrankungen

Erkrankungen des Stoffwechselsystems

Herbstzeitlosensamen 223
Preiselbeerblätter 420
Schwarznesselkraut 482

Schilddrüsenerkrankungen
Laminariastiele 524
Tang 62
Wolfstrappkraut 571

Erkrankungen des Urogenitaltraktes

Harnwegserkrankungen
Angelikafrüchte 24
Bärentraubenblätter 40
Bruchkraut 83
Diptamkraut 108
Dostenkraut 109
Johannisbeerblätter 250
Königskerzenblüten 300
Leinsamen 325
Mannstreukraut 348
Meerrettichwurzel 356
Moorbeeren und -blätter 370
Sauerdornwurzelrinde 466
Spargelkraut 501

Harnwegsinfektionen
Bärentraubenblätter 40
Birkenblätter 57
Brennnesselkraut 79
Buccoblätter 85
Dillkraut 107
Ebereschenbeeren 111
Ehrenpreiskraut 125
Gartenbohnenhülsen 68
Geißfußkraut 173
Geißrautenkraut 174
Goldrutenkraut 193
Goldrutenkraut, echtes 190
Hagebuttenkerne 204
Hauhechelwurzel 216
Heidekraut 219
Heidelbeerblätter 220
Kakaoschalen 263
Kapuzinerkresse 273
Klettenwurzeln 289
Königin-der-Nacht-Blüten 299
Liebstöckelwurzel 328
Löwenzahnwurzel und -kraut 324
Mannstreukraut 348
Meerrettichwurzel 356
Niauliöl 387
Orthosiphonblätter 393
Petersilienfrüchte 408
Petersilienkraut 409
Petersilienwurzel 410
Preiselbeerblätter 420
Purpursonnenhutkraut 115
Queckenwurzelstock 426
Rittersspornblüten 438
Sandelholz, weißes 459
Sandrietgraswurzelstock 460
Sarsaparillenwurzel 463
Schachtelhalmkraut 4
Silberlindenblüten 331
Spargelwurzelstock 502
Walddoldenkraut 550

Nieren- und Blasensteine
Birkenblätter 57
Brennnesselkraut 79
Färberginsterblätter 146
Gartenbohnenhülsen 68
Goldrutenkraut 193
Goldrutenkraut, echtes 190
Hauhechelwurzel 216
Krappwurzel 306
Liebstöckelwurzel 328
Mannstreukraut 348
Mannstreuwurzel 348
Orthosiphonblätter 393
Pestwurzwurzelstock 406
Petersilienkraut 409
Petersilienwurzel 410
Preiselbeerblätter 420
Queckenwurzelstock 426
Schachtelhalmkraut 4
Spargelwurzelstock 50

Nierenleiden
Ebereschenbeeren 111
Labkraut, Gelbes 318
Shengdihuang 432
Zwergholunderwurzel 584

Prostatabeschwerden, Reizblase
Brennnesselkraut 79
Brennnesselwurzel 80
Buccoblätter 85
Heidekraut 219
Hypoxis-rooperi-Knolle 238
Kürbissamen 315
Mannstreukraut 348
Pappelrinde und -blätter 398
Sägepalmenfrüchte 451
Sumachwurzelrinde 140
Walddoldenkraut 550
Weidenröschenkraut 558

Gynäkologische Erkrankungen

Fluor albus
Taubnesselblüten, weiße 526
Diptamwurzel 108

Klimakterische Beschwerden
Agnus-castus-Früchte 7
Cimicifuga-Wurzelstock 96
Frauenmantelkraut 164
Frauenwurzel 165
Mutterkorn 374

Erkrankungen im Kindesalter

Erkrankungen von Mund, Nase und Ohren

Sonstige Indikationen

Indikationen, alphabetisch

Zusammenstellung der Indikationen in alphabetischer Reihenfolge, mit Auflistung der jeweils einsetzbaren Arzneidrogen. **Fett gedruckt** sind alle Drogen, die von der Kommission E oder von der ESCOP für die jeweilige Indikation positiv beurteilt wurden, oder deren Wirksamkeit in neueren validen klinischen Studien nachgewiesen wurden.

Wechselwirkungen

Zusammenstellung möglicher Wechselwirkungen zwischen Arzneistoffen und Arzneidrogen und umgekehrt, mit stichwortartiger Beschreibung der Art der jeweiligen Wechselwirkung. Weitere Informationen sind in den Monographien der Arzneidrogen im Abschnitt Anwendungsbeschränkungen enthalten.

Adonisröschen

Calcium wirkungssteigernd
Digoxin wirkungssteigernd
Glukokortikoide wirkungssteigernd
Laxativa wirkungssteigernd
Chinidine wirkungssteigernd
Saluretika wirkungssteigernd

Adrenerge Alpha-Antagonisten

Sägepalme
zusätzliche alpha-adrenerge Blockierung in Kombination mit Alphablockern

Agnus castus

Dopamin-Antagonisten
verminderte dopaminerge Wirkung

Alkaloide

Eiche
verminderte oder ausbleibende Absorption von Alkaloiden

Alkohol

Kamille
kann die sedative Wirkung verstärken
Rauwolfia
verstärkt die Beeinträchtigung motorischer Fähigkeiten
Baldrian
zusätzliche depressive Wirkung
Weide
verstärkt die Toxizität der Salicylate

Aloe

Antiarrhythmika
Einfluß auf den Herzrhythmus durch Aloe-induzierte Hypokaliämie
Herzglykoside verstärkte Wirkung
Kortikosteroide erhöhter Kaliumverlust
Süßholz erhöhter Kaliumverlust
Thiazide erhöhter Kaliumverlust

Amatadinhydrochlorid

Tollkirsche
Steigerung der anticholinergen Wirkung
Bilsenkraut
Steigerung der anticholinergen Wirkung
Glockenbilsenkraut
verstärkte Wirkung

Androgene

Sägepalme Androgenantagonist

Antiarrhythmika

Aloe
Einfluß auf den Herzrhythmus durch Aloe-induzierte Hypokaliämie
Kreuzdorn
verstärkte Wirkung durch Kaliumverlust bei Daueranwendung
Faulbaum, Amerikanischer
potenziert Arrhythmien bei Daueranwendung
Süßholz
erhöhtes Arrhythmie-Risiko durch Süßholz-induzierte Hypokaliämie
Sennes
erhöhtes Arrhythmie-Risiko durch Sennes-induzierte Hypokaliämie

Anticholinergika

Stechapfel
Verstärkung der Nebenwirkungen anticholinerger Drogen

Antihistaminika

Bilsenkraut
verstärkte anticholinerge Wirkung

Antihypertensiva

Yohimbe hypertensive Wirkung

Antikoagulantien

Arnika
verstärkte Wirkung durch Cumarin
Spargel verstärkte Wirkung
Rosskastanie
mögliche Interaktionen mit Warfarin, Salicylaten und anderen antikoagulativen Drogen

Antikonvulsiva

Nachtkerze verringerte Wirksamkeit

Antithrombolytika

Ginkgo verstärkte Wirkung

Arnika

Antikoagulantien
verstärkte Wirkung durch Cumarin
Warfarin verstärkte Wirkung

ASS
Cayennepfeffer
reduziert Bioverfügbarkeit
Mutterkraut
verstärkte antithrombotische Wirkung

Baldrian
Ethanol verstärkte depressive Wirkung
Hypnotika verstärkte Wirkung

Barbiturate
Rauwolfia synergistische Wirkung
Weide
verstärkte Toxizität der Salicylate

Bärentraube
Schleifendiuretika
kann Wirkung antagonisieren
Harnsäuresteigernde Mittel
verminderte Wirkung
Nichtsteroidale antiinflammatorische Drogen
kann gastrointestinale Irritationen fördern
Thiazide
kann Wirkung antagonisieren

Belladonna
Amatidinhydrochlorid
verstärkte anticholinerge Wirkung
Chinin
verstärkte anticholinerge Wirkung
Trizyklische Antidepressiva
verstärkte anticholinerge Wirkung

Benzodiazepine
Kamille
kann sedative Wirkung steigern

Besenginster
MAO Hemmer
verstärktes Risiko hypertensiver Krisen

Bierhefe
MAO Hemmer Erhöhung des Blutdrucks

Bilsenkraut
Amanthadinhydrochlorid
verstärkte anticholinerge Wirkung
Antihistaminika
verstärkte anticholinerge Wirkung
Phenothiazine
verstärkte anticholinerge Wirkung
Procainamide
verstärkte anticholinerge Wirkung
Chinidine
verstärkte anticholinerge Wirkung
Trizyklische Antidepressiva
verstärkte anticholinerge Wirkung

Blasentang
Hypoglykämische Drogen
verstärkte Wirkung

Bockshornklee
Hypoglykämika verstärkte Wirkung

Calcium
Adonisröschen verstärkte Wirkung
Maiglöckchen verstärkte Wirkung
Meerzwiebel
verstärkte Wirkung und Nebenwirkungen

Calciumsalze
Strophanthus kombé
verstärkte Wirkung und Nebenwirkungen
Oleander
verstärkte Wirkung und Nebenwirkungen
Strophanthus
verstärkte Wirkung und Nebenwirkungen

Cayennepfeffer
ASS reduzierte Bioverfügbarkeit

Chinidine
Fingerhut
erhöhtes Risiko für Herzrhythmusstörungen
Fingerhut, wolliger
erhöhtes Risiko für Herzrhythmusstörungen
Meerzwiebel
erhöhtes Risiko für Herzrhythmusstörungen
Bilsenkraut
verstärkte anticholinerge Wirkung
Strophanthus kombé
verstärkte Wirkung und Nebenwirkungen
Strophanthus
verstärkte Wirkung und Nebenwirkungen
Maiglöckchen verstärkte Wirkung
Oleander
verstärkte Wirkung und Nebenwirkungen
Glockenbilsenkraut verstärkte Wirkung

Chinin
Zubereitungen mit thrombopenischer Wirkung
verstärktes Thrombopenie-Risiko

Cyclosporine
Johanniskraut
induziert das Cytochrom P450-Enzymsystem und verringert das Cyclosporinniveau im Serum

Digitalisglykoside
Süßholz
gesteigerte Digitalis-Toxizität durch mögliche Hypokaliämie
Rauwolfia Brachykardie
Sennespflanze
gesteigerte Digitalis-Toxizität durch mögliche Hypokaliämie

Digoxin
Adonisröschen verstärkte Wirkung
Faulbaum, amerikanischer
gesteigerte Digoxin-Toxizität durch mögliche Hypokaliämie
Faulbaum
gesteigerte Digoxin-Toxizität durch mögliche Hypokaliämie

Rhabarber
gesteigerte Digoxin-Toxizität durch mögliche Hypokaliämie
Kreuzdorn
gesteigerte Digoxin-Toxizität durch mögliche Hypokaliämie
Guarana
gesteigerte Digoxin-Toxizität durch mögliche Hypokaliämie
Maiglöckchen verstärkte Wirkung
Meerzwiebel
verstärkte positiv inotrope und negativ chronotrope Wirkung
Uzara
verstärkte Wirkung durch Herzglykoside, eventuell gesteigerte Digoxin Toxizität

Diuretika
Strophanthus kombé
verstärkte Wirkung und Nebenwirkungen

Dopamin Antagonisten
Agnus castus
verminderte dopaminerge Wirkung

Echinacea
Kortikosteroide
mögliche Beeinflussung der antikarzinogenen Wirkung der Chemotherapie
Immunsuppressoren
Beeinträchtigung durch immunstimulierende Wirkung

Eiche
Alkaloide
Absorption kann einschränkt oder verhindert werden

Ephedra
Herzglykoside Herzrhythmusstörungen
ZNS-Stimulantien verstärkte Wirkung
Guanethidine
verstärkte sympathomimetische Wirkung
Halothane Herzrhythmusstörungen
MAO-Hemmer
verstärkte sympathomimetische Wirkung
Oxytozin erhöht Blutdruck

Ethanol
Yohimbe
verstärkte anxiogene Wirkung
Baldrian
verstärkte depressive Wirkung

Faulbaum
Herzglykoside
verstärkte Wirkung durch Kaliumverlust bei längerer Anwendung
Digoxin
gesteigerte Digoxin-Toxizität durch mögliche Hypokaliämie

Faulbaum, amerikanischer
Antiarrhythmika verstärkte Arrhythmien
Herzglykoside
verstärkte Wirkung durch Kaliumverlust bei längerer Anwendung
Kortikosteroide
verstärkte hypokaliämische Wirkung
Digoxin
gesteigerte Digoxin-Toxizität durch mögliche Hypokaliämie
Indomethacin verminderte Wirkung
Thiazide
verstärkte hypokaliämische Wirkung

Fingerhut, roter
Methylxanthine
erhöhtes Risiko von Herzrhythmusstörungen
Phosphodiesterasehemmer
erhöhtes Risiko von Herzrhythmusstörungen
Chinidine
erhöhtes Risiko von Herzrhythmusstörungen
Sympathomimetika
erhöhtes Risiko von Herzrhythmusstörungen

Fingerhut, wolliger
Methylxanthine
erhöhtes Risiko von Herzrhythmusstörungen
Phosphodiesterasehemmer
erhöhtes Risiko von Herzrhythmusstörungen
Chinidine
erhöhtes Risiko von Herzrhythmusstörungen
Sympathomimetika
erhöhtes Risiko von Herzrhythmusstörungen

Flohkraut, indisches
Kann die Absorption anderer Drogen verstärken oder vermindern
Insulin
bei Komedikation Insulindosis verringern

Geißraute
Hypoglykämika
verstärkte hypoglykämische Wirkung

Ginkgo
Antithrombolytika verstärkte Wirkung

Ginseng
Hypoglykämika
verstärkte hypoglykämische Wirkung
Schleifendiuretika
verringerte diuretische Wirkung
MAO Hemmer
erhöhtes Risiko für Kopfschmerzen, Tremor, Ticks

Glockenbilsenkraut
Amantidinhydrochlorid
verstärkte Wirkung
Chinidine
verstärkte Wirkung
Trizyklische Antidepressiva
verstärkte Wirkung

Glukokortikoide
Adonisröschen verstärkte Wirkung
Strophanthus kombé
verstärkte Wirkung und Nebenwirkungen
Süßholz verstärkte Wirkung
Maiglöckchen verstärkte Wirkung
Oleander
verstärkte Wirkung und Nebenwirkungen
Meerzwiebel
verstärkte Wirkung und Nebenwirkungen
Strophanthus
verstärkte Wirkung und Nebenwirkungen

Guanethidin
Ephedra
verstärkte sympathomimetische Wirkung

Guarana
Herzglykoside
verstärkte Wirkung durch Kaliumverlust bei längerer Anwendung
Digoxin
gesteigerte Digoxin-Toxizität durch mögliche Hypokaliämie

Haloperidol
Mariendistel
verminderte Lipidperoxidation

Halothan
Ephedra
Risiko von Herzrhythmusstörungen

Harnsäuresteigernde Mittel
Preiselbeere
vermindert Wirkung
Bärentraube
vermindert Wirkung

Heidelbeere
Salicylate
verlängert Prothrombinzeit
Warfarin
verlängert Prothrombinzeit

Herzaktive Steroide
Rizinus
verstärkte Wirkung durch Kaliumverlust bei längerer Anwendung

Herzglykoside
Aloe verstärkte Wirkung
Kreuzdorn
verstärkte Wirkung durch Kaliumverlust bei längerer Anwendung
Faulbaum, amerikanischer
verstärkte Wirkung durch Kaliumverlust bei längerer Anwendung
Rhabarber
verstärkte Wirkung durch Kaliumverlust bei längerer Anwendung
Faulbaum
verstärkte Wirkung durch Kaliumverlust bei längerer Anwendung
Guarana
verstärkte Wirkung durch Kaliumverlust bei längerer Anwendung
Ephedra Herzrhythmusstörungen

Hypnotika
Baldrian verstärkte Wirkung

Hypoglykämika
Blasentang
verstärkte hypoglykämische Wirkung
Bockshornklee
verstärkte hypoglykämische Wirkung
Ginseng
verstärkte hypoglykämische Wirkung
Geißraute
verstärkte hypoglykämische Wirkung

Immunsuppressoren
Tragant
Beeinträchtigung durch immunstimulierende Wirkung
Echinacea
Beeinträchtigung durch immunstimulierende Wirkung

Indomethacin
Faulbaum, amerikanischer
verminderte Wirkung
Sennespflanze
verminderte Wirkung

Insulin
Flohkraut, indisches
bei Komedikation Insulindosis verringern

Johanniskraut
Cyclosporine
induziert Cytochrom P450 Enzymsystem und verringert Cyclosporin-Niveau im Serum
Indinavirsulphat
induziert Cytochrom P450 Enzymsystem und verringert das Indinavir-Niveau im Serum
Orale Kontrazeptiva
Risiko von Zwischenblutungen
Photosensibilisierende Stoffe
zusätzlicher photosensibilisierender Effekt
Reserpin
antagonisiert Wirkung
Theophyllin
induziert Cytochrom P450 Enzymsystem und verringert das Theophyllinniveau im Serum

Kaffee
Medikamente, allgemein
kann Wirkung steigern oder mindern

Kamille
Ethanol
kann sedative Wirkung steigern
Benzodiazepine
kann sedative Wirkung steigern

Kohlenstoffhaltige Anhydrase-Inhibitoren
Weide
verstärkte Wirkung der Salicylate

Kortikosteroide
Aloe verstärkter Kaliumverlust
Kreuzdorn
verstärkte hypokaliämische Wirkung
Faulbaum, amerikanischer
verstärkte hypokaliämische Wirkung
Echinacea
mögliche Beeinflussung der antikarzinogenen Wirkung in der Chemotherapie

Kreuzdorn
Antiarrhythmika
verstärkte Wirkung durch Kaliumverlust bei längerer Anwendung
Herzglykoside
verstärkte Wirkung durch Kaliumverlust bei längerer Anwendung
Kortikosteroide
verstärkter hypokaliämischer Effekt
Digoxin
gesteigerte Digoxin-Toxizität durch mögliche Hypokaliämie
Süßholz
verstärkter hypokaliämischer Effekt
Thiazide
verstärkter hypokaliämischer Effekt

Laxativa
Adonisröschen verstärkte Wirkung
Strophanthus kombé
verstärkte Wirkung und Nebenwirkungen
Maiglöckchen verstärkte Wirkung
Oleander
verstärkte Wirkung und Nebenwirkungen
Meerzwiebel
verstärkte Wirkung und Nebenwirkungen
Strophanthus
verstärkte Wirkung und Nebenwirkungen

Lein
Verzögerte Absorption anderer Medikamente

Levodopa
Rauwolfia verminderte Wirkung

Maiglöckchen
Kalzium verstärkte Wirkung
Digoxin verstärkte Wirkung
Glukokortikoide verstärkte Wirkung
Laxativa verstärkte Wirkung
Chinidine verstärkte Wirkung
Saluretika verstärkte Wirkung

MAO Hemmer
Bierhefe erhöht Blutdruck
Ginseng
erhöhtes Risiko für Kopfschmerzen, Tremor, Ticks
Ephedra
verstärkte sympathomimetische Wirkung
Besenginster
Risiko hypertensiver Krisen

Mariendistel
Haloperidol
verminderte Lipidperoxidation
Phenothiazine
verminderte Lipidperoxidation
Phentolaminmesylat
verminderte Wirkung
Yohimbinhydrochlorid
verminderte Wirkung

Meerzwiebel
Calcium
verstärkte Wirkung und Nebenwirkungen
Digoxin
potenziert positiv inotrope und negativ chronotrope Wirkung
Glukokortikoide
verstärkte Wirkung und Nebenwirkungen
Laxativa
verstärkte Wirkung und Nebenwirkungen
Methylxanthine
erhöhtes Risiko für Herzrhythmusstörungen
Phosphodiesterase Hemmer
erhöhtes Risiko für Herzrhythmusstörungen
Chinidine
erhöhtes Risiko für Herzrhythmusstörungen
Saluretika
verstärkte Wirkung und Nebenwirkungen
Sympathomimetika
erhöhtes Risiko für Herzrhythmusstörungen

Methylxanthine (Coffein, Theobromin, Theophyllin)
Fingerhut, wolliger
erhöhtes Risiko für Herzrhythmusstörungen
Meerzwiebel
erhöhtes Risiko für Herzrhythmusstörungen

Morphinsulfat
Yohimbe potenziert Wirkung

Mutterkraut
ASS
verstärkte antithrombotische Wirkung
Warfarin
verstärkte antithrombotische Wirkung

Nachtkerze
Antikonvulsiva verminderte Wirkung

Naltrexonhydrochlorid
Yohimbe potenziert Nebenwirkungen

Neuroleptika
Rauwolfia synergistische Wirkung

Niaulibaum
Verminderte Wirksamkeit von Drogen, die in der Leber metabolisiert werden

Nichtsteroidale antiinflammatorische Drogen
Bärentraube
kann gastrointestinale Irritationen fördern

Nifedipin
Sennespflanze
verminderte Wirksamkeit durch Blockade des Kalziumkanals

Oestrogen
Sennespflanze
vermindert Oestrogenlevel

Oleander
Kalziumsalze
verstärkte Wirkung und Nebenwirkungen
Glukokortikoide
verstärkte Wirkung und Nebenwirkungen
Laxativa
verstärkte Wirkung und Nebenwirkungen
Chinidine
verstärkte Wirkung und Nebenwirkungen
Saluretika
verstärkte Wirkung und Nebenwirkungen

Orale Kontrazeptiva
Johanniskraut
Risiko von Zwischenblutungen

Oxytozin
Ephedra Erhöhung des Blutdrucks

Papaya
Warfarin erhöhtes INR Niveau

Phenothiazine
Bilsenkraut
verstärkte anticholinerge Wirkung
Mariendistel
verminderte Lipidperoxidation
Wermut
nicht zusammen mit Drogen anwenden, die die Anfallsschwelle erniedrigen

Phentolaminmesylat
Mariendistel antagonisiert die Wirkung

Phosphodiesterasehemmer
Fingerhut
erhöhtes Risiko für Herzrhythmusstörungen
Fingerhut, wolliger
erhöhtes Risiko für Herzrhythmusstörungen
Meerzwiebel
erhöhtes Risiko für Herzrhythmusstörungen

Photosensibilisierende Stoffe
Johanniskraut
erhöhte Photosensibilisierung

Preiselbeere
Wirkung harnsäuresteigernder Mittel wird verringert

Procainamid
Bilsenkraut
verstärkte anticholinerge Wirkung

Radioaktive Isotope als Diagnostika
Wolfstrapp mögliche Behinderung

Rauwolfia
Ethanol
verstärkte Einschränkung motorischer Fähigkeiten
Barbiturate synergistische Wirkung
Zubereitungen aus Digitalisglykosiden
Bradykardie
Levodopa vermindert Wirkung
Neuroleptika synergistische Wirkung
Sympathomimetika
Erhöhung des Blutdrucks

Reserpin
Johanniskraut
antagonisiert Wirkung des Reserpin

Rhabarber
Herzglykoside
verstärkte Wirkung durch Kaliumverlust bei längerer Anwendung
Digoxin
gesteigerte Digoxin-Toxizität durch mögliche Hypokaliämie

Rizinus
Herzaktive Steroide
verstärkte Wirkung durch Kaliumverlust bei längerer Anwendung

Rosskastanie
Antikoagulantien
mögliche Interaktionen aufgrund des Cumaringehalts

Sägepalme
Adrenerge Alpha Antagonisten
zusätzliche alpha-andrenerge Blockierung
Androgene antagonisiert Wirkung

Salicylate
Heidelbeere verlängert Prothrombinzeit

Saluretika
Adonisröschen verstärkte Wirkung
Maiglöckchen verstärkte Wirkung
Oleander
verstärkte Wirkung und Nebenwirkungen
Meerzwiebel
verstärkte Wirkung und Nebenwirkungen
Strophanthus
verstärkte Wirkung und Nebenwirkungen

Schleifendiuretika
Ginseng
vermindert diuretischen Effekt
Süßholz
verstärkter hypokaliämischer Effekt
Bärentraube
kann diuretischen Effekt antagonisieren

Sennespflanze
Antiarrhythmika
erhöhtes Arrhythmie-Risiko durch Sennes-induzierte Hypokaliämie
Zubereitungen aus Digitalisglykosiden
gesteigerte Digitalis-Toxizität durch mögliche Hypokaliämie
Oestrogen
verringert Oestrogen Niveau
Indomethazin
verminderte Wirkung
Nifedipin
verminderte Wirkung durch Kalzium Kanal Blockade

Spargel
Antikoagulantien verstärkte Wirkung
Immunsuppressoren verringerte Wirkung

Stechapfel
Anticholinergika
Verstärkung der Nebenwirkungen anticholinerger Drogen

Strophanthus gratus
Calciumsalze
verstärkte Wirkung und Nebenwirkungen
Glukokortikoide
verstärkte Wirkung und Nebenwirkungen
Laxativa
verstärkte Wirkung und Nebenwirkungen
Chinidine
verstärkte Wirkung und Nebenwirkungen
Saluretika
verstärkte Wirkung und Nebenwirkungen

Strophanthus kombé
Calciumsalze
verstärkte Wirkung und Nebenwirkungen
Diuretika
verstärkte Wirkung und Nebenwirkungen
Glukokortikoide
verstärkte Wirkung und Nebenwirkungen
Laxativa
verstärkte Wirkung und Nebenwirkungen
Chinidine
verstärkte Wirkung und Nebenwirkungen

Süßholz
Aloe verstärkter Kaliumverlust
Antiarrhythmika
erhöhtes Risiko von Herzrhythmusstörungen
Zubereitungen aus Digitalisglykosiden
gesteigerte Digitalis-Toxizität durch mögliche Hypokaliämie
Glukokortikoide
verstärkte Wirkung
Schleifendiuretika
verstärkter hypokaliämischer Effekt
Thiazide
verstärkter hypokaliämischer Effekt
Kreuzdorn
verstärkter hypokaliämischer Effekt

Sympathomimetika
Fingerhut
erhöhtes Risiko für Herzrhythmusstörungen
Fingerhut, wolliger
erhöhtes Risiko für Herzrhythmusstörungen
Meerzwiebel
erhöhtes Risiko für Herzrhythmusstörungen
Rauwolfia
erhöhter Blutdruck

Theophyllin
Johanniskraut
induziert Cytochrom P450 Enzymsystem und verringert das Theophyllin-Niveau im Serum

Thiazide
Aloe verstärkter Kaliumverlust
Kreuzdorn
verstärkter hypokaliämischer Effekt
Faulbaum, amerikanischer
verstärkte hypokaliämische Wirkung
Süßholz
zusätzliche hypokaliämische Wirkung
Bärentraube
kann Wirkung antagonisieren

Trazodonhydrochlorid
Wermut
nicht zusammen mit Drogen anwenden, die die Anfallsschwelle erniedrigen

Trizyklische Antidepressiva
Tollkirsche
verstärkt anticholinerge Wirkung
Bilsenkraut
verstärkt anticholinerge Wirkung
Glockenbilsenkraut
verstärkte Wirkung
Wermut
nicht zusammen mit Drogen anwenden, die die Anfallsschwelle erniedrigen

Uzara
Digoxin
verstärkte Wirkung, Erhöhung der Digoxin-Toxizität möglich

Warfarin
Arnika
zusätzliche antikoagulative Wirkung
Heidelbeere erhöht Prothrombin-Zeit
Mutterkraut
zusätzliche antithrombotische Wirkung
Kamille erhöhte Prothrombin-Zeit
Papaya erhöhtes INR-Niveau

Weide
Ethanol erhöht Toxizität der Salicylate
Barbiturate verstärkt Wirkung

Kohlenstoffhaltige Anhydrase-Inhibitoren
  potenziert Wirkung der Salicylate

Wermut

Phenothiazine
  nicht zusammen mit Drogen anwenden, die die Anfallsschwelle erniedrigen
Trazodonhydrochlorid
  nicht zusammen mit Drogen anwenden, die die Anfallsschwelle erniedrigen
Trizyklische Antidepressiva
  nicht zusammen mit Drogen anwenden, die die Anfallsschwelle erniedrigen

Wolfstrapp

Radioaktive Isotope als Diagnostika
  mögliche Behinderung

Yohimbe

Antihypertensiva
  hypertensiver Effekt
Ethanol erhöhte anxiogene Wirkung
Morphinsulphat
  potenziert Wirkung
Naltrexonhydrochlorid
  potenziert Nebenwirkungen
Milde Stimulantien
  potentiert hypertensive Wirkung

Yohimbinhydrochlorid

Mariendistel antagonisiert Wirkung

ZNS Stimulantien

Ephedra
  zusätzlicher stimulierender Effekt

Warnhinweise

Auflistung der Arzneidrogen, für die eine der folgenden Anwendungsbeschränkungen gilt:

- ☐ Nur unter ärztlicher Überwachung anwenden
- ☐ Nicht während der Schwangerschaft anwenden
- ☐ Nicht während der Stillzeit anwenden
- ☐ Nur äußerlich anwenden
- ☐ Sonstige Anwendungsbeschränkungen

Ausführliche Informationen über die Gründe der Warnhinweise sind in den Monographien der Arzneidrogen im Abschnitt Anwendungsbeschränkungen zu finden.

Anwendung nur unter ärztlicher Überwachung

Nicht während der Schwangerschaft anwenden

Nicht während der Stillzeit anwenden

Nur zur äußerlichen Anwendung

Spezielle Anwendungsbeschränkungen

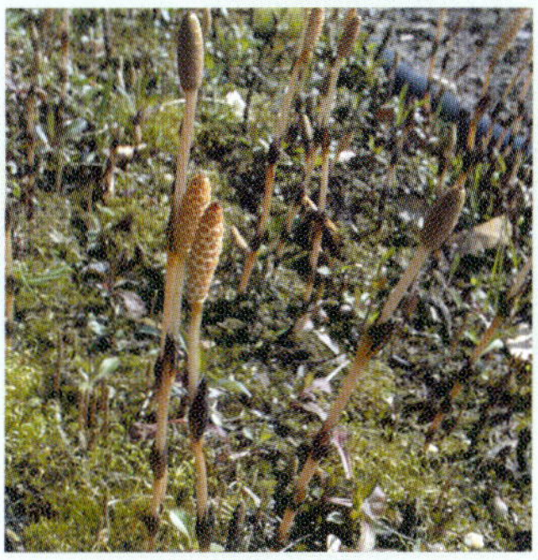

Ackerschachtelhalm
Equisetum arvense

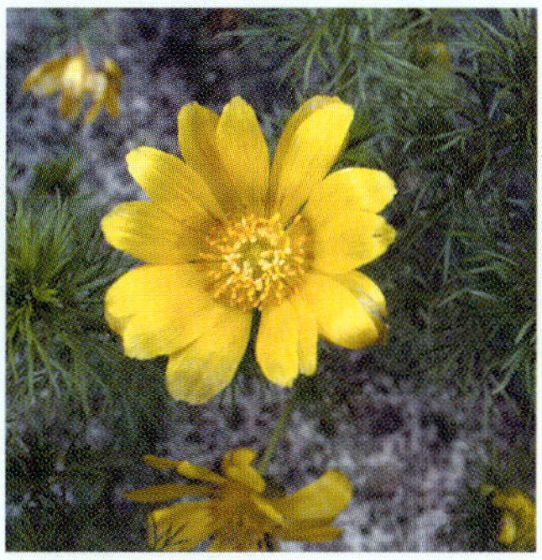

Adonisröschen
Adonis vernalis

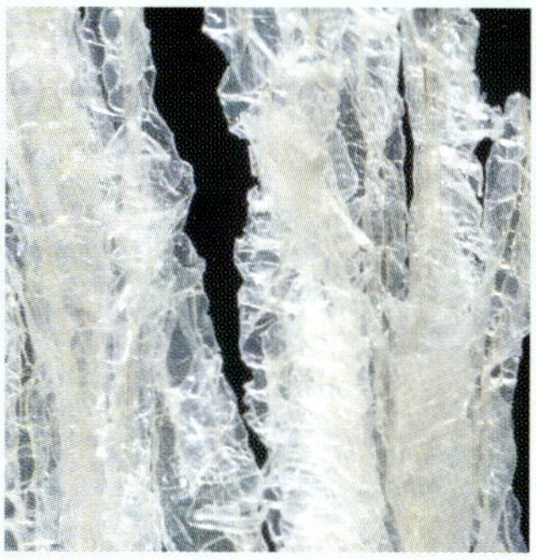

Agar Agar
Gelidium amansii

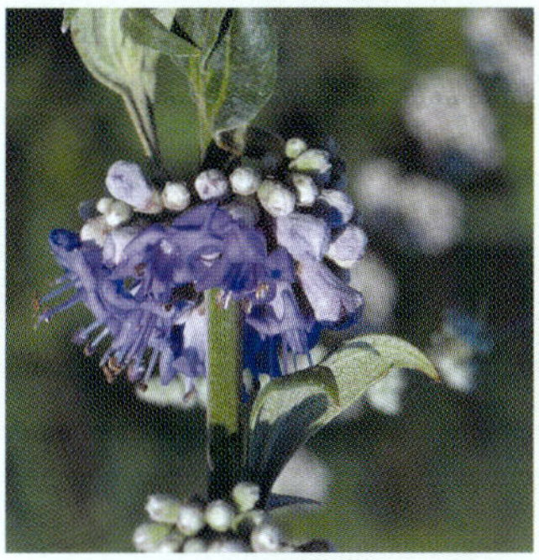

Agnus castus (Mönchspfeffer)
Vitex agnus-castus

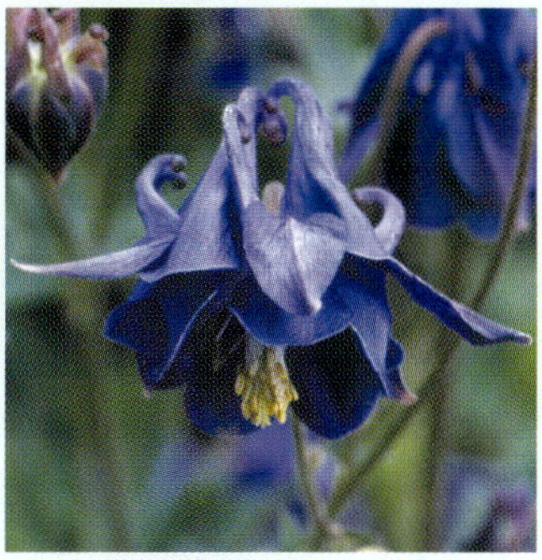

Gemeine Akelei
Aquilegia vulgaris

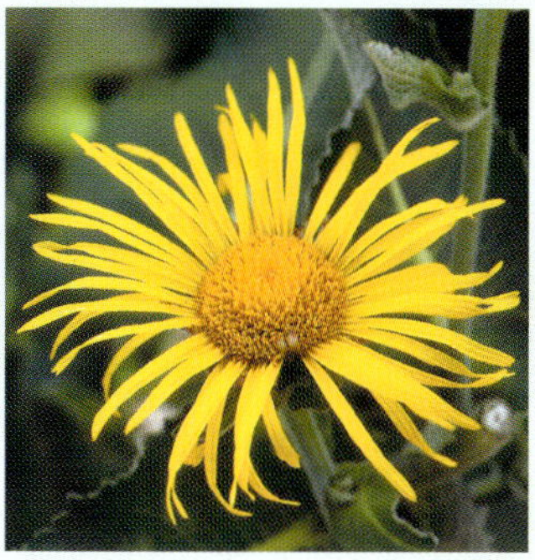

Echter Alant
Inula helenium

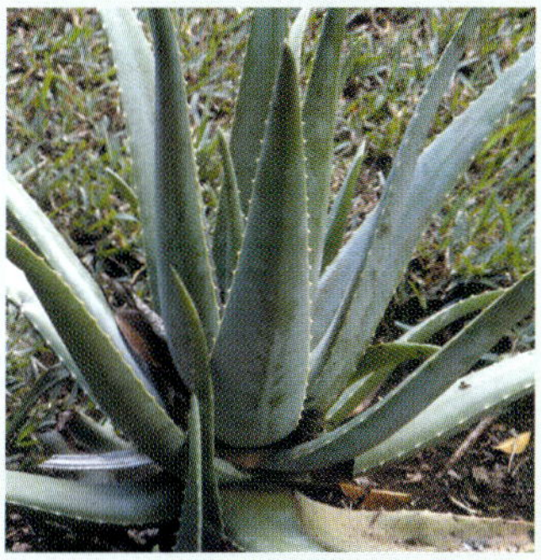

Barbados Aloe
Aloe barbadensis

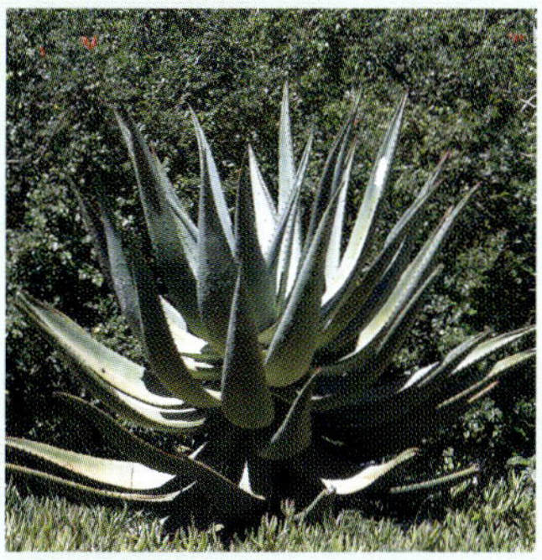

Kap-Aloe
Aloe ferox

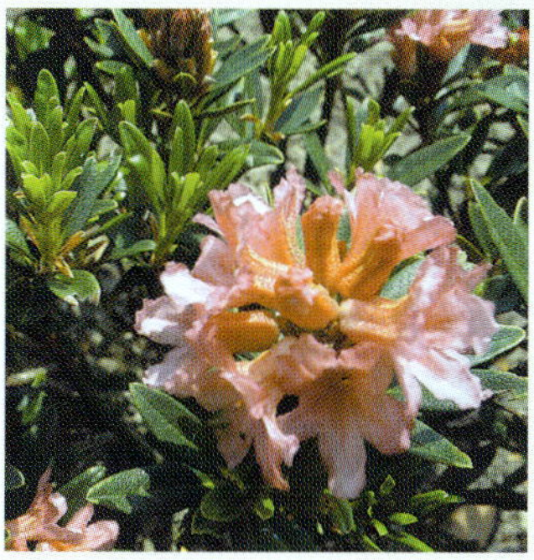

Alpenrose
Rhododendron ferrugineum

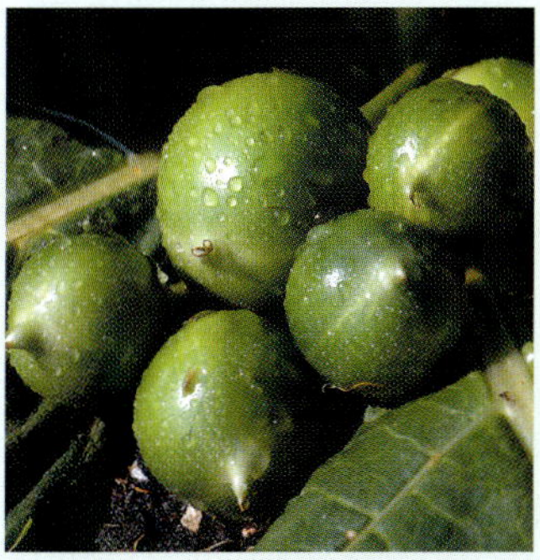

Alraune
Mandragora officinarum

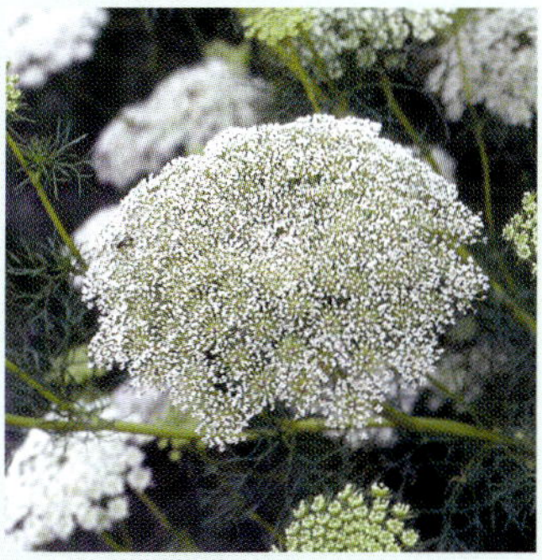

Zahnstocherammei
Ammi visnaga

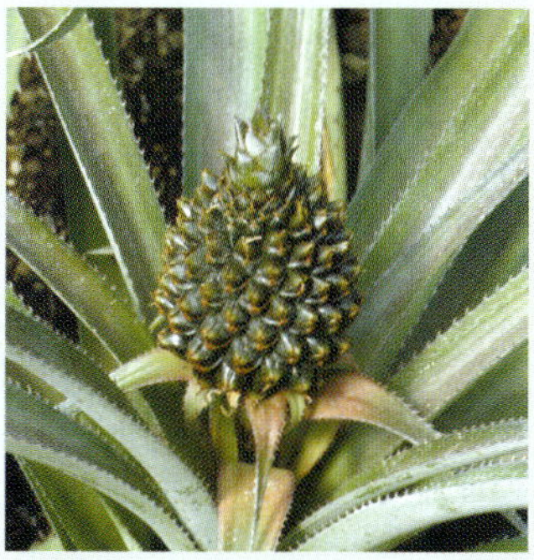

Ananas
Ananas comosus

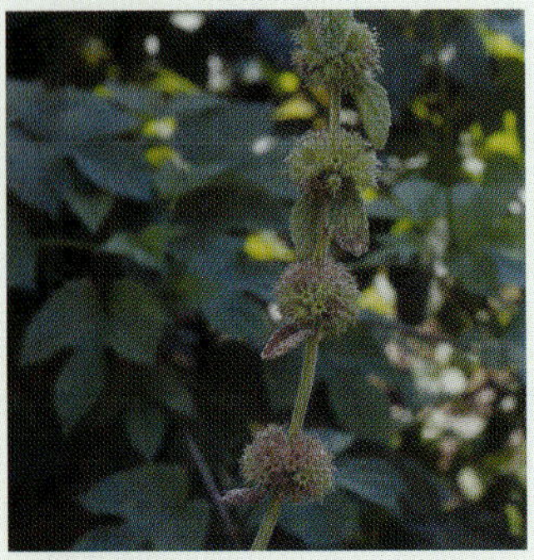

Andorn
Marrubium vulgare

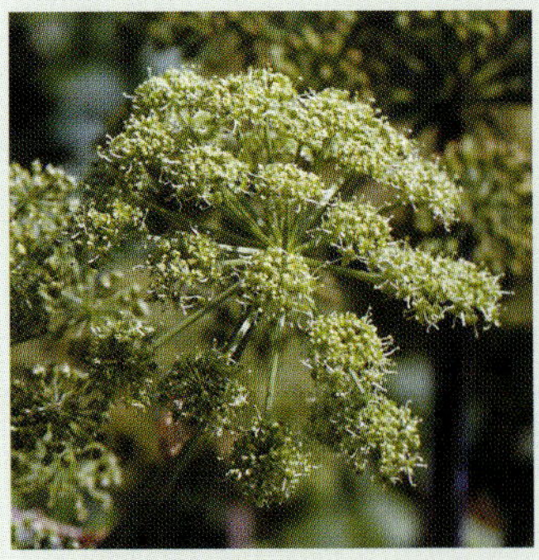

Angelika
Angelica archangelica

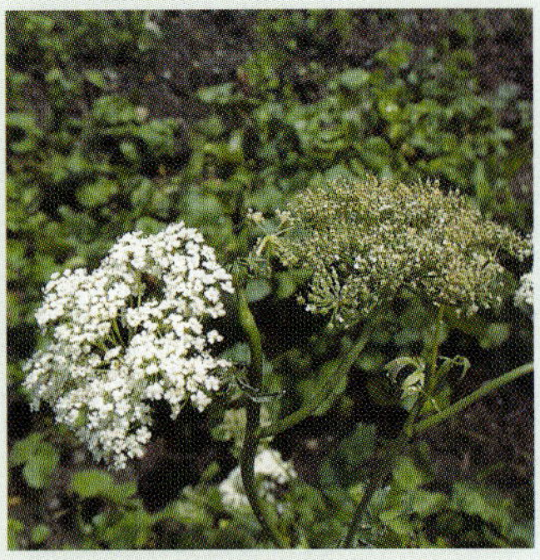

Anis
Pimpinella anisum

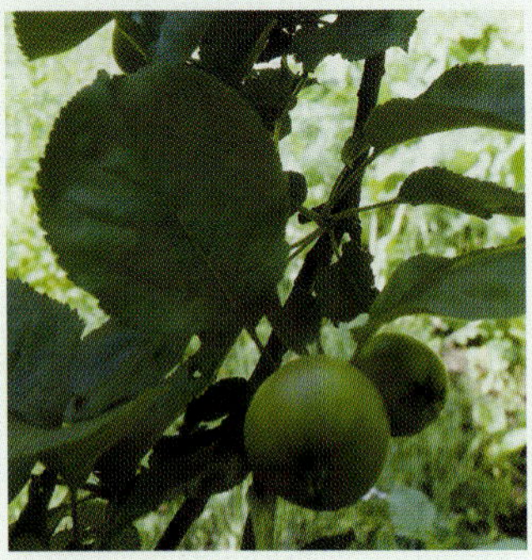

Apfel
Malus domestica

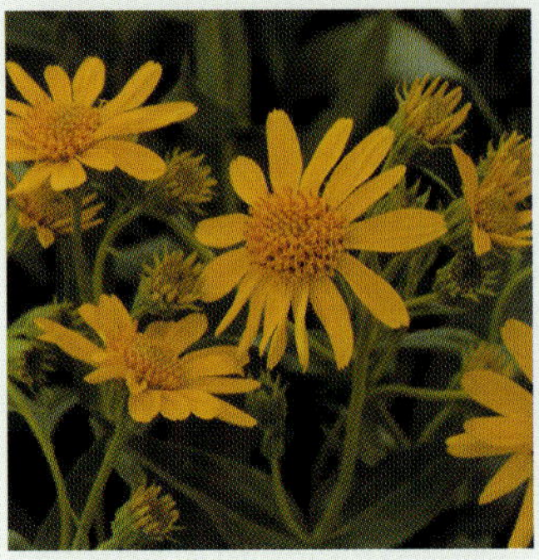

Arnika
Arnica chamissonis

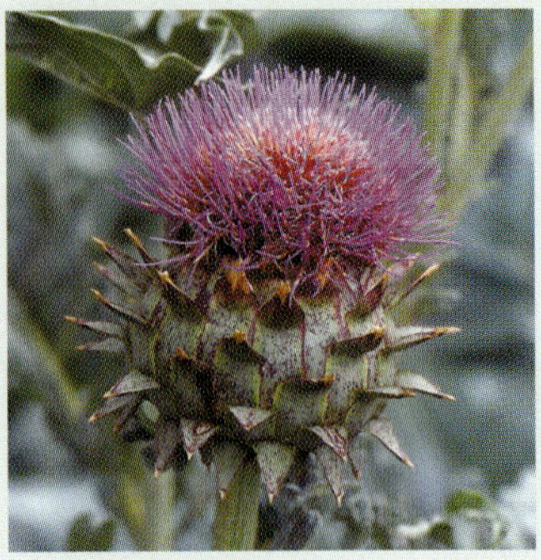

Artischocke
Cynara scolymus

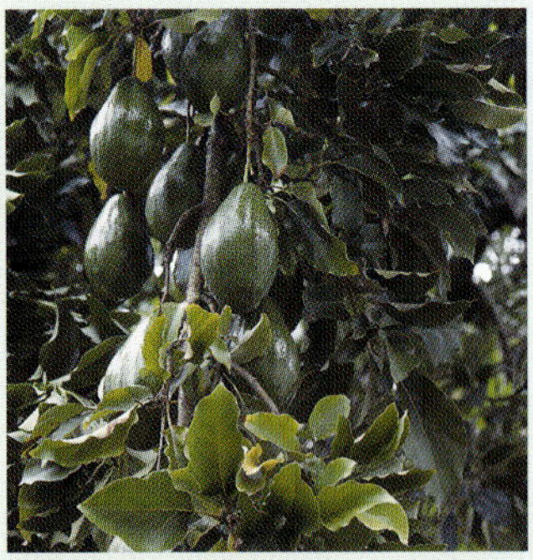

Avocado
Persea americana

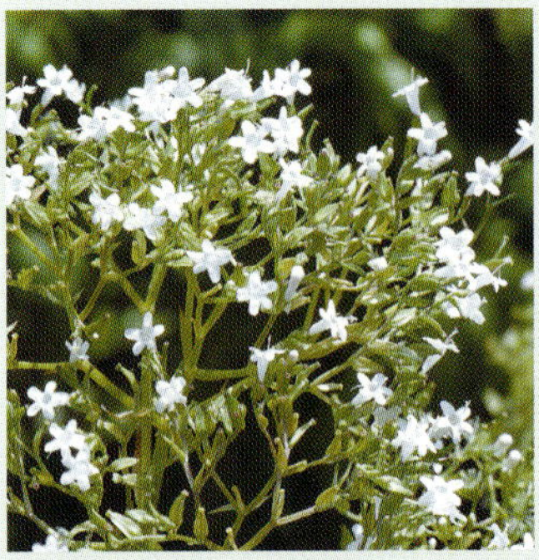

Baldrian
Valeriana officinalis

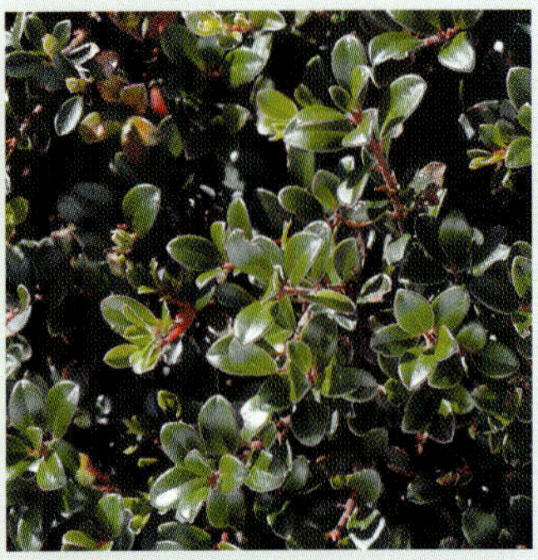

Bärentraube
Arctostaphylos uva-ursi

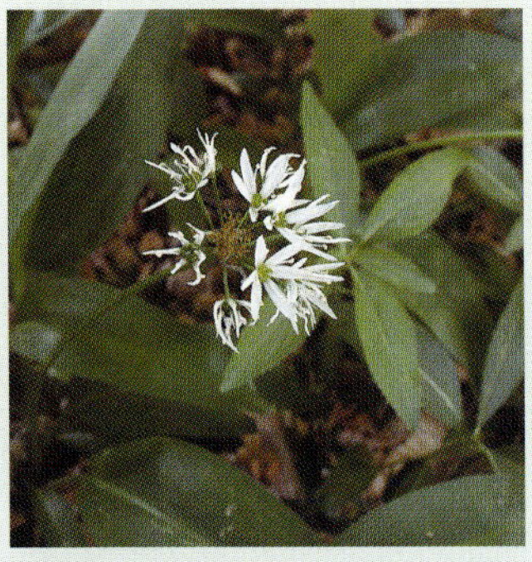

Bärlauch
Allium ursinum

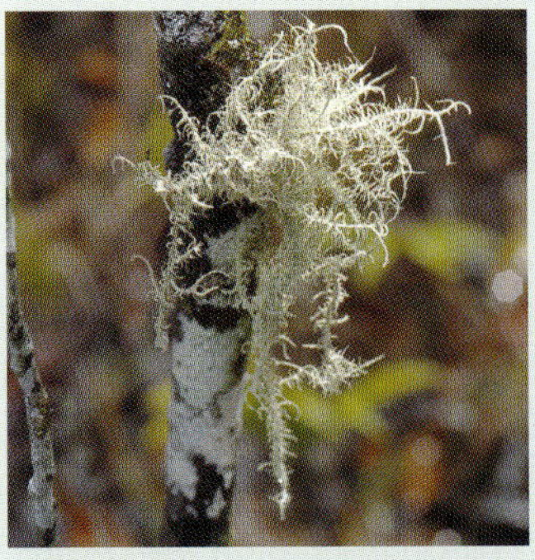

Bartflechte
Usnea sp.

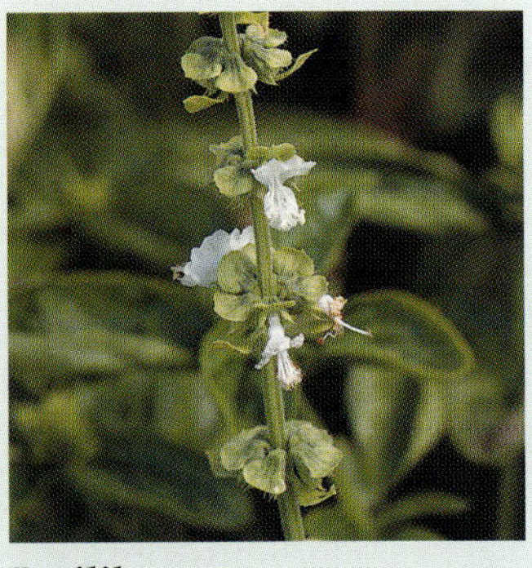

Basilikum
Ocimum basilicum

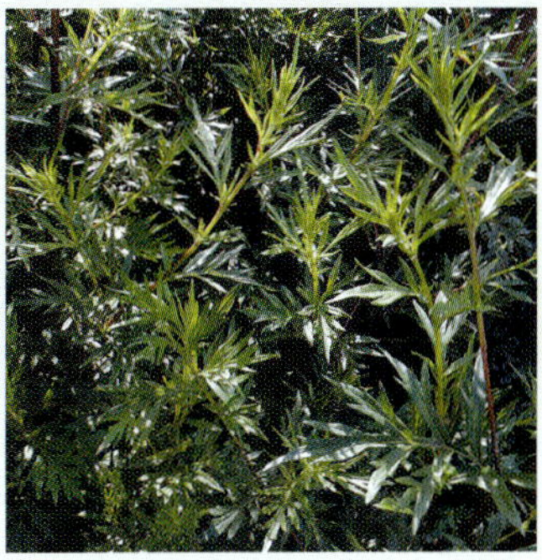

Beifuß, Gemeiner
Artemisia vulgaris

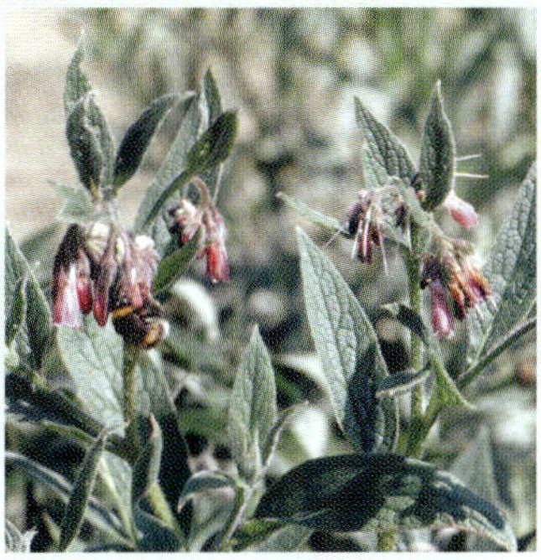

Beinwell
Symphytum officinale

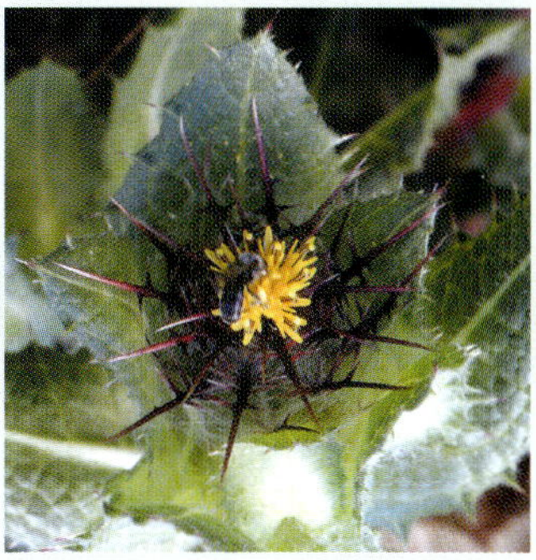

Benediktenkraut
Cnicus benedictus

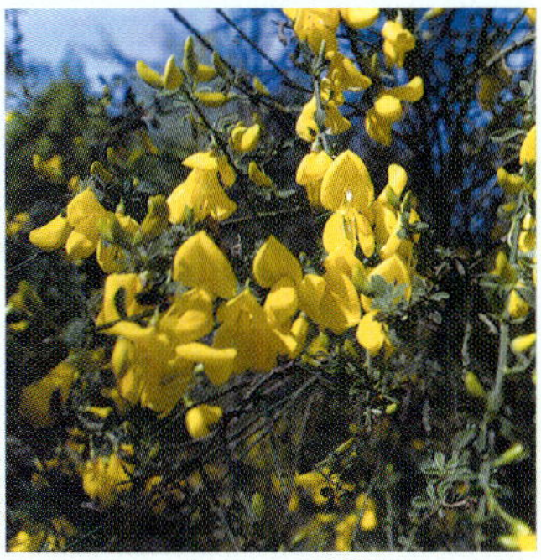

Besenginster
Cytisus scoparius

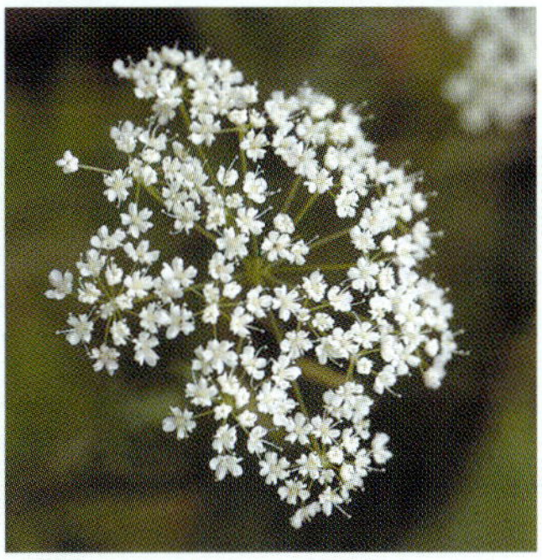

Bibernelle
Pimpinella major

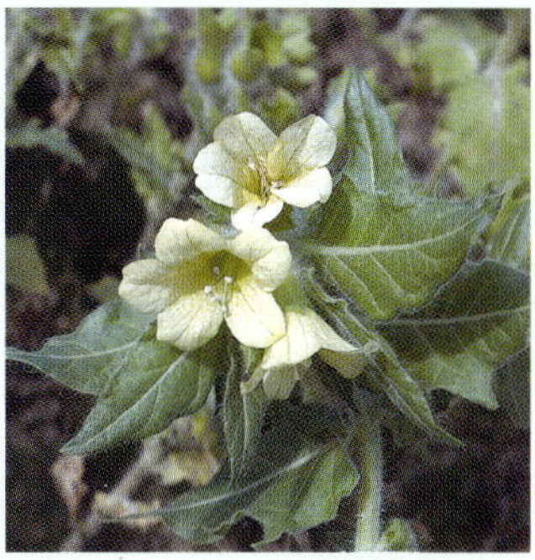

Bilsenkraut
Hyoscyamus niger

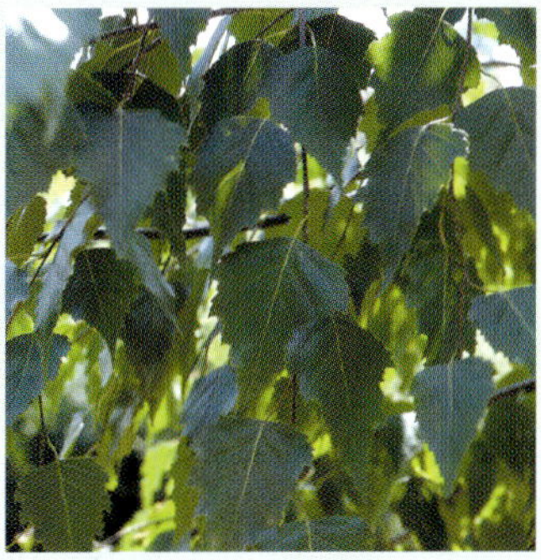

Hängebirke
Betula pendula

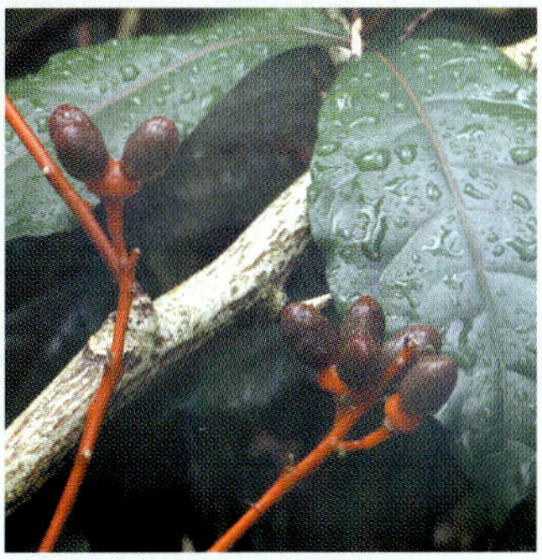

Bitterholzbaum
Quassia amara

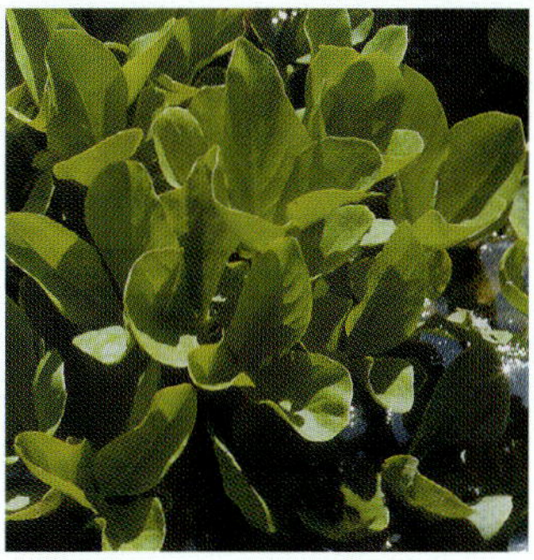

Bitterklee
Menyanthes trifoliata

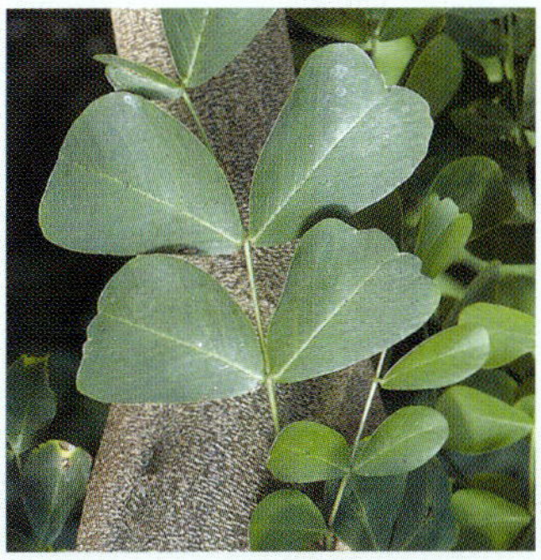

Blutholzbaum
Haematoxylum campechianum

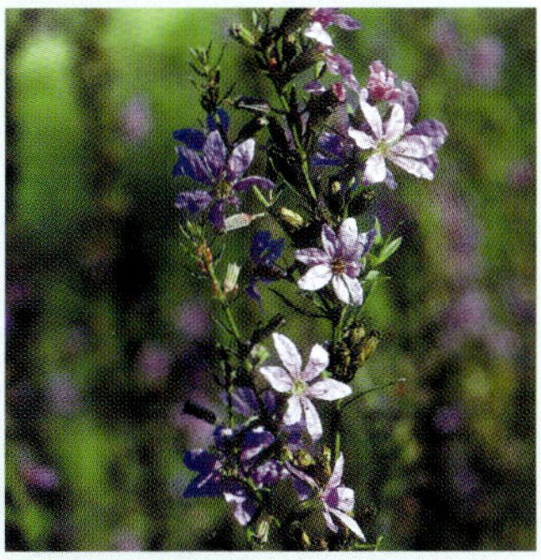

Blutweiderich
Lythrum salicaria

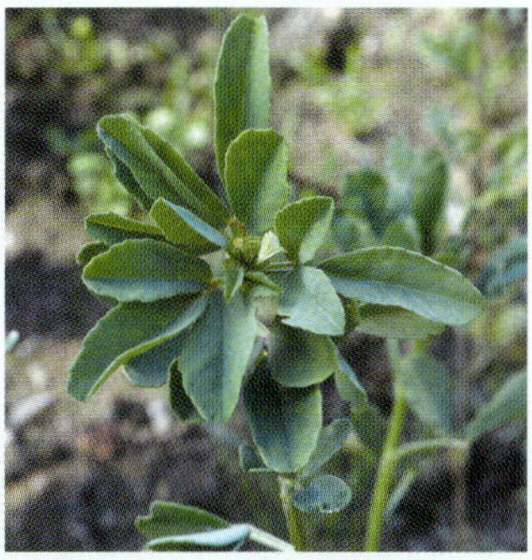

Bockshornklee
Trigonella foenum-graecum

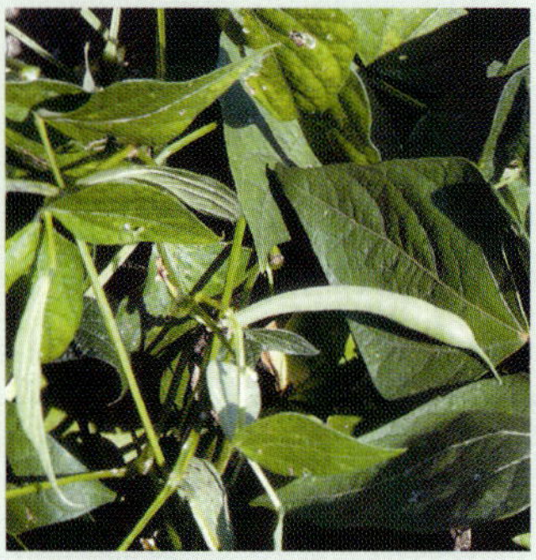

Gartenbohne
Phaseolus vulgaris

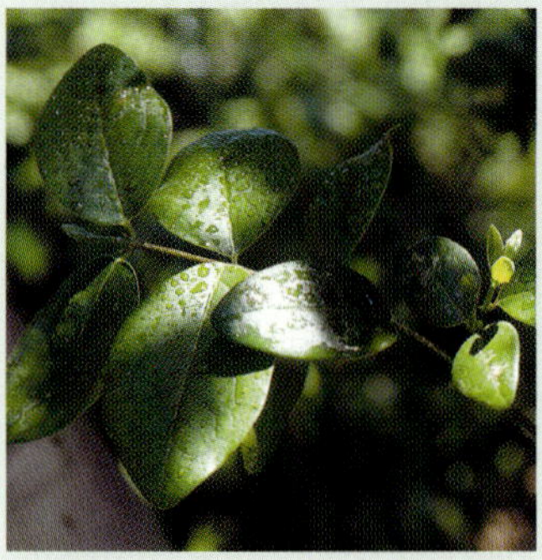

Boldo
Peumus boldus

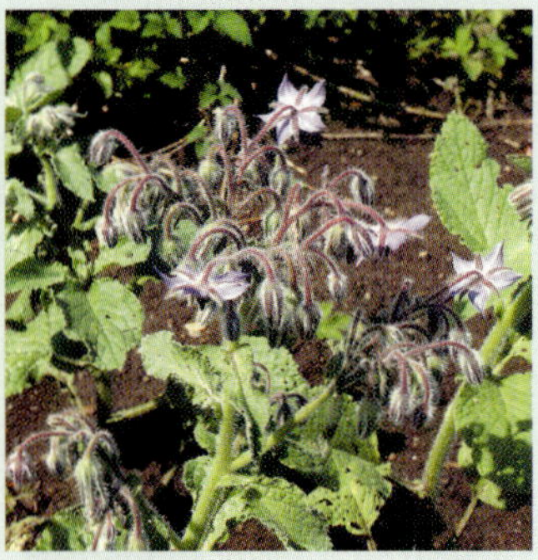

Borretsch
Borago officinalis

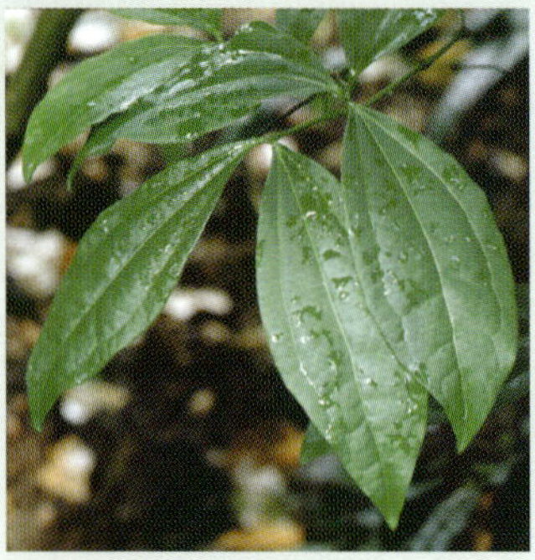

Brechnussbaum
Strychnos nux-vomica

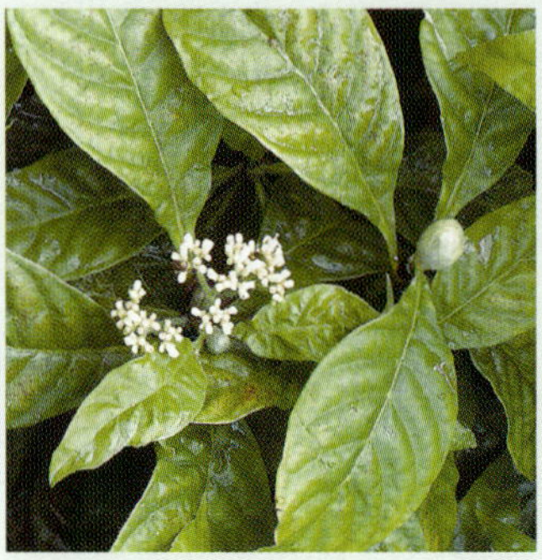

Brechwurzel
Cephaelis ipecacuanha

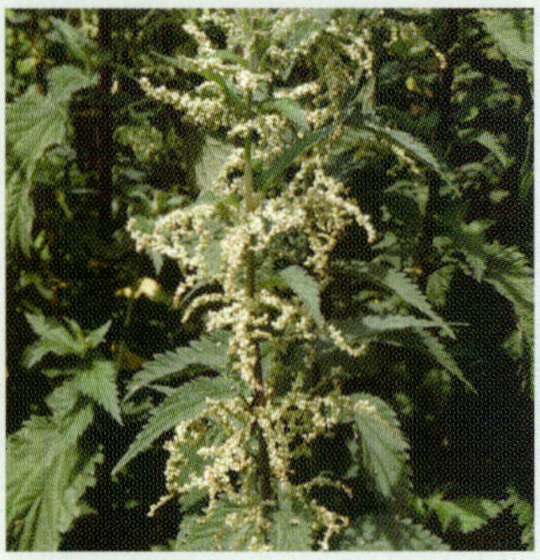

Brennnessel
Urtica dioica

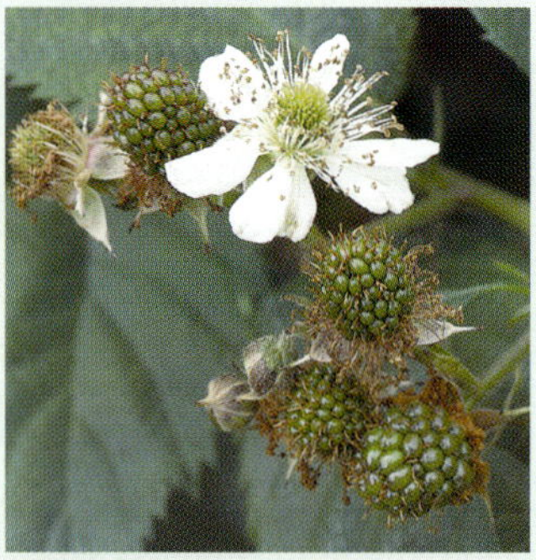

Brombeere
Rubus fruticosus

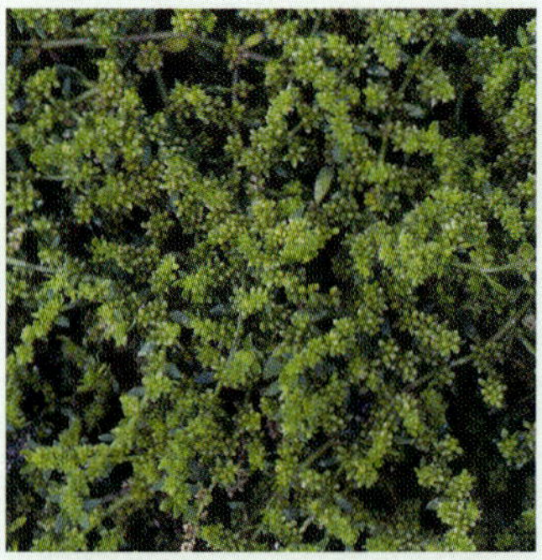

Bruchkraut
Herniaria glabra

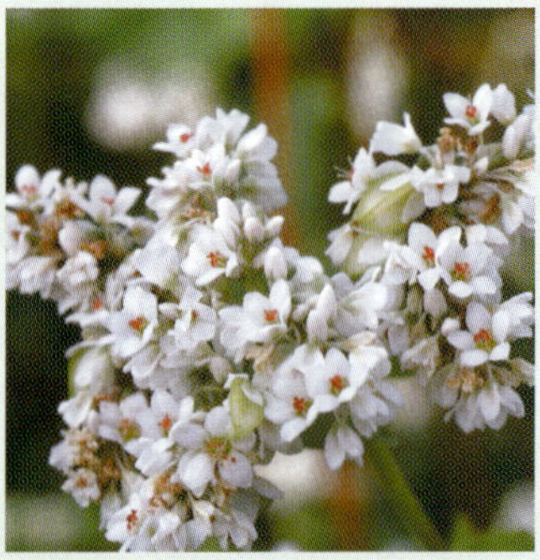

Buchweizen
Fagopyrum esculentum

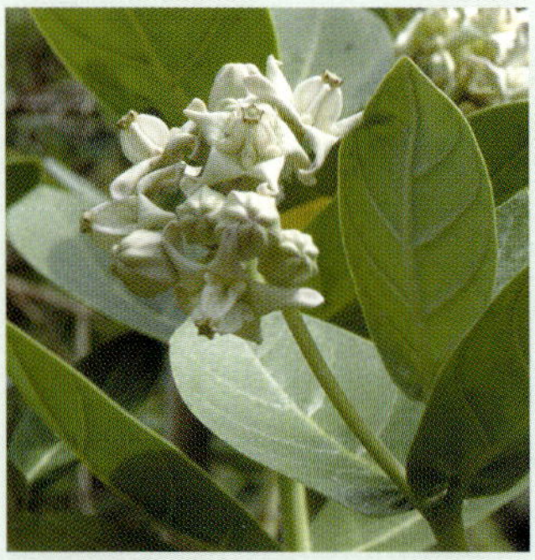

Calotropis
Calotropis gigantea

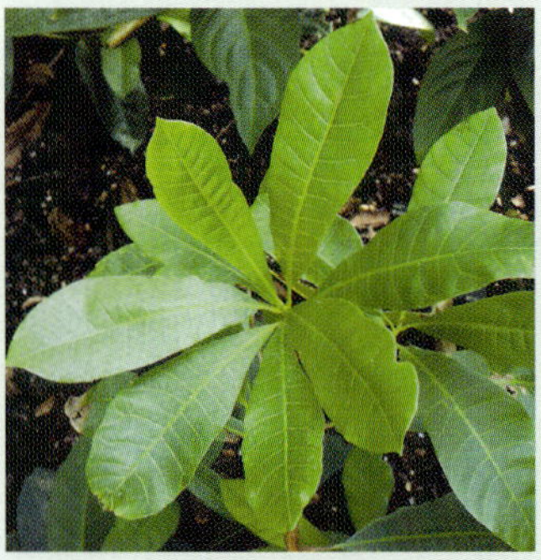

Cashewnußbaum
Anacardium occidentale

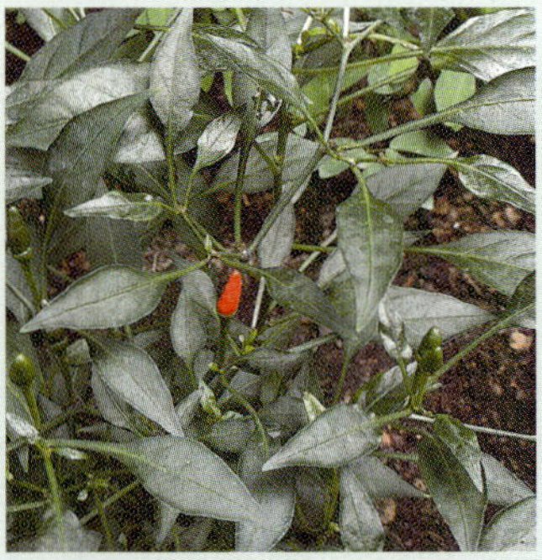

Cayennepfeffer
Capsicum frutescens

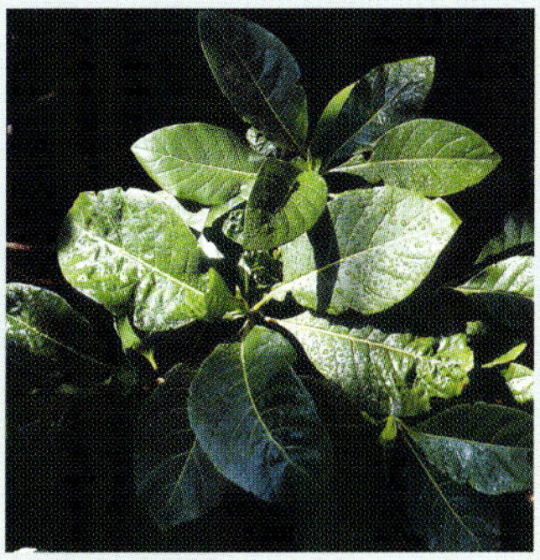

Chinarindenbaum
Cinchona pubescens

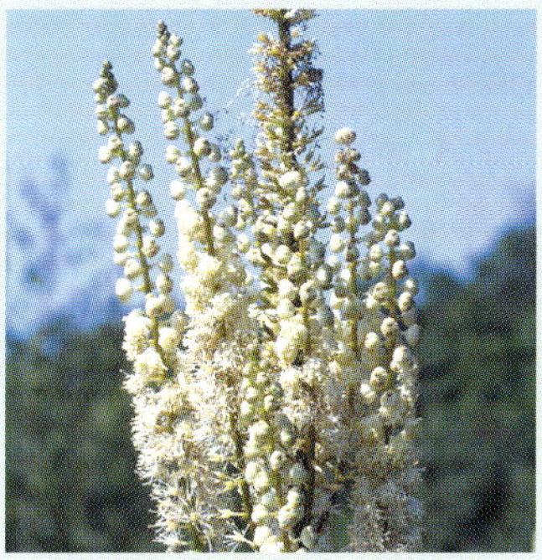

Cimicifuga (Traubensilberkerze)
Cimicifuga racemosa

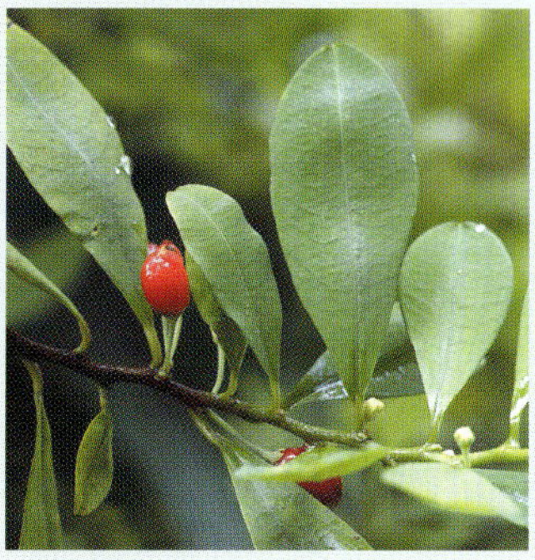

Cocastrauch
Erythroxylum coca

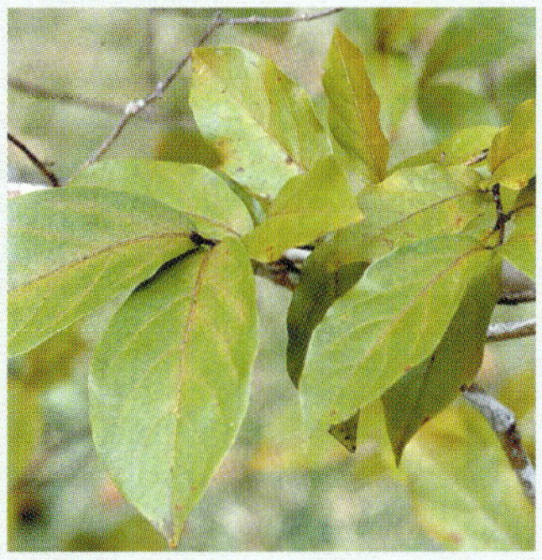

Combretum
Combretum micranthum

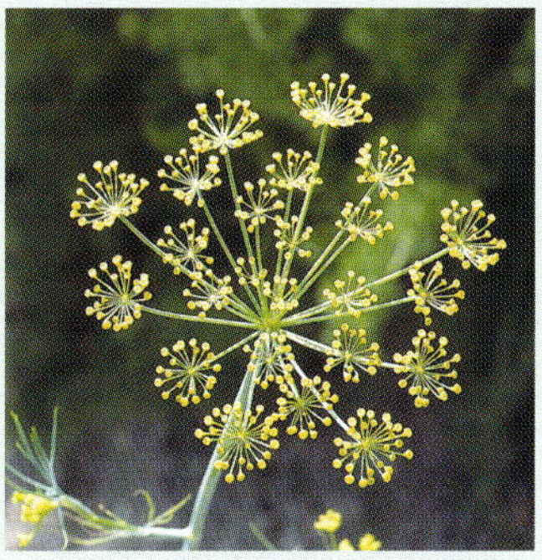

Gemeiner Dill
Anethum graveolens

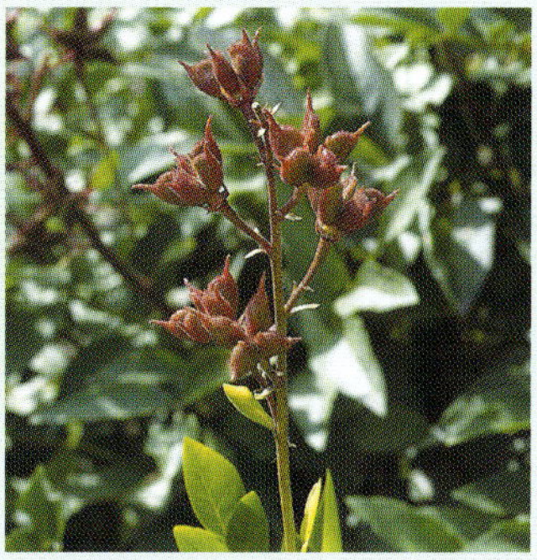

Weißer Diptam
Dictamnus albus

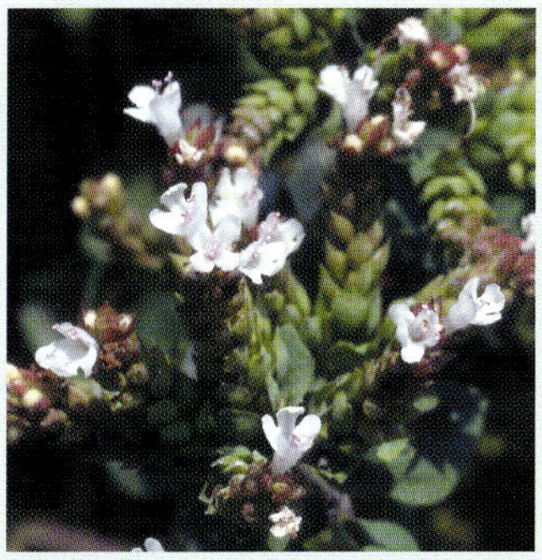

Dost
Origanum vulgare

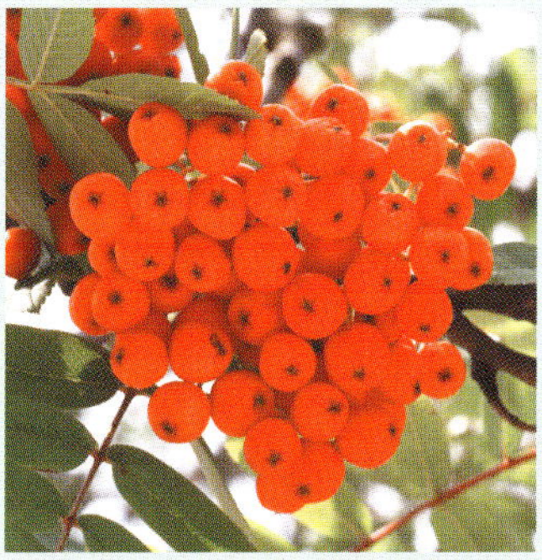

Eberesche
Sorbus aucuparia

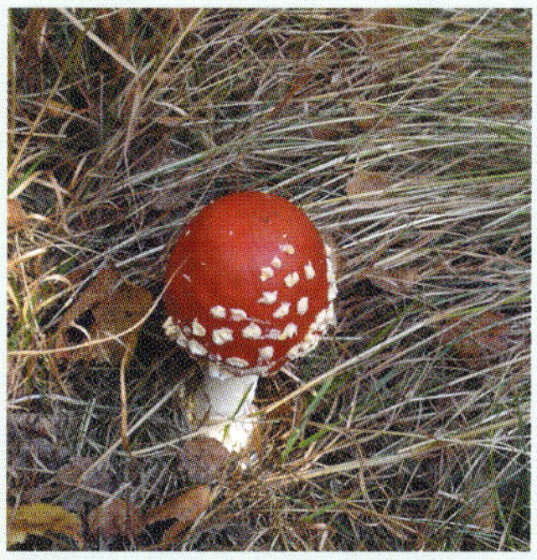

Blaßfarbener Sonnenhut
Echinacea pallida

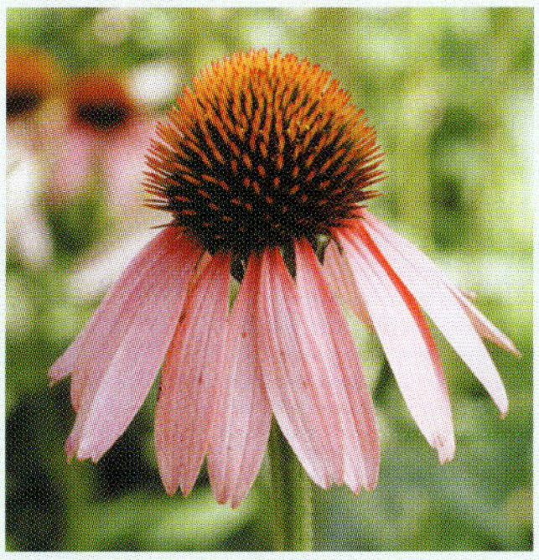

Purpursonnenhut
Echinacea purpurea

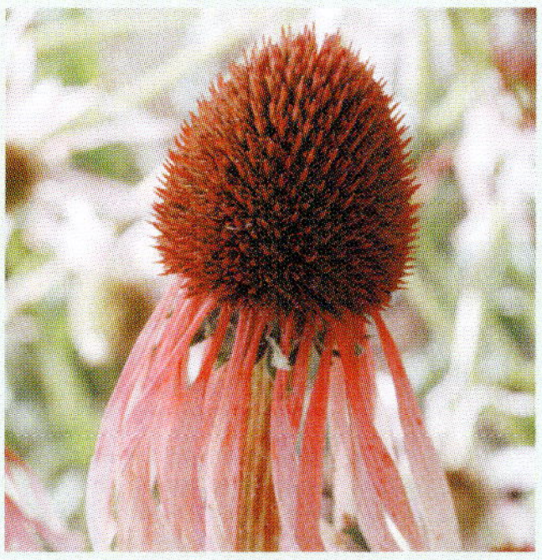

Schmalblättriger Sonnenhut
Echinacea angustifolia

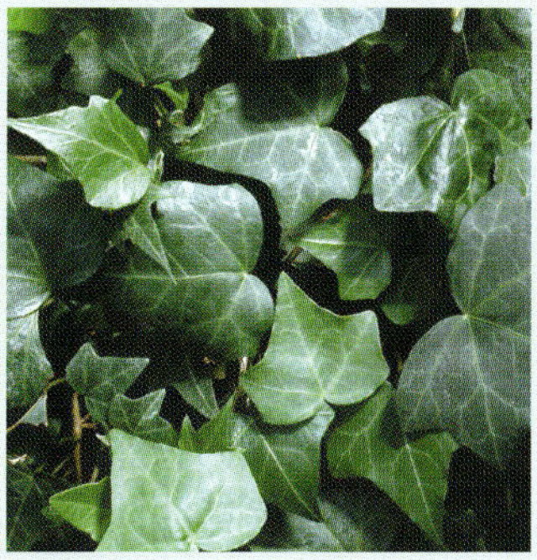

Efeu
Hedera helix

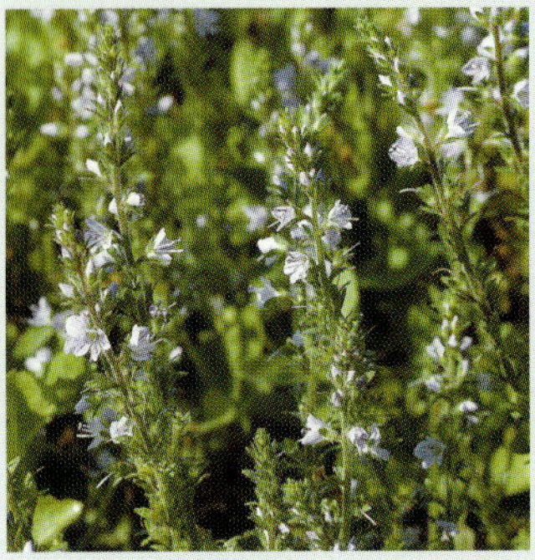

Ehrenpreis
Veronica officinalis

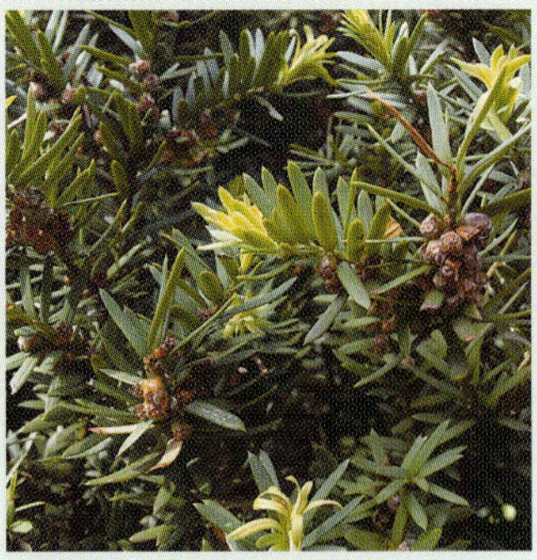

Eibe
Taxus baccata

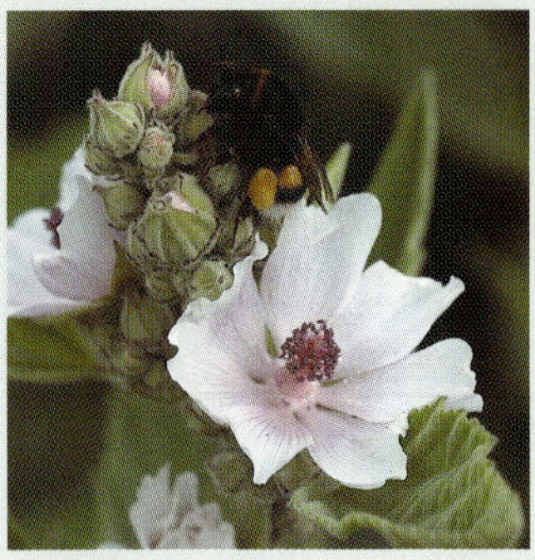

Eibisch
Althaea officinalis

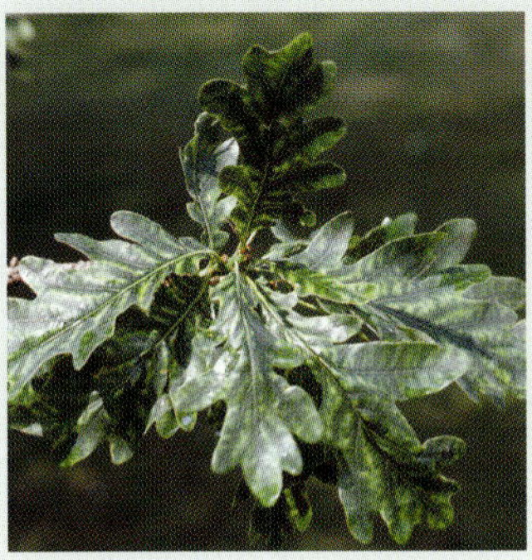

Stieleiche
Quercus robur

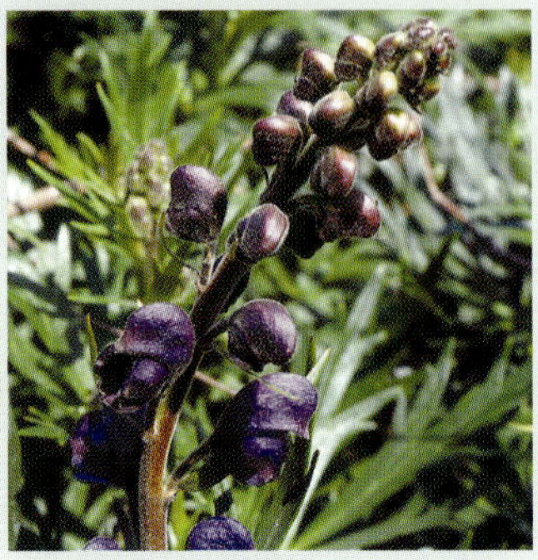

Blauer Eisenhut
Aconitum napellus

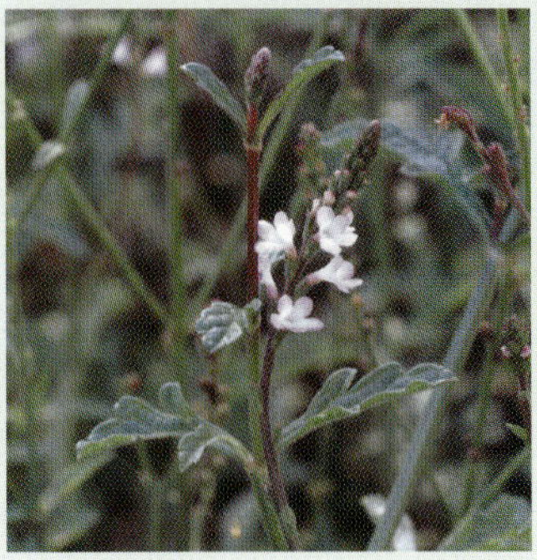

Eisenkraut
Verbena officinalis

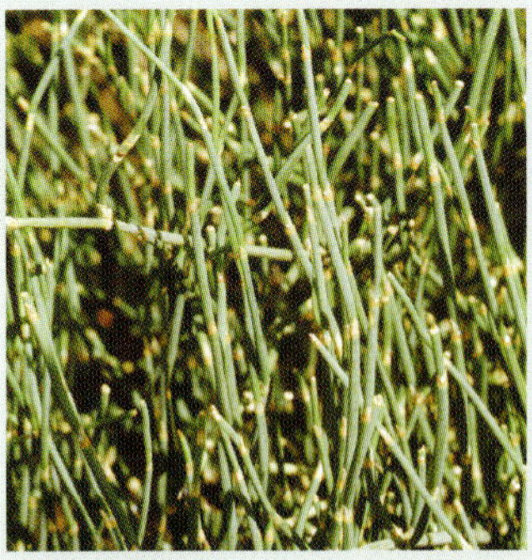

Ephedra
Ephedra sinica

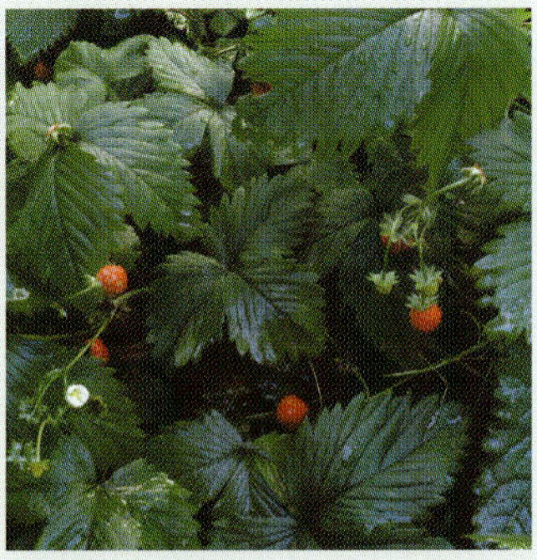

Walderdbeere
Fragaria vesca

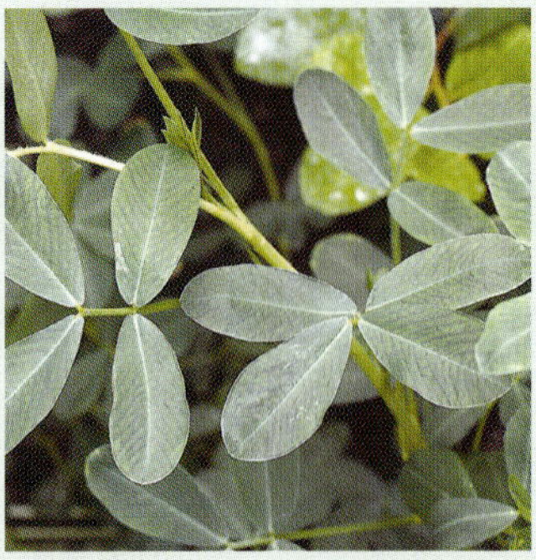

Erdnuß
Arachis hypogaea

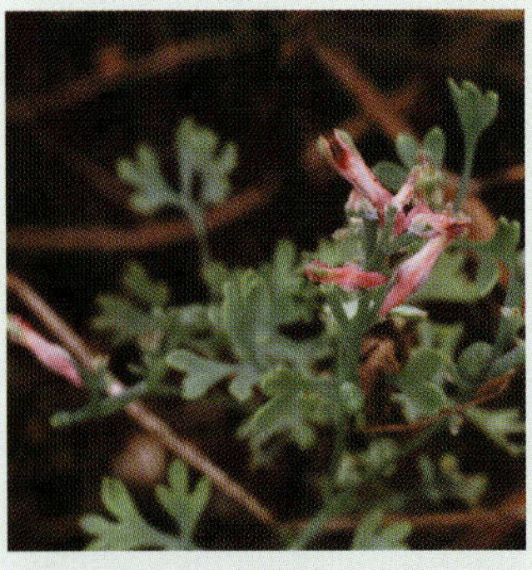

Echter Erdrauch
Fumaria officinalis

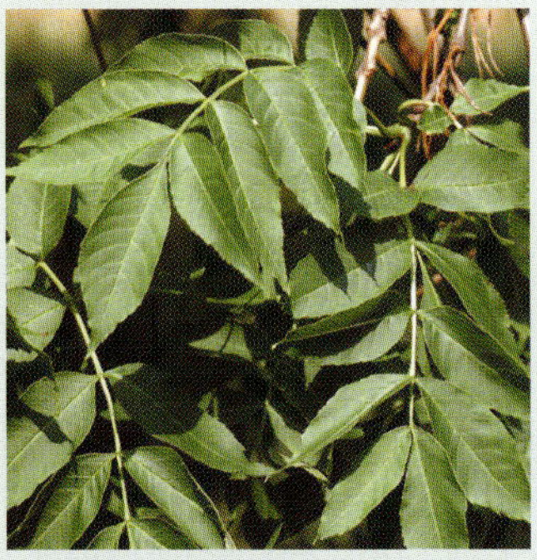

Esche
Fraxinus excelsior

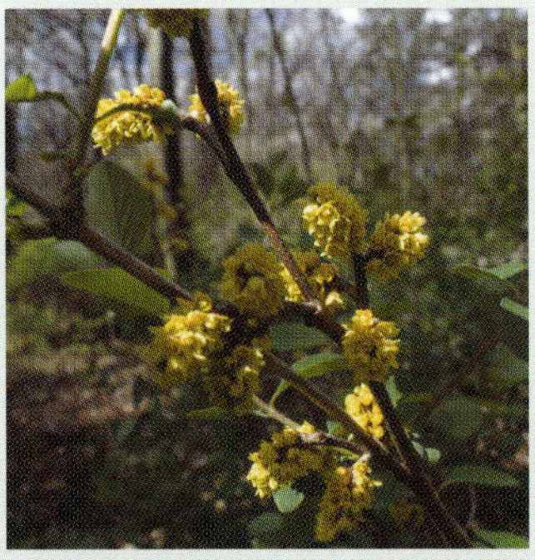

Gewürzsumach
Rhus aromatica

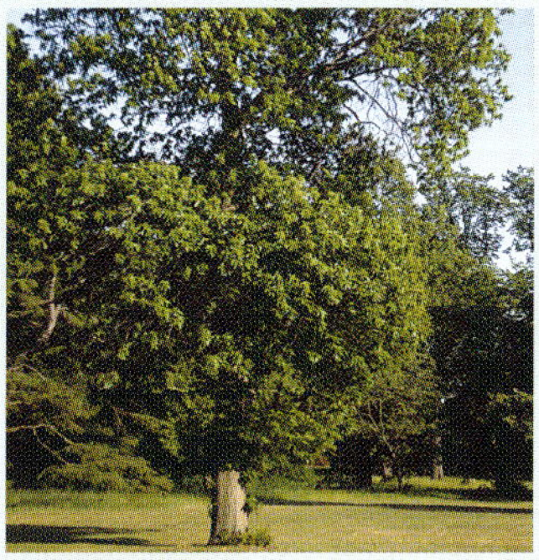

Esskastanie
Castanea sativa

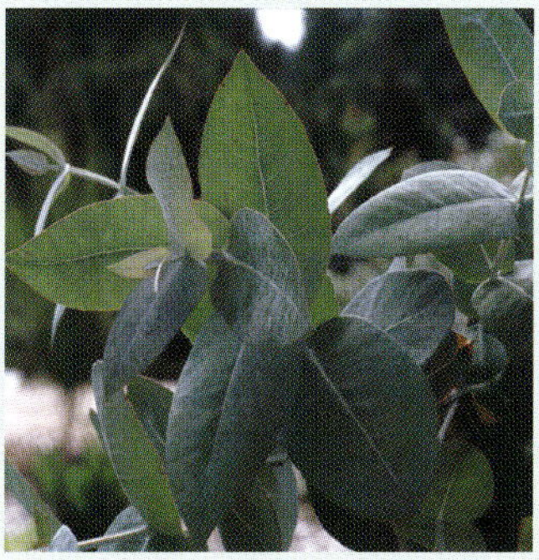

Eukalyptus
Eucalyptus globulus

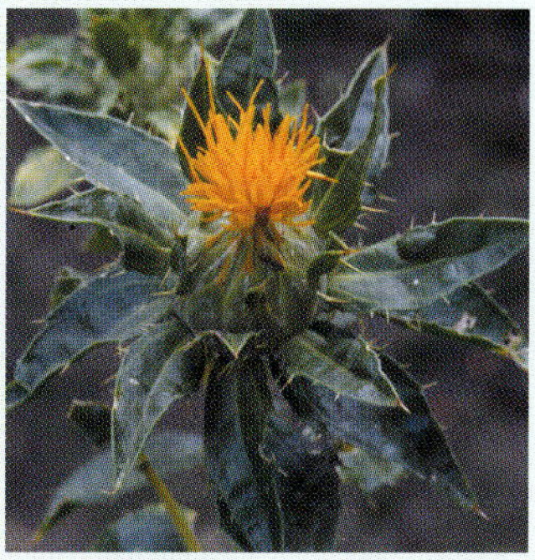

Färberdistel
Carthamus tinctorius

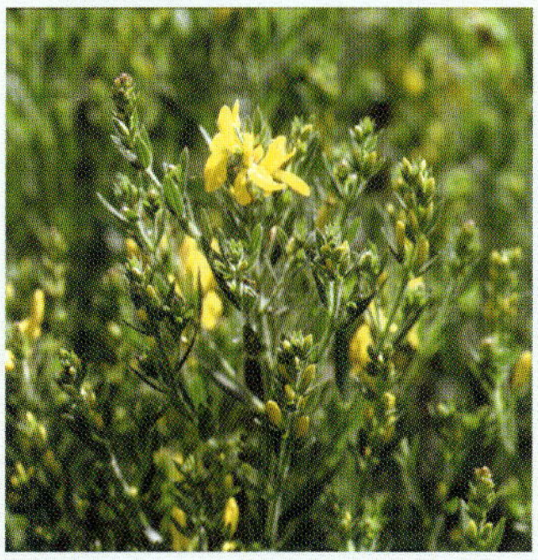

Färberginster
Genista tinctoria

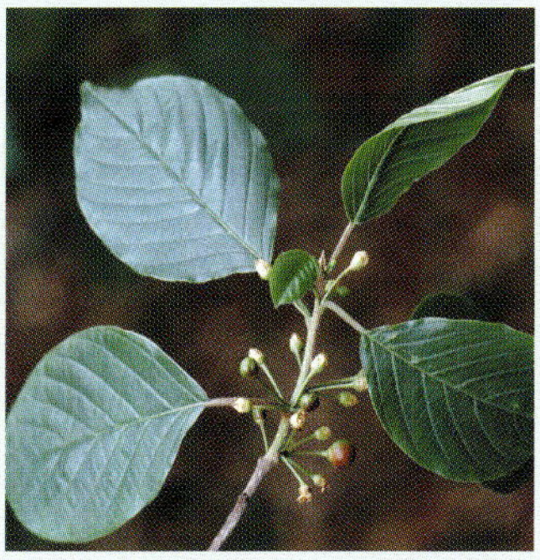

Faulbaum
Frangula alnus

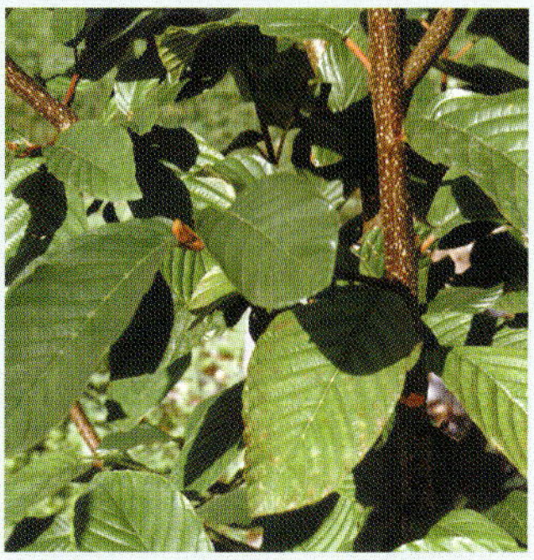

Amerikanischer Faulbaum
Rhamnus purshianus

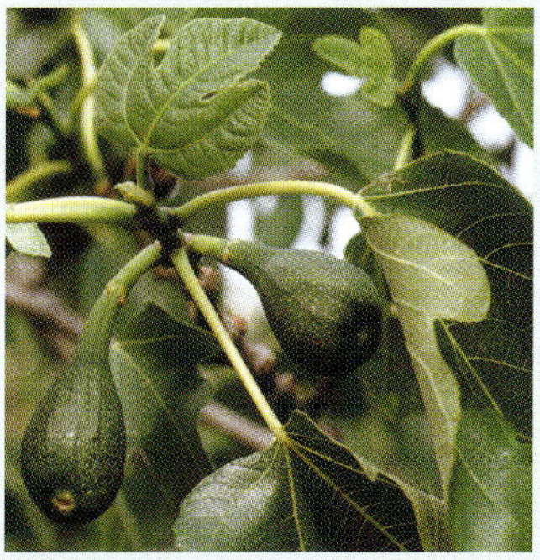

Feigenbaum
Ficus carica

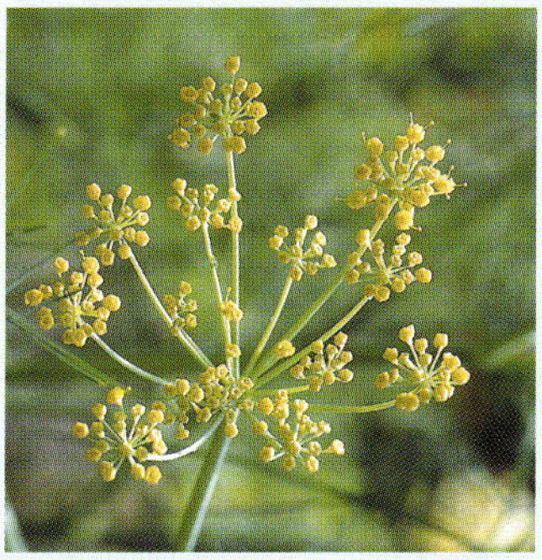

Fenchel
Foeniculum vulgare

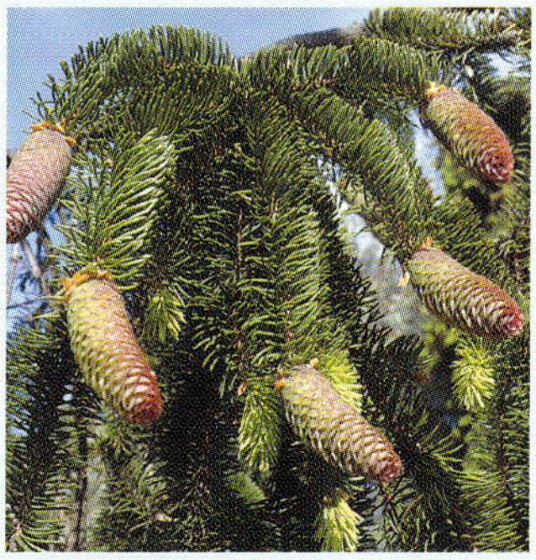

Fichte
Picea abis

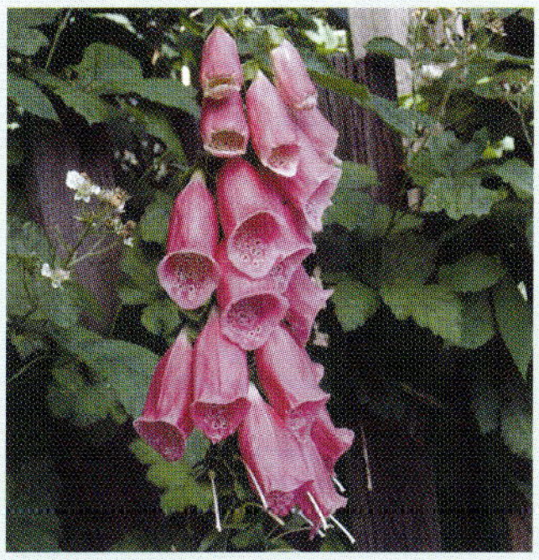

Roter Fingerhut
Digitalis purpurea

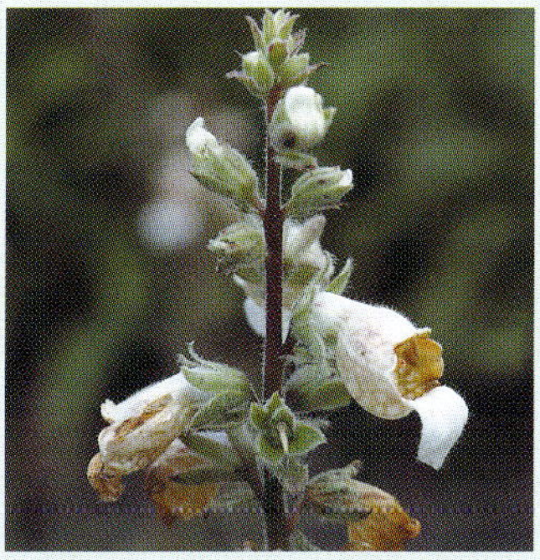

Wolliger Fingerhut
Digitalis lanata

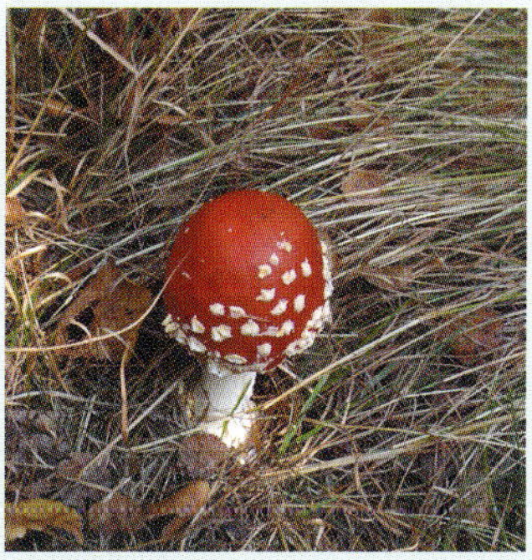

Fliegenpilz
Amanita muscaria

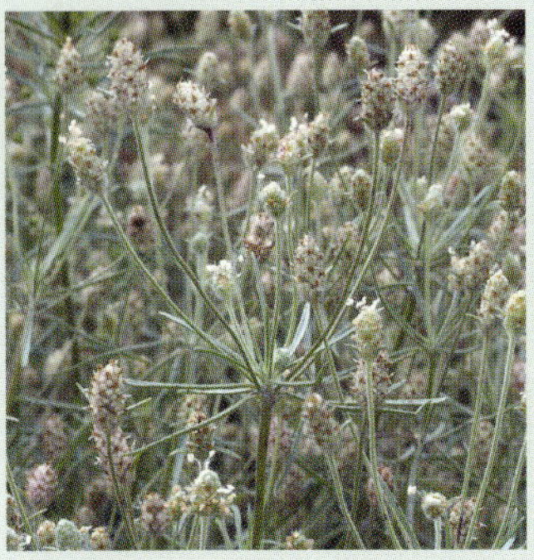

Flohkraut
Plantago afra

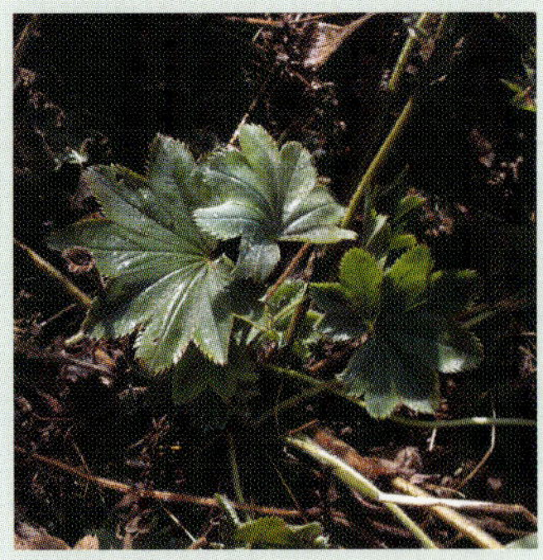

Frauenmantel
Alchemilla xanthochlora

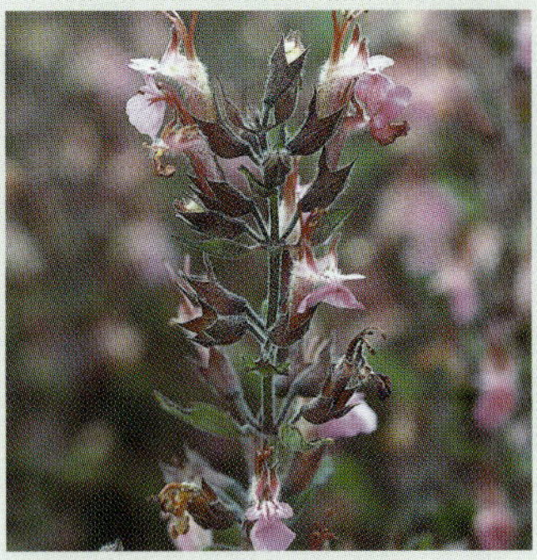

Edelgamander
Teucrium chamaedrys

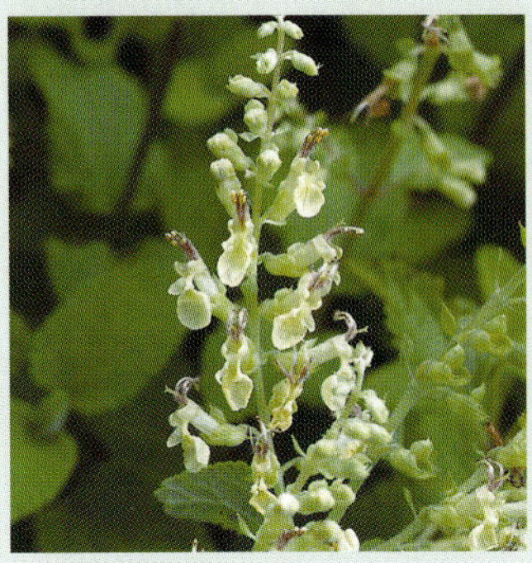

Waldgamander
Teucrium scorodonia

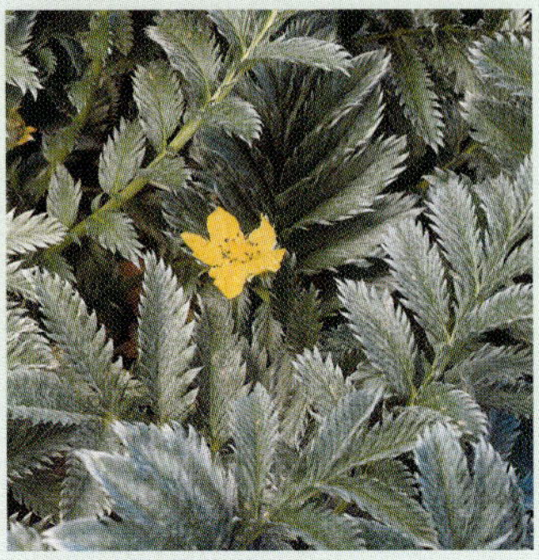

Gänsefingerkraut
Potentilla anserina

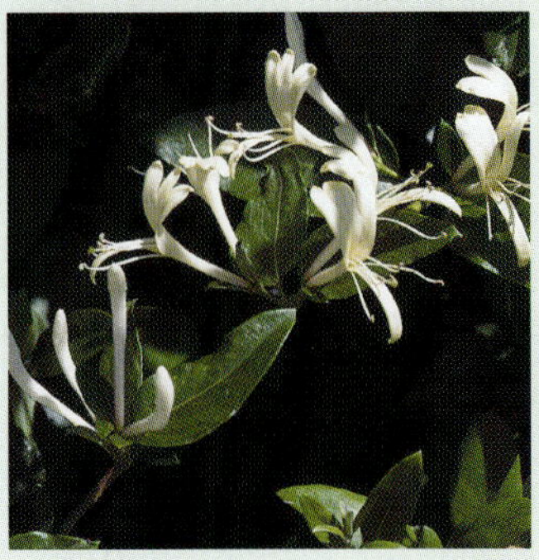

Geißblatt
Lonicera caprifolium

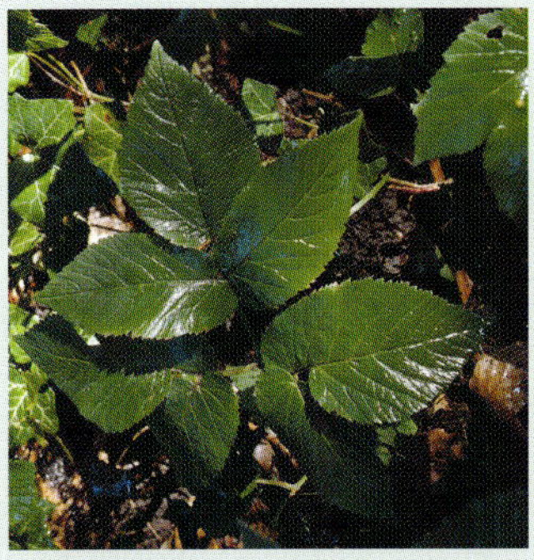

Geißfuß
Aegopodium podagraria

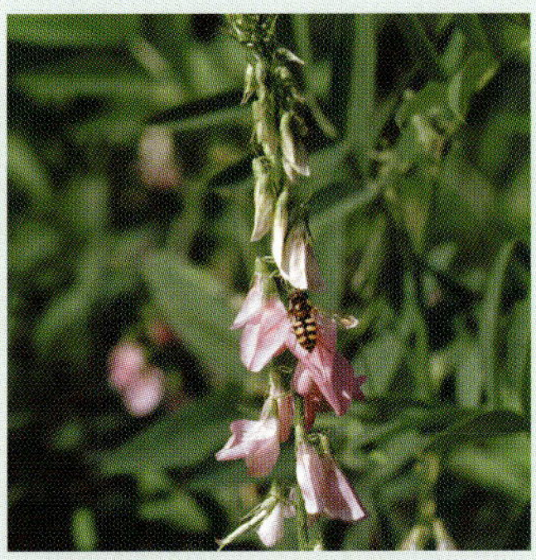

Geißraute
Galega officinalis

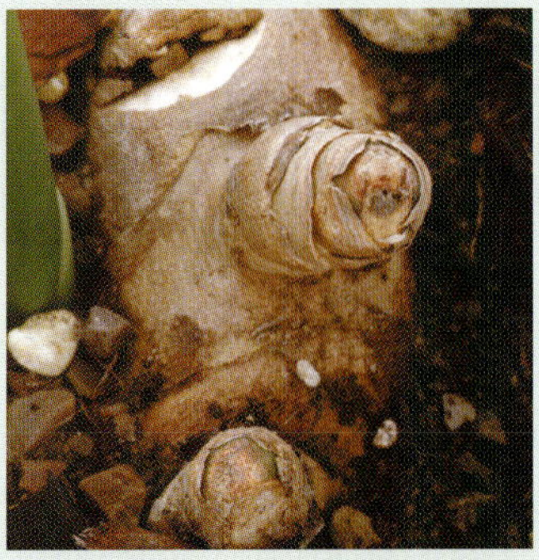

Javanische Gelbwurz
Curcuma xanthorrhiza

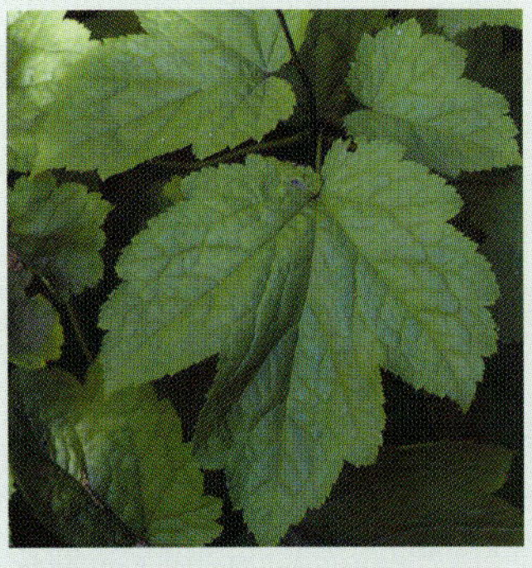

Kanadische Gelbwurzel
Hydrastis canadensis

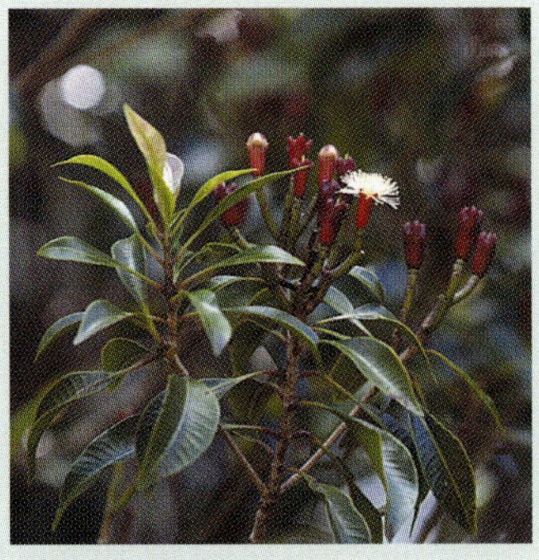

Gewürznelke
Syzygium aromaticum

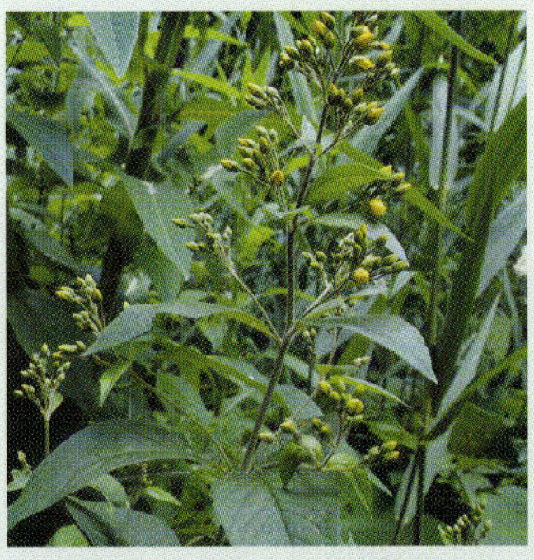

gemeiner Gilbweiderich
Lysimachia vulgaris

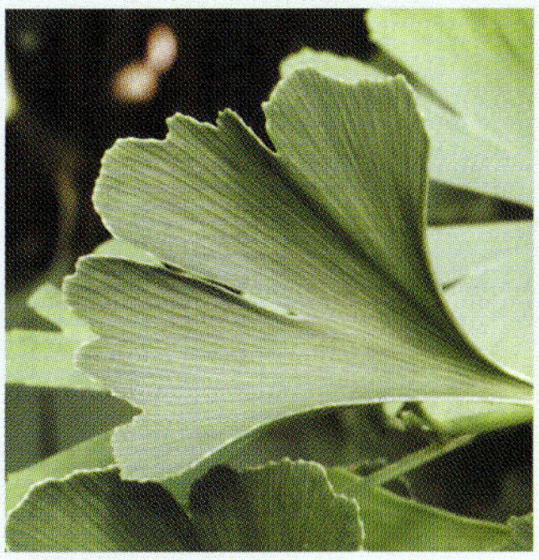

Ginkgobaum
Ginkgo biloba

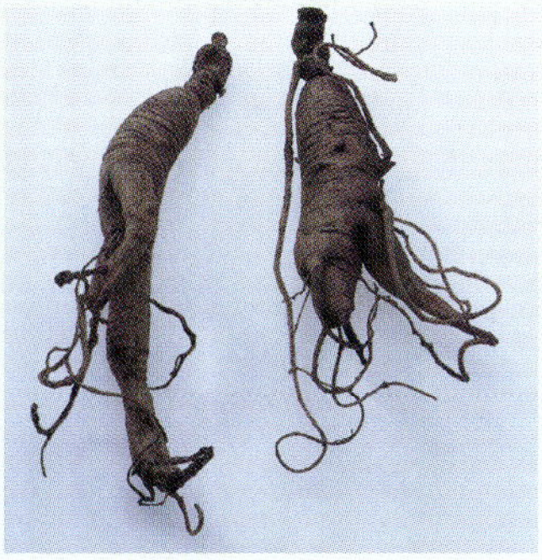

Ginsengwurzel
Panax ginseng

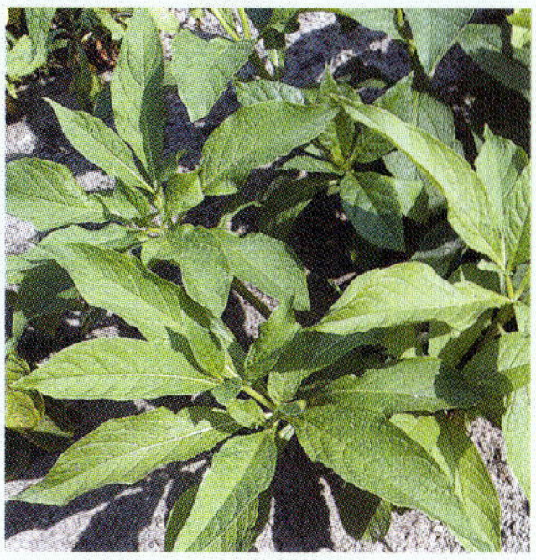

Glockenbilsenkraut
Scopolia carniolica

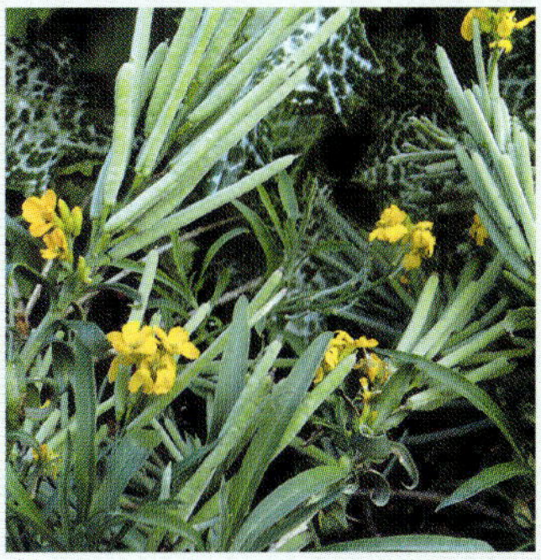

Goldlack
Cheiranthus cheiri

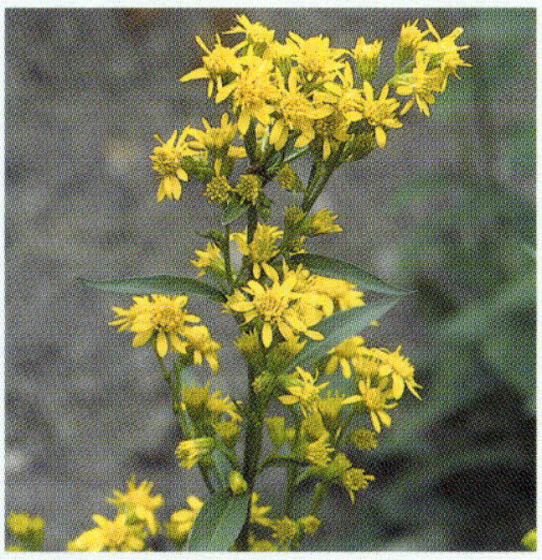

Echte Goldrute
Solidago virgaurea

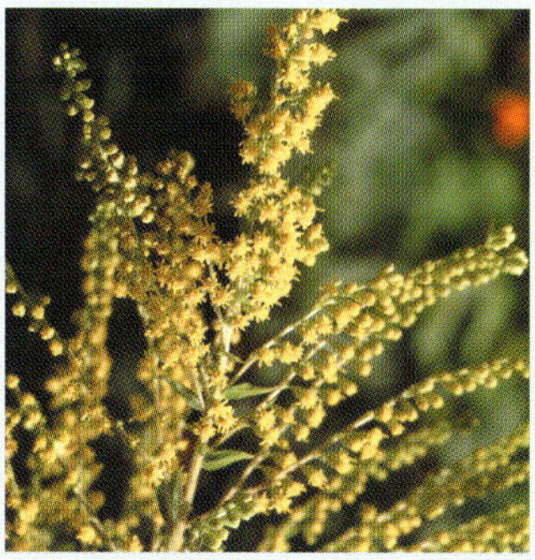

Kanadische Goldrute
Solidago canadensis

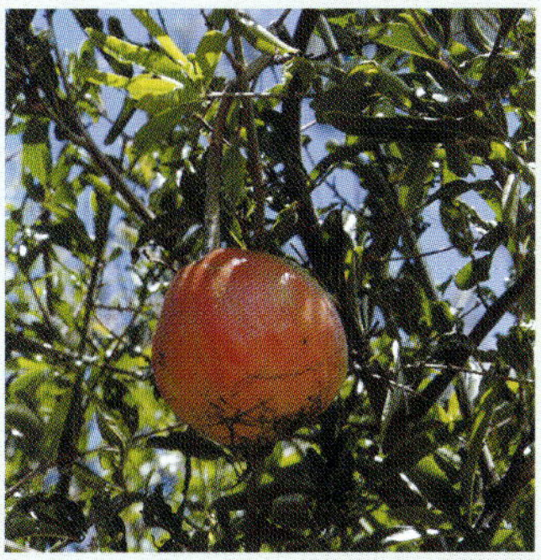

Granatapfel
Punica granatum

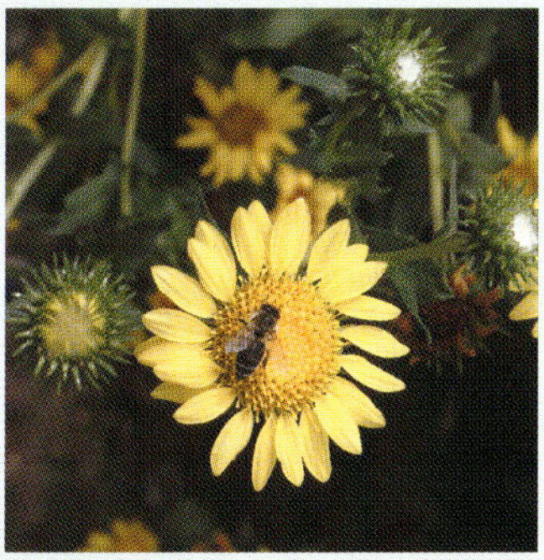

Grindelia
Grindelia sp.

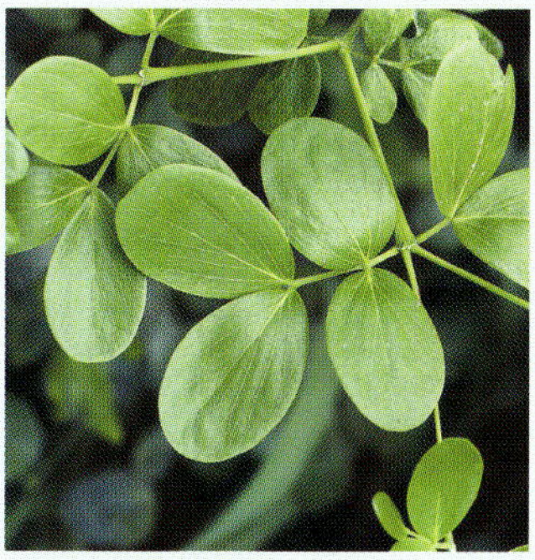

Guajakbaum
Guaiacum officinale

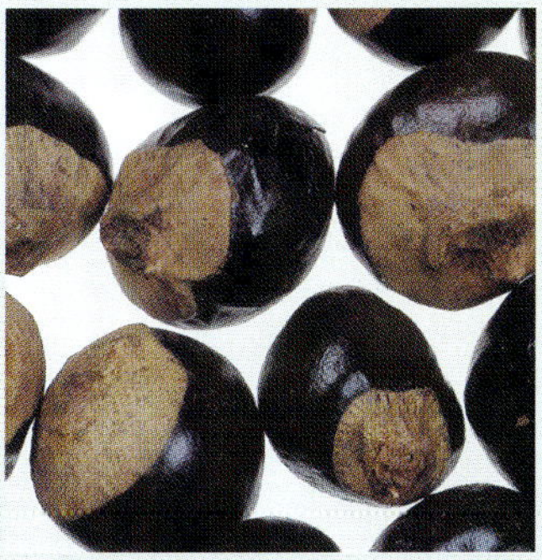

Guaranasamen
Paullinia cupana

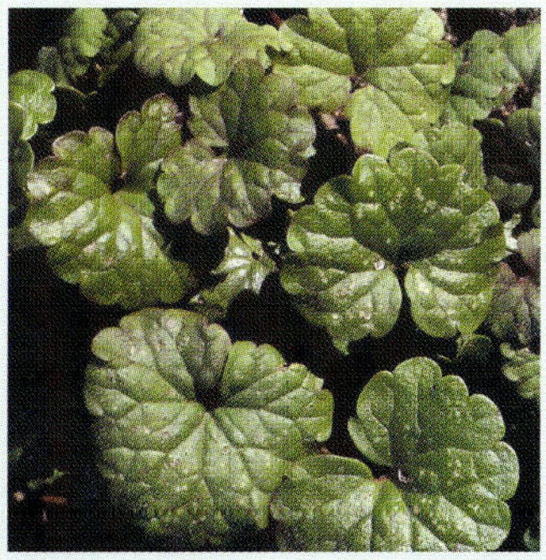

Gundermann
Glechoma hederacea

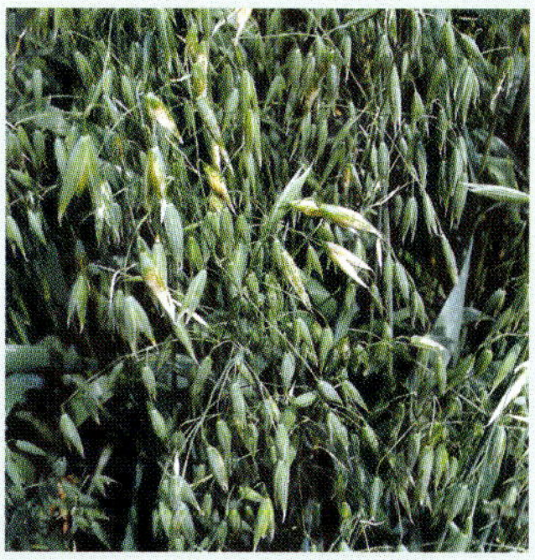

Hafer
Avena sativa

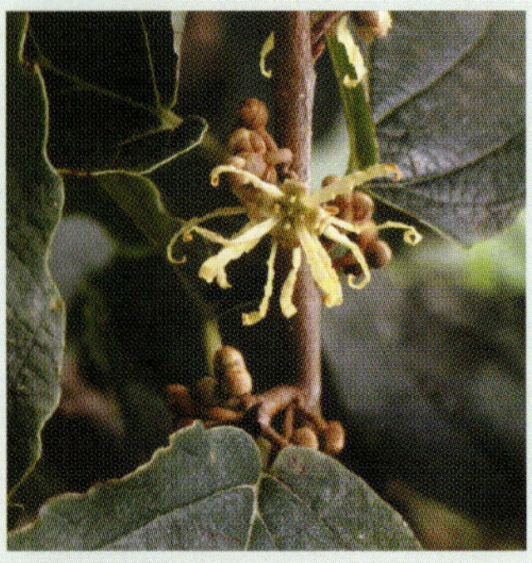
Hamamelisstrauch
Hamamelis virginiana

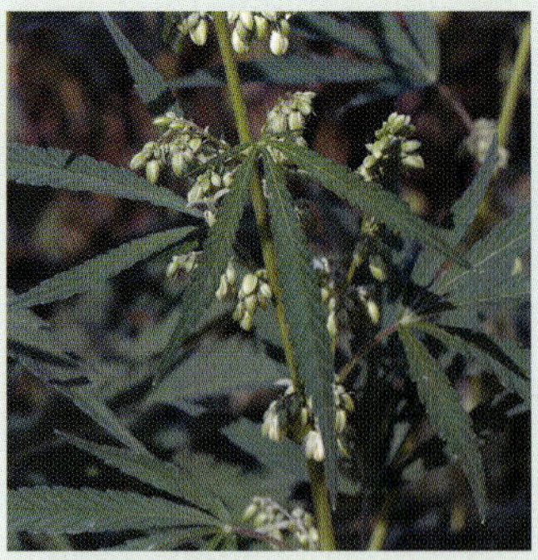
Indischer Hanf
Cannabis sativa

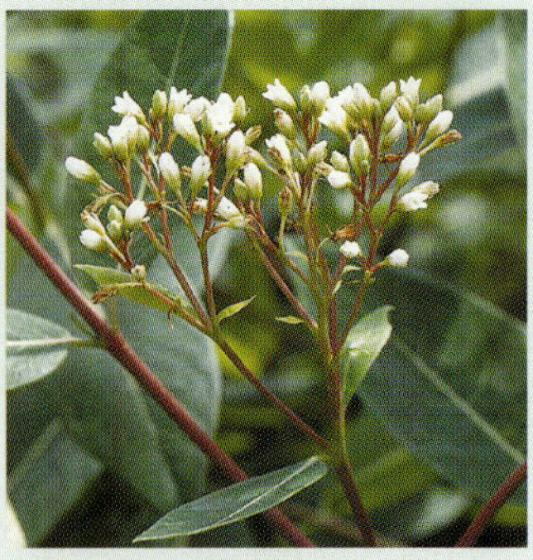
Kanadischer Hanf
Apocynum cannabinum

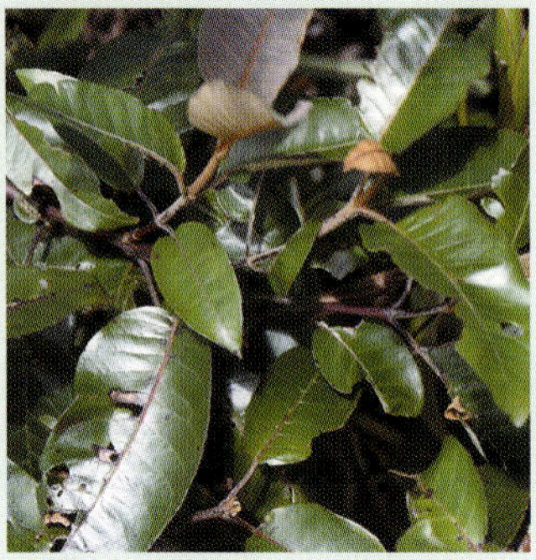
Harongabaum
Harungana madagascariensis

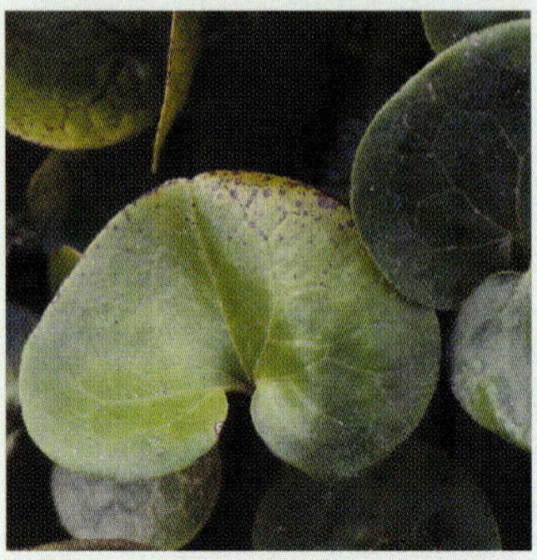
Haselwurz
Asarum europaeum

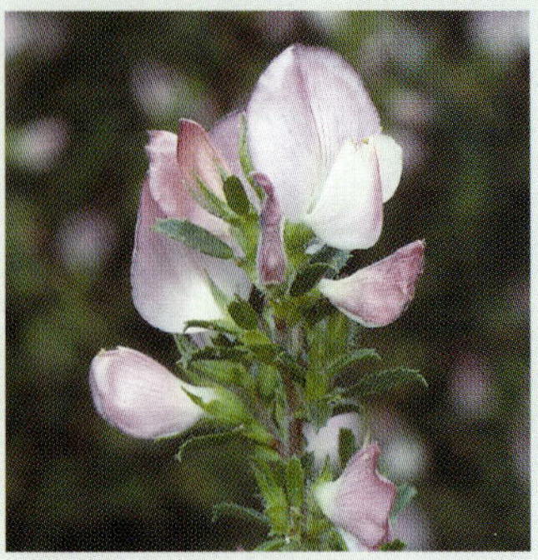
Hauhechel
Ononis spinosa

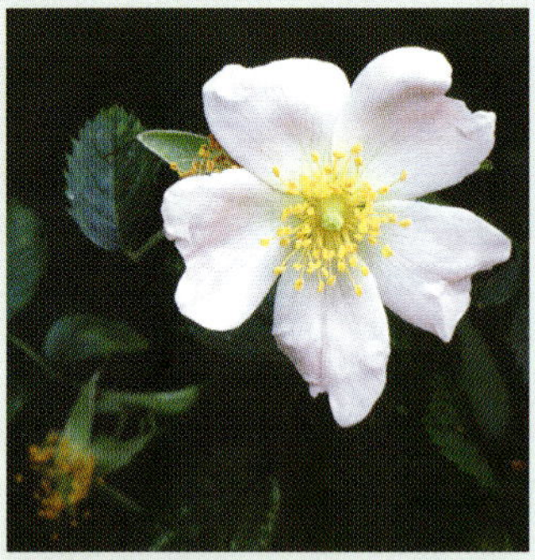
Heckenrose
Rosa canina

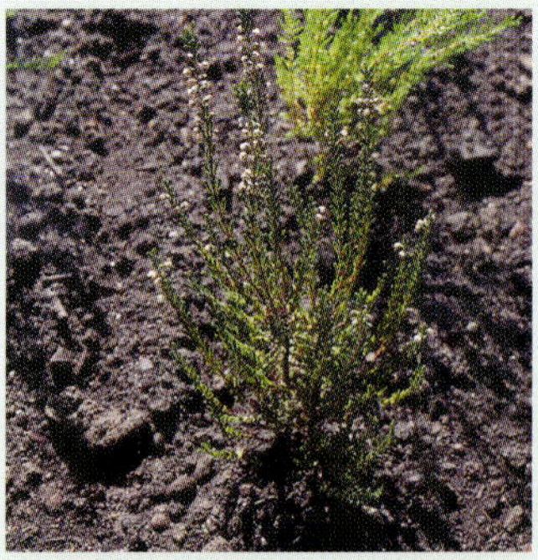
Heidekraut
Calluna vulgaris

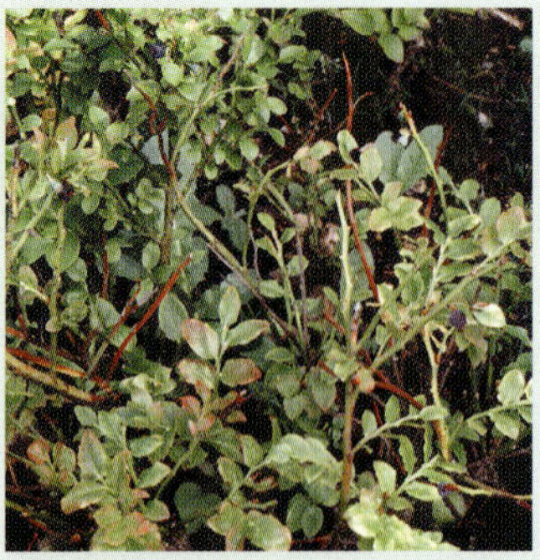
Heidelbeere
Vaccinium myrtillus

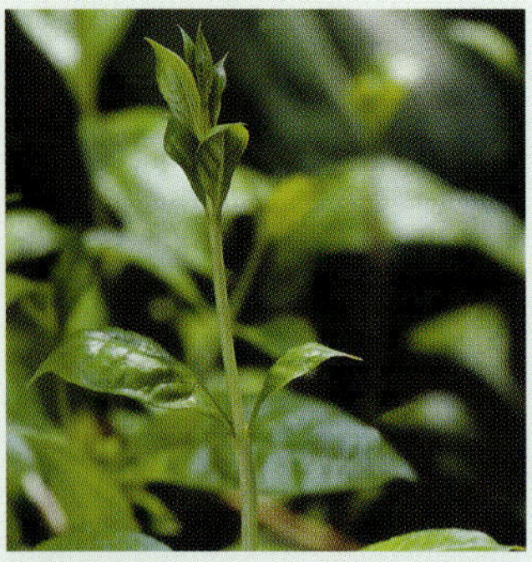
Henna
Lawsonia inermis

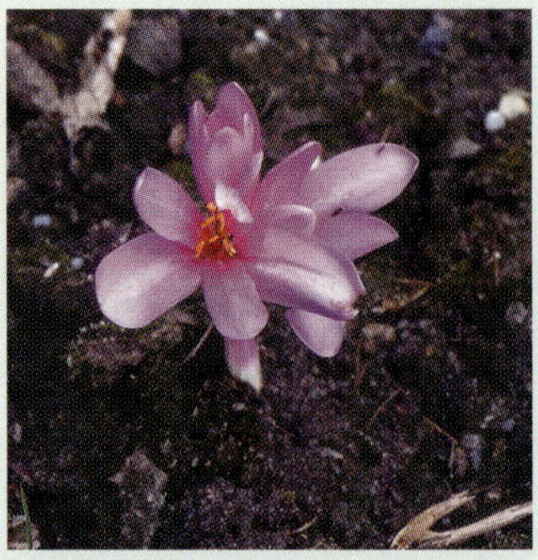
Herbstzeitlose
Colchicum autumnale

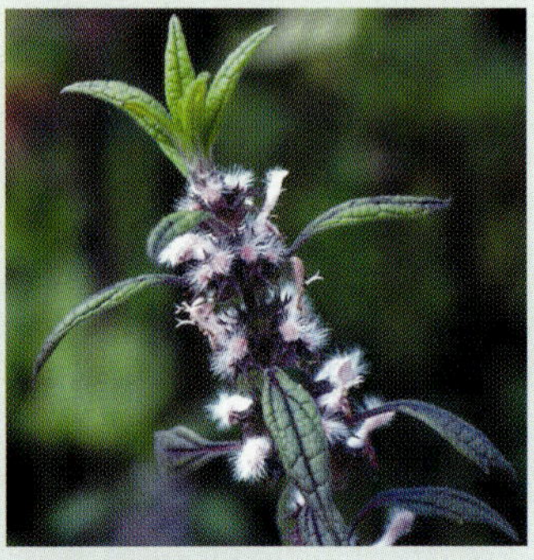
Herzgespann
Leonurus cardiaca

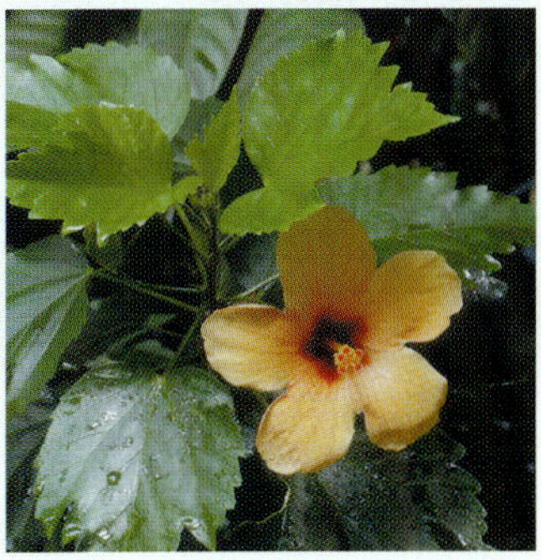

Hibiskus
Hibiscus sp.

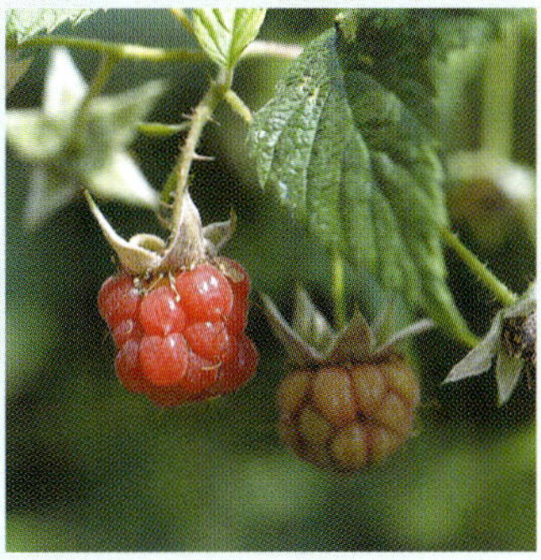

Himbeere
Rubus idaeus

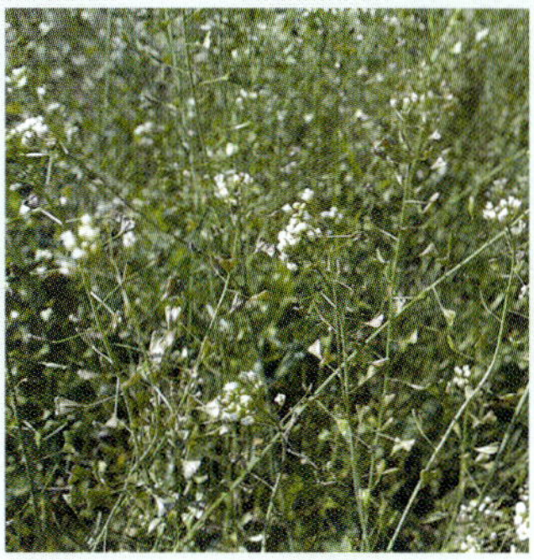

Hirtentäschel
Capsella bursa-pastoris

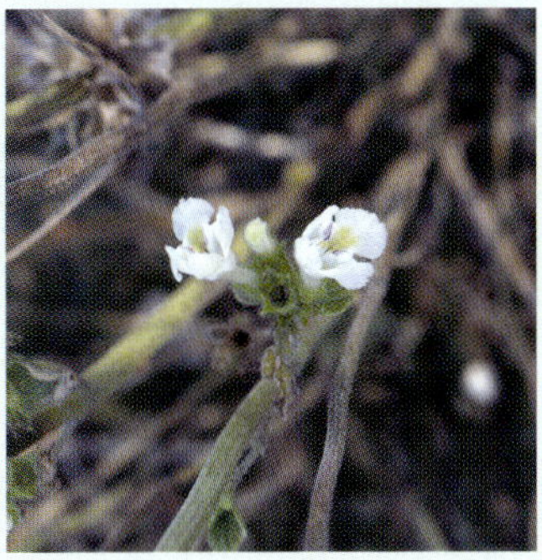

Hohlzahn
Galeopsis segetum

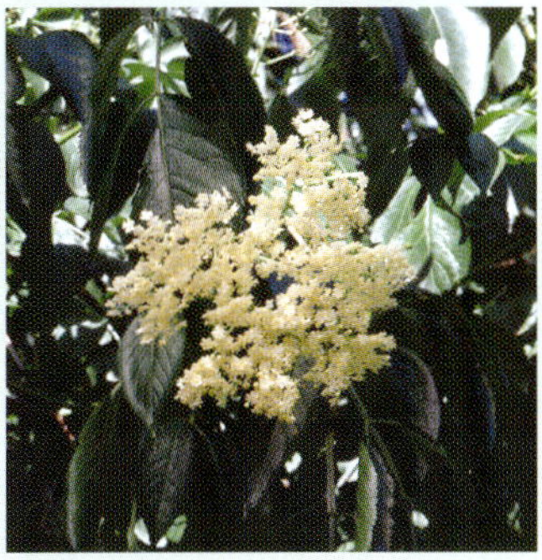

Holunder
Sambucus nigra

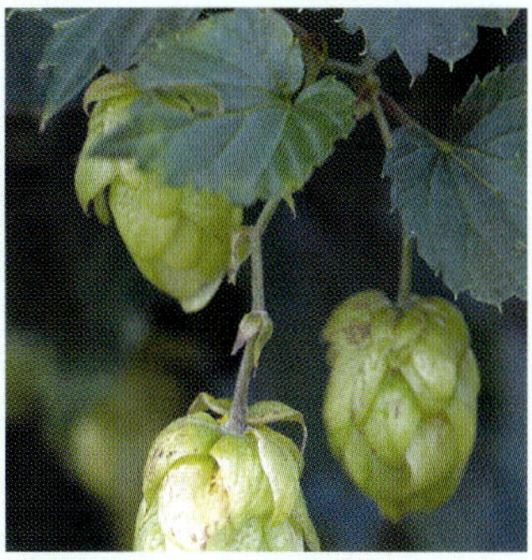

Hopfen
Humulus lupulus

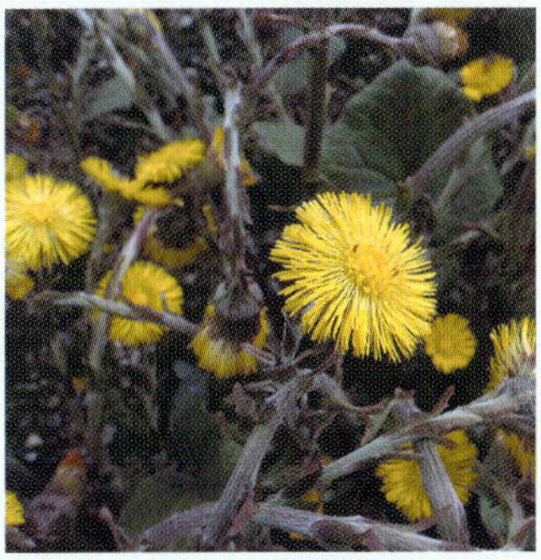

Huflattich
Tussilago farfara

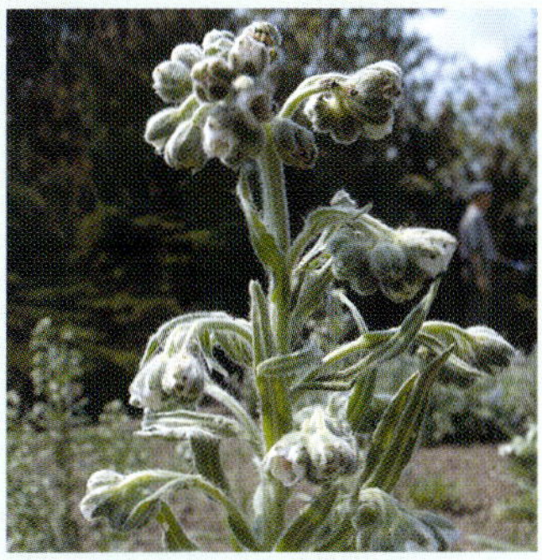

Gemeine Hundszunge
Cynoglossum officinale

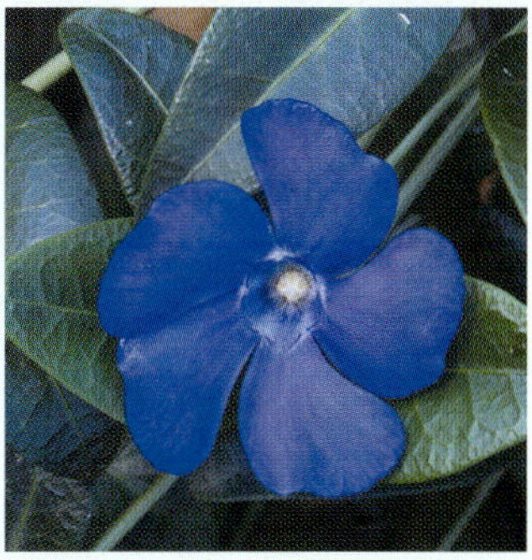

Kleines Immergrün
Vinca minor

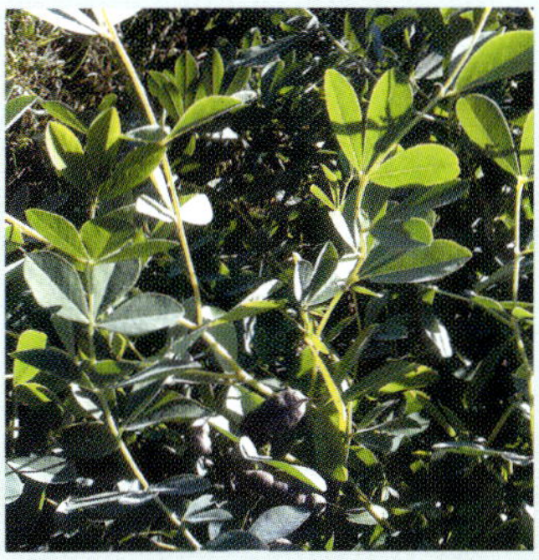

Wilder Indigo
Baptisia tinctoria

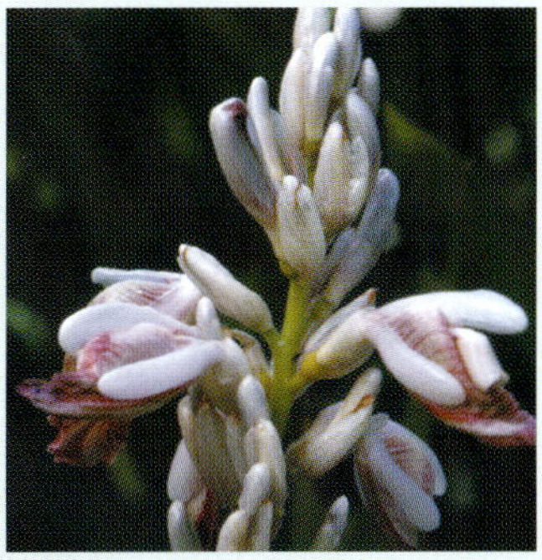

Ingwer
Zingiber officinale

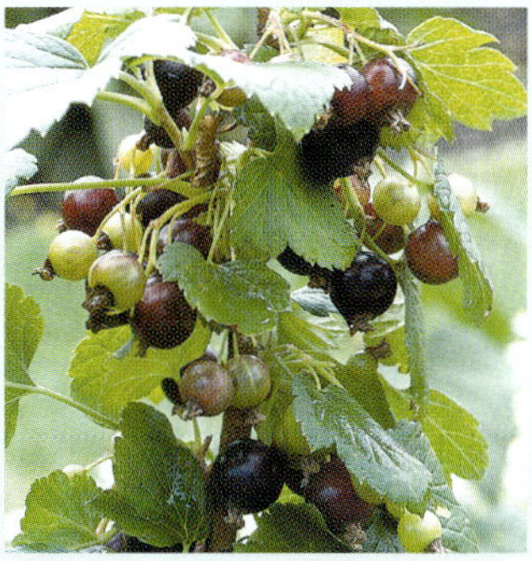

Schwarze Johannisbeeren
Ribes nigrum

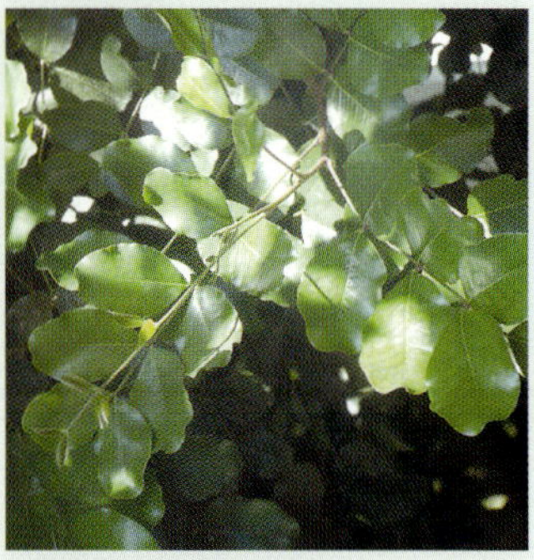

Johannisbrotbaum
Ceratonia siliqua

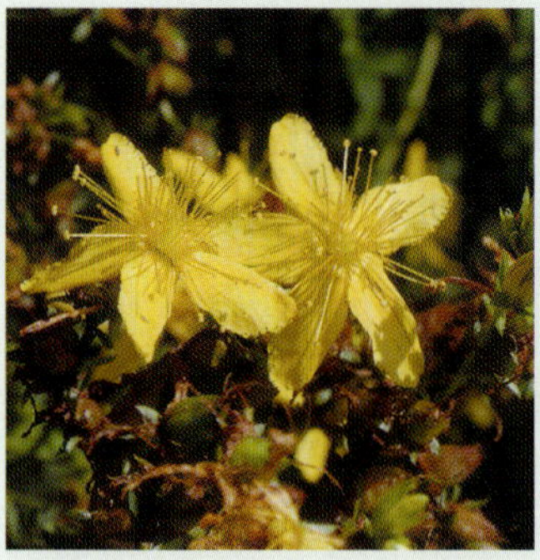

Johanniskraut
Hypericum perforatum

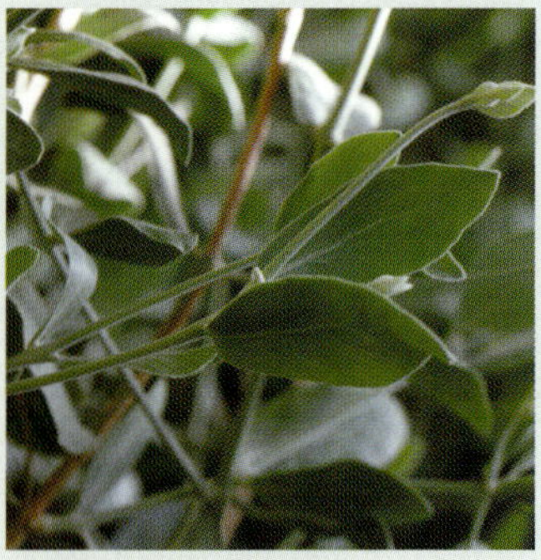

Jojoba
Simmondsia chinensis

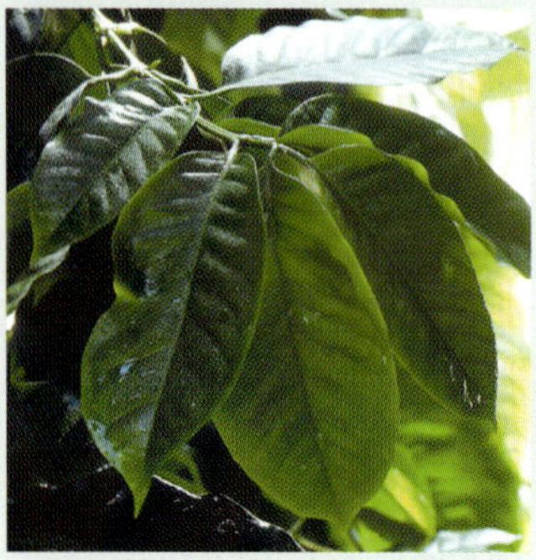

Kaffeestrauch
Coffea arabica

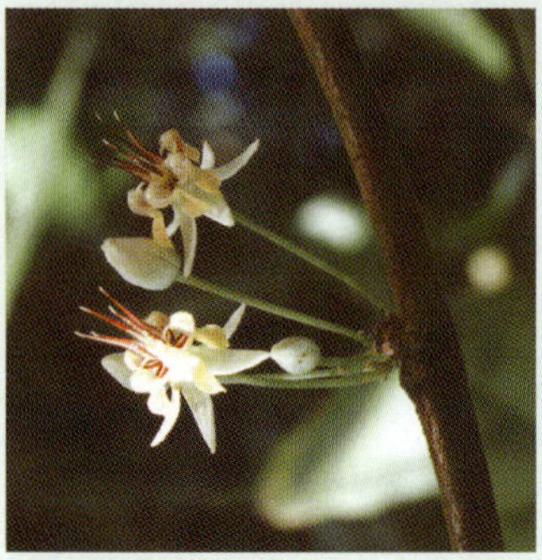

Kakaobaum
Theobroma cacao

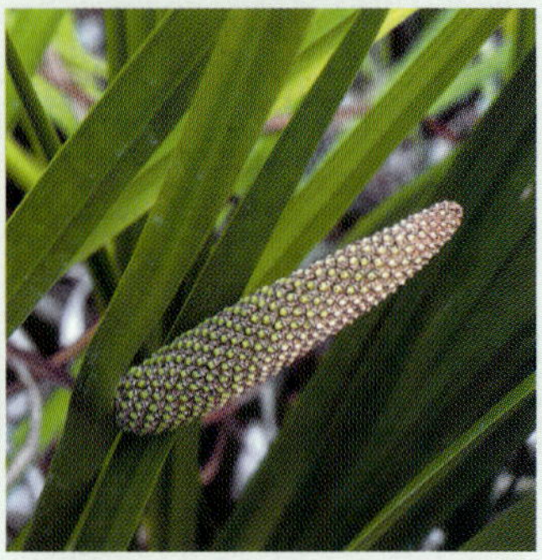

Kalmus
Acorus calamus

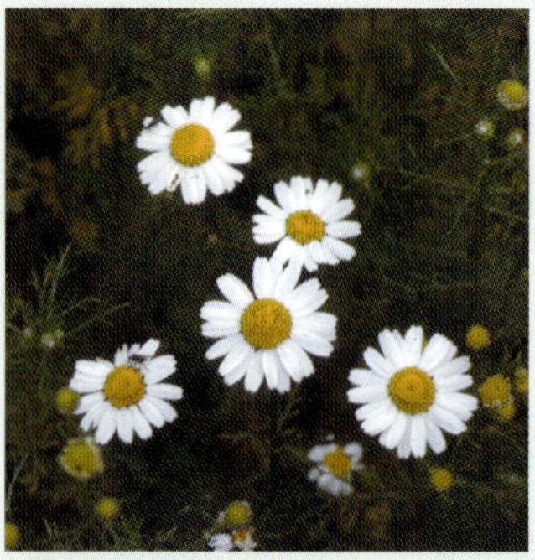

Echte Kamille
Matricaria recutica

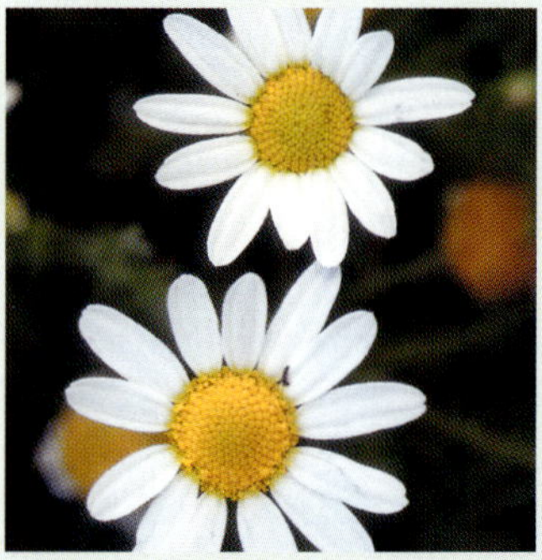

Römische Kamille
Chamaemelum nobile

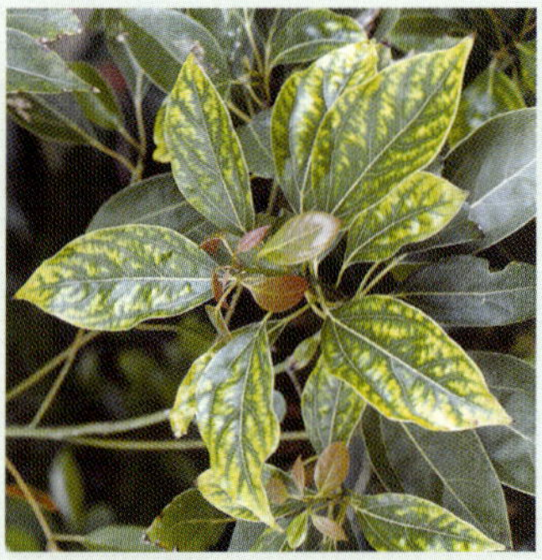

Kampferbaum
Cinnamomum camphora

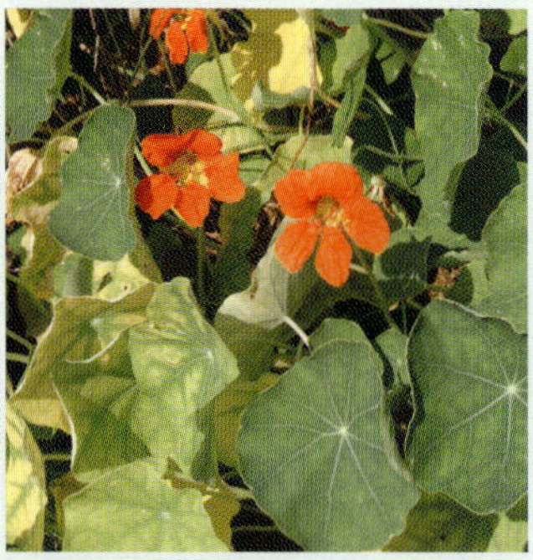

Kapuzinerkresse
Tropaeolum majus

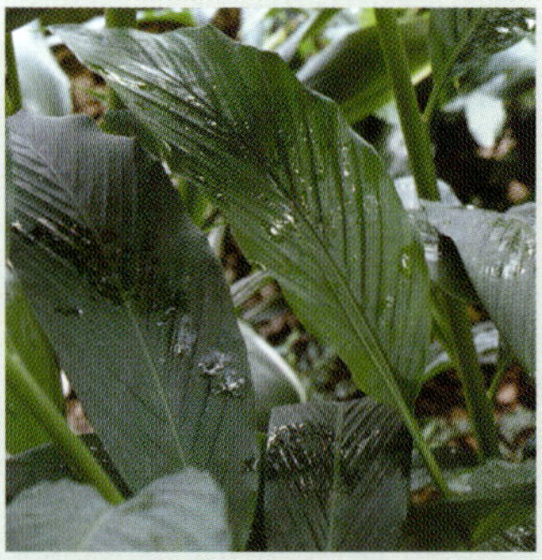

Kardamom
Elettaria cardamomum

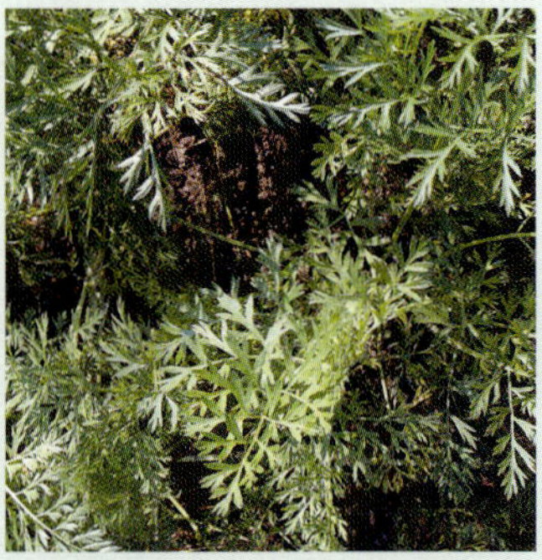

Karotte
Daucus carota

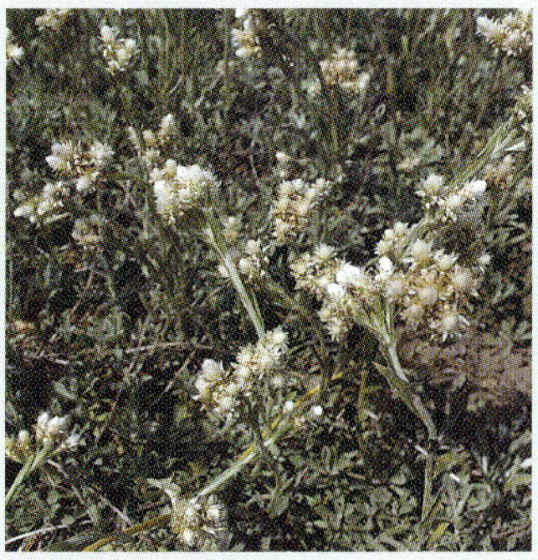

Katzenpfötchen
Antennaria dioica

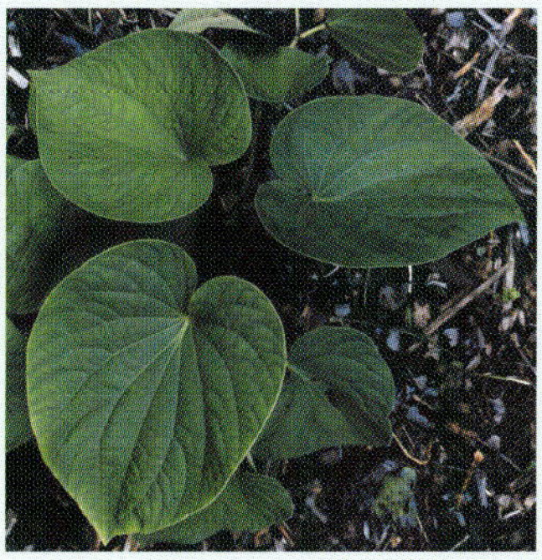

Kava Kava
Piper methysticum

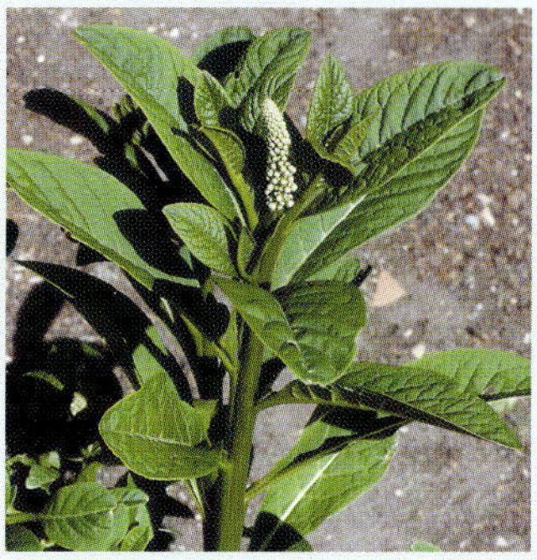

Kermesbeere
Phytolacca americana

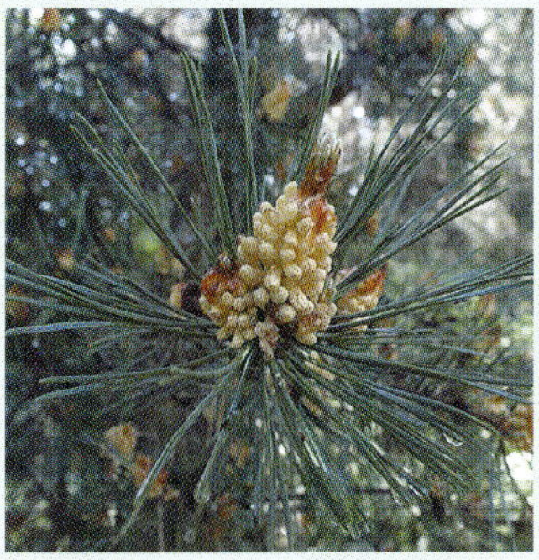

Kiefer
Pinus sp.

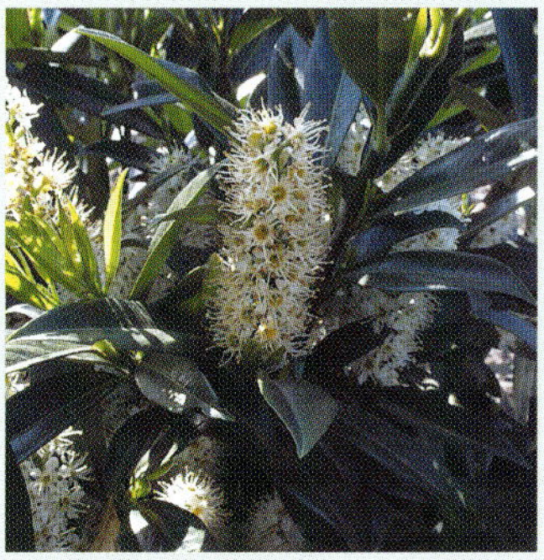

Kirschlorbeer
Prunus laurocerasus

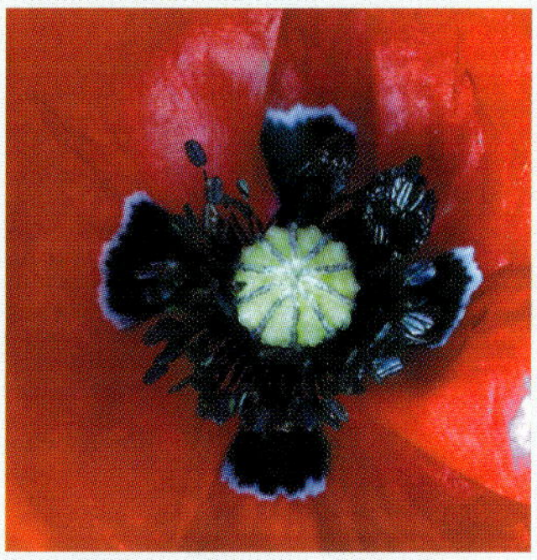

Klatschmohn
Papaver rhoeas

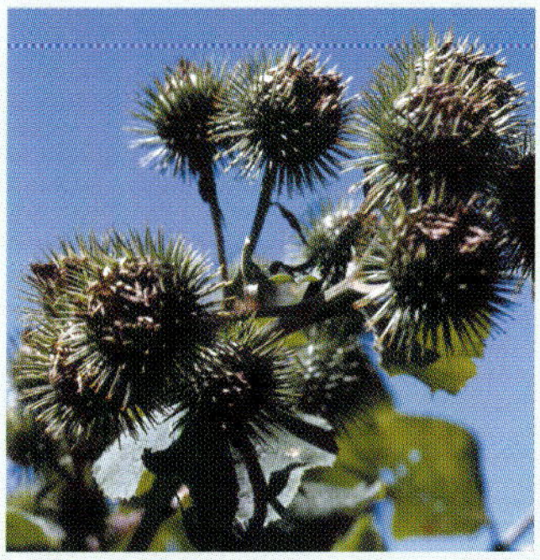

Große Klette
Arctium lappa

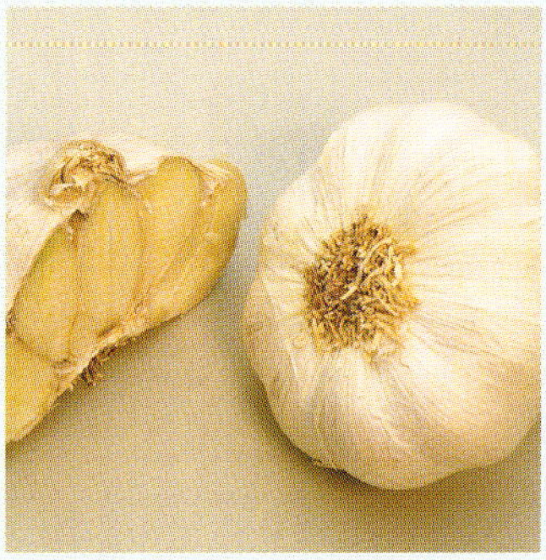

Knoblauch
Allium sativum

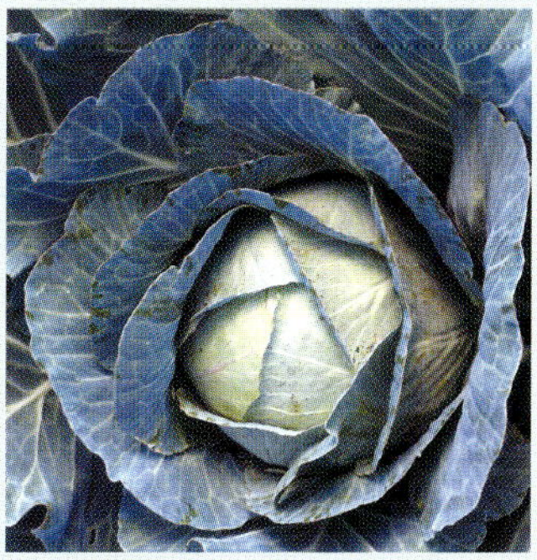

Weißkohl
Brassica oleracea

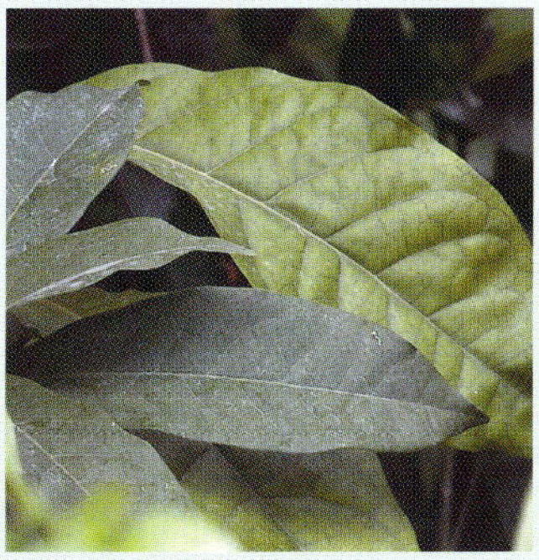

Kolabaum
Cola acuminata

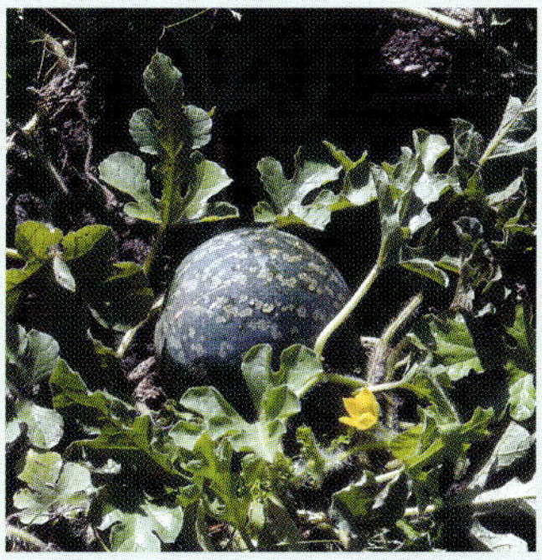

Koloquinthe
Citrullus colocynthis

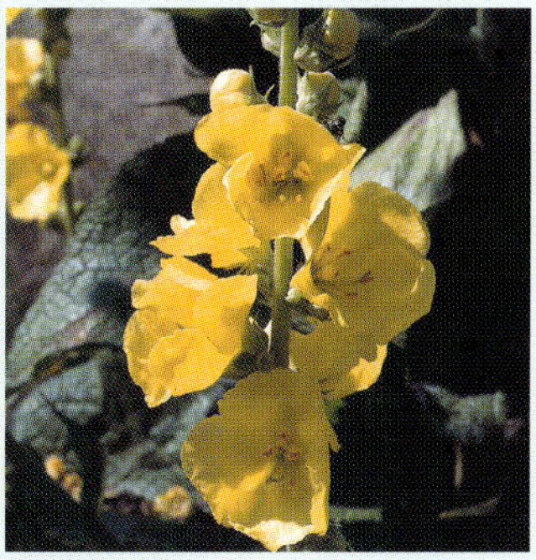

Königskerze
Verbascum densiflorum

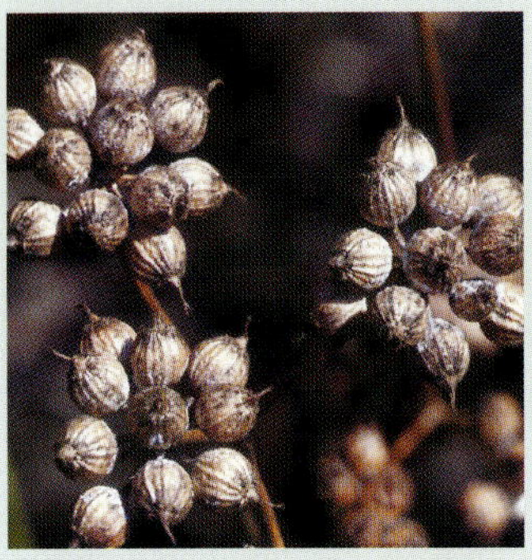

Koriander
Coriandrum sativum

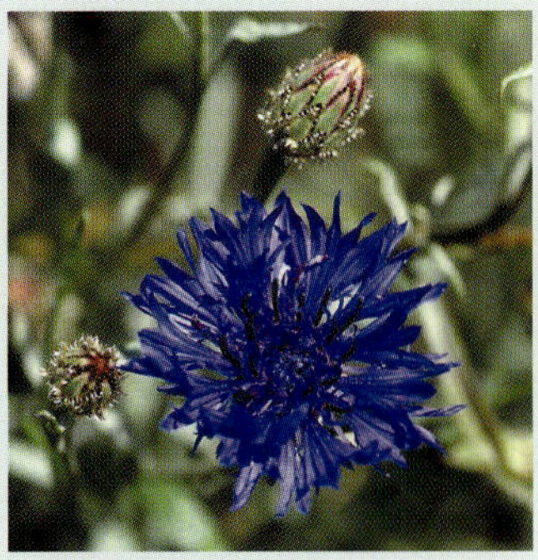

Kornblume
Centaurea cyanus

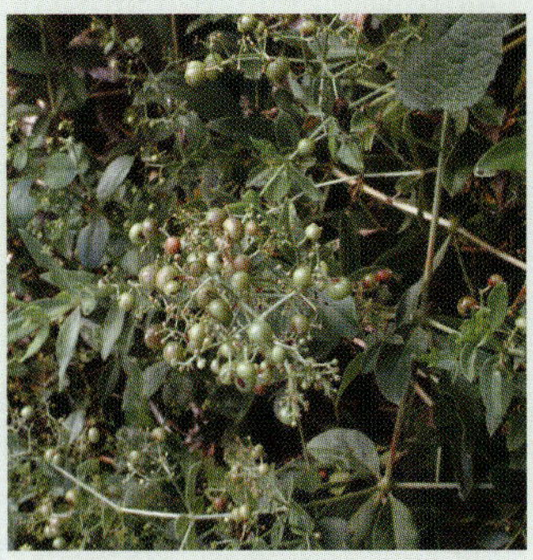

Krapp
Rubia tinctorum

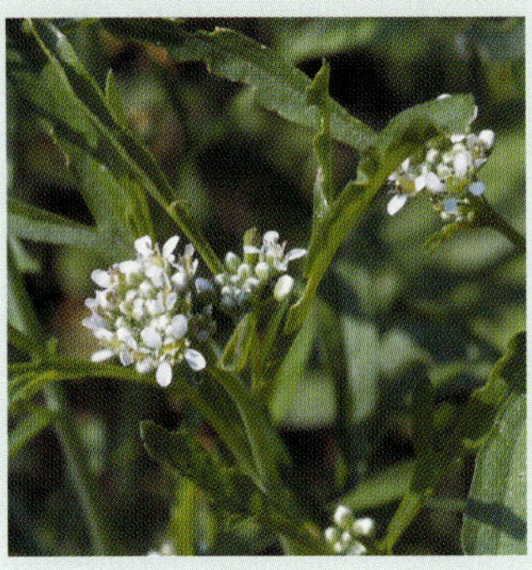

Gartenkresse
Lepidium sativum

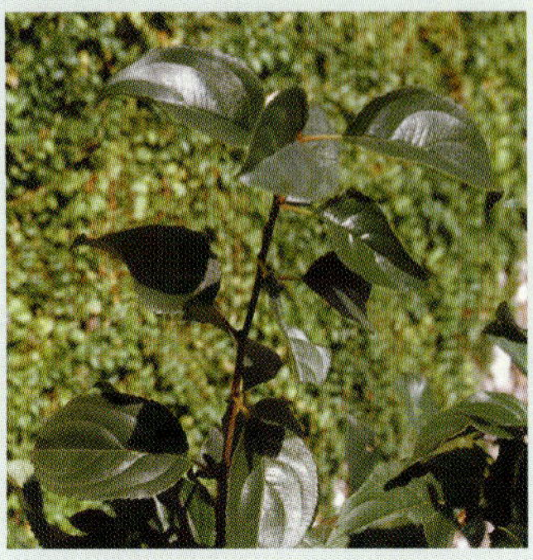

Kreuzdorn
Rhamnus catharticus

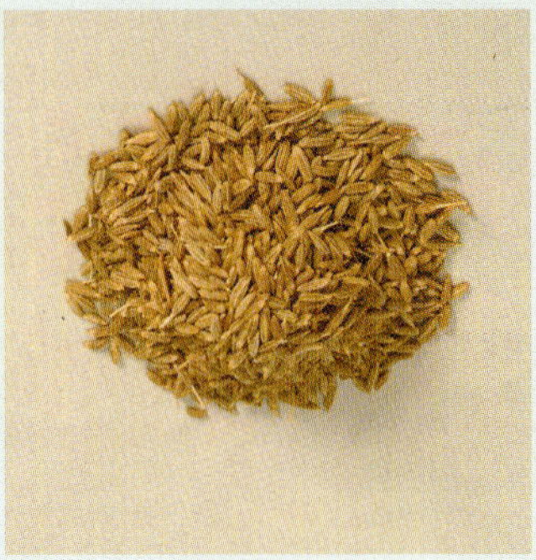

Kreuzkümmel
Cuminum cyminum

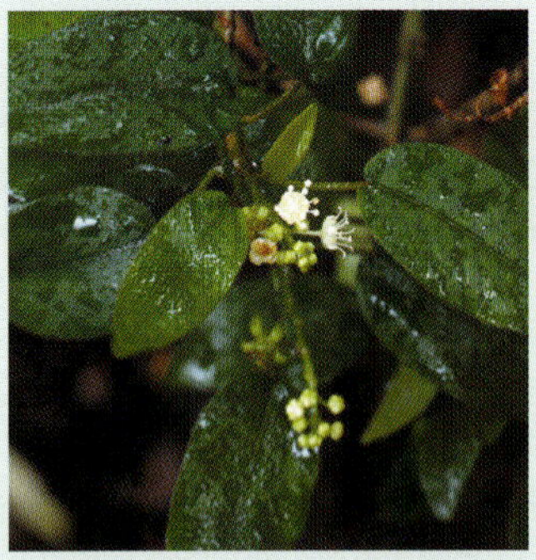

Kroton
Croton eluteria

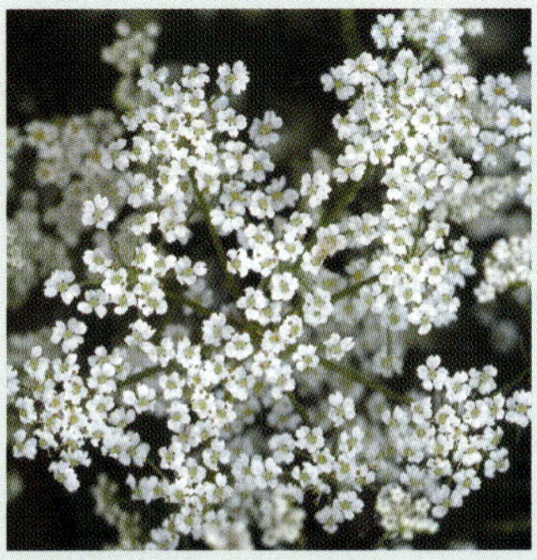

Kümmel
Carum carvi

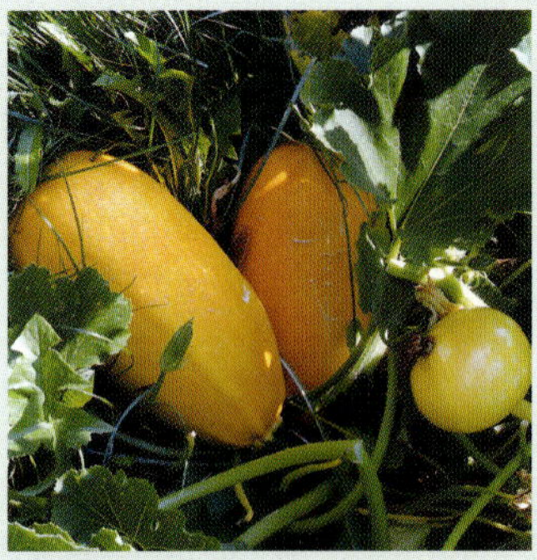

Kürbis
Cucurbita pepo

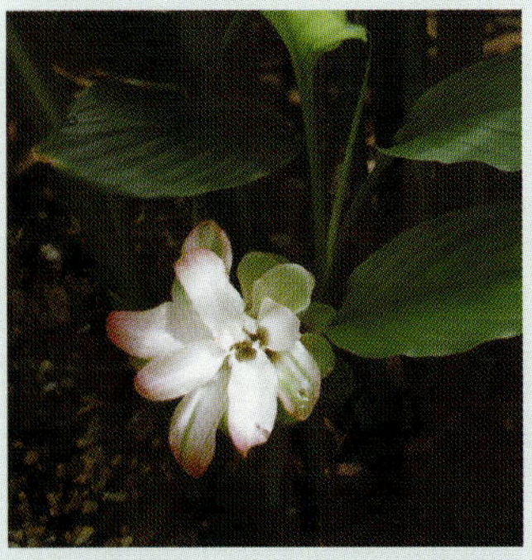

Kurkuma
Curcuma longa

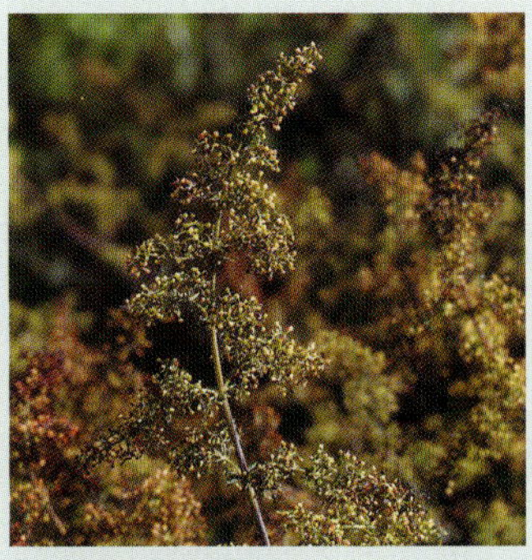

Echtes Labkraut
Galium verum

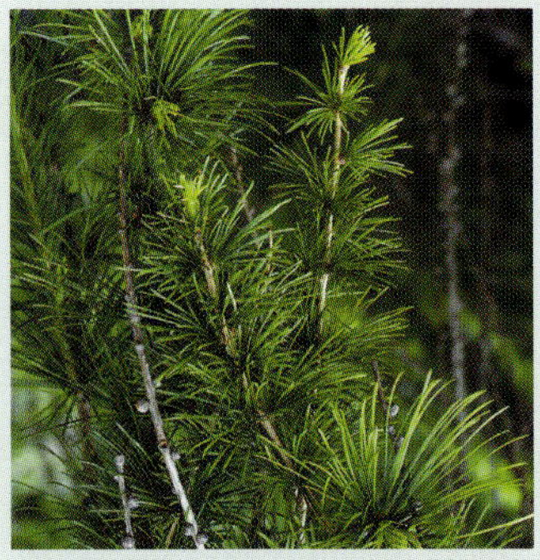

Europäische Lärche
Larix decidua

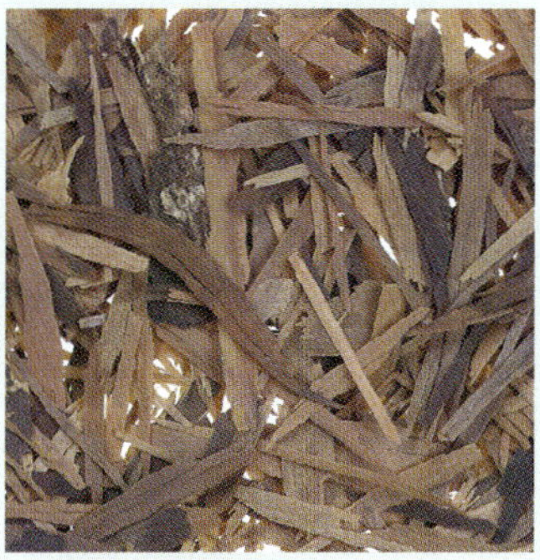

Lapachoride
Tabebuia impetiginosa

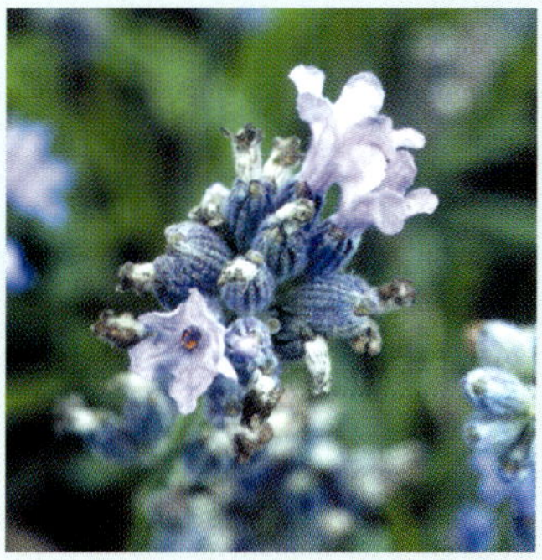

Echter Lavendel
Lavandula angustifolia

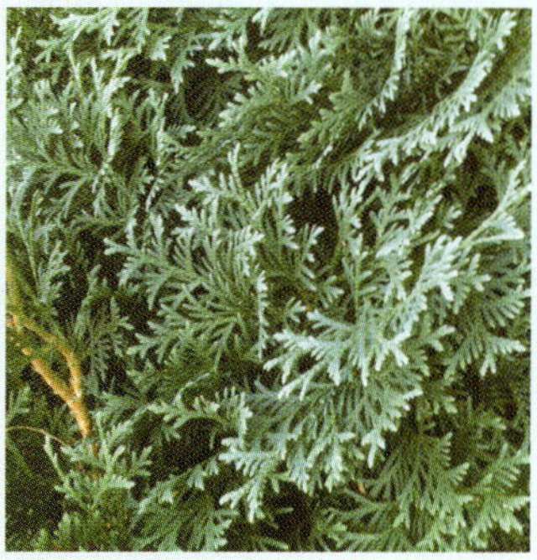

Lebensbaum
Thuja occidentalis

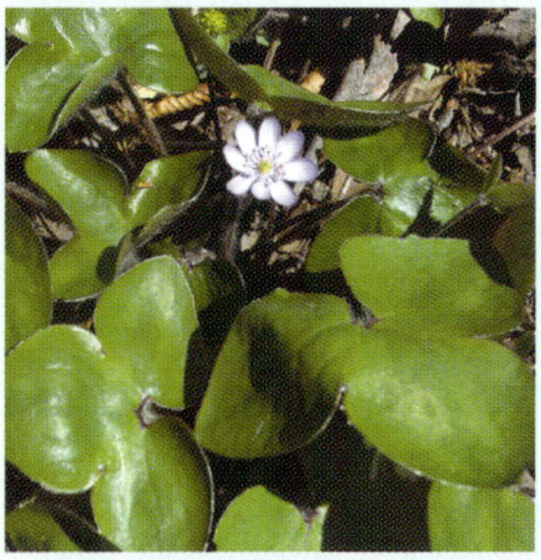

Leberblümchen
Hepatica nobilis

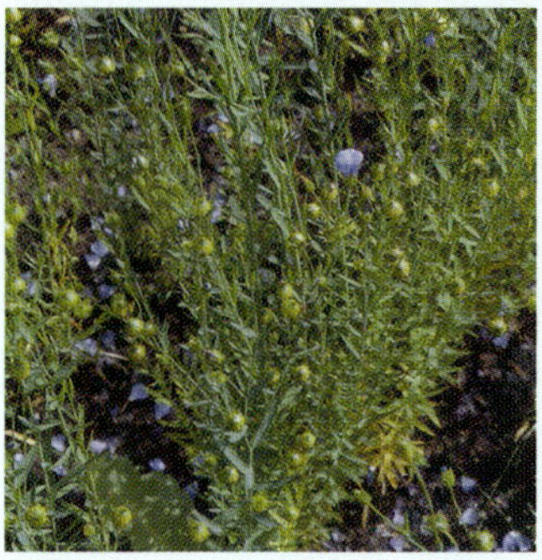

Lein
Linum usitatissimum

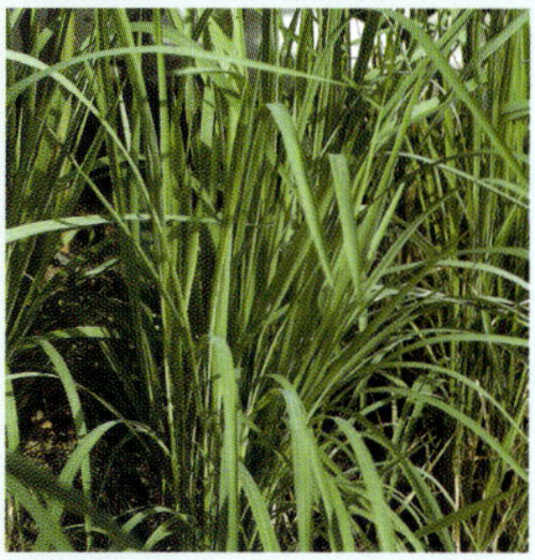

Lemongras
Cymbopogon citratus

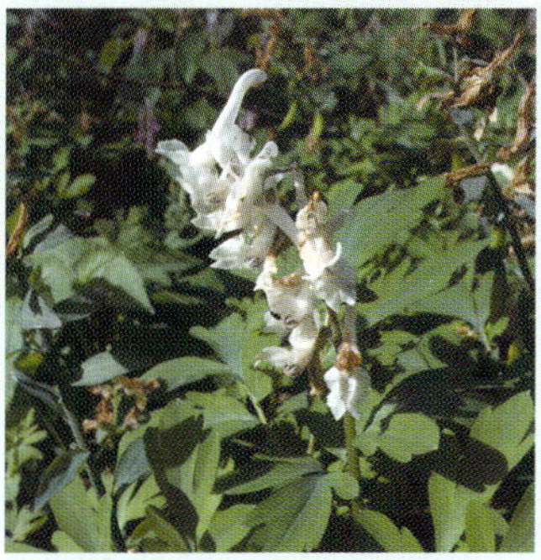

Lerchensporn
Corydalis cava

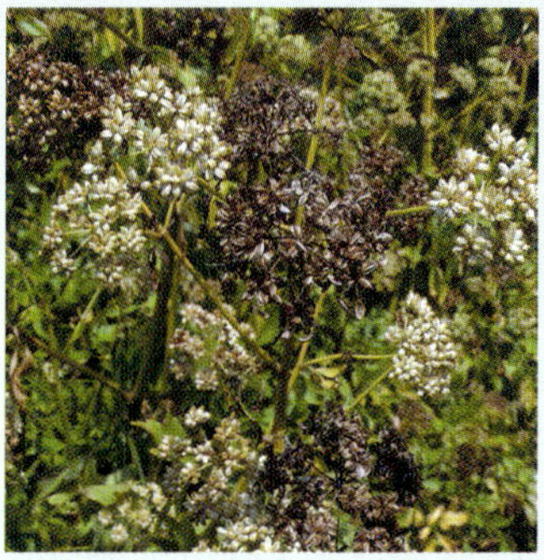

Liebstöckel
Levisticum officinale

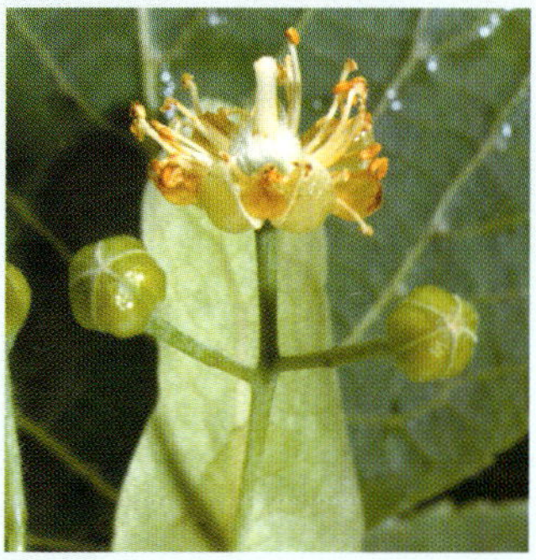

Linde
Tilia sp.

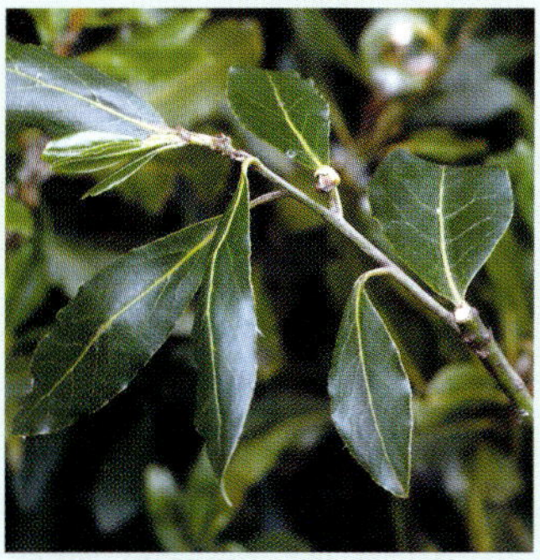

Lorbeer
Laurus nobilis

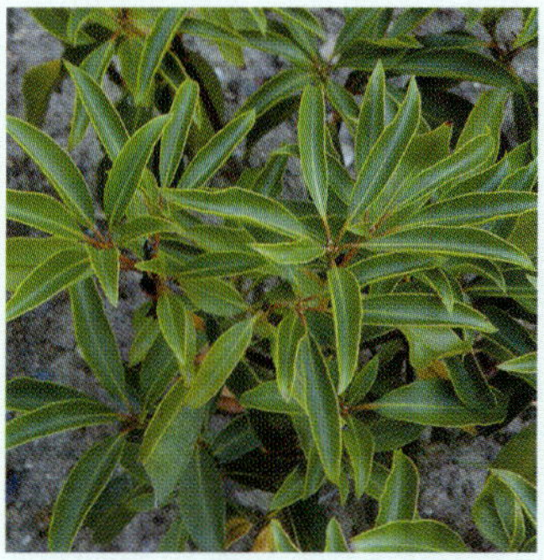

Amerikanischer Lorbeer
Kalmia latifolia

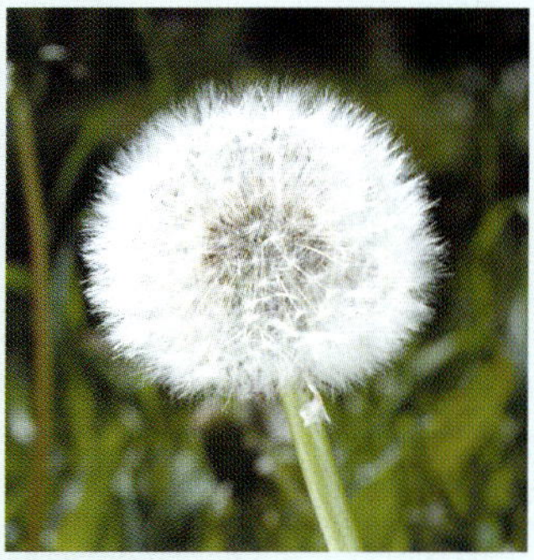

Löwenzahn
Taraxacum officinale

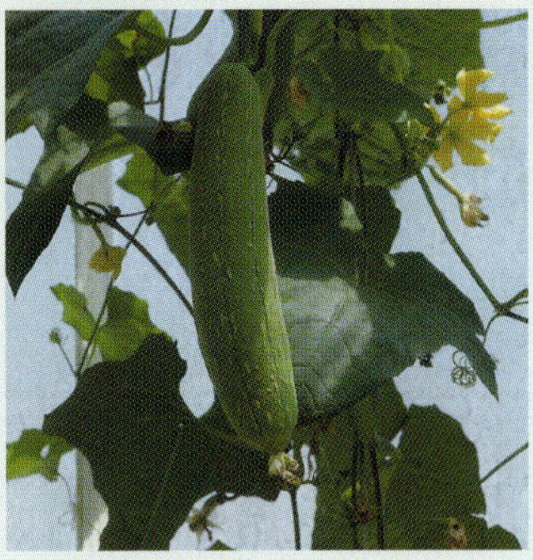

Luffaschwamm
Luffa cylindrica

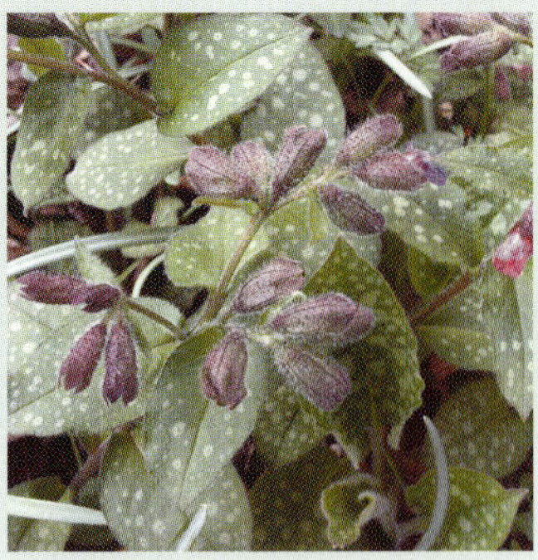

Lungenkraut
Pulmonaria officinalis

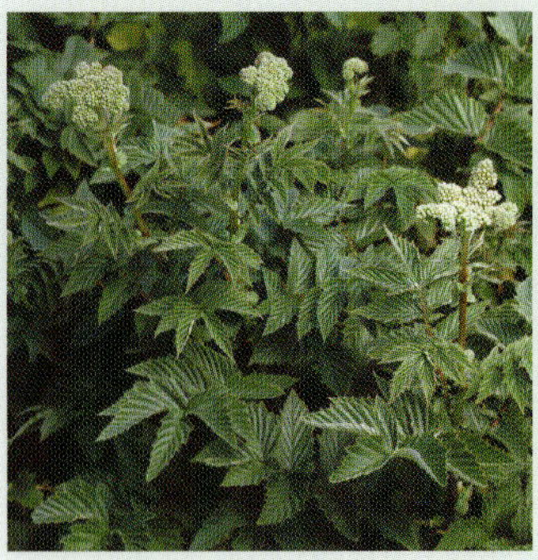

Mädesüß
Filipendula ulmaria

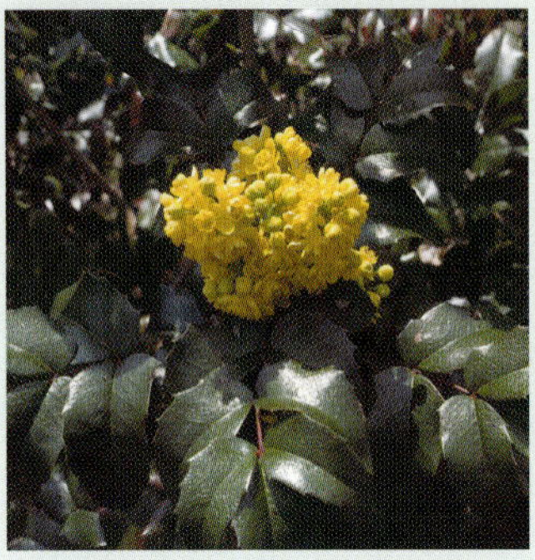

Mahonie
Mahonia aquifolium

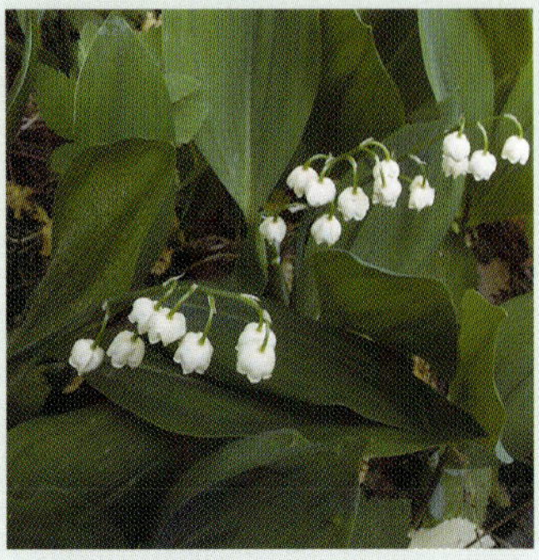

Maiglöckchen
Convallaria majalis

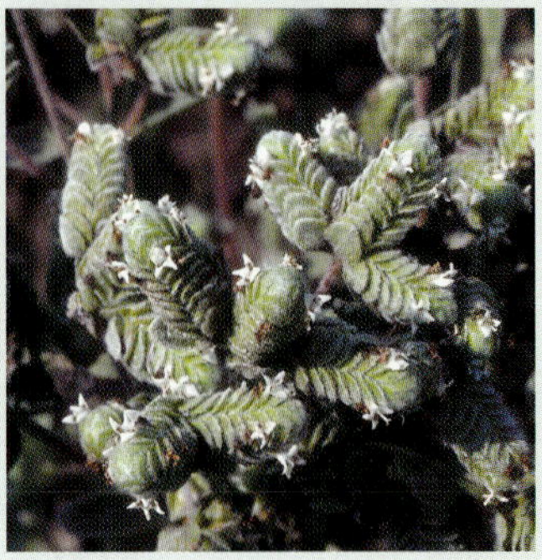

Majoran
Origanum majorana

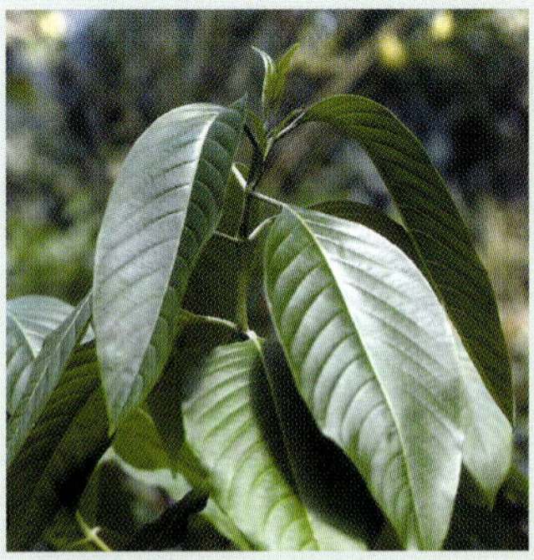

Malabarnuss
Justicia adhatoda

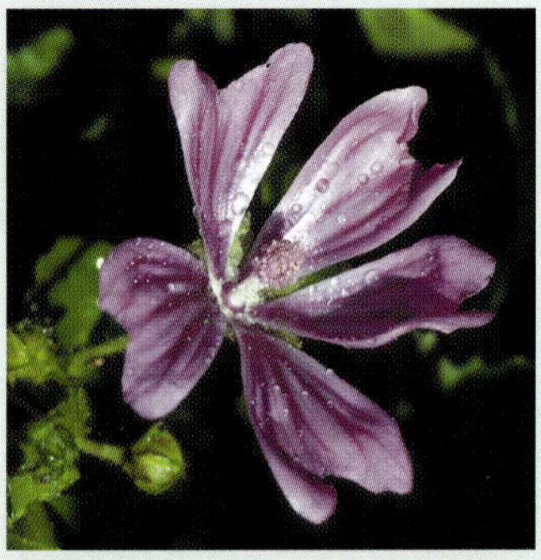

Malve
Malva sylvestris

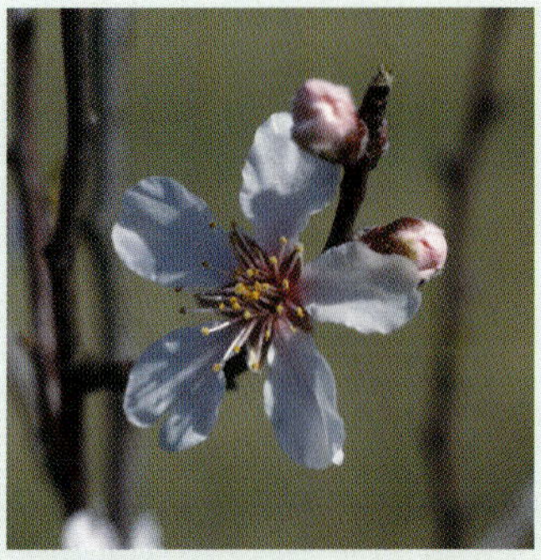

Mandelbaum
Prunus dulcis

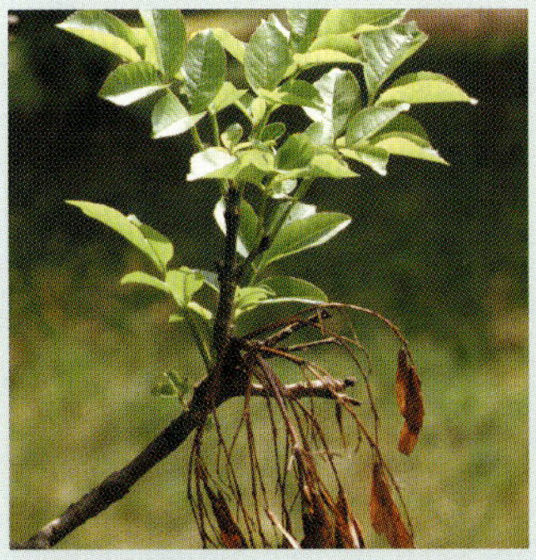

Mannaesche
Fraxinus ornus

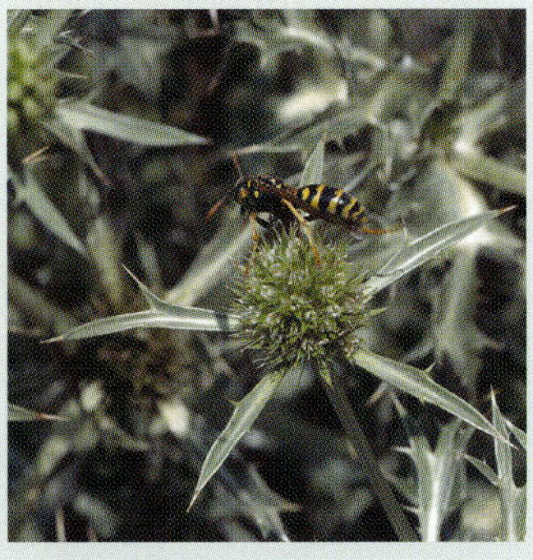

Mannstreu
Eryngium campestre

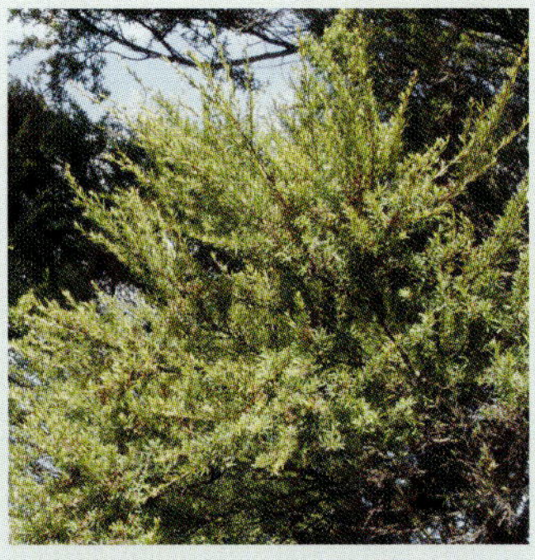

Manuka
Leptospermum Scoparium

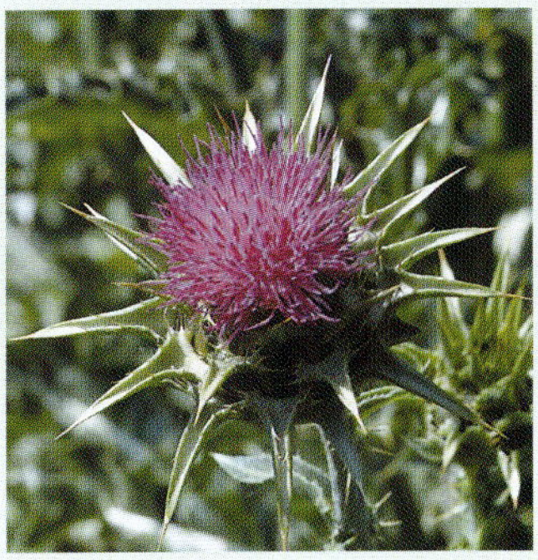

Mariendistel
Silybum marianum

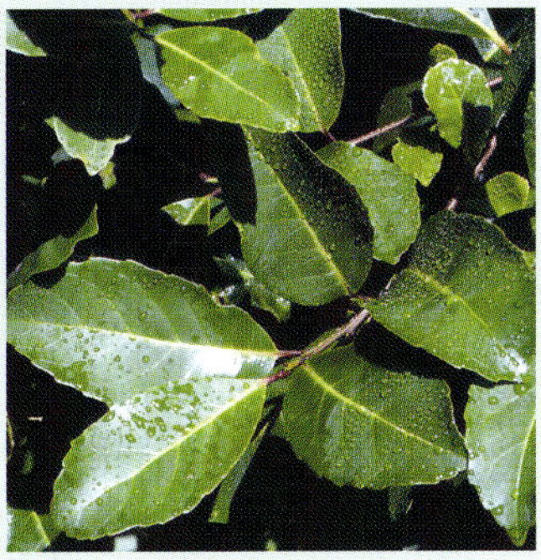

Mate
Ilex paraguariensis

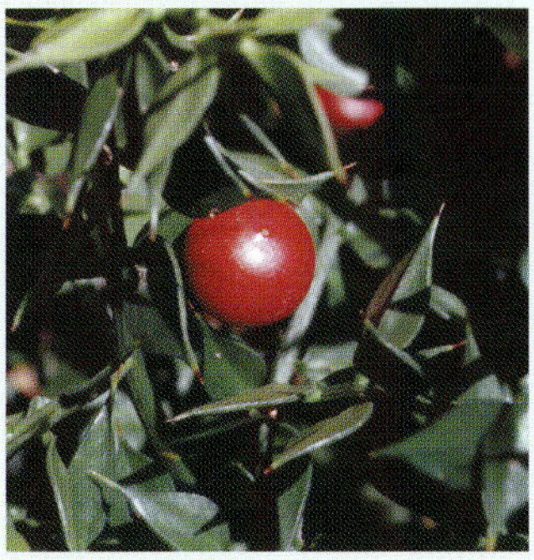

Mäusedorn
Ruscus aculeatus

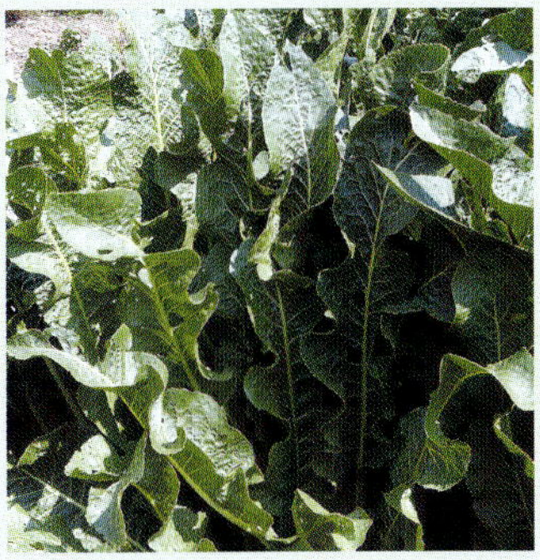

Meerettich
Armoracia rusticana

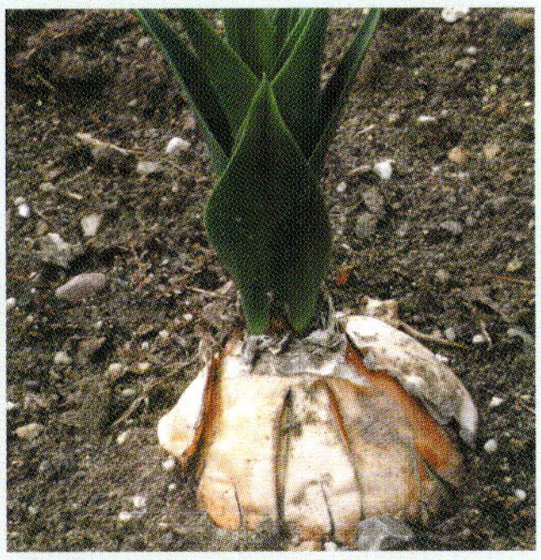

Meerzwiebel
Urginea maritima

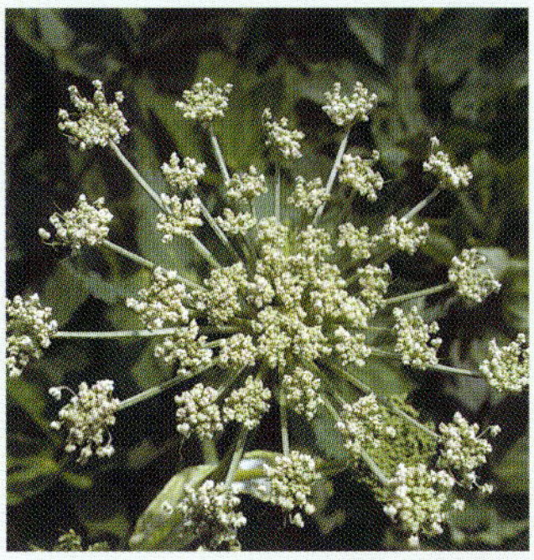

Meisterwurz
Peucedanum ostruthium

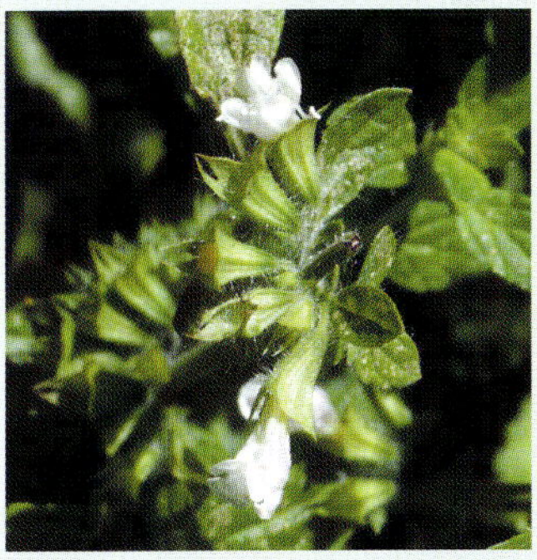

Melisse
Melissa officinalis

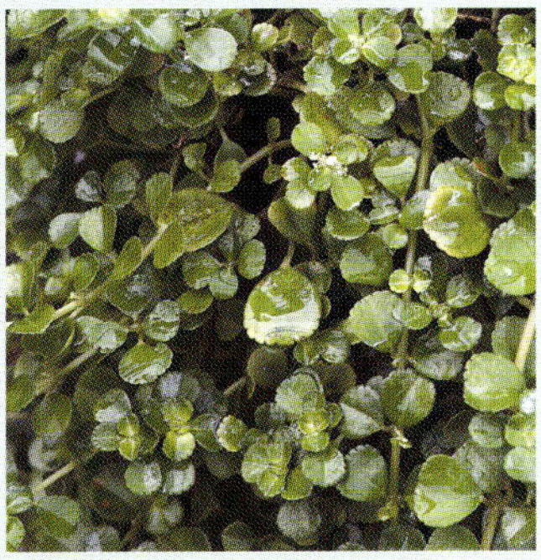

Minze, Japanische
Mentha arvensis

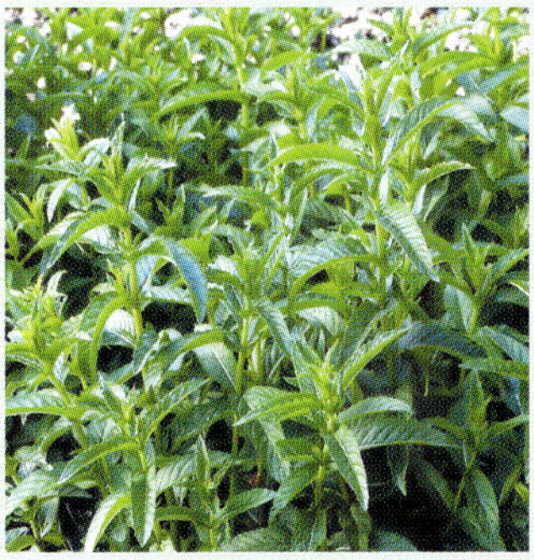

Krauseminze
Mentha spicata

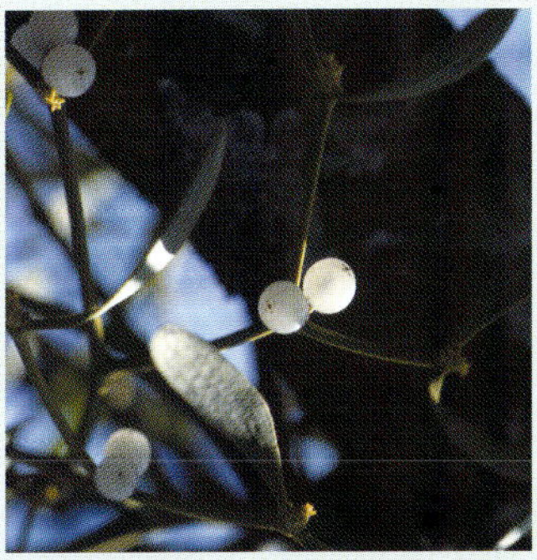

Mistel
Viscum album

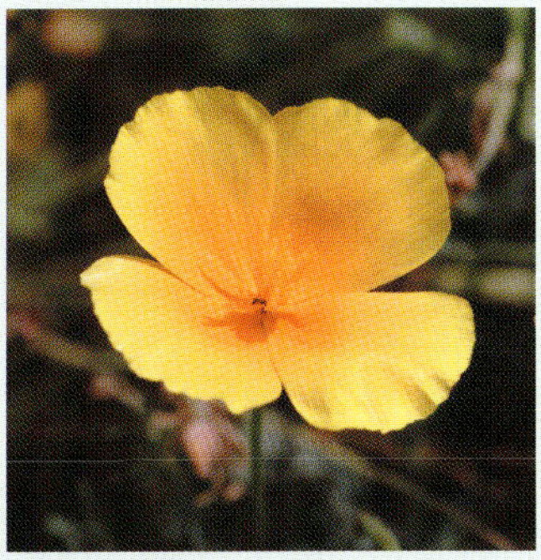

Kalifornischer Mohn
Eschscholzia californica

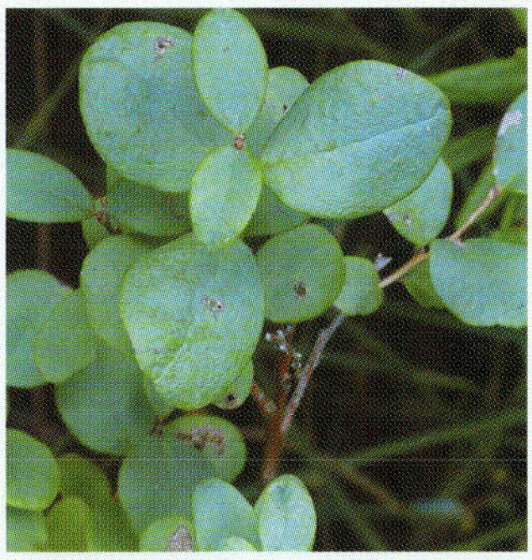

Moorbeere
Vaccinium uliginosum

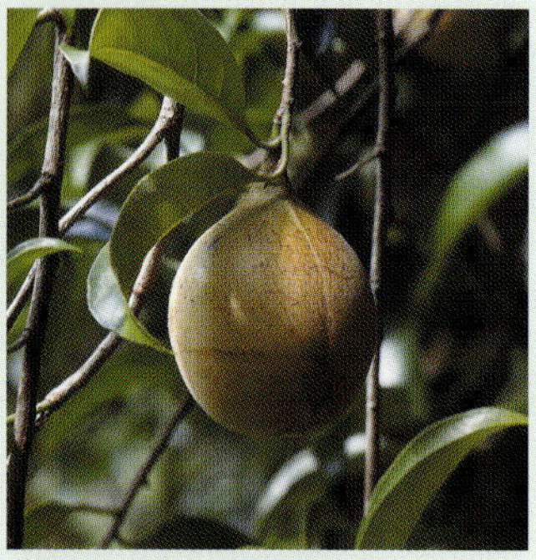

Muskatnussbaum
Myristica fragrans

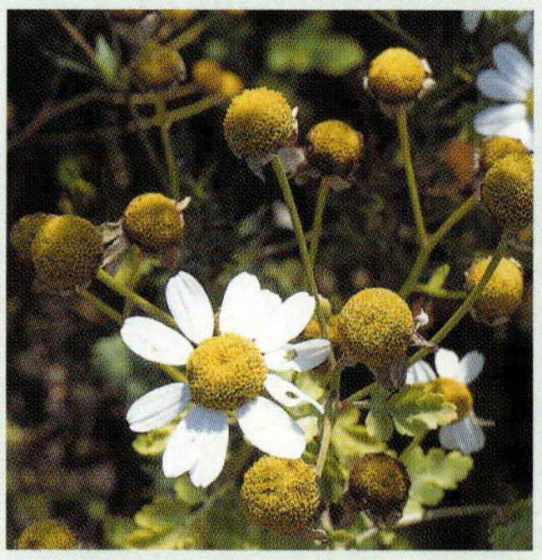

Mutterkraut
Tanacetum parthenium

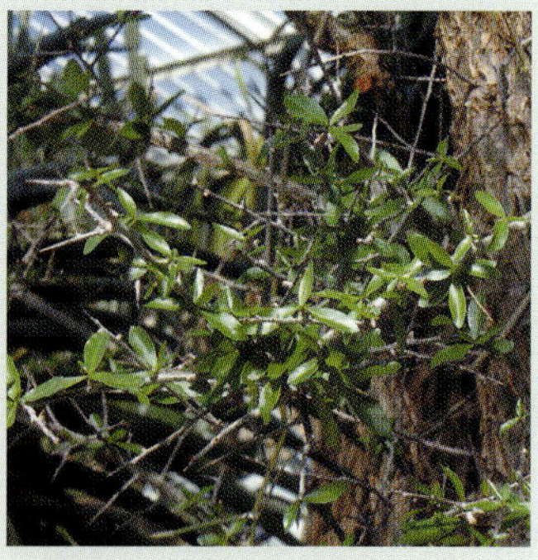

Myrrhe
Commiphora molmol

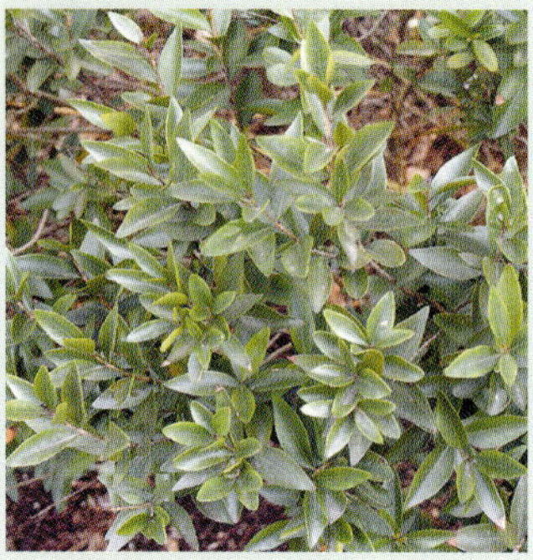

Echte Myrte
Myrtus communis

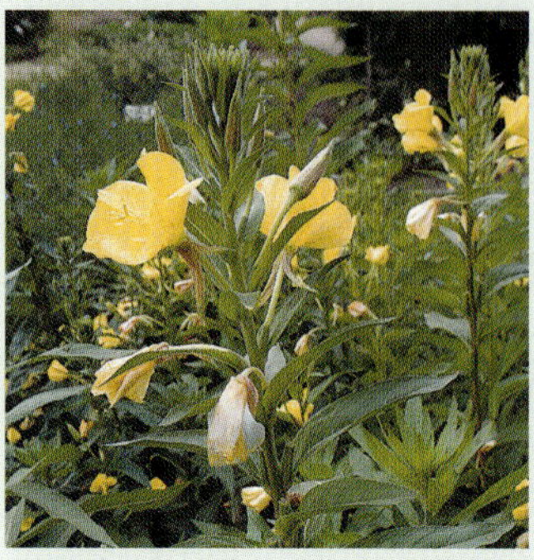

Nachtkerze
Oenothera biennis

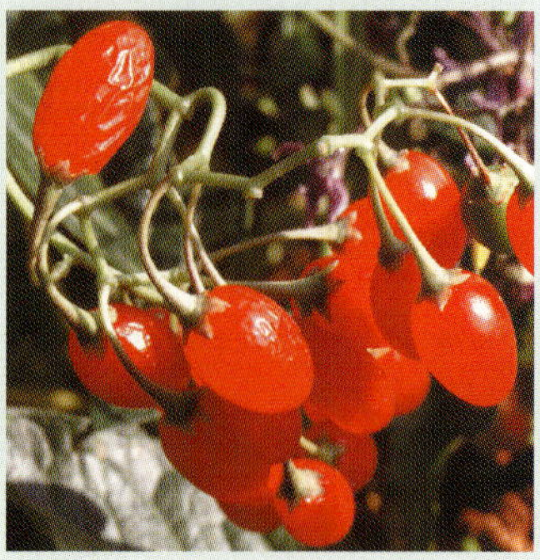

Bittersüßer Nachtschatten
Solanum dulcamara

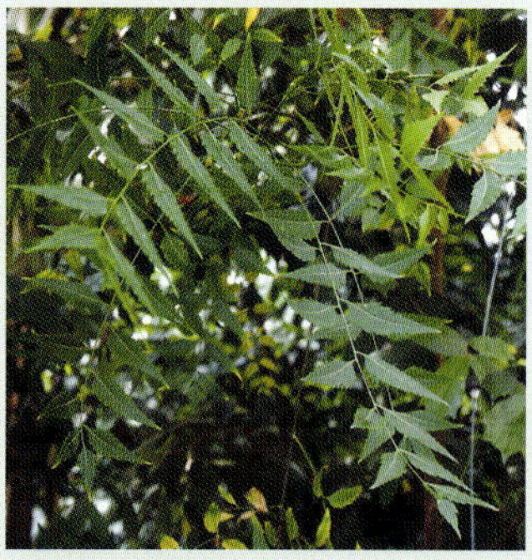

Neembaum
Melia azadirachta

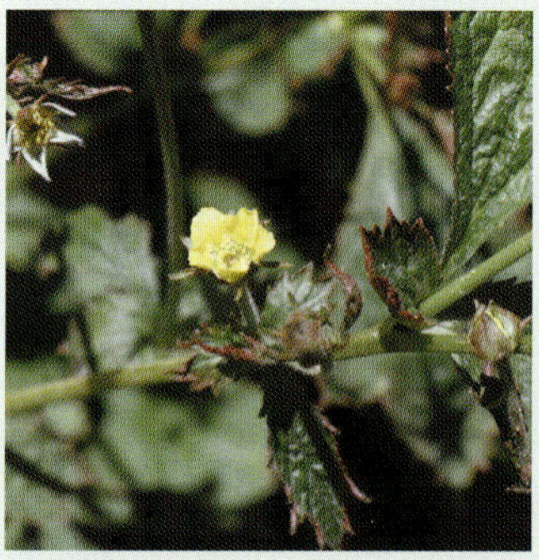

Nelkenwurz
Geum urbanum

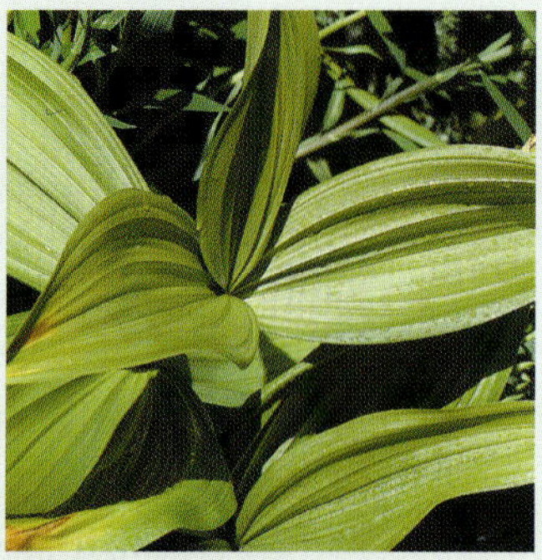

Nieswurz
Veratrum album

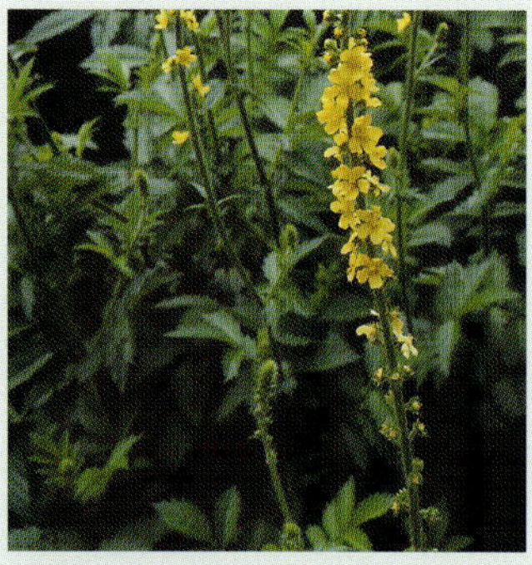

Odermennig
Agrimonia eupatoria

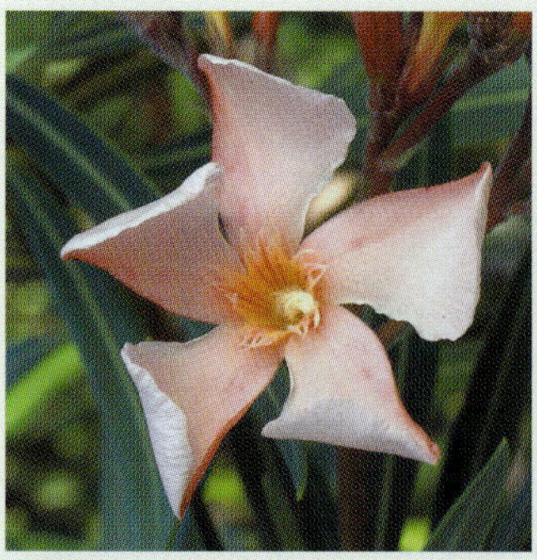

Oleander
Nerium oleander

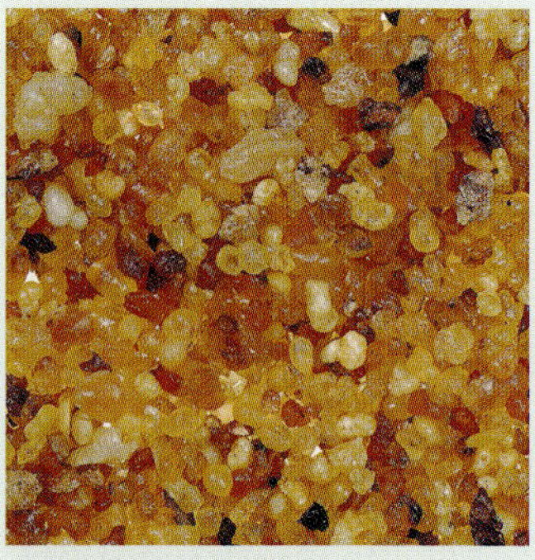

Olibanum
(Indischer Weihrauch)
Boswellia sp.

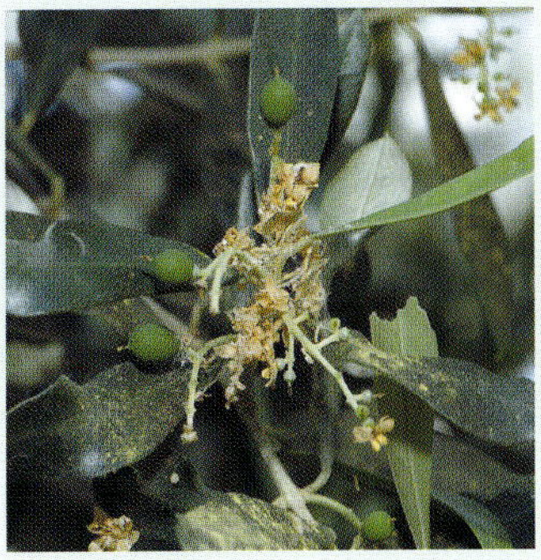

Olivenbaum
Olea europaea

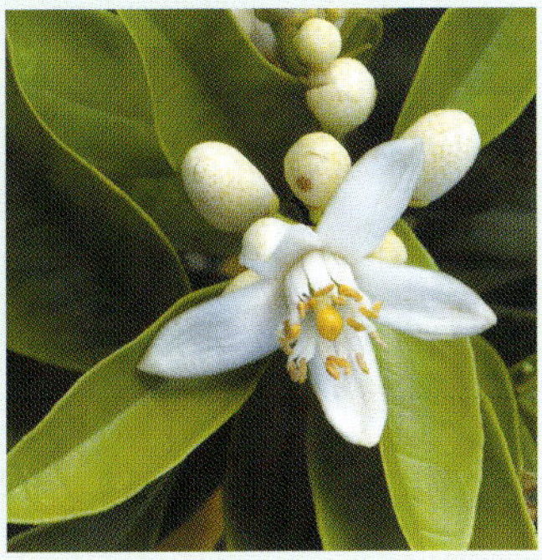

Orange
Citrus sinensis

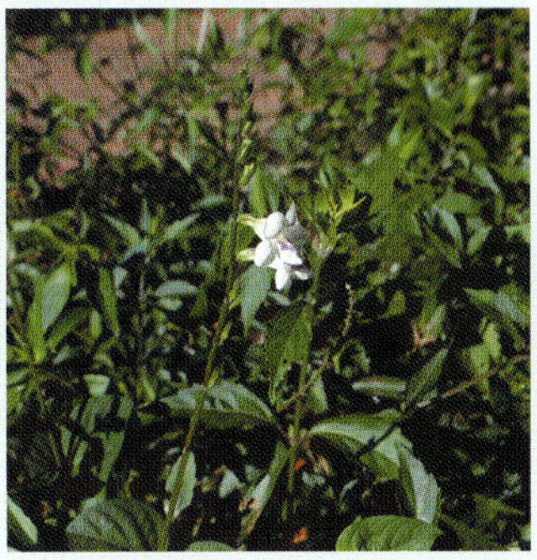

Orthosiphon
Orthosiphon aristatus

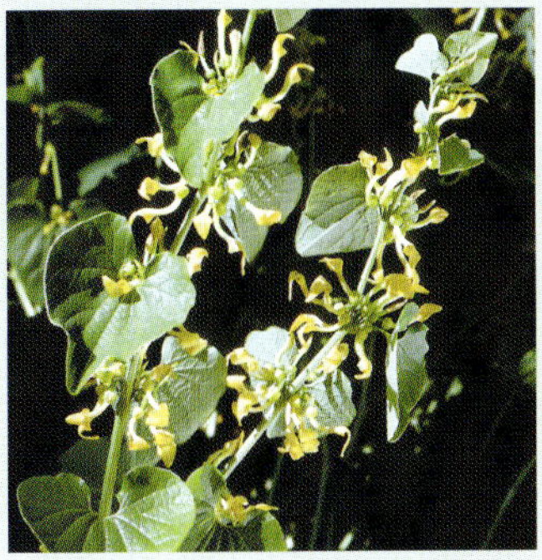

Osterluzei
Aristolochia clematitis

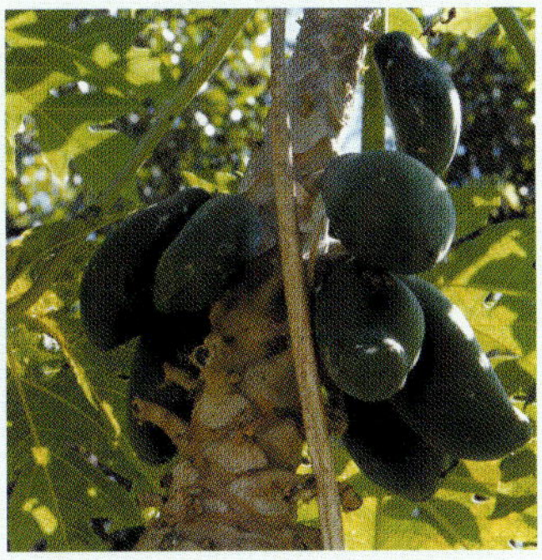

Papaya
Carica papaya

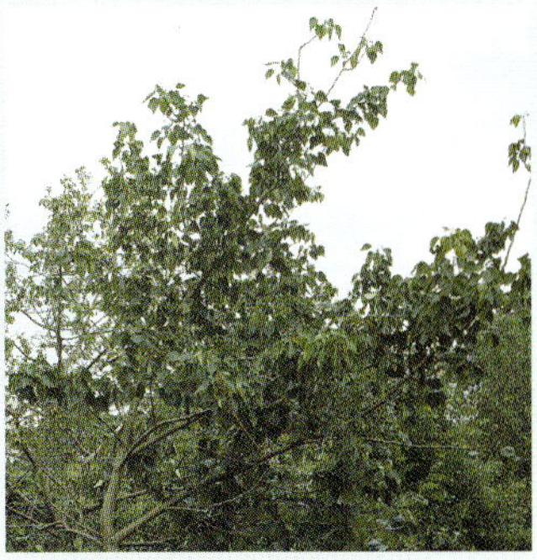

Pappel
Populus sp.

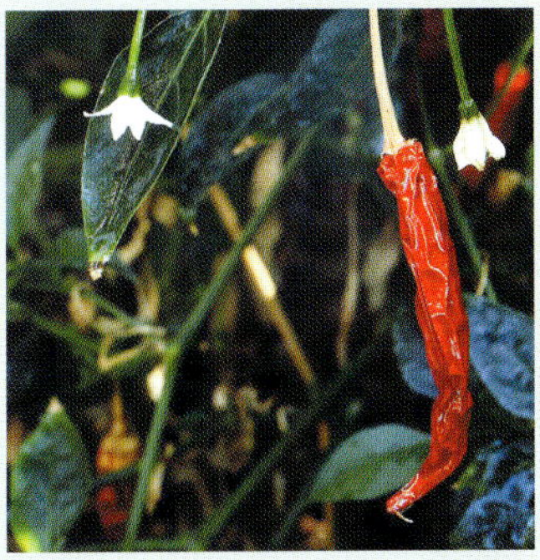

Paprika
Capsicum annuum

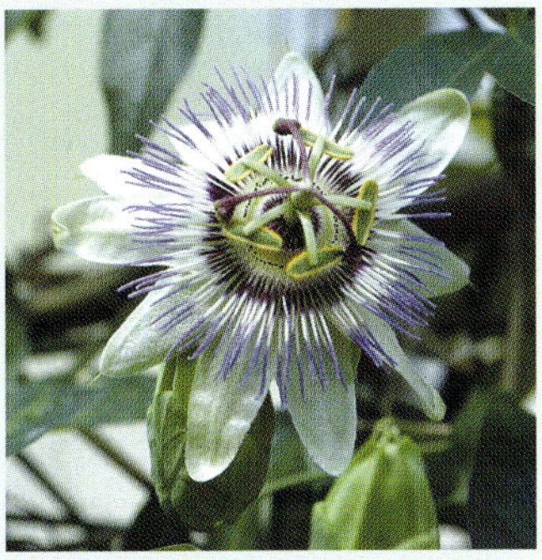

Passionsblume
Passiflora incarnata

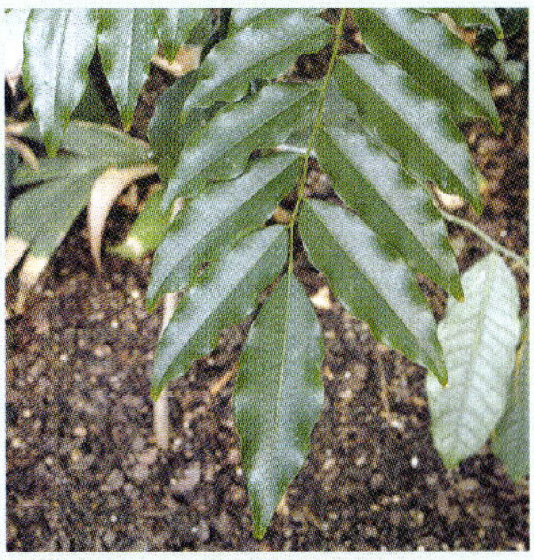

Perubalsambaum
Myroxylon balsamum

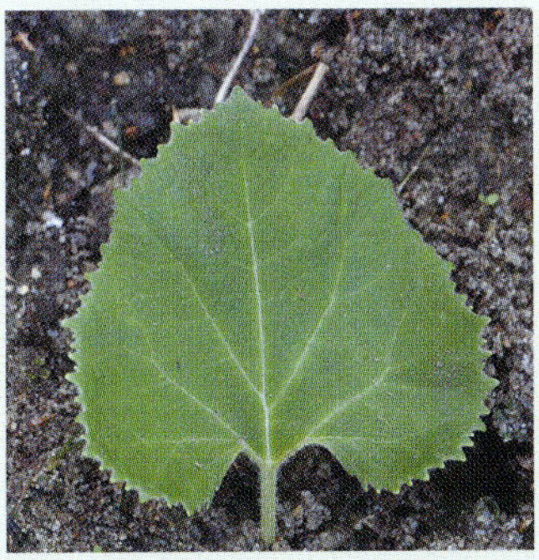

Pestwurz
Petasites hybridus

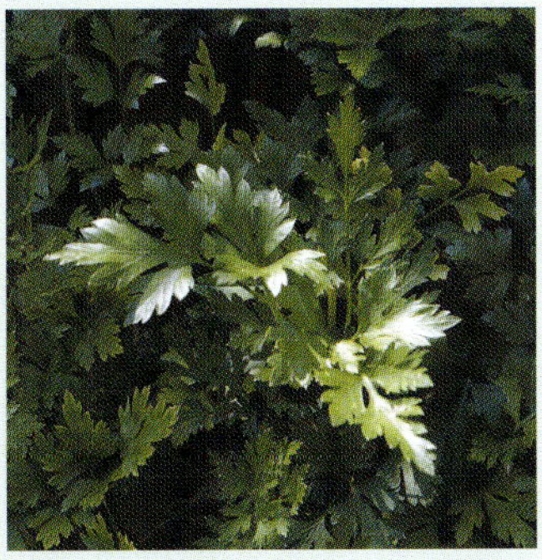

Petersilie
Petroselinum crispum

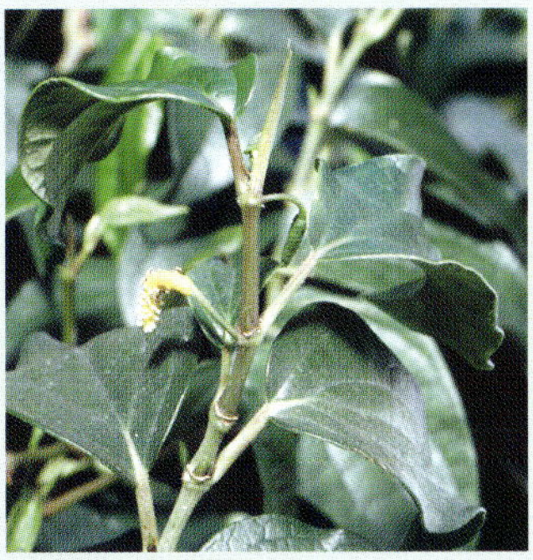

Pfeffer
Piper nigrum

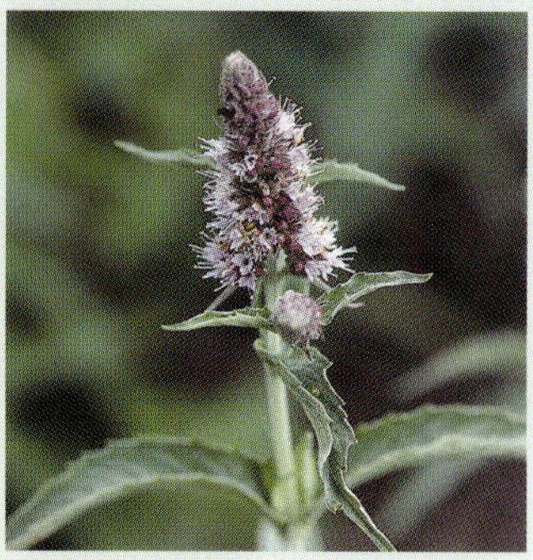

Pfefferminze
Mentha x piperita

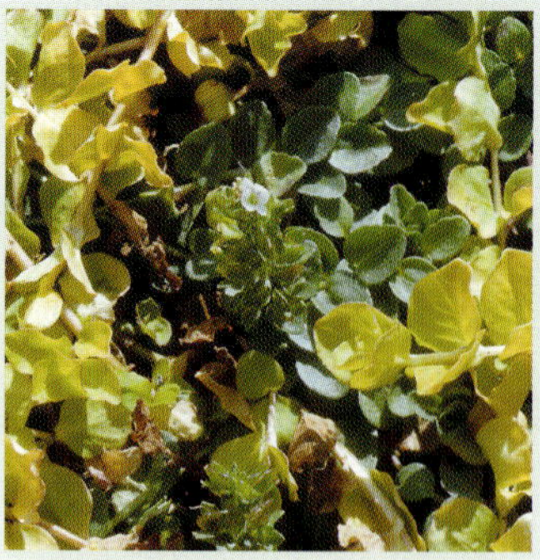

Pfennigkraut
Lysimachia nummularia

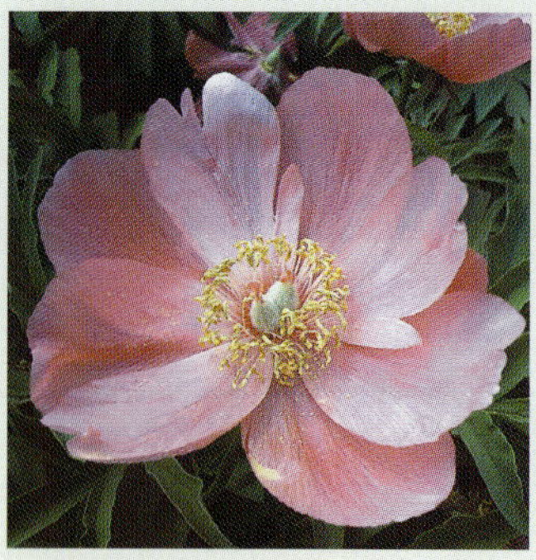

Pfingstrose
Paeonia officinalis

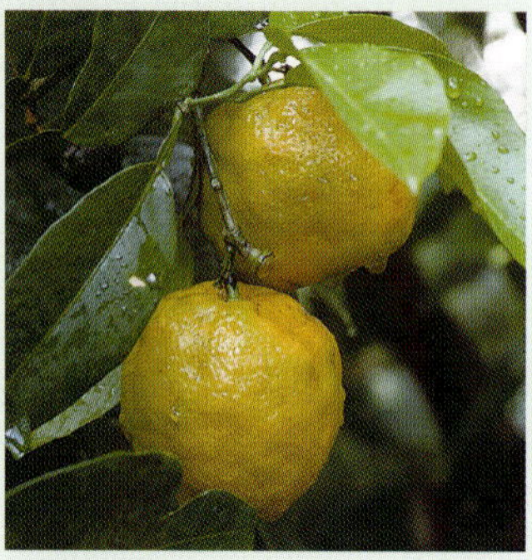

Pomeranze
Citrus aurantium

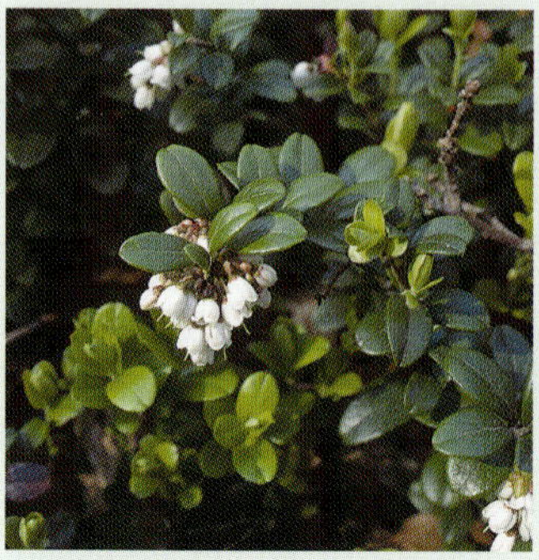

Preiselbeere
Vaccinium vitis-idaea

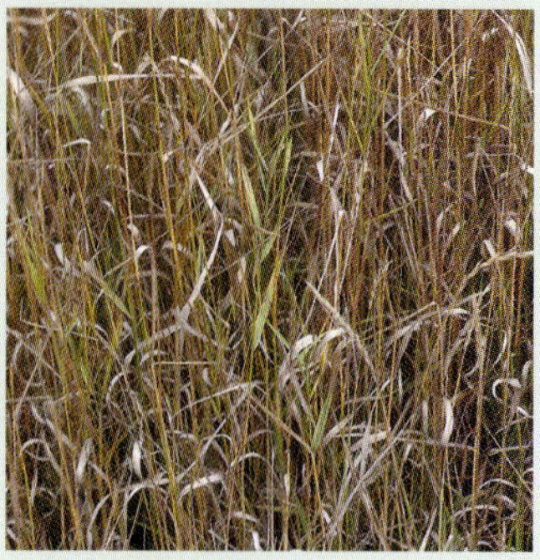

Gemeine Quecke
Elymus repens

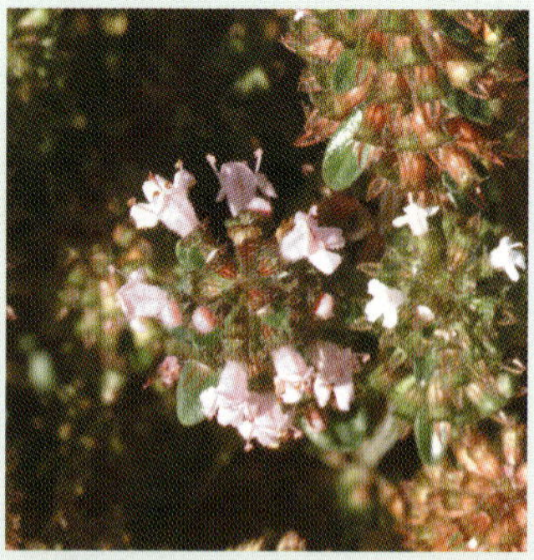

Quendel
Thymus serpyllum

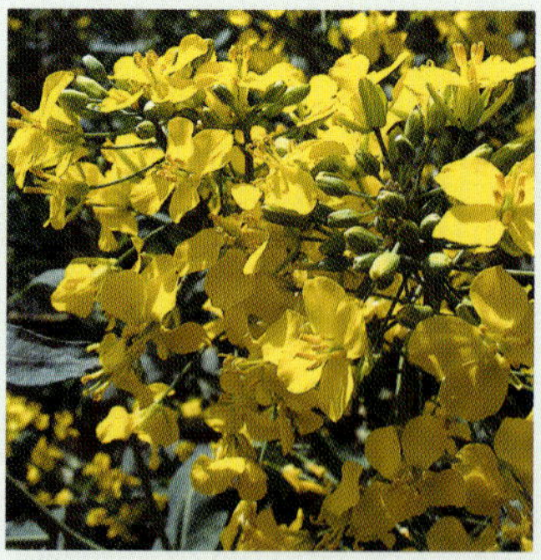

Raps
Brassica napus

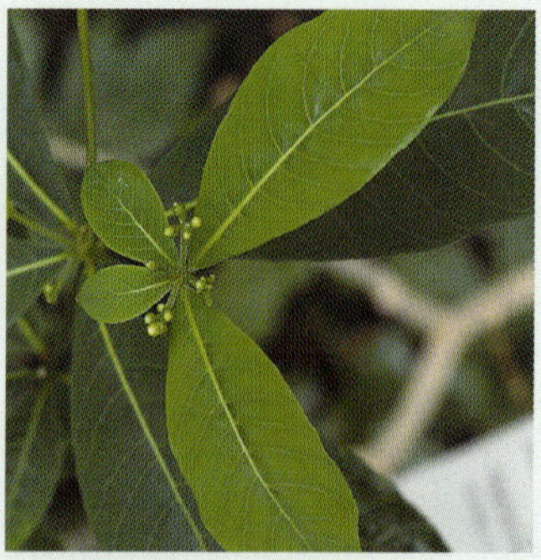

Rauwolfia
Rauvolfia serpentina

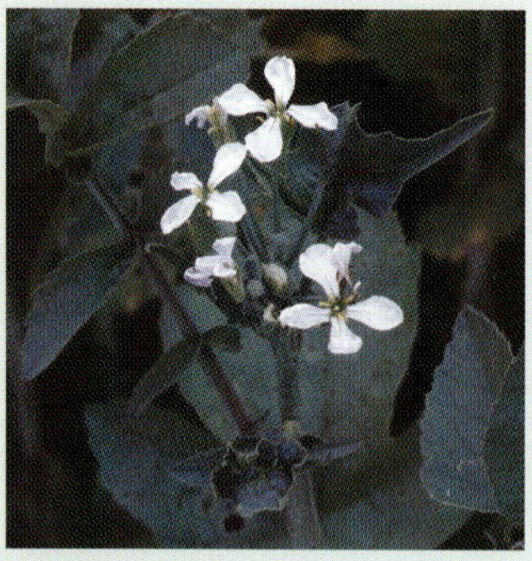

Rettich
Raphanus sativus

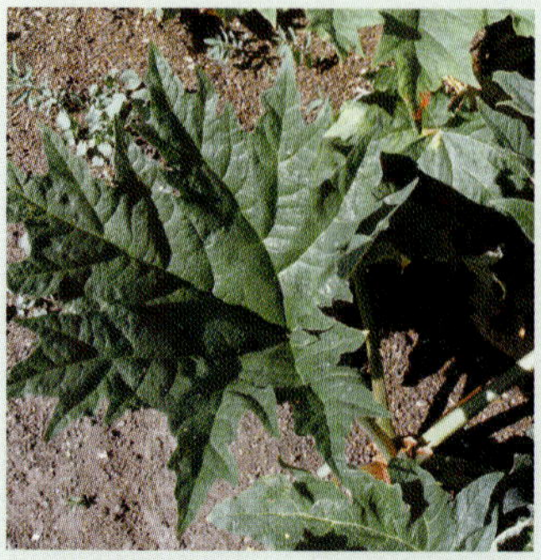

Rhabarber
Rheum palmatum

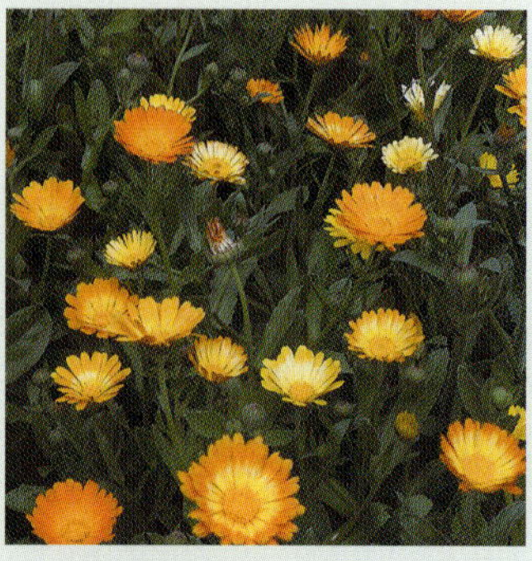

Ringelblume
Calendula officinalis

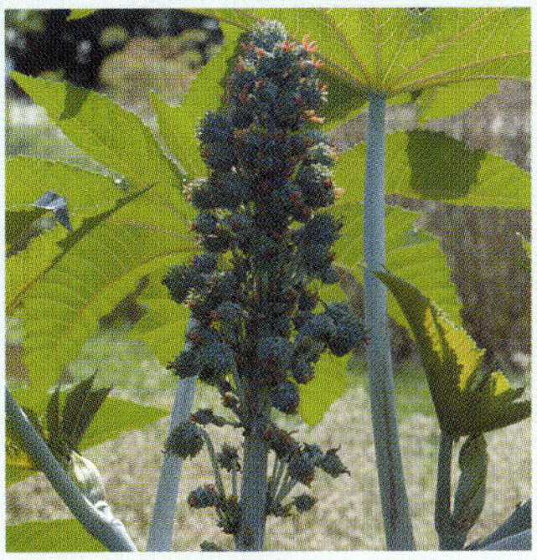

Rizinus
Ricinus communis

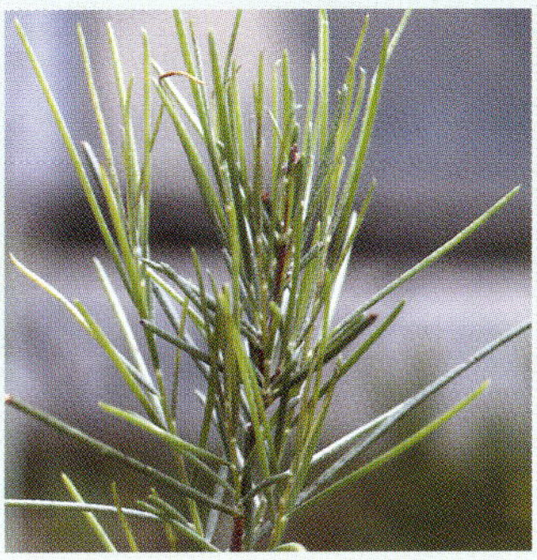

Rooibos
Aspalathus linearis

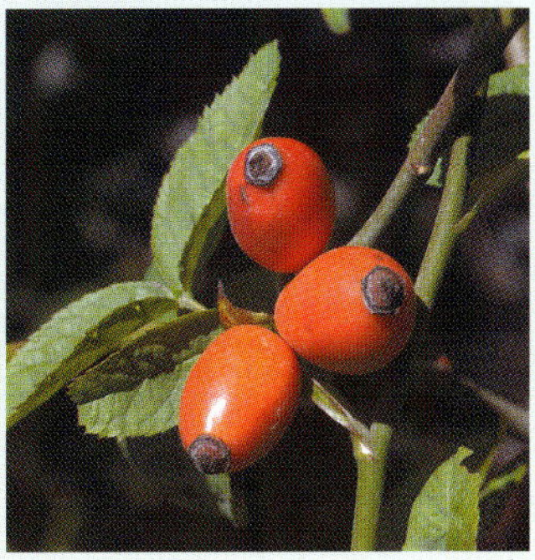

Rose (Hagebutten)
Rosa x centifolia

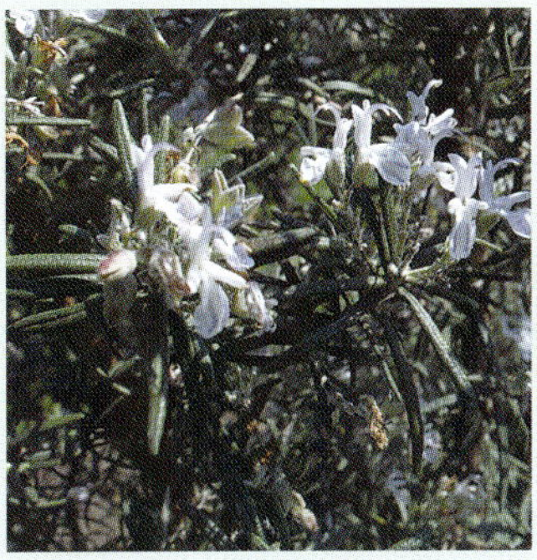

Rosmarin
Rosmarinus officinalis

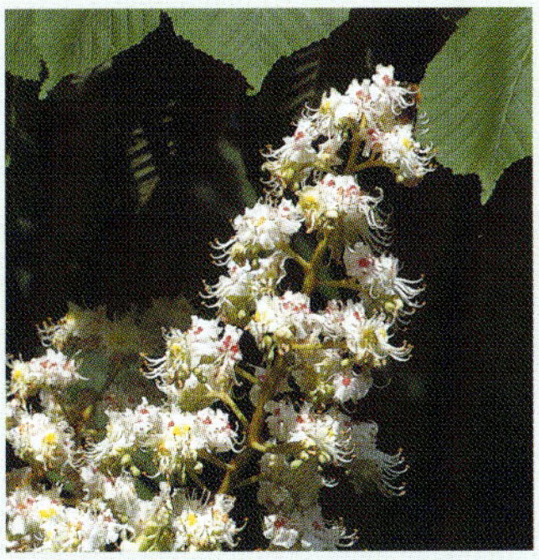

Rosskastanie
Aesculus hippocastanum

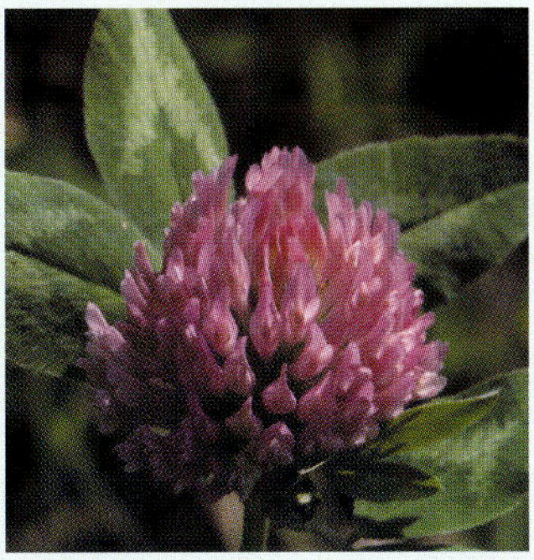

Rotklee
Trifolium pratense

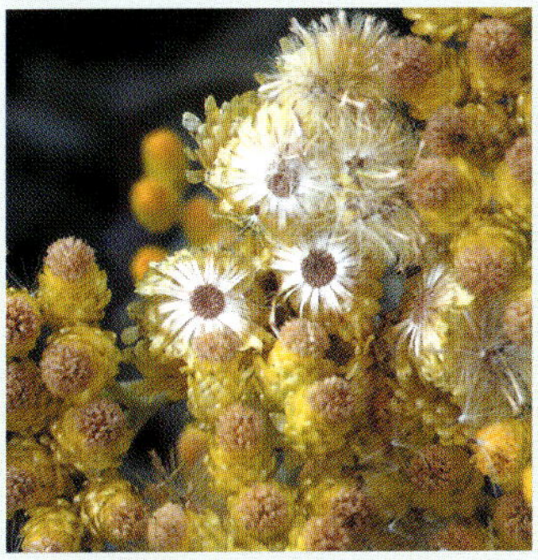

Ruhrkraut
Helichrysum arenarium

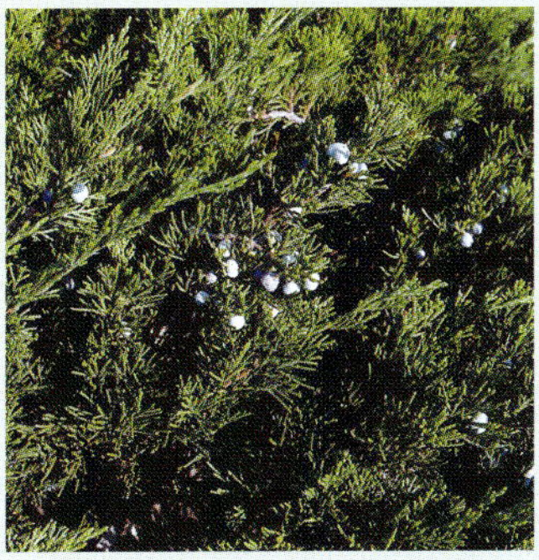

Sadebaum
Juniperus sabina

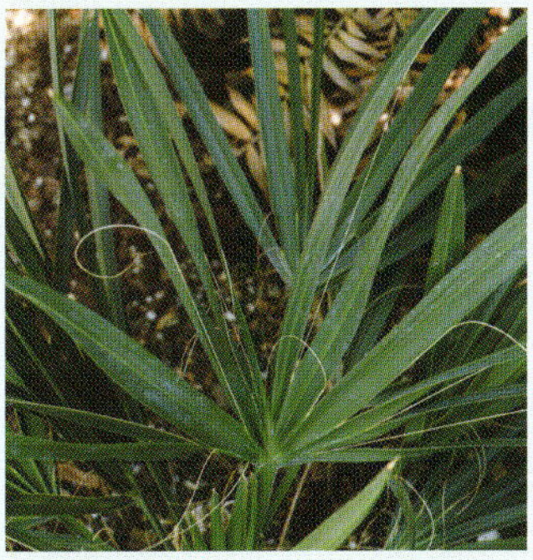

Sägepalme
Serenoa repens

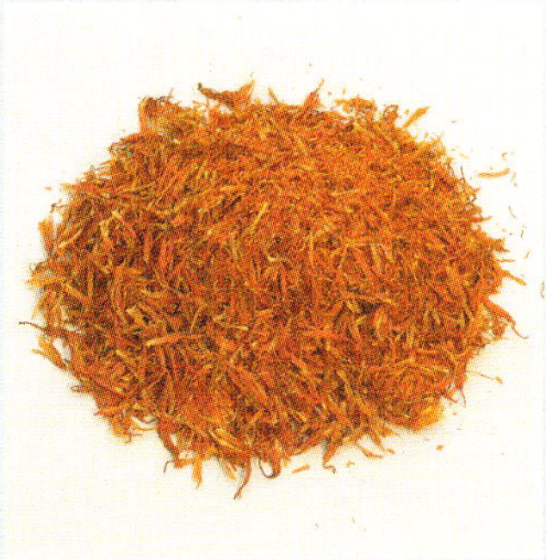

Safran
Crocus sativus

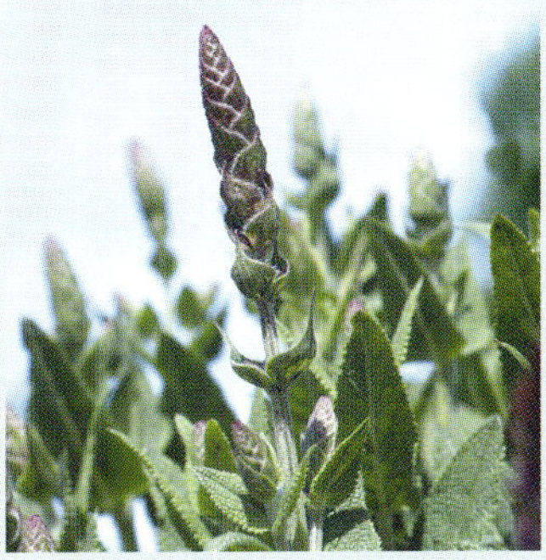

Salbei
Salvia officinalis

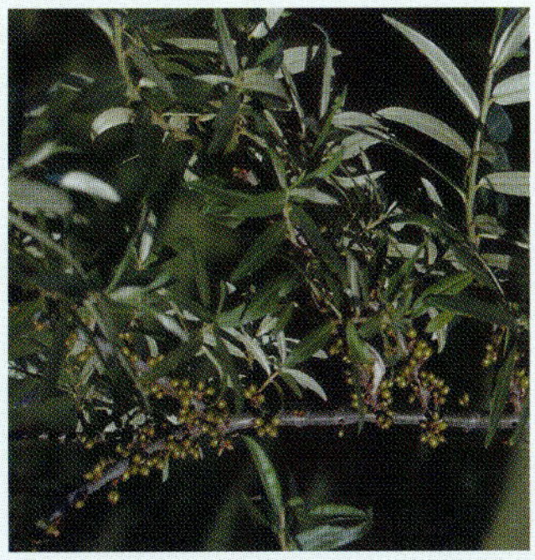

Sanddorn
Hippophaë rhamnoides

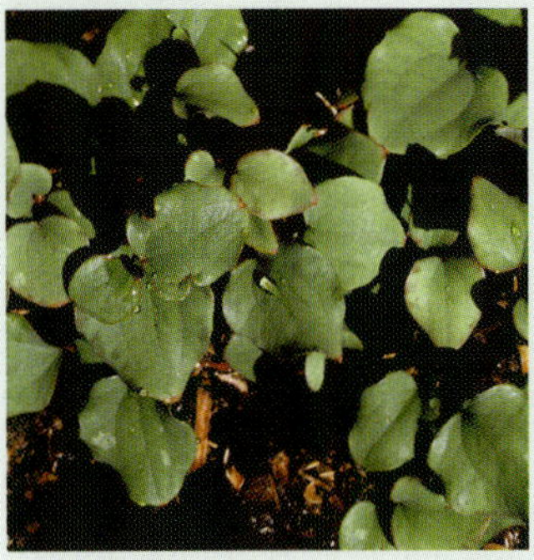

Sarsaparille
Smilax sp.

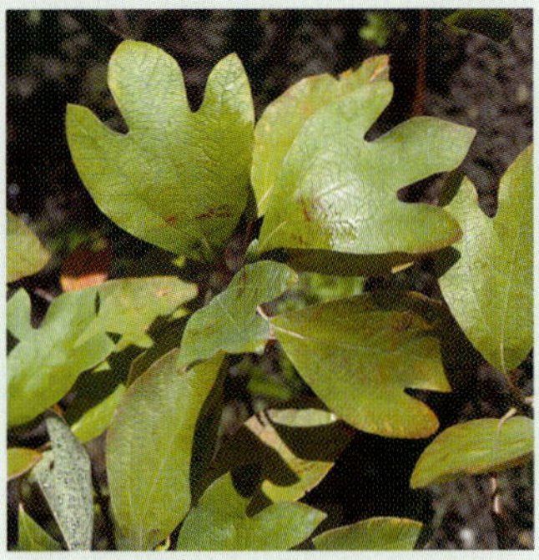

Sassafras
Sassafras albidum

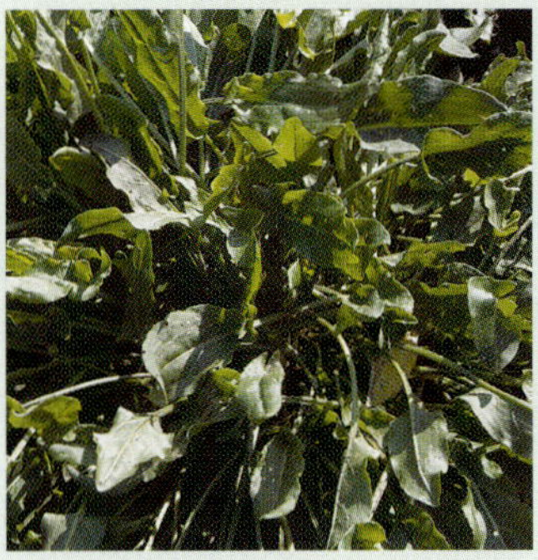

Sauerampfer
Rumex acetosa

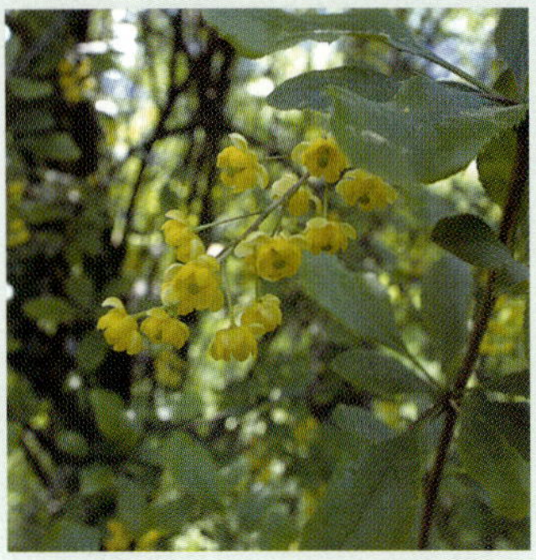

Sauerdorn
Berberis vulgaris

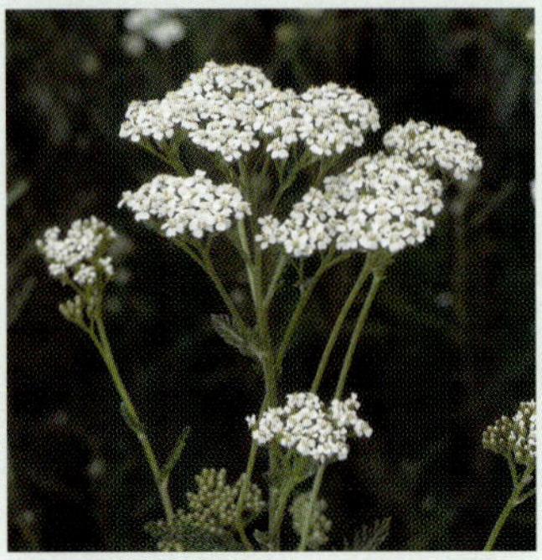

Schafgarbe
Achillea millefolium

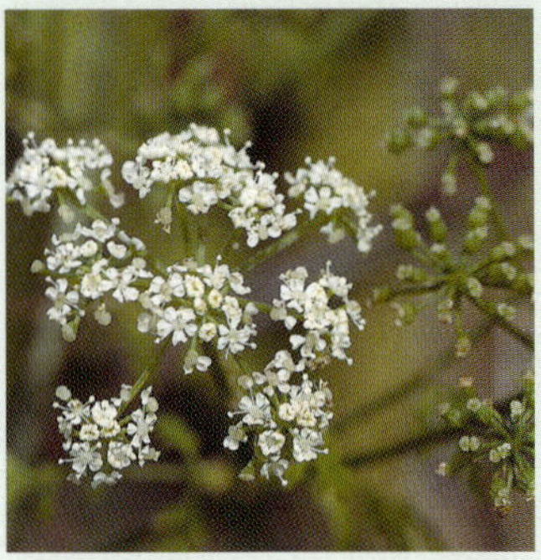

Schierling
Conium maculatum

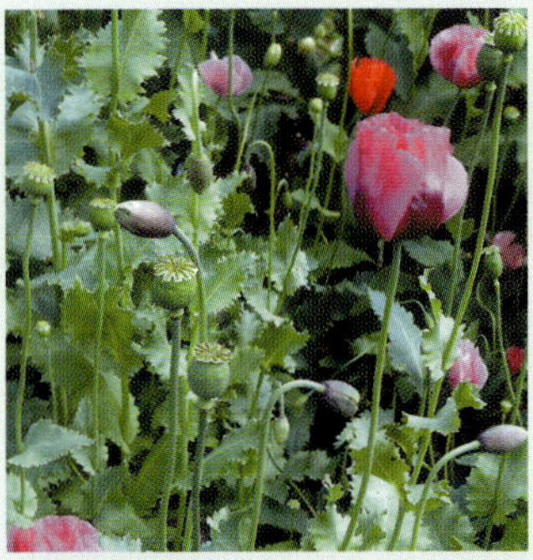

Schlafmohn
Papaver somniferum

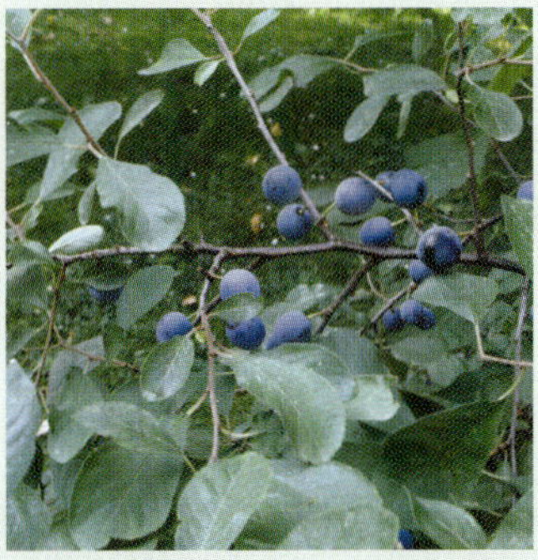

Schlehdorn
Prunus spinosa

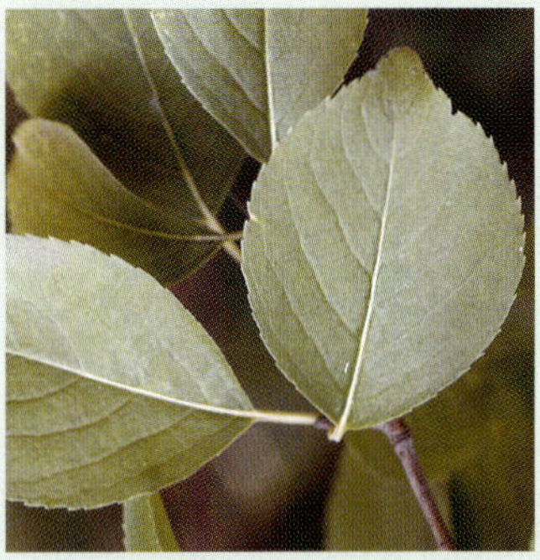

Schneeball
Viburnum prunifolium

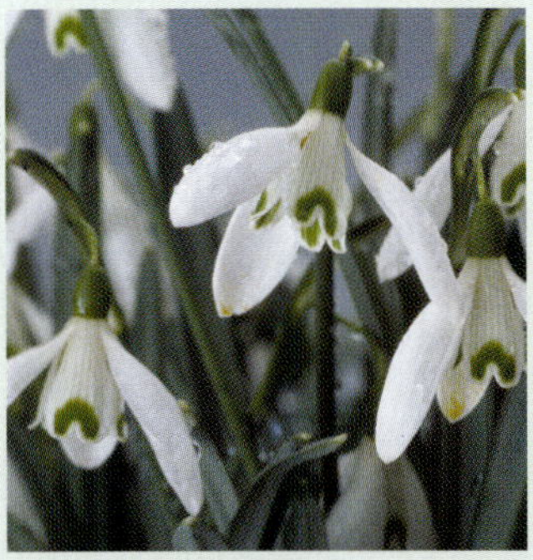

Schneeglöckchen
Galanthus nivalis

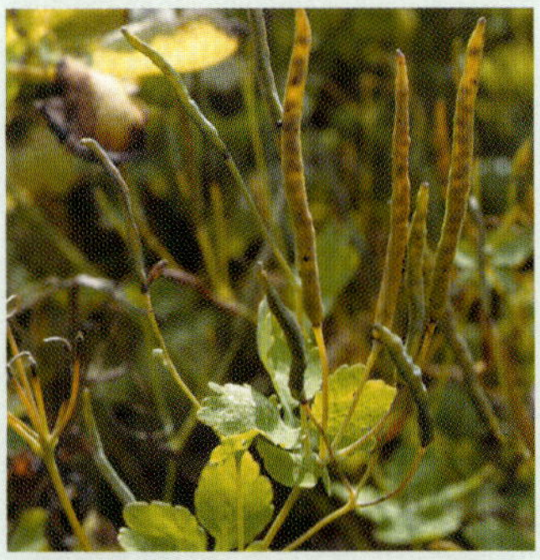

Schöllkraut
Chelidonium majus

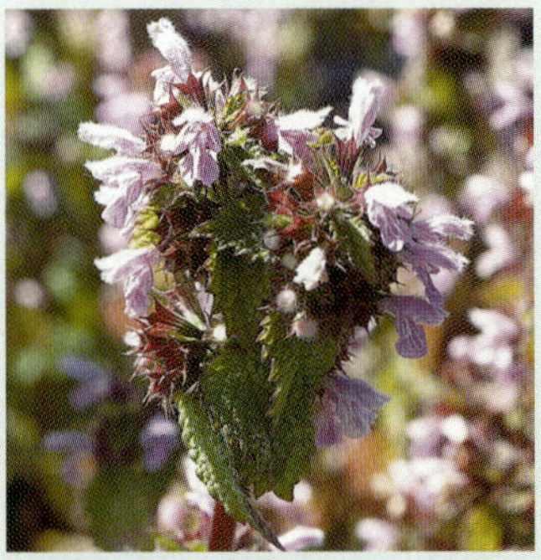

Schwarznessel
Ballota nigra

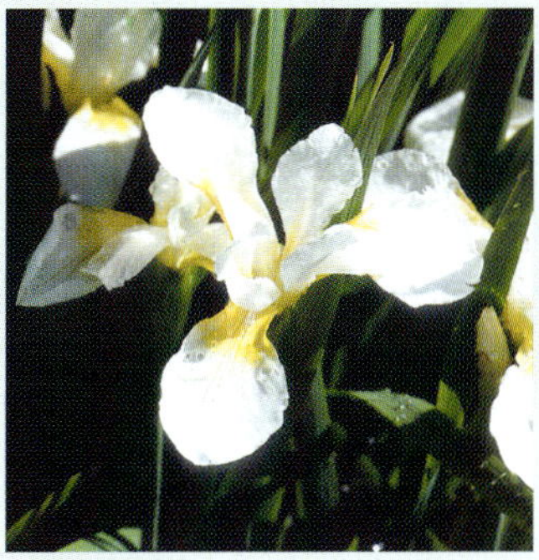

Schwertlilie
Iris sp.

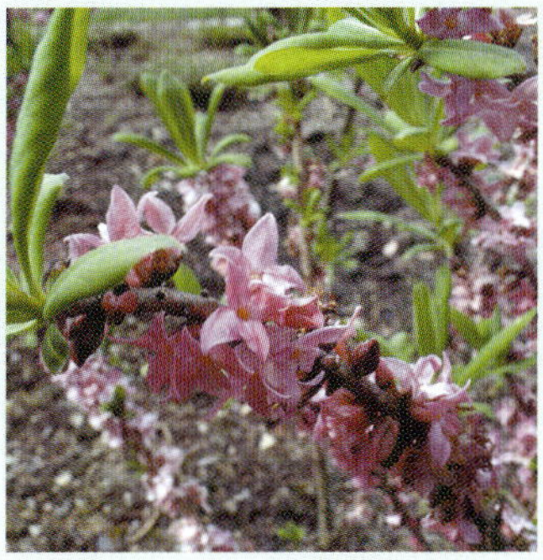

Seidelbast
Daphne mezereum

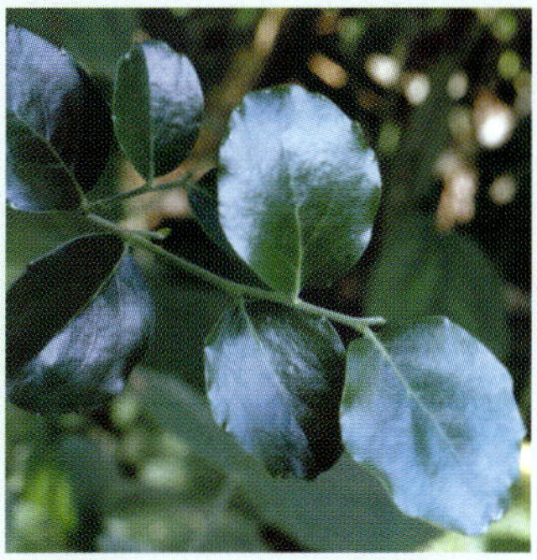

Seifenbaum
Quillaja saponaria

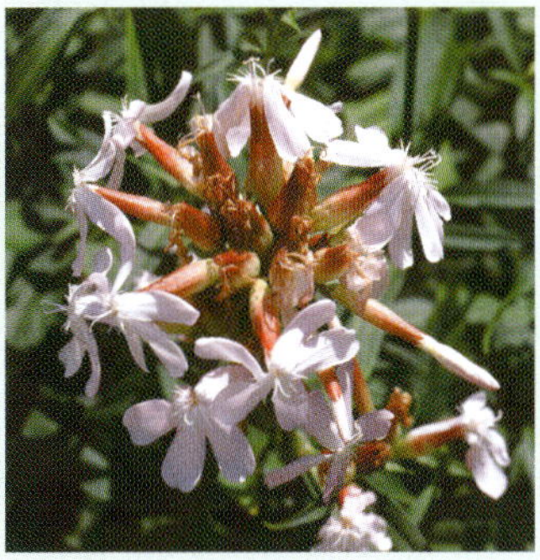

Rotes Seifenkraut
Saponaria officinalis

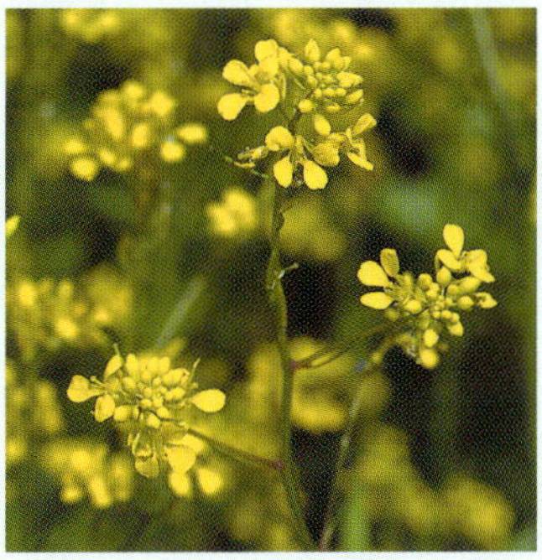

Schwarzer Senf
Brassica nigra

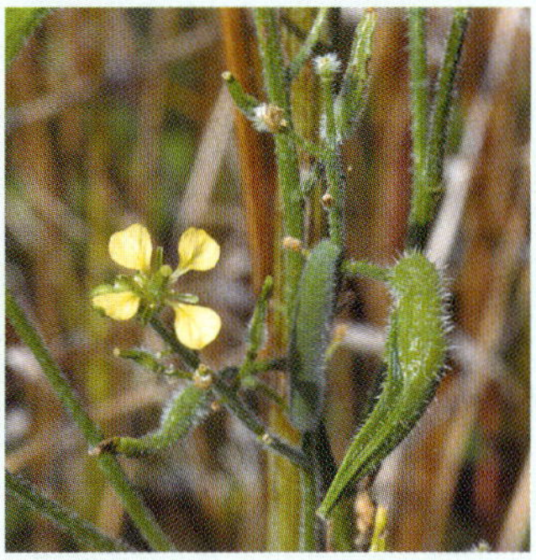

Weißer Senf
Sinapis alba

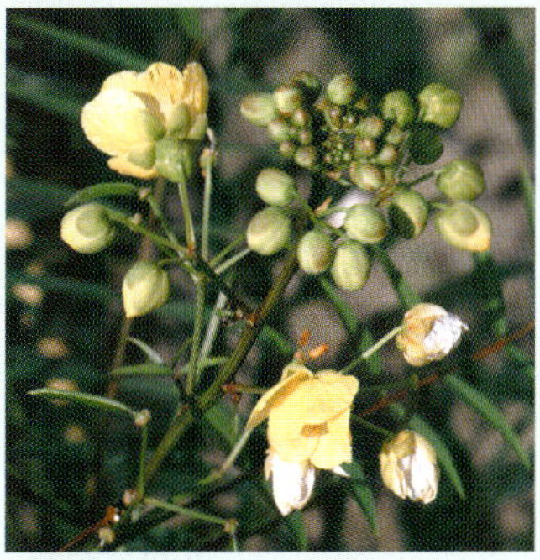

Sennespflanze
Cassia angustifolia

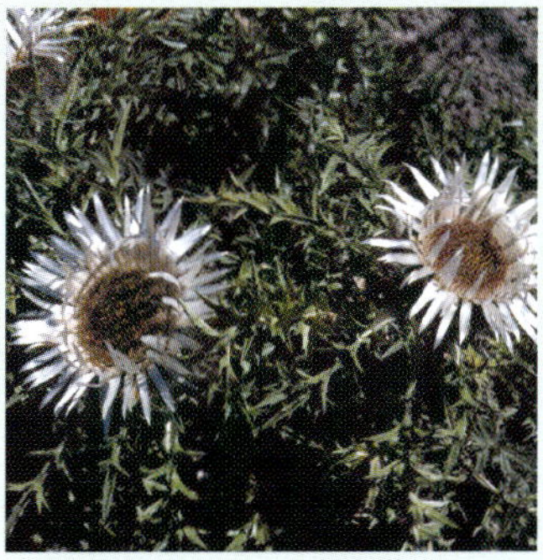

Silberdistel
Carlina acaulis

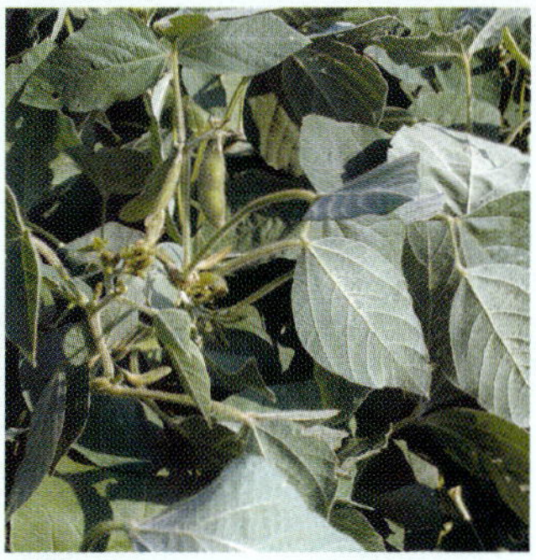

Soja
Glycine max

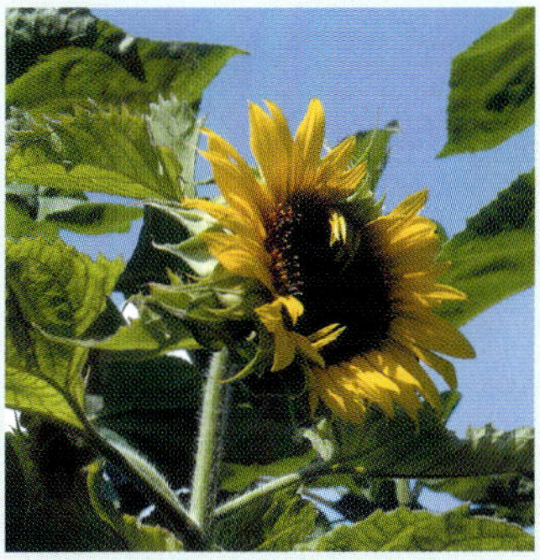

Sonnenblume
Helianthus annuus

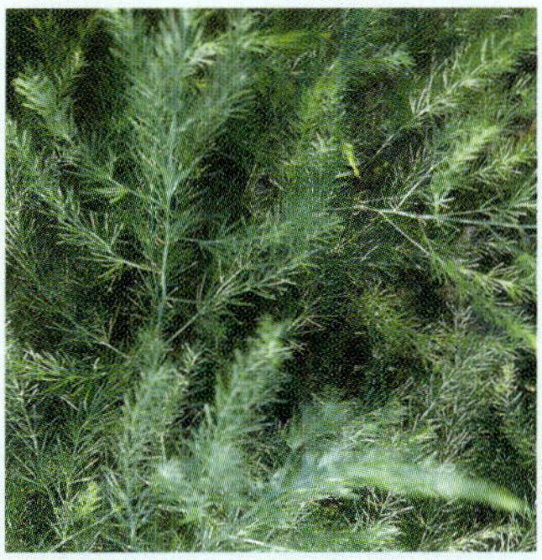

Spargel
Asparagus officinalis

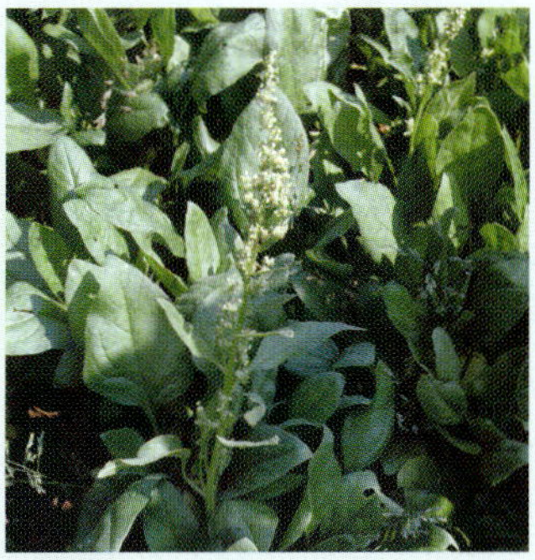

Spinat
Spinacia oleracea

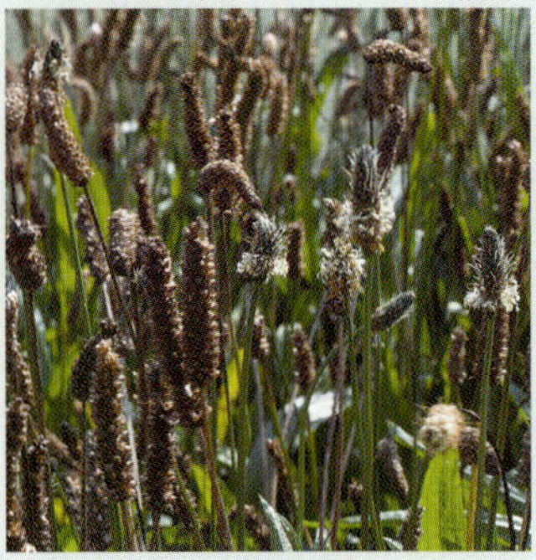

Spitzwegerich
Plantago lanceolata

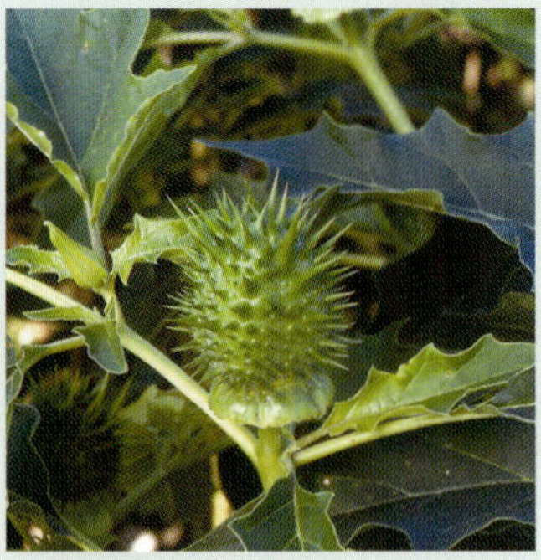

Stechapfel
Datura stramonium

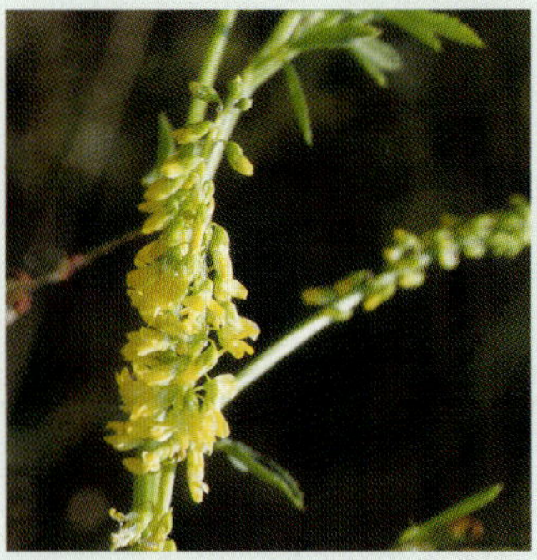

Steinklee
Melilotus officinalis

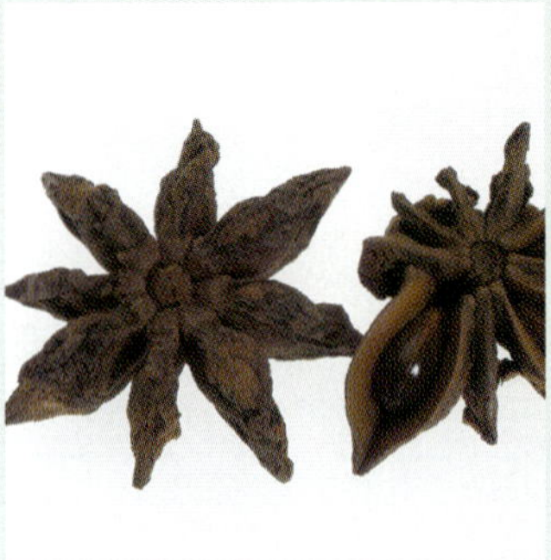

Sternanis
Illicium verum

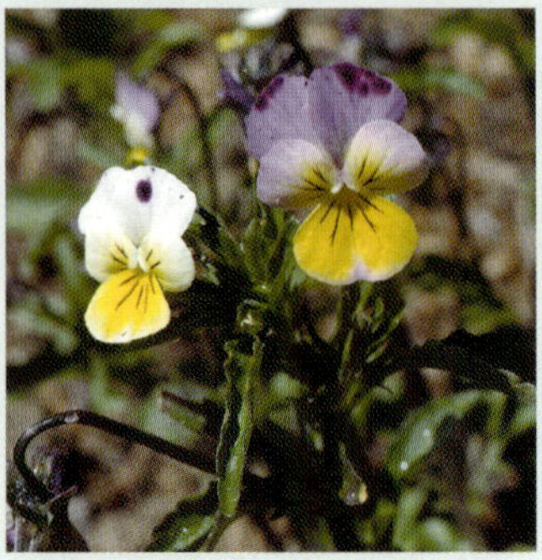

Wildes Stiefmütterchen
Viola tricolor

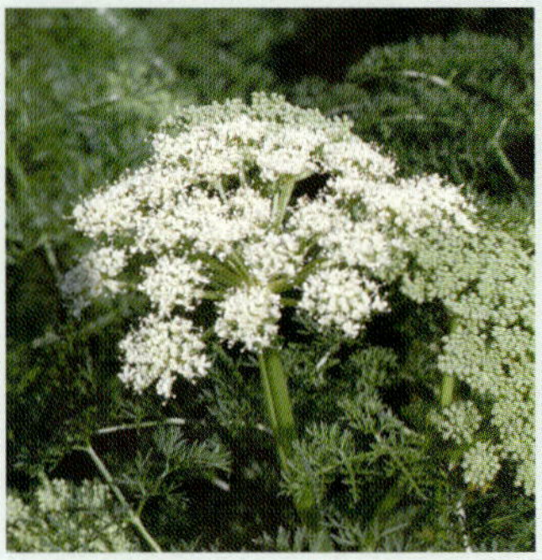

Stinkasant
Ferula sp.

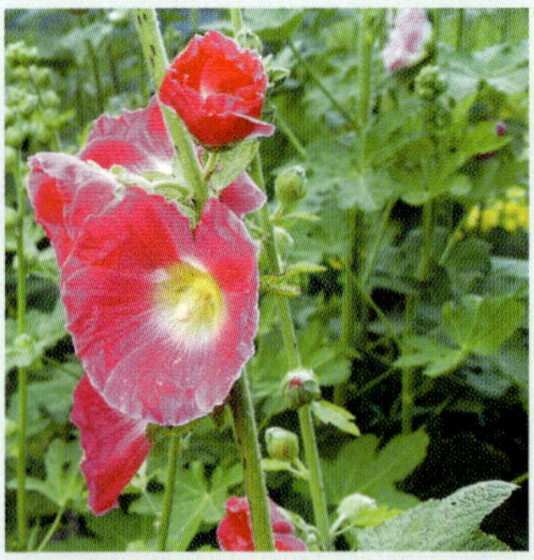

Stockmalve
Alcea rosea

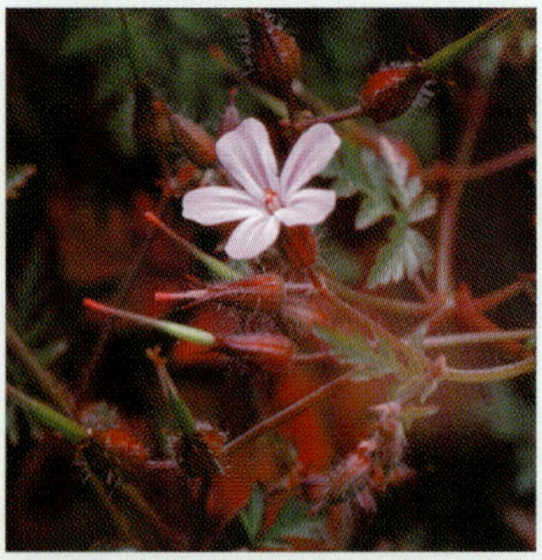

Stinkender Storchschnabel
Geranium robertianum

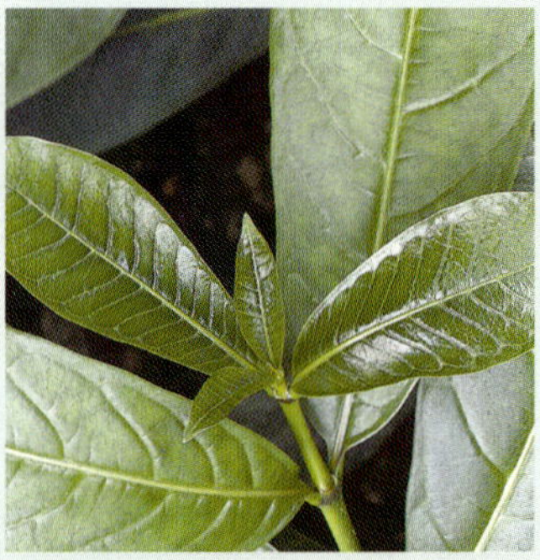

Strophantus
Strophantus kombe

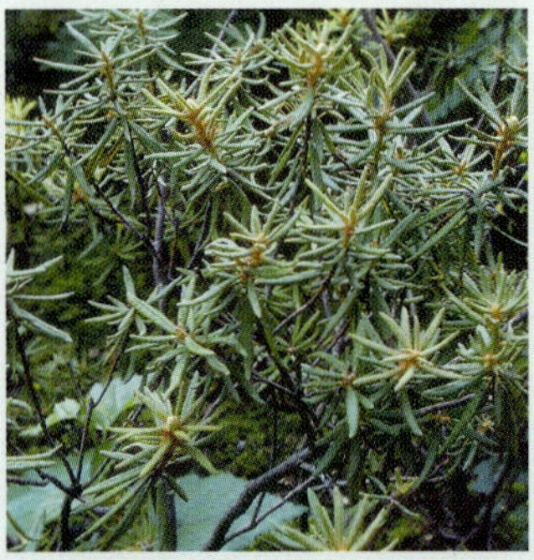

Sumpfporst
Ledum palustre

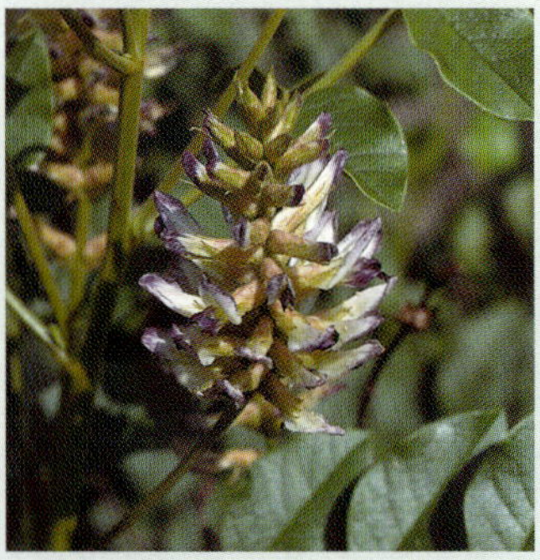

Süßholz
Glycyrrhiza glabra

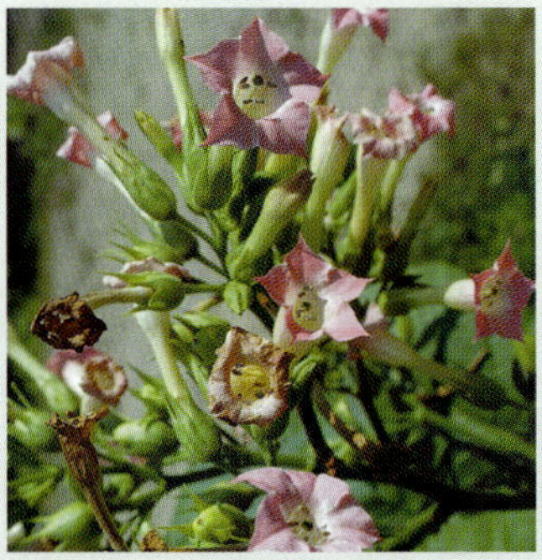

Tabak
Nicotiana tabacum

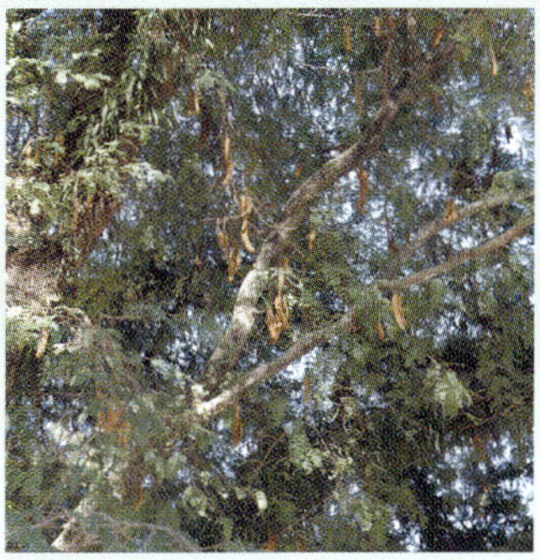

Tamarinde
Tamarindus indica

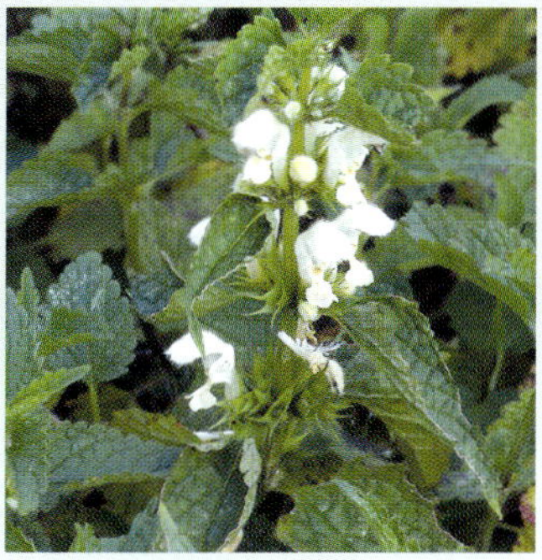

Weiße Taubnessel
Lamium album

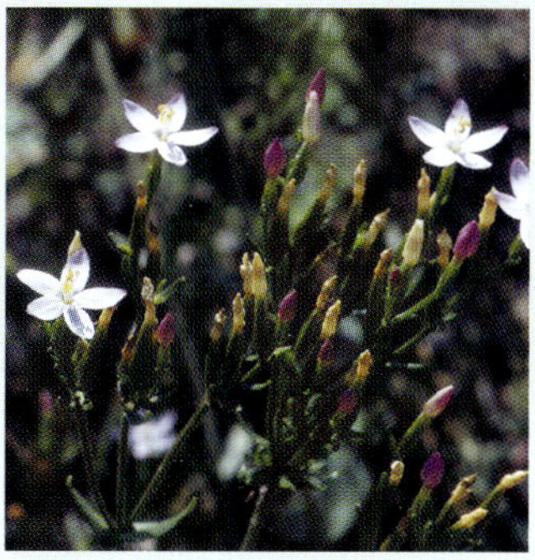

Tausendgüldenkraut
Centaurium erythraea

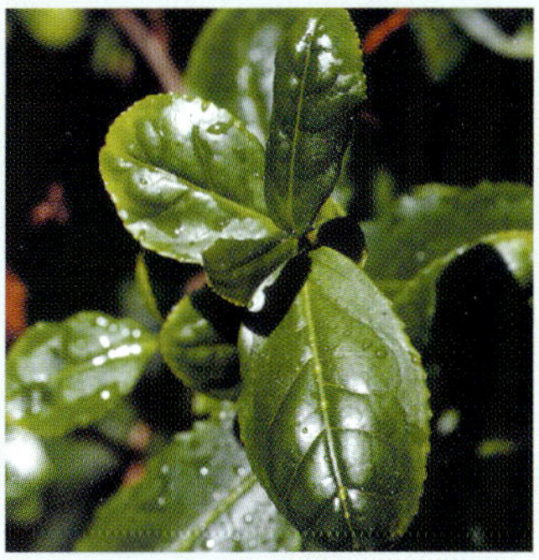

Schwarzer Tee
Camellia sinensis

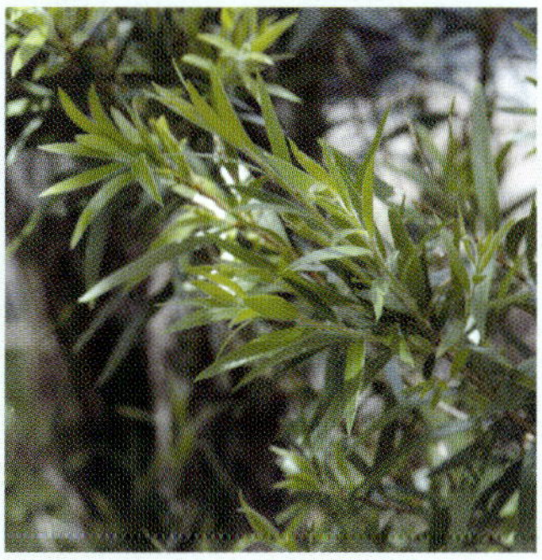

Teebaum
Melaleuca sp.

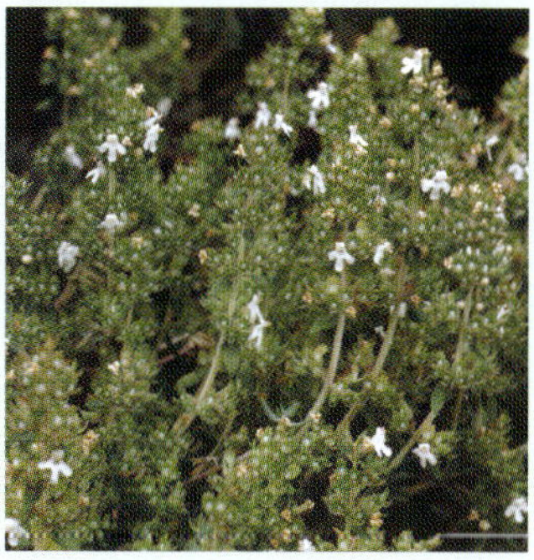

Thymian
Thymus vulgaris

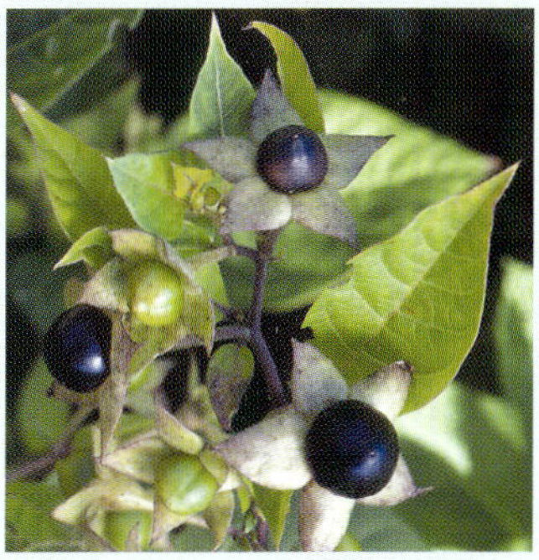

Tollkirsche
Atropa bella-donna

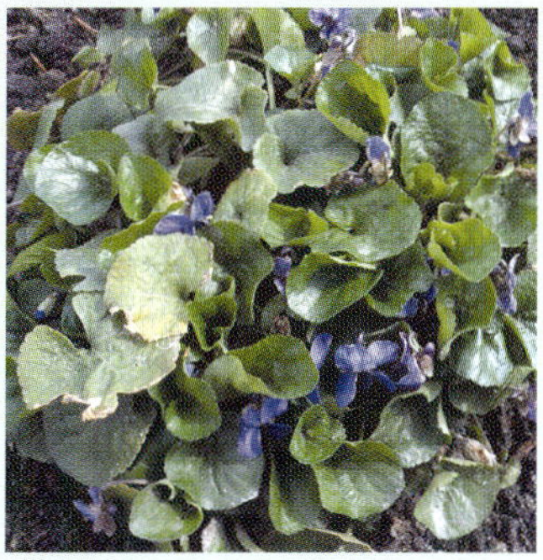

Veilchen
Viola odorata

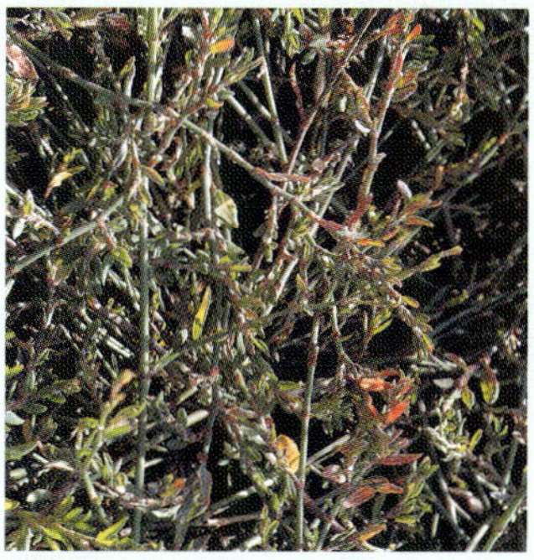

Vogelknöterich
Polygonum aviculare

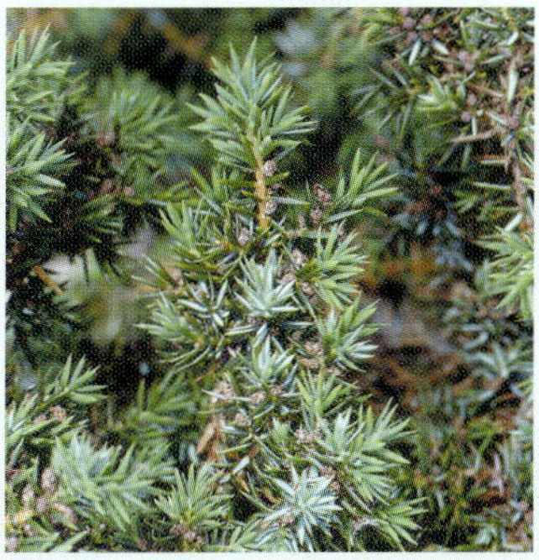

Wacholder
Juniperus communis

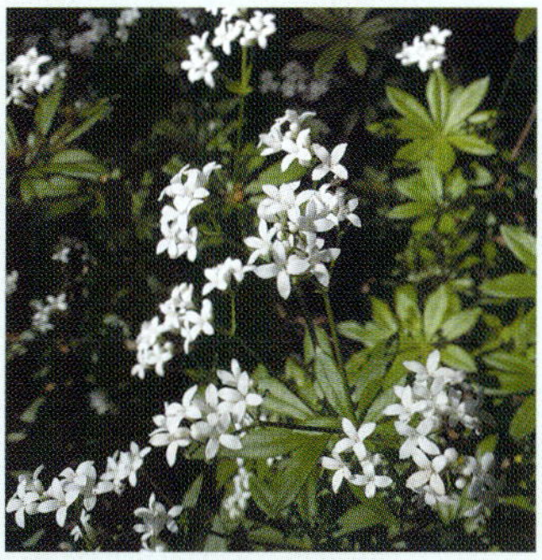

Waldmeister
Galium odoratum

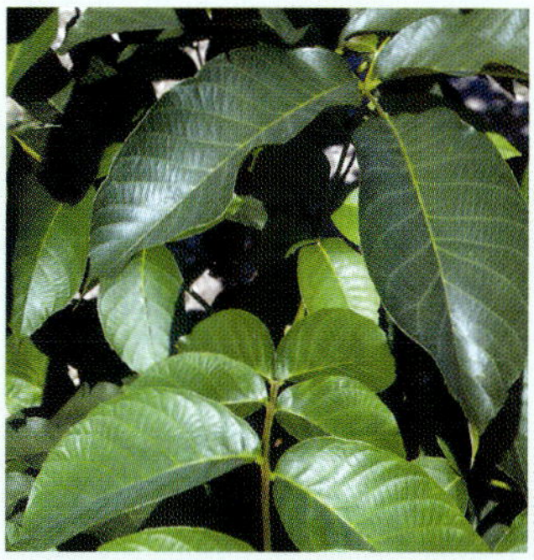

Echte Walnuss
Juglans regia

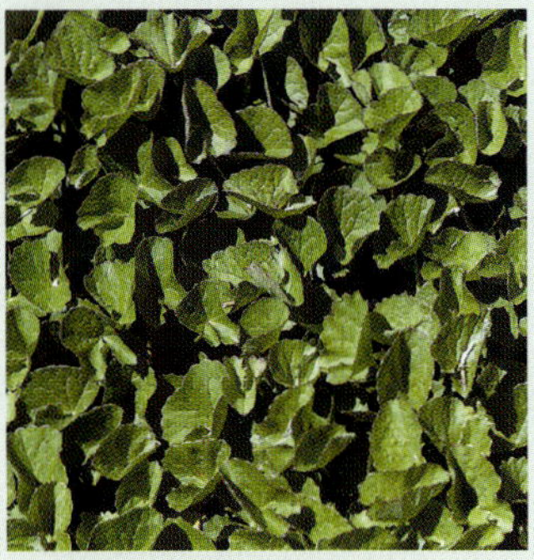

Asiatischer Wassernabel
Centella asiatica

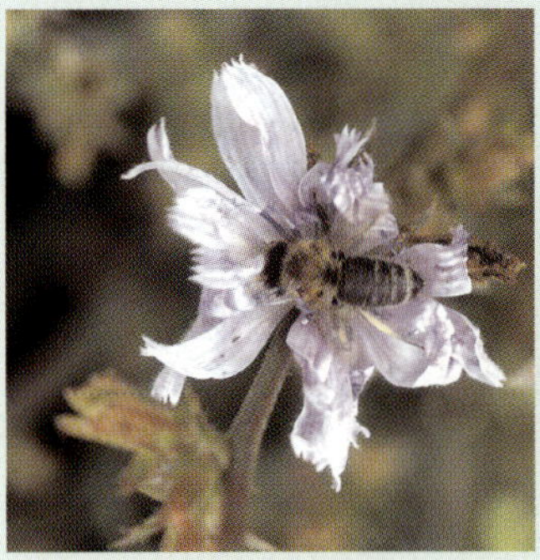

Wegwarte
Cichorium intybus

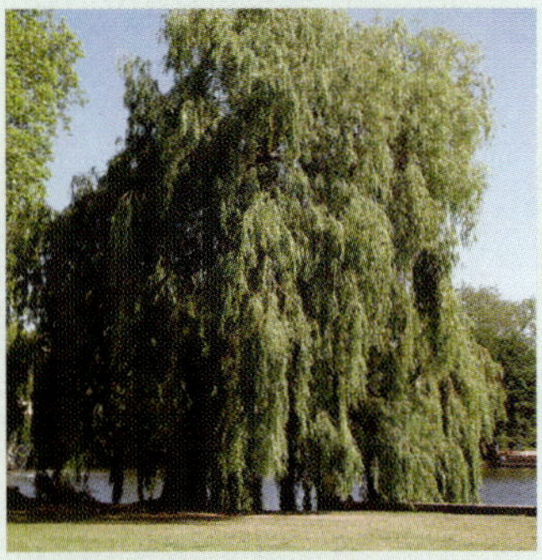

Weide
Salix sp.

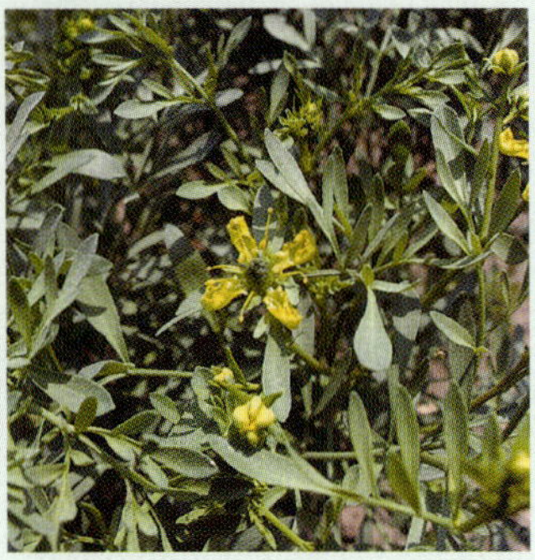

Weinraute
Ruta graveolens

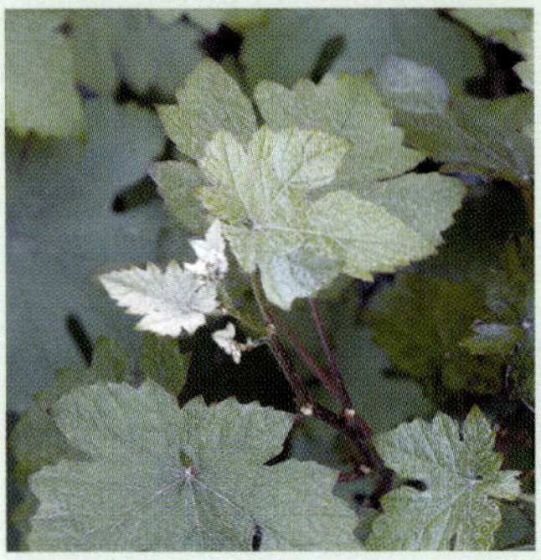

Weinrebe
Vitis vinifera

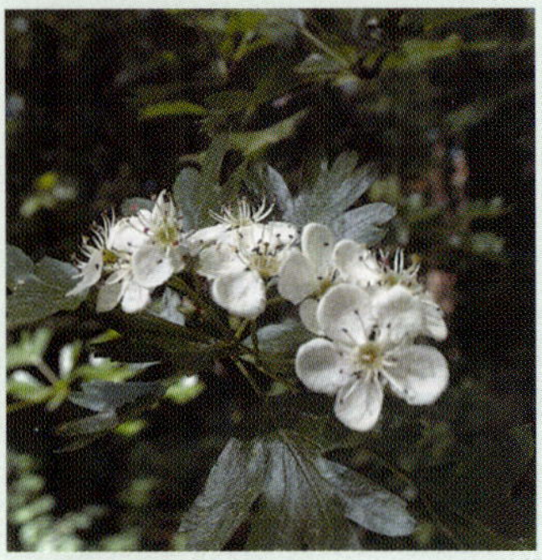

Weißdorn
Crataegus laevigata

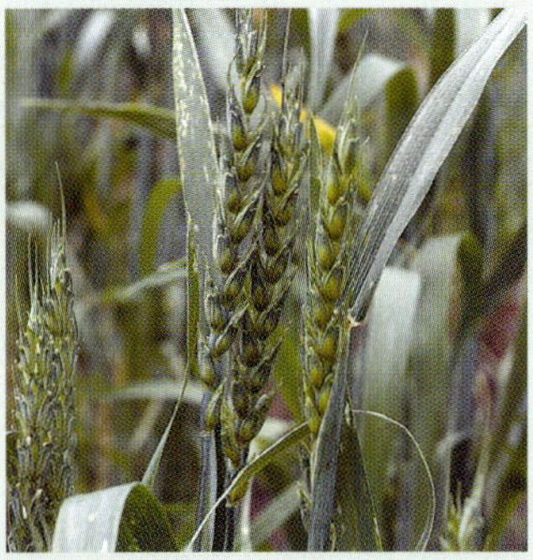

Weizen
Triticum aestivum

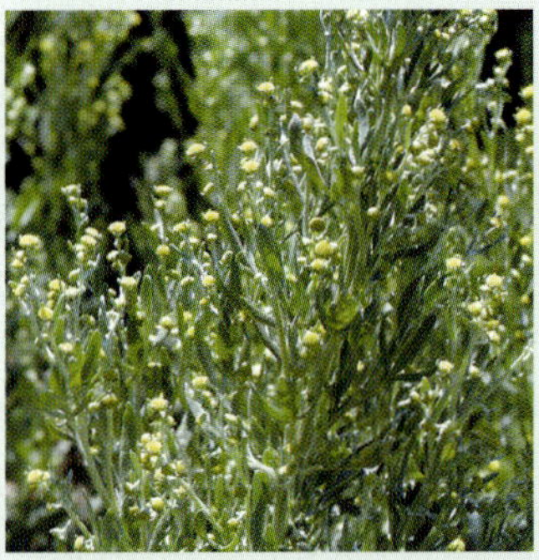

Wermut
Artemisia absinthium

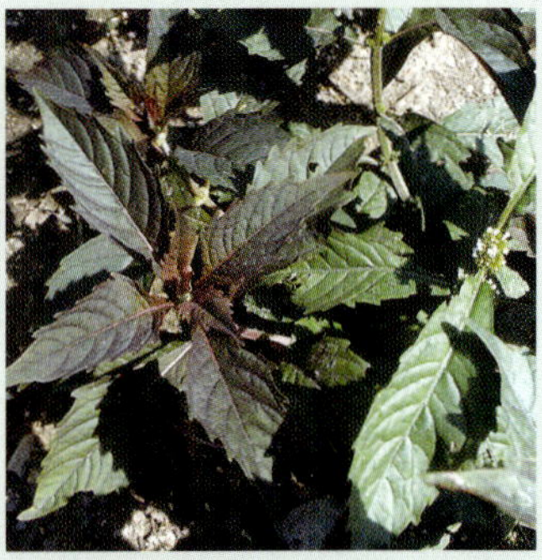

Wolfstrapp
Lycopus virginicus

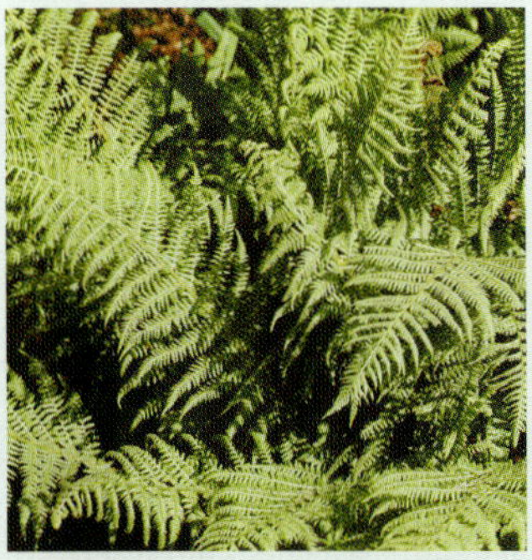

Wurmfarn
Dryopteris filix-mas

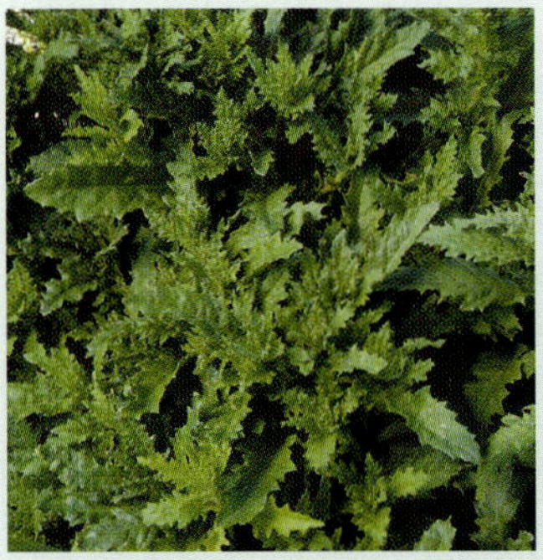

Wurmkraut
Chenopodium ambrosioides

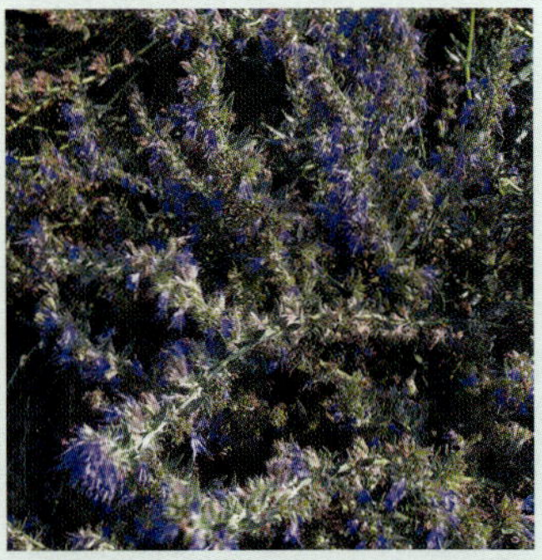

Ysop
Hyssopus officinalis

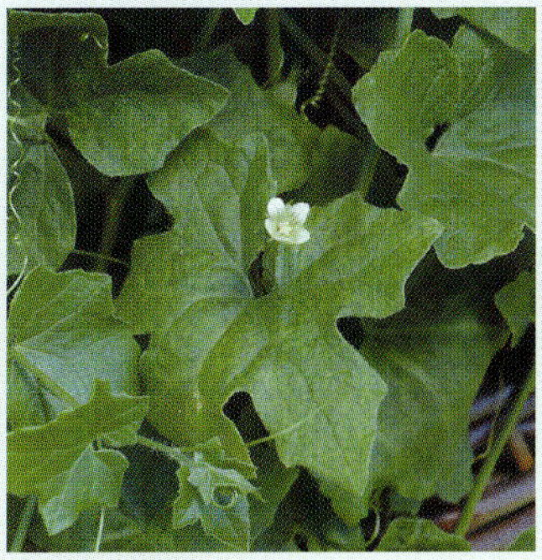

Zaunrübe
Bryonia alba

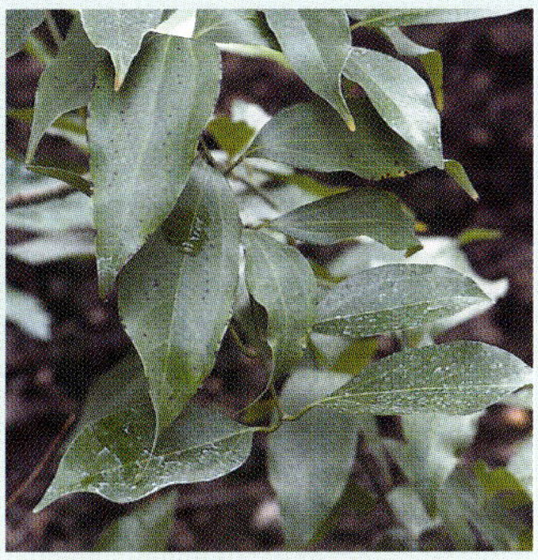

Ceylon-Zimtbaum
Cinnamomum zeylanicum

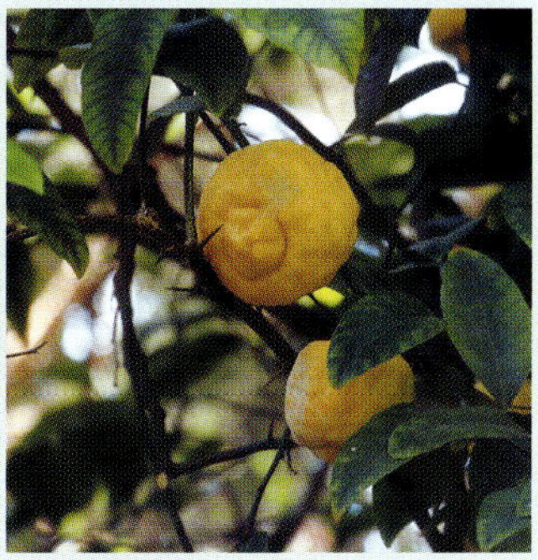

Zitrone
Citrus limon

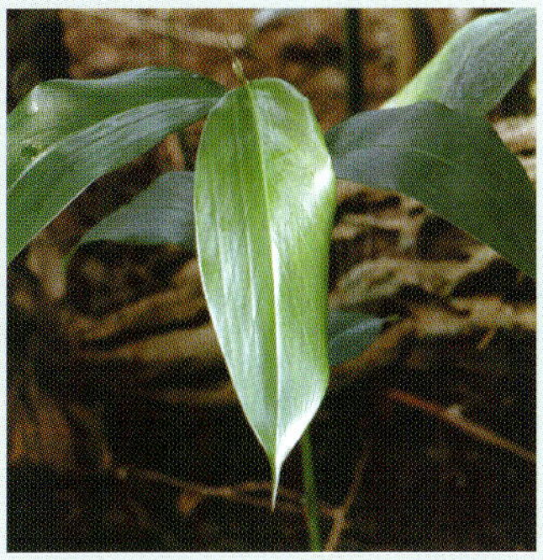

Zitwer
Curcuma zedoaria

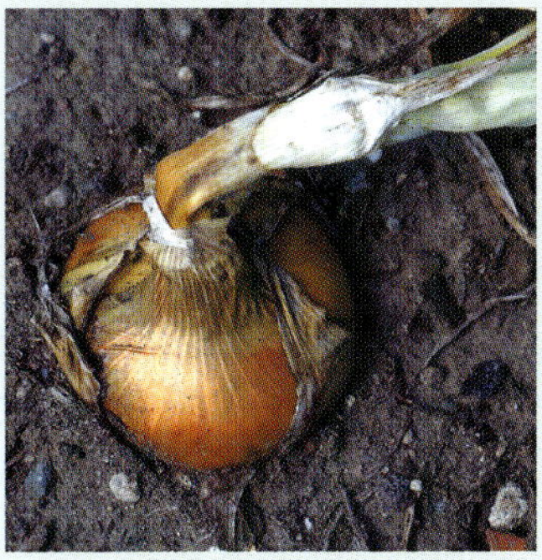

Küchenzwiebel
Allium cepa

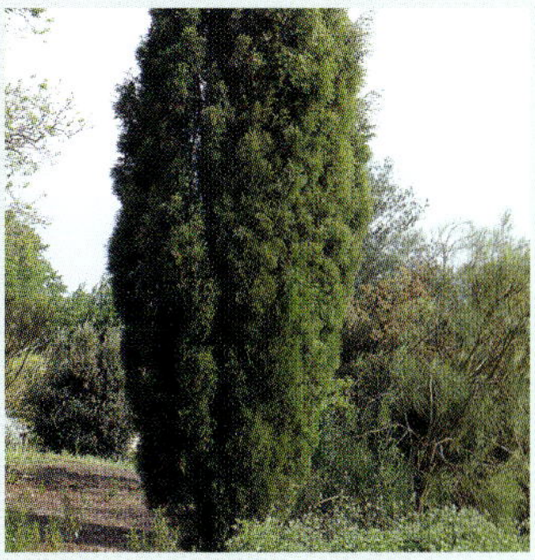

Italienische Zypresse
Cupressus sempervirens

Monographien Arzneipflanzen

Abelmoschus moschatus

Volkstümliche Namen: Abelmoschus, Ambrakörner, Ambrette, Bisonkörner, Gombo (dt.), Abelmosk, Ambretta, Ambrette Seed, Egyptian Alcée, Muskmallow, Muskseed, Okra, Target-leaved Hibiscus (engl.)

Familie: Malvaceae

Botanik: Ein einjähriges, aufrechtes Kraut von etwa 1,20 m. Die Blätter sind 15 bis 25 cm lang, herzförmig bis rund, 3- bis 7fach gelappt. Die Blüte hat einen Durchmesser von 7,5 cm. Die Kronblätter sind schwefelgelb mit purpurrotem Punkt am Grund. Die Früchte sind 5 bis 8 cm lange, vielsamige Kapseln. Die Samen sind nierenförmig, gestaucht und ungefähr 3 mm im Durchmesser.

Verbreitung: In Afrika, Indien, auf Java und in Südamerika heimisch, wird jedoch in allen tropischen Gebieten kultiviert.

Abelmoschuskörner

Verwendete Pflanzenteile: Abelmoschuskörner sind die getrockneten Samen von *Abelmoschus moschatus* MEDIK.

Inhaltsstoffe

- Fettes Öl (7 bis 15 %): Hauptfettsäuren Palmitinsäure, Linolsäure, Stearinsäure
- Ätherisches Öl (Ambretteöl, 0,2 bis 0,6 %): Hauptkomponenten Farnesylacetat, makrocyclische Lactone als Träger des Moschusgeruchs wie Hexadec-7-en-16-olid (Ambrettolid), Tetradec-5-en-14-olid
- Schleimstoffe (ca. 35 %)
- Steroide: Sterole, u. a. β-Sitosterin, β-Sitosterin-O-β-D-glucosid

Pharmakologie

Abelmoschuskörner sollen aromatisch, stimulierend und krampflösend wirken.

Anwendungsgebiete

Volksmedizin: bei krampfartigen Magen- und Darmerkrankungen, Appetitlosigkeit und gegen Kopfschmerzen.
Homöopathie: Beklemmungsgefühl im Brustkorb.

Sonstige Verwendung
Industrie/Technik: Samen und deren Tinkturen finden Einsatz zur Herstellung von Bitterschnäpsen.

Dosierung

Zur inneren und äußeren Anwendung als Tinktur oder Aufguss liegen keine gesicherten Angaben vor.
Homöopathisch: 5–10 Tropfen, 1 Tablette, 5–10 Globuli, 1 Messerspitze Verreibung 1–3/Tag (HAB34).

Anwendungsbeschränkungen: Risiken der bestimmungsgemäßen Anwendung therapeutischer Dosen der Droge und Nebenwirkungen sind nicht bekannt.

Patienteninformation: Aufgrund von Erfahrungen aus der Volksmedizin könnten Abelmoschuskörner appetitanregend und möglicherweise krampflösend wirken, in homöopathischen Dosen kann auch die Linderung von Beklemmungsgefühlen im Brustkorb möglich sein. Regelmäßige Kontrolluntersuchungen bei Ihrem behandelnden Arzt sollten erfolgen.

Bewertung der Wirksamkeit: Die Wirksamkeit der Droge ist nach den gültigen Kriterien für klinische Prüfungen von Arzneimitteln bisher nicht belegt.

Handelspräparate

Keine bekannt.

Literatur

Hänsel R, Keller K, Rimpler H, Schneider G (Hrsg): Hagers Handbuch der Pharmazeutischen Praxis. 5. Aufl., Bde 4–6 (Drogen), Springer Verlag Berlin, Heidelberg, New York, 1992–1994
Maurer B, Greider A: Helv Chim Acta 60 (1977), 1155
Srivastava KC, Rastogi SC: Planta Med 17 (1969), 189

Ackerschachtelhalm – Equisetum arvense

Volkstümliche Namen: Ackerschachtelhalm, Bandwisch, Kannenkraut, Katzenschwanz, Katzenwedel, Pferdeschwanz, Pferdeschwanzkraut, Schachtelhalm, Schafheu, Schafstroh, Scheuergras, Scheuerkraut, Zinngras, Zinnkraut (dt.), Kattenstaart (holl.), Bottle-brush, Corn Horsetail, Dutch Rushes, Field Horsetail, Horse Willow, Horsetail, Horse-tail, Horsetail Grass, Horsetail Rush, Paddock-pipes, Pewterwort, Scouring Rush, Shave Grass, Shavegrass, Toadpipe (engl.), Cola de caballo (span.), Prele de champs (frz.), Equiseto dei campi (it.), Koniogon (pol.)

Familie: Equisetaceae

Botanik: Der Ackerschachtelhalm wächst im Jahr in zwei Formen: Im März–April entwickeln sich rotbraune bis strohgelbe, 20 cm

hohe, einfache Stängel, die in mehreren Stockwerken braune, quirlig angeordnete, an der Spitze schwarze, trockenhäutige Blätter und an der Spitze in ährenähnlicher Anordnung die Sporenbehälter tragen, die ein grünliches Sporenpulver von watteartiger Beschaffenheit ausstreuen.
Im Mai und Juni erscheint die sterile Sommerform. Die 10 bis 14 cm hohen Stängel tragen, an den Knoten quirlig angeordnet, zahlreiche Äste. Stängel und Zweige sind tief gefurcht, meist 4kantig und rau.

Verbreitung: In ganz Europa, in Asien südwärts bis zur Türkei, Iran, Himalaja, Mittel- und Nordchina sowie Japan, in Nordamerika von Alaska und Grönland bis Texas

Schachtelhalmkraut

Verwendete Pflanzenteile: Schachtelhalmkraut sind die getrockneten, in den Sommermonaten gesammelten grünen, sterilen Sprossen von *Equisetum arvense* L.

Inhaltsstoffe

- Flavonoide (0,6 bis 0,9 %): Apigenin-5-O-glucosid, Genkwanin-5-O-glucosid, Kämpferol-3,7-di-O-glucosid, Kämpferol-3-O-(6′-O-malonyl-glucosid)-7-O-glucosid, Kämpferol-3-O-sophorosid, Luteolin-5-O-glucosid, Quercetin-3-O-glucosid
- Kaffeesäureester (bis 1 %): u. a. Chlorogensäure, Dicaffeoyl-meso-weinsäure
- Kieselsäure (5 bis 7,7 %), zum Teil wasserlöslich
- Pyridinalkaloide (Spuren): Nicotin, Palustrin.

Im Gametophyten und Rhizom Styrylpyronglykoside: u. a. Equisetumpyron.

Pharmakologie

Präklinik: Die Droge ist im Tierversuch harntreibend (Figurkin et al. 1976, Rebuelta et al. 1978), zusätzlich wurden spasmolytische Wirkungen gefunden. Der wasserausscheidende Effekt wird zumindest teilweise von den Flavonoiden hervorgerufen und ist wahrscheinlich mit der gleichzeitigen Ausscheidung harnpflichtiger Stoffe und Konkremente gekoppelt, was eine Neubildung der Konkremente erschwert (Rebuelta et al. 1978).
Klinik: Eine Studie, an der 67 Patienten mit Gicht teilnahmen, prüfte den Effekt von Schachtelhalmkraut-Tee auf die Diurese, glomeruläre Filtration, pH des Harns, Calcium-Plasma-Spiegel, anorganisches Phosphor und Harnsäure während einer dreimonatigen Behandlung. Der Schachtelhalmkrautextrakt steigerte die Diurese und reduzierte den Harnsäuregehalt des Blutes durch Erhöhung der Harnsäure-Clearance und der Exkretionsraten. Die Plasmazusammensetzung wurde verbessert, ebenso die Exkretion von Calcium und anorganischem Phosphor (Tiktinsky et al. 1983).
In Kombination mit anderen diuretisch wirkenden Drogen hat sich Schachtelhalmkraut in Studien mit über 1300 an Harnwegserkrankungen leidenden Patienten bewährt (Helff 1993, Reuter 1985).
Die Anwendung zur Wundheilung könnte auf die adstringierende Wirkung der enthaltenen Flavonoide und die Kieselsäure zurückzuführen sein.

Anwendungsgebiete

Innere Anwendung: zur Durchspülung bei bakteriellen und entzündlichen Erkrankungen der ableitenden Harnwege, bei Nierensteinen und bei posttraumatischen und statischen Ödemen.
Äußere Anwendung: bei schlecht heilenden Wunden.
Volksmedizinisch wurde die Droge darüber hinaus bei Tuberkulose, Katarrhen im Bereich der Niere und Blase, als blutstillendes Mittel bei starken Monatsblutungen, bei Nasen-, Lungen- und Magenblutungen, bei rissigen Fingernägeln und Haarausfall, bei rheumatischen Erkrankungen, Gicht, Geschwüren, bei Schwellungen und Knochenbrüchen und bei Frostbeulen verwendet.
Homöopathie: bei Harnwegs- und Nierenerkrankungen.

Sonstige Verwendung
Kosmetik: Bestandteil von Naturkosmetika.
Landwirtschaft: zur Schädlingsbekämpfung.

Dosierung

Innere Anwendung:
Infus: 2–4 g Droge.
Fluidextrakt: 3 mal täglich 1–4 ml.
Tee: 2–3 g/Tasse mehrmals täglich zwischen den Mahlzeiten.
Tagesdosis: 6 g Droge.
Auf ausreichende Flüssigkeitszufuhr ist zu achten.
Äußere Anwendung:
Umschlag: 10 g Droge auf 1 Liter Wasser geben.
Homöopathisch: 5 Tropfen oder 1 Tablette oder 10 Globuli oder 1 Messerspitze Verreibung alle 30–60 min (akut) und 1–3-mal täglich (chronisch); parenteral: 1–2 ml 3-mal täglich s. c. (HAB).
Keine einheitlichen Auszugsmittel und Drogen-Extrakt-Verhältnisse.

Anwendungsbeschränkungen: Risiken der bestimmungsgemäßen Anwendung therapeutischer Dosen der Droge und Nebenwirkungen sind nicht bekannt. Zur Ausschwemmung von

Ödemen infolge eingeschränkter Herz- und Nierentätigkeit ist die Droge nicht geeignet.

Patienteninformation: Schachtelhalmkraut wirkt nachweislich harntreibend und ist deshalb zur Durchspülung bei bakteriellen und entzündlichen Erkrankungen der Harnwege und bei Nierengrieß geeignet. Bei länger anhaltenden Beschwerden oder Unverträglichkeiten sollten Sie einen Arzt aufsuchen. Bitte beachten Sie, dass bei Ödemen infolge eingeschränkter Herz- oder Nierentätigkeit keine Durchspülungstherapie durchgeführt werden darf.

Bewertung der Wirksamkeit: Die Kommission E (1986) empfiehlt Schachtelhalmkraut zur Durchspülungstherapie bei bakteriellen und entzündlichen Erkrankungen der ableitenden Harnwege und bei Nierengrieß. Die aquaretische und diuretische Wirkung ist experimentell, durch klinische Studien und durch langjährige Anwendungserfahrung belegt.

Handelspräparate

Gesundreform Schachtelhalmtee
H&S Schachtelhalmkrauttee
Schachtelhalmkrauttee Aurica
Schachtelhalmkrauttee Bombastus Werke
Sidroga Zinnkrauttee

Literatur

Beckert C et al: Styrylpyrone biosythesis in Equisetum arvense L. Phytochemistry 44 (1997), 275–283
Beckert C, Veit M: Styrylpyrone im Schachtelhalm. Deutsche Apotheker Ztg 137 (1997), 2474–2475
Eugster C: Heterocycles 4 (1976), 51
Figurkin BA, Kabanova LA, Starkova AM: Diuretic activity of flavonoids from the field horsetail. Rastit Resur 12 (1976), 93–95
Gibelli C: Arch Int Pharmacodyn 41 (1931), 419
Helff H: Expertenforum Cystinol: Gute Therapieerfolge auch bei Dauerkatheter-Patienten. Berichte und Ergebnisse vom HWI-Workshop in Frankfurt
Hiller K: Pharmazeutische Bewertung ausgewählter Teedrogen. Deutsche Apotheker Ztg 135 (1995), 1425–1440
Karrer P et al: Helv Chim Acta 32 (1949), 2397–2399
Pohl RW: Am Fern J 45 (1955), 95
Rebuelta M, San Roman L, Serpanillos-Fdez MG: Estudio del efecto diuretico de: Equisetum arvense L., Bidens aurea aiton Scherff., Micromeria fruticosa L., Spergularia ruba L., Cynodon dactylon L. Anal Inst Bot Cavanilles 34 (1978), 703–714
Reuter HJ et al.: Behandlung von Harnwegsinfektionen mit einem Arzneitee. Therapiewoche 35 (1985), 1427–1431
Schier W: Equisetum arvense – Ackerschachtelhalm. Z Phytother 6 (1985), 126–128
Sökeland J: Phytotherapie in der Urologie. Z Phytother 10 (1989), 8
Tiktinsky OL, Balumyan YA: The therapeutic effect of Java tea and Equisetum arvense in patients with uratic diathesis. Uroligija Nefrologija 1 (1983), 47–50
Veit M et al: Di-E-caffeoyl-meso-tartaric acid in the barren sprouts of Equisetum arvense L. Phytochemistry 30 (1990), 527–529
Veit M et al: Equisetumpyrone, a styrylpyrone glucoside in gametophytes from Equisetum arvense. Phytochemistry 32 (1993), 1029–1032
Veit M et al: Flavonoids of the Equisetum hybrids in the subgenus Equisetum. Planta Med 58 (1992), A697
Veit M et al: Interspecific and intraspecific variation of phenolics in the genus Equisetum subgenus Equisetum. Phytochemistry 38 (1995), 881–891
Veit M et al: Malonylated flavone 5-O-glucosides in the barren sprouts of Equisetum arvense L. Phytochemistry 29 (1990), 2555–2560
Veit M et al: New Kaempferol glycosides from Equisetum species. Z. Naturforsch. 48b (1993), 1398–1400
Veit M et al: Phenolic characters of British hybrid taxa in Equisetum subgenus Equisetum. Biochem. Sys. Ecol. 23 (1995), 79–87
Veit M et al: Styrylpyrone glucosides from Equisetum. Phytochemistry 39 (1995), 915–917
Veit M et al: The distribution of caffeic acid conjugates in the Equisetaceae and some ferns. Phytochemistry 31 (1992), 3483–3485
Veit M: Problem bei der Bewertung pflanzlicher Diuretika. Als Beispiel Schachtelhalmkraut DAB 10 (Equiseti herba). Z Phytother 15 (1994), 331–341

Adonisröschen – Adonis vernalis

Volkstümliche Namen: Adonisröschen, böhmische Nieswurz, falsche Nieswurz, Frühlings-Adonisröschen, Frühlingsröschen, Frühlingsteufelsauge, Frühlings-Teufelsauge, Hellebore, falsche, Sommerröschen, Sommerteufelsauge, Teufelsauge (dt.), Adonis, False Hellebore, Ox-eye, Pheasant's eye, Red Morocco, Rose-a-rubie, Spring Adonis, Sweet Vernal, Yellow Pheasant's Eye (engl.), Adonide de Printemps, Grand oeil de boeuf (frz.), Adonide (it.).

Familie: Ranunculaceae

Botanik: Die ausdauernde Pflanze ist 10 bis 40 cm hoch und hat einen kräftigen schwarzbraunen Wurzelstock. Der Stängel der blühenden und nichtblühenden Sprosse ist aufrecht, einfach, am Grunde mit Schuppen besetzt, wenig behaart, längsriefig und markig. Die Laubblätter sind stängelständig, sitzend und stängelumfassend und fiederschnittig und haben schmale, nach unten gebogene kahle oder zerstreut behaarte Zipfel. Die 10 bis 20 Kronblätter sind schmal-keilförmig, ganzrandig oder an der Spitze fein gezähnt. Sie sind 20 bis 40 mm lang, kahl und von zitronengelber Farbe. Außen sind sie rötlich oder grünlich überlaufen. Die zahlreichen Staubblätter sind gelb. Die Früchtchen sind verkehrt-eiförmig, runzelig, dicht-weichhaarig, quernervig, gekielt und mit seitlichem, hakenförmigem Schnabel versehen und auf dem spindelförmig verlängerten Blütenboden angeordnet.

Verbreitung: Die sibirisch-osteuropäische Steppenpflanze kommt nördlich bis zum Zentralural und Südostschweden und im mittleren Europa beschränkt auf die Stromgebiete von Weichsel und Oder bis hin zu Main und Rhein vor.

Adoniskraut

Verwendete Pflanzenteile: Adoniskraut besteht aus den zur Blütezeit gesammelten und getrockneten oberirdischen Teilen von *Adonis vernalis* L.

Inhaltsstoffe

- Herzwirksame Steroidglykoside (0,2 bis 0,8 %, Cardenolide), u. a. Adonitoxin, k-Strophanthosid, k-Strophanthosid-β, Cymarin und Vernadigin
- Flavonoide (ca. 1 %), vor allem Adonivernith

Pharmakologie

Die in der Droge enthaltenen herzwirksamen Glykoside vom Cardenolidtyp (Strophanthidin und Adonitoxigenin) zeigen eine positiv inotrope und im Tierversuch darüber hinaus auch venentonisierende Wirkung.

Anwendungsgebiete

Die Droge wird bei Herzinsuffizienz leichten Grades (Stadium I-II NYHA) und bei nervösen Unruhezuständen durch funktionelle Herzbeschwerden verwendet.

In der russischen Volksmedizin ist ihre Verwendung bei Wassersucht, Krämpfen, Fieber und Menstruationsanomalien bekannt.

Homöopathie: Herzschwäche.

Dosierung

Droge: Mittlere Tagesdosis: 0,6 g eingestelltes Adonispulver, Höchste Tagesdosis: 3 g, Höchste Einzelgabe: 1 g.

Homöopathisch: Ab D2: 1–3-mal täglich 5–10 Tropfen oder 1 Messerspitze Verreibung, 1 Tablette oder 5–10 Globuli, Injektionslsg. 1 ml 1-mal wöchentlich s. c. (HAB). Ab D4: Injektionslsg. 1 ml 2-mal wöchentlich s. c.

Anwendungsbeschränkungen: Mögliche Symptome bei Überdosierung und Behandlung von Vergiftungen vgl. Digitalisblätter.

Trotz der starken Wirksamkeit der herzwirksamen Steroidglykoside der Droge bei parenteraler Applikation sind, wegen ihrer geringen Resorptionsquote bei peroraler Aufnahme, ernsthafte Vergiftungen kaum zu erwarten. Wirkungs- und damit auch Nebenwirkungssteigerung bei gleichzeitiger Gabe von Chinidin, Calcium, Saluretika, Laxantien und bei Langzeittherapie mit Glucocorticoiden. Nicht während einer Therapie mit Digitalisglykosiden oder bei Kalium-Mangel anzuwenden.

Patienteninformation: Medikamente aus Adoniskraut sind bei leichter Herzschwäche (Herzinsuffizienz) und nervösen Herzbeschwerden mit Unruhegefühl wirksam und im Allgemeinen gut verträglich. Die Dosierungshinweise sind unbedingt einzuhalten und regelmäßige Kontrollen beim behandelnden Arzt durchzuführen. Da Adoniskraut die Wirkung einer Vielzahl anderer Medikamente beeinflussen kann, sollten Sie die Verwendung mit Ihrem Arzt besprechen.

Bewertung der Wirksamkeit: Die Kommission E bewertet in ihrer Monographie von 1988 mit Berichtung von 1990 die Droge positiv und empfiehlt ihre therapeutische Verwendung bei leicht eingeschränkter Herzleistung, besonders bei nervöser Begleitsymptomatik. Die Wirksamkeit bei der volksmedizinischen Anwendung ist nicht belegt.

Handelspräparat

Cardiodoron® (hom.)
Herzfluid® Schuck
Miroton® Dragees oder Lösung (Kombination des Flüssigextrakts aus Adoniskraut mit 3 weiteren Wirkstoffen)

Literatur

Brevoort P: Der Heilpflanzenmarkt der USA – Ein Überblick. Z Phytother 18 (1997), 155–162
Karrer W: Helv Chim Acta 33 (1950), 433
Loew D, Rietbrock N: Phytopharmaka II: Forschung und klinische Anwendung, Steinkopff Verlag, Darmstadt 1996
Loew D: Pharmakokinetik von herzglykosidhaltigen Pflanzenextrakten. Z Phytother 15 (1994), 197–202
Loew D: Phytotherapie bei Herzinsuffizienz. Z Phytother 18 (1997), 92–96
Sandberg F, Thorsen R: Lloydia 25 (1962), 201
Winkler C, Wichtel M: Pharm Acta Helv 60 (1985), 234

Agar Agar – Gelidium amansii

Volkstümliche Namen: Agar Agar (dt.), Agar, Agar-Agar, Japanese Isinglass (engl.)

Familie: Algae

Botanik: Der mehrjährige Seetang wird bis zu 1 m lang. Der Thallus sprießt jedes Jahr vom gleichen Grund und verzweigt sich stark. Er ist walzenförmig oder abgeflacht, mehrfach gefiedert und derb. Er ist von bräunlich-weißer Farbe, durchscheinend und trägt auf seinen Verzweigungen stachelige Fortsätze. Die Frucht ist kugelig.

Verbreitung: An den Pazifikküsten Japans und Chinas, in Sri Lanka und an der Küste Südafrikas heimisch.

Agar-Agar

Verwendete Pflanzenteile: Agar, oder Agar-Agar, ist das gereinigte, gebleichte und nach dem Trocknen in Fäden geschnittene Gel aus Algenschleimstoffen der Rotalge *Gelidium amansii* LAMOUR.

Inhaltsstoffe

- Heteropolysaccharide, aufgebaut aus D-Galaktose- und 3,6-Anhydro-L-galaktose-Bausteinen, teilweise Sulfat- oder Brenztraubensäure-Reste tragend, sulfatarme Fraktion als Agarose (Anteil ca. 70 %) bezeichnet.

Pharmakologie
Die Polysaccharide der unverdaulichen Droge wirken durch die Quellfähigkeit im Darm und den dadurch ausgelösten Dehnungsreiz auf die Darmmuskulatur abführend und unterstützen die Füllungsperistaltik.

Anwendungsgebiete
Die Droge wird als mildes Laxans eingesetzt.

Sonstige Anwendung
Große Bedeutung hat Agar-Agar als Kulturmedium für die labortechnische Herstellung von Trockennährböden.
In der Lebensmittelindustrie, Pharmazie und Kosmetik wird die Droge als pharmazeutischer und kosmetischer Hilfsstoff, Arzneimittelträger, Lebensmittelzusatzstoff, Verdickungsmittel und Geliermittel eingesetzt.

Dosierung
Laxans: Einnahme des Pulvers mit etwas Flüssigkeit, Obst oder Marmelade vor den Mahlzeiten täglich 1 bis 3-mal 1 bis 2 Teelöffel. Einnahme immer mit Flüssigkeit!

Anwendungsbeschränkungen: Risiken der bestimmungsgemäßen Anwendung therapeutischer Dosen der Droge und Nebenwirkungen sind nicht bekannt.

Patienteninformation: Agar oder Agar-Agar ist ein unverdauliches, aus Algenschleimstoffen gewonnenes Gel, das auf milde und nebenwirkungsfreie Art abführend wirkt. Auf ausreichende Flüssigkeitszufuhr bei der Einnahme sollte unbedingt geachtet werden.

Bewertung der Wirksamkeit: Die in der Droge enthaltenen quellbaren Polysaccharide erhöhen den Füllungsdruck im Darm, durch den dadurch ausgelösten Dehnungsreiz wird reflektorisch die peristaltische Aktivität stimuliert; der Einsatz als mildes Laxans ist plausibel.

Handelspräparate
Keine bekannt.

Literatur

Ataki C: Chem Soc Japan 29 (1956), 543
Murano E et al: Pyruvate-rich agarose from the red alga Gracilaria dura. In: Planta Med 58 (Suppl. 7, 1992), A588
Schmid OJ: Marina (Hamburg) 1 (1959), 54

Agnus castus (Mönchspfeffer) – Vitex agnus-castus

Synonyme: *Agnus-castus vulgare* CARR., *Vitex verticillata* LAM.

Volkstümliche Namen: Abrahamsstrauch, Abrahamstrauch, Keuschbaum, Keuschlamm, Keuschstrauch, Mönchspfeffer, Müllen (dt.), Chaste Tree, Hemp tree, Monk's pepper tree, Wild lavender (engl.), Gattilier Commun, poivre sauvage (frz.)

Familie: Verbenaceae

Botanik: Die Pflanze ist ein 1 bis 6 m hoher Strauch oder Baum mit 4kantigen, graufilzigen jungen Zweigen. Die Blätter sind sommergrün, lang gestielt, gekreuzt gegenständig, fingerförmig geteilt und mit 5 bis 7 fast ganzrandigen, bis 10 cm langen, lanzettlichen Fiederblättchen versehen. Die 8 bis 10 cm großen, blauen oder seltener rosa gefärbten Blüten bilden endständige, verzweigte, ährenartige Blütenstände. Kelch und Außenseite der zweilippigen Krone sind behaart. Die Frucht ist eine kugelige bis längliche, 3 bis 4 mm große, rötlichschwarze, viersamige Steinfrucht, die zu zwei Dritteln becherförmig vom Kelch umschlossen ist.

Verbreitung: Die Pflanze ist im gesamten Mittelmeergebiet bis Westasien beheimatet.

Agnus-castus-Früchte (Mönchspfefferfrüchte)

Verwendete Pflanzenteile: Agnus-castus-Früchte sind die reifen, getrockneten Früchte von *Vitex agnus castus* L.

Inhaltsstoffe

- Iridoide: Agnusid, Aucubin
- Diterpene
- Flavonoide: u. a. Casticin, 6-Hydroxy-kämpferol-3,6,7,4'-tetramethylether, 6-Hydroxykämpferol-3,6,7-trimethylether (Penduletin), Quercetagenin-3,6,7-trimethylether (Chrysosplenol D)

- Ätherisches Öl (0,8 bis 1,6 %): Hauptkomponenten (Anteil jeweils 15 bis 25 %): u. a. 1,8-Cineol, Limonen, α-Pinen, β-Pinen, weiterhin u. a. Bornylacetat, Campher, p-Cymol, Sabinen
- Fettes Öl

Pharmakologie

Präklinik: Die Droge unterdrückt die Prolaktinfreisetzung und verbessert die Begleiterscheinungen des prämenstruellen Syndroms. Tierexperimentell wurde eine Hemmung der Laktation und eine Normalisierung der stressinduzierten Hyperprolaktinämie beobachtet. Eine dopaminerge Wirkung via Bindung an D2-Rezeptoren wurde nachgewiesen (Jarry et al. 1991; 1994; Winterhoff et al. 1995; Wuttke et al. 1995; Meier et al. 2000; Spengler et al. 2001).

Klinik: Humanpharmakologische Untersuchungen von 20 männlichen Probanden ergaben eine deutliche Senkung der Prolaktinfreisetzung durch Agni casti fructus im Vergleich zu Placebo (Loew et al. 1993; Merz et al. 1995). Die günstige Wirkung auf Folgesymptome einer Hyperprolaktinämie wurde auch in einer placebokontrollierten klinischen Studie mit 37 Teilnehmerinnen nachgewiesen (Milewicz et al. 1993). Signifikante Wirkungen bei Mastodynie und prämenstruellen Beschwerden wurden entweder im Vergleich zu Placebo oder Vergleichsmedikamenten an insgesamt über 600 Patientinnen festgestellt (Kubista et al. 1983; 1986; Jeschke 1986; Lauritzen et al. 1996; Wuttke et al. 1997; aktuelle Übersichtsartikel: Wuttke 2000; Stevinson und Ernst 2001). Auch in offenen Studien mit über 2000 Teilnehmerinnen wurden in der großen Mehrheit gute bis sehr gute Verbesserungen des Prämenstruellen Syndroms erzielt (Propping et al. 1991; Dittmann et al. 1992; Peters-Welte und Albrecht 1994; Berger et al. 2000).

Anwendungsgebiete

Innere Anwendung bei Regeltempoanomalien, Menstruationsstörungen infolge Gelbkörperinsuffizienz, prämenstruellem Syndrom, klimakterischen Beschwerden und Mastodynie.

Volksmedizin: gegen den Geschlechtstrieb, zur Förderung des Milchflusses, gegen Blähungen, als Appetitzügler, zur Förderung des Schlafes, bei Impotenz, Spermatorrhoe, Prostatitis, Orchitis, sexueller Neurasthenie, Sterilität, Amenorrhoe, Uterusschmerzen, Schwellungen der Ovarien und zur Förderung des Eintritts der Regelblutung.

Homöopathie: bei sexuellen Störungen bei Männern, Störungen des Milchflusses und nervösen Verstimmungen.

Dosierung

Tagesdosis: 30–40 mg Droge in Form wässrig-alkoholischer Extrakte, z. B. Trockenextrakte, 7–19:1 (Milewicz et al. 1993; Lauritzen et al. 1996; Berger et al. 2000) oder Tinktur, 1:5 (Propping et al. 1991; Dittmar et al. 1992; Peters-Welte und Albrecht 1994).

Homöopathisch: 5–10 Tropfen, 1 Tablette, 5–10 Globuli, 1 Messerspitze Verreibung 1–3-mal täglich oder 1 ml Injektionslsg. s. c. 2-mal wöchentlich (HAB).

Anwendungsbeschränkungen: Gelegentlich führt die Anwendung der Droge zur Bildung von urtikariellen Exanthemen. Eine Anwendung während der Schwangerschaft und Stillzeit sollte nicht erfolgen (Droge führt zur Senkung des Prolaktinspiegels!). Weitere Gegenanzeigen sind Hypophysentumore und Mammakarzinom.

Aufgrund des dopaminergen Effektes der Droge könnte es bei gleichzeitiger Einnahme von Dopamin-Rezeptorantagonisten theoretisch zu gegenseitigen Wirkungsschwächungen kommen. Bislang sind jedoch keine Wechselwirkungen mit anderen Arzneimitteln oder Inkompatibilitäten beobachtet worden.

Patienteninformation: Bei Menstruationsbeschwerden und Schmerz- und Spannungsempfindungen in der Brust können mit Extrakten aus Agnus-castus-Früchten oftmals sehr gute Verbesserungen erreicht werden. In der Regel ist eine längerfristige Anwendung von mindestens 3 Monaten erforderlich. Allerdings sollte im Fall der genannten Beschwerden zur diagnostischen Abklärung in jedem Fall zunächst ein Arzt aufgesucht werden. Die Droge ist sehr gut verträglich.

Bewertung der Wirksamkeit: Die Kommission E bewertet in ihrer Monographie von 1992 die Droge positiv und befürwortet die therapeutische Anwendung zur Behandlung von Regeltempoanomalien, prämenstruellen Beschwerden und Mastodynie. Die Wirksamkeit für die volksmedizinischen Anwendungen ist nicht belegt.

Handelspräparate

Agnucaston® (TD: 40 mg Droge/3,2–4,8 mg Trockenextrakt)

Agnus Castus® Stada (TD: 4 mg Trockenextrakt)

Agnolyt® (TD: 3,85 mg Trockenextrakt)

Femicur® W Kapseln (TD: 3,2–6 mg Trockenextrakt)

Kytta femin® (TD: 1,2–2,4 mg Trockenextrakt)

Valverde® Moenchspfeffer (TD: 4 mg Trockenextrakt)

A

Literatur

Becker H: Hemmung der Prolaktinsekretion. T W Gynäkologie 6 (1991), 2–10

Berger D, Schaffner W, Schrader E, Meier B, Brattström A: Efficacy of Vitex agnus castus L. extract Ze 440 in patients with pre-menstrual syndrome (PMS). Arch Gynecol Obstet. 264 (2000), 150–153

Böhnert KJ, Hahn G: Erfahrungsheilkunde 39 (1990), 494–502c

Dittmann FW, Böhnert KJ, Peeters M et al: Prämenstruelles Syndrom. Behandlung mit einem Phytopharmakon. TW Gynäkologie 5 (1992), 60–68

Feldmann HU, Albrecht M, Lamertz M, Böhnert KJ: Therapie bei Gelbkörperschwäche bzw. prämenstruellem Syndrom mit Vitex-agnus-castus-Tinktur. gyne 11 (1990), 421–425

Hoberg E et al: Diterpene aus Agni-casti fructus und ihre Analytik. ZPT 20 (1999), 149–150

Jarry H et al: In vitro prolactin but not LH and FSH release is inhibited by compounds in extracts of Agnus castus, direct evidence for a dopaminergic principle by the dopamine receptor assay. Exp Clin Endocrinol 102 (1994), 448–454

Jarry H, Leonhardt S, Wuttke W et al: Agnus castus als dopaminerges Wirkprinzip in Mastodynon. N. Z Phytother 12 (1991), 77–82

Jeschke, G: Klinik und Therapie der Mastodynie/Mastopathie. Zeitschrift für Allgemeinmedizin 62 (1986), 285–287

Kubista E, Müller G, Spona J: Die konservative Therapie der Mastopathie. Zentralblatt für Gynäkologie 105 (1983), 1153–1162

Kubista E, Müller G, Spona J: Behandlung der Mastopathie mit zyklischer Mastodynie: Klinische Ergebnisse und Hormonprofile. Gynäkologische Rundschau 26 (1986), 65–79

Kustrac D et al: The composition of the essential oil of Vitex agnus-castus. Planta Med 58 (1992), A681

Lauritzen Ch, Reuter HD, Repges R, Böhnert K-J, Schmidt U: Treatment of premenstrual tension syndrome with Vitex agnus castus. Controlled, double-blind study versus pyridoxine. 2nd International Congress on Phytomedicine Munich P-90 (1996)

Loch EG, Selle H, Boblitz N: Treatment of premenstrual syndrome with a phytopharmaceutical formulation containing Vitex agnus castus. Journal of Women's Health, 9-3-2000

Loew D, Gorkow C, Schrödter A et al: Zur dosisabhängigen Verträglichkeit eines Agnus-castus-Spezialextraktes. Z Phytother 17 (1996), 237–243

Meier B, Berger D, Hoberg E, Sticher O, Schaffner W: Pharmacological activities of Vitex agnus-castrus extracts in vitro. Phytomed. 7 (2000), 373–381

Merz PG et al: Prolaktinsekretion und Verträglichkeit unter der Behandlung mit einem Agnus-castus-Spezialextrakt (B1095E1). In: Loew, D et al.: Phytopharmaka in Forschung und klin. Anwendung. Darmstadt, S 93–97, 1995

Milewicz A, Gejdel E, Sienkewicz K, Jedrzejak J, Teucher Th, Schmitz H: Vitex agnus castus-Extrakt zur Behandlung von Regeltempoanomalien infolge latenter Hyperprolaktinämie. Arzneim Forsch/Drug Res. 43 (1993), 752–756

Peters-Welte C, Albrecht M: Regeltempostörungen und PMS. TW Gynäkologie 7 (1994), 49–52

Propping D, Böhnert KJ, Peeters M et al: Vitex agnus-castus. Behandlung gynäkologischer Krankheitsbilder. therapeutikon 5 (1991), 581–585

Reuter HD, Böhnert KJ, Schmidt U: Die Therapie des prämenstruellen Syndroms mit Vitex agnus castus. Kontrollierte Doppelblindstudie gegen Pyridoxin. Z Phytother Abstractband (1995), 7

Röder D: Therapie von Zyklusstörungen mit Vitex agnus-castus. Z Phytother 15 (1994), 155–159

Spengler B, Jarry H, Wuttke W, Christoffel V: Prolactin inhibiting dopaminergic activity of various preparations from Vitex Agnus castus. Exp Clin Endocrinol Diabetes 109 (Suppl 1) (2001), S53

Stevinson C, Ernst E: Complementary/alternative therapies for premenstrual syndrome: A systematic review of randomized controlled trials. Am J Obstet Gynecol. 185 (2001), 227–235

Wichtl M: Phytopharmaka: Agnus castus – ein Dopamin-Agonist?. Deutsche Apotheker Ztg 132 (1992), 360.

Winterhoff H, Gorkow C, Behr B: Die Hemmung der Laktation bei Ratten als indirekter Beweis für die Senkung von Prolaktin durch Agnus castus. Z Phytother 12 (1991), 175–179

Winterhoff H: Arzneipflanzen mit endokriner Wirksamkeit. Z Phytother 14 (1993), 83–94

Wuttke W, Gorkow Ch, Jarry J: Dopaminergic Compounds in Vitex Agnus Castus. In: Loew, D.; Rietbrock, N. (Hrsg.): Phytopharmaka in Forschung und klinischer Anwendung. Steinkopff Verlag, Darmstadt, (1995), S 81–91

Wuttke W, Splitt G, Gorkow C, Sieder C: Behandlung zyklusabhängiger Brustschmerzen mit einem Agnus castus-haltigen Arzneimittel; Ergebnisse einer randomisierten, plazebo-kontrollierten Doppelblindstudie. Geburtshilfe und Frauenheilkunde 57 (1997), 569–574

Wuttke W: Phytotherapeutika bei Mastodynie, prämenstruellen Beschwerden und Zyklusstörungen. Gynäkologe 33 (2000), 36–39

Gemeine Akelei – Aquilegia vulgaris

Volkstümliche Namen: Adlerblume, Akelei, gemeine, Glockenblume, Handschuh, Harlekinsblume, Hoselätzli, Klockenblume, Narrenkappen, Schlotterhose, Wald-Akelei, Weiberkappen (dt.), Capon's feather, Columbine, culver key, Culverwort, Garden Columbine (engl.), Aiglantine, ancolie commune, ancolie des jardins, ancolie vulgaire, cornetie, Gants de Notre-Dame, monteau royal (frz.), Amor nascoto, amor perfetto, aquilina, fior cappuccio (it.)

Familie: Ranunculaceae

Botanik: Die 30 bis 60 cm hohe Pflanze hat einen mehrköpfigen, hellbraunen und ästigen Wurzelstock. Die Stängel sind aufrecht, meist verzweigt, entfernt beblättert, kahl oder weichhaarig. Die grundständigen Blätter sind lang gestielt, dreizählig zusammengesetzt mit keilig-eiförmigen, stumpfen, unregelmäßig gekerbten bis eingeschnittenen, stumpf gelappten Blättchen. Die nickenden Blüten sind gipfelständig, überhängend und lang gestielt, von dunkelblauer, dunkelvioletter, rosa oder weißer Farbe. Die Balgfrucht ist langgestreckt, aufrecht und drüsig-flaumhaarig. Die Samen sind glänzend schwarz, oval, 2,2 bis 2,5 mm lang, 1,5 mm breit und dick, stumpf zugespitzt, anatrop.

Verbreitung: Ursprünglich war die Pflanze in Mittel- und Südeuropa beheimatet. Heute kommt sie auch in Asien und im Osten der USA vor.

Akeleikraut

Verwendete Pflanzenteile: Akeleikraut ist der gesamte, zur Blütezeit gesammelte und getrocknete oberirdische Teil von *Aquilegia vulgaris* L.

Inhaltsstoffe

- Cyanogene Glykoside: Triglochinin, Dhurrin (vermutlich nur Spuren)
- Flavonoide: Isocytisosid, Apigenin und deren O-Glucoside, Luteolin-8-C-glucosid

Pharmakologie

Wirksamkeitsbestimmende Inhaltsstoffe sind nicht bekannt.

Von toxikologischem Interesse könnte das cyanogene Glykosid Triglochinin sein, das jedoch vermutlich nur in Spuren enthalten ist. Der ethanolische Extrakt zeigte in vitro antibakterielle Wirkung gegen *Staphylococcus aureus*, *Micrococcus luteus*, *Bacillus subtilis* und *Candida albicans* (Bylka und Goslinska 2001).

Anwendungsgebiete

Innere Anwendung: bei Skorbut und Gelbsucht, bei Unruhezuständen wegen angeblicher tranquillisierender Eigenschaften.

Homöopathie: klimakterisches Erbrechen, Globus hystericus, nervöses Zittern, Dysmenorrhoe in jungen Jahren.

Dosierung

Homöopathisch: 5–10 Tropfen, 1 Tablette, 5–10 Globuli, 1 Messerspitze Verreibung 1–3-mal täglich oder 1 ml Injektionslsg. 2-mal wöchentlich s. c. (HAB).

Anwendungsbeschränkungen: Risiken der bestimmungsgemäßen Anwendung therapeutischer Dosen der Droge und Nebenwirkungen sind nicht bekannt. Vergiftungen durch das Kraut wurden trotz des Gehaltes an cyanogenen Glykosiden nicht beobachtet. Die aus dem Kraut freisetzbaren Mengen an Blausäure sind für Vergiftungen offenbar zu gering.

Patienteninformation: Akeleikraut soll angeblich beruhigend wirken und wird in der Homöopathie bei Erbrechen in den Wechseljahren, Regelbeschwerden bei jungen Frauen und Engegefühl im Bereich des Halses verwendet, wissenschaftliche Beweise für die Wirksamkeit fehlen jedoch.

Bewertung der Wirksamkeit: Die Wirksamkeit der Droge ist nach den gültigen Kriterien für klinische Prüfungen von Arzneimitteln bisher nicht belegt, wesentliche pharmakologische Daten liegen nicht vor.

Handelspräparate

Keine bekannt.

Literatur

Bonora A et al: Phytochemistry 26 (1987), 2277

Bylka W, Goslinska O: Determination of isocytisoside and antimicrobial activity of ethanolic extract from Aquilegia vulgaris L. Acta Pol Pharm 2001; 58: 241–3

Bylka W, Matlawska I: Flavonoids from Aquilegia vulgaris . Part I. Isocytisoside and its derivatives. Acta Pol Pharm 1997; 54:331–3

Bylka W, Matlawska I: Flavonoids from Aquilegia vulgaris . Part II. Derivatives of apigenin and luteolin. Acta Pol Pharm 1997; 54:335–7

Fat LTS: Proc Kon Nederl Akad Wetensch Ser C82 (1979), 197

Hänsel R, Keller K, Rimpler H, Schneider G (Hrsg): Hagers Handbuch der Pharmazeutischen Praxis. 5. Aufl., Bde 4–6 (Drogen), Springer Verlag Berlin, Heidelberg, New York, 1992–1994

Echter Alant – Inula helenium

Volkstümliche Namen: Alant, echter, Alantwurzel, Brustalant, Darmwurz, Donavarwurzel, Edelherzwurzel, Edelwurz, Glockenwurz, Großer Heinrich, Helenenkraut, Odinskopf, Schlangenwurz (dt.), Elecampane, Elfdock, Elfdock root, Elfwort, Horse-Elder, Horseheal, ploughman's spikenard, Scabwort, Velvet Dock, Wild Sunflower (engl.), Ala, astabaca, enula campana, helenio, hierba del moro (esp.), Aunée, inule, oeil de cheval (frz.), Antivelano, elenio, enula campana, erbella (it.)

Familie: Asteraceae

Botanik: Ausdauernd und 80 bis 180 cm hoch. Der Wurzelstock ist kurz, gedrungen ästig, knollig bis faustdick und hat kräftige, bis zu 1 cm dicke und bis zu 50 cm lange Wurzeln. Der Stängel ist aufrecht, oben ästig, zottig behaart. Die Blätter sind groß, unterseits filzig, ungleich gezähnt; die stängelständigen sind herzförmig zugespitzt, die grundständigen länglich und gestielt. Die Blütenstände sind in 6 bis 7 cm breiten, endständigen, traubigen Trugdolden angeordnet. Die Blüten sind kräftig gelb. Die Achänen sind zylindrisch, vielrippig, 4 bis 5 mm lang, braun und kahl. Der Pappus ist 8 bis 10 mm lang, aus bräunlichen, feinen, rauen, spröden Borsten.

Verbreitung: Ist in Europa und in gemäßigten Gebieten Asiens heimisch und in die USA und China eingeführt worden.

A

Alantwurzel

Verwendete Pflanzenteile: Alantwurzel besteht aus der Wurzel und dem Wurzelstock von *Inula helenium* L.

Inhaltsstoffe

- Ätherisches Öl (1 bis 5 %): Hauptkomponenten Alantolacton (ca. 2 %), Isoalantolacton (bis 2,7 %), weiterhin u. a. 11,13-Dihydroisoalantolacton, 11,13-Dihydroalantolacton (das Gemisch der Alantolactonderivate wird auch als Helenin oder Alantcampher bezeichnet)
- Polyine
- Polysaccharide: vor allem Inulin (bis 44 %), Fructosan

Pharmakologie

Die pharmakologischen Eigenschaften der Droge werden durch die enthaltenen Sesquiterpenlactone (Alantolactone) bestimmt. Diese wirken antimikrobiell auf eine Vielzahl von Bakterien (Kowalewski et al. 1976, Cantrell et al. 1999), auf das Encephalitis-Virus (Fokina et al. 1991), auf Fungi (Wahab et al. 1979) und Würmer (Rhee et al. 1985). An Kulturen menschlicher Lungenkarzinom-Zellen wurde auch eine Antitumorwirkung nachgewiesen (Woerdenbag et al. 1986).

Anwendungsgebiete

Volksmedizin: innerlich bei Erkältungen, Bronchitis, Keuchhusten, und Bronchialkatarrhen, Menstruationsbeschwerden, Infektionen der ableitenden Harnwege, Verdauungsbeschwerden, Wurmbefall und Kopfschmerzen. Äußerlich bei Exanthemen und Hautinfektionen (Umschläge).
Homöopathie: bei Magenulzera, chronischem Husten, auch bei Ausfluss.

Sonstige Verwendung
Kosmetik: In der Biokosmetik zur Behandlung von Akne, Ekzemen und zur Schönheitspflege.

Dosierung

Droge: mittlere Einzeldosis 1 g.
Tee: als Expektorans 3–4-mal täglich 1 Tasse trinken; eventuell mit Honig süßen.
Extraktum Helenii: ED: 0,5 g.
Homöopathisch: 5 Tropfen oder 1 Tablette oder 10 Globuli oder 1 Messerspitze Verreibung alle 30–60 min (akut) und 1–3-mal täglich (chronisch); parenteral: 1–2 ml s. c. akut: 3-mal täglich; chronisch einmal täglich (HAB34).

Anwendungsbeschränkungen: Die Droge wirkt stark schleimhautreizend und stark sensibilisierend (Pazzaglia et al. 1958, Alonso et al. 1992). Größere Gaben der Droge führen zu Erbrechen, Durchfall, Krämpfen und Lähmungserscheinungen.

Patienteninformation: Zubereitungen aus Alantwurzel werden in der Volksmedizin für eine Reihe von Erkrankungen wie Husten, Erkältungen, Wurmbefall und Infektionen der Harnwege eingesetzt, die Arzneipflanze wirkt jedoch stark schleimhautreizend und vor allem allergiefördernd, sodass die Verwendung nicht empfohlen werden kann. In homöopathischen, das heißt sehr geringen Dosen kann jedoch bei Magengeschwüren, hartnäckigem Husten und Ausfluss die Anwendung erfolgen.

Bewertung der Wirksamkeit: Die Kommission E empfiehlt in ihrer Monographie von 1988 die therapeutische Verwendung der Droge nicht, da einerseits die Wirksamkeit nicht ausreichend belegt ist und andererseits das Risiko einer Allergie besteht.

Handelspräparate

Keine bekannt.

Literatur

Alonso Blasi N, Fraginals R, Lepoittevin JP, Benezra C: A murine in vitro model of allergic contact dermatitis to sesquiterpene α-methylene-butyrolactones. Arch Dermatol Res 284 (1992), 297–302
Cantrell CL, Abate L, Fronczek FR, Franzblau SG, Quijano L, Fischer NH: Antimycobacterial eudesmanolides from Inula helenium and Rudbeckia subtomentosa. Planta Med, 1999; 65: 351–5
Fokina GI, Frolova TV, Roikhel VM, Pogodina VV: Experimental phytotherapy of tick-borne encephalitis. Vopr Virusol, 36:18–21, 1991 Jan–Feb
Kerimov SS, Chishov, OS: Khim Prir Soed 10 (1974), 254
Khvorost PP, Komissarenko NF: Khim Prir Soed 6 (1976), 820
Kiesewetter R, Müller M: Pharmazie 13 (1958), 777
Kowalewski Z, Kedzia W, Koniar H: Action of helenin on microorganisms. Arch Immun Ther Exp. 1976; 24: 121–5
Pazzaglia M, Venturo N, Borda G, Tosti A: Contact dermatitis due to a massage liniment containing Inula helenium extract. Contact Dermatitis, 61:267, 1995 Oct
Rhee JK, Baek BK, Ahn BZ: Alternations of Clonorchis sinensis EPG by administration of herbs in rabbits. Am J Chin Med, 1985; 13: 65–9
Rhee JK, Baek BK, Ahn BZ: Structural investigation on the effects of the herbs on Clonorchis sinensis in rabbits. Am J Chin Med. 1985; 13: 119–25
Rosik GH et al: Khim Farm Zh 21 (1958), 632–634
Vishnakova SA et al: Rastit Resur 13 (1977), 428
Wahab S, Lal B, Jacob Z, Pandey VC, Srivastava OP: Studies on a strain of Fusarium solani (Mart.) Sacc. isolated from a case of mycotic keratitis. Mycopathol. 1979; 68: 31–8
Wang Q, Zhou BN, Zhang RW, Lin YY, Lin LZ, Gil RR, Cordell GA: Cytotoxicity and NMR spectral assignments of ergolide and bigelovin. Planta Med, 62:166–8, 1996 Apr
Woerdenbag HJ, Meijer C, Mulder NH, de Vries EG, Hendriks H, Malingr TM: Evaluation of the in vitro cytotoxicity of some sesquiterpene lactones on a human lung carcinoma cell line using the fast green dye exclusion assay. Planta Med. 1986; 2: 112–4
Zinchenko V et al: Rastit Res 19 (1958), 544–548

Barbados-Aloe – Aloe barbadensis

Volkstümliche Namen: Aloe, Barbados Aloe, Curaçao Aloe (dt.), Socotrine Aloe, Zanzibar Aloe (engl.)

Familie: Asphodelaceae

Botanik: Die lilienartige, blattsukkulente Rosettenpflanze ist stammlos oder hat einen bis 25 cm langen Stamm mit etwa 20 Blättern in aufrechter, dichter Rosette. Das Blatt ist recht dick und fleischig, 40 bis 50 cm lang, basal 6 bis 7 cm breit und lanzettlich. Der Blütenstand ist einfach oder ein- bis zweimal verzweigt und 60 bis 90 cm hoch. Die Tragblätter sind fast weiß, die Blüten gelb, orange oder auch rot und etwa 3 cm lang.

Verbreitung: *A. barbadensis* stammt wahrscheinlich aus dem Sudan und der arabischen Halbinsel. Heute findet man die Art kultiviert und verwildert in Nordafrika, im Nahen Osten, in Asien, im gesamten südlichen Mittelmeergebiet und eingeführt auch in Amerika (nicht zu verwechseln mit *Agave americana*, fälschlich als Aloe bezeichnet).

Curaçao-Aloe

Verwendete Pflanzenteile: Curaçao-Aloe ist der zur Trockene eingedickte Saft der Blätter von *Aloe barbadensis* MILLER. (syn. *Aloe vera* (L.) BURM.).

Inhaltsstoffe

- Anthracenderivate: bes. Anthron-10-C-glykoside, u. a. Aloin A, Aloin B (zusammen 35 bis 38 %), 7-Hydroxyaloin A und 7-Hydroxyaloin B (zusammen etwa 3 %), daneben 1,8-Dihydroxyione, u. a. Aloe-Emodin (0,05 bis 0,5 %), weiterhin 6′-Zimtsäureester dieser Verbindungen
- 2-Alkylchromone, u. a. Aloeresine B, C und D
- Flavonoide

Pharmakologie

Präklinik: Anthranoide der Aloe wirken aufgrund ihrer antiabsorptiven und hydragogen Eigenschaften abführend. Sie induzieren eine aktive Sekretion von Elektrolyten und Wasser in das Darmlumen und hemmen die Resorption von Elektrolyten und Wasser aus dem Dickdarm. Über die so erzeugte Volumenzunahme des Darminhaltes wird der Füllungsdruck im Darm verstärkt und die Darmperistaltik angeregt. Versuche an Ratten liefern Hinweise, dass der laxative Effekt der Aloe von endogenem Stickoxid moduliert wird (Izzo et al. 1999).
Durch den Inhaltsstoff Aloe-Emodin wirkt die Droge antibakteriell gegen methicillinresistente Stämme von *Staphylococcus aureus* (Hatano et al. 1999) und *H. pylori* (Wang et al. 1998), antiviral gegen die Viren *Herpes simplex, Varicellazoster, Pseudorabies* und *Influenza* (Sydiskis et al. 1991) sowie antineoplastisch (Zhang, Tizard 1996).
Bei topischer Anwendung zeigten sich analgesierende und entzündungshemmende Wirkungen (Friedmann, Si 1999) und eine vorbeugende Wirkung gegen UVB-induzierte Immunsuppression in der Haut (Lee et al.1995, Strickland et al. 1999).
Neuere Studien *in vitro* und am Tiermodell zeigten antioxidative (Esteban et al. 2000), antiproliferative (Langmead et al. 2000), immunstimulierende (Pugh et al. 2001), antihypertensive (Saleem et al. 2001) und sowohl hypo- als auch hyperglykämische (Okyar et al. 2001) Eigenschaften sowie eine Beschleunigung der Wundheilung (Choi et al. 2001).
Klinik: Jahrhundertelange Erfahrungen in der Therapie belegen die laxierende Wirkung von Aloe-Zubereitungen.
Für Kombinationspräparate von Aloe mit Schöllkraut und Flohsamen zeigten kontrollierte klinische Studien bei 50 Patienten mit Obstipation gute therapeutische Erfolge ohne Nebenwirkungen (Kopp 1979, Odes, Madar 1991).
In einer kontrollierten klinischen Studie an 60 Patienten mit leichter bis mittelschwerer Psoriasis erzielte die äußere Anwendung von Aloe-Extrakt eine signifikant höhere Heilungsrate im Vergleich zu Placebo (Syed et al. 1996).
Eine Kombination von Aloe mit sechs weiteren Pflanzenextrakten ergab in einer kontrollierten Studie mit 53 Akne-Patienten bei gleichzeitiger äußerer wie innerer Anwendung eine gute bis ausgezeichnete Verbesserung für 58 % der Probanden (Lalla et al. 2001).

Anwendungsgebiete

Von der Kommission E wird nur die Anwendung bei Obstipation empfohlen. Die Wirksamkeit zur Stuhlerweichung, z. B. bei Analfissuren oder nach operativen Eingriffen im anorektalen Bereich, ist plausibel. Der Einsatz sollte aber nur unter klinischer Beobachtung erfolgen.
Indische Medizin: bei Tumoren des Bauchraumes, Obstipation, Koliken, Hauterkrankungen, Amenorrhoe, Wurmkrankheiten und Infektionen.
Chinesische Medizin: gegen Pilzerkrankungen (spez. Dermatophyten).
Die Wirksamkeit für diese Anwendungen ist zur Zeit nicht belegt.

Sonstige Verwendung
Kosmetik: Gel ist Bestandteil von Kosmetika.
Haushalt: als Bittermittel.
Industrie/Technik: die Extrakte schützen vor Korrosion und werden in galvanischen Bädern eingegeben.

Dosierung
Einzeldosis: 0,05 g Aloepulver abends.
Tagesdosis: 0,05–0,2 g Aloepulver, entsprechend 10–30 mg Hydroxyanthracen-Derivate berechnet als Aloin.
Achtung: stets niedrigstmögliche Dosis zur Erhaltung eines weichen Stuhls einsetzen!

Dauer der Anwendung
Auf kurze Zeiträume (max. 1–2 Wochen) beschränken.
Verwendet werden wässrige, wässrig-ethanolische und methanolische Extrakte entsprechend einer Tagesdosis von 20–30 mg Hydroxyanthracenderivaten berechnet als wasserfreies Aloin.

Anwendungsbeschränkungen: Als Nebenwirkungen des abführenden Effekts können krampfartige Magen-Darm-Beschwerden auftreten. Langzeitanwendung führt zu Verlusten an Elektrolyten, besonders Kalium-Ionen, und in deren Folge zu Hyperaldosteronismus, Hemmung der Darmmotilität und Verstärkung der Wirkung von herzwirksamen Steroiden. In seltenen Fällen können Herzarrhythmien, Nephropathien, Ödeme und beschleunigter Knochenabbau auftreten. Ferner wurden Albuminurie und Hämaturie beobachtet. Eventuelle Pigmenteinlagerung in die Darmschleimhaut (Pseudomelanosis coli) ist harmlos und bildet sich nach dem Absetzen der Droge in der Regel zurück.
Es ist noch nicht vollständig geklärt, ob eine Langzeitanwendung von Anthracendrogen die Wahrscheinlichkeit des Auftretens von Dickdarmkarzinomen erhöht. Niedermolekulare Bestandteile aus Aloe vera erwiesen sich als cytotoxisch (Avila et al. 1997), der Inhaltsstoff 1,8-Dihydroanthrachinon hemmt die katalytische Aktivität von Topoisomerase II im Sinne einer genotoxisch-mutagenen Wirkung (Mueller, Stopper 1999). Neuere Untersuchungen lassen jedoch keinen Zusammenhang zwischen der Anwendung von Anthracendrogen und der Häufigkeit von Dickdarmkarzinomen erkennen (Schorkhuber et al. 1998).
Wegen der starken abführenden Wirkung von Aloe, ist bei Patienten mit Hämorrhoiden oder Nierenerkrankungen vom Gebrauch abzuraten. Wie alle Abführmittel sollte die Droge nicht bei abdominellen Beschwerden ungeklärter Ursache, Darmverschluss, akut-entzündlichen Erkrankungen des Darmes oder Appendizitis eingesetzt werden. Nicht während der Schwangerschaft oder bei Kindern unter 12 Jahren anwenden.
Bei chronischem Gebrauch durch Kaliummangel möglicherweise Verstärkung der Wirkung von Herzglykosiden und Antiarrhythmika. Durch Kombination mit Thiaziddiuretika, Corticosteroiden und Süßholzwurzel Verstärkung von Kaliumverlusten möglich.

Patienteninformation: Zubereitungen von Aloe sind gut wirksam zur kurzfristigen Abhilfe bei akuten Verstopfungen. Dabei können allerdings Magen-Darm-Krämpfe auftreten. Bitte achten Sie darauf, die geringstmögliche Dosis einzunehmen und die maximal empfohlene Anwendungsdauer von 1–2 Wochen nicht zu überschreiten. Da es bei gleichzeitiger Einnahme bestimmter Herzmedikamente zu Komplikationen kommen kann, sollten Sie in diesem Fall unbedingt vor der Anwendung von Aloe-Präparaten Ihren Arzt konsultieren.

Bewertung der Wirksamkeit: Die Kommission E befürwortet in der Monographie von 1993 die Anwendung von Aloe-Präparaten bei Verstopfung. Auch von der ESCOP wurde im Juli 1997 die kurzzeitige Einnahme bei gelegentlicher Verstopfung positiv bewertet.

Handelspräparate
In Europa werden Extrakte aus Kap-Aloe (*A. ferox*) für die Arzneimittelherstellung bevorzugt. Für Monopräparate siehe dort.

Literatur

Avila H, Rivero J, Herrera F, Fraile G: Cytotoxicity of a low molecular weight fraction from Aloe vera (Aloe barbadensis Miller) gel. Toxicon 35 (1997), 1423–1430
BGA (Hrsg): Arzneimittelrisiken: Anthranoide. Deutsche Apotheker Ztg 132 (1992), 1164
Che QM, Akao T, Hattori M et al: Metabolism of barbaloin by intestinal bacteria. 2. Isolation of human intestinal bacterium capable of tranforming barbaloin to Aloe-emodin anthrone. Planta Med 57 (1991), 15
Choi SW, Son BW, Son YS, Park YI, Lee SK, Chung MH: The wound-healing effect of a glycoprotein fraction isolated from aloe vera. Brit J Dermatol. 145 (2001), 535–545
Esteban A, Zapata JM Casano L, Martin M, Sabater B: Peroxidase activity in *Aloe barbadensis* commercial gel: probable role in skin protection. Planta Med. 66 (2000) 724–727
Friedmann RN, Si K: Initial characterization of the effects of Aloe vera at a crayfish neuromuscul junction. Phytother Res, 13(7):580–583, 1999 Nov
Hatano T, Uebayashi H, Ito H et al.: Phenolic constituents of Cassia seeds and antibacterial effect of some naphthalenes and anthraquinones on methicillin-resistant Staphylococcus aureus. Chem Pharm Bull (Tokyo). 47 (1999), 1121–1127
Hutter JA et al: Antiinflammatory C-glucosyl chromone from Aloe barbadensis. J Nat Prod 59 (1996), 541–543
Izzo AA et al: The role of nitric oxide in aloe-induced diarrhoea in the rat. Eur J Pharmacol, 368(1):43–8, 1999 Feb 26
Klimpel BE et al: Anthranoidhaltige Laxantien – ein Risiko für die Entwicklung von Tumoren der ableitenden Harnwege. PUZ 26 (1), Jahrestagung der DPhG, Berlin, 1996, 1997

Koch A: Investigations on the laxative action of aloin in the human colon. Planta Med 59 (1993), A689
Koch A: Metabolisierung von Aloin. Korrelation zwischen In-vitro- und in-vivo-Versuchen. Deutsche Apotheker Ztg 135 (1995), 1150–1152
Kopp H: Choleretische Wirkung und Verträglichkeit von Chol-Kugeletten bei Cholezytopathien. Therapiewoche 29 (1979), 5645–5655
Lalla JK, Nandedkar SY, Paranjape MH, Talreja NB: Clinical trials of ayurvedic formulations in the treatment of acne vulgaris. J Ethnopharmacol. 78 (200), 99–102
Langmead L, Smith GV, Farthing MJG, Rampton DS: Aloe vera gel inhibits gastric carcinoma cell proliferation in vitro. Gut. 48 (Suppl 1) 2001, A49
Lee CK et al: Prevention of ultraviolet radiation-induced suppression of contact hypersensitivity by Aloe vera gel components. Int J Immunopharmacol, 21(5):303–10, 1999 May
Mueller S, Stopper H: Characterization of the genotoxicity of anthraquinones in mammalian cells. Biochim Biophys Acta, 1428(2–3):406–14, 1999 Aug 5
N.N.: Aloe und Aloine – Aktuelles über weltweit verwendete Arzneistoffe. Deutsche Apotheker Ztg 135 (1995), 3644–3645
Odes HS, Madar Z: A double-blind trial of a celandin, aloevera and psyllium laxative preparation in adult patients with constipation. Digestion. 49 (1991), 65–71
Okyar A, Can A, Akev N, Baktir G, Sütlüpinar N: Effect of *Aloe vera* leaves on blood glucose level in type I and type II diabetic rat models. Phytother Res. 15 (2001), 157–161
Park MK et al: Neoaloesin A: A new C-glucofuranosyl chromone from Aloe barbadensis. Planta Med 62 (1996), 363–365
Pugh N, Ross SA, ElSohly MA, Pasco DS: Characterization of Aloeride, a new high-molecular-weight polysaccharide from *Aloe vera* with potent immunostimulatory activity. J Agric Food Chem. 49 (2001), 1030–1034
Saleem R, Faizi S, Siddiqui BS, Ahmed M, Hussain SA, Qazi A, Dar A, Ahmad SI, Qazi MH, Akhtar S, Hasnain SN: Hypotensive effect of chemical constituents from *Aloe barbadensis*. Planta Med. 67 (2001), 757–760
Schorkhuber M, Richter M, Dutter A et al.: Effect of anthraquinone-laxatives on the proliferation and urokinase secretion of normal, premalignant and malignant colonic epithelial cells. Eur J Cancer. 34 (1998), 1091–1098
Shida T et al: Planta Med 51 (1985), 273
Strickland FM et al: Inhibition of UV-induced immune suppression and interleucin-10 production by plant oligosaccharides and polysaccharides. Photochem Photobiol, 69(2):141–7, 1999 Feb
Sydiskis RJ, Owen DG, Lohr JL et al.: Inactivation of enveloped viruses by anthraquinones extracted from plants. Antimicrob Agents Chemother. 35 (1991), 2463–2466
Syed TA, Ahmad SA, Holt AH et al.: Management of psoriasis with Aloe vera extract in a hydrophilic cream: a placebo-controlled, double-blind study. Trop Med Int Health. 1 (1996), 505–509
Tzeng SH, Ko WC, Ko FN, Teng CM: Inhibition of platelet aggregation by some flavonoids. Thromobosis Res 64 (1991), 91
Wang HH, Chung JG, Ho CC, Wu LT, Chang SH: Aloe-emodin effects on arylamine N-acetyltransferase activity in the bacterium Helicobacter pylori. Planta Med. 64 (1998), 176–178
Westendorf J: Phytotherapie: Anthranoide in Arzneipflanzen. Deutsche Apotheker Ztg 133 (1993), 2345
Yoig A, Egusa T, Arase M et al: Isolation and characterization of the glycoprotein fraction with proliferation-promotory activity on human and hamster cells in vitro. Planta Med 63 (1997), 1–21
Zhang L, Tizard IR: Activation of a mouse macrophage cell line by acemannan: the major carbohydrate fraction from Aloe vera gel. Immunopharmacol, 35(2):119–28, 1996 Nov

Kap-Aloe – Aloe ferox

Volkstümliche Namen: Afrikanische Aloe (dt.), Cape Aloe (engl.)

Familie: Asphodelaceae

Botanik: Siehe Barbados-Aloe

Verbreitung: Südafrika

Kap-Aloe

Verwendete Pflanzenteile: Kap-Aloe ist der zur Trockene eingedickte Saft der Blätter einiger Arten der Gattung *Aloe*, insbesondere von *Aloe ferox* MILLER und seiner Hybriden.

Inhaltsstoffe

- Anthracenderivate, bes. Anthron-10-C-glykoside, u. a. Aloine A und B (je nach Herkunft 12 bis 22 %), 5-Hydroxyaloin A, daneben 1,8-Dihydroxyanthrachinone, u. a. Aloe-Emodin, und gemischte Anthron-C- und O-glykoside, u. a. Aloinoside A und B (zusammen ca. 8 %)
- 2-Alkylchromone, u. a. Aloeresine A (ca. 20 %), B (ca. 15 %), C und D, Isoaloeresin A
- Flavonoide

Pharmakologie

Siehe unter Barbados-Aloe.

Anwendungsgebiete

Die Droge wird in Mitteleuropa der *Aloe barbadensis* vorgezogen. Von der Kommission E wird nur die Anwendung bei Obstipation empfohlen. Die Verwendung zur Stuhlerweichung, z. B. bei Analfissuren oder nach operativen Eingriffen im ano-rektalen Bereich, ist plausibel. Der Einsatz sollte aber nur unter klinischer Beobachtung erfolgen.
Volksmedizinisch wird sie als Bestandteil der sogenannten „Schwedenkräuter" eingesetzt, die in Deutschland als Allheilmittel eine breite Akzeptanz gefunden haben. In Südafrika wird der frische Saft bei Augenentzündungen und Syphilis gebraucht.
Homöopathie: Stuhlinkontinenz, Magen-Darm-Beschwerden und Hämorrhoiden.

Sonstige Verwendung
Veterinärmedizin: Dort wird die Droge als Abführmittel und zur Behandlung von Räude befallener Schafe gegeben.

Dosierung

Einzeldosis: 0,1 g abends.
Tagesdosis: 0,05g–0,2 g Aloepulver.
Verwendet werden wässrige, wässrig-ethanolische und methanolische Extrakte entsprechend

einer Tagesdosis von 20–30 mg Hydroxyanthracenderivaten berechnet als wasserfreies Aloin.
Die Dauer der Anwendung soll sich auf kurze Zeiträume (max. 1–2 Wochen) beschränken.
Homöopathisch: 5 Tropfen oder 1 Tablette oder 10 Globuli oder 1 Messerspitze Verreibung alle 30–60 min (akut) und 1–3-mal täglich (chronisch); parenteral: 1–2 ml 3-mal täglich s. c. (HAB).

Anwendungsbeschränkungen: Siehe unter Barbados-Aloe.

Patienteninformation: Siehe unter Barbados-Aloe.

Bewertung der Wirksamkeit: Die Kommission E befürwortet in der Monographie von 1993 die Anwendung von Aloe-Präparaten bei Verstopfung. Auch von der ESCOP wurde im Juli 1997 die kurzzeitige Einnahme bei gelegentlicher Verstopfung positiv bewertet.

Handelspräparate
Dr. Janssen's Teebohnen (TD: 15–30 mg)
Kräuterlax® (TD: 30 mg)
Rheogen® (TD: 15–30 mg)

Literatur
Speranza G et al: Studies on Aloe, 12. Furoaloesone, a new 5-methylchromene from cape aloe. J Nat Prod 56 (1993), 1089
Speranza G, Manitto P, Monti D, Pezzuto D: Studies on Aloe, part 10: Feroxins A and B, two O-glycosylated 1-methyltetralins from cape Aloe. J Nat Prod 55 (1992), 723–729
Van Wyk BE et al: Geographical variation in the major compounds of Aloe ferox leaf exsudate. Phytochemistry 61 (1995), 250–253
Für weitere Literatur siehe unter Barbados-Aloe.

Rostrote Alpenrose – Rhododendron ferrugineum

Volkstümliche Namen: Alpenrose, Alpenrose, pontische, Alpenrose, rostfarbene, Rostblättrige Alpenrose (dt.), Rhododendron, Yellow, Rosebay, Rusty-leaved alpenrose, Snow Rose (engl.), bujo, rododendro (span.), Leurier rose des Alpes, rhododendron ferrugineux (frz.), rosa delle alpi (it.)

Familie: Ericaceae

Botanik: Die Pflanze ist ein bis 1 m hoher, immergrüner, vom Boden an reich verzweigter Strauch mit kräftigen, elastischen, graubraun berindeten Zweigen. Die Blätter sind länglich-lanzettlich, derb, kahl, ganzrandig, am Rande umgerollt, oberseits glänzend dunkelgrün, unterseits dicht schuppig, später rostfarben. Die rosa Blüten stehen in doldigen Trauben. Die Frucht ist eine fünfspaltige Kapsel. Die Samen sind spindelförmig, ca. 1 mm lang und hellbraun.

Verbreitung: *Rhododendron ferrugineum* wächst in der gesamten Alpenkette von den Pyrenäen bis zum südkroatischen Gebirge, jedoch nicht in den Karpaten.

Rostrote Alpenrosenblätter

Verwendete Pflanzenteile: Rostrote Alpenrosenblätter bestehen aus den getrockneten Laubblättern von *Rhododendron ferrugineum* L.

Inhaltsstoffe
- Diterpene vom Andromedan-Typ (Vorkommen fraglich, aber wahrscheinlich)
- Phenolglykoside (Bitterstoffe): Rhododendrin (Betulosid, 4-(3'-Glucosyloxybutyl)-phenol)
- Flavonoide: u. a. Myricetin, Gossypetin, Azaleatin

Pharmakologie
Die vermutlich in der Droge enthaltenen primären Grayanotoxine könnten eine blutdrucksenkende Wirkung ausüben

Anwendungsgebiete
Volksmedizin: bei Gicht, Steinbeschwerden, rheumatischen Beschwerden, Neuralgien, Muskelschmerzen, Migräne, Wetterfühligkeit, Bluthochdruck und Altersbeschwerden.
Homöopathie: bei Nervenschmerzen, Rheuma und Hodenentzündungen.

Dosierung
Tagesdosis: 5–6 g Droge als Teeaufguss zubereitet.
Homöopathisch: ab D4: 5 Tropfen oder 1 Tablette oder 10 Globuli oder 1 Messerspitze Verreibung alle 30–60 min (akut) und 1–3-mal täglich (chronisch); parenteral: 1–2 ml s. c. 3-mal täglich (akut); einmal täglich (chronisch), (HAB34).

Anwendungsbeschränkungen: Bei Überschreiten der Tagesdosis kommt es zu Erbrechen und Durchfall und möglicherweise zu starker Benommenheit. Ein therapeutischer Einsatz der Droge ist nicht zu vertreten, da Risiken durch die unklare Inhaltsstofflage nicht ausgeschlossen werden können. Über das Vorkommen toxischer Diterpene mit Andromedan-Struktur (Grayanotoxine) existieren widersprüchliche Angaben. Fallberichte über Vergiftungen von Weidevieh durch rostrote Alpenrosenblätter deuten daraufhin, dass Verbindungen dieser

Substanzklasse tatsächlich in den Blättern enthalten sein können. Grayanotoxine verhindern die Schließung der Natriumkanäle und stören damit die Reizübertragung. Vergiftungserscheinungen können sein: Salivation, kalter Schweiß, Parästhesien, Erbrechen, Durchfall, starke Benommenheit, Koordinationsstörungen, Krämpfe, Bradykardie, Herzarrhythmien, Blutdruckabfall, später Tod durch Herzversagen oder Atemstillstand. Eindeutige Belege für die Toxizität sind nur für Kraut, Blüten und Nektar von *Rhododendron ponticum* L. gegeben. Berichte über schwere Vergiftungen nach der in der Volksmedizin üblichen Anwendung von rostroten Alpenrosenblättern liegen nicht vor. Die Möglichkeit einer chronischen Hydroxychinon-Intoxikation bei langandauernder Einnahme der Droge erscheint zweifelhaft, da die Droge kein Arbutin enthält.

Patienteninformation: Zubereitungen aus rostroten Alpenrosenblättern sollen aufgrund volksmedizinischer Erfahrungswerte bei einer Reihe von Krankheitsbildern wie Gicht, Rheuma, Nerven- und Muskelschmerzen, Bluthochdruck, Migräne und Altersbeschwerden hilfreich sein, wissenschaftliche Beweise für die Wirksamkeit liegen jedoch nicht vor. Da die Arzneipflanze möglicherweise hochgiftige Inhaltsstoffe enthält, kann die Anwendung aus ärztlicher Sicht nicht empfohlen werden.

Bewertung der Wirksamkeit: Die Kommission E bewertet in ihrer Monographie von 1990 die Droge negativ und rät von einer therapeutischen Verwendung ab, da einerseits die Wirksamkeit nicht belegt ist und andererseits aber Risiken nicht ausgeschlossen werden können.

Handelspräparate
Keine bekannt.

Literatur

Hänsel R, Keller K, Rimpler H, Schneider G (Hrsg): Hagers Handbuch der Pharmazeutischen Praxis. 5. Aufl., Bde 4–6 (Drogen), Springer Verlag Berlin, Heidelberg, New York, 1992–1994

Keller S et al: PA 25 (1970), 621–625

N.N.: Bewusstlos nach Verzehr eines Honigbrötchens. Deutsche Apotheker Ztg 132 (1992), 1440

Sticher O, Soldati F, Lehmann D: Planta Med, 35: 253–61, 1979

Thieme H, Winkler HJ: Pharmazie, 26: 235–43, 1971

Pontische Alpenrose – Rhododendron ponticum

Volkstümliche Namen: Pontische Alpenrose (dt.)

Familie: Ericaceae

Botanik: Strauch, immergrün, bis 5 m hoch werdend, seltener bis 8 m hoher Baum. Laubblätter 8 bis 15 cm lang, 3 bis 5 cm breit, Stiel 1 bis 2 cm lang, Blattspreite elliptisch-länglich, an beiden Enden spitz, ganzrandig, ledrig, oberseits dunkelgrün, glatt, unbehaart, unterseits blassgrün, unbehaart. Blütenstand ist eine Doldentraube mit 8 bis 15 Einzelblüten auf 3 bis 3,5 cm langen, unbehaarten Stielen. Blüten 5zählig, violett bis rosaviolett, auf dem oberen Lappen mit grün-gelben Flecken. Frucht eine länglich-zylindrische Kapsel. Samen klein, flugfähig.

Verbreitung: Balkanstaaten, Gebiet der ehemaligen GUS, Spanien, Portugal und England

Pontisches Alpenrosenkraut

Verwendete Pflanzenteile: Das Pontische Alpenrosenkraut sind die getrockneten beblätterten Zweige von *Rhododendron ponticum* L.

Inhaltsstoffe
- Diterpene vom Andromedan-Typ: Grayanotoxin I (Andromedotoxin, Acetylandromedol, Asebotoxin, Rhodotoxin, 0,001 bis 0,02 %), Grayanotoxin II (Andromedol), Grayanotoxin III (Andromedenol)
- Flavonoide: Myricetin, Gossypetin, Azaleatin, Malvin
- Steroide: Sterole, u. a. β-Sitosterol, α-Amyrin, Ursolsäure

Pharmakologie
Die Droge wirkt im Tierversuch blutdrucksenkend durch die enthaltenen Diterpene vom Andromedantyp (Grayanotoxine).

Anwendungsgebiete
Volksmedizin: bei primärer Hypertonie und Arthritis.

Dosierung
Einnahme als Tee oder Zigarette. Nähere Angaben sind nicht bekannt.

Anwendungsbeschränkungen: Eine arzneiliche Anwendung der Droge ist abzulehnen. Die beobachteten Wirkungen (Blutdrucksenkung infolge Bradykardie) sind erste Anzeichen einer Vergiftung.
Die Pflanze ist auf Grund ihres Gehaltes an Andromedanderivaten toxisch. Die in ihr enthal-

tenen Grayanotoxine können die Schließung der Natriumkanäle und damit die Reizübertragung verhindern. Vergiftungserscheinungen bei Überdosierung können sein: Salivation, kalter Schweiß, Parästhesien, Erbrechen, Durchfall, starke Benommenheit, Koordinationsstörungen, Krämpfe, Bradykardie, Herzarrhythmien, Blutdruckabfall, später Tod durch Herzversagen oder Atemstillstand.
Vergiftungen bei Tieren, auch mit tödlichem Ausgang, sind häufig („Ziegentod"). Beim Menschen wurden sie bisher nicht beobachtet, vermutlich auf Grund des fehlenden Anreizes zum Verzehr der ledrigen Blätter oder der geringen, bei arzneilicher Anwendung aufgenommenen Mengen an Andromedanderivaten. Wegen des stark schwankenden Gehaltes der Pflanze an Andromedanderivaten lässt sich eine toxische bzw. letale Dosis nicht angeben. Die LD_{50} für die Maus beträgt 5,1 mg Grayonotoxin I/kg KG, p.o.

Patienteninformation: Zubereitungen aus Pontischem Alpenrosenkraut sollen aufgrund volksmedizinischer Erfahrungswerte bei Bluthochdruck und Arthritis hilfreich sein, wissenschaftliche Beweise für die Wirksamkeit liegen jedoch nicht vor. Aufgrund der schweren möglichen Nebenwirkungen kann die Anwendung des Arzneimittels aus ärztlicher Sicht nicht empfohlen werden.

Bewertung der Wirksamkeit: Eine Bewertung der Droge durch die Kommission E oder ESCOP ist bisher nicht erfolgt. Die therapeutische Wirksamkeit ist wissenschaftlich nicht belegt. Wegen der hohen Toxizität der enthaltenen Grayanotoxine ist das Nutzen-Risiko-Verhältnis als negativ zu bewerten und von der Verwendung der Droge abzuraten.

Handelspräparate
Keine bekannt.

Literatur

Keller S, von Kürten S, Pachaly P, Zymalkowski F: Sterines and triterpenes from Rhododendron ponticum Pharmazie, 25:621–5, 1970 Oct

Thieme H, Walewska E, Winkler HJ: Isolation of salidroside from leaves of Rhododendron ponticum x catawbiense Pharmazie, 24:783, 1969 Dec 12

Alpenveilchen – Cyclamen europaeum

Volkstümliche Namen: Alpenveilchen, Erdscheibe, echte, Zyklame, europäische (dt.), Cyclamen, Groundbread, Ivy-leafed Cyclamen, Sowbread, Swinebread (engl.)

Familie: Primulaceae

Botanik: Die Pflanze wird ungefähr 5 bis 10 cm hoch. Der Wurzelstock ist eine scheibenartige Knolle. Die Blätter sind lang gestielt, rundlich, tief herzförmig, ausgeschweift oder klein gekerbt, kahl, oben mit weißlichem Saum und unten rot. Die Blatt- und Blütenstiele sind drüsig rau. Die einzeln stehenden Blüten sind rosenrot und befinden sich nickend und hakig gekrümmt auf aufrechten Blütenstielen. Die 5 Kelchblätter sind eirund, spitz, gezähnt. Die Krone ist eine kurze glockige Röhre mit 5 zurückgeschlagenen Zipfeln und am Grunde dunkler gefärbt. Es gibt 5 Staubblätter und 1 Fruchtknoten. Die Frucht ist eine Kapsel, die rau ist und mit 5 Klappen aufspringt.

Verbreitung: Alpen, Voralpen und alpine Gebiete Südeuropas.

Alpenveilchenwurzel

Verwendete Pflanzenteile: Alpenveilchenwurzel mit Wurzelstock ist der getrocknete unterirdische Teil von *Cyclamen europaeum* L.

Inhaltsstoffe
- Triterpensaponine: u. a. Cyclamin, Desglucocyclamin I, Desglucocyclamin II

Pharmakologie
Es liegen keine gesicherten Angaben vor.

Anwendungsgebiete
Bei Menstruationsbeschwerden und nervösen Störungen, bei Verdauungsbeschwerden.
Homöopathische Verwendung bei Migräne mit vegetativen Begleiterscheinungen und bei prämenstruellem Syndrom.

Dosierung:
Keine gesicherten Angaben.

Anwendungsbeschränkungen: Bereits bei Aufnahme kleiner Dosen (0,3 g) können auftreten: Übelkeit, Erbrechen, Durchfall und Magenschmerzen. Hohe Dosen können zu Krämpfen und Atemlähmung führen.

Patienteninformation: Zubereitungen aus dem giftigen Alpenveilchenwurzelstock sollen bei Frauenleiden, Verdauungsbeschwerden und nervösen Störungen hilfreich sein, wissenschaftliche Untersuchungen hierzu liegen nicht vor. In der Homöopathie wird die Pflanze zur Behandlung der Migräne und bei Beschwerden vor Beginn der Regelblutung eingesetzt.

Bewertung der Wirksamkeit: Die Wirksamkeit der Droge ist nach den gültigen Kriterien für klinische Prüfungen von Arzneimitteln bisher nicht belegt, Daten zu den pharmakologischen Eigenschaften liegen nicht vor. Die Droge ist toxisch.

Handelspräparate
Keine bekannt.

Literatur

Braccini I, Herve du Penhoat C, Michon V, Goldberg R, Clochard M, Jarvis MC, Huang ZH, Gage DA: Structural analysis of cyclamen seed xyloglucan oligosaccharides using cellulase digestion and spectroscopic methods. Carbohydr Res, 276:167–81, 1995 Oct 16
Calis I, Satana ME, Yürüker A, Kelican P, Demirdamar R, Alacam R, Tanker N, Ruegger H, Sticher O: Triterpene saponins from Cyclamen mirabile and their biological activities. J Nat Prod, 60:315–8, 1997 Mar
Calis I, Yürüker A, Tanker N, Wright AD, Sticher O: Triterpene saponins from Cyclamen coum var. coum. Planta Med, 276:166–70, 1997 Apr
Jaspersen-Schib R, Theus L, Guirguis-Oeschger M, Gossweiler B, Meier-Abt PJ: Serious plant poisonings in Switzerland 1966–1994. Case analysis from the Swiss Toxicology Information Center. Schweiz Med Wochenschr, 60:1085–98, 1996 Jun 22
Tschesche R, Mercker HJ, Wulff G: Liebig Ann Chem 721 (1969), 194
Tschesche R, Striegler H, Fehlhaber HW: Liebig Ann Chem 691 (1966), 165

Alraune – Mandragora officinarum

Volkstümliche Namen: Alraune, Alraunpflanze, Mandragora (dt.), European Mandrake, Mandragora, Mandrake, Satan's Apple (engl.)

Familie: Solanaceae

Botanik: Die Pflanze ist stengellos mit dickem, rübenförmigem Wurzelstock, der außen hell gefärbt, einfach oder verzweigt und bis 60 cm tief ist. Die Blätter sind einheitlich groß, behaart, kurz gestielt, eiförmig-lanzettlich und haben einen ekelerregenden Geruch. Die zahlreichen Blüten sitzen an hellgrünen Blütenstielen. Sie sind außen behaart. Die Krone ist hellgrün bis gelb. Der Kelch ist lanzettlich mit spitzen Zipfeln und halb so lang wie die etwa 3 cm lange Blumenkrone. Die Haare auf der Außenseite der Krone besitzen Köpfchen aus ca. 15 Zellen und sitzen auf Stielchen aus 2 bis 3 Zellen. Die Frucht ist gelb und kugelig und ragt mit 2–3 cm Durchmesser weit über den Kelch hinaus.

Verbreitung: Die Pflanze ist im Mittelmeergebiet und angrenzenden frostfreien Gegenden heimisch.

Alraunwurzel

Verwendete Pflanzenteile: Alraunwurzel ist der unterirdische Teil von *Mandragora officinarum* L.

Inhaltsstoffe
- Tropanalkaloide (ca. 0,4 %): Hauptalkaloide (-)-Hyoscyamin, beim Lagern teilweise in Atropin übergehend, und Scopolamin, daneben u. a. 3α-Tigloyloxytropan, 3,4-Ditigloyloxytropan.

Pharmakologie
Das Wirkprofil der Droge wird im wesentlichen durch die anticholinerge Wirkung der Hauptalkaloide (Atropin, Hyoscamin und Scopolamin) gekennzeichnet.
Vgl. Tollkirsche.

Anwendungsgebiete
Die Droge wird heute nicht mehr verwendet.
Volksmedizin: bei Magengeschwüren, Koliken, Asthma, Heuschnupfen und Keuchhusten.

Dosierung:
Keine gesicherten Angaben.

Anwendungsbeschränkungen: Risiken der bestimmungsgemäßen Anwendung therapeutischer Dosen der Droge sind nicht bekannt. Als Nebenwirkungen können, bes. bei Überdosierung, auftreten: Hautrötung, Mundtrockenheit, tachykarde Arrhythmien, Mydriasis (die vier Frühsymptome einer Atropinvergiftung), Akkomodationsstörungen, Wärmestau durch Abnahme der Schweißsekretion, Miktionsbeschwerden und Obstipation.
Bei Vergiftungen kommt es wegen des relativ hohen Scopolamingehaltes der Droge zunächst zu Somnolenz, nach der Aufnahme sehr hoher Dosen aber auch zu zentraler Erregung (Unruhe, Halluzinationen, Delirien, Tobsuchtsanfälle), gefolgt von Erschöpfung und Schlaf. Bei tödlichen Dosen (für Erwachsene ab 100 mg Atropin, bei alkaloidreicher Droge also ab etwa 20 g der Wurzeldroge, bei Kindern wesentlich weniger) besteht die Gefahr der Atemlähmung.
Schwere Vergiftungen sind besonders bei Missbrauch der Droge als Rauschmittel denkbar.

Patienteninformation: Zubereitungen aus Mandragora- oder Alraunwurzel sollen aufgrund volksmedizinischer Erfahrungswerte bei Magengeschwüren, Koliken, Asthma, Heuschnupfen und Keuchhusten hilfreich sein, wegen der starken Giftigkeit der Arzneipflanze kann die Anwendung heutzutage nicht mehr empfohlen werden.

Bewertung der Wirksamkeit: Die Anwendung der atropin- und scopolaminhaltigen Droge (vgl. Tollkirsche) ist aufgrund der Toxizität und des negativen Nutzen-Risiko-Verhältnisses heute obsolet.

Handelspräparate

Keine bekannt.

Literatur

Al-Khali S, Alkofahi A: The chemical constituents of Mandragora autumnalis. Planta Med 62 (Abstracts of the 44th Ann Congress of GA, 1966), 149

Jackson BP, Berry MI: Hydroxytropane tigliates in the roots of Mandragora species. Phytochemistry 12 (1973), 1165–1166

Kraft K: Europäische Rauschdrogen. Z Phytother 17 (1996), 343–355

Scholz, E: Alraunenfrüchte – ein biblisches Aphrodisiakum. Z Phytother 16 (1995), 109–110

Zahnstocher-Ammei – Ammi visnaga

Volkstümliche Namen: Bischofskraut, Khella, Zahnstocherammei, Zahnstockerkraut (dt.), Khella, Khella Fruits (engl.)

Familie: Apiaceae

Botanik: *A. visnaga* ist eine robuste ein- oder zweijährige Pflanze von bis zu 100 cm Höhe. Die unteren Blätter sind gefiedert, die anderen 2- bis 3fach gefiedert. Alle haben dicht linealische oder fadenförmige Lappen. Die Strahlenblüten sind bis 1,5 m hoch, schlank und in der Blüte breit. Die Frucht ist 2 bis 2,5 mm groß.

Verbreitung: Mittelmeerraum, kultiviert in den USA, Mexiko, Chile und Argentinien

Ammi-visnaga-Früchte

Verwendete Pflanzenteile: Ammi-visnaga-Früchte, bestehend aus den getrockneten, reifen Früchten von *Ammi visnaga* (L.) LAM.

Inhaltsstoffe

- Furanochromone (2 bis 4 %): bes. Khellin, Visnagin, Khellol und Khellolglucosid
- Pyranocumarine (0,2 bis 0,5 %): bes. Visnadin und Samidin
- Flavonoide, u. a. Quercetin und Isorhamnetin und deren 3-Sulfate
- Ätherisches Öl
- Fettes Öl

Pharmakologie

Die Droge wirkt im Tierversuch muskulotrop spasmolytisch auf die Bronchialmuskulatur, die Muskulatur des Magen-Darm-Kanals, der Gallenwege, des Urogenitalbereichs und der Koronargefäße, des weiteren diuretisch. Die wesentlichen Wirkstoffe sind die Furanochromone Khellin und Visnagin. Die Cumarinderivate Visnadin und Samidin sind an der Gesamtwirkung vor allem durch ihre spasmolytische, koronarerweiternde Wirkung beteiligt. Zur klinischen Wirksamkeit des Gesamtextrakts liegen keine wissenschaftlichen Studien vor.

Anwendungsgebiete

Bei Angina pectoris, Koronarinsuffizienz, paroxysmaler Tachykardie, Extrasystolen, Altersherz mit Hypertonie, Asthma, Keuchhusten sowie krampfartigen Beschwerden des Unterleibs.

Anwendungsbeschränkungen: Bei längerer Anwendung oder Überdosierung der Droge können Übelkeit, Schwindelgefühle, Appetitlosigkeit, Kopfschmerzen, Schlafstörungen und bei sehr hohen Dosen (über 100 mg Khellin entsprechend) reversibel erhöhte Werte von Leberenzymen im Blutplasma auftreten. Selten wurde nach Gabe der Droge ein reversibler cholestatischer Ikterus beobachtet. Die Droge besitzt auch phototoxische Wirkung.

Dosierung:

Mittlere TD entsprechend 20 mg γ-Pyronderivaten, berechnet als Khellin.
Fluidextrakt (1:1): 0,5 ml.
Tinktur (1:10): 4 ml.
Tee: 0,5 g Droge auf 1 Tasse Wasser, mehrmals täglich.

Patienteninformation: Medikamente aus Zahnstocher-Ammei können aufgrund ihrer krampflösenden Eigenschaften und Förderung der Herzkranzgefäß- und Herzmuskeldurchblutung die Beschwerden bei bestimmten Herzerkrankungen, Asthma, Keuchhusten und auch krampfartigen Unterleibsbeschwerden verbessern. Bei längerer Anwendung oder zu hoher Dosis können sich Schwindel, Kopfschmerzen, Appetitverlust, Schlafstörungen und eine Erhöhung der Leberwerte im Blut einstellen, selten auch Gelbsucht oder Hautveränderungen nach Sonnenbestrahlung. Regelmäßige Kontrolluntersuchungen bei Ihrem behandelnden Arzt sollten deshalb unbedingt erfolgen und die Dosierungsanweisungen unbedingt beachtet werden.

Bewertung der Wirksamkeit: Die Kommission E bewertet in ihrer Monographie von 1994 das Nutzen-Risiko-Verhältnis der Droge als negativ, da die therapeutische Wirksamkeit nicht ausreichend belegt und das Potential schwerer Nebenwirkungen erheblich ist.

Handelspräparate
Carduben®
Khellangan® N Dragees (TD: 200 mg Trockenextrakt, entsprechend 20 mg γ-Pyrone)

Literatur
Duarte J et al: Effects of visnadine on rat vascular smooth muscle. Planta Med 63 (1997), 233–236
Greinwald R, Stobernack HP: Ammi visnaga – Das Bischofskraut. Z Phytother 11(2) (1990), 65
Le Quesne, PW et al: J Nat Prod 48 (1985), 496
Martelli P et al: J Chromatogr 301 (1984), 297
Trunzler G: Phytotherapeutische Möglichkeiten bei Herz- und arteriellen Gefäßerkrankungen. Z Phytother 10 (1989), 147

Ananas – Ananas comosus

Volkstümliche Namen: Ananas (dt.), ananas (dutch), pineapple (engl.), pina (esp.), ananas (frz.), ananasso (it.), ananás (port.)

Familie: Bromeliaceae

Botanik: Krautige Rosettenpflanze, mehrjährig, bis 1,2 m hoch werdend. Weiße, blaue oder purpurfarbene Blüten in etwa 30 cm langer Ähre angeordnet. Früchte mit der fleischig werdenden Blütenachse zu einer ovalen bis zylindrischen, zapfenähnlichen Scheinfrucht verwachsend. Scheinfrucht 10 bis 25 cm dick, 15 bis 25 cm hoch, 0,5 bis 5 kg schwer, gelb bis orangerot, großwarzig mit 6eckiger Felderung, an der Spitze einen Blattschopf tragend.

Verbreitung: Hawaii, Japan, Taiwan

Bromelain

Verwendete Pflanzenteile: Bromelain ist ein aus den Mutterstümpfen von *Ananas comosus* (L.) MERR. gewonnenes Gemisch proteolytischer Enzyme.

Inhaltsstoffe
- Proteasen: Gemisch aus mindestens 5 chemisch sehr ähnlichen Cystein-Proteinasen, u. a. EC 3.4.22.4 und EC 3.4.22.5, durch Oxidationsmittel inaktivierbar, durch Thiole, z. B. Cystein aktivierbar, weiterhin geringe Mengen einer Phosphatase, einer Peroxidase und von Proteaseinhibitoren

Pharmakologie
Die Droge wirkt antiphlogistisch, fibrinolytisch, proteolytisch und wundheilungsfördernd durch die enthaltenen proteolytischen Enzyme. Ferner wurde eine Hemmung der Thrombozytenaggregation, eine antineoplastische Wirkung sowie eine Erhöhung des Serumspiegels gleichzeitig gegebener Antibiotika gesehen.

Anwendungsgebiete
Innere Anwendung: Bei posttraumatischen und postoperativen Schwellungen zur Förderung der Wundheilung und zur Enzymsubstitution bei Verdauungsbeschwerden nach Pankreaserkrankungen.
Volksmedizin: bei Ödemen, Verdauungsbeschwerden, bei Entzündungen und fieberhaften Erkrankungen (Hawaii, Philippinen und Südamerika), bei asthmatischen Erkrankungen von Kindern (DR Kongo) und als Mittel gegen Würmer (Brasilien).
Indische Medizin (Frucht): bei dyspeptischen Beschwerden, Obstipation, Amenorrhoe und Dysmenorrhoe sowie bei blutigem Erbrechen und Fieber.

Sonstige Verwendung
Medizin: Ananaskleie findet bei Schlankheitskuren Anwendung.
Industrie/Technik: Bromelain wird bei der Gelatine-, Bier-, und Fleischherstellung verwendet.

Dosierung
Innere Anwendung:
TD: 80–240 mg Rohbromelain in galenischen Zubereitungen, entsprechend 200–600 FIP-Einheiten.

Anwendungsbeschränkungen: Risiken der bestimmungsgemäßen Anwendung therapeutischer Dosen der Droge sind nicht bekannt. Als Nebenwirkungen der innerlichen Anwendung können Magenbeschwerden und Durchfälle auftreten. Allergische Reaktionen nach wiederholter Anwendung wurden beobachtet. Eine erhöhte Blutungsneigung bei gleichzeitiger Gabe von Antikoagulanzien oder Hemmern der Thrombozytenaggregation kann nicht ausgeschlossen werden. Bei gleichzeitiger Einnahme von Bromelain und Tetracyclinen wird deren Konzentration in Plasma und Urin erhöht.

Patienteninformation: Medikamente aus Ananasfrüchten sind sehr gut zur Verdauungsförderung geeignet, insbesondere nach Erkrankungen der Bauchspeicheldrüse. Wenn Sie abnehmen wollen, kann Ananaskleie durchaus hilfreich sein, da die Aufspaltung der mit der Nahrung aufgenommenen Eiweißstoffe

A

unterstützt wird. Außerdem wird die Wundheilung gefördert und Schwellungen besonders nach Verletzungen oder Operationen vermindert. Magenbeschwerden und Durchfälle sind als Nebenwirkungen beschrieben, ebenso allergische Reaktionen.

Bewertung der Wirksamkeit: Die Kommission E bewertet in ihrer Monographie von 1994 die Droge positiv und empfiehlt die therapeutische Anwendung bei akuten posttraumatischen und postoperativen Schwellungen, insbesondere der Nasenhaupt- und Nasennebenhöhlen. Aufgrund seiner proteolytischen Eigenschaften eignet sich Bromelain auch zur Behandlung einer Pankreasinsuffizienz.

Handelspräparate
Traumanase® (TD: 120–240 mg)

Literatur

Harrach T, Eckert K, Schulze-Forster K, Nuck R, Grunow D, Maurer HR: Isolation and partial characterization of basic proteinases from stem bromelain. J Protein Chem, 57:41–52, 1995 Jan

Holtum JA, Summons R, Roeske CA, Comins HN, O'-Leary MH: Allergic reactions, including asthma, to the pineapple protease bromelain following occupational exposure. Clin Allergy, 57:443–50, 1979 Sep

Hotz G, Frank T, Zöller J, Wiebelt H: Antiphlogistic effect of bromelaine following third molar removal Dtsch Zahnarztl Z, 57:830–2, 1989 Nov

Taussig SJ, Batkin S: Abortifacient effect of steroids from Ananas comosus and their analogues on mice. J Reprod Fertil, 22:461–2, 1976 Mar

Taussig SJ, Batkin S: Bromelain, the enzyme complex of pineapple (Ananas comosus) and its clinical application. An update. J Ethnopharmacol, 22:191–203, 1988 Feb–Mar

Taussig SJ, Batkin S: Modulation of pulmonary metastasis (Lewis lung carcinoma) by bromelain, an extract of the pineapple stem (Ananas comosus) letter Cancer Invest 22 (1988), 241–2

Andira araroba

Volkstümliche Namen: Chrysarobin, Goapulver (dt.), Araroba, Araroba Powder, Bahia Powder, Brazil Powder, Chrysatobine, Crude Chrysarobin, Goa Powder, Ringworm Powder (engl.)

Familie: Fabaceae

Botanik: Ein großer, glatter Baum, dessen gelbliches Holz längsverlaufende Kanäle und Zwischenräume hat, worin sich die Pulversubstanz mit dem Altern der Bäume in zunehmender Menge absetzt. Die Rinde des Baumes ist ungefähr 3 mm stark, gräulich-weiß und außen gerissen. Die Innenfläche ist bräunlich und geriffelt.

Verbreitung: Brasilien

Chrysarobin

Verwendete Pflanzenteile: Chrysarobin ist eine Ausscheidung aus der Kernhöhle des *Andira araroba* AGUIAR.

Inhaltsstoffe
- Anthronderivate (40 bis 80 %): bes. Chrysophanolanthron, Dehydroemodinanthronmonomethylether, Emodinanthronmonomethylether, Dimere dieser Verbindungen

Pharmakologie
Hautreizend. Chrysarobin ist ein starkes Reduktionsmittel. Heftige Erytheme sind Resultat der Berührung mit der Haut. Hemmung der Glukose-6-phosphat-Dehydrogenase. Die Droge ist von der Haut leicht resorbierbar.

Anwendungsgebiete
Chrysarobinsalben werden eingesetzt gegen Psoriasis und Dermatomykosen der verschiedensten Arten. Heute wird weitgehend das synthetische Anthranol verwendet.

Dosierung
Keine gesicherten Angaben

Anwendungsbeschränkungen: Die Droge wirkt stark haut- und schleimhautreizend (Rötung, Schwellungen, Pusteln, Konjunktivitis auch ohne Augenkontakt). Bei innerlicher Anwendung kommt es zu Erbrechen, Durchfall und Nierenentzündung (schon ab 0,01 g). Bei äußerlicher Anwendung auf großen Hautflächen können resorptive Vergiftungen auftreten.

Patienteninformation: Salben mit Chrysarobin werden zur Behandlung von verschiedenen Hauterkrankungen wie zum Beispiel Schuppenflechte eingesetzt. Der Wirkstoff ist stark hautreizend und vor allem schleimhautreizend, deshalb sollten Sie die Hinweise Ihres Hautarztes zur Anwendung unbedingt beachten und das Medikament niemals innerlich anwenden.

Bewertung der Wirksamkeit: Salben mit Chrysarobin finden aufgrund ihrer extrem haut- und schleimhautreizenden Eigenschaften Verwendung als wirksames Dermatologikum zur Behandlung bei Psoriasis und verschiedenen Dermatomykosen. Aufgrund der hohen transkutanen Resoptionsrate müssen großflächige Anwendungen unbedingt vermieden werden, die Anwendungsbeschränkungen und möglichen Nebenwirkungen sind hier besonders zu beachten.

Handelspräparate
Keine bekannt.

Literatur

BGA (Hrsg): Arzneimittelrisiken: Anthranoide. Deutsche Apotheker Ztg 132 (1992), 1164
Müller K, Wiegrebe W: Psoriasis und Antipsoriatika. Deutsche Apotheker Ztg 137 (1997), 1893–1902
N.N.: Abwehr von Arzneimittelrisiken, Stufe II. Deutsche Apotheker Ztg 136 (1996), 3253–2354

Andorn – Marrubium vulgare

Volkstümliche Namen: Andorn, gemeiner, Andorn, weißer, Antonitee, Dorant, weißer, Mauer-Andorn, Common horehound, Hoarhound, Houndsbane, houndsbene, Marrubium, marvel, White Horehound (engl.), Marrubio (esp.), Herbe vièrge, Marrube, Marrube blanc (frz.), Erba apiola, marrobio, mentastro (it.)

Familie: Lamiaceae

Botanik: Die Pflanze ist ein ausdauerndes Kraut mit spindeliger Wurzel und mehrköpfigem, oft verholzendem Wurzelhals. Die Stängel sind aufrecht, ästig, stumpf-vierkantig und etwa 40 bis 60 cm hoch und am Grunde bis 7 mm dick. Die Äste sind bogig abstehend, stumpfvierkantig und wie die Blätter lockerflaumig. Die Blätter sind weißwollig-filzig, gestielt, rundlich, ungleich gekerbt, die Nerven unterseits hervortretend und runzelig. Die Blüten sitzen kurz gestielt, 5 bis 7 mm lang in dicht- und reichblütigen, fast kugeligen, 1,5 bis 2 cm breiten, achselständigen Scheinquirlen zu 6 bis 8 an jedem Stängel. Der Kelch ist röhrig, von lockeren Sternhaaren weißfilzig und mit 10 pfriemlichen Kelchzähnen versehen, die an der Spitze hakig zurückgebogen sind. Die Krone ist weiß und flaumig behaart. Die Früchte sind eiförmige, 1,5 bis 2 mm lange, stumpf-dreikantige, glatte, graubraune, dunkler marmorierte oder einfarbig hellbraune Nüsschen.

Verbreitung: Die Pflanze ist vom Mittelmeer bis Zentralasien heimisch, in Mittel- und Nordeuropa eingebürgert und in Amerika, Südafrika und Australien eingeschleppt.
Herkunft der Drogen: Aus Wildsammlung oder Anbau in Südosteuropa, Frankreich und Marokko.

Andornkraut

Verwendete Pflanzenteile: Andornkraut besteht aus den frischen oder getrockneten oberirdischen Teilen von *Marrubium vulgare* L.

Inhaltsstoffe

- Diterpenbitterstoffe: Hauptkomponenten Marrubiin (0,1 bis 1,0 %), Premarrubiin (ca. 0,1 %)
- Kaffeesäurederivate: u. a. Chlorogensäure, Kryptochlorogensäure
- Flavonoide: u. a. mit Chrysoeriol, Vicenin II, Lactoylflavone, z. B. Luteolin-7-lactat, Apigenin-7-lactat
- Ätherisches Öl (0,05 bis 0,06 %): u. a. mit Camphen, p-Cymen, Fenchen

Pharmakologie

Im Tierexperiment ließ sich eine deutliche Steigerung der Gallesekretion durch die Gabe von Marrubinsäure und ihrem Salz nachweisen.
Durch die Hauptwirkstoffe ätherisches Öl und Diterpen-Bitterstoffe ist anzunehmen, dass die Droge anregend auf die Magensaftsekretion wirkt.
In der Literatur finden sich ferner Angaben zu möglichen vasodilatativen, antiinflammatorischen und schwach antioxidativen Wirkungen.

Anwendungsgebiete

Innere Anwendung: bei dyspeptischen Beschwerden wie Völlegefühl und Blähungen, Appetitlosigkeit und Katarrhen der Luftwege.
Volksmedizin: innerlich bei Durchfall, Gelbsucht, Schwächezuständen, bei schmerzhafter Menstruation und Verstopfung, bei akuter und chronischer Bronchitis, Keuchhusten, Asthma, tuberkulösen Lungenkatarrhen und bei Erkältungen.
Äußerlich bei Hautschäden, Geschwüren, Wunden und zum Gurgeln bei Mund- und Halsentzündungen.
Homöopathie: Entzündungen der Atemwege.

Sonstige Verwendung
Haushalt: Zur Herstellung von Likören und appetitanregenden Weinen.

Dosierung

Tagesdosis: 4,5 g Droge oder 2–6 Esslöffel Presssaft.
Tee: Als Aufguss mit 1,2 g Droge 3-mal täglich trinken.
Fluidextrakt (1:1): 2–4 ml, 3-mal täglich.
Homöopathisch: 5 Tropfen oder 1 Tablette oder 10 Globuli oder 1 Messerspitze Verreibung alle 30–60 min (akut) und 1–3-mal täglich (chronisch); parenteral: 1–2 ml s. c. 3-mal täglich (akut); einmal täglich (chronisch) (HAB).

Anwendungsbeschränkungen: Risiken der bestimmungsgemäßen Anwendung therapeutischer Dosen der Droge und Nebenwirkungen sind nicht bekannt.

Patienteninformation: Arzneimittel aus Andornkraut sind geeignet, Ihre Beschwerden bei Verdauungsstörungen mit Appetitlosigkeit, Völlegefühl und Blähungen zu lindern. Sie sollen aufgrund volksmedizinischer Erfahrungswerte auch bei Erkrankungen der Atemwege und Haut- und Schleimhautreizungen hilfreich sein. Risiken und Nebenwirkungen sind nicht bekannt.

Bewertung der Wirksamkeit: Eine positive Bewertung der Kommission E für die Anwendung bei Appetitlosigkeit und Dyspepsie mit Völlegefühl und Meteorismus liegt vor. Für die Wirksamkeit der volksmedizinischen Anwendungen gibt es keine Belege.

Handelspräparate

Angocin® Bronchialtropfen (TD: 3 ml Fluidextrakt, 1:1)

Literatur

Bartarelli IM: Boll Chim Farm 105 (1966), 787
Brieskorn CH, Feilner K: Phytochemistry 7 (1968), 485
Busby MC et al: Proc R IR Acad Sect B 83 (1983), 1
Cahen R: C R Soc Biol 164 (1970), 1467
Henderson MS, McCrindle R: J Chem Soc Chem Comm 15 (1969), 2014
Karryev MO et al: Izv Akad Nauk Turkm Ser Biol 3 (1976), 86
Mascolo N et al: Phytother Res 1 (1987), 28
Nicholas HJ: J Pharm Sci 53 (1964), 895
Pandler WW, Wagner S: Chem Ind 42 (1963), 1693
Popa DP et al: Khim Prir Soedin 4 (1968), 345
Popa DP et al: Rastit Resur 10 (1974), 365
Popa DP, Salei LA: Rastit Resur 9 (1973), 384

Angelika – Angelica archangelica

Synonyme: *Archangelica officinalis* (Moench) Hoffm.

Volkstümliche Namen: Angelika, Brustwurz, Engelwurz, Gartenangelika, Giftwurz, Glückenwurzel, Heiligenbitter, Heiligengeistwurzel, Zahnwurzel (dt.), Angelica, European Angelica, Garden Angelica (engl.)

Familie: Apiaceae

Botanik: Die Pflanze wird etwa 50 bis 250 cm hoch. Der Wurzelstock ist kurz, kräftig, fleischig mit langen Faserwurzeln. Der Stängel ist aufrecht, am Grunde oft armdick, stielrund, fein gerillt, hohl, unten rötlich überlaufen, oben ästig. Die unteren Blätter sind sehr groß, 60–90 cm, 3fach gefiedert, und haben drehrunde, hohle Stiele. Die Pflanze verfügt über grünlich-weiße bis gelbliche Umbelliferenblüte in sehr großen 20-40-strahligen zusammengesetzten Dolden ohne Hülle. Die Frucht ist 7 mm lang und 4 mm breit, elliptisch und geflügelt. Die äußere Fruchtschale löst sich von der inneren ab.

Verbreitung: Die Engelwurz ist eine hauptsächlich im Norden Europas und Asiens vorkommende Pflanze. Heute kommt sie als Wildpflanze an Nord- und Ostseeküste bis in die nördlichen Regionen Lapplands vor. Ansonsten Anbau.

Angelikawurzel

Verwendete Pflanzenteile: Angelikawurzel besteht aus den getrockneten Wurzeln und Wurzelstöcken von *Angelica archangelica* L.

Inhaltsstoffe

- Ätherisches Öl (0,35 bis 1,0 %): Hauptkomponenten α-Phellandren (Anteil 13 bis 28 %), β-Phellandren (Anteil 2 bis 14 %), α-Pinen (Anteil 14 bis 31 %), makrocyclische Lactone (duftbestimmend), u. a. Tri-, Penta- und Heptadecanolid
- Furanocumarine: u. a. Bergapten, Xanthotoxin, Imperatorin, Isoimperatorin, Angelicin, Archangelicin, Marmesin, Ostruthol, Xanthotoxin
- Kaffeesäurederivate: u. a. Chlorogensäure

Pharmakologie

Wurzelextrakte zeigen in-vitro calciumantagonisierende und im Tierversuch sedierende Wirkung. Die Verwendung als Tonikum und bei der Behandlung von Bronchialerkrankungen könnte durch die aromatisch-bitteren Eigenschaften erklärt werden.
Vgl. Angelikafrüchte und Angelikakraut.

Anwendungsgebiete

Innere Anwendung: bei Appetitlosigkeit, Völlegefühl, Blähungen und leichten Magen-Darm-Beschwerden.
Volksmedizin: bei Rheuma, als leichtes Hautreizmittel, bei Husten, Bronchitis, Menstruationsbeschwerden, Appetitlosigkeit, dyspeptischen Beschwerden mit leichten Magen-Darm-Krämpfen und Leber- sowie Gallenwegserkrankungen.

Dosierung

Tagesdosis: 4,5 g Droge,
Fluidextrakt (1:1): 1,5–3 g
Tinktur (1:5): 1,5 g
Ätherisches Öl: 10–20 Tropfen
Tee: 2–4 g (1 TL) auf 150 ml Wasser, 10 Minuten ziehen lassen. 1 Tasse, mehrmals täglich 1,5 Stunden vor der Mahlzeit trinken.

Anwendungsbeschränkungen: Risiken der bestimmungsgemäßen Anwendung therapeutischer Dosen der Droge und Nebenwirkungen sind nicht bekannt. Die in Angelikawurzel enthaltenen Furocumarine machen die Haut lichtempfindlicher und können in Zusammenhang mit UV-Strahlung zu Hautentzündungen führen. Für die Dauer der Anwendung von Angelikawurzel oder deren Zubereitungen sollte daher auf längere Sonnenbäder und intensive UV-Bestrahlung verzichtet werden. Nach Aufnahme größerer Mengen der Droge, besonders in Form ethanolischer Extrakte, sind wegen des photosensibilisierenden Charakters der Furanocumarine Photodermatosen denkbar.

Patienteninformation: Zubereitungen aus Angelikawurzel können aufgrund ihres aromatisch-bitteren Geschmacks appetitanregend wirken und aufgrund ihrer beruhigenden Wirkung auch bei Magen-Darm-Beschwerden, Husten und Bronchitis hilfreich sein. Allergieartige Hautveränderungen nach Sonnenbestrahlung sind möglich, lange Sonnenbäder und Besuche im Sonnenstudio sollten während der Einnahme des Medikamentes deshalb nicht erfolgen.

Bewertung der Wirksamkeit: Die Kommission E bewertet in ihrer Monographie von 1990 die Droge positiv und befürwortet die therapeutische Anwendung bei Appetitlosigkeit, dyspeptischen Beschwerden wie leichten Magen-Darm-Krämpfen, Völlegefühl und Blähungen.

Handelspräparate

Angelikawurzel Aurica
Pascovegeton® (TD: 1–2 g Tinktur, 1:5)

Literatur

Amling R: Phytotherapeutika in der Neurologie. Z Phytother 12 (1991), 9
Ashraf M et al: Pak J Sci Ind Res 23 (1980), 73
Chalchat JC, Garry RP: J Essent Oil Res 5 (1993), 447
Escher S, Keller U et al: Helv Chim Acta 62 (1979), 2061
Glowniak K et al: Localisation and seasonal changes of psoralen in Angelica fruits. Planta Med 62, Abstracts of the 44th Ann Congress of GA, 76. 1996.
Harkar S, Razdan TK, Waight ES: Steroids, chromoines and coumarins from Angelica officinalis. Phytochemistry 23 (1983), 419–426
Härmälä P, Kaltia S, Vuorela H: Planta Med 58 (1992), 287
Lemmich J et al: Phytochemistry 23 (1983), 553–555
Nykanen I et al: Essent Oil Res 3 (1991), 229
Opdyke DLJ: Food Cosmet Toxicol 13 (1975), Suppl 713
Sethi OP, Shah AK: Ind J Pharm Sci 42 (1979), C11
Shimizu M, Matsuzawa T, Suzuki S et al: Evaluation of Angelicae radix (Touki) by inhibitory effect on platelet aggregation. Chem Pharm Bull 39 (1991), 2046
Sun H, Jakupovic J: PA 41 (1986), 888
Taskinen J: Acta Chem Scan 29 (1975), 637, 757
Tastrup O et al: Phytochemistry 22 (1983), 2035
Zotikov YM et al: Rastit Resur 14 (1978), 579

Angelikafrüchte

Verwendete Pflanzenteile: Angelikafrüchte, bestehend aus den Früchten von *Angelica archangelica* L.

Inhaltsstoffe

- Ätherisches Öl (ca. 1,5 %): u. a. enthaltend Hexylmethylphthalat (Anteil über 30 %), α-Pinen, β-Phellandren, Borneol, Camphen, β-Bisabolen, β-Caryophyllen, makrocyclische Lactone (duftbestimmend), z. B. 15-Oxypentadecenlacton
- Furanocumarine (ca. 1,3 %): u. a. Angelicin, Bergapten, Imperatorin, Oxypeucedanin, Xanthotoxin
- Fettes Öl (17–20 %)
- Phytosterole: u. a. β-Sitosterol, Stigmasterol

Pharmakologie

Die in der Frucht enthaltenen Furanocumarine wirken cytostatisch und phototoxisch.

Anwendungsgebiete

Volksmedizin: innerlich bei Erkrankungen der Niere und den ableitenden Harnwegen, des Darm- und Galletraktes sowie bei rheumatischen und neuralgischen Beschwerden, auch als schweißtreibendes Mittel, früher gegen Malaria; äußerlich gegen Kleiderläuse (Salbe aus den Samen).
Industrie: Bestandteil in der Likörproduktion (Chartreuse und Benediktiner).

Dosierung

Keine bekannt.

Anwendungsbeschränkungen: Risiken der bestimmungsgemäßen Anwendung therapeutischer Dosen der Droge und Nebenwirkungen sind nicht bekannt. Nach Kontakten mit dem Saft der frischen Pflanze sind Photodermatosen möglich.

Patienteninformation: Zubereitungen aus Angelikafrüchten sollen bei Erkrankungen der Harnwege, des Darm- und Galletraktes, bei Rheuma und Nervenschmerzen wirksam sein. Hierfür fehlt jedoch der wissenschaftliche Beweis. Allergieartige Hautveränderungen nach Sonnenbestrahlung sind möglich, lange Sonnenbäder und Besuche im Sonnenstudio sollten während der Einnahme des Medikamentes deshalb nicht erfolgen.

Bewertung der Wirksamkeit: Die Wirksamkeit für die angegebenen Indikationen ist zur Zeit nicht belegt, dementsprechend liegt eine Negativ-Monographie der Kommission E vor. Mögliche Photodermatosen sind zu beachten.

Handelspräparate

Keine bekannt.

Literatur

Amling R: Phytotherapeutika in der Neurologie. Z Phytother 12 (1991), 9
Ashraf M et al: Pak J Sci Ind Res 23 (1980), 73

Escher S, Keller U et al: Helv Chim Acta 62 (1979), 2061
Glowniak K et al: Localisation and seasonal changes of psoralen in Angelica fruits. Planta Med 62, Abstracts of the 44th Ann Congress of GA, 76. 1996.
Lemmich J et al: Phytochemistry 23 (1983), 553–555
Opdyke DLJ: Food Cosmet Toxicol 13 (1975), Suppl 713
Sethi OP, Shah AK: Ind J Pharm Sci 42 (1979), C11
Taskinen J: Acta Chem Scan 29 (1975), 637, 757
Tastrup O et al: Phytochemistry 22 (1983), 2035
Zotikov YM et al: Rastit Resur 14 (1978), 579

Angelikakraut

Verwendete Pflanzenteile: Angelikakraut besteht aus den oberirdischen Teilen von *Angelica archangelica* L.

Inhaltsstoffe

- Ätherisches Öl (0,015 bis 0,1 %): Hauptbestandteile Myrcen (Anteil 17 bis 29 %), p-Cymen, Limonen, cis- und trans-Ocimen, α-Phellandren, β-Phellandren, α-Pinen
- Furanocumarine: u. a. Angelicin, Bergapten, Imperatorin, Isoimperatorin, Oxypeucedanin, Archangelicin

Pharmakologie

Die ätherischen Öle und Furanocumarine aus den Blättern zeigen eine stark haut- und schleimhautreizende Wirkung (Angelikadermatitis).

Die der Droge zugeschriebene spasmolytische, magensaftsekretionsstimulierende und cholagoge Wirkung könnte durch die aromatisch-bittere Beschaffenheit erklärt werden.

Anwendungsgebiete

Volksmedizin: als harn- und schweißtreibendes Mittel.

Sonstige Verwendung
Haushalt: als Gemüse oder kandiert in Konditoreien.

Dosierung

Keine gesicherten Angaben.

Anwendungsbeschränkungen: Risiken der bestimmungsgemäßen Anwendung therapeutischer Dosen der Droge und Nebenwirkungen sind nicht bekannt. Nach Kontakten mit dem Saft der frischen Pflanze sind Photodermatosen möglich.

Patienteninformation: Angelikakraut könnte aufgrund seines bitter-aromatischen Geschmacks verdauungsfördernd wirken. Allergieartige Hautveränderungen nach Sonnenbestrahlung sind möglich, lange Sonnenbäder und Besuche im Sonnenstudio sollten während der Einnahme des Medikamentes deshalb nicht erfolgen.

Bewertung der Wirksamkeit: Die Wirksamkeit der volksmedizinisch beanspruchten Anwendungsgebiete ist nicht belegt, aufgrund der aromatisch-bitteren Beschaffenheit der Droge sind jedoch appetitanregende, magensaftsekretionsstimulierende und cholagoge Wirkungen denkbar. Für die therapeutische Verwendung bei den beanspruchten Indikationen liegt eine Negativ-Monographie der Kommission E vor. Mögliche Photodermatosen sind zu beachten.

Handelspräparate

Keine bekannt.

Literatur

Amling R: Phytotherapeutika in der Neurologie. Z Phytother 12 (1991), 9
Ashraf M et al: Pak J Sci Ind Res 23 (1980), 73
Escher S, Keller U et al: Helv Chim Acta 62 (1979), 2061
Glowniak K et al: Localisation and seasonal changes of psoralen in Angelica fruits. Planta Med 62, Abstracts of the 44th Ann Congress of GA, 76. 1996.
Kern W, List PH, Hörhammer L (Hrsg): Hagers Handbuch der Pharmazeutischen Praxis. 4. Aufl., Bde. 1–8, Springer Verlag Berlin, Heidelberg, New York 1969
Lemmich J et al: Phytochemistry 23 (1983), 553–555
Opdyke DLJ: Food Cosmet Toxicol 13 (1975), Suppl 713
Sethi OP, Shah AK: Ind J Pharm Sci 42 (1979), C11
Shimizu M, Matsuzawa T, Suzuki S et al: Evaluation of Angelicae radix (Touki) by inhibitory effect on platelet aggregation. Chem Pharm Bull 39 (1991), 2046
Taskinen J: Acta Chem Scan 29 (1975), 637, 757
Tastrup O et al: Phytochemistry 22 (1983), 2035
Zotikov YM et al: Rastit Resur 14 (1978), 579

Anis – Pimpinella anisum

Volkstümliche Namen: Aneis, Änes, Anis, Anis, kleiner, Kümmel, süßer (dt.), Anise, Anise seed, Aniseed, Common Anise (engl.), Anis (span.), Anis vert (frz.), Anacio, anice, anice verde (it.), Anis, Anis verde (port.)

Familie: Apiaceae

Botanik: Die Anispflanze ist ein einjähriges Kraut von etwa 0,5 m Höhe, das meist in allen Teilen fein- und kurz-abstehend flaumhaarig ist. Die Wurzel ist dünn und spindelförmig, der Stängel aufrecht, stielrund, gerillt und oberwärts ästig. Die unteren Laubblätter sind gestielt, rundlich-nierenförmig, ungeteilt, eingeschnitten gezähnt bis leicht gelappt. Die folgenden sind entweder gleichfalls ungeteilt oder rundlich, 3lappig oder 3schnittig mit eiförmigen oder verkehrt-eiförmigen Abschnitten. Die Blütenstände sind mittelgroße Dolden mit ca. 7 bis 15 zerstreut-kurzhaarigen Strahlen. Die Kronblätter sind weiß und ca. 15 mm lang. Die Frucht ist flaumig, eiförmig bis länglich, von den Seiten etwas abgeflacht, nach der Spitze hin halsartig verjüngt, graubräunlich mit helleren, etwas kantig hervortretenden Hauptrippen.

Verbreitung: Die Herkunft ist unbekannt, vermutlich der Nahe Osten. Heute Anbau vor allem in Südeuropa, der Türkei, Mittelasien, Indien, China, Japan, Mittel- und Südamerika.

Anis

Verwendete Pflanzenteile: Anis besteht aus den getrockneten Früchten von *Pimpinella anisum* L.

Inhaltsstoffe

- Ätherisches Öl (2 bis 6 %): Hauptbestandteil trans-Anethol (Anteil ca. 94 %), weiterhin u. a. Methylchavicol (Estragol, Anteil ca. 2 %), Anisaldehyd (Anteil ca. 1,4 %)
- Kaffeesäurederivate, u. a. Chlorogensäure (0,1 %), weitere Caffeoylchinasäuren
- Flavonoide: u. a. Apigenin-7-O-glucosid, Isoorientin, Isovitexin, Luteolin-7-O-glucosid
- Fettes Öl (ca. 30 %)
- Eiweißstoffe (ca. 20 %)

Pharmakologie

Die pharmakologische Wirkung der Droge wird größtenteils durch das enthaltene ätherische Öl hervorgerufen, das expektorierende, sekretolytische und krampflösende Eigenschaften aufweist (ESCOP 1997). Kürzlich wurde in vitro eine Erweiterung der Bronchialwege sowohl durch das ätherische Öl als auch durch den wässrigen oder ethanolischen Extrakt der Anisfrüchte beobachtet (Boskabady und Ramazani-Assari 2001). Ein methanolischer Extrakt der Früchte zeigte im Tierversuch eine sehr schwache antiphlogistische Wirkung und bewirkte eine Reduktion eines am Mäuseohr induzierten Ödems um 6 % (Yasukawa et al. 1993). Anisöl wirkt insektizid, fungizid, antimikrobiell und antikonvulsiv (Elgayar et al. 2001, Pourgholami et al. 1999, Tuni und Sahinkaya 1998, Veal 1996). Für die Hauptkomponente trans-Anethol wurden in vitro antiinflammatorische und anticarcinogene Effekte nachgewiesen (Chainy et al. 2000).

Anwendungsgebiete

Innere Anwendung: bei Katarrhen der Atemwege und dyspeptischen Beschwerden.
Äußere Anwendung: bei Katarrhen der Atemwege.
Volksmedizin: innerlich bei Keuchhusten, Flatulenz, kolikartigen Schmerzen, zur Förderung der Verdauungsfunktion, bei Menstruationsbeschwerden, Leberleiden und Tuberkulose.
Homöopathie: Nackenschmerzen und Hexenschuss.

Dosierung

Innere Anwendung:
Tagesdosis: 3 g Droge, Zubereitung entsprechend.
Tee: morgens und/oder abends 1 Tasse frisch trinken (schleimlösend); 1 Esslöffel voll täglich (Magen- und Darmbeschwerden), Säuglinge 1 Teelöffel (in die Flasche).
Infus: ED: 0,5–1 g jeweils nach den Mahlzeiten.
Äußere Anwendung: Inhalation des ätherischen Öls.
Homöopathisch: 5 Tropfen oder 1 Tablette oder 10 Globuli oder 1 Messerspitze Verreibung alle 30–60 min (akut) und 1–3-mal täglich (chronisch); parenteral: 1–2 ml s. c. akut: 3-mal täglich; chronisch: einmal täglich (HAB).

Anwendungsbeschränkungen: Risiken der bestimmungsgemäßen Anwendung therapeutischer Dosen der Droge und Nebenwirkungen sind nicht bekannt. Gelegentlich können allergische Reaktionen an der Haut, an den Atemwegen und im Magen-Darm-Trakt auftreten. Sehr selten wurde bei wiederholter Anwendung Sensibilisierung beobachtet. Bei bekannter Allergie gegen Anis bzw. Anethol sollte die Droge nicht angewendet werden.

Patienteninformation: Zubereitungen aus Anisfrüchten sind zur Linderung Ihrer Beschwerden bei Verdauungsstörungen und Katarrhen der Atemwege gut geeignet.

Bewertung der Wirksamkeit: Für die innerliche Anwendung bei dyspeptischen Beschwerden und Katarrhen des Respirationstraktes und der äußerlichen Verwendung bei Katarrhen des Respirationstraktes liegen eine Positiv-Monographie der Kommission E (1988) und der ESCOP (1997) vor. Die volksmedizinischen Indikationen sind aufgrund der phytopharmakologischen Wirkungen der Droge teilweise nachvollziehbar.

Handelspräparate

Anistee AWE
Gesundform Anis

Literatur

Albert-Puleo M: J Ethnopharmacol 2 (1980), 337
Boskabady MH, Ramazani-Assari M: Relaxant effect of Pimpinella anisum on isolated guinea pig tracheal chains and its possible mechanism(s). J Ethnopharmacol. 2001; 74: 83–8
Chainy GB, Manna SK, Chaturvedi MM, Aggarwal BB: Anethole blocks both early and late cellular responses transduced by tumor necrosis factor: effect on NF-κB, AP-1, JNK, MAPKK and apoptosis. Oncogene 2000; 19: 2943–50

Czygan FC: Anis (Anisi fructus DAB 10) – Pimpinella anisum. Z Phytother 13 (1992), 101
Drinkwater NR, Miller EC, Miller JA, Pitot HC: Hepatocarcinogenicity of estragole and 1'-hydroxyestragole in the mouse and mutagenicity of 1-acetoxystragole in bacteria. J Natl Canc Inst 57 (1976), 1323–1331
Elgayyar M, Draughon FA, Golden DA, Mount JR: Antimicrobial activity of essential oils from plants against selected pathogenic and saprophytic microorganisms. J Food Protect. 2001; 64: 1019–24
Fraj J, Lezaun A, Colas C, Duce F, Dominguez MA, Alonso MD: Occupational asthma induced by aniseed. Allergy. 1996; 51: 337–9
Garcia-Gonzales JJ, et al: Occupational rhinoconjunctivitis and food allergy because of aniseed sensitization. Ann Allergy, Asthma & Immunol. 2002; 88: 518–22
Gershbein LL: Food Cosmet Toxicol 15 (1977), 173
Jensen-Jarolim E, Leitner A, Hirschwehr, R, et al: Characterization of allergens in Apiaceae species: anise, fennel, coriander and cumin. Clin Exp Allergy. 1997; 27: 1299–306
Kartnig T et al: Planta Med 27 (1975), 1
Kubeczka KH et al: Z Naturforsch 31b (1976), 283
Kubeczka KH, Formacek V: New Constituents from the Essential Oils of Pimpinella. Brunke, E.J. (Hrsg.): Progress in Essential Oil Research, Walter de Gruyter & Co, Berlin 1986
Kunzemann J, Hermann K: Z Lebensm Unters Forsch 164 (1977), 194
Mueller-Limmroth W, Froenlich HH: Fortschr Med 98 (1980), 95
Nofal MA: Ain Chams Univ Fac Agric Res Bull 1602 (1981), 1–10
Pourgholami MH, Majzoob S, Javadi M, Kamalinejad M, Fanaee GH, Sayyah M: The fruit essential oil of Pimpinella anisum exerts anticonvulsant effects in mice. 1999; 66: 211–5
Reichling J, Merkel B: Elicitor-Induced Formation of Coumarin Derivatives of Pimpinella anisum. Planta Med 59 (1993), 187
Truhaut R, LeBourhis B, Attia M et al: Chronic toxicity/carcinogenicity study of trans-anethole in rats. Food chem Tox 27 (1989), 11–20
Tuni I, Sahinkaya S: Sensitivity of two greenhouse pests to vapours of essential oils. Entomol Exp Appl. 1998; 86: 183–7
Veal L: The potential effectiveness of essential oils as a treatment for headlice, Pediculus humanus capitis. Complement Ther Nurs Midwifery. 1996; 2: 97–101
Yasukawa K, Yamaguchi A, Arita J, Sakurai S, Ikeda A, Takido M: Inhibitory effect of edible plant extracts on 12-O-tetradecanoylphorbol-13-acetate-induced ear oedema in mice. Phytother Res. 1993; 7: 185–9

Apfelbaum – Malus domestica

Volkstümliche Namen: Apfelbaum (dt.), Apple Tree, Appletree (engl.), Pommier (frz.)

Familie: Rosaceae

Botanik: Die Pflanze ist ein 6 bis 10 m hoher Baum oder Strauch. Die Laubblätter sind wechselständig, eiförmig und klein gekerbtgesägt. Die Blüten stehen in armblütigen Doldentrauben. Die Kronblätter sind verkehrt-eiförmig, bis 2,5 cm lang, genagelt, weiß oder rosa. Die Fruchtblätter sind mit dem Fruchtfleisch der Scheinfrucht verbunden.

Verbreitung: In den gemäßigten Gebieten der nördlichen Hemisphäre in Kultur und gelegentlich verwildert.
Herkunft der Droge: Die Hauptanbaugebiete sind Nord- und Mittelamerika, Asien und Europa.

Äpfel

Verwendete Pflanzenteile: Äpfel sind die Früchte von *Malus domestica* BORKH. ssp. *domestica*.

Inhaltsstoffe

im Fruchtfleisch:
- Fruchtsäuren: Hauptsäure Äpfelsäure (0,2 bis 1,5 %), in unreifen Äpfeln Chinasäure, weiterhin u. a. Zitronensäure, Bernsteinsäure, Milchsäure
- Kaffeesäurederivate: u. a. 5-Caffeoylchinasäure
- Aromastoffe: bes. 2-trans-Hexenal, 3-cis-Hexenal, 2-trans-Hexenol, 3-cis-Hexenol, β-Damascenon, Buttersäureethylester, Methylbuttersäurehexylester, bei einigen Sorten 1-Methoxy-4-(2-propenyl)benzol
- Pektine
- Gerbstoffe: Catechingerbstoffe
- Vitamine, bes. Ascorbinsäure (3 bis 30 mg/100 g)

in den Samen:
- Cyanogenes Glykosid: Amygdalin (0,5 bis 1,2 %, etwa 30 bis 90 mg HCN/100 g entsprechend)
- Fettes Öl

Pharmakologie

Die antidiarrhöische Wirkung ist durch die enthaltenen Pektine bedingt.
Pharmazeutisch genutzte Zubereitungen aus Äpfeln sind Flüssig- und Trockenpektine.
Das Ausgangsmaterial ist hierbei der Apfeltrester mit 10–20 % Pektin-Anteilen in der Trockenmasse.
Die Extraktion der Trester erfolgt bei pH 1,5 bis 3 und Temperaturen von 60 bis 100 °C.

Anwendungsgebiete

Volksmedizin: besonders für Kinder mit Ernährungsstörungen, Diarrhöen und Dyspepsien.

Sonstige Verwendung
Haushalt: als Obst, zur Herstellung von Most, Apfelwein und Marmeladen.
Industrie: Pektingewinnung.

Dosierung

Keine einheitlichen Angaben.

Anwendungsbeschränkungen: Risiken der bestimmungsgemäßen Anwendung therapeutischer Dosen der Droge und Nebenwirkungen sind nicht bekannt.

Patienteninformation: Zubereitungen aus Äpfeln können aufgrund ihres Pektingehalts bei Ernährungsstörungen, Durchfallerkrankungen und Verdauungsproblemen beschwerdelindernd wirken.

Bewertung der Wirksamkeit: Die Wirksamkeit der Droge ist nach den gültigen Kriterien für klinische Prüfungen von Arzneimitteln für die beanspruchten volksmedizinischen Indikationen bisher nicht belegt. Die Anwendung bei Ernährungsstörungen, Dyspepsien und Diarrhöen, besonders in der Kinderheilkunde, ist jedoch aufgrund des hohen Pektingehaltes wie auch möglicherweise durch den Gerbstoff- und Vitamin-C-Gehalt plausibel.

Handelspräparate

Aplona® (TD: 25–40 g, Kleinkinder 20–35 g)

Literatur

Belitz HD, Grosch W: Lehrbuch der Lebensmittelchemie, 4. Aufl., Springer Verlag Berlin, Heidelberg, New York 1992

Hänsel R, Keller K, Rimpler H, Schneider G (Hrsg): Hagers Handbuch der Pharmazeutischen Praxis. 5. Aufl., Bde 4–6 (Drogen), Springer Verlag Berlin, Heidelberg, New York, 1992–1994

Arnika – Arnica montana

Volkstümliche Namen: Arnika, Bergdotterblume, Bergwohlverleih, Engelkraut, Fallkraut, Johannisblume, Kraftrose, Kraftwurz, St.-Luzianskraut, Stichwurzel, Wohlverleih, Wundkraut (dt.), Arnica, Arnica Flowers, Arnica Root, Celtic bane, Common Arnica, European Arnica, Leopard's Bane, Leopardsbane, Mountain Arnica, Mountain Tobacco, Wolfsbane (engl.), Arnique (frz.)

Familie: Asteraceae

Botanik: A.m. ist eine 20 bis 60 cm hoch werdende, krautige Staude mit 0,5 cm dicken und 10 cm langen, meist unverzweigten, dreigliedrigen, sympodialen, bräunlichen Rhizomen. Möglich sind auch verzweigte 2- bis 3köpfige Wurzelstöcke mit vielen gelbbraunen Nebenwurzeln. Die Blätter sind grundständige Rosetten. Die endständigen Blütenkörbchen sind dottergelb bis orangegelb und seltener hellgelb.

Verbreitung: Europa von Skandinavien bis Südeuropa und Südrussland und Mittelasien.

Arnikablüten

Verwendete Pflanzenteile: Arnikablüten sind die ganz oder teilweise getrockneten zerfallenen Blütenstände von *Arnica montana* L. Die früher ebenfalls erlaubte *Arnica chamissonis* LESS. subsp. *foliosa* (NUTT.) MAGUIRE ist mit dem Nachtrag 2000 zum Europäischen Arzneibuch als Stammpflanze nicht mehr zugelassen.

Inhaltsstoffe

Bei Herkunft von *Arnica montana*:

- Sesquiterpenlactone vom Pseudoguajanolid-Typ, vor allem Ester des Helenalins und 11α,13-Dihydrohelenalins mit den kurzkettigen Fettsäuren (0,2 bis 0,8 %) Essigsäure, Isobuttersäure, 2-Methyl-buttersäure, Isovaleriansäure, Methacrylsäure oder Tiglinsäure
- Ätherisches Öl (0,2 bis 0,35 %): mit Thymol, Thymolestern, freien Fettsäuren
- Flavonoide (0,4 bis 0,6 %): zahlreiche Flavon- und Flavonolglykoside und ihre Aglyka
- Polyine (0,0002 %): u. a. Tri-dec-1-en-penta-3,5,7,9,11-in
- Hydroxycumarine
- Kaffeesäurederivate: u. a. Chlorogensäure, 1,5-Dicaffeoylchinasäure

Pharmakologie

Präklinik: Die in der Droge enthaltenen Sesquiterpene (Helenanin) zeigen in vitro eine antimikrobielle sowie im Tierversuch eine antiphlogistische Wirkung (Hall et al. 1979, Lyss et al. 1997, Merfort 2000, Meyer-Chlond 1999, Willuhn et al. 1982). Weiterhin konnte eine atemanaleptische, uterustonisierende sowie eine Herz-Kreislaufwirkung (Verstärkung der Kontraktionsamplitude bei gleichzeitiger Erhöhung der Frequenz, also positiv inotrope Wirkung) nachgewiesen werden.

Auch die Verbesserung der Wundheilung konnte an Ratten gezeigt werden (Niebauer et al. 1980).

Klinik: Zubereitungen aus Arnika haben bei topischer Applikation antiphlogistische, analgetische und antiseptische Wirkungen, bedingt durch die o. g. Sesquiterpenlactone. Die enthaltenen Flavonoidverbindungen, ätherischen Öle und Polyine könnten dabei mitbeteiligt sein. Die wenigen Studien über die Wirksamkeit von Arnika wurden hauptsächlich mit homöopathischen Arnika-Zubereitungen durchgeführt. Die klinische Wirksamkeit dieser hochpotenzierten Darreichungsformen konnte statistisch nicht eindeutig belegt werden; es zeigte sich aber ein positiver Trend (Ernst und Pittler 1998, Kleijnen et al. 1991).

A

Anwendungsgebiete
Äußere Anwendung: bei traumatischen Ödemen, Hämatomen, Distorsionen und Prellungen; bei rheumatischen Muskel- und Gelenkbeschwerden; ferner bei Entzündungen im Mund- und Rachenbereich, bei Furunkulose, Entzündungen als Folge von Insektenstichen und oberflächlichen Venenentzündungen.
Volksmedizin: in Russland bei Uterusblutungen; weiterhin bei Myokarditis, Arteriosklerose, Angina pectoris, bei Erschöpfungszuständen, Herzschwäche, Verstauchungen, Quetschungen und bei psychisch bedingtem Haarausfall. Die volksmedizinischen Anwendungen sind nicht belegt.

Sonstige Verwendung
Kosmetik: als Zusatz zu Mund- und Haarwässern, Gesichts- und Zahncremes.

Dosierung
Äußere Anwendung:
Tinktur: 1 Teil Arnikablüten und 10 Teile Ethanol 70 % v/v.
Umschlag: Arnika-Tinktur 3–10fach mit Wasser verdünnen.
Mundspülung: Tinktur 10fach verdünnen.
Salbe: 10–20 % Tinktur, höchstens 25 % Tinktur in einer neutralen Salbengrundlage. Die Salbe sollte höchstens 15 % Arnikaöl enthalten.
Öl: Auszug aus 1 Teil Droge und 5 Teilen leicht angewärmtem, fettem Pflanzenöl.
Für die Präparate werden überwiegend Tinkturen nach DAB oder ölige Auszüge (Droge-Extrakt-Verhältnisse zwischen 1:3 und 1:5) verwendet.

Anwendungsbeschränkungen: Risiken der äußerlichen, sachgerechten Anwendung therapeutischer Dosen der Droge sind gering. Bei häufiger Anwendung, besonders der unverdünnten Tinktur, sowie bei Kontakten mit der Pflanze, kann es jedoch zur Sensibilisierung kommen. Bei wiederholtem Kontakt, auch mit Arnicae flos enthaltenden Kosmetika oder mit anderen Korbblütlern (z. B. Rainfarn, Chrysanthemen, Sonnenblumen), treten dann allergisch bedingte Hautausschläge mit Juckreiz, Blasenbildung, Geschwüren und oberflächlichem Gangrän auf. Bei äußerlicher Applikation sehr hoher Konzentrationen können auch primär toxisch bedingte Bläschenbildung und Nekrotisierungen die Folge sein.
Bei innerlicher Anwendung kann es bei Überdosierung zu Vergiftungen kommen, die durch starke Schleimhautreizung (Erbrechen, Durchfälle, Schleimhautblutungen) und Herzmuskellähmung nach kurzer Anregung der Herztätigkeit charakterisiert sind. Von innerlicher Anwendung der Droge wird daher abgeraten.
Der in Arnika enthaltene Inhaltsstoff Cumarin kann theoretisch mit Warfarin interagieren, was zu einem verstärkten Antikoagulanzeffekt führen kann (Heck et al. 2000).

Patienteninformation: Arnikablüten wirken nachweislich entzündungshemmend und schmerzstillend und sind deshalb zur Behandlung von rheumatischen Beschwerden, Verletzungs- und Unfallfolgen sowie Entzündungen der Schleimhäute geeignet. Bei länger anhaltenden Beschwerden oder Unverträglichkeiten sollten Sie einen Arzt aufsuchen. Wenn Sie allergisch gegen Arnika oder verwandte Arten aus der Familie der Korbblütler sind (z. B. Löwenzahn, Kamille) sollten Sie auf die Anwendung von Arnika-Zubereitung verzichten. Wenn Sie Medikamente einnehmen, sollten Sie die Einnahme von Arnika-Präparaten mit Ihrem Arzt besprechen.

Bewertung der Wirksamkeit: Die Kommission E (1984) empfiehlt Arnikablüten zur äußerlichen Anwendung bei Verletzungs- und Unfallfolgen (z. B. bei Hämatomen, Distorsionen, Prellungen, Quetschungen, Frakturödemen), bei rheumatischen Muskel- und Gelenkbeschwerden, Entzündungen der Schleimhäute von Mund- und Rachenraum, Furunkulose und Entzündungen als Folge von Insektenstichen sowie bei Oberflächenphlebitis. Von ESCOP (Juli 1997) wurden folgende Indikationen als positiv bewertet: zur äußerlichen Behandlung von Beulen, Verstauchungen, durch Insektenstiche verursachte Entzündungen, Zahnfleischentzündung (Gingivitis) und aphthöse Geschwüre sowie zur symptomatischen Behandlung von Rheumabeschwerden.

Handelspräparate
DOC® Salbe: 3–5-mal tgl. auf die zu behandelnde Stelle auftragen und leicht einmassieren.
Arthrosenex® AR: Morgens und abends 2–4 cm langen Salbenstrang 2–3 Minuten bei Schmerzen des Kniegelenks das gesamte Knie inkl. Kniekehle über die Schmerzzonen hinaus einmassieren.
Kneipp Arnika: Mehrmals tgl. mit leichter Streichmassage auf die Haut auftragen. Bei akuten Entzündungen nicht einmassieren, sondern Salbenumschlag mit messerrückendickem Salbenauftrag verwenden.
Profelan®
Thüringer Arnikatinktur

Literatur
Beekman AC et al: Structure-cytotoxicity relationship of some helenanolide-type sesquiterpene lactones. J Nat Prod 60 (1979), 252–257
Brandt L: Scand J Haematol Suppl 2 (1967)

Brock FE: Arnica montana bei Venenleiden. Z Phytother 12 (1992), 141
Ernst E, Pittler MH: Efficacy of homeopathic Arnica. A systematic review of placebo-controlled trials. Arch Surg. 1998; 133: 1187–90
Hall IH et al: J Pharm Sci 68 (1979), 537
Halub M et al: Phytochemistry 14 (1975), 1659
Heck AM, DeWitt BA, Lukes AL: Potential interactions between alternative therapies and warfarin. Am J Health Syst Pharm 57 (2000), 1221–1227
Hörmann HP, Kortin HC: Allergic acute contact dermatitis due to Arnica tincture self-medication. Phytomedicine 4 (1995), 315–317
Kaziro GSN et al: Br. J Oral Maxillofacial Surg 22 (1984), 42
Kleijnen J, Knipschild P, Riet G: Clinical trials of homeopathy. Brit Med J. 1991; 302: 316–23
Lyss G, Schmidt TJ, Merfort I, Pahl HL: Helenalin an anti-inflammatory sesquiterpene lactone from Arnica selectively inhibits transcription factor NF-kappaB. Biol Chem, 378:951–61, 1997 Sep
Lyss G, Schmidt TJ, Merfort I, Pahl HL: Immunologic studies of plant combination preparations. In-vitro and in-vivo studies on the stimulation of phagocytosis. Arzneimittelforschung, 378:1072–6, 1991 Oct
Lyss G, Schmidt TJ, Merfort I, Pahl HL: Postpartum homeopathic Arnica montana: a potency-finding pilot study. Br J Clin Pract, 378:951–61, 1997 Sep
Merfort I: Neue Untersuchungen zur anti-phlogistischen Aktivität der Arnikablüten. Z Phytother. 2000; 21: 43–5, 53–4
Merfort I: Planta Med 50 (1984), 107
Merfort I: Planta Med 51 (1985), 136
Meyer-Chlond G: Arnika – Arzneipflanze mit Tradition und Zukunft. DAZ. 1999; 139: 3229–32
Niebauer GW, Dorcsi M, Pfeil L: Die Wirkung von homöopathischem Arnica D und Actihaemyl auf die Wundheilung im Tierexperiment. Der praktische Tierarzt 1980: 128–32
N.N.: Arnikablüten nur äußerlich. Deutsche Apotheker Ztg 131 (1991), 1949
Puhlmann J, Zenk MH, Wagner H: Immunologically active polysaccharides of Arnica montana cell cultures. Phytochemistry 111 (1991), 1141–5
Schmidt T J et al: Sesquiterpen lactones and inositol esters from Arnica angustifolia. Planta Med 61 (1995), 544–550
Schroeder H, Loesche W, Strobach H, Leven W, Willuhn G, Till U, Schroer K: Helenalin and 11 α13-dihydrohelenalin two constituents from Arnica montana L. inhibit human platelet function via thiol-dependent pathways. Thromb Res, 57:839–45, 1990 Mar 15
Thesen R: Phytotherapeutika – nicht immer harmlos. Z Phytother 9 (1988), 105
Tveiten D, Bruseth S, Borchgrevink CF, L hne K: Effect of Arnica D 30 during hard physical exertion. A double-blind randomized trial during the Oslo Marathon 1990. Tidsskr Nor Laegeforen, 111:3630–1, 1991 Dec 10
Wei D, Reuter HD: Einfluß von Arnika-Extrakt und Helenalin auf die Funktion menschlicher Blutplättchen. Z Phytother 9 (1988), 26
Willuhn G et al: Planta Med 50 (1984), 35
Willuhn G, Leven W, Luley C: Arnikablüten DAB 10. Untersuchung zur qualitativen und quantitativen Variabilität des Sesquiterepnelactongehaltes der offizinellen Arzneidroge. Deutsche Apotheker Ztg 134 (1994), 4077
Willuhn G, Leven W: Qualität von Arnikazubereitungen. Deutsche Apotheker Ztg 135 (1995), 1939–1942
Willuhn G, Röttger PM, Quack W: Untersuchungen zur antimikrobiellen Aktivität der Sesquiterpenlactone der Arnikablüten. Pharm Z. 1982; 127: 2183–5
Woerdenbag HJ et al: Cytotoxicity of flavonoids and sesquiterpene lactones from Arnica species. Planta Med 59 (1993), A681

Artischocke – Cynara scolymus

Volkstümliche Namen: Artichoke, Artichoke globe, Bur artichoke, Garden Artichoke, Globe Artichoke (engl.), Alearrhofa (span.), Artichaut commun (frz.), Artischocke, Französische Artischocke, Grüne Artischocke, Kugelartischocke (dt.), Carciofo, Carciofolo (it.)

Familie: Asteraceae

Botanik: Eine ausdauernde krautige Pflanze mit kurzem Wurzelstock und einem mächtigen, bis 2 m hohen, aufrechten Stängel, der unbehaart, aber dicht mit lanzettlich stacheligen Blättern bewachsen ist. An der Spitze der Stängel wachsen kugelige, stachelige Körbe von Zungenblüten. Die Kronblätter sind blau, lila oder weiß. Die Früchte sind behaarte Achänen.

Verbreitung: Die Artischocke kommt im gesamten Mittelmeergebiet bis zu den Kanaren und in Südamerika vor, sonst kultiviert.

Artischockenwurzel

Verwendete Pflanzenteile: Artischockenwurzel ist die getrocknete Wurzel von *Cynara scolymus* L.

Inhaltsstoffe

- Kaffeesäurederivate: u. a. Chlorogensäure Sesquiterpenlactone sind in der Wurzel nicht enthalten.

Pharmakologie

Vgl. Artischockenblätter

Anwendungsgebiete und Dosierung

Vgl. Artischockenblätter. Für Dosierung keine gesicherten Angaben erhältlich.

Anwendungsbeschränkungen: Risiken der bestimmungsgemäßen Anwendung therapeutischer Dosen der Droge und Nebenwirkungen sind nicht bekannt.

Patienteninformation: Artischockenwurzel soll ähnliche Wirkungen haben wie Artischockenblätter, welche allerdings bei weitem besser untersucht sind. Empfohlen wird daher die Anwendung von Präparaten aus Artischockenblättern.

Bewertung der Wirksamkeit: Über die Wirksamkeit von Artischockenwurzeln liegen keine ausreichenden Daten vor. Es ist stattdessen auf Artischockenblätter zu verweisen.

Handelspräparate
Keine; verwendet werden nur Artischockenblätter.

Literatur
Adzet T, Camarasa J, Laguna JC: Hepatoprotective activity of polyphenolic compounds from Cynara scolymus against CCl4 toxicity in isolated rat hepatocytes. J Nat Prod, 50:612–7, 1987 Jul–Aug
Khalkova Zh, Vangelova K, Zaikov Kh: An experimental study of the effect of an artichoke preparation on the activity of the sympathetic-adrenal system in carbon disulfide exposure. Probl Khig 53 (1995), 162–71
Khalkova Zh, Vangelova K, Zaikov Kh: Inefficiency of cynarin as therapeutic regimen in familial type II hyperlipoproteinaemia. Atherosclerosis, 53:249–53, 1977 Feb
Khalkova Zh, Vangelova K, Zaikov Kh: Traditional medicine in health care. J Ethnopharmacol 53 (1995), 19–22
Maros T, Seres-Sturm L, Racz G, Rettegi C, Kovacs VV, Hints M: Effect of Cynara scolymus-extracts on the regeneration of rat liver. Arzneimittelforschung, 18:884–6, 1968 Jul
Meding B: Allergic contact dermatitis from artichoke' Cynara scolymus. Contact Dermatitis, 18:314, 1983 Jul
Ruppelt BM, Pereira EF, Goncalves LC, Pereira NA: Pharmacological screening of plants recommended by folk medicine as anti-snake venom. Analgesic and anti-inflammatory activities. Mem Inst Oswaldo Cruz 53 (1991), 203–5
Sokolova VE, Liubartseva LA, Vasilchenkoo EA: Effect of artichoke (Synara scolymus) on some aspects of nitrogen metabolism in animals. Farmakol Toksikol, 53:340–3, 1970 May–Jun
Yasukawa K et al: Inhibitory effect of taraxastane-type triterpenes on tumor promotion by 12-O-tetradecanoylphorbol-13-acetate in two-stage carcinogenesis in mouse skin. Oncology, 53:341–4, 1996 Jul–Aug

Artischockenblätter

Verwendete Pflanzenteile: Artischockenblätter sind die frischen oder getrockneten Grundblätter von *Cynara scolymus* L.

Inhaltsstoffe
- Kaffeesäurederivate (ca. 1 %): Chlorogensäure, Neochlorogensäure, Cryptochlorogensäure, Cynarin (Artefakt, gebildet aus 1,3-Dicaffeoylchinasäure durch den Extraktionsprozess)
- Flavonoide (0,5 %): bes. Cynarosid, Scolymosid, Cynarotriosid
- Sesquiterpenlactone (bis 4 %): Cynaropicrin (Anteil 47 bis 83 %), weiterhin Dehydrocynaropicrin, Grosheimin, Cynaratriol

Pharmakologie
Präklinik: Die Droge wirkt im Tierversuch an Ratten choleretisch, hepatoprotektiv und lipidsenkend (Maros et al. 1968; Adzet et al. 1987; Reuter 1995; Schilcher 1995; Schmidt 1995; Gebhardt 1997). In vitro wurde eine anti-oxidative Wirkung beobachtet (Brown und Rice-Evans 1998).
Klinik: Es liegen nur vereinzelte klinische Studien vor: In einer kontrollierten Studie an 20 Patienten zeigte sich eine signifikante choleretische Wirkung von Cynarae folium und eine gute Wirksamkeit bei der Behandlung von Dyspepsie (Kirchhoff et al. 1994). Eine Studie unter 553 Probanden mit unspezifischen Verdauungsstörungen zeigte einen signifikanten Rückgang der Symptomatik bei der Mehrzahl der Teilnehmer (Fintelmann 1996). Auch eine Ausweitung der Anwendung zur Behandlung des Reizkolon ergab eine signifikante Besserung der Symptomatik in einer Studie an 279 Patienten zur Überwachung nach Markteinführung (Walker et al. 2001).
Kürzlich wurde in zwei placebokontrollierten Studien an insgesamt 167 Patienten ein signifikanter cholesterinsenkender Effekt bei Teilnehmern mit hohen Cholesterinausgangswerten festgestellt (Petrowicz et al. 1997; Englisch et al. 2000).

Anwendungsgebiete
Innere Anwendung: bei dyspeptischen Beschwerden, insbesondere bei funktionellen Störungen im Bereich der Gallenwege und bei Appetitlosigkeit.
Volksmedizinisch: Medizinalwein bei Verdauungsbeschwerden und als stärkendes Mittel in der Rekonvaleszenz.

Sonstige Verwendung
Haushalt: Aufgrund des hohen Inulingehalts besonders Diabetikern als Gemüse empfohlen. In Spanien und Italien Erzeugung bitterer Likörweine.

Dosierung
Tagesdosis: 6 g Droge bei dyspeptischen Beschwerden, höhere Dosierung möglich, besonders bei Hypercholesterinämie: Verwendung finden überwiegend wässrige Trockenextrakte 4–6:1 (seltener 25–35:1), die in Tagesdosen von 640 bis 1920 mg Extrakt bereits mehrfach erfolgreich in klinischen Studien eingesetzt wurden (Kirchhoff et al. 1994; Fintelmann 1996; Petrowicz 1997, Englisch 2000).

Anwendungsbeschränkungen: Risiken der bestimmungsgemäßen Anwendung therapeutischer Dosen der Droge und Nebenwirkungen sind nicht bekannt.
Die Pflanze besitzt bei Hautkontakt mittelstarke Sensibilisierungspotenz (Meding 1983). Allergische Reaktionen treten besonders bei häufigem beruflichem Umgang mit der Pflanze

auf. Es bestehen Kreuzreaktionen mit anderen Korbblütlern (u. a. Chrysanthemen, Arnika). Wegen der galletreibenden Wirkung darf die Droge bei Verschluss der Gallenwege nicht angewendet werden, bei Gallensteinträgern können Koliken ausgelöst werden.

Patienteninformation: Zubereitungen aus Artischockenblättern zeigen gute Wirksamkeit bei unspezifischen Verdauungsstörungen. Wenn die Beschwerden länger als eine Woche anhalten, sollte ein Arzt konsultiert werden. Bei der Anwendung von Artischockenpräparaten kann es zu allergischen Reaktionen kommen. Bei einem Verschluss der Gallenwege darf die Droge keinesfalls eingenommen werden, bei Gallensteinleiden nur nach Rücksprache mit einem Arzt.

Bewertung der Wirksamkeit: Die Kommission E bewertet in ihrer Monographie von 1988 (mit Berichtigung von 1990) die Droge positiv und befürwortet die therapeutische Anwendung zur Behandlung dyspeptischer Beschwerden. Die cholesterinsenkende Wirkung konnte in diversen klinischen Studien gezeigt werden.

Handelspräparate

Hepar SL® (TD: 940–1880 mg Trockenextrakt)
Valverde® Artischocke
(TD: 1350–1800 mg Trockenextrakt)
Heparstad® Artischocken
(TD: 1200 mg Trockenextrakt)
Florabio Artischocken®
Galle Dragees mit Artischocke

Literatur

Adzet T, Camarasa J, Laguna JC: Hepatoprotective activity of polyphenolic compounds from Cynara scolymus against CCl_4 toxicity in isolated rat hepatocytes. J Nat Prod, 50:612–7, 1987 Jul–Aug

Adzet T, Puigmacia M: J Chromatogr 348 (1985), 447–453

Brand N: Cynara scolymus L. – Die Artischocke. Z Phytother 11 (1990), 169

Brown JE, Rice-Evans CA: Luteolin-rich artichoke extract protects low density lipoprotein from oxidation in vitro. Free Rad Res. 29 (1998), 247–255

Englisch W, Beckers C, Unkauf M, Ruepp M, Zinserling V: Efficacy of artichoke dry extract in patients with hyperlipoproteinemia. Arzneim Forsch/Drug Res. 50 (2000), 260–265

Fintelmann V, Menßen HG: Artischockenblätterextrakt Aktuelle Erkenntnis zur Wirkung als Lipidsenker und Antidyspeptikum. Deutsche Apotheker Ztg 136 (1996), 1405–1414

Fintelmann V: Antidyspetische und lipidsenkende Wirkung von Artischockenblätterextrakt. Z Phytother 17 (1996), Beilage ZFA

Gebhardt R: Antioxidative and protective properties of extracts from leaves of the artichoke (Cynara scolymus L.) against hydroperoxide-induced oxidative stress in cultured rat hepatocytes. Toxicol Appl Pharmacol, 144:279–86, 1997 Jun

Hinou J, Harvala C, Philianos S: Polyphenolic substances of Cynara scolymus L. leaves. Ann Pharm Fr 47 (1989), 95–8

Khalkova Zh, Vangelova K, Zaikov Kh: An experimental study of the effect of an artichoke preparation on the activity of the sympathetic-adrenal system in carbon disulfide exposure. Probl Khig 53 (1995), 162–71

Khalkova Zh, Vangelova K, Zaikov Kh: Inefficiency of cynarin as therapeutic regimen in familial type II hyperlipoproteinaemia. Atherosclerosis, 53:249–53, 1977 Feb

Khalkova Zh, Vangelova K, Zaikov Kh: Traditional medicine in health care. J Ethnopharmacol 53 (1995), 19–22

Kirchhoff R, Beckers CH, Kirchhoff GM et al: Increase in choleresis by means of artichoke extract. Phytomedicine 1 (1994), 107–115

Maros T, Seres-Sturm L, Racz G, Rettegi C, Kovacs VV, Hints M: Effect of Cynara scolymus-extracts on the regeneration of rat liver. Arzneimittelforschung, 18:884–6, 1968 Jul

Maros T, Seres-Sturm L, Racz G, Rettegi C, Kovacs VV, Hints M: On the determination of o-dihydrophenols of caffeic acid type present in artichoke leaves (Cynara scolymus L.) Ann Pharm Fr, 18:419–27, 1965 Jun

Maros T, Seres-Sturm L, Racz G, Rettegi C, Kovacs VV, Hints M: Quantitative analysis of cynarin in the leaves of the artichoke (Cynara scolymus L.) Farm Zh 18 (1965), 56–9

Meding B: Allergic contact dermatitis from artichoke' Cynara scolymus. Contact Dermatitis, 18:314, 1983 Jul

Petrowicz O, Gebhardt R, Donner M, Schwandt P, Kraft K: Effects of artichoke leaf extract (ALE) on lipoprotein metabolism in vitro and in vivo. Atherosclerosis 129 (1997), 147

Reuter HD: Pflanzliche Gallentherapeutika (Teil I) und (Teil II). Z Phytother 16 (1995), 13–20, 77–89

Ruppelt BM, Pereira EF, Goncalves LC, Pereira NA: Pharmacological screening of plants recommended by folk medicine as anti-snake venom. Analgesic and anti-inflammatory activities. Mem Inst Oswaldo Cruz 53 (1991), 203–5

Schilcher H: Pharmazeutische Aspekte pflanzlicher Gallentherapeutika. Z Phytother 16 (1995), 211–222

Schmidt M: Phytotherapie: Pflanzliche Gallenwegstherapeutika. Deutsche Apotheker Ztg 135 (1995), 680–682

Sokolova VE, Liubartseva LA, Vasilchenkoo EA: Effect of artichoke (Synara scolymus) on some aspects of nitrogen metabolism in animals. Farmakol Toksikol, 53:340–3, 1970 May–Jun

Walker AF, Middleton RW, Petrowicz O: Artichoke leaf extract reduces symptoms of irritable bowel syndrome in a post-marketing surveillance study. Phytother Res. 15 (2001), 58–61

Wasielewski S: Artischockenblätterextrakt: Prävention der Arteriosklerose?. Deutsche Apotheker Ztg 137 (1997), 2065–2067

Yasukawa K et al: Inhibitory effect of taraxastane-type triterpenes on tumor promotion by 12-O-tetradecanoylphorbol-13-acetate in two-stage Karzinogenesis in mouse skin. Oncology, 53:341–4, 1996 Jul–Aug

Atractylodes japonica

Familie: Asteraceae

Botanik: Rhizomstaude, aufrecht, bis 1 m hoch werdend, grundständige Laubblätter rasch verwelkend, obere Stängelblätter wechselständig, klein, meist einfach, sitzend, untere lang gestielt, 8 bis 10 cm lang. Blüten in von Hüllblättern umgebenem Körbchen. Zungenblüten, sieben- bis achtreihig, weißlich, 1,0 bis

1,2 cm lang. Frucht Achäne, Pappus bräunlich, 8 bis 9 mm lang.

Verbreitung: Japan

Atractylodes-Wurzelstock

Verwendete Pflanzenteile: Atractylodis rhizoma ist der getrocknete Wurzelstock von *Atractylodes japonica* (KOIDZ.) KITAM.

Inhaltsstoffe

- Ätherisches Öl (ca. 1,5 %), Zusammensetzung nicht untersucht
- Sesquiterpene: Atractylon, Atractylenolide I bis III, Eudesma-4(14),7(11)-dien-8-on
- Polyine: u. a. Diacetylatractylodiol, (4E,6E,12E)-Tetradecatrien-8,10-diin-1,3-diolacetat
- Wasserlösliche Polysaccharide: Atractan A, Atractan B

Pharmakologie

Die aus dem ätherischen Öl der Droge isolierten Furanosesquiterpene zeigen antimikrobielle, hepatoprotektive, schwach analgetische, antiphlogistische, tumorhemmende und antioxidative Wirkung.

Anwendungsgebiete

Volksmedizin: bei Magenbeschwerden, Entzündungen, als Diuretikum und gegen starkes Schwitzen.
Japanische Medizin: bei Appetitlosigkeit, körperlicher und geistiger Ermüdung, Durchfällen, Ödemen, Übelkeit und Erbrechen.

Dosierung

Innere Anwendung:
ED: 0,5–1,0 g Pulver; TD: 1,5–3,0 g Pulver
Infus: ED: 1–1,5 g; TD: 3–5 g

Anwendungsbeschränkungen: Risiken der bestimmungsgemäßen Anwendung therapeutischer Dosen der Droge sind nicht bekannt.

Patienteninformation: Die innerliche Anwendung von Zubereitungen aus dem Wurzelstock der japanischen Atractylodis-Pflanze soll bei Magenbeschwerden, Appetitlosigkeit, Durchfällen, Erschöpfung, übermäßiger Schweißneigung, Entzündungen und Wassersucht hilfreich sein und harntreibend wirken. Hierfür liegen bisher jedoch keine wissenschaftlichen Beweise vor.

Bewertung der Wirksamkeit: Die Wirksamkeit für die von der Volksmedizin beanspruchten Indikationsgebiete ist nach den gültigen Kriterien für klinische Prüfungen von Arzneimitteln für die Gesamtdroge nicht belegt. Für einzelne Inhaltsstoffe ließen sich jedoch antimikrobielle, hepatoprotektive, schwach analgetische, antiphlogistische, tumorhemmende und antioxidative Wirkungen nachweisen, was zumindest einige der beanspruchten Indikationsgebiete plausibel macht.

Handelspräparate

Keine bekannt.

Literatur

Konno C, Suzuki Y, Oishi K, Munakata E, Hikino H: Isolation and hypoglycemic activity of atractans A, B and C, glycans of Atractylodes japonica. Planta Med. 1985; 2: 102–3

Satoh K, Nagai F, Ushiyama K, Kano I: Specific inhibition of Na +,K(+)-ATPase activity by atractylon, a major component of byaku-Jutsu, by interaction with enzyme in the E2 state. Biochem Pharmacol, 1996, 51: 339–43

Satoh K, Yasuda I, Nagai F, Ushiyama K, Akiyama K, Kano I: The effects of crude drugs using diuretic on horse kidney (Na ++ K +)-adenosine triphosphatase. Yakugaku Zasshi. 1991, 111: 138–45

Augentrost – Euphrasia officinalis

Synonyme: *Euphrasia rostkoviana* HAYNE

Volkstümliche Namen: Augentrost, echter, Augentrost, gemeiner, Milchdieb (dt.), Euphrasia, Euphrasy, Eyebright, Eye-bright, Red Eyebright (engl.)

Familie: Scrophulariaceae

Botanik: Die Pflanze wird bis etwa 30 cm hoch. Sie ist einjährig. Der Stängel ist steif aufrecht und wenig verzweigt. Die Blätter sind gegenständig, sitzend, grasgrün, eiförmig oder länglich-eiförmig und doppelt so lang wie breit, gezähnt und kahl. Die Deckblätter haben 4 bis 7 Zähne. Die Blüte ist weiß, bläulich oder rötlich violett; ährig in Achseln der oberen Blätter; der Kelch mit 4 Zipfeln, kahl bis kurzborstig; Krone 2lippig, 8 bis 12 mm lang; Oberlippe gewölbt, helmförmig und an den Rändern umgeschlagen; Unterlippe mit 9 dunkelvioletten Längsstreifen, 4 Staubblätter, 1 oberständiger Fruchtknoten; die Frucht ist eine schmale, längliche und ausgerandete Kapsel, die die Kelchzähne nicht überragt und am Rande lang bewimpert ist. Die Samen sind zahlreich und geriffelt.

Verbreitung: Europa

Augentrostkraut

Verwendete Pflanzenteile: Augentrostkraut ist der zur Blütezeit gesammelte oberirdische Teil von *Euphrasia officinalis* L.

Inhaltsstoffe

- Iridoide: u. a. Aucubin (0,94 %), Catalpol, Euphrosid, Ixorosid, Veronicosid, Verprosid, Mussaenosid, Ladrosid, Geniposid, Eurostosid, Adoxosid
- Lignane: Dehydrodiconiferyl-4-O-β-D-glucosid
- Flavonoide: u. a. Apigenin-, Chrysoeriol- und Luteolin-7-O-galaktoside und -rhamnogalaktoside
- Gerbstoffe

Pharmakologie

Präklinik: Die Pharmakologie der Droge ist kaum erforscht. Der Inhaltsstoff Aucubin zeigt eine entzündungshemmende Wirkung, die auf eine Beeinflussung des zellulären Arachidonsäure-Stoffwechsels zurückzugehen scheint (Bermejo Benito et al. 2000). Aucubin zeigte außerdem in mehreren Tierversuchen einen signifikanten hepatoprotektiven Effekt gegen Vergiftungen mit Tetrachlorkohlenstoff oder alpha-Amanitin und unterdrückte in vitro die DNA-Replikation des Hepatitis-B-Virus (Chang et al. 1983, 1984, Chang 1998). Eine in-vitro-Studie an Hepatocyten zeigte, dass die biologische Wirkung des Aucubins tatsächlich von seinem Aglykon Aucubigenin ausgeht, das eine strukturelle Ähnlichkeit mit Glutaraldehyd aufweist und mit Proteinen kovalente Bindungen ausbilden kann (Bartholomaeus und Ahokas 1995, Kim et al. 2000).
Klinik: Kürzlich wurde eine offene klinische Studie über die Wirksamkeit von Tropfen aus Augentrost bei Bindehautentzündungen durchgeführt. Von 65 Teilnehmern zeigten nach zweiwöchiger Behandlung 53 vollständige Heilung und 11 weitere eine deutliche Verbesserung bei sehr guter Verträglichkeit (Stoss et al. 2000).

Anwendungsgebiete

Zubereitungen aus Augentrost oder Augentrostkraut werden äußerlich zu Waschungen, Umschlägen und Augenbädern, bei Augenkrankheiten, die mit Gefäßerkrankungen und Entzündungen verbunden sind, Entzündungen der Augenlider und der Augenbindehaut angewendet. Weiterhin werden damit in der Volksmedizin Blepharitis, Konjunktivitis, Gerstenkorn, Ermüdungserscheinungen des Auges, funktionelle Sehstörungen muskulärer und nervöser Genese sowie Husten und Heiserkeit behandelt.

Dosierung

Abkochung: 3 g auf 150 ml, 5–10 min kochen. 3 bis 4-mal täglich für Augenspülungen.

Anwendungsbeschränkungen: Risiken der bestimmungsgemäßen Anwendung therapeutischer Dosen der Droge und Nebenwirkungen sind nicht bekannt.

Patienteninformation: Zubereitungen aus Augentrost sollen aufgrund volksmedizinischer Erfahrungswerte für die Behandlung einer Reihe von Augenkrankheiten geeignet sein, der wissenschaftliche Beweis hierfür fehlt jedoch.

Bewertung der Wirksamkeit: Die Wirksamkeit der Droge ist nach den gültigen Kriterien für klinische Prüfungen von Arzneimitteln bisher nicht belegt. Gesicherte Angaben zu den pharmakologischen Wirkungen liegen nicht vor, die Bewertung in der Monographie der Kommission E von 1986 ist, auch aus hygienischen Gründen, negativ.

Handelspräparate

Keine bekannt.

Literatur

Bartholomaeus A, Ahokas J: Inhibition of P-450 by aucubin: is the biological avtivity of aucubin due to its glutaraldehyde-like aglycone? Toxicol Lett. 1995; 80: 75–83
Bermejo Benito P, Diaz Lanza AM, Silvan Sen AM, et al: Effects of some iridoids from plant origin on arachidonic acid metabolism in cellular systems. Planta Med. 2000, 66: 324–8
Chang IM: Liver-protective activities of aucubin derived from traditional oriental medicine. Res Commun Mol Pathol Pharmacol. 1998; 102: 189–204
Chang IM, Ryu JC, Park YC, Yun HS, Yang KH: Protective activities of aucubin against carbon tetrachloride-induced liver damage in mice. Drug Chem Toxicol 1983; 6: 443–53
Chang LM Yun HS, Kim YS, Ahn JW: Aucubin: potential antidote for alpha-amanitin poisoning. J Toxicol Clin Toxicol. 1984; 22: 77–85
Harkiss KJ, Timmins P: Planta Med 23 (1973), 342
Kim DH, Kim BR, Kim JY, Jeong YC: Mechanism of covalent adduct formation of aucubin to proteins. Toxicol Lett. 2000; 114: 181–8
Luczak S, Swiatek L: Plantes Med Phytothér 24 (1990), 66
Salama O et al: Phytochemistry 20 (1981), 2603
Salama O, Sticher O: Planta Med 47 (1983), 90
Sticher O, Salama O: Planta Med 39 (1980), 269
Sticher O, Salama O: Planta Med 42 (1981), 122
Stoss M, Michels C, Peter E, Beutke R, Gorter RW: Prospective cohort trial of Euphrasia single-dose eye drops conjunctivitis. J Alt Complement Med. 2000; 6: 499–508

Avocado – Persea americana

Volkstümliche Namen: Advokaten-Birne, Aguacate, Alligator-Birne, Avocado, Avocadobaum, Avocadobirne, Avocato-Birne (dt.), Chang-li (chin.), Alligator pear, avocado, Avocado

Tree, butter pear, violette pear (engl.), Aguacate, ahuacate, choro (span.), Avocatier, beurre vegetal (frz.), Ahuacatl, ahuacuahuitl, palta, xinene (indian.), Avocado (it.), Abacateiro (port.)

Familie: Lauraceae

Botanik: Avocado ist ein bis zu 40 m hoher Baum mit einem Stamm von bis zu 60 cm Durchmesser. Die Blätter sind 6 bis 30 cm lang, 3,5 bis 19 cm breit, schmal- bis breitelliptisch. Die Blüten sitzen in kompakten bis lockeren Trauben. Sie sind 5 bis 8,2 mm lang und grünlich. Der Fruchtknoten ist oval oder birnenförmig und unterschiedlich stark flaumig behaart und entwickelt sich zur Steinfrucht. Diese ist grün und fleischig, bis zu 18 cm lang, birnenförmig, glatt, mit dickem, öligem Fruchtfleisch und einem sehr großen Samen.

Verbreitung: Die Pflanze stammt aus Mittel- und dem südlichen Südamerika und wird heute in allen tropischen und subtropischen Gebieten der Welt kultiviert.

Avocadoöl

Verwendete Pflanzenteile: Avocadoöl ist das Öl aus den Früchten von *Persea americana* MILL.

Inhaltsstoffe

- Fettes Öl: Hauptfettsäuren Ölsäure (Anteil ca. 70 %), Palmitinsäure (Anteil ca. 15 %), Linolsäure (Anteil ca. 10 %), Palmitoleinsäure (Anteil ca. 5 %)
- Vitamine: A, D, E und Carotenoide

Pharmakologie

Hauptwirkstoffe sind Triglyceride und antioxidative Vitamine:

Präklinik: In jüngerer Zeit konzentrierte sich die Forschung auf diejenigen Komponenten des Avocadoöls, die keine Triglyceride sind. Die Fraktion der nicht-verseifbaren Anteile vermochte in Zellkulturen menschlicher gingivaler Fibroblasten die Bildung von Metalloproteinasen zu verringern, die relevant für entzündliche Zahnfleischerkrankungen sind (Kurt-Lassere et al. 2001). Aus der Avocadofrucht wurden mehrere langkettige, mehrfach ungesättigte und oxygenierte Kohlenwasserstoffe isoliert, von denen aufgrund ihrer chemischen Struktur anzunehmen ist, dass sie auch in das Avocadoöl übergehen. Diese Verbindungen zeigten in vitro vielfältige biologische Aktivitäten: Wachstumshemmung mehrerer menschlicher Tumorzelllinien (Oberlies et al. 1998); Hemmung der Bildung von Superoxidanionen und Stickstoffmonoxid (Kim et al. 2000); Hemmwirkung gegen Acetyl-CoA-Carboxylase, ein Schlüsselenzym der Fettsäure-Biosynthese (Hashimura et al. 2001); fungizid gegen *Celletotrichum gloeosporioides* (Domergue et al. 2000); insektizid gegen larven des Gelbfieber-Moskitos (Oberlies et al. 1998). In Ratten konnten durch D-Galaktosamin hervorgerufene Leberschäden unterdrückt werden (Kawagishi et al. 2001).

Klinik: Avocadoöl als Bestandteil einer Vitamin-B_{12}-haltigen Creme wurde im Vergleich mit dem synthetischen Vitamin-D-Analogon Calcipotriol für die topische Behandlung von Schuppenflechte getestet (Stücker et al. 2001). Obwohl mit Calcipotriol zunächst schnellere Erfolge erzielt wurden, war der Heilungszustand beider Patientengruppen am Ende der 12-wöchigen Studie gleich gut. Die Vitamin-B_{12}-/Avocadoöl-Creme zeigte dabei eine wesentlich bessere Verträglichkeit. Eine langfristige, placebokontrollierte Studie untersuchte eine Kombination der unverseifbaren Bestandteile aus Avocado- und Soja-Öl zur Behandlung von Osteoarthritis in der Hüfte (Lequesue et al. 2002). In der Untergruppe von Patienten mit fortgeschrittener Gelenkverengung konnte die weitere Verschlechterung verlangsamt werden.

Anwendungsgebiete

Kosmetik: Hautpflegezusatz in den sogenannten Naturkosmetika.

Haushalt: als Back- und Speiseöl.

Dosierung

Topische Anwendung; keine näheren Angaben.

Anwendungsbeschränkungen: Risiken der bestimmungsgemäßen Anwendung therapeutischer Dosen der Droge und Nebenwirkungen sind nicht bekannt.

Patienteninformation: Das vitaminreiche Avocadoöl kann zur Verbesserung einer trockenen und schuppigen Hautbeschaffenheit wirksam sein.

Bewertung der Wirksamkeit: Die Wirksamkeit der Vitamin A-, D-, E- und carotinoidreichen Droge ist nach den gültigen Kriterien für klinische Prüfungen von Arzneimitteln bisher nicht belegt. Die Verwendung zur Verbesserung einer trockenen, schuppigen Haut erscheint aufgrund der öligen Beschaffenheit plausibel.

Handelspräparate

Keine bekannt.

Literatur

Albert K: Pharm Ztg 131 (1986), 2279

Domergue F, Helms GL, Prusky D, Browse J: Antifugal compounds from idioblast cells isolated from avocado fruits. Phytochem. 2000, 54: 183–9

Hashimura H, Ueda C, Kawabata J, Kasai T: Acetyl-CoA carboxylase inhibitors from avocado (Persea americana Mill) fruits. Biosci Biotechnol Biochem. 2001; 65: 1656–8
Hänsel R, Keller K, Rimpler H, Schneider G (Hrsg): Hagers Handbuch der Pharmazeutischen Praxis. 5. Aufl., Bde 4–6 (Drogen), Springer Verlag Berlin, Heidelberg, New York, 1992–1994
Heller H, Asche W: Seifen Oele Fette Wachse 111 (1985), 164
Kawagishi H, Fukumoto Y, Hatakeyama M, et al: Liver injury suppressing compounds from avocado (Persea americana): J Agric Food Chem. 2001; 49: 2215–21
Kim OK, Murakami A, Nakamura Y, Takeda N, Yoshizumi H, Ohigashi H: Novel nitric oxide and superoxide generation inhibitors, persenone A and B, from avocado fruit. J Agric Food Chem. 2000; 48: 1557–63
Kut-Lassere C, Miller CC, Ejeil AL, et al: Effect of avocado and soybean unsaponifiables on gelatinase A (IMMP-2), stromelysin 1 (MMP-3), and tissue inhibitors of matrix metalloproteinase (TIMP-1 and TIMP-2) secretion by human fibroblasts in culture. J Periodontol 2001; 72: 1685–94
Lequesne M, Maheu E, Cadet C, Dreisler RL: Structural effect of avocado/soybean unsaponifiables on joint space loss in osteoarthritis of the hip. Arthritis Rheum. 2002; 47: 50–8
Oberlies NH, Rogers LL, Martin JM, McLaughlin JL: Cytotoxic and insecticidal constituents of the unripe fruit of Persea americana. J Nat Prod. 1998; 61: 781–5
Stücker M, Memmel U, Hoffmann M, Hartung J, Altmeyer P: Vitamin B(12) cream containing avocado oil in the therapy of plaque psoriasis. Dermatol. 2001; 203: 141–7

Baldrian – Valeriana officinalis

Volkstümliche Namen: Balderjan, Baldrian, echter, Bullerjan, Gebräuchlicher Baldrian, Gemeiner Baldrian, Katzenbaldrian, (dt.), cat's valerian, Common valerian, English Valerian, German Valerian, St. George's herb, Valerian, Wild Valerian (engl.), Guérit tout, herbe aux chats, valériane (frz.), Amantilla, nardo silvatico, valeriana, valeriana silvestre (it.)

Familie: Valerianaceae

Botanik: Die Pflanze wird etwa 50 bis 100 cm hoch und hat einen kurzen, walzenförmigen Wurzelstock mit fingerlangen, büschelig angeordneten stielrunden Wurzeln. Der Stängel ist aufrecht und einfach. Die Blätter sind unpaarig gefiedert und aus 11 bis 23 eiförmig-lanzettlichen, eingeschnitten-gezähnten Blättchen zusammengesetzt. Die Blüten sind hellrosa bis weiß und in rispigen Trugdolden angeordnet. Die Frucht ist eine einförmig längliche, gelbe Schließfrucht mit weißem, zehnstrahligem Haarschopf.

Verbreitung: Europa und gemäßigte Regionen Asiens. Die Hauptanbaugebiete liegen in Mitteleuropa, England, Frankreich, Osteuropa, Japan und den USA.

Baldrianwurzel

Verwendete Pflanzenteile: Baldrianwurzel besteht aus den unterirdischen, unterhalb 40 °C sorgfältig getrockneten Pflanzenteilen der Sammelart *Valeriana officinalis* L. Die Droge umfasst den Wurzelstock, die Wurzeln und die Ausläufer.

Inhaltsstoffe

- Iridoide: Valepotriate (Valeriana-epoxy-triacylate, 0,5 bis 2,0 %): Hauptkomponenten Valtrat (Anteil 50 bis 80 %), Isovaltrat (Anteil bis 46 %), Isovaleroxyhydroxydidrovaltrat (IVDH-Valtrat, 10 bis 20 %), weiterhin u. a. Didrovaltrat, Acevaltrat
- Ätherisches Öl (0,2 bis 1,0 %): Hauptkomponenten (-)-Borneylisovalerianat und Isovaleriansäure (beide Geruchsträger), weiterhin u. a. (-)-Bornylacetat, Isoeugenylvalerianat, Isoeugenylisovalerianat, bei einigen Rassen auch Valerenal, Valeranon, Cryptofauronol
- Sesquiterpene: Valerensäure (0,1 bis 0,9 %), 2-Hydroxy-valerensäure, 2-Acetoxy-valerensäure
- Pyridinalkaloide (Spuren, Katzenpheromone): Actinidin, Valerianin, α-Methylpyrrylketon
- Kaffeesäurederivate: Chlorogensäure

Die Kleinarten der Sammelart unterscheiden sich im Inhaltsstoffspektrum.

Pharmakologie

Präklinik: Baldrian zeigt eine Benzodiazepinähnliche Wirkung auf das GABAerge System (Santos et al. 1994). Das Zusammenspiel der verschiedenen Inhaltsstoffe wirkt im Tierversuch zentral dämpfend (Hendriks et al. 1981), sedativ (Rücker et al. 1978; Hendriks et al. 1985) und angstlösend (Hiller und Kato 1996), spasmolytisch (Hiller und Zetler 1996), muskelrelaxierend und antiulcerogen. Die pharmakologische Wirkung hängt stark von der Qualität des verwendeten Extrakts ab. Eine Fraktion wasserlöslicher Polysaccharide aus Baldrianwurzel zeigte in vitro immunstimulierende Wirkungen (Hromádková et al. 2002).
Klinik: Beim Menschen kann eine Veränderung des Ruhe-EEGs festgestellt werden, die in ihrem Profil von der durch Diazepam hervorgerufenen abweicht (Donath und Roots 1995; Schulz und Jobert 1995). In den letzten Jahren konnte in mehreren placebokontrollierten klinischen Studien mit insgesamt 460 Teilnehmern gezeigt werden, dass Baldrian-Präparate bei guter Verträglichkeit zu einer deutlichen Verbesserung bestehender nicht-organischer Schlafstörungen führen (Leathwood et al. 1982; 1983; 1984; Kamm-Kohl et al. 1984; Schulz

et al. 1994; Vorbach und Arnold 1995; Donath et al. 2000; Dorn 2000; Wheatley 2001).

Anwendungsgebiete
Innere Anwendung: bei nervösen Unruhezuständen und Einschlafstörungen.
Volksmedizin: bei Schlaflosigkeit, nervöser Erschöpfung und geistiger Überarbeitung, Konzentrationsschwäche, Reizbarkeit, Stress, Kopfschmerzen, Neurasthenie, Epilepsie, Hysterie, nervösen Herzleiden, Erregungszuständen während der Periode, der Gravidität und des Klimakteriums sowie bei Neuralgien und Ohnmacht, nervösen Magenkrämpfen, Koliken, Uterusspasmen, Angst- und Spannungszuständen. Die Wirksamkeit für die volksmedizinischen Indikationen ist nicht ausreichend belegt.

Sonstige Verwendung
Kosmetik: Neben Bädern, die Extrakte oder ätherisches Öl der Baldrianwurzel enthalten, wird auch künstliches Baldrianöl als Badezusatz angeboten.

Dosierung
Innere Anwendung:
Tagesdosis: Am häufigsten verwendet werden Trockenextrakte, 3–7:1, 70 % Ethanol, die in Tagesdosen von 400–600 mg in vielen klinischen Versuchen erfolgreich eingesetzt wurden (Kamm-Kohl et al. 1984; Schulz et al. 1994; Vorbach und Arnold 1995; Donath et al. 2000; Dorn 2000; Wheatley 2001). ESCOP (1997) empfiehlt eine TD von 2–3 g Droge, entsprechend 500–1200 mg Trockenextrakt (Auszugsmittel Ethanol 70 %).
Infus und Tee: 2–3 g (1 TL) Droge pro Tasse, 2–3-mal täglich und vor dem Schlafengehen eine Tasse frisch bereiteten Tee trinken.
Tinktur: 1/2 bis 1 Teelöffel (1–3 ml) ein- bis mehrmals täglich.
Vollbad: 100 g zerkleinerte Droge mit 2 Liter Wasser heiß aufgießen, Aufguss in das Vollbad geben.

Anwendungsbeschränkungen: Risiken der bestimmungsgemäßen Anwendung therapeutischer Dosen der Droge sind nicht bekannt. In seltenen Fällen kann es zu gastrointestinalen Beschwerden, sehr selten zu Kontaktallergien oder einer anregenden Wirkung kommen. Baldrian kann die Wirkung anderer Sedativa verstärken (im Tierexperiment additiver Effekt in Kombination mit Barbituraten und Benzodiazepinen).
Bei längerer Anwendung von Baldrianprodukten mit Valepotriatgehalt können bisweilen auftreten: Kopfschmerzen, Unruhezustände, Schlaflosigkeit, Mydriasis und Störungen der Herztätigkeit. Da Valepotriate eine relativ instabile Struktur besitzen und zudem kaum resorbiert werden, sind diese Nebenwirkungen zu vernachlässigen.
Arzneimittel mit schlaffördernder Wirkung können grundsätzlich, auch bei bestimmungsgemäßem Gebrauch, das Reaktionsvermögen so weit verändern, dass die Fähigkeit zur aktiven Teilnahme am Straßenverkehr oder zum Bedienen von Maschinen beeinträchtigt wird. Dies gilt im besonderen Maß in Verbindung mit Alkohol. In seltenen Fällen kann es in den ersten Stunden nach der Einnahme von Baldrian zu einer diskreten Einschränkung der Vigilanz kommen.
Bei größeren Hautverletzungen, akuten Hauterkrankungen, schweren fieberhaften und infektiösen Erkrankungen, Herzinsuffizienz und Hypertonie sollten Vollbäder mit Zusatz des ätherischen Öles oder von Extrakten aus der Droge nur nach Rücksprache mit dem Arzt erfolgen.
Eine Metaanalyse zu pflanzlichen Arzneimitteln und perioperativer Versorgung kommt zu dem Ergebnis, dass Baldrian-Produkte wegen ihrer sedativen Wirkung Probleme bereiten könnten und entsprechend rechtzeitig abgesetzt werden sollten (Ang-Lee et al. 2001).

Patienteninformation: Bei nervöser Unruhe und Schlafstörungen ohne organische Ursache kann mit Baldrian-Präparaten eine Verkürzung der Einschlafzeit sowie Verbesserung der Schlafqualität erzielt werden, ohne dass es zu nachfolgender morgendlicher Benommenheit kommt. Nebenwirkungen sind sehr selten und beschränken sich auf milde Magen-Darm-Beschwerden. Bitte beachten Sie, dass auch der vorschriftsmäßige Gebrauch von Arzneimitteln mit schlaffördernder Wirkung zu einer Beeinträchtigung des Reaktionsvermögens führen kann. Dies gilt insbesondere in der Kombination mit Alkohol. Bei Schlafstörungen, die länger als zwei Wochen andauern, sollten Sie in jedem Fall einen Arzt konsultieren.

Bewertung der Wirksamkeit: Die Kommission E bewertet in ihrer Monographie von 1985 mit Ergänzung von 1990 die Droge positiv und befürwortet die therapeutische Anwendung bei Unruhezuständen und nervös bedingten Einschlafstörungen. Von der ESCOP wurden im Juli 1997 folgende Indikationen als positiv bewertet: Nervosität, Rastlosigkeit und Erregbarkeit, Einschlafschwierigkeiten.

Handelspräparate
Baldriparan® Nacht (TD: 441,35 mg Trockenextrakt)
Baldrian Dispert® 45 mg (TD: 45–405 mg Trokkenextrakt)

Baldrian Dispert® stark am Tag (TD: 125–2000 mg Trockenextrakt)
Sedonium® (600–1800 mg Trockenextrakt)
Euvegal® SHW (TD: 250–1500 mg Trockenextrakt)
Thüringer Baldriantinktur

Literatur

Ang-Lee MK, Moss J, Yuan CS: Herbal medicines and perioperative care. JAMA. 286 (2001), 208–216
Becker H et al: Planta Med 49 (1983), 64
Bodesheim U, Hölzl J: Isolation and receptor binding properties of alkaloids and lignans from Valeriana officinalis L. PA 52 (1997), 386–391
Bos R et al: Phytochemistry 22 (1983), 1505
Bos R et al: Seasonal variation of the essential oil, valerenic acid derivatives, and valepotriates in Valeriana officinalis roots. Planta Med 59 (1993), A698
Bounthanh C et al: Planta Med 41 (1981), 21
Bounthanh C et al: Planta Med 49 (1983), 138
Bounthanh C, Bergmann C, Beck JP et al: Valepotriates, a new class of cytotoxic, antitumor agents. Planta Med 41 (1981), 21–28
Braun R et al: Dtsch Apoth Ztg 122 (1982), 1109
Braun R et al: Planta Med 1 (1984)
Braun R, Dittmar W, Hude W von der, Scheutwinkel-Reich M: Bacterial mutagenicity of the tranquilizing constituents of valerianaceae roots. Naunyn- Schmiedeberg's Arch Pharmacol Suppl 329 (1985)
Braun R, Dittmar W, Machut M, Weickmann S: Valepotriate mit Epoxidstruktur – beachtliche Alkylantien. Dtsch Apoth Z 122 (1982), 1109–1113
Donath F, Roots I: Untersuchung zur Erfassung der Wirkung von Baldrianextrakt (LI 156) auf das Pharmako-EEG bei 16 Probanden. Z Phytother Abstractband, (1995), 10
Donath F, Quispe S, Diefenbach K, Maurer A, Fietze I, Roots I: Critical evaluation of the effect of valerian extract on sleep structure and sleep quality. Pharmacopsych. 33 (2000), 47–53
Dorn M: Wirksamkeit und Verträglichkeit von Baldrian versus Oxazepam bei nichtorganischen und nichtpsychiatrischen Insomnien: Eine randomisierte, doppelblinde, klinische Vergleichsstudie. Forsch Komplementärmed Klass Naturheilk. 7 (2000), 79–84
Eickstedt KW von, Rahmann R: Psychopharmakologische Wirkungen von Valepotriaten. Arzneim-Forsch 19 (1969), 316–319
Eickstedt KW von: Arzneim Forsch 19 (1969), 995
Friede M, Hasenfuss I, Wüstenberg P: Alltagssicherheit eines Phytosedativums aus Baldrianwurzeln, Hopfenzapfen und Melissenblättern. Nervenheilkunde 1999, 18, 91
Funk ED, Friedrich H: Planta Med 28 (1975), 215
Gross D et al: Arch Pharm 304 (1971), 19
Grusla D: Nachweis der Wirkung eines Baldrianextraktes im Rattenhirn mit der 14C-2-Desoxyglucose-Technik. Dissertation, Phillipps-Universität Marburg 1987
Hänsel R, Schulz J: Beitrag zur Qualitätssicherung von Baldrianextrakten. Pharm Industrie 47 (1985), 531–533
Hänsel R, Schulz J: Valerensäuren und Valerenal als Leitstoffe des offizinellen Baldrians. Dtsch Apoth Z 122 (1982), 215–219
Hänsel R: Bewertung von Baldrian-Präparaten: Differenzierung wesentlich: Dtsch Apoth Z 124 (1984), 2085
Hänsel R: Pflanzliche Beruhigungsmittel Möglichkeiten und Grenzen der Selbstmedikation. Deutsche Apotheker Ztg 135 (1995), 2935–2943
Hänsel R: Pflanzliche Sedativa. Z Phytother 11 (1990), 14
Hardy M, Kirk-Smith MD, Stretch DD: (1985) Replacement of drug treatment for insomnia by ambient odour. Lancet 346 (1985), 701
Hazelhoff B et al: Pharm Weekbl Sci Hrsg. 1 (1979), 71
Hendriks H et al: Phytochemistry 16 (1977), 1853
Hendriks H et al: Planta Med 42 (1981), 62
Hendriks H et al: Planta Med 53 (1985), 28
Hendriks H, Bos R, Woerdenbag HJ, Koster AS: Central Nervous Depressant Activity of Valerenic Acid in the Mouse. Planta Med 51 (1985), 28–31
Hendriks H, Bruins AB: J Chromatogr 190 (1980), 321
Hiller K-O, Zetler G: Neuropharmacological Studies on Ethanol Extracts of Valeriana officinalis: Behavioural, Anticonvulsant Properties. Phytotherapy Res 10 (1996), 145–151
Hölzl J: Baldrian ein Mittel gegen Schlafstörungen. Deutsche Apotheker Ztg 136 (1996), 751–759
Hromádková Z, Ebringerová A, Valachovic P: Ultrasound-assisted extraction of water-soluble polysaccharides from the roots of valerian (Valeriana officinalis L.): Ultrason Sonochem. 9 (2002), 37–44
Jansen W: Doppelblindstudie mit Baldrisedon. Therapiewoche 27 (1977), 2779–2786
Kamm-Kohl AV, Jansen W, Brockmann P: Moderne Baldriantherapie gegen nervöse Störungen im Senium. Med Welt 35 (1984), 1450–1454
Krieglstein J, Grusla D: Zentraldämpfende Inhaltsstoffe im Baldrian. Dtsch Apoth Z 128 (1988), 2041–2046
Kubitschek J: Baldrian beeinflußt die Melatoninwirkung. PZ 142 (1997), 433
Leathwood PD et al: Pharmacol Biochem Behav 17 (1982), 65
Leathwood PD, Chauffard F: Aqueous extract of valerian reduces latency to fall asleep in man. Planta Med 50 (1984), 144–148
Leathwood PD, Chauffard F: J Psychiatr. Res 17 (1983), 115
Leathwood PD, Chauffard F: Quantifying the effects of mild sedatives. J Psychiat Res 17 (1983), 115–122
Meier B, Linnenbrink N: Status und Vergleichbarkeit pflanzlicher Arzneimittel. Deutsche Apotheker Ztg 136 (1996), 4205–4220
Müller-Bohn T: Pflanzliche Sedativa und Antidepressiva. Deutsche Apotheker Ztg 136 (1996), 2032–2033
N.N.: Phytotherapeutika: Nachgewiesene Wirkung, aber wirksame Stoffe meist nicht bekannt. Deutsche Apotheker Ztg 137 (1997), 1221–1222
Orth-Wagner S, Ressin WJ, Friedrich I: Phytosedativum gegen Schlafstörungen. Z Phytother 16 (1995), 147–156
Popov S et al: Phytochemistry 13 (1974), 2815
Reidel E et al: Planta Med 46 (1982), 219
Riedel E, Hänsel R, Ehrke G: Hemmung des Γ-Aminobuttersäureabbaus durch Valerensäurederivate. Planta Med 46 (1982), 219–220
Rücker G, Tautges, J, Sieck A et al: Untersuchungen zur Isolierung und pharmakodynamischen Aktivität des Sesquiterpens Valeranon aus Nardostrachys jatamansi DC Arzneim-Forsch/Drug Res 28 (1978), 7
Santos MS, Ferreira F, Cunha AP et al: An Aqueous Extract of Valerian Influences the Transport of GABA in Synaptosomes. Planta Med 60 (1994), 278–279
Schilcher H: Pflanzliche Psychopharmaka. Eine neue Klassifizierung nach Indikationsgruppen. Deutsche Apotheker Ztg 135 (1995), 1811–1822
Schimmer O, Röder A: Valerensäuren in Fertigarzneimitteln und selbst bereiteten Auszügen aus der Wurzel von Valeriana officinalis L.s.l. PZW 137 (1992), 31–36
Schulz H, Jobert M: Die Darstellung sedierender/Tranquilisierender Wirkungen von Phytopharmaka im quantifizierten EEG Z Phytother Abstractband, (1995), 10
Schulz H, Stolz C, Müller J: The effect of a valerian extract on sleep polygraphy in poor sleepers. A pilot study. Pharmacopsychiat 27 (1994), 147–151
Schulz V, Hübner WD, Ploch M: Klinische Studien mit Psycho-Phytopharmaka. Z Phytother 18 (1997), 141–154
Sprecher E: Pflanzliche Geriatrika. Z Phytother 9 (1988), 40
Sprecher E: Über die Qualität von Phytopharmaka. Z Phytother 12 (1991), 105
Thies PW, Funke S: Tetrahedron Letters 11 (1966), 1155
Trossell K, Wahlberg K: Tetrahedron Letters 4 (1966), 445

Tyler VE: The new honest herbal. A sensible guide to herbs, related remedies. 2nd ed Stickley Co., Philadelphia 1987, 125–126
Van Meer JH, Labadine RP: J Chromatogr. 205 (1981), 206
Veith J et al: Planta Med 3 (1986), 179
Volk S et al: Phytosedativum gegen nervöse Unruhezustände und Einschlafstörungen. Z Phytother 20 (1999), 337
Vorbach EU, Arnold KH: Wirksamkeit und Verträglichkeit von Baldrianextrakt (LI 156) versus Placebo bei behandlungsbedürftigen Insomnien. Z Phytother Abstractband 1995, 11
Werner: Arzneipflanzen in der Volksmedizin. Deutsche Apotheker Ztg 130 (1990), 2510
Wheatley D: Kava and Valerian in the treatment of stress-induced insomnia. Phytother Res. 15 (2001), 549–551
Wheatley D: Stress-induced insomnia treated with kava and valerian: singly and in combination. Hum Psychpharmacol Clin Exp. 16 (2001), 353–356

Bambus – Pseudosasa japonica

Volkstümliche Namen: Bamboo (engl.), Bambus, Metake Bambus (dt.)

Familie: Poaceae

Botanik: Grünlichgelbe, über 3 m hohe und stielrunde Halme sind an Knoten von trockenen, nicht abfallenden Blattscheiden umgeben, Blätter am Rande scharf gesägt, oberseits glänzend dunkelgrün, unterseits mattgraugrün.

Verbreitung: Tropen und südliche Subtropen, Asien

Bambussprossen

Verwendete Pflanzenteile: Bambussprossen sind die jungen Triebe von *Pseudosasa japonica* (Streudel) Makino.

Inhaltsstoffe
- Lösliche Mono-, Oligo- und Polysaccharide
- Kieselsäure, teilweise wasserlöslich

Pharmakologie
Es liegen keine gesicherten Angaben vor.

Anwendungsgebiete
In der orientalischen Medizin bei Asthma, Husten und Gallenkrankheiten. Selten verwendet.

Anwendungsbeschränkungen: Risiken der bestimmungsgemäßen Anwendung der Droge und Nebenwirkungen sind nicht bekannt.

Dosierung
Keine Angaben.

Patienteninformation: Bambussprossen werden in der orientalischen Medizin gelegentlich bei Asthma, Husten und Gallenkrankheiten verwendet. Wissenschaftlich begründete Beweise für die Wirksamkeit liegen jedoch nicht vor.

Bewertung der Wirksamkeit: Die Wirksamkeit der Droge ist nach den gültigen Kriterien für klinische Prüfungen von Arzneimitteln für die beanspruchten Indikationen bisher nicht belegt. Gesicherte Angaben zu den phytopharmakologischen Eigenschaften liegen nicht vor, die therapeutische Anwendung ist nicht mehr üblich.

Handelspräparate
Keine bekannt.

Literatur
Gruenwald J, Brendler T, Jaenicke C (Eds): Physicians Desk Reference for Herbal Medicines. Medical Economics Company Inc., Montvale, 1998

Bärentraube – Arctostaphylos uva-ursi

Volkstümliche Namen: Bärentraube, Buchs, wilder, Mehlbeere, Moosbeere, Sandbeere, Steinbeere, Wilder Buchsbaum, Wolfsbeere, Wolfstraube (dt.), Melbärrisblade (dan.), Arberry, Arbutus Uva-Ursi, Bearberry, Bearsgrape, Common Bearberry, Kinnickinick, Kinnikinnick, Mealberry, Mountain Box, Mountain Cranberry, Red Bearberry, Redberried trailing Arbutus, Red-Berry, Redberry Leaves, Rockberry, Sagackhomi, Sandberry, Upland Cranberry, Uva-Ursi (engl.), Gayuba del Pays (span.), Arbusier, Busserole officinale, Raisin d'ours (frz.), Uva d'orso, Uva ursina (it.), Toloknianka (russ.)

Familie: Ericaceae

Botanik: Die Pflanze ist ein niederliegender, bis 1,5 m langer, kriechender Spalierstrauch mit elastischen, rotbraunen Zweigen. Die wechselständigen Laubblätter sind ledrig, derb, ganzrandig, 12 bis 30 mm lang, 4 bis 15 mm breit, immergrün, verkehrt-eiförmig oder keilig, kahl, glänzend, unterseits deutlich netzartig, an der Mittelrippe und am Rande oft feinflaumig behaart. Die Blüten stehen zu 3 bis 12 in kurzen, endständigen und überhängenden Trauben. Die Krone ist ei- bis krugförmig, weiß oder rötlich mit rotem Saum. Die Frucht ist eine kugelige, erbsengroße, scharlachrote und mehlige Steinfrucht und hat 5 bis 7 Steinkerne von etwa 4 mm Länge. Diese sind nierenförmig und seitlich zusammengedrückt.

Verbreitung: Das Verbreitungsgebiet erstreckt sich von der Iberischen Halbinsel über ganz Mitteleuropa nordwärts bis Skandinavien und reicht ostwärts bis Sibirien, zum Altai und Himalaja und schließt noch Nordamerika ein.

Bärentraubenblätter

Verwendete Pflanzenteile: Bärentraubenblätter bestehen aus den frischen oder getrockneten Laubblättern von *Arctostaphylos uva-ursi* (L.) SPRENG.

Inhaltsstoffe

- Hydrochinonglykoside: Arbutin (Arbutosid, Hydrochinon-O-β-D-glucosid, 5 bis 16 %), Methylarbutin (O-Methylhydrochinon-O-β-D-glucosid, bis 4 %), Galloyl-Derivaten des Arbutins (ca. 0,05 %): O-Galloylhydrochinon-O-β-D-glucosid (p-Galloyloxyphenyl-O-β-D-glucosid), 2′-O-Galloylarbutin, 6′-O-Galloylarbutin, freies Hydrochinon (gewöhnlich unter 0,3 %) als Spaltprodukt des Arbutins, beim Altern der Blätter oder beim Trocknen auftretend
- Piceosid (4-Hydroxyacetophenon-O-β-D-glucopyranosid)
- Flavonoide: Flavonolglykoside: Hyperosid (Hauptflavonolglykosid, 0,8 bis 1,5 %), Quercetin-3-β-D-O-6′-galloylgalaktosid, Quercitrin, Isoquercitrin, Myricitrin, Myricetin-3-O-β-D-galaktosid, 2 isomere Quercetinarabinoside, Aglyka dieser Verbindungen
- Phenolcarbonsäuren: u. a. Gallussäure (frei 180 mg/100 g), p-Cumarsäure (18,0 mg/100 g), Syringasäure (16,8 mg/100 g), Salicylsäure (12,0 mg/100 g), p-Hydroxybenzoesäure (9,6 mg/100 g), Ferulasäure (6,0 mg/100 g), Kaffeesäure (6,0 mg/100 g), Lithospermumsäure (Kaffeesäuredimer)
- Gerbstoffe (7 bis 18 %): Gallotannine, u. a. Penta-O-galloyl-β-D-glucose und Hexa-O-galloyl-β-D-glucose, Ellagitannine, u. a. Corilagin (1-O-Galloyl-3,6-di-O-hexahydroxydiphenol-β-D-glucosid) und kondensierte Gerbstoffe (Proanthocyanidine)
- Flavanole: Catechin, Gallocatechin
- Triterpene: Ursolsäure (0,4 bis 0,75 %) und der entsprechende Alkohol Uvaol, β-Amyrin
- Iridoide: Monotropein (0,025 %)
- Enzyme: u. a. eine β-Glucosidase (Arbutase), die jedoch wegen des hohen Gerbstoffgehaltes beim Trocknen und Verarbeiten der Droge inaktiviert wird.

Pharmakologie

Die enthaltenen Phenolglucoside bzw. ihre Aglyka wirken antibakteriell, die enthaltenen Gerbstoffe haben einen adstringierenden Effekt. Die Droge besitzt harndesinfizierende Eigenschaften, die den bakteriostatisch wirksamen Hydrochinonkonjugaten mit Glucuronsäure und Schwefelsäure zugeschrieben werden. Das Maximum der antibakteriellen Wirkung ist etwa 3–4 Stunden nach Einnahme zu erwarten.

Präklinik: Wässrige Bärentraubenblätterextrakte beeinflussten in vitro als auch im Tierversuch die Virulenz verschiedener Bakterienstämme (Annuck et al. 1999, Turi et al. 1997). Hydrochinonkonjugate scheinen sich an bakterielles Protein zu binden, intrazellulär aufgenommen und angereichert zu werden. *Escherichia coli* ist in der Lage, das konjugierte Hydrochinon in freies Hydrochinon umzuwandeln, welchem die bakterizide Wirkung zugesprochen wird (Siegers et al. 1999).
Eine neue Studie weist nach, dass Bärentraubenblätterextrakt in der Lage ist, die Wirkung von Antibiotika zu potenzieren (Shimitzu et al. 2001).
Im Tierversuch zeigte sich, dass die positive Wirkung auf Harnsteine ebenfalls der desinfizierenden Wirkung zugeschrieben werden kann (Grases et al. 1994).
Bärentraubenblätter steigern bei Ratten den Urinfluss, ohne jedoch die Natrium-Ausscheidung zu erhöhen (Beaux et al. 1999).
Klinik: In Kombination mit anderen diuretisch wirkenden Drogen haben sich Bärentraubenblätter in Studien mit über 1300 an Harnwegserkrankungen leidenden Patienten bewährt (Helff 1993, Reuter 1985).
Es liegen insgesamt keine eindeutig zu bewertenden klinischen Studien vor.

Anwendungsgebiete

Innere Anwendung: bei entzündlichen Erkrankungen der ableitenden Harnwege und Katarrhen des Nierenbeckens (auch zur Rezidivprophylaxe), bei funktionell bedingten Störungen (z. B. Reizblase).
Volksmedizin: alle Formen der Urogenital- und Gallenwegserkrankungen.
Homöopathie: Entzündungen der ableitenden Harnwege.

Dosierung

Tagesdosis: 10 g feingeschnittene oder pulverisierte Droge (entspricht Arbutingehalt von 400–840 mg).
Einzeldosis: 2 g Fluidextrakt oder 0,4 g Trokkenextrakt.
Homöopathisch: 5–10 Tropfen, 1 Tablette, 5–10 Globuli, 1 Messerspitze Verreibung 1–3-mal täglich oder 1 ml Injektionslsg. 2-mal wöchentlich s. c. (HAB).
Keine einheitlichen Auszugsmittel und Droge-Extrakt-Verhältnisse.

Anwendungsbeschränkungen: Risiken der bestimmungsgemäßen Anwendung therapeutischer Dosen der Droge sind nicht bekannt.
Bei Einnahme von Zubereitungen aus der Droge mit hohem Gerbstoffgehalt können bei magenempfindlichen Personen Übelkeit und Erbrechen auftreten.

Gegenanzeigen: Schwangerschaft, Stillzeit, Kinder unter 12 Jahren (Hepatotoxizität der freigesetzten Hydrochinone).
Arbutinhaltige Arzneimittel sollten ohne ärztlichen Rat nicht länger als jeweils eine Woche und höchstens 5-mal pro Jahr eingenommen werden.
Da die harndesinfizierende Wirkung des in den Harnwegen freigesetzten Hydrochinons bevorzugt in alkalischem Milieu auftritt, sollte die gleichzeitige Gabe von harnsäuernden Arzneimitteln und Speisen vermieden werden.
Wechselwirkungen: In Kombination mit Arznei- oder Nahrungsmitteln, die zu einer Säuerung des Harns führen, ist mit einer abgeschwächten Wirkung der Droge zu rechnen, da diese nur in alkalischem Milieu ihre Wirkung entwickelt. Uva-ursi-Präparate in Verbindung mit Thiazid- und Schleifendiuretika könnten die diuretische Wirkung vermindern, in Kombination mit NSAID kann es zur Verstärkung der gastrointestinalen Reizwirkung kommen.

Patienteninformation: Bärentraubenblätter wirken antibakteriell und sind somit zur begleitenden Behandlung entzündlicher Erkrankungen der ableitenden Harnwege gut geeignet. Nicht mit Mitteln einnehmen, die zur Bildung eines sauren Harns führen, da dies die antibakterielle Wirkung vermindert. Ohne ärztliche Konsultation sollten Sie Bärentraubenblätter nicht länger als eine Woche und nicht häufiger als 5 mal pro Jahr anwenden.

Bewertung der Wirksamkeit: Die Kommission E (1993, 1994) empfiehlt Bärentraubenblätter zur Behandlung entzündlicher Erkrankungen der ableitenden Harnwege. Von ESCOP (Juli 1997) wurden folgende Indikationen als positiv bewertet: Unkomplizierte Infektion des unteren Harntraktes, z. B. Zystitis, wenn eine antibiotische Behandlung nicht erforderlich ist.

Handelspräparate

Arctuvan® Bärentraubentee
Arctuvan® N: 3–5 Dragées bis zu 4-mal tgl.
Cystinol® akut: 3-mal tgl. 2 Dragees mit reichlich Flüssigkeit nach den Mahlzeiten einnehmen
Sidroga Bärentraubenblätterteee
Uvalysat® Bürger: 4-mal tgl. 2–3 Dragees unzerkaut mit etwas Flüssigkeit bzw. 40–90 Tropfen

Literatur

Annuck H, Hirmo S, Turi E et al.: Effect on cell surface hydrophobicity and susceptibility of Heliobacter pylori to medicinal plant extracts. FEMS Microbiol Lett 172 (1999), 41–45

Beaux D, Fleurentin J, Mortier F: Effect of extracts of Orthosiphon stamineus Benth., Hieracium pilosella L., Sambucus nigra L. and Arctostaphylus uva-ursi (L.) Spreng. in rats. Phtother Res 13 (1999), 222–225

Britton G, Haslam E: J Chem Soc (London) (1965), 7312

Denford KE: Experientia 29 (1973), 939

Frohne D: Arctostaphylos uva-ursi: Die Bärentraube. Z Phytother 7 (1986), 45–47

Frohne D: Planta Med 18 (1970), 1

Grases F, Melero G, Costa-Bauzá A, Prieto R, March JG: Urolithiasis and Phytotherapy. Int Urol Nephrol 26 (1994), 507–511

Hiller K: Pharmazeutische Bewertung ausgewählter Teedrogen. Deutsche Apotheker Ztg 135 (1995), 1425–1440

Helff H: Expertenforum Cystinol®: Gute Therapieerfolge auch bei Dauerkatheter-Patienten. Berichte und Ergebnisse vom HWI-Workshop in Frankfurt

Ihrig M, Blume H: Zur pharmazeutischen Qualität von Phytopharmaka 2. Mitt.: Vergleichende Bewertung von Arbutin enthaltenden Urologika. PZW 135 (1990), 267

Jahodar L et al: Cesk Farm. 34 (1985), 174

Jahodar L et al: Pharmazie 33 (1978), 536

Jahodar L et al: Pharmazie 36 (1981), 294

Kraus L: Deutsche Apotheker Ztg 111 (1974), 1225

Kubo M et al: Pharmacological studies on leaf of Arctostaphylos uva-ursi: Combined effect of 50 % methanolic extract from Arctostaphylos uva-ursi and prednisolone on immuno-inflammation. Yakugaku Zasshi, 110:59–67, 1990 Jan

Matsuda H et al: Pharmacological studies on leaf of Arctostaphylos uva-ursi: Effect of 50 % methanolic extract from Arctostaphylos uva-ursi on melanin synthesis. Yakugaku Zasshi, 112:276–82, 1992 Apr

Matsuda H et al: Pharmacological studies on leaf of Arctostaphylos uva-ursi: Effect of water extract from Arctostaphylos uva-ursi on the antiallergic and antiinflammatory activities of dexamethasone ointment. Yakugaku Zasshi, 112:673–7, 1992 Sep

Matsuda H, Nakata H, Tanaka T, Kubo M: Pharmacological study on Arctostaphylos uva-ursi (L.) Spreng. II. Combined effects of arbutin and prednisolone or dexamethazone on immuno-inflammation. Yakugaku Zasshi, 110:68–76, 1990 Jan

Matsuda H, Nakata H, Tanaka T, Kubo M: Phenolic acids in leaves of Arctostaphylos uva ursi L. Vaccinium vitis idaea L. and Vaccinium myrtillus L. Pharmazie, 110:680–1, 1991 Sep

Matsuda H, Tanaka T, Kubo M: Pharmacological studies on leaf of Arctostaphylos uva-ursi (L.) Spreng. III. Combined effect of arbutin and indomethacin on immuno-inflammation. Yakugaku Zasshi, 111:253–8, 1991 Apr-May

Matsuo K, Kobayashi M, Takuno Y, Kuwajima H, Ito H, Yoshida T: Anti-tyrosinase activity constituents of Arctostaphylos uva-ursi. Yakugaku Zasshi, 117:1028–32, 1997 Dec

Ng TB et al: Examination of coumarins, flavonoids and polysaccharopeptides for antibacterial activity. General Pharmacology 27 (1996), 1237–1240

Paper DH, Koehler J, Franz G: Bioavailalibilty of drug preparations containing a leaf extract of Arctostaphylos uva-ursi (Uvae Ursi Folium). Planta Med 59 (1993), A589

Reuter HJ et al.: Behandlung von Harnwegsinfektionen mit einem Arzneitee. Therapiewoche 35 (1985), 1427–1431

Ritch-Krc EM, Thomas S, Turner NJ, Towers GH: Carrier herbal medicine: traditional and contemporary plant use. J Ethnopharmacol, 117:85–94, 1996 Jun

Siegers C-P, Freudenstein J, Bodinet K, Pentz R, Siegers J-P: Untersuchungen zum Wirkmechanismus von Bärentraubenblätterextrakten (Arbutin) am Uroepithel. Abstraktband, 10. Jahrestagung der Gesellschaft für Phytotherapie, Münster, 11.–13. November 1999

Shimitzu M, Shiota A, Mizushima T, Ito H, Hatano T, Yoshida T, Tsuchiya T: Marked potentiation of activity

of β-lactams against methicillin-resistant *Staphylococcus aureus* by corilagin. Antimicrobial Agents Chemother 45 (2001), 3198–3201
Stammwitz U: Pflanzliche Harnwegsdesinfizienzien – heute noch aktuell? Z Phytother 19(1998), 90–95
Thesen R: Phytotherapeutika – nicht immer harmlos. Z Phytother 9 (1988), 105
Thieme H, Winkler HJ: PA 26 (1971), 235, 419
Turi M, Turi E, Koljalg S et al.: Influence of aqueous extracts of medicinal plants on surface hydrophobicity of Escherichia coli strains of different origin. APMIS 105 (1997), 956–962

Bärlauch – Allium ursinum

Volkstümliche Namen: Bärenlauch, Bärlauch, Hexenzwiebel, Lauch, wilder, Ramsel, Ramsell, Waldknoblauch, Waldlauch, Wilder Knoblauch, (dt.), Bear's garlic, Broad-leaved Garlic, Broad-leaved garlic, Gipsy onion, Hog's garlic, Ramson, Ramsons, Ransoms (engl.), Ail des bois (frz.), Aglio orsino (it.)

Familie: Alliaceae

Botanik: Die Pflanze hat einen aufrechten, 10 bis 50 cm hohen und zweikantigen und halb zylindrischen oder dreikantigen bis fast stielrunden und kompakten Stängel. Die Spreite der Laubblätter ist flach, schmal-elliptisch-lanzettlich bis schmal-eiförmig, zugespitzt, 6 bis 20 cm lang, dünn und am abgerundeten bis fast herzförmigen Grund plötzlich in den 5 bis 20 cm langen Stiel verschmälert. Die Hülle des endständigen Blütenstandes besteht aus 3 oder mehr eiförmig-lanzettlichen, zugespitzten, etwa blütenstiellangen, frühzeitig abfallenden Blättern. Der Blütenstand ist eine lockere, 2,5 bis 6 cm breite Trugdolde, flach und 6- bis 20- oder mehrblütig.

Verbreitung: In fast ganz Europa, Kleinasien, im Kaukasus und Sibirien bis Kamtschatka verbreitet, nicht jedoch in der ungarischen Tiefebene und im immergrünen Mittelmeerbereich.

Bärlauchkraut

Verwendete Pflanzenteile: Bärlauchkraut oder Wildknoblauchkraut sind die frischen oder getrockneten oberirdischen Pflanzenteile von *Allium ursinum* L.

Inhaltsstoffe

- Alliine (Alkylcysteinsulfoxide), bes. Methylalliin (S-Methyl-L-(+)-cysteinsulfoxid) und Alliin (Allylalliin, S-Allyl-L-(+)-cysteinsulfoxid) und vermutlich deren Glutamylkonjugate (Isolierungsartefakte), die beim Zerkleinern des frischen Krautes durch fermentativ initiierte Umwandlung (Ferment Alliinase) in Lauchöle übergehen, z. B. in Dimethyldisulfid-mono-S-oxid, Allicin (Diallyl-disulfid-mono-S-oxid) sowie Allyl-methyl-disulfid-mono-S-oxid und die entsprechenden Dialkyl-di- bzw. oligosulfide.
- Flavonoide: Kämpferolglucoside und -neohesperidoside

Pharmakologie

Die Droge wirkt in vitro und im Tierversuch, ähnlich wie Knoblauch, blutdruck- und lipidsenkend (Sendl et al. 1992, Preuss et al. 2001), aggregationshemmend (Carotenuto et al. 1996) und cardioprotektiv (Rietz et al. 1993).

Anwendungsgebiete

siehe Knoblauch, bei Magen-Darm-Störungen, gegen Bluthochdruck und Arteriosklerose.
Äußere Anwendung: bei chronischen Hautausschlägen.
Homöopathisch: Verdauungsstörungen.

Sonstige Verwendung
Gewürz.

Dosierung

Wegen der geringeren Konzentration der Inhaltsstoffe müsste die Droge höher als Knoblauch dosiert werden.
Homöopathisch: 5 Tropfen oder 1 Tablette oder 10 Globuli oder 1 Messerspitze Verreibung alle 30–60 min (akut) und 1–3-mal täglich (chronisch); parenteral: 1–2 ml 3-mal täglich s. c. (HAB).

Anwendungsbeschränkungen: Risiken der bestimmungsgemäßen Anwendung therapeutischer Dosen der Droge und Nebenwirkungen sind nicht bekannt.

Patienteninformation: Bärlauch oder Wildknoblauchkraut könnte ähnlich wie Zwiebeln oder Knoblauch zur Vorbeugung altersbedingter Gefäßveränderungen und bei Appetitlosigkeit eingesetzt werden, ferner äußerlich bei hartnäckigen Hautausschlägen. Hier sollten Sie jedoch zunächst einen Hautarzt aufsuchen.

Bewertung der Wirksamkeit: Die Wirksamkeit der Droge ist nach den gültigen Kriterien für klinische Prüfungen von Arzneimitteln bisher nicht belegt. Aufgrund der Ähnlichkeit der pharmakologisch wirksamen schwefelhaltigen Inhaltsstoffe, die im Bärlauchkraut jedoch in deutlich geringeren Konzentrationen vorkommen, sind phytopharmakologische Wirkungen vergleichbar denen von Knoblauch- und Zwiebelzubereitungen durchaus möglich.

Handelspräparate

Florabio Bärlauch®
Bärenlauchtropfen
Wurzelsepp Bärlauch®
Bärlauch AKH®

Literatur

Carotenuto A, De Feo V, Fattorusso E, Lanuzotti V, Magno S, Cicala C: The flavonoids of Allium ursinum. Phytochem. 1996; 41: 531–6
Preuss HG, Clouatre D, Mohamadi A, Jarrell ST: Wild garlic has a greater effect than regular garlic on blood pressure and blood chemistries of rats. Int Urol Nephrol. 2001; 32: 525–30
Rietz B, Isensee H, Strobach H, Makdessi S, Jacob R: Cardioprotective actions of wild garlic (allium ursinum) in ischemia and reperfusion. Mol Cell Biochem. 1993; 119: 143–50
Landshuter J et al: Comparative biochemical studies on a purified C-S-lyase preparation from wild garlic. Planta Med 58 (1992), A666
Sendl A: Bärlauch: Alternative zu Knoblauch. Naturw. Rdsch 7 (1994)
Sendl A: Phytotherapie: Bärlauch und Knoblauch im Vergleich. Deutsche Apotheker Ztg 133 (1993), 392
Veit M: Bärlauch (Allium ursinum) als Ersatz für Knoblauch (Allium sativum). Z Phytother 13 (1993), 201
Wagner H, Ebl G, Lotter H, Guinea M: Evaluation of natural products as inhibitors of angiotensin I-converting enzyme (ACE). Pharm Pharmacol Letters 1 (1991), 15–18
Wagner H, Sendl A: Bärlauch und Knoblauch. Deutsche Apotheker Ztg 130 (1990), 1809

Bartflechte – Usnea sp.

Volkstümliche Namen: Bartflechte (dt.), Beard Moss, Old Man's Beard, Tree Moss, Usnea, Usnea Lichen (engl.)

Familie: Usneaceae

Botanik: Flechte, gedeiht am Stamm, den Ästen und Zweigen verschiedener Bäume als Bartflechte weißlich über rötlich bis schwarz.

Verbreitung: Die Flechte kommt weltweit an kühlen, feuchten Standorten vor.

Bartflechte

Verwendete Pflanzenteile: Bartflechten bestehen aus dem getrockneten Thallus von Usnea-Arten, speziell von *Usnea barbata* (L.) W. emend. M., *U. florida* (L.) F., *U. hirta* (L.) H. und *U. plicata* (L.) F.

Inhaltsstoffe

- Flechtensäuren (Polyketide): u. a. (+)-Usninsäure, Thamnolsäure (Hirtellsäure), Usnarsäure (Salazinsäure), Lobarsäure, Stictinsäure, Protocetrarsäure Evernsäure, Barbatinsäure (Rhizonsäure), Diffractsäure (Dirhizoninsäure), Protocetrarsäure, Barbatolsäure
  Die Flechtensäurespektren der einzelnen Arten unterscheiden sich; in der Regel ist Usninsäure die Hauptkomponente.
- Schleimstoffe

Pharmakologie

Bartflechten wirken antimikrobiell durch den Inhaltsstoff Usninsäure. In vitro wurden cytotoxische Effekte gegen gram-positive Bakterien, v.a. *Streptococcus aureus* (Correché et al. 1998) und Mykobakterien (Ingólfsdóttir et al. 1998), sowie gegen verschiedene Fungi (Proksa et al. 1996) nachgewiesen, außerdem eine Inhibition des Epstein-Barr-Virus (Yamamoto et al. 1995). In Mäusen wurde die Infektion mit Leishmania-Erregern gehemmt (Fournet et al. 1997). Mit Hilfe freiwilliger Probanden konnte gezeigt werden, dass eine Mundspülung mit Ursinsäure selektiv und langanhaltend gegen *Streptococcus mutans* schützt (Ghione et al. 1988).

Anwendungsgebiete

Entzündungen der Mund- und Rachenschleimhaut.

Dosierung

Tagesdosis: 600 mg Droge.
Lutschtabletten: 3–6 mal tgl. 1 Lutschtablette entsprechend 100 mg Droge.
Tonikum.

Anwendungsbeschränkungen: Risiken der bestimmungsgemäßen Anwendung therapeutischer Dosen der Droge und Nebenwirkungen sind nicht bekannt. Bei Überdosierung könnten Vergiftungserscheinungen auftreten, die aber bisher nicht beschrieben wurden. Sowohl für Bartflechte im Ganzen als auch für isolierte Ursinsäure wurden wiederholt Fälle von Kontaktdermatitis berichtet (Han et al. 1995; Quirino und Barros 1995; Rafanelli et al. 1995; Wood und Rademaker 1996).

Patienteninformation: Arzneimittel aus Bartflechten sind aufgrund ihrer antimikrobiellen Wirkung zur Behandlung von Entzündungen der Mund- und Rachenschleimhaut geeignet.

Bewertung der Wirksamkeit: Die therapeutische Verwendung bei Entzündungen der Mund- und Rachenschleimhaut wird in der entsprechenden Monographie der Kommission E von 1989 positiv bewertet.

Handelspräparate

Keine bekannt.

Literatur

Correché ER, Carrasco M, Escudero ME et al: Study of cytotoxic and antimicrobial activities of usnic acid and derivatives. Fitoter. 1998; 69: 493–501

Fournet A, Ferreira ME, Rojas de Arias A et al: Activity of compounds isolated from Chilean lichens against experimental cutaneous Leishmaniasis. Comp Biochem Physiol. 1997; 116C: 51–4
Ghione M, Parrello D, Grasso L: Usnic acid revisited, its activity on oral flora. Chemoterapia. 1988; 7: 302–5
Hahn M, Lischka G, Pfeifle J, Wirth V: A case of contact dermatitis from lichens in South Germany. Contact Dermatitis. 1995; 32: 55–6
Ingólfsdóttir K, Chung GAC, Skúlason VG, Gissurarson SR, Vilhelmsdóttir M: Antimycobacterial activity of lichen metabolites in vitro. Eur J Pharm Sci. 1998; 6: 141–4
Proksa B, Sturdikova M, Pronayova N, Liptaj T: (-)-Usnic acid and its derivatives. Their inhibition of fungal growth and enzyme activity. Pharmazie. 1996; 51: 195–6
Quirino AP, Barros MA: Occupational contact dermatitis from lichens and *Frullania*. Contact Dermatitis. 1995; 33: 68–69
Rafanelli S, Bacchilega R, Stanganelli I, Rafanelli A: Contact dermatitis from usnic acid in vaginal ovules. Contact Dermatitis. 1995; 33: 271–2
Wood B, Rademaker M: Allergic contact dermatitis from lichen acids. Contact Dermatitis. 1996; 34; 370
Yamamoto Y, Miura Y, Kinoshita Y et al: Screening of tissue cultures and thalli of lichens and some of their active constituents for inhibition of tumor promoter-induced Epstein-Barr virus activtion. Chem Pharm Bull. 1995; 43: 1388–90
Okuyama E et al: Usnic acid and diffractic acid as analgesic and antipyretic components of Usnea diffracta. Planta Med 61 (1995), 113–115

Basilikum – Ocimum basilicum

Volkstümliche Namen: Basilgenkraut, Basilienkraut, Basilikum, Deutscher Pfeffer, Herrenkraut, Hirnkraut, Königsbisam, Königskraut (dt.), Basil, Common Basil, St. Josephwort, Sweet Basil (engl.)

Familie: Lamiaceae

Botanik: Die Pflanze wird etwa 20 bis 40 cm hoch. Der Stängel ist aufrecht, vom Grunde an ästig und flaumig. Die Blätter sind eirund oder länglich. Sie sind langgestielt, zugespitzt, unregelmäßig gezähnt oder ganzrandig. Die weißen Lippenblüten stehen in 6blütigen, gestielten, entfernten, blattachselständigen Scheinquirlen. Der Kelch ist 2lippig, die Kronen überlippig 4lappig. Die Unterlippe ist einfach und 4 Staubblätter liegen der Unterlippe an.

Verbreitung: Die Pflanze ist weltweit verbreitet, stammt aber vermutlich aus Indien.

Basilikumöl

Verwendete Pflanzenteile: Basilikumöl ist das aus den getrockneten oberirdischen Teilen von *Ocimum basilicum* L. durch Wasserdampfdestillation gewonnene ätherische Öl.

Inhaltsstoffe

– Hauptbestandteile des ätherischen Öls sind Estragol (Methylchavicol, Anteil ca. 50 %), Linalool, weiterhin Eugenol

Pharmakologie

Antimikrobiell.

Anwendungsgebiete

Wundbehandlung, rheumatische Beschwerden, Erkältungskrankheiten, Kontusionen, Gelenkschmerzen, Umstimmungstherapie.

Dosierung

Keine Angaben.

Anwendungsbeschränkungen: Risiken der bestimmungsgemäßen Anwendung der Droge und Nebenwirkungen sind nicht bekannt. Da jedoch in vitro eine mutagene und im Tierversuch eine kanzerogene Wirkung des Estragols nachgewiesen wurde, darf das Basilikumöl während der Schwangerschaft und der Stillzeit, bei Säuglingen und Kleinkindern sowie über lange Zeiträume nicht angewendet werden. Bis zur endgültigen Klärung des karzinogenen Potentials der Droge sollte auf die Anwendung ganz verzichtet werden.

Patienteninformation: Aufgrund verschiedener Erfahrungswerte sollen Zubereitungen aus Basilikumöl bei Rheuma, Erkältungsbeschwerden, Prellungen, zur Wundbehandlung und Umstimmungstherapie geeignet sein. Da jedoch eine erbgutschädigende und krebsauslösende Wirkung möglich ist, kann die medizinische Anwendung nicht empfohlen werden.

Bewertung der Wirksamkeit: Die Anwendung der Droge bei den beanspruchten Indikationen wird in der entsprechenden Monographie der Kommission E aufgrund der möglichen mutagenen und kanzerogenen Wirkungen als negativ bewertet. Die Anwendungsbeschränkungen sind aus diesem Grund besonders zu beachten. Die Wirksamkeit der Droge ist nach den gültigen Kriterien für klinische Prüfungen von Arzneimitteln für die beanspruchten Indikationen zudem bisher nicht belegt.

Handelspräparate

Keine bekannt.

Literatur

Balambal R et al: J Assoc Phys (India) 33 (1985), 507
Czygan FC: Basilikum – Ocimum basilicum L. Portrait einer Arzneipflanze. Z Phytother 18 (1997), 58–66
Jain ML, Jain SR: Planta Med 22 (1972), 66
Lemberkovics É et al: Formation of essential oil and phenolic compounds during the vegetation period in Ocimum basilicum. Planta Med 59 (1993), A700
Miller EC et al: Cancer Res 43 (1983), 1124
Opdyke DLJ: Food Cosmet Toxicol 11 (1973), 867

Wagner H, Nörr H, Winterhoff H: Drogen mit „Adaptogenwirkung" zur Stärkung der Widerstandskräfte. Z Phytother 13 (1992), 42

Basilikumkraut

Verwendete Pflanzenteile: Basilikumkraut besteht aus den getrockneten oberirdischen Teilen von *Ocimum basilicum* L.

Inhaltsstoffe
- Ätherisches Öl (0,5 bis 1,5 %): Hauptbestandteile Methylchavicol (Estragol), Linalool-, Kaffeesäurederivate
- Flavonoide

Pharmakologie
Antimikrobiell.

Anwendungsgebiete
Zubereitungen aus Basilikumkraut werden zur unterstützenden Behandlung von Völlegefühl und Blähungen sowie als appetitanregendes, verdauungsförderndes und harntreibendes Mittel angewendet.
Chinesische Medizin: bei Magenspasmen, Nierenfunktionsstörungen, Zahnfleischgeschwüren und zur Blutstillung vor und nach der Geburt.
Indische Medizin: bei Ohrenschmerzen, rheumatoider Arthritis, Anorexie, Juckreiz und Hauterkrankungen, Amenorrhoe und Dysmenorrhoe, Malaria und anderen fieberhafte Erkrankungen.

Dosierung
Tee: mittlere TD 3 g Droge auf ca. 150 ml Wasser.

Anwendungsbeschränkungen: Risiken der bestimmungsgemäßen Anwendung der Droge und Nebenwirkungen sind nicht bekannt.

Patienteninformation: Basilikum ist eine besonders in Italien beliebte Gewürzpflanze, die aufgrund von Ehrfahrungswerten u. a. verdauungsfördernd, appetitanregend und harntreibend wirken soll. Wissenschaftliche Beweise für die Wirksamkeit liegen jedoch nicht vor.

Bewertung der Wirksamkeit: Die Wirksamkeit der Droge ist nach den gültigen Kriterien für klinische Prüfungen von Arzneimitteln für die beanspruchten Indikationen bisher nicht belegt. Die Bewertung in der entsprechenden Monographie der Kommission E ist negativ (Verwendung als Aroma/Gewürz unbedenklich).

Handelspräparate
Keine bekannt.

Literatur
Balambal R et al: J Assoc Phys (India) 33 (1985), 507
Czygan FC: Basilikum – Ocimum basilicum L. Portrait einer Arzneipflanze. Z Phytother 18 (1997), 58–66
Jain ML, Jain SR: Planta Med 22 (1972), 66
Lemberkovics É et al: Formation of essential oil and phenolic compounds during the vegetation period in Ocimum basilicum. Planta Med 59 (1993), A700
Miller EC et al: Cancer Res 43 (1983), 1124
Opdyke DLJ: Food Cosmet Toxicol 11 (1973), 867
Wagner H, Nörr H, Winterhoff H: Drogen mit „Adaptogenwirkung" zur Stärkung der Widerstandskräfte. Z Phytother 13 (1992), 42

Gemeiner Beifuß – Artemisia vulgaris

Volkstümliche Namen: Beifuß, gemeiner, Besenkraut, Fliegenkraut, Gänsekraut, Gewürzbeifuß, Johannesgürtelkraut, Jungfernkraut, Sonnenwendkraut, Weiberkraut, Werzwisch, Wilder Wermut, Wisch (dt.), Bulwand-wormwood, Common Wormwood, Felon Herb, Mugwort, St. John's Plant, Wormwood (engl.), Armoise, Couronne de Saint-Jean (frz.), Amarella (it.)

Familie: Asteraceae

Botanik: Die Pflanze ist eine 70 bis 150 cm hohe Langsprosstaude mit ästigem, mehrköpfigem und kriechendem Wurzelstock ohne Ausläufer oder Rosette. Die Laubblätter sind 5 bis 10 cm lang, derb, am Rand oft etwas umgerollt, oberseits meist dunkelgrün, kahl, seltener behaart, unterseits weißfilzig. Die Blüten sind gelblich oder rotbraun und fast kahl. Die inneren sind zwittrig, die randständigen weiblich. Der Blütenboden ist kahl. Die Frucht hat einen undeutlichen Rand.

Verbreitung: Ist in ganz Europa außer einigen südlichen Gebieten und außerdem in Asien und Nordamerika heimisch.

Beifußkraut

Verwendete Pflanzenteile: Beifußkraut sind die oberirdischen Teile von *Artemisia vulgaris* L.

Inhaltsstoffe
- Ätherisches Öl sehr komplexer Zusammensetzung (0,03 bis 0,2 %): Hauptbestandteile je nach Rasse 1,8-Cineol, Campher, Linalool oder Thujon
- Sesquiterpenlactone: z. B. Vulgarin, Pilostachyin, Pilostachyin C
- Lipophile Flavonoide
- Polyine

– Hydroxycumarine, z. B. Umbelliferon, Aesculetin

Pharmakologie
Der wässrige Extrakt (sesquiterpensäurehaltig) und das ätherische Öl zeigen antimikrobielle Wirkung im Laborversuch.

Anwendungsgebiete
Beifußkraut wird innerlich angewandt bei Appetitlosigkeit, Magengeschwüren und Sodbrennen sowie bei verzögerter oder unregelmäßiger Menstruation und bei Wurmbefall.
Beifußwurzel wird angewandt bei Schwächezuständen, als Tonikum u. a. bei Psychoneurosen, Depressionen, allgemeiner Reizbarkeit und Unruhe, bei Schlaflosigkeit und Angstzuständen.
Homöopathie (Wurzel): Krampfleiden und Wurmbefall.

Sonstige Verwendung
Haushalt: als Gewürz bei Wildgerichten und zum Auslassen von Gänse- oder Schweinefett.

Dosierung
Droge: 0,5 g bis 2 g als Aufguss 3-mal täglich. 5- bis 6-mal täglich eine Messerspitze Pulver einnehmen.
Homöopathisch: 5 Tropfen oder 1 Tablette oder 10 Globuli oder 1 Messerspitze Verreibung alle 30–60 min (akut) und 1–3-mal täglich (chronisch); parenteral: 1–2 ml 3-mal täglich s. c. (HAB).

Anwendungsbeschränkungen: Risiken der bestimmungsgemäßen Anwendung therapeutischer Dosen der Droge und Nebenwirkungen sind nicht bekannt. Sehr selten wurde Sensibilisierung nach Hautkontakt beobachtet.

Patienteninformation: Beifußkraut könnte aufgrund volksmedizinischer Erfahrungswerte möglicherweise bei Appetitlosigkeit, Magenbeschwerden, Menstruationsstörungen und Wurmbefall wirksam sein, Beifußwurzel bei Schwächezuständen, Angst- und Unruhegefühlen, Schlafstörungen und Depression. Die Wirksamkeit konnte allerdings bisher wissenschaftlich noch nicht bewiesen werden. Selten kann es zu einer Erhöhung der Allergiebereitschaft kommen.

Bewertung der Wirksamkeit: Die Wirksamkeit von Beifußzubereitungen bei den beanspruchten Anwendungsgebieten ist nicht belegt. Zur therapeutischen Verwendung bei den beanspruchten Indikationen liegt eine Negativ-Monographie der Kommission E vor.

Handelspräparate
Keine bekannt.

Literatur
Hoffmann B, Herrmann K: Z Lebensm Unters Forsch 174 (1982), 211
Jork H, Juel S: Arch Pharm 312 (1979), 540
Juel S et al: Arch Pharm 309 (1976), 458
Kaul VK et al: Ind J Pharm 38 (1976), 21
Marco JA et al: Sesquiterpenes lactones from Artemisia species. Phytochemistry 32 (1993), 460
Marco JA, Sanz JF, Hierro P: Two eudesmane acids from Artemisia vulgaris. Phytochemistry 30 (1991), 2403–2404
Michaelis K et al: On the essential oil components from blossoms of Artemisia vulgaris L. Z Naturfosch 37 (1982), 152
Nano GM et al: Composition of some oils from Artemisia vulgaris. Planta Med 30 (1976), 211
Stefanovic M et al: Glas Khem Drush Beogr 47 (1982), 7
Wallnöfer B, Hofer O, Greger H: Polyacetylenes from Artemsia „Vulgares" Group. Phytochemistry 28 (1989), 2687

Beinwell – Symphytum officinale

Volkstümliche Namen: Beinwell, Milchwurzel, Schadheilwurzel, Schwarzwurz, Wallwurz, Wundallheil (dt.), Ass Ear, Black Root, Blackwort, Boneset, Bruisewort, Comfrey, Comfrey Root, Common Comfrey, Consolida, Consoud Root, Consound, Gum Plant, Healing Herb, Knitback, Knitbone, Salsify, Slippery Root, Wallwort (engl.)

Familie: Boraginaceae

Botanik: Die Pflanze wird etwa 30 bis 120 cm hoch. Die Wurzel ist spindelförmig, ästig, außen schwarz, innen weiß. Der Stängel ist aufrecht, steifhaarig. Die Blätter sind runzlig rauhaarig, die unteren und die grundständigen eirund-lanzettlich und in den Blattstiel zusammengezogen, die oberen lanzettlich und breit herablaufend. Die Blüten sind trübpurpurn oder violett und stehen in gipfelständigen, 2strahligen, überhängenden Wickeln. Die Frucht sind 4 glatte, glänzende Nüsschen.

Verbreitung: Heimisch in Europa und gemäßigten Gebieten Asiens, heute in den USA heimisch gemacht.

Beinwellblätter

Verwendete Pflanzenteile: Beinwellblätter bestehen aus den frischen oder getrockneten Laubblättern von *Symphytum officinale* L.

Inhaltsstoffe
- Allantoin (0,45 bis 1,3 %)
- Schleimstoffe
- Triterpensaponine
- Gerbstoffe (8 bis 9 %)
- Kieselsäure (ca. 4 %), teilweise wasserlöslich
- Pyrrolizidinalkaloide (0,03 %): u. a. Echinatin, Lycopsamin, 7-Acetyllycopsamin, Echimidin, Lasiocarpin, Symphytin, Intermedin

Pharmakologie
Granulationsfördernd, antiinflammatorisch und die Kallusbildung fördernd; darüber hinaus antimitotisch, toxisches Prinzip: Pyrrolizidinalkaloide, hepatotoxisch, kanzerogen.

Anwendungsgebiete
Äußere Anwendung: Prellungen, Zerrungen, Quetschungen und Verstauchungen und zur Anregung der Knochenheilung.

Dosierung
Tagesdosis: max. 1 μg toxische Pyrrolizidinalkaloide bei Externa bezogen auf Inhaltsstoffe von 5–7 % Droge, max. 1 ppm/g bei Fertigarzneimitteln.
Dauer der Anwendung: sollte auf max. 4 Wochen beschränkt werden.

Anwendungsbeschränkungen: Risiken der bestimmungsgemäßen Anwendung therapeutischer Dosen der Droge und Nebenwirkungen sind nicht bekannt. Wenn auch die enthaltenen hepatotoxisch und kanzerogen wirksamen Pyrrolizidinalkaloide in den oberirdischen Teilen der Pflanze sehr gering sind, sollte, da auch Spuren der Alkaloide eine Gefahr darstellen, auf die innerliche Anwendung der Droge verzichtet werden. Die Anwendung während der Schwangerschaft und Stillzeit ist unbedingt auszuschließen.
Die äußerliche Anwendung bei intakter (!) Haut erscheint vertretbar. Es sollten jedoch keine Tagesdosen appliziert werden, die mehr als 100 Mikrogramm Pyrrolizidinalkaloide mit ungesättigtem Necingerüst einschließlich ihrer N-Oxide enthalten. Die industrielle Herstellung von an Pyrrolizidinalkaloiden fast freien Extrakten ist möglich.

Patienteninformation: Arzneimittel aus Beinwellblättern sind äußerlich angewendet zur Behandlung von Prellungen und Verstauchungen geeignet. Bei offenen Hautverletzungen und während Schwangerschaft und Stillzeit muss auf die Anwendung unbedingt verzichtet werden. Ferner sollte der Einsatz des Medikaments auf maximal 4 Wochen beschränkt werden.

Bewertung der Wirksamkeit: Für die therapeutische äußerliche Anwendung bei Prellungen, Quetschungen und Verstauchungen liegt eine Positiv-Monographie der Kommission E vor. Der Einsatz bei den anderen beanspruchten Anwendungsgebieten ist plausibel.

Handelspräparate
Commonfrey PW®
Kytta-Plasma® Umschlagpaste
Kytta-Salbe®
Symphdent®
Traumaplant® Salbe

Literatur

Ahmad VU, Noorwala M, Mohammad FV, Sener B: A new triterpene glycoside from the roots of Symphytum officinale. J Nat Prod 56 (1993), 329–334
Bhandari P, Gray AI: J Pharm Pharmacol 37 (1985), 50P
Branchlij et al: Experientia 38 (1982), 1085
Culvenor CJJ et al: Experientia 36 (1980), 377
Franz G: Planta Med 17 (1969), 217
Furuya T, Araki K: Chem Pharm Bull 16 (1968), 2512
Gracza L et al: Arch Pharm 312 (1985), 1090
Gray AI et al: J Pharm Pharmacol 35 (1983), 13P
Ihrig M: Pyrrolizidinalkaloidhaltige Drogen im Handverkauf?. PZ 137 (1992), 3128
Kozhina IS et al: Rastit Resur 6 (1970), 345
Mascolo N et al: Phytother Res 1 (1987), 28
Mohammad FV et al: Bisdesmosidic triterpenoidal saponins from the roots of Symphytum officinale. Planta Med 61 (1995), 94
Mütterlein R, Arnold CG: Untersuchungen zum Pyrrolizidingehalt und Pyrrolizidinalkaloidmsuter in Symphytum officinale L. PZ-W 138 (1993), 119
Noorwala M et al: A bisdesmosidic triterpene glycoside from roots of Symphytum officinale. Phytochemistry 36 (1994), 439
Petersen G et al: Anti-inflammatory activity of a pyrrolizidine alkaloid-free extract of roots of Symphytum officinale. Planta Med 59 (1993), A703
Röder E: Pyrrolizidinhaltige Arzneipflanzen. Deutsche Apotheker Ztg 132 (1992), 2427–2435
Schoental R et al: Cancer Res 30 (1970), 2127
Stamford IF, Tavares IA: J Pharm Pharmacol 35 (1983), 816
Taylor A, Taylor NC: Proc Soc Exp Biol Med 114 (1963), 772
Weston CFM et al: Brit Med J 295 (1987), 183
White RD et al: Toxicol Letters 15 (1983), 25

Beinwellkraut

Verwendete Pflanzenteile: Beinwellkraut besteht aus den frischen oder getrockneten oberirdischen Teilen von *Symphytum officinale* L.

Inhaltsstoffe
- Allantoin (ca. 0,45 bis 1,3 % in den Blättern)
- Schleimstoffe
- Triterpensaponine
- Gerbstoffe (8 bis 9 %)
- Kieselsäure (ca. 4 % in den Blättern), teilweise wasserlöslich
- Pyrrolizidinalkaloide (0,03 % in den Blättern): u. a. Echinatin, Lycopsamin, 7-Acetyl-

lycopsamin, Echimidin, Lasiocarpin, Symphytin, Intermedin

Pharmakologie
Granulationsfördernd, antiinflammatorisch und die Kallusbildung fördernd; darüber hinaus antimitotisch, toxisches Prinzip: PA-Alkaloide, hepatotoxisch, kanzerogen.

Anwendungsgebiete
Äußere Anwendung: Prellungen, Zerrungen, Quetschungen und Verstauchungen, Anregung der Knochenheilung.

Dosierung
Nur äußerlich anwenden! Tagesdosis: max. 1 µg toxische Pyrrolizidinalkaloide bei Externa bezogen auf Inhaltsstoffe von 5–7 % Droge, max. 1 ppm/g bei Fertigarzneimitteln.
Dauer der Anwendung: sollte auf max. 4 Wochen beschränkt werden.

Anwendungsbeschränkungen: Risiken der bestimmungsgemäßen Anwendung therapeutischer Dosen der Droge und Nebenwirkungen sind nicht bekannt. Der Anteil an hepatotoxischen und kanzerogen wirksamen Pyrrolizidinalkaloiden ist zwar in den oberirdischen Teilen der Pflanze sehr gering, doch können bereits Spuren gefährlich werden. Deshalb sollte auf die innerliche Anwendung verzichtet werden. Die Anwendung während der Schwangerschaft und Stillzeit ist unbedingt auszuschließen.
Die äußerliche Anwendung bei intakter (!) Haut erscheint vertretbar. Es sollten jedoch keine Tagesdosen appliziert werden, die mehr als 100 Mikrogramm Pyrrolizidinalkaloide mit ungesättigtem Necingerüst einschließlich ihrer N-Oxide enthalten. Die industrielle Herstellung von an Pyrrolizidinalkaloiden fast freien Extrakten ist möglich.

Patienteninformation: Arzneimittel aus Beinwellkraut sind äußerlich angewendet zur Behandlung von Prellungen und Verstauchungen geeignet. Bei offenen Hautverletzungen und während Schwangerschaft und Stillzeit muss auf die Anwendung unbedingt verzichtet werden. Die Anwendungsdauer sollte auf maximal 4 Wochen beschränkt werden.

Bewertung der Wirksamkeit: Für die therapeutische äußerliche Verwendung bei Prellungen, Quetschungen und Verstauchungen liegt eine Positiv-Monographie der Kommission E vor. Der Einsatz bei den anderen beanspruchten Anwendungsgebieten ist plausibel. Die äußerliche Anwendung sollte grundsätzlich nur bei intakten Hautverhältnissen erfolgen und zwar möglichst mit industriell hergestellten pyrrolizidinalkaloidfreien Extrakten. Auf eine innerliche Anwendung sollte wegen der Toxizität (hepatotoxisch, kanzerogen) verzichtet werden. Absolut kontraindiziert ist der Einsatz der Droge während Schwangerschaft und Stillzeit. Die Anwendungsdauer sollte nicht mehr als 4 Wochen betragen.

Handelspräparate
Siehe Beinwellblätter S. 47.

Literatur
Ahmad VU, Noorwala M, Mohammad FV, Sener B: A new triterpene glycoside from the roots of Symphytum officinale. J Nat Prod 56 (1993), 329–334
Bhandari P, Gray AI: J Pharm Pharmacol 37 (1985), 50P
Branchlij et al: Experientia 38 (1982), 1085
Culvenor CJJ et al: Experientia 36 (1980), 377
Franz G: Planta Med 17 (1969), 217
Furuya T, Araki K: Chem Pharm Bull 16 (1968), 2512
Gracza L et al: Arch Pharm 312 (1985), 1090
Gray AI et al: J Pharm Pharmacol 35 (1983), 13P
Ihrig M: Pyrrolizidinalkaloidhaltige Drogen im Handverkauf?. PZ 137 (1992), 3128
Kozhina IS et al: Rastit Resur 6 (1970), 345
Mascolo N et al: Phytother Res 1 (1987), 28
Mohammad FV et al: Bisdesmosidic triterpenoidal saponins from the roots of Symphytum officinale. Planta Med 61 (1995), 94
Mütterlein R, Arnold CG: Untersuchungen zum Pyrrolizidingehalt und Pyrrolizidinalkaloidmsuter in Symphytum officinale L. PZ-W 138 (1993), 119
Noorwala M et al: A bisdesmosidic triterpene glycoside from roots of Symphytum officinale. Phytochemistry 36 (1994), 439
Petersen G et al: Anti-inflammatory activity of a pyrrolizidine alkaloid-free extract of roots of Symphytum officinale. Planta Med 59 (1993), A703
Röder E: Pyrrolizidinhaltige Arzneipflanzen. Deutsche Apotheker Ztg 132 (1992), 2427–2435
Schoental R et al: Cancer Res 30 (1970), 2127
Stamford IF, Tavares IA: J Pharm Pharmacol 35 (1983), 816
Taylor A, Taylor NC: Proc Soc Exp Biol Med 114 (1963), 772
Weston CFM et al: Brit Med J 295 (1987), 183
White RD et al: Toxicol Letters 15 (1983), 25

Beinwellwurzel

Verwendete Pflanzenteile: Beinwellwurzel besteht aus den frischen oder getrockneten unterirdischen Teilen von *Symphytum officinale* L.

Inhaltsstoffe
- Allantoin (0,6 bis 0,8 %)
- Schleimstoffe (Fructane)
- Gerbstoffe (4 bis 6 %)
- Triterpensaponine: u. a. Symphytoxid A
- Kieselsäure (ca. 4 %), teilweise wasserlöslich
- Pyrrolizidinalkaloide (0,04 bis 0,6 %): u. a. Echinatin, Lycopsamin, 7-Acetyllycopsamin, Echimidin, Lasiocarpin, Symphytin, Intermedin, Symveridin

Pharmakologie
Granulationsfördernd, antiinflammatorisch und die Kallusbildung fördernd; darüber hinaus antimitotisch, toxisches Prinzip: PA-Alkaloide, hepatotoxisch, kanzerogen.

Anwendungsgebiete
Äußerlich: Prellungen, Zerrungen, Quetschungen und Verstauchungen, Anregung der Knochenheilung, als Mund- und Gurgelwasser bei Parodontose, Pharyngitis und Angina.
Innerlich: bei Gastritis und Magen-Darm-Geschwüren, s. Anwendungsbeschränkungen!
Volkstümliche Anwendung: bei Rheuma, Bronchitis, Pleuritis und auch als Antidiarrhoikum (Wirkung durch Schleimstoffe, Gerbstoffe).

Dosierung
Tagesdosis: max. 1 µg toxische Pyrrolizidinalkaloide bei Externa bezogen auf Inhaltsstoffe von 5–7 % Droge, max. 1 ppm/g bei Fertigarzneimitteln.

Anwendungsbeschränkungen: Wegen des Gehaltes an hepatotoxisch und kanzerogen wirksamen Pyrrolizidinalkaloiden muß auf die innerliche Anwendung der Droge verzichtet werden. Die Anwendung während der Schwangerschaft und Stillzeit ist unbedingt auszuschließen. Die äußerliche Anwendung bei intakter (!) Haut erscheint vertretbar.
Es sollten jedoch keine Tagesdosen appliziert werden, die mehr als 100 Mikrogramm Pyrrolizidinalkaloide mit ungesättigtem Necingerüst einschließlich ihrer N-Oxide enthalten. Die industrielle Herstellung von an Pyrrolizidinalkaloiden fast freien Extrakten ist möglich.

Patienteninformation: Arzneimittel aus Beinwellwurzeln sind äußerlich angewendet zur Behandlung von Prellungen, Zerrungen, Quetschungen und Verstauchungen geeignet. Bei offenen Hautverletzungen und während Schwangerschaft und Stillzeit muss auf die Anwendung unbedingt verzichtet werden, die Anwendungsdauer sollte nicht mehr als 4 Wochen betragen.

Bewertung der Wirksamkeit: Für die therapeutische äußerliche Anwendung bei Prellungen, Zerrungen, Quetschungen und Verstauchungen liegt eine Positiv-Monographie der Kommission E vor. Der Einsatz bei den anderen beanspruchten Anwendungsgebieten ist plausibel. Die äußerliche Anwendung sollte grundsätzlich nur bei intakten Hautverhältnissen erfolgen und zwar möglichst mit industriell hergestellten pyrrolizidinalkaloidfreien Extrakten. Auf eine innerliche Anwendung sollte wegen der Toxizität (hepatotoxisch, kanzerogen) verzichtet werden. Absolut kontraindiziert ist der Einsatz der Droge während Schwangerschaft und Stillzeit. Die Anwendungsdauer sollte auf maximal 4 Wochen beschränkt werden.

B

Handelspräparate
Siehe Beinwellblätter S. 47.

Literatur

Ahmad VU, Noorwala M, Mohammad FV, Sener B: A new triterpene glycoside from the roots of Symphytum officinale. J Nat Prod 56 (1993), 329–334
Bhandari P, Gray AI: J Pharm Pharmacol 37 (1985), 50P
Branchlij et al: Experientia 38 (1982), 1085
Culvenor CJJ et al: Experientia 36 (1980), 377
Franz G: Planta Med 17 (1969), 217
Furuya T, Araki K: Chem Pharm Bull 16 (1968), 2512
Gracza L et al: Arch Pharm 312 (1985), 1090
Gray AI et al: J Pharm Pharmacol 35 (1983), 13P
Ihrig M: Pyrrolizidinalkaloidhaltige Drogen im Handverkauf?. PZ 137 (1992), 3128
Kozhina IS et al: Rastit Resur 6 (1970), 345
Mascolo N et al: Phytother Res 1 (1987), 28
Mohammad FV et al: Bisdesmosidic triterpenoidal saponins from the roots of Symphytum officinale. Planta Med 61 (1995), 94
Mütterlein R, Arnold CG: Untersuchungen zum Pyrrolizidingehalt und Pyrrolizidinalkaloidmsuter in Symphytum officinale L. PZ-W 138 (1993), 119
Noorwala M et al: A bisdesmosidic triterpene glycoside from roots of Symphytum officinale. Phytochemistry 36 (1994), 439
Petersen G et al: Anti-inflammatory activity of a pyrrolizidine alkaloid-free extract of roots of Symphytum officinale. Planta Med 59 (1993), A703
Röder E: Pyrrolizidinhaltige Arzneipflanzen. Deutsche Apotheker Ztg 132 (1992), 2427–2435
Schoental R et al: Cancer Res 30 (1970), 2127
Stamford IF, Tavares IA: J Pharm Pharmacol 35 (1983), 816
Taylor A, Taylor NC: Proc Soc Exp Biol Med 114 (1963), 772
Weston CFM et al: Brit Med J 295 (1987), 183
White RD et al: Toxicol Letters 15 (1983), 25

Benediktenkraut – Cnicus benedictus

Volkstümliche Namen: Benediktenkraut, Bitterdistel, Heildistel, Spinnendistel (dt.), Blessed Thistle, Cardin, Holy Thistle, Spotted Thistle, St. Benedict Thistle (engl.)

Familie: Asteraceae

Botanik: Die Distel wird 30 bis 50 cm hoch. Die Stängel sind stark ästig, distelartig, zottig und klebrig behaart. Die Blätter sind länglich, buchtig bis fiederspaltig, dornig gezähnt, grob netzartig. Die Blüte ist eine blassgelbe Korbblüte, deren Körbchen einzeln an den Zweigspitzen sitzen. Die Frucht hat einen bleibenden Haarschopf.

Verbreitung: Die Distel stammt aus Südeuropa, wird heute jedoch auch in anderen Gegenden Europas kultiviert.

Benediktenkraut

Verwendete Pflanzenteile: Benediktenkraut sind die getrockneten Blätter und oberen Stängelteile einschließlich der Blütenstände von *Cnicus benedictus* L.

Inhaltsstoffe
- Sesquiterpene: Sesquiterpenlacton-Bitterstoffe, Hauptkomponente Cnicin (0,2 bis 0,7 %), Salonitenolid (Benedictin, ca. 0,2 %), weiterhin Artemisiifolin
- Lignane (ebenfalls bitter): Trachelogenin, Arctigenin, Nor-Trachelosid
- Ätherisches Öl (0,03 %): als Komponenten u. a. n-Nonan, n-Undecan, n-Tridecan, Dodeca-1,11-dien-3,5,7,9-tetrain (Polyin), p-Cymen, Fenchon, Citral, Zimtaldehyd
- Triterpene: α-Amyrin, Multiflorenol
- Flavonoide: u. a. Apigenin-7-O-glucosid, Luteolin, Astragalin

Pharmakologie
Hauptwirkkomponente ist der Bitterstoff Cnicin, der antimikrobielle, cytotoxische und antitumoröse Wirkung zeigt.
Im Tierversuch konnte auch eine antiödematöse Wirkung nachgewiesen werden.
Die Droge fördert die Speichel- und Magensaftsekretion durch die enthaltenen Bitterstoffe.

Anwendungsgebiete
Volksmedizin: innerlich bei Appetitlosigkeit, Anorexie, Fieber, Erkältungen und als Diuretikum.
Äußerlich gegen Wunden und Ulzera.

Dosierung
Amarum aromaticum: 1/2 Stunde vor den Mahlzeiten 1 Tasse ungesüßt.
Tee: 1,5–2 g (1–2 TL) auf 150 ml Wasser, 5–10 min. 3- mal täglich 1 Tasse.

Anwendungsbeschränkungen: Risiken der bestimmungsgemäßen Anwendung therapeutischer Dosen der Droge und Nebenwirkungen sind nicht bekannt. Die Droge besitzt starke Sensibilisierungspotenz (Kreuzreaktionen u. a. mit Beifuß und Kornblume), allergische Reaktionen wurden allerdings selten beobachtet.

Patienteninformation: Medikamente aus Benediktenkraut können innerlich bei Appetitlosigkeit und Magersucht eingesetzt werden, sollen bei Erkältungen und Fieber wirksam sein und den Harnfluss fördern. Äußerlich angewendet können sie bei der Behandlung von Wunden und Geschwüren wirksam sein. Eine Erhöhung der Allergiebereitschaft durch das Medikament ist möglich.

Bewertung der Wirksamkeit: Zur therapeutischen Verwendung bei Appetitlosigkeit und Dyspepsie liegt eine Positiv-Monographie der Kommission E vor.

Handelspräparate
Keine bekannt

Literatur
Banhaelen M, Vanhaelen-Fastre R: Phytochemistry 14 (1975), 2709
Farnsworth NR et al: J Pharm Sci 64 (1975), 535
Harnischfeger G, Stolze H: Notabene medici 11 (1981), 652
Urzúa A, Acuna P: Fitoterapia 4 (1983), 175
Vanhaelen-Fastre R, Vanhaelen M: Planta Med 29 (1976), 179
Vanhaelen-Fastre R: Planta Med 24 (1973), 165

Besenginster – Cytisus scoparius

Volkstümliche Namen: Besenginster, Besenginster, gemeiner, Besenpfriem, Besenstrauch, Bram, Brambusch, Geißklee, Ginsterkraut, Pfriemen, Pfriemenstrauch (dt.), Gyvel (dan.), Braem (niederl.), Basam, Besom, Bizzom, Breeam, Broom, Broom Tops, Broomtops, Browme, Brum, Green Broom, Irish Broom, Irish Tops, Scoparium, Scotch Broom (engl.), Brande, Genet, Genet à balais (frz.), Ginestra, Ginestra scopareccia, Ginestra scopareccia o de'carbonai (it.), Hareris (schwed.)

Familie: Fabaceae

Botanik: Besenginster ist ein Strauch von 0,5 bis 2 m Höhe. Die Pfahlwurzel ist sehr kräftig, holzig und mit brauner Rinde. Die Äste sind dick, meist schief und mit brauner Rinde. Junge Sprosse sind kahl, ältere behaart. Die Zweige sind rutenförmig, aufrecht, 5kantig. Die Laubblätter sind meist klein, mit kurzem Stiel, 3 verkehrt-eiförmigen bis lanzettlichen, 1 bis 2 cm langen und 1,5 bis 9 mm breiten, meist spitzen, vor allem unterseits seidenhaarigen Blättchen. Die 2lippigen Schmetterlingsblüten sind leuchtend gelb, 20 bis 25 mm lang und sitzen an meist auf 2 oder 3 verkehrt-eiförmigen Hochblättern und 1 oder 2 Blüten beschränkten Kurztrieben scheinbar einzeln in den Achseln normaler Laubblätter, mit denen sie anscheinend sehr lange Trauben bilden. Die Krone ist leuchtend gelb, seltener weiß. Die Fahne ist zurückgeschlagen, die Flügel stumpf. Der Fruchtknoten ist kurz gestielt, weißzottig, mit kahlem, stark gekrümmtem Griffel.

Verbreitung: Europa, Nordafrika, Kanaren, Nordamerika, Chile, Südafrika, Japan

Besenginsterkraut

Verwendete Pflanzenteile: Besenginsterkraut sind die getrockneten, im Frühjahr oder Spätherbst geernteten, oberirdischen Teile von *Cytisus scoparius* (L.) LINK.

Inhaltsstoffe

- Chinolizidinalkaloide (0,5 bis 1,6 %): Hauptalkaloid (–)-Spartein (Anteil 85 bis 98 %), weiterhin u. a. 11,12-Dehydrospartein, 17-Oxospartein, Lupanin, α-Isospartein
- Biogene Amine: u. a. Tyramin, Epinin, Dopamin
- Flavonoide: u. a. Spiraeosid, Isoquercitrin, Scoparin
- Isoflavonoide: u. a. Genistein, Sarothamnosid

Pharmakologie

Für die Droge liegen keine expliziten Untersuchungen vor. Das Tyramin wirkt jedoch als indirektes Sympathomimetikum vasokonstriktorisch und blutdrucksteigernd.

Anwendungsgebiete

Innere Anwendung: bei funktionellen Herz- und Kreislaufbeschwerden sowie zur Unterstützung der Behandlung von Kreislaufstörungen und niedrigen Blutdruckwerten.
Volksmedizin: bei Ödemen; weiterhin bei Rhythmus- und Reizleitungsstörungen des Herzens, nervösen Herzbeschwerden; ferner bei zu starker Menstruation, postpartalen Blutungen und als Wehenmittel.
Außerdem gegen Zahnfleischbluten, bei der Bluterkrankheit, Gicht, Rheumatismus, Ischias, Gallen- und Harnsteinen, vergrößerter Milz, Gelbsucht, Bronchialerkrankungen und nach Schlangenbissen (heute obsolet).

Sonstige Verwendung
Haushalt: Der Besenginster dient der Herstellung von Ginsterbesen, Netzen und Tüchern. Auch als Gerbe- und Färbemittel, früher auch als Salat (Blätter und Knospen) oder in Essig und Salz eingelegt als sog. „Geiß-Kapern" (nur Knospen).

Dosierung

Tee: 1–2 g (1 knapper TL) auf 150 ml, 10 min., 3-mal täglich eine frische Tasse Teeaufguss trinken.
Fluidextrakt: 1–2 ml zur Einnahme.
Tinktur: 0,5–2 ml zur Einnahme.
Tagesdosis: wässrig-ethanolische Auszüge entsprechend 1:1,5 g Droge.

Anwendungsbeschränkungen: Risiken der bestimmungsgemäßen Anwendung therapeutischer Dosen der Droge und Nebenwirkungen sind nicht bekannt. Besenginsterzubereitungen sollten jedoch nicht bei Bluthochdruck, bei Behandlung mit MAO-Hemmern (Amin-Gehalt!) und während der Schwangerschaft (abortive Wirkung!) angewendet werden. Auch bei AV-Block sind sie kontraindiziert.
Bei Überdosierung (mehr als 300 mg Spartein entsprechend, etwa 30 g der Droge) kommt es zu Schwindel, Kopfschmerzen, Herzklopfen, Prickeln in den Extremitäten, Schwächegefühl in den Beinen, Schweißausbrüchen, Schläfrigkeit, Pupillenerweiterung und Augenmuskellähmung.
Sicher belegte tödliche Vergiftungen durch die Droge sind nicht bekannt (wohl aber durch Spartein).

Patienteninformation: Medikamente aus Besenginsterkraut können u. a. bei nervösen Herzbeschwerden und Kreislaufstörungen, besonders bei niedrigem Blutdruck, wie auch bei zu starker Regelblutung Ihre Beschwerden lindern. Bei Bluthochdruck, Schwangerschaft (Gefahr einer Fehlgeburt), bestimmten Herzerkrankungen und Einnahme bestimmter Medikamente (befragen Sie hierzu bitte Ihren Arzt) sollten Sie das Medikament nicht einnehmen.

Bewertung der Wirksamkeit: Die Kommission E bewertet die Droge in ihrer Monographie von 1991 positiv und befürwortet die therapeutische Anwendung bei funktionellen Herz- und Kreislaufbeschwerden. Weitere Anwendungsgebiete sind nicht ausreichend wissenschaftlich belegt.

Handelspräparate

Cefacor® Filmtabletten oder Tropfen (TD: 250–375 mg Trockenextrakt, 4:1, oder 2–3 ml ethanolischer Auszug, 1:5)
Repowine®
Sidroga Hypotonietee
Spartiol® Tropfen (TD: 1,5–2,0 ml Fluidextrakt, entsprechend 1,5–2,0 mg Spartein)

Literatur

Brum-Bousquet M et al: Planta Med 43 (1981), 367
Brum-Bousquet M, Delaveau P: Plant Med Phytother 15 (1981), 201
Kurihara T, Kikuchi M: Yakugaku Zasshi 100 (1980), 1054
Murakoshi I et al: Phytochemistry 25 (1986), 521–524
Seeger R, Neumann HG: Spartein. Deutsche Apotheker Ztg 132 (1992), 1577
Vixcardi P et al: Pharmazie 39 (1984), 781
Wink M et al: Planta Med 43 (1981), 342–352

Wink M, Heinen HJ, Vogt H, Schiebel HM: Plant Cell Rep 3 (1984), 230–233
Young N et al: Biochem J 222 (1984), 41

Besenginsterblüten

Verwendete Pflanzenteile: Besenginsterblüten sind die getrockneten abgestreiften Blüten von *Cytisus scoparius* (L.) LINK.

Inhaltsstoffe

- Chinolizidinalkaloide (0,004 %): Hauptalkaloid (-)-Spartein
- Biogene Amine: u. a. Tyramin (0,13 %, bis 2 %!)
- Flavonoide: u. a. Scoparin (C-Glykosylflavon)

Pharmakologie

Die Droge kann über 2 % Tyramin enthalten. Tyramin wirkt als indirektes Sympathikomimetikum vasokonstriktorisch und blutdrucksteigernd. Das ebenfalls enthaltene Spartein wirkt negativ inotrop und negativ chronotrop. Aufgrund der sehr geringen Sparteinmengen sind jedoch bei der Anwendung der Droge entsprechende Wirkungen nicht zu erwarten.

Anwendungsgebiete

Anwendungen für die reinen Besenginsterblüten sind, außer als Schmuckdroge in Teemischungen, therapeutisch nicht vertretbar.
Volksmedizinisch wurde die Droge früher gegen Ödeme, Rheuma, Nierensteine, Leberleiden, Gelbsucht und zur Blutreinigung verwendet. Äußerlich bei Gicht aufgetragen.

Sonstige Verwendung
Garten- und Landschaftsbau: als Zierpflanze in einheimischen Vorgärten.

Dosierung

Tee: 1–2 g (1 knapper TL) auf 150 ml, 10 min., 1 Tasse pro Tag.
Bei Ödemen: 1 l Infus pro Tag auf 4 Portionen verteilt, während der Mahlzeiten 1 Monat lang.

Anwendungsbeschränkungen: Risiken der bestimmungsgemäßen Anwendung therapeutischer Dosen der Droge und Nebenwirkungen sind nicht bekannt. Bei Bluthochdruck und bei Behandlung mit MAO-Hemmern (Amin-Gehalt!) darf die Droge nicht angewendet werden.

Patienteninformation: Zubereitungen aus Besenginsterblüten wurden früher in der Volksmedizin bei Ödemen, Rheuma, Nierensteinen, Leberleiden, Gelbsucht und zur Blutreinigung verwendet, äußerlich auch bei Gicht. Aufgrund des fraglichen therapeutischen Nutzens kann die Einnahme nicht empfohlen werden. Bei bestehendem Bluthochdruck oder Einnahme bestimmter Medikamente sollte die Einnahme ganz unterbleiben.

Bewertung der Wirksamkeit: In ihrer Monographie von 1991 bewertet die Kommission E die Wirksamkeit der Droge als nicht ausreichend belegt und die therapeutische Anwendung angesichts der möglichen Wechselwirkungen als nicht vertretbar. Die Verwendung als Schmuckdroge in Teemischungen in Mengen bis zu 1 % wird als unbedenklich eingestuft.

Handelspräparate

Keine bekannt.

Literatur

Brum-Bousquet M et al: Planta Med 43 (1981), 367
Brum-Bousquet M, Delaveau P: Plant Med Phytother 15 (1981), 201
Gresser G: Der Besenginster – Cytisus scoparius (L.) LINK. Z Phytother 17 (1996), 320–330
Konami Y, Yamamoto K, Osawa T, Irimura T: The primary structure of the Cytisus scoparius seed lectin and a carbohydrate-binding peptide. J Biochem (Tokyo), 112:366–75, 1992 Sep
Kurihara T, Kikuchi M: Yakugaku Zasshi 100 (1980), 1054
Murakoshi I et al: Phytochemistry 25 (1986), 521–524
Seeger R, Neumann HG: Spartein. Deutsche Apotheker Ztg 132 (1992), 1577
Vixcardi P et al: Pharmazie 39 (1984), 781
Wink M et al: Planta Med 43 (1981), 342–352
Wink M, Heinen HJ, Vogt H, Schiebel HM: Plant Cell Rep 3 (1984), 230–233
Young N et al: Biochem J 222 (1984), 41

Bibernelle – Pimpinella major

Volkstümliche Namen: Bibernell, Bibernelle, große, Bibernelle, kleine, Bockskraut, Bockswurz, Bockswurzel, Deutsche Theriakwurzel, Pfefferwurzel, Pimpernell, Pimpernellwurzel, Weiße Bibernell, Weiße Pimpinell (dt.), Burnet Saxifrage, Burnet Saxifrage, Greater, Great Burnet Saxifrage, Greater Pimpernell, Lesser Burnet, Pimpernell, Pimpernell Root, Saxifrage, Small Pimpernell (engl.), Grand boucage, grande pimprenelle, pimpinelle blanche (frz.), Tragoselino maggiore (it.)

Familie: Apiaceae

Botanik: Die 50 bis 100 cm hohe Pflanze ist ausdauernd und entwickelt zur Blütezeit seitliche Blattrosetten fürs nächste Jahr. Diese sind meist völlig kahl, seltener fein flaumhaarig bis kurzborstig. Die Wurzel ist spindel- oder möhrenförmig, 10 bis 20 cm lang und 1 bis 1,5 cm dick, graugelb und etwas geringelt. Der Stängel ist aufrecht, kantig, gefurcht, hohl, entfernt beblättert und oberseits schon vom Grunde her ästig. Die Blätter sind einfach gefiedert und glänzend. Die weißen Umbelliferenblüten sind in zusammengesetzten 5 bis 15strahligen Dolden angeordnet. Die Frucht ist tief dunkelbraun bis schwarz, länglich-eiförmig, von der Seite zusammengedrückt, 2 bis 3,5 mm lang, vielriefig, ungeschnäbelt.

Verbreitung: Die Pflanze wächst in Europa mit Ausnahme von Skandinavien, Portugal und des südlichen Balkans. In Nordamerika eingeschleppt.

Bibernellwurzel

Verwendete Pflanzenteile: Bibernellwurzel besteht aus den getrockneten Wurzelstöcken und Wurzeln von *Pimpinella saxifraga* L. und/oder von *Pimpinella major* (L.) HUDS.

Inhaltsstoffe

- Ätherisches Öl (0,05 bis 0,7 %): Hauptkomponente trans-Epoxypseudoisoeugenoltigliat (Anteil 20 bis 57 %), weiterhin Pregeijeren (Anteil ca. 10 %), Geijeren (Anteil ca. 3 %), β-Bisabolen, Germacrene A bis D, 1,4-Dimethylazulen
- Furanocumarine (1,2 bis 2,3 % ?): u. a. Bergapten, Isopimpinellin, Pimpinellin, Isobergapten, Sphondin
- Hydroxycumarine: Umbelliferon, Scopoletin
- Kaffeesäureester: u. a. Chlorogensäure
- Polyine: u. a. Trideca-2,8,10-trien-4,6-diin, Trideca-2,8-dien-4,6-diin-10-ol

Pharmakologie

Dem enthaltenen ätherischen Öl wird eine expektorierende Wirkung zugeschrieben.

Anwendungsgebiete

Innere Anwendung: bei katarrhalischen Infekten der oberen Atemwege.
Volksmedizin: innerlich bei Entzündungen und Steinen von Niere und Blase und Ödemen; äußerlich bei schlecht heilenden Wunden (Badezusatz) und Entzündungen im Mund- und Rachenraum (Gurgellösung).
Homöopathie: bei Fieber und Wirbelsäulenschmerzen.

Dosierung

Tagesdosis: 6–12 g Droge für Teeaufgüsse bzw. 6–15 ml Bibernelltinktur (1:5).
Volksmedizinisch: Zum Gurgeln und als Badezusatz eine Mischung aus frisch geschnittener Droge mit kaltem Wasser ansetzen und kurz aufkochen.
Infus: 3–10 g; 3–4-mal täglich 1 Tasse (mit Honig süßen).
Gurgeltinktur: 30 Tropfen in ein Glas Wasser.
Bei Husten: 5–10 Tropfen auf einen Zuckerwürfel.
Homöopathisch: 5 Tropfen oder 1 Tablette oder 10 Globuli oder 1 Messerspitze Verreibung alle 30–60 min (akut) oder 1–3-mal täglich (chronisch); parenteral: 1–2 ml s. c. akut: 3-mal täglich; chronisch einmal täglich (HAB).

Anwendungsbeschränkungen: Risiken der bestimmungsgemäßen Anwendung therapeutischer Dosen der Droge und Nebenwirkungen sind nicht bekannt. Sensibilisierung hellhäutiger Personen gegenüber UV-Strahlen ist denkbar.

Patienteninformation: Zubereitungen aus Bibernellwurzel sind zur Linderung Ihrer Beschwerden bei Katarrhen der Atemwege geeignet.

Bewertung der Wirksamkeit: Für die innerliche Anwendung bei Katarrhen der oberen Luftwege liegt eine Positiv-Monographie der Kommission E vor. Für die anderen beanspruchten Indikationen ist die Wirksamkeit der Droge nach den gültigen Kriterien für klinische Prüfungen von Arzneimitteln bisher nicht belegt.

Handelspräparate

Keine bekannt.

Literatur

Bohn IU: Pimpinella saxifraga und Pimpinella major-Kleine und Große Bibernelle. Z Phytother 12 (1991), 98
Kubeczka KH, Formacek V: New Constituents from the Essential Oils of Pimpinella. Brunke, E.J. (Ed.): Progress in Essential Oil Research, Walter de Gruyter & Co, Berlin 1986
Martin R et al: Planta Med 51 (1985), 198
Reichling J, Martin R: Pseudoisoeugenole – eine Gruppe seltener Phenylpropanoide im Genus Pimpinella: Biosynthese unfd biologische Wirkung. PZW 136 (1991), 225

Bibernellkraut

Verwendete Pflanzenteile: Bibernellkraut besteht aus den oberirdischen Teilen von *Pimpinella saxifraga* L. und/oder *Pimpinella major* (L.) HUDS.

Inhaltsstoffe

- Flavonoide (ca. 0,3 %)

Das Kraut der Pflanze wurde wenig untersucht.

Pharmakologie

Keine gesicherten Angaben.

Anwendungsgebiete

Zubereitungen aus Bibernellkraut werden in der Volksmedizin bei Lungenleiden, zur Förderung der Magen-Darm-Tätigkeit sowie äußerlich bei Krampfadern angewendet.

Dosierung
Keine gesicherten Angaben.

Anwendungsbeschränkungen: Risiken der bestimmungsgemäßen Anwendung der Droge und Nebenwirkungen sind nicht bekannt.

Patienteninformation: Zubereitungen aus Bibernellkraut sollen aufgrund von überlieferten Erfahrungswerten bei Lungenleiden, zur Förderung der Magen-Darm-Tätigkeit und, äußerlich angewendet, bei Krampfadern hilfreich sein. Wissenschaftlich begründete Beweise für die Wirksamkeit liegen jedoch nicht vor.

Bewertung der Wirksamkeit: Die Wirksamkeit der Droge ist nach den gültigen Kriterien für klinische Prüfungen von Arzneimitteln für die beanspruchten Indikationen bisher nicht belegt. Zu den pharmakologischen Eigenschaften existieren keine validen Daten, dementsprechend liegt für die therapeutische Anwendung der Droge eine Negativ-Monographie der Kommission E vor.

Handelspräparate
Keine bekannt.

Literatur
Bohn IU: Pimpinella saxifraga und Pimpinella major-Kleine und Große Bibernelle. Z Phytother 12 (1991), 98
Kubeczka KH, Formacek V: New Constituents from the Essential Oils of Pimpinella. Brunke, E.J. (Ed.): Progress in Essential Oil Research, Walter de Gruyter & Co, Berlin 1986
Martin R et al: Planta Med 51 (1985), 198
Reichling J, Martin R: Pseudoisoeugenole – eine Gruppe seltener Phenylpropanoide im Genus Pimpinella: Biosynthese unfd biologische Wirkung. PZW 136 (1991), 225

Bierhefe – Saccharomyces cerevisiae

Volkstümliche Namen: Bäckerhefe, Bierhefe, Hefe (dt.), Baker's yeast, Brewer's yeast (engl.), Levure (frz.)

Familie: Saccharomycetaceae

Botanik: Die Zellen können einzeln, in Paaren, kurzen Ketten oder Aggregaten vorliegen. Einzelkolonien auf geeigneten festen Nährböden glattrandig, leicht konvex bis flach, von weißlicher bis cremegelber Farbe. Ältere Einzelkolonien leicht erhaben, glatt oder etwas gelappt, manchmal sektoriert oder gefaltet, von gelblicher bis leicht bräunlicher Farbe. Die vegetative Vermehrung erfolgt durch multilaterale Knospung.

Verbreitung: weltweit.

Medizinische Hefe

Verwendete Pflanzenteile: Medizinische Hefe besteht aus den Zellen von *Saccharomyces cerevisiae* und/oder *Candida utilis.*

Inhaltsstoffe
- Vitamine der B-Gruppe (pro 100 g): Thiamin 8 bis 15 mg, Riboflavin 4 bis 8 mg, Nikotinsäureamid 45 bis 90 mg, Pantothensäure 7 bis 25 mg, Pyridoxin 4 bis 10 mg, Biotin 20 Mikrogramm, Folsäure 1 bis 5 mg, Vitamin B12 (?) 20 Mikrogramm
- Polysaccharide: Mannane, Glucane
- Eiweißstoffe
- Amine
- Steroide: Sterole, u. a. Ergosterol, Zymosterol

Pharmakologie
Antibakteriell und phagozytosestimulierend. Aufgrund ihres Gehaltes an Vitaminen des B-Komplexes kann die Droge Vitamin-B-Mangelerscheinungen im Rahmen einer Substitution ausgleichen.

Anwendungsgebiete
Innere Anwendung: bei Appetitlosigkeit und als Adjuvans bei chronischen Formen von Akne und Furunkulose.
Volksmedizin: bei Verstopfungen, juckenden Hauterkrankungen und Ekzemen.

Sonstige Verwendung
Haushalt: als Aromaverstärker in Fertigsaucen und Gewürzmischungen.
Industrie: als Emulgator und Aminosäure/Vitaminquelle in der Mikrobiologie
Pharmazie: früher als Hilfsstoff bei der Pillenproduktion.

Dosierung
Tagesdosis: 6 g Hefe.

Anwendungsbeschränkungen: Risiken der bestimmungsgemäßen Anwendung therapeutischer Dosen der Droge und Nebenwirkungen sind nicht bekannt. Die Einnahme größerer Mengen kann Blähungen verursachen. Auch allergische Unverträglichkeitsreaktionen sind möglich (Juckreiz, Urtikaria, Exanthem, Quincke-Ödem). Bei empfindlichen Patienten können migräneartige Kopfschmerzen ausgelöst werden. Bei gleichzeitiger Gabe von MAO-Hemmern ist eine Blutdruckerhöhung möglich.

Patienteninformation: Medizinische Hefe ist ein hervorragender Vitamin-B-Lieferant und wirksam bei Appetitlosigkeit und chronischer Akne und Furunkulose. Bei Einnahme größerer Mengen kann es zu Blähungen kommen. Gelegentlich treten allergische Reaktionen und bei empfindlichen Personen migräneartige Kopfschmerzen auf. Wenn Sie bestimmte Medikamente zur Behandlung von Depressionen oder Parkinson einnehmen (sog. MAO-Hemmer), kann es zu einer Erhöhung des Blutdrucks kommen.

Bewertung der Wirksamkeit: Für die therapeutische Verwendung der Droge bei Appetitlosigkeit und als Adjuvans bei chronischer Akne und Furunkulose liegt eine Positiv-Monographie der Kommission E vor. Aufgrund des hohen Gehalts an Vitaminen des B-Komplexes ist sie ferner zur Substitution bei entsprechenden Mangelerscheinungen geeignet.
Für Trockenhefe aus *S. cerevisiae* Hansen CBS 5926 wird die prophylaktische/symptomatische Behandlung akuter Diarrhöen wie auch die therapeutische Verwendung als Adjuvans bei chronischer Akne in der entsprechenden Monographie der Kommission E ebenfalls als positiv bewertet.

Handelspräparate
Bakteriofid®
Furunkulosin® (TD: 6,3 g)
Vita Hefe Fides® ST

Literatur

Aßmann C: Mikroorganismen:Biotherapeutika bei Infektionskrankheiten. Deutsche Apotheker Ztg 136 (1996), 4136–4137
Czerucka D, Roux, L, Rampal, P: Saccharomyces boulardii inhibits sectretagogue-mediated adenosin 3', 5'-cyclic monophosphate induction in intestinal cells. Gastroenterology 106 (1994), 65–72
Ewe K: Obstipation – Pathophysiologie, Klinik, Therapie. Int Welt 6 (1983), 286–292
Höchter W, Chase D, Hagenhoff G: Saccharomyces boulardii bei akuter Erwachsenediarrhoe. Münch Med Wschr 132 (1990), 188–192
Hojgaard L, Arffmann S, Jorgeasen M, Krag E: Tea consumption, a cause of constipation. Br Med J 282 (1981), 864
Jahn HU, Zeitz M: Immunmodulatorische Wirkung von Saccharomyces boulardii beim Menschen. In: Seifert J, Ottenjann R, Zeitz M, Bockemühl J (Hrsg) Ökosystem Darm III. Springer-Verlag 1991, 159–164
Kollaritsch HH, Tobüren D, Scheiner O, Wiedermann G: Prophylaxe der Reisediarrhoe. Münch Med Wschr 130 (1988), 671–673
Massot J, Desconclois M, Astoin J: Protection par Saccharomyces boulardii de la diarrhée à Escherichia coli du souriceau. Ann Pharm Fr 40 (1982), 445–449
N.N.: Hefepräparate haben sich bewährt. PTA 5 (1991), 433
Plein K, Hotz J: Therapeutic effect of Saccaromyces boulardii on mild residual symptoms in a stable phase of Crohn's disease with special respect to chronic diarrhea – a pilot study. Z Gastroenterol 31 (1993), 129–134
Schmidt C: Unspezifische Steigerung der Phagozytoseaktivitäten von Peritoneal-makrophagen nach oraler Gabe verschiedener Hefepräparationen. Dissertation Freie Universität Berlin 1977
Sinai Y, Kaplan A, Hai Y et al: Enhancement of resistance to infections disease by oral administration of brewer's yeast. Infection Immunol 9 (1974), 781–787
Surawicz C, Elmer GW, Speelman P et al: Die Prophylaxe Antibiotika-assoziierter Diarrhöen mit Saccharomyces boulardii. Eine prospektive Studie. Gastroenterol 96 (1989), 981–988
Tempé JD, Steidel AL, Blehaut H et al: Prévention par Saccharomyces boulardii des diarrhées de l'alimentation entérale à débit continu. La Semaine des Hôpitaux de Paris 59 (1983), 1409–1412
Weber R: Regio Seminar Pharma: Reisemedizinische Beratung. Deutsche Apotheker Ztg 135 (1995), 2352–2354

Bilsenkraut – Hyoscyamus niger

Volkstümliche Namen: Bilsenkraut, Bilsenkraut, schwarzes, Dullkraut, Gemeines Bilsenkraut, Rasenwurz, Saukraut, Schlafkraut, Teufelswurz, Tollkraut (dt.), Black Henbane, Devil's Eye, Fetid Nightshade, Hen Bell, Henbane, henbell, Hogbean, Jupiter's Bean, Poison Tobacco, Stinking Nightshade, stinking roger, toetid nightshade (engl.), Beleno, veleno negro (esp.), Herbe aux chevaux, herbe aux dents, jusquiame (noire) (frz.), Alterco, cassilagine, dente cafallino, erba del dento, giusquiamo (nero), iosciamo (it.)

Familie: Solanaceae

Botanik: Die Pflanze ist ein aufrechtes, bis zu 80 cm hohes Kraut mit ungeteilten Blättern. Die Wurzel ist spindelig, oberwärts rübenförmig. Der Stängel ist aufrecht, klebrig-zottig, die Blätter länglich-eiförmig und buchtig gezähnt und von graugrüner Farbe. Die grundständigen Blätter sind gestielt, die stängelständigen halbstängelumfassend. Die Blüten sind fast sitzende, gipfelständige, einseitswendige, beblätterte und zurückgerollte Ähren. Der Kelch ist krugförmig, 5zähnig und bleibend. Die Blütenkrone ist trichterförmig, 5lappig, schmutziggelb mit violetten Adern und im Schlund dunkelviolett. Die Blüte hat 1 oberständigen Fruchtknoten und 5 Staubblätter. Die Frucht ist eine bauchige, bis 1,5 cm lange Deckelkapsel mit bis zu 200 Samen. Die Samen sind graubraun, grubig vertieft, leicht nierenförmig, zusammengedrückt, 1 bis 1,3 mm lang und 1 mm breit.

Verbreitung: Ist in Europa, West- und Nordasien und Nordafrika heimisch und in Ostasien, Nordamerika und Australien eingebürgert.

Bilsenkrautsamen

Verwendete Pflanzenteile: Bilsenkrautsamen sind die getrockneten Samen von *Hyoscyamus niger* L.

Inhaltsstoffe

- Tropanalkaloide (0,05–0,3 %): Hauptalkaloid (–)-Hyoscyamin, beim Lagern teilweise in Atropin übergehend, und Scopolamin
- Fettes Öl (15 bis 30 %)

Pharmakologie
vgl. Bilsenkraut

Anwendungsgebiete
vgl. Bilsenkraut.
Volksmedizin: früher als Räuchermittel gegen Asthma und Zahnschmerzen.
Chinesische Medizin: bei Konvulsionen, Psychosen, Gelenkschmerzen, Magenschmerzen, Asthma, chronischer Dysenterie und Diarrhö.

Sonstige Verwendung
Industrie: Die Samen dienten früher der Alkaloidgewinnung.

Dosierung
Keine gesicherten Angaben.

Anwendungsbeschränkungen: Risiken der bestimmungsgemäßen Anwendung therapeutischer Dosen der Droge sind nicht bekannt. Als Nebenwirkungen können, bes. bei Überdosierung, auftreten: Hautrötung, Mundtrockenheit, tachykarde Arrhythmien, Mydriasis (die vier Frühsymptome einer Atropinvergiftung), Akkomodationsstörungen, Wärmestau durch Abnahme der Schweißsekretion, Miktionsstörungen und Obstipation.
Gegenanzeigen: tachykarde Arrhythmien, Prostataadenom, Engwinkelglaukom, akutes Lungenödem, mechanische Stenosen im Bereich des Magen-Darm-Traktes, Megakolon.
Bei Vergiftungen kommt es wegen des hohen Scopolamingehaltes der Droge zunächst zu Somnolenz, nach der Aufnahme sehr hoher Dosen aber auch zu zentraler Erregung (Unruhe, Halluzinationen, Delirien, Tobsuchtsanfälle), gefolgt von Erschöpfung und Schlaf. Bei tödlichen Dosen (für Erwachsene ab 100 mg Atropin, bei alkaloidreicher Droge ab etwa 30 g Droge, bei Kindern wesentlich weniger) besteht die Gefahr der Atemlähmung. Schwere Vergiftungen sind besonders bei Missbrauch der Droge als Rauschmittel denkbar.
Wechselwirkungen:
Verstärkung der anticholinergen Wirkung durch trizyklische Antidepressiva, Amantadin, Antihistaminika, Phenothiazine, Procainamid und Chinidin.

Patienteninformation: Zubereitungen aus Bilsenkrautsamen können besonders bei krampfartigen Beschwerden im Magen-Darm-Bereich aber auch bei einer Reihe anderer Schmerzzustände eingesetzt werden. Die Arzneipflanze ist stark giftig. Sie sollten deshalb die Hinweise zur Dosierung streng beachten. Bei Herzerkrankungen mit schnellem, unregelmäßigem Herzschlag, Vergrößerung der Vorsteherdrüse, Glaukom, Erweiterung des Dickdarms und Verengungen im Magen-Darm-Bereich darf das Medikament nicht angewendet werden.

Bewertung der Wirksamkeit: Eine Bewertung der Bilsenkrautsamen durch die Kommission E ist nicht erfolgt, wohl aber der Bilsenkrautbllätter, deren therapeutische Anwendung bei Spasmen im Bereich des Gastrointestinaltraktes befürwortet wird. Aufgrund des vergleichbaren Gehalts an den wirksamkeitsbestimmenden Tropanalkaloiden erscheint dieses Anwendungsgebiet auch für die Samen plausibel. Für die anderen beanspruchten Indikationsgebiete ist die Wirksamkeit nach den gültigen Kriterien für klinische Prüfungen von Arzneimitteln bisher nicht ausreichend belegt.

Handelspräparate
Keine bekannt.

Literatur

Hänsel R, Keller K, Rimpler H, Schneider G (Hrsg): Hagers Handbuch der Pharmazeutischen Praxis. 5. Aufl., Bde 4–6 (Drogen), Springer Verlag Berlin, Heidelberg, New York, 1992–1994
Tattje DHE et al: Zusammensetzung der etherischen Öle von Laurus nobilis, L. nobilis var. angustifolia und L. azorica. Planta Med 44 (1982), 116–119

Bilsenkraut

Verwendete Pflanzenteile: Bilsenkraut besteht aus den getrockneten Blättern oder aus den getrockneten Blättern mit blühenden Zweigspitzen von *Hyoscyamus niger* L.

Inhaltsstoffe

- Tropanalkaloide (0,05 bis 0,28 %): Hauptalkaloide (–)-Hyoscyamin, beim Lagern teilweise in Atropin übergehend, und Scopolamin
- Flavonoide: u. a. Rutin (0,05 %)

Pharmakologie
Die enthaltenen Alkaloide und Flavonide (*s*-(–)-Hyoscamin, Atropin und *s*- (–)-Scopolamin) wirken parasympathikolytisch als Folge eines kompetitiven Antagonismus gegenüber Acetylcholin. Dieser Antagonismus ist beschränkt auf die muskarinartigen Wirkungen des Ace-

tylcholins und nicht für die nikotinartigen an Ganglien und der motorischen Endplatte nachzuweisen. Zubereitungen aus Hyoscyamus entfalten somit periphere, auf das vegetative Nervensystem und die glatte Muskulatur sowie das Zentralnervensystem beschränkte Wirkungen. Wegen des hohen Scopolamingehalts stehen bei höheren Dosierungen die zentral dämpfenden Wirkungen im Vordergrund. Aufgrund dieser Eigenschaften bewirken sie im wesentlichen eine Spasmolyse glattmuskulärer Organe, vor allem im Bereich des Gastrointestinaltraktes. Sie vermögen ferner den zentral-nervös bedingten muskulären Tremor günstig zu beeinflussen; darüber hinaus werden sedierende Eigenschaften beschrieben.

Anwendungsgebiete

Innere Anwendung: bei Spasmen im Gastrointestinaltrakt.
Volksmedizin: innerlich bei verschiedenen Schmerzsyndromen, spez. Zahn- und Gesichtsschmerzen, schmerzende Geschwüre und Tumore, Magenkrämpfe und Unterleibsentzündungen.
Äußerlich als Bilsenkrautöl zur Narbenbehandlung.
Indische Medizin: bei Zahnschmerzen, Zahnfleisch- und Nasenbluten, Orchitis, Dysmenorrhoe, Wurmbefall, blutigem Erbrechen, Asthma, bei verschiedenen Schmerzsyndromen und Meningitis.
Schon seit Jahrhunderten als Mittel gegen Mäuse und Ratten, als Betäubungsmittel für Fische und als rauschsteigernder Zusatz im Bier.

Dosierung

Eingestelltes Pulver: TD: max. 3 g (entspr. 1,5–2,1 mg Gesamtalkaloide, ber. als Hyoscyamin) (BAnz; 85v; 1988).
Fluidextrakt: ED: 0,2–0,5 ml (Reynolds J 1988).
Die innerliche Verabreichung nicht eingestellter Zubereitungen ist wegen der geringen therapeutischen Breite nicht zu vertreten.

Anwendungsbeschränkungen: Vgl. Bilsenkrautsamen.

Patienteninformation: Vgl. Bilsenkrautsamen.

Bewertung der Wirksamkeit: Die Kommision E (1988) befürwortet die Anwendung bei Spasmen im Gastrointestinaltrakt. Für die anderen beanspruchten Indikationsgebiete ist die Wirksamkeit nach den gültigen Kriterien für klinische Prüfungen von Arzneimitteln bisher nicht ausreichend belegt.

Handelspräparate

Keine bekannt.

Literatur

Kraft K: Europäische Rauschdrogen. Z Phytother 17 (1996), 343–355
Reynolds J: Pharm. Press, London 1988
Sharova EG et al: Khim Prir Soedin 1 (1977), 126
Wellen BJ: Zur Geschichte des Bilsenkrautes. Eine pharmaziehistorische Untersuchung besonders zu Hyoscyamus niger L. Dissertation Universität Marburg. 1986.

B

Hängebirke – Betula pendula

Volkstümliche Namen: Besenbirke, Birke, behaarte, Gewöhnliche Birke, Hängebirke, Hänge-Birke, Harzbirke, Moor-Birke, Rauhbirke, Sandbirke, Warzenbirke, Weißbirke (dt.), Birch, Common Birch, Silver Birch, White Birch (engl.), Abedul (span.), Bois á balais, Bouillard, Bouleau, Bouleau commun á balais (frz.), Bebillo, Bedollo, Beola (it.), Brzoza brodawkowata (pol.)

Familie: Betulaceae

Botanik: Die Hängebirke ist ein bis 30 m hoher Baum mit schneeweißer Rinde, die sich meistens in horizontalen Streifen abschält oder aber in eine schwarze, steinharte Borke verwandelt. Junge Zweige sind dicht mit warzigen Harzdrüsen besetzt und kahl. Die gestielten Blätter sind oberseits dunkelgrün, unterseits heller graugrün und haben einen gesägten Rand und auffallend enge Netznerven. Die männlichen Kätzchen sind sitzend, länglich-walzenförmig, hängend und bis 10 cm lang. Die weiblichen Kätzchen sind gestielt, zylindrisch und ausgewachsen 2 bis 4 cm lang und 8 bis 10 mm dick, dichtblütig, zuerst gelbgrün, später hellbraun.

Verbreitung: In Europa vom nördlichen Mittelmeerraum bis Russland und im gemäßigten Teil Asiens heimisch.
Herkunft der Birkenrinde: Aus Wildbeständen in Europa und Asien.
Herkunft der Birkenblätter: Überwiegend aus Wildsammlungen in osteuropäischen Ländern.
Herkunft der Birkenknospen: Osteuropa und Russland.

Birkenblätter

Verwendete Pflanzenteile: Birkenblätter sind die getrockneten Laubblätter von *Betula pendula* ROTH., *Betula pubescens* EHRH. oder von beiden Arten.

Inhaltsstoffe

- Flavonoide (2 bis 3 %): u. a. Hyperosid, Quercetin, Myricetindigalaktosid

- Triterpenalkoholester mit saponinähnlicher Wirkung, „Betula-Triterpensaponine 1–3"
- Proanthocyanidine
- Ätherisches Öl (0,05 bis 0,1 %): u. a. Sesquiterpenoxide enthaltend
- Monoterpenglucoside: u. a. Betulaalbosid A und B, Roseosid
- 3,4'-Dihydroxypropiophenon-3-β-D-glucosid
- Kaffeesäurederivate: u. a. Chlorogensäure
- Ascorbinsäure, Kaliumtartrat

Pharmakologie

Birkenblätter wirken schwach saluretisch und antipyretisch.
Präklinik: Im Tierversuch zeigte sich eine Erhöhung der Harnmenge. An Ratten konnte ein Dosis-abhängiger aquaretischer Effekt nachgewiesen werden (Schilcher 1984, Schilcher 1988).
Birkenextrakte zeigten in vitro eine gleich hohe Thrombozytenaggregationshemmung wie Acetylsalicylsäure (Smietana et al. 1999).
Klinik: In Kombination mit anderen diuretisch wirkenden Drogen haben sich Birkenblätter in Studien mit über 1300 an Harnwegserkrankungen leidenden Patienten bewährt (Helff 1993, Milewicz et al. 1994, Reuter 1985).

Anwendungsgebiete

Innere Anwendung: bei bakteriellen und entzündlichen Erkrankungen der ableitenden Harnwege und Nieren, bei Nieren- und Blasensteinbildung (Spültherapie) und bei Rheuma.
Volksmedizinisch wird die Droge zur Blutreinigung bei Frühjahrskuren gegen Gicht und Rheuma verwendet.
Äußerliche Anwendung: bei Haarausfall und Schuppenbildung. Die Norditaliener schlafen bei Arthritis oder Rheuma in mit Birkenblättern gefüllten Säcken oder nehmen Birkenblattbäder. Die volksmedizinischen Anwendungen sind nicht belegt.

Sonstige Verwendung
Haushalt: junge Frühjahrsblätter zur Bereicherung bei Frühlingssalaten und Kräuterkäsezubereitung.

Dosierung

Mittlere Tagesdosis: 1500 mg Trockenextrakt, Auszugsmittel Wasser, Ethanol 20 %.
Tee: 3- bis 4-mal täglich eine frische Tasse zwischen den Mahlzeiten trinken.

Anwendungsbeschränkungen: Risiken der bestimmungsgemäßen Anwendung therapeutischer Dosen der Droge und Nebenwirkungen sind nicht bekannt. Zur Ausschwemmung von Ödemen bei eingeschränkter Herz- und Nierentätigkeit ist die Droge nicht geeignet.

In der Regel werden Trockenextrakte mit einem Droge-Extrakt-Verhältnis von 4–8:1 (Auszugsmittel: Wasser) verwendet.

Patienteninformation: Birkenblätter wirken nachweislich harntreibend und sind deshalb zur Durchspülung bei bakteriellen und entzündlichen Erkrankungen der Harnwege geeignet. Bei länger anhaltenden Beschwerden oder Unverträglichkeiten sollten Sie einen Arzt aufsuchen. Bitte beachten Sie, dass bei Ödemen infolge eingeschränkter Herz- oder Nierentätigkeit keine Durchspülungstherapie durchgeführt werden darf.

Bewertung der Wirksamkeit: Die Kommission E (1986) empfiehlt Birkenblätter zur Durchspülung bei bakteriellen und entzündlichen Erkrankungen der ableitenden Harnwege und bei Nierengrieß sowie zur unterstützenden Behandlung rheumatischer Beschwerden. Von ESCOP (März 1996) wurden folgende Indikationen als positiv bewertet: Spülung des Harntraktes, besonders bei Entzündung und Harngrieß sowie Unterstützung in der Behandlung von bakteriellen Infektionen des Harntraktes.

Handelspräparate

Birkenblättertee Bombastus Werke
H&S Birkenblätter
Sanhelios Entwässerungstee
Sidroga Birkenblättertee
Urorenal®: 3-mal tgl. 1 Brausetablette aufgelöst in einem Glas Wasser; zusätzlich Unterstützung der Therapie durch reichlich Flüssigkeitszufuhr

Literatur

Bufe A, Spangfort MD, Kahlert H, Schlaak M, Becker WM: The maJor birch pollen allergen Bet v 1 shows ribonuclease activity. Planta 175 (1996), 413–5

Cadot P, LeJoly M, Van Hoeyveld EM, Stevens EA: Influence of the pH of the extraction medium on the composition of birch (Betula verrucosa) pollen extracts. Allergy, 108:431–7, 1995 May

Carnat A, Lacouture I, Fraisse D, Lamaison JL: Standardization of the birch leaf. Ann Pharm Fr 175 (1996), 231–5

Czygan FC: Betula pendula – Die Birke. Z Phytother 10 (1989), 135–139

Davidov MI, Goriunov VG, Kubarikov PG: Phytoperfusion of the bladder after adenomectomy. Urol Nefrol (Mosk), 175:19–20, 1995 Sep–Oct

Fountain DW, Berggren B, Nilsson S, Einarsson R: Expression of birch pollen-specific IgE-binding activity in seeds and other plant parts of birch trees (Betula verrucosa Ehrh.). Int Arch Allergy Immunol 98 (1992), 370–6

Hasler A et al: High-performance liquid chromatographic determination of five widespread flavonoid aglycones. J. Chromatogr. 508, 1 (1990), 236–40

Helff H: Expertenforum Cystinol[r]: Gute Therapieerfolge auch bei Dauerkatheter-Patienten. Berichte und Ergebnisse vom HWI-Workshop in Frankfurt Schaper & Brümmer GmbH & Co. KG 1993: 3

Hiller K: Pharmazeutische Bewertung ausgewählter Teedrogen. Deutsche Apotheker Ztg 135 (1995), 1425–1440
Hörhammer L, Wagner H, Luck R: Arch Pharm 290 (1957), 338–341
Keinanen M: Comparison of methods for extraction of flavonoids from birch leaves carried out using high-performance liquid chromatography. J. Agric. Food Chem. 41, 11 (1993), 1986–90
Kiiskinen M, Korhonen M, Kangasjaervi J: Immunological study of the HLA class II antigen associated with birch pollen allergy. Nippon Jibiinkoka Gakkai Kaiho, 35:541–50, 1992 Apr
Lee MW et al: Phenolic compounds of the leaves of Betula. Arch. Pharmaceutical. Res. 15, 3 (1992), 211–14
Milewicz A et al.: Aquaretischer Effekt eines pflanzlichen Kombinationsarzneimittels bei Frauen mit Ödemen unterschiedlicher Genese. Pharm Rundsch 1 (1994), 22–26
N.N.: Phytotherapie: Pflanzliche Antirheumatika – was bringen sie?. Deutsche Apotheker Ztg 136 (1996), 4012–4015
Ossipov V et al: HPLC isolation and identification of flavonoids from white birch. Biochem Syst. Ecol. 23, 3 (1995), 213–22
Pietta PG et al: HPLC determination of the flavonoid glycosides from Betulae folium. Chromatographia 28 (1989), 5–6, 311–12
Pisha E et al: Discovery of betulinic acid as a selective inhibitor of human melanoma that functions by induction of apoptosis. Nature Medicine 1 (1995), 1046–1051
Reuter HJ et al.: Behandlung von Harnwegsinfektionen mit einem Arzneitee. Therapiewoche 35 (1985), 1427–1431
Rickling B, Glombitza KW: Saponins in the leaves of birch? Hemolytic dammarane triterpenoids esters of Betula pendula. Planta Med 59 (1993), 77
Schilcher H, Boesel R, Effenberger ST, Segebrecht S: Neuere Untersuchungsergebnisse mit aquaretisch, antibakteriell und prostatotrop wirksamen Arzneipflanzen. Z Phytother 10 (1989), 77
Schilcher H, Rau H: Nachweis der aquaretischen Wirkung von Birkenblätter- und Goldrutenauszügen im Tierversuch. Urologe B 28 (1988), 274–280
Schilcher H: Pflanzliche Urologika. Deutsche Apoth Z 124 (1984), 2429–2436
Smietana S, Schneider G, Dingermann T: Screening of drug extracts for potential platelet aggregation-inhibiting activities. Arch Pharm Med Chem 331 (1999), 13–66
Sökeland J: Phytotherapie in der Urologie. Z Phytother 10 (1989), 8
Tschesche R, Ciper F, Breitmeier E: Chem Ber 110 (1977), 3111–3117

Birkenteer

Verwendete Pflanzenteile: Birkenteer aus *B. pendula* ROTH. oder *B. pubescens* EHRH.

Inhaltsstoffe

- Phenole (ca. 6 %): u. a. Guajakol, Kresol, Brenzcatechin, Pyrogallol, 5-Propyl-pyrogalloldimethylether und 5-Methyl-pyrogalloldimethylether

Pharmakologie

Die im Birkenteer enthaltenen aliphatischen und aromatischen Kohlenwasserstoffe wirken hautreizend und antiparasitär. Die Verwendung bei diversen Hauterkrankungen und Parasitenbefall (z. B. Scabies) erscheint plausibel.

Anwendungsgebiete

Äußere Anwendung: parasitärer Befall der Haut, Rheuma und Gicht (Salbe); bei trockenen Flechten und Dermatosen (flüssige Zubereitung), Psoriasis und anderen chronischen Hauterkrankungen (Teer).
Die Wirksamkeit bei den angegebenen Indikationen ist nicht ausreichend belegt.

Sonstige Verwendung
Veterinärmedizin: Wund-, Wurm- und Räudemittel.
Industrie/Technik: zur Herstellung von Juchtenleder, dient auch als Aromastoff und Rumessenz.

Dosierung

Keine Angaben auffindbar.

Anwendungsbeschränkungen: Risiken der bestimmungsgemäßen Anwendung der Droge sind nicht bekannt. Birkenteer kann bei empfindlicher Haut unerwünschte Reizungen hervorrufen. Wegen des möglichen Vorhandenseins kanzerogener Kohlenwasserstoffe ist von einer Anwendung abzuraten.

Patienteninformation: Die Verwendung bei diversen Hauterkrankungen und Parasitenbefall (z. B. Scabies) erscheint plausibel, allerdings ist die Wirksamkeit nicht belegt.

Bewertung der Wirksamkeit: Die Wirkung von Birkenteer ist weder durch klinische Studien noch experimentell belegt. Die Verwendung bei diversen Hauterkrankungen und Parasitenbefall (z. B. Scabies) erscheint plausibel. Bedenklich ist das mögliche Vorhandensein kanzerogener Kohlenwasserstoffe, so dass das Nutzen-Risiko-Verhältnis als negativ bewertet werden muss.

Handelspräparate

Keine bekannt.

Literatur

Hänsel R, Keller K, Rimpler H, Schneider G (Hrsg): Hagers Handbuch der Pharmazeutischen Praxis. 5. Aufl., Bde 4–6 (Drogen), Springer Verlag Berlin, Heidelberg, New York, 1992–1994
Kreitmair H: PA 8 (1953), 534–536
Nowak GA: Am Perf Cosmet 81 (1966), 37–39

B

Bitterholzbaum – Quassia amara

Volkstümliche Namen: Bitterholz, Fliegenholz, Quassiaholz (dt.), Amargo, Bitter Ash, Bitter Wood, Jamaica Quassia, Japanese Quassia, Quassia Wood, Surinam Quassia (engl.)

Familie: Simaroubaceae

Botanik: Die Pflanze ist ein 15 bis 30 m hoher Baum mit einem Durchmesser von etwa 1 m. Er hat eine glatte und gräuliche Rinde. Die wechselständigen Blätter sind ungleich gefiedert, die Blättchen gegenständig, länglich, zugespitzt und an der Basis ungleich. Die Blüten sind klein und blass gelblich-grün. Die Früchte sind Steinfrüchte von Erbsengröße; sie sind schwarz, glänzend, einzeln, kugelförmig und mit einer dünnen Schale.

Verbreitung: Die Pflanze wächst in Jamaika.

Bitterholz

Verwendete Pflanzenteile: Bitterholz ist das Holz von *Quassia amara* L. bzw. *Picrasma excelsa* PLANCH.

Inhaltsstoffe

- Triterpene: Decanor-Triterpene (Picrasan-Derivate, Quassinoide, Simaroubolide), Hauptkomponenten Quassin (Nigakilacton D, 0,1 bis 0,2 %), Isoquassin (Picrasmin), Neoquassin und 18-Hydroxyquassin
- Indolalkaloide vom β-Carbolin-Typ, u. a. 1-Vinyl-4,8-dimethoxy-β-carbolin, und vom Canthinon-Typ, u. a. 2-Methoxycanthin-6-on, 3-Methylcanthin-5,6-dion

Pharmakologie

Aufgrund des Gehalts an Iridoidglykosiden (Bitterstoffen) wird der Droge eine Förderung der Speichelsekretion und der Magensaftproduktion zugeschrieben. An Ratten und Mäusen wurde eine Steigerung der Darmperistaltik beobachtet (Garcia Gonzales et al. 1997). Der Inhaltsstoff Quassin bzw. der methanolische Rohextrakt beeinträchtigten die Fertilität männlicher Ratten (Njar et al. 1995, Raji und Bolarinwa 1997). Der Effekt erwies sich nach Absetzen der Droge als reversibel. Für Quassin, wie auch den wässrigen Gesamtextrakt, wurde wiederholt eine insektizide Wirkung nachgewiesen, insbesondere auf Moskitolarven (Evans und Raj 1991, Evans und Kaleysa 1992), die anscheinend auf einer Hemmung der Tyrosinase-Aktivität beruht. Kürzlich wurde eine signifikante Antimalaria-Wirkung an Mäusen beobachtet, die mit Plasmodium berghei infiziert waren (Ajaiyeoba et al. 1999). In einer placebo-kontrollierten und einer offenen klinischen Studie mit insgesamt über 600 Teilnehmern wurden sehr gute Ergebnisse sowohl bei der prophylaktischen als auch der therapeutischen Bekämpfung von Kopfläusen erzielt (Jensen et al. 1978, Ninci 1991).

Anwendungsgebiete

Bei Läusebefall.
Volksmedizin: bei Wurmbefall, Infektionskrankheiten und zur Wundbehandlung. In der Homöopathie bei Gallenbeschwerden, als Amarum, Tonikum, Depurativum und als Anthelmintikum (bei Spul- und Fadenwürmern).

Dosierung

Tagesdosis: 0,9–1,8 g.
Einzeldosis: 500 mg.
Tinktur (1:10 mit 45 % Ethanol): 2–4 ml innerlich, bei Kopfläusen topisch.

Anwendungsbeschränkungen: Risiken der bestimmungsgemäßen Anwendung therapeutischer Dosen der Droge sind nicht bekannt. Gelegentlich kann es bei innerlicher Aufnahme zu Schwindel und Kopfschmerzen, auch zu Schmerzen im Uterus kommen. Bei Überdosierung kann Magenschleimhautreizung auftreten, gefolgt von Erbrechen. Nach längerem Gebrauch soll es zu Sehschwäche und totaler Erblindung kommen können.
Gegenanzeigen: Schwangerschaft.

Patienteninformation: Zubereitungen aus Bitterholz können aufgrund ihrer bitteren Inhaltsstoffe die Produktion von Speichel und Magensaft steigern und appetitanregend und verdauungsfördernd wirken. Sie wurden auch mit gutem Erfolg gegen Kopfläuse eingesetzt. Sie sollten die Dosierungshinweise beachten, da es bei Überdosierung oder längerem Gebrauch zu erheblichen Nebenwirkungen kommen kann. Während der Schwangerschaft darf das Medikament nicht verwendet werden.

Bewertung der Wirksamkeit: Die Wirksamkeit der Droge ist nach den gültigen Kriterien für klinische Prüfungen von Arzneimitteln für die beanspruchten Indikationen bisher nicht belegt. Klinische Studien zur Läusebekämpfung zeigten gute Ergebnisse; experimentell zeichnen sich insektizide Wirkungen ab. Der Einsatz als Amarum, Tonikum und Gallentherapeutikum erscheint angesichts der Bitterstoffwirkung der enthaltenen Quassinoide plausibel.

Handelspräparate

Quassia Comp.®

Literatur

Ajaiyeoba EO, Abalogu UI, Krebs HC, Oduola AM: In vivo antimalarial activities of Quassia amara and Quassia undulata plant extracts in mice. J Ethnopharmacol. 1999; 67: 321–5

Barbetti P et al: Quassinoids from Quassia amara. Phytochemistry 32 (1993), 1007

Bray DH et al: Phytother Res 1 (1987), 22

Evans DA, Kaleysa RR: Effect of quassin on the metabolism of catecholamines in different life cycle stages of Culex quinquefasciatus. Indian J Biochem Biophys, 29:360–3, 1992 Aug

Evans DA, Raj RK: Larvicidal efficacy of Quassin against Culex quinquefasciatus. Indian J Med Res, 44–45:324–7, 1991 Sep

Garcia Gonzalez M, Gonzalez Camacho SM, Pazos Sanou L: Pharmacologic activity of the aqueous wood extract from Quassia amara (Simarubaceae) on albino rats and mice. Rev Biol Trop, 44–45:47–50, 1997 Mar

Geissmann T: Ann Rev Pharmacol 4 (1964), 305

Jensen O, Nielsen AO, Bjerregaard P: Pediculosis capitis treated with quassia tincture. Acta Derm-Venereol. 1978; 58: 557–9

Kupchan SM, Streelman DR: J Org Chem 41 (1976), 3481

Murae T et al: (1975) Chem Pharm Bull 23 (9), 2191

Murae T et al: Tetrahedron 29 (1973), 1515

Navarro V, Villarreal ML, Rojas G, Lozoya X: Antifertility activity of Quassia amara in male rats – in vivo study. Life Sci 61 (1997), 1067–74

Ninci ME: Prophylaxis and treatment of pediculosis with Quassia amara. Rev Fac Cien Med Univ Nac Cordoba. 1991; 49: 27–31

Njar VC et al: 2-Methoxycanthin-6-on: a new alkaloid from the stem wood of Quassia amara. Planta Med 59 (1992), 259

Njar VC, Alao TO, Okogun JI, Raji Y, Bolarinwa AF, Nduka EU: Antifertility activity of Quassia amara: quassin inhibits the steroidogenesis in rat Leydig cells in vitro. Planta Med, 44–45:180–2, 1995 Apr

Njar VC, Alao TO, Okogun JI, Raji Y, Bolarinwa AF, Nduka EU: Antifertility activity of Quassia amara: quassin inhibits the steroidogenesis in rat Leydig cells in vitro. Planta Med, 44–45:180–2, 1995 Apr

Ohmoto T, Koike K: Chem Pharm Bull 31 (1983), 3198

Polonsky J: Fortschr Chem Org Naturst 30 (1973), 101

Raji Y, Bolarinwa AF: Antifertility activity of Quassia amara in male rats – in vivo study. Life Sci. 1997; 61: 1067–74

Wagner H et al: Planta Med 36 (1979), 113

Wagner H et al: Planta Med 38 (1980), 204

Bitterklee – Menyanthes trifoliata

Volkstümliche Namen: Bitterklee, Bocksbohne, Fieberklee, Scharbocksklee, Sumpfdreiblatt (dt.), Bean Trefoil, Bog Bean, Bog Myrtle, Bogbean, Brook Bean, Buck Bean, Buckbean, Marsh Clover, Marsh Trefoil, Moonflower, Trefoil, Water Shamrock, Water Trefoil (engl.)

Familie: Menyanthaceae

Botanik: Bitterklee ist eine 15 bis 30 cm hohe, mehrjährige, grüne, kahle Wasserpflanze mit kriechendem, kleinfingerdickem Wurzelstock und niederliegendem Stängel, der je nach Bedingungen in der Länge schwanken kann. Er ist umhüllt von den Blattscheiden. Die Blätter befinden sich auf langen, fleischigen, geriefelten Blattstielen. Sie sind 3zählig und ungefähr 5 cm lang und 2,5 cm breit und verkehrt-eiförmig. Die Blüten sind weiße oder rötlich-weiße, mittelgroße und lang gestielte, dichtblütige Trauben an blattlosem Blütenschaft. Der Kelch ist 5teilig, die Krone verwachsen, hat 5 Zipfel und ist innen behaart. Es gibt 5 rötliche Staubblätter und 1 oberständigen Fruchtknoten. Die Frucht ist eine eiförmige Kapsel.

Verbreitung: In Europa, Asien und Amerika heimisch.

Bitterkleeblätter

Verwendete Pflanzenteile: Bitterkleeblätter bestehen aus den getrockneten Laubblättern von *Menyanthes trifoliata* L.

Inhaltsstoffe

- Iridoide (Bitterstoffe, ca. 1 %): Hauptkomponente 7′,8′-Dihydrofoliamenthin, weiterhin u. a. Swerosid, Menthiafolin, Loganin, Foliamenthin (?)
- Monoterpenalkaloide: u. a. Gentianin (Isolierungsartefakte?)
- Flavonoide: u. a. Rutin (0,3 bis 0,9 %), Hyperosid (0,4 bis 1,2 %), Trifolin
- Hydroxycumarine, Scopoletin
- Kaffeesäurederivate
- Pyridinalkaloide: u. a. Gentianin, Gentianidin (Artefakte?)
- Triterpenglykoside: Lupeol, β-Amyrenol, Betulin, Betulinsäure
- Steroide (Sterole): α-Spinasterol, Stigmast-7-enol

Pharmakologie

Die Iridoidglycosid-haltige Droge (Hauptwirkkomponente Dihydrofoliamenthin) fördert als typische Bitterstoffdroge die Speichelsekretion und reflektorisch die Magensaftproduktion.
In vitro konnte eine antimikrobielle Wirkung nachgewiesen werden.

Anwendungsgebiete

Bei Appetitlosigkeit, dyspeptischen Beschwerden.
Als Amarum (purum) die Magensaftsekretion fördernd.
Chinesische Medizin: bei Schlaflosigkeit, Atemnot, Magen- und Darmschwäche, Milzstörungen, intermittierendem Fieber, Kopfschmerzen, Amenorrhoe, Ohrenschmerzen, Gelbsucht, Ödemen, Gicht, Krätzen und Furunkeln.

Dosierung
Tagesdosis: 1,5–3 g Droge.
Teezubereitung: 0,5–1 g fein zerschnittene Droge mit kochendem Wasser übergießen oder mit kaltem Wasser ansetzen, kurz aufkochen, 5–10 min ziehen lassen, durch ein Teesieb abgießen.
Jeweils vor den Mahlzeiten 1/2 Tasse ungesüßt trinken.
(1 Teelöffel entspricht etwa 0,9 g Droge)

Anwendungsbeschränkungen: Risiken der bestimmungsgemäßen Anwendung therapeutischer Dosen der Droge und Nebenwirkungen sind nicht bekannt. Bei Überdosierung soll die Droge magenreizend wirken und Erbrechen sowie Durchfälle auslösen.
Gegenanzeigen: Diarrhö, Dysenterie, Kolitis.

Patienteninformation: Zubereitungen aus Bitterkleeblättern sind zur Anwendung bei Appetitlosigkeit und Verdauungsbeschwerden gut geeignet. Bei Durchfallerkrankungen und Dickdarmentzündung sollten Sie das Arzneimittel nicht einnehmen.

Bewertung der Wirksamkeit: In der entsprechenden Monographie der Kommission E wird die Anwendung der Droge bei Appetitlosigkeit, dyspeptischen Beschwerden und als Amarum purum zur Förderung der Magensaftsekretion als positiv bewertet. Die Wirksamkeit der Droge für die in der Chinesischen Medizin beanspruchten Indikationen ist nach den gültigen Kriterien für klinische Prüfungen von Arzneimitteln nicht belegt.

Handelspräparate
Keine bekannt.

Literatur

Battersby AR et al: J Chem Soc Chem Commun. (1967), 1277
Ciaceri G: Fitoterapia 43 (1972), 134
Janeczko Z et al: A triterpenoid glycoside from Menyanthes trifoliata. Phytochemistry 29 (1990), 3885–3887
Junior P: Weitere Untersuchungen zur Verteilung und Straktur der Bitterstoffe von Menyanthes trifoliata. Planta Med 32 (1989), 112
Phillipson JD, Anderson LA: Pharm J 233 (1984), 80, 111
Swaitek L et al: Planta Med 6 (1986), 60P
Tumón H et al: The effect of Menyanthes trifolita L. on acute renal failure might due to PAF-inhibition. Phytomedicine 1 (1994), 39–45

Blasentang – Fucus vesiculosus

Volkstümliche Namen: Blasentang, Höckertang, Meereiche, Meertang, Schweinetang, See-Eiche (dt.), Bloeretang (dän.), Blaaswier, Zeetang (niederl.), Black tang, Black-tang, Bladder Fucus, Bladderwrack, Cutweed, Fucus, Kelpware, Kelp-Ware, Quercus marina, Seawrack, Sea-Wrack (engl.), Corbela, Encina marina (esp.), Fucus vésiculeux, Varech vésiculeux (frz.), Alga marina (it.), Algazo, Bodelha (port.), Deniz yosunu (turk.)

Familie: Fucaceae

Botanik: Die Pflanze wird oft über 1 m lang und ist im frischen Zustand oliv- bis gelblichbraun. Der Stamm des Thallus ist flach, vielfach gabelig verästelt und mit einer der ganzen Länge nach laufenden Mittelrippe versehen. Neben dieser Mittelrippe befinden sich häufig zu zweit oder einzeln längliche oder kugelige, luftführende Schwimmblasen und Poren. Manche Thallusenden sehen gekörnelt aus; hier befinden sich die Geschlechtsorgane in krugförmigen Vertiefungen. Die Fruchtstände befinden sich an den Spitzen dieser fertilen Thallusenden. Sie sind entweder herz- oder eiförmig plattgedrückt und körnig blasig.

Verbreitung: In der Nordsee, der westlichen Ostsee und an den Atlantik- und Pazifikküsten.

Tang

Verwendete Pflanzenteile: Tang ist der getrocknete Thallus von *Fucus vesiculosus* L., von *Ascophyllum nodosum* LE JOL. oder von beiden Arten.

Inhaltsstoffe
- Jod: anorganische Jodsalze, organisch gebundenes Jod, bes. in Proteinen und Lipiden, auch als Diiodtyrosin vorliegend (0,03 bis 0,1 % Jod entsprechend)
- Polysaccharide: u. a. Alginsäure (ca. 30 %), Fucane, Fucoidine (stark sulfatiert)
- Polyphenole: Phlorotannine

Pharmakologie
Die Droge wirkt antimikrobiell, zeigt hypoglykämische Wirkung im Tierversuch und führt in vitro zu einer Hämaglutination menschlicher Erythrozyten durch die polyphenolischen Inhaltsstoffe.
Tang kann als Jodlieferant dienen sowie, aufgrund der enthaltenen Polysaccharide, als La-

xans. Es gibt Angaben in der Literatur zu angeblichen „Entfettungs- und Schlankheitswirkungen".
Eine mögliche anti-HIV-Wirkung durch bestimmte Inhaltsstoffe wird diskutiert.

Anwendungsgebiete
Volksmedizin: innerlich bei Schilddrüsenerkrankungen (Hypothyreose mit Struma und Myxödem), Fettsucht, Übergewicht, Arterienverkalkung und Verdauungsstörungen. Äußerlich bei Verstauchungen.
Homöopathie: bei Übergewicht und Kropfleiden.

Sonstige Verwendung
Landwirtschaft: als Zusatz zu Dünge- und Spritzmittel.
Pharmazie: als Zusatz zu Zahnpasten und Haarwässern.
Haushalt: als jodhaltiger Zusatz in Fruchtsaftgetränken.
Industrie: Stoff bei der Gewinnung von Alginaten und Fucoidin.
Kosmetik: als Zusatz zu Gesichtscremes und Peelingmasken.

Dosierung
Aufguss ED: 5–10 g Droge; 3-mal täglich eine ED.
Extrakt: ED: 4–8 ml, 3-mal täglich.
Homöopathisch: 5 Tropfen oder 1 Tablette oder 10 Globuli oder 1 Messerspitze Verreibung alle 30–60 min (akut) oder 1–3-mal täglich (chronisch); parenteral: 1–2 ml s. c. akut: 3-mal täglich; chronisch einmal täglich (HAB34).
Limitierung der täglichen Jodgabe auf 120 µg.

Anwendungsbeschränkungen: Bei Dosen oberhalb 150 µg Jodid/Tag besteht die Gefahr der Induktion oder Verschlimmerung einer Hyperthyreose. Daher sollte die Droge wegen ihres stark schwankenden Jodidgehalts (0,03 bis 1 %) nicht mehr angewendet werden. Auch Überempfindlichkeitsreaktionen sind bekannt.

Patienteninformation: Tang ist ein guter Jodlieferant und wird deshalb in der Volksmedizin u. a. bei Unterfunktion der Schilddrüse eingesetzt. Da der Jodgehalt jedoch stark schwankt, ist die Anwendung von Arzneimitteln mit gleichbleibendem Jodgehalt vorzuziehen. Auch ist unter bestimmten Voraussetzungen der Eintritt einer Schilddrüsenüberfunktion möglich. Aus diesem Grund sollte auch auf die Anwendung als „Schlankheitsmittel" verzichtet werden. In homöopathischen, das heißt sehr geringen Dosen wird Tang bei Übergewicht und Schilddrüsenvergrößerung eingesetzt.

Bewertung der Wirksamkeit: Die Wirksamkeit der jodhaltigen Droge ist nach den gültigen Kriterien für klinische Prüfungen von Arzneimitteln für die beanspruchten Indikationen bisher nicht belegt, jedoch bei Schilddrüsenerkrankungen, die mit einer Hypothyreose einhergehen, durchaus plausibel. Oberhalb einer Dosierung von 150 µg Jodid/Tag kann eine therapeutische Anwendung auf Grund ungeklärter Wirksamkeit und angesichts der Risiken nicht vertreten werden. Wegen ihres stark schwankenden Jodidgehalts (0,03 bis 1 %) sollte die Droge nicht mehr angewendet werden. In der entsprechenden Monographie der Kommission E findet sich aus diesem Grund eine Negativ-Bewertung.

Handelspräparate
Nur Kombinationen:
Ernst Kräuter-Tee (Kombination aus 16 Wirkstoffen)
Fucus (Kombination mit *Betula pendula*)
Jacobus Entwässerung (homoöpathische Kombination mit *Prunus spinara*)
Kilo Nit (Kombination mit *B. pendula* und *Urtica*-Arten)

Literatur

Béress A, Wassermann O, Bruhn T, Béress L: A new procedure for the isolation of anti-HIV compounds (polysaccharides and polyphenols) from the marine alga Fucus vesiculosus. J Nat Prod 56 (1993), 478–488
Criado MT et al: IRC Med Sci 11 (1983), 286
Curro F et al: Arch Med Interna 28 (1976), 19
Frohne D: Phytotherapeutika und Schilddrüse. Intern Praxis 32 (1992), 158
Glombitza KW et al: Planta Med 32 (1977), 33
Glombitza KW, Lentz, G: Tetrahedron 37 (1981), 3861
Phillips DJH: Environ Pollut 18 (1979), 31
Quang-Liem P, Laur MH: Biochimie 56 (1974), 925
Quang-Liem P, Laur MH: Biochimie 58 (1976), 1367
Stahl E et al: Deutsche Apotheker Ztg 115 (1975), 1893

Blutholzbaum – Haematoxylum campechianum

Volkstümliche Namen: Blutholzbaum (dt.), Bloodwood, H. Lignum, Logwood, Peachwood (engl.)

Familie: Caesalpiniaceae

Botanik: Die Pflanze ist ein kleiner, 10 bis 12 m hoher Baum mit gewundenen Ästen. Die Äste sind dornig, und die Rinde ist grob und dunkel. Die Blätter haben 4 Paare kleiner, glatter und herzförmiger Nebenblätter. Ihre Spitzen zeigen auf den kleinen Stamm. Die Blüten sind klein und gelb und wachsen in blattachselständigen Trauben. Sie haben fünf Blumenblätter. Die Früchte sind flache, meist einsamige Hülsen.

Verbreitung: Die Pflanze stammt aus dem tropischen Amerika und wird in der Karibik und an anderen Orten kultiviert.

Blutholzbaumholz

Verwendete Pflanzenteile: Blutholzbaumholz ist das getrocknete, zerkleinerte Holz von *Haematoxylum campechianum* L.

Inhaltsstoffe

- Homoisoflavane (Neoflavane?, 9 bis 12 %): Haematoxylin, z. T. in glykosidischer Bindung, bei Oxidation u. a. in das intensiv rot gefärbte, chinoide Haematein übergehend
- Gerbstoffe (ca. 10 %)

Pharmakologie

Die Droge wirkt adstringierend durch das enthaltene Isoflavan Haematoxylin.
Im Tierversuch konnte eine antiphlogistische und in vitro eine antibakterielle Wirkung nachgewiesen werden.
Haematein bzw. Haematoxylin soll die Melaninproduktion in der Haut bei topischer Anwendung hemmen.

Anwendungsgebiete

Volksmedizin: bei Durchfall und in der Vergangenheit auch bei ‚Blutstürzen'.
Industrie: als Seide färbender Stoff.
Pharmazie: als Zellkern-Färbemittel.

Dosierung

Abkochung: ED: 1 g Droge (EB6)

Anwendungsbeschränkungen: Risiken der bestimmungsgemäßen Anwendung therapeutischer Dosen der Droge und Nebenwirkungen sind nicht bekannt. Im Tierversuch kam es bei innerlicher Anwendung von Haematoxylin zu Erhöhung der Körpertemperatur, Erbrechen, Anurie, Koma und Tod (keine Angaben zur Dosis, Lewin).

Patienteninformation: Zubereitungen aus Blutholzbaumholz sollen bei Durchfall wirksam sein. Beweise hierfür fehlen.

Bewertung der Wirksamkeit: Die Wirksamkeit der Droge ist nach den gültigen Kriterien für klinische Prüfungen von Arzneimitteln für die beanspruchten Indikationen bisher nicht ausreichend belegt. Die Anwendung bei Diarrhö könnte durch die adstringierenden Wirkungen des enthaltenen Isoflavans Haematoxylin erklärt werden.

Handelspräparate

Keine bekannt.

Literatur

Kern W, List PH, Hörhammer L (Hrsg): Hagers Handbuch der Pharmazeutischen Praxis. 4. Aufl., Bde. 1–8, Springer Verlag Berlin, Heidelberg, New York 1969

Blutweiderich – Lythrum salicaria

Volkstümliche Namen: Blutweiderich, Brauner Weiderich, Roter Weiderich (dt.), Blooming Sally, Flowering Sally, Long Purples, Loosestrife, Lythrum, Milk Willow-herb, Purple Loosestrife, Purple Willow-herb, Rainbow Weed, Salicaire, Soldiers, Spiked, Spiked Loosestrife, Willow Sage, Willow-herb (engl.)

Familie: Lythraceae

Botanik: Die Pflanze ist mehrjährig und wird 60 bis 120 cm hoch. Sie hat ein kriechendes Rhizom und 4 bis 6 einfache, aufrechte, 6kantige, rötlich-braune und behaarte Stängel. Die Blätter sind ungeteilt, lanzettlich, 7,5 bis 15 cm lang, manchmal gegenständig, manchmal in stängelumfassenden Quirlen. Die Blüten sitzen quirlig in den Blattwinkeln und bilden eine endständige Ähre. Sie sind purpurrot und weisen 6 kleine Kelchblätter und 6 lange, dünne Zähne, 6 freie Kronblätter, 12 Staubblätter und 1 halboberständigen Fruchtknoten auf. Es gibt Blüten mit langen, kurzen oder mittellangen Griffeln und ebensolchen Staubblättern.

Verbreitung: Europa einschließlich Russland, Mittelasien, Australien, Nordamerika.

Blutweiderichkraut

Verwendete Pflanzenteile: Blutweiderichkraut ist die blühende Pflanze ohne Wurzel von *Lythrum salicaria* L.

Inhaltsstoffe

- Gerbstoffe (Ellagitannine und kondensierte Gerbstoffe, ca. 12 %)
- Flavonoide: u. a. Vitexin, Orientin
- Phthalide: Diisobutyl-, Butyl-, Isobutyl, Dibutylphthalid
- Steroide: β-Sitosterol

Pharmakologie

Die adstringierenden Eigenschaften des Blutweiderich sind nicht nur auf seinen Gehalt an Gerbstoffen zurückzuführen, sondern auch auf das Glykosid Salcarin, das eine spezielle antimikrobische Wirkung auf verschiedene Keime im Darmtrakt ausübt.

Anwendungsgebiete

Innerlich: bei Durchfall und chronischem Darmkatarrh, bei Menstruationsbeschwerden. Äußerlich: zur Behandlung von Krampfadern, bei Zahnfleischblutungen, Hämorrhoiden und Ekzemen.

Dosierung

Innerlich: Infus aus 3 g Droge auf 100 ml Wasser; 2–3 Tassen am Tag.
Tinktur: 20 g Droge auf 100 ml 20 %igem Alkohol (5 Tage ansetzen); 2–3 Teelöffel am Tag einnehmen.

Anwendungsbeschränkungen: Risiken der bestimmungsgemäßen Anwendung therapeutischer Dosen der Droge und Nebenwirkungen sind nicht bekannt.

Patienteninformation: Zubereitungen aus Blutweiderich könnten aufgrund ihrer zusammenziehenden und antimikrobiellen Wirkung bei Durchfallerkrankungen und Darmkatarrh, äußerlich angewendet auch bei Zahnfleischbluten, Hämorrhoiden und Ekzemen wirksam sein

Bewertung der Wirksamkeit: Die Wirksamkeit der Droge ist nach den gültigen Kriterien für klinische Prüfungen von Arzneimitteln bisher nicht belegt. Die innerliche Anwendung bei Diarrhö und äußerliche Verwendung bei Zahnfleischblutungen, Hämorrhoiden und Ekzemen erscheint angesichts der adstringierenden Wirkungen der enthaltenen Gerbstoffe und der spezifischen antimikrobiellen Wirkungen des Glykosids Salcarin auf verschiedene Keime des Darmtraktes denkbar.

Handelspräparate

Keine bekannt.

Literatur

Kern W, List PH, Hörhammer L (Hrsg): Hagers Handbuch der Pharmazeutischen Praxis. 4. Aufl., Bde. 1–8, Springer Verlag Berlin, Heidelberg, New York 1969

Blutwurz (Tormentill) – Potentilla erecta

B

Volkstümliche Namen: Aufrechtes Fingerkraut, Bauchwehwurz, Birkwurz, Blutwurz, Christuskrone, Fingerkraut, Mooreckel, Ruhrwurz, Tormentill (dt.), Biscuits, Bloodroot, Earthbank, English Sarsaparilla, Ewe Daisy, Flesh and Blood, Septfoil, Shepherd's Knapperty, Shepherd's Knot, Thormantle, Tormentil, Tormentill, Tormentilla (engl.), Tormentille (frz.), erba settefoglia, tormentilla (it.)

Familie: Rosaceae

Botanik: Die Pflanze ist eine etwa 30 cm hohe Rhizomstaude. Der Wurzelstock ist 1 bis 3 cm dick, unregelmäßig, knollig bis walzenförmig, verholzend, außen dunkelbraun, innen blutrot. Der Stängel ist aufrecht oder niederliegend, nie wurzelnd, verästelt. Die 3zähligen rosettigen Frühlings-Grundblätter welken bald und sind zur Blüte nicht mehr vorhanden. Die Stängelblätter sind sitzend, 3zählig, aber durch große Nebenblätter wie 5zählig erscheinend. Die gelben, lang gestielten, blattgegenständigen oder in den Verzweigungsstellen der Stängel stehenden Blüten sind klein. Die Früchte sind nüsschenartig hart, einsamig, eiförmig, runzelig-gefurcht und seltener fast glatt.

Verbreitung: In Europa von Skandinavien bis zum Mittelmeer. Außerdem in Nordafrika.

Tormentillwurzelstock

Verwendete Pflanzenteile: Tormentillwurzelstock besteht aus dem von Wurzeln befreiten und getrockneten Rhizom von *Potentilla erecta* (L.) RÄUSCHEL. (Syn.: *Potentilla tormentilla* N.).

Inhaltsstoffe

- Gerbstoffe (17 bis 22 %): Catechingerbstoffe (15 bis 20 %), bei Lagerung in wasserunlösliche Gerbstoffrote (Phlobaphene) übergehend, Gallo- und Ellagitannine (ca. 3,5 %), darunter u. a. Agrimoniin, Pedunculagin, Laevigatin B und F
- Catechine: u. a. (-)-Gallocatechingallat, (-)-Epigallocatechingallat, Dimere und Trimere der Catechinderivate
- Flavonoide: u. a. Kämpferol
- Triterpene: u. a. Tormentosid (Tormentillsäureglucosid), Ursolsäure, 3-epi-Pomolsäure

Pharmakologie: Die Droge wirkt adstringierend, antimikrobiell und molluskizid aufgrund der enthaltenen Gerbstoffe.

Im Tierversuch ließ sich eine antihypertensive, antiallergische, immunstimulierende, antivirale und Interferon-induzierende Wirkung nachweisen.

Anwendungsgebiete
Innere Anwendung bei unspezifischer akuter Diarrhöe.
Äußere Anwendung: bei Gingivitiden, Stomatitiden und Prothesendruckstellen.
Volksmedizin: innerlich bei akuter und subakuter Gastroenteritis und Durchfall.
Äußerlich bei schlecht heilenden Wunden, Erfrierungen, Verbrennungen und Hämorrhoiden.

Dosierung
Tagesdosis: 4–6 g Droge.
Tinktur (1:10): 10–20 Tropfen auf 1 Glas Wasser, mehrmals tgl. zum Spülen.
Tee: ED: 2–3 g (1/2 TL) auf 150 ml Wasser, 10–15 min ziehen lassen. Als Antidiarrhoeikum 3–4-mal täglich 1 Tasse Tee trinken.
(bei Diarrhöe 2–4 g Pulverdroge mit Rotwein aufschwemmen und einnehmen)

Anwendungsbeschränkungen: Risiken der bestimmungsgemäßen Anwendung therapeutischer Dosen der Droge sind nicht bekannt. Bei empfindlichen Patienten können nach Einnahme der Droge oder ihrer Extrakte Magenbeschwerden und Erbrechen auftreten.

Patienteninformation: Arzneimittel aus Tormentillwurzelstock sind zur Behandlung einfacher Durchfallerkrankungen und Entzündungen des Mund- und Rachenraumes geeignet. Sollten Sie einen empfindlichen Magen haben, kann es nach der Einnahme zu Magenbeschwerden und Erbrechen kommen. Sollte der Durchfall trotz Behandlung länger als 3 bis 4 Tage anhalten, sollten Sie Ihren Arzt aufsuchen.

Bewertung der Wirksamkeit: Für die therapeutische Verwendung bei unspezifischer akuter Diarrhö und leichten entzündlichen Veränderungen des Mund- und Rachenraumes liegt eine Positiv-Monographie der Kommission E vor. Das Nutzen-Risikoverhältnis ist positiv.

Handelspräparate
Herbatorment®
Ratiogast® Durchfallkapseln (TD: 1,2 g Trockenextrakt, 3,5–4,5:1)
Solvosal®

Literatur
Bilia AR, Ctalano S, Fontana C et al: A new saponin from Potentilla tormentilla. Planta Med 58 (1992), A723
Geiger C et al: Ellagitannins from Alchemilla xanthochlora and Potentilla erecta. Planta Med 60 (1994), 384
Glasl H: Deutsche Apotheker Ztg 123 (1983), 1979
Lund K, Rimpler H: Dtsch Apoth Ztg 125 (1985), 105
Lund K, Rimpler H: Tormentillwurzel. Dtsch Apoth Z 125 (1985), 105–107
Lund K: Tormentillwurzelstock, Phytochemische Untersuchungen des Rhizoms von Potentilla erecta (L.) Räuschel. Dissertation Universität Freiburg 1986
Scholz, E, Rimpler, H: Österr Apoth Ztg 48 (1994), 138
Vennat B et al: J Pharm Belg 47 (1992), 485

Kanadische Blutwurz – Sanguinaria canadensis

Volkstümliche Namen: Blutwurz, kanadische (dt.), Bloodroot, Coon Root, Indian Paint, Indian Plant, Indian Red Paint, Paucon, Pauson, Red Paint Root, Red Pucoon, Red Root, Sanguinaria, Snakebite, Sweet Slumber, Tetterwort (engl.)

Familie: Papaveraceae

Botanik: Die Pflanze ist mehrjährig und wird etwa 15 cm hoch. Der Wurzelstock ist dick, rund und fleischig und an den Enden leicht gekrümmt. Er ist ca. 2,5 bis 10 cm lang und hat orangerote Würzelchen. Die Pflanze erzeugt neben dem Blütenschaft nur ein einziges Blatt. Es umgibt den Blütenschaft, ist gräulich-grün und von einem weichen Flaum bedeckt. Das Blatt ist 15 bis 25 cm lang und 5 bis 9lappig gefingert. Die Pflanze trägt eine weiße Blüte mit 8 bis 12 Kronblättern auf einem Blütenschaft von 15 cm Länge. Der Samen ist eine längliche, schmale Hülse von ungefähr 2,5 cm Länge.

Verbreitung: Im Nordosten Amerikas.

Kanadischer Blutwurzwurzelstock

Verwendete Pflanzenteile: Kanadischer Blutwurzwurzelstock ist der getrocknete Wurzelstock von *Sanguinaria canadensis* L.

Inhaltsstoffe
- Isochinolinalkaloide (2,7 bis 9 %) vom:
- Benzophenanthridin-Typ (4 bis 7 %): Hauptalkaloid Sangunarin, weiterhin u. a. Chelerythrin, Oxysanguinarin
- Protoberberin-Typ: Berberin, Coptisin
- Protopin-Typ: Protopin, α- und β-Allocryptopin
- Harze
- Stärke

Pharmakologie
Das enthaltene Alkaloid Sanguinarin wirkt antimikrobiell und antiinflammatorisch. Die Wirksamkeit als Antiplaquemittel und bei da-

durch bedingter Gingivitis ist durch diverse Studien belegt.

Anwendungsgebiete
In der Vergangenheit als Expektorans.
Als Antiplaquewirkstoff, als Mundspülung.

Dosierung
Keine Angaben auffindbar.

Anwendungsbeschränkungen: Risiken der bestimmungsgemäßen Anwendung therapeutischer Dosen der Droge und Nebenwirkungen sind nicht bekannt. In Dosen ab 0,03 g wirkt die Droge emetisch (früher therapeutisch genutzt). Höhere Dosen der Droge reizen die Schleimhaut stark. Folgen sind Erbrechen, Durchfälle, Darmkoliken und eventuell Kollaps.

Patienteninformation: Arzneimittel aus dem kanadischen Blutwurzwurzelstock sind in Form einer Mundspülung zur Behandlung von Zahnbelägen und dadurch bedingter Zahnfleischentzündung geeignet. Bitte beachten Sie, dass es bei Einnahme höherer Dosen zu Erbrechen, Durchfällen, Darmkrämpfen und auch Kollaps kommen kann.

Bewertung der Wirksamkeit: Die Wirksamkeit moderater Dosen der Droge als Antiplaquemittel und bei konsekutiver Gingivitis ist durch diverse Studien belegt.

Handelspräparate
Klimaktheel® (hom)

Literatur
Collins KR: Pat. EP 25649 (1981) Europe
Elliott JQ: Pat. US 4515779 (1985) USA
Ladanyi P: Pat. CH 638973 (1983) Switzerland
Maiti M et al: Febs Lett 142 (...), 280
N.N.: Medizinische Mundpflege mit Sanguinaria-Extrakt. Deutsche Apotheker Ztg 131 (1991), XLII

Bockshornklee – Trigonella foenum-graecum

Volkstümliche Namen: Bukkehorn (dän.), Bird's Foot, Fenugreek, Foenugreek, Greek Hay Seed (engl.), Fenugreco (span.), Fénugrec, Senegré (frz.), Bockshornklee, Griechisch Heu, Heu, griechisches, Heusamen, griechische, Kuhbohnen, Kuhhornklee, Kuhhornsamen, Rehkörner, Ziegenhornklee, Ziegensamen (dt.), Fieno-greco (it.), Fenacho (port.), Fenigrek (russ.)

Familie: Fabaceae

Botanik: Die Pflanze ist ein 1jähriges, 10 bis 50 cm hohes Kraut mit langer, senkrechter Pfahlwurzel. Der Stängel ist kräftig, stielrund, aufrecht oder niederliegend und verzweigt. Die Blätter sind 3zählig und 0,5 bis 2 cm lang gestielt. Die 0,8 bis 1,8 cm langen Blüten sitzen einzeln oder zu zweit in den Blattachseln. Sie sind fast ungestielt. Die Krone ist meist blassgelb, seltener dunkler oder violettlich und etwa doppelt so lang wie der Kelch. Die Frucht ist eine 2,5 bis 10 cm lange und 0,5 bis 1 cm breite, mehr oder weniger aufrecht abstehende, lineale und anliegend behaarte und mit einem langen Schnabel versehene Hülse. Die 4 bis 20 Samen sind flachgedrückt, durch eine tiefe Furche in ungleiche Hälften geteilt, ei- bis würfelförmig, gelbbraun oder braunrot und getrocknet sehr hart.

Verbreitung: Die Art ist im gesamten Mittelmeerraum bis nach Vorderindien und China und südlich bis Äthiopien verbreitet. Die Hauptanbaugebiete sind Südfrankreich, die Türkei, Nordafrika, Indien und China.

Bockshornsamen

Verwendete Pflanzenteile: Bockshornsamen sind die reifen getrockneten Samen von *Trigonella foenum-graecum* L.

Inhaltsstoffe
- Schleimstoffe (25 bis 45 %): Mannogalaktane
- Eiweißstoffe (25 bis 30 %)
- Fettes Öl (ca 6 %)
- Steroidsaponine: (1,2 bis 1,5 %): u. a. Trigofoenoside A bis G (teilweise bitter), Aglyka u. a. Diosgenin, Yamogenin, Gitogenin, Smilagenin, Tigogenin, Yuccagenin
- Steroidsaponin-Peptidester: u. a. Foenugraecin
- Steroide: Sterole, Hauptkomponente 24xi-Ethyl-cholest-5-en-3β-ol (Anteil 65 %), Sterole teilweise verestert
- Flavonoide: u. a. Isoorientin, Isovitexin, Orientin, Orientinarabinosid, Isoorientinarabinosid, Saponaretin, Vicenin-1, Vicenin-2, Vitexin
- Trigonellin (Coffearin, N-Methylbetain der Nicotinsäure, ca. 0,4 %)
- Ätherisches Öl (0,01 %): Geruchsträger 3-Hydroxy-4,5-dimethyl-2(5H)-furanon

Pharmakologie
Die schleimhaltige Droge wirkt äußerlich emollierend. Die aus den Bockshornsamen gewonnene Testa- und Endospermfraktion wirkt blutzuckersenkend im Tierversuch und beim Menschen, wobei der Wirkmechanismus bisher unklar ist. Desweiteren wurde ein lipidsenkender Effekt durch die Saponinfraktion nachgewiesen sowie eine hydrocholagoge Wirkung.

Anwendungsgebiete

Innere Anwendung: bei Appetitlosigkeit.
Äußere Anwendung: bei lokalen Entzündungen.
Volksmedizin: innerlich bei Katarrhen der oberen Atemwege, Diabetes und zur Förderung der Milchbildung. Äußerlich bei Geschwüren und Ekzemen.
Chinesische Medizin: bei „kaltem" Schmerz im Unterleib, Impotenz und Hernien.
Indische Medizin: bei Fieber, Erbrechen, Anorexie, Husten, Bronchitis und Colitis.

Dosierung

Innere Anwendung:
Tagesdosis: 6 g Droge.
Breiumschlag: Tagesdosis: 50 g gepulverte Droge mit 1/4 Liter Wasser 5 min lang kochen.
Kaltmazerat: 0,5 g Droge (1/4 TL) mit Wasser kalt mazerieren, abfiltrieren, mehrmals täglich 1 Tasse trinken.

Anwendungsbeschränkungen: Risiken der bestimmungsgemäßen Anwendung therapeutischer Dosen der Droge und Nebenwirkungen sind nicht bekannt. Sensibilisierung bei wiederholter äußerlicher Anwendung der Droge ist möglich.

Patienteninformation: Zubereitungen aus Bockshornkleesamen sind zur innerlichen Anwendung bei Appetitlosigkeit und äußerlichen Verwendung bei Entzündungen der Haut geeignet und können auch bei Katarrhen der oberen Luftwege hilfreich sein. Bei wiederholter äußerlicher Anwendung kann es zu allergieartigen Hautreaktionen kommen.

Bewertung der Wirksamkeit: Für die therapeutische Verwendung bei Appetitlosigkeit (innerlich) und lokalen Entzündungen (äußerlich) liegt eine Positiv-Monographie der Kommission E vor. Die Anwendung bei Katarrhen der oberen Atemwege ist aufgrund der einhüllenden Eigenschaften der enthaltenen Schleimstoffe plausibel. Für die restlichen Anwendungsgebiete ist die Wirksamkeit der Droge nach den gültigen Kriterien für klinische Prüfungen von Arzneimitteln bisher nicht belegt.

Handelspräparate

Bockshornsamen Tee Aurica

Literatur

Abdo MS, Al-Khafawi AA: Planta Med 17 (1969), 14
Adamska M, Lutomski J: Planta Med 20 (1971), 224
Ali L et al: Characterization of the hypoglycemic effect of Trigonella foenum graecum seed. Planta Med 61 (1995), 358–360
Al-Meshal IA et al: Fitoterapia 56 (1985), 232
Bohlmann MB et al: Phytochemistry 13 (1974), 1513
Girardon P et al: Planta Med 51 (1985), 533
Gupta RK, Jain DC, Thakur RS: Phytochemistry 23 (1984), 2605
Gupta RK, Jain DC, Thakur RS: Phytochemistry 24 (1985), 2399
Gupta RK, Jain DC, Thakur RS: Phytochemistry 25 (1986), 2205
Hardman R et al: Phytochemistry 19 (1980), 698
Ribes G et al: Ann Nutr Metab. 28 (1986), 37
Ribes G et al: Phytother Res 1 (1986), 40
Ribes G et al: Proc. Soc Exp Biol Med 183 (1986), 159
Sood AR et al: Phytochemistry 15 (1976), 351
Weder JK, Heußner K: Z Lebensm Untersuch Forsch 193 (1991), 42, 321

Gartenbohne – Phaseolus vulgaris

Volkstümliche Namen: Buschbohne, Gartenbohne, Schminkbohne (dt.), Bean, Common Bean, Green Bean, Kidney Bean, Navy Bean, Pinto Bean, Snap Bean, String Bean, Wax Bean (engl.)

Familie: Fabaceae

Botanik: Die einjährige Pflanze wird 30 bis 60 cm hoch. Sie hat dünne und stark verzweigte, aber nicht windende Stängel. Die Blätter sind 3zählig, die Blättchen breit eirund und zugespitzt. Das Endblättchen ist rautenförmig. Die weißen, rosa oder lila Schmetterlingsblüten stehen in wenigblütigen, gestielten Trauben, die kürzer als ihr Blatt sind. Die Frucht ist eine gerade, glatte und hängende Hülse mit mehreren nierenförmigen Samen darin.

Verbreitung: Die Pflanze stammt aus Amerika und wird weltweit kultiviert.

Gartenbohnenhülsen

Verwendete Pflanzenteile: Gartenbohnenhülsen bestehen aus den getrockneten, von den Samen befreiten Hülsen von *Phaseolus vulgaris* L.

Inhaltsstoffe

- Lectine: Komplex als Phythämagglutinin (PHA) bezeichnet (tetramere Glykoproteine)
- Saponine
- *L*-Pipecolinsäure
- Flavonoide

Pharmakologie

Leicht diuretisch.
Es gibt Vermutungen, dass die in der Droge enthaltenen Chromsalze eine antidiabetische Wirkung verursachen (Müller et al. 1988) In Ratten reduzierte aus Gartenbohnen gewonnene Stärke den Gesamtcholesterinspiegel (Fukushima et al. 2001). Enthaltene Polyphe-

nole zeigten in vitro antimutagene Wirkung (de Mejia et al. 1999, Cardador-Martinez et al. 2002). Eine Kombination aus Bohnenhülsen, Birkenblättern und Hauhechelwurzel erwies sich in einer placebo-kontrollierten klinischen Studie als sicheres und effektives Aquaretikum bei der Behandlung von Ödemen unterschiedlicher Genese (Milewicz et al. 1994).

Anwendungsgebiete
Zur unterstützenden Behandlung bei dysurischen Beschwerden.
Volksmedizin: als Diuretikum und Antidiabetikum.

Dosierung
Tagesdosis: 5–15 g Droge.
Teezubereitung: 2,5 g der Droge mit kochendem Wasser übergießen, 10–15 min bedeckt ziehen lassen, anschließend durch ein Teesieb abgießen.
(1 Teelöffel entspricht etwa 1,5 g Droge)

Anwendungsbeschränkungen: Risiken der bestimmungsgemäßen Anwendung therapeutischer Dosen in Form eines heißen Aufgusses der Droge und Nebenwirkungen sind nicht bekannt.
Vergiftungen durch die Aufnahme großer Mengen an frischen grünen Bohnenschalen (oder an rohen grünen Bohnen) sind aufgrund ihres Gehaltes an Lectinen, der bei den einzelnen Kultursorten sehr unterschiedlich ist, nicht völlig ausgeschlossen. Symptome sind Erbrechen, Diarrhö, Gastroenteritiden. Beim Kochen werden die Lectine zerstört.

Patienteninformation: Zubereitungen aus samenfreien Gartenbohnenhülsen können aufgrund ihrer leicht harntreibenden Wirkung zur unterstützenden Behandlung bei Beschwerden der ableitenden Harnwege eingesetzt werden und sollen auch bei Zuckerkrankheit nützlich sein (hierfür liegen jedoch keine wissenschaftliche Beweise für die Wirksamkeit vor). Niemals sollten Sie rohe grüne Bohnen oder deren frische Schalen zu sich nehmen, da diese zu Vergiftungen führen können.

Bewertung der Wirksamkeit: Zur Anwendung als Supportivum bei dysurischen Beschwerden/Oligurie liegt eine Positiv-Monographie der Kommission E vor. Die volksmedizinische Verwendung als Antidiabetikum könnte durch die vermutete antidiabetische Wirkung der enthaltenen Chromsalze erklärt werden.

Handelspräparate
Bohnenhülsentee
Florabio Bohnen
Gartenbohnenhülsen
Gesundform Gartenbohnen Hülsen
H&S Bohnenschalen Tee

Literatur
Cardador-Martinez A, Castano-Tostado E, Lorca-Pina G: Antimutagenic activity of natural phenolic compounds present in the common bean (Phaseolus vulgaris) against aflatoxin B1. Food Add Contam. 2002; 19: 62–9
Fukushima M, Ohashi T, Kojima M et al: Low density lipoprotein receptor mRNA in rat liver is affected by resistant starch of beans. Lipids. 2001; 36: 129–34
de Mejia EG, Castano-Tostado E, Loarca-Pina G: Antimutagenic effects of natural phenolic compounds in beans. Mutat Res. 1999; 441: 1–9
Kern W, List PH, Hörhammer L (Hrsg): Hagers Handbuch der Pharmazeutischen Praxis. 4. Aufl., Bde. 1–8, Springer Verlag Berlin, Heidelberg, New York 1969
Milewicz A, Iwankiewicz G, Zareba E et al: Aquaretischer Effekt eines pflanzlichen Kombinationsarzneimittels bei Frauen mit Ödemen unterschiedlicher Genese. Pharm Rundschau. 1994: 22–6
Müller A, Diemann E, Sassenberg P: Chromgehalt von Heilpflanzen gegen Diabetes mellitus Typ II. Naturwissenschaften. 1988; 75: 155–6
Pusztai A et al: Recent advances in the study of the nutrtional toxicity of kidney bean (Phaseolus vulgaris) lectins in rat. Toxicon 20 (1982), R195

Bohnenkraut – Satureja hortensis

Volkstümliche Namen: Bean Herb, Garden Savory, Savory, Summer Savory, Winter Savory (engl.), Bohnenkraut, Karst-Saturei, Pfefferkraut, Winter-Bohnenkraut (dt.)

Familie: Lamiaceae

Botanik: Die Pflanze ist ein Kraut von 30 bis 45 cm Höhe mit aufrechten, sehr ästigen und kurzhaarigen Stängeln. Die Blätter sind kreuzgegenständig, bis 3 cm lang, kurz gestielt, lanzettlich bis lineal-lanzettlich, ganzrandig zugespitzt, dicklich, am Rande gewimpert und beiderseits drüsig punktiert. Die lila oder weißlichen Lippenblüten stehen in blattachselständigen, 5blütigen Scheinquirlen.

Verbreitung: Ist in Südeuropa und Nordafrika heimisch und wird weltweit kultiviert.

Bohnenkraut

Verwendete Pflanzenteile: Bohnenkraut ist der oberirdische Teil von *Satureja hortensis* L.

Inhaltsstoffe
- Ätherisches Öl (0,2 bis1,5 %): Hauptkomponenten Carvacrol (Anteil ca. 30 %), p-Cymen (Anteil 20 bis 30 %), weiterhin u. a. α-Thujen, α-Pinen, β-Myrcen, α- und β-Terpinen, β-Caryophyllen, Thymol
- Kaffeesäurederivate: u. a. Rosmarinsäure (0,2 bis 1,3 %), Chlorogensäure

Pharmakologie
Die Droge wirkt adstringierend und antiseptisch durch das enthaltene ätherische Öl und die Lamiaceengerbstoffe und Phenolcarbonsäuren.
Wässriger Bohnenkrautextrakt zeigt antivirale Eigenschaften.

Anwendungsgebiete
Bei akuten Gastroenteritiden.

Dosierung
3 Teelöffel Droge zum heißen Infus täglich; den Tee nicht kochen, sondern nur überbrühen.

Anwendungsbeschränkungen: Risiken der bestimmungsgemäßen Anwendung therapeutischer Dosen der Droge und Nebenwirkungen sind nicht bekannt.

Patienteninformation: Zubereitungen aus Bohnenkraut sollen aufgrund ihrer zusammenziehenden und desinfizierenden Wirkung bei akuten Magen-Darm-Entzündungen hilfreich sein. Eindeutige Beweise für die Wirksamkeit liegen jedoch nicht vor.

Bewertung der Wirksamkeit: Die Wirksamkeit der Droge ist nach den gültigen Kriterien für klinische Prüfungen von Arzneimitteln bisher nicht belegt. Für die Anwendung bei akuten Gastroenteritiden gibt es aufgrund der adstringierenden, antiseptischen und antiviralen Wirkungen Anhaltspunkte.

Handelspräparate
Keine bekannt.

Literatur
Herisset A et al: Plant Med Phytother 8 (1974), 306, 287
Opdyke DLJ: Food Cosmet Toxicol 14 (1976)
Zani F et al: Studies on the genotoxic properties of essential oils with Bacillus subtilis rec-assay and Salmonella/microsome reversion assay. Planta Med, 57:237–41, 1991 Jun

Boldo – Peumus boldus

Volkstümliche Namen: Boldo, Boldu (dt.); Boldo, Boldu, Boldus (engl.)

Familie: Monimiaceae

Botanik: Die Pflanze ist ein stark aromatischer, immergrüner, stark verzweigter Strauch oder Baum von bis 6 m Höhe. Die Blätter sind sitzend, gegenständig, oval, ungefähr 5 cm lang und ganzrandig und mit einem leicht zurückgerollten Rand. Sie sind dick, ledrig, haben eine hervortretende Mittelrippe und eine Reihe kleiner Drüsen auf der Oberfläche. Die Blütenstände sind Trauben weißer oder gelber glockenförmiger Blüten, deren Früchte kleine gelblich-grüne Beeren sind, die essbar sind.

Verbreitung: Ist in Chile und Peru heimisch und in bergigen Mittelmeerregionen und an der Westküste Nordamerikas eingebürgert.

Boldoblatter

Verwendete Pflanzenteile: Boldoblätter bestehen aus den getrockneten Laubblättern von *Peumus boldus* MOL.

Inhaltsstoffe
- Isochinolinalkaloide (0,25 bis 0,5 %): vom Aporphin-Typ, Hauptalkaloid Boldin (ca. 0,1 %), daneben u. a. Isocorydin, Nor-isocorydin, Isoboldin, Laurolitsin, Laurotetanin, N-Methyllaurotetanin
- Ätherisches Öl (2 bis 3 %): Hauptkomponenten p-Cymen (Anteil ca. 30 %), 1,8-Cineol (Anteil ca. 30 %), Ascaridol (Anteil bis 40 %), daneben u. a. Eugenol, α-Pinen, Terpineol
- Flavonoide: u. a. Rhamnetin-3-O-arabinosid-3'-O-rhamnosid (Peumosid), Isorhamnetin-3-O-glucosid-7-O-rhamnosid (Boldosid), Isorhamnetindirhamnosid (Fragrosid)

Pharmakologie
Die Droge wirkte choleretisch und antispasmodisch und steigerte die Magensaftsekretion.

Anwendungsgebiete
Volksmedizin: bei dyspeptischen Beschwerden, insbesondere mit Krämpfen.

Gegenanzeigen
Verschluss der Gallenwege, schwere Lebererkrankungen.

Dosierung
Tagesdosis: 4,5 g Droge.
Tee: 1–2 g (1–2 TL) auf 150 ml Wasser, 10–15 min ziehen lassen. 2–3-mal täglich 1 Tasse.

B

Anwendungsbeschränkungen: Risiken der bestimmungsgemäßen Anwendung therapeutischer Dosen der Droge und Nebenwirkungen sind nicht bekannt. Nach Aufnahme sehr hoher Dosen sollen Lähmungserscheinungen aufgetreten sein. In der älteren Literatur wird ein Fall beschrieben, bei dem es nach monatelanger Aufnahme von Boldin zu Depressionen, Farb- und Tonhalluzinationen sowie zu partieller motorischer Aphasie gekommen sein soll. Das ätherische Öl darf wegen des Gehaltes an toxischem Ascaridol (Anteil bis 40 %) nicht verwendet werden.

Patienteninformation: Zubereitungen aus Boldoblättern sind gut geeignet, Ihre Beschwerden bei Verdauungsstörungen, insbesondere mit Krämpfen zu lindern. Bei hellhäutigen Personen ist eine Steigerung der Sonnenlichtempfindlichkeit möglich.

Bewertung der Wirksamkeit: Die Droge wirkt antispasmodisch, choleretisch und magensaftsekretionssteigernd. Für die Anwendung bei leichten krampfartigen Beschwerden des Gastrointestinaltraktes und Dyspepsie liegt eine Positiv-Monographie der Kommission E (1987, 1990) und der ESCOP (1996) vor. Die ESCOP sieht darüber hinaus auch noch die Anwendung von Boldoblättern als Adjuvans bei Verstopfungen vor. Die Anwendungsbeschränkungen sollten beachtet werden.

Handelspräparate

Cefabol® (TD: 750 mg Trockenextrakt, 3,5–5,5:1

Literatur

Betts TJ: J Chromatogr 511 (1990), 73
Bombardelli E et al: Fitoterapia 47 (1976), 3
Kreitmair H: Pharmazie 7 (1952), 507
Reuter HD: Pflanzliche Gallentherapeutika (Teil I) und (Teil II). Z Phytother 16 (1995), 13–20, 77–89
Urzúa A, Acuna P: Fitoterapia 4 (1983), 175
Wolters B: Arzneipflanzen und Volksmedizin Chiles. Deutsche Apotheker Ztg 134 (1994), 3693

Borretsch – Borago officinalis

Volkstümliche Namen: Boratsch, Boretsch, Borretsch, Gurkenkraut, Porich, Wohlgemutkraut (dt.), Borage, Bugloss, Burage, Burrage, Common Bugloss (engl.), Bourache, bourroche (frz.), Boragine, borana, borrandella (it.), Boraste, Boresena, Bouraste (swiss)

Familie: Boraginaceae

Botanik: Borretsch ist ein einjähriges, saftiges, borstig behaartes Kraut von 15 bis 60 cm Größe. Die aufrechten, längs gerillten Stängel sind mit weißlichen, rauen Haaren besetzt. Sie tragen wechselständig stängelumfassende, einzelnstehende, behaarte Blätter, die ganzrandig, faltig, an den Rändern gebuchtet, oberseits grün und unterseits weißlich sind. Die gipfelständigen, aufrechten Trauben sitzen in beblätterten, zu Doldenrispen zusammengesetzten Wickeln. Die 1,5 bis 2,5 cm breite Krone ist himmelblau, seltener auch weiß und hat eine kurze Röhre. Der Fruchtknoten ist 4teilig. Die Nüsschen sind länglich-eiförmig, etwa 7 bis 10 mm lang, hellbraun, gekielt, gerippt, warzig und rau.

Verbreitung: Ursprünglich im Mittelmeergebiet beheimatet, ist die Pflanze jetzt überall in Europa und den USA verbreitet.

Borretschkraut

Verwendete Pflanzenteile: Borretschkraut sind die getrockneten oberirdischen Teile von *Borago officinalis.*

Inhaltsstoffe

- Pyrrolizidinalkaloide (0,0002 bis 0,001 %): Supinin, Lycopsamin, 7-Acetyl-lycopsamin, Intermedin, 7-Acetyl-intermedin, Amabilin, Thesinin
- Kieselsäure, teilweise wasserlöslich (1,5 bis 2,2 %)
- Schleimstoffe (ca. 11 %)
- Gerbstoffe (ca. 3 %)

Pharmakologie

Die in der Droge enthaltenen Gerbstoffe wirken adstringierend, die Schleimstoffe einhüllend.

Anwendungsgebiete

Volksmedizin: bei Entzündungen von Nieren und Blase, Husten und Halserkrankungen, als Adstringens und Rheumamittel, ferner zur Prophylaxe von Brust- und Bauchfellentzündungen, bei Venenentzündungen, klimakterischen Beschwerden und als Mittel zur Entwässerung.

Dosierung

ED: 1 g Droge zu einer Tasse Aufguss.

Anwendungsbeschränkungen: Wegen des, wenn auch geringen, Gehaltes an hepatotoxischen und hepatokarzinogenen Pyrrolizidinalkaloiden sollte die Droge nicht angewendet werden.

Patienteninformation: Borretschkraut soll bei Entzündungen von Niere, Blase, Rachen und Atemwegen hilfreich sein, ferner bei Venenentzündungen, Wechseljahrsbeschwerden, zur Entwässerung und Verhütung von Rippen- oder Bauchfellentzündung. Eindeutige wissenschaftliche Beweise für die Wirksamkeit liegen nicht vor. Borretschkraut kann geringe Mengen von Stoffen enthalten, die leberschädigend wirken oder sogar Leberkrebs erzeugen können, deshalb wird die Verwendung nicht empfohlen.

Bewertung der Wirksamkeit: Die Wirksamkeit der Droge ist nach den gültigen Kriterien für klinische Prüfungen von Arzneimitteln bisher nicht belegt. Dementsprechend und auch wegen des toxischen Potentials liegt eine Negativ-Monographie der Kommission E vor. Die Verwendung bei Erkältungskrankheiten scheint plausibel aufgrund des Gehaltes an Schleimstoffen, die einhüllend wirken. Die Anwendungsbeschränkungen sind zu beachten. Die therapeutische Verwendung kann insgesamt nicht empfohlen werden.

Handelspräparate

Keine bekannt.

Literatur

Dodson CD, Stermitz FR: J Nat Prod 49 (1986), 727–728
Larson KM, Stermitz FR: J Nat Prod 47 (1984), 747–748
Röder E: Pyrrolizidinhaltige Arzneipflanzen. Deutsche Apotheker Ztg 132 (1992), 2427–2435

Borretschöl

Verwendete Pflanzenteile: Borretschöl ist das fette Öl aus den Samen von *Borago officinalis* L.

Inhaltsstoffe

- Fettes Öl, Hauptfettsäure γ-Linolensäure (17–25 %), Linolsäure (ca. 39 %)

Pharmakologie

Präklinik: Borretschöl zeigt vielfältige pharmakologische Wirkungen durch seinen hohen Gehalt an γ-Linolensäure. In Tierversuchen erhöhte die Einnahme die Konzentration an antiinflammatorischen Fettsäure-Metaboliten, v.a. an Dihomo-γ-linolensäure, der Ausgangsverbindung von Prostaglandin E1. Gleichzeitig wird die Synthese der inflammatorischen Arachidonsäure-Produkte Leukotrien B4, Thromboxan B2 und Prostaglandin E2 reduziert (Chapkin et al. 1988). Ein besonders ausgeprägter lokaler Effekt wurde bisher in der Lunge und in der Haut (Miller und Ziboh 1988, Miller et al. 1990, 1991) festgestellt. Als Folge dieses Effekts wurden eine Hemmung akuter und chronischer Entzündungen bei Ratten (Tate et al. 1989), eine Abnahme atopischer Exzeme bei Hunden (Harvey 1999) und Veränderungen der Immunantwort bei Mäusen (Harbige et al. 2000, 2001) beobachtet. Eine durch Borretschöl hevorgerufene Regulation des Fettstoffwechsels hemmte im Tierversuch den Anstieg des Cholesterin-Spiegels (Engler 1992, Fukushima et al. 201, Guo et al. 2001) und die Akkumulation von Körperfett (Takahashi et al. 2000). An verschiedenen Rattenmodellen konnte darüber hinaus eine Senkung des Blutdrucks erzielt werden (Engler et al. 1992, 1993, 1998).

Klinik: Auch beim Menschen wurde eine Senkung des Blutdrucks und der Herzfrequenz beobachtet (Mills et al. 1989). Eine humanpharmakologische Untersuchung an gesunden Freiwilligen zeigte, dass die Einnahme von Borretschöl die Produktion der entzündungsfördernden Leukotriene B4 und C4 und des Prostaglandins E2 hemmt. In mehreren klinischen Studien wurde nachgewiesen, dass die langfristige Behandlung mit Borretschöl zu signifikanten Besserungen bei rheumatoider Arthritis und bei entzündlichen Hautkrankheiten führt (Bahmer und Schäfer 1992, Leventhal et al. 1993, Tolleson und Frithz 1993, Borrek et al. 1997, Henz et al. 1999). Eine Substitution mit Borretschöl erscheint vor allem bei solchen Erkrankungen sinnvoll, bei denen die körpereigene enzymatische Bildung von γ-Linolensäure aus Linolsäure beeinträchtigt ist (Richter 1998).

Anwendungsgebiete

Innerliche und äußerliche Anwendung bei Hauttrockenheit, Juckreiz und entzündlichen Hautkrankheiten. Innerliche Anwendung zum Ausgleich oder zur Prophylaxe eines Mangels and ungesättigten Fettsäuren, vor allem γ-Linolensäure.

Dosierung

Bei Hautkrankheiten: innerlich 0,5–3,0 g Öl, entsprechend 100–750 mg γ-Linolensäure (Kinder: bis zu 2 g Öl, entsprechend 500 mg γ-Linolensäure); äußerlich in Form von Cremes.
Bei rheumatoider Arthritis: bis zu 7,2 g Öl, entsprechend 1,4 g γ-Linolensäure.

Anwendungsbeschränkungen

Bei gleichzeitiger Anwendung mit Warfarin besteht das Risiko erhöhter Blutungsneigung; von einer Kombination mit Antikonvulsiva ist ebenfalls abzuraten. Andere Risiken der bestimmungsgemäßen Anwendung therapeutischer Dosen der Droge und Nebenwirkungen sind nicht bekannt.

Patienteninformation

Borretschöl hat sich als hilfreich bei der Behandlung entzündlicher Haut- und Gelenkkrankheiten erwiesen, wenn die Einnahme über Zeiträume von mehreren Wochen erfolgt. Auf Grund seines hohen Gehalts an ungesättigten Fettsäuren, die für eine gesunde Ernährung vorteilhaft sind, wird es auch als Nahrungsergänzungsmittel verwendet. Wenn Sie gerinnungshemmende oder antikonvulsive Medikamente einnehmen, sollten Sie weder Borretschöl anwenden noch andere Produkte, die γ-Linolensäure enthalten.

Bewertung der Wirksamkeit: Die Droge ist reich an γ-Linolensäure. Die Verwendung als Nahrungsergänzungsmittel scheint daher berechtigt. Pharmakologische und klinische Studien zeigten übereinstimmend einen plausiblen Wirkmechanismus und eine gute therapeutische Wirksamkeit für die Behandlung entzündlicher Hautkrankheiten.

Handelspräparate

Glandol®

Literatur

Bahmer FA, Schäfer J: Die Behandlung der atopischen Dermatitis mit Borretschsamenöl (Glandol®) – eine zeitreihenanalytische Studie. Kinderärztliche Praxis. 1992; 60: 199–202

Borrek S, Hildebrandt A, Forster J: Gammalinolensäurereiche Borretschsamenöl-Kapseln bei Kindern mit Atopischer Dermatitis. EIne placebo-kontrollierte Doppelblind-Studie. Klin Pädiatrie. 1997; 209: 100–4

Chapkin RS, Somers SD, Erickson KL: Dietary manipulation of macrophage phospholipid classes: selective increase of dihomogammalinolenic acid. Lipids. 1988; 23: 766–70

Engler MM, Engler MB, Erickson SK, Paul SM: Dietary gamma-linolenic acid lowers blood pressure and alters aortic reactivity and cholesterol metabolism in hypertension. J Hypertens. 1992; 10: 1197–204

Engler MM: Comparative study of diets enriched with evening primrose, black currant, borage or fungal oils on blood pressure and pressor responses in spontaneously hypertensive rats. Prostaglandins. 1993; 49: 809–14

Engler MM, Engler MB: Dietary borage oil alters plasma, hepatic and vascular tissue fatty acid composition in spontaneously hypertensive rats. Prostaglandins. 1998; 59: 11–5

Engler MM, Schambelan M, Engler MB, Ball DL, Goodfriend TL: Effects of dietary gamma-linolenic acid on blood pressure and adrenal angiotensin receptors in hypertensive rats. Proc Soc Exp Biol Med. 1998; 218: 234–7

Fukushima M, Ohhashi T, Ohno S et al: Effects of diets enriched in n-6 or n-3 fatty acids on cholesterol metabolism in older rats chronically fed a cholesterol-enriched diet. Lipids. 2001; 36: 261–6

Fukushima M, Shimada K, Ohashi E et al: Investigation of gene expression related to cholesterol metabolism in rats fed diets enriched in n-6 or n-3 fatty acids with a cholesterol after long-term feeding using quantitative-competitive RT-PCR analysis. J Nutr Sci Vitaminol. 2001; 47: 228–35

Guo Y, Cai X, Zhao X, Shi R: Effect of five kinds of vegetable seed oil on serum lipid and lipid peroxidation in rats. J Hygiene Res. 2001; 60: 449–56

Harbige LS, Layward L, Morris-Downes MM, Dumonde DC, Amor S: The protective effects of omega-6 fatty acids in experimental autoimmune encephalomyelitis (EAE) in relation to transforming growth factor-beta 1 (TGF-beta 1) up-regulation and increased prostaglanding E2 (PGE2) production. Clin Exp Immunol. 2000; 122: 445–52

Harvey RG: A blinded, placebo-controlled study of the efficacy of borage seed oil and fish oil in the management of canine atopy. Vet Rec. 1999; 144: 405–7

Henz BM, Jablonska S, van de Kerkhof PC et al: Double-blind, multicentre analysis of the efficacy of borage oil in patients with atopic eczema. Brit J Dermatol. 1999; 140; 685–8

Ippen H: G-Linolensäure besser aus Nachtkerzen- oder aus Borretschöl? Z Phytother. 1995; 16: 167–70

Leventhal LJ, Boyce EG, Zurier RB: Treatment of rheumatoid arthritis with gammalinolenic acid. Ann Intern Med. 1993; 119: 867–73

Miller CC, Tang W, Ziboh VA, Fletcher MP: Dietary supplementation with ethyl ester concentrates of fish oil (n-3) and borage oil (n-6) polyunsaturated fatty acids induces epidermal generation of local putative anti-inflammatory metabolites. J Invest Dermatol. 1991; 96: 98–103

Miller CC, Ziboh VA, Wong T, Fletcher MP: Dietary supplementation with oils rich in (n-3) and (n-6) fatty acids influences in vivo levels of epidermal lipoxygenase products in guinea pigs. J Nutr. 1990; 120: 36–44

Mills DE, Prkachin KM, Harvey KA, Ward RP: Dietary-fattyacid supplementation alters stress reactivity and performance in man. J Hum Hypertens. 1989; 3: 111–6

Richter T: Borretschöl. Z Phytother. 1998; 19: 102

Takahashi Y, Ide T, Fujita H: Dietary gamma-linolenic acid in the form of borage oil causes less body fat accumulation accompanying an increase in uncoupling protein 1 mRNA level in brown adipose tissue. Comp Biochem Physiol B. 2000; 127: 213–22

Tolleson A, Frithz A: Transepidermal water loss and water content in the stratum corneum in infantile seborrhoeic dermatitis. 1993; 73: 18–20

Boswellia-Arten – Boswellia sp.

Volkstümliche Namen: Olibanum, Weihrauch, Indischer Weihrauch, Weihrauchbaum (dt.), Frankincense, Olibanum (engl.)

Familie: Burseraceae

Botanik: 6–10 m hohe Bäume, Blätter gegenständig, unpaarig gefiedert, Fiederblättchen mit kerbig-gesägtem Rand. Die Blüten stehen einzeln auf kurzen Blütenstielen an einzelnen blattachselständigen Blütenständen. Die Frucht ist eine dreieckige, dreizellige, dreikammrige Kapsel mit je einem Samen pro Zelle. Die Samen sind von einem breiten häutigen Flügel umgeben.

Verbreitung: Ostafrika, Südarabien, Indien

Weihrauch (Olibanum)

Verwendete Pflanzenteile: Weihrauch bzw. Olibanum ist das nach dem Einkerben des Stammes von *Boswellia carteri* BIRDW. (Somalia, Südarabien, Äthiopien) bzw. von *B. serrata* Roxb. (nördliches Indien) austretendes und an der Luft erhärtetes Gummiharz.

Inhaltsstoffe

- Ätherisches Öl (5 bis 9 %): Hauptkomponenten 1-Octylacetat (Anteil ca. 60 %), 1-Octanol (Anteil 12,7 %), weiterhin u. a. α-Pinen (Anteil 3,5 %), Incensol (Anteil 2,7 %)
- Harze (ca. 66 %): Komponenten u. a. α-Boswelliasäure, β-Boswelliasäure, Methylester der 3-Acetyl-11-hydroxy-β-boswelliasäure
- Schleimstoffe (12 bis 20 %)

Pharmakologie

Präklinik: Die pharmakologische Wirkung der Droge scheint im wesentlichen durch die Boswelliasäuren hervorgerufen zu werden, einer Gruppe pentacyclischer Triterpene. Diese, wie auch der ethanolische Gesamtextrakt, hemmen spezifisch die Bildung von Leukotrienen, die eine wesentliche Rolle bei allen Entzündungsprozessen ausüben. Im Gegensatz zu den meisten anderen entzündungshemmenden Substanzen wirken Boswellia-Zubereitungen nicht antioxidativ, sondern vielmehr durch eine nichtkompetitive, reversible Hemmung der 5-Lipoxygenase innerhalb der Arachidonsäure-Kaskade (Ammon 1991, 1993, 1997, Safayhi 1992). Die Enzyme 12-Lipoxygenase und Cyclooxygenase werden dabei erst in sehr hoher Konzentration beeinflusst. Damit eröffnet sich eine potentielle therapeutische Anwendung bei einer Vielzahl von Krankheitsbildern, die mit erhöhten Leukotrienwerten in Verbindung stehen. Im Tierversuch wurden bereits Heilungserfolge an Ratten, Mäusen, Meerschweinchen oder Kaninchen bei entzündlichen Darmerkrankungen, Hautentzündungen, Enzephalomyelitis, Ödemen und Arthritis erzielt (Singh 1986, Sharma 1989, Wildfeuer 1998, Huang 2000, Krieglstein 2001).
Sowohl für die Boswelliasäure als auch für den ethanolischen Boswellia-Extrakt wurden in vitro starke cytotoxische Wirkungen auf verschiedene menschliche Tumorzell-Linien nachgewiesen, z.B. HL-60-Leukämie- und maligne Melanom-Zellen (Jing 1992, 1999, Shao 1998, Park 2002). Bei Ratten mit induzierten Gliomen führte ein Gemisch der Boswelliasäuren zu einer Verlangsamung des Tumorwachstums (Winking 2000).
Kllinik: In mehreren klinischen Studien mit insgesamt über 260 Teilnehmern zeigte ein Trockenextrakt des Weihrauch-Harzes im Vergleich zu Placebo oder Referenzmedikation gute Wirksamheit gegen chronische Arthritis, insbesondere bei der Anwendung im frühen Krankheitsstadium (Etzel 1996). Die therapeutische Wirksamkeit ist allerdings nicht unumstritten (Sander 1998). Bei den chronischen entzündlichen Darmerkrankungen Colitis ulcerosa und Morbus Crohn wurden in drei kontrollierten Studien Verbesserungen im Krankheitsbild beobachtet, die den mit der Referenzmedikation erzielten vergleichbar oder sogar überlegen waren (Gupta 1997, 2001, Gerhardt 2001). In einer placebokontrollierten Studie an 80 Bronchialasthma-Patienten wurde nach 6 Wochen eine Besserungsrate von 70 % (Placebo: 27 %) erreicht (Gupta 1998). Erste Pilotstudien bei Patienten mit Hirntumoren (Astrozytomen und Gliobastomen), darunter auch Kinder, lieferten Hinweise, dass die pallitative Therapie mit Weihrauch-Extrakt die Bildung peritumoraler Hirnödeme verhindert oder zurückdrängt, neurologische Symptome verringert und den allgemeinen Gesundheitszustand verbessert (Safayhi 1997, Simmert 1997, Janßen 2000).

Anwendungsgebiete

In klinischen Studien bei Erkrankungen des rheumatischen Formenkreises, bei chronischen entzündlichen Darmerkrankungen, bei Bronchialasthma und bei malignen Hirntumoren.
In der traditionellen indischen Medizin dient indischer Weihrauch (aus *B. serrata*) zur Behandlung chronisch rheumatischer Entzündungen.

Dosierung

Trockenextrakt, TD in klinischen Studien:
Colitis ulcerosa oder Bronchialasthma: 0,9 – 1,0 g
Polyarthritis: 2,4 – 3,6 g
Morbus Crohn oder Hirntumore: 3,6 g
Hirntumore bei Kindern: maximal 126 mg/kg Körpergewicht

Anwendungsbeschränkungen: Risiken der bestimmungsgemäßen Anwendung therapeutischer Dosen der Droge und Nebenwirkungen sind nicht bekannt.

Patienteninformation: Bei Atemwegserkrankungen und Hautwunden kann mit indischem Weihrauch möglicherweise eine Linderung der Beschwerden erzielt werden. Genauere wissenschaftliche Beweise für die Wirksamkeit liegen nicht vor. Jüngere Forschungsergebnisse liefern Hinweise auf eine Wirksamkeit bei entzündlichen Prozessen wie z.B. rheumatischen Erkrankungen, chronischen Darmkrankheiten, Bronchialasthma und einigen bösartigen Hirnödemen. Die therapeutische Anwendung befindet sich aber erst im Versuchsstadium. Nebenwirkungen oder Risiken bei der Anwendung von Weihrauch-Präparaten sind bisher nicht bekannt.

Bewertung der Wirksamkeit: Die Wirksamkeit der Droge ist nach den gültigen Kriterien für klinische Prüfungen von Arzneimitteln bisher nicht belegt. Die Verwendung bei Erkrankungen des rheumatischen Formenkreises, bei chronischen entzündlichen Darmkrankheiten, bei Bronchialsthma und zur palliativen Behandlung maligner Hirntumore mit Weihrauchextrakt befindet sich noch im Versuchsstadium. Erste klinische Studien verliefen erfolgreich.

Handelspräparate

In der Schweiz H15 Ayurmedica® Kapseln (1 Kapsel enthält 400 mg Trockenextrakt aus dem Harz von *Boswellia serrata*); ist in Deutschland in der klinischen Prüfung.

Literatur

Ammon HPT: Entzündliche Darmerkrankungen: Weihrauch bei Colitis ulcerosa. Deutsche Apotheker Ztg 137 (1997), 125

Ammon HPT: Hemmstoffe der Leukotrienbiosynthese. Deutsche Apotheker Ztg 137 (1997), 139–40

Ammon HP, Mack T, Singh GB, Safayhi H: Inhibition of leukotriene B4 formation in rat peritoneal neutrophils by an ethanolic extract of the gum resin exudate of Boswellia serrata. Planta Med. 1991; 57: 203–7

Ammon HP, Safayhi H, Mack T, Sabieraj J: Mechanism of antiinflammatory actions of curcumine and boswellic acids. J Ethnopharmacol. 1993; 38: 113–9

Ammon HPT: Weihrauch – ein neuer Weg in der Therapie der Entzündungen. Deutsche Apotheker Ztg 132 (1991), 2442

Ammon S: Ein pflanzliches Antirheumaticum. Deutsche Apotheker Ztg 131 (1991), 972

Ammon T: Lipoxygenasehemmer aus Weihrauch. Deutsche Apotheker Ztg 133 (1993), 3295

Etzel R: Special extract of Boswellia serrata (H15) in the treatment of rheumatoid arthritis. Phytomed. 1996; 3: 91–4

Gerhardt H, Seifert F, Buvari P, Vogelsang H, Repges R: Therapie des aktiven Morbus Crohn mit dem Boswellia-serrata-Extrakt H15. Z Phytother. 2001; 22: 69–75

Gupta I, Parihar A, Malhotra P, et al: Effects of Boswellia serrata gum resin in patients with ulcerative colitis. Eur J Med Res. 1997; 2: 37–43

Gupta I, Gupta V, Parihar A, et al: Effects of Boswellia serrata gum resin in patients with bronchial asthma. Eur J Med Res. 1998; 3: 511–4

Gupta I, Parihar A, Malhotra P, et al: Effects of gum resin of Boswellia serrata in patients with chronic colitis. Planta Med. 2001; 67: 391–5

Hoernlein RF et al: Die Hemmung der 5-Lipoxygnesae durch Acetyl-11-keto-β-Boswelliasäure (AKBA): Struktur-Wirkungsbeziehungen. 8. Frühjahrstagung der DPhG in Salzau. PUZ 25 (1996), 140

Huang MT, Badmaev V, Ding Y, Liu Y, Xie JG, Ho CT: Anti-tumor and anti-carcinogenic activities of triterpenoid, beta-boswellic acid. BioFactors. 2000; 13: 225–30

Janßen G, Bode U, Breu H, Dohrn B, Engelbrecht V, Gsbel U: Boswellic acids in the palliative therapy of children with progressive or relapsed brain tumors. Klin Pädiatrie. 2000; 212: 189–95

Jing Y, Xia L, Han R: Growth inhibition and differentiation of promyelocytic cells (HL-60) induced by BC-4, an active principle from Boswellia carterii Birdw. Chin Acad Med Sci. 1992; 7: 12–5

Jing Y, Nakajo S, Xia L, et. al: Boswellic acid acetate differentiation and apoptosis in leukemia cell lines. Leukemia Res. 1999; 23: 43–50

Krieglstein CF, Anthoni C, Rijcken EJM, et al: Acetyl-11-keto-beta-boswellic acid, a constituent of a herbal medicine from Boswellia serrata resin, attenuates experimental ileitis. Int J Colorectal Disease. 2001; 16: 88–95

Kreymeier J, Rheumatherapie mit Phytopharmaka In: Deutsche Apotheker Ztg 137(8) (1997), 611–613

Martinetz D: Der Indische Weihrauch – neue Aspekte eines alten Harzes. Z Phytother 13 (1992), 121

Müller-Bohn T: Chemie und Pharmakologie des Weihrauchs: Boswelliasäuren gegen chronische Polyarthritis und Colitis ulcerosa. Deutsche Apotheker Ztg 136 (1996), 4324–4325

N.N.: Weihrauchtherapie. Deutsche Apotheker Ztg 134 (1995), 324–325

Park YS, Lee JH, Bondar J, Harwalkar JA, Safayhi H, Golubic M: Cytotoxic action of acetyl-11-keto-beta-boswellic acid (AKBA) on meningioma cells. Planta Med. 2002; 68: 397–401

Pfister-Hotz G: Phytotherapie in der Geriatrie. Z Phytother 18 (1997), 165–162

Rall B et al: Boswellic acids and protease activity. Planta Med 61 (Abstracts of 43rd Ann Congr) (1995), 105

Safayhi H, Mack T, Sabieraj J, Anazodo MI, Subramanian LR, Ammon HP: Boswellic acids: novel, specific, nonredox inhibitors of 5-lipoxygenase. J Pharmacol Exp Ther. 1992; 261: 1143–6

Safayhi H, Ammon HPT: Pharmakologische Aspekte von Weihrauch und Boswelliasäuren. PZ. 1997; 142: 3277–86

Sander O, Herborn G, Rau R: Ist H15 (Harzextrakt von Boswellia serrata, „Weihrauch") eine sinnvolle Ergänzung zur etablierten medikamentösen Therapie der chronischen Polyarthritis? – Ergebnisse einer doppelblinden Pilotstudie. Z. Rheumatol. 1998; 57: 11–6

Shao Y, Ho CT, Chin CK, Badmaev V, Ma W, Huang MT: Inhibitory activity of boswellic acids from Boswellia serrata against human leukemia HL-60 cells in culture. Planta Med. 1998; 64: 328–31

Sharma ML, Bani S, Singh GB: Anti-arthritic activity of boswellic acids in bovine serum albumin (BSA)-induced arthritis. Int J Immunopharmacol. 1989; 11: 647–52

Simmel T: Weihrauch gegen Hirntumoren? DAZ. 1997; 137: 126

Singh GB, Atal CK: Pharmacology of an extract of salai guggal ex-Boswellia serrata, a new nonsteroidal anti-inflammatory agent. Agents Actions. 1986; 18: 407–12

Wasielewski S: Maligne Gliome: Weihrauchextrakt bei bösartigen Hirntumoren. Deutsche Apotheker Ztg 137 (1997), 2250–2251

Wildfeuer A, Neu IS, Safayhi H, et al: Effects of boswellic acids extracted from a herbal medicine on the biosynthesis of leukotrienes and the course of experimental autoimmune encephalomyelitis. Arzneim Forsch. 1998; 48: 668–74

Winking M, Sarikaya S, Rahmanian A, Jsdicke A, Bsker DK: Boswellic acids inhibit glioma growth: a new treatment option? J Neuro-Oncol. 2000; 46: 97–103

Brechnussbaum – Strychnos nux-vomica

Volkstümliche Namen: Brechnussbaum, Krähenaugenbaum, Strychninbaum (dt.), Nux Vomica, Poison Nut, poison nut-tree, Quaker Button's, strychnine (engl.), Noix vomique (frz.), Noce vomica (it.), Cilibucha, rvotnyi orech (russ.)

Familie: Loganiaceae

Botanik: Die Pflanze ist ein bis 25 m hoher Baum mit einem Stammumfang bis 3 m. Die

Äste sind stumpf-vierkantig, zusammengedrückt, wiederholt gabelteilig, kahl, mit 1 bis 2 Blattpaaren besetzt und an den Knoten verdickt. Die Stammrinde ist schwärzlich-aschgrau, die Astrinde grau. Die Zweige sind grün und glänzend, die Laubblätter gestielt und kreuzgegenständig. Die Blütenstände sind endständig und trugdoldig. Die Blüten haben einen 5zipfeligen Kelch und eine weiße bis grünlichweiße, tellerförmige Blütenkrone mit langer Kronröhre. Die Frucht ist eine im reifen Zustand orangerote, kugelige Beere mit einem Durchmesser von 4 bis 6 cm. Die Samen sind scheibenförmig, kreisrund, 12 bis 25 mm breit, radial gestreift, angedrückt behaart und außerordentlich bitter.

Verbreitung: Die Pflanze wächst in ganz Südostasien von Pakistan bis Vietnam.
Herkunft der Droge: Sammlung vorwiegend aus Wildbeständen. Hauptlieferland ist Indien, gefolgt von den anderen Verbreitungsgebieten.

Brechnusssamen

Verwendete Pflanzenteile: Brechnusssamen bestehen aus den Samen von *Strychnos nux vomica* L.

Inhaltsstoffe

- Indolalkaloide (2,0 bis 5,0 %): Hauptalkaloide Strychnin und Brucin (etwa im Verhältnis 1:1), weiterhin u. a. 12-Hydroxystrychnin, 15-Hydroxystrychnin, α-Colubrin, β-Colubrin, Icajin
- Fettes Öl
- Polysaccharide als unlösliche Reservestoffe
- Iridoide: u. a. Loganin

Pharmakologie

Strychnin und Brucin wirken als kompetitive Antagonisten des Neurotransmitters Glycin. Die Droge wirkt psychoanaleptisch durch Steigerung der Reflexerregbarkeit, d. h., endogene und exogene Reize treffen ungehemmt im Zielorgan ein und wirken dadurch verstärkt; diese Wirkung ist auf das Alkaloid Strychnin zurückzuführen. Durch die Lähmung der hemmenden Synapsen des ZNS kommt es zu überschießenden Reaktionen der Muskulatur.
Im Tierversuch wirkt Strychnin überdies cholinolytisch.
In niedriger Dosierung weist die Droge durch den Bitterstoffgehalt eine reflektorische Steigerung der Drüsensekretion des Gastrointestinaltrakts auf.

Anwendungsgebiete

Volksmedizin: bei Erkrankungen und Beschwerden im Bereich des Gastrointestinaltraktes, organischen und funktionellen Herz-Kreislauferkrankungen, Augenerkrankungen, Nervosität, Depressionen, Migräne, klimakterischen Beschwerden, als Tonikum und appetitanregendes Mittel, bei Beschwerden im Bereich der Atemwege, sekundärer Anämie und unspezifischen Altersbeschwerden.
Homöopathie: bei Entzündungen der Atemwege und des Magen-Darm-Traktes; bei Harnwegserkrankungen, fieberhaften Erkrankungen, Leber- und Gallenstörungen, Hämorrhoiden, Schwindel, Kopf-, Nerven- und rheumatischen Schmerzen, Krämpfen und Lähmungen, Schlafstörungen und nervlicher Überreizung.
Indische Medizin: bei Appetitlosigkeit, Anämie, Lumbago, Asthma, Bronchitis, Verstopfung, Diabetes, intermittierendem und Malaria-Fieber, Hauterkrankungen, Paralysen, Muskelschwäche. Ein spezielles Verfahren soll die Samen entgiften.
Chinesische Medizin: bei allgemeinen Schmerzen, fieberhaften Erkrankungen, Halsschmerzen und abdominalen Tumoren.

Sonstige Verwendung
Medizin: radioaktiv markiertes Strychnin dient in der Forschung zum Nachweis glycinerger Rezeptoren.
Industrie: Droge als Wirkstoff bei der Vergiftung von Tieren (Schädlingsbekämpfung).

Dosierung

Einzelgabe: 0,02–0,05 g, maximale Einzelgabe: 1,0 g Droge.
Tageshöchstdosis: 2,0 g Droge.
Brechnuss-Flüssigkeitsextrakt: ED: 0,05–2 ml.
Tinktur: ED: 0,5–2 ml (BP80).
Extrakt: ED: 0,005 g, Tageshöchstdosis: 0,1 g.
Anwendung kann in Form von Brechnusstinktur oder Strychninum nitricum (0,005 g) erfolgen.
Homöopathisch: 5 Tropfen oder 1 Tablette oder 10 Globuli oder 1 Messerspitze Verreibung alle 30–60 min (akut) oder 1–3-mal täglich (chronisch); parenteral: 1–2 ml s. c. akut: 3-mal täglich; chronisch: einmal täglich (HAB).

Anwendungsbeschränkungen: Die Droge ist stark toxisch. Ihre Wirkung ist durch Strychnin bestimmt. Vergiftungssymptome, die schon nach Gabe von 1,5 mg Strychnin auftreten können (etwa 30 bis 50 mg der Droge), sind zunächst Unruhe, Angstgefühle, Verschärfung der Sinneswahrnehmungen, Steigerung der Reflexe, Gleichgewichtsstörungen und schmerzhafte Steifigkeit der Kau-, Nacken und Rückenmuskulatur. Später kommt es zu Zuckungen, tonischen Krämpfen der Masseter- und Nackenmuskulatur und schließlich zu qualvollen Krampfanfällen des gesamten Körpers, die durch optische oder taktile Reize

ausgelöst werden. Durch Krampf der Atemmuskulatur kommt es zu Dyspnoe. Der Tod tritt durch Erstickung oder Erschöpfung ein. Die tödliche Dosis für einen Erwachsenen liegt bei etwa 50 mg Strychnin (etwa 1 bis 2 g der Droge). Auch chronische Aufnahme subkonvulsiver Dosen kann nach Wochen unter ähnlichen Erscheinungen zum Tode führen. Eine Akkumulation findet besonders bei Leberschäden statt.
Wegen des möglichen Auftretens unerwünschter Wirkungen bei Gabe therapeutischer Dosen sollte auf eine Anwendung der Droge in der allopathischen Medizin verzichtet werden.

Patienteninformation: Brechnusssamen enthalten Strychnin, das Ihnen sicher als stark wirksames Gift bekannt ist. Diverse Zubereitungen werden in der Volksmedizin, Chinesischen und Indischen Medizin bei einer Vielzahl von Krankheitsbildern und Beschwerden verwendet. Aufgrund der hohen Giftigkeit kann aus medizinischer Sicht eine Verwendung in „schulmedizinischen" Dosen nicht empfohlen werden, da für diese Zwecke risikoärmere Arzneimittel zur Verfügung stehen. In homöopathischen, das heißt sehr geringen Dosen wird Brechnusssamen u. a. bei Entzündungen der Atemwege, des Magen-Darm-Trakts, Leber- und Gallenstörungen, Krämpfen, Fieber, Nervenschmerzen, Rheuma und Schlafstörungen eingesetzt.

Bewertung der Wirksamkeit: Die Wirksamkeit der Droge ist nach den gültigen Kriterien für klinische Prüfungen von Arzneimitteln für einen Großteil der beanspruchten Indikationen bisher nicht ausreichend belegt. Deshalb, und auch wegen des hohen toxischen Potentials mit möglichen Nebenwirkungen schon in therapeutischen Dosen, ist die Verwendung in allopathischen Dosen abzulehnen (entsprechend auch Negativ-Monographie der Kommission E).

Handelspräparate

Keine bekannt.

Literatur

Bisset NG, Phillipson JD: J Nat Prod 39 (1976), 263
Galeffi C: ETH 2 (1980), 129–134
Maier W, Gröger D: Pharm Zentralhalle 107 (1968), 883
Marini-Bettolo GB: Advances in the research of curare and Strychnos. Rend Accad Naz 40 (1975–1976), 1–2, 61–76
Rodriguez F et al: Phytochemistry 18 (1980), 2065

Brechwurzel – Cephaelis ipecacuanha

B

Volkstümliche Namen: Brechwurzel, Ipecacuanhawurzel, Kopfbeere, Ruhrwurzel, Speiwurzel (dt.), Brazilian Ipecac, Ipecac, Ipecacuanha, Ipecacuanha Rio, Matto Grosso, Rio ipecac (engl.), Ipecacuana (esp.), Ipécacuanha (frz.), Ipecacuana (it.), Poaia (port.)

Familie: Rubiaceae

Botanik: Ausdauernde, immergrüne, krautige Pflanze von bis 40 cm Höhe, mit glattem, 2 bis 4 mm dickem Rhizom. Daraus entspringen zahlreiche bis 20 cm lange, faserartige Wurzeln, von denen sich einige zu stark verdickten Speicherwurzeln umbilden. Der kriechende oder aufstrebende, einfache oder verzweigte, undeutlich vierkantige grüne Stängel trägt gelegentlich Adventivwurzeln. Die gegenständigen Laubblätter sind ganzrandig und ihre Spreite ist in den kurzen Blattstiel verschmälert. Am Grunde des Blattes befinden sich pfriemartig aufgeschlitzte Nebenblätter, die unten scheidenartig miteinander verbunden und mit dem Blattstiel verwachsen sind. Die Blüten stehen in endständigen, köpfchenförmigen Blütenständen, die von 4 bis 6 Hochblättern umschlossen werden. Die Einzelblüten besitzen einen 5zähnigen, an den Zähnen bewimperten Kelch und eine weiße, glockig trichterförmige, 5zipfelige Korolle. Aus dem unterständigen, aus 2 Fruchtblättern gebildeten Fruchtknoten entwickelt sich eine fleischige, blauschwarze Steinfrucht von bitterem Geschmack.

Verbreitung: Wächst wild in den lichten Wäldern des tropischen Brasiliens und wird in Indien und auf dem Malaiischen Archipel kultiviert.

Brechwurzel

Verwendete Pflanzenteile: Brechwurzel ist die getrocknete Wurzel von *Cephaelis ipecacuanha* (BROT.) A. RICH.

Inhaltsstoffe

- Isochinolinalkaloide vom Emetin-Typ (2 bis 4 %): Hauptalkaloide Emetin (Anteil 28 bis 70 %) und Cephaelin (beide Alkaloide zusammen 98 % der Alkaloidmenge)
- Stärke (30 bis 40 %)

Pharmakologie

Die in der Droge enthaltenen Alkaloide Emetindihydrochlorid und Cephaelindihydrochlo-

rid bewirken durch lokale Reizwirkung an der Magenschleimhaut und dadurch bedingte reflektorische Steigerung der Bronchialsekretion einen expektorierenden Effekt.
Die ebenfalls enthaltenen Saponine dürften diese Wirkung noch unterstützen.
In geringen Dosen ist die Droge sekretionsfördernd, in höheren Dosen brechreizend.
Bedingt wirksam auch bei Amöbenruhr durch die Wirkung des Alkaloids Emetin auf die magna-Formen des Erregers. Eine mögliche cytotoxische Wirkung wird erwähnt.

Anwendungsgebiete
Innere Anwendung: bei Amöbenruhr, als Bronchotherapeutikum und als Emetikum bei Vergiftungen. Zudem zur Erleichterung des Abhustens bei zähem Schleim und zur Behandlung der kruppösen Bronchitis bei Kindern.
Homöopathie: Bronchitis, Asthma, Keuchhusten, Magen-Darm-Entzündungen, Kreislaufstörungen und Schleimhautblutungen.

Dosierung
Infus 0,5 %: ED: 10 ml (Erwachsene).
Homöopathisch: 5 Tropfen oder 1 Tablette oder 10 Globuli oder 1 Messerspitze Verreibung alle 30–60 min (akut) oder 1–3-mal täglich (chronisch); parenteral: 1–2 ml s. c. akut: 3-mal täglich; chronisch: einmal täglich; Zäpfchen 2–3-mal täglich (chronisch) (HAB).

Anwendungsbeschränkungen
Risiken der bestimmungsgemäßen Anwendung therapeutischer Dosen der Droge als Expectorans und Nebenwirkungen dieser Anwendung sind nicht bekannt.
In höheren Dosen (1 bis 2 g) wirkt die Droge brecherregend (therapeutisch als Emetikum genutzt!). In toxischen Dosen kommt es zu Schleimhauterosionen im Magen-Darm-Trakt, Tachykardie, Blutdruckabfall, Herzrhythmusstörungen sowie zu Störungen der Atemtätigkeit und u. U. auch zu Krämpfen, Schockzuständen und Koma. Längere Anwendung kann zu Myopathien führen.
Bei häufigem Umgang mit der Droge können allergische Erscheinungen an Haut- und Schleimhaut auftreten („Apothekerasthma", Allergen ist ein Glykoprotein).

Patienteninformation: Brechwurzel kann, wie der Name sagt, brechreizend wirken, z. B. um Vergiftungen zu behandeln, und wird zur Erleichterung des Abhustens von zähem Schleim erfolgreich bei Bronchialerkrankungen aller Art eingesetzt. Auch bei Amöbenruhr kann das Medikament hilfreich sein. Sie sollten die Dosierungshinweise streng einhalten, da es bei Überdosierung zu lebensbedrohlichen Vergiftungserscheinungen kommen kann. Bei Langzeitgebrauch kann das Medikament zu Muskelerkrankungen und allergischen Reaktionen an Haut und Schleimhaut (Asthma) führen.

Bewertung der Wirksamkeit: Die therapeutische Anwendung als Expektorans bzw. Emetikum ist aufgrund der lokalen Reizwirkung der enthaltenden Alkaloide plausibel. Die Wirkung des Inhaltsstoffes Emetin auf die magna-Formen des Erregers der Amöbenruhr lässt eine Verwendung zur Therapie dieser Krankheit naheliegend erscheinen. Die Gefahr schwerer Vergiftungen bei Überdosierung und die mit der Langzeitanwendung verbundenen Komplikationen stellen allerdings erhebliche Nachteile dar.

Handelspräparate
Vomitusheel® (homöopathische Kombination aus 6 Wirkstoffen)

Literatur

Berrens L, Young, E: Int. Arch All. Appl. Immunol. 22 (1963), 51
Garrettson LK: Ipecac home use- we need hope replaced with data- editoral comment. J Toxicol Clin Toxicol 29 (1991), 515
Kleinschartz W, Litovitz T, Overda GM et al: The effect of milk on Ipecac-induced emesis. J Toxicol Clini Toxicol 29 (1991), 505
Kunkel N: Vergiftungen: Aktivkohle, Ipecacuanhasirup oder Magenspülung?. Deutsche Apotheker Ztg 132 (1992), 1587
Nagakura N et al: Four tetrahydroisoquinoline-monoterpene glucosides from Cephaelis ipecacuanha. Phytochemistry 32 (1993), 761
Wiegrebe W, Kramer WJ, Shamma M: The emetine alkaloids. J Nat Prod 47 (1984), 397

Brennessel – Urtica dioica

Volkstümliche Namen: Brennessel, große, Brennnessel, kleine, Haarnessel, Hanfnessel, Nessel (dt.), Dwarf Nettle, Greater Nettle, Greater Stinging Nettle, Nettle, Nettle Wort, Stinging Nettle (engl.)

Familie: Urticaceae

Botanik: Die Pflanze wird etwa 60 bis 150 cm hoch und hat einen winterharten Wurzelstock. Die Blätter sind gegenständig, länglich-herzförmig und am Rande grob gesägt. Die ganze Pflanze ist mit Brennhaaren überzogen. Die Blüten sind grünlich-weißlich und stehen in blattachselständigen, geknäuelten, hängenden Rispen. Die Frucht ist ein kleines, einsamiges Nüsschen.

Verbreitung: Die Pflanze wird in den klimatisch gemäßigten Regionen aller Erdteile gefunden.

B

Brennesselkraut

Verwendete Pflanzenteile: Brennesselkraut besteht aus den während der Blüte gesammelten frischen oder getrockneten oberirdischen Teilen von *Urtica dioica* L., *U. urens* L. und/oder deren Hybriden.

Inhaltsstoffe

- In den Brennhaaren der frischen Pflanze: Histamin, Serotonin, Leukotriene (LTB4, LTC4, LTD4) Acetylcholin, Ameisensäure
- Flavonoide (0,7 bis 1,8 %), u. a. Rutin (0,1 bis 0,6 %), Isoquercitrin (0,02 %), Astragalin, Kämpferol-3-O-rutinosid
- Kieselsäure (1 bis 5 %), teilweise wasserlöslich
- Ätherisches Öl (Spuren): Hauptkomponenten Ketone, u. a. 2-Methylhept-2-en-6-on, Acetophenon
- Kalium-Ionen (ca. 0,6 % im frischen Kraut)
- Nitrate (1,5 bis 3 %)

Pharmakologie

Präklinik: Die frischen Blätter enthalten Acetylcholin, Serotonin und Histamin. Der Presssaft (Hauptwirkkomponenten Scopoletin, β-Sitosterol und Kaffeoyläpfelsäure) wirkt diuretisch in Ratten (Tahri et al. 2000). Im Tierversuch wurde auch ein lokalanästhesierender und analgetischer Effekt beobachtet. Kaffeoylsäure hemmt in vitro die 5-lipoxygenaseabhängige Leukotriensythese (Obertreis et al. 1996).
Klinik: Zur diuretischen Wirkung liegt nur eine ältere, nichtkontrollierte Studie an 34 Patienten vor, bei denen in der Mehrzahl ein deutlicher Effekt beobachtet wurde (Kirchhoff 1983). Ein signifikanter antiarthritischer Effekt wurde in einer placebokontrollierten und zwei offenen Studien an insgesamt 1600 Patienten nachgewiesen (Ramm und Hansen 1996; Chrubasik et al. 1997; Randall et al. 2000).

Anwendungsgebiete

Innere Anwendung: Miktionsbeschwerden bei Prostataadenom Stadium I-II, Durchspülungstherapie bei entzündlichen Erkrankungen der ableitenden Harnwege sowie vorbeugend bei Nierengrieß.
Äußere Anwendung: als Adjuvanz bei rheumatischen Beschwerden.
Volksmedizin: Innerlich als „blutbildendes" Mittel, als Diuretikum, bei Arthritis, Gelenk- und Muskelrheumatismus, als Bestandteil diabetischer Tees; äußerlich zur Pflege der Haare und der Kopfhaut gegen zu fettiges Haar und Schuppen.
Die Wirksamkeit bei den volksmedizinischen Anwendungen ist nicht belegt. Vor der Verwendung diabetischer Tees wird ausdrücklich gewarnt.

Dosierung

Innere Anwendung, Tagesdosis: 8–12 g Droge; auf ausreichende Flüssigkeitszufuhr achten (mindestens 2 l/Tag). Verwendet werden verschiedene Trockenextrakte mit 2-Propanol (19–33:1), Wasser (5–10:1) oder wässrigem Ethanol (8–10:1). Letzterer wurde in einer Tagesdosis von bis zu 1 g mit Erfolg in einer klinischen Studie zur Behandlung arthritischer Beschwerden eingesetzt (Ramm und Hansen 1996).
Tee: 1,5 g fein geschnittenes Kraut mit kochendem Wasser ziehen lassen, als Diuretikum mehrmals täglich 1 Tasse trinken.
Äußere Anwendung: Tinktur/Spiritus (1:10)

Anwendungsbeschränkungen: Risiken der bestimmungsgemäßen Anwendung therapeutischer Dosen der Droge und Nebenwirkungen sind nicht bekannt. Selten wurden nach Einnahme der Droge allergische Reaktionen beobachtet (Hautaffektionen, Ödeme). Bei der Berührung mit der Haut tritt häufig Kontakturticaria auf, die von stechenden Empfindungen von bis zu 12 Stunden Dauer begleitet sein kann (Oliver et al. 1991).
Keine Durchspülungstherapie bei Wasseransammlungen infolge eingeschränkter Herz- und Nierentätigkeit.

Patienteninformation: Zubereitungen aus Brennesselblättern zeigen gute Erfolge bei der äußeren Anwendung gegen arthritische und rheumatische Beschwerden sowie bei der oralen Einnahme gegen Prostata- und Harnwegserkrankungen. Die Medikamente sind unbedenklich und in der Regel gut verträglich. Es kann bei der Berührung mit der Haut zu teils länger anhaltenden stechenden Empfindungen kommen, die durch Waschen mit mildem Seifenwasser gelindert werden können, während die Anwendung von Antihistaminen oder Steroiden nur selten erforderlich ist und nicht ohne ärztliche Anweisung erfolgen sollte. Bei eingeschränkter Herz- und Nierentätigkeit dürfen Brennesselextrakte nicht innerlich angewendet werden.

Bewertung der Wirksamkeit: Die Kommission E (1987) und die ESCOP (1997) bewerten die Droge positiv und befürworten die äußere und innere Anwendung zur unterstützenden Behandlung rheumatischer Beschwerden sowie die innere Anwendung zur Durchspülung bei entzündlichen Erkrankungen der ableitenden Harnwege. Zusätzlich empfiehlt die Kommission E Brennesselkraut auch zur Vorbeugung und Behandlung von Nierengrieß.

Handelspräparate
Sidroga Brennesselblättertee
Rheuma Hek® (TD: 1072 mg Trockenextrakt)

Literatur

Chaurasia N, Wichtl M: Planta Med 53 (1987), 432
Chrubasik S, Enderlein W, Bauer R et al.: Evidence for the antirheumatic effectiveness of herba Urticae dioicae in acute arthritis: a pilot study. Phytomed. 4 (1997), 105–108
Hughes RE et al: J Sci Food Agric 31 (1980), 1279
Kirchhoff HW: Brennesselsaft als Diuretikum. Zeitschr Phytother. 4 (1983), 621–626
N.N.: Vet Hum Toxicol 24 (1982), 247
Obertreis B, Giller K et al.: Anti-inflammatory effect of Urtica dioica folia extract in comparison to caffeic malic acid. Arzneim Forsch/Drug Res. 46 (1996), 52–56
Oliver F, Amon EU, Breathnach A et al.: Contact urticaria due to the common stinging nettle (Urtica dioica) – histological, ultrastructural and pharmacological studies. Clin Exp Dermatol. 16 (1991), 1–7
Ramm S, Hansen C: Stinging nettle leaf extract for arthritis and rheumatic arthritis. Therapiewoche 28 (1996), 3–6
Randall C, Randall H, Dobbs F, Hutton C, Sanders H: Randomized controlled trial of nettle sting for treatment of base-of-thumb pain. J R Soc Med. 93 (2000), 305–309
Schiebel-Schlosser G: Die Brennessel. PTA 8 (1994), 53
Schilcher H: Urtica-Arten – Die Brennessel. Z Phytother 9 (1988), 160
Schomakers J, Bollbach FD, Hagels H: Brennesselkraut – Phytochemische und anatomische Unterscheidung der Herba-Drogen von Urtica dioica und U. urens. Deutsche Apotheker Ztg 135 (1995), 578–584
Tahri A, Yamani S, Legssyer A, Aziz M, Mekfi H, Bnouham M, Ziyyat A: Acute diuretic, natriuretic and hypotensive effects of a continuous perfusion of aqueous extract of Urtica dioica in the rat. J Ethnopharmacol. 73 (2000) 95–100

Brennesselwurzel

Verwendete Pflanzenteile: Brennesselwurzeln sind die getrockneten Wurzeln und Rhizome von *Urtica dioica* L., *U. urens* L. und/oder deren Hybriden.

Inhaltsstoffe
- Steroide: Sterole, u. a. β-Sitosterol (0,03 bis 0,06 %), β-Sitosterol-3-O-β-glucosid (0,03 bis 0,5 %), (6′-Palmitoyl)-sitosterol-3-O-β-D-glucosid (ca. 0,003 %), 7α-Hydroxysitosterol (0,001 %), 7β-Hydroxysitosterol (0,001 %), Stigmasterol, Campesterol, Stigmast-4-en-3-on
- Lectine (0,1 %): UDA (Urtica-dioica-Agglutinin, Isolectingemisch)
- Polysaccharide: Glucane, Glucogalakturonane, saure Arabinogalaktane (wasserlöslich, immunstimulierend wirksam)
- Hydroxycumarine: Scopoletin
- Lignane: u. a. Secoisolariciresinol-9-O-glucosid (0,004 %), Neo-olivil (0,003 %), Neo-olivil-4-O-glucosid (0,004 %)
- Ceramide

Pharmakologie
Präklinik: Brennesselwurzeln bewirken einen Anstieg des Urinvolumens und des maximalen Urinflusses sowie einen Rückgang des Resturins. Der wässrige Extrakt inhibiert Enzymaktivitäten innerhalb der Prostata (Hirano et al. 1994) sowie die Rezeptorbindung des Proteins SHBG (Hryb et al. 1995; Ganßer und Spiteller 1995), vermutlich durch die hohe Affinität der Urtica-Lignane zu dieser Substanz (Schöttner et al. 1997). In Mäusen konnte Urticae radix abnormes Wachstum der Prostata hemmen (Lichius et al. 1995). In vitro wurden eine Antitumorwirkung (Wagner et al. 1994) und Inhibition der Viren HIV-1, HIV-2, CMV, RSV und Influenza A beobachtet (Balzarini et al. 1992). Bei Mäusen zeigte Urtica-Agglutinin eine Schutzwirkung gegen die Entwicklung klinischer Symptome von Lupus erythematosus und Nephritis (Musette et al. 1996).
Klinik: In drei placebokontrollierten Studien (Vontobel et al. 1985; Dathe und Schmidt 1987; Fischer und Wilbert 1992) an insgesamt etwa 100 Patienten sowie in sieben teils multizentrischen offenen Studien (Djulepa 1982; Tosch und Müßiggang 1983; Stahl 1984; Feiber 1988; Friesen 1988; Kaldewey 1995; Nennstiel 1996) an über 15 000 Patienten mit benigner Prostatahyperplasie, Prostataadenom und verwandten Beschwerden wurde in der großen Mehrheit eine signifikante Verbesserung von Harnfluss, Miktionsvolumen und Befindlichkeit beobachtet.

Anwendungsgebiete
Innere Anwendung bei Miktionsbeschwerden aufgrund eines Prostata-Adenoms im Stadium I bis II.
Volksmedizin: bei Ödemen, Rheuma, Gicht und Prostatitis.
Die Wirksamkeit für die volksmedizinischen Anwendungen ist nicht belegt.

Dosierung
Tagesdosis: 4–6 g Droge
Tee: 1,5 g Droge in beliebig viel Wasser
Trockenextrakte mit wässrigem Methanol oder Ethanol sind in vielfältigen Stärken erhältlich. In der ganz überwiegenden Mehrzahl der vorliegenden klinischen Studien wurde allerdings der Trockenextrakt mit 20 % Methanol (7–14:1) eingesetzt, mit dem, in Tagesdosen von 300–1200 mg, gute Ergebnisse erzielt werden konnten (Vontobel et al. 1985; Dathe und Schmidt 1987; Fischer und Wilbert 1992; sowie mehrere offene Anwendungsbeobachtungen).

Anwendungsbeschränkungen: Risiken der bestimmungsgemäßen Anwendung therapeutischer Dosen der Droge sind nicht bekannt. Als Nebenwirkungen der Einnahme können

gelegentlich leichte Magen-Darm-Beschwerden auftreten.
Die Droge mildert nur die Symptome einer vergrößerten Prostata, behebt aber nicht die Ursache.

Patienteninformation: Präparate aus Brennnesselwurzel eignen sich sehr gut zur Linderung von Prostatabeschwerden. Als einzige Nebenwirkung sind gelegentliche, leichte Magen-Darm-Beschwerden bekannt. Da das Medikament nur die Symptome mildert, ohne die Ursache zu beseitigen, sollten Sie zusätzlich regelmäßig Ihren Arzt konsultieren.

Bewertung der Wirksamkeit: Die Kommission E bewertet in ihrer Monographie von 1986 mit Zusätzen von 1990 und 1991 die Droge positiv und befürwortet die therapeutische Anwendung gegen Miktionsbeschwerden bei Prostata-Adenom Stadium I bis II. Von der ESCOP wurden im März 1996 gleichermaßen folgende Indikationen als positiv bewertet: symptomatische Behandlung von Miktionsstörungen (Nykturie, Pollakiurie, Dysurie, Harnverhalt bei benigner Prostatahyperplasie Stadium I und II).

Handelspräparate

Bazoton® N (TD: 450–600 mg Trockenextrakt)
Bazoton® uno (TD: 459 mg Trockenextrakt)

Literatur

Balzarini J, Neyts J, Schols D et al.: The mannose-specific plant lectins from Cymbidium hybrid and Epipactis-helleborine and the (N-acetylglucosamine)(n)-specific plant lectin from Urtica dioica are potent and selective inhibitors of human immunodeficiency virus and cytomegalovirus replication in vitro. Antivir Res. 18 (1992), 191–207

Dathe G, Schmid H: Phytotherapie der benignen Prostatahyperplasie (BPH). Doppelblindstudie mit Extraktum Radicis Uricae (ERU). Urologe [B] 27 (1987), 223–226

Djulepa J: Erfahrungsbericht: Prostata: So läßt sich die Restharn-Menge reduzieren. Ärztliche Praxis 34/63 (1982), 2199

Feiber H: Sonographische Verlaufsbeobachtungen zum Einfluß der medikamentösen Therapie der benignen Prostatahyperplasie (BPH). In: Benigne Prostatahyperplasie II (Herausgeber: Bauer, H.W.); Klinische und experimentelle Urologie 19 (1988), 75–82. W. Zuckerschwerdt Verlag München-Bern-Wien-San Franzisko

Fessler B: Brennesselwurzel bei Prostataadenom. Med Mo Pharm 16 (1993), 287

Fischer M, Wilbert D: Wirkprüfung eines Pharmakons zur Behandlung der benignen Prostatahyperplasie (BPH). In: Benigne Prostatahyperplasie III (Herausgeber: Rutishauser, R.); Klinische und experimentelle Urologie 22 (1992), 79–84. W. Zuckerschwerdt Verlag München-Bern-Wien-New York

Friesen A: Statistische Analyse einer Multizenter-Langzeitstudie mit ERU. In: Benigne Prostatahyperplasie II (Herausgeber: Bauer, H.W.); Klinische und experimentelle Urologie 19 (1988), 121–130. W. Zuckerschwerdt Verlag München-Bern-Wien-New York

Ganßer D, Spiteller G: Aromatase inhibitors from Urtica dioica. Planta Med 61 (1995), 138–140

Goetz P: Die Behandlung der benignen Prostatahyperplasie mit Brennesselwurzeln. Z Phytother 10 (1990), 175

Hirano T et al: Effect of stinging nettle root extract and their steroidal components on the Na+,K+-ATPase of the benign prostic hyperplasia. Planta Med 60 (1994), 30

Hryb DJ, Khan MS, Romas NA, Rosner W: The Effect of Extracts of the Roots of the Stinging Nettle (Urtica dioica) on the Interaction of SHBG with ist Receptor on Human Prostatic Membranes. Planta Med 61 (1995), 31–32

Huesing JE, Murdock LL, Shade RE: Rice and stinging nettle lectins – insecticidal activity similar to wheat germ agglutinin. Phytochemistry 30 (1991), 3565

Hughes RE et al: J Sci Food Agric 31 (1980), 1279

Kaldewey W: Behandlung der benignen Prostatahyperplasie und der Prostatitis mit einem standardisierten Urticae-radix Extrakt. Urologe [B] 35 (1995), 430–433

Lauel H: Extrakt aus Radix Urticae normalisiert Hormonhaushalt. Deutsche Apotheker Ztg 130 (1990), 2789

Lichius JJ et al: Inhibition of experimentally induced mouse prostatic hyperplasia by methanolic extracts of Urtica dioica roots. Planta Med 61 (Abstracts of 43rd Ann Congr, 1995), 89

Lichius JJ, Muth C: A new biological evaluation of Urtica dioica root-extracts. Planta Med 62 (Abstracts of the 44th Ann Congress of GA, 1996), 20

Miersch WDE: Benigne Prostatahyperplasie. Deutsche Apotheker Ztg 133 (1993), 2653

Musette P, Galelli A, Chabre H et al.: Urtica dioica agglutinin, a V β 8,3-specific superantigen, prevents the development of the systemic lupus erythematosus-like pathology of MRL lpr/lpr mice. Eur J Immunol. 26 (1996), 1707–1711

N.N.: Extrakt aus Brennesselwurzel wirksam bei benigner Prostatahyperplasie. Z Phytother 12 (1991), 8

N.N.: Welche Bedeutung haben pflanzliche Prostatamittel. Deutsche Apotheker Ztg 133 (1993), 720

Nahrstedt A: Pflanzliche Urologica – eine kritische Übersicht. Pharm Z 138 (1993), 1439–1450

Nennstiel U: BPH: Urtica-Extrakt als therapeutische Alternative. TW Urologie 8 (1996), 66–68

Nöske HD: Die Effektivität pflanzlicher Prostatamittel am Beispiel von Brennesselwurzelextrakt. ÄrzteZ Naturheilverfahren 35 (1994), 18–27

Sabo A et al: Radix Urticae (Urtica dioica): Influence on erythrocyte deformability and enzymes. Planta Med 62 (Abstracts of the 44th Ann Congress of GA, 1996), 60

Schiebel-Schlosser G: Die Brennessel. PTA 8 (1994), 53

Schilcher H, Boesel R, Effenberger ST, Segebrecht S: Neuere Untersuchungsergebnisse mit aquaretisch, antibakteriell und prostatotrop wirksamen Arzneipflanzen. Z Phytother 10 (1989), 77

Schilcher H: Möglichkeiten und Grenzen der Phytotherapie am Beispiel pflanzlicher Urologika. Urologe [B] 27 (1987), 316–319

Schilcher H: Pflanzliche Diuretika. Urologe [B] 27 (1987), 215–222

Schilcher H: Urtica-Arten – Die Brennessel. Z Phytother 9 (1988), 160

Schmidt K: Die Wirkung eines Radix Urticae-Extrakts und einzelner Nebenextrakte auf das SHGB des Blutplasmas bei der benignen Prostatahyperplasie. Fortschr Med 101 (1983), 713–716

Schöttner M, Ganßer D, Spiteller G: Lignans from the roots of Urtica dioica and their metabolites bind to human sex hormone binding globulin (SHBG). Planta Med. 63 (1997), 529–532

Sonnenschein R: Untersuchung der Wirksamkeit eines prostatotropen Phytotherapeutikums (Urtica plus) bei benigner Prostatahyperplasie und Prostatitis – eine prospektive multizentrische Studie. Urologe [B] 27 (1987), 232–237

Stahl HP: Die Therapie prostatischer Nykturie mit standardisiertem Extractum Radix Urticae (ERU). Zeitschrift für Allgemeine Medizin 60 (1984) 128–132
Tosch U, Müßiggang H: Medikamentöse Behandlung der benignen Prostatahyperplasie. Euromed 6 (1983) 334–336
Vontobel HP, Herzog R, Kreis H: Ergebnisse einer Doppelblindstudie über die Wirksamkeit von ERU-Kapseln in der konservativen Behandlung der benignen Prostatahyperplasie. Urologe [A] 24 (1985) 49–51
Wagner H et al: Studies on the binding of Urtica dioica agglutinin (UDA) and other lectins in an in vitro epidermal growth factor receptor test. Phytomedicine 1 (1994), 287–290
Wagner H, Willer F, Samtleben R, Boos G: Search for the antiprostatic principle of stinging nettle (Urtica dioica) roots. Phytomedicine 1 (1994), 213–224
Willer F, Wagner H, Schecklies E: Urtica-Wurzelextrakte. Deutsche Apotheker Ztg 131 (1991), 1217

Brombeere – Rubus fruticosus

Volkstümliche Namen: Brohmbeere, Brombeere, Kratzbeere (dt.), Blackberry, Blackberry, American, Bramble, Dewberry, Goutberry, High Blackberry, Thimbleberry (engl.)

Familie: Rosaceae

Botanik: Die Pflanze ist ein wuchernder, dorniger Busch, der bis zu 2 m hoch werden kann. Die meist stumpfkantigen Zweige sind derb bestachelt, bogig zurückgekrümmt oder kriechend. Die Blätter sind meist 5paarig gefiedert und mit bald kahlen, bald unterseits grauen bis weißfilzigen Blättchen. Die weißen bis manchmal blassrosa Blüten stehen in Trugdolden. Die Gesamtheit der kleinen Steinfrüchte einer Blüte bildet eine schwarze oder schwarzrote Sammelfrucht, die Brombeere.

Verbreitung: Ist in Europa heimisch, inzwischen aber auch in Amerika und Australien eingebürgert.

Brombeerblätter

Verwendete Pflanzenteile: Brombeerblätter bestehen aus den während der Blütezeit gesammelten und getrockneten, fermentierten oder nicht fermentierten Laubblättern von *Rubus fruticosus* L.

Inhaltsstoffe

- Gerbstoffe (8 bis 14 %): Gallotannine, dimere Ellagitannine
- Fruchtsäuren: u. a. Citronensäure, Isocitronensäure
- Flavonoide

Pharmakologie

Aufgrund des Gerbstoffanteils adstringierend und antidiarrhoisch.

Anwendungsgebiete

Unspezifische, akute Durchfallerkrankungen, leichte Entzündungen der Mund- und Rachenschleimhaut.

Dosierung

Tagesdosis: 2–5 g Droge.
Teezubereitung: 1,5 g Droge werden mit kochendem Wasser übergossen, nach 10–15 min durch ein Teesieb abseihen.
(1 Teelöffel entspricht etwa 0,6 g Droge)

Anwendungsbeschränkungen: Risiken der bestimmungsgemäßen Anwendung therapeutischer Dosen der Droge und Nebenwirkungen sind nicht bekannt.

Patienteninformation: Arzneimittel aus Brombeerblättern sind aufgrund ihrer zusammenziehenden Wirkung sehr gut zur Behandlung unkomplizierter, akuter Durchfallerkrankungen und Entzündungen der Mund- und Rachenschleimhaut geeignet. Sollte der Durchfall trotz Behandlung länger als 3 bis 4 Tage andauern, sollten Sie Ihren Arzt aufsuchen.

Bewertung der Wirksamkeit: Für die therapeutische Verwendung bei unspezifischer, akuter Diarrhö und leichten Entzündungen der Mund- und Rachenschleimhaut liegt eine Positiv-Monographie der Kommission E vor. Das Nutzen-Risiko-Verhältnis ist positiv zu bewerten.

Handelspräparate

Brombeerblätter Bombastus Werke
Brombeerblätter Aurica

Literatur

Gupta RK et al: J Chem Soc Perkin I (1982), 2525
Henning W: Z Lebensm Unters Forsch 173 (1981), 180
Mukherjee M et al: Phytochemistry 23 (1984), 2881
Wollmann C et al: PA 19 (1964), 456

Brombeerwurzel

Verwendete Pflanzenteile: Brombeerwurzel besteht aus den getrockneten unterirdischen Teilen von *Rubus fruticosus* L.

Inhaltsstoffe

- Gerbstoffe
- Saponine (?)

Pharmakologie

Keine gesicherten Angaben.

Anwendungsgebiete

Vorbeugungsmittel gegen Wassersucht (Volksmedizin).
Magen-Darm-Erkrankungen.

Dosierung
Keine gesicherten Angaben.

Anwendungsbeschränkungen: Risiken der bestimmungsgemäßen Anwendung der Droge und Nebenwirkungen sind nicht bekannt.

Patienteninformation: Zubereitungen aus Brombeerwurzeln sollen bei Wassersucht und Magen-Darm-Erkrankungen hilfreich sein, wissenschaftlich begründete Beweise für die Wirksamkeit liegen jedoch nicht vor.

Bewertung der Wirksamkeit: Die Wirksamkeit der Droge ist nach den gültigen Kriterien für klinische Prüfungen von Arzneimitteln bisher nicht belegt. Dementsprechend liegt eine Negativ-Bewertung der Kommission E zur therapeutischen Verwendung vor. Die volksmedizinische Verwendung bei Magen-Darm-Beschwerden könnte durch den Gerbstoffgehalt erklärt werden.

Handelspräparate
Keine bekannt.

Literatur
Dinand E, Excoffier G, Lienart Y, Vignon MR: Two rhamnogalacturonide tetrasaccharides isolated from semiretted flax fibers are signaling molecules in Rubus fruticosus L. cells. Plant Physiol, 115:793–801, 1997 Oct
Henning W: Z Lebensm Unters Forsch 173 (1981), 180
Joseleau JP, Cartier N, Chambat G, Faik A, Ruel K: Structural features and biological activity of xyloglucans from suspension-cultured plant cells. Biochimie, 31:81–8, 1992 Jan
Taton M, Benveniste P, Rahier A, Johnson WS, Liu HT, Sudhakar AR: Inhibition of 23-oxidosqualene cyclases. Biochemistry, 31:7892–8, 1992 Sep 1

Bruchkraut – Herniaria glabra

Volkstümliche Namen: Bruchkraut, behaartes, Bruchkraut, kahles, Dürrkraut, Harnkraut, Jungfernkraut, Tausendkorn (dt.), Flax Weed, Herniary, Rupturewort, Smooth Rupturewort (engl.)

Familie: Caryophyllaceae

Botanik: Die Pflanze ist einjährig und bildet einen kleinen Strauch von bis zu 15 cm Höhe. Die Stängel sind mehr auf dem Boden angedrückt als aufrecht. Sie sind stielrund und ästig. Die Blätter sind sitzend, ganzrandig, elliptisch und gegenständig. Fehlt das dem Blütenknäuel gegenüberstehende Blatt, erscheinen die Blätter als wechselständig. Die Blüten stehen in flachen, 7 bis 10blütigen Knäueln winkel- oder blattgegenständig am Stängel entlang. Sie sind gelbgrün und sehr klein. Die Frucht ist eine häutige und von einem bleibendem Kelch bedeckte Schlauchfrucht. Sie enthält 1 Samen.

Verbreitung: Die Pflanze kommt im gemäßigten und südlichen Teil von Europa und im asiatischen Teil Russlands vor.

Bruchkraut

Verwendete Pflanzenteile: Bruchkraut ist der gesamte oberirdische Teil von *Herniaria glabra* L. oder *H. hirsuta* L.

Inhaltsstoffe
- Triterpensaponine (3 bis 10 %): Herniariasaponine I bis VII (Aglyka Medicagensäure, Gypsogensäure, 16-Hydroxy-medicagensäure)
- Flavonoide (0,2 bis 1,8 %): u. a. Hyperosid
- Hydroxycumarine (0,1 bis 0,4 %): Umbelliferon, Herniarin

Pharmakologie
Geringe spasmolytische und diuretische Wirkungen.

Anwendungsgebiete
Bei Beschwerden im Bereich der Nieren und der ableitenden Harnwege, bei Erkrankungen der Atemwege, bei Nervenentzündung und Nervenkatarrh, bei Gicht und Rheumatismus sowie zur Blutreinigung.

Dosierung
Tee: 1,5 g fein geschnittene Droge (1 Teelöffel = 1,4 g Droge) werden mit kaltem Wasser versetzt und kurz aufgekocht; nach 5 min durch ein Teesieb geben.
Als Diuretikum 2–3-mal täglich eine Tasse trinken.

Anwendungsbeschränkungen: Risiken der bestimmungsgemäßen Anwendung therapeutischer Dosen der Droge und Nebenwirkungen sind nicht bekannt.

Patienteninformation: Zubereitungen aus Bruchkraut oder Harnkraut sollen bei Erkrankungen der Harnwege, Atemwege, Nervenerkrankungen, Gicht und Rheumatismus sowie zur Blutreinigung hilfreich sein, wissenschaftliche Beweise für die Wirksamkeit liegen jedoch nicht vor.

Bewertung der Wirksamkeit: Die Wirksamkeit der Droge ist nach den gültigen Kriterien für klinische Prüfungen von Arzneimitteln nicht ausreichend belegt. Die therapeutische Anwendung wird dementsprechend von der Kommission E negativ bewertet.

Handelspräparate
Keine bekannt.

Literatur

Cart J, Reznicek G, Korhammer S et al: The first spectroscopically confirmed saponin from Herniaria glabra. Planta Med 58 (1992), A709
Franck HP: Deutsche Apotheker Ztg 115 (1975), 1206
Freiler M et al: A new triterpenesaponin from Herniaria glabra. Planta Med 61 (Abstracts of 43rd Ann Congr, 1995), 66
Freiler M et al: Sci Pharm 64 (1996), 359
Krolikowska M, Wolbis M: Acta Pol Pharm 36 (1979), 469
Reznicek G et al: PA 48 (1993), 450
Tamas M et al: Clujul Med 54 (1981), 73 (via CA 96:149036)
Zoz et al: Rastit Resur 12 (1976), 411 (via CA 85:174257)

Brunnenkresse – Nasturtium officinale

Volkstümliche Namen: Bachkresse, Brunnenkresse, Brunnenkresse, gemeine, Echte Brunnenkresse, Grabenkresse, Grundkresse, Wasserkresse (dt.), Indian Cress, Tall Nasturtium, Water cress, Watercress (engl.), Berro, mastuerzo de agua (esp.), Cresson, cresson de fontaine, cresson d'eau (frz.), Cressione, cressione acquatico, nasturzio (it.)

Familie: Brassicaceae

Botanik: Die Pflanze ist ausdauernd und hat kriechende Ausläufer. Sie wird 25 bis 90 cm hoch und ist fast kahl. Der Stängel ist kantig, hohl, niederliegend und wurzelnd, ästig. Die etwas fleischigen Laubblätter sind wechselständig, meist unpaarig gefiedert, leierförmig, gestielt. Sie bleiben im Winter grasgrün. Sie haben breit-elliptische, ganzrandige oder geschweift-gekerbte Seitenblättchen und rundliche, breit-herzförmige Endblättchen. An den Haupt- und Seitensprossen befinden sich endständige, traubenartige Blütenstände, die leicht doldig gestaucht sind und aus kleinen, weißen Einzelblüten bestehen. Die Blüten haben vier 2 bis 3 mm lange, kahle Kelchblätter, vier 3,5 bis 5 mm lange weiße Kronblätter, die sich lila verfärben und 2 + 4 Staubblätter mit gelben Staubbeuteln und sich, wie die Kronblätter, lila verfärbenden Staubfäden. Die Früchte sind 13 bis 18 mm lange, kahle Schoten auf 8 bis 12 mm langen Stielen. Die Samen sind flach, eiförmig, 1 mm lang, 0,8 bis 0,9 mm breit, grob netzwabig, mit ca. 25 Feldern auf jeder Samenfläche.

Verbreitung: Die Pflanze ist fast weltweit verbreitet und wird in vielen Gebieten kultiviert. Herkunft der Drogen: Das Kraut wird aus Wildvorkommen gesammelt oder aus dem Anbau gewonnen.

Brunnenkressekraut

Verwendete Pflanzenteile: Brunnenkressekraut ist der frische oder getrocknete oberirdische Teil von *Nasturtium officinale* R. BR.

Inhaltsstoffe
- Glucosinolate in der frischen unverletzten Pflanze (ca. bis 0,9 % vom Frischgewicht): Hauptkomponente Gluconasturtiin (Anteil 80 %), beim Zerstören der Zellen das Senföl Phenylethylisothiocyanat liefernd, weiterhin u. a. Glucotropaeolin (Benzylisothiocyanat liefernd), 7-Methylthioheptylglucosinolat, 8-Methylthiooctylglucosinolat
- Flavonoide
- Vitamin C (ca. 80 mg/100 g)

Pharmakologie
Hauptwirkstoffe der Droge sind Glucosinolatabbauprodukte und Vitamin C.
Neben antibiotischen wurden auch antitumoröse Wirkungen nachgewiesen: Ein Decoct des Krauts zeigte an Ratten und Mäusen antimitotische Aktivität gegen induzierte Carcinome und Sarkome (Cruz 1970). Aus der Droge isolierte Flavonole unterdrückten in vitro zu 60 % die Histamin-Ausschüttung antigen-stimulierter RBL-2H3-Zellen (Goda et al. 1999). Phenylethylisothiocyanat wirkte in Ratten und Mäusen chemoprotektiv gegen ein Lungenkarzinom aus Tabak, dessen oxidativer Metabolismus auch beim Menschen durch Aufnahme von Brunnenkresse inhibiert wird (Hecht et al. 1995).
Die nicht belegte diuretische Wirkung der Droge wird auf die lokale Reizwirkung der Senföle zurückgeführt, die zum Teil über die Nieren ausgeschieden werden. Im Tierversuch konnte allerdings mit einem wässrig-ethanolischen Extrakt keine diuretische Wirkung festgestellt werden.

Anwendungsgebiete
Innere Anwendung: bei Katarrhen der oberen Atemwege.
Volksmedizin: innerlich bei Verdauungsbeschwerden und Appetitlosigkeit.
Äußerlich bei Arthritis und Rheuma.
Homöopathie: bei Reizungen der ableitenden Harnwege.

Sonstige Verwendung
Haushalt: als Gemüse oder Gewürz.
Kosmetik: zur Haarpflege, gegen Haarausfall.

Dosierung
Droge: Tagesdosis: 4–6 g getrocknete Droge oder 20–30 g frische Droge.
Frischpflanzenpresssaft: 60–150 g täglich.

Tee: 2 g Droge mit kochendem Wasser übergießen und nach 10 min abseihen. 2–3 Tassen täglich vor den Mahlzeiten trinken.
Umschläge und Kompressen: bei Bedarf.
Homöopathisch: 5 Tropfen oder 1 Tablette oder 10 Globuli oder 1 Messerspitze Verreibung alle 30–60 min (akut) und 1–3-mal täglich (chronisch); parenteral: 1–2 ml s. c. akut: 3-mal täglich; chronisch: einmal täglich (HAB).

Anwendungsbeschränkungen: Risiken der bestimmungsgemäßen Anwendung therapeutischer Dosen der Droge und Nebenwirkungen sind nicht bekannt. Senföle können Kontakallergien auslösen (Diamond et al. 1990). Bei Aufnahme großer Mengen der frischen Pflanze, z. B. als Salat, können durch ihre schleimhautreizende Wirkung Magen-Darm-Beschwerden auftreten.
Gegenanzeigen: Magen- und Darmgeschwüre, entzündliche Nierenerkrankungen. Keine Anwendung bei Kindern unter 4 Jahren.

Patienteninformation: Arzneimittel aus dem Vitamin-C-reichen Brunnenkressekraut sind gut geeignet, Ihre Beschwerden bei Katarrhen der oberen Atemwege zu lindern. Die Pflanze enthält schleimhautreizende Senföle. Deshalb darf das Medikament bei Magen- und Darmgeschwüren, entzündlichen Nierenerkrankungen und von Kindern unter 4 Jahren nicht eingenommen werden.

Bewertung der Wirksamkeit: Zur Anwendung der Droge bei Katarrhen der oberen Atemwege liegt eine positive Bewertung durch die Kommission E vor. Die volksmedizinischen Anwendungen sind nicht belegt. Die Gegenanzeigen sind zu beachten.

Handelspräparate

Florabio Brunnenkresse
Kneipp Brunnenkresse

Literatur

Cruz A:Marked antimitotic activity of watercress (Nasturtium officinale) in various experimental tumors. Hospital (Rio de Janeiro). 1970; 77: 943–52
Diamond SP, Wiener SG, Marks JG: Allergic contact dermatitis to nasturtium. Dermatol Clin. 1990; 8: 77–80
Goda Y, Hoshino K, Akiyama H et al: Constituents in watercress:inhibitors of histamine release from RBL-2H3 cells induced by antigen stimulation. Biol Pharm Bull. 1999; 22: 1319–26
Hänsel R, Keller K, Rimpler H, Schneider G (Hrsg): Hagers Handbuch der Pharmazeutischen Praxis. 5. Aufl., Bde 4–6 (Drogen), Springer Verlag Berlin, Heidelberg, New York, 1992–1994
Hecht SS, Chung FL, Richie JP et a: Effects of watercress consumption on metabolism of a tobacco-specific lung carcinogen in smokers. Cancer Epidemiol Biomarkers Prevent. 1995; 4: 877–84
MacLeod AJ, Islam R: J Sci Food Agric 26 (1975), 1545–1550
Spence RMM, Tucknott OG: Phytochemistry 22 (1993), 2521–2523

Buccostrauch – Barosma betulina

Volkstümliche Namen: Bucco, Buccostrauch, Bukko, Bukkostrauch (dt.), Buchu, Buchu Leaf, Bucku, Long Buchu, Long Buchu Leaf, Ovate Buchu, Ovate Buchu Leaf, Round Buchu, Short Buchu (engl.)

Familie: Rutaceae

Botanik: Kleiner Strauch mit hellgrünen bis gelblichen, gegenständigen, steifen und ledrigen Blättern von 12 bis 20 mm Länge. Sie sind rhombisch oder verkehrt-eiförmig, kurzgestielt und mit wenig Haaren besetzt. Die pentameren Blüten bilden eine weiße oder rosa Blumenkrone von 12 mm Durchmesser mit lanzettlichen Kronblättern. Die Frucht ist eine 7 mm lange Kapselfrucht mit 5 Fächern und je einem Samen pro Fach.

Verbreitung: Südafrika, Kap-Region

Buccoblätter

Verwendete Pflanzenteile: Buccoblätter sind die getrockneten Laubblätter von *Barosma betulina*, die während der Blüte und Frucht gesammelt werden.

Inhaltsstoffe

- Ätherisches Öl (1,5 bis 2,5 %): Hauptkomponenten Diosphenol (Anteil ca. 12 %) und psi-Diosphenol (Anteil ca. 8 %, Gemisch als Buccokampfer bezeichnet, bisweilen zusammen bis 60 %), Pulegon (Anteil 11 %), (−)-9-Isomenthon (Anteil 35 %), (+)-Menthon (Anteil ca. 9 %), Limonen (Anteil 10 %), weiterhin u. a. (−)-cis- und (+)-trans-8-Mercapto-p-menth-3-on (geruchsbestimmend, sog. Cassisaroma)
- Flavonoide: u. a. Rutin, Diosmin

Pharmakologie

Es liegen keine gesicherten Angaben vor.

Anwendungsgebiete

Innere Anwendung bei Entzündungen und Infektionen der Nieren und der Harnwege, bei Reizblase, als Harnwegsdesinfiziens und als Diuretikum.
Volksmedizin: bei Gicht, verschiedenen Blasenleiden, Rheuma und Prostatitis.
Homöopathie: Harnwegserkrankungen.

Sonstige Verwendung
Pharmazie/Medizin: als Geruchs- und Geschmackskorrigens in Teemischungen.
Industrie/Technik: zur Herstellung des Buccoblätteröls.

Dosierung
Einnahmedosis: 1 g bis 2 g Droge.
Fluidextrakt: 0,3–1,2 ml ; mittlere Einzelgabe: 1 g Droge.
Tinktur: 2–4 ml 3-mal täglich.
Aufguss: 1 g pro Tasse (alles BHP83).
Homöopathisch: 5 Tropfen oder 1 Tablette oder 10 Globuli oder 1 Messerspitze Verreibung alle 30–60 min (akut) oder 1–3-mal täglich (chronisch); parenteral: 1–2 ml 3-mal täglich s. c. (HAB34).

Anwendungsbeschränkungen: Risiken der bestimmungsgemäßen Anwendung therapeutischer Dosen der Droge und Nebenwirkungen sind nicht bekannt. Das ätherische Öl kann zu Reizerscheinungen führen.

Patienteninformation: Zubereitungen aus den Blättern des südafrikanischen Buccostrauchs können aufgrund volksmedizinischer Erfahrungswerte bei der Behandlung von Erkrankungen der Harnwege nützlich sein. Gesicherte wissenschaftliche Beweise für die Wirksamkeit liegen bisher nicht vor.

Bewertung der Wirksamkeit: Die Wirksamkeit der Droge ist nach den gültigen Kriterien für klinische Prüfungen von Arzneimitteln bisher nicht belegt. Für die therapeutische Anwendung findet sich eine Negativ-Bewertung in der korrespondierenden Monographie der Kommission E (keine Bedenken bei der Verwendung als Aroma- oder Geschmacksstoff in Teemischungen).

Handelspräparate
Keine bekannt.

Literatur
Didry N, Pinkas M: Plant Med Phytother 16 (1982), 249
Hänsel R, Keller K, Rimpler H, Schneider G (Hrsg): Hagers Handbuch der Pharmazeutischen Praxis. 5. Aufl., Bde 4–6 (Drogen), Springer Verlag Berlin, Heidelberg, New York, 1992–1994
Kaiser R et al: J Agric Food Chem 23 (1975), 943–950

Buchweizen – Fagopyrum esculentum

Volkstümliche Namen: Buchweizen, echter (dt.), Buckwheat (engl.)

Familie: Polygonaceae

Botanik: Buchweizen ist eine einjährige, bis 60 cm hoch werdende Pflanze mit einem aufrechten, meist rotem Stängel mit wechselständigen, ansitzenden und pfeilförmigen Blättern. In den Blattachseln und an den Zweigenden bilden sich kurze, kompakte, langgestielte Thyrsen aus. Die Blütenhülle ist 3 bis 4 mm lang, fünfteilig, rosarot oder weiß und am Grunde manchmal grün. Die Früchte sind scharf dreikantige, kastanienbraune, 5 bis 6 mm lange, 3 bis 4 mm breite, zuerst glänzende und später matte Nüsschen.

Verbreitung: Buchweizen ist in Zentralasien heimisch. In Europa wird er angebaut.

Buchweizenkraut

Verwendete Pflanzenteile: Buchweizenkraut sind die zur Blütezeit geernteten und getrockneten Blätter und Blüten von *Fagopyrum esculentum* (MOENCH).

Inhaltsstoffe
- Flavonoide: Rutin (bis 8 % in den Blättern), Quercitrin, Hyperosid
- Anthracenderivate (Naphthodianthrone, vorwiegend in den Blüten): Fagopyrin (0,01 %), Protofagopyrin

Pharmakologie
Die Droge wirkt venentonisierend (antiödematös und kapillarabdichtend), was auf das enthaltene Rutin zurückgeführt wird.
Klinik: In zwei placebokontrollierten Studien (Koscielny et al. 1996; Kiesewetter et al. 1997) unter 150 Patienten mit chronischer venöser Insuffizienz zeigte sich ein ödemprotektiver Effekt von Buchweizenkrautpräparaten allein oder in Kombination mit Troxerutin. In einer offenen, multizentrischen Studie mit 166 Teilnehmern wurde eine Verbesserung der Mikrozirkulation beobachtet (Schilcher et al. 1990).

Anwendungsgebiete
Bei Gefäßverkalkung von Venen und Arterien, außerdem bei venösen Stauungen und Krampfaderbildung.
Homöopathie: bei Haut- und Lebererkrankungen mit Juckreiz und bei Kopfschmerzen.
Die Wirksamkeit für die homöopathischen Anwendungen ist wissenschaftlich nicht belegt.

Dosierung
Als Tee nach Angaben des Herstellers
Homöopathisch: 5 Tropfen oder 1 Tablette oder 10 Globuli oder 1 Messerspitze Verreibung alle 30–60 min (akut) oder 1–3-mal täglich (chronisch); Salbe 2-mal täglich auftragen; parenteral: 1–2 ml 3-mal täglich s. c. (HAB).

Anwendungsbeschränkungen: Risiken der bestimmungsgemäßen Anwendung therapeutischer Dosen der Droge und Nebenwirkungen sind nicht bekannt. Bei Tieren kommt es bei Aufnahme größerer Mengen von Buchweizenkraut durch die photosensibilisierende Wirkung der Naphthodianthrone zu Phototoxikosen. Beim Einsatz therapeutischer Dosen beim Menschen bestehen keine Gefahren.

Patienteninformation: Buchweizenkraut als Tee oder in Tabletten angereichert mit Troxerutin verbessert wirksam die Durchblutung bei chronisch venösen Venenleiden. Für anhaltenden Therapieerfolg ist eine Daueranwendung erforderlich. Nebenwirkungen der Droge sind nicht bekannt.

Bewertung der Wirksamkeit: In klinischen Studien konnte eine signifikante Wirkung auf chronisch venöse Venenleiden nachgewiesen werden. Über den Hauptinhaltsstoff Rutin liegen umfangreiche pharmakologische Erkenntnisse vor, die die für Buchweizenkraut beanspruchte Wirksamkeit weiter stützen.

Handelspräparate

Fagorutin® Buchweizen Tee

Fagorutin® Buchweizen Tabletten (Kombination mit Troxerutin; TD: 3 g Buchweizenkraut, 180 mg Troxerutin)

Literatur

Adamek B, Drozdzik M, Samochowiec L, Wojcicki J: Clinical effect of buckwheat herb, Ruscus extract and troxerutin on retinopathy and lipids in diabetic patients. Phytotherapy Res 10 (1996), 659–662

Bässler R: PA 12 (1974), 758–772, 834–841

Couch JF, Naghski J, Krewson CF: Science 103 (1974), 197–198

Friedrich M, Stuhlfelder C, Theurer C: Der Buchweizen – Arzneipflanze im Wandel der Zeit. Zeitschr f Phytoth. 21 (2000), 106–114

Gaidies I: Buchweizen, eine Venenhilfe. PTA 6 (1992), 439

Hagels H et al: Comparison of the distribution of free amino acids and phenolic compounds in Fagopyrum esculentum Moench. Pharm Pharmacol Lett 8 (1998) 4: 181

Hagels H et al: Two anthraquinones and a bianthraquinone from Fagopyrum tataricum. Planta Med 62 (Abstracts of the 44th Ann Congress of GA, 1996), 125

Hagels H: Fagopyrum esculentum Moench. Chemical Review. Research Reports 73, Ljubljana 1999

Ihme N et al: Leg oedema protection from a buckwheat herb tea in patients with chronic venous insufficiency: A single centre, randomised, double blind, placebo controlled clinical trial. European J Clin Pharmacol 50 (1996), 443–447

Kiesewetter H, Koscielny J, Grützner K, Müller A, Hoffmann KH, Birk A: Buchweizenkraut-/Troxerutin-Kombination bei chronisch venöser Insuffizienz. Zeitschr f Phytoth. 18 (1997), 341–346

Koscielny J, Radtke H, Hoffmann KH et al: Fagorutin-Tee bei chronisch venöser Insuffizienz (CVI). Z Phytother 17 (1996), 145–159

N.N.: Nicht-Brotgetreidearten: Alternative Körner unter der Lupe. Deutsche Apotheker Ztg 136 (1996), 3229–2330

Samel D, Witte P de: Fagopyrins from Fagopyrum esculentum and their PTK inhibitory activity. Planta Med 61 (Abstracts of 43rd Ann Congr., 1995), 67

Schilcher H, Patz B, Schimmel KC: Klinische Studie mit einem Phytopharmakon zur Behandlung von Mikrozirkulationsstörungen. Ärztezeitschr f Naturheilverf. 31 (1990), 819–826

Indische Büschelbohne – Cyamopsis tetragonoloba

Volkstümliche Namen: Büschelbohne, indische Büschelbohne (dt.), Aconite bean, Calcutta lucerne (engl.), gouaré, Guar (frz.), Bakuchi, bavachi (ind.)

Familie: Fabaceae

Botanik: Kraut, einjährig, bis 60 cm hoch. Blätter wechselständig, 3teilig gefiedert, Fiederblättchen breit-elliptisch, zugespitzt, am Rande gezähnt, beiderseits behaart, 3,8 bis 7,5 cm lang und 1,2 bis 5 cm breit, Blattstiel 2,5 bis 3,8 cm lang, Nebenblätter 6 bis 10 mm lang. Wurzeln mit Wurzelknöllchen mit symbiotischen, luftstickstoffbindenden Bakterien. Blüten in achselständigen, 6 bis 30blütigen Trauben. Blüte 5zählig, Kelchblätter verwachsen, außen behaart, die unteren Kelchzähne länger als die oberen, Krone schmetterlingsförmig, klein, rötlich, 10 Staubblätter. Die aus einem Fruchtblatt hervorgegangene Frucht ist eine Hülse, aufrecht, 3,8 bis 5 cm lang, schwach behaart, mit 5 bis 6 Samen mit stark entwickeltem Schleimendosperm.

Verbreitung: Auf dem indischen Subkontinent beheimatet.

Guar

Verwendete Pflanzenteile: Guar ist das durch Mahlen des Endosperms von *Cyamopsis tetragonoloba* (L.) TAUB. gewonnene Pulver.

Inhaltsstoffe

- Wasserlösliche Polysaccharide: Guaran, ein Galaktomannan (Anteil ca. 85 %)
- Proteine (2 bis 5 %)
- Saponine (ca. 0,1 %)

Pharmakologie

Guar Gummi bewirkt eine Senkung der postprandialen Serumglukosewerte u. a. durch den Einfluss des Hydrokolloids Guar auf die Glukoseresorption (Verzögerung der Magenentleerung ins Duodenum), eine Verminderung der Glukosurie, Besserung des HbA 1-Wertes und Nivellierung des Blutzuckerprofils. Des weiteren wurde ein lipidsenkender Effekt nachgewiesen.

Anwendungsgebiete

Innere Anwendung: bei Diabetes mellitus, bei postprandialer Hyperglykämie und Glukosurie und bei Hyperlipoproteinämie.

Volksmedizin: zur Verdauungsregulierung.

B

Indische Medizin: bei Nachtblindheit, dyspeptischen Beschwerden, Anorexie, Verstopfung und Agalaktie.

Dosierung
Fertigarzneimittel mit einer Dosis von 5 g/ Tabl. od. Granulat, 3-mal täglich.

Anwendungsbeschränkungen
Risiken der bestimmungsgemäßen Anwendung therapeutischer Dosen der Droge und Risiken bei ihrem Einsatz als pharmazeutischer Hilfsstoff sind nicht bekannt. Als Nebenwirkung können, besonders bei Beginn der Anwendung, Völlegefühl, Übelkeit, Blähungen und Durchfall auftreten. Selten beobachtet wurden Symptome einer Hypoglykämie (Schweißausbrüche, Schwindel, Heißhunger) oder Resorptionsstörungen von Arzneimitteln (z. B. Kontrazeptiva!), Vitaminen und Mineralstoffen. Bei ungenügender Flüssigkeitszufuhr besteht die Gefahr der Bolusbildung.
Gegenanzeigen: Erkrankungen der Speiseröhre, des Magens und Darms, die eine Passage des Speisebreies behindern könnten (Bolusbildung!).

Patienteninformation: Medikamente aus Guaran oder Guar Gummi sind zur Behandlung bei Zuckerkrankheit mit erhöhten Blutzuckerwerten besonders nach dem Essen sowie zur Senkung des Blutfettspiegels geeignet. Besonders zu Beginn der Anwendung kann es zu Übelkeit, Völlegefühl, Blähungen und Durchfall kommen, selten auch zu einer Unterzuckerung oder Störungen bei der Aufnahme gleichzeitig eingenommener Medikamente, z. B. der Antibabypille. Sie sollten bei Einnahme des Arzneimittels auf ausreichende Flüssigkeitsaufnahme achten. Bei Erkrankungen, die den Transport des Speisebreis im Magen-Darmkanal behindern, z. B. Verengungen, Entzündungen usw., sollten Sie das Arzneimittel nicht einnehmen.

Bewertung der Wirksamkeit: Die Droge bewirkt nachweislich eine Senkung postprandialer Serumglukosewerte durch Beeinflussung der Glukoseresorption mit konsekutiver Verminderung der Glukosurie und Verbesserung des HbA-1-Wertes. Auch ein lipidsenkender Effekt konnte nachgewiesen werden. Das Nutzen-Risiko-Verhältnis erscheint positiv. Anwendungsbeschränkungen, Nebenwirkungen und besonders Gegenanzeigen (Gefahr der Bolusbildung!) sind zu beachten. Die Wirksamkeit der Droge für die volksmedizinischen und indischen Indikationen ist nach den gültigen Kriterien für klinische Prüfungen von Arzneimitteln bisher nicht belegt.

Handelspräparate
Keine bekannt.

Literatur
Hänsel R, Keller K, Rimpler H, Schneider G (Hrsg): Hagers Handbuch der Pharmazeutischen Praxis. 5. Aufl., Bde 4–6 (Drogen), Springer Verlag Berlin, Heidelberg, New York, 1992–1994

Calotropis – Calotropis gigantea

Volkstümliche Namen: Giant milk weed, giant swallow root, swallow wort (engl.), Arbre à soie (frz.), Moto-aak (ind.), Lechoso (indian.), Saduri, Widuri (indon.)

Familie: Asclepiadaceae

Botanik: Strauch, bis zu 3 m hoch, gelegentlich baumartig. Laubblätter sitzend, Basis stängelumfassend, fleischig, 10 bis 20 cm lang, 4 bis 10 cm breit, länglich-eiförmig oder elliptisch. Stängel verholzt. Blüten in Dolden angeordnet. Blüten 5zählig, Krone verwachsen, glockig, 3 bis 5 cm breit, bis zu 2 Drittel der Länge gespalten, Lappen grünlich mit purpurnen Spitzen, Nebenkrone aus 5 kappenförmigen Zipfeln zusammengesetzt, die 5 Staubblätter und die 2 Griffel zu einem gestielten Gynostegium verwachsen, Pollen zu einem Pollinium verklebt. Kelchblätter eiförmig, Fruchtknoten oberständig. Frucht ist eine aufgeblasene Balgfrucht, 9 bis 10 cm lang, zurückgebogen. Samen seidigen Haarschopf tragend.

Verbreitung: Indien, China, malayischer Archipel

Calotropiswurzelrinde

Verwendete Pflanzenteile: Calotropiswurzelrinde sind getrocknete Rindenstücke von *Calotropis gigantea* (L.) R. Br.

Inhaltsstoffe
- Herzwirksame Steroidglykoside (Cardenolide): Calotropin, Calactin, Uscharidin
- Steroide: Sterole, u. a. β-Sitosterol, Taraxasterol

Pharmakologie
Die Droge zeigt eine Ipecacuanha-artige emetisch-carthartische Wirkung. Das enthaltene Calotropin weist in vitro antitumoröse Eigenschaften gegenüber humanen epidermoiden Carcinomzellen des Nasopharynx auf.
Ob die in der Pflanze enthaltenen, chemisch zur Gruppe der herzwirksamen Steroidglyko-

side gehörenden Verbindungen auf Grund ihrer ungewöhnlichen Struktur (der Zuckerrest ist glykosidisch und etherartig am Aglykon gebunden) Herzwirksamkeit besitzen, ist nicht bekannt.

Anwendungsgebiete
Volksmedizin: bei Dysenterie, Erbrechen, Zahnschmerzen, Syphilis, Krämpfen, Warzen, Lepra und Verdauungsbeschwerden.
Indische Medizin: bei Hautstörungen, Darmwürmern, Husten, Aszites und Anasarka.
Homöopathie: bei Fettleibigkeit.

Dosierung
Als Emetikum: 2–4 g
Als Diaphoretikum und Expektorans: 200–600 mg
Homöopathisch: ab D4 5–10 Tropfen, 1 Tablette, 5–10 Globuli, 1 Messerspitze Verreibung 1–3-mal täglich oder ab D6 1 ml Injektionslsg. s. c. 2-mal wöchentlich (HAB).

Anwendungsbeschränkungen: Risiken der bestimmungsgemäßen Anwendung therapeutischer Dosen der Droge sind nicht bekannt.
Höhere Dosen rufen starke Schleimhautreizung, charakterisiert durch Erbrechen und Durchfälle, sowie Bradykardie und Konvulsionen, in ungünstigen Fällen auch den Tod hervor.

Patienteninformation: Zubereitungen aus der Rinde der Calotropispflanze können als Brech- oder Abführmittel eingesetzt werden, in homöopathischen, also sehr geringen Dosen auch bei Fettleibigkeit. Die Dosierungshinweise sollten streng beachtet werden, da bei hohen Dosen unter Umständen lebensbedrohliche Vergiftungs- und Reizerscheinungen eintreten können.

Bewertung der Wirksamkeit: Die Wirksamkeit der Droge ist nach den gültigen Kriterien für klinische Prüfungen von Arzneimitteln bisher nicht belegt. Sie besitzt pharmakologische Eigenschaften, die nur teilweise mit den beanspruchten Indikationsgebieten korrelieren. Die Anwendungsbeschränkungen sind zu beachten.

Handelspräparate
Keine bekannt.

Literatur
Kiuchi F, Fukao Y, Maruyama T, Obata T, Tanaka M, Sasaki T, Mikage M, Haque ME, Tsuda Y: Cytotoxic principles of a Bangladeshi crude drug, akond mul (roots of Calotropis gigantea L.). Chem Pharm Bull (Tokyo), 46:528–30, 1998 Mar
Sen S, Sahu NP, Mahato SB: Flavonol glycosides from Calotropis gigantea. Phytochemistry, 232:2919–21, 1992 Aug
Sengupta A, Bhattacharya D, Pal G, Sinha NK: Comparative studies on calotropins DI and DII from the latex of Calotropis gigantea. Arch Biochem Biophys, 232:17–25, 1984 Jul

Carrageen – Chondrus crispus

Volkstümliche Namen: Carrageen, Moos, irländisches (dt.), Carrageen, Carragennan, Carragheen, Carrahan, Chondrus, Irish Moss (engl.)

Familie: Gigartinaceae

Botanik: Carrageen ist eine mehrjährige Rotalge, die bis in 25 m Meerestiefe vorkommt. Der Thallus ist meist purpurrot, zuweilen grünlichgelb, aufrecht, 5 bis 22 cm hoch, flach, dichotom und gleich hoch verzweigt, fächerförmig ausgebreitet, unten in einen stielartigen Abschnitt verschmälert, mit diskusartiger Haftscheibe. Die Segmente sind linealisch, meist 3 bis 8 mm breit. Der Rand hat zunächst zungenförmige, später mehrfach dichotom geteilte Thalluslappen. Der Thallus ist knorpelig, zweischichtig. Das Innengewebe besteht aus netzförmig verbundenen Zellen, die Rindenschicht aus senkrecht zur Thallusoberfläche und perlschnurartig angeordneten, radial gestreckten, gabelig verzweigten Zellfäden.

Verbreitung: Von der Küste Islands bis zum Baltikum und Nordrussland, nach Süden bis Spanien, Marokko und den Kapverdischen Inseln sowie Teile Nordamerikas und einige Küstengebiete Japans.

Carrageen

Verwendete Pflanzenteile: Carrageen sind die getrockneten und gebleichten Thalli von *Chondrus crispus* (L.) STACKH. sowie einige Arten der Gattung *Gigartina*.

Inhaltsstoffe
- Carrageenane (Carrageenin, 53 bis 59 %): bes. kappa-, jota- und lambda-Carrageenan (schleimartige Galaktansulfate)
- Eiweißstoffe (7 bis 10 %)
- Mineralsalze: u. a. Iodide und Bromide

Pharmakologie
Die Droge enthält Hydrokolloide vom Typ der Carrageenane und wirkt dadurch schleimig und einhüllend und hemmt die Peptidwirkung der Verdauungsenzyme.
Die Substanz wird im Tierversuch bei oraler Gabe nicht resorbiert, beim Menschen liegen bisher keine Resorptionsstudien vor.

Anwendungsgebiete
Volkstümliche innere Anwendung: bei Obstipation (Ballaststoff) und Durchfällen (Mucilaginosum), auch bei peptischen Ulcera. Teilweise gegen Husten, Bronchitis und Tuberkulose in Form von Abkochungen.

Sonstige Anwendung
Pharmazie/Medizin: als Quell-, Verdickungs-, Binde-, Spreng- und Hilfsmittel in pharmazeutischen Produkten.
Kosmetik: Verdickungsmittel in Zahnpasten, Shampoos und (Haut-) Lotionen.
Lebensmittelindustrie: als Stabilisator von Milchprodukten, Nudeln und Bier.

Dosierung
Abkochung: 1,5 g Droge auf 1 Tasse Wasser.

Anwendungsbeschränkungen: Risiken der bestimmungsgemäßen Anwendung therapeutischer Dosen der Droge und Nebenwirkungen sind nicht bekannt. Bei intracutaner Injektion von Carrageenanlösungen kommt es zur Auslösung lokaler Entzündungen (Entzündungsmodell in der Arzneimittelforschung).

Patienteninformation: Zubereitungen aus Carrageen oder irländischem Moos können aufgrund ihrer Ballaststoffwirkung und ihres Gehalts an Schleimstoffen bei Verstopfung, Durchfällen, Magengeschwüren und Atemwegserkrankungen nützlich und hilfreich sein.

Bewertung der Wirksamkeit: Die Wirksamkeit der Droge ist nach den gültigen Kriterien für klinische Prüfungen von Arzneimitteln bisher noch nicht ausreichend belegt. Die Anwendung der Droge als Mucilaginosum bei Diarrhö und als Ballaststoff bei Obstipation kann durch den Gehalt an Hydrokolloiden vom Carrageenan-Typ erklärt werden.

Handelspräparate
Keine bekannt.

Literatur

Chapman VJ, Chapman DJ: Seaweeds and their uses. Chapmann and Hall, London, New York 1980. 1980.
Stancioff DJ, Renn DW: A C S Symp Ser. 15 (1975), 282
Thomson AW, Horne CHW: Brit J Exp Pathol 57 (1976), 455

Cashewnussbaum – Anacardium occidentale

Volkstümliche Namen: Acajou, Acajou-Baum, Acajubaum, Cachunuss-Baum, Cashewnuss, Elefantenlaus-Baum, Kaschu-Baum, Malakkanuss (dt.), Cashew, Cashew tree, East Indian Almond (engl.), Cajuil (esp.), Acajou, Cajou (frz.), Kaju (hindi), Anacardio (it.), Caju, Cajueiro (port.)

Familie: Anacardiaceae

Botanik: Ein 6 bis 10 m hoher, immergrüner Baum mit glatten, kahlen Zweigen, die nach oben hin dicht beblättert sind. Die kurz gestielten Blätter sind wechselständig, lederartig und ganzrandig mit verkehrt-eiförmiger Blattspreite. Die Blüten sind trugdoldige, endständige Rispen von 10 bis 20 cm Länge. Sie sind polygam. Die Frucht ist eine nierenförmige, zusammengedrückte Steinfrucht. Der Fruchtstiel ist zu einem birnenförmigen, schwammigen, 6 bis 7 cm langen und oben 4 bis 5 cm breiten, gelben oder rötlichen Organ verdickt. Die Samen sind nierenförmig, glatt, blass gräulichbraun und haben eine dünne, häutige Schale.

Verbreitung: Heimisch in der Karibik und Mittel- und Südamerika, wird der Baum überall in den Tropen kultiviert.

Cashewnüsse

Verwendete Pflanzenteile: Die getrockneten, vom Fruchtstiel losgelösten Steinfrüchte von *Anacardium occidentale* L.

Inhaltsstoffe
- In der Fruchtwand: die Alkylphenole Anacardsäure, Cardol, Methylcardol
- In den Samen: fettes Öl (ca 45 %, Hauptfettsäuren Ölsäure und Linolsäure), Eiweißstoffe (ca. 20 %) und Stärke (ca. 12 %)

Pharmakologie
In vitro sehr gute antimikrobielle Wirkung der mit Ethanol hergestellten Trockenextrakte gegenüber den grampositiven Bakterien *Bacillus subtilis* und *Staphylococcus aureus*.
Die vorwiegend in der Fruchtschale, jedoch auch in der Frucht enthaltene Anacardsäure zeigt antimikrobielle, molluscicide, vermicide und Antitumor-Wirkungen.

Anwendungsgebiete
Volkstümlich: Hautreiz- und Ätzmittel gegen wildes Fleisch in Geschwüren, Warzen und Hühneraugen.
Indische Medizin: zusätzlich als Haarwuchsmittel.
Homöopathisch: stark juckender Bläschenausschlag, Gesichtsrose.

Sonstige Verwendungen
Haushalt: Nahrungs- und Genussmittel, Speiseöl. Die Fruchtstiele werden als Obst gegessen und/oder zu Marmeladen und Essig verarbeitet.

Landwirtschaft: Samen und Samenschalen als Hühnerfutter.

Dosierung

Homöopathisch: 5 Tropfen oder 1 Tablette oder 10 Globuli oder 1 Messerspitze Verreibung alle 30–60 min (akut) oder 1–3-mal täglich (chronisch); parenteral: 1–2 ml 3-mal täglich s. c. Salben, Spülungen und Umschläge (1 EL auf 250 ml Wasser) 1–2-mal täglich (HAB34).

Anwendungsbeschränkungen: Die in der Fruchtwand enthaltenen Alkylphenole sind starke Kontaktallergene. Bei Kontakt der Frucht mit der Haut kann es zu Erythemen mit Knötchen- und Bläschenbildung kommen, bei häufigem Kontakt zu rissigen Exanthemen. Die als Cashewkerne gegessenen, gerösteten Samen sind frei von Alkylphenolen (ebenso der Fruchtstiel, der nicht zur Droge gehört; er wird als Obst genutzt).

Patienteninformation: Die aus den Früchten und Fruchtschalen des Cashewnussbaumes gewonnenen ätzenden und hautreizenden Inhaltsstoffe werden äußerlich zur Behandlung von Hühneraugen und Warzen angewendet. Die Wirkung ist nicht wissenschaftlich belegt. Allergische Hauterscheinungen sind möglich.

Bewertung der Wirksamkeit: Die Wirksamkeit ist nicht belegt. Durch die vorwiegend in der Fruchtschale enthaltenen phenolischen Hautreizstoffe mit adstringierend-ätzender Wirkung sowie die nachgewiesenen guten antimikrobiellen Wirkungen, ist der Einsatz bei der Behandlung von Warzen, Hühneraugen, Geschwüren etc. nachvollziehbar.

Handelspräparate

Keine bekannt.

Literatur

Banerjee S, Rao AR: Promoting action of cashew nut shell oil in DMBA-initiated mouse skin tumour model system. Cancer Lett, 47:149–52, 1992 Feb 29

Barroso MAT: Hort Sciences: 8 (1973), 99

Behl PN: In: Behl, P.N.; Captain, R.M.; Bedi, B.M.S.; Gupta, S.: Skin Irritant and Sensitizing plants found in India, PN Behl, India. 1967.

de Souza CP, Mendes NM, Jannotti-Passos LK, Pereira JP: The use of the shell of the cashew nut Anacardium occidentale as an alternative molluscacide. Rev Inst Med Trop Sao Paulo, 34:459–66, 1992 Sep–Oct

Franca F, Lago EL, Marsden PD: Plants used in the treatment of leishmanial ulcers due to Leishmania (Viannia) braziliensis in an endemic area of Bahia Brazil. Rev Soc Bras Med Trop, 47:229–32, 1996 May–Jun

George J, Kuttan R: Mutagenic carcinogenic and cocarcinogenic activity of cashewnut shell liquid. Cancer Lett, 47:11–6, 1997 Jan 15

Gil RR, Lin LZ, Cordell GA, Kumar MR, Ramesh M, Reddy BM, Mohan GK, Narasimha AV, Rao A: Anacardoside from the seeds of Semecarpus anacardium. Phytochemistry, 58:405–7, 1995 May

Jurberg P et al: Effect of Niclosamide (Bayluscide WP 70) Anacardium occidentale hexane extract and Euphorbia splendens latex on behavior of Biomphalaria glabrata (Say 1818) under laboratory conditions. Mem Inst Oswaldo Cruz, 58:191–4, 1995 Mar-Apr

Kubo I et al: Tyrosinase inhibitors from Anacardium occidentale. J Nat Prod 57 (1994), 545

Mendes NM, de Oliveira AB, Guimaraes JE, Pereira JP, Katz N: Molluscacide activity of a mixture of 6-n-alkyl salicylic acids (anacardic acid) and 2 of its complexes with copper (II) and lead (II). Rev Soc Bras Med Trop, 47:217–24, 1990 Oct–Dec

Nagaraja KV: Plant Foods Hum Nutr 37 (1987), 307–311

Nagaraja KV: Qual Plat – Plant Foods Hum Nutr 37 (1987), 69–75

Neuwinger HD: Arzneipflanzen Schwarzafrikas. Deutsche Apotheker Ztg 134 (1994), 453

Ogunlana EO, Ramstad E: Planta Med 27 (1975), 354

Paul VJ, Yeddanapalli LM: J Am Chem Soc 78 (1956), 5675–5678

Smit HF, Woerdenbag HJ, Singh RH, Meulenbeld GJ, Labadie RP, Zwaving JH: Ayurvedic herbal drugs with possible cytostatic activity. J Ethnopharmacol, 47:75–84, 1995 Jul 7

Sullivan JT et al: Planta Med 44 (1982), 175

Tyman JHP, Kiong LS: Lipids 13 (1978), 525–532

Tyman JHP: Anal Chem 48 (1976), 30–34

C

Cayennepfeffer – Capsicum frutescens

Volkstümliche Namen: Cayenne-Pfeffer, Chayennepfeffer, Chili, Paprika, Tabasco (dt.), African Pepper, Bird Pepper, Birdchill, Capsicum, Cayenne, Cayenne Pepper, Chilli, Chilli Pepper, chillies, Goat's Pod, Grains of Paradise, Hungarian Pepper, Paprika, Red Pepper, Sweet Pepper, Zanzibar Pepper (engl.), Piments, poivron (frz.)

Familie: Solanaceae

Botanik: Ein einjähriges, in den Tropen perennierendes 20 bis 100 cm hohes Kraut mit aufrechtem, am Grunde etwas holzigem, kantigem, oberwärts sparrig verzweigtem, kahlem Stängel. Die Blätter stehen meist einzeln, sind langgestielt, oval, lanzettlich bis eiförmig, stumpf zugespitzt und am Grunde keilförmig, ganzrandig oder leicht geschweift und kahl. Die Blüten stehen meist einzeln oder seltener in Paaren oder zu dritt. Die Corolla ist radförmig, kurzröhrig, weiß bis gelblich, selten purpurn bis violett, mit weißlich-grünen oder violetten Flecken. Die Frucht ist 1,5 bis 5 cm lang, bis 9 cm dick und in der Form sehr variabel. Der Kelch bleibt erhalten. Die Fruchtwand ist derb ledrig glänzend und kann rot, gelb grün oder bräunlich sein. Die Samen sind zahlreich, hell, gelblichweiß, flach, scheiben-, kreis- oder nierenförmig und am Rande verdickt. Die Oberfläche ist grubig.

Verbreitung: Die Heimat ist Mexiko und Mittelamerika. Heute wird die Pflanze in allen wärmeren Gebieten der Erde kultiviert.

Cayennepfeffer

Verwendete Pflanzenteile: Cayennepfeffer ist die reife, getrocknete und vom Kelch befreite Frucht von *Capsicum frutescens* L.

Inhaltsstoffe

- Capsaicinoide (Amide des Vanillylamins mit C8- bis C13-Fettsäuren, 0,01 bis 0,22 %, in den Plazenten der Früchte): Hauptkomponenten Capsaicin (Anteil 32 bis 38 %), Dihydrocapsaicin (Anteil 18 bis 52 %)
- Carotinoide (0,3 bis 0,8 %): bes. Capsanthin (dunkelrot, Anteil ca. 35 %), α-Carotin (Anteil ca. 10 %), Violaxanthin (Anteil ca. 10 %), frei oder als Fettsäureester
- Ätherisches Öl (0,1 %): aromabestimmend 2-Methoxy-3-isobutylpyrazin und N-(13-Methyltetradecyl)acetamid (Capsiamid)
- Flavonoide: u. a. Apiin, Luteolin-7-O-glucosid
- Steroidsaponine (Gemisch als Capsicidin bezeichnet, in den Samen)

Pharmakologie

Die Droge enthält Scharfstoffe (Capsaicinoide), die stark hyperämisierend wirken.
Bei lokaler Anwendung zeigt sich zunächst ein Erythem mit Schmerz- und Wärmegefühl, dann eine Phase der Unempfindlichkeit. Das hydrophobe Capsaicin durchdringt die epidermale Membran rasch, so dass die Wahrnehmung erster Hautreaktionen bereits nach 3 Minuten erfolgt (Magnusson und Koskinen 2000). Die analgetischen und antiphlogistischen Effekte werden vermutlich durch eine Beeinflussung des Neuroeptids „Substanz P" hevorgerufen, das an der Vermittlung von Schmerzimpulsen beteiligt ist (Rumsfiled und West 1991, Rains und Bryson 1995, Saller et al. 1997, Schilcher 1998). In Tierversuchen wurde gezeigt, dass Capsaicin – teils über Wochen – chemisch und thermisch sensitive Rezeptoren blockiert (Molnár 1965, Govindarajan und Sathyanarayana 1991). Zahlreiche placebo-kontrollierte klinische Studien mit Hunderten von Teilnehmern ergaben eine gute Wirksamkeit der topischen Anwendung von Paprikafrüchten bei Arthrosen, postherpetischen Neuralgien, Neuropathien und Psoriasis (Deal et al. 1991, McCarthy und McCarthy 1992, Altman et al. 1994, Zhan und Li Wan 1994, Ellison et al. 1997, Kingery 1997, Chrubasik 1998).

Anwendungsgebiete

Äußere Anwendung: bei schmerzhaften Muskelspannungen im Schulter-Arm-Bereich sowie im Bereich der Wirbelsäule.
Volksmedizin: äußerlich bei Erkrankungen des rheumatischen Formenkreises, bei Arthritis, Frostbeulen, bei chronischer Lumbago, zum Gurgeln bei Heiserkeit, Halsschmerzen und eitrigen Halsentzündungen, in Cremes zur Förderung der Durchblutung und Reizempfindlichkeit im Genitalbereich (Orgasmuscreme für die Frau).
Innerlich: bei Magen- und Darmstörungen, Seekrankheit (Spanien) und als Vorbeugemittel gegen Arterienverkalkung, Schlaganfall und Herzerkrankungen sowie zur Potenzsteigerung.
Indische Medizin: bei Gicht, Arthritis, Ischias, Husten und Heiserkeit, aber auch zum Fiebersenken bei Malaria, Gelbfieber, Scharlach, Typhus; ebenfalls verwendet bei Cholera, Ödemen und Magersucht.
Homöopathie: Entzündungen der ableitenden Harnwege, des Magen-Darm-Traktes, des Mund- und Rachenraums sowie bei Mittelohreiterungen.

Sonstige Verwendung
Haushalt: als Gewürz und Gemüse.
Industrie/Technik: zur Tränengasherstellung.

Dosierung

Äußere Anwendung:
60prozentiger ethanolischer Extrakt zur Pinselung.
Tagesdosis: 10 g Droge
Tinktur (1:10)
halbfeste Zubereitungen: höchstens 50 mg Capsaicin in 100 g neutraler Grundlage.
Innere Anwendung:
Homöopathisch: 5 Tropfen oder 1 Tablette oder 10 Globuli oder 1 Messerspitze Verreibung alle 30–60 min (akut) oder 1–3-mal täglich (chronisch); parenteral: 1–2 ml s. c. 3-mal täglich (akut) und 1-mal täglich (chronisch); Salben 1–2-mal täglich (HAB).

Anwendungsbeschränkungen: Risiken der bestimmungsgemäßen Anwendung therapeutischer Dosen der Droge sind nicht eindeutig geklärt. Als Nebenwirkungen können bei innerlicher Anwendung durch die Steigerung der Magen-Darmperistaltik Durchfälle, Darm- und Gallensteinkoliken auftreten. Toxische Dosen führen durch Beeinflussung der Thermorezeptoren zu lebensgefährlicher Hypothermie. Bei langanhalter Anwendung hoher Dosen der Droge (auch als Gewürz) kann es zu chronischer Gastritis, Nierenschäden, Leberschäden und neurotoxischen Effekten kommen. Äußerlich angewendet kann außer der beabsichtigten Hautreizung Blasen- und Geschwürbildung auftreten. Die äußere Anwendung sollte auf 2 Tage begrenzt sein. Dann erst nach 2 Wochen wieder verwenden. Nicht in die Augen kommen lassen! Untersuchungen zur Mutagenität, Teratogenität und Kanzerogenität verliefen widersprüchlich (Yamamoto et al. 1982, Surh und

Lee 1996, Richeux et al. 1999, Marques et al. 2002). Mehrfach wurden allergische Reaktionen beschrieben (Raccagni et al. 1995, Williams et al. 1995, Sastre et al. 1996).

Patienteninformation: Zubereitungen aus Cayennepfeffer sind aufgrund ihrer stark durchblutungsfördenden Wirkung bei äußerlicher Anwendung geeignet, schmerzhafte Beschwerden bei Rheuma, Muskelverspannungen und Nervenschmerzen zu lindern. Auch bei innerlicher Anwendung kann die Droge bei bestimmten Verdauungsstörungen oder Appetitlosigkeit hilfreich sein. Eine äußerliche Anwendung sollte auf 2 Tage beschränkt und erst nach etwa 14 Tagen wiederholt werden, da es sonst zu erheblichen Reizzuständen der Haut kommen kann. Sie sollten beim Auftragen auf die betroffenen Körperstellen möglichst den Kontakt mit Augen und Schleimhäuten vermeiden. Bei längerdauernder innerlicher Anwendung (auch als Gewürz) kann es zu Durchfällen, Gallensteinkoliken, Magenschleimhautentzündung, Nieren- und Leberschäden und Nervenbeeinträchtigungen kommen.

Bewertung der Wirksamkeit: Die Wirksamkeit der Droge bei innerlicher Anwendung, ist nach den gültigen Kriterien für klinische Prüfungen von Arzneimitteln bisher nicht ausreichend belegt. Für die äußerliche therapeutische Verwendung bei schmerzhaften Muskelverspannungen im Schulter-Arm- und Wirbelsäulenbereich bei Erwachsenen und Schulkindern liegt eine Positiv-Monographie der Kommission E vor. Die innerliche Anwendung bei bestimmten Magen-Darm-Störungen oder Reisekrankheit erscheint plausibel. Die Anwendungsbeschränkungen und Dosierungshinweise sind zu beachten.

Handelspräparate

Dolenon® Liniment
Kneipp® Rheuma Capsicum

Literatur

Altman RD, Aven A, Holmburg CE, Pfeifer LM, Sack M, Young GT: Capsaicin cream 0,025 % as monotherapy for osteoarthritis: a double-blind study. Sem Arthritis Rheum. 1994; 23: 25–33

Bascom R, Kageysobotka A, Prous D: Effect of intranasal capsaicin on symptoms and mediator release. J Pharmacol Exp Ther 259 (1991), 1323

Camara B, Moneger R: Phytochemistry 17 (1978), 91

Chrubasik S: Wirksamkeit von Ceyennepfeffer-Extrakt bei rheumatischen Erkrankungen. Allgemeinarzt. 198; 4: 364–9

Deal CL, Schnitzer TJ, Lipstein E, et al: Treatment of arthritis with topical capsaicin: a double-blind trial. Clin Ther. 1991; 13: 383–94

Ellison N, Loprinzi CL, Kugler J, et al: Phase III placebo-controlled trial of capsaicin cream in the management of surgical neuropathic pain in cancer patients. J Clin Oncol. 1997; 15: 2974–80

Gal IE: Pharmazie 22 (1967), 120

Govindarajan VS, Sathyanarayana MN: Capsicum – production, technology, chemistry, and quality. Part V. Impact on physiology, pharmacology, nutrition, and metabolism; structure, pungency, pain, and desensitization sequences. Food Sci Nutr. 1991; 29: 435–74

Grötz KA et al: Prospektive, doppelblinde Therapiestudie zur Prophylaxe der Radioxerostomie durch Cumarin/Troxerutin bei Patienten mit Kopf-Hals-Karzinomen. Strahlenther Onkol 175 (1999), 397

Kingery WS: A critical review of controlled clinical trials for peripheral neuropathic pain and complex regional pain syndromes. Pain 1997; 73: 123–39

Kreymeier J: Rheumatherapie mit Phytopharmaka. Deutsche Apotheker Ztg 137 (1997), 611–613

Magnusson BM, Koskinen LOD: In vitro percutaneous penetration of topically applied capsaicin in relation to in vivo sensation responses. In J Pharm. 2000; 195: 55–62

Marques S, Oliveira NG, Chaveca T, Rueff J: Micronuclei and sister chromatid exchanges induced by capsaicin in human lymphocytes. Mut Res. 2002; 517: 39–46

MacCarthy GM, McCarthy DL: Effect of topical capsaicin in the therapy of painful osteoarthritis of the hands. J. Rheumatol. 1992; 19: 606–7

Masada Y et al: J Food Sci 36 (1971), 858

Molnár, J: Die pharmakologischen Wirkungen des Capsaicins, des scharf schmeckenden Wirkstoffes im Paprika. Arzneim Forsch. 1965; 15: 718–27

Monsereenusorn Y et al: Crit Rev Toxicol 10 (1982), 321

N.N.: Behandlung chronischer Schmerzen: Capsaicin – Lichtblick für Schmerzpatienten. Deutsche Apotheker Ztg 137 (1997), 1027–1028

N.N.: Phytotherapie: Pflanzliche Antirheumatika – was bringen sie?. Deutsche Apotheker Ztg 136 (1996), 4012–4015

Raccagni AA, Bardazzi F, Urbano B, Righini MG: Erythema-multiforme-like contact dermatitis due to capsicum. Contact Dermatitis 1995; 33: 353

Rains C, Bryson HM: Topical capsaicin. A review of its pharmacological properties and therapeutic potential in post-herpetic neuralgie, diabetic neuropathy and osteoarthritis. Drugs & Aging 1995; 7: 317–28

Richeux F, Cascante M, Ennamany R, Saboureau D, Creppy EE: Cytotoxicity and genotoxicity of capsaicin in human neuroblastoma cells SHSY-5Y. Arch Toxicol. 1999; 73: 403–9

Rumsfield JA, West DP: Topical capsaicin in dermatologic and peripheral pain disorders. Ann Pharmacother. 1991; 25: 381–7

Saller R, Kristof O, Reichling J: Capsaicin als Analgetikum. Internistische Praxis 1997; 37: 603–11

Sastre J, Olmo M, Novalvos A, Ibanez D, Lahoz C: Case report: occupational asthma due to different spices. Allergy 1996; 51: 117–20

Schilcher H: Was ist gesichert in der Phytotherapie? Phytotherapie bei rheumatischen Erkrankungen – Pflanzliche Antirheumatika. Ärztezeitschr Naturheilverf. 1998; 39: 459–63

Surh Y-R, Lee SS: Capsaicin in hot chili pepper: carcinogen, co-carcinogen or anticarcinogen? Fd Chem Toxic 1996; 34: 313–6

Williams SR, Clark RF, Dunford JV: Contact dermatitis associated with capsaicin: Hunan hand syndrome. Ann Emergency Med. 1995; 25: 713–5

Yamamoto H Mizutanti T, Nomura H: Studies on the mutagenicity of crude drug extracts. Yakugaku Zasshi 1982; 102: 596–601

Zhang WY, Li Wan PA: The effectiveness of topically applied capsaicin. A meta-analysis. Eur J Clin Pharmacol. 1994; 46: 517–22

Chinarindenbaum – Cinchona pubescens

Volkstümliche Namen: Chinarinde, rote, Chinarindenbaum, Fieberrinde, Kalisayabaum, Roter Chinarindenbaum (dt.), Cinchona, Jesuit's Bark, Peruvian Bark, Red Cinchona, Yellow Cinchona (engl.)

Familie: Rubiaceae

Botanik: Die Pflanze ist ein 5 bis 15 m hoher immergrüner Baum oder auch Strauch mit dichtlaubiger, rundlicher Krone. Die Äste stehen rechtwinklig ab. Die jungen Äste sind meist behaart. Die Nebenblätter sind groß, eiförmig, stumpf oder zugespitzt, seidenhaarig oder fast kahl. Die Blätter haben einen bis zu 8 cm langen Stiel. Die Spreite ist 15 bis 40 cm lang und 7 bis 25 cm breit, länglich-elliptisch bis rundlich, mit bogigen Seitennerven. Die Rinde ist gewöhnlich 3 bis 6 mm dick. Außen ist sie bräunlich-grau und gewöhnlich mit sich abblätterndem Kork rissig bedeckt. Flechten und Moose können gräulich-weiße oder grünliche Flecke bilden. Innen ist die Rinde gelblich bis rötlich-braun. Der bis zu 35 cm lange Blütenstand ist rispig, gegenständig, oft beblättert, vielblütig. Die Blüten sind fast sitzend, und die Blütenröhre ist dicht seidenhaarig. Der Kelch ist angedrückt behaart, die Zähne kurz und breit und zugespitzt. Die Krone ist rot oder rosa und 10 bis 12 mm lang. Die Frucht ist eine längliche, kahle, längsrippige Kapsel.

Verbreitung: Kommt in den Bergregionen des tropischen Amerika vor, sonst kultiviert.

Chinarinde

Verwendete Pflanzenteile: Chinarinde ist die getrocknete Rinde von *Cinchona pubescens* VAHL. oder deren Varietäten und Hybriden.

Inhaltsstoffe

- Chinolinalkaloide (5 bis 15 %): Hauptalkaloide Chinin (0,8 bis 4 %), Cinchonin (1,5 bis 3 %), Cinchonidin (1,5 bis 5 %)
- Triterpene: bittere Triterpensäuremonoglykoside, bes. Chinovasäure-3-O-chinovosid, Chinovasäure-3-O-glucosid
- Catechingerbstoffe (3 bis 5 %)

Pharmakologie

Die alkaloid-, anthrachinon- und bitterstoffhaltige Droge fördert reflektorisch die Magensaft- und Speichelsekretion (typische Bitterstoffwirkung).

Anwendungsgebiete

Innere Anwendung: bei dyspeptischen Beschwerden und bei Blähungen mit Völlegefühl und Appetitlosigkeit verabreicht.
Volksmedizin: bei Malaria, grippalen Infekten, Milzvergrößerung, Muskelkrämpfen, Muskelschmerzen, Krebsleiden und Magenbeschwerden.
Äußerlich zur Behandlung von Abschürfungen und Geschwüren.
Homöopathie: allgemeine Blutvergiftung, Fieberanfälle, Atemwegsentzündungen, akute Durchfälle, Anämie, allgemeine Entkräftung, Hautausschläge und Neuralgien.
Indische Medizin: bei intermittierendem Fieber, Malaria, Intercostalneuralgien, Ischiassyndrom und Neuritiden (bes. Arm).
Chinesische Medizin: bei Malaria, Fieber und Alkoholintoxikation.

Sonstige Verwendung
Medizin: in Haarwässern und Zahnputzmitteln.
Industrie/Technik: als Bittermittel in der Getränkeindustrie.

Dosierung

Tagesdosis: 1–3 g Droge.
Tagesdosis: 0,6–3 g Chinafluidextrakt (mit 4–5 % Gesamtalkaloiden).
Tagesdosis: 0,15–0,6 g Chinaextrakt (mit 15–20 % Gesamtalkaloiden).
Gebräuchliche Einzeldosis: Extrakt 0,2 g Fluidextrakt: 0,5–1 g.
Homöopathisch: 5 Tropfen oder 1 Tablette oder 10 Globuli oder 1 Messerspitze Verreibung alle 30–60 min (akut) oder 1–3-mal täglich (chronisch); parenteral: 1–2 ml s. c. akut: 3-mal täglich; chronisch einmal täglich (HAB).

Anwendungsbeschränkungen: Sensibilisierung gegen Chinin und Chinidin wurde beobachtet (Ekzeme, Juckreiz). Auch bei therapeutischen Dosen kann durch Auslösung einer Thrombozytopenie eine erhöhte Blutungsneigung auftreten. Bei Überdosierung (über 3 g Chinin) bzw. längerer Anwendung der Droge oder ihrer Alkaloide können Übelkeit, Brechdurchfälle, Kopfschmerzen, Abfall der Körpertemperatur, intravasale Hämolyse, Herzarrhythmien, Ohrensausen, Hör- und Sehstörungen (bis hin zur völligen Ertaubung und Erblindung) auftreten.
Der Tod tritt bei Dosen über 10 bis 15 g Chinin durch Herz- und Atemlähmung ein.

Patienteninformation: Medikamente aus Chinarinde regen die Produktion von Speichel und Magensaft an und können bei Appetitlosigkeit, Verdauungsbeschwerden, Blähungen und Völlegefühl eine Beschwerdelinderung herbeiführen. Auch bei Malaria, grippalen Infekten,

Muskelbeschwerden, Fieber und Nervenschmerzen ist nach volksmedizinischen Erfahrungen eine Wirksamkeit möglich, hierfür liegen allerdings keine wissenschaftlichen Beweise vor. Unter der Einnahme des Medikaments kann es zu allergischen Hautveränderungen oder erhöhter Blutungsneigung kommen. In diesem Fall sollten Sie das Medikament sofort absetzen und Ihren Arzt informieren. Auch sollten die Anwendungshinweise streng beachtet werden, da es nach der Einnahme über einen zu langen Zeitraum oder zu hoher Mengen des Arzneimittels zu ernsthaften Vergiftungen kommen kann.

Bewertung der Wirksamkeit: Die typische Bitterstoffwirkung der Droge in Form einer reflektorischen Anregung der Speichel- und Magensaftsekretion macht die Anwendung bei Appetitlosigkeit und Dyspepsie mit Blähungen und Völlegefühl plausibel. Aus diesem Grund wird die therapeutische Verwendung bei diesen Indikationen in der entsprechenden Monographie der Kommission E positiv bewertet. Für die volksmedizinisch beanspruchten Indikationen ist die Wirksamkeit der Droge nach den gültigen Kriterien für klinische Prüfungen von Arzneimitteln bisher noch nicht ausreichend belegt.

Handelspräparate

Hepaticum-Lac-Medice® Sirup (Kombination aus 5 Wirkstoffen)
Hepaticum-Medice® Dragees (Kombination aus 5 Wirkstoffen)
Magen Kleppes (Kombination aus 4 Wirkstoffen)
Maures (Kombination aus 16 Wirkstoffen)

Literatur

Manske RHF, Holmes HL, Rodrigo RGA, Brossi A: The Alkaloids – Chemistry and Physiology, III:1, XIV:181, XXXIV:331, Academic Press New York 1950–1997
N.N.: Chinidin – Photoallergische Reaktion. Deutsche Apotheker Ztg 133 (1993), 2765
N.N.: Hämorrhoidenbehandlung: Ambulant oder stationär. Deutsche Apotheker Ztg 133 (1993), 3616
Risdale CE: Hasskarls cinchona barks. 1. Historical Review. Reinwardtia 10, Teil 2 (1985), 245–264
Schönfeld, Fleischer K, Eichenlaub D: Die Malariavorbeugung. Mückenschutz und Arzneimittel zur Kurzzeitprophylaxe und Notfallbehandlung. Deutsche Apotheker Ztg 133 (1993), 1981

Chiretta – Swertia chirata

Volkstümliche Namen: Chirata, Chiretta (dt.), Brown Chirata, Chirata, Chirayta, Chiretta, Indian Balmony, Indian Gentian, White Chirata (engl.)

Familie: Gentianaceae

Botanik: Die Pflanze ist einjährig und wird etwa 90 cm hoch. Der sich verzweigende Stängel ist braun oder purpurfarben, 2 bis 4 mm stark, unten zylindrisch und nach oben vierkantig werdend. Die Blätter sind glatt, ganzrandig, gegenständig, sehr spitz und lanzettlich oder eiförmig und haben 3 bis 7 Längsadern. Die zahlreichen Blüten sind klein und bilden eine gelbe Rispe. Die Frucht ist eine einzellige Kapsel.

Verbreitung: Ist in Nordindien und Nepal heimisch.

C

Chirettakraut

Verwendete Pflanzenteile: Chirettakraut ist der oberirdische Teil von *Swertia chirata* BUCH.-HAM. ex WALL.

Inhaltsstoffe

- Iridoide als Bitterstoffe (ca. 1,3 %): Hauptkomponenten Swertiamarin (ca. 0,4 %), Swerosid (ca. 0,2 %), weiterhin u. a. Gentiopikrin, Amarogentin, Amaroswerin
- Xanthonderivate: u. a. Mangiferin (0,12 %), Swerchirin (Methylbellidifolin), Swertianin, 7-O-Methylswertianin, Chiratol, Swertiapunicosid, Chiratanin

Pharmakologie

Die magensaftsekretionsanregende Wirkung der Droge ist durch die enthaltenen Secoiridoid-Bitterstoffe bedingt. Im Tierversuch wurde weiterhin eine anticholinerge (Swertiamarin), antiphlogistische, hypoglykämische (Xanthon-Derivate) und eine zentral dämpfende Wirkung beschrieben.

Anwendungsgebiete

Als Amarum bei dyspeptischen Beschwerden. Bei nervösen Magenbeschwerden, gestörter Magensaftbildung, Appetitlosigkeit, Verdauungsstörungen.

Dosierung

Infus oder Tinktur entsprechend 0,6–2,0 g Droge täglich.

Anwendungsbeschränkungen: Risiken der bestimmungsgemäßen Anwendung therapeutischer Dosen der Droge und Nebenwirkungen sind nicht bekannt. Wegen der Steigerung der Magensaftsekretion durch die Droge ist die Anwendung bei Magen- und Zwölffingerdarm-Geschwüren auszuschließen.

Patienteninformation: Zubereitungen aus Chirettakraut können aufgrund ihrer bitteren Inhaltsstoffe die Magensaftbildung fördern und so bei Appetitlosigkeit und Verdauungsstörungen hilfreich sein. Wenn Sie unter Magen-Darm-Geschwüren leiden, sollten Sie das Arzneimittel jedoch nicht anwenden.

Bewertung der Wirksamkeit: Die Wirksamkeit der Droge ist nach den gültigen Kriterien für klinische Prüfungen von Arzneimitteln für die beanspruchten Indikationen bisher nicht belegt, jedoch aufgrund der magensaftsekretionssteigernden Wirkung der enthaltenen Bitterstoffe für die Anwendung bei Appetitlosigkeit und Dyspepsie plausibel, weshalb auch die Anwendung bei peptischen Magen-Darm-Ulcera nicht erfolgen sollte.

Handelspräparate

Gastrosecur® (Kombination mit 5 weiteren Wirkstoffen)

Literatur

Dalal SR et al: J Ind Chem Soc 30 (1953), 455
Ghosal S et al: J Pharm Sci 62 (1973), 926
Goyal H et al: J Res Ayur Siddha 2 (1981), 286
Hikino H et al: Shoyakugku Zasshi 38 (1984), 359
Komatsu M et al: Jpn Kokai 71 (1971), 558
Ray S et al: Amarogentin, a naturally occuring secoiridoid glycoside and a newly recognized inhibitor of topoisomerase I from Leishmania donovani. J Nat Prod 59 (1996), 27–29
Sharma PV: Indian J Pharm Sci 44 (1982), 36

Cimicifuga (Traubensilberkerze) – Cimicifuga racemosa

Volkstümliche Namen: Silberkerze, Traubensilberkerze, Wangenkraut, Wanzenkraut (dt.), Black Cohosh, Black Snake Root, Black Snakeroot, Bugbane, Bugwort, Cimicifuga, Rattle Root, Rattleroot, Rattleweed, Richweed, Squaw Root, Squawroot (engl.)

Familie: Ranunculaceae

Botanik: Eine 1 bis 1,5 m hohe, krautige Pflanze mit einem kräftigen, schwärzlichen Rhizom, das zylindrisch, fest und knotig ist. Die Laubblätter sind doppelt gefiedert, glatt und eingeschnitten gesägt. Der Blütenstand ist eine oben überhängende Traube von 30 bis 90 cm Länge mit weißen Blüten.

Verbreitung: Ist in den USA und Kanada heimisch, wird heute aber auch in Europa kultiviert.

Cimicifuga-Wurzelstock

Verwendete Pflanzenteile: Traubensilberkerzen-Wurzelstock besteht aus dem getrockneten Wurzelstock von *Cimicifuga racemosa* (L.) NUTT.

Inhaltsstoffe

- Triterpene: Triterpenglykoside, u. a. Actein, 27-Desoxyactein, Cimigosid
- Chinolizidinalkaloide: Cytisin, Methylcytisin
- Phenylpropanderivate: u. a. Isoferulasäure
- Cimicifugasäuren (Hydroxyzimtsäureester)
- Flavonoide

Pharmakologie

Präklinik: Mit einem wässrig-ethanolischen Extrakt von *C. racemosa* wurde der uterotrope Effekt an 215 immaturen NMRI/BOM-Mäusen untersucht, sowie der vaginotrope Effekt an ovarektomierten Sprague-Dawley-Ratten. Es konnte kein Östrogen-artiger Effekt gezeigt werden (Einer-Jensen et al. 1996). Dagegen konnte ein hemmender Effekt auf die LH-Freisetzung, aber kein Einfluss auf die FSH- und Prolaktinspiegel an ovarektomierten Sprague-Dawley-Ratten gezeigt werden. (Jarry und Harnischfeger 1985). Nach Fraktionierung konnte die Wirkung auf lipophile bzw. unpolare Substanzen zurückgeführt werden (Düker et al. 1991; Jarry et al. 1995). In-vitro- und In-vivo-Untersuchungen belegen, dass Inhaltsstoffe von Cimicifuga-racemosa-Wurzelstock an Östrogenrezeptoren binden – dies muss eher im Sinne einer Östrogenrezeptor-Blockade interpretiert werden. Ein weiterer möglicher Wirkmechanismus könnte auch die Beeinflussung entsprechender Neurotransmitter sein (Einer-Jensen 1996). In vitro wurde an Östrogenrezeptor-positiven Brustkrebszell-Linien eine Östrogen-antagonistische Wirkung mit einem Isopropanol-Extrakt, nicht aber mit einem Ethanol-Extrakt gefunden (Boblitz et al. 2000). Problematisch in der Bewertung über Östrogen-Rezeptor-Bindungen sind die fehlenden Angaben, ob es sich um α- oder β-Rezeptoren handelt.
In vitro zeigten Substanzen eines Dichlormethan-Extraktes nach Fraktionierung sowohl schwache als auch starke Östrogen-Rezeptorbindungen. Eine weitere Fraktion zeigte agonistische Bindung vergleichbar mit der von Clonidin, einem Sympathomimetikum mit hoher Affinität zu α-2-Rezeptoren (Düker et al. 1991; Jarry und Harnischfeger 1985). Ein Methanolextrakt von *C. racemosa* enthielt ebenso an den Östrogen-Rezeptor bindende Substanzen (Jarry et al. 1985). Östrogene Wirkungen konnten u. a. für die Flavonoide Formononetin und Genistein gezeigt werden (Keung 1995,

Kuiper et al. 1998). Diese Substanzen sollen allerdings in kommerziellen Extrakten (ethanolisch und isopropanolisch) nicht mehr enthalten sein (Liske 1998). In vitro wurde mit der Mammakarzinom-Zell-Linie 435 kein die Proliferation-stimulierender Effekt nachgewiesen (Nesselhut et al. 1993).
Weiterhin wurden für *C. racemosa* antiphlogistische, hypoglykämische und hypotensive Wirkungen beschrieben (Beuscher 1995, Kim und Kim 2000, Newall et al. 1996).
Klinik: In einer doppelblinden klinischen Studie wurden 152 klimakterische Frauen mit einem Traubensilberkerzenextrakt (Tagesdosis: 40 mg bzw. 127 mg) behandelt. Nach dreimonatiger Behandlung wurden keine auffälligen Veränderungen der Hormonkonzentration von LH, FSH, E2, SHBG sowie Prolaktin bei den menopausalen Frauen festgestellt. Darüber hinaus wurden keine Veränderungen der vaginalzytologischen Parameter registriert (Liske 1998). Seit Ende der fünfziger Jahre wurde in zahlreichen klinischen Untersuchungen der therapeutische Nutzen der Traubensilberkerze bei gynäkologischen Erkrankungen bei über 2000 Patientinnen untersucht. Es wurde die Wirksamkeit und gute Verträglichkeit von *Cimicifuga racemosa* bei klimakterischen Beschwerden, Dysmenorrhö sowie dem prämenstruellen Syndrom dokumentiert (Übersicht: Boblitz, 2000). Besonders umfassend ist die dokumentierte Wirksamkeit bei klimakterischen Beschwerden mit somatischer, psychischer und neurovegetativer Symptomatik. Die Untersuchungen basieren auf anerkannten und validierten Messmethoden wie dem Kupperman Index und der HAMA (Hamilton Anxiety Scale). In kontrollierten Studien mit 200 Patientinnen im Klimakterium mit somatischer, psychologischer und neurovegetativer Begleitsymptomatik wurde u. a. eine Östrogen-artige Stimulation der Vaginalschleimhaut, eine Verbesserung im Kuppermann-Index, und des Hama sowie eine Verbesserung somatischer Parameter erreicht (Lehmann-Willenbrock und Riedel 1988, Stoll 1987, Warnecke 1985). Im Hinblick auf somatische Symptome war die Therapie mit einem Cimicifuga-racemosa-Extrakt gleichwertig zu einer Therapie mit konjugierten Östrogenen (Warnecke 1985). In offenen Studien mit über 750 Patientinnen (Daiber 1983, Pethö 1987, Stolze 1982, Vorberg 1984) konnte eine gute Wirksamkeit und Verträglichkeit in der Verbesserung der Symptomatik während der Menopause erreicht werden. In einer aktuellen Anwendungsbeobachtung mit 911 prä-, peri- und postmenopausalen Frauen zeigte eine fixe Kombination aus *Hypericum perforatum* (Johanniskraut) und *Cimicifuga racemosa* (Traubensilberkerze) synergistische Wirkungen in der Wirksamkeit zur Linderung psychischer Symptome (Liske et al. 1997).

Anwendungsgebiete

Innere Anwendung: bei klimakterischen, neurovegetativen prämenstruellen und dysmenorrhoeischen Beschwerden. Aufgrund der derzeitigen Datenlage ist die Droge – abhängig von der Art des verwendeten Extraktes – auch für Frauen mit Östrogen-rezeptor-positiven Mammakarzinomen geeignet, bei denen eine hormonelle Therapie klimakterischer Beschwerden kontraindiziert ist (Liske 1998).
Da die neurovegetativen Beschwerden häufig von psychovegetativen Symptomen wie beispielsweise depressiven Verstimmungen begleitet werden, ist die fixe Kombination mit Johanniskraut (*Hypericum perforatum*) sinnvoll.
Volksmedizin: bei Rheuma, Halsschmerzen, Bronchitis. Die Tinktur auch als Sedativum, bei choreatischen Zuständen, Fieber, Lumbago und bei Schlangenbissen.
Chinesische Medizin: außer den oben genannten Verwendungen auch bei Masern im Prä-Exanthem-Stadium.
Die Wirksamkeit bei den letztgenannten Indikationen ist nicht belegt.

Dosierung

Mittlere ED: Tee: 1 g Droge, 5–10 min. 3-mal tägl. 1 Tasse.
Tagesdosis: als alkoholischer Extrakt (ethanolisch-wässriger 40–60 % (V/V) oder isopropanolisch-wässriger 40 % (V/V)), entsprechend mindestens 40 mg Droge. Ethanolische Trockenextrakte sowie ethanolisch-wässrige und isopropanolische Flüssigextrakte mit unterschiedlichen Droge-Extrakt-Verhältnissen.

Anwendungsbeschränkungen: Risiken der bestimmungsgemäßen Anwendung therapeutischer Dosen der Droge und Nebenwirkungen sind nicht bekannt. Gelegentlich können Magenbeschwerden auftreten.
Bei Langzeiteinnahme (mehr als 6 Monate) sollte ein Arzt konsultiert werden.
Eine Einnahme bei östrogenabhängigen Tumoren – abhängig von der Art des verwendeten Extraktes – erscheint möglich. Keine Einnahme während der Schwangerschaft und Stillzeit (McGuffin et al. 1997). Die Wirkung Blutdruck-senkender Medikamente kann verstärkt werden (Ernst 2000).

Patienteninformation: Präparate aus Cimicifuga-Wurzelstock sind geeignet, um Ihre Beschwerden während der Menopause zu lindern. Sie verbessern das allgemeine Befinden und sind besser verträglich als eine herkömmliche Hormon-Therapie. Bitte beachten Sie genau die Dosierungsanweisung. Wenn Sie noch andere Medikamente einnehmen, sprechen Sie eine Therapie mit Präparaten aus Cimicifuga-Wurzelstock mit Ihrem Arzt ab. Sollten Sie weiterhin Beschwerden haben, suchen Sie bitte Ihren Arzt auf.

Bewertung der Wirksamkeit: Die Wirksamkeit und Verträglichkeit von Präparaten mit Cimicifuga-Wurzelstock als wirksamen Bestandteil bei Symptomen während der Menopause ist durch klinische Studien aus den achtziger Jahren belegt. Diese entsprechen nicht vollständig den gültigen Kriterien für die Prüfung von Arzneimitteln, dennoch kann die Wirksamkeit als belegt angesehen werden. Dies wird durch pharmakologische Studien bestätigt. Dabei ist die Wirkungsweise noch nicht geklärt. Östrogenartige Wirkungen wurden nachgewiesen – von verschiedenen Herstellern wird allerdings betont, dass der hierfür verantwortliche Inhaltsstoff Formononetin in den Handelspräparaten nicht mehr enthalten ist. Die Kommission E (1989) hat für Cimicifuga-Wurzelstock folgende Indikationen positiv bewertet: Prämenstruelle und dysmenorrhoische sowie klimakterisch bedingte neurovegetative Beschwerden. Das Nutzen-Risko-Verhältnis ist positiv.

Handelspräparate

Cimicifuga® Stada (TD: 1-mal tgl. 1 Filmtabl.)
Cimisan® (TD: 1-mal tgl. 1 Filmtabl.)
Femikliman® (TD: 1-mal tgl. 1 Filmtabl.)
Klimadynon® (TD: 2-mal tgl. 1 Filmtabl. oder 30 Tr.)
Remifemin® (TD: 2-mal tgl. 1 Tabl oder 20 Tr.)
Remifemin® plus (TD: 2-mal tgl. 1–2 Drg.)

Literatur

Benoit PS et al: Lloydia 39 (1976), 160

Beuscher N: Cimicifuga racemosa L. – Die Traubensilberkerze. Z Phytother 16 (1995), 301–310

Boblitz N et al: Benefit of a fixed drug combination containing St John's Wort and Black Cohosh for climacteric patients – results of a randomised clinical trial. Focus on Alternative and Complementary Therapies 5(1) (2000)

Boblitz N et al: Traubensilberkerze. DAZ 140(24) (2000)

Corsano S, Panizzi L: Sull' Acteina, principio attivo della Actaea racemosa. Atti Acca Nazl Lincei, Rend, Classe Sci, Fis. Mat. Nat 38 (1965), 600–604

Daiber W: Klimakterische Beschwerden: ohne Hormone zum Erfolg!. Ärztl Praxis 35 (1983), 1946–1947

Düker EM, Kopanski L, Jarry H, Wuttke W: Effects of extracts from cimicifuga racemosa on gonadotropin release in menopausal women and ovariectomized rats. Planta Med 57 (1991), 420–424

Einer-Jensen N, Zhao J, Andersen KP, Kristoffersen K: Cimicifuga and Melbrosia lack oestrogenic effects in mice and rats. Maturitas 25 (1996) 149–153

Ernst E: Possible interactions between synthetic and herbal medicinal product. Perfusion 13 (2000), 4–15

Földes J: Die Wirkungen eines Extraktes aus Cimicifuga racemosa. Ärztl Forsch 13 (1959), 623–624

Foster S: Black Cohosh: Cimicifuga racemosa. A Literature Review. HerbalGram 45, 1999

Genazzani E et al: Nature 194 (1962), 544

Gerhard I, Liske E, Wüstenberg P: Behandlung von psychovegetativen Beschwerden im Klimakterium mit Remifemin(R)plus (Poster). Z Phytother 16 (5, Supplement: 6. Phytotherapiekongreß in Berlin 1995), 21

Görlich N: Behandlung ovarieller Störungen in der Allgemeinpraxis. Ärztl Praxis 14 (1962), 1742–1743

Gruenwald J: Standardized Black Cohosh (Cimicifuga) Extract Clinical Monograph. Quarterly Review of Natural Medicine 4 (1998), 117–125

Harnischfeger G, Stolze H: Bewährte Wirksubstanzen aus Naturstoffen. Traubensilberkerze. Notabene medici 10 (1980), 446–450

Jarry H et al: Erste Beweise für eine direkte Wirkung von Inhaltsstoffen von Cimicifuga racemosa auf die in-vitro-Steroidsekretion von porcinen Granulosa- und Lutealzellen (Poster). Z Phytother 16 (5, Supplement), (1995), 7–8

Jarry H, Gorkow C, Wuttke W: Treatment of Menopausal Symptoms with Extracts of Cimicifuga Racemosa, In vivo and in vitro Evidence for Estrogenic Activity. Loew D et al (Hrsg.): Phytopharmaka in Forschung und klinischer Anwendung. Darmstadt, 1995, S 99–112

Jarry H, Harnischfeger G, Düker E: Studies on the endocrine effects of the contents of Cimicifuga racemosa, 2. In vitro binding of compounds to extrogen receptors. Planta Med 51 (1985), 316–319

Jarry H, Harnischfeger G: Untersuchungen zur endokrinen Wirksamkeit von Inhaltsstoffen aus Cimicifuga race-mosa. 1. Einfluß auf die Serumspiegel von Hypophysenhormonen ovariektomierter Ratten. Planta Medica 1 (1985), 46–49

Jarry H, Harnischfeger G, Düker E: Untersuchungen zur endokrinen Wirksamkeit von Inhaltsstoffen aus Cimicifuga racemosa. 2. In vitro-Bindung von Inhaltsstoffen an Östrogenrezeptoren. Planta Medica 4 (1985), 316–319

Jarry H: Isolierung pharmakogologisch aktiver Substanzen aus Cimicifuga racemosa. Dissertation, 1984

Kesselkauf O: Über die Behandlung klimakterischer Beschwerden mit Remifemin. Med Monatsschr 11 (1957), 87–88

Keung W: Dietary estrogenic isoflavones are potent inhibitors of β-hydroxysteroid dehydrogenase of P. testosteronii. Biochem Biophys Res Commun 215 (1995), 1137–1144

Kim S, Kim M: Inhibitory effects of Cimicifugae Rhizoma extracts on histamine, bradykinin and COX-2 mediated inflammatory actions. Phytother Res 14 (2000), 596–600

Krämer H, Geisenhofer H: Erfahrungen mit dem Cimicifuga-Präparat Remifemin. Therapie der Gegenwart 97 (1958), 238–239

Kuiper GJM, Lemmen JG, Carlsson B, Corton JC, Safe SH, Van der Saag PT, van der Burg B and Gustafsson-J_A: Interaction of estrogenic chemicals and phytoestrogens with estrogen receptor β.Endocrinology 139 (1998), 4252–4263

Lauritzen C: Nichthormonale Therapie klimakterischer Beschwerden. Gynäkol Praxis 14 (1990), 43–56

Lehmann-Willenbrock E, Riedel H-H: Klinische und endokrinologische Untersuchungen zur Therapie ovarieller Ausfallserscheinungen nach Hysterektomie unter Belassung der Adnexe. Zentralbl Gynäkol 110 (1988), 611–618

Lieberman S: A review of the effectiveness of Cimicifuga racemosa (Black Cohosh) for the symptioms of menopause. Journal of Women's Health, 7-5-1998.

Liske E, Gerhard I, Wüstenberg P: Klimakterium: Phytokombination lindert psychovegatative Leiden. Therapiewoche Gynakol. 10 (1997), 172–175

Liske E: Therapeutic Efficiacy and Safety of Cimicifuga racemosa for Gynecologic Disorders. Advances in Therapy 15, 1 (1998), 45–53

McGuffin M, Hobbs C, Upton R, Goldberg A (eds): Botanical Safety Handbook. CRC Press Boca Raton Boston London New York Washington, D.C. 1997
Neßelhut T, Schellhase C, Dietrich R, Kuhn W: Untersuchungen zur proliferativen Potenz von Phytopharmaka mit östrogenähnlicher Wirkung bei Mammakarzinomzellen. Arch Gynecol Obstetrics 254 (1993), 817–818
Newall CA, Anderson LA, JD Phillipson (eds.): Herbal Medicines: A Guide for Health-care Professionals. Cohosh, Black. The Pharmaceutical Press London (1996), 80–81
Pethö A: Klimakterische Beschwerden, Oft hilft schon Wanzenkraut. Ärztl Praxis 47 (1987), 1551–53
Pethö A: Umstellung einer Hormonbehandlung auf ein pflanzliches Gynäkologikum möglich?. Ärztl Praxis 47 (1987), 1551–1553
Radics L et al: Tetrahedron Letters 48 (1975), 4287
Shibata M et al: Yakugaku Zasshi 100 (1980), 1143
Shibata M: J Chem Soc Jpn 97 (1977), 911
Stoll W: Phytotherapeutikum beeinfluß atrophisches Vaginalepithel, Doppelblindversuch Cimicifuga vs. Östrogenpräparat. Therapeutikon 1 (1987), 23–32
Stolze H: Der andere Weg klimakterische Beschwerden zu behandeln. Gyne 1 (1982), 14–16
Suntry Ltd : Pat. JP 84/20298 Japan (1984)
Vorberg G: Therapie klimakterischer Beschwerden. Erfolgreiche hormonfreie Therapie mit Remifemin (R). ZFA 60 (1984), 626–629
Warnecke G: Beeinflussung klimakterischer Beschwerden durch ein Phytotherapeutikum. Erfolgreiche Therapie mit Cimicifuga-Monoextrakt. Med Welt 36 (1985), 871–874
Winterhoff H: Arzneipflanzen mit endokriner Wirksamkeit. Z Phytother 14 (1993), 83–94
Wong AHC, Smith M, Boom HS: Herbal Remedies in Psychiatric Practice. Arch Gen Psychiatry 55 (1998), 1033–1044

Lemongras – Cymbopogon citratus

Volkstümliche Namen: Citronellgras, Lemongras (dt.), Citron grass, Citronella, Fever Grass, Lemongrass, West Indian Lemon Grass (engl.), Sontol, zacate lemón verba Luisa (esp.), Verveine des Indes (frz.), Serai dapur (indon.)

Familie: Poaceae

Botanik: Eine ausdauernde Pflanze mit bis zu 2 m hohem Halm, der glatt und kahl ist. Die Blattspreite ist lineal, spitz zulaufend, bis 90 cm lang und 5 mm breit, auf beiden Seiten glatt. Die Blattscheiden sind stielrund, kahl, glatt. Die Ligula ist papierartig und weniger als 1 mm lang. Die Blüten sind 30 cm lange Scheinähren mit rötlichbraunen Scheiden von 15 bis 25 mm Länge. Die Trauben sind 15 bis 17 mm, das sitzende Ährchen 6 mm lang und die obere Hüllspelze 0,7 mm breit, lanzettlich, schmal geflügelt, am Rücken abgeflacht, im unteren Teil schwach konkav und ohne Nerven. Das gestielte Ährchen ist 4,5 mm lang, die untere Hüllspelze 0,7 mm breit. Die Art bildet nur selten Blütenstände aus.

Verbreitung: Die Pflanzenart war ursprünglich in den Tropen und Subtropen der Alten Welt beheimatet. Heute wird sie auch in Mittel- und Südamerika und Queensland in Australien kultiviert.

Zitronengras

Verwendete Pflanzenteile: Zitronengras besteht aus den oberirdischen Teilen von *Cymbopogon citratus* (DC) STAPF. Westindisches Lemongrasöl besteht aus dessen ätherischem Öl. Citronellöl besteht aus dem ätherischen Öl von *C. winterianus* JOWITT.

Inhaltsstoffe

Cymbopogon citratus (DC.) STAPF liefert
- Zitronengras mit ätherischem Öl (0,2 bis 0,4 %)
- Lemongrasöl, Hauptbestandteile: Citral (65 bis 86 %), Myrcen (12 bis 20 %)

Cymbopogon winterianus JOWITT liefert
- Citronellöl, Hauptbestandteile: Citronellal (32 bis 45 %), Geraniol (12 bis 25 %), Citronellol (10 bis 15 %), Geranylacetat (3 bis 8 %), Citronellylacetat (1 bis 4 %)

Pharmakologie

Hauptwirkstoffe sind ätherisches Öl, Triterpene und Flavonoide.
I. v. Gaben eines Infus zeigten bei Ratten einen Abfall des arteriellen Mitteldruckes und eine schwach diuretische Wirkung.
Nach i. p. Gaben einer nicht exakt gewogenen Menge von Extraktivstoffen zeigte sich ein Temperaturabfall und ein Trend zur Transitverlängerungszeit des Intestinums. Insgesamt kann jedoch wegen der geringen Versuchszahlen nicht auf ein hypotensives Potential der Droge geschlossen werden.
Das ätherische Öl ist antibakteriell wirksam (Geranial und Neral).
In hohen Dosen wirkt es im Tierversuch sedierend und analgesierend.

Anwendungsgebiete

Volksmedizinische Anwendung: Zitronengras bei fieberhaften Erkrankungen und nervösen Unruhezuständen; Lemongrasöl innerlich gegen Magen-Darm-Beschwerden. Äußerlich bei Lumbago, neuralgischen und rheumatischen Schmerzen, auch bei Verstauchungen.
Indische Medizin: gegen Darmparasiten, bei Magenbeschwerden, Blähungen, Lepra, Bronchitis und Fieber. Lemongrasöl bei Cholera und Brechdurchfällen und auch bei Verstauchungen.

Sonstige Verwendung
Haushalt: Zitronengras als Gewürz meist von Fleischgerichten.

Industrie: Lemongrasöl als Aromatikum von Erfrischungsgetränken, Süßwaren und Backwaren.
Kosmetik: Lemongrasöl als Parfümzusatz von kosmetischen Produkten.

Dosierung
Infus (Zitronengras): Einzeldosis: 2 g Droge; Tagesdosis: 6 g Droge.
Äußerlich: als Absud für Bäder und zur Inhalation (Konz.: 4,0 g Öl/100 l)
Lemongrasöl: Einzelgabe 3–6 Tropfen auf Zucker; äußerlich: als Liniment mind. 1:2 mit neutralem Öl verdünnen.

Anwendungsbeschränkungen: Beim Auftragen von Externa mit dem ätherischen Öl auf die Haut kam es in seltenen Fällen zu allergischen Erscheinungen. Nach Inhalationen des ätherischen Öls wurden in 2 Fällen eine toxische Alveolitis beobachtet.

Patienteninformation: Das aromatische Zitronengras oder sein ätherisches Öl, das Lemongrasöl kann bei nervöser Unruhe, Fieber, Magen-Darm-Beschwerden, äußerlich angewendet auch bei Muskel- und Nervenschmerzen, Hexenschuss und Verstauchungen hilfreich sein, eindeutige Beweise für die Wirksamkeit liegen nicht vor. In seltenen Fällen kann es bei äußerlicher Anwendung zu allergischen Reaktionen kommen.

Bewertung der Wirksamkeit: Die Wirksamkeit der Droge ist nach den gültigen Kriterien für klinische Prüfungen von Arzneimitteln bisher nicht belegt. Tierexperimentell fanden sich milde diuretische, mögliche hypotensive und hypothermische wie auch antibakterielle, sedative und analgesierende Wirkungen, was einen Teil der volkmedizinisch beanspruchten Indikationen plausibel erscheinen lässt. Zur therapeutischen Verwendung liegt eine Negativ-Monographie der Kommission E vor (keine Bedenken bei der Verwendung als Aroma- und Geschmacksstoff).

Handelspräparate
Kombinationen

Literatur

de Silva MG: Mfg Chemist 30 (1959), 415–416
Hänsel R, Keller K, Rimpler H, Schneider G (Hrsg): Hagers Handbuch der Pharmazeutischen Praxis. 5. Aufl., Bde 4–6 (Drogen), Springer Verlag Berlin, Heidelberg, New York, 1992–1994
Sarer E, Scheffer JJC, Svendsen AB: Composition of the essential oil of Cymbopogon citratus (DC.) STAPF cultivated in Turkey. Sci Pharm 51 (1983), 58

Cocastrauch – Erythroxylum coca

Volkstümliche Namen: Cocastrauch, Kokastrauch, Koka-Strauch (dt.), Bolivian Coca, Coca, Cocaine, Cuca, Peruvian Coca (engl.), Cocca (esp.), Ypadu (indian.), Coca, Cuca (peru.), Ipadu (port.)

Familie: Erythroxylaceae

Botanik: Die Coca-Pflanze ist ein kleiner strauchähnlicher Baum von bis zu 5 m Höhe. Die Blätter sind bräunlich grün, oval, derb, bis zu 5 cm lang und 2,5 cm breit, ganzrandig und an der Spitze abgerundet. Sie haben zwei Linien auf der oberen Seite, die parallel zur Blattrippe liegen und der Versteifung der Blattspreite dienen. An der Blattbasis befinden sich kleine Nebenblätter, die später braun werden und sich hornartig verhärten. Die Blüten sind klein und grünlichweiß. Sie sitzen in Büscheln in den Blattachseln. Die Frucht ist eine rote, kaum 1 cm lange Steinfrucht mit jeweils nur einem Samen.

Verbreitung: Ist in Südamerika heimisch und wird dort sowie in Indonesien, Indien und Sri Lanka angebaut.

Kokablätter

Verwendete Pflanzenteile: Kokablätter sind die getrockneten Blätter von *Erythroxylum coca* LAM.

Inhaltsstoffe
- Tropanalkaloide (0,1 bis 0,7 %): Hauptalkaloid (–)-Cocain, weiterhin u. a. cis-Cinnamoylcocain, trans-Cinnamoylcocain, als Artefakte außerdem u. a. α-Truxillin, β-Truxillin, Benzoylecgonin

Pharmakologie
Die alkaloidhaltigen Blätter wirken durch die Hauptwirksubstanz Kokain lokal anästhesierend und zentral stimulierend, hunger- und schlafbedürfnisdämpfend.
In höheren Dosen erfolgt die Lähmung motorischer Nervenfasern.

Anwendungsgebiete
Volksmedizin: Cocablätter wurden bereits vor über 5000 Jahren von südamerikanischen Indigenas verwendet (Genussmittel?). Auch heute werden die Blätter dort gekaut, um die Wahrnehmung des Gefühls von Hunger und Kälte zu mindern und das Schlafbedürfnis zu reduzieren.

Verwendung findet die Droge gegen Zahnschmerzen, Schleimhautreizungen in Mund- und Rachenraum (Gurgellösung), in Augentropfen und als Anästhetikum.
Zur Isolierung des Kokains für die Herstellung von Cocainhydrochlorid als Lokalanästhetikum.
Weiterer Einsatz bei gastrointestinalen Störungen, Rheumatismus, Asthma, Malaria und zur Gewichtsreduktion.

Sonstige Verwendung
Lebensmittelindustrie: als Zusatz zu Getränken und Eiscreme.

Dosierung
Keine gesicherten Angaben.

Anwendungsbeschränkungen
Beim Kauen einer großen Menge der Blätter können psychische Störungen und Halluzinationen auftreten. Gefährliche Vergiftungen sind durch die Droge nicht möglich.
Beim chronischen Gebrauch der Blätter kommt es durch Unterdrückung des Hungergefühls und dadurch bedingter verminderter Nahrungsaufnahme zu schlechtem Ernährungszustand und zu Arbeitsunlust. Die erhöhte Anfälligkeit gegenüber Erkrankungen und die verminderter Lebenserwartung ist auch durch die immunsuppressive Wirkung der Droge bedingt. Darüber hinaus wirkt die Droge wahrscheinlich karzinogen, embryotoxisch und sensibilisierend. Kokain geht in den Embryo bzw. Fetus und die Muttermilch über.
Die beobachtete Abhängigkeit von der Droge (Cocaismus) ist vorwiegend psychisch bedingt, es sind jedoch auch Entzugssymptome bekannt (Schlafbedürfnis, Fresssucht, Angst, Gereiztheit, Tremor). Zur Toxikologie des Kokains siehe Literatur (Lewin, Teuscher).

Patienteninformation: Die Blätter des Koka-Strauches enthalten Kokain, das Ihnen sicherlich als Rauschgift bekannt ist, und werden von den Indianers Südamerikas auch als Arzneipflanze genutzt, um eine Leistungssteigerung zu erreichen und das Schlafbedürfnis, Hunger- und Kältegefühl zu dämpfen. Kokain wird außerdem äußerlich zur Schmerzbetäubung verwendet. Bei langdauerndem Gebrauch kommt es zu Abmagerung, allgemeiner Unlust und erhöhter Infektionsanfälligkeit wie auch psychischer Abhängigkeit.

Bewertung der Wirksamkeit: Das in der Droge enthaltene Kokain wirkt bekanntermaßen lokalanästhetisch, zentral stimulierend und hunger- und schlafbedürfnisdämpfend, in höheren Dosen paralytisch, was die Verwendung als Lokalanästhetikum und Stimulans erklärt. Die Wirksamkeit bei gastrointestinalen Störungen, rheumatischen Erkrankungen, Asthma, Malaria und Adipositas ist zur Zeit nicht ausreichend belegt. Valide Angaben zur Dosierung liegen nicht vor, die Anwendungsbeschränkungen und möglichen Nebenwirkungen sind zu beachten.

C

Handelspräparate
Keine bekannt.

Literatur

Aynilian G et al: J Pharm Sci 63 (1974), 1938
Chen GJ, Pillai R, Erickson JR et al: Cocaine immunotoxicity – abnormal cytokine production in hispanic drug users. Toxicol Lett 59 (1991), 81
Evans WC: ETH 3 (1981), 265
Grieb G: Mißbildungen: Schädigt Cocain menschliche Spermien?. Deutsche Apotheker Ztg 132 (1992), 578
Homstedt B et al: Phytochemistry 16 (1977), 1753
Moore JM et al: 1-Hydroxytropacocaine: an abundant alkaloid of Erythroxylum novogranatense var. novogranatense and var. truxillense. Phytochemistry 36 (1994), 357
N.N.: Brustschmerzen und Atherosklerose durch Cocain. Deutsche Apotheker Ztg 130 (1990), 2723
Novak M, Salemink C: Planta Med 53 (1987), 113
Novak M, Salemink CA, Khan I: ETH 10 (1984), 261
Sukrasno N, Yeoman MM: Phenylpropanoid metabolism during growth and development of Capsicum frutescens fruits. Phytochemistry 32 (1993), 839
Tuerner CE, Ma C, Elsohly MA: ETH 3 (1981), 293
Wiggins RC: Pharmacokinetics of Cocaine in pregnancy and effects on fetal maturation. Clinical Pharmacokinetics 22 (1992), 85

Cochlospermum – Cochlospermum gossypium

Volkstümliche Namen: Cotton shell (engl.)

Familie: Cochlospermaceae

Botanik: Bis zu 10 m hoher Baum Laubblätter 10 bis 20 cm breit, handförmig gelappt, Lappen 3 bis 5, zugespitzt, oder gefingert, Blattstiele 6 bis 17 cm lang. Junge Äste samtig behaart, rötlich überlaufen, ältere kahl, aschgrau. Blüten in wenigblütiger, endständiger Rispe angeordnet. Blüten 11 bis 15 cm im Durchmesser, 4 bis 5 freie seidigbehaarte Kelchblätter, 4 bis 5 goldgelbe Kronblätter, Staubblätter zahlreich, Fruchtknoten oberständig, aus 5 Fruchtblättern zusammengesetzt, mit vielen wandständigen Samenanlagen. Früchte ovale, dunkelbraune, hängende Kapseln, 5 bis 10 cm lang, 4 cm dick, loculicid. Samen nierenförmig, ca. 7 mm lang, 5 mm breit, lang behaart.

Verbreitung: Indien, Südostasien, Kenia, Mauritius

Kutira-Gummi

Verwendete Pflanzenteile: Kutira-Gummi sind die unregelmäßig geformten, ledergelben Klümpchen aus dem Exudat der Rinde von *Cochlospermum gossypium* (L.) DC.

Inhaltsstoffe
- wasserlösliche Polysaccharide: partiell acetylierte, sauer Heteroglykane

Pharmakologie
Die Droge (acetyliertes saures Polysaccharid) wirkt laxativ (vgl. Sterculiae gummi).

Anwendungsgebiete
Volksmedizin: bei Obstipation und Darmträgheit.
Indische Medizin: bei Husten, Durchfall, Dysenterie, Pharyngitis und Geschlechtskrankheiten.

Sonstige Verwendung
Kosmetik: als Haarfixateur und Haftmittel.
Industrie: als Verdickungsmittel in der Nahrungs- und Farbenherstellung, in der Papierindustrie (Leim), als Ersatz von Baumwolle (Samenhaare), in der Seilerei (Fasern der Rinde) und in der Schuhsohlenfertigung.
Pharmazie: als viskositätssteigerndes Agens und als Ersatzstoff für Traganth.

Dosierung
ED: 3 g Droge mit viel Flüssigkeit einnehmen.

Anwendungsbeschränkungen: Risiken der bestimmungsgemäßen Anwendung therapeutischer Dosen der Droge und der Verwendung als pharmazeutischer Hilfsstoff sind nicht bekannt.

Patienteninformation: Kutira-Gummi ist aufgrund seiner abführenden Wirkung hilfreich bei Verstopfung und Darmträgheit und soll nach Erfahrungswerten aus der Indischen Medizin auch bei Husten, Durchfallerkrankungen und Halsentzündung wirksam sein. Sie sollten bei der Einnahme auf ausreichende Flüssigkeitszufuhr achten.

Bewertung der Wirksamkeit: Die Wirksamkeit der Droge ist nach den gültigen Kriterien für klinische Prüfungen von Arzneimitteln bisher noch nicht ausreichend belegt. Aufgrund der nachgewiesenen laxativen Wirkung ist die Verwendung bei Obstipation und Darmträgheit plausibel.

Handelspräparate
Keine bekannt.

Literatur
Blaschek W, Hänsel R, Keller K, Reichling J, Rimpler G, Schneider G (Hrsg): Hagers Handbuch der Pharmazeutischen Praxis. Folgebände 1 und 2. Drogen A-Z. Springer. Berlin, Heidelberg 1998

Cocillana – Guarea rusbyi

Volkstümliche Namen: Cocillana tree (engl.)

Familie: Meliaceae

Botanik: Bis zu 5 m hoher Baum mit großen, gefiederten Blättern. Die 5-zähligen Blüten sind radiärsymmetrisch, weiß bis gelblich und unscheinbar. Der Fruchtknoten ist oberständig.

Verbreitung: Kuba, Brasilien, Bolivien

Cocillana-Rinde

Verwendete Pflanzenteile: Die Cocillana-Rinde ist die zerkleinerte Rinde der Stämme, oft mit weißlichen Holzstücken von *Guarea rusby* (BRITTON) RUSBY.

Inhaltsstoffe
- Ätherisches Öl
- Steroide: Sterole, u. a. β-Sitosterol
- Gerbstoffe
- Alkaloide (?)

Pharmakologie
Die Droge soll expektorierend, emetisch, laxativ und in höheren Dosen menstruationsauslösend wirken. Die emetische Wirkung wird der nicht näher definierten Alkaloidfraktion zugeschrieben. Experimentelle Daten liegen nicht vor.

Anwendungsgebiete
Volksmedizin: bei chronischer Bronchitis und Husten und als Emetikum.

Dosierung
Abkochung: aus 0,5–1 g Droge auf 150 ml Wasser, 3-mal täglich.
Fluidextrakt: 0,5–1 ml, 3-mal täglich.
Tinktur: 5–10 ml, 3-mal täglich.
Sirup: 2–4 ml, 3-mal täglich.
Dosis für Kinder 1/4 bis 1/3 der oben genannten Dosen.

Anwendungsbeschränkungen: Risiken der bestimmungsgemäßen Anwendung therapeutischer Dosen der Droge sind nicht bekannt.
In hohen Dosen soll die Droge Erbrechen und Durchfall hervorrufen. Sie soll menstruationsauslösend wirken. Wegen der letztgenannten Wirkung sollte die Droge bei Schwangerschaft nicht angewendet werden.

Patienteninformation: Zubereitungen aus Cocillana-Rinde sollen bei chronischer Bronchitis und Husten wirksam sein und Brechreiz auslösend wirken. Belege für die Wirksamkeit liegen jedoch nicht vor. Von einer Verwendung während der Schwangerschaft sollte Abstand genommen werden.

Bewertung der Wirksamkeit: Die Wirksamkeit der Droge ist nach den gültigen Kriterien für klinische Prüfungen von Arzneimitteln für die beanspruchten Indikationen bisher nicht belegt. Die Pflanze ist nur wenig untersucht. Experimentelle Daten zu den pharmakologischen Eigenschaften liegen nicht vor. Aufgrund der möglichen menstruationsauslösenden Wirkung sollte die Droge während der Schwangerschaft nicht angewendet werden.

Handelspräparate
Keine bekannt.

Literatur
Blaschek W, Hänsel R, Keller K, Reichling J, Rimpler G, Schneider G (Hrsg): Hagers Handbuch der Pharmazeutischen Praxis. Folgebände 1 und 2. Drogen A-Z. Springer. Berlin, Heidelberg 1998

Combretum micranthum

Volkstümliche Namen: Combretum, Langfaden (dt.), Combretum, Jungle Weed, Opium Antidote (engl.)

Familie: Combretaceae

Botanik: Blätter, Stängel und Wurzel: Die Blätter sind 10 bis 13 cm lang und ungefähr 6 cm breit. Sie haben 8 bis 10 seitlich verlaufende und an den Blattachseln durchscheinende Blattadern. Die Oberfläche junger Blätter ist kleinschuppig. Der Geschmack ist leicht streng und adstringierend.

Verbreitung: China, Malaysien, Indonesien

Combretumblätter

Verwendete Pflanzenteile: Combretumblätter sind die getrockneten Blätter von *Combretum micranthum* G. DON.

Inhaltsstoffe
- Pyrrolidinalkaloide: die Pyrrolidinalkaloidbetaine Stachydrin, 4-Hydroxystachydrin, Combretin-A (vom Prolin abgeleitetes Betain)
- Catechingerbstoffe (13 bis 15 %)
- Flavonoide: u. a. Vitexin, Saponaretin, Orientin

Pharmakologie
Vermutlich hat die Droge einen leichten choleretischen Effekt und wirkt adstringierend.

Anwendungsgebiete
Innere Anwendung: bei Cholezystopathie, Dyspepsie und Hepatopathie.

Dosierung
Keine gesicherten Angaben.

Anwendungsbeschränkungen: Risiken der bestimmungsgemäßen Anwendung der Droge und Nebenwirkungen sind nicht bekannt.

Patienteninformation: Zubereitungen aus Combretumblättern wirken adstringierend und können vermutlich den Gallefluss fördern und bei Verdauungsstörungen wirksam sein.

Bewertung der Wirksamkeit: Die Wirksamkeit der Droge ist nach den gültigen Kriterien für klinische Prüfungen von Arzneimitteln bisher nicht ausreichend belegt. Die adstringierende Wirkung kann durch den Gerbstoffgehalt erklärt werden.

Handelspräparate
Keine bekannt.

Literatur
Bassène E et al: Ann Pharm Franc 44 (1986), 491
Bassène E: Plantes Med Phytotherapie 21 (1987), 173
Hegnauer R: Chemotaxonomie der Pflanzen. Bde 1–11, Birkhäuser Verlag Basel, Boston, Berlin 1962–1997

Curcuma – Curcuma longa

Volkstümliche Namen: Gelbwurzel, Kurkuma (dt.), Kurkum, Zarsud (arab.), Chiang-huang, Yüchin (chin.), Curcuma, Long rooted Curcuma, Turmeric, Turmeric plant (engl.), Turmérico (esp.), Curcuma, Soucet des Indes (frz.), Halada, Haldi (hindi), Goeratji, Kakoenji (indon.), Curcuma (it.), Haridra, Varnavati (sanskr.), Kamin, Wan-ngu (thai)

Familie: Zingiberaceae

Botanik: Eine ausdauernde, aufrechte und krautige Pflanze. Die lilienartigen Blätter sind mit Stiel bis zu 1,2 m lang. Die Blattspreite ist eiförmig-lanzettlich, dünn, ganzrandig und in den langen, scheidenartigen Blattstiel verschmälert. Das Hauptrhizom ist knollig verdickt mit zahlreichen Wurzeln. Die Wurzeln wiederum sind am Ende teilweise zu elliptischen Knollen verdickt. Die Nebenrhizome sind fingerförmig. Der Blütenstand ist zapfenartig, 10 bis 15 cm lang und sitzt auf einem von den scheidenartigen Blattstielen umschlossenen Stängel. Die Blüte hat große, zu Taschen vereinigte, blassgrüne Hochblätter von 5 bis 6 cm Länge. Die Deckblättchen sind weißlich, oft rötlich getönt. Die Einzelblüten sind gelblichweiß oder gelb mit röhrenförmigem, dreilappigem Kelch und trichterförmiger, dreizipfeliger Krone. Die Frucht ist eine kugelige Kapsel.

Verbreitung: Die Heimat von Curcuma ist wahrscheinlich Indien. Heute Anbau in Indien und anderen tropischen Gebieten Südostasiens.

Curcumawurzelstock

Verwendete Pflanzenteile: Curcumawurzelstock sind die fingerförmigen, zuweilen knollenförmigen, nach dem Ernten gebrühten und getrockneten Wurzelstöcke von *Curcuma longa* L. (Synonym: *Curcuma domestica* VAL.).

Inhaltsstoffe

- Ätherisches Öl (3 bis 5 %): Hauptkomponenten ar-Tumeron, α-und β-Tumeron (Geruchsträger), Zingiberen, α- und γ-Atlanton, Curlon, Curcumol
- Curcuminoide (3 bis 5 %): u. a. Curcumin, Desmethoxycurcumin, Bisdesmethoxycurcumin
- 1,5-Diaryl-penta-1,4-dien-3-on-Derivate
- Stärke (30 bis 40 %)

Pharmakologie

Die Droge wirkt antihepatotoxisch, antihyperlipidämisch, antiinflammatorisch (hier wird eine Beteiligung der Corticosteroide diskutiert, vermutlich ist der counter irritation Effekt am Wirkungsmechanismus beteiligt), antiinflammatorisch auch gegen chronische Entzündungen, antioxidativ (hemmt in der Leber die Lipidperoxidbildung), antitumoral (weil antioxidativ), antimikrobiell (vor allem Sesquiterpenderivate), insektenabwehrend, antifertil und wirkt auf die Prostaglandinbildung ein (hemmt die Biosynthese der P. in vitro).

Anwendungsgebiete

Innere Anwendung: bei dyspeptischen Beschwerden, besonders bei Völlegefühl und vermehrtem Meteorismus nach den Mahlzeiten verwendet.
Volksmedizin: innerlich bei Oberbauchschmerzen, Blähungen, Durchfällen, intermittierendem Fieber, Wassersucht, Bronchitis, Erkältungen, Würmern, Lepra, Nieren- und Blasenentzündungen, Kopfschmerzen, Koliken, Brustinfektionen, Amenorrhoe und Blutdrang.
Äußerlich ist sie bei septischen Wunden, eiternden Augenentzündungen, entzündlichen Hauterkrankungen, Prellungen, Blutsaugerbissen und Entzündungen der Mundschleimhaut anzuwenden.
Indische Medizin: bei Entzündungen, Wunden und Ulzera der Haut, Juckreiz, Bauchbeschwerden, Blähungen, Konjunktivitis, Obstipation, Ringwurmbefall und Koliken.
Chinesische Medizin: bei Brust-, Rippen- und Bauchschmerzen, Leber- und Magenschmerzen, Nasenbluten, blutigem Erbrechen und Hitzschlag.

Sonstige Verwendung
Haushalt: als Gewürz, vor allem im sog. Currypulver.
Landwirtschaft: gegen Ameisen und als Beimengung (2 %) in Reis und Weizen zum Abwehren von nahrungsschädigenden Insekten.
Industrie/Technik: als Färbemittel von Nahrungsmitteln, Kosmetika, Stoffen, Lacken, Papier und Leder.

Dosierung

Tagesdosis: 1,5–3 g Droge.
Pulver: 2–3-mal täglich nach den Mahlzeiten.
Tee: 1,3 g (1 sehr knapper TL) auf 150 ml Wasser, 10–15 min ziehen lassen, 2–3 Tassen zwischen den Mahlzeiten.
Tinktur (1:10): 10–15 Tropfen 2–3-mal täglich.

Anwendungsbeschränkungen

Risiken der bestimmungsgemäßen Anwendung therapeutischer Dosen der Droge und Nebenwirkungen sind nicht bekannt. Bei längerem Gebrauch oder bei Überdosierung können Magenbeschwerden auftreten. Nicht angewendet werden soll die Droge bei Verschluss der Gallenwege, Anwendung bei Gallensteinen nur nach Rücksprache mit dem Arzt.
Nebenwirkungen: Bei längerem Gebrauch oder Überdosierung kann eine Magenreizung auftreten.

Patienteninformation: Zubereitungen des auch als Gewürz bekannten Curcumawurzelstocks können bei Verdauungsbeschwerden, insbesondere Völlegefühl und Blähungen, Ihre Beschwerden lindern und, äußerlich angewandt bei der Behandlung eitriger Wunden, Augen- und Hautentzündungen hilfreich sein. Sollten Sie unter einer Erkrankung der Gallenwege oder Gallensteinen leiden, sollten Sie das Medikament nur nach Rücksprache mit Ihrem behandelnden Arzt einnehmen.

C

Bewertung der Wirksamkeit: Die Wirksamkeit der Droge bei dyspeptischen Beschwerden ist durch zahlreiche Studien belegt. Die Kommission E befürwortet daher in ihrer Monographie zu Curcumawurzelstock (1985, 1990) die Verwendung der Droge bei dyspeptischen Beschwerden mit Völlegefühl und Meteorismus. Zur äußerlichen Anwendung von Curcumawurzelstock bei Entzündungen der Haut und Conjunktivitis liegen zwar Studien vor, die Wirksamkeit ist aber noch nicht ausreichend belegt.

Handelspräparate

Curcu Truw®
Doppelherz® Verdauung
Meteophyt® forte Dragees (3 mal tgl. 2–3 Drg. während der Mahlz.)
Multichol®
Sergast® Kapseln (Erw. und Jugendl. 2 mal tgl. 1 Kps. zu den Mahlzeiten, unzerkaut, mit Flüssigkeit)

Literatur

Ammon HP, Wahl MA: Pharmacology of Curcuma longa. Planta Med, 57:1–7, 1991 Feb
Ammon HPT, Anazodo MI, Safayhi H et al: Planta Med 58 (1992), 226
Ammon HPT, Wahl MA: Pharmacology of Curcuma longa. Planta Med 57 (1991), 1–7
Anto RJ, George J, Babu KV, RaJasekharan KN, Kuttan R: Antimutagenic and anticarcinogenic activity of natural and synthetic curcuminoids. Mutat Res, 42:127–31, 1996 Sep 13
Apisariyakul A, Vanittanakom N, Buddhasukh D: Antifungal activity of turmeric oil extracted from Curcuma longa (Zingiberaceae). J Ethnopharmacol, 30:163–9, 1995 Dec 15
Babu PS, Srinivasan K: Hypolipidemic action of curcumin the active principle of turmeric (Curcuma longa) in streptozotocin induced diabetic rats. Mol Cell Biochem, 30:169–75, 1997 Jan
Basu AB: Ind J Pharm 33 (1971), 131
Bonte F, Noel-Hudson MS, Wepierre J, Meybeck A: Protective effect of curcuminoids on epidermal skin cells under free oxygen radical stress. Planta Med, 8:265–6, 1997 Jun
Chan MM: Inhibition of tumor necrosis factor by curcumin a phytochemical. Biochem Pharmacol, 42:1551–6, 1995 May 26
Charles V, Charles SX: The use and efficacy of Azadirachta indica ADR (‚Neem') and Curcuma longa (‚Turmeric') in scabies. A pilot study. Trop Geogr Med, 30:178–81, 1992 Jan
Dhar ML et al: Indian J Exp Biol 6 (1968), 232
Donatus IA, SardJoko, Vermeulen NP: Cytotoxic and cytoprotective activities of curcumin. Effects on paracetamol-induced cytotoxicity lipid peroxidation and glutathione depletion in rat hepatocytes. Biochem Pharmacol, 39:1869–75, 1990 Jun 15
Ferreira LA, Henriques OB, Andreoni AA, Vital GR, Campos MM, Habermehl GG, de Moraes VL: Antivenom and biological effects of ar-turmerone isolated from Curcuma longa (Zingiberaceae). Toxicon, 30:1211–8, 1992 Oct
Ferreira LA, Henriques OB, Andreoni AA, Vital GR, Campos MM, Habermehl GG, de Moraes VL: Toxicity studies on Alpinia galanga and Curcuma longa. Planta Med, 30:124–7, 1992 Oct
Garg SK: Planta Med 26 (1974), 225
Hanif R, Qiao L, Shiff SJ, Rigas B: Curcumin a natural plant phenolic food additive inhibits cell proliferation and induces cell cycle changes in colon adenocarcinoma cell lines by a prostaglandin-independent pathway. J Lab Clin Med, 42:576–84, 1997 Dec
Hasmeda M, Polya GM: Inhibition of cyclic AMP-dependent protein kinase by curcumin. Phytochemistry, 42:599–605, 1996 Jun
Huang HC, Jan TR, Yeh SF: Inhibitory effect of curcumin an anti-inflammatory agent on vascular smooth muscle cell proliferation. Eur J Pharmacol, 54:381–4, 1992 Oct 20
Inagawa H et al: Homeostasis as regulated by activated macrophage. II. LPS of plant origin other than wheat flour and their concomitant bacteria. Chem Pharm Bull (Tokyo), 54:994–7, 1992 Apr
Kiso Y et al: Planta Med 49 (1983), 185
Krishnamurthy N et al: Trop Sci 18 (1976), 37
Limtrakul P, Lipigorngoson S, Namwong O, Apisariyakul A, Dunn FW: Inhibitory effect of dietary curcumin on skin carcinogenesis in mice. Cancer Lett, 8:197–203, 1997 Jun 24
Masuda T et al: Anti-oxidative and anti-inflammatory curcumin-related phenolics from rhizomes of Curcuma domestica. Phytochemistry 32 (1986), 1557
Mehta K, Pantazis P, McQueen T, Aggarwal BB: Antiproliferative effect of curcumin (diferuloylmethane) against human breast tumor cell lines. Anticancer Drugs, 8:470–81, 1997 Jun
Nagarajan K, Arya VP: J Sci Ind Res 41 (1982), 232
Nakayama R et al: Two curcuminoid pigments from Curcuma domestica. Phytochemistry 33 (1993), 501
Polasa K, Sesikaran B, Krishna TP, Krishnaswamy K: Turmeric (Curcuma longa)-induced reduction in urinary mutagens. Food Chem Toxicol, 47:699–706, 1991 Oct
Priyadarsini KI: Free radical reactions of curcumin in membrane models. Free Radic Biol Med, 54:838–43, 1997
Rafatullah S, Tariq M, Al-Yahya MA, Mossa JS, Ageel AM: Evaluation of turmeric (Curcuma longa) for gastric and duodenal antiulcer activity in rats. J Ethnopharmacol, 47:25–34, 1990 Apr
Ravindranath V, Satyanarayana MN: Phytochemistry 19 (1980), 2031
Ruby AJ, Kuttan G, Babu KD, RaJasekharan KN, Kuttan R: Anti-tumour and antioxidant activity of natural curcuminoids. Cancer Lett, 42:79–83, 1995 Jul 20
Selvam R, Subramanian L, Gayathri R, Angayarkanni N: The anti-oxidant activity of turmeric (Curcuma longa). J Ethnopharmacol, 47:59–67, 1995 Jul 7
Sikora E, Bielak-ZmiJewska A, Piwocka K, Skierski J, Radziszewska E: Inhibition of proliferation and apoptosis of human and rat T lymphocytes by curcumin a curry pigment. Biochem Pharmacol, 54:899–907, 1997 Oct 15
Soni KB, RaJan A, Kuttan R: Reversal of aflatoxin induced liver damage by turmeric and curcumin. Cancer Lett, 66:115–21, 1992 Sep 30
Srimal RC, Dhawan CN: J Pharm Pharmacol 25 (1973), 447
Srinivas L, Shalini VK, ShylaJa M: Turmerin: a water soluble antioxidant peptide from turmeric Curcuma longa. Arch Biochem Biophys, 30:617–23, 1992 Feb 1
Srivastava KC, Bordia A, Verma SK: Curcumin a maJor component of food spice turmeric (Curcuma longa) inhibits aggregation and alters eicosanoid metabolism in human blood platelets. Prostaglandins Leukot Essent Fatty Acids, 52:223–7, 1995 Apr
Veit M: Beeinflussung der Leukotrien-Biosynthese durch Curcumin. Z Phytother 14 (1993), 46
Verma SP, Salamone E, Goldin B: Curcumin and genistein plant natural products show synergistic inhibitory effects on the growth of human breast cancer MCF-7 cells induced by estrogenic pesticides. Biochem Biophys Res Commun, 233:692–6, 1997 Apr 28
Wagner H et al: 6th Int Conf. Prostaglandins and Related Compounds. Florence, Italy. June 3rd–6th. 1986, Pub. Fondzione Giovanni Lorenzini

Damiana – Turnera diffusa

Volkstümliche Namen: Damiana (dt.), Damiana (engl.)

Familie: Turneraceae

Botanik: Die Pflanze ist ein kleiner Strauch von etwa 60 cm Höhe mit 1 bis 2,5 cm langen und bis zu 6 mm breiten Blättern. Die Blätter sind glatt und blassgrün oberseits und kahl und spärlich behaart auf den Blattnerven unterseits. Die Blüten sind gelb und stehen einzeln in den Blattachseln. Die Frucht ist eine kleine, rundliche, samenreiche Kapsel, die in drei Teile zerfällt. Sie duftet aromatisch und schmeckt bitterlich, aromatisch und harzig.

Verbreitung: Die Pflanze kommt vor allem im Gebiet des Golfes von Mexiko, der Karibik und im südlichen Afrika vor.

Damianablätter, -kraut

Verwendete Pflanzenteile: Damianablätter bestehen aus den getrockneten Laubblättern von *Turnera diffusa* und ihren Varietäten. Damianakraut besteht aus den getrockneten Laubblättern und Zweigen von *Turnera diffusa* und ihren Varietäten.

Inhaltsstoffe

- Ätherisches Öl (0,5 bis 0,9 %): Hauptkomponenten 1,8-Cineol (?), α- und β-Pinen, p-Cymen, weiterhin Thymol, α-Copaen, γ-Cadinen, Calamen
- Gerbstoffe (ca. 4 %)
- Harze (ca. 7 %)
- Hydrochinonglykoside: Arbutin (ca. 0,2 bis 0,7 %)
- cyanogene Glykoside: Tetraphyllin B (Barterin)

Pharmakologie

Keine gesicherten Angaben.

Anwendungsgebiete

Damianazubereitungen werden als Aphrodisiakum und zur Vorbeugung und Behandlung von Sexualstörungen angewendet.

Dosierung

Tee: 1 TL getrockneter Blätter 10 min in einer Tasse mit heißem Wasser ziehen lassen und abseihen.

Anwendungsbeschränkungen: Risiken der bestimmungsgemäßen Anwendung therapeutischer Dosen der Droge und Nebenwirkungen sind nicht bekannt.

Patienteninformation: Zubereitungen aus Damianablättern oder -kraut sollen den Geschlechtstrieb anregen und zur Vorbeugung und Behandlung von Sexualstörungen hilfreich sein. Wissenschaftliche Belege für die Wirksamkeit liegen jedoch nicht vor.

Bewertung der Wirksamkeit: Die Wirksamkeit der Droge ist nach den gültigen Kriterien für klinische Prüfungen von Arzneimitteln bislang nicht belegt, dementsprechend liegt zur therapeutischen Verwendung eine Negativ-Monographie der Kommission E (1989) vor.

Handelspräparate

Keine bekannt.

Literatur

Auterhoff H, Häufel HP: Arch Pharm 301 (1968), 537
Dominguez XA, Hinojosa M: Planta Med 30 (1976), 68
Hegnauer R: Chemotaxonomie der Pflanzen. Bde 1–11, Birkhäuser Verlag Basel, Boston, Berlin 1962–1997
Jin J: Lloydia 29 (1966), 250

Gemeiner Dill – Anethum graveolens

Volkstümliche Namen: Dill, gemeiner (dt.), Dill, Dilly, Garden Dill (engl.)

Familie: Apiaceae

Botanik: Die Pflanze ist etwa 40 bis 120 cm hoch. Der Stängel ist aufrecht, stielrund, glatt, dunkelgrün und weiß gestreift, oben verzweigt und wie die ganze Pflanze bläulich bereift; Blätter doppelt bis mehrfach gefiedert mit mehrteiligen Blättchen und fadenförmigen, weißspitzigen Zipfeln, oberseits mit tiefer Rille. Die unscheinbaren Blüten stehen in großen 20 bis 50-strahligen doldigen Blültenständen. Die Früchte sind ovale abgeflachte Spalachänen.

Verbreitung: Als Herkunftsgebiete gelten die Mittelmeerregion und Südrussland, heute ist die Kulturpflanze in fast ganz Europa, Nordamerika und Südamerika verbreitet.

Dillfrüchte

Verwendete Pflanzenteile: Dillfrüchte bestehen aus den getrockneten Früchten von *Anethum graveolens* L.

Inhaltsstoffe

- Ätherisches Öl (2,5 bis 4,0 %): Hauptbestandteile Carvon (Anteil etwa 50 %), Dillapiol, (+)-Limonen

- Phthalide
- Fettes Öl (10 bis 20 %)
- Furanocumarine: u. a. Bergapten
- Hydroxycumarine: u. a. Umbelliferon

Pharmakologie
Die Droge zeigt vor allem eine spasmolytische Wirkung an der glatten Muskulatur des Magen-Darm-Traktes, wirkt aber auch bakteriostatisch.

Anwendungsgebiete
Dyspeptische Beschwerden.
Indische Medizin: gegen Mundgeruch, Wurmerkrankungen, Atemwegsbeschwerden und Syphilis.

Dosierung
Tagesdosis: 3 g (1 TL) Droge.
0,1–0,3 g ätherisches Öl.

Anwendungsbeschränkungen: Risiken der bestimmungsgemäßen Anwendung therapeutischer Dosen der Droge und Nebenwirkungen sind nicht bekannt.

Patienteninformation: Dillfrüchte können aufgrund ihrer krampflösenden Eigenschaften Verdauungsbeschwerden lindern.

Bewertung der Wirksamkeit: Aufgrund der nachgewiesenen spasmolytischen Eigenschaften im Bereich der glatten Muskulatur des Magen-Darm-Traktes empfiehlt die Kommissiion E in ihrer Monographie zu Dillfrüchten (1987) die Verwendung der Droge bei dyspeptischen Beschwerden.

Handelspräparate
Keine bekannt.

Literatur

Badoc A: Contribution à l'étude du genre Anethum. In: Mémoire Diplome supérieur Rech Biol et Physiol, Univ Sci Techn Lille Flandres Artois No. 122, Déc. 1986
Debelmas AM, Rochat J: Plant Med Phytother 1 (1967), 23
Dranik LI: Khim Prir Soed 6 (1970), 268
Gijbels M J et al: Sci Pharm 51 (1983), 414
Harborne JB: Phytochemistry 8 (1969), 1729
Kosawa M et al: Chem Pharm Bull 24 (1976), 220
Poggendorf A, Göckeritz D, Pohloudek-Fabini R: Der Gehalt an ätherischem Öl in Anethum graveolens. PA 32 (1977), 607
Varo PT, Heinz DE: J Agric Food Chem 18 (1970), 234, 239

Dillkraut

Verwendete Pflanzenteile: Dillkraut besteht aus den frischen oder getrockneten Blättern und oberen Sproßteilen von *Anethum graveolens* L. sowie deren Zubereitungen.

Inhaltsstoffe
- Ätherisches Öl (0,5 bis 1,5 %): Hauptbestandteile Carvon, Dillapiol, (+)-Limonen
- Phthalide

Pharmakologie
Es liegen keine gesicherten Angaben vor.

Anwendungsgebiete
Dillkraut wird zur Vorbeugung und zur Behandlung von Erkrankungen und Beschwerden im Bereich des Magen-Darm-Traktes, der Niere und ableitenden Harnwege, bei Schlafstörungen sowie bei Krämpfen angewendet.

Dosierung
Keine gesicherten Angaben.

Anwendungsbeschränkungen: Risiken der bestimmungsgemäßen Anwendung therapeutischer Dosen der Droge und Nebenwirkungen sind nicht bekannt.

Patienteninformation: Dillkraut soll aufgrund von Erfahrungswerten aus der Volksmedizin bei Erkrankungen des Magens, Darms, der Niere und der Harnwege sowie bei Schlafstörungen und Krämpfen hilfreich sein.

Bewertung der Wirksamkeit: Die Wirksamkeit bei den beanspruchten Anwendungsgebieten ist nicht belegt. Deshalb wird die therapeutische Verwendung in der entsprechenden Monographie der Kommission E (1987) negativ bewertet.

Handelspräparate
Keine bekannt.

Literatur

Badoc A: Contribution à l'étude du genre Anethum. In: Mémoire Diplome supérieur Rech Biol et Physiol, Univ Sci Techn Lille Flandres Artois No. 122, Déc. 1986
Debelmas AM, Rochat J: Plant Med Phytother 1 (1967), 23
Dranik LI: Khim Prir Soed 6 (1970), 268
Gijbels M J et al: Sci Pharm 51 (1983), 414
Harborne JB: Phytochemistry 8 (1969), 1729
Kosawa M et al: Chem Pharm Bull 24 (1976), 220
Poggendorf A, Göckeritz D, Pohloudek-Fabini R: Der Gehalt an ätherischem Öl in Anethum graveolens. PA 32 (1977), 607
Varo PT, Heinz DE: J Agric Food Chem 18 (1970), 234, 239

Weißer Diptam – Dictamnus albus

Volkstümliche Namen: Aeschenwurz, Aschwurz, Deiwelspflanz, Diptam, gewöhnlicher, Diptam, weißer, Eschendiptam, Eschenwurz, Feuerpflanze, Gichtwurz, Hexenkraut, Hirzwurz, Spechtwurz, Springwurz, Spritz-

C

essigkraut, Weiße Aschwurz, Weißer Dictam (dt.), Bastard Dittany, Burning Bush, Diptam, Dittany, False Dittany, Fraxinella, Gas Plant, Hart's Eye, White Dittany, White Fraxinella (engl.), Dictam, Lletimó (esp.), Dictame Blanc, Dictame Commun (frz.), Racobotano (greek), Dittamobianco, Frasinella, Limonella (it.)

Familie: Rutaceae

Botanik: Die Pflanze ist eine 0,5 bis 1,5 m große Staude, aus deren ausdauernden Rhizomen zahlreiche aufrechte, einfache, drüsenhaarige Sprosse austreiben. Die Blätter sind wechselständig, unpaarig, 7–11zählig gefiedert und durch Öldrüsen durchscheinend punktiert. Die Blüten stehen in endständigen Trauben und sind rosa mit dunklen Adern. Sie sind groß, fünfzählig, schwach zygomorph und haben zwei Vorblätter. Der Kelch ist hinfällig, die Kronblätter sind auffällig. Die 10 Staubblätter sind lang, fadenförmig und nach vorn gebogen. Die Fruchtknoten haben 5, an der Basis verwachsenen Fruchtblätter auf kurzem Gynophor. Die Frucht ist eine Kapselfrucht, die in 5 mehrsamige Teilfrüchte zerfällt.

Verbreitung: Mitteleuropa, Teile Asiens, kultiviert im Norden der USA

Diptamkraut

Verwendete Pflanzenteile: Diptamkraut sind die getrockneten, gelegentlich auch frischen Blätter von *Dictamnus albus* L.

Inhaltsstoffe

- Ätherisches Öl: Hauptkomponenten je nach Varietät; Anethol und Estragol, Anethol und Myrcen, Limonen, 1,8-Cineol oder p-Cymen und Estragol
- Furochinolinalkaloide: u. a. Skimmianin, γ-Fagarin, Dictamnin
- Furanocumarine: u. a. Psoralen, Xanthotoxin, Aurapten, Bergapten
- Limonoide: u. a. Limonin, Obacunon, Obacunonsäure
- Flavonoide: u. a. Rutin, Diosmin, Isoquercitrin

Pharmakologie

Vgl. Diptamwurzel.
Die perorale Gabe des eingedickten Extraktes reduzierte an infizierten Kaninchen die Eiablage von *Clonorchis sinensis* um 40 %.

Anwendungsgebiete

Vgl. Diptamwurzel.
Im Mittelalter fand die Droge Verwendung als Wundheilmittel, zur Verstärkung der Monatsblutung und zur Austreibung der Nachgeburt. Sie diente als harntreibendes Mittel und wurde bei Epilepsie zusammen mit Mistel und Paeonie benutzt.
Ende des 19. Jahrhunderts kam sie als Einreibung gegen Rheuma zum Einsatz. Der Infus wird gegen Magenbeschwerden, Krämpfe, als Wurmmittel und zur Förderung der Menstruation angewand.
In Griechenland wird die Droge auch als Tonikum und Stimulans verwendet.

Dosierung

Infus: 2–3-mal täglich eine Tasse Tee (1,5 g Droge auf 150 ml) nach den Mahlzeiten trinken.

Anwendungsbeschränkungen: Risiken der bestimmungsgemäßen Anwendung therapeutischer Dosen der Droge und Nebenwirkungen sind nicht bekannt. Die Pflanze kann bei Hautkontakt Phototoxikosen auslösen.
Die Furochinolinderivate wirken im AMES-Test mutagen.

Patienteninformation: Zubereitungen des Diptamkrautes wurden früher gegen eine Vielzahl von Erkrankungen eingesetzt. In Griechenland wird es auch heute noch als Anregungsmittel verwendet. Aufgrund des fehlenden Wirksamkeitsnachweises kann die Verwendung der Arzneipflanze jedoch nicht empfohlen werden.

Bewertung der Wirksamkeit: Die Wirksamkeit der Droge ist nach den gültigen Kriterien für klinische Prüfungen von Arzneimitteln bisher nicht belegt. Die Verwendung der Droge gilt als obsolet (cave Phototoxikosen und mutagene Wirkung!).

Handelspräparate

Keine bekannt.

Literatur

Kanamori H, Sakamoto I, Mizuta M: Chem Pharm Bull 34 (1986), 1826
Reisch J: Planta Med 15 (1967), 320
Renner W: PA 12 (1962), 763–776
Renner W: PA 17 (1962), 763
Szenedrei K, Novak I, Varga E, Buzas G: PA 23 (1968), 76–77

Diptamwurzel

Verwendete Pflanzenteile: Diptamwurzel ist die getrocknete, gelegentlich auch frische Wurzel von *Dictamnus albus* L.

Inhaltsstoffe

- Ätherisches Öl: Hauptkomponente Fraxinellonderivate, Thymolmethylether, β-Pinen, Pregeijeren, Geijeren

- Furochinolinalkaloide: u. a. Skimmianin, γ-Fagarin, Dictamnin
- Limonoide: u. a. Limonin, Obacunon, Dictamdiol, Limonindiosphenol

Pharmakologie

Die Droge enthält Furochinolinalkaloide (Dictamnin).

In vitro wurden eine mutagene Wirkung gegen *Salmonella typhimurium* und ein phototoxischer Effekt gegenüber Bakterien und Hefen nachgewiesen.

Im Tierversuch zeigten sich eine kontrazeptive Wirkung durch Verhinderung der Implantation (Limonoide – Fraxinellon) sowie eine leichte Haarwuchsförderung bei rasierten Mäusen nach Applikation des alkoholischen Extraktes.

Anwendungsgebiete

Als Droge heute obsolet.

Volksmedizin: bei Urogenitalerkrankungen, Krämpfen und gegen Fluor albus.

Im Mittelalter gegen Würmer, Hysterie und Epilepsie, zur Entwässerung und zur Förderung des Menstruationsflusses.

Chinesische Medizin: gegen Gelbsucht, bei Hautaffektionen entzündungshemmend, bei rheumatischen Erkrankungen, Fieber, Gebärmutterblutungen, bei Fadenpilzerkrankungen, zur Beruhigung, als Tonikum, bei nervösem Weinen bei Kindern. Abkochungen werden äußerlich bei Ekzemen, Grindflechte und Krätze angewandt.

Indische Medizin: als wässrige Extrakte bei Amenorrhoe und zur Geburtenregelung eingesetzt.

Dosierung

Droge: Teeaufguss von einem Teelöffel Droge mit 2 Glas heißem Wasser tagsüber trinken.

Anwendungsbeschränkungen: Risiken der bestimmungsgemäßen Anwendung therapeutischer Dosen der Droge und Nebenwirkungen sind nicht bekannt. Die Pflanze kann bei Hautkontakt Phototoxikosen auslösen.

Die Furochinolinderivate wirken im AMES-Test mutagen.

Patienteninformation: Zubereitungen aus Diptamwurzel sollen aufgrund von Erfahrungswerten aus der Volksmedizin wie auch der chinesischen und indischen Medizin bei einer Vielzahl von Beschwerden wirksam sein, aufgrund des fehlenden Wirksamkeitsnachweises wird die Arzneipflanze in der westlichen Schulmedizin heute nicht mehr verwendet.

Bewertung der Wirksamkeit: Die Wirksamkeit der Droge ist nach den gültigen Kriterien für klinische Prüfungen von Arzneimitteln bisher nicht belegt. Die Anwendung der Droge ist in der westlichen Schulmedizin heute obsolet. In vitro zeigte sich eine gewisse antimikrobielle Wirkung, im Tierversuch eine kontrazeptive und leichte haarwuchsfördernde Wirkung, was einen Teil der volksmedizinischen, indischen und chinesischen Anwendungsgebiete erklären könnte.

Handelspräparate

Keine bekannt.

Literatur

Kanamori H, Sakamoto I, Mizuta M: Chem Pharm Bull 34 (1986), 1826

Reisch J: Planta Med 15 (1967), 320

Renner W: PA 12 (1962), 763–776

Renner W: PA 17 (1962), 763

Szenedrei K, Novak I, Varga E, Buzas G: PA 23 (1968), 76–77

Dost – Origanum vulgare

Volkstümliche Namen: Brauner Dost, Dost, wilder, Echter Dost, Frauendost, Gemeiner Dost, Gewöhnlicher Dost, Majoran, wilder, Oregano, wilder, Wohlgemut (dt.), Mountain Mint, Oregano, Origano, Wild majoram, Wild Marjoram, Winter Marjoram, Wintersweet (engl.), Ore‹'-gano (esp.), Marjolaine sauvage, origan (vulgaire) (frz.), Acciughero, origano, regamo (it.)

Familie: Lamiaceae

Botanik: Dost ist eine ausdauernde, holzige Pflanze, die bis 90 cm hoch wird. Sie ist im oberen Teil verzweigt, hat rhizomartige Bodenausläufer und ist flaumig, borstig oder samtartig behaart. Die Blätter sind 10 bis 40 cm lang und 4 bis 25 mm breit, eiförmig, ganzrandig oder schwach gekerbt, kahl oder behaart, drüsig punktiert und gestielt. Die hellpurpurnen Lippenblüten stehen in trugdoldigen Rispen mit elliptischen, spitzen und meist dunkelpurpurnen Deckblättern, die länger als der Kelch sind. Der Kelch ist röhrig und gleichmäßig 5-zähnig. Die Oberlippe der Krone ist flach, die Unterlippe 3-lappig und mit breitem Mittellappen. Es gibt 4 Staubblätter, wovon die 2 längeren über die Unterlippe herausragen.

Verbreitung: Die Pflanze ist überall in Asien, Europa und Nordafrika verbreitet.

Herkunft der Drogen: Israel, Spanien, Türkei.

Dostenkraut

Verwendete Pflanzenteile: Dostenkraut besteht aus den oberirdischen Teilen von *Origanum vulgare* L.

Inhaltsstoffe

- Ätherisches Öl (0,15 bis 1,0 %): Hauptkomponenten Carvacrol (Anteil 40 bis 70 %), γ-Terpinen (Anteil 8 bis 10 %), p-Cymen (Anteil 5 bis 10 %), weiterhin α-Pinen, Myrcen, Thymol, daneben gibt es auch Variäteten mit Thymol, Linalool und Terpinen-4-ol, Linalool, Caryophyllen und Germacren D oder Germacren D als Hauptkomponenten
- Flavonoide: u. a. Naringin
- Kaffeesäurederivate: bes. Rosmarinsäure (ca. 5 %)

Pharmakologie

Das carvacrolhaltige ätherische Öl wirkt in vitro antimikrobiell.
Die Anwendung bei Erkältungskrankheiten könnte durch den positiven Einfluss des ätherischen Öls erklärt werden. Nähere Angaben zur Wirkweise liegen nicht vor.

Anwendungsgebiete

Volksmedizin: bei dyspeptischen Beschwerden, Erkrankungen der Harn- und Atemwege, Husten, als appetitanregendes und krampflösendes Mittel, bei schmerzhafter Menstruation, als schweißtreibendes Mittel sowie bei Rheuma und Skrofulose.
Homöopathie: bei gesteigerter sexueller Erregbarkeit.
Chinesische Medizin: bei Erkältungskrankheiten, Fieber, Erbrechen, Dysenterie, Gelbsucht und Malnutrition bei Kindern.

Sonstige Verwendung
Haushalt: als Gewürz, Dostenkraut ist Bestandteil der Oregano-Gewürzmischung.

Dosierung

Innerlich: Einen EL mit 250 ml Wasser übergießen nach 10 min abseihen.
Tee: Mehrmals täglich 1 Tasse trinken.
Pulver: 1/2–1 Esslöffel 2–3-mal täglich, mit Nahrung einnehmen.
Äußerlich:
Zum Gurgeln und Mundspülen verwendet man den ungesüßten Tee.
Badezusatz: 100 g Droge mit 1 l Wasser übergießen, zum Sieden erhitzen, nach 10 min abseihen, dann dem Vollbad zusetzen.
Homöopathisch: 5–10 Tropfen, 1 Tablette, 5–10 Globuli, 1 Messerspitze Verreibung 1–3-mal täglich oder 1 ml Injektionslsg. s. c. 2-mal wöchentlich (HAB34).

Anwendungsbeschränkungen: Risiken der bestimmungsgemäßen Anwendung therapeutischer Dosen der Droge und Nebenwirkungen sind nicht bekannt.

Patienteninformation: Dostenkraut oder Oregano soll aufgrund überlieferter Erfahrungswerte u. a. bei Erkältungskrankheiten, Verdauungsstörungen, Rheuma, Harnwegserkrankungen und Appetitlosigkeit hilfreich sein. Wissenschaftliche Belege für die Wirksamkeit liegen nicht vor.

Bewertung der Wirksamkeit: Die Wirksamkeit der Droge ist nach den gültigen Kriterien für klinische Prüfungen von Arzneimitteln für die beanspruchten Indikationen bisher nicht belegt. Die Bewertung in der korrespondierenden Monographie der Kommission E (1988) ist negativ.

Handelspräparate

Keine bekannt.

Literatur

Afshaypuor S et al: Volatile constituents of Origanum vulgare ssp. viride (syn. O. heracleoticum) from Iran. Planta Med 63 (1997), 179–180
Afshaypuor S: Essential oil constituents of wild majoram from Iran. Planta Med 62 (Abstracts of the 44th Ann Congress of GA, 1996), 133

Eberesche – Sorbus aucuparia

Volkstümliche Namen: Eberesche, Vogelbeerbaum (dt.), Rön (dan.), European Mountain Ash, Mountain Ash, quick-beam, Rowan Tree, Sorb Apple, Witchen (engl.), serbal de cazadores, Serbal silvestre (span.), Sorbier des oiseleurs, thymier (frz.), Sorbo degli uccellatori, Sorbo selvatico (it.)

Familie: Rosaceae

Botanik: Die Eberesche ist meistens ein mittelgroßer, bis 16 m hoher Baum mit rundlicher, ziemlich lockerer Krone, hellgrauer, glatter Rinde und später längsrissiger, schwärzlicher Borke. Die Blätter sind unpaarig gefiedert und haben 5 bis 11 fast sitzende Fiederblättchen. Diese sind länglich-lanzettlich, ungleich-stachelspitzig gesägt, behaart oder fast kahl. Der Blütenstand ist breit doldenrispig, aufrecht, reichblütig, lockerfilzig behaart, selten fast oder ganz kahl. Es gibt 5 weiße Kronblätter und zahlreiche Staubblätter. Die Früchte sind fast kugelig, 9 bis 10 mm Durchmesser, scharlachrot. Die meist 3 Samen sind schmallänglich spitz und rötlich.

Verbreitung: Die Pflanze ist fast in ganz Europa, in Westsibirien und Kleinasien heimisch und in Nordamerika anzutreffen.
Herkunft der Droge: Hauptlieferländer sind Polen, Ungarn, die ehemalige GUS und die ehemalige Tschechoslowakei.

Ebereschenbeeren

Verwendete Pflanzenteile: Ebereschenbeeren bestehen aus den frischen, getrockneten oder den gekochten und danach getrockneten Früchten von *Sorbus aucuparia* L.

Inhaltsstoffe

- Parasorbosid (Bitterstoff): aus ihm entsteht beim Aufbrechen der Zellen Parasorbinsäure (Lacton der (5S)-Hydroxyhex-2-ensäure-1, stechend riechend, schleimhautreizend, 0,1 bis 0,3 % vom Frischgewicht).
  Parasorbinsäure wird beim Trocknen zerstört oder verflüchtigt sich beim Kochen. In der an Bitterstoffen armen Kulturvarietät (*Sorbus aucuparia* L. ssp. *moravica* (ZENGL.) A. LÖVE) ist sie nur in Spuren vorhanden (unter 0,01 %).
- cyanogene Glykoside (0,06 %, in den Samen 0,2 bis 0,5 %, im Fruchtfleisch Spuren): in den Samen Amygdalin, im Fruchtfleisch Prunasin
- Fruchtsäuren: Äpfelsäure (3 bis 5 %), Weinsäure
- Zuckeralkohole: Sorbitol (ca. 10 %)
- Monosaccharide/Oligosaccharide: Saccharose, Glucose, Fructose, Sorbose
- Vitamine: Ascorbinsäure (Vitamin C, 0,03 bis 0,13 %, hoher Gehalt in den nicht bitteren Früchten)
- Gerbstoffe

Pharmakologie

Die enthaltene Parasorbinsäure wirkt schwach laxierend und schleimhautreizend, die Ascorbinsäure ist Vitamin-C-supplementierend.

Anwendungsgebiete

Volksmedizin: bei Erkrankungen der Niere, Diabetes, Rheumatismus, Störungen des Harnsäurestoffwechsels und der Harnsäureausscheidung, zur Auflösung von Harnsäureablagerungen, Menstruationsbeschwerden, zur Alkalisierung des Blutes und Stoffwechselförderung sowie bei Vitamin-C-Mangel.

Sonstige Verwendung
Haushalt: für Marmeladen, Säfte, Kompott sowie zur Likör- und Essigbereitung.

Dosierung

Mus: bei Durchfall.
Frisch gepresster Saft (oder der mit Zucker aufgesogene Saft): bei mit Fieber verbundenen Affektionen der Lunge und des Rippenfells esslöffelweise einnehmen.

Anwendungsbeschränkungen: Risiken und Nebenwirkungen der bestimmungsgemäßen Anwendung therapeutischer Dosen der getrockneten Droge bzw. durch den Genuss von durch Kochen gewonnenen Fruchtmusen, -säften, -kompotten, -marmeladen, etc. sind nicht bekannt.
Aufnahme sehr großer Mengen der frischen Früchte führt auf Grund der, beim Zerkleinern aus Parasorbosid gebildeten, stark schleimhautreizenden Parasorbinsäure, zu Gastroenteritis, Erbrechen, Übelkeit, Bauchschmerzen, Durchfällen, Nierenschädigung (Albuminurie, Glykosurie) und zu polymorphen Exanthemen.

D

Patienteninformation: Zubereitungen aus Ebereschenbeeren sollen aufgrund volksmedizinischer Erfahrungswerte bei einer Reihe von Beschwerden und Krankheitsbildern wie Rheuma, Diabetes, Störungen des Harnsäurestoffwechsels und Nierenerkrankungen hilfreich sein. Wissenschaftliche Belege für die Wirksamkeit liegen jedoch nicht vor. Bei Aufnahme sehr großer Mengen der frischen Früchte kann es zu erheblichen Nebenwirkungen kommen.

Bewertung der Wirksamkeit: Die Wirksamkeit der Droge ist nach den gültigen Kriterien für klinische Prüfungen von Arzneimitteln für die beanspruchten Indikationen bisher nicht belegt. Dementsprechend liegt zur therapeutischen Anwendung eine Negativ-Monographie der Kommission E (1988) vor.

Handelspräparate

Keine bekannt.

Literatur

Fikenscher LH et al: Planta Med 41 (1981), 313
Letzig E et al: Nahrung 7 (1963), 591
Sicher O, Salama O: Planta Med 39 (1980), 269

Echinacea (Blassfarbener Sonnenhut) – Echinacea pallida

Volkstümliche Namen: Blasse Kegelblume, Blasser Igelkopf, Blasser Sonnenhut, Igelkopf, Kegelblume, Rudbeckie, Sonnenhut, blassfarbener (dt.), Black Sampson, Coneflower, Echinacea, Pale Coneflower, Rudbeckia, Sampson Root (engl.)

Familie: Asteraceae

Botanik: *Echinacea*-Arten sind meistens ausdauernde Kräuter bis 45 cm Höhe mit großen, einzelnen, wechselständigen oder gegenständigen, glattrandigen Blättern von 7 bis 20 cm Länge und mit rauher Oberfläche. Der Querschnitt des Rhizoms zeigt eine dünne Rinde, ein gelbliches poröses Gewebe mit schwarzen Flecken. Die Blütenköpfchen sind groß und stehen einzeln oder in kleinen Gruppen.

Verbreitung: Mitte und Osten der USA. Erst seit Mitte des 19. Jahrhunderts sind die Echinaceae in Europa kultiviert.

Blassfarbenes Sonnenhutkraut

Verwendete Pflanzenteile: Echinacea-pallida-Kraut, besteht aus den frischen oder getrockneten oberirdischen Teilen von *Echinacea pallida.*

Inhaltsstoffe
- Ätherisches Öl (unter 0,1 %): u. a. 1,8-Pentadecadien
- Flavonoide: besonders Rutin
- Kaffeesäurederivate: Cichoriensäure, Chlorogensäure, Isochlorogensäure, Verbascosid
- Alkamide: u. a. Dodeca-2E,4E-8Z,10E-tetraensäureisobutylamid

Pharmakologie
Die Droge soll immunstimulierend wirken (vgl. Sonnenhutwurzel).

Anwendungsgebiete
Volksmedizin: Sonnenhutkraut wird zur unterstützenden Therapie bei grippalen Infekten verwendet.

Dosierung
Genaue Angaben zur Dosierung liegen nicht vor.

Anwendungsbeschränkungen
Risiken der Einnahme und äußerlicher Anwendung therapeutischer Dosen der Droge und Nebenwirkungen sind nicht bekannt.
Gegenanzeigen: Überempfindlichkeit gegen einen der Wirk- oder Hilfsstoffe oder gegen Korbblütler. Aus grundsätzlichen Erwägungen nicht anzuwenden bei progredienten Systemerkrankungen wie Tuberkulose, Leukosen, Kollagenosen, multipler Sklerose und anderen Autoimmunerkrankungen sowie AIDS und HIV-Infektion.
Die Anwendung während der Schwangerschaft kann nicht empfohlen werden, ebenso die parenterale Gabe bei allergischer Disposition.
Nebenwirkungen: In Einzelfällen können Überempfindlichkeitsreaktionen auftreten. Für Arzneimittel mit Zubereitungen aus Sonnenhut wurden Hautausschlag, Juckreiz, selten Gesichtsschwellung, Atemnot, Schwindel und Blutdruckabfall beobachtet. Bei der parenteralen Gabe an Diabetiker ist Vorsicht geboten. Bei gleichzeitiger Therapie mit Immunsuppressiva, Cyclosporin und Cortikosteroiden sind Interaktionen möglich.

Patienteninformation: Auf Grund der, für das Kraut fehlenden, Wirksamkeitsnachweise wird zur Unterstützung und Förderung der natürlichen Abwehrkräfte insbesondere bei Erkältungskrankheiten die Anwendung der Wurzel von *Echinacea pallida* empfohlen.

Bewertung der Wirksamkeit: Die Kommission E (1992) empfiehlt blassfarbenes Sonnenhutkraut nicht zur therapeutischen Anwendung. Die Wirkung konnte bisher nicht ausreichend belegt werden, so dass das Nutzen-Risiko-Verhältnis als negativ bewertet werden muss.

Handelspräparate
Keine bekannt.

Literatur
Bauer R et al: Helv Chim Acta 68 (1985), 2355
Bauer R et al: Phytochemistry 26 (1987), 1198
Bauer R, Jurcic K, Puhlmann J, Wagner H: Immunologische in vivo und in vitro Untersuchungen mit Echinacea-Extrakten. Arzneim-Forsch 38 (1988), 276–281
Bauer R, Remiger P, Jurcic K, Wagner H: Beeinflussung der Phagozytoseaktivität durch Echinacea-Extrakte. Z Phytother 10 (1989), 43–48
Bauer R, Remiger P, Wagner H: Echinacea-Vergleichende DC- und HPLC-Analyse der Herba-Drogen von Echinacea purpurea, Echinacea pallida und Echinacea angustifolia. Deutsche Apotheker Ztg 128 (1988), 174–180
Bauer R, Wagner H: Echinacea – Der Sonnenhut – Stand der Forschung. Z Phytother 9 (1988), 151
Bauer R, Wagner H: Echinacea – Drogen – Who is who? Z Phytother 9 (1988), 191
Bauer R, Wagner H: Echinacea. Wissenschaftliche Verlagsgesellschaft mbH Stuttgart 1990
Bauer R: Arzneipflanzenporträt: Echinacea – welche Inhaltsstoffe wirken immunmodulierend? Deutsche Apotheker Ztg 132 (1992), 1233
Bauer R: Neues von ‚immunmodulierenden Drogen' und ‚Drogen mit antiallergischer und antiinflammatorischer Wirkung'. Z Phytother 14 (1993), 23–24
Becker H: Dtsch Apoth Ztg 122 (1982), 2320
Bohlmann F, Hoffman H: Phytochemistry 22 (1983), 1173
Harnischfeger G, Stolze H: Notabene Medici 10 (1980), 484
Jacobson M: J Org Chem 32 (1967), 1646
May G, Willuhn G: Arzneim Forsch 28 (1978), 1–7
Mose JR: Med Welt 34 (1983), 51
N.N.: Die Chemie der Pflanze (Standard., Wirksamkeit). Symbiose 4 (1992), 11
Röder E et al: Dtsch Apoth Ztg 124 (1984), 2316
Samochowiec E et al: Wiad Parazytol 25 (1979), 77
Wacker A, Hilbig W: Planta Med 33 (1978), 89
Wagner H et al: Arzneim Forsch 34 (1984), 659

Blassfarbene Sonnenhutwurzel

Verwendete Pflanzenteile: Blassfarbene Sonnenhutwurzel ist die frische oder getrocknete, im Herbst gesammelte Wurzel von *Echinacea pallida.*

Inhaltsstoffe
- Polysaccharide: wasserlösliche, immunstimulierende Polysaccharide (Arabinorhamnogalaktane)

- Ätherisches Öl (0,2–2 %): Hauptkomponenten: Pentadeca-8Z-en-2-on, Pentadeca-1,8Z-dien, 1-Pentadecan
- Kaffeesäurederivate: Echinacosid (ca. 1 %)
- Alkamide (0,001 %): u. a. isomere Dodeca-2E,4E-8Z,10E/Z-tetraensäureisobutylamide
- Polyine: (2 mg/ %): Trideca-1-en-3,5,7,9,11-pentain, Ponticaepoxid

Pharmakologie

Die Hauptwirkkomponenten der immunstimulierenden und antibakteriell und virustatisch wirkenden Droge sind die darin enthaltenen Alkamide und das Echinacosid sowie hochmolekulare Glykoproteine und Polysaccharide.

Präklinik: Alkoholische Wurzelextrakte der Droge zeigen im Carbon-Clearance-Test eine Erhöhung der Eliminationsrate von Kohlepartikeln um den Faktor 2,2 (phagozytosestimulierend) (Bauer et al. 1988, Bauer et al. 1989). Weitere Tierversuche bestätigten die immunstimulierende Wirkung (Beuscher et al. 1995, Bodinet et al. 1993).

In vitro: Alkoholische Wurzelextrakte der Droge zeigen im In-vitro-Granulozyten-Ausstrich eine Erhöhung der Phagozytoserate um 23 % (Bauer et al. 1988, Bauer et al. 1989).

Das Retentat des Wurzelextraktes bewirkte eine deutliche Steigerung der Proliferation der Milzzellen von NMRI- und C3H/HeJ-Mäusen. Die Produktion von TNF-α wird erhöht, ebenso die IL-1- und IL-6-Induktion. Interferon-α und -β sowie die Zahl der Antikörper-produzierenden Zellen wird erhöht (Beuscher et al. 1995, Bodinet et al. 1993).

Die antivirale und antibakterielle Wirkung konnte in mehreren In-vitro-Studien belegt werden (z. B. Beuscher et al. 1995, Bodinet et al. 1993, Cheminat et al. 1988).

Klinik: Bei einer Placebo-kontrollierten monozentrischen klinischen Studie konnte eine schnellere Besserung bakterieller und viraler Infekte des oberen Respirationstraktes nachgewiesen werden.

Je 12 gesunde männliche und weibliche Probanden (18–40 Jahre) erhielten in einer randomisierten Placebo-kontrollierten Doppelblindstudie entweder säureresistente Kapseln mit dem ethanolischen Extrakt aus Echinacea-pallida-Wurzel oder eine Mischung aus Laktose und Maisstärke. Die Dosierung betrug 1 Kapsel 3-mal täglich über einen Zeitraum von 5 Tagen. In der Testgruppe zeigte sich ein signifikanter Anstieg der Phagocytose-Aktivität der neutrophilen Granulocyten ($p = 0{,}0177$). Die Phagocytose-Aktivität war an Tag 5 am höchsten (Melchart et al. 1995).

In einer monozentrischen Placebo-kontrollierten Doppelblindstudie an 160 Patienten konnte die Wirksamkeit von Echinacea-pallida-Wurzelextrakt bei viralen oder bakteriellen Infekten des oberen Respirationstraktes nachgewiesen werden. Alle geprüften Symptome verschwanden während der 8 bis 10tägigen Therapie; der erhöhte Relativ %-Anteil der Lymphocyten (virale Infektionen) bzw. der Granulocyten (bakterielle Infektionen) nahm ab (Bräuning und Knick 1993).

Des weiteren hat sich Echinacea-pallida-Wurzel in vielen Kombinationspräparaten als wirksam erwiesen.

Ältere Arbeiten lassen sich nicht eindeutig einer der beiden Stammpflanzen, *E. angustifolia* oder *E. pallida*, zuordnen. Bis ca. 1990 kam es oft zu Verwechslungen der Wurzeln von *Echinacea pallida* (Blassfarbene Kegelblume) und *Echinacea angustifolia* (Schmalblättriger Sonnenhut), so dass heute nicht mehr nachzuvollziehen ist, welche der beiden Pflanzen den jeweiligen Untersuchungen zugrunde lag. Es ist anzunehmen, dass die überwiegende Mehrzahl der in Europa unter dem Namen *Echinacea angustifolia* kultivierten Pflanzen in Wirklichkeit *Echinacea pallida* darstellen (Bauer 1994). Inzwischen können die beiden Arten gut unterschieden werden, u. a. wegen des nur in *Echinacea angustifolia* vorkommenden Chinasäurederivats Cynarin (Bauer 1993b, Bauer und Wagner 1987, Bauer et al. 1988).

Anwendungsgebiete

Die Wurzeln des Blassen Sonnenhutes werden zur unterstützenden Therapie grippaler Infekte eingesetzt.

Vgl. auch Schmalblättrige Sonnenhutwurzel.

Dosierung

Tagesdosis: Tinktur (1:5) mit Ethanol 50 % (V/V) aus nativem Trockenextrakt (50 % Ethanol, 5–7:1, Monographieempfehlung 7–11:1) entsprechend 900 mg Droge.

Die Dauer der Anwendung soll nicht länger als 8 Wochen betragen.

Die Präparate enthalten in der Regel Fluidextrakte (1:2) oder Trockenextrakt mit einem Droge-Extrakt-Verhältnis von 5–7:1. Auszugsmittel: Ethanol 30 % V/V oder Methanol 30 % V/V.

Anwendungsbeschränkungen

Gegenanzeigen: Überempfindlichkeit gegen einen der Wirk- oder Hilfsstoffe oder gegen Korbblütler. Aus grundsätzlichen Erwägungen nicht anzuwenden bei progredienten Systemerkrankungen wie Tuberkulose, Leukosen, Kollagenosen, multipler Sklerose und anderen Autoimmunerkrankungen sowie AIDS und HIV-Infektion. Die Anwendung während der Schwangerschaft wird nicht empfohlen, ebenso die parenterale Gabe bei allergischer Disposition.

Nebenwirkungen: In Einzelfällen können Überempfindlichkeitsreaktionen auftreten. Für Arzneimittel mit Zubereitungen aus Sonnenhut wurden Hautausschlag, Juckreiz, selten Gesichtsschwellung, Atemnot, Schwindel und Blutdruckabfall beobachtet. Bei der parenteralen Gabe an Diabetiker ist Vorsicht geboten. Bei gleichzeitiger Therapie mit Immunsuppressiva, Cyclosporin oder Cortikosteroiden sind Interaktionen möglich.

Patienteninformation: Echinacea-pallida-Wurzel ist nachweislich zur unterstützenden Therapie grippeartiger Infekte geeignet. Bei länger anhaltenden Beschwerden oder Unverträglichkeiten sollten Sie einen Arzt aufsuchen. Wenn Sie allergisch gegen Sonnenhut oder verwandte Arten aus der Familie der Korbblütler sind (z. B. Löwenzahn, Kamille, Arnika) sollten Sie auf die Anwendung von Zubereitungen aus Echinacea-pallida-Wurzel verzichten. Wenn Sie Medikamente einnehmen, sollten Sie die Einnahme von Echinacea-Präparaten mit Ihrem Arzt besprechen.

Bewertung der Wirksamkeit: Die Kommission E (1992) empfiehlt Echinacea-pallida-Wurzel zur unterstützenden Therapie grippeartiger Infekte. Von der ESCOP (Oktober 1999) wird die Droge für die unterstützende Therapie und Prophylaxe bei wiederkehrenden Infektionen der oberen Atemwege (Erkältung) empfohlen. Die immunstimulierende sowie antibakterielle und antivirale Wirkung von Zubereitungen aus Echinacea-pallida-Wurzel ist durch viele klinische Studien, durch Tierversuche und in vitro experimentell belegt. Die klinischen Prüfungen sind größtenteils GCP-gerecht und entsprechen damit den gültigen Kriterien für klinische Prüfungen von Arzneimitteln. Schwerwiegende Nebenwirkungen sind bei vorschriftsmäßiger Anwendung nicht zu erwarten, so dass das Nutzen-Risiko-Verhältnis als positiv bewertet werden kann.

Handelspräparate

AAR Vir® Dragees: Erwachsene und Kinder über 12 Jahre 3 mal tgl. 3 Dragees.

Echinacea-ratiopharm® Tabletten: Erwachsene: bei akuter Erkrankung anfangs 3 Tabletten, dann stündlich 1–2 Tabletten, bei chronischer Erkrankung und zur Vorbeugung 3-mal tgl. 2 Tabletten; Kinder: bei akuter Erkrankung anfangs 2 Tabletten, dann stündlich 1 Tablette, bei chronischer Erkrankung und zur Vorbeugung 3-mal tgl. 1 Tablette langsam im Mund zergehen lassen, nicht zerkauen!

Pascotox® mono Tabletten: Erwachsene: bei akuter Erkrankung 1. Dosis 4–6 Tabletten mit folgenden stündlichen Gaben von 2 Tabletten bis zu 6-mal tgl., bei chronischer Erkrankung 3-mal tgl. 2 Tabletten einnehmen. Kinder-Dosierung siehe Gebrauchsinfo.

Salmix Echinacea®

Sirmia Echinacea®

Literatur

Bauer R: Arzneipflanzenporträt: Echinacea – welche Inhaltsstoffe wirken immunmodulierend? Deutsche Apotheker Ztg 132 (1992), 1233

Bauer R: Neues von ‚immunmodulierenden Drogen' und ‚Drogen mit antiallergischer und antiinflammatorischer Wirkung'. Z Phytother 14 (1993a), 23–24

Bauer R: Neue Ergebnisse zur Frage der Wirksubstanzen von Echinacea-Drogen. ngm 6 (1993b), 13–22

Bauer R: Echinacea – Eine Arzneidroge auf dem Weg zum rationalen Phytotherapeutikum. DAZ 2 (1994), 18–27

Bauer R et al: Helv Chim Acta 68 (1985), 2355

Bauer R et al: Phytochemistry 26 (1987), 1198

Bauer R, Jurcic K, Puhlmann J, Wagner H: Immunologische in vivo und in vitro Untersuchungen mit Echinacea-Extrakten. Arzneim-Forsch 38 (1988), 276–281

Bauer R, Remiger P, Jurcic K, Wagner H: Beeinflussung der Phagozytoseaktivität durch Echinacea-Extrakte. Z Phytother 10 (1989), 43–48

Bauer R, Remiger P, Wagner H: Echinacea-Vergleichende DC- und HPLC-Analyse der Herba-Drogen von Echinacea purpurea, Echinacea pallida und Echinacea angustifolia. Deutsche Apotheker Ztg 128 (1988), 174–180

Bauer R, Wagner H: Neue Ergebnisse zur Analytik von Echinacea-Wurzeln. Sci Pharm 55 (1987), 159–161

Bauer R, Wagner H: Echinacea – Der Sonnenhut – Stand der Forschung. Z Phytother 9 (1988), 151

Bauer R, Wagner H: Echinacea – Drogen – Who is who? Z Phytother 9 (1988), 191

Bauer R, Wagner H: Echinacea. Wissenschaftliche Verlagsgesellschaft mbH Stuttgart 1990

Becker H: Dtsch Apoth Ztg 122 (1982), 2320

Beuscher N et al: Immunmodulierende Eigenschaften von Wurzelextrakten verschiedener Echinacea-Arten. Z Phytother 16 (1995), 157–166

Bodinet C, Willigmann I, Beuscher N: Host-Resistance Increasing Activity of Root Extracts from Echinacea Species. Planta Med Suppl Issue 59 (1993), 672–673

Bodinet K, Freudenstein J: Effects of an orally applied aqueous-ethanolic extract of a mixture of Thujae occidentalis herba, Baptisiae tinctoriae radix, Echinaceae purpureae radix and Echinaceae pallidae radix on antibody response against sheep red blood cells in mice. PM 65 (1999)

Bodinet K: Immunpharmakologische Untersuchungen an einem pflanzlichen Immunmodulator. Inauguraldissertation. Greifswald 1999

Bohlmann F, Hoffman H: Phytochemistry 22 (1983), 1173

Bostelmann H et al: Immunmodulation durch pflanzliche Wirkstoffe als Adjuvans zur Hepatitis B-Impfung. Ges. f. Phytother. Münster 1999

Bräuning B, Knick E: Therapeutische Erfahrungen mit Echinaceae pallidae bei grippalen Infekten. Naturheilpraxis 1 (1993), 72–75

Cheminat A, Zawatzky R, Becker H, Brouillard R: Caffeoylconjugates from Echinacea Species: Structure and biological activity. Phytochemistry 27 (1988), 2787–2794

Dallenbach-Toelke K et al: Birch leaf quality: comparison of single and total determination methods for flavonoid glycosides from Betulae folium. Deutsche Apotheker Ztg 127, 22 (1987), 1167–71

Harnischfeger G, Stolze H: Notabene Medici 10 (1980), 484

Henneicke-von Zepelin HH et al: Efficacy and safety of a fixed combination phytomedicine in the treatment of the common cold (acute viral respiratory tract infection): results of a randomised, double blind, placebo controlled, multicentre study. Cur Med Res 15-3-1999
Hentschel C et al: Akute virale Atemwegsinfekte. Wirksamkeit und Sicherheit eines phytotherapeutischen Kombinationspräparats in der Erkältungsbehandlung. Fortschritte der Medizin. Originalien 118, 1, 2000
Jacobson M: J Org Chem 32 (1967), 1646
Köhler G et al: Kinderdosierung von Phytopharmaka. Z Phytother 19 (1998), 318
May G, Willuhn G: Arzneim Forsch 28 (1978), 1–7
Melchert D, Linde K, Worku F et al: Immunomodulation with Echinacea – a systematic review of controlled clinical trials. Phytomedicine 1 (1994), 245–254
Melchart D, Linde K, Worku F, Sarkady L, Holzmann M, Jurcic K, Wagner H: Results of Five Randomized Studies on the Immunomodulatory Activity of Preparations of Echinacea J Alt Compl Med 1 (1995), 145–160
Mose J R: Med Welt 34 (1983), 51
Röder E et al: Dtsch Apoth Ztg 124 (1984), 2316
Samochowiec E, Urbanska L, Manka W, Stolarska E: Assessment of the Action of Calendula officinalis and Echinacea angustifolia Extracts on Trichomonas vaginalis in vitro. Wiad Parazytol 25 (1979), 77–81
Schulte KE, Rücker G, Boehme R: Polyacetylene als Inhaltsstoffe der Klettenwurzeln. Arzneim Forsch/ Drug Res 17 (1967), 829–833
Stoll A, Renz J, Brack A: Isolierung und Konstitution des Echinacosids, eines Glykosids aus den Wurzeln von Echinacea angustifolia D.C. Helv Chim Acta 33 (1950), 1877–1893
Teuscher E: Pflanzliche Immunstimulanzien. Wirksamkeit und Einsatz. apotheken journal 20 (11) 1998
Wacker A, Hilbig W: Planta Med 33 (1978), 89
Wagner H et al: Arzneim Forsch 34 (1984), 659
Wüstenberg P et al: Phytopharmakon zur Immunmodulation. DAZ 140 (19), 2000

Echinacea (Purpursonnenhut) – Echinacea purpurea

Volkstümliche Namen: Igelkopf, Kegelblume, Purpurfarbene Kegelblume, Purpurfarbener Igelkopf, Purpurfarbener Sonnenhut, Purpursonnenhut, Rote Sonnenblume, Roter Sonnenhut, Rudbeckie (dt.), Black Sampson, Coneflower, Echinacea, Hedgehog, Purple Coneflower, Red Sunflower, Rudbeckia, Sampson Root (engl.)

Familie: Asteraceae

Botanik: Ausdauerndes bis 45 cm hohes Kraut mit großen, einzelnen, wechselständigen oder gegenständigen, glattrandigen Blättern von 7 bis 20 cm Länge und rauher Oberfläche. Die rötlichen oder weißen Blüten sind auffällige, meist sterile Zungenblüten.

Verbreitung: Mitte und Osten der USA, kultiviert auch in Europa. Erst seit Mitte des 19. Jahrhunderts sind die Echinaceae in Europa kultiviert.

Purpursonnenhutkraut

Verwendete Pflanzenteile: Purpursonnenhutkraut besteht aus den frischen, zur Blütezeit geernteten oberirdischen Teilen von *Echinacea purpurea* (L.) MOENCH.

Inhaltsstoffe

- Polysaccharide: wasserlösliche, immunstimulierende Polysaccharide (4-O-Methylglucuronylarabinoxylane, saure Arabinorhamnogalaktane)
- Ätherisches Öl (unter 0,08 bis 0,32 %): Komponenten u. a. Germacrenalkohol, Borneol, Bornylacetat, Pentadeca-8-en-2-on, Germacren D, Caryophyllen, Caryophyllenepoxid
- Flavonoide: Ferulasäurederivate: u. a. Cichoriensäure (1,2 bis 3,1 %), Cichoriensäuremethylester, 2-O-Caffeoyl-3-O-feruloylweinsäure, 2,3-O-Diferuloylweinsäure, 2-O-Caffeoylweinsäure (Caftarsäure)
- Alkamide: u. a. Undeca-2E,4Z-dien-8,10-diinsäure- und Dodeca-2E,4E-8Z,10E/Z-tetraensäureisobutylamid
- Polyine: Trideca-1,11-dien-3,5,7,9,-tetrain, Trideca-1-en-3,5,7,9,11-pentain, Trideca-8,10,12-trien-2,4,6-triin, Ponticaepoxid

Pharmakologie

Präklinik: Förderung der Wundheilung: Die Droge soll die Heilung von oberflächlichen Wunden beschleunigen (angenommen wird eine Hyaluronidasehemmung durch die Polysaccharidfraktion und eine Fibroblastenaktivierung). Dies konnte in älteren Studien sowohl in vitro als auch in vivo im Tierversuch bestätigt werden.

Wirkungen auf Immunparameter: Bei parenteraler und oraler Gabe wirkt sie als unspezifischer Reizkörper; sie steigert die Phagozytoseleistung und Bildung von Granulozyten und Makrophagen und vermehrt in mittleren Dosen T-Lymphozyten; niedrigere Dosen des Presssaftes bewirkten auch eine Induktion von TNF-a, Interleukin-1 und 6 (saures Arabinogalaktan) (z. B. Stotzem et al. 1992, Bauer et al. 1989, Proksch und Wagner 1987, Wagner H et al. 1985, Stimpel et al. 1984).

Ein Antiviraler Effekt der Droge (vermutlich durch interferonähnlichen Wirkmechanismus) konnte von Skwarek et al. 1996, Wacker und Hilbig 1978 und Orinda et al. 1973 nachgewiesen werden. Eine antibakterielle Wirkung der Droge zeigte sich im Infektionsbelastungstest (Lohmann-Matthes und Wagner 1989). Von zytotoxischen Effekten auf Tumorzellen wurde in den Untersuchungen von Luettig et al. 1989 und Mengs et al. 1991 berichtet.

Klinik: Viele Placebo-kontrollierte Doppelblindstudien (Hoheisel et al. 1997, Schöneberger 1992) und offene Studien (Parnham 1996, Baetgen 1988, Coeugniet und Kühnast 1986) belegen die Wirksamkeit von Purpursonnenhutkraut-Presssaft bei Erkältungskrankheiten und Harnwegsinfekten. In einer neuen, GCP-konformen Placebo-kontrollierten randomisierten Doppelblind Studie an insgesamt 80 Frauen und Männern konnten frühere Ergebnisse bestätigt werden: das Sonnenhutkraut-Präparat wurde gut vertragen und zeigte seine klinische Wirksamkeit bei Erkältungen durch eine schnellere Erleichterung der Krankheitssymptome verglichen mit Placebo (Schulten et al. 2001).

Anwendungsgebiete

Innere Anwendung erfolgt zur unterstützenden Behandlung bei chronisch-rezidivierenden Atemwegsinfekten und Harnwegsinfekten.
Äußerlich verwendet wird sie bei oberflächlichen Wunden mit schlechter Heilungstendenz.
Homöopathie: zur Unterstützung der Behandlung von schweren fieberhaften Infektionen.

Dosierung

Generelle Dosierungsschemata können hier nicht gegeben werden; es sind die unterschiedlichen, von den Herstellern angegebenen, Dosierungen zu beachten.
Innere Anwendung:
Tagesdosis: 6–9 ml Presssaft, 250–350 mg getrockneter Presssaft.
Dauer der Anwendung: Auf 8 Wochen begrenzen.
Äußere Anwendung:
Halbfeste Formen mit mind. 15 % Presssaft.
In der Regel wird Presssaft mit einem Droge-Extrakt-Verhältnis von 1,5–2,5:1 verwendet

Anwendungsbeschränkungen

Gegenanzeigen: Überempfindlichkeit gegen einen der Wirk- oder Hilfsstoffe oder gegen Korbblütler. Aus grundsätzlichen Erwägungen nicht anzuwenden bei progredienten Systemerkrankungen wie Tuberkulose, Leukosen, Kollagenosen, multipler Sklerose und anderen Autoimmunerkrankungen sowie AIDS und HIV-Infektion. Die Anwendung während der Schwangerschaft kann nicht empfohlen werden, ebenso die parenterale Gabe bei allergischer Disposition.
Nebenwirkungen: In Einzelfällen können Überempfindlichkeitsreaktionen auftreten. Für Arzneimittel mit Zubereitungen aus Sonnenhut wurden Hautausschlag, Juckreiz, selten Gesichtsschwellung, Atemnot, Schwindel und Blutdruckabfall beobachtet. Bei der parenteralen Gabe an Diabetiker ist Vorsicht geboten. Bei gleichzeitiger Therapie mit Immunsuppressiva, Cyclosporin und Cortikosteroiden sind Interaktionen möglich.

Patienteninformation: Purpursonnenhutkraut ist nachweislich zur unterstützenden Behandlung von häufig wiederkehrenden Infekten im Bereich der Atemwege und der Harnwege geeignet. Bei länger anhaltenden Beschwerden oder Unverträglichkeiten sollten Sie einen Arzt aufsuchen. Wenn Sie allergisch gegen Sonnenhut oder verwandte Arten aus der Familie der Korbblütler sind (z. B. Löwenzahn, Kamille, Arnika) sollten Sie auf die Anwendung von Zubereitungen aus Purpursonnenhutkraut verzichten. Wenn Sie Medikamente einnehmen, sollten Sie die Einnahme von Echinacea-Präparaten mit Ihrem Arzt besprechen.

Bewertung der Wirksamkeit: Die Kommission E (1989) empfiehlt Purpursonnenhutkraut zur unterstützenden Behandlung von häufig wiederkehrenden Infekten im Bereich der Atemwege und der Harnwege. Von ESCOP (1999) wurden folgende Indikationen als positiv bewertet: adjuvante Therapie und Prophylaxe bei wiederkehrenden Infektionen der oberen Atemwege (Erkältung) und bei Infektionen des Urogenitaltraktes. Die immunstimulierende Wirkung von Zubereitungen aus Purpursonnenhutkraut ist durch viele klinische Studien belegt. Die klinischen Prüfungen sind größtenteils GCP-gerecht und entsprechen damit den gültigen Kriterien für klinische Prüfungen von Arzneimitteln. Schwerwiegende Nebenwirkungen sind bei vorschriftsmäßiger Anwendung nicht zu erwarten, so dass das Nutzen-Risiko-Verhältnis als positiv bewertet werden kann.

Handelspräparate

Echinacin® Liquidum: Erwachsene nehmen zur Stoßbehandlung einleitend 2,5 ml, anschließend alle 1–2 Stunden 1,25 ml und zur weiteren Behandlung 3-mal tgl. 2,5 ml; Kinder zwischen 2 und 5 Jahren nehmen 3-mal tgl. 1,25 ml; Kinder zwischen 6 und 12 Jahren nehmen 3-mal tgl. 2 ml; Saft: Erwachsene 3-mal tgl. 5 ml, Kinder zwischen 2 und 5 Jahren 3-mal tgl. 2,5 ml, Kinder zwischen 6 und 12 Jahren 2-mal tgl. 5 ml

Echinacea ratiopharm®: Liquid: Erwachsene und Jugendliche über 12 Jahren 3-mal tgl. 2,5 ml; Tabletten: Erwachsene und Jugendliche über 12 Jahren 3–4-mal tgl. 1 Tablette

Echinacea® Stada: Classic: Erwachsene und Kinder ab 12 Jahre 4–5-mal tgl. 40 Tropfen; Junior: Erwachsene und Kinder ab 10 Jahre 3–4-mal tgl. 1/2 Messlöffel (2 ml), Kinder von 6–9 Jahren 2–3-mal tgl. 1/2 Messlöffel (2 ml), Kinder von 2–5 Jahren 1–2-mal tgl. 1/2 Messlöffel (2 ml); Lutschtabletten: Erwachsene und Kinder ab 10 Jahren 3–4-mal tgl. 1 Lutschtablette, Kinder von 5–9 Jahren 1–3-mal tgl. 1 Lutschtablette

Echinacin® Capsetten: 3–4-mal tgl. 1 Lutschpastille. Kinder zwischen 2 und 5 Jahren 1–2-mal tgl. 1 Lutschpastille, Kinder zwischen 6 und 12 Jahren 2–3-mal tgl. 1 Lutschpastille

Echinacin® Madaus Salbe: Erwachsene tragen 2–3-mal tgl. einen Salbenstrang von 1–2 cm Länge dünn und gleichmäßig auf, Kinder zwischen 6 und 12 Jahren tragen 2–3-mal tgl. einen Salbenstrang von 0,5–1,5 cm Länge und Kinder zwischen 2 und 5 Jahren 2–3-mal tgl. einen Salbenstrang von 0,5–1 cm Länge dünn und gleichmäßig auf.

Esberitox® Tabletten und Lösung: TD 3 × 3 Tabletten bzw. 3 × 50 Tropfen.

Literatur

N.N.: Die Chemie der Pflanze (Standard., Wirksamkeit). Symbiose 4 (1992), 11

Baetgen D: Behandlung der akuten Bronchitis im Kindesalter. therapeutikon 1 (1988), 16–23

Bauer R et al: Helv Chim Acta 68 (1985), 2355

Bauer R et al: Phytochemistry 26 (1987), 1198

Bauer R, Jurcic K, Puhlmann J, Wagner H: Immunologische in vivo und in vitro Untersuchungen mit Echinacea-Extrakten. Arzneim-Forsch 38 (1988), 276–281

Bauer R, Remiger P, Jurcic K, Wagner H: Beeinflussung der Phagozytoseaktivität durch Echinacea-Extrakte. Z Phytother 10 (1989), 43–48

Bauer R, Remiger P, Wagner H: Echinacea-Vergleichende DC- und HPLC-Analyse der Herba-Drogen von Echinacea purpurea, Echinacea pallida und Echinacea angustifolia. Deutsche Apotheker Ztg 128 (1988), 174–180

Bauer R, Wagner H: Echinacea – Der Sonnenhut – Stand der Forschung. Z Phytother 9 (1988), 151

Bauer R, Wagner H: Echinacea – Drogen – Who is who? Z Phytother 9 (1988), 191

Bauer R, Wagner H: Echinacea. Wissenschaftliche Verlagsgesellschaft mbH Stuttgart 1990

Bauer R: Arzneipflanzenporträt: Echinacea – welche Inhaltsstoffe wirken immunmodulierend? Deutsche Apotheker Ztg 132 (1992), 1233

Bauer R: Echinacea. Planta Med 59 (1992), 94

Bauer R: Neues von ‚immunmodulierenden Drogen' und ‚Drogen mit antiallergischer und antiinflammatorischer Wirkung'. Z Phytother 14 (1993), 23–24

Becker H: Dtsch Apoth Ztg 122 (1982), 2320

Bohlmann F, Hoffman H: Phytochemistry 22 (1983), 1173

Büsing KH: Hyaluronidasehemmung durch Echinacin. Arzneim.Forsch 2 (1952), 467–469

Coeugniet EG, Elek E: Immunmodulation with Viscum album and Echinacea purpurea Extracts. Beilage zur Onkologie (1987), 27–33

Coeugniet E, Kühnast R: Rezidivierende Candidiasis. Therapiewoche 36 (1986), 3352–3358

Dorn M: Milderung grippaler Wirkungen durch ein pflanzliches Immunstimulans. Natur- und Ganzheitsmedizin 2 (1989), 314–319

Harnischfeger G, Stolze H: Notabene Medici 10 (1980), 484

Hoheisel M et al.: Echinagard Treatment Shortens the Course of the Common Cold: a Double-blind, Placebo-controlled Clinical Trial. Europ J Clin Res 9 (1997), 261–268

Jacobson M: J Org Chem 32 (1967), 1646

Jurcic K, Melchart D, Holzmann M et al: Zwei Probandenstudien zur Stimulierung der Granulozytenphagozytose durch Echinacea-Extrakt-haltige Präparate. Z Phytother 10 (1989), 67–70

Kinkel HJ, Plate M, Tüllner HU: Objektivierbare Wirkung von Echinacin-Salbe auf die Wundheilung. Med Klinik 79 (1984), 580–583

Lohmann-Matthes M-L, Wagner H: Aktivierung von Makrophagen durch Polysaccharide aus Gewebekulturen von Echinacea purpurea. Z Phytother 10 (1989), 52–59

Luettig B et al.: Macrophage Activation by the Polysaccharide Arabinogalactan Isolated From Plant Cell Cultures of Echinacea purpurea. J Nat Cancer Inst 81 (1989), 669–675

May G, Willuhn G: Arzneim Forsch 28 (1978), 1–7

Melchert D, Linde K, Worku F et al: Immunomodulation with Echinacea – a systematic review of controlled clinical trials. Phytomedicine 1 (1994), 245–254

Mengs U et al.: Toxicity of Echinacea purpurea. Arzneim Forsch 41 (1991), 1076–1081

Mose JR: Med Welt 34 (1983), 51

Orinda D et al.: Antivirale Aktivität von Inhaltsstoffen der Composite Echinacea purpurea. Arzneim Forsch 23 (1973), 1119–1120

Parnham MJ: Benefit-risk assessment of the squeezed sap of the purple coneflower (Echinacea purpurea) for long-term oral immunostimulation. Phytomedicine 3 (1996), 95–102

Proksch A: Über ein immunstimulierendes Wirkprinzip aus Echinacea purpurea. Dissertation, Ludwig-Maximilians-Universität, München 1982

Proksch A, Wagner H: Structural Analysis of a 4-O-Methyl-Glucuronoarabinoxylan with Immuno-stimulating Activity from Echinacea purpurea. Phytochem 26 (1987), 1989–1993

Röder E et al: Dtsch Apoth Ztg 124 (1984), 2316

Samochowiec E et al: Wiad Parazytol 25 (1979), 77

Schöneberger D: Einfluß der immunstimulierenden Wirkung von Preßsaft aus Herba Echinaceae purpureae auf Verlauf und Schweregrad von Erkältungskrankheiten. Forum Immun 2 (1992), 18–22

Schulte KE et al: Arzneim Forsch 17 (1967), 825

Schulte KE, Rücker G, Perlick J: Das Vorkommen von Polyacetylen-Verbindungen in Echinacea purpurea MOENCH und Echinacea angustifolia DC. Arzneim-Forsch 17 (1967), 825–829

Schulten B, Bulitta M, Ballering-Brühl B, Köster U, Schäfer M: Efficacy of Echinacea purpurea in patients with a common cold. Arzneim-Forsch/Drug Res 51 (2001), 563–568

Skwarek T et al.: Echinacea L.-Inducer of Interferons. Herba Pol 42 (1996), 110–117

Stimpel M et al: Infect Immunol 46 (1984), 845

Stimpel M, Proksch A, Wager H et al: Macrophage activation and induction of macrophage cytotoxicity by purified polysaccaride fractions from the plant Echinacea purpurea. Infect Immunity 46 (1984), 845–849

Stotzem CD et al.: Influence of Echinacea purpurea on the phagocytosis of human granulocytes. Med Sci Res 20 (1992), 719–720

Vergin H, Wolter R: Untersuchungen zur Phagozytose-Aktivität der isoliert perfundierten Rattenleber mit Echinacea purpurea-haltigen Präparaten. Natura med 1/2 (1988), 27–29

Vömel T: Der Einfluß eines pflanzlichen Immunstimulans auf die Phagozytose von Erythrozyten durch das retikulohistiozytäre System der isolierte perfundierten Rattenleber. Arzneim Forsch 35(II) (1985), 1437–1439

Wacker A, Hilbig W: Planta Med 33 (1978), 89

Wacker A, Hilbig W: Virushemmung mit Echinacea purpurea. Planta Med 33 (1978), 89–102

Wagner H et al: Arzneim Forsch 34 (1984), 659

Wagner H et al.: Immunstimulierend wirkende Polysaccharide (Heteroglykane) aus höheren Pflanzen. Arzneim Forsch 35 (1985), 1069–1075

Wagner H, Stuppner H, Puhlmann J et al: Gewinnung von immunologisch aktiven Polysacchariden aus Echinacea-Drogen und – Gewebekulturen. Z Phytother 10 (1989), 35

Purpursonnenhutwurzel

Verwendete Pflanzenteile: Purpursonnenhutwurzel sind die frischen oder getrockneten, im Herbst gesammelten Wurzeln von *Echinacea purpurea* (L.) MOENCH.

Inhaltsstoffe

- Polysaccharide: wasserlösliche immunstimulierende Polysaccharide und Glykoproteine
- Ätherisches Öl (bis 0,2 %): Komponenten u. a. Caryophyllen, Humulen, Caryophyllenepoxid, Dodeca-2,4-dien-1-yl-isovalerat, Germacren D, Palmitinsäure, Linolensäure
- Kaffee- und Ferulasäurederivate (0,6 bis 2,1 %): u. a. Cichoriensäure, Cichoriensäuremethylester, 2-O-Caffeoylweinsäure (Caftarsäure)
- Alkamide (0,01 bis 0,04 %): u. a. Undeca-2E,4Z-dien-8,10-diinsäure- und Dodeca-2E,4E-8Z,10E/Z-tetraensäureisobutylamid
- Polyine (0,01 %): u. a. Trideca-1,11-dien-3,5,7,9,-tetrain, Trideca-1-en-3,5,7,9,11-pentain, Trideca-8,10,12-trien-2,4,6-triin, Ponticaepoxid
- Pyrrolizidinallkaloide: Tussilagin, Isotussilagin (nicht alkylierend wirksam)

Pharmakologie

Die in der Droge enthaltenen Polyacetylene und das Kaffeesäurederivat Cichoriensäure zeigen antibakterielle und virostatische Wirkung.

Ferner ließ sich ein antientzündlicher Effekt durch Hemmung der 5-Lipoxygenase und Cyclooxygenase durch die enthaltene Alkamidfraktion nachweisen (dualer Inhibitor des Arachidonsäuremetabolismus).

Präklinik: Für die Droge wurde eine immunmodulierende Wirkung beschrieben. So erhöhte sich die Produktion von Immunglobulin M stark. Die Induktion von TNF-α, Interleukin-1, Interleukin-6 und Interferon-α war in vitro und in vivo signifikant erhöht. Neben einer antiviralen Aktivität gegenüber Herpes-simplex-Virus Typ 1 (HSV1) konnte ebenfalls eine starke Aktivität gegenüber Influenza-A-Virus beobachtet werden. Es zeigte sich, dass die Ergebnisse mit dem hohen Gehalt an Glykoproteinen und Polysacchariden korrelierten (Beuscher et al. 1995, Bodinet et al. 1993).

Alkoholische Wurzelextrakte zeigen im In-vitro-Granulozyten-Ausstrich eine Erhöhung der Phagozytoserate (Bauer et al. 1989, Bauer et al. 1988).

Klinik: 24 gesunde männliche Probanden (18 bis 40 Jahre) erhielten in einer randomisierten Placebo-kontrollierten Doppelblindstudie an 5 aufeinander folgenden Tagen entweder einen ethanolischen Extrakt aus Echinaceae purpureae radix in Tropfenform oder eine eingefärbte alkoholische Lösung. Nach 2 Behandlungstagen zeigten die Granulozyten der Probanden der Testgruppe eine signifikant höhere Phagocytose-Aktivität als die der Placebogruppe ($p = 0{,}0251$). Die Phagocytose-Aktivität war in beiden Gruppen an Tag 5 am höchsten. In einer weiteren randomisierten Placebo-kontrollierten Doppelblindstudie erhielten 24 männliche und weibliche Probanden (18 bis 40 Jahre) entweder säureresistente Kapseln mit dem ethanolischen Extrakt aus Echinaceae purpureae radix oder eine Mischung aus Laktose und Maisstärke über einen Zeitraum von 5 Tagen. In der Testgruppe zeigte sich ein signifikanter Anstieg der Phagozytose-Aktivität der neutrophilen Granulozyten ($p = 0{,}0066$). Die Phagocytose-Aktivität war an Tag 5 am höchsten (Melchart et al. 1995).

Anwendungsgebiete

Die Droge findet Gebrauch als unspezifisches Reiztherapeutikum, zur Prophylaxe und Therapie infektiöser Erkrankungen, bei banalen Infekten (virale Infekte der oberen Atemwege), Leukopenien nach Strahlentherapie oder Zytostatikatherapie und zur Unterstützung der antiinfektiösen Chemotherapie.

Dosierung

Tinktur: 3-mal täglich 30 bis 60 Tropfen.

Die zerkleinerte Droge wird auch für Aufgüsse sowie andere galenische Zubereitungen verwendet.

Anwendungsbeschränkungen

Gegenanzeigen: Überempfindlichkeit gegen einen der Wirk- oder Hilfsstoffe oder gegen Korbblütler. Aus grundsätzlichen Erwägungen nicht anzuwenden bei progredienten Systemerkrankungen wie Tuberkulose, Leukosen, Kollagenosen, multipler Sklerose und anderen Autoimmunerkrankungen sowie AIDS und HIV-Infektion.

Die Anwendung während der Schwangerschaft kann nicht empfohlen werden, ebenso die parenterale Gabe bei allergischer Disposition.

Nebenwirkungen: In Einzelfällen können Überempfindlichkeitsreaktionen auftreten. Für Arzneimittel mit Zubereitungen aus Sonnenhut wurden Hautausschlag, Juckreiz, selten Gesichtsschwellung, Atemnot, Schwindel und Blutdruckabfall beobachtet. Bei der parenteralen Gabe an Diabetiker ist Vorsicht geboten. Bei gleichzeitiger Therapie mit Immunsuppressiva, Cyclosporin und Cortikosteroiden sind Interaktionen möglich.

Patienteninformation: Auf Grund der für die Wurzel nicht ausreichend dokumentierten

Wirksamkeitsnachweise wird zur Unterstützung und Förderung der natürlichen Abwehrkräfte, insbesondere bei Erkältungskrankheiten, die Anwendung von Purpursonnenhutkraut empfohlen.

Bewertung der Wirksamkeit: Von ESCOP (1999) wurden folgende Indikationen als positiv bewertet: Adjuvante Therapie und Prophylaxe bei wiederkehrenden Infektionen der oberen Atemwege. Die Kommission E (1992) empfiehlt Purpursonnenhutwurzel nicht zur therapeutischen Anwendung. Insgesamt ist die Wirkung der Droge zu unsicher, so dass das Nutzen-Risiko-Verhältnis als negativ gewertet werden muss. Die Anwendung parenteraler Zubereitungen ist auf Grund der Risiken nicht vertretbar. Die bisherigen langjährigen Erfahrungen und auch die Ergebnisse neuerer, GCP-gerechter Studien lassen allerdings auf eine Wirksamkeit der Droge schließen.

Handelspräparate

Keine bekannt.

Literatur

Bauer R et al: Helv Chim Acta 68 (1985), 2355

Bauer R et al: Phytochemistry 26 (1987), 1198

Bauer R, Jurcic K, Puhlmann J, Wagner H: Immunologische in vivo und in vitro Untersuchungen mit Echinacea-Extrakten. Arzneim-Forsch 38 (1988), 276–281

Bauer R, Remiger P, Jurcic K, Wagner H: Beeinflussung der Phagozytoseaktivität durch Echinacea-Extrakte. Z Phytother 10 (1989), 43–48

Bauer R, Remiger P, Wagner H: Echinacea-Vergleichende DC- und HPLC-Analyse der Herba-Drogen von Echinacea purpurea, Echinacea pallida und Echinacea angustifolia. Deutsche Apotheker Ztg 128 (1988), 174–180

Bauer R, Wagner H: Echinacea – Der Sonnenhut – Stand der Forschung. Z Phytother 9 (1988), 151

Bauer R, Wagner H: Echinacea – Drogen – Who is who? Z Phytother 9 (1988), 191

Bauer R, Wagner H: Echinacea. Wissenschaftliche Verlagsgesellschaft mbH Stuttgart 1990

Bauer R: Arzneipflanzenporträt: Echinacea – welche Inhaltsstoffe wirken immunmodulierend? Deutsche Apotheker Ztg 132 (1992), 1233

Bauer R: Echinacea. Planta Med 59 (1992), 94

Bauer R: Neues von ‚immunmodulierenden Drogen' und ‚Drogen mit antiallergischer und antiinflammatorischer Wirkung'. Z Phytother 14 (1993), 23–24

Becker H: Dtsch Apoth Ztg 122 (1982), 2320

Beuscher N, Bodinet C, Willigmann I, Egert D: Immunmodulierende Eigenschaften von Wurzelextrakten verschiedener Echinacea-Arten. Z Phytother 16 (1995), 157–166

Bodinet K: Immunpharmakologische Untersuchungen an einem pflanzlichen Immunmodulator. Inauguraldissertation. Greifswald 1999

Bodinet C, Beuscher N: Antiviral and immunological activity of glykoproteins from the root of Echinacea purpurea. Planta Med (Abstracts of the 39th Annual Congress of Medicinal Plant Research) 1991

Bodinet K, Freudenstein J: Effects of an orally applied aqueous-ethanolic extract of a mixture of Thujae occidentalis herba, Baptisiae tinctoriae radix, Echinaceae purpureae radix and Echinaceae pallidae radix on antibody response against sheep red blood cells in mice. PM 65 (1999)

Bodinet C, Willigmann I, Beuscher N: Host-Resistance Increasing Activity of Root Extracts from Echinacea Species. Planta Med Suppl Issue 59 (1993), 672–673

Bohlmann F, Hoffman H: Phytochemistry 22 (1983), 1173

Bostelmann H et al: Immunmodulation durch pflanzliche Wirkstoffe als Adjuvans zur Hepatitis B-Impfung. Ges. f. Phytother. Münster 1999

Bräunig B, Dorn M, Knick E: Echinaceae purpureae radix: zur Stärkung der körpereigenen Abwehr bei grippalem Infekten. Z Phytother 13 (1992), 7

Bräuning B, Knick E: Therapeutische Erfahrungen mit Echinaceae pallidae bei grippalen Infekten. Naturheilpraxis 1 (1993), 72–75

Dorn M: Milderung grippaler Effekte durch ein pflanzliches Immunstimulans. Natur- und Ganzheitsmedizin 2 (1989), 314–319

Harnischfeger G, Stolze H: Notabene Medici 10 (1980), 484

Henneicke-von Zepelin HH et al: Efficacy and safety of a fixed combination phytomedicine in the treatment of the common cold (acute viral respiratory tract infection): results of a randomised, double blind, placebo controlled, multicentre study. Cur Med Res 15-3-1999

Hentschel C et al: Akute virale Atemwegsinfekte. Wirksamkeit und Sicherheit eines phytotherapeutischen Kombinationspräparats in der Erkältungsbehandlung. Fortschritte der Medizin. Originalien 118, 1, 2000

Jacobson M: J Org Chem 32 (1967), 1646

Köhler G et al: Kinderdosierung von Phytopharmaka. Z Phytother 19 (1998), 318

May G, Willuhn G: Arzneim Forsch 28 (1978), 1–7

Melchart D, Linde K, Worku F, Sarkady L, Holzmann M, Jurcic K, Wagner H: Results of Five Randomized Studies on the Immunomodulatory Activity of Preparations of Echinacea. J Alt Compl Med 1 (1995), 145–160

Melchert D, Linde K, Worku F et al: Immunomodulation with Echinacea – a systematic review of controlled clinical trials. Phytomedicine 1 (1994), 245–254

Mose JR: Med Welt 34 (1983), 51

N.N.: Die Chemie der Pflanze (Standard., Wirksamkeit). Symbiose 4 (1992), 11

Proksch A: Über ein immunstimulierendes Wirkprinzip aus Echinacea purpurea. Dissertation, Ludwig-Maximilians-Universität, München 1982

Röder E et al: Dtsch Apoth Ztg 124 (1984), 2316

Samochowiec E et al: Wiad Parazytol 25 (1979), 77

Schulte KE et al: Arzneim Forsch 17 (1967), 825

Stimpel M et al: Infect Immunol 46 (1984), 845

Stimpel M, Proksch A, Wager H et al: Macrophage activation and induction of macrophage cytotoxicity by purified polysaccaride fractions from the plant Echinacea purpurea. Infect Immunity 46 (1984), 845–849

Teuscher E: Pflanzliche Immunstimulanzien. Wirksamkeit und Einsatz. apotheken journal 20(11) 1998

Vömel T: Der Einfluß eines pflanzlichen Immunstimulans auf die Phagozytose von Erythrozyten durch das retikulohistiozytäre System der isolierte perfundierten Rattenleber. Arzneim Forsch 35(II) (1985), 1437–1439

Wacker A, Hilbig W: Planta Med 33 (1978), 89

Wagner H et al: Arzneim Forsch 34 (1984), 659

Wüstenberg P et al: Phytopharmakon zur Immunmodulation. DAZ 140(19), 2000

Echinacea (Schmalblättriger Sonnenhut) – Echinacea angustifolia

Volkstümliche Namen: Igelkopf, Kegelblume, Rudbeckie (dt.), Black Sampson, Coneflower, Echinacea, rattle snake weed, Rudbeckia, Sampson Root (engl.)

Familie: Asteraceae

Botanik: Die Echinaceae sind meistens ausdauernde Kräuter bis 45 cm Höhe mit großen, einzelnen, wechselständigen oder gegenständigen, glattrandigen Blättern von 7 bis 20 cm Länge und mit rauher Oberfläche. Der Querschnitt des Rhizoms zeigt eine dünne Rinde, ein gelbliches poröses Gewebe mit schwarzen Flecken. Die rötlichen oder weißen Blüten sind auffällig.

Verbreitung: Im Westen der USA und Europa. Erst seit Mitte des 19. Jahrhunderts sind die Echinacea-Arten in Europa kultiviert.

Sonnenhutkraut, Schmalblättriges

Verwendete Pflanzenteile: Schmalblättriges Sonnenhutkraut sind die getrockneten, zur Blütezeit geernteten, oberirdischen Teile von *Echinacea angustifolia* DC.

Inhaltsstoffe

- Ätherisches Öl (unter 0,1 %): typische Komponenten Epishyobunol, β-Farnesen, weiterhin α- und β-Pinen, Myrcen, Carvomenthen, Caryophyllen
- Flavonoide
- Kaffeesäurederivate: Cichoriensäure, Chlorogensäure, Isochlorogensäure, Verbascosid, Echinacosid
- Alkamide: u. a. Dodeca-2E,4E-8Z,10E-tetraensäureisobutylamid
- Polyine (Spuren): u. a. Trideca-1-en-3,5,7,9,11-pentain, Ponticaepoxid

Pharmakologie

Die polysaccharid- und alkamidhaltige Droge wirkt immunstimulierend, antiödematös und tumorhemmend.
In vitro: alkoholische Krautextrakte zeigen im In-vitro-Granulozyten-Ausstrich eine Erhöhung der Phagozytoserate. Das Immunsystem wird unspezifisch stimuliert.
Weiterhin zeigt die Droge antibakterielle, fungistatische und virostatische Wirkung (Echinacosid-Wirkung).
Im Tierversuch verhielt sich die Droge antiödematös (Hemmung der Cyclooxygenase und 5-Lipoxigenase) und tumorhemmend.
Ältere Arbeiten lassen sich nicht eindeutig den beiden Drogen *E. angustifoliae* und *E. pallida* zuordnen.

Anwendungsgebiete

Volksmedizin: bei den Indigenas Nordamerikas wird die Droge äußerlich bei Verbrennungen, Lymphdrüsenschwellungen und Insektenstichen angewandt und innerlich bei Schmerzen (speziell Kopf und Magen), Masern, Husten, Erkältung und Gonorrhoe. Sie fand auch als Gegenmittel bei Klapperschlangenbissen Verwendung.
Heutzutage gebräuchlich zur Prophylaxe und Behandlung von grippalen Infekten, septischen Prozessen und leichten bis mittelschweren Erkältungen. Äußerlich bei schlecht heilenden Wunden und entzündlichen Hauterkrankungen (Abszesse, Furunkel, Ulcus cruris, Phlegmonen etc.).
Homöopathie: bei schweren fieberhaften Erkrankungen.

Dosierung

Tee: mehrmals täglich zwischen den Mahlzeiten eine Tasse frisch zubereitet trinken.
Homöopathisch (HAB): 5 Tropfen bzw. 1 Tbl. bzw. 10 Globuli alle 30–60 min (akut) bzw. 1–3-mal tgl. (chronisch).

Anwendungsbeschränkungen

Risiken der Einnahme und äußerlicher Anwendung therapeutischer Dosen der Droge und Nebenwirkungen sind nicht bekannt.
Gegenanzeigen: Überempfindlichkeit gegen einen der Wirk- oder Hilfsstoffe oder gegen Korbblütler. Aus grundsätzlichen Erwägungen nicht anzuwenden bei progredienten Systemerkrankungen wie Tuberkulose, Leukosen, Kollagenosen, multipler Sklerose und anderen Autoimmunerkrankungen sowie AIDS und HIV-Infektion.
Die Anwendung während der Schwangerschaft kann nicht empfohlen werden, ebenso die parenterale Gabe bei allergischer Disposition.
Nebenwirkungen: In Einzelfällen können Überempfindlichkeitsreaktionen auftreten. Für Arzneimittel mit Zubereitungen aus Sonnenhut wurden Hautausschlag, Juckreiz, selten Gesichtsschwellung, Atemnot, Schwindel und Blutdruckabfall beobachtet. Bei der parenteralen Gabe an Diabetiker ist Vorsicht geboten. Bei gleichzeitiger Therapie mit Immunsuppressiva, Cyclosporin und Cortikosteroiden sind Interaktionen möglich.

Patienteninformation: Auf Grund der für das Schmalblättrige Sonnenhutkraut fehlenden

Wirksamkeitsnachweise wird zur Unterstützung und Förderung der natürlichen Abwehrkräfte insbesondere bei Erkältungskrankheiten, die Anwendung der Wurzel des Blassfarbenen Sonnenhuts empfohlen.

Bewertung der Wirksamkeit: Die Kommission E (1992) empfiehlt Schmalblättriges Sonnenhutkraut nicht zur therapeutischen Anwendung. Die Wirkung konnte bisher nicht ausreichend belegt werden, so dass das Nutzen-Risiko-Verhältnis als negativ bewertet werden muss.

Handelspräparate

Keine bekannt.

Literatur

Bauer R: Echinacea – Eine Arzneidroge auf dem Weg zum rationalen Phytotherapeutikum. DAZ 2 (1994), 18–27
Bauer R: Neue Ergebnisse zur Frage der Wirksubstanzen von Echinacea-Drogen. ngm 6 (1993), 13–22
Bauer R et al: Helv Chim Acta 68 (1985), 2355
Bauer R et al: Phytochemistry 26 (1987), 1198
Bauer R, Jurcic K, Puhlmann J, Wagner H: Immunologische in vivo und in vitro Untersuchungen mit Echinacea-Extrakten. Arzneim-Forsch 38 (1988), 276–281
Bauer R, Khan IA, Wagner H: TCL and HCLP Analysis of Echinacea pallida and E. angustifolia Roots. Planta Med 54 (1988), 426–430
Bauer R, Remiger P, Jurcic K, Wagner H: Beeinflussung der Phagozytoseaktivität durch Echinacea-Extrakte. Z Phytother 10 (1989), 43–48
Bauer R, Remiger P, Wagner H: Echinacea-Vergleichende DC- und HPLC-Analyse der Herba-Drogen von Echinacea purpurea, Echinacea pallida und Echinacea angustifolia. Deutsche Apotheker Ztg 128 (1988), 174–180
Bauer R, Wagner H: Neue Ergebnisse zur Analytik von Echinacea-Wurzeln. Sci Pharm 55 (1987), 159–161
Bauer R, Wagner H: Echinacea – Der Sonnenhut – Stand der Forschung. Z Phytother 9 (1988), 151
Bauer R, Wagner H: Echinacea – Drogen – Who is who? Z Phytother 9 (1988), 191
Bauer R, Wagner H: Echinacea. Wissenschaftliche Verlagsgesellschaft mbH Stuttgart 1990
Bauer R: Arzneipflanzenporträt: Echinacea – welche Inhaltsstoffe wirken immunmodulierend? Deutsche Apotheker Ztg 132 (1992), 1233
Bauer R: Neues von ‚immunmodulierenden Drogen' und ‚Drogen mit antiallergischer und antiinflammatorischer Wirkung'. Z Phytother 14 (1993), 23–24
Becker H: Dtsch Apoth Ztg 122 (1982), 2320
Bohlmann F, Hoffman H: Phytochemistry 22 (1983), 1173
Harnischfeger G, Stolze H: Notabene Medici 10 (1980), 484
Jacobson M: J Org Chem 32 (1967), 1646
May G, Willuhn G: Arzneim Forsch 28 (1978), 1–7
Mose JR: Med Welt 34 (1983), 51
N.N.: Die Chemie der Pflanze (Standard., Wirksamkeit). Symbiose 4 (1992), 11
Röder E et al: Dtsch Apoth Ztg 124 (1984), 2316
Samochowiec E et al: Wiad Parazytol 25 (1979), 77
Schulte KE et al: Arzneim Forsch 17 (1967), 825
Schumacher A: Echinacea angustifolia und die spezifische und unspezifische zelluläre Immunantwort der Maus. Dissertation Heidelberg 1989.
Stimpel M et al: Infect Immunol 46 (1984), 845
Vömel T: Der Einfluß eines pflanzlichen Immunstimulans auf die Phagozytose von Erythrozyten durch das retikulohistiozytäre System der isolierte perfundierten Rattenleber. Arzneim Forsch 35(II) (1985), 1437–1439
Wacker A, Hilbig W: Planta Med 33 (1978), 89
Wagner H et al: Arzneim Forsch 34 (1984), 659

Schmalblättrige Sonnenhutwurzel

Verwendete Pflanzenteile: Schmalblättrige Sonnenhutwurzel ist die getrocknete, im Herbst gesammelte Wurzel von *Echinacea angustifolia* DC.

Inhaltsstoffe

- Ätherisches Öl (unter 0,1 %): typische Komponente Dodeca-2,4-dien-1-ylisovalerat, weiterhin Palmitinsäure, Linolensäure
- Flavonoide
- Kaffeesäurederivate (0,3 bis 1,3 %): Echinacosid, Cynarin (Artefakt?)
- Alkamide (0,01 %): u. a. Dodeca-2E,4E-8Z,10E/Z-tetraensäureisobutylamid
- Polyine: u. a. Trideca-1-en-3,5,7,9,11-pentain, Ponticaepoxid, in den getrockneten Wurzeln nur Spuren

Pharmakologie

Die polysaccharid- und alkamidhaltige Droge wirkt immunstimulierend, antiödematös und tumorhemmend.
In vitro: alkoholische Wurzelextrakte zeigen im In-vitro-Granulozyten-Ausstrich eine Erhöhung der Phagozytoserate. Das Immunsystem wird unspezifisch stimuliert.
Weiterhin zeigt die Droge antibakterielle, fungistatische und virostatische Wirkung (Echinacosid-Wirkung).
Im Tierversuch verhielt sich die Droge antiödematös (Hemmung der Cyclooxygenase und 5-Lipoxigenase) und tumorhemmend. Sonnenhutwurzel wirkt leicht insektizid gegen die Hausfliege.
Ältere Arbeiten über Sonnenhutwurzeln lassen sich nicht eindeutig einer der beiden Stammpflanzen, *Echinacea angustifolia* oder *E. pallida*, zuordnen. Bis ca. 1990 kam es oft zu Verwechslungen der Wurzeln von *Echinacea pallida* (Blassfarbene Kegelblume) und *Echinacea angustifolia* (Schmalblättriger Sonnenhut), so dass heute nicht mehr nachzuvollziehen ist, welche der beiden Pflanzen den jeweiligen Untersuchungen zugrunde lag. Es ist anzunehmen, dass die überwiegende Mehrzahl der in Europa unter dem Namen *Echinacea angustifolia* kultivierten Pflanzen in Wirklichkeit *Echinacea pallida* darstellen (Bauer 1994). Inzwischen können die beiden Arten gut unterschieden werden, u. a. wegen des nur in *Echinacea angustifolia* vorkommenden Chinasäurederivats Cynarin (Bauer 1993, Bauer und Wagner 1987, Bauer et al. 1988).

Anwendungsgebiete

Siehe Sonnenhutkraut, Schmalblälttriges

Dosierung

Etwa 1,5 g Droge mit siedendem Wasser übergießen, nach 10 Minuten abseihen, Tee mehrmals täglich zwischen den Mahlzeiten eine Tasse frisch zubereitet trinken.
Homöopathisch (HAB): 5 Tropfen bzw. 1 Tbl. bzw. 10 Globuli, 1–3-mal täglich.

Anwendungsbeschränkungen

Siehe Sonnenhutkraut, Schmalblättriges

Patienteninformation: Siehe Sonnenhutkraut, Schmalblättriges

Bewertung der Wirksamkeit: Die Kommission E (1992) empfiehlt Schmalblättrige Sonnenhutwurzel nicht zur therapeutischen Anwendung. Die Wirkung von Echinaceae angustifoliae radix konnte vor allem im Hinblick auf die Jahrzehnte lange Verwechslung mit *Echinacea pallida* bisher nicht ausreichend belegt werden, so dass das Nutzen-Risiko-Verhältnis als negativ bewertet werden muss.

Handelspräparate

Tetesept Echinacea®
Echinacea angustifolia Schuck®

Literatur

Bauer R: Arzneipflanzenporträt: Echinacea – welche Inhaltsstoffe wirken immunmodulierend? Deutsche Apotheker Ztg 132 (1992), 1233
Bauer R: Neues von ‚immunmodulierenden Drogen' und ‚Drogen mit antiallergischer und antiinflammatorischer Wirkung'. Z Phytother 14 (1993), 23–24
Bauer R: Neue Ergebnisse zur Frage der Wirksubstanzen von Echinacea-Drogen. ngm 6 (1993), 13–22
Bauer R: Echinacea – Eine Arzneidroge auf dem Weg zum rationalen Phytotherapeutikum. DAZ 2 (1994), 18–27
Bauer R et al: Helv Chim Acta 68 (1985), 2355
Bauer R et al: Phytochemistry 26 (1987), 1198
Bauer R, Jurcic K, Puhlmann J, Wagner H: Immunologische in vivo und in vitro Untersuchungen mit Echinacea-Extrakten. Arzneim-Forsch 38 (1988), 276–281
Bauer R, Khan IA, Wagner H: TCL and HCLP Analysis of Echinacea pallida and E. angustifolia Roots. Planta Med 54 (1988), 426–430
Bauer R, Remiger P, Jurcic K, Wagner H: Beeinflussung der Phagozytoseaktivität durch Echinacea-Extrakte. Z Phytother 10 (1989), 43–48
Bauer R, Remiger P, Wagner H: Echinacea-Vergleichende DC- und HPLC-Analyse der Herba-Drogen von Echinacea purpurea, Echinacea pallida und Echinacea angustifolia. Deutsche Apotheker Ztg 128 (1988), 174–180
Bauer R, Wagner H: Neue Ergebnisse zur Analytik von Echinacea-Wurzeln. Sci Pharm 55 (1987), 159–161
Bauer R, Wagner H: Echinacea – Der Sonnenhut – Stand der Forschung. Z Phytother 9 (1988), 151
Bauer R, Wagner H: Echinacea – Drogen – Who is who? Z Phytother 9 (1988), 191
Bauer R, Wagner H: Echinacea. Wissenschaftliche Verlagsgesellschaft mbH Stuttgart 1990
Becker H: Dtsch Apoth Ztg 122 (1982), 2320
Bohlmann F, Hoffman H: Phytochemistry 22 (1983), 1173
Harnischfeger G, Stolze H: Notabene Medici 10 (1980), 484
Jacobson M: J Org Chem 32 (1967), 1646
May G, Willuhn G: Arzneim Forsch 28 (1978), 1–7
Mose JR: Med Welt 34 (1983), 51
Röder E et al: Dtsch Apoth Ztg 124 (1984), 2316
Samochowiec E et al: Wiad Parazytol 25 (1979), 77
Schulte KE et al: Arzneim Forsch 17 (1967), 825
Schumacher A: Echinacea angustifolia und die spezifische und unspezifische zelluläre Immunantwort der Maus. Dissertation Heidelberg 1989.
Stimpel M et al: Infect Immunol 46 (1984), 845
Vömel T: Der Einfluß eines pflanzlichen Immunstimulans auf die Phagozytose von Erythrozyten durch das retikulohistiozytäre System der isolierte perfundierten Rattenleber. Arzneim Forsch 35(II) (1985), 1437–1439
Wacker A, Hilbig W: Planta Med 33 (1978), 89
Wagner H et al: Arzneim Forsch 34 (1984), 659

Efeu – Hedera helix

Volkstümliche Namen: Baumtod, Efeu, Eppich, Eppig, Immergrün, Mauerefeu, Mauerewig, Mauerranke, Rankenefeu, Totenranke, Wintergrün (dt.), Efeu, Vedbend (dan.), Klimop (holl.), Bindwood, Common Ivy, English Ivy, Gum Ivy, True Ivy, Woddbind, Woodbind (engl.), Hiedra (span.), Lierre à cautère, Lierre commun, Lierre des poètes, Lierre grimpant (frz.), Borostyán (ung.), Edera, Ellera (it.), Bergflette (norw.), Bluszcz (pol.), Pluszcz (russ.), Murgröna (schwed.), Brectan obecny (tsch.)

Familie: Araliaceae

Botanik: Der Efeu ist ein 3 bis 15 m kriechendes oder mittels Haftwurzeln kletterndes Holzgewächs. Der Stamm ist verzweigt, die Blätter sind wintergrün, ledrig, wechselständig, gestielt, kahl und glänzend. Die Blütenstände sind grünlichgelbe Dolden, die dichte, halbkugelige Trauben bilden. Die Frucht ist eine kugelige, meist 5-fächerige Beere, die erst im nächsten Frühjahr schwarz und reif wird. Sie enthält 3 bis 5 Samen, die unreif rötlichviolett, später dunkelbraun und zuletzt schwarz sind. Sie sind nierenförmig, dreikantig, spitz.

Verbreitung: Heimisch in den gemäßigten Zonen Europas, in Nord- und Zentralasien, eingeführt und kultiviert in den USA.

Efeublätter

Verwendete Pflanzenteile: Efeublätter bestehen aus den getrockneten Laubblättern von *Hedera helix* L.

Inhaltsstoffe

- Triterpensaponine (ca. 5 %): Aglyka Hederagenin, Oleanolsäure, Bayogenin, Hauptkom-

ponente Hederasaponin C (Hederacosid C, leicht in α-Hederin übergehend, Aglykon Hederagenin), weiterhin u. a. Hederasaponin B (Hederacosid B, in β-Hederagenin übergehend)
- Ätherisches Öl: u. a. mit Methylethylketon, Methylisobutylketon
- Polyine: u. a. Falcarinol, 11,12-Didehydrofalcarinol
- Steroide: Sterole, u. a. β-Sitosterol, Campesterol
- Flavonoide: u. a. Rutin

Pharmakologie

Präklinik: Die spasmolytische Wirkung von isolierten Saponinen (Hederacosid C, α-Hederin, Hederagenin) und phenolischen Komponenten (Flavonole, Caffeoylchinasäuren) wurde am etablierten Modell der durch Acetylcholin induzierten Spasmen am isolierten Meerschweinchen-Ileum belegt. Dabei war die Wirkung der Saponine α-Hederin und Hederagenin etwa halb so hoch wie die des Papaverins, während beispielsweise Kaempferol eine stärkere Wirkung aufwies (Trute et al. 1997). α-Hederin wirkt zehnmal stärker spasmolytisch als sein Precursor Hederacosid C (Trute 1996). Die spasmolytische Wirkung von Kaffeesäure wurde durch Untersuchungen an der glatten Muskulatur verschiedener isolierter Präparationen von Uterus, Aorta oder Vas deferens von Wistar Ratten belegt (Ortiz de Urbina et al. 1990). Die Wirkung verschiedener Flavonole wurde am isolierten Meerschweinchen-Ileum untersucht (Capasso et al. 1991). Efeublätterextrakte weisen eine Antithrombin-Aktivität auf (Rosa de Medeiros et al. 2000). Eine antibakterielle Wirkung von Efeuextrakt oder Saponinen des Efeus auf verschiedene Bakterienstämme (z. B. *Staphylococcus aureus, Staphylococcus aureus O., Bacillus subtilis*) (Brantner und Grein 1994, Cioaca et al. 1978) bestätigt werden. Antimykotische Wirkungen wurden in vitro gegen *Trichophyton sp.* und *Candida albicans* (Favel et al. 1994) sowie gegen *Candida albicans* in vivo an weißen Mäusen (Bader 1994) gezeigt. Efeuextrakte und -Saponine wirken zytotoxisch (Quentin-Licleercq et al. 1992), was sich positiv gegenüber Krebszellen auswirkt, aber auch eine Rolle bei der antimikrobiellen Wirkung spielen kann.

Klinik: In einer kontrollierten Doppelblindstudie an 99 Patienten mit chronischer Bronchitis und z. T. obstruktiver Bronchitis wurde ein Präparat aus Efeu-Trockenextrakt gegen ein chemisch-synthetisches Expektorans als Referenzmedikation getestet. Es konnte die Gleichwertigkeit beider Präparate in der Wirksamkeit (Verbesserung der Vitalkapazität und der 1-Sekunden-Kapazität, Abnahme der trockenen Nebengeräusche) gezeigt werden (Meyer-Wegener et al. 1992). Nach Einnahme von Efeublätter-Trockenextrakten verbesserten sich die Symptome in weiteren Anwendungsbeobachtungen an insgesamt 223 Kindern und Erwachsenen mit rezidivierenden spastischen Bronchitiden oder Reizhusten verschiedener Genese (Gulyas und Lämmlein 1992, Lässig et al. 1996, Leskow 1988). Zwei weitere Anwendungsbeobachtungen bestätigten die Wirksamkeit verschiedener galenischer Formen (z. B. Zäpfchen, Tropfen, Saft) von Efeublätter-Trockenextrakten bei verschiedenen Atemwegserkrankungen (Mansfeld et al. 1997, Perucchi und Meier 1996).

Anwendungsgebiete

Innere Anwendung: bei chronisch-entzündlichen Bronchialerkrankungen zur symptomatischen Behandlung von Katarrhen der Atemwege.

Volksmedizin: innerlich bei Leber-, Milz- und Gallenleiden sowie bei Gicht, Rheuma und Skrofulose.

Äußerlich bei Zellulitis, Geschwüren, Entzündungen, Brandwunden, Schwielen, parasitären Erkrankungen sowie bei Nervenschmerzen, Rheuma und Folgen von Venenentzündungen.

Homöopathie: bei Schilddrüsenüberfunktion, Rheuma, Rachitis und akuten Entzündungen der Atemwege.

Die volkstümlichen/homöopathischen Anwendungsgebiete sind klinisch nicht belegt.

Sonstige Verwendung

Kosmetik: in Shampoos und Cremes.

Dosierung

Innerlich:

Tee: 3-mal täglich trinken.

Mittlere TD: 0,3 g zerkleinerte Droge, Zubereitungen entsprechend. Efeublätter-Trockenextrakt (Auszugsmittel 30–60 % Ethanol): 50–70 (–300) mg

Äußerlich (Volksmedizin):

Bei Rheuma eine Abkochung von frischen Blättern (200 g/l Wasser) anwenden.

Tinktur: ED: 5–10 Tropfen; TD: 40–50 Tropfen

Homöopathisch: 5 Tropfen oder 1 Tablette oder 10 Globuli oder 1 Messerspitze Verreibung alle 30–60 min (akut) oder 1–3-mal täglich (chronisch); parenteral: 1–2 ml s. c. akut: 3-mal täglich; chronisch einmal täglich (HAB).

Anwendungsbeschränkungen: Risiken der bestimmungsgemäßen Anwendung therapeutischer Dosen der Droge und Nebenwirkungen sind nicht bekannt. Die Droge besitzt mittelstarke Sensibilisierungspotenz bei Hautkontakt. Vor allem zwei Efeuinhaltsstoffe, Falcarinol und Didehydrofalcarinol besitzen irritierende und sensibilisierende Eigenschaften (Hausen et al. 1987). Kontaktallergien sind in erster Linie vom Umgang mit frischen Efeublättern beschrieben worden. Die Einnahme soll nicht zusammen mit hustenstillenden Medikamenten erfolgen, da es im Einzelfall zur Dystonie kommen kann (Polizzi et al. 2001).

Patienteninformation: Efeublätter-Trockenextrakte verbessern die Symptome bei Atemwegserkrankungen bei Kindern und Erwachsenen. Bei vorschriftsmäßiger Anwendung sind keine schwerwiegenden Nebenwirkungen zu erwarten. Präparate mit Efeublätter-Trockenextrakt als Wirkstoff sollen nicht gleichzeitig mit hustenstillenden Medikamenten eingenommen werden. In ganz seltenen Fällen können allergische Reaktionen auftreten – dann suchen sie bitte einen Arzt auf.

Bewertung der Wirksamkeit: Die spasmolytische Wirkung von Efeublätter-Trockenextrakten und ihren Inhaltsstoffen ist in pharmakologischen Studien gut belegt. Ferner ist in mehreren klinischen Studien (Anwendungsbeobachtungen) die Wirksamkeit zur Verbesserung der Symptome verschiedener Atemwegserkrankungen bei Kindern und Erwachsenen belegt. Die Mehrzahl der Studien entsprechen nicht den gültigen Kriterien für klinische Prüfungen von Arzneimitteln. Dennoch wird aufgrund der breiten Anwendungserfahrung und der genannten Studien die Wirksamkeit als positiv eingestuft. Schwerwiegende Nebenwirkungen sind bei vorschriftsmäßigem Gebrauch nicht zu erwarten, so dass das Nutzen-Risiko-Verhältnis als positiv bewertet werden kann. Von der Kommission E (1988) werden für Efeublätter folgende Anwendungsgebiete positiv monographiert: Kartarrhe der Luftwege: symptomatische Behandlung chronisch-entzündlicher Bronchialerkrankungen.

Handelspräparate

Bronchostad® (z. B. Tropfen: Erw. und Kdr. ab 12 J: 3-mal tgl. 12–15 Tr., Kdr: 5–11 J: 3-mal tgl. 10 Tr., Kleinkdr. von 1–4 J: 3-mal tgl. 7 Tr.)

Hedelix® (z. B. Hustensaft: Erw. und Kdr 10–16 J: 3-mal 5 ml; Kdr. 4–10 J: 4-mal 2,5 ml; Kdr. 1–4 J: 3-mal 2,5 ml; Kdr. 0–1 J: 2–mal 2,5 ml)

Prospan® (z. B. Hustentropfen 3 mal tgl: Erw. und Kdr. ab 10 J: 24 Tropfen, Kdr. 4–10 J: 16 Tropfen, Kdr.1–4 J: 12 Tropfen)

Sedotussin Efeu® (z. B. Tropfen: Sgl. bis 12 Monate: 3-mal tgl. 8 Tt.; Kleinkinder 1–3 J: 3-mal tgl. 12 Tr.; Kdr. 4–9 J: 3-mal tgl. 16 Tr.; Kdr. ab 10 J, Jugendl. und Erw.: 3-mal tgl. 25 Tr.)

Sinuc® (z. B. Saft: Erw. und Kdr: 3-mal tgl. 2 ml, Säuglinge und Kleinkdr.: 2-mal tgl. 1 ml)

Literatur

Bader G; Pharmakologische und biopharmazeutische Bewertung von Triterpensaponinen. Pharmazie 49 (1994), 391–400

Balansard G et al: Planta Med 39 (1980), 234

Brantner A, Grein E: Antibacterial activity of plant extracts used externally in traditional medicine. Journal of Ethnopharmacology 44 (1994), 35–40

Büechi S: Antivirale Saponine. Deutsche Apotheker Zeitung 136 (1996), 19–27

Capasso A, Pinto A, Mascolo N, Autore G, Capasso F: Reduction of agonist-induced contractions of guinea-pig isolated ileum by flavonoids. Phytotherapie Research.5 (1991), 85–87

Cioaca C, Margineanu C, Cucu V: The saponins of Hedera helix with antibacterial activity. Pharmazie 33 (1978), 609–610

Czygan FC: Hedera helix L. – Der Efeu. Z Phytother 11 (1990), 133

Elias R et al: J Nat Prod 54 (1991), 98–103

Elias R, De Méo M, Vidal-Ollivier E, Laget M, Balansard G, Dumenil G: Antimutagenic activity of some saponins isolated from Calendula officinalis L., C. arvensis L. and Hedera helix L. Mutagenesis. 5 (1990), 327–331

Favel A, Steinmetz MD, Regli P, Vidal-Ollivier E, Elias E, Balansard G: In vitro antifugal activity of triterpenoid saponins. Planta Med 60 (1994), 50–53

Gladtke E: Zur Wirksamkeit eines Efeublätterpräparates (Prospan). Intern Praxis 32 (1992), 187

Gulyas A, Lämmlein MM: Zur Behandlung von Kindern mit chronisch-obsturktiver Bronchitis. Sozialpädiatrie 14 (1992), 632–644

Hansen L, Boll PM: Phytochemistry 25 (1986), 285

Hausen BM, Bröhan J, König WA, Faasch H, Hahn H, Bruhn G: Allergic and irritant contact dermatitis from falcarinol and didehydrofalcarinol in common ivy. Contact Dermatitis 17 (1987), 1–9

Julien J et al: Planta Med (1985), 205

Lässig W, Generlich H, Heydolph F, Paditz E: Wirksamkeit und Verträglichkeit efeuhaltiger Hustenmittel. TW Pädiatrie 9 (1996), 489–491

Leskow P: Behandlung bronchialer Erkrankungen mit dem Phytotherapeutikum Prospan. Zeitschrift für Phytotherapie 2 (1988), 54–61

Mahran GH et al: Planta Med 29 (1975), 127

Mansfeld HJ, Höhre H, Repges R, Dethlefsen U: Sekretolyse und Bronchospasmolyse.TW Pädiatrie 10 (1997), 155–157

Mayer H, Pfandl A, Grigorieff A, Zickner I: Der Efeu – eine alte Kult- und Heilpflanze. Pharmazeutische Zeitung. 1987; 131: 2673–2676

Meyer-Wegener J, Liebscher K, Hettich M, Kastner HG: Efeu versus Ambroxol bei chronischer Bronchitis. Z Allg Med 68 (1992), 61–66

Ortiz de Urbina JJ, Martin ML, Sevilla MA, Montero MJ, Carron R, San L: Antispasmodic activity on rat smooth muscle of polyphenol compounds caffeic and protocathechic acids. Phytotherapy research 4 (1990), 71–76

Polizzi A, Incorpora G, Ruggieri M: Dystonia as acute adverse reaction to cough suppressant in a 3-year-old girl. Eur J Paed. Neurol 5 (2001), 167–168

Quentin-Leclercq J, Elias R, Balansard G, Bassleer R, Angenot L: Cytotoxic activity of some triterpenoid Saponins. Planta med 58 (1992), 279–281

Perucchi S, Meier B: Anwendungsbeobachtung zur Wirksamkeit und Verträglichkeit eines standardisierten Efeu-Extraktes bei Husten in zwei galenischen Formen. Forsch Komplementärmed 3 (1996), 262–263

Rosa de Medeiros JM, Macedo M, Contancia JP, Nguyen C, Cunningham G, Miles DH: Antithrombin activity of medicinal plants of the Azores. J Ethnopharmacol 72 (2000), 157–165

Trute A: Charakterisierung und quantitative Analyse spasmolytisch aktiver sekundärstoffe in Trockenextrakten von Efeublättern (Hederae helicis folium). Dissertation Universität Münster 1996, 142 Seiten
Trute A, Gross J, Mutschler E, Nahrstedt A: In vitro antispasmodic compounds of the dry extract obtained from Hedera helix. Planta Med 63 (1997), 125–129
Trute A, Nahrstedt A: Identification and quantitative analysis of phenolic dry extracts of Hedera helix. Planta Med 63 (1997), 177–179
Tschesche R, Schmidt R, Wulff G: Z Naturforsch 20B (1965), 708–709
Wulff G: Deutsche Apotheker Ztg 108 (1968), 797–807

Ehrenpreis – Veronica officinalis

Volkstümliche Namen: Arznei-Ehrenpreis, Echter Ehrenpreis, Ehrenpreis, Grundheilkraut, Wald-Ehrenpreis, Wundkraut (dt.), Mannetjes-ereprijs (holl.), Common medicinal-tea, Male Speedwell Wort, Speedwell (engl.), thé d'Europe, véronique officinale (frz.), Quadernuzza, thé svizzero (it.)

Familie: Scrophulariaceae

Botanik: Die Pflanze ist eine zur Rasenbildung neigende, 10 bis 20 cm hohe Ausläuferstaude. Das Wurzelwerk besteht im wesentlichen aus sprossbürtigen Wurzeln. Der Stängel ist kriechend, die blütentragenden Äste sind aufrecht. Die ganze Pflanze ist kurz rauhaarig, der Stängel allseits behaart. Die Blätter sind verkehrteirund, elliptisch oder länglich, kurz gestielt und gesägt. Die Blüten sind hellblau oder lila und stehen in aufrechten, blattachselständigen, ährenähnlichen Trauben. Die Frucht ist eine dreieckige, am Grunde verschmälerte Kapsel. Die Samen sind etwa 1 mm lang, oval, flach, mit glatter Rückenseite.

Verbreitung: Ehrenpreis ist in fast ganz Europa, Vorderasien und Nordamerika heimisch.
Herkunft der Drogen: Sie kommen aus Bulgarien, dem ehemaligen Jugoslawien und Ungarn.

Ehrenpreiskraut

Verwendete Pflanzenteile: Ehrenpreiskraut besteht aus den oberirdischen Teilen von *Veronica officinalis* L.

Inhaltsstoffe

- Iridoide (0,5 bis 1,0 %): u. a. Aucubin, Catalpol, Catalpolester (u. a. Minecosid, Verminosid, Veronicosid, Verprosid), Mussaenosid, sein Ester Ladrosid
- Flavonoide (ca. 0,7 %): u. a. Luteolin-7-O-glucosid (Cinarosid), 6-Hydroxyluteolin-7-monoglykosid
- Triterpensaponine (ca. 10 %)
- Kaffeesäurederivate: Chlorogensäure (ca. 0,5 %)

Pharmakologie

Die iridoidglucosidhaltige Droge zeigt eine ulkusprotektive Wirkung und Beschleunigung der Ulkus-Heilung.

Anwendungsgebiete

Volksmedizin: bei Erkrankungen und Beschwerden im Bereich der Atemwege, des Magen-Darm-Traktes, der Leber sowie der Niere und ableitenden Harnwege, bei Gicht, rheumatischen Beschwerden, zur Stoffwechselförderung („Blutreinigung") und bei nervöser Überreiztheit.
Äußerlich als Gurgelmittel bei Schleimhautentzündungen im Mund- und Rachenraum, zur Förderung der Wundheilung, bei chronischen Hautleiden, Hautjucken und Fußschweiß.

Dosierung

Mittlere Einzelgabe: 1,5 g Droge (zu 1 Tasse Aufguss).
Tee: als Expektorans 2–3-mal täglich 1 Tasse.
Für Waschungen und Umschläge bei Geschwüren, Wunden und Flechten: eine Handvoll Droge auf 1 l Wasser. 10 min kochen lassen.

Anwendungsbeschränkungen: Risiken der bestimmungsgemäßen Anwendung therapeutischer Dosen der Droge und Nebenwirkungen sind nicht bekannt.

Patienteninformation: Zubereitungen aus Ehrenpreiskraut sollen wegen ihrer geschwürsverhindernden und adstringierenden Wirkungen aufgrund volksmedizinischer Erfahrungswerte u. a. zur Behandlung von Erkrankungen des Magen-Darm-Traktes, der Nieren und Harnwege, Gicht, rheumatischen Beschwerden, Wunden und Geschwüren, Mund- und Rachenschleimhautentzündungen und Hauterkrankungen hilfreich sein. Eindeutige wissenschaftliche Belege für die Wirksamkeit liegen jedoch nicht vor.

Bewertung der Wirksamkeit: Die Wirksamkeit der Droge ist nach den gültigen Kriterien für klinische Prüfungen von Arzneimitteln bislang nicht belegt. Dementsprechend wird die therapeutische Verwendung in der korrespondierenden Monographie der Kommission E (1990) negativ bewertet. Die Anwendung bei Ulzera ist jedoch aufgrund der pharmakologischen Eigenschaften plausibel.

Handelspräparate

Gesundform Ehrenpreis®

Literatur

Afifi-Yazar F, Sticher O: Helv Chim Acta 63 (1980), 1905
Afifi-Yazar FÜ et al: Helv Chim Acta 64 (1981), 16
Sticher O et al: Helv Chim Acta 62 (1979), 530, 535
Sticher O et al: Planta Med 45 (1982), 159
Tamas M et al: Clujul Med 57 (1985), 169
Wojcik E: Acta Polon, Pharm 38, 1981, 621

Eibe – Taxus baccata

Volkstümliche Namen: Eibe, Eibe, gemeine, Eife, Ibenbaum, Kantelbaum, Taxbaum, Ybe (dt.), Taks, takstrae (dan.), Taxis, taxus (holl.), Chinwood, Common yew, English Yew, European Yew, Yew, yewtree (engl.), If (frz.), Tszafa (ung.), Albere della morte, libo, nasso, tasso (it.), Cis (pol.), Tis (russ.), Idegran (schwed.), Tis (tsch.)

Familie: Taxaceae

Botanik: Die Eiben bilden Sträucher oder kleine Bäume mit einer Höhe von ca. 17 m und bis über 1 m Stammdurchmesser. Der Stamm hat eine rotbraune Borke, die Äste sind gedrängt, stark verzweigt und immergrün. Die Nadeln sind 2 bis 3 cm lang, 2 mm breit, 2-zeilig gestellt, weich, spitz, oberseits glänzend dunkelgrün mit erhabener Mittelrippe, unterseits heller grün, matt und ohne Harzgänge. Die Blüten sind unscheinbar und zweihäusig. Der harte, erbsengroße, dunkelbraune Samen ist von einem scharlachroten, fleischigen, becherförmigen, süßen und essbaren Samenmantel umgeben.

Verbreitung: Die Eibe ist in großen Teilen Europas bis nach Kleinasien und Sizilien verbreitet.

Eibenblätter

Verwendete Pflanzenteile: Eibenblätter sind die Nadeln der *Taxus baccata* L.

Inhaltsstoffe

- Diterpene: Diterpenester vom Taxan-Typ (Gemisch als Taxin bezeichnet, 0,6 bis 2,0 %): u. a. Taxin A, Taxin B, Taxol
- Flavonoide: u. a. Sciadopytisin, Ginkgetin, Sequoiaflavon (Biflavonoide)

Pharmakologie

Das enthaltene Taxin, ein Gemisch aus verschiedenen Esteralkaloiden, führt im Tierversuch zu einer Verbesserung des kardialen Stoffwechsels. Die motilitätshemmende Wirkung könnte auf die Biflavonoidfraktion zurückzuführen sein. In höheren Dosen wirkt die Droge kardiotoxisch durch Hervorrufen tachykarder Herzrhythmusstörungen bis zum diastolischen Herzstillstand.

Anwendungsgebiete

Volksmedizin: bei Wurmbefall, zur Förderung der Menstruation, gegen Epilepsie, Mandelentzündungen, Diphtherie und zur Abtreibung.
Homöopathie: bei Verdauungsschwäche und Hautpusteln.
Aufgrund der hohen Giftigkeit der Pflanzenteile, ist vom Gebrauch besonders abzuraten.

Dosierung

Homöopathisch: 5 Tropfen oder 1 Tablette oder 10 Globuli oder 1 Messerspitze Verreibung alle 30–60 min (akut) oder 1–3-mal täglich (chronisch); parenteral: 1–2 ml s. c. akut: 3-mal täglich; chronisch einmal täglich (HAB).

Anwendungsbeschränkungen

Die Droge ist stark toxisch. Für einen Erwachsenen sind 50 bis 100 g Eibennadeln (Frischgewicht) tödlich. Vergiftungssymptome sind Übelkeit, Erbrechen, heftige Leibschmerzen, Schwindelgefühle, später folgen Bewusstlosigkeit, Mydriasis, Rotfärbung der Lippen, Tachykardie, oberflächliche Atmung.

Patienteninformation: Zubereitungen aus Eibenblättern sollen aufgrund volksmedizinischer Erfahrungswerte unter anderem bei Wurmbefall, zur Förderung der Regelblutung, bei Epilepsie, Mandelentzündungen und Diphterie hilfreich sein. Wissenschaftliche Belege für die Wirksamkeit liegen jedoch nicht vor. Aufgrund der extremen Giftigkeit muss von der Anwendung der Arzneipflanze dringend abgeraten werden.

Bewertung der Wirksamkeit: Die Wirksamkeit der Droge ist nach den gültigen Kriterien für klinische Prüfungen von Arzneimitteln für die beanspruchten Indikationen bisher nicht belegt. Aufgrund der hohen Toxizität ist die therapeutische Verwendung in allopathischen Dosen nicht vertretbar.

Handelspräparate

Keine bekannt.

Literatur

Hoc S: Onkologie: Taxol, ein pflanzliches Zytostatikum. Deutsche Apotheker Ztg 133 (1993), 2400
Hof-Mussler S: Eiben-Zytostatikum Taxol bei Ovarialkarzinom. Deutsche Apotheker Ztg 133 (1993), 42
Jenniskens LHD: Identification of six taxine alkaloids from Taxus baccata needles. J Nat Prod 59 (1996), 117–123
Kelsey RG, Vance NC: Taxol and cephalomannine concentrations in the foliage and bark of shade-grown and sun-exposed Taxus baccata trees. J Nat Prod 55 (1992), 912–917

Kingston DGI: Sorties and surprises: unexpected reactions of taxol. Planta Med 62 (Abstracts of the 44th Ann Congress of GA, 1996), 5
Kubitschek J: Eibenwirkstoff gegen Malaria. PZ 140 (1995), 684
Ma W et al: New bioactive taxoids from cell cultures of Taxus baccata. J Nat Prod 57 (1994), 116
Mujumdar RB et al: Ind J Chem 10 (1972), 677
N.N.: Taxol in der onkologischen Therapie (Kongressbericht). Z Phytother 15 (1994), 114
Poupat C et al: Noveau taxoide basique isolé des feuilles D'if, Taxus baccata: La 2-désacétyltaxine A. J Nat Prod 57 (1994), 1468–1469
Schneider B: Taxol, ein Arzneistoff der Eibe. Deutsche Apotheker Ztg 134 (1994), 3389
Vanek T et al: Study of the influence of year season on taxanes content in Taxus baccata bark. Planta Med 59 (1993), A699
Vidensek N, Lim P, Campbell A, Carlson C: Taxol content in bark, wood, root, leaf, twig and seedling from several Taxus species. J Nat Prod 53 (1994), 1609–1610
Vohora Kumar: Planta Med 20 (1971), 100
Wasielewski S: Taxol, ein Zytostatikum aus der pazifischen Eibe. PTA 7 (1993), 914

Eibisch – Althaea officinalis

Volkstümliche Namen: Althee, Eibisch, Heilwurz, Ibischwurz, Sammetpappel, Samtpappel, Schleimtee, Schleimwurzel, Weißwurzel (dt.), Althea, Cheeses, Mallards, Marsh Mallow, Marshmallow, Moorish Mallow, Mortification Root, Schloss Tea, Sweet Weed, White Maoow, Wymote (engl.), Malvavisco (esp.), Bourdon de Saint Jacques, Guimauve, Sauvage (frz.), Altea, Benefischi, Bismalva, Malvaccioni, Malvavisco (it.)

Familie: Malvaceae

Botanik: Die 60 bis 120 cm hohe, ausdauernde und samtige Pflanze hat bis zu 50 cm lange, einige cm dicke und senkrecht wachsende Wurzeln mit Nebenwurzeln. Der aufrechte und markige Stängel ist an der Basis meist verholzt, aber unverzweigt. Die Blätter sind kurzgestielt mit eiförmiger, am Ende zugespitzter Blattspreite. Meistens stehen mehrere Blüten in end- oder achselständigen Trauben zusammen. Die 5 bis 8 mm große Frucht ist scheibenförmig und zerfällt in sich voneinander lösende Teilfrüchte, die rückseits filzig sind und auf den Seitenflächen oft feine, verzweigte radiäre Rippen haben. Die Samen sind dunkelbraun, kahl, nierenförmig und etwas zusammengedrückt.

Verbreitung: Die Pflanze war ursprünglich in Asien beheimatet und hat sich westwärts bis Südosteuropa und ostwärts bis China verbreitet. In den gemäßigten Breiten ist A. o. überall als Gartenpflanze verwildert.

Eibischblätter

Verwendete Pflanzenteile: Eibischblätter sind die getrockneten Laubblätter von *Althaea officinalis* L.

Inhaltsstoffe
- Schleimstoffe (6 bis 10 %): Gemisch kolloidlöslicher Polysaccharide, bes. Galakturonorhamnane, Arabinogalaktane, Arabane und Glucane
- Pektine (weniger als 11 %)

Pharmakologie
Die in der Droge enthaltenen Schleimstoffe auf Polysaccharidbasis zeigen durch einhüllende Wirkung einen reizmildernden Effekt auf die Schleimhäute. In vitro und im Tierversuch konnte eine Hemmung des mukoziliären Transports sowie eine antiinflammatorische, antikomplementäre, immunstimulierende und hypoglykämische Wirkung nachgewiesen werden (Rhamnogalacturonan).

Anwendungsgebiete
Anwendung als Gurgelwasser bei Schleimhautentzündungen im Mund- und Rachenraum, auch mit trockenem Reizhusten.
Volksmedizin: bei Durchfallerkrankungen, Insektenstichen und entzündlichen Geschwüren.

Dosierung
Tagesdosis: 5 g Droge.
Tee: Eibischblätter 1–2 g (2 TL) 10 min in heißem Wasser (150 ml) 10 min ziehen lassen. Diesen mehrmals täglich 1 Tasse leicht erwärmt trinken.

Anwendungsbeschränkungen: Risiken der bestimmungsgemäßen Anwendung der Droge und Nebenwirkungen sind nicht bekannt.

Patienteninformation: Zubereitungen aus Eibischblättern sind geeignet, Beschwerden bei trockenem Reizhusten oder bei Entzündungen im Mund- und Rachenraum zu lindern und sind im Allgemeinen gut verträglich und über einen längeren Zeitraum anwendbar. Sollte sich jedoch keine Besserung einstellen, ist die Rücksprache mit Ihrem behandelnden Arzt empfehlenswert.

Bewertung der Wirksamkeit: Zubereitungen aus Eibischblättern sind aufgrund der einhüllenden Wirkung der enthaltenen Schleimstoffe (Polysaccharide) zur Behandlung von entzündlichen Reizzuständen im Mund- und Rachenraum sowie bei trockenem Reizhusten gut geeignet. Die Wirksamkeit wurde in diversen Untersuchungen nachgewiesen, unerwünschte Nebenwirkungen sind nicht zu erwarten. Aus diesem Grund wird die therapeutische Verwendung bei diesen Anwendungsgebieten in der entsprechenden Monographie der Kommission E (1989) positiv bewertet.

Handelspräparate
Keine bekannt.

Literatur

Blaschek W, Franz G: Planta Med 6 (1986), 76P
Capek P et al: Carbohydr Res 164 (1987), 443
Franz G, Madaus A: Stabilität von Polysacchariden. Untersuchungen am Beispiel des Eibischschleims. Deutsche Apotheker Ztg 130 (1990), 2194
Franz G: Planta Med 14 (1987), 90
Franz G: Planta Med 55 (1989), 493
Gudej J, Bieganowska HL: Chromatographia 30 (1990), 333
Gudej J: Acta Pol Pharm 38 (1981), 385
Gudej J: Planta Med 57 (1991), 284
Hahn-Deinstrop E: Eibischwurzel Identifizierung von Eibischwurzel-Extrakt und Gehaltsbestimmung in einem Instant-Tee. Deutsche Apotheker Ztg 135 (1995), 1147–1149
Kardosova A et al: Coll Czech Commun 45 (1983), 2082
Kochich P et al: Sov J Bioorg Chem 9 (1983), 121
Nosálova G, Strapková A, Kardosova A et al: Antitussive Wirkung des Extraktes und der Polysaccharide aus Eibisch (Althaea officinalis L. var. robusta). PA 47 (1992), 224–226
Nosálova G, Strapková A, Kardosova A et al: Antitussive Wirkung des Extraktes und der Polysaccharide aus Eibisch (Althaea officinalis L. var. robusta). PA 47 (1992), 224–226
Shimizu N, Tomoda T: Chem Pharm Bull 33 (1985), 5539
Tomoda M et al: Chem Pharm Bull 25 (1977), 1357
Tomoda M et al: Chem Pharm Bull 28 (1980), 824
Tomoda M et al: Planta Med 53 (1987), 8
Wunderer H: Zentral und peripher wirksame Antitussiva: eine kritische Übersicht. PZ 142 (1997), 847–852

Eibischwurzel

Verwendete Pflanzenteile: Eibischwurzel sind die getrockneten, zerkleinerten, geschälten oder ungeschälten Wurzeln von *Althaea officinalis* L.

Inhaltsstoffe
- Schleimstoffe (10 bis 20 %): Gemisch kolloidlöslicher Polysaccharide, bes. Galakturonorhamnane, Arabinogalaktane, Arabane und Glucane
- Pektine (ca. 11 %)
- Stärke (30 bis 38 %)

Pharmakologie
Die in der Droge enthaltenen Schleimstoffe auf Polysaccharidbasis zeigen durch einhüllende Wirkung einen reizmildernden Effekt auf die Schleimhäute. In vitro und im Tierversuch konnte eine Hemmung des mukoziliären Transports sowie eine antiinflammatorische, antikomplementäre, immunstimulierende und hypoglykämische Wirkung nachgewiesen werden (Rhamnogalacturonan).

Anwendungsgebiete
Anwendung als Gurgelwasser bei Schleimhautentzündungen im Mund- und Rachenraum, auch mit trockenem Reizhusten.
Volksmedizin: bei Durchfallerkrankungen, Insektenstichen und entzündlichen Geschwüren.
Zu Kombinationen siehe Komm. E Monographien.

Dosierung
Tee: Eibischwurzel 10–15 g mit 150 ml kaltem Wasser unter häufigem Umrühren 90 min stehen lassen. Diesen mehrmals täglich 1 Tasse leicht erwärmt trinken.

Anwendungsbeschränkungen: Risiken der bestimmungsgemäßen Anwendung der Drogen und Nebenwirkungen sind nicht bekannt.

Patienteninformation: Zubereitungen aus Eibischwurzeln sind geeignet, Ihre Beschwerden bei trockenem Reizhusten oder bei Entzündungen im Mund- und Rachenraum zu lindern und sind im Allgemeinen gut verträglich und über einen längeren Zeitraum anwendbar. Sollte sich jedoch keine Besserung einstellen, ist die Rücksprache mit Ihrem behandelnden Arzt empfehlenswert. Auch bei entzündlichen Veränderungen der Haut und Verbrennungen kann eine Beschwerdelinderung erreicht werden.

Bewertung der Wirksamkeit: Zubereitungen aus Eibischwurzeln sind aufgrund der einhüllenden Wirkung der enthaltenen Schleimstoffe zur Behandlung von entzündlichen Reizzuständen im Mund- und Rachenraum sowie bei trockenem Reizhusten gut geeignet, ferner auch bei leichten entzündlichen Veränderungen der Magenschleimhaut. Die Wirksamkeit wurde in diversen Untersuchungen nachgewiesen, unerwünschte Nebenwirkungen sind nicht zu erwarten. Diesbezüglich liegt eine Positiv-Bewertung für die therapeutische Verwendung in der entsprechenden Monographie der Kommission E (1989) und der ESCOP (1996) vor.
Für die Wurzeldroge ist die Anwendung auch im Bereich von Entzündungen, Geschwüren und Abszessen sowie Verbrennungen der Haut plausibel.

Handelspräparate
Eibischwurzeltee Banbastus Werke
Eibischwurzeltee KNK
Phytohustil®

Literatur

Blaschek W, Franz G: Planta Med 6 (1986), 76P
Capek P et al: Carbohydr Res 164 (1987), 443

Franz G, Madaus A: Stabilität von Polysacchariden. Untersuchungen am Beispiel des Eibischschleims. Deutsche Apotheker Ztg 130 (1990), 2194
Franz G: Planta Med 14 (1987), 90
Franz G: Planta Med 55 (1989), 493
Gudej J, Bieganowska HL: Chromatographia 30 (1990), 333
Gudej J: Acta Pol Pharm 38 (1981), 385
Gudej J: Planta Med 57 (1991), 284
Hahn-Deinstrop E: Eibischwurzel Identifizierung von Eibischwurzel-Extrakt und Gehaltsbestimmung in einem Instant-Tee. Deutsche Apotheker Ztg 135 (1995), 1147–1149
Kardosova A et al: Coll Czech Commun 45 (1983), 2082
Kochich P et al: Sov J Bioorg Chem 9 (1983), 121
Nosálova G, Strapková A, Kardosova A et al: Antitussive Wirkung des Extraktes und der Polysaccharide aus Eibisch (Althaea officinalis L. var. robusta). PA 47 (1992), 224226
Nosálova G, Strapková A, Kardosova A et al: Antitussive Wirkung des Extraktes und der Polysaccharide aus Eibisch (Althaea officinalis L. var. robusta). PA 47 (1992), 224226
Shimizu N, Tomoda T: Chem Pharm Bull 33 (1985), 5539
Tomoda M et al: Chem Pharm Bull 25 (1977), 1357
Tomoda M et al: Chem Pharm Bull 28 (1980), 824
Tomoda M et al: Planta Med 53 (1987), 8
Wunderer H: Zentral und peripher wirksame Antitussiva: eine kritische Übersicht. PZ 142 (1997), 847852

Eiche – Quercus robur Quercus petraea

Volkstümliche Namen: Sommereiche, Stieleiche, Trauben-Eiche, Winter-Eiche (dt.), Common oak, English Oak, Oak, pedunculate oak, Tanner's Bark (engl.), Chagne, Chene à grappes, chene blanc, chene commun, gravelier, gravelin, rouvre (frz.), Eschio, farnia, quercia commune, rovero (it.)

Familie: Fagaceae

Botanik: Die Eiche ist ein bis ca. 50 m hoher Baum mit breiter, unregelmäßiger, starkverzweigter Krone und einem sich in starke, knorrige, gekrümmt-gewundene Äste zerteilenden Stamm. Die Borke ist tief rissig, dick, graubraun. Die Blätter sind kurz gestielt, fast sitzend, länglich-verkehrt-eiförmig, tief gebuchtet, am Grunde meist gestutzt oder herzförmig. Die Blüten sind rotbräunlich und einhäusig. Die Früchte sind einzeln oder zu 2 bis 5 auf gemeinsamem, kahlem oder selten spärlich behaartem Stiel. Sie sind länglich-eiförmig, zugespitzt und unten im Fruchtbecher eingeschlossen.

Verbreitung: Ist in Europa, Kleinasien und in den Kaukasusländern verbreitet.

Eichenrinde

Verwendete Pflanzenteile: Eichenrinde besteht aus der im Frühjahr gesammelten und getrockneten Rinde junger Zweige und Stockausschläge von *Quercus robur* L. und/oder *Quercus petraea* (M.) L.

Inhaltsstoffe

- Gerbstoffe (12 bis16 %):
- Ellagitannine, (u. a. Castalagin, Pedunculagin, Vesvalagin, 2,3-(S)-Hexahydroxydiphenoylglucose), Flavanoellagitannine (Acutissimine A und B, Eugenigrandin, Guajavacin B, Stenophyllanin C)
- Catechingerbstoffe (oligomere Proanthocyanidine)
- monomere und dimere Catechine

Pharmakologie

Die gerbstoffhaltige Droge wirkt adstringierend, entzündungshemmend, antiviral und anthelmintisch.

Anwendungsgebiete

Innere Anwendung: bei unspezifischer Diarrhöe, in kleinen Dosen als Stomachikum.
Äußere Anwendung: entzündliche Hauterkrankungen, Schleimhautentzündungen im Mund- und Rachenbereich, Entzündungen im Analbereich, Entzündungen im Genitalbereich; bei nässenden Ekzemen, Hyperhidrosis, Intertrigo und als Ergänzungstherapie bei Frostbeulen.
Volksmedizin: innerlich bei blutigem Stuhlgang, nichtmenstruellen Uterusblutungen, Bluthusten und bei chronischen Entzündungen des Verdauungstraktes. Äußerlich bei blutenden Hämorrhoiden , Krampfadern, Uterusblutungen, Vaginalausfluss (Waschungen/Spülungen), Ausschlägen, chronisch juckenden, schuppenden und nässenden Ekzemen sowie Augenentzündungen.

Dosierung

Innere Anwendung
Tagesdosis: 3 g Droge.
Tee: 1 g (1/2 TL) auf 150 ml kaltes Wasser, kurz aufkochen, 5–10 min ziehen lassen. Eine Tasse 3-mal täglich trinken.
Äußere Anwendung
Spülung/Umschlag: 2 Esslöffel feingeschnittene Droge mit 3 Tassen Wasser aufkochen.
Badezusatz: 500 g auf 100 l, Badedauer 20 min bei 32–37 °C.

Anwendungsbeschränkungen

Risiken der bestimmungsgemäßen Anwendung therapeutischer Dosen der Droge und Nebenwirkungen sind nicht bekannt. Bei innerlicher Anwendung kann es wegen der se-

kretionshemmenden Wirkung zu Verdauungsbeschwerden kommen.
Gegenanzeigen: Bei großflächigen Hautschäden darf keine äußerliche Anwendung erfolgen. Vollbäder sind kontraindiziert bei nässenden großflächigen Ekzemen und Hautverletzungen, bei fieberhaften und infektiösen Erkrankungen, bei Herzinsuffizienz der Stadien III und IV (NYHA) und bei Hypertonie im Stadium IV (WHO).
Wechselwirkungen: Die Resorption von Alkaloiden und anderen basischen Arzneistoffen kann behindert werden.

Patienteninformation: Zubereitungen aus Eichenrinde sind zur äußerlichen Behandlung von entzündlichen Erkrankungen der Haut und Schleimhäuten des Mundes, Rachens, Anal- und Genitalbereichs geeignet, außerdem innerlich bei unkomplizierten Durchfallerkrankungen. Sie sollten die Hinweise zur Dosierung und Anwendungsdauer beachten und bei großflächigen Hautschäden, nässenden, ausgedehnten Ekzemen und Hautverletzungen, fieberhaften und infektiösen Erkrankungen, schwergradiger Herzschwäche oder schwergradigem Bluthochdruck das Arzneimittel nicht äußerlich verwenden. Ist bei innerlicher Anwendung keine Besserung des Durchfalls zu erzielen, sollten Sie Ihren Arzt aufsuchen.

Bewertung der Wirksamkeit: Für die therapeutische Verwendung bei entzündlichen Hauterkrankungen, Schleimhautentzündungen des Mund- und Rachenbereiches sowie des Anal- und Genitalbereichs (äußerlich) und unspezifischen, akuten Durchfallerkrankungen (innerlich) liegt eine Positiv-Monographie der Kommission E (1990) vor. Für die anderen beanspruchten Indikationen ist die Wirksamkeit der Droge nach den gültigen Kriterien für klinische Prüfungen von Arzneimitteln bisher nicht belegt, jedoch aufgrund der phytopharmakologischen Wirkungen der gerbstoffhaltigen Droge zum großen Teil plausibel. Dosierungshinweise, Anwendungsbeschränkungen und Gegenanzeigen sind hier besonders zu beachten.

Handelspräparate

Eichenrinden-Extrakt FS (Flüssiger Badezusatz; 150 g auf 150 l Wasser)

Literatur

Ahn BZ et al: Arch Pharm 304 (1971), 666
Glasl H: Deutsche Apotheker Ztg 123 (1983), 1979
König M et al: Ellagitannins and complex tannins from Quercus petraea bark. J Nat Prod 57 (1994), 1411–1415
Pallenbach E, Scholz E, König M, Rimpler H: Proanthocyanidins from Quercus petraea bark. Planta Med 59 (1993), 264
Scalbert A et al: Phytochemistry 27 (1988), 3483
Willuhn G: Pflanzliche Dermatika. Eine kritische Übersicht. Deutsche Apotheker Ztg 132 (1992), 1873

Blauer Eisenhut – Aconitum napellus

Volkstümliche Namen: Apolloniakraut, Blaue Pantoffeln, Blauer Eisenhut, Blaumützen, Eliaswagen, Fischerkappe, Fuchswurz, Sturmhut (dt.), Aconite, Auld Wife's Huid, Blue Rokket, Friar's cap, Helmet flower, Monkshood, Mousebane, Priest's pintle, Wolfsbane (engl.), Aconit nape, Capuchon, Capuze de moine, Casque bleu (frz.), Aconito, Napello (it.)

Familie: Ranunculaceae

Botanik: Der Eisenhut ist eine 0,5 bis 1,5 m hohe Staude mit knolliger und rübenförmig verdickter, fleischiger, schwarzer Wurzel und aufrechtem Stängel, der samt Traubenspindel und Blütenstielen kahl oder kraus anliegend behaart ist. Die Laubblätter sind oben dunkelgrün glänzend und bis zum Grunde 5 bis 7-teilig. Die Blüten bilden aufrechte, dichte und vielblütige Trauben von meistens violetter, seltener bläulicher oder rötlicher Farbe. Die Frucht ist eine 16–20 mm lange und 5 mm dicke Balg-Frucht.
Die Samen sind glänzend schwarz, dreikantig und an den Kanten schmal bräunlich geflügelt.

Verbreitung: *A. napellus* kommt besonders in den Alpen und Karpaten vor. Das Verbreitungsgebiet erstreckt sich auf die gebirgigen Regionen Europas, d. h. im Norden bis Schweden, im Westen bis England und Portugal, im Süden bis zu den Pyrenäen und Korsika und im Osten bis in die Karpaten.

Eisenhutknollen

Verwendete Pflanzenteile: Eisenhutknollen bestehen aus den, im Herbst nach der Blütezeit gesammelten, frischen oder getrockneten Wurzelknollen und Wurzeln von *Aconitum napellus* L.

Inhaltsstoffe

- Nor-Diterpenalkaloide (ca. 1 %), Hauptalkaloid meistens Aconitin seltener Mesaconitin, weiterhin u. a. Hypaconitin, N-Desethylaconitin, Oxoaconitin

Pharmakologie

Der Droge wird eine negativ chronotrope, positiv chronotrope, arrhythmogene, analgetische, antipyretische und lokal-anästhetische Wirkung zugeschrieben.

Verantwortlich für die Wirksamkeit sind die Diesteralkaloide Aconitin, Mesaconitin und Hypaconitin.
Aconitin erhöht die Membranpermeabilität für Natriumionen und verzögert die Repolarisation. Aconitin ist erst erregend, später lähmend wirksam auf die motorischen und sensiblen Nervenendigungen, sowie auf das Zentralnervensystem. Die anderen Diesteralkaloide zeigen dem Aconitin ähnliche Wirkungen. Hypaconitin wirkt stärker als Aconitin.
Im Tierversuch bewirkt Aconitin, in geringen Dosen appliziert, Bradykardie und Hypotension. In höheren Dosen zeigt sich zunächst ein positiv inotroper Effekt, gefolgt von Tachykardie, Arrhythmien und schließlich Herzstillstand.
Diesteralkaloide wirken analgetisch, antiphlogistisch und antipyretisch im Tierversuch.
Beim Menschen lösen lokale Applikationen zunächst Erregungen in Form von Kribbeln oder Brennen, später Anästhesie aus. Antipyretische Wirkung mit Schweißausbrüchen tritt bei fiebernden Menschen ein. In therapeutischen Dosen wird beim Menschen das Herz kaum beeinflusst, lediglich die Frequenz wird etwas reduziert, in höherer Dosierung folgt Bradycardie mit Blutdruckabfall. Die Atmung wird zunächst angeregt und später verlangsamt bis hin zur zentralen Atemlähmung. Der Wirkungseintritt wird schon nach wenigen Minuten bei peroraler Gabe beobachtet.

Anwendungsgebiete

Die Droge findet heute noch in der Homöopathie Verwendung.
Volksmedizin: wurde früher zur Schmerzstillung bei Neuralgien, bei Myalgien, Muskel- und Gelenkrheumatismus, Migräne, Fieber, Haut- und Schleimhauterkrankungen, Pleuritis, Wundbehandlung und zur Desinfektion eingesetzt.
Chinesische Medizin: schmerzstillend, entzündungshemmend, Herzmuskel stärkend.
Homöopathisch: akute entzündliche Erkrankungen, akute Herzsensationen mit Angstzuständen und schmerzhafte Nervenerkrankungen.

Sonstige Verwendung
In der experimentellen Pharmakologie wird Aconitin aufgrund seiner Herzarrhythmien-auslösenden Eigenschaft verwendet.

Dosierung

Die Droge ist stark giftig und sollte deshalb nur homöopathisch angewendet werden.
Homöopathisch: 5 Tropfen oder 1 Tablette oder 10 Globuli oder 1 Messerspitze Verreibung alle 30–60 min (akut) oder 1–3-mal täglich (chronisch); parenteral: 1–2 ml 3-mal täglich s. c.; Salben 1–2-mal täglich (HAB).

Anwendungsbeschränkungen

Die Droge ist stark giftig. Vergiftungserscheinungen können schon bei Gabe therapeutischer Dosen auftreten.

Patienteninformation: Zubereitungen aus Eisenhutknollen können in homöopathischen Dosen wirksam bei Nervenschmerzen und Herzbeschwerden mit Angstgefühlen sein. Da Eisenhut jedoch zu den stärksten bekannten Giftpflanzen zählt, sollte die Einnahme nur nach Rücksprache mit dem behandelnden Arzt erfolgen.

Bewertung der Wirksamkeit: Die Wirksamkeit ist für die meisten Indikationen nicht belegt. Es gibt lediglich Hinweise, die auf die Wirksamkeit bei neuralgischen Beschwerden schließen lassen. Homöopathische Anwendungen sind gebräuchlich. Da Intoxikationen aber bereits in therapeutischen Dosierungen auftreten können, bewertet die Kommission E (1987) in der entsprechenden Monographie zu Eisenhutknollen / Eisenhutkraut die Anwendung der Droge als nicht mehr zu vertreten.

Handelspräparate

Keine bekannt.

Literatur

Bugatti C, Colombo ML, Tomè F: Extraction and purification of lipoalkaloids from Aconitum napellus Roots and leaves. Planta Med 58 (1992), A695
Hikino H et al: J Pharm Dyn 2 (1979), 78–83
Honerjäger P, Meissner A: Naunyn-Schmiedeberg's Arch Pharmacol 322 (1983), 49–58
Katz A, Rudin HP, Staehlin E: Pharm Acta Helv 62 (1987), 216–220
Katz A, Staehlin E: Pharm Acta Helv 54 8 (1979), 253–265
Kimura M et al: Japan J Pharmacol 48 (1988), 290–299
Liu H, Katz A: Norditerpenoid alkaloids from Aconitum napellus ssp. neomontanum. Planta Med 62 (1997), 190–191
Rao MR: Acta Pharm Sinica 3 (1966), 195

Eisenkraut – Verbena officinalis

Volkstümliche Namen: Echtes Eisenkraut, Eisenbart, Eisenkraut, Heiligkraut, Katzenblutkraut, Sagenkraut, Taubenkraut (dt.), Common vervain, Enchanter's Plant, European Vervain, Herb of Grace, Herb of the Cross, holy wort, Juno's Tears, peristerian wort, Pigeon's Grass, Pigeonweed, Shop Vervain Wort, Simpler's Joy, verbena, Vervain (engl.), verbena medicinal, Yerba de verbena (span.), herbe à tous maux, herbe aux enchantements, herbe aux sorciéres, herbe sacrée, Verveine commune, Verveine officinelle (frz.), Berbena, Erba di San Giovanni, verbena commune (it.)

Familie: Verbenaceae

Botanik: Das Echte Eisenkraut ist eine ein- bis mehrjährige Pflanze mit spindelförmiger, verzweigter, weißlicher Wurzel. Der Stängel ist steif aufrecht, 4-kantig, oben verzweigt. Die Laubblätter sind gegenständig, trübgrün, eirundlich-länglich und haben einen kurzen, breiten Stiel. Die kleinen Blüten sind blasslila und stehen in rispigen, dünnen Ähren. Die Samen sind auf der Innenseite gefurcht und mit sehr wenig Nährgewebe ausgestattet.

Verbreitung: Die Pflanze ist wahrscheinlich im Mittelmeergebiet heimisch. Sie wird jedoch weltweit kultiviert, hauptsächlich in Osteuropa. Herkunft der Drogen: Aus Anbau in Osteuropa und aus Wildsammlung in Südosteuropa.

Eisenkraut

Verwendete Pflanzenteile: Eisenkraut besteht aus den oberirdischen Teilen von *Verbena officinalis* L.

Inhaltsstoffe

- Iridoide (0,2 bis 0,5 %): u. a. Verbenalin (Cornin, 0,15 %), Hastatosid (0,08 %), Dihydroverbenalin 0,01 %)
- Flavonoide: u. a. Luteolin-, Scutellarein- und 6-Hydroxy-luteolinglykoside, Artemitin, Sorbifolin, Pedalitin, Nepetin (Eupafolin)
- Kaffeesäurederivate: Verbascosid (0,8 %), Eukovosid, Martynosid

Pharmakologie

Die bitterstoffartige Wirkung der Iridoidglykoside erklärt die Verwendung als Adstringens. Die Droge wirkt schwach antiödematös, analgetisch, zytotoxisch und antitumorös.

Das enthaltene Verbenalin hat antitussive, laktationsfördernde und sekretolytische Eigenschaften.

Anwendungsgebiete

Volksmedizin: innerlich bei Erkrankungen der Atemwege wie Husten, Asthma, Keuchhusten, Schmerzen, Krämpfen, Erschöpfungszuständen, nervösen Störungen.

Äußerlich als Gurgelmittel bei Erkältungen sowie bei Erkrankungen in der Mund- und Rachenhöhle.

Homöopathie: bei Blutergüssen und cerebralen Anfallsleiden.

Chinesische Medizin: bei Ödemen, chronischer Malaria, Dysentrie, Dysmenorrhoe und Karbunkeln.

Sonstige Verwendung

Landwirtschaft: Aceton/Petrolether-Extrakte zeigten gegen den Tabakkäfer fraßabweisende Wirkung.

Dosierung

Aufguss: 1,5 g Droge auf 150 ml Wasser, 5–10 min 2–4 g bis zu 3-mal täglich.
Infus: 5–20 g Droge auf 1 l Wasser.
Chinesische Medizin: 4,5–9 g Droge.
Fluidextrakt: 2–4 ml täglich.
Tinktur: 5–10 ml bis zu 3-mal täglich.
Homöopathisch: 5–10 Tropfen, 1 Tablette, 5–10 Globuli, 1 Messerspitze Verreibung 1–3-mal täglich oder 1 ml Injektionslsg. s. c. 2-mal wöchentlich (HAB34).

Anwendungsbeschränkungen: Risiken der bestimmungsgemäßen Anwendung therapeutischer Dosen der Droge und Nebenwirkungen sind nicht bekannt.

Patienteninformation: Eisenkraut soll aufgrund volksmedizinischer Erfahrungswerte bei einer Vielzahl von Erkrankungen und Beschwerden als eine Art Allheilmittel eingesetzt werden können. Außer der nachgewiesenen schleimlösenden Wirkung fehlen jedoch eindeutige wissenschaftliche Belege für die tatsächliche Wirksamkeit.

Bewertung der Wirksamkeit: Die Wirksamkeit der Droge ist nach den gültigen Kriterien für klinische Prüfungen von Arzneimitteln bislang nicht belegt. Die therapeutische Verwendung wird in der entsprechenden Monographie der Kommission E (1990) nicht befürwortet. Aufgrund der sekretolytischen Wirkung ist ein positiver Beitrag zur Wirksamkeit von Kombinationen bei Katarrhen der oberen Luftwege denkbar.

Handelspräparate

Keine bekannt.

Literatur

Carnat A et al: Planta Med 61 (1995), 490
Inouye H et al: Planta Med 25 (1974), 285
McIlroy RJ: In: The Plant Glycosides, Arnold, London 1951
Reynaud J et al: Pharm Acta Helv 67(1992); 216
Weber R: Dissertation Marburg 1995.
Yip L, Pei S, Hudson JB, Towers GHN: Screening of medicinal plants from Yunnan Province in southwest China for antiviral activity. ETH 34 (1991), 1–6

Gelber Enzian – Gentiana lutea

Volkstümliche Namen: Bergfieberwurzel, Bitterwurz, Enzian, großer, Fieberwurzel, Gelber Enzian, Hochwurzel (dt.), Bitter Root, Bitter wort, Bitterwort, Common gentian, English Gentian, Field Gentian, Gentian Root, Great yellow gentian, Pale Gentian, Yellow Gentian (engl.), Gentiane jaune, Grande gentiane (frz.), Genziana maggiore (it.)

Familie: Gentianaceae

Botanik: Ausdauernd, stattlich, bis 140 cm hoch und ganz kahl. Das Rhizom ist mehrköpfig und oben mitunter armdick. Die Hauptwurzel ist eine Pfahlwurzel und kann bis zu 1 m lang werden. Der Stängel ist einfach, aufrecht, stielrund, oberwärts gerieft, bis fingerdick werdend und hohl. Die Laubblätter sind elliptisch, bläulichgrün, stark bogennervig gerippt, bis 30 cm lang und bis 15 cm breit. Die Blüten sind gelbe; endständige, gestielte, trugdoldige Scheinquirlen in den Blattwinkeln. Der Kelch ist tief 2-spaltig, die Krone radförmig und fast bis zum Grund 5- oder 6-teilig mit lanzettlichen Zipfeln versehen. Die Blüte hat 5 Staubblätter mit 8 mm langen Staubbeuteln und 1 oberständigen Fruchtknoten. Die Frucht ist eine bis 6 cm lange Kapsel. Die zahlreichen Samen sind stark abgeflacht, länglich oder rundlich, häutig berandet.

Verbreitung: Ist in den mittel- und südeuropäischen Gebirgsregionen heimisch. Darüber hinaus wird sie kultiviert.

Enzianwurzel

Verwendete Pflanzenteile: Enzianwurzel besteht aus den getrockneten, nicht fermentierten Wurzeln und Wurzelstöcken von *Gentiana lutea* L.

Inhaltsstoffe

- Iridoide (Bitterstoffe): Amarogentin (0,1 bis 0,5 %, wertbestimmend, Bitterwert 58 000 000), Gentiopicrosid, Swertiamarin, Swerosid
- Monosaccharide/Oligosaccharide: Saccharose, Gentianose (schwach bitter), Gentiobiose (bitter)
- Pyridinalkaloide (Artefakte??)
- Xanthonderivate (gelb gefärbt): u. a. Gentisin, Gentiosid
- Ätherisches Öl (Spuren)

Pharmakologie

Enzianwurzel ist eine typische Bitterstoffdroge (Amarogentin und Gentiopicrosid als Hauptkomponenten), die reflektorisch die Speichel- und Magensaftsekretion über die Geschmacksnerven (Nervus vagus) anzuregen vermag.
Eine zusätzlich cholagoge Wirkung scheint möglich, wobei nicht geklärt ist, ob diese auch sensorisch-reflektorisch erfolgt.
Desweiteren wurde eine fungistatische Wirkung des Enzianextraktes nachgewiesen.

Anwendungsgebiete

Innere Anwendung: bei Magenbeschwerden verursacht durch mangelnde Magensaftsekretion, Appetitlosigkeit sowie Völlegefühl und Blähungen.
Volksmedizin: zusätzlich als Stärkungsmittel und in Tees zur Anregung der Gallensekretion.
Homöopathie: bei Verdauungsstörungen.

Nebenwirkungen
Es wurde in seltenen Fällen bei empfindlichen Personen Kopfschmerzen festgestellt.

Sonstige Verwendung
Haushalt: In den Alpenregionen wird die Enzianwurzel zur Herstellung eines Branntweins („Enzler") verwandt.
Veterinärmedizin: bei Verdauungsstörungen des Viehs dem Futtermittel beigemengt.

Dosierung

Einzeldosis: 1 g Droge.
Tagesdosis: 2–4 g Droge.
Abkochung, Tee: 1 g (1/3 TL) Droge auf eine Tasse kochendes Wasser. Mehrmals täglich eine Tasse eine halbe Stunde zur Appetitanregung, vor den Mahlzeiten kalt oder lauwarm trinken. Bei Verdauungsbeschwerden nach den Mahlzeiten trinken.
Tinktur: 1–4 ml 3-mal täglich.
Fluidextrakt: TD: 2–4 g; ED: 1 g.
Homöopathisch: 5 Tropfen oder 1 Tablette oder 10 Globuli oder 1 Messerspitze Verreibung alle 30–60 min (akut) oder 1–3-mal täglich (chronisch); parenteral: 1–2 ml s. c. akut: 3-mal täglich; chronisch einmal täglich (HAB).

Anwendungsbeschränkungen: Risiken der bestimmungsgemäßen Anwendung therapeutischer Dosen der Droge sind nicht bekannt. Wegen der Steigerung der Magensaftsekretion durch die Droge, ist die Anwendung bei Magen- und Zwölffingerdarmgeschwüren auszuschließen.

Patienteninformation: Arzneimittel aus Enzianwurzel sind sehr gut geeignet, Ihre Beschwerden bei Appetitlosigkeit, Völlegefühl, Blähungen und Magenbeschwerden bei zu geringer Magensäureproduktion zu lindern und können möglicherweise auch galletreibend wirken und damit die Verdauung unterstützen. In seltenen Fällen kann es bei empfindlichen Personen nach der Einnahme zu Kopfschmerzen kommen. Wenn Sie an Magen- oder Zwölffingerdarmgeschwüren leiden, sollte das Medikament nicht verwendet werden.

Bewertung der Wirksamkeit: Für die Anwendung bei Verdauungsbeschwerden wie Völlegefühl, Blähungen und Appetitlosigkeit liegt eine positive Bewertung in der entsprechenden Kommission E Monographie (1985, 1990) vor. Die ESCOP (1997) empfiehlt die Anwendung bei Dyspersie und Anorexie z.B. nach einer Krankheit. Die volksmedizinische Anwendung bei Gallenbeschwerden ist nachvollziehbar.

Handelspräparate

Digestivum-Hetterich® S Tropfen (Vor den Mahlz. 20 tr. in Flüssigk.)

Enziagil® Magenplus Kapseln (Erw. und Jugendl. 2–3mal tgl. 2 Kaps. 30 min vor den Mahlzeiten)

P Tropfen Lichtenstein

Enzianwurzeltee

Literatur

Chialva F et al: Z Lebensm Unters Forsch 182 (1986), 212
Hayashi T, Yamagishi T: Phytochemistry 27 (1988), 3696
Schultze J: Dissertation T.U. München 1980.
Wagner H, Münzing-Vasirian K: Deutsche Apotheker Ztg 115 (1975), 1233

Ephedra – Ephedra sinica

Volkstümliche Namen: Ephedra, Meerträubchen, Meerträubel (dt.), Ma Huang (chin.), Desert Herb, Desert tea, Ephedra, Ephidrine, Mahuang, Mexican tea, Teamster's tea (engl.), Canatillo, Popotillo, Tepopote (span.), Raisin de mer (frz.), Uva marina (it.)

Familie: Ephedraceae

Botanik: Die Pflanze ist ein etwa 30 cm hoher, wenig verzweigter Strauch mit langgestreckten rundzylindrischen Ästen von 1 bis 2 mm Durchmesser. Die Ruten sind blassgrün, fühlen sich rauh an und haben feine Längsrippen. Die Blüten sind sehr klein und zuweilen zu spitz zulaufenden Schuppen reduziert. Die Frucht durch Fleischigwerden der oberen Hochblätter ist eine rote, beerenartige Scheinfrucht.

Verbreitung: Die Pflanze wächst vor allem in der Mongolei und den angrenzenden Teilen Chinas.

Ephedrakraut

Verwendete Pflanzenteile: Ephedrakraut sind die getrockneten, im Herbst gesammelten jungen Rutenzweige von *Ephedra sinica* S., *Ephedra shennungiana* T. oder anderen gleichwertigen Ephedra-Arten.

Inhaltsstoffe

- Phenylalkylamine (1 bis 2 %): Hauptalkaloide L-(−)-Ephedrin (1R,2S-(−)- Ephedrin, ca. 0,8 %) und D-Pseudoephedrin (1S,2S-(+)-Ephedrin, ca. 0,3 %), weiterhin L-Norephedrin, D-Norpseudoephedrin.

Pharmakologie

Präklinik: Das in der Droge enthaltene Ephedrin stimuliert unselektiv alle bekannten α- und β-Rezeptoren und wirkt somit positiv inotrop, positiv chronotrop, broncholytisch, glycolytisch, in niedriger Dosierung vasokonstriktorisch und in hohen Dosen vasodilatatorisch. Weiterhin zeigt sich ein schwach sympatomimetischer und zentral stimulierender Effekt.

Klinik: In einer randomisierten Placebo-kontrollierten Doppelblindstudie mit 67 Probanden wurde ein Ephedrin- und Coffein-haltiges Nahrungsergänzungsmittel auf seine gewichtsreduzierende Wirkung untersucht. Die Verum-Gruppe verlor innerhalb der vorgesehenen 8 Wochen signifikant mehr Gewicht als die Placebo-Gruppe. Auch der Hüftumfang und der Triglyzeridspiegel im Serum wurden reduziert (Boozer et al. 2001).

Der Gehalt der Inhaltsstoffe kann stark variieren, so dass dosisabhängige Angaben zur Wirkung nicht ohne Vorbehalt getroffen werden können.

Anwendungsgebiete

Innere Anwendung: bei Atemwegserkrankungen mit leichtem Bronchospasmus verwendet, wobei die Wirksamkeit des Ephedrins nicht immer zuverlässig ist.

Chinesische Medizin: die Droge wurde schon vor mehr als 4000 Jahren verwendet. Verwendung vor allem bei schweren fieberhaften Erkrankungen, Asthma bronchiale, Gelenkbeschwerden, fehlender Schweißsekretion, Husten mit Dyspnoe, Ödemen und Knochenschmerzen.

Dosierung

Einzeldosis für Erwachsene: 15–30 mg (berechnet als Ephedrin).

Tagesdosis für Erwachsene: max. 300 mg (berechnet als Ephedrin).

Einzeldosis für Kinder: 0,5 mg/KG Körpergewicht (berechnet als Ephedrin).

Tagesdosis für Kinder: 2 mg/KG Körpergewicht (berechnet als Ephedrin).

Tinctura Ephedrae (1:1): Einzeldosis 5 g (EB6).
Extractum Ephedrae: 1 bis 3 ml, 3-mal täglich.
Tinctura Ephedrae (1:4): 6 bis 8 ml, 3-mal täglich.

Anwendungsbeschränkungen: Als Nebenwirkungen können auftreten: Schlaflosigkeit, motorische Unruhe, Reizbarkeit, Kopfschmerzen, Übelkeit, Erbrechen, Miktionsstörungen, Tachykardien, bei höheren Dosen starker Blutdruckanstieg, Herzrhythmusstörungen.
Darüber hinaus wurden zahlreiche Wechselwirkungen mit anderen Arzneimitteln beobachtet, z. B. mit herzwirksamen Glykosiden (Gefahr von Herzrhythmusstörungen), mit MAO-Hemmern (Potenzierung der sympathomimetischen Wirkung), mit Mutterkornalkaloiden (Bluthochdruck).
Gegenanzeigen: sind Angst- und Unruhezustände, Bluthochdruck, Engwinkelglaukom, Hirndurchblutungsstörungen, Prostataadenom mit Restharnbildung, Phäochromocytom, Thyreotoxikose.
Bei längerer Einnahme kann sich Abhängigkeit von der Droge entwickeln.
Wegen der Gefahr der Entwicklung einer Tachyphylaxie und der Gewöhnung sollte die Droge nur kurzfristig angewendet werden.
Lebensgefährdende Vergiftungen sind nur durch sehr hohe Dosen der Droge denkbar (über 100 g, letale Dosis bei peroraler Aufnahme etwa 1 bis 2 g L-Ephedrin entsprechend). Vergiftungssymptome sind starker Schweißausbruch, Pupillenerweiterung, Krämpfe, Erhöhung der Körpertemperatur.
Ephedrin und damit auch die Droge gelten als Dopingmittel.

Patienteninformation: Die hustenstillende Wirkung von Ephedra ist nicht ausreichend belegt. Angesichts der gesundheitlichen Risiken, die mit der Einnahme von Ephedra einhergehen können, sollten zur Behandlung von Atemwegserkrankungen mit leichten Bronchospasmen andere pflanzliche Arzneimittel verwendet werden.

Bewertung der Wirksamkeit: Die Kommission E (1991) empfiehlt Ephedrakraut zur Behandlung von Atemwegserkrankungen mit leichtem Bronchospasmus bei Erwachsenen und Schulkindern. Die antitussive, indirekt sympathomimetische und zentral stimulierende Wirkung ist nicht durch klinische Studien, sondern nur mit wenigen Tierversuchen und In-vitro-Experimenten belegt. Seit der Veröffentlichung der Monographie der Kommission E wurden mehrere schwerwiegende Nebenwirkungen gemeldet, die allerdings hauptsächlich aus dem Bereich der Nahrungsergänzungsmittel und nicht der Arzneimittel stammen. Auf Grund des Fehlens aussagekräftiger Studien und angesichts der Risiken muss das Nutzen-Risiko-Verhältnis als negativ angesehen werden.

Handelspräparate
Kombinationspräparat: Cefedrin®

Literatur
Boozer CN, Nasser JA, Heymfield SB, Wang V, Chen G, Solomon JL: An herbal supplement containing Ma Huang-Guarana for weight loss: a randomise, double-blind trial. Int J Obesity 25 (2001), 316–324
Gazaliev AM, Fazilov S, Zhurinov MZ: Khim Prorod Soed 23 (1987), 862–864
Harada M, Nishimuram M: J Pharm Dyn 4 (1981), 691–699

Walderdbeere, – Fragaria vesca

Volkstümliche Namen: Erbelkraut, Rotbeere, Walderdbeere (dt.), Mountain Strawberry, Wild Strawberry, Wood Strawberry (engl.), Fresa, fresera, frutilla, mayueta (esp.), Fraisier commun, fraisier de table, fraisier des bois (frz.), Frágola, frágola di bosco, frágola selvatica, frávola (it.), Morangueiro (port.)

Familie: Rosaceae

Botanik: Die mehrjährige, krautige Pflanze wird 20 bis 30 cm hoch. Die Sproßachse ist walzlich, waagerecht oder schief und dicht mit den Resten abgestorbener Laub- und Nebenblätter bedeckt. Aus den Achseln der Grundblätter treiben lange Ausläufer aus. Der Stängel ist aufrecht und überragt die grundständigen Laubblätter wenig. Die Laubblätter sind dreizählig und im basalen Viertel grob gesägt. Die kleinen Blüten sitzen auf langen, behaarten, mehrfach gabeligen Stielen. Sie sind meist zwittrig. Kelch und Krone sind fünfzahlig. Die Kelchblätter sind dreieckig, spitz oder kurz zugespitzt, anliegend behaart. Die Kronblätter sind rundlich oder eiförmig, genagelt, kahl, reinweiß. Es gibt 20 Staubblätter. Die Fruchtblätter sind zahlreich, eiförmig, kahl, ihr Griffel ist seitenständig. Der Blütenboden wächst nach der Blüte zu einer fleischigen Scheinbeere aus. Sie ist bis 2 cm lang, ei-, kugel- oder kegelförmig, reif karminrot, saftig und leicht abfallend. Die halb eingesenkten Nüsschen sind eiförmig, 0,8 bis 1,5 mm lang, braun, matt.

Verbreitung: Die Pflanze ist fast im ganzen gemäßigten Eurasien verbreitet.

Erdbeerblätter

Verwendete Pflanzenteile: Erdbeerblätter sind die getrockneten Laubblätter von verschiedenen *Fragaria*-Arten, vor allem *F. vesca* L., *F. uiridis, F. moschata*, sowie deren Zubereitungen.

Inhaltsstoffe
- Gerbstoffe (5 bis 10 %): Ellagitannine, darunter Pendunculagin, Agrimoniin (?), oligomere Proanthocyanidine
- Flavonoide: u. a. Rutin (2,2 %), Quercitrin
- Kaffeesäurederivate: u. a. Chlorogensäure

Pharmakologie
Die Droge wirkt adstringierend (erklärbar durch den Flavonol- und Gerbstoffgehalt) und soll diuretisch sein. Untersuchungen dazu gibt es nur wenige.

Anwendungsgebiete
Volksmedizin: äußerlich bei Ausschlägen, zum Gurgeln bei Entzündungen des Zahnfleisches, Mundes und Halses, ferner zur Einnahme bei der Behandlung von Durchfall, Magen-Darm-Katarrhen, Darmträgheit, Lebererkrankungen, Gelbsucht, Katarrhen der Luftwege, Gicht, Rheuma, Nervosität, Entzündungen des Halses, Nierenleiden, Erkrankungen der Harnwege, Grießleiden, Steinleiden und als harntreibendes Mittel angewendet.

Sonstige Verwendung
Haushalt: Die jüngeren Blätter waren oft Ersatz für schwarzen Tee.

Dosierung
Tee: als Antidiarrhoikum mehrmals 1 Tasse täglich (entspricht 1 Teelöffel trockene, geschnittene Droge).
375 g grüne Blätter mit 1,15 l Wasser auf 550 ml einkochen; bei Durchfall, alle 3–4 Stunden einen Teelöffel.
Extrakt: bei Durchfall einen Löffel vor und nach dem Schlafengehen.
Aufguss: einmalige Gabe nur bei Kinderdurchfall.

Anwendungsbeschränkungen: Risiken der bestimmungsgemäßen Anwendung therapeutischer Dosen der Droge und Nebenwirkungen sind nicht bekannt. Bei bestehender Allergie gegen Erdbeerfrüchte darf die Droge nicht angewendet werden.

Patienteninformation: Arzneimittel aus den Blättern der Walderdbeere sind geeignet, Ihre Beschwerden bei entzündlichen Veränderungen der Mund- und Rachenschleimhaut und Durchfall zu lindern. Sollten Sie an einer Erdbeerallergie leiden, darf das Medikament nicht angewandt werden.

Bewertung der Wirksamkeit: Die Wirksamkeit der Droge ist nach den gültigen Kriterien für klinische Prüfungen von Arzneimitteln nicht ausreichend belegt. Die therapeutische Verwendung wird deshalb in der entsprechenden Monographie der Kommission E (1990) nicht befürwortet. Gegen eine Anwendung als Fülldroge in Teemischungen bestehen keine Einwände. Eine Anwendung bei entzündlichen Veränderungen der Mund- und Rachenschleimhaut und Diarrhö erscheint auf Grund der in der Droge enthaltenen Gerbstoffe plausibel.

Handelspräparate
Anaemodoron® (Kombinationspräparat aus 3 Wirkstoffen)

Literatur
Haddock EA et al: Phytochemistry 21 (1982), 1049–1062
Henning W: Z Lebensm Unters Forsch 173 (1981), 180
Lund K: Dissertation Universität Freiburg i. Br. 1986.

Erdnuß – Arachis hypogaea

Volkstümliche Namen: Aschantinuß, Erdeichel, Erdmandel, Erdnuss, Erdpistazie, Mancarra, Mandubinuß, Nuss, kalifornische, Nuss, spanische (dt.), Grondnoot (dutch), Arachis, Ground-nut, Groundnuts, Monkey Nuts, Peanut, Peanuts (engl.), Cacahuete, Mani (esp.), Arachide, Aymara, Chokopa (frz.), Arachide (it.), Zemljanoj orech (russ.)

Familie: Fabaceae

Botanik: Die Pflanze ist ein buschiges, 30 bis 70 cm hohes einjähriges Kraut mit niederliegenden bis aufrechten Sprossen. Die Blätter sind zweipaarig gefiedert. Die Blüten sind 5 bis 7 cm lang, zygomorph und haben eine goldgelbe Fahne, zitronengelbe Flügel und reinweiße Schiffchen. Die Frucht ist eine bis 4 cm lange und 1,5 cm dicke, geschlossene Hülse mit faserig, netzig-runzeliger Wand und 1 bis 4 großen, endospermlosen Samen mit dünner rotbrauner Samenschale.

Verbreitung: Ursprüngliches Vorkommen im tropischen und subtropischen Südamerika. Heute wird A.h. in allen tropischen und subtropischen Gebieten außerhalb der immerfeuchten Regenwälder kultiviert. Hauptproduzenten sind Indien, China und die USA.

Erdnussöl

Verwendete Pflanzenteile: Erdnußöl ist das durch Kaltpressung oder Hexanextraktion und Raffination gewonnene fette Öl aus den geschälten Samen von *Arachis hypogaea* L.

Inhaltsstoffe

- Fettes Öl: Hauptfettsäuren Ölsäure (Anteil 35 bis 72 %), Linolsäure (Anteil 13 bis 45 %), Palmitinsäure (Anteil 6 bis 16 %), in geringen Mengen auch längerkettige Fettsäuren wie Arachinsäure, Lignocerinsäure. Der Anteil der einzelnen Fettsäuren variiert stark mit der Herkunft des Öles.

Pharmakologie

Soweit untersucht, enthält die Droge Lectine, die jedoch bei der Anwendung irrelevant sind, da hier die ölige Beschaffenheit die Wirksamkeit erklärt (Klistier bei Obstipation, in der Dermatologie bei trockener Haut, Ekzemen, Schuppen etc.)

Anwendungsgebiete

In der Dermatologie gegen Krusten und Schuppen im Bereich des behaarten Kopfes. Als Badezusatz bei subakuten und chronischen Ekzemen, bei atopischem Ekzem und Ichthyosis. Als Klistier bei proktogener Obstipation. Säuglingspflege: trockene Haut.
Indische Medizin: bei Obstipation, Nervenschmerz und dislozierten Gelenken.

Sonstige Verwendung
Pharmazie/Medizin: als Vehikel für Arzneistoffe zu äußerlichem, enteralem oder parenteralem Gebrauch.
Kosmetik: als Haut-, Sonnen- und Massageöl.
Haushalt: als Speiseöl (blutcholesterinspiegelsenkend).

Dosierung

Klistier: 130 ml körperwarmes Öl für rektale Anwendung
Ölbad: 4 ml auf 10 l Wasser, Bad 2–3-mal wöchentlich, 15 bis 20 min; Kinder und Säuglinge für nur wenige Minuten.

Anwendungsbeschränkungen: Risiken der bestimmungsgemäßen Anwendung therapeutischer Dosen der Droge und Nebenwirkungen sind nicht bekannt.

Patienteninformation: Erdnussöl ist bei äußerlicher Anwendung hilfreich bei bestimmten Hauterkrankungen, besonders bei schuppiger, trockener Hautbeschaffenheit.

Bewertung der Wirksamkeit: Aufgrund der öligen Beschaffenheit sinnvolles Dermatologikum und Medium für Klistiere zur Behandlung einer Obstipation.

Handelspräparate

Keine bekannt.

Literatur

Adrian J, Jacquot R: In: Valeur Alimentaire de l'Arachide et ses Derives, Maisonneuve et Larose, Paris 1968
Avichezer D, Arnon R: Differential reactivities of the Arachis hypogaea (peanut) and Vicia villosa B4 lectins with human ovarian carcinoma cells grown either in vitro or in vivo xenograft model. FEBS Lett, 395:103–8, 1996 Oct 21
Bhagya S, Prakash V, Srinivasan KS: Effect of different proteolytic enzymes on the nature of subunit composition of arachins from groundnut (Arachis hypogaea L.). Indian J Biochem Biophys, 12:154–9, 1992 Apr
Boudreaux HB, Frampton VL: Nature 185 (1960), 469
Burks AW et al: Identification and characterization of a second major peanut allergen Ara h II with use of the sera of patients with atopic dermatitis and positive peanut challenge. J Allergy Clin Immunol, 90:962–9, 1992 Dec
Calori-Domingues MA, Fonseca H: Laboratory evaluation of chemical control of aflatoxin production in unshelled peanuts (Arachis hypogaea L.). Food Addit Contam, 12:347–50, 1995 May–Jun
Codex Alimentarius Commission: Alinorm 79/17, Report 10th Session. Codex Committee on Fats and Oils, London 1987. 1987.
Eghafona NO: Immune responses following cocktails of inactivated measles vaccine and Arachis hypogaea L. (groundnut) or Cocos nucifera L. (coconut) oils adjuvant. Vaccine, 14:1703–6, 1996 Dec
Garcia GM, Stalker HT, Shroeder E, Kochert G: Identification of RAPD SCAR and RFLP markers tightly linked to nematode resistance genes introgressed from Arachis cardenasii into Arachis hypogaea. Genome, 39:836–45, 1996 Oct
Langkilde NC et al: Human urinary bladder carcinoma glycoconjugates expressing T-(Gal β(1–3)GalNAc α 1-O-R) and T-like antigens: a comparative study using peanut agglutinin, poly- and monoclonal antibodies. Cancer Res, 52:5030–6, 1992 Sep 15
Sanford GL, Harris-Hooker S: Stimulation of vascular cell proliferation by β-galactoside specific lectins. FASEB J, 52:2912–8, 1990 Aug
Sreenivas A, Sastry PS: A soluble preparation from developing groundnut seeds (Arachis hypogaea) catalyzes de novo synthesis of long chain fatty acids. Indian J Biochem Biophys, 14:213–7, 1995 Aug
Srivastava R, Rajput YS, Khare SK, Tyagi R, Gupta MN: Purification and characterization of an acid phosphatase from Arachis hypogaea. Biochem Mol Biol Int, 224:949–56, 1995 Apr
Swamy MJ, Gupta D, Mahanta SK, Surolia A: Further characterization of the saccharide specificity of peanut (Arachis hypogaea) agglutinin. Carbohydr Res, 137:59–67, 1991 Jun 25
Urtz BE, Elkan GH: Purification and partial characterization of acyl carrier proteins from developing oil seeds of pisa (Actinodaphne hookeri) and ground nut (Arachis hypogaea). Indian J Biochem Biophys, 224:137–46, 1995 Jun
Zhang X, Ling L, Dai R: Constituents of the seed coat of Arachis hypogaea L. Chung Kuo Chung Yao Tsa Chih, 137:356–8 384, 1990 Jun

Echter Erdrauch – Fumaria officinalis

Volkstümliche Namen: Ackerraute, Erdgalle, Erdrauch, Erdrauch, echter, Erdraute, Gemeiner Erdrauch, Grindkraut, Kratzheil, Taubenkerbel, Taubenkropp, Traubenkerbel (dt.), Beggary, Common fumitory, Earth Smoke, Earthsmoke, fumeterre, Fumiterry, Fumitory, Fumus, Hedge Fumitory, Vapor, Wax Dolls (engl.), Fleur de terre, fumeterre, fumeterre officinale (frz.), Feccia fumosterno, fumaria, fumoterra (it.), Dymnica pospolita, polna ruta (pol.)

Familie: Fumariaceae

Botanik: Die Pflanze wird 10 bis 50 cm hoch und hat einen zarten, aufrechten, kantigen, verzweigten hohlen und kahlen Stängel, der wie die Blätter bläulich grün ist. Die Blätter sind wechselständig und doppelt 3-zählig gefiedert. Die kurzgestielten Blüten stehen in aufrechten, den Laubblättern gegenständigen, dichten, endständigen Trauben und sind 5 bis 8 mm lang. Ihre äußeren Kronblätter sind vorn abgerundet und purpurrot bis rosa, an der Spitze jedoch wie die inneren Kronblätter tief dunkelrot bis schwarz mit grünem Kiel. Die schon in der Blüte erscheinenden Früchte sind nussartig, kugelig, seitlich etwas abgeplattet, grün und oben eingedrückt.

Verbreitung: Kommt im ganzen Mittelmeergebiet bis Nordafrika und in ganz Europa und Sibirien bis zum Ob vor. Die Pflanze wurde in Nord- und Südamerika eingeschleppt.

Erdrauchkraut

Verwendete Pflanzenteile: Erdrauchkraut sind die getrockneten, während der Blütezeit gesammelten oberirdischen Teile von *Fumaria officinalis* L.

Inhaltsstoffe

- Isochinolinalkaloide (bis zu 1,25 %) vom Protoberberin-Typ: u. a. (−)-Scoulerin, vom Protopin-Typ: u. a. Protopin (Fumarin), Hauptalkaloid, vom Spirobenzylisochinolin-Typ: u. a. Fumaricin, (+)-Fumarilin und vom Indenobenzazepin-Typ: u. a. Fumaretin, Fumarofin
- Flavonoide: u. a. Rutin
- Organische Säuren: Fumarsäure
- Hydroxyzimtsäurederivate: u. a. Caffeoyläpfelsäure

Pharmakologie

Die Droge zeigt leichte spasmolytische Wirkung im Bereich der Gallenwege und des Magen-Darm-Trakts sowie mögliche amphocholeretische Wirkungen.

Anwendungsgebiete

Erdrauchkraut wird bei krampfartigen Beschwerden im Bereich der Gallenblase und der Gallenwege sowie bei krampfartigen Beschwerden des Magen-Darm-Traktes verwendet.
Volksmedizin: bei Hautleiden, Verstopfung, Blasenleiden, Arteriosklerose, Rheumatismus, Arthritis, Blutreinigung, Hypoglykämie und bei Infektionen im Gebrauch.
Homöopathie: bei chronisch-juckendem Ekzem, bei Leberleiden.

Dosierung

Tagesdosis: 6 g Droge.
Tee: 1 Tasse 30 min vor den Mahlzeiten warm trinken.
Presssaft: 2–3 Teelöffel (2,4–3,5 g Droge) täglich als kalter Auszug oder heißer Infus.
Frischpflanzenverreibung: 3-mal täglich 1 Teelöffel.
Homöopathisch: 5 Tropfen oder 1 Tablette oder 10 Globuli oder 1 Messerspitze Verreibung alle 30–60 min (akut) oder 1–3-mal täglich (chronisch); parenteral: 1–2 ml s. c. akut: 3-mal täglich; chronisch einmal täglich (HAB).

Anwendungsbeschränkungen: Risiken der bestimmungsgemäßen Anwendung therapeutischer Dosen der Droge und Nebenwirkungen sind nicht bekannt.

Patienteninformation: Zubereitungen aus Erdrauchkraut können vor allem bei krampfartigen Galle- oder Magendarmbeschwerden wirksam sein und in homöopathischen Dosen juckende Hautekzeme bei zugrundeliegendem Leberleiden lindern.

Bewertung der Wirksamkeit: Die Verwendung bei krampfartigen Beschwerden im Bereich der Gallenblase, der Gallenwege und des Magen-Darm-Traktes kann durch die leicht spasmolytischen und möglichen amphocholeretischen Wirkungen erklärt werden. Die Bewertung in der Monographie der Kommission E (1986) hierzu ist positiv.

Handelspräparate

Bilobene® (3 mal tgl. 2 Filmtbl.
Bomagall Mono® Tropfen (4–5 mal tgl. 40 Tr. in 1/2 Glas Wasser vor den Mahlzeiten einnehmen)
Oddibil® Dragees (3 mal 2 Drg. tgl. vor den Mahlzeiten einnehmen)

Literatur

Duke JA: Die amphocholeretische Wirkung der Fumaria officinalis. Z Allg Med 34 (1985), 1819
Hahn R, Nahrstedt A: High Content of Hydroxycinnamic Acids Esterified with (+)-D-Malic-Acid in the Upper Parts of Fumaria officinalis. Planta Med 59 (1993), 189
Mardirossian ZH et al: Phytochemistry 22 (1983), 759
Willaman JJ, Hui-Li L: Lloydia 33 (1970), 1

Esche – Fraxinus sp.

Volkstümliche Namen: Asch, Esche, Steinesche (dt.), Ash, Bird's Tongue, Common Ash, European Ash, Weeping Ash (engl.), Fresno (esp.), Frasine, frene, fresne (frz.), Frassino (it.)

Familie: Oleaceae

Botanik: Die Esche ist ein ansehnlicher, 10 bis 15 m hoher Baum mit graubrauner, glatter, im späteren Alter rissig-runzliger Borke und großen, schwarzbraunen, weichbehaarten Knospen. Die Blätter sind gegenständig, unpaarig 9- bis 15-zählig gefiedert. Die Blüten stehen in reichblütigen Rispen, die endständig an den Sprossen des gleichen Jahres erscheinen. Sie sind meist zwittrig, seltener männlich, polygam oder diözisch. Die Blütenhülle fehlt. Die Antheren der männlichen Blüten sind anfangs purpurrot und stehen auf kurzen Filamenten. Die weiblichen Blüten bestehen aus einem Fruchtknoten mit zweilappiger Narbe und 2 gespaltenen Staminodien. Die Früchte sind schmallanzettliche bis länglich-verkehrt-eiförmige Nüsschen, hängen an dünnen Stielen und sind 25 bis 50 mm lang und 7 bis 10 mm breit, glänzend braun und einsamig und mit einem vielnervigen Flügelsaum versehen.

Verbreitung: Ist in fast ganz Europa außer den nördlichen, südlichen und östlichen Rändern verbreitet.

Eschenrinde und -blätter

Verwendete Pflanzenteile: Eschenrinde ist die Rinde jüngerer Zweige, Eschenblätter sind die getrockneten Laubblätter von *Fraxinus excelsior* L. oder von *F. oxyphylla* M. BIEB.

Inhaltsstoffe

In der Blattdroge von *F. excelsior*:
- Flavonoide (0,6 bis 2,2 %): u. a. Rutin (0,1 bis 0,9 %), Quercetin- und Kämpferol-3-O-glucoside und -3-O-rhamnoglucoside
- Gerbstoffe
- Schleimstoffe (10 bis 20 %)
- Mannitol (16 bis 28 %)
- Triterpene: u. a. Ursolsäure (0,7 bis 2,5 %), Betulin, Betulinsäure
- Steroide: Sterole, u. a. β-Sitosterin,
- Iridoide: u. a. Syringoxid, Desoxysyringoxid, Hydroxynuezhenid

In der Rindendroge von *F. excelsior*:
- Hydroxycumarine: Aesculin, Aesculetin, Fraxin, Fraxetin, Fraxidin, Isofraxidin, Fraxinol, Scopoletin
- Gerbstoffe
- Iridoide: u. a. 10-Hydroxyligstrosid

E

Pharmakologie

Die Droge enthält als Hauptwirkkomponente Cumarine.
Zubereitungen aus frischer Eschenrinde wirken im Tierversuch analgetisch und antiexsudativ-antiphlogistisch. Es konnte dabei eine Hemmung der cylo-AMP-Phosphodiesterase sowie eine antioxidative Wirkung (Radikalfängerfunktion) durch das enthaltene Scopoletin, Isofraxidin und Fraxin nachgewiesen werden.

Anwendungsgebiete

Heute finden nur noch Zubereitungen der Eschenblätter Anwendung.
Volksmedizin: innere Anwendung bei Fieber, Rheuma, Gicht, Ödemen, Steinleiden, Obstipation und Magen- und Spulwürmern.
Äußere Anwendung: bei Unterschenkelgeschwüren und Wunden.
Zubereitungen aus der Rinde wurden früher bei Wurmbefall und Malaria verwandt.

Dosierung

Tee: 3 Teelöffel der Droge mit 2 Glas heißem Wasser ansetzen, mehrmals täglich trinken.

Anwendungsbeschränkungen: Risiken der bestimmungsgemäßen Anwendung therapeutischer Dosen der Droge und Nebenwirkungen sind nicht bekannt.

Patienteninformation: Zubereitungen aus Eschenblättern können aufgrund volksmedizinischer Erfahrungswerte innerlich angewandt bei Fieber, Rheuma, Gicht, Wassersucht, Verstopfung, Steinleiden und Wurmbefall hilfreich sein, äußerlich angewendet bei Geschwüren und Wunden.

Bewertung der Wirksamkeit: Die Wirksamkeit der Droge ist nach den gültigen Kriterien für klinische Prüfungen von Arzneimitteln bisher nicht belegt. Die Bewertung in der entsprechenden Monographie der Kommission E (1990) ist negativ.

Handelspräparate:

Phytodolor® (Kombinationspräparat aus 3 Wirkstoffen)

Literatur
Carnat A, Lamaison JL, Dubnand, F: Plant Méd Phytothér 24 (1990), 145–151
Genius OB: Deutsche Apotheker Ztg 120 (1980), 1505–1506
Jensen SR, Nielsen BJ: Phytochemistry 15 (1976), 221–223
Marekov N et al: Khim Ind 58 (1986), 132–135
Ministry of Agriculture Fisheries and Food (Ed): Poisonous Plants in Britain and their effects on Animals and Man, HMSO, UK 1984
Tissut, M, Ravane, P: Phytochemistry 19 (1980), 2077–2081
Yamagami I, Suzuki Y, Koichiro I: Pharmacological studies on the components of Fraxinus japonica. Nippon Yakurigaku Zasshi 64 (1968), 714–729 (jap.)

Gewürzsumach – Rhus aromatica

Volkstümliche Namen: Essigbaum, Kolben-Sumach, Stinkbusch, Sumach, Duftender, Süßer Sumach, Wohlriechender Sumach (dt.), Fragrant Sumach, polecat-bush, Sumac, Sumach, Smooth, Sumach, Sweet, sweet fragrant, sweet sumach (engl.), Sumac odorant (frz.), Sumak wonny (pol.)

Familie: Anacardiaceae

Botanik: Die Pflanze ist ein duftender 1 bis 2,4 m hoher Strauch mit kahlen, rotbraunen, 1-jährigen Zweigen und kleinen bis 10 cm langen, 3-zähligen Laubblättern. Die Blättchen sind oval, das mittlere ist an der Basis keilförmig. Die Blättchen sind ungleichmäßig gezähnt, anfangs beidseitig behaart. Die Blüten stehen in 1 bis 1,5 cm langen, scheinährigen Blütenständen. Sie sind gelbgrün und blühen oft schon vor der vollen Entwicklung der Laubblätter. Die Frucht ist eine kugelige, gelbrote und behaarte Steinfrucht.

Verbreitung: Die Pflanze ist im atlantischen Nordamerika heimisch.

Sumachwurzelrinde

Verwendete Pflanzenteile: Sumachwurzelrinde ist die getrocknete, zerkleinerte Wurzelrinde von *Rhus aromatica* AIT.

Inhaltsstoffe
- Gerbstoffe (ca. 8 %)
- Phenolglykoside: Orcin-O-β-D-glucosid
- Ätherisches Öl (0,01 bis 0,07 %): sehr komplex zusammengesetzt, u. a. mit δ-Cadinen, Camphen, Δ3-Caren, β-Elemen, Farnesylaceton, α- und β-Pinen, Fettsäuren
- Triterpene: u. a. Oleanolaldehyd, Oleanonaldehyd
- Steroide: Sterole, u. a. β-Sitosterol, Stigmast-7-en-3β-ol

Pharmakologie
Die Droge hat aufgrund der enthaltenen Gerbstoffe antimikrobielle und antivirale Eigenschaften. Im Tierversuch zeigte sich eine Kontraktionsaktivierung der glatten Muskulatur des Ileums. In zwei älteren Arbeiten wird eine Verbesserung von Harninkontinenzsymptomen beschrieben.

Anwendungsgebiete
Volksmedizin: bei Reizblase, Harninkontinenz, Enuresis nocturna und Gebärmutterblutungen.
Homöopathie: bei Blasenschwäche.

Dosierung
Einzeldosis: 1,0 g Droge.
Bettnässen bei Kindern: 2- bis 3-mal täglich 5 bis 20 Tropfen je nach Alter, längere Zeit hindurch.
Homöopathisch: 5 Tropfen oder 1 Tablette oder 10 Globuli oder 1 Messerspitze Verreibung alle 30–60 min (akut) oder 1–3-mal täglich (chronisch); parenteral: 1–2 ml s. c. akut: 3-mal täglich; chronisch einmal täglich (HAB34).

Anwendungsbeschränkungen: Risiken der bestimmungsgemäßen Anwendung therapeutischer Dosen der Droge und Nebenwirkungen sind nicht bekannt.

Patienteninformation: Arzneimittel aus Sumachwurzelrinde sollen aufgrund volksmedizinischer Erfahrungswerte bei Harnblasenschwäche hilfreich sein, eindeutige wissenschaftliche Belege für die Wirksamkeit liegen jedoch nicht vor.

Bewertung der Wirksamkeit: Die Wirksamkeit der Droge ist nach den gültigen Kriterien für klinische Prüfungen von Arzneimitteln bisher nicht belegt. Die Droge zeigt jedoch aufgrund des Gerbstoffgehalts antimikrobielle und antivirale Wirkung. In zwei älteren Arbeiten wird eine Verbesserung von Harninkontinenzsymptomen beschrieben. Die volksmedizinische Verwendung bei Reizblase, Harninkontinenz, Enuresis nocturna und die Verwendung bei Blasenschwäche scheint teilweise plausibel.

Handelspräparate
Keine bekannt.

Literatur
Baer H: In: Toxic Plants, Ed. AD Kinghorn, Columbia Press 1979
Effenberger S, Schilcher H: Gewürzsumachrinde. Z Phytother 11 (1990), 113

Schilcher H, Boesel R, Effenberger ST, Segebrecht S: Neuere Untersuchungsergebnisse mit aquaretisch, antibakteriell und prostatotrop wirksamen Arzneipflanzen. Z Phytother 10 (1989), 77

Esskastanie – Castanea sativa

Volkstümliche Namen: Echte Kastanie, Edelkastanie, Esskastanie, Maronenbaum (dt.), Chestnut, Husked Nut, Jupiter's Nut, Sardian Nut, Spanish Chestnut, Spanish-Chestnut, Sweet Chestnut (engl.), Castano (esp.), Chataignier, Chataignier à fruits comestibles, Marron (frz.), Castagno, Marrone (it.)

Familie: Fagaceae

Botanik: Die Edel- oder Esskastanie ist ein sommergrüner bis zu 35 m hoher Baum mit ausladender Krone. Die Borke ist dunkel, graubraun und längsrissig, die jungen Zweige sind olivgrün bis graubraun und mit zahlreichen, kleinen Korkwarzen besetzt. Die wechselständigen Blätter sind 15–30 cm lang und 5–8 cm breit. Sie haben lange Blattstiele und eine länglich-lanzettlichle, zugespitzte Spreite, sind oberseits dunkelgrün glänzend, unterseits blaßgrün. Kräftige Adern laufen am Blattrand in grobe, grannenspitze Zähne aus. Die eingeschlechtlichen Blüten stehen in mehrerem, 15–20 cm langen, vielblütigen Kätzchen. Die männlichen weißlich-gelben Blüten bestehen fast nur aus Staubblättern. Die weiblichen Blüten sitzen, einzeln oder zu 2–3 an der Basis der Kätzchen. Sie sind jeweils von einer becherförmigen Hülle umgeben. Die eigentliche Frucht, die auch als Marone bezeichnet wird, ist eine 2–3 cm lange Nuss mit brauner, glatter, ledriger bis leicht holziger Schale. 1–3 dieser Nüsse werden von der 8–10 cm großen, runden, lindgrünen mit feinen, spitzen Stacheln besetzten, igelartigen, mit 4 Klappen aufspringenden Fruchthülle (Cupula) umschlossen.

Verbreitung: Mittlere nördliche, gemäßigte Hemisphäre, bevorzugt in maritimem Klima.

Kastanienblätter

Verwendete Pflanzenteile: Kastanienblätter sind die, im September bis Oktober gesammelten und getrockneten Laubblätter von *Castanea sativa* M.

Inhaltsstoffe

- Gerbstoffe (6 bis 8 %): Ellagitannine, u. a. Pedunculagin, Tellimagrandin I und II, Casuarictin, Potentillin, Castalagin, Vescalagin
- Flavonoide: u. a. Rutin, Quercitrin, Myricetin

Pharmakologie

Es liegen keine gesicherten Angaben vor.

Anwendungsgebiete

Innere Anwendung: bei Bronchitis, Keuchhusten, Durchblutungsstörungen, Durchfall. Als Gurgelmittel bei Halsentzündungen.

Dosierung

Mittlere Einzelgabe: 5 g Droge (EB6).
Fluidextrakt: Mittlere Einzelgabe 5 g Droge (EB6).

Anwendungsbeschränkungen: Risiken der bestimmungsgemäßen Anwendung therapeutischer Dosen der Droge und Nebenwirkungen sind nicht bekannt.

Patienteninformation: Zubereitungen aus den Blättern der Esskastanie sollen laut volksmedizinischer Überlieferung bei Bronchitis, Keuchhusten, Durchfall, Durchblutungsstörungen und Halsentzündungen wirksam sein. Hierfür liegen jedoch keine wissenschaftlichen Belege vor.

Bewertung der Wirksamkeit: Die Wirksamkeit der Droge ist nach den gültigen Kriterien für klinische Prüfungen von Arzneimitteln bisher nicht belegt, die therapeutische Anwendung kann nicht empfohlen werden. Dementsprechend findet sich eine Negativ-Bewertung zur therapeutischen Verwendung in der entsprechenden Monographie der Kommission E (1987).

Handelspräparate

Hustenpastillen (Kombinationspräparat aus 4 Wirkstoffen)
Husten Pastillen Igel (Kombinationspräparat aus 4 Wirktoffen)

Literatur

Haddock EA et al: Phytochemistry 21 (1982), 1049–1062
Hänsel R, Keller K, Rimpler H, Schneider G (Hrsg): Hagers Handbuch der Pharmazeutischen Praxis. 5. Aufl., Bde 4–6 (Drogen), Springer Verlag Berlin, Heidelberg, New York, 1992–1994

Eukalyptus – Eucalyptus globulus

Volkstümliche Namen: Blaugummibaum, Eukalyptusbaum, Fieberbaum, Fieberheilbaum (dt.), Feberträet (dan.), Eucalyptus (holl.), Australian blue-gum-tree, Australian fever-tree, Blue Gum, Blue Gum Tree, Blue-gum-tree, Eycalyptus, Fever Tree, Fever-tree, Gum Tree, Red Gum, Stringy Bark Tree, Tasmanian blue-gum (engl.), Eucalypto (span.), Arbre à la fièvre, Eucalyptus, Gommier bleu de Tasmania (frz.), Eucalipto, Eucalitto (it.), Febertre (norw.), Eucaliptus, Rozdreb (pol.), Eucalipto (port.), Arbore australian, Eucalipt (rom.), Jewkalipt (russ.), Eucalyptus (schwed.), Blahovicnik, Eukalypt (tsch.), Oykaliptus (turk.)

Familie: Myrtaceae

Botanik: Ein laubwechselnder Baum von bis zu 40 m Höhe und mit silbergrauer, zerstreut warziger Rinde und gedrehtem Stamm. Die jungen Blätter sind 7–16 × 4–9 cm groß, eiförmig bis breit-lanzettlich, stengelumfassend, herzförmig und mit einem weißlichen Schimmer überzogen. Die reifen Blätter sind 10–13 × 3–4 cm groß, lanzettlich bis sichelförmig-lanzettlich, spitz, schief abgerundet, in einen ca. 2 cm langen Stiel auslaufend, dickledrig-steif und glänzend grün. Die Blüten sitzen einzeln auf kurzen Blütenstielen. Die Frucht ist ca. 10–15 × 15–30 mm groß, abgeflacht-kugelförmig und zur Basis hin etwas konisch zulaufend. Sie hat 4 Hauptrippen.

Verbreitung: Ist in Australien und Tasmanien heimisch, wird heute aber in einigen subtropischen Gebieten Südeuropas, Afrikas, Asiens und Amerikas angebaut.

Eukalyptusblätter

Verwendete Pflanzenteile: Eukalyptusblätter sind die getrockneten Folgeblätter älterer Bäume von *Eucalyptus globulus* LABILL.

Inhaltsstoffe

- Ätherisches Öl (1 bis 3 %): Hauptbestandteil 1,8-Cineol (45 bis 75 %), daneben Myrtenol, α-Pinen, β-Pinen, Pinocarvon, γ-Terpinen, aliphatische Aldehyde (Butyr-, Capron-, Valerenaldehyd)
- Euglobale: Macrocarpale (mit Acylphloroglucinol-Monoterpen bzw. Sesquiterpen-Grundkörper)
- Flavonoide: Rutin, Hyperosid, Quercitrin

Pharmakologie

Die cineolhaltigen Eukalyptusblätter wirken sekretomotorisch, expektorierend, adstringierend und schwach spasmolytisch, ferner desodorierend und kühlend.
Präklinik: Im Tierversuch wirkte die Droge diuretisch und konnte den Blutzuckerspiegel bei unbeeinflußtem Plasmainsulin senken. Die enthaltenen Euglobale sollen im Tierversuch antiinflammatorisch und antiproliferativ wirken und hemmen in vitro die TPA-induzierte EBV-EA-Aktivierung (hier wird eine mögliche antitumorale Wirkung diskutiert). Der Gesamtextrakt hemmte in vitro die Freisetzung von Histamin aus kultuvierten Leukämiezellen (Ikawati et al. 2001).
Klinik: Zu Extrakten aus Eukalyptusblättern liegen keine klinischen Studien vor. Die Wirksamkeit des Hauptinhaltsstoffs des Eukalyptusöls, Cineol sowie des Eukalyptusöls in Kombination mit anderen ätherischen Ölen konnte in verschiedenen Studien verifiziert werden. Ebenso kann die jahrhundertelange Anwendung von Eukalyptusöl in der Volksheilkunde bei Erkrankungen der oberen und unteren Atemwege als Indiz für seine Wirksamkeit angesehen werden.

Anwendungsgebiete

Innere und inhalative Anwendung bei Erkältungskrankheiten der oberen Luftwege.
Volksmedizin: innerlich bei Blasenerkrankungen, Asthma, Fieber, Grippe, Keuchhusten, Appetitlosigkeit, Leber- und Gallenleiden sowie Diabetes; äußerlich bei Wunden, Akne, Pusteln, schlecht heilenden Geschwüren, Stomatitis, Zahnfleischbluten und -schmerzen, Rheuma, Neuralgien, Ausfluss und Gonorrhoe; auch als Magen- und Darmmittel.
Die Wirksamkeit für die volkstümlichen Anwendungen ist nicht belegt.

Dosierung

Aufguss, Tee: TD: 4–6 g Droge; ED 1,5 g Droge (1 TL) auf 150 ml, 5–10 min ziehen lassen. Bis zu dreimal täglich 1 Tasse.
Trockenextrakt: 400 mg (ESCOP 200–1000 mg)
Eukalyptustinktur: TD: 3–9 g.
Eukalyptussirup: 2–5 EL täglich.
Eukalyptuspulver: TD 4–16 g; aufgeteilt alle 3–4 Stunden.
Kopfdampfbäder, Spülungen und andere Zubereitungen divergieren von Land zu Land.

Anwendungsbeschränkungen: In seltenen Fällen kommt es bei der Anwendung der Droge zu Übelkeit, Erbrechen und Durchfällen. Bei entzündlichen Erkrankungen im Magen-Darm-Bereich und der Gallenwege sollte keine innerliche Anwendung erfolgen. Bei Säuglingen und Kleinkindern sollten Zubereitungen, die das ätherische Öl der Droge enthalten, nicht im Gesicht aufgetragen werden (Glottiskrampf oder Bronchospasmus bis hin zu asthmaähnlichen Anfällen oder zum Atemstillstand).
Eukalyptusöl bewirkt eine Induktion des fremdstoffabbauenden Enzymsystems in der Leber. Die Wirkung anderer Arzneimittel kann daher abgeschwächt und/oder verkürzt werden.
Überdosierung sind bei Anwendung der Blattdroge kaum zu erwarten.

Patienteninformation: Wie Eukalyptusöl kann auch der Extrakt aus Eukalyptusblättern innerlich wie äußerlich bei Erkältungen angewendet werden. In seltenen Fällen treten auch bei bestimmungsgemäßer Anwendung Magen-Darm-Beschwerden auf. Die Gefahr einer Überdosierung und der damit verbundenen Vergiftung, insbesondere bei Kindern, ist im Gegensatz zum reinen Eukalyptusöl kaum gegeben. Bei Säuglingen und Kleinkindern sollten Eukalyptus-Präparate nicht im Gesicht aufgetragen werden. Erwachsene sollten von einer inneren Anwendung absehen, wenn Erkrankungen der Leber, der Gallenwege oder des Magen-Darm-Traktes vorliegen. Die gleichzeitige Einnahme von anderen Medikamenten sollte zuvor mit einem Arzt besprochen werden.

Bewertung der Wirksamkeit: Die Kommission E befürwortet in ihrer Monographie von 1986 mit den Ergänzungen von 1990 die Gabe von Eukalyptusblättern bei Erkältungskrankheiten der Luftwege. Eine Wirksamkeit bei den volkstümlichen Anwendungen ist bislang nicht belegt.

Handelspräparate
Keine bekannt; Verwendung findet eher Eukalyptusöl.

Literatur
siehe unter Eukalyptusöl

Eukalyptusöl

Verwendete Pflanzenteile: Eukalyptusöl ist das aus dem durch Wasserdampfdestillation und anschließender Rektifikation der frischen Blätter oder frischen Zweigspitzen verschiedener cineolreicher Eukalyptusarten wie *Eucalyptus globulus* LABILL., *Eucalyptus fructicetorum* F. V. M. (*Syn.: Eucalyptus polybractea* R.T.B.) oder *Eucalyptus smithii* R.T.B. gewonnene ätherische Öl mit mind. 70 % 1,8-Cineol..

Inhaltsstoffe
- Hauptbestandteil des rektifizierten ätherischen Öls: 1,8-Cineol (Anteil über 80 %), daneben p-Cymen, α-Pinen, Limonen, Geraniol, Camphen

Pharmakologie
Präklinik: Eukalyptusöl entfaltet in vitro antibakterielle und fungizide Wirkungen. Die Droge hemmt die Prostaglandinbiosynthese, wirkt lokal schwach hyperämisierend, expektorierend und sekretomotorisch. Im Tierversuch wirkte Eukalyptusöl nachweislich hustenstillend und zeigte eine oberflächenaktive Wirkung. Weiterhin ist das Öl in vitro enzyminduzierend, wodurch eine Senkung des Serumbilirubinspiegels möglich wird, und verbessert die Lungencompliance. In einer Placebo-kontrollierten humanpharmakologischen Studie an 32 gesunden Probanden wurde nachgewiesen, dass die Anwendung verschiedener Kombinationen von Eukalyptus- und Pfefferminzöl die muskuläre und mentale Entspannung fördert (Göbel et al. 1995).
Klinik: Zu Eukalyptusöl als Einzelwirkstoff liegen keine klinischen Studien vor. Die Wirksamkeit des Hauptinhaltsstoffs Cineol sowie des Eukalyptusöls in Kombination mit anderen ätherischen Ölen konnte in verschiedenen Studien verifiziert werden. Ebenso kann die jahrhundertelange Anwendung von Eukalyptusöl in der Volksheilkunde bei Erkrankungen der oberen und unteren Atemwege und bei rheumatischen Erkrankungen als Indiz dafür angesehen werden, dass eine Wirksamkeit dieser Substanzen vorliegt.

E

Anwendungsgebiete
Innere und äußere Anwendung: bei Erkältungskrankheiten der Atemwege; äußere Anwendung bei rheumatischen Beschwerden.
Volksmedizin: bei Fieber, Grippe, Heiserkeit, Husten, Asthma, beginnendem Scharlach und Masern, bei Magenbeschwerden, Stirnhöhlenerkrankungen, Wurmbefall und bei Typhus als Darmantiseptikum.
Die Wirksamkeit der volksmedizinischen Anwendungen ist nicht belegt.

Sonstige Verwendung
Kosmetik: in Seifen, Detergentien, Cremes, Lotionen und Parfümen.
Haushalt: zur Insektenabwehr, als Geschmacksmittel, selten zur Herstellung von Eukalyptuslikör.

Dosierung
Innere Anwendung:
Tagesdosis: 0,3–0,6 g Eukalyptusöl.
Öl: 3–6 Tropfen in 150 ml warmes Wasser geben und mehrmals tgl. einnehmen.
Inhalation: 2–3 Tropfen in kochendes Wasser und Dämpfe einatmen (ED: 0,2 g entspr. 10 Tropfen).
Äußere Anwendung:
Ölige und halbfeste Formen mit 5–20 % ätherischem Öl.
Wässrig-ethanolische Zubereitungen mit 5–10 %igem ätherischen Öl.
Zum Einreiben: einige Tropfen 20 % Eukalyptusöl in die erkrankten Hautpartien einreiben.

Anwendungsbeschränkungen
In seltenen Fällen kommt es bei der Anwendung der Droge zu Übelkeit, Erbrechen und Durchfällen. Bei entzündlichen Erkrankungen im Magen-Darm-Bereich und der Gallenwege sowie bei schweren Lebererkrankungen sollte

keine innerliche Anwendung erfolgen. Bei Säuglingen und Kleinkindern sollten Zubereitungen, die das Öl enthalten, nicht im Gesicht aufgetragen werden (Glottiskrampf oder Bronchospasmus bis hin zu asthmaähnlichen Anfällen oder zum Atemstillstand).
Eukalyptusöl bewirkt eine Induktion des fremdstoffabbauenden Enzymsystems in der Leber. Die Wirkung anderer Arzneimittel kann daher abgeschwächt und/oder verkürzt werden.
Bei Überdosierung kann es, besonders bei Kindern, zu schweren Vergiftungen mit Blutdrucksenkung, Kreislaufstörungen, Kollaps und Atemlähmung kommen (Webb und Pitt 1993). Eukalyptusöl muss daher unbedingt außerhalb des Zugriffs von Kindern aufbewahrt werden!
Bei Vergiftungen darf wegen der Aspirationsgefahr kein Erbrechen ausgelöst werden.

Patienteninformation: Eukalyptusöl kann innerlich, in Form von Kapseln oder Dragees, bei Erkältungen angewendet werden sowie äußerlich als Salbe, Tinktur oder Badezusatz, sowohl bei Erkältungen als auch bei rheumatischen Beschwerden. In seltenen Fällen treten auch bei bestimmungsgemäßer Anwendung Margen-Darm-Beschwerden auf. Vorsicht vor Überdosierung! Insbesondere bei Kindern sind schwere Vergiftungen möglich. Eukalyptusöl ist unbedingt sicher vor dem Zugriff von Kindern aufzubewahren. Bei Säuglingen und Kleinkindern sollte es nicht im Gesicht aufgetragen werden. Sollte es zu einer Vergiftung mit Eukalyptusöl kommen – womit nur bei unsachgemäßem Gebrauch zu rechnen ist! –, darf keinesfalls Erbrechen ausgelöst werden. Es ist sofort ärztliche Hilfe zu suchen!
Auch Erwachsene sollten Eukalyptus-Öl nicht innerlich einnehmen, wenn Erkrankungen der Leber, der Gallenwege oder des Magen-Darm-Traktes vorliegen. Die gleichzeitige Einnahme von anderen Medikamenten sollte zuvor mit einem Arzt besprochen werden.

Bewertung der Wirksamkeit: Die Kommission E bewertet in ihrer Monographie von 1986 mit Ergänzung von 1990 die Droge positiv und befürwortet die innere und äußere Anwendung bei Erkältungskrankheiten der Luftwege sowie die äußere Anwendung bei rheumatischen Beschwerden. Die gleiche Indikationen werden auch von der ESCOP (1999) positiv bewertet.

Handelspräparate

Aspecton® Eukaps
Exeu® (TD: 400–600 mg)
Klosterfrau Erkältungsbad
Tussidermil® (Emulsion zur Einreibung, Inhalation oder als Badezusatz)

Literatur

Boland DJ, Brophy JJ, House APN (Eds): Eucalyptus leaf oils. Inkata Press, Melbourne 1992
Boukef K et al: Plant Med Phytother 10 (1976), 24, 30, 119
Burrow A, Eccles R, Jones AS: The effects of camphor, eucalyptus and menthol vapor on nasal resistance to airflow and nasal sensation. Acta Otolaryng (Stockholm) 96 (1983), 157–161
Fox N: Effect of Camphor, Eucalyptol and Menthol on the vascular state of the mucos membrane. Arch Otolaryngol 6 (1977), 112–122
Göbel H et al: Oleum menthae piperitae, Wirkmechanismen und klinische Effektivität bei Kopfschmerz vom Spannungstyp. Loew D (Hrsg.): Phytopharmaka in Forschung und klinischer Anwendung. Darmstadt, S. 177–184, 1995
Göbel H, Schmidt G, Dworschak M et al: Essential plant oils and headache mechanisms. Phytomedicine 2 (1995), 93–103
Göbel H, Schmidt G, Dworschak M et al: Essential plant oils and headache mechanisms. Phytomedicine 2 (1995), 93–103
Göbel H, Schmidt G, Soyka D: Effect of peppermint and eucalyptus oil preparations on neurophysiological and experimental algesimetric headache parameters. Cephalalgia 14 (1994), 228–234
Göbel H, Schmidt G, Soyka D: Effect of peppermint and eucalyptus oil preparations on neurophysiological and experimental algesimetric headache parameters. Cephalalgia 14 (1994), 228–234
Gräfe AK: Besonderheiten der Arzneimitteltherapie im Säuglings- und Kindesalter. PZ 140 (1995), 2659–2667
Ikawati Z, Wahyuono S, Maeyama K: Screening of several Indonesian medicinal plants for their inhibitory effect on histamine release from RBL-2H3 cells. J Ethnopharmacol 75 (2001), 249–256
Ikeda RM et al: J Food Sci 27 (1962), 455
Linsenmann P, Hermat H, Swoboda M: Therapeutischer Wert ätherischer Öle bei chronisch-abstruktiver Bronchitis. Atemw Lungenkrankh 15 (1989), 152–156
Linsenmann P, Swoboda M: Therapeutische Wirksamkeit ätherischer Öle bei chronisch-obstruktiver Bronchitis. Therapiewoche 36 (1986), 1161–1166
N.N.: Phytotherapie: Pflanzliche Antirheumatika – was bringen sie?. Deutsche Apotheker Ztg 136 (1996), 4012–4015
Osawa K et al: Macrocarpals H, I, and J from the leaves of Eucalyptus globulus. J Nat Prod 59 (1996), 824–827
Patel S, Wiggins J: Eucalyptus oil poisoning. Arch Dis Childh 55 (1980), 405–406
Römmelt H, Schnizer W, Swoboda M, Senn E: Pharmakokinetik ätherischer Öle nach Inhalation mit einer terpenhaltigen Salbe. Z Phytother 9 (1988), 14–16
Webb NJA, Pitt WR: Eucalyptus oil poisoning in childhood: 41 cases in south-east Queensland. J Paediatr Child Health 29 (1993),368–371
Zänker KS, Blümel G, Probst J, Reiterer W: Theoretical and experimental evidence for the action of terpens as modulators in lung function. Prog Resp Res 18 (1984), 302–304
Zänker KS, Blümel G: Terpene-induced lowering of surface tension in vitro. In: A rationale for surfactant substitution. Resp Exp Med 182 (1983), 33–38.

Färberdistel – Carthamus tinctorius

Volkstümliche Namen: Färberdistel, Färber-Saflor, Saflor, Safran, Falscher (dt.), American Saffron, Bastard Saffron, Bastard-saffron, Dyer's Saffron, Fake Saffron, Safflower, Zaffer (engl.)

Familie: Asteraceae

Botanik: Ein einjähriges Kraut, das bis 90 cm hoch wird. Es hat eine dünne, spindelförmige Wurzel. Die Stängel sind aufrecht, einfach oder im oberen Teil wenig verzweigt, gerieft, kahl, weißlichgelb und glänzend. Die Laubblätter sind lang, kahl, ziemlich weich und am Rand stachelig gezähnt und an der Spitze bedornt. Die Blüten stehen zu mehreren den Blattachseln und sind erst rotgelb und später lebhaft orangerot. Die Köpfchen sind bis 4 cm lang und 3 cm breit und von den obersten Hochblättern umgeben. Die Hüllblätter sind angedrückt, hellgrün und an der Spitze mit grüner Dornenspitze und mit feindornigem Anhängsel ausgestattet. Die Früchte sind 6 bis 8 cm lang, verkehrt-ei- oder birnenförmig, am Grunde gekielt, mit hervorragenden Längsrippen und weiß und glänzend. Der Pappus besteht aus Schuppen.

Verbreitung: Die Pflanze soll im Iran, Nordwestindien und möglicherweise Afrika heimisch sein. Man findet sie aber auch im Fernen Osten und Nordamerika. Sie wird auch kultiviert.

Saflorblüten

Verwendete Pflanzenteile: Saflorblüten sind die getrockneten Blüten von *Carthamus tinctorius* L.

Inhaltsstoffe

- Chalcone und deren p-Chinone: Carthamin (gelb), Carthamon (rotorange)
- Flavonoide

Pharmakologie

Es liegen keine gesicherten Angaben vor.

Anwendungsgebiete

In der Volksheilkunde erfolgte der Einsatz dieser Droge vor allem als Stimulans, Purgans, Antihydrotikum, Emmenagogum, Abortivum, Expektorans, bei Pneumonie und ferner bei Tumoren.
Als Zusatz in Bronchial- und Hustentees.
Chinesische Medizin: bei Amenorrhoe, Bauchtumoren sowie äußeren/inneren Verletzungen.
Indische Medizin: bei Krätze, Arthritis, Bronchitis und Brustschmerzen.

Sonstige Verwendung
Haushalt: als Safranersatz und zur Safranverfälschung verwendet.
Industrie/Technik: Färbemittel für Butter, Liköre, Konfitüren und Kosmetika; früher wichtig in der Baumwoll- und Seidenfärberei sowie als Räuchermittel.

Dosierung

Einzelgabe: 1 g.
Tagesgabe: 3 g als Abkochung.

Anwendungsbeschränkungen: Risiken der bestimmungsgemäßen Anwendung therapeutischer Dosen der Droge und Nebenwirkungen sind nicht bekannt.

Patienteninformation: Nach volksheilkundlichen Erkenntnissen sollen Zubereitungen aus Saflorblüten bei einer Reihe von Krankheitsbildern und Beschwerden wie Bronchitis, Tumoren, Ausbleiben der Monatsregel und Arthritis wirksam sein. Ein wissenschaftlicher Beleg für die Wirksamkeit liegt jedoch nicht vor.

Bewertung der Wirksamkeit: Die Wirksamkeit der Droge ist nach den gültigen Kriterien für klinische Prüfungen von Arzneimitteln bisher nicht belegt.

Handelspräparate

Keine bekannt.

Literatur

Akihisa T, Yasukawa K, Oinuma H, Kasahara Y, Yamanouchi S, Takido M, Kumaki K, Tamura T: Triterpene alcohols from the flowers of compositae and their antiinflammatory effects. Phytochemistry, 12:1255–60, 1996 Dec
Amling R: Phytotherapeutika in der Neurologie. Z Phytother 12 (1991), 9
Caldes G et al: J Gen Appl Microbiol 27 (1981), 157
Liu F, Wei Y, Yang XZ, Li FG, Hu J, Cheng RF: Hypotensive effects of safflower yellow in spontaneously hypertensive rats and influence on plasma renin activity and angiotensin II level. Yao Hsueh Hsueh Pao, 27:785–7, 1992
Lu ZW, Liu F, Hu J, Bian D, Li FG: Suppressive effects of safflower yellow on immune functions. Chung Kuo Yao Li Hsueh Pao, 12:537–42, 1991 Nov
Martinez Flores H, Cruz Mondragon C, Larios Saldana A: Reduction of crude fiber content in safflower meal (Carthamus tinctorius L) and its potential use in human food. Arch Latinoam Nutr, 284:295–8, 1996 Dec
Nose M, FuJimoto T, Takeda T, Nishibe S, Ogihara Y: Structural transformation of lignan compounds in rat gastrointestinal tract. Planta Med, 53:520–3, 1992 Dec
Shi M, Chang L, He G: Stimulating action of Carthamus tinctorius L. Angelica sinensis (Oliv.) Diels and Leonurus sibiricus L. on the uterus. Chung Kuo Chung Yao Tsa Chih, 20:173–5 192, 1995 Mar
Yasukawa K et al: Inhibitory effect of alkane-68-diols the components of safflower on tumor promotion by 12-O-tetradecanoylphorbol-13-acetate in two-stage carcinogenesis in mouse skin. Oncology, 53:133–6, 1996 Mar-Apr

Zhang HL, Nagatsu A, Watanabe T, Sakakibara J, Okuyama H: Antioxidative compounds isolated from safflower (Carthamus tinctorius L.) oil cake. Chem Pharm Bull (Tokyo), 45:1910–4, 1997 Dec
Zhang HL, Nagatsu A, Watanabe T, Sakakibara J, Okuyama H: Tinctormine a novel Ca2+ antagonist N-containing quinochalcone C-glycoside from Carthamus tinctorius L. Chem Pharm Bull (Tokyo), 45:3355–7, 1992 Dec

Safloröl

Verwendete Pflanzenteile: Saflor- oder Distelöl ist das aus den Embryonen der Früchte des *Carthamus tinctorius* L. gewonnene Öl.

Inhaltsstoffe
- Fettes Öl: Hauptfettsäuren Linolsäure (55 bis 88 %), Linolensäure
- Carotinoide

Pharmakologie
Senkung des Serumcholesterinspiegels.

Anwendungsgebiete
Zur Arterioskleroseprophylaxe.

Dosierung
Keine gesicherten Angaben.

Anwendungsbeschränkungen: Risiken der bestimmungsgemäßen Anwendung der Droge und Nebenwirkungen sind nicht bekannt.

Patienteninformation: Saflor- oder Distelöl kann im Rahmen eines gesunden Ernährungsprogramms aufgrund des Gehalts an mehrfach ungesättigten Fettsäuren zur Verhütung einer Arterienverkalkung und damit eines Herzinfarktes oder Schlaganfalles beitragen.

Bewertung der Wirksamkeit: Die Wirksamkeit der Droge ist nach den gültigen Kriterien für klinische Prüfungen von Arzneimitteln bisher nicht belegt. Saflor- oder Distelöl kann aufgrund des Gehalts an Linol- und Linolensäure als Diätetikum zur Arterioskleroseprophylaxe eingesetzt werden. Auch die enthaltenen Carotinoide mit ihrer antioxidativen Wirkung unterstützen diesen Effekt.

Handelspräparate
Safloröl Alsistan
Safloröl Twardy

Literatur
Caldes G et al: J Gen Appl Microbiol 27 (1981), 157
Xu SX: Chung Yao Tung Pao 11 (1986), 42

Färberginster – Genista tinctoria

Volkstümliche Namen: Färberginster, Farbkraut, Gelbe Scharte, Gilbkraut, Grünholz, Rohrheide (dt.), Dyer's Broom, Dyer's Greenwood, Dyer's Weed, Dyer's Whin, Furze, Green Broom, Greenweed, Waxen Woad, Woad Waxen, Wood Waxen (engl.)

Familie: Fabaceae

Botanik: Die Pflanze ist ein 30 bis 60 cm hoher, stets dornenloser Halbstrauch mit kriechenden, verholzten Wurzelstöcken. Die leuchtend grünen Stängel sind glatt, und aus ihnen gehen krautige, aufrechte, ziemlich starre, glatte oder nur leicht behaarte Zweige hervor, aus denen die lanzettlichen Blätter mit kurzen linealpfriemlichen Nebenblättern wachsen. Die Blätter sind wechselständig, glatt, ganzrandig, 1,25 bis 2,5 cm lang, glatt gestielt und am Rand mit Haaren besetzt. Die Blüten stehen in endständigen, kurzen Trauben. Sie sind leuchtend gelb und bohnenförmig, 1,5 bis 2 cm lang und stehen auf Stielen, die kürzer als der Kelch sind. Die Blüte des Färberginsters ist eine so genannte Schmetterlingsblüte. Sie wird durch die verschiedenartig gestalteten Kronblätter gebildet. Das hintere, aufgerichtete Kronblatt bildet die Fahne, die 2 seitlich stehenden Kronblätter die Flügel und die an ihren Rändern mehr oder weniger verklebten unteren Kronblätter das Schiffchen.

Verbreitung: Die Pflanze kommt im Mittelmeergebiet, auf den Kanaren, in Europa, Westasien und als Kulturpflanze eingeführt und kultiviert in den USA vor.

Färberginsterblätter

Verwendete Pflanzenteile: Färberginsterblätter sind die getrockneten Laubblätter von *Genista tinctoria* L.

Inhaltsstoffe
- Chinolizidinalkaloide (0,3 bis 0,8 %): Hauptalkaloide Cytisin (Anteil ca. 60 %), Methylcytisin (Anteil 20 %), Anagyrin (Anteil 15 %), daneben u. a. Isospartein, Lupanin, Tinctorin
- Piperidinalkaloide: Ammodendrin
- Flavonoide: bes. Luteolinglykoside
- Isoflavonoide: u. a. Genistein, Genistin
- Lectine

Pharmakologie

Die Droge wirkt entschlackend, harntreibend, herztätigkeitssteigernd, blutdruckerhöhend, die Gefäßwände festigend, die Nierendurchblutung fördernd, stoffwechselbeeinflussend, abführend und Brechreiz verursachend.
Die pharmakologische Wirkung dürfte auf die Chinolizidinalkaloide (Cytisin), Isoflavone vom Genistein-Typ und weitere Flavonoide zurückzuführen sein.

Anwendungsgebiete

Früher galt Färberginster als Abführmittel und wurde zur Beseitigung von Blasensteinen und bei Gichtschmerzen verwendet.
Heute erfolgt der Einsatz bei Nieren- und Blasensteinen, Verdauungsstörungen, auch bei Gicht.

Dosierung

Tee: 1–2 g Droge mit etwa 150 ml siedendem Wasser übergießen und nach 10 min abseihen. 1- bis 2-mal täglich eine Tasse trinken.

Anwendungsbeschränkungen: Risiken der bestimmungsgemäßen Anwendung therapeutischer Dosen der Droge und Nebenwirkungen sind nicht bekannt. Bei Überdosierung können Durchfälle und Symptome einer Cytisinvergiftung auftreten (siehe Cytisi laburni semen). Anagyrin wirkt im Tierversuch teratogen.

Patienteninformation: Zubereitungen aus Färberginsterblättern sollen bei Nieren- und Blasensteinen, Verdauungsstörungen und auch Gicht und Rheuma beschwerdelindernd wirken. Eindeutige wissenschaftliche Belege hierzu liegen nicht vor.

Bewertung der Wirksamkeit: Die Wirksamkeit der Droge ist nach den gültigen Kriterien für klinische Prüfungen von Arzneimitteln für die beanspruchten Indikationen bisher nicht ausreichend belegt.

Handelspräparate

Keine bekannt.

Literatur

Atkinson JE et al: Tetrahedron 25: 1507
Bricout J: Phytochemistry 13 (1974), 2819
Harborne JB: Phytochemistry 8 (1969), 1449
Hrochova V, Sitaniova H: Farm Obz 51 (1982), 131
Inouye H et al: Chem Pharm Bull 18 (1970), 1856
Inouye H et al: Tetrahedron Letters (1968), 4429
Lewis JR, Gupta P: J Chem Soc Chem Comm 4 (1971), 629
Rulko F: (1976) Pr Nauk Akad. Med Wroclawin 8 (1969), 3
Sadritdinov F: Farmakol Alkaloidov Serdechnykh Glikozidov 146, 1971
Swiatek L, Dombrowicz E: Farm Pol 40 (1984), 729
Ulubelen A et al: Lloydia 34 (1971), 258

Faulbaum – Rhamnus frangula

Volkstümliche Namen: Amselbaum, Brechwegdorn, Faulbaum, Gelbholz, Glatter Wegdorn, Grindholz, Pulverholz, Spillbaum, Zapfenholz, Zweckenbaum, Zweckenholz (dt.), Alder Buckthorn, Alder Dogwood, Arrow Wood, Black Alder, Black Alder Dogwood, Black Alder Tree, Black Dogwood, buckthorn, Buckthorne, Dog Wood, European Black Alder, European Buckthorn, frangula, Frangula Bark, Persian Berries (engl.), Frangola (span.), bois à poudre, bourdaine, nerprun (frz.), Alno nero, frangula (it.), Krusinnik (russ.)

Familie: Rhamnaceae

Botanik: Die Pflanze ist ein dornenloser, 1 bis 3 m hoher Strauch oder bis 7 m hoher, schmächtiger Baum. Die Zweige sind an den Astenden gehäuft und locker bis mäßig dicht beblättert. Die Rinde ist in der Jugend grün, später graubraun mit langen, grauweißen Lentizellen. Die Laubknospen sind behaart. Die Laubblätter sind dünn, später etwas steif, breit-elliptisch bis verkehrt-eiförmig, etwa 3,5 lang und 5 cm breit. Die Blüten stehen in 2 bis 10-blütigen, blattachselständigen Trugdolden. Die Blüten sind grünlichweiß, trichterförmig, 3 bis 4 mm lang, 5-zählig und anfangs behaart. Die Früchte sind kugelige, anfangs grüne, später rote und reif schwarzviolette, ca. 8 mm breite und 2 bis 3-samige Steinfrüchte. Die Samen sind breit, flach, dreieckig-linsenförmig und mit langer, sehr schmaler Furche.

Verbreitung: Ist in ganz Europa, Westasien, Kleinasien und dem Kaukasus heimisch und in Nordamerika verwildert.

Faulbaumrinde

Verwendete Pflanzenteile: Faulbaumrinde ist die getrocknete Rinde der Stämme und Zweige von *Rhamnus frangula* L.

Inhaltsstoffe

- Anthracenderivate (4 bis 6 %): Anthranoide, Hauptkomponenten Glucofrangulin A, Glucofrangulin A-diacetate (am Rhamnoserest verestert), weiterhin Frangulin A, Frangulin C
- Naphthalenderivate: Naphthochinone
- Peptidalkaloide (Spuren): u. a. Frangulanin

Pharmakologie

Faulbaumrinde enthält Anthrachinon-Glykoside bzw. deren Aglykone, die eine antiabsorptiv-hydragoge Wirkung besitzen. Sie induzieren eine aktive Sekretion von Elektrolyten und Wasser in das Darmlumen und hemmen durch eine Stimulierung der propulsiven Kontraktionen und einer dadurch beschleunigten Darmpassagezeit gleichzeitig die Resorption von Elektrolyten und Wasser aus dem Dickdarm. So wird über eine Volumenzunahme und Verflüssigung des Darminhaltes der Füllungsdruck im Darm verstärkt und die Darmperistaltik angeregt.

Anwendungsgebiete

Innere Anwendung: bei Obstipation, zur Defäkationserleichterung bei Analfissuren, bei Hämorrhoiden und nach rekto-analen Eingriffen sowie zur Vorbereitung diagnostischer Eingriffe im Magen-Darm-Trakt, zur Erzielung weichen Stuhles.

Homöopathie: bei Verdauungsschwäche mit Durchfallneigung.

Sonstige Verwendung

Kosmetik: kann in Sonnenschutzmitteln enthalten sein.

Wechselwirkungen

Aufgrund der laxierenden Wirkungen kann die Resorption gleichzeitig verabreichter anderer Arzneimittel behindert werden. Bei chronischem Gebrauch/Missbrauch ist infolge Kaliummangels eine Verstärkung der Wirkung von Herzglykosiden und Diuretika möglich.

Dosierung

Tagesdosis: 15–25 mg Glucofranguline, berechnet als Glucofrangulin A.

Tee: Bis zu 2 g (1/2 TL) auf 150 ml Wasser, 10–15 min, morgens und abends 1 Tasse trinken.

Es ist die geringstmögliche Dosis zur Erreichung eines weichen Stuhls einzusetzen.

Die Dauer der Anwendung soll auf maximal 1–2 Wochen begrenzt sein.

Homöopathisch: ab D3: 5 Tropfen oder 1 Tablette oder 10 Globuli oder 1 Messerspitze Verreibung alle 30–60 min (akut) oder 1–3-mal täglich (chronisch); parenteral: 1–2 ml s. c. akut: 3-mal täglich; chronisch einmal täglich (HAB).

Anwendungsbeschränkungen: Als Nebenwirkungen des abführenden Effekts oder bei Überdosierung können Erbrechen und krampfartige Magen-Darm-Beschwerden auftreten. Langzeitanwendung führt zu Verlusten an Elektrolyten, bes. Kalium-Ionen, und in deren Folge zu Hyperaldosteronismus, Hemmung der Darmmotilität und Verstärkung der Wirkung von herzwirksamen Steroiden, in seltenen Fällen auch zu Herzarrhythmien, Nephropathien, Ödemen und beschleunigtem Knochenabbau. Die Frage der Erhöhung der Wahrscheinlichkeit des Auftretens von Dickdarmkarzinomen nach langzeitiger Anwendung von Anthracendrogen ist noch nicht völlig geklärt, neuere Untersuchungen lassen keine sicheren Zusammenhänge zwischen der Anwendung von Anthracendrogen und der Häufigkeit von Dickdarmkarzinomen erkennen.

Gegenanzeigen: Bei Darmverschluss, akut-entzündlichen Erkrankungen des Darmes, Appendizitis und bei Kindern unter 12 Jahren, während der Schwangerschaft und Stillzeit darf die Droge nicht angewendet werden.

Patienteninformation: Arzneimittel aus Faulbaumrinde sind gut wirksame Abführmittel, die jedoch aufgrund ihrer speziellen Wirkweise und möglichen Nebenwirkungen nicht für den Langzeitgebrauch bestimmt sind. Bei Verdacht auf Darmverschluss, Blinddarmentzündung, Entzündungen des Darmes und Bauchschmerzen unbekannter Ursache darf das Medikament nicht verwendet werden. Dies gibt auch für Kindern unter 12 Jahren. Während der Schwangerschaft und Stillzeit darf die Anwendung nur nach Rücksprache mit dem behandelnden Arzt erfolgen.

Bewertung der Wirksamkeit: Für die therapeutische Verwendung bei Obstipation liegen aufgrund der zuverlässigen laxierenden Wirkung der Droge Positiv-Monographien der Kommission E (1984, 1993) sowie der ESCOP (1997) vor. Die Anwendung sollte prinzipiell in kleinstmöglicher Dosis zur Erreichung einer Darmentleerung, z. B. bei Analfissuren, Hämorrhoiden und vor und nach operativen Eingriffen im Analbereich erfolgen und auf wenige Tage begrenzt werden. Wechselwirkungen, Nebenwirkungen und Gegenanzeigen sind in diesem Fall besonders zu beachten.

Handelspräparate

Faulbaumrinde Aurica

Faulbaumrinde Abtswinder

Literatur

Demirezer LÖ: Glucofrangulinanthrone A/B, deren Oxidationsformen und davon abgeleitete Zuckerester aus Rhamnus-Arten. Dissertation Universität Frankfurt/Main 1991

Helmholz H, Ruge A, Piasecki A et al: Genotoxizität der Faulbaumrinde. PZ 138 (1993), 3478

N.N.: Abwehr von Arzneimittelrisiken, Stufe II. Deutsche Apotheker Ztg 136 (1996), 3253–2354

N.N.: Pharmaceutical Care: „Den Missbrauch von Laxanzien vermeiden helfen". Deutsche Apotheker Ztg 135 (1995), 1867–1868
Pailer M, Haslinger E: Monatsh. Chem 103 (1972), 1399
Sydiskis RJ, Owen DG, Lohr JL et al: Inactivation of enveloped viruses by anthraquinones extracted from plants. Antimicrob Agents Chemother 35 (1991), 2463–2466
Van Os FHL: Pharmacology 14 (Suppl 1, 1976), 18
Wagner H et al: Planta Med 33 (1978), 53

Amerikanischer Faulbaum – Rhamnus purshiana

Volkstümliche Namen: Amerikanischer Kreuzdorn, Cascara sagrada, Faulbaum, amerikanischer, Kreuzdorn, amerikanischer, Sagrada (dt.), Bearberry, Bitter Bark, California Buckthorn, Cascara, cascara buckthorn, Cascara Sagrada, Chittem Bark, Dogwood Bark, Purshiana Bark, Sacred Bark, Sagrada Bark, Yellow Bark (engl.), Cáscara sagrada (span.)

Familie: Rhamnaceae

Botanik: Die Pflanze ist ein Strauch oder 6 bis 10 m hoher Baum mit in der Jugend graufilzig behaarten Zweigen. Die Laubblätter sind länglich-eiförmig, am Grunde abgerundet oder in den Blattstiel verschmälert. Sie sind an den Langtrieben bis 17 cm lang und 7,5 cm breit und haben einen 8 bis 18 cm langen Stiel. Die Blüten stehen in blattachselständigen, reichblütigen Trauben. Die Achselbecher sind grün und die Kelchblätter größer als die Kronblätter. Beide sind weiß. Die Frucht ist schwarzpurpurn und kreiselförmig. Die Samen sind eiförmig, schwarz, glänzend, auf der Außenseite gewölbt, auf der Innenseite mit einer erhabenen Längslinie.

Verbreitung: Die Pflanze stammt aus dem westlichen Nordamerika und wird an der Pazifikküste der USA und Kanadas und in Ostafrika angebaut.
Herkunft der Droge: Hauptlieferländer sind die USA und Kanada.

Cascararinde

Verwendete Pflanzenteile: Cascararinde besteht aus der getrockneten Rinde von *Rhamnus purshiana* DC. (*Frangula purshiana* A. GRAY EX J. G. COOPER.

Inhaltsstoffe

- Anthracenderivate (8 bis 10 %): Anthranoide, Hauptkomponenten Cascaroside A und B (stereoisomere Aloin-8-O-glucoside), C und D (stereoisomere 11-Desoxy-aloin-8-O-glucoside), E und F (C-Glucosyl-emodin-anthron-8-O-glucoside), weiterhin u. a. Aloin, 11-Desoxyaloin

Pharmakologie

Anthranoide wirken antiabsorptiv und hydragog und hemmen somit die Resorption von Elektrolyten und Wasser aus dem Dickdarm. Ihr laxativer Effekt wird über eine Volumenzunahme des Darminhaltes mit Erhöhung des Füllungsdruckes und Anregung der Darmperistaltik hervorgerufen.

Anwendungsgebiete

Innere Anwendung: bei Obstipation, Defäkationserleichterung bei Analfissuren, Hämorrhoiden und nach rekto-analen Eingriffen, Vorbereitung diagnostischer Eingriffe im Magen-Darm-Trakt.
Volksmedizin: zur Kräftigung und um Wunden zu waschen.
Homöopathie: bei Rheuma und Verdauungsstörungen.

Sonstige Verwendung
Kosmetik: können in Sonnenschutzmitteln enthalten sein.

Dosierung

Tagesdosis: 20–30 mg Hydroxyanthracen-Derivate, berechnet als Cascarosid A.
Tee: Bis zu 2 g (1 TL) auf 150 ml Wasser, 10–15 min ziehen lassen, morgens und abends 1 Tasse frischen Tee trinken.
In individuell kleinstmöglicher Dosis zur Erzielung weichen Stuhls einzusetzen.
Dauer der Anwendung: auf kurze Zeiträume (maximal 1–2 Wochen) begrenzen.
Homöopathisch: ab D3: 5 Tropfen oder 1 Tablette oder 10 Globuli oder 1 Messerspitze Verreibung alle 30–60 min (akut) oder 1–3-mal täglich (chronisch); parenteral: 1–2 ml s. c. akut: 3-mal täglich; chronisch einmal täglich (HAB34).

Anwendungsbeschränkungen: Als Nebenwirkungen des abführenden Effekts können krampfartige Magen-Darm-Beschwerden auftreten. Langzeitanwendung führt zu Verlusten an Elektrolyten, bes. Kalium-Ionen, und in deren Folge zu Hyperaldosteronismus, Hemmung der Darmmotilität und Verstärkung der Wirkung von herzwirksamen Steroiden, in seltenen Fällen auch zu Herzarrhythmien, Nephropathien, Ödemen und beschleunigtem Knochenabbau.
Bei Aufnahme der frischen Rinde können Brechdurchfälle, Darmkoliken, blutige Durchfälle und Nierenreizungen auftreten.

Die Frage der Erhöhung der Wahrscheinlichkeit des Auftretens von Dickdarmkarzinomen nach langzeitiger Anwendung von Anthracendrogen ist noch nicht völlig geklärt. Neuere Untersuchungen lassen keine Zusammenhänge zwischen der Anwendung von Anthracendrogen und der Häufigkeit von Dickdarmkarzinomen erkennen.

Gegenanzeigen: Darmverschluss, akut-entzündliche Erkrankungen des Darmes, Appendizitis, abdominelle Schmerzen unbekannter Ursache. Bei Kindern unter 12 Jahren darf die Droge nicht angewendet werden. Anwendung während der Schwangerschaft und Stillzeit nur nach Rücksprache mit dem Arzt.

Wechselwirkungen: Bei chronischem Gebrauch / Missbrauch ist eine Verstärkung der Wirkung von Herzglycosiden sowie eine Beeinflussung der Wirkung von Antiarrhythmika möglich. Auftretende Kaliumverluste können durch Kombination mit Thiaziddiuretika, Nebennierenrindensteroiden und Süßholzwurzel verstärkt werden.

Patienteninformation: Arzneimittel aus Cascararinde sind gut wirksame Abführmittel, die jedoch aufgrund ihrer speziellen Wirkweise und möglichen Nebenwirkungen nicht für den Langzeitgebrauch bestimmt sind. Bei Verdacht auf Darmverschluss, Blinddarmentzündung, Entzündungen des Darmes und Bauchschmerzen unbekannter Ursache darf das Medikament nicht verwendet werden, auch nicht bei Kindern unter 12 Jahren. Während der Schwangerschaft und Stillzeit darf die Anwendung nur nach Rücksprache mit dem behandelnden Arzt erfolgen.

Bewertung der Wirksamkeit: Für die therapeutische Verwendung bei Obstipation liegen aufgrund der zuverlässigen laxierenden Wirkung der Droge Positiv-Monographien der Kommission E (1993) und der ESCOP (1997) vor. Die Anwendung sollte prinzipiell in kleinstmöglicher Dosis erfolgen und auf wenige Tage begrenzt werden. Wechselwirkungen, Nebenwirkungen und Gegenanzeigen sind in diesem Fall besonders zu beachten.

Handelspräparate

Legapas® comp (Kombinationspräparat aus 4 Wirkstoffen)

Literatur

BGA (Hrsg): Arzneimittelrisiken: Anthranoide. Deutsche Apotheker Ztg 132 (1992), 1164
Dewitte P, Cuveele J, Lemli J: Bicascarosides in fluid extracts of Cascara. Planta Med 57 (1991), 440
Evans FJ et al: J Pharm Pharmacol 27 (1975), 91
Fairbairn JW et al: J Pharm Sci 66 (1977), 1300
Fairbairn JW, Simic S: J Pharm Pharmacol 16 (1964), 450
Griffini A et al: Isolation and characterisation of pure Cascarosides A, B, C, and D. Planta Med 58 (Suppl.7, 1992), A593
Helmholz H, Ruge A, Piasecki A et al: Genotoxizität der Faulbaumrinde. PZ 138 (1993), 3478
Klimpel BE et al: Anthranoidhaltige Laxantien – ein Risiko für die Entwicklung von Tumoren der ableitenden Harnwege. PUZ 26 (1), Jahrestagung der DPhG, Berlin, 1996, 1997
Manitto P et al: Studies on cascara, part 2. Structure of cascarosides E and F. J Nat Prod 58 (1995), 419–423
N.N.: Abwehr von Arzneimittelrisiken, Stufe II. Deutsche Apotheker Ztg 136 (1996), 3253–2354
N.N.: Anwendungseinschränkungen für Anthranoidhaltige Abführmittel angeordnet. PUZ 25 (1996), 341–342
Thesen R: Phytotherapeutika – nicht immer harmlos. Z Phytother 9 (1988), 105

Feigenbaum – Ficus carica

Volkstümliche Namen: Feigenbaum, echter (dt.), Common Fig, Fig Tree (engl.)

Familie: Moraceae

Botanik: Die Feige ist ein sommergrüner, vielästiger Baum, der über 4 m hoch oder höher wird. Die Blätter sind 10–20 cm lang, breit-eiförmig bis rund und buchtig in 3 bis 5 tiefe Lappen gelappt; unten sind sie flaumig, oben glatt. In der bekannten Fruchtform ist die Feige weder eine Frucht noch eine Blüte. Sie ist eine hohles, fleischiges Rezeptakel, das eine Vielzahl von Blüten einschließt, die nie das Licht erblicken, dennoch zu voller Ausbildung kommen und ihre Samen ausreifen. Die Blütenstände sind im Fruchtkörper verborgen.

Verbreitung: Heimisch in Kleinasien, Syrien und Iran, heute in vielen subtropischen Regionen kultiviert oder verwildert.

Feigen

Verwendete Pflanzenteile: Feigen bestehen aus den getrockneten Fruchtständen von *Ficus carica* L.

Inhaltsstoffe

- Monosaccharide/Oligosaccharide: Saccharose (etwa 50 %), teilweise in Invertzucker umgewandelt
- Pektin (ca. 5 %)
- Fruchtsäuren: Zitronensäure, Äpfelsäure
- Furanocumarine: u. a. Psoralen, Bergapten
- Vitamine der B-Gruppe
- Vitamin C

Pharmakologie
Zur Wirkweise liegen keine gesicherten Daten vor.

Anwendungsgebiete
Feigenzubereitungen werden als Abführmittel verwendet.
Chinesische Medizin: bei Dysentrie und Enteritis.

Dosierung
Keine gesicherten Angaben.

Anwendungsbeschränkungen: Risiken der bestimmungsgemäßen Anwendung der Droge und Nebenwirkungen sind nicht bekannt.

Patienteninformation: Feigen sind vitaminreiche Früchte, die aufgrund der enthaltenen Zucker abführend wirken können.

Bewertung der Wirksamkeit: Die Wirksamkeit der Droge ist nach den gültigen Kriterien für klinische Prüfungen von Arzneimitteln bisher nicht ausreichend belegt. Die therapeutische Verwendung wird deshalb in der entsprechenden Monographie der Kommission E (1990) nicht befürwortet. Die Verwendung als Abführmittel erscheint jedoch aufgrund des hohen Saccharose-Anteils in Feigen plausibel.

Handelspräparate
Legapas® mono Tabletten / Tropfen (Tbl.: abends 1 Tbl. einehmen; Tr.: vormittags oder abends 30–50 Tr. auf 1/2 Tasse heißes Wasser; sowohl Tropfen als auch Tabletten nicht länger als 1–2 Wochen einnehmen
Florabio Manna Feigen (Kombinationspräparat aus 3 Wirkstoffen)

Literatur
Dechamp C, Bessot JC, Pauli G, Deviller P: First report of anaphylactic reaction after fig (Ficus carica) ingestion. Allergy, 50:514–6, 1995 Jun
Kern W, List PH, Hörhammer L (Hrsg): Hagers Handbuch der Pharmazeutischen Praxis. 4. Aufl., Bde. 1–8, Springer Verlag Berlin, Heidelberg, New York 1969
Siewek F et al: Z NaturForsch 40 (1985), 8

Fenchel – Foeniculum vulgare

Volkstümliche Namen: Bitterfenchel, Fenchel, Fennekel, Fennichl, Fennkol, Finkel, Gemeiner Fenchel, Süßfenchel (dt.), Hui-hsiang (chin.), Fennikel (dan.), Venkel (dutch), Bitter Fennel, Common fennel, Fenkel, Fennel, Fennel, large, Fennel, sweet, Fennel, wild, finkel, spingel (engl.), Hinojo (esp.), Fenouil (frz.), Edeskömeny (ung.), Finocchio, finucco (it.), Fenchul, koper vloski (pol.), Fiolho, funcho (port.), Anason (rom.), Sladkij ukrop (russ.), Fänkal (schwed.), Fenykl (tsch.), Arap saCi (turk.)

Familie: Apiaceae

Botanik: Zweijährige oder ausdauernde blaugrün bereifte, bis ca. 2,5 m hohe unbehaarte, aromatisch riechende Staude mit einem aufrechten reich verzweigten, feinrilligen Stängel. Die Blätter sind 3- bis 4-fach gefiedert und im Umriss dreieckig-länglich. Die Fiederblättchen sind fadenförmig, spitz, etwas fleischig und stehen meist nicht in einer Ebene. Die kleinen, gelben Blüten stehen in wenig- bis vielstrahligen, im Durchmesser bis zu 15 cm großen Dolden. Die Blüten sind klein und meist zwittrig. Die Kronblätter sind sattgelb, breit-eiförmig und haben an der Spitze einen eingerollten Lappen. Der Griffel ist sehr kurz und fast warzenförmig. Die Frucht ist kahl, bräunlich- oder grünlichgrau, 6 bis 10 mm lang, bis 4 mm breit, etwas zylindrisch mit stumpfen Rippen und stark gewölbt.

Verbreitung: Die Pflanze ist im Mittelmeerraum heimisch, gelangte bis England, Deutschland, Südtirol und Argentinien und ist heute auch im Iran, Indien und China anzutreffen.

Fenchelfrüchte

Verwendete Pflanzenteile: Fenchelfrüchte sind die getrockneten reifen Früchte von *Foeniculum vulgare* MILL.

Inhaltsstoffe
- Ätherisches Öl:
- im Bitterfenchel (*Foeniculum vulgare* MILLER ssp. *vulgare* var. *vulgare*) 3 bis 85 %: Hauptkomponenten trans-Anethol (50 bis 75 %), Fenchon (12 bis 33 %), Estragol (2 bis 5 %), weiterhin u. a. α-Pinen, Camphen, p-Cymen, Myrcen, Limonen, α- und β-Phellandren, γ-Terpinen, Terpinolen, cis-Ocimen
- im Süßfenchel (*Foeniculum vulgare* MILLER ssp. *vulgare* var. *dulce* (MILLER) THELLUNG) 0,8 bis 3 %: Hauptkomponenten trans-Anethol (80 bis 90 %), Fenchon (1 bis 10 %), Estragol (3 bis 10 %), weiterhin u. a. α-Pinen, Camphen, p-Cymen, Myrcen, Limonen, α- und β-Phellandren, γ-Terpinen, Terpinolen, γ-Fenchen

bei beiden Varietäten:
- Hydroxycumarine (Spuren): Umbelliferon, Scopoletin, Osthenol, Scoparin,
- Furanocumarine (Spuren): u. a. Bergapten, Columbianetin, Psoralen, Xanthotoxin
- Pyranocumarine: Seselin

- Flavonoide: u. a. Isoquercitrin, Kämpferol-3-O-arabinosid und – 3-O-glucuronid, Rutin
- Fettes Öl (9 bis 21 %)

Pharmakologie

Fenchel wirkt an der glatten Muskulatur spasmolytisch und an der Bronchialschleimhaut als Sekretomotorikum über eine Beschleunigung der Schlagfrequenz der Flimmerepithelien. Weiterhin zeigt die Droge in vitro eine antimikrobielle Aktivität, steigert die Magenmotilität, wirkt antiexsudativ, antiproliferativ und estrogen.

Anwendungsgebiete

Die Droge wird bei leichten Verdauungsbeschwerden, Katarrhen der Atemwege, dyspeptischenBeschwerden mit Völlegefühl und Meteorismus, besonders bei Kindern als Fenchelsirup oder Fenchelhonig, bei Erkrankungen der oberen Atemwege und bei Ermüdungserscheinungen der Augen verwendet.

Volksmedizin: bei Amenorrhoe, verminderter Milzsekretion, Bronchitis, Anorexie, bei Erbrechen, Asthma, Verhärtungen von Leber und Milz, Augenschmerzen, Blepharitis, Konjunktivitis mit Lidschwellung, Sehschwäche sowie bei Rachenentzündungen.

Chinesische Medizin: bei Erbrechen, Durchfällen, Hernien und abdominellen Schmerzen.

Indische Medizin: bei Anorexie, Anämie, Augenentzündungen, Erbrechen, Dysenterie und Nierenerkrankungen; auch bei Bronchitis und Husten.

Sonstige Verwendung

Haushalt: als Gewürz.

Industrie: als Aromatikum bei der Lebensmittel- und Parfümherstellung.

Landwirtschaft: als Abwehrmittel von Ungeziefer und Fliegen.

Dosierung

Tee: 2,5 g (1 TL) frisch zerkleinert, auf 150 ml, 10–15 min ziehen lassen. 2–4-mal täglich 1 Tasse zwischen den Mahlzeiten trinken; TD: 5–7 g zerkleinerte Droge.

Aufguss: nach jeder Mahlzeit.

Fenchelsirup: TD: 10–20 g.

Fencheltinktur: 0,8–2 ml 3-mal täglich.

Anwendungsbeschränkungen: Risiken der bestimmungsgemäßen Anwendung therapeutischer Dosen der Droge und Nebenwirkungen sind nicht bekannt. Sehr selten wurden allergische Reaktionen nach Aufnahme von Fenchel beobachtet. Kreuzreaktionen bei Patienten mit Sellerieallergie erscheinen möglich. Zubereitungen, ausgenommen die Droge selbst und Teeaufgüsse, dürfen bei Schwangerschaft und Kleinkindern nicht angewendet werden. Anwendung über mehrere Wochen sollte nur nach Rücksprache mit dem Arzt erfolgen.

Patienteninformation: Zubereitungen aus Fenchel sind gut geeignet, Ihre Beschwerden bei krampfartigen Magendarmbeschwerden, Völlegefühl, Blähungen, Ermüdungserscheinungen des Auges und Katarrhen der Atemwege zu lindern. Selten sind allergische Reaktionen möglich, besonders jedoch, wenn Sie bereits gegen Sellerie allergisch sind. Während der Schwangerschaft und bei Kleinkindern sollte nur Fenchelhonig oder -Sirup verwendet werden, bei längerer Einnahme der behandelnde Arzt befragt werden.

Bewertung der Wirksamkeit: Verwendung von Fenchelfrüchten wird In der entsprechenden Monographie der Kommission E (1991) und der ESCOP (1996) für die Anwendungsgebiete Dyspepsie, leichte krampfartige gastrointestinale Beschwerden, katarrhalische Infekte des oberen Respirationstraktes positiv bewertet. Die Kommission E sieht bei Kindern die Anwendung von Fenchelhonig oder -sirup ebenfalls bei Katarrhen der oberen Luftwege vor. Anwendungsbeschränkungen und mögliche Nebenwirkungen sind zu beachten.

Handelspräparate

Fenchel Bombastus Werke
H&S Fenchel
Fencheltee KPK

Literatur

Albert-Puleo M: J Ethnopharmacol 2 (1980), 337
Betts TJ: J Pharm Pharmacol 20 (1968), 61–64, 469–472
Czygan FC: Z Phytother 8 (1987), 82
El-Khrisy EAM et al: Fitoterapia 51 (1980), 273
Forster HB et al: Planta Med 40 (1980), 309
Gershbein LL: Food Cosmet Toxicol 15 (1977), 173
Harborne JB, Williams CE: Phytochemistry 11 (1972), 1741–1750
Harries N et al: J Clin Pharm 2 (1978), 171
Hiller K: Pharmazeutische Bewertung ausgewählter Teedrogen. Deutsche Apotheker Ztg 135 (1995), 1425–1440
Karlsen J et al: Planta Med 17 (1969), 281
Karlsen J et al: Planta Med 17 (1969), 281–293
Kunzemann J, Hermann K: Z Lebensm Unters Forsch 164 (1977), 194
Massoud H: Study on the essential oil in seeds of some fennel cultivars under egyptian environmental conditions. Planta Med 58 (1992), A681
Parzinger R: Fenchel. Deutsche Apotheker Ztg 136 (1996), 529–530
Rothbacher H, Kraus A: Pharmazie 25 (1970), 566
Shah CS et al: Planta Med 18 (1970), 285–295
Stahl E: Dtsch Apoth Ztg 45 (1980), 2324
Trenkle K: PA 27 (1972), 319–324

Fenchelöl

Verwendete Pflanzenteile: Fenchelöl ist das durch Wasserdampfdestillation gewonnene ätherische Öl aus den getrockneten reifen Früchten des Bitterfenchels, *Foeniculum vulgare* MILLER ssp. *vulgare.*

Inhaltsstoffe
Siehe Fenchelfrüchte.

Pharmakologie
Anethol führt in niedriger Dosierung zu einer Tonussteigerung, in höherer Dosierung zu einer relaxierenden und motilitätsmindernden Wirkung auf die glatte Muskulatur (Spasmolyse).
Die Dichte der Atemwegsflüssigkeit wird dosisabhängig vermindert (bronchosekretolytische Wirkung).
Fenchon wirkt in vitro antimikrobiell und fungizid im Tierversuch zentralstimulierend.
Anethol wirkt im Tierversuch stimulierend auf die Leberregeneration.

Anwendungsgebiete
Innere Anwendung: bei krampfartigen gastrointestinalen und dyspeptischen Beschwerden, katarrhalischen Infekten der Atemwege; bei Kindern mit Katarrhen der Atemwege wird bevorzugt Fenchelhonig (Mel foeniculi) verabreicht.
Volksmedizin: darüber hinaus zur inneren Behandlung von Fischbandwurmbefall und zur äußeren Anwendung bei ekzematösen Erkrankungen des äußeren Auges (Konjunktivitis und Blepharitis).

Sonstige Verwendung
Pharmazie/Medizin: Bestandteil von Zahncremes, Mundwässern und Hustenbonbons.
Haushalt: als Lebensmittelaromatikum und Gewürz.
Kosmetik: Bestandteil von Seifen, Cremes, Lotionen und Parfüms.
Industrie: als Geschmackszusatz in der Alkoholherstellung (Anisschnaps).
Landwirtschaft: als Schutz vor Pilzbefall bei Obst und Gemüse; als Lockmittel für Bienen in der Imkerei.

Dosierung
Fenchelhonig: 10–20 g einnehmen. Bei Diabetes ist der Zuckergehalt zu beachten.
Fenchelöl: TD: 0,1–0,6 ml; 2–5 Tropfen nach jeder Mahlzeit.
Die Einnahme von Fenchelöl sollte auf 2 Wochen befristet werden.
Fencheltinktur: TD: 5–7,5 g; ED: 2,5 g; 2–3-mal täglich.
Fenchelwasser: esslöffelweise einnehmen; unverdünnt als Augenkompressen bis zum Abklingen der Entzündungen.

Anwendungsbeschränkungen: Siehe Fenchelfrüchte.

Patienteninformation: Siehe Fenchelfrüchte.

Bewertung der Wirksamkeit: Die Verwendung von Fenchelöl wird in der entsprechenden Monographie der Kommission E (1991) für die Anwendungsgebiete Dyspepsie, leichte krampfartige gastrointestinale Beschwerden, katarrhalische Infekte des oberen Respirationstraktes, bei Kindern im Fenchelhonig ebenfalls bei Katarrhen der oberen Luftwege positiv bewertet. Anwendungsbeschränkungen und mögliche Nebenwirkungen sind zu beachten.

Handelspräparate
Keine bekannt.

Literatur
Siehe Fenchelöl.

Fichte – Picea sp.

Volkstümliche Namen: Fichte, Gemeine Fichte, Rottanne, (dt.), Balm of Gilead Fir, Balsam Fir, Black Spruce, Canada Balsam, European spruce, Fir Tree, Hemlock Spruce, Norway Pine, Norway Spruce, Spruce, Spruce Fir, violin wood, White fir, White Pine (engl.), Épicéa, faux sapin, fie, pesse, sapin rouge (frz.), Abete, abete di Germania, abete excelso di Moscovia, abete maschio, abete rosso, avezzo, peccia, perso, zampino (it.)

Familie: Pinaceae

Botanik: Die Fichte ist ein 30 bis 60 m hoher immergrüner Nadelbaum (Gymnospermae) mit säulenförmigen, im Durchmesser bis zu 2 m dicken Stamm und braunroter Borke. Der Stamm ist in der Regel schon nahe der Basis verzweigt. Die Äste stehen zumeist im rechten Winkel zum Stamm. Die Jungtriebe sind rötlich-braun oder orange-rot. Die erdbeerfarbenen männlichen Blüten stehen in kurz gestielten walzenförmigen Kätzchen. Die weiblichen Blütenstände (Zapfen) sind elliptisch-walzenförmig stehen an den Trieben des Vorjahres. Später hängen sie an diesen und fallen dann als ganzes ab. Die rautenförmigen Samenschuppen sind dünn, an ihrer Spitze wellig oder auch gezähnt. Die Flügel der kleinen Samen sind 3-mal so lang wie die Samen selbst.

Verbreitung: Wächst in Nord- und Mitteleuropa.

Fichtentriebe

Verwendete Pflanzenteile: Fichtentriebe sind die frischen, etwa 10–15 cm langen, im Frühjahr gesammelten Triebe von *Picea abies* (L.) KARSTEN und/oder *Abies alba* MILL.

Inhaltsstoffe

- Ätherisches Öl (0,2 bis 0,5 %): Hauptkomponenten Limonen, α-Pinen, Borneol, Bornylacetat
- Ascorbinsäure (Vitamin C)

Pharmakologie

Fichtentrieben wird eine sekretolytische und und schwach antiseptische und hyperämisierende Wirkung zugeschrieben (analog Fichtennadelöl). Nähere Angaben fehlen.

Anwendungsgebiete

Innere Anwendung: Katarrhe der Atemwege.
Äußere Anwendung: leichte Muskel- und Nervenschmerzen.
Volksmedizin: innerlich früher bei Skorbut, als Infus bei Tuberkulose; äußerlich als Bad bei Nervenkrankheiten.

Dosierung

Innere Anwendung
Tagesdosis: 5–6 g Droge.
Ätherisches Öl: 3-mal 4 Tropfen in etwas Wasser oder auf 1 Stück Zucker einnehmen.
Äußere Anwendung
Inhalation: mehrmals tgl. 2 g Öl in heißes Wasser geben und die Dämpfe einatmen.
Badezusatz: 200–300 g Droge mit 1 Liter Wasser heiß aufbrühen und 5 min ziehen lassen, dann abseihen und den Aufguss in das Vollbad geben.
Hinweis: auf ausreichende Ruhe nach dem Bad achten (mindestens 1/2 h ruhen).

Anwendungsbeschränkungen: Risiken der bestimmungsgemäßen Anwendung therapeutischer Dosen der Droge und Nebenwirkungen sind nicht bekannt.
Gegenanzeigen: Asthma bronchiale, Keuchhusten. In Bädern keine Anwendung bei größeren Hautverletzungen, akuten Hautkrankheiten, fieberhaften und infektiösen Erkrankungen, Herzinsuffizienz, Hypertonie.

Patienteninformation: Zubereitungen aus frischen Fichtentrieben sind innerlich angewandt bei Katarrhen der Atemwege und äußerlich bei leichten rheumatischen Beschwerden und Muskel- und Nervenschmerzen wirksam. Wenn Sie an Asthma oder Keuchhusten leiden, darf das Arzneimittel nicht eingenommen werden und sollte ebenso nicht als Badezusatz bei großflächigen Hautverletzungen oder Erkrankungen, fieberhaften Infektionskrankheiten, Herzschwäche und Bluthochdruck verwendet werden.

Bewertung der Wirksamkeit: Zur innerlichen Verwendung der Droge bei Katarrhen des Respirationstraktes und äußerlichen Anwendung bei leichten rheumatischen oder neuralgischen Schmerzzuständen liegt eine Positiv-Monographie der Kommission E (1987) vor. Die volksmedizinischen Indikationen sind aufgrund der sekretolytischen, schwach antiseptischen und hyperämisierenden Wirkungen wie auch des Vitamin-C-Gehalts (Skorbut) plausibel. Die Gegenanzeigen sind hier besonders zu beachten.

Handelspräparate

Keine bekannt.

Literatur

Glasl H, Wagner H: Deutsche Apotheker Ztg 120 (1980), 64–67
Kubeczka KH, Schultze W: Flavour Fragrance J 2 (1987), 137–148
Schantz M von, Juvonen S: Acta Bot Fenn 73 (1966), 5–51
Schantz M von, Juvonen S: Planta Med 15 (1967), 337–341

Fichtennadelöl

Verwendete Pflanzenteile: Das aus den frischen Nadeln, Zweigspitzen oder Ästen von *Picea abies* (L.) KARSTEN und von *Abies sibirica* LEDERBOUR. oder anderen Arten der Gattungen *Abies* und *Picea* gewonnene ätherische Öl .

Inhaltsstoffe

aus *Picea abies* (L.) KARSTEN:

- Hauptkomponenten Bornylacetat (Anteil 5 bis 25 %), Limonen (Anteil 10 bis 30 %), Camphen (Anteil 10 bis 25 %), α-Pinen (Anteil 10 bis 25 %), weiterhin u. a. Santen, β-Pinen, Δ3-Caren, Myrcen

aus *Abies alba* MILL.:

- Hauptkomponenten Limonen (Anteil 25 bis 55 %), Camphen (Anteil 9 bis 20 %), α-Pinen (Anteil 6 bis 35 %), Bornylacetat (Anteil 2 bis 10 %), weiterhin u. a. β-Pinen, β-Phellandren, Δ3-Caren, Myrcen, Santen

Pharmakologie

Durch die enthaltenen monoterpen- und sesquiterpenhaltigen, ätherischen Öle wirkt die Droge antimikrobiell und lokal hyperämisierend. Die bronchosekretolytische Wirkung konnte im Tierversuch bestätigt werden.

Anwendungsgebiete
Siehe Frische Fichtenspitzen.
Zusätzlich wird Fichtennadelöl in der Kosmetik als Zusatz in Schaumbädern, Badesalzen und Tannenduftessenzen verwendet.

Dosierung
Innere Anwendung
Infus: 4 Tropfen Öl auf 1 Stück Zucker oder in etwas Wasser 3-mal tgl. einnehmen.
Äußere Anwendung
Inhalation: mehrmals tgl. enige Tropfen Öl in heißes Wasser geben und die Dämpfe einatmen.
Salbe: mehrmals tgl. mit einer 20–30 %igen Salbe einreiben.
Badezusatz: 5 g Öl in ein Vollbad geben; Badetemperaturen von 35–38 °C.

Anwendungsbeschränkungen: Siehe Frische Fichtenspitzen.

Patienteninformation: Siehe Frische Fichtenspitzen.

Bewertung der Wirksamkeit: Zur innerlichen und äußerlichen Verwendung der Droge bei Katarrhen des Respirationstraktes und äußerlichen Anwendung bei rheumatischen oder neuralgischen Schmerzzuständen liegt eine Positiv-Monographie der Kommission E (1985, Ergänzung von 1990) vor. Die Gegenanzeigen sind hier besonders zu beachten.

Handelspräparate
Santasapina® (Erw.: mehrmals tgl. 1–2 EL, Kdr.: 1–2 TL)
Tripinol®
Perozon® Fichtennadel Ölbad
Pino med. Badeöl Fichtennadel®
Pino Rheuma®
Verschiedene Kombinationspräparate

Literatur
Siehe Fichtentriebe.

Roter Fingerhut – Digitalis purpurea

Volkstümliche Namen: Roter Fingerhut, Schwulstkraut, Unsererliebenfrauenhandschuh, American Foxglove, Fairy Fingers, Foxglove, Foxglove, Virgin's Glove, Digitale pourprée, Gant de bergère, Gant de Notre Dames, Gantelée, Gantière (frz.)

Familie: Scrophulariaceae

Botanik: Die 40 bis 120 cm hohe Pflanze ist ein zweijähriges Kraut mit einer verzweigten Pfahlwurzel. Im ersten Jahr entwickelt sie eine Blattrosette, im zweiten schiebt sie einen bis zu 2 m hohen, aufrechten, unverzweigten und graufilzigen Stängel. Die Blätter sind wechselständig, eiförmig, nach oben hin kleiner werdend, gestielt. Alle Blätter sind gekerbt, nur die obersten sind ganzrandig. Die Blüte ist karminrot und hat innen weiß umrandete Flekken. Die Blüten stehen in einer anfangs gedrungenen, später lockeren, einseitswendigen, langen und nickenden Traube. Die Frucht ist eine eiförmige, zweifächrige, drüsige und behaarte Kapsel.

Verbreitung: Ist in Europa heimisch. Durch Verschleppung Verbreitung heute bis weit nach Osten und auf dem amerikanischen Kontinent.

Rote Fingerhutblätter

Verwendete Pflanzenteile: Fingerhutblätter sind die getrockneten Blätter von *Digitalis purpurea* L.

Inhaltsstoffe
- Herzwirksame Steroidglykoside (Cardenolide, 0,5 bis 1,5 %): u. a. der
  A-Reihe (Aglykon Digitoxigenin): Purpureaglykosid A (Primärglykosid), Digitoxin (Sekundärglykosid)
  B-Reihe (Aglykon Gitoxigenin): Purpureaglykosid B (Primärglykosid), Gitoxin (Sekundärglykosid), Digitalinum verum
  E-Reihe (Aglykon Gitaloxigenin): Glucoverodoxin, Glucogitaloxin, Gitaloxin
- Pregnanglykoside: u. a. Digipurpurin, Diginin, Digitalonin
- Steroidsaponine: u. a. Desgalactotigonin, Digitonin, Purpureagitosid
- Anthracenderivate: Anthrachinone

Pharmakologie
Die in der Droge enthaltenen herzwirksamen Cardenolidglykoside, fördern die Kontraktionskraft des Herzmuskels, führen zu einer Abnahme der Herzfrequenz und vermindern den Sauerstoffverbrauch des Herzens.

Anwendungsgebiete
Innere Anwendung: bei Herzinsuffizienz, insbesondere bei Hypertonie (nur Reinsubstanz).
Volksmedizin: bei Geschwülsten des Unterleibes, Geschwüren, Kopfschmerzen, Abszessen und Lähmungen.
Äußerlich wurde die Droge zur Granulation schlecht heilender Wunden und bei Geschwüren verwendet.
Homöopathie: bei Herzschwäche und Migräne.

Der Gebrauch der Droge ist heute wegen nicht genügender Reproduzierbarkeit obsolet. Es wird die Anwendung entsprechender Reinglykoside empfohlen.

Sonstige Verwendung
Pharmazie/Medizin: früher waren die Blätter von *Digitalis purpurea* als Rohmaterial zur Isolation von Cardenolidglykosiden in Verwendung. Heute wird meist *D. lanata* eingesetzt.

Dosierung
Wegen der schweren Standardisierbarkeit ist nur noch die Anwendung von isolierten Herzglykosiden zu empfehlen (s. Anwendungsbeschränkungen).

Anwendungsbeschränkungen
Wegen der geringen therapeutischen Breite der Digitalisglykoside, können bei einem Teil der Patienten bereits bei Gabe therapeutischer Dosen Nebenwirkungen auftreten: Tonussteigerungen im Magen-Darm-Bereich, Appetitlosigkeit, Erbrechen, Durchfälle und Kopfschmerzen. Bei gleichzeitiger Gabe von arrhythmogenen Substanzen (Sympathomimetika, Methylxanthinen, Phosphodiesterasehemmer, Chinidin) erhöht sich das Risiko des Auftretens von Herzarrhythmien.
Bei Überdosierung können neben den genannten Symptomen auftreten:
- am Herzen: Herzrhythmusstörungen bis hin zu lebensbedrohlichen Kammertachykardien, Vorhoftachykardien mit AV-Block,
- am ZNS: Benommenheit, Sehstörungen, Depressionen, Verwirrtheitszustände, Halluzinationen, Psychosen.

Bei langzeitiger Anwendung trat in seltenen Fällen Gynäkomastie auf.

Patienteninformation: Medikamente aus Extrakten der Fingerhutblätter sind bei Herzschwäche (Herzinsuffizienz) in Verbindung mit Bluthochdruck gut wirksam, in homöopathischen Dosen auch bei Migräne. Aufgrund der möglichen Nebenwirkungen und lebensbedrohlichen Vergiftungserscheinungen, sollten Sie das Medikament nur nach Rücksprache mit Ihrem behandelnden Arzt einnehmen und die Anweisung zur Dosierung streng beachten.

Bewertung der Wirksamkeit: Rote Fingerhutblätter wirken durch die enthaltenen Steroidglykoside bewiesenermaßen positiv inotrop und negativ chronotrop, also ökonomisierend. Der Gebrauch der Gesamtdroge ist heute obsolet. Es wird die Anwendung entsprechender Reinglykoside empfohlen. Dosierungshinweise und Anwendungsbeschränkungen sind hier besonders zu beachten. Die Wirksamkeit der Droge für die volksmedizinischen Indikationen ist nach den gültigen Kriterien für klinische Prüfungen von Arzneimitteln bisher nicht belegt.

Handelspräparate
Keine bekannt.

Literatur

Brisse B: Anwendung pflanzlicher Wirkstoffe bei kardialen Erkrankungen. Z Phytother 10 (1989), 107
Buschauer A: Entwicklung neuer positiv inotroper Arzneistoffe: Suche nach einem „Digitalisersatz". PZW 134 (1989), 3
Cohn JN: J Am Med Ass 229 (1974), 1911
Höltje HD: Molecular Modelling von Digitaloiden. PZ 137 (1992), 2812
Ikeda Y et al: Quantitative HPLC analysis of cardiac glycosides in Digitalis purpurea. J Nat Prod 58 (1995), 897–901
Lichius JJ, Weber R, Kirschke M et al: Neues vom Fingerhut und seinen Kaffeesäureestern. Deutsche Apotheker Ztg 135 (1995), 3794–3800
Lustenberger J: Der Weg zur Etablierung der Reinglykoside in der Digitalistherapie. (Basler Dissertationen zur Geschichte der Pharmazie und Naturwissenschaften, Bd. 4), Juris Druck – Verlag Dietikon 1993.
Rall B: Herzinsuffizienz: Was bringt die Digitalis-Therapie?. Deutsche Apotheker Ztg 137 (1997), 126–27
Thomas R et al: J Pharm Sci 63 (1974), 1649
Tschesche R, Brügmann G: Tetrahedron 20 (1964), 1469–1475
Voigt G, Hiller K: Sci Pharm 55 (1987), 201–207
Wichtl M, Bühl W, Huesmann G: Deutsche Apotheker Ztg 127 (1987), 2391–2400

Wolliger Fingerhut – Digitalis lanata

Volkstümliche Namen: Wolliger Fingerhut (dt.)

Familie: Scrophulariaceae

Botanik: Staude, zwei oder mehrjährig, aufrecht, bis 1,2 m hoch werdend. Blätter sitzend, ungeteilt, schmal lanzettlich, 15 bis 35 cm lang, Rand glatt, im oberen Bereich der Sprossachse gewimpert. Sprossachse aufrecht, meistens grün, rinnig-kantig, unten meistens kahl, in der oberen Hälfte langwollig behaart. Blütenstand lange, dichtblütige, allseitswendige Traube. Tragblätter drüsig behaart, am Rande gewimpert. Blüte 5-zählig. Kelchblätter verwachsen, Kelch röhrig, Kronblätter zu glockenförmiger Krone verwachsen, außen drüsig behaart, weiß mit gelbbraunen Flecken, 18 bis 25 mm lang, ungleich 2-lippig, Oberlippe 4-zipflig, flach, saumartig, Unterlippe fast so lang wie die Kronröhre, von ihr abgebogen, 4 Staubblätter, oft etwas aus der Kronenröhre herausragend. Fruchtknoten oberständig, 2-fächrig, kegelförmig, drüsig behaart, allmählich in den Griffel übergehend. Frucht ist eine 10 mm lange septicide, zerbrechliche Kapsel. Samen ca. 1,5 mm lang, rotbraun.

Verbreitung: Das Verbreitungsgebiet der Pflanze erstreckt sich von Griechenland und Balkan über die Nordküste des Schwarzen Meeres bis hin zum Kaukasus und zum Kaspischen Meer.

Wollige Fingerhutblätter

Verwendete Pflanzenteile: Wollige Fingerhutblätter sind die getrockneten Laubblätter von *Digitalis lanata* EHRH.

Inhaltsstoffe

- Herzwirksame Steroidglykoside (Cardenolide, 0,5 bis 1,5 %) der:
  A-Reihe (Aglykon Digitoxigenin): u. a. Lanatosid A (0,05 bis 0,25 %), Glucodigifucosid (0,01 bis 0,15 %), Glucoevatromonosid (0,02 bis 0,05 %), Digitoxin, α- und β-Acetyldigoxin
  B-Reihe (Aglykon Gitoxigenin): Lanatosid B (0,01 bis 0,15 %), Glucogitorosid (0,02 bis 0,12 %), Digitalinum verum (0,02 bis 0,12 %), Gitoxin, α- und β-Acetylgitoxin,
  C-Reihe (Aglykon Digoxigenin): Lanatosid C (0,08 bis 0,24 %), Desacetyllanatosid C, Digoxin
  D-Reihe (Aglykon Diginatigenin): Lanatosid D, Diginatin, Diginatigeningitalosid
  E-Reihe (Aglykon Gitaloxigenin): Lanatosid E, Glucoveredoxin (0,01 bis 0,14 %), Glucoverodoxin (0,02 bis 0,12 %), Gitaloxin
- Pregnanderivate: u. a. Digifolein, Glucodigifolein, Diginin, Digipronin, Lanafolein, Gitonin
- Steroidsaponine: u. a. Lanagitosid I und II, Tigonin, Desglucolanatigonin, Aglyka u. a. Tigogenin, Digalogenin, Digitogenin, Gitogenin

Pharmakologie

Siehe Rote Fingerhutblätter.

Anwendungsgebiete

Wegen der ungenügenden Reproduzierbarkeit während der Herstellung, ist diese Droge heute obsolet; es sollten die reinen Cardenolidglykoside verwendet werden. Detaillierte Untersuchungen zur therapeutischen Anwendung der Droge und ihrer Zubereitungen liegen nicht vor. Über eine Verwendung der Droge in der Volksmedizin liegen keine Informationen vor.

Dosierung

Nur eingestelltes Pulver wird verwendet.

Anwendungsbeschränkungen

Wegen der geringen therapeutischen Breite der Digitalisglykoside können bei einem Teil der Patienten bereits bei Gabe therapeutischer Dosen Nebenwirkungen auftreten: Tonussteigerungen im Magen-Darm-Bereich, Appetitlosigkeit, Erbrechen, Durchfälle und Kopfschmerzen. Gleichzeitige Gabe von arrhythmogenen Substanzen (Sympathomimetika, Methylxanthinen, Phosphodiesterasehemmer, Chinidin) erhöht das Risiko des Vorkommens von Herzarrhythmien.

Anwendungsbeschränkungen

Siehe Rote Fingerhutblätter.

Patienteninformation: Siehe Rote Fingerhutblätter.

Bewertung der Wirksamkeit: Die Gesamtdroge wirkt durch die enthaltenen, herzwirksamen Steroidglykoside erwiesenermaßen positiv inotrop und negativ chronotrop. Die Verwendung ist jedoch aufgrund der schwierigen Standardisierbarkeit und der geringen therapeutischen Breite als obsolet anzusehen. Zur Verwendung sollte nur eingestelltes Pulver (Ph. Eur.) kommen, die Reinglykoside (Digitoxin, Digoxin, α-Acetyldigoxin, β-Acetyldigoxin, Lanatosid C, Deslanosid) sind vorzuziehen. Die Dosierungshinweise und Anwendungsbeschränkungen sind hier besonders zu beachten.

Handelspräparate

Keine bekannt.

Literatur

Kallfelz HC, Reinhardt D: Treatment of heart insufficiency in infancy and childhood with a combined drug made of digitalis lanata glycosides Ther Ggw, 110:357–8 passim, 1971 Mar

Pitra J, Horák P: Cardiac glycosides. XII. Digoxin, the fermented drug of undulating foxglove (Digitalis lanata EHRH) Cesk Farm, 21:142–4, 1972 May

Schneider KW, Gattenlöhner W: Different changes of central hemodynamic: due to Digitalis purpura and lanata preparations Verh Dtsch Ges Inn Med, 77:980–2, 1971

Fliegenpilz – Amanita muscaria

Volkstümliche Namen: Fliegenpilz (dt.), Fly Agaric (engl.), Amanite tue-mouche (frz.), Moscario (it.)

Familie: Amanitaceae

Botanik: *Amanita muscaria* gehört zur Gruppe der Lamellenpilze. Das Hymenium im Inneren des Fruchtkörpers wird durch die Entfaltung des Hutes an dessen Unterseite freigelegt. Charakteristisches Aussehen: Ständer schmutzigweiß, desgleichen auch Manschette und Hutunterseite, Hut erst orange, dann von kräftigem Rot mit vereinzelten schmutzig-weißen bis gelblichen Tupfen.

Verbreitung: Nördliche Hemisphäre, saure Sandböden.

Fliegenpilz

Verwendete Pflanzenteile: Fliegenpilz ist der oberirdische Teil von *Amanita muscaria* L.

Inhaltsstoffe

- Ibotensäure (0,17 bis 1,0 %)
- Muscimol (entsteht vermutlich spontan durch Decarboxylierung der Ibotensäure)
- Muscazon
- Muscarin (Spuren)
- Betalaine (rote und gelbe Farbstoffe der Huthaut): Muscaflavin, Muscaaurine, Muscapurpurine
- Amavadin (vanadiumhaltige Verbindung)

Pharmakologie

Die ibotensäurehaltige Droge zeigt psychotrope und halluzinogene Wirkung und ist in höheren Dosen stark toxisch.
Das Decarboxylierungsprodukt Muscimol hat strukturelle Ähnlichkeit mit dem Neurotransmitter GABA und greift als selektiver und direkter Antagonist an dessen Rezeptorkomplex an.
Es zeigt sich zunächst eine erregende und später eine lähmende Wirkung.

Anwendungsgebiete

In der Homöopathie bei Neuralgien, Fieber, Unruhezuständen, Alkoholvergiftungen, Gliederschmerzen.

Dosierung

Wegen der starken Giftigkeit nur homöopath. Dosierungen.

Anwendungsbeschränkungen: Die Droge ist stark giftig. Vergiftungserscheinungen sind Schwindelgefühl, Erbrechen, Leibschmerzen, Bewegungsstörungen, Muskelkrämpfe und psychische Stimulation, gefolgt von tiefem Schlaf. Bei Aufnahme von mehr als 10 g des frischen Pilzes, kann es zu Koordinationsstörungen, Verwirrtheit, Sinnestäuschungen und Tobsuchtanfällen kommen. Noch höhere Dosen (über 100 g Frischpilz) führen zu Bewusstlosigkeit, Atemlähmung und Tod im Koma.

Patienteninformation: Fliegenpilze gehören bekanntermaßen zu den giftigsten bekannten Pilzen. Medikamente aus der Pflanze können in homöopathischen, also extrem niedrigen Dosen bei der Behandlung von Nervenschmerzen, Fieber, Unruhezuständen, Gliederschmerzen und Alkoholvergiftung hilfreich sein, die Einnahme sollte nur nach Rücksprache mit Ihrem behandelnden Arzt erfolgen.

Bewertung der Wirksamkeit: Die Droge ist als stark toxisch klassifiziert und wird ausschließlich in der Homöopathie unter Ausnutzung der nachgewiesenen psychotropen Wirkung eingesetzt (siehe Anwendungsgebiete).

Handelspräparate

Keine bekannt.

Literatur

Benjamin DR: Mushroom poisoning in infants and children: the Amanita pantherina/muscaria group. J Toxicol Clin Toxicol 256 (1992), 13–22
Bresinsky A, Bresl H: Giftpilze. Ein Handbuch für Apotheker, Ärzte und Biologen. Wiss. Verlagsges. mbH, Stuttgart 1885
Hajicek-Dobberstein S: Soma siddhas and alchemical enlightenment: psychedelic mushrooms in Buddhist tradition. J Ethnopharmacol, 19:99–118, 1995 Oct
Hastings MH et al: Brain Res 360 (1985), 248
Hatfield GM, Brady LR: J Nat Prod 38 (1975), 36
Hinz UG, Fivaz J, Girod PA, Zyrd JP: The gene coding for the DOPA dioxygenase involved in betalain biosynthesis in Amanita muscaria and its regulation. Mol Gen Genet, 256:1–6, 1997 Sep
Kiho T, Katsuragawa M, Nagai K, Ukai S, Haga M: Structure and antitumor activity of a branched (1——3)-β-D-glucan from the alkaline extract of Amanita muscaria. Carbohydr Res, 19:237–43, 1992 Feb 7
Krogsgaard-Larsen P, Hansen JJ: Fungi in Khanty folk medicine. J Ethnopharmacol, 19:175–9, 1991 Feb
Krogsgaard-Larsen P, Hansen JJ: Indole 3-acetic acid production by ectomycorrhizal fungi. Indian J Exp Biol, 19:142–3, 1992 Feb
Krogsgaard-Larsen P, Hansen JJ: Naturally-occurring excitatory amino acids as neurotoxins and leads in drug design. Toxicol Lett, 19:409–16, 1992 Dec
Marmo E: Med Res Rev 8 (1988), 441
Saar M: Ethnomyocological data from Siberia and North-East Asia on the effect of Amanita muscaria. J Ethnopharmacol, 3:157–73, 1991 Feb
Salzer P, Hübner B, Sirrenberg A, Hager A: Differential effect of purified spruce chitinases and β-13-glucanases on the activity of elicitors from ectomycorrhizal fungi. Plant Physiol, 256:957–68, 1997 Jul
Schwarz B: Ein Männlein steht im Walde. PZ 139 (1994), 1040
Tupalska-Wilczynska K, Ignatowicz R, Poziemski A, Wojcik H, Wilczynski G: Amanita pantherina and Amanita muscaria poisonings–pathogenesis symptoms and treatment. Pol Merkuriusz Lek, 3:30–2, 1997 Jul

Flohsamen-Wegerich – Plantago afra

Volkstümliche Namen: Flohkraut, Flohsamen, Heusamen, Psyllium, Sandwegerich, (dt.), Black psyllium, clammy plantain, Flea Wort, Fleaseed, Plantain, Psyllion, Psyllios, Psyllium Seeds (engl.), Bazar-catona, psilio, zaragatona (span.), herbe à la puce, herbe aux puces, pulicaire (frz.), ervada-pulgas, Erva-pulgueira, psilio, zaragota (port.)

Familie: Plantaginaceae

Botanik: Einjährige, bis zu 50 cm hohe, stark drüsig behaarte Pflanze mit deutlich beblättertem Spross. Die Blätter sind gegenständig, 3 bis 8 cm lang und bis zu 5 mm breit, linealisch bis lanzettlich und ganzrandig. Selten sind die Blattränder auch gezähnt. Die zwittrigen, radiärsymetrischen Blüten stehen dicht gedrängt in den Achseln gleich großer, einförmiger bis lanettlicher, bis 8 mm langer Tragblätter in kugeligen bis eiförmigen Ähren. Die Blütenstände sind 1 bis 6 cm lang, gestielt und achselständig. Die Kelchblätter der winzigen Blüten sind etwa 5 mm lang. Die 4 Kronblätter sind zu einer 4 mm langen Röhre verwachsen. Die Freien Kronzipfel sind etwa 2 mm lang und eiförmig-lanzettlich. Die 4 Staubblätter umgeben den oberständigen Fruchtknoten. Die Frucht ilst eine etwa 2 mm lange, sich mit 2 Klappen öffnende Kapsel.

Verbreitung: Die Pflanze ist im Mittelmeerraum und im westlichen Asien beheimatet und wird in Spanien, Mitteleuropa, Israel, Rußland, Indien, Pakistan, Japan, Kuba und Südbrasilien angebaut.
Herkunft der Droge: Sie wird aus Spanien und Frankreich importiert.

Flohsamen (Psyllium)

Verwendete Pflanzenteile: Flohsamen bestehen aus den getrockneten, reifen Samen von *Plantago psyllium* L. (Syn.: *Plantago afra* L.) und von *Plantago indica* L. (Syn.: *Plantago arenaria* W. E. K.) mit einer Quellungszahl von mindestens 10 sowie deren Zubereitungen.

Inhaltsstoffe

- Schleimstoffe (nur in der Epidermis der Samenschale, 10 bis 12 %): vorwiegend Arabinoxylane
- Iridoide: Aucubin (ca. 0,14 %)
- Pyridinalkaloide: Boschniakine, u. a. Plantagonin, Indicain, Indicainin
- Eiweißstoffe
- Fettes Öl.

Pharmakologie

Die enthaltenen Schleimstoffe wirken laxierend, antidiarrhoisch und durch ihre Quellfähigkeit regulierend auf die Darmperistaltik.
Bei Obstipation verkürzen sie die Transitzeit durch Volumenzunahme des Darminhaltes, Auslösung eines Dehnungsreflexes sowie die dadurch angeregte Darmperistaltik.
Bei Durchfällen kann die Transitzeit durch Flüssigkeitsbindung normalisiert werden.
Präklinik: Hypocholesterolämische Wirkungen durch Psyllium konnten an weiblichen Wistar-Ratten gezeigt werden, die eine Cholesterin-angereicherte Nahrung erhielten. Signifikante Unterschiede konnten besonders in den VLDL-Cholesterin-Spiegeln der Psyllium-, im Vergleich zur Kontrollgruppe (Cellulose) beobachtet werden. Weiterhin wurden geringere Leber-Cholesterin-Spiegel sowie eine gesteigerte Cholesterin-Exkretion über die Galle erreicht (Zunahme von fäkalen Gallensäuren von 26 % in der Psyllium-Gruppe) (Terpstra et al. 2000). Ein Einfluss von Psyllium auf verschiedene Enzyme des Cholesterin-Metabolismus und Gallensäuren-Metabolismus konnte in Form einer Regulierung der mRNA-Level von CYP7A, HMGR, ASBT gezeigt werden (Buhman et al. 2000). Eine Abhängigkeit des hypocholesterolämischen Effekts vom Geschlecht der Tiere konnte mit männlichen, weiblichen und weiblichen ovarektomierten Meerschweinchen gezeigt werden. Es wurde eine starke Senkung der LDL-Cholesterin-Spiegel und der Triglyceride mit Psyllium erreicht, jedoch war diese Absenkung bei ovarektomierten Weibchen geringer. Plasma HDL-Cholesterin-Spiegel waren bei Weibchen höher als bei Männchen (Roy et al. 2000).
Klinik: Die Schleimstoffe von Psyllium (Flohsamen) werden als Mucilaginosum als Laxans eingesetzt. Eine Verbesserung der Stuhlhäufigkeit, der Stuhlkonsistenz oder des Stuhlgewichts nach Einnahme von Psyllium bei Obstipation konnte in mehreren kontrollierten und nicht kontrollierten Studien gezeigt werden (z. B. Ashraff et al. 1995, Borgia et al. 1983, Hamilton et al. 1988, Marlett et al. 1987). Eine Verbesserung der Symptome bei Darminkontinenz durch Psyllium-Supplementierung konnte in einer Studie mit 39 Patienten beobachtet werden (Bliss et al. 2001). Nach der Food and Drug Administration, USA, ist die Einnahme von Psyllium mit einem verminderten Risiko für koronare Herzerkrankungen verbunden. Dieses kann durch eine Senkung des Serumcholesterinspiegels durch Psyllium erreicht werden. Die Grundlage dieser Entscheidung beruht auf zahlreichen klinischen Studien von Psyllium und anderen löslichen Fasern als Nahrungsergänzungsmittel oder

Functional Food (FDA 1998). Die Wirksamkeit von Psyllium in der Reduktion der Serum-Cholesterinwerte ist gut dokumentiert. Beispielsweise konnte eine Metaanalyse von 8 kontrollierten klinischen Studien eine Absenkung des Gesamt- und LDL-Cholesterins um 4 bzw. 8 % zeigen. Die Einnahme betrug 7 g lösliche Fasern, die im Rahmen einer cholesterin- und fettarmen Diät erfolgte. 382 Männer und 272 Frauen wurden untersucht (Anderson et al. 2000a). Vergleichbare Ergebnisse wurden in verschiedenen klinischen Studien mit Psyllium erzielt (z. B. Anderson et al. 2000b; Davidson et al. 1998, Mac Mahon und Carless 1998).

Anwendungsgebiete

Innere Anwendung: bei Obstipation, Durchfall und allen Erkrankungen, bei denen ein weicher Stuhl erforderlich ist, wie Analfissuren, Hämorrhoiden, operativen anorectalen Eingriffen und in der Schwangerschaft.
Volksmedizin: innerlich bei Cystitis und äußerlich bei Furunkulosis.

Sonstige Verwendung
Industrie: als Seidenstoffappretur und zur Gewebeversteifung als Verdickungsmittel.

Dosierung

Tagesdosis: 12–40 g Droge. Tagesdosis zur Cholesterinspiegel-Senkung: 10,2 g Psyllium entsprechend 7 g lösliche Fasern.
Fluidextrakt: 2–5 ml.
Äußerlich als Breiumschlag.

Anwendungsbeschränkungen: Risiken der bestimmungsgemäßen Anwendung therapeutischer Dosen der Droge und Nebenwirkungen sind nicht bekannt. In Einzelfällen können jedoch Überempfindlichkeitsreaktionen auftreten (Rhinitis, Conjunctivitis, Asthma, Urtikaria). Bei unsachgemäßer Einnahme (mit zu wenig Flüssigkeit) kann es, besonders bei älteren Menschen, zu Obstruktionen der Speiseröhre oder des Darmes kommen. Deshalb ist auf ausreichend Flüssigkeitzufuhr und auf einen Abstand von einer halben bis 1 Stunde nach der Einnahme von Arzneimitteln zu achten.
Gegenanzeigen: Krankhafte Verengung im Magen-Darm-Trakt, entzündliche Erkrankungen des Magen-Darm-Traktes (Gefahr von Irritationen und Spasmen!), drohender oder bestehender Darmverschluß, schwer einstellbarer Diabetes mellitus.
Wechselwirkungen: Abführmittel wie Flohsamen können die Absorption von Mineralien (wie z.B. Calcium, Magnesium, Kupfer oder Zink), Vitaminen (B12) oder anderer Arzneimittel, besonders von Herzglykosiden und Cumarinderivaten herabsetzen. Die Resorption gleichzeitig eingenommener Arzneimittel kann verzögert erfolgen. Auch die Absorption von Kohlehydraten kann verzögert werden. Dies kann zu einem erhöhten Insulinbedarf bei Diabetikern führen.

Patienteninformation: Psyllium oder Flohsamen lindern die Symptome einer Verstopfung und führen zu einer Verbesserung der Stuhlkonsistenz. Die Symptome einer Darminkontinenz können ebenfalls gelindert werden. Zahlreiche klinische Studien beschreiben auch einen Cholesterin-senkenden Effekt von Psyllium, besonders, wenn es in Verbindung einer cholesterin- und fettarmen Diät eingenommen wird. Als Nebenwirkungen können in erster Linie allergische Symptome auftreten. Bitte achten Sie auf die sachgemäße Einnahme mit ausreichend Flüssigkeit, da sonst Verschlüsse der Speiseröhre oder des Darmes möglich sind. Bei einer gleichzeitigen Behandlung mit anderen Arzneimitteln achten Sie bitte darauf, dass die Flohsamen erst etwa eine halbe bis 1 Stunde nach Einnahme der anderen Arzneimittl zu sich nehmen.
Bei vorschriftsmäßiger Einnahme, sind keine schwerwiegenden Nebenwirkungen zu erwarten.

Bewertung der Wirksamkeit: Zur Wirksamkeit von Psyllium-Präparaten bei Obstipation und Darminkontinenz liegen klinische Studien vor, die eine Verbesserung der Symptomatik gezeigt haben. Die Cholesterin-senkende Wirkung ist durch zahlreiche klinische, GCP-gerechte Studien belegt, in denen Psyllium in erster Linie als Nahrungsergänzungsmittel im Rahmen einer cholesterin- und fettarmen Diät eingenommen wurde. Die Effektivität und Sicherheit bei der Risikominderung einer koronaren Herzerkrankung wurde auch von der FDA überprüft und anerkannt. Die Anwendungsbeschränkungen sind zu beachten. Bei sachgerechter Einnahme, sind keine schwerwiegenden Nebenwirkungen zu erwarten. Das Nutzen-Risiko-Verhältnis ist positiv. Die Kommission E (1990) wie auch die ESCOP (1997) befürworten in ihren Monographien zu Flohsamen die Anwendung der Droge bei habitueller Obstipation, Erkrankungen bei denen eine erleichterte Darmentleerung mit weichem Stuhl erwünscht ist (z.B. Analfissuren, Hämorrhoiden), nach rektal-analen operativen Eingriffen, in der Schwangerschaft und zur kurzzeitigen symptomatischen Behandlung von Durchfällen unterschiedlicher Genese. Die ESCOP befürwortet zudem die Anwendung von FLohsamen bei Reizdarm.

Handelspräparate
Dronapsyll®
Flohsamen®
Flohsamen Kuenzle®

Literatur

Anderson JW, Allgood LD, Lawrence A, Altringer LA, Jerdack GR, Hengehold DA: Cholesterol-lowering effects of psyllium intake adjunctive to diet therapy in men and women with hypercholesterolemia: meta-analysis of 8 controlled trials. Am J Clin Nutr 71 (2000a), 472–479
Anderson JW, Davidson MH, Blonde L et al. Long-term cholesterol-lowering effects of psyllium as an adjunct to diet therapy in the treatment of hypercholesterolemia. Am J Clin Nutr 71 (2000b), 1433–1438
Ashraf W, Park F, Lof J, Quigley EMM: Effects of psyllium therpy on stool characteristics, colon transit and anorectal function in chronic idiopathic constipation. Aliment Pharmacol 9 (1995), 639–647
Bliss DZ, Jung HJ, Savik K, Lowry A, LeMoineM, Jensen L, Werner C, Schaffer K: Supplementation with dietary fiber improves fecal incontinence. Nursing resear 50 (2001), 203–213
Borgia M, Sepe N, Brancato V, Costa G, Simone P, Borgia R, Lugli R: Treatment of chronic constipation by a bulk-forming laxative (Fibrolax). J Int Med Res 11 (1983), 124–127
Buhman KK, Furumoto EJ, Donkin SS, Story JA: Dietary psyllium increases expression of ilial apical sodium-dependent bile acid transporter mRNA coordinately with dose-responsive changes in bile acid metabolism in rats. J Nutr 130 (2000), 2137–2142
Curry CE: Laxative products. In: Handbook of Nonprescription Drugs, Am Pharmac Assoc, Washington 1982, 69–92
Davidson MH, Maki KC, Kong JC: Long-term effects of consuming foods containing psyllium seed husk on serum lipids in subjects with hypercholesterolemia. Am J Clin Nutr 67 (1998), 367–376
Food and Drug Administration: Food Labelling: Health Claims; soluble fiber from certain foods and coronary heart disease – Final rule. Fed Reg 63 (1998), 8103–8121
Fintelmann V: Phytopharmaka in der Gastroenterologie. Z Phytother 15 (1994), 137
Hamilton JW, Wagner J, Burdeck BB, Bass P: Clinical evaluation of methylcellulose as a bulk laxative. Dig Dis Sci 33 (1988), 993–998
Jaspersen-Schib R: Ballaststoffe als Lipidsenker. Deutsche Apotheker Ztg 132 (1992), 1991
Karawya MS et al: Planta Med 20 (1971), 14–35
Kennedy JF et al: Carbohydr Res 75 (1979), 265–274
MacMahon M, Carless J: Isaphula husk in the treatment of hypercholesterolaemia: a double-blind controlled study. J Cardiovasc Risk 5 (1998), 167–172
Marlett JA, Li UK, Patrow CJ, Bass P: comparative laxation of psyllium with and without Senna in an ambulatory constipated population. Am J Gastroenterol. 82 (1987), 333–337
N.N.: Pharmaceutical Care: „Den Mißbrauch von Laxanzien vermeiden helfen". Deutsche Apotheker Ztg 135 (1995), 1867–1868
Roy S, Vega-Lopez S, Fernandez ML: Gender and hormonal status affect the hypolipidemic mechanisms of dietary soluble fiber in guinea pigs. J Nutr 130 (2000), 600–607
Terpstra AHM, Lapré JA, de Vries HT, Beynen AC: Hypocholesterolemic effect of dietary psyllium in female rats. Ann Nutr Metab 44 (2000), 223–228

Indisches Flohsamenkraut – Plantago ovata

Volkstümliche Namen: Blondes Psyllium, Flohsamen, indische, Ispaghula, Wegerich, indischer (dt.), Black Psyllium, Blond Psyllium, Brown Psyllium, Dark Psyllium, Indian Plantago, Ispaghula, Psyllium, Sand Plantain, Spogel (engl.)

Familie: Plantaginaceae

Botanik: Die Pflanze ist ein einjähriges, fast stengelloses, weich behaartes Kraut mit einer oder wenigen Rosetten. Die Blätter sind 2,5 bis 12 × 0,1 bis 0,8 cm groß, linealisch bis linealisch-lanzettlich, ganzrandig oder schwach gezähnt, wenig oder dicht zottig-wollig behaart. Die Blüten befinden sich auf zylindrischen, kahlen oder fein behaarten Schäften, die nur wenig länger als die Blätter sind. Sie stehen in Ähren von 0,5 bis 3,5 cm Länge. Die Samen sind 2,3 bis 2,5 mm groß und kahnförmig.

Verbreitung: Die Pflanze wächst in Indien, Afghanistan, Iran, Israel, Nordafrika, Spanien und den Kanarischen Inseln. Hauptanbaugebiete sind Indien und seine Nachbarländer, Arizona und Südbrasilien.

Indische Flohsamen

Verwendete Pflanzenteile: Indische Flohsamen, bestehend aus den reifen Samen von *Plantago ovata* L. deren Zubereitungen in wirksamer Dosierung.

Inhaltsstoffe
- Schleimstoffe (nur in der Epidermis der Samenschale, 20 bis 30 %): vorwiegend Arabinoxylane und Galakturonosidorhamnosen
- Iridoide: Aucubin (ca. 0,21 %)
- Eiweißstoffe
- Fettes Öl

Pharmakologie
Die Droge enthält reichlich Schleimstoffe. In ihrer Eigenschaft als Quellmittel wirkt sie laxierend und antidiarrhöisch.
Bei Diarrhöe: Durch Wasserbindung Verlängerung der Transitzeit des Darminhaltes
Bei Obstipation: Durch Zunahme des Stuhlvolumens, Auslösung eines Dehnungsreflexes und dadurch angeregte Darmperistaltik, kommt es zu einer Verkürzung der Transitzeit.
Eine lipidsenkende Wirkung wurde nachgewiesen, eine mögliche hypoglykämische Wirkung durch eine Verminderung der Glucose-

F

utilisation wird diskutiert. Des weiteren konnte bei bestehender Hyperurikämie eine Senkung des Plasmaharnstoffspiegels sowie eine Verlangsamung des Plasmakreatininanstieges nachgewiesen werden.

Anwendungsgebiete

Innere Anwendung: bei Obstipation und allen Erkrankungen, bei denen ein weicher Stuhl erforderlich ist, wie Analfissuren, Hämorrhoiden, operative, ano-rektale Eingriffe und in der Schwangerschaft. Zur kurzzeitigen unterstützenden Behandlung von Durchfall verschiedener Genese und bei Reizdarm.
Volksmedizin: innerlich bei Schleimhautentzündungen des Urogenitaltraktes und des Magen- und Darmtraktes, Durchfall und Dysenterie. Äußerlich bei Gicht, Rheuma, Furunkulose und zur Schmerzstillung.
Indische Medizin: bei Gastritis, chronischem Durchfall, Verstopfung, Dysenterie, trockenem Husten, Erysipel, Gicht, Gonorrhö, Nephropathien, Harnzwang, Zwölffingerdarmulzera und Hämorrhoiden.

Sonstige Verwendung
Pharmazie: zur Tablettenherstellung.

Dosierung

Tagesdosis: 12–40 g Droge
Vor der Einnahme sollte die Droge mit etwas Wasser zum Quellen eingeweicht werden. Zu 5 g Droge sollten möglichst ca. 150 ml Flüssigkeit zugeführt werden. Außerdem sollte zwischen der Einnahme und den Mahlzeiten oder zur Medikamenteneinnahme ein zeitlicher Abstand von 30–60 min eingehalten werden.

Anwendungsbeschränkungen

Risiken der bestimmungsgemäßen Anwendung therapeutischer Dosen der Droge und Nebenwirkungen sind nicht bekannt. Aufgrund des allergischen Potentials von Indischen Fohsamen sind Überempfindlichkeitsreaktionen (z.B. Rhinitis, Conjunktivitis, Asthma) mit Einzelfällen von anaphylaktoiden Reaktionen möglich. Bei unsachgemäßer Einnahme (mit zu wenig Flüssigkeit) kann es, besonders bei älteren Menschen, zu Obstruktionen der Speiseröhre oder des Darmes kommen.
Gegenanzeigen: Krankhafte Verengung im Magen-Darm-Trakt, entzündliche Erkrankungen des Magen-Darm-Traktes (Gefahr von Irritationen und Spasmen!), drohender oder bestehender Darmverschluss, schwer einstellbarer Diabetes mellitus.

Wechselwirkungen mit anderen Mitteln: Die Resorption von gleichzeitig eingenommenen Medikamenten kann verzögert werden.

Hinweis: Bei insulinpflichtigen Diabetikern kann eine Reduzierung der Insulindosis erforderlich sein.

Patienteninformation: Arzneimittel aus Indischem Flohsamen sind sehr gut zur Behandlung bei chronischer Verstopfung oder anderen Erkrankungen, bei denen ein weicher Stuhl erforderlich ist, geeignet, da sie praktisch nebenwirkungsfrei auf natürliche Art abführend wirken. Auch bei verschiedenen Durchfallerkrankungen können sie durch ihre wasserbindenden Schleimstoffe Ihre Beschwerden lindern. Bei der Einnahme sollten Sie unbedingt auf ausreichende Flüssigkeitszufuhr achten. Bei bestehenden Verengungen oder akuten Entzündungen im Magen-Darm-Trakt, Darmverschluss und schwer einstellbarer Zuckerkrankheit, darf das Medikament nicht eingenommen werden. Wenn der Durchfall oder die Verstopfung unter der Behandlung länger als 3 bis 4 Tage anhält, sollten Sie mit Ihrem behandelnden Arzt Kontakt aufnehmen.

Bewertung der Wirksamkeit: Die Kommission E (1990, 1991) und die ESCOP (1996) befürworten die therapeutische Anwendung der Droge bei chronischer Obstipation, Erkrankungen bei denen ein weicher Stuhl erforderlich ist (Analfissuren, Hämorrhoiden, nach operativen anorektalen Eingriffen, während der Schwangerschaft, zur kurzzeitigen unterstützenden Therapie bei Diarrhöen verschiedener Genese und Colon irritabile.
Für die anderen Indikationen ist die Wirksamkeit der Droge nach den gültigen Kriterien für klinische Prüfungen von Arzneimitteln bisher nicht belegt. Die nachgewiesenen lipidsenkenden, bei bestehender Hyperurikämie, plasmaharnstoff- und kreatininsenkenden Effekte und mögliche hypoglykämische Wirkung, lassen die Anwendung jedoch bei einigen der volksmedizinischen und indischen Indikationen plausibel erscheinen.
Auf ausreichende Flüssigkeitszufuhr mit der Aufnahme ist hinzuweisen, die Gegenanzeigen sind zu beachten.

Handelspräparate

Agiocur® (Kombinationspräparat aus Flohsamen und Flohsamenschalen)
Erw. abends 2 TL nicht im LIegen u. nach Bedarf 1 TL vor dem Frühstück, bei Neigung zu Durchfällen: 1–3 Tage 3-mal tgl. 2 TL, dann 3-mal 1 TL; Schulkinder jeweils die Hälfte der Dosis

Literatur

Curry CE: Laxative products. In: Handbook of Nonprescription Drugs, Am Pharmac Assoc, Washington 1982, 69–92
Ershoff BH: J Food Sci 41 (1976), 949
Fintelmann V: Phytopharmaka in der Gastroenterologie. Z Phytother 15 (1994), 137
Gelpi E et al: Phytochemistry 8 (1969), 2077–2081
Jaspersen-Schib R: Ballaststoffe als Lipidsenker. Deutsche Apotheker Ztg 132 (1992), 1991
Kasper H: Ernährungsmedizin und Diätetik. 5. Aufl. Urban & Schwarzenberg, München Wien 1985
Kennedy JF et al: Carbohydr Res 75 (1979), 265–274
Khorana ML et al: Ind J Pharm 20 (1958), 3
Koedam A: Plantago – history and use. Pharm Weekbl 112 (1977), 246–252
Leng-Peschlow E, Mengs U: No renal pigmentation by plantago ovata seeds or husks. Med Sci Res 18 (1990), 37–38
N.N.: Pharmaceutical Care: „Den Missbrauch von Laxanzien vermeiden helfen". Deutsche Apotheker Ztg 135 (1995), 1867–1868
Oshio H, Inouye H: Planta Med 44 (1982), 204
Popov S: IUPAC Int Symp Chem Nat Prod 11 (1978), 61
Sandhu, JS et al: Carbohdr Res 93 (1981), 247–259
Tomoda M et al: Planta Med 53 (1987), 8

Indische Flohsamenschalen

Verwendete Pflanzenteile: Indische Flohsamenschalen bestehen aus der Epidermis mit angrenzenden kollabierten Schichten von *Plantago ovata* F. (Syn.: *Plantago isphagula* R.).

Inhaltsstoffe
– Schleimstoffe (Grundkörper Arabinoxylane)

Pharmakologie
Die quellbaren Schleimpolysaccharide wirken laxierend und antidiarrhöisch.
Bei Obstipation verkürzen sie die Transitzeit durch Volumenzunahme des Darminhaltes, Auslösung eines Dehnungsreflexes sowie dadurch angeregte Darmperistaltik.
Bei Durchfällen kann die Transitzeit durch Flüssigkeitsbindung normalisiert werden.

Anwendungsgebiete
Siehe Indische Flohsamen. Zusätzlich aber auch zur Unterstützung einer fettarmen Diät bei leichter bis moderater Hypercholeserinämie

Dosierung
Tagesdosis: 4–40 g Droge.
Vor der Einnahme sollte die Droge mit etwas Wasser zum Quellen eingeweicht werden. Zu 5 g Droge sollten möglichst ca. 150 ml Flüssigkeit zugeführt werden. Außerdem sollte zwischen der Einnahme und den Mahlzeiten oder zur Medikamenteneinnahme ein zeitlicher Abstand von 30–60 min eingehalten werden.

Anwendungsbeschränkungen
Siehe Indische Flohsamen S. 161

Patienteninformation: Siehe Indische Flohsamen S. 161

Bewertung der Wirksamkeit: Für die therapeutische Verwendung bei bei habitueller Obstipation, Erkrankungen, bei denen ein weicher Stuhl erforderlich ist (Analfissuren, Hämorrhoiden, operative anorektale Eingriffe), Schwangerschaft, unterstützende Therapie bei Durchfällen sowie bei Reizdarm liegen für die Droge Positiv-Monographien der Kommission E (1990, 1991) und der ESCOP (1996) vor. Von der ESCOP wird darüber hinaus noch die Anwendung zur Unterstützung einer fettarmen Diät bei leichter bis moderater Hypercholesterinämie empfohlen. Auf ausreichende Flüssigkeitszufuhr mit der Aufnahme ist hinzuweisen, die Gegenanzeigen sind zu beachten.

Handelspräparate
Flosa Orange® (1–3-mal tgl. 1 Btl. bzw. 1 geh. TL nach einrühren in reichlich Flüssigkeit
Metamucil® (Erw. 1–3-mal tgl. 1 gehäufter großer TL in ein Glas Wasser; Kdr. 6–12 J: die Hälfte der Erw. Dosis. Ein Glas Wasser nachtrinken)
Mucofalk® (TD Erw. u. Kdr. ab 12 J: 2–6-mal tgl. 1 TL oder 1 Btl. mit reichlich Flüssigkeit)
Pascomucil® (Erw. 1–3-mal tgl. 1 geh. TL; 1–3-mal tgl. 1 halben TL in kalter oder warmer Flüssigkeit)
Verschiedene Kombinationspräparate.

Literatur
Curry CE: Laxative products. In: Handbook of Nonprescription Drugs, Am Pharmac Assoc, Washington 1982, 69–92
Ershoff BH: J Food Sci 41 (1976), 949
Fintelmann V: Phytopharmaka in der Gastroenterologie. Z Phytother 15 (1994), 137
Gelpi E et al: Phytochemistry 8 (1969), 2077–2081
Jaspersen-Schib R: Ballaststoffe als Lipidsenker. Deutsche Apotheker Ztg 132 (1992), 1991
Kasper H: Ernährungsmedizin und Diätetik. 5. Aufl. Urban & Schwarzenberg, München Wien 1985
Kennedy JF et al: Carbohydr Res 75 (1979), 265–274
Khorana ML et al: Ind J Pharm 20 (1958), 3
Koedam A: Plantago – history and use. Pharm Weekbl 112 (1977), 246–252
N.N.: Pharmaceutical Care: „Den Missbrauch von Laxanzien vermeiden helfen". Deutsche Apotheker Ztg 135 (1995), 1867–1868
Oshio H, Inouye H: Planta Med 44 (1982), 204
Popov S: IUPAC Int Symp Chem Nat Prod 11 (1978), 61
Sandhu, JS et al: Carbohdr Res 93 (1981), 247–259
Tomoda M et al: Planta Med 53 (1987), 8

Frauenmantel – Alchemilla vulgaris

Volkstümliche Namen: Alchemistenkraut, Echter Sinau, Frauenmantel, Gemeiner Frauenmantel, Löwenfuß, Marienmantel, Silberkraut, Sinau, Taublatt, Taumantel, Tauschlüsselchen, Tauschüsselchen (dt.), Lövefod (dan.), Bear's Foot, Lady's mantle, Leontopodium, Lion's Foot, Nine Hooks, Stellaria (engl.), Alchimille, manteau de Notre-Dame, mantelet des dames, patte de lapin, perce-pierre, pied de lion (frz.), Alchemilla, petricciolo (it.), Maricape (norw.), Przywrotnik (pol.), Manzetka (russ.), Husi nozka, kontryhel obecny (tsch.)

Familie: Rosaceae

Botanik: *Alchemilla vulgaris* ist eine ausdauernde Halbrosettenstaude, die 30 bis 50 cm hoch wird und kahle bis dicht zottig behaarte, verzweigte Sprosse ausbildet. Die grundständigen Blätter (Taubecher) sind langgestielt und 7- bis 9-lappig; die stängelständigen Blätter sind kurz gestielt bis fast sitzend, 5- bis 7-lappig, stets gekerbt oder gesägt und zottig behaart. Die gelbgrünen Blüten sind klein und unscheinbar.

Verbreitung: Die Pflanze ist über die gesamte nördliche Hemisphäre von Nordamerika, Grönland, in Europa vom Mittelmeer bis Island, in Asien vom Kaukasus und Himalaja bis Sibirien verbreitet.

Frauenmantelkraut

Verwendete Pflanzenteile: Frauenmantelkraut sind die während der Blütezeit gesammelten, frischen oder getrockneten oberirdischen Teile von *Alchemilla vulgaris* L. s. l. bzw. *Alchemilla xanthochlora* ROTHM

Inhaltsstoffe

- Gerbstoffe (5 bis 8 %): vorwiegend Ellagitannine, darunter Agrimoniin (3,5 %) und Laevigatin (0,9 %)
- Flavonoide (ca. 2 %)
- Bitterstoffe

Pharmakologie

Die adstringierende Wirkung ist durch die enthaltenen Gerbstoffe bedingt.

Für den Inhaltsstoff Agrimoniin wurde im Tierversuch eine vollständige Hemmung des Wachstums von Mammatumoren nachgewiesen, bedingt durch die cytotoxischen Eigenschaften des Agrimoniins. Die mittlere Überlebenszeit der Tiere verlängerte sich deutlich.

Enzymhemmende Wirkung: Ein Extrakt der Droge soll hemmend auf die Enzyme Elastase, Trypsin und α-Chymotrypsin wirken.

Anwendungsgebiete

Innere Anwendung: bei akuten, unspezifischen Durchfallerkrankungen und Magen-Darm-Störungen.

Volkstümlich bei Beschwerden im Klimakterium, bei Dysmenorrhoe, bei Magen- und Darmbeschwerden sowie als Gurgelwasser bei Entzündungen im Mund- und Rachenbereich.

Äußere Anwendung: bei Geschwüren, Ekzemen und anderen Hautausschlägen und als Zusatz von Sitzbädern bei Unterleibsbeschwerden.

Homöopathisch: Weißfluss, chronischer Durchfall bei Leberleiden.

Dosierung

Infus: Einzeldosis: 2 g bis 4 g der Droge, Tagesdosis: 5–10 g Droge (getrocknet).

Tee: 2–4 g der Droge auf 150 ml heißes Wasser, täglich aufbereiten, 10 min ziehen lassen dann max. 3 Tassen warmen Tee täglich zwischen den Mahlzeiten.

Homöopathisch: 5 Tropfen oder 1 Tablette oder 10 Globuli oder 1 Messerspitze Verreibung alle 30–60 min (akut) oder 1–3-mal täglich (chronisch); parenteral: 1–2 ml 3-mal täglich s. c.; Salben 1–2-mal täglich (HAB)

Anwendungsbeschränkungen: Risiken der bestimmungsgemäßen Anwendung therapeutischer Dosen der Droge und Nebenwirkungen sind nicht bekannt.

Patienteninformation: Die innerliche Anwendung von Zubereitungen aus Frauenmantelkraut ist aufgrund der enthaltenen Gerbstoffe, die adstringierend wirken bei einigen Störungen der Magen-Darmfunktion sinnvoll. Auch die Anwendung als Gurgellösung bei Entzündungen des Mund- und Rachenraums sowie die äußerliche Verwendung bei Hauterkrankungen und Verletzungen kann hilfreich sein.

Bewertung der Wirksamkeit: Der hohe Gehalt an Gerbstoffen erklärt die adstringierende Wirkung der Droge sowohl bei innerlicher (Magen-Darmstörungen, insbesondere Diarrhö) wie auch äußerlicher Anwendung (Gingivitis, Stomatitis, Pharyngitis, Hauterkrankungen, Geschwüre). Für die therapeutische Verwendung bei leichten, unspezifischen Diarrhöen liegt eine Positiv-Monographie der Kommission E (1986) vor.

Handelspräparate

Frauenmantelkraut BOB
Gesundform Frauenmantelkraut
H&S Frauenmantelkrauttee
Sidroga Frauenmantelkrauttee

Literatur

Dorne AJ et al: Phytochemistry 25 (1986), 65–68
Filípek J: The effect of Alchemilla xanthochlora on lipid peroxidation and superoxide anion scavenging acticity. PA 47 (1992), 717–718
Geiger C, Rimpler H: Planta Med 56 (1990), 585–586
Geiger C: Ellagitannine aus Alchemilla xanthochlora ROTHMALER und Potentilla erecta (L.) RAEUSCHEL. Beiträge zur Analytik und Strukturaufklärung. In: Dissertation Universität Freiburg. 1990.
Schimmer O, Felser C: Alchemilla xanthochlora ROTHM. – Der Frauenmantel. Z Phytother 13 (1993), 207
Schimmer O, Lindenbaum M: Tannins with antimutagenic properties in the herb of Alchemilla species and Potentilla anserina. Planta Med 61 (1995), 141–145

Frauenwurzel – Caulophyllum thalictroides

Volkstümliche Namen: Frauenwurz, Frauenwurzel, Hahnenfuß, blauer, Kohosh, blauer, Löwenblatt, Stängelblatt (dt.), Beechdrops, Blue Cohosh, Blue Ginseng, Blueberry Root, Leontice, Papoose Root, Squaw root, Squawroot, Yellow Ginseng (engl.), Cohosh bleu, La Leontice (frz.), Caulogillo (it.)

Familie: Berberidaceae

Botanik: Eine krautige 30 bis 70 cm hohe, aufrechte Pflanze mit fleischigem, verzweigtem Rhizom. Die Blätter sind dreizählig bis doppelt dreizählig gefiedert. Die Fiederblättchen sind gestielt, verkehrt-eiförmig, dünn in 3 Lappen zerteilt, an der Basis keilförmig. Der Blütenstand am endständigen Blatt ist rispig, 3 bis 6 cm lang und von einem laubblattähnlichen Hochblatt umgeben. Die Blüten sind gelblich-grün bis purpurn und haben einen Durchmesser von ca. 1 cm. Die 6 Kelchblätter sind in 2 Reihen angeordnet. Die 6 Kronblätter sind stark reduziert, unscheinbar, drüsenartig. Die 6 Staubblätter sind so lang wie die Kronblätter. Der Fruchtknoten enthält 2 dunkelblaue, 5 bis 8 mm lange, rundliche Samen, die auf festen Stielchen sitzen.

Verbreitung: In den feuchten Wäldern des östlichen Nordamerikas.

Frauenwurzel

Verwendete Pflanzenteile: Frauenwurzel sind die getrockneten Wurzeln und Rhizome von *Caulophyllum thalictroides* (L.) MICHX.

Inhaltsstoffe

- Chinolizidinalkaloide: Hauptalkaloide (–)-Anagyrin (0,012 %), (–)-N-Methylcytisin (0,033 %), (–)-Baptifolin (0,02 %)
- Isochinolinalkaloide: Magnoflorin
- Triterpensaponine: Caulophyllosaponin

Pharmakologie

Der alkaloid- und triterpenhaltigen Droge wird eine spasmolytische, östrogenartige und nicotinartige Wirkung zugeschrieben, für die valide Daten bisher fehlen.
Ein aus der Droge lokalisiertes, nicht näher spezifiziertes Glykosid, wirkt bei Kaninchen nach s. c. Injektion ins Ohr stark lokal irritierend. Die Installation einer Lösung ins Kaninchenauge führt zur Entzündung.
Das Glycosid soll auch oxytokisch wirken.
Ergebnisse im Tierversuch deuten auf eine mögliche östrogene Wirkung hin. Nicotinartige Wirkungen aufgrund des N-Methylcytisin sind möglich.

Anwendungsgebiete

Bei den nordamerikanischen Indianern ist die Droge seit langem gegen Frauenleiden bekannt (squaw root).
Innere Anwendung: bei Amenorrhoe, Dysmenorrhoe, drohendem Abort, wehenähnlichen Krämpfen, rheumatischen Beschwerden, besonders durch Uterus-Atonie ausgelösten Erkrankungen (BHP83).
Homöopathie: bei Menstruations- und Geburtsstörungen sowie Finger- und Zehen-Rheuma
Die genannten Anwendungen sind nicht hinreichend medizinisch belegt.

Dosierung

Droge: zur Einnahme 0,3 g bis 1 g der Droge (BHP83).
Fluidextrakt: zur Einnahme 0,5 ml bis 1 ml (BHP83).
Homöopathisch: 5 Tropfen oder 1 Tablette oder 10 Globuli oder 1 Messerspitze Verreibung alle 30–60 min (akut) oder 1–3-mal täglich (chronisch); parenteral: 1–2 ml 3-mal täglich s. c. (HAB34).

Anwendungsbeschränkungen: Risiken der bestimmungsgemäßen Anwendung therapeutischer Dosen der Droge und Nebenwirkungen sind nicht bekannt. Während der ersten 3 Monate der Schwangerschaft sollte die Droge nicht eingenommen werden (östrogener Effekt, mögliche teratogene Wirkung des Anagyrins).

Patienteninformation: Medikamente aus Frauenwurzel werden, wie der Name schon vermuten lässt, vorwiegend bei Frauenleiden eingesetzt, da sie östrogenartige Wirkung besitzen sollen. Deshalb sollte die Einnahme während der ersten 3 Schwangerschaftsmonate nicht erfolgen.

Bewertung der Wirksamkeit: Die Wirksamkeit der Droge ist nach den gültigen Kriterien für klinische Prüfungen von Arzneimitteln bisher nicht ausreichend belegt. Östrogenartige, spasmolytische, nicotinartige und oxytokische Wirkungen sind aufgrund der bisherigen Untersuchungsergebnisse denkbar. Aus diesem Grund sollte die Droge in den ersten drei Monaten der Schwangerschaft nicht eingenommen werden.

Handelspräparate

Keine bekannt.

Literatur

Benoit PS et al: Lloydia 39 (1976), 160
di Carlo FI et al: J Reticuloendothelial Soc 1 (1964), 224
Flom MS et al: J Pharm Sci 56 (1967), 1515–1517
Strigina LI et al: Khim Prir Soedin 5 (1976), 619
Strigina LI et al: Phytochemistry 15 (1975), 1583

Fuchskreuzkraut – Senecio nemorensis

Volkstümliche Namen: Fuchskreuzkraut, Fuchssches Kreuzkraut, Greiskraut, Hain-Greiskraut, Hainkreuzkraut, Kreuzkraut (dt.), Life Root, Squaw Weed (engl.)

Familie: Asteraceae

Botanik: Die Pflanze ist eine geophytische Rhizomstaude mit bis zu 20 cm langen und bis zu 5 mm dicken, fleischigen Ausläufern. Der Stängel ist aufrecht, meist 80 bis 140 cm hoch, mit etwas vorgewölbten gerundeten Rippen, grün, an besonnten Standorten rotbraun, kahl bis spärlich-zerstreut kurzhaarig oder kurzflaumhaarig. Die Laubblätter sind länglich-eirund, länglich-elliptisch bis länglich-lanzettlich, spitz oder zugespitzt, einfach bis doppelt gesägt-gezähnt. Die Blüten sind gelb. Die Früchte sind 4 mm lang, längsgestreift, kahl.

Verbreitung: Die Pflanze wächst in vielen Gegenden Süd- und Westeuropas und wird in einigen osteuropäischen Ländern angebaut.

Fuchskreuzkraut

Verwendete Pflanzenteile: Fuchskreuzkraut besteht aus den oberirdischen Teilen von *Senecio nemorensis*.

Inhaltsstoffe

- Pyrrolizidinalkaloide (0,01 bis 0,1 %): u. a. Senecionin, Fuchsisencionin, 7-Angeloylretronecin, Bulgarsenin, Nemorensin, Platyphyllin, Sarracin
- Sesquiterpene: vom Eremophilan-Typ: u. a. Nemosenine A bis D
- Flavonoide: u. a. Rutin, Quercitrin
- Hydroxycumarine: u. a. Aesculetin
- Ätherisches Öl (0,1 %)

Pharmakologie

Die Droge soll hämostyptisch und hypoglykämisch wirken. Die enthaltenen Pyrrolizidinalkaloide wirken hepatotoxisch und kanzerogen.

Anwendungsgebiete

Volksmedizin: bei Diabetes mellitus, Wochenbettblutungen, Myomblutungen, Regelblutungsstörungen, hohem Blutdruck und bei Krämpfen sowie als uteruswirksames Mittel und Blutungen nach Zahnextraktion.

Dosierung

Keine (s. Anwendungsbeschränkungen)

Anwendungsbeschränkungen: Auf Grund des Gehaltes an Pyrrolizidinalkaloiden mit 1,2-ungesättigtem Necingrundkörper, ist Hepatotoxizität und Karzinogenität anzunehmen. Eine innerliche Anwendung sollte daher nicht stattfinden.

Patienteninformation: Zubereitungen aus Fuchskreuzkraut sollen blutstillend und blutzuckersenkend wirken. Wissenschaftliche Belege für die Wirksamkeit liegen jedoch nicht vor; aufgrund der möglichen leberschädigenden und krebsauslösenden Eigenschaften sollte das Arzneimittel nicht innerlich verwendet werden.

Bewertung der Wirksamkeit: Die Wirksamkeit ist nach den gültigen Kriterien für klinische Prüfungen für die beanspruchten Indikationen nur unzureichend bzw. gar nicht belegt. Durch den Gehalt an toxischen Pyrrolilzidinalkaloiden sind hepatotoxische und kanzerogene Wirkungen anzunehmen. Dementsprechend bewertet die Kommission E (1990) in ihrer Monographie zu Fuchskreuzkraut die therapeutische Verwendung der Droge als nicht vertretbar.

Handelspräparate

Keine bekannt.

Literatur

Gottlieb OR et al: Deutsche Apotheker Ztg 130 (1990), 285

Röder E et al: Phytochemistry 16 (1977), 1462

Röder E: Pyrrolizidinhaltige Arzneipflanzen. Deutsche Apotheker Ztg 132 (1992), 2427–2435

Wiedenfeld H et al: Arch Pharm 315 (1982), 165

Wiedenfeld H et al: Arch Pharm 318 (1985), 294

Wiedenfeld H et al: Phytochemistry 18 (1979), 1083

Wiedenfeld H et al: Planta Med 41 (1981), 124

Wiedenfeld H et al: Planta Med 46 (1986), 426

Wiedenfeld H et al: Sci Pharm 57 (1989), 97

Galgant – Alpinia officinarum

Volkstümliche Namen: Fieberwurzel, Galantwurzel, Galgant (dt.), Catarrh Root, China Root, Chinese galangal, Chinese Ginger, Colic Root, East India Catarrh Root, East India Root, Galanga, Galangal, Gargaut, Greater Galangal, India Root, Lesser Galangal (engl.)

Familie: Zingiberaceae

Botanik: Galgant ist eine mehrjährige Pflanze schwertlilienähnlichen Aussehens. Das Rhizom ist dunkel rötlich-braun, zylindrisch, hat einen Durchmesser von ungefähr 1 bis 2 cm und ist 3 bis 6 cm lang. Der Geschmack ist scharf und würzig, der Geruch aromatisch und ähnelt Ingwer.

Verbreitung: Indien, Thailand, Südchina

Galgantwurzelstock

Verwendete Pflanzenteile: Galgantwurzelstock ist der getrocknete Wurzelstock von *Alpinia officinarum* HANCE.

Inhaltsstoffe

- Ätherisches Öl (0,5 bis 1 %): Hauptkomponenten Sesquiterpenkohlenwasserstoffe, Sesquiterpenalkohole
- Diarylheptanoide (Gemisch als Galangol bezeichnet, einige davon Scharfstoffe)
- Gingerole (Phenylalkanone, Scharfstoffe)
- Stärke (20 bis 25 %)
- Gerbstoffe
- Flavonoide: u. a. Galangin, Galangin-3-methylether, Kämpferid

Pharmakologie

Die Droge zeigt spasmolytische, antiphlogistische und antibakterielle Wirkungen.

Anwendungsgebiete

Bei Appetitlosigkeit, dyspeptischen Beschwerden, speziell für das schmerzhafte Oberbauchsyndrom vom Typ eines Roemheld-Komplexes und bei Verdauungsschwäche.
Chinesische Medizin: bei Schmerzen, bes. Magenschmerzen.

Dosierung

Tagesdosis: 2–4 g Droge.
Tee: 0,5–1 g (1/3 TL) auf 150 ml Wasser, bedeckt 5–10 min ziehen lassen. 1 Tasse 1/2 Stunde vor den Mahlzeiten.

Anwendungsbeschränkungen: Risiken der bestimmungsgemäßen Anwendung therapeutischer Dosen der Droge und Nebenwirkungen sind nicht bekannt.

Patienteninformation: Medikamente aus Galgantwurzelstock können bei Appetitlosigkeit und Verdauungsstörungen wie Sodbrennen, Völlegefühl oder zur Linderung verdauungsbedingter Oberbauchschmerzen eingesetzt werden. Regelmäßige Kontrolluntersuchungen bei Ihrem behandelnden Arzt sollten erfolgen.

Bewertung der Wirksamkeit: Für die Droge wurden neben antiphlogistischen und antibakteriellen Eigenschaften auch spasmolytische Eigenschaften nachgewiesen. Die Verwendung insbesondere bei schmerzhaften Verdauungsstörungen scheint deshalb plausibel. Für die therapeutische Verwendung der Droge bei Appetitlosigkeit und Dyspepsie liegt eine Positiv-Monographie der Kommission E (1986, 1990) vor.

Handelspräparate

Galganttabletten Jura®

Literatur

Collins KR: Pat. EP 25649 (1981) Europe

de Pooter HL et al: Phytochemistry 24 (1985), 93

Haraguchi H et al: Antifungal activity from Alpinia galanga and the competition for incorporation of unsaturated fatty acids in cell growth. Planta Med 62 (1996), 308–313

Haraguchi H et al: Planta Med 62 (1996), 308

Itokawa H, et al: Planta Med 53 (1987), 32

Mitsui S et al: Chem Pharm Bull 24 (1976), 2377

Galleiche – Quercus infectoria

Volkstümliche Namen: Gallapfel-Eiche, Galleiche (dt.), gallinaccia oak (engl.).

Familie: Fagaceae

Botanik: Strauch oder kleiner Baum, diklin, monözisch. Blätter wechselständig, ca. 5 cm lang, kurzgestielt, länglich, wellig, grob stachelspitzig gesägt. Männliche Blüten in hängenden, achselständigen Kätzchen angeordnet, weibliche Blüten in den Blattachseln abfallender Niederblätter einzeln oder zu wenigen sitzend. Frucht bis 4 cm lang, walzlich, glänzend braun, 3mal länger als der mit kleinen Schüppchen bedeckte Fruchtbecher (Cupula).

Verbreitung: Die verschiedenen Q.-Arten sind fast überall verbreitet, besonders häufig aber in Europa und auch in Kleinasien und Nordafrika.

Gallen

Verwendete Pflanzenteile: Die Aleppogalle ist die durch Eiablage der Gallwespe (*Cynips tinctoria*) in Laubknospen entstandene Galle von *Quercus infectoria* G. OLIVIER.

Inhaltsstoffe
- Gerbstoffe (60 bis 70 %): Gallotannine, besonders Hexa- und Heptagalloylglucosen
- Phenolcarbonsäuren: Gallussäure (ca. 3 %), Ellagsäure (ca. 2 %)

Pharmakologie
Die adstringierende Eigenschaft der Droge kann durch den Gehalt an Gerbstoffen erklärt werden. Der Trockenextrakt zeigt analgetische, hypoglykämische und sedativ-hypnotische Wirkung.

Anwendungsgebiete
Äußere Anwendung: Zur Unterstützung bei der Behandlung infektiöser Hauterkrankungen. Die Behandlung erscheint laut Literatur plausibel.
Volksmedizin: äußerlich bei Frostbeulen und Gingivitis.

Sonstige Verwendung
Industrie/Technik: zur Tanningewinnung; früher in Ledergerbereien zur Tintenherstellung.

Dosierung
Keine näheren Angaben.

Anwendungsbeschränkungen: Risiken der bestimmungsgemäßen äußerlichen Anwendung therapeutischer Dosen der Droge sind nicht bekannt.

Patienteninformation: Zubereitungen aus Aleppogalle enthalten eine große Menge Gerbstoffe mit adstringierender Wirkung und können deshalb u. a. bei verschiedenen Hauterkrankungen, Zahnfleischentzündungen, Hämorrhoiden und Durchfall wirksam sein.

Bewertung der Wirksamkeit: Die Wirksamkeit der Droge ist nach den gültigen Kriterien für klinische Prüfungen von Arzneimitteln für die beanspruchten Indikationen bisher nicht belegt. Aufgrund des hohen Gerbstoffgehaltes jedoch erscheint die Verwendung der Droge als Adjuvans bei infektiösen Hauterkrankungen und Gingivitis plausibel.

Handelspräparate
Keine bekannt.

Literatur
Dar MS, Ikram M, Fakouhi T: Constituents of Quercus infectoria. Planta Med, 65:286–7, 1977 May
Dar MS, Ikram M, Fakouhi T: Pharmacology of Quercus infectoria. J Pharm Sci, 65:1791–4, 1976 Dec
Dar MS, Ikram M, Fakouhi T: Studies on Quercus infectoria; isolation of syringic acid and determination of its central depressive activity. Planta Med, 65:156–61, 1979 Feb

Edelgamander – Teucrium chamaedrys

Volkstümliche Namen: Batengel, Bathengel, Echter Gamander, Edelgamander, Edel-Gamander, Frauenbiß, Gamanderlein, gewöhnlicher Gamander (dt.), Common Germander, Germander, Wall Germander (engl.), Calamandier petit chene, chénette, germandrée chamaedrys, germandrée petit chene (frz.), Calamandrea, Camedrio, querciola, trissagine (it.)

Familie: Lamiaceae

Botanik: Die Pflanze ist ein Halbstrauch mit kurzlebiger Hauptwurzel, wovon weitreichende, verzweigte, dünne, holzige Wurzeln und stängeltreibende Bodenausläufer ausgehen. Die Stängel sind meist aufsteigend, ästig, die älteren Äste niederliegend, die jungen aufrecht, derb, stielrund und mit weichen Wollhaaren, seltener auch Drüsenhaaren dicht besetzt, oft rotviolett. Die Laubblätter in dichtstehenden Paaren, allseits mit Zähnen, sommergrün und unterseits stark hervortretenden Fiedernerven. Die Blüten sind 10 bis 12 mm lang und stehen an langen Stielen aufrecht in 1- bis 6-blütigen, zu einseitswendigen Scheintrauben vereinigten Cymen. Die Krone ist meist karminrot, selten weiß.

Verbreitung: Die Pflanze ist im gesamten Mittelmeergebiet bis nach Kleinasien und zum Ural verbreitet.

Edelgamanderkraut

Verwendete Pflanzenteile: Edelgamanderkraut ist der oberirdische Teil von *Teucrium chamaedrys* L.

Inhaltsstoffe
- Ätherisches Öl (0,07 %): Hauptkomponenten β-Caryophyllen (Anteil ca. 20 %), Humulen (Anteil ca. 15 %)
- Iridoide: u. a. Harpagid, Acetylharpagid
- Diterpene: ent-Clerodanderivate, u. a. Teugin, Teuflin, Teuflidin, Dihydroteugin, Teucrin A, B, E, F, G, Marrubiin
- Kaffeesäurederivate: u. a. Teucrosid
- Flavonoide: u. a. Cirsiliol, Cirsimaritin

Pharmakologie
Der stark bitterstoffhaltigen Droge wird eine cholagoge Wirkung zugeschrieben, die nicht durch wissenschaftliche Daten gestützt wird. Das toxische Prinzip ist bisher nicht bekannt, in hoher Dosierung bzw. bei Intoxikation kommt es zu hepatitisähnlichen Symptomen bis hin zur Leberzellnekrose.

Anwendungsgebiete
Volksmedizin: bei Verdauungsschwäche, zur Spültherapie bei Gicht, bei Fieber und Schlankheitskuren.

Dosierung
Bei Gaben über 600 mg pro Tag können toxische Effekte auftreten.

Anwendungsbeschränkungen: Nach Einnahme der Droge wurden Leberzellnekrosen beobachtet, u. a. charakterisiert durch Gelbsucht und hohen Aminotransferase-Spiegel im Blut. Die Droge darf daher nicht angewendet werden.

Patienteninformation: Aufgrund volksmedizinischer Erfahrungswerte soll Edelgamanderkraut bei Verdauungsschwäche, Gicht, Fieber und zur Gewichtsreduktion hilfreich sein. Da die Droge jedoch schon in niedrigen Dosen giftig ist, und keine Untersuchungen zur Wirksamkeit von Edelgamanderkraut vorliegen, ist ihre therapeutische Verwendung abzulehnen.

Bewertung der Wirksamkeit: Die Wirksamkeit der Droge ist nach den gültigen Kriterien für klinische Prüfungen von Arzneimitteln für die beanspruchten Indikationen bisher nicht belegt. Die therapeutische Verwendung ist aufgrund der erheblichen Toxizität abzulehnen.

Handelspräparate
Keine bekannt.

Literatur

Chialva F et al: J High Res Chromatogr Chromatogr Commun 5 (1982), 182
Malakov PY et al: Phytochemistry 24 (1985), 301–303
Reinbold AM, Popa PD: Khim Prir Soedin. (1974), 589
Rodriguez MC et al: Phytochemistry 23 (1984), 1467
Rodriguez MC et al: Phytochemistry 23 (1984), 2960–2961
Rovesti P: Ind Perf. 12 (1957), 334
Savona G et al: Phytochemistry 21 (1982), 721–723
Sticher O, Lahloub MF: Planta Med 30 (1982), 124

Waldgamander – Teucrium scorodonia

G

Volkstümliche Namen: Bergsalbei, Salbeiblättriger Gamander, Salbei-Gamander, Waldgamander, Waldsalbei, Wilder Gamander (dt.), Ambroise, Garlic Sage, Hind Heal, Large-leaved Germander, Sage-leaved Germander, Wood germander, Wood Sage (engl.), faux scordion, germandrée sauvage, Sauge de bois (frz.), Calamandrea salvatica (it.)

Familie: Lamiaceae

Botanik: Aufrecht, 30 bis 80 cm hoch und hat weitkriechende Bodenausläufer. Der Stängel ist aufrecht, oben rispig-ästig, 4-kantig, ringsum weich behaart. Die Blätter sind gestielt, gegenständig, runzlig, eiförmig oder länglich mit seicht herzförmigem Grund und ungleich gekerbt. Die ca. 1 cm langen Blüten sind blassgelb oder grünlichgelb.

Verbreitung: Die Pflanze ist im größten Teil West- und Mitteleuropas einschließlich des Mittelmeerraumes verbreitet, kommt im östlichen Europa und Skandinavien selten vor, ist aber eingebürgert.

Waldgamanderkraut

Verwendete Pflanzenteile: Waldgamanderkraut ist der oberirdische Teil von *Teucrium scorodonia* L.

Inhaltsstoffe
- Ätherisches Öl (ca. 0,3 %): u. a. mit allo-Aromadendren, Aristolen, β-Caryophyllen, α-Caryophyllen (Humulen), Spathulenon, Caryophyllenepoxid
- Iridoide: u. a. Acetylharpagid, Reptosid
- Diterpene: ent-Clerodanderivate, Spektrum sehr rassenabhängig, u. a. Teuscorodal, Teuscorodin, Teuscorodol, Teuscorodonin, Teuflin, Teuscorolid, Teupolin I
- Flavonoide: u. a. Cirsiliol, Cirsimaritin

Pharmakologie
Die der Droge zugeschriebene expektorierende Wirkung könnte durch die enthaltenen Bitterstoffe und das ätherische Öl erklärt werden. Zur toxischen Wirkung vgl. andere Teucrium-Arten.

Anwendungsgebiete
Volksmedizin: bei Tuberkulose, chronischem Bronchialkatarrh, Entzündungen der Schleimhäute von Nase und Rachen, bei Spasmen, zur Blutdrucksenkung, zur Wundheilung und bei Störungen der Leberfunktion.
Homöopathie: bei chronischen Entzündungen der Atemwege.
In Deutschland gilt die Droge als obsolet.

Dosierung
Bei Bronchitis als Tee in einer Dosierung von 2 Teelöffeln auf eine Tasse.

Anwendungsbeschränkungen: Risiken der bestimmungsgemäßen Anwendung therapeutischer Dosen der Droge und Nebenwirkungen sind nicht bekannt.

Patienteninformation: Aufgrund volksmedizinischer Erfahrungswerte soll Waldgamanderkraut u. a. bei Erkrankungen der Atemwege, Bluthochdruck, Störungen der Leberfunktion und bei der Wundbehandlung hilfreich sein. Aufgrund der Giftigkeit wird die Anwendung in Deutschland aus medizinischer Sicht nicht empfohlen. In homöopathischen, also sehr geringen Dosen wird die Arzneipflanze zur Behandlung von chronischen Entzündungen der Atemwege eingesetzt.

Bewertung der Wirksamkeit: Die Wirksamkeit der Droge ist nach den gültigen Kriterien für klinische Prüfungen von Arzneimitteln für die beanspruchten Indikationen bisher nicht belegt. Die therapeutische Verwendung in Deutschland ist aufgrund des toxischen Potentials abzulehnen.

Handelspräparate
Keine bekannt.

Literatur
Bruno M et al: Phytochemistry 24 (1985), 2597
Marco JL et al: Phytochemistry 21 (1982), 2567
Marco JL et al: Phytochemistry 22 (1983), 727–731
Velasco-Negueruela A et al: Phytochemistry 29 (1990), 1165–1169

Gänsefingerkraut – Potentilla anserina

Volkstümliche Namen: Anserine, Fingerkraut, Gänsefingerkraut, Gänserich, Ganskraut, Krampfkraut, Silberkraut (dt.), Gaaseurt (dan.), Cinquefoil, Crampweed, Goose Tansy, Goosegrass, Goosewort, Moor Grass, Prince's Feathers, Silver Cinquefoil, Silverweed, Silvery Cinquefoil, Trailing Tansy, Wild Agrimony (engl.), Argentine (frz.), Argentina, piè di gallo (it.)

Familie: Rosaceae

Botanik: Die Pflanze ist mit kurzem, dickem, verzweigtem Rhizom und Rosetten grundständiger Blätter ausgestattet. Die Sprosse sind etwa 80 cm lang, kriechend, an den Knoten wurzelnd, weichhaarig und verkahlend. Die Blätter sind unterbrochen-unpaarig gefiedert, unterseits durch die seidigen Haaren weißlich glänzend oder filzig, oberseits frisch grün. Die Blüten sitzen einzeln auf langen, an den aus Stängelknoten entspringenden Stielen von Seitensprossen. Sie sind 1,5 bis 3 cm breit. Die reifen Früchte sind kahl, eiförmig bis fast kugelig, am Rücken gefurcht.

Verbreitung: Kommt in den gemäßigten und kalten Zonen der ganzen nördlichen Hemisphäre vor.

Gänsefingerkraut

Verwendete Pflanzenteile: Gänsefingerkraut besteht aus den, kurz vor oder während der Blüte gesammelten, frischen oder getrockneten Blättern und Blüten von *Potentilla anserina* L.

Inhaltsstoffe
- Gerbstoffe (5 bis 10 %), vorwiegend Ellagitannine
- Flavonoide: u. a. Quercitrin
- Hydroxycumarine: Umbelliferon, Scopoletin

Pharmakologie
Aufgrund ihres Gerbstoffgehalts wirkt die Droge adstringierend. An den Uteri verschiedener Tiere konnte eine ausgeprägte Tonussteigerung und kontraktionssteigerung beobachtet werden.

Anwendungsgebiete
Innere Anwendung: bei lokaler Behandlung von Entzündungen der Mund- und Rachenschleimhaut, zur adjuvanten Behandlung unspezifischer, akuter Durchfallerkrankungen, bei dysmenorrhoeischen Beschwerden.

Volksmedizin: äußerlich bei schlecht heilenden Wunden (Waschungen).

Dosierung
Tagesdosis: 4–6 g Droge.
Tee: 2 g (2 TL) auf 150 ml Wasser, 10 min ziehen lassen, mehrmals täglich eine Tasse frisch zubereiteten Tee zwischen den Mahlzeiten trinken.

Anwendungsbeschränkungen: Risiken der bestimmungsgemäßen Anwendung therapeutischer Dosen der Droge und Nebenwirkungen sind nicht bekannt. Beschwerden bei Reizmagen können verstärkt werden.

Patienteninformation: Zubereitungen aus Gänsefingerkraut sind geeignet, Ihre Beschwerden bei leichten Durchfallerkrankungen und Mund- und Rachenschleimhautentzündungen wie auch Regelbeschwerden zu lindern. Gelegentlich kann es zu einer Magenreizung kommen, wenn Sie einen empfindlichen Magen haben.

Bewertung der Wirksamkeit: Zur therapeutischen Anwendung bei leichter Dysmenorrhoe, leichten Entzündungen der Mund- und Rachenschleimhaut sowie zur adjuvanten Therapie leichter unspezifischer akuter Durchfallerkrankungen liegt eine Positiv-Monographie der Kommission E (1985, 1990) vor. Die volksmedizinische äußerliche Verwendung bei schlecht heilenden Wunden scheint durch den Gerbstoffgehalt plausibel.

Handelspräparate
Cefadian® Filmtabletten (2–3 mal tgl. 2 Tbl.)
Florabio Gänsefingerkraut
Natudolor® Dragees (3 mal tgl. 1 Drg. Mit reichlich Flüssigkeit zu oder nach den Mahlzeiten

Literatur
Eisenreichova E et al: Cesk Farm 23 (1974), 82–84
Kombal R, Glasl H: Flavan-3-ols and flavonoids from Potentilla anserina. Planta Med 61 (1995), 484–485
Madaus G: Lehrbuch der Biologischen Arzneimittel, Bde 1–3, Nachdruck, Georg Olms Verlag Hildesheim 1979
Schimmer O, Lindenbaum M: Tannins with antimutagenic properties in the herb of Alchemilla species and Potentilla anserina. Planta Med 61 (1995), 141–145

Garcinie – Garcinia hanburyi

Volkstümliche Namen: Gamboge, Garcinie, Gummi-Guttibaum (dt.), Camboge, Gambodia, Gamboge, Gummigutta, Gutta Cambodia, Gutta Gamba, Tom Rong (engl.)

Familie: Clusiaceae

Botanik: Immergrüner bis 15 m hoher Baum mit einem kurzen, geraden Stamm von etwa 20 cm Durchmesser und grauer Rinde. Die einfachen, gegenständigen Blätter sind ledrig, elliptisch oder eiförmig-lanzettlich. Die zwittrigen oder eingeschlechtlichen Blüten stehen einzeln oder in wenigblütigen Trauben. Die Frucht ist eine 2–3 cm große, kugelige Beerenfrucht mit 1–2 Samen, die von einem Samenmantel umgeben sind.

Verbreitung: Der Baum wächst in Indochina und Sri Lanka.

G

Gutti

Verwendete Pflanzenteile: Gutti ist das Gummiharz aus dem Stamm von *Garcinia hanburyi* HOOK. f.

Inhaltsstoffe
- Harze (70 bis 75 %): bestehend vorwiegend aus gelb oder rotgefärbten Benzophenonen und Xanthonen, u. a. Morellasäure, Isomorellasäure, α-Gambogasäure (α-Guttisäure)
- Schleimstoffe (25 bis 30 %)

Pharmakologie
Die Droge wirkt aufgrund des enthaltenen Schleims und der starken Reizwirkung des β-Guttiferins auf die Darmschleimhaut stark laxierend.
Die enthaltenen Guttiferine zeigen antimikrobielle Eigenschaften.

Anwendungsgebiete
Bei Verdauungsstörungen, insbesondere Verstopfung, meist in Kombination mit anderen Laxantien.

Dosierung
(s. Anwendungsbeschränkungen)

Anwendungsbeschränkungen: Bereits bei Einnahme von 0,2 g der Droge können Leibschmerzen, Tenesmen und Erbrechen auftreten. Todesfälle wurden nach Gabe von 4 g beobachtet.

Patienteninformation: Gutta Gummi ist ein sehr giftiges Gummiharz, das stark abführend wirkt. Die Anwendung ist nicht empfehlenswert, da nebenwirkungsärmere Arzneimittel zur Verfügung stehen.

Bewertung der Wirksamkeit: Aufgrund der enthaltenen Schleimstoffe und der starken Reizwirkung des β-Guttiferins wirkt die Droge zwar stark laxierend, was die Verwendung bei Verdauungsstörungen, insbesondere Obstipation erklärt. Aufgrund der hohen Toxizität ist die therapeutische Anwendung jedoch abzulehnen.

Handelspräparate
Keine bekannt.

Literatur

Kern W, List PH, Hörhammer L (Hrsg): Hagers Handbuch der Pharmazeutischen Praxis. 4. Aufl., Bde. 1–8, Springer Verlag Berlin, Heidelberg, New York 1969
Lu GB et al: Yao Hsueh Husueh Pao 19 (1984), 636

Geißblatt – Lonicera caprifolium

Volkstümliche Namen: Geißblatt, echtes, Geißblatt, wohlriechendes, Jelängerjelieber (dt.), Dutch Honeysuckle, English Wilde Honeysuckle, Garden Honeysuckle, Goat's Leaf, Honeysuckle, Woodbine (engl.)

Familie: Caprifoliaceae

Botanik: Die Pflanze ist ein bis 4 (10) m hoher, rechtswindender Strauch. Die Laubblätter sind kurzgestielt, elliptisch oder verkehrt-eiförmig, stumpf, ganzrandig, kahl, unterseits blaugrün, 4 bis 10 cm lang und 3,5 bis 6 cm breit. Die Blätter sind am Grunde paarweise kurz verbunden, aber die obersten sind zu einem ovalen oder kreisrunden, vom Stängel durchwachsenen Blatt vereinigt. Blüten sitzen zu 6 unmittelbar auf dem obersten Blattpaar; zuweilen sind in den Achseln der nächsten 1 bis 2 Blattpaare noch 6-zählige Blütenquirle vorhanden. Die Kronblätter bilden eine enge, 25 bis 28 mm lange Röhre und einen 2-lippigen Saum. Sie ist gelblichweiß, oft rötlich überlaufen, innen kahl, außen etwas drüsig behaart. Der Fruchtknoten ist krugförmig. Die Früchte sind Beeren. Sie sind, ellipsoidisch, 8 mm lang, korallenrot; die Samen sind ellipsoidisch, flachgedrückt, längsfurchig und 4 mm lang.

Verbreitung: Die Pflanze wächst in der nördlichen gemäßigten Zone bis an die nördlichen Ränder der Tropen und wird verbreitet kultiviert.

Geißblattblüten und -blätter

Verwendete Pflanzenteile: Jelängerjelieberblüten und -blätter sind die getrockneten Blüten und Laubblätter von *Lonicera caprifolium* L.

Inhaltsstoffe
- Saponine

Weitere Inhaltsstoffe sind weitgehend unbekannt, in der Rinde wurden Iridoide, u. a. Loganin (stark bitter), nachgewiesen, die möglicherweise auch in den Blättern und Blüten vorkommen.

Pharmakologie
Die Hauptwirkstoffe Saponin und Luteolin laxierend und schweißtreibend.

Anwendungsgebiete
Verdauungsstörungen (Diuretikum), Diaphoretikum.
Kaum verwendet.

Dosierung
Keine gesicherten Angaben (s. Anwendungsbeschränkung)

Anwendungsbeschränkungen: Risiken der bestimmungsgemäßen Anwendung der Droge und Nebenwirkungen sind nicht bekannt. Bei Überdosierung ist wegen des Saponingehaltes mit Reizung des Magen-Darm-Traktes und eventuell der Nieren, Harnwege und Harnblase zu rechnen. Fallbeschreibungen sind nicht bekannt.

Patienteninformation: Zubereitungen aus Geißblatt- oder Jelängerjelieberblüten und -blättern sollen abführend und schweißtreibend wirken, wissenschaftliche Belege für die Wirksamkeit liegen jedoch nicht vor. In hoher Dosierung kann es zu Reizungen des Magen-Darm-Traktes und der Harnwege kommen.

Bewertung der Wirksamkeit: Die Wirksamkeit der selten verwendeten Droge ist nach den gültigen Kriterien für klinische Prüfungen von Arzneimitteln für die beanspruchten Indikationen bisher nicht belegt.

Handelspräparate
Kombinationen

Literatur

Kern W, List PH, Hörhammer L (Hrsg): Hagers Handbuch der Pharmazeutischen Praxis. 4. Aufl., Bde. 1–8, Springer Verlag Berlin, Heidelberg, New York 1969

Geißfuß – Aegopodium podagraria

Volkstümliche Namen: Dreiblatt, Dreifuß, Geißfuß, Giersch, Hinfuß, Podagrariakraut, Zaungiersch, Zipperleinkraut, Zipperleinskraut (dt.), Achweed, Ashweed, Ash-Weed, Bishops elder, Bishop's Elder, Bishops weed, Bishopsweed, Bishopswort, Dog-elder, Dwarf elder, Eltroot, English masterwood, English Masterwort, Goatweed, Gout Herb, Goutweed, Goutwort, Ground Ash, Ground Elder, Herb Gerard(e), Jack-jump-about, Pigweed, Weyl Ash, White Ash, Wild Masterwort (engl.), Epogpode, Petite angélique, Pied d'aigle, Pied de bouc, Pied de Chévre, Podagraire (frz.), Angelica silvestre (it.)

Familie: Apiaceae

Botanik: Ausdauernde, sich durch unterirdische Ausläufer vermehrende Pflanze mit kriechender Grundachse. Der Stängel ist 60 bis 100 mm hoch, aufrecht, kantig gefurcht, hohl und im oberen Teil ästig. Die Laubblätter sind gestielt und doppelt dreizählig. Die Blütenstände sind meist recht große Doppeldolden ohne Hülle und Hüllchen. Die Kronblätter sind weiß oder rosa, etwa 1,5 mm lang, verkehrt-herzförmig und am Grunde keilförmig. Die Frucht ist bräunlich mit helleren Rippen, länglich-eiförmig, seitlich abgeflacht, etwa 3 mm lang und leicht in Teilfrüchte trennbar.

Verbreitung: Europa (außer Spanien), Westasien

Geißfußkraut

Verwendete Pflanzenteile: Die Droge ist das getrocknete, aus Wildbeständen gesammelte Kraut von *Aegopodium podagraria* L.

Inhaltsstoffe

- Ätherisches Öl
- Polyine (nur im frischen Kraut)
- Flavonoide: Flavonolglykoside, u. a. Hyperosid, Isoquercitrin, Kämpferolrhamnoglucosid
- Kaffeesäurederivate: u. a. Chlorogensäure
- Ascorbinsäure

Pharmakologie

Es liegen keine gesicherten Angaben vor.

Anwendungsgebiete

Innerlich wird Geißfußkraut als Teeaufguss gegen Rheumatismus und Gicht verwendet. Äußerlich kommt das zerquetschte Kraut zur Anwendung bei Umschlägen und Bädern gegen Hämorrhoiden.
Gicht und rheumatische Erkrankungen, Nieren- und Blasenleiden, Darmstörungen.

Sonstige Verwendung
Als Suppenkraut und Gemüse verwendet.

Dosierung

Keine genauen Dosierungsangaben. Tagesdosisempfehlung vom Frischpflanzenpresssaft: 1–2 Esslöffel (30 ml).

Anwendungsbeschränkungen: Risiken der bestimmungsgemäßen Anwendung therapeutischer Dosen der Droge und Nebenwirkungen sind nicht bekannt.

Patienteninformation: Giersch, Zipperleinskraut oder Podagrariakraut soll, wie der Name schon sagt, bei Gicht (= Podagra) und rheumatischen Beschwerden innerlich angewandt wirksam sein, ferner äußerlich bei Hämorrhoiden. Wissenschaftliche Belege für die Wirksamkeit der Droge liegen jedoch nicht vor.

Bewertung der Wirksamkeit: Daten zu den pharmakologischen Eigenschaften der Droge liegen nicht vor. Die Wirksamkeit der Droge ist nach den gültigen Kriterien für klinische Prüfungen von Arzneimitteln bisher nicht belegt.

Handelspräparate

Keine bekannt.

Literatur

Battelli MG, Barbieri L, Bolognesi A, Buonamici L, Valbonesi P, Polito L, Van Damme EJ, Peumans WJ, Stirpe F: Ribosome-inactivating lectins with polynucleotide:adenosine glycosidase activity. FEBS Lett, 408:355–9, 1997 May 26
Bohlmann F et al: Chem Ber 93 (1968), 981
Harborne JB, Williams CE: Phytochemistry 11 (1972), 1741–1750
Schneider V: Ernähr-Umschau 31 (1984), 54–57

Geißraute – Galega officinalis

Volkstümliche Namen: Bockskraut, Fleckenraute, Galei, Geißklee, Geißraute, echte, Pestilenzkraut, Pockenraute, Suchtkraut, Ziegenraute (dt.), French Lilac, Goat's Rue, Italian Fitch (engl.)

Familie: Fabaceae

Botanik: Eine kräftige, lebhaft grüne Staude mit zahlreichen aufrechten, etwa 40 cm bis 1 m hohen, verzweigten Stängeln. Der Wurzelstock hat haarbraune Fasern und treibt eine größere Anzahl aufrechter, geriefter, runder, hoher Stängel. Die Laubblätter sind unpaarig gefiedert und mit etwa 1,5 bis 4 cm langen und 4 bis 16 mm breiten elliptischen bis lanzettlichen stachelspitzigen Blättchen besetzt, die oberseits gesättigt grün und unterseits etwas heller sind. Die blattachselständigen, langgestielten traubigen Blütenstände setzen sich aus zahlreichen, etwa 1 cm langen, etwas nickenden Blüten zusammen. Die bläulich-weißen Kronenblätter sind kurz genagelt. Alle Staubfäden sind verwachsen. Die Frucht ist eine 2–3 cm lange und 2–3 mm dicke, runde, vielsamige Hülse, die zwischen den Samen etwas eingeschnürt ist.

Verbreitung: Wildwachsend überall in Europa und in Asien.

Geißrautenkraut

Verwendete Pflanzenteile: Geißrautenkraut, bestehend aus den getrockneten, während der Blütezeit gesammelten, oberirdischen Teilen von *Galega officinalis* L.

Inhaltsstoffe
- Guanidinderivate: Galegin (ca. 0,3 %), 4-Hydroxygalegin
- Chinazolinalkaloide (0,1 bis 0,35 %): u. a. (+)-Peganin (Vasicin)
- Flavonoide: u. a. Galuteolin
- Lectine

Pharmakologie
Der Droge wird eine hypoglykämische, antidiabetische und schwach diuretische Wirkung zugeschrieben, die bisher jedoch nicht eindeutig belegt ist.
Das in der Droge enthaltene Galegin soll im Tierversuch blutzuckersenkend wirken.
In vitro konnte eine hemmende Wirkung auf den Glucosetransport menschlicher, intestinaler Epithelzellen nachgewiesen werden.
Weiterhin wurden eine aggregationshemmende und lactagoge Wirkung erwähnt.

Anwendungsgebiete
Volksmedizin: heute nur noch als harntreibendes Mittel sowie zur unterstützenden Behandlung der Zuckerkrankheit angewendet. Eine Wirkung ist bisher nicht belegt.

Sonstige Verwendung
Landwirtschaft: als Viehfutter.

Dosierung
ED: 2 g Droge.
Aufguss: 1–2 g Droge, 3-mal täglich.
Fluidextrakt: 1–2 ml, 3-mal täglich.
Tinktur: 2–4 ml, 3-mal täglich.

Anwendungsbeschränkungen: Risiken der bestimmungsgemäßen Anwendung therapeutischer Dosen der Droge und Nebenwirkungen sind nicht bekannt. Vergiftungen sind bisher nur bei Tieren nach Aufnahme großer Mengen des Krautes beobachtet worden (bei Schafen Speichelfluss, Krämpfe, Lähmungen, Tod durch Atemlähmung).

Patienteninformation: Geißrautenkraut soll harntreibend und blutzuckersenkend wirken. Wissenschaftliche Belege hierfür fehlen. Die Anwendung kann unter Berücksichtigung der Schwere des Krankheitsbildes Diabetes und der vielen anderen, zur Verfügung stehenden, hochwirksamen und gut untersuchten Arzneimittel nicht empfohlen werden.

Bewertung der Wirksamkeit: Da die Wirksamkeit bei den beanspruchten Indikationen nicht belegt ist, wird die therapeutische Anwendung der Droge in der entsprechenden Monographie der Kommission E (1993) zu Geißrautenkraut nicht befürwortet. Angesichts der Schwere der Erkrankung und der vorhandenen wirksamen Alternativen, ist eine Anwendung bie Diabetes mellitus nicht zu vertreten.

Handelspräparate
Keine bekannt.

Literatur
Barthel A, Reuter, G: PA 23 (1968), 26
Ministry of Agriculture Fisheries and Food (Ed): Poisonous Plants in Britain and their effects on Animals and Man, HMSO, UK 1984
Reuter G: Flora 154 (1964), 136
Schreiber K, Pufahl K, Bräuninger H: Liebigs Ann Chem 671 (1964), 142

Javanische Gelbwurz – Curcuma xanthorrhiza

Volkstümliche Namen: Gelbwurz, Javanische, Javanische Kurkuma, Temoe Lawak (dt.), Curcuma, Temu Lawak, Tewon Lawa (engl.), Konèng gedè, Témù lawak (indon.), Témù lawas (malay.)

Familie: Zingiberaceae

Botanik: Ausdauernd, bis 1,75 m hoch und krautig. Die Blätter sitzen mit langen dünnen Blattscheiden auf dem Rhizom. Die Blattspreiten sind breit-lanzettlich oder länglich und mit einem schmalen, purpurnen Fleck an der Mittelrippe. Das Rhizom ist knollig verdickt, eiförmig, bis faustgroß, mit zahlreichen Wurzeln und dünnen Nebenrhizomen. Die Wurzeln sind zum Teil am Ende zu einer eiförmigen Knolle verdickt. Der Blütenstand ist groß, purpurn oder karmesinrot.

Verbreitung: Ist in den Wäldern von Indonesien und der Malaysischen Halbinsel heimisch. Angebaut wird sie vor allem auf Java, in Malaysia, Thailand und den Philippinen.

Javanische Gelbwurz

Verwendete Pflanzenteile: Javanische Gelbwurz sind die, in Scheiben geschnittenen, getrockneten, knolligen Wurzelstöcke von *Curcuma xanthorrhiza* ROXB.

Inhaltsstoffe
- Ätherisches Öl (3 bis 12 %): Hauptkomponenten ar-Curcumen (α-Curcumen, Anteil ca. 23 %), Xanthorrhizol (Anteil 20 %), β-Curcumen (Anteil 16 %), Germacren (Anteil 10 %), Furanodienon (Anteil 5 %), Furanodien (Anteil 4 %), weiterhin u. a. Campher, Germacren B, Germacral
- Curcuminoide (0,8 bis 2 %): u. a. Curcumin, Desmethoxycurcumin
- nichtphenolische Diarylheptanoide: Alnuston
- Stärke (30 bis 40 %)

Pharmakologie
Die Droge wirkt entsprechend dem Curcumawurzelstock (s. dort) choleretisch und antitumoral (beides im Tierversuch beobachtet).

Anwendungsgebiete
Innere Anwendung: bei dyspeptischen Beschwerden.
In Indonesien ist sie seit langem zur Heilung von Leber- und Gallenbeschwerden im Gebrauch.

Dosierung
Tagesdosis: 2 g Droge.
Tee: 0,5 –1,0 g (1/3 TL) auf 150 ml Wasser, 5–10 min ziehen lassen, 2–3-mal täglich nach der Mahlzeit.

Anwendungsbeschränkungen: Risiken der bestimmungsgemäßen Anwendung therapeutischer Dosen der Droge und Nebenwirkungen sind nicht bekannt. Bei längerem Gebrauch oder bei Überdosierung können Magenbeschwerden auftreten. Wegen der galletreibenden Wirkung darf die Droge bei Verschluss der Gallenwege nicht angewendet werden. Bei bestehendem Gallensteinleiden darf javanische Gelbwurz nur nach Absprache mit dem Arzt verwendet werden.

Patienteninformation: Javanische Gelbwurz wirkt galletreibend und kann bei Verdauungsstörungen hilfreich sein. Wenn Sie an einer Leber- oder Gallenwegserkrankung leiden, sollten Sie das Medikament nur nach Rücksprache mit Ihrem behandelnden Arzt einnehmen. Liegt ein Gallensteinleiden vor, dann kann es zu Gallenkoliken kommen, außerdem bei Einnahme zu großer Mengen oder längerem Gebrauch zu Magenbeschwerden.

Bewertung der Wirksamkeit: Die Droge zeigt aus phytopharmakologischer Sicht vergleichbare Effekte wie die Wurzel von *Curcuma longa*. In Tierversuchen konnte für die Droge eine choleretische, und antitumorale Wirkung nachgewiesen werden. Die Kommission E befürwortet in ihrer Monographie zu Javanische Gelbwurz (1988, 1990) die Anwendung der Droge bei dyspeptischen Beschwerden. Die Anwendungsbeschränkungen und möglichen Nebenwirkungen sollten beachtet werden.

Handelspräparate
Bilagit® Mono Kapseln (3 mal tgl. 1 Kps.)
Biozellkraft
Choldestal Krugmann® Kapseln (3 mal tgl. 1 Kps. zu den Mahlz., Tageshöchsdosis 5 Kps.)
Curcumen® Kapseln (3 mal tgl. 1 Kps.)
Infitract® Kapseln (2 mal tgl. 1 Kps.)

Literatur
Baumann J: Über die Wirkung von Chelidonium, Curcuma, Absinth und Carduus marianus auf die Galle- und Pankreassekretion bei Hepatopathien. Med Mschr 29 (1975), 173
Claeson P et al: Non-phenolic linear diarylheptanoids from Curcuma xanthorrhiza: a novel type of topical anti-inflammatory agents: Structure-activity relationship. Planta Med 62 (1996), 236–240
Guttenberg A: Das Cholagogum Curcumen. Klein Wschr 5 (1926), 1998–1999
Maiwald L, Schwantes PA: Curcuma xanthorrhiza Roxb., eine Heilpflanze tritt aus dem Schattendasein. Z Phytother 12 (1991), 35–445
N.N.: Brennpunkt ZNS. Deutsche Apotheker Ztg 137 (1997), 2166–2167
Reuter HD: Pflanzliche Gallentherapeutika (Teil I) und (Teil II). Z Phytother 16 (1995), 13–20, 77–89
Sabieraj: Wirkung von Curcuma xanthorrhiza. Deutsche Apotheker Ztg 131 (1991), 609
Schilcher H: Pharmazeutische Aspekte pflanzlicher Gallentherapeutika. Z Phytother 16 (1995), 211–222
Schmidt M: Phytotherapie: Pflanzliche Gallenwegstherapeutika. Deutsche Apotheker Ztg 135 (1995), 680–682
Veit M: Beeinflussung der Leukotrien-Biosynthese durch Curcumin. Z Phytother 14 (1993), 46

Kanadische Gelbwurzel – Hydrastis canadensis

Volkstümliche Namen: Eye Balm, Eye Root, Golden Seal, Goldenseal, Ground Raspberry, Indian Dye, Indian Paint, Indian Plant, Jaundice Root, Orange Root, Orangeroot, Warnera, Wild Curcuma, Yellow Puccoon, Yellow Root, Yellowroot (engl.)

Familie: Ranunculaceae

Botanik: Die Pflanze ist ein kleines mehrjähriges Kraut von etwa 30 cm Höhe. Sie hat einen horizontalen, unregelmäßig knotigen leuchtend gelben Wurzelstock von 0,6 bis 1,8 cm Dicke, aus dem die Wurzelfasern wachsen. Der Blütenstand treibt im Frühjahr aus und ist 1,5 bis 3 cm hoch, aufrecht, zylindrisch, mit nach unten gerichteten Haaren besetzt und hat am Grund einige kurze, braune Schuppen. Er trägt 2 deutlich genervte, dunkelgrüne und behaarte Stängelblätter. Das eine ist gestielt, das andere ungestielt, rundlich und in 5 bis 7 Lappen geteilt und fein gezähnt. Außerdem gibt es noch 1 Blatt an einem langen Stiel, das den Stängelblättern ähnlich, aber größer ist. Die Blüte ist einzeln, endständig, aufrecht, klein und hat drei kleine grünlich-weiße Blütenblätter, die sofort nach der Entfaltung abfallen. Die Frucht ist ein Köpfchen kleiner, fleischiger, länglicher und karminroter Beeren mit 1 oder 2 harten, schwarzen und glänzenden Samen. Die Frucht hat Ähnlichkeit mit einer Himbeere, ist jedoch nicht eßbar.

Verbreitung: Heimisch in den USA, kultiviert auch in anderen Gebieten

Gelbwurzwurzelstock (Hydrastiswurzelstock)

Verwendete Pflanzenteile: Gelbwurzwurzelstock ist der getrocknete Wurzelstock von *Hydrastis canadensis* L.

Inhaltsstoffe

- Isochinolinalkaloide: Hauptalkaloide Hydrastin (1,5 bis 4 %), Berberin (0,5 bis 6 %), (–)-Canadin (ca. 0,5 %)
- Stärke

Pharmakologie

Die pharmakologische Wirkung von Hydrastiswurzelstock wird auf die Inhaltsstoffe aus der Klasse der Isochinolinalkaloide zurückgeführt, insbesondere Hydrastin und Berberin, welche ausführlich untersucht und dokumentiert wurden. Berberin erwies sich als antibiotisch, immunstimulierend, choleretisch, anticonvulsiv, antispasmodisch, sedativ und uterotonisch. In vitro wurde eine signifikante Antitumorwirkung beobachtet. In klinischen Studien zeigte sich Berberin wirksam gegen Diarrhoe und Trachoma sowie zur Steigerung der Gallentätigkeit.

Für den Gesamtextrakt liegen kaum Untersuchungen und keine gesicherten Angaben vor. Eine Untersuchung der antibakteriellen Aktivität sowohl des Gesamtextraktes als auch verschiedener einzelner Komponenten ergab jeweils unterschiedliche Wirkspektren (Scazzocchio et al. 1998). Nicht nur vor dem Hintergrund dieser Ergebnisse erscheint die bei der Anwendung von Gelbwurzel oftmals getroffene Gleichsetzung mit dem Inhaltsstoff Berberin sehr fraglich.

Anwendungsgebiete

Volksmedizin: äußere Anwendung als Antiseptikum bei Wunden und Herpes labialis; innere Anwendung bei Gastritis und Diarrhoe.
Homöopathisch: bei Regelstörungen, Verdauungsstörungen und bei Sinu-Bronchitis.
Die Wirksamkeit für die volksmedizinischen und homöopathischen Anwendungen ist nicht belegt.

Dosierung

Tagesdosis bei innerer Anwendung 0,5 bis 1,0 g Droge; Zubereitungen entsprechend.

Anwendungsbeschränkungen

Die in Hydrastis rhizoma enthaltenen Alkaloide sind potentiell toxisch und vom übermäßigen Gebrauch der Droge ist dringend abzuraten. Langzeitig eingenommen, ruft die Droge Verdauungsstörungen, Stuhlverstopfungen, Erregungszustände, Halluzinationen und vereinzelt Delirien hervor. In hohen Dosen kann sie zu Erbrechen, Atembeschwerden, Bradykardie, Krämpfen und später zu zentraler Lähmung führen.
Hydrastiswurzelstock darf nicht bei erhöhtem Blutdruck eingenommen werden und – wegen der uterusstimulierenden Wirkung mehrerer seiner Inhaltstoffe – keinesfalls während einer Schwangerschaft!

Patienteninformation: Trotz der weit verbreiteten Anwendung von Hydrastiswurzelstock bei Infektionskrankheiten liegen keine gesicherten wissenschaftlichen Angaben zu seiner Wirksamkeit oder Unbedenklichkeit vor. Ein Großteil der vermuteten Arzneiwirkungen scheint auf dem Inhaltsstoff Berberin zu beruhen, zu dem auch umfangreiche Untersuchungen mit positiven Ergebnissen vorliegen. Es erscheint daher ratsam, auf Medikamente mit dem Einzelwirkstoff Berberin auszuweichen. Keinesfalls dürfen weder Gelbwurzel noch Berberin während einer Schwangerschaft eingenommen werden. Bei übermäßiger Anwendung von Hydrastispräparaten kann es zu ernsten Vergiftungserscheinungen kommen, wie Verdauungsstörungen, Stuhlverstopfungen, Erregungszuständen, Halluzinationen und vereinzelt Delirien; in hohen Dosen Erbrechen, Atembeschwerden, Bradykardie, Krämpfe und später zentrale Lähmung. Suchen Sie im Falle eines oder mehrerer dieser Symptome sofort einen Arzt auf!

Bewertung der Wirksamkeit: Eine Bewertung der Droge durch die Kommission E ist bisher nicht erfolgt. Es liegen fast keine experimentellen Daten zur Pharmakologie oder klinischen Wirksamkeit der Droge vor. Dagegen scheint bei Missbrauch eine erhebliche Anzahl von teils sehr schwerwiegenden unerwünschten Wirkungen möglich zu sein. In den USA wird die Droge gegenwärtig einer Überprüfung im National Toxicology Program unterzogen.

Handelspräparate

Gingivitol® N Lösung (Lösung mehrmalstgl. unverdünnt mit einem Wattestäbchen auf die erkrankten Stellen auftragen)

Literatur

Galeffi C et al: Canadinic acid: an alkaloid from Hydrastis canadensis. Planta Med 63 (1997), 194

Gleye J et al: Phytochemistry 13 (1974), 675

Haginiwa J, Harada M: Yakugaku Zasshi 82 (1962), 726

Inbaraj JJ, Kukielczak BM, Bilski P, Sandvik SL, Chignell CF: Photochemistry and photocytotoxicity of alkaloids from Goldenseal (Hydrastis canadensis L.). 1. Berberine. Chem Res Toxicol. 14 (2001), 1529–1534

N.N.: Monograph: Berberine. Alt Med Rev. 5 (2000), 175–177

Scassocchio F, Cometa MF, Palmery M: Antimicrobial activity of Hydrastis Canadensis extract and ist major isolated alkaloids. Fitoterapia 69 (1998), 785–791

Snow JM: Hydrastis canadensis L. (Ranunculaceae). The Protocol Journal of Botanical Medicine 2 (1998), 25–28

Gerberakazie – Acacia catechu

Volkstümliche Namen: Gerberakazie (dt.), Black Catechu, Catechu, Cutch, Dark Catechu (engl.),

Familie: Mimosaceae

Botanik: *Acacia catechu* ist ein mittelgroßer Baum mit brauner Rinde und flaumig behaarten Zweigen. Der Blattstiel der doppelt gefiederten Blätter ist ca. 15 cm lang und weist Drüsen am Grunde und zwischen den oberen 5 bis 7 cm langen Fiedern auf. Die Blüten stehen in achselständigen Ähren. Die Hülsenfrucht ist etwa 10 bis 15 cm lang, dunkelbraun, geädert und enthält 6 bis 8 Samen.

Verbreitung: Indien, Burma, Indonesien

Catechu

Verwendete Pflanzenteile: Catechu ist der aus dem Kernholz bereitete Extrakt von *Acacia catechu* (L.) WILLD.

Inhaltsstoffe

- Catechine (2 bis 12 %)
- Catechingerbstoffe (20 bis 60 %)
- braunrot gefärbte, unlösliche Catechinpolymere
- Schleimstoffe (20 bis 30 %)
- Flavonole

Pharmakologie

Die Droge soll adstringierend und antiseptisch wirken. Untersuchungen hierzu liegen jedoch nicht vor.

Anwendungsgebiete

Der Einsatz der Droge erfolgt innerlich bei chronischen Katarrhen der Schleimhäute, bei Dysenterie und Blutungen. Die äußere Anwendung erfolgt als Bestandteil von Zahntinkturen, Mund- und Gurgelwässern. Für die äußerliche Verwendung ist die Droge in blutstillenden Pulvern, Verbandwässern und Einspritzungen enthalten. Zudem findet sie Verwendung bei Colitis mucosa, Gingivitis, Stomatitis und Pharyngitis.

In Indien ist sie Bestandteil von Rezepturen gegen ulzerierte Mundschleimhaut, Halsentzündungen und Zahnschmerzen sowie Bindehautentzündungen.

In der chinesischen Medizin behandelt man damit schwer heilbare Geschwüre, Hautkrankheiten mit wässrigen Exsudaten, und im Bereich des Mundes traumatischen Verletzungen, welche mit Blutungen und Schmerzen einhergehen.

Sonstige Verwendung

Industrie/Technik: Die Droge ist Gerbmittel in der Lederindustrie und wurde früher in den Zusätzen zur Verhinderung von Kesselsteinbildung bei Dampfanlagen verwendet.

Dosierung

Droge: 3-mal täglich 0,3 g bis 2 g oral einnehmen, Einzeldosis 0,5 g.

Tinktur: 20 Tropfen auf ein Glas lauwarmes Wasser oder unverdünnt zum Pinseln.

Anwendungsbeschränkungen: Risiken der bestimmungsgemäßen Anwendung therapeutischer Dosen der Droge und Nebenwirkungen sind nicht bekannt. Bei innerlicher Anwendung hoher Dosen sind Verdauungsstörungen und Stuhlverstopfungen denkbar.

Patienteninformation: Extrakte aus Gerberakazie sind durch ihre adstringierende Wirkung hilfreich bei Entzündungen der Schleimhäute, Durchfallerkrankungen und Blutungen, z. B. bei Mundschleimhautentzündungen und Halsentzündungen. Bei innerlicher Anwendung kann es in hohen Dosen zu Verdauungsstörungen und Verstopfung kommen.

Bewertung der Wirksamkeit: Die adstringierende und antiseptische Wirkung von Catechu ist derzeit wissenschaftlich nicht belegt, aber aufgrund der enthaltenen Gerbstoffe vom Catechintyp durchaus nachvollziehbar. Zu den in der Volksmedizin beschriebenen Wirkungen liegen keine Untersuchungen vor.

Handelspräparate
Keine bekannt.

Literatur
Hänsel R, Keller K, Rimpler H, Schneider G (Hrsg): Hagers Handbuch der Pharmazeutischen Praxis. 5. Aufl., Bde 4–6 (Drogen), Springer Verlag Berlin, Heidelberg, New York, 1992–1994
Sham JSK et al: Planta Med 2 (1982), 177

Gewürznelke – Syzygium aromaticum

Volkstümliche Namen: Gewürznägelein, Gewürznelke, Gewürznelkenbaum, Kreidenelken, Nägelein (dt.), Clove, Clove tree (engl.), Clavero (span.), girofle, Giroflier (frz.)

Familie: Myrtaceae

Botanik: Die Pflanze ist ein bis 20 m hoher, pyramidenförmiger, immergrüner Baum. Der Stammdurchmesser beträgt bis 40 cm. Die Zweige sind fast rund. Die Blätter sind bis 2,5 cm lang gestielt, ledrig, elliptisch bis lanzettförmig, kurz stumpfspitzig, am Grunde keilförmig in den Blattstiel verschmälert, 9 bis 12 cm lang und 3,5 bis 4,5 cm breit. Die Blüten sind in dreifach dreigabeligen Trugdolden angeordnet. Sie sind kurz gestielt, weißlich-rosa, ca. 6 mm breit und mit 2 schuppenförmigen Vorblättern versehen. Die Früchte sind 2,5 bis 3 cm lang und 1,3 bis 1,5 cm breit. Sie sind einsamig.

Verbreitung: Auf den Molukken heimisch und wird heute dort, in Tansania, Madagaskar, Brasilien und anderen tropischen Gebieten der Erde angebaut.
Die Herkunft der Drogen: Das Nelkenöl stammt aus Madagaskar und Sansibar, die Gewürznelken vor allem aus Südostasien und Ostafrika.

Gewürznelken

Verwendete Pflanzenteile: Gewürznelken sind die von Hand gepflückten und anschließend getrockneten Blütenknospen von *Syzygium aromaticum* MERR. et M. PERRY.

Inhaltsstoffe
- Ätherisches Öl (15 bis 21 %): Hauptkomponenten Eugenol (Anteil 70 bis 90 %), Eugenylacetat (Aceteugenol, Anteil bis 17 %), β-Caryophyllen (Anteil 5 bis 12 %)
- Flavonoide: u. a. Astragalin, Isoquercitrin, Hyperosid, Quercetin-3,4'-di-O-glucosid
- Gerbstoffe (etwa 10 %): Ellagitannine, u. a. Eugenin
- Triterpene: Oleanolsäure (ca. 1 %), Crataegolsäure, Maslinsäure (ca. 0,15 %)
- Steroide: Sterole, u. a. β-Sitosterol

Pharmakologie
Der Droge werden antiseptische, bakterizide, fungizide und virustatische, darüber hinaus lokalanästhetische und spasmolytische Wirkungen zugeschrieben, die nur teilweise experimentell belegt sind. Gesicherte Angaben diesbezüglich liegen für das ätherische Öl mit seiner Hauptwirksubstanz Eugenol vor (vgl. Caryophylli aetheroleum). Die Anwendung als Abkochung bei Flatulenz und Diarrhö sowie dyspeptischen Beschwerden könnte durch den Gerbstoffgehalt erklärt werden.
Präklinik: An isolierten Herz- und Muskelzellen konnte in vitro die spasmolytische Wirkung von Nelkenöl und seiner Hauptwirksubstanz Eugenol nachgewiesen werden (Melzig und Teuscher 1991, Teuscher et al. 1990, Brandt 1988, Reiter und Brandt 1985).
Die antibakterielle Wirkung von Nelkenöl wurde eingehend untersucht. Eine keimtötende Wirkung fand sich schon nach 2–7 Minuten auf *Candida albicans, Clostridium perfringens, Escherichia coli, Klebsiella pneumoniae, Pseudomonas aeruginosa* und *Staphylococcus aureus* (Briozzo et al. 1989). Auch gegen *Salmonella thyphimurium, Salmonella enteritides, Listeria monocytogenes, Camphylobacter jejuni, Shigella flexneri* sowie *Vibro vulnificus* und weiteren Candida-Stämmen ließ sich ein starker antibakterieller Effekt von Eugenol nachweisen (Arora und Kaur 1999, Smith-Palmer et al. 1998, Kim et al. 1995). Auch die antivirale Wirkung konnte in Tierversuchen bestätigt werden (Kurokawa et al. 1998, Yukawa et al. 1996).
Nelkenöl hemmt die Prostaglandinbiosynthese um bis zu 84 % (Wagner 1989, Wagner 1987, Wagner und Wierer 1988, Wagner 1986). Neuere Untersuchungen zeigten deutlich einen entzündungshemmenden Effekt von Eugenol an Carrageenan-induzierten Ödemen an Rattenpfoten. Dieser Effekt war dosisabhängig und gegenüber der Kontrollgruppe signifikant. Die Hemmung stieg mit der verabreichten Dosis von 28 % auf 78 % (Saeed et al. 1995).

Klinik: Die schmerzstillende Wirkung von Nelkenöl wurde in Anwendungsbeobachtungen bestätigt. Bei 19 Patienten mit chronischen, migräneartigen Kopfschmerzen konnte durch die Gabe von Nelkenöl eine Schmerzlinderung bis hin zu Schmerzfreiheit erreicht werden (Amling 1991). In einer Anwendungsbeobachtung an Patienten mit akuten Erkrankungen des Bewegungsapparates konnte mit einer nelkenölhaltigen Salbe eine gute bis sehr gute Besserung der Symptome nach 10-tägiger Anwendung erreicht werden (Stalling 1989).

Anwendungsgebiete

Äußere Anwendung: bei Entzündungen im Mund- und Rachenbereich, zur lokalen Schmerzstillung und als Antiseptikum in der Zahnheilkunde.
Volksmedizin: innerlich soll die Ausheilung von Magengeschwüren positiv beeinflusst werden. Äußerlich bei Schnupfen und Kopfschmerzen.
Indische Medizin: bei Mundgeruch, Zahnschmerzen, Augenerkrankungen, Blähungen, Koliken, Gastropathie und Anorexie.

Sonstige Verwendung
Haushalt: am weitesten verbreitet ist die Verwendung der Droge als Gewürz.

Dosierung

Mundwasser: wässrige Lösung mit 1–5 % ätherischem Öl.
In der Zahnheilkunde unverdünntes ätherisches Öl.

Anwendungsbeschränkungen: Risiken der bestimmungsgemäßen Anwendung therapeutischer Dosen der Droge und Nebenwirkungen sind nicht bekannt. Selten treten allergische Reaktionen gegen Eugenol bei innerlicher oder äußerlicher Anwendung auf.

Patienteninformation: Gewürznelkenöl wirkt nachweislich antiseptisch und ist deshalb zur Behandlung von Entzündungen im Mund- und Rachenraum geeignet sowie zur lokalen Schmerzstillung bei Zahnschmerzen. Bitte beachten Sie, dass Nelkenöl in konzentrierter Form das Gewebe reizen kann.

Bewertung der Wirksamkeit: Die Kommission E (1985) empfiehlt Gewürznelken zur Behandlung von entzündlichen Veränderungen der Mund- und Rachenschleimhaut sowie in der Zahnheilkunde zur lokalen Schmerzstillung. Die antiseptische, antibakterielle, antifungale, antivirale, lokalanästhetische und spasmolytische Wirkung von Nelkenöl-Zubereitungen ist durch klinische Studien sowie experimentell im Tierversuch und in vitro belegt. Die klinischen Prüfungen sind allerdings teilweise nicht GCP-gerecht und entsprechen somit nicht den gültigen Kriterien für klinische Prüfungen von Arzneimitteln. Die antiseptische und lokalanästhetische Wirkung ist durch langjährige Erfahrung vor allem mit Kombinationspräparaten bestätigt worden und lässt auf eine Wirksamkeit der Droge schließen. Schwerwiegende Nebenwirkungen sind bei vorschriftsmäßiger Anwendung nicht zu erwarten, so dass das Nutzen-Risiko-Verhältnis als positiv bewertet werden kann.

Handelspräparate

Sedative Bombastus (Kombinationspräparat aus 2 Wirkstoffen)

Literatur

Amling R: Phytotherapeutika in der Neurologie. Z Phytother 12 (1991), 914
Arora DS, Kaur J: Antimicrobial activity of spices. Int. J. Antimicrobial Agents 12 (1999), 257–262
Brandt W: Spasmolytische Wirkung ätherischer Öle. Z Phytother 9 (1988), 33–39
Briozzo J, Núnez L, Chirife J, Herszage L: Antimicrobial activity of clove oil dispersed in a concentrated sugar solution. J Appl. Bacteriology 66 (1989), 69–75
Cai L, Wu CHD: Compounds from Syzygium aromaticum possesing growth inihibitory activity against oral pathogens. J Nat Prod 59 (1996), 987–990
Debelmas AM, Rochat J: Plant Med Phytother 1 (1967), 23
Deiniger R: Gewürznelken (Syzygium aromaticum) und Nelkenöl – aktuelle Phytopharmaka. Z Phytother 12 (1992), 205
Isaacs G: Permanent local anasthesia and anhirosis after Clove oil spillage. The Lancet 16 (1983), 882
Kato Y: Koryo 113 (1975), 17, 24
Kim J, Marshall MR, Wei C-i: Antibacterial Activity of Some Essential Oil Components against Five Foodborne Pathogens. J Agric Food Chem 443 (1995), 2839–2845
Kurokawa M, Hozumi T, Basnet P, Nakano M, Kadota S, Namba T, Kawana T, Shiraki K: Purification and Characterization of Eugeniin as an Antiherpesvirus Compound from Geum japonicum and Syzygium aromaticum. JPET 284 (1998), 728–735
Melzig M, Teuscher E: Untersuchungen zum Einfluß ätherischer Öle und ihrer Hauptkomponenten auf die Adenosinaufnahme kultivierter Endothelzellen. Plant Med 57 (1991), 41–42
Narayanan CS, Matthew AG: Ind Perf 29 (1985), 15
Reiter M, Brandt W: Relaxant Effects on Tracheal and Ileal Smooth Muscles of the Guinea Pig. Arneim. Forsch/Drug Res 35 (1985) 408–414
Saeed SA, Simjee RU, Shamim G, Gilani AH: Eugenol: a dual inhibitor of platelet-activating factor and arachidonic acid metabolism. Phytomed 2 (1995), 23–28
Smith-Palmer A, Stewart J, Fyfe L: Antimicrobial properties of plant essential oils and essences against five important food-borne pathogens. Letters in Appl Microbiology 26 (1998) 118–122
Stalling S: Erfahrungsbericht aus einer Naturheilpraxis mit der schmerzstillenden Salbe VAXICUM. Z Naturheilkunde 41 (1989), 20–23
Tanaka T, Orii Y, Nonaka GI et al: Syziginins A and B, two ellegitannins from Syzygium aromaticum. Phytochemistry 43 (1996), 1345–1348
Teuscher E, Melzig M, Villmann E, Möritz KU: Untersuchungen zum Wirkmechanismus ätherischer Öle. Z Phytother 11 (1990), 87–92

Wagner H: Zum Wirknachweis antiphlogistisch wirksamer Arzneidrogen. Z Phytother 8 (1987), 135–140
Wagner H: Search for New Plant Constituents with Potential Antiphlogistic and Antiallergic Activity. Planta Med 55 (1989), 235–241
Wagner H, Wierer M: In-vitro-Hemmung der Prostaglandinbiosynthese durch ätherische Öle, phenolische Verbindungen und Knoblauchinhaltsstoffe. Z Phytother 9 (1988), 11–13
Wagner H, Wierer M, Bauer R: In vitro-Hemmung der Prostaglandin-Biosynthese durch etherische Öle und phenolische Verbindungen. Planta Med (1986), 184–187
Willuhn G: Pflanzliche Dermatika. Eine kritische Übersicht. Deutsche Apotheker Ztg 132 (1992), 1873
Yukawa TA, Kurokawa M, Sato H, Yoshida Y, Kageyama S, Hasegawa T, Namba T, Imakita M, Hozumi T, Shiraki K: Prophylactic treatment of cytometalovirus infection with traditional herbs. Antiviral Res 32 (1996), 63–70

Gemeiner Gilbweiderich – Lysimachia vulgaris

Volkstümliche Namen: Gilbweiderich, gemeiner, Gold-Gilbweiderich, Goldkraut, Goldregen (dt.), Common Loosestrife, Loosestrife, Yellow Loosestrife, Yellow Willowherb (engl.), Grand lysimaque (frz.)

Familie: Primulaceae

Botanik: Ausdauernde Pflanze, die unterirdische Ausläufe bildet, an deren Ende Erneuerungsknospen sitzen. Der Stängel ist aufrecht, bis 1,5 m hoch und verzweigt, stumpfkantig, beblättert, dicht flaumig behaart. Die Laubblätter sind meist quirlig oder gegenständig, bis 14 cm lang und 3,5 cm breit, kurz gestielt, ganzrandig, locker rotdrüsig punktiert und schwächer flaumig behaart mit beigemischten Drüsenhaaren und mit engmaschigem Nervennetz. Die Blüten stehen in einer endständiger Rispe. Die Blütenstiele sind etwa 1 cm lang, flaum- und drüsenhaarig. Der Kelch ist bis fast zum Grund geteilt. Die Staubblattfilamente sind drüsig behaart, meist bis zur Mitte untereinander in einer den Fruchtknoten umschließenden Röhre verwachsen. Die Samen sind 3-kantig, dicht mit langen Warzen bedeckt, weißlich, 1,5 mm lang.

Verbreitung: Kommt in den gemäßigten Gebieten Europas und Asiens vor.

Gilbweiderichkraut (Lysimachiakraut)

Verwendete Pflanzenteile: Gilbweiderichkraut ist der oberirdische Teil von *Lysimachia vulgaris* L.

Inhaltsstoffe

- Flavonoide: Glykoside des Myricetin, Kämpferol und Quercetin, u. a. Rutin
- Steroide: β-Sitosterol, Stigmasterol

Die Inhaltsstoffe der Droge wurden wenig untersucht.

Pharmakologie

Die angeblich adstringierende Wirkung könnte durch die enthaltenen Flavonolglykoside und Flavonole erklärt werden.

Anwendungsgebiete

Volksmedizin: bei Skorbut, Diarrhöe und Dysenterie sowie bei Blutungen (Nasenbluten, starke Regelblutung) und Wunden.

Sonstige Verwendung
Kosmetik: als Zusatz in Haut- und Haarpflegemitteln.

Dosierung

Keine gesicherten Angaben.

Anwendungsbeschränkungen: Risiken der bestimmungsgemäßen Anwendung der Droge und Nebenwirkungen sind nicht bekannt.

Patienteninformation: Zubereitungen aus Gilbweiderichkraut sollen u. a. bei Durchfallerkrankungen, Blutungen und bei der Wundbehandlung beschwerdelindernd wirken. Wissenschaftliche Belege für die Wirksamkeit liegen jedoch nicht vor.

Bewertung der Wirksamkeit: Die Wirksamkeit der wenig untersuchten Droge ist nach den gültigen Kriterien für klinische Prüfungen von Arzneimitteln für die beanspruchten Indikationen bisher nicht belegt. Gesicherte Daten zu den Inhaltsstoffen und ihren pharmakologischen Wirkungen liegen nicht vor.

Handelspräparate

Keine bekannt.

Literatur

Hänsel R, Keller K, Rimpler H, Schneider G (Hrsg): Hagers Handbuch der Pharmazeutischen Praxis. 5. Aufl., Bde 4–6 (Drogen), Springer Verlag Berlin, Heidelberg, New York, 1992–1994

Ginkgobaum – Ginkgo biloba

Volkstümliche Namen: Elefantenohrbaum, Entenfußbaum, Fächerblattbaum, Ginkgobaum, Mädchenhaarbaum, Tempelbaum, Tempelbaum, japanischer (dt.), Bai guo, Kung Sun Shu, Pei Kuo, Pinyin, Ya Chio (chin.), Ginkgo, Maidenhair tree, Maidenhair-Tree (engl.), Arbol de los escudos, arbol sagrado (span.), Arbre aux quarante ecus, noyer du Japon (frz.), Gin kyo, Ginnan, Icho (jap.)

Familie: Ginkgoaceae

Botanik: Ein 30 bis 40 m hoher, zweihäusiger Baum mit einem Stammumfang bis 4 m. Die Bäume können mehrere hundert Jahre alt werden. Die Blätter sind fächerförmig, frischgrün, im Herbst vor dem Laubabwurf goldgelb, kahl mit parallel verlaufenden, gabelig verzweigten Nerven. Die Blüte erfolgt erst im Alter von 20 bis 30 Jahren. Die Blüten sitzen einzeln in den Achseln der obersten Nieder- oder der untersten Laubblätter der diesjährigen Kurztriebe. Die fälschlicherweise als Früchte bezeichneten Samen werden später fleischig-pflaumenartig kugelig, hellgrün oder gelblich. Sie haben einen Durchmesser von 2,5 bis 3 cm und enthalten einen zweikantigen Steinkern. Sie nehmen bei der Reifung den unangenehmen Geruch nach Butter-, Kapron- oder Valeriansäure an.

Verbreitung: China, Japan, Korea, sonst kultiviert.

Ginkgoblätter

Verwendete Pflanzenteile: Die Droge besteht aus den getrockneten Blättern von *Ginkgo biloba* L.

Inhaltsstoffe
- Flavonoide (0,5 bis 1,8 %): u. a. Monoside, Bioside und Trioside des Quercetins, Isorhamnetins, 3'-O-Methylmyristicins, Kämpferols, teilweise mit p-Cumarsäure verestert
- Biflavonoide (0,4 bis 1,9 %): z. B. Amentoflavon, Bilobetin, 5-Methoxybilobetin, Ginkgetin, Isoginkgetin
- Proanthocyanidine (8 bis 12 %)
- Diterpene: trilactonische Diterpene (0,06 bis 0,23 %), u. a. Ginkgolide A, B, C
- Sesquiterpene: trilactonisches Sesquiterpen Bilabolid (0,04 bis 0,2 %)

Pharmakologie

Die Droge wirkt antioxidativ, membranstabilisierend und durchblutungsfördernd, steigert die zerebrale Hypoxietoleranz, hemmt die altersbedingte Reduktion muscarinerger Cholinorezeptoren und α2-Adrenozeptoren und fördert die Cholinaufnahme im Hippocampus.

Präklinik: Die Ginkgoflavonglykoside und Terpenlactone (Ginkgolide und Bilobalid) zeigen im Tierversuch eine Verbesserung der Fließeigenschaften des Blutes (Noack et al. 1994, Stükker et al. 1997) durch Senkung der Viskosität, eine Inaktivierung toxischer Sauerstoffradikale (z. B. Shen und Zhou 1995), eine Förderung der zerebralen und peripheren arteriellen Durchblutung, Hemmung der Gehirnödementwicklung und Beschleunigung seiner Rückbildung (Sharma et al. 1994), eine Verbesserung der ATP und der Glucoseutilisation sowie eine Membranstabilisierung, ferner eine Verminderung von Retinaödemen und Netzhautzell-Läsionen (Belougne et al. 1996) sowie Antagonismus gegen PAF (Ginkgolide; Van Beek et al. 1998, Akisü et al. 1998) und eine neuroprotektive Wirkung (Ginkolide A und B, Bilobalid; z. B. Barkats et al 1995).

Klinik: Eine Metaanalyse konnte in 39 von 40 eingeschlossenen Studien eine Überlegenheit der Ginkgo-Präparation gegenüber der Kontrollgruppe und damit kinische Relevanz bei folgenden Indikationen demonstrieren: Zerebrale Insuffizienz, leichte bis mäßige Demenz, Alzheimer Krankheit, Multi-Infarkt-Demenz, Ohrensausen und Schwindelgefühl. Die Tagesdosierungen betrugen 120 mg bis 160 mg bei einer Behandlungsdauer von mindestens 4–6 Wochen (Kleijnen und Knipschild 1992 a, b).

Nach Veröffentlichung der Kommission E-Monographien von 1994 wurden 5 klinische Studien mit insgesamt 502 Patienten publiziert (Hofferbeth 1994, Vesper und Hänsgen 1994, Kanowski et al. 1996, Le Bars et al. 1997, Naurer et al. 1997). Diese 5 Studien erstreckten sich über einen Behandlungszeitraum von 12 bis 52 Wochen. In drei von diesen Studien wurden auf allen der drei geforderten Beurteilungsebenen (Psychopathologie, Gedächtnisleistung und Alltagskompetenz) signifikante Ergebnisse erzielt (Hofferbert 1994, Kanowski et al. 1996, Le Bars 1997), in einer anderen Studie konnten auf der psychometrischen Ebene signifikante Ergebnisse erzielt werden (Maurer et al. 1997) sowie in einer Studie eine Verbesserung der zerebralen Insuffizienz (Vesper und Hänsgen 1994).

Eine Studie zur Wirksamkeit von Ginkgo-biloba-Spezialextrakt EGb 761 wurde an ambulanten Patienten mit leicht bis mäßig ausgeprägter primär degenerativer Demenz vom Alzheimer Typ (DAT) und Multi-Infarkt Demenz (MID) durchgeführt. An dieser prospektiven, randomisierten, doppelblinden, plazebokontrollierten, multizentrischen Studie nahmen 216 Patienten teil. Sie erhielten zweimal täglich je eine Kapsel a 120 mg EGb 761 oder Plazebo über einen Behandlungszeitraum von 24 Wochen. Es konnte eine klinisch relevante und der Kontrollgruppe überlegende Verbesserung der Einschätzung des allgemeinen Gesundheitszustandes (CGIC), der SKT zur Beurteilung der kognitiven Funktionen Aufmerksamkeit und Erinnerungsvermögen sowie Nürnberger Alter-Beobachtungsskala (NAB) für die Verlaufsbeobachtung des Grades an Unabhängigkeit bei der Bewältigung der Angelegenheiten des täglichen Lebens ermittelt werden (Kanowski et al. 1997).

Anwendungsgebiete
a) Bei Hirnleistungsstörungen mit den Symptomen Schwindel, Ohrensausen, Cephalgie, Stimmungslabilität mit Ängstlichkeit und mnestischen Störungen, ebenfalls bei peripherer arterieller Durchblutungsstörung (Stadium II nach Fontaine) und als unterstützende Therapie bei Tinnitus vaskulärer Ursache bzw. Einschränkungen des Hörvermögens infolge eines Zervikalsyndroms.
Zubereitung A: bei vaskulär oder degenerativ bedingter Retinopathie und beim Verschluss der Vena centralis retinae (oder einer ihrer Äste) sowie Polyneuropathie sind positive Studienergebnisse vorhanden, jedoch liegen für diese Indikationen noch keine Zulassungen vor.
b) Bei Hirndurchblutungsstörungen mit den Symptomen Konzentrationsschwäche, Vergesslichkeit, Verwirrtheit, Schwindel, Cephalgie, Ohrensausen und mnestischen Störungen.
Volksmedizin: darüber hinaus bei chronisch venöser Insuffizienz.
Homöopathie: bei Tonsillitis, Cephalgien und Schreibkrämpfen.
Chinesische Medizin: bei Asthma, Tinitius, Hypertonie und Angina pectoris.

Sonstige Verwendung
Kosmetik: als Zusatz in Hautpflege- und Haarwaschmitteln.

Dosierung
a) TD (p. o.): 120 mg Extrakt (in klinischen Studien wurden Gaben bis zu 240 mg verabreicht).
b) TD (p. o.): 90–120 mg Extrakt (in klinischen Studien wurden Gaben bis zu 160 mg verabreicht).
Chinesischen Medizin: Tagesdosis 3–6 g Blätter als Infus.
Homöopathisch: 5 Tropfen oder 1 Tablette oder 10 Globuli oder 1 Messerspitze Verreibung alle 30–60 min (akut) oder 1–3-mal täglich (chronisch); parenteral: 1–2 ml s. c. akut: 3-mal täglich; chronisch einmal täglich (HAB1).
Die Präparate enthalten in der Regel Trockenextrakt (Droge-Extrakt-Verhältnis: 35–67:1), standardisiert auf Ginkgoflavonglykoside und Terpenlaktone. Auszugsmittel: Aceton 60 % V/V.

Anwendungsbeschränkungen: Risiken der bestimmungsgemäßen Anwendung therapeutischer Dosen der Droge sind nicht bekannt. Sensibilisierung ist denkbar.
Nebenwirkungen: Bei parenteraler Applikation wurden gelegentlich Kreislaufregulationsstörungen, allergische Hautreaktionen und Venenentzündungen beschrieben. Ginkgo könnte möglicherweise die Fertilität negativ beeinflussen (Ondrizek 1999). In der Literatur sind nach Langzeitanwendung von Ginkgo-Präparaten bislang 4 Fallbeispiele von spontanem subduralem Hämatom, Subarachnoidalblutung und verlängerter Blutungszeit beschrieben (Matthews 1998, Rowen 1996, Vale 1998). Deshalb wird derzeit noch diskutiert, ob G.-biloba Extrakt zusammen mit blutverdünnenden Arzneimitteln eingenommen werden sollte.
Gegenanzeigen: Überempfindlichkeitsreaktionen auf Ginkgopräparate.
Mögliches Auftreten von Zuckungen und Krämpfen, gefolgt von Atonie und Adynamie bei akuter Toxizität.

Patienteninformation: Gingko-biloba-Blätter steigern nachweislich die Gedächtnisleistung und das Lernvermögen und fördern die Durchblutung sowie die Kompensation von Gleichgewichtsstörungen. Bitte beachten Sie, dass vor der Behandlung mit Gingko-Extrakt geklärt werden sollte, ob die Krankheitssymptome nicht auf einer spezifisch zu behandelnden Grunderkrankung beruhen.

Bewertung der Wirksamkeit: Die Kommission E (1994) empfiehlt den Trockenextrakt aus Gingko-biloba-Blättern bei dementiellem Syndrom, primär degenerativer Demenz, vaskulärer Demenz und Mischformen aus beiden. Die therapeutische Wirkung von Zubereitungen aus Gingko-biloba-Blättern ist durch viele klinische Studien belegt. Die klinischen Prüfungen sind GCP-gerecht und entsprechen somit den gültigen Kriterien für klinische Prüfungen zur Wirksamkeit von Arzneimitteln. Schwerwiegende Nebenwirkungen sind bei vorschriftsmäßiger Anwendung nicht zu erwarten, so dass das Nutzen-Risiko-Verhältnis als positiv bewertet werden kann.

Handelspräparate:
Tebonin®: Tebonin® forte 40 mg: Dement. Syndrom: 3-mal tgl. 1–2 Filmtabletten bzw. 3-mal tgl. 20–40 Tropfen; Claudic. Intermittens, Vertigo, Tinnitus: 3-mal tgl. 1 Filmtablette bzw. 3-mal tgl. 20 Tropfen; Tebonin spezial® 80 mg: Dement. Syndrom: 2–3-mal tgl. 1 Filmtablette; Claudic. Intermittens, Vertigo, Tinnitus: 2-mal tgl. 1 Filmtablette; Tebonin intens® 120 mg: 2-mal tgl. 1 Filmtablette
GINKOBIL® Ratiopharm: 3-mal tgl. 1 Filmtablette, falls erforderlich 3-mal tgl. 2 Filmtabletten bzw. 3-mal tgl. 20 Tropfen (1 ml), falls erforderlich 3-mal tgl. 40 Tropfen (2 ml)
Gingium®: Hirnleistungsstörung: 3-mal tgl. 1–2 Filmtabletten bzw. 18–36 Tropfen;

Claudic. Intermittens, Schwindel, Tinnitus: 2-mal tgl. 1–11/2 Filmtabletten bzw. 18–27 Tropfen

Craton®

Rökan®: Dement. Syndrom: 3-mal tgl. 1–2 Filmtabletten 40 mg/2–3-mal tgl. 1 Filmtablette 80 mg bzw. 3-mal tgl. 20–40 Tropfen; Claudic. Intermittens, Vertigo, Tinnitus: 3-mal tgl. 1 Filmtablette 40 mg bzw. 3-mal tgl. 20 Tropfen; 2-mal tgl. 1 Filmtablette Rökan® Novo 120 mg

Literatur

Akisü M, Kültürsay N, Coker I, Hüseyinov A: Platelet-Activating Factor is an important mediator in hypoxic ischemic brain injury in the newborn rat. Biology of the Neonate 74 (1998), 439–444

American Psychiatric Association (Ed): DSM-IV. Diagnostic and Statistical Manual of Mental Disorders, 4th Ed.ition. R. R. Donnelly & Sons Company 1994

Amling R: Phytotherapeutika in der Neurologie. Z Phytother 12 (1991), 9

Anon: Phytopharmaka für ältere Menschen: Ginkgo, Kava, Hypericum und Crataegus. Deutsche Apotheker Ztg 135 (1995), 400–402

Anon: Psycho-Phytos: Ginkgo, Johanniskraut und Kava-Kava. Deutsche Apotheker Ztg 135 (1995), 1632–1634

Barkats M, Venault P, Christen Y, Cohen-Salmon C: Effect of long-term treatment with EGb 761 on age-dependent structural changes in the hippocampi of three inbred mouse strains. Life Sci 56 (1995), 213–222

Bauer R, Zschocke S: Medizinische Anwendung von Ginkgo biloba Geschichtliche Entwicklung. Z Phytother 17 (1996), 275–283

Belougne E, Aguejouf O, Imbault P, Azougagh Oualane F, Doutremepuich F, Droy-Lefaix MT, Doutremepuich C: Experimental thrombosis model induced by laser beam. Application of Aspirin and an extract of Ginkgo biloba: EGb 761. Thrombosis Research 82 (1996), 453–458

Beske F, Kunczik T: Frühzeitige Therapie kann Milliarden sparen. Der Kassenarzt 42 (1991), 36–42

Blaha L: Differentialdiagnose der zerebralen Insuffizienz in der Praxis. Geriatrie und Rehabilitation 2, (1989), 23–28

Braquet P (Ed): Ginkgolides. Chemistry, Biology, Pharmacology and Clinical Perspectives. Vol I. JR Prous Science, Barcelona 1988

Braquet P (Ed): Ginkgolides. Chemistry, Biology, Pharmacology and Clinical Perspectives. Vol II. JR Prous Science, Barcelona 1989

Brüchert E, Heinrich SE, Ruf-Kohler P: Wirksamkeit von LI 1370 bei älteren Patienten mit Hirnleistungsschwäche. Münch Med Wschr 133 (Suppl 1), (1991), 9–14

Bundesgesundheitsamt (Ed): Empfehlungen zum Wirksamkeitsnachweis von Nootropika im Indikationsbereich „Demenz" (Phase III). Bundesgesundheitsblatt 7 (1991), 342–350

Burkard G, Lehrl S: Verhältnis von Demenzen vom Multiinfarkt- und vom Alzheimertyp in ärztlichen Praxen. Münch Med Wschr 133 (Supp. 1), (1991), 38–43

Caesar W: Alles über Ginkgo. Deutsche Apotheker Ztg 134 (1994), 4363

Della Loggia R, Sosa S, Tubaro A et al: Anti-inflammatory activity of Ginkgo biloba flavonoids. Planta Med 59 (1992), A588

Deutsches Institut für medizinische Dokumentation und Information (Ed): ICD-10. Internationale und statistische Klassifikation der Krankheiten und verwandter Gesundheitsprobleme. 10. Revision. Bd 1. Urban & Schwarzenberg, München Wien Baltimore 1994

Dfeudis FV: Ginkgo biloba extract (EGb 761): Pharmacological activities and clinical applications. In: Elsevier Editions Scientifiques Paris 1991.

Dingermann T: Phytopharmaka im Alter: Crataegus, Ginkgo, Hypericum und Kava-Kava. PZ 140 (1995), 2017–2024

Dorn M, Bräunig B, Gross HD: Ginkgo-Dragees bei zerebraler Leistungsschwäche. Z Phytother 12 (1991), 180

Ermini-Fünfschilling D: Möglichkeiten und Grenzen eines Gedächtnistrainings mit Patienten bei beginnender Demenz. Z Moderne Geriatrie 12 (1992), 459–456

Gruenwald J: Ginkgo biloba auf dem wissenschaftlichen Prüfstand. Therapeutikon 5 (1991), 92–93

Gruenwald J: Ginkgo biloba bei Hirnleistungsstörungen. Neue Belege der Wirksamkeit. Therapiewoche 41 (1991), 625–626

Hänsel R, Keller K, Rimpler H, Schneider G (Ed): Hagers Handbuch der Pharmazeutischen Praxis. 5. Aufl., Bde 4–6 (Drogen), Springer Verlag Berlin, Heidelberg, New York, 1992–1994

Hartmann A, Schulz V (Ed): Ginkgo biloba, Aktuelle Forschungsergebnisse 1990/91. Münch Med Wschr 133 (1991), 1–64

Hofferberth B: The efficacy of EGb 761 in Patients with Senile Dementia of the Alzheimer Type, A Double-Blind, Placebo-Controlled Study on Different Levels of Investigation. Hum Psychopharmacol 9 (1994), 215–222

Hopfenmüller W: Nachweis der therapeutischen Wirksamkeit eines Ginkgo biloba-Spezialextraktes. Metaanalyse von 11 klinischen Studien bei Patienten mit Hirnleistungsstörungen im Alter Arzneim Forsch/Drug Res 44 (1994), 1005–1013

Joyeux M et al: Comparative antilipoperoxidant, antinecrotic and scavenging properties of terpenes and biflavones from Ginkgo and some flavonoids. Planta Med 61 (1995), 126–129

Kanowski S, Herrmann WM, Stephan K, Wierich W, Hörr R: Proof of efficacy of the Ginkgo biloba special extract EGb 761 in outpatients suffering from mild to moderate primary degenerative dementia of the Alzheimer type or multi-infarct dementia. Pharmacopsychiatry 29 (1996), 47–56

Kanowski S: Klinischer Wirksamkeitsnachweis bei Nootropika. Münch Med Wschr 133 (1991), 5–8

Kanowski S, Herrmann WM, Stephan K, Wierich W, Horr R: Proof of efficacy of the Ginkgo biloba spezial extract EGb 761 in outpatients suffering from mild to moderate primary degenerative dermenta of the Alzheimer type or multi-infarct dementia. Phytomedicine 4 (1997), 3–13

Kidd PM: A review of nutrients and botanicals in the integrative management of cognitive dysfunction. Alternative Medicine Review. 4 (3) (1999), 144–161

Kleijnen J, Knipschild P: Ginkgo biloba for cerebral insufficiency. Br J Clin Pharmac 35 (1992a), 352–358

Kleijnen J, Knipschild P: Ginkgo biloba. Lancet (1992b), 1136–1139

Koalik F et a: Kombinierte Anwendung von nootroper Therapie und kognitivem Training bei chronischen organischen Psychosyndromen. Neuropsychiatrie 6 (1992), 47–52

Krieglstein J: Neuroprotective properties of Ginkgo biloba-constituents. Z Phytother 15 (1994), 92–96

Kurz A: Ginkgo biloba bei Demenzerkrankungen. In: Loew, D.; Rietbrock, N. (Ed.): Phytopharmaka. Steinkopff Verlag, Darmstadt 1995, S 145–149

Le Bars PL, Katz MM, Berman N, Itil TM, Freedman AF, Schatzberg AF: A Placebo-Controlled, Double-blind, Randomized Trial of an Extract of Ginkgo Biloba for Dementia. JAMA 278 (1997), 1327–1332

Maurer K, Ihl R, Dierks T, Frölich L: Clinical efficacy of ginkgo biloba special extract EGb 761 in dementia of the alzheimer type. J Psychiat Res 31 (1997), 645–655

Matthews MK: Association of Ginkgo biloba with intracerebral hemorrhage. Neurology 50 (1998), 1933–4

Nieder M: Pharmakokinetik der Ginkgo-Flavonole im Plasma. Münch Med Wschr 133 (1991), 61–62

Noack T, Deitmer P, Golenhofen K: Ginkgo-Extrakt verstärkt die aktivierende Wirkung von Heptaminol auf isolierte Venen. Phlebologie 23 (1994), 49–53

Oberpichler-Schwenk H, Krieglstein J: Pharmakologische Wirkungen von Ginkgo-biloba-Extrakt und -Inhaltsstoffen. Pharmazie in unserer Zeit 21 (1992), 224–235

Ondrizek RR et al: An alternative medicine study of herbal effects on the penetration of zona-free hamster occytes and the integrity of sperm deoxyribonucleic acid. 71(3) (1999), 517–22
Pfister-Hotz G: Phytotherapie in der Geriatrie. Z Phytother 18 (1997), 165–162
Riederer P, Laux G, Pöldinger,W (Eds): Neuropsychopharmaka. Band 5: Parkinsonmittel und Nootropika. Springer Verlag, Wien New York 1992, S. 161–324
Rowen J, Lewis S: Spontaneus bilateral subdural hematomas associated with chronic Ginkg biloba ingestion. Neurology 46(6) (1996), 1775–6
Rupalla K et al: Neuroprotektive Wirkungen des Ginkgo-biloba-Extrakts und seiner Inhaltsstofe. In: Loew, D.; Rietbrock, N. (Ed.): Phytopharmaka in Forschung und klinischer Anwendung. Steinkopff Verlag, Darmstadt 1995, 17–27
Schilcher H: Ginkgo biloba L. Z Phytother 9 (1988), 119
Schmid et al: Ginkgo, Ur-Baum und Arzneipflanze, Mythos, Dichtung und Kunst. 1994.
Schmid M, Schmoll H (Ed): Ginkgo. Wissenschaftliche Verlagsgesellschaft mbH Stuttgart 1994
Schwabe U, Paffrath D (Ed): Arzneiverordnungsreport '95. Gustav Fischer Verlag, Stuttgart Jena 1995, S 214–224, 373–374
Sharma HS, Westman J, Nyberg F, Cervós-Navarro J, Dey PK: Neuroprotective effects of an extract of ginkgo biloba (EGb 761) in heat stress induced brain damage in the rat. in: Zeisberger E, Schönbaum E, Lomax P (Eds): Thermal balance in health and disease. APS Advances in Pharmacological Sciences. Birkkhäuser Verlag, Basel Boston Berlin. 1994, 461–467
Shen J-G, Zhou D-Y: Efficiency of ginkgo biloba extract (EGb 761) in antioxidant protection against myocardial ischemia and reperfusion injury. Biochem Mol Biol Int 35 (1995), 125–134
Sowers S, Weary PE, Collins OD, Cnoley EP: Ginkgo tree dermatitis. Arch Dermatol 81 (1965), 452–456
Spegg H: Ginkgo biloba – ein Baum aus Urzeiten, ein Phytopharmakon mit Zukunft. PTA 4 (1990), 576
Sprecher E: Pflanzliche Geriatrika. Z Phytother 9 (1988), 40
Sticher O, Hasler A, Meier B: Ginkgo biloba – Eine Standortbestimmung. Deutsche Apotheker Ztg 131 (1991), 1827
Sticher O: Ginkgo biloba – Ein modernes pflanzliches Arzneimittel. Vierteljahresschrift der Naturforschenden Gesellschaft in Zürich 138/3 (1993), 125–168
Sticher O: Quality of Ginkgo preparations. Planta Med 59 (1993), 2–11
Stücker O, Pons C, Duverger JP, Drieu K, D'Arbigny P: Effect of Ginkgo biloba extract (EGb 761) on the vasospastic response of mouse cutaneous arterioles to platelet activation. Int J Microcirc 17 (1997), 61–66
Tang W, Eisenbrand G: Chinese Drugs of Plant Origin. Springer Verlag Heidelberg 1992
Vale S: Subarachnoid hemorrhage associated with Ginkgo biloba. Lancet 352(9121) 1998, 36
Van Beek TA, Bombardelli E, Morazzoni P, Peterlongo F: Ginkgo biloba L. Fitoterapia 69 (1998), 195–244
Vesper J, Hänsgen KD: Efficacy of Ginkgo biloba in 90 Outpatients with Cerebral Insufficiency Caused by Old Age. Phytomedicine 1 (1994), 9–16
Volz HP, Hänsel R: Ginkgo biloba – Grundlagen und Anwendung in der Psychiatrie. Psychopharmakotherapie 1 (1994), 70–76
Volz HP, Hänsel R: Kava-Kava und Kavain in der Psychopharmakotherapie. Psychopharmakotherapie 1 (1994), 33–39
Vorberg G, Schenk N, Schmidt U: Wirksamkeit eines neuen Ginkgo-biloba-Extraktes bei 100 Patienten mit zerebraler Insuffizien. Z Herz + Gefäße 9 (1989), 396–401
WHO Monograph: Folium Gingko. World Health Organization Geneva. 1 (1999), 154–167
Wichtl M: Pflanzliche Geriatrika. Deutsche Apotheker Ztg 132 (1992), 1576

Ginseng – Panax ginseng

Volkstümliche Namen: Allheilkraut, Gilgen, Ginseng, Ginseng, Amerikanischer, Ginseng, Echter, Koreanischer Ginseng, Kraftwurz, Samwurzel (dt.), American Ginseng, Chinese Ginseng, Five-fingers, Ginseng, Korean Ginseng, Red berry (engl.)

Familie: Araliaceae

Botanik: Ausdauernd, aufrecht und 30 bis 80 cm hoch. Sie hat einen kahlen, runden Stängel und trägt lang gestielte, 5-zählig gefingerte Blätter in 2- bis 4-zähligen, endständigem Wirtel. Die Blättchen sind 7 bis 20 cm lang und 2 bis 5 cm breit. Die Pflanze hat einen spindelförmigen, an der Spitze oft handförmig geteilten Wurzelstock, der mitunter die Form einer menschlichen Gestalt hat. Der Blütenstand ist einfach oder verzweigt mit 1 bis 3, 15 bis 30-blütigen Dolden. Die Blüten sind zwittrig und mit weiß-grünlicher Krone. Die Früchte sind etwa erbsengroße, kugelige bis nierenförmige, scharlachrote, glatte und glänzende Steinfrüchte, die jeweils 2 Samen enthalten.

Verbreitung: *P. ginseng* ist heimisch von Nepal bis in die Mandschurei und wird in China, Korea, Japan und Rußland kultiviert.

Ginsengwurzel

Verwendete Pflanzenteile: Ginsengwurzel besteht aus den getrockneten Haupt-, Neben- und Haarwurzeln von *Panax ginseng* C. A. MEYER.

Inhaltsstoffe

- Triterpensaponine (0,8 bis 6 %, hoher Gehalt in den Nebenwurzeln):
- Aglykon (20S)-Protopanaxadiol: u. a. Ginsenoside Ra1, Ra2, Ra3, Rb1, Rb2, Rb3, Notoginsenosid R4, Rs1, Rs2, Malonylginsenoside Rb1, Rc, Rd
- Aglykon (20S)-Protopanaxtriol: u. a. Ginsenoside Re, Rf, Rg1, Notoginsenosid R1
- Aglykon Oleanolsäure: u. a. Ginsenosid Ro, Chikusetsusasaponin-V
  Hauptkomponenten Rb1 (0,15 bis 1,2 %), Rb2 (0,06 bis 0,8 %), Rc (0,1 bis 1,2 %), Rd (0,04 bis 0,7 %), Re (0,15 bis 1,5 %), Rg1 (0,2 bis 0,6 %)
- wasserlösliche Polysaccharide: Panaxane A bis U (Peptidoglykane)
- Polyine, u. a. Falcarinol (Panaxynol), Falcarintriol (Panaxytriol), mit Essigsäure oder Linolensäure veresterte Vertreter

Pharmakologie
Präklinik: Die pharmakologische Wirkung der Ginsengwurzel hängt vom Gehalt an Triterpensaponinen (Ginsenosiden) ab. Bislang konnten 25 Ginsenoside isoliert werden, die eine komplexe Vielzahl unterschiedlicher, z. T. opponierender Wirkungen entfalten, so unter anderem antineoplastische (Kim et al. 1999; Lee et al. 1999), antioxidative (Lee et al. 1998; Maffei et al. 1999; Voces et al. 1999) und immunstimulierende (Singh et al. 1983; 1984) Wirkungen, eine Hemmung der Blutplättchenaggregation (Teng et al. 1989; Kuo et al. 1990), Erniedrigung des Blutalkoholspiegels (Lee et al. 1987; Koo 1999) sowie lipidsenkende (Inoue et al. 1999) und kardiotrope Wirkungen (Wu und Cheng 1987; Wu et al. 1995). In präklinischen Studien wurde für Ginseng-Droge, -Extrakte und isolierte Ginsenoside eine adaptogene Wirkungen nachgewiesen, d. h. eine Antistress-Wirkung durch unspezifische Erhöhung der körpereigenen Abwehr gegen exogene Stressoren physikalischer, chemischer und biologischer Art. Diese Wirkweise wurde auf neuroendokrine Wirkungen auf das Hypothalamus-Hypophysen-Nebennierenrinden-System, auf die direkte Aktivierung detoxifizierender Enzymsysteme oder auf immunmodulatorische Mechanismen zurückgeführt.
In verschiedenen Stressmodellen, z. B. Immobilisationstesten, Kältestress und Hitzestress sowie unter Bestrahlung wurde die Belastbarkeit von Versuchstieren nach Verabreichung von Ginsengwurzel erhöht.
Klinik: Allein innerhalb der letzten 10 Jahre wurden über 20 klinische Studien durchgeführt, um die therapeutische Wirkung von Ginseng im Zusammenhang mit physischem und psychischem Stress zu untersuchen. In zwei placebokontrollierten Studien mit 113 Teilnehmern konnte Ginseng die unspezifische körpereigene Stressbewältigung steigern (Kaneko et al. 1996; 1997). Die oftmals anekdotisch kolportierte Fähigkeit des Ginseng, auch im gesunden, nicht-gestressten Individuum die körperliche Leistungsfähigkeit zu steigern, wurde hingegen in der Zwischenzeit mehrfach widerlegt (van Schepdael 1993; Collomp et al. 1996; Engels et al. 1996; Engels und Wirth 1997; Allen et al. 1998), während übereinstimmend positive Wirkungen auf kognitive und psychomotorische Funktionen berichtet werden (Sorensen und Sonne 1996; Ziemba et al. 1999; Kennedy et al. 2000). Eine signifikante Verbesserung der subjektiven Befindlichkeit zeigte sich bei einer Vielzahl von Patienten mit unspezifischen Beschwerden ohne feststellbare organische Ursache (Sakata et al. 1999), während des Klimakteriums (Ogita 1990; Tode et al. 1999) und bei Alterdiabetes (Yano 1994; Sotaniemi et al. 1995). Eine deutlich festzustellende Erhöhung immunologischer Parameter durch Ginseng zeigte sich in mehreren placebokontrollierten Studien sowohl an kranken Patienten (Shin et al. 1993; Woo et al. 1993; Scaglione et al. 1994; Cho et al. 1996; Suh et al. 1998) als auch bei der Influenza-Prophylaxe gesunder Probanden nach vorheriger Impfung (Scaglione et al. 1996). Epidemiologische Studien lieferten Hinweise auf einen Zusammenhang zwischen Ginseng und einem verminderten Krebsrisiko (Yun und Choi 1990; 1995; 1998; Chin et al. 2000).

Anwendungsgebiete
Innere Anwendung: bei Müdigkeit- und Schwächegefühl, bei Nachlassen der Leistungs- und Konzentrationsfähigkeit.
Volksmedizin: bei kalten Gliedmaßen, Appetitlosigkeit, Kachexie, Angstzuständen, Impotenz und Unfruchtbarkeit und dadurch bedingter Depression, Hypotonie, Neuralgie und Neurasthenie sowie Schlaflosigkeit.
Chinesische Medizin: bei Bluthusten, Durst, Magenstörungen und Erbrechen.
Homöopathie: Rheuma und Schwächezustände.

Sonstige Verwendung
Haushalt: in Marmeladen und Konfekt enthalten.
Kosmetik: Zusatz in Haut- und Haarpflegemitteln.

Dosierung
Tagesdosis: 1–2 g Droge.
Tee: 3 g (1 TL) auf 150 ml, 5–10 min ziehen lassen, über 3–4 Wochen 3–4-mal täglich 1 Tasse einnehmen.
Abkochung (Volksmedizin): TD: 1–9 g; dreimal täglich.
Homöopathisch: 5–10 Tropfen, 1 Tablette, 5–10 Globuli, 1 Messerspitze Verreibung 1–3-mal täglich oder 1 ml Injektionslsg. s. c. 2-mal wöchentlich (HAB).
Von der Kommission E wird eine Tagesdosis von 1–2 g Droge empfohlen. Verwendung finden neben der reinen Droge in Pulverform auch ethanolisch-wässrige Trockenextrakte (3–7:1), die sich auch bereits in der therapeutischen Anwendung bewährt haben (Scaglione et al. 1994, 1996; Sorensen und Sonne 1996; Kennedy et al. 2000) Viele koreanische und japanische Studien zur klinischen Wirksamkeit wurden allerdings mit weit höheren Mengen von 3–6 g pulverisierter Droge durchgeführt.

Anwendungsbeschränkungen: Risiken der bestimmungsgemäßen Anwendung therapeutischer Dosen der Droge und Nebenwirkungen sind nicht bekannt. Bei Überdosierung kann es zu Schlaflosigkeit, Hypertonie und Ödembildung kommen (‚ginseng abuse syndrom'). Zur möglichen Interaktion von Ginseng mit dem Antikoagulanz Warfarin liegen widersprüchliche Ergebnisse vor (Janetzky und Morreale 1997, Zhu et al. 1999, Vaes und Chyka 2000). Bei gleichzeitiger Einnahme von Ginseng und Antidiabetika, Antikoagulantien sowie Schleifendiuretika sollte ein Arzt konsultiert werden. Vor einer Operation sollten Ginseng-Präparate abgesetzt werden (Ang-Lee et al. 2001). Die Anwendung während Schwangerschaft und Stillzeit kann nicht empfohlen werden.

Patienteninformation: Extrakte aus Ginsengwurzel steigern die körpereigenen Abwehrkräfte gegen vielfältige Formen von Stress sowohl körperlicher wie geistiger und seelischer Natur. Bei vorschriftsmäßigem Gebrauch sind keine Risiken oder Nebenwirkungen der Einnahme bekannt. Bei übermäßigem Ginseng-Konsum können Schlaflosigkeit und Bluthochdruck resultieren. Aufgrund mangelnder wissenschaftlicher Erkenntnisse, ist von einer Einnahme während der Schwangerschaft und Stillzeit vorsichtshalber abzuraten. Wenn gleichzeitig Antidiabetika, Antikoagulantien oder Diuretika benötigt werden, sollte die Anwendung von Ginseng-Präparaten mit einem Arzt besprochen werden.

Bewertung der Wirksamkeit: Die Kommission E bewertet die Droge in ihrer Monographie von 1991 positiv und befürwortet die Anwendung als Tonikum zur Stärkung und Kräftigung bei Müdigkeits- und Schwächegefühl, nachlassender Leistungs- und Konzentrationsfähigkeit sowie in der Rekonvaleszenz.

Handelspräparate

Doppelherz® Ginseng Aktiv (3mal tgl. 1 Gläschen (= 15 ml) einnehmen)
Ginsana® G (Tonic: Für Erw. 1 Meßb. (= 15 ml) pro Tag nach den Mahlz.; Kapseln: Für Erw. 2 Kps. pro Tag)
Kumsan® Ginseng
Roter Ginseng (Tgl. 3–4 Kps. vor dem Frühstück)
Weitere Mono- und Kombinationspräparate

Literatur

Allen JD, McLung J, Nelson AG, Welsch M: Ginseng supplementation does not enhance healthy young adults' peak aerobic exercise performance. J Am Coll Nutr. 17 /1998), 462–466
Ang-Lee MK, Moss J, Yuan CS: Herbal medicines and perioperative care. JAMA 286 (2001), 208–216
Attele AS et al: Ginseng pharmacology: multiple constituents and multiple actions. Biochem Pharmacol 58(11) (1999), 1685–93
Avakian EV et al: Planta Med 50 (1984), 151
Baldwin CA et al: Pharm J 237 (1986), 583
Bauer R: Neues von ‚immunmodulierenden Drogen' und ‚Drogen mit antiallergischer und antiinflammatorischer Wirkung'. Z Phytother 14 (1993), 23–24
Blasius H: Phytotherapie: Adaptogene Wirkung von Ginseng. Deutsche Apotheker Ztg 135 (1995), 2136–2138
Caesar W: Ginsengwurzel in Europa. Eine alte Geschichte. Deutsche Apotheker Ztg 131 (1991), 935
Cho YK, Kim YK, Lee I, Choi MH, Shin YO: The effect of Korean red ginseng (KRG), zidovudine (ZDV), and the combination of KRG and ZDV on HIV-infected individuals. J Korean Soc Microbiol. 31 (1996), 353–360
Choi H et al: Clinical efficacy of Korean red ginseng for erectile dysfunction. Int J Impot Res 7(3) (1995), 181–6
Choi Y et al: In vitro and in vivo experimental effect of Korean red ginseng an erection. J Urol 162(4) (1999), 1508–11
Collomp K, Wright F, Collomp R, Shamari K, Bozzolan F, Préfaut C: Ginseng et exercice supramaximal. Science & Sports. 11 (1996), 250–251
Engels HJ, Said JM, Wirth JC: Failure of chronic ginseng supplementation to affect work performance and energy metabolism in healthy adult females. Nutr Res. 16 (1996), 1295–1305
Engels HJ, Wirth JC: No ergogenic effects of ginseng (Panax ginseng C.A. Meyer) during graded maximal aerobic exercise. J Am Diet Assoc. 97 (1997), 1110–1115
Fulder SJ: Am J Chin Med 9 (1981), 112
Fuzzati N et al: Liquid chromatography-electrospray mass spectrometric identification of ginsenosides in Panax ginseng roots. J Chromatogr A 854(1–2) (1999), 69–79
Hansen L, Boll PM: Phytochemistry 25 (1986), 285
Hirakura K, Morita M, Nakajima K et al: Polyacetylenes from them roots of Panax ginseng. Phytochemistry 30 (1991), 3327–3333
Hyo-Won B, Il-Heok K, Sa-Sek H et al: Roter Ginseng. Schriftenreihe des Staatlichen Ginseng-Monopolamtes der Republik Korea 1987
Inoue M et al: Lipoprotein lipase activation by red ginseng saponins in hyperlipidemia model animals. Phytomedicine 6(4) (1999), 257–65
Janetzky K, Morreale AP: Probable interaction between warfarin and ginseng. Am J Health-Syst Pharm. 54 (1997), 692–693
Kaneko H, Nakanishi K, Murakami A, Kaidoh H, Kuwashima K: The acute effects of massive dose of red ginseng on healthy adults under the condition of cold stress. Ginseng Rev. (1996), 20–24
Kaneko H, Nakanishi K, Murakami A, Kaidoh H, Kuwashima K, Samukawa K: The acute effects of red ginseng on subjective tiredness, flicker reaction, blood pressure and heart rate of taxi drivers at work. Proc '97 Korea-Japan Ginseng Symp. (1997), 121–139
Kennedy D, Scholey A, Wesnes KA: Dose-dependent enhancement of cognitive performance in young volunteers by a single dose of ginseng. Phytomed. 7 (Suppl II) (2000), 1057 (Suppl II)106
Kim HE, Oh JH, Lee SK, Oh YJ: ginsenoside RH-2 induces apoptotic cell death in rat C6 glioma via a reactive oxygen and caspase dependent but Bcl-X(L)-independent pathway. Life Sci. 65 (1999), PL33–40
Kim SE, Lee YH, Park JH, Lee SK: Ginsenoside-Rs3, a new diol-type ginseng saponin, selectively elevates protein levels of p53 and p21WAF1 leading to induction of apoptosis in SK-HEP-1 cells. Anticancer Res. 19 (1999), 487–491
Kim SE, Lee YH, Park JH, Lee SK: Ginsenoside-Rs4, a new type of ginseng saponin concurrently induces apoptosis and selectively elevates protein levels of p53 and p21WAF1 in human hepatoma SK-HEP-1 cells. Eur J Cancer. 35 (1999), 507–511
Kitigawa I: Yaligali Zasshi 103 (1983), 612
Konno C et al: Planta Med 50 (1984), 434
Koo MW: Effects of ginseng on ethanol induced sedation in mice. Life Sci 64(2) (1999), 153–160

Kuo SC, Teng CM, Lee JC: Antiplatelet components in Panax ginseng. Planta Med. 56 (1990), 164–167
Lee FC, Ko JH, Park JK, Lee JS: Effects of Panax ginseng on blood alcohol clearance in man. Clin Exp Pharmacol Physiol. 14 (1987), 543–546
Lee BM, Lee SK, Kim HS: Inhibition of oxidative DNA damage, 8-OhdG, and carbonyl contents in smokers treated with antioxidants (vitamin E, vitamin C, β-carotene and red ginseng). Cancer Lett. 132 (1998), 219–227
Lee SJ et al: Antitumor activity of a novel ginseng saponin metabolite in human pulmonary adenocarcinoma cells resistant to cisplatin. Cancer Lett 144(1) (1999), 39–43
Lewis R et al: Non-ginsenoside nicotinic activity in ginseng species. Phytother Res 13(1) (1999), 59–64
Maffei F et al: Panax ginseng administation in the rat prevents myocardial ischemia-reperfusion damage induced by hyperbaric oxygen: evidence for an antioxidant intervention. Planta Med 65(7) (1999), 614–9
Matsuda H et al: Chem Pharm Bull 34 (1986), 1153
N.N.: Kann Ginseng die Leistungsfähigkeit erhöhen ?. Deutsche Apotheker Ztg 132 (1992), XLVIII
N.N.: Mythos-Tonikum-Arzneimittel. Ginsengextrakt bei Atemwegserkrankungen. Deutsche Apotheker Ztg 134 (1994), 2461
Obermeier A: Zur Analytik der Ginseng- und Eeutherococcusdroge. Dissertation Ludwig-Maximilians-Universität München 1980
Ogita S: Clinical effectiveness of Korea ginseng on climacteric disturbances and its possible mechanism of action. Proc Int'l Symp on Korean Ginseng. (1990), 20–24
Palmer BV, Montgomery ACV, Monteiro JCMP: Ginseng und mastalgia. Brit Med J I 284 (letter) 1978
Panossian A, Wikman G, Wagner H: Plant adaptogens III. Earlier and more recent aspects and concepts on their mode of action. Phytomed. 6 (1999) 287–300
Petkov VD et al: Memory effect of standardized extracts of Panax ginseng(G 115), Ginkgo biloba(GK 501) and their combination Gincosan (PHL-00701). Planta Med 59 (1993), 106
Pfister-Hotz G: Phytotherapie in der Geriatrie. Z Phytother 18 (1997), 165–162
Ploss E: Panax Ginseng C. A. Meyer. Wissenschaftlicher Bericht. Kooperation Phytopharmaka, Köln Bonn Frankfurt Bad Homburg 1988
Sakata T, Sunaga K, Yoshimatsu H: Recuperative effectiveness of Korean red ginseng in unidentified multicomplaints of patients with and without emotional disturbance. Proc '99 Korea-Japan Ginseng Symp. (1999), 32–43
Scaglione F, Cogo R, Cocuzza C, Arcidiacono M, Beretta A: Immunomodulatory effects of Panax ginseng C.A. Meyer (G115) on alveolar macrophages from patients suffering with chronic bronchitis. Int J Immunotherapy. 10 (1994), 21–24
Scaglione F, Cattaneo G, Alessandria M, Cogo R: Efficacy and safety of the standardised ginseng extract G115 for potentiating vaccination against common cold and/or influenza syndrome. Drugs Exptl Clin Res. 22 (1996), 65–72
Shin YO, Cho YK, Ki MK, Lee JS, Nam JG, Choi MH, Kim YB, Choi KW: Effect of Korean red ginseng on immunological markers of persons with human immunodeficiency virus. Proc 6th Int'l Ginseng Symp. (1993), 52–56
Shin HR, Kim JY, Yun TK, Morgan G, Vainio H: The cancer-preventive potential of Panax ginseng: a review of human and experimental evidence. Cancer Causes and Control 11 (2000), 565–576
Siegl RK: Ginseng abuse syndrome – problems with the panacea. J Amer Assoc 241 (1979), 1614–1615
Siegl RK: Ginseng an the high blood pressure. J Am Med Assoc 243 (1980), 32.
Singh VK et al: Planta Med 47 (1983), 234
Singh VK et al: Planta Med 50 (1984), 462
Sonnenborn U, Proppert Y: Ginseng (Panax ginseng C.A. Meyer). Z Phytotherapie 11 (1990), 35–49
Sørensen H, Sonne J: A double-masked study of the effects of ginseng on cognitive functions. Curr Ther Res. 57 (1996), 959–968
Sotaniemi EA, Haapakoski E, Rautio A: Ginseng-Therapy in Non-Insulin-Dependent Diabetic Patients. Diabetes Care 18(10):1373–75
Sprecher E: Pflanzliche Geriatrika. Z Phytother 9 (1988), 40
Sprecher E: Phytotherapeutika als Wunderdrogen? Versuch einer Bewertung. Z Phytother 10 (1989), 1
Suh SO, Jeung CH, Son GS: The effect of red ginseng for postoperative immune response in gastrointestinal carcinoma. Ginseng Rev. (1998), 78–86
Tachikawa E et al: Effects of ginseng saponins on responses induced by various receptor stimuli. Eur J Pharmacol 369(1) (1999), 23–32
Takahashi M, Yoshikura M: Yakugaku Zasshi 86 (1966), 1051, 1053
Teng CM, Kuo SC, Ko FN, et al.: Antiplatelet actions of panaxynol and ginsenosides isolated from ginseng. Biochim Biophys Acta. 990 (1989) 315–320
Tode T, Kikuchi Y, Hirata J, Kita T, Nakata H, Nagata I: Effect of Korean red ginseng on psychological functions in patients with severe climacteric syndrome. Int J Gynecol Obstet. 67 (1999), 169–174
Vaes LPJ, Chyka PA: Interactions of Warfarin with Garlic, Ginger, Gingko, or Ginseng: nature of the evidence. Ann Pharmacother 34 (2000), 1478–1482
Van Schepdael P: Les effets du ginseng G115 sur la capacité physique de sportifs d'endurance. Acta Ther. 19 (1993), 337–347
Voces J, Alvarez A, Vila L, et al.: Effects of administration of the standardized Panax ginseng extract G115 on hepatic antioxidant function after exhaustive exercise. Comp Biochem Physiol C Pharmacol Toxicol Endocrinol 123 (1999), 175–184
Wagner H, Nörr H, Winterhoff H: Plant adaptogens. Phytomed. 1 (994;), 63–76
Wang X et al: Determination of ginsenosides in plant extracts from Panax ginseng and Panax quinquefolius by LC/MS/MS. Anal Chem 71(8) (1999), 1579–84
Wichtl M: Pflanzliche Geriatrika. Deutsche Apotheker Ztg 132 (1992), 1576
Woo YM, Lee HW, Kim JP: The effect of ginseng on the postoperative nutritional status and immune functions of castric carcinoma patients. Proc 6th Int'l Ginseng Symp. (1993), 61–65
Wu JX, Chen JX: Negative chronotropic and inotropic effects of Panax notoginseng saponins. Chung Kuo Yao Li Hsueh Pao 9 (1988), 409–412
Wu W, Zhang XM, Liu PM et al.: Effects of Panax notoginseng saponin Rg1 on cardiac electrophysiological properties and ventricular fibrillation threshold in dogs. Chung Kuo Yao Li Hsueh Pao 16 (1995), 459–463
Yano S: Effect of Korean red ginseng on diabetes mellitus. Biomedicine & Therapeutics. 28 (1994), 63–66
Youn YS: Analytisch vergleichende Untersuchungen von Ginsengwurzeln verschiedener Provenienzen. Dissertation Freie Universität Berlin 1987
Yun TK, Choi SY: A case-control study of ginseng intake and cancer. Int J Epidemiol. 19 (1990), 871–876
Yun TK, Choi SY: Preventive effect of ginseng intake against various human cancers: a case-control study on 1987 pairs. Cancer Epidemiol Biomarkers Prev. 4 (1995), 401–408
Yun TK, Choi SY: Non-organ specific cancer prevention of ginseng: a prospective study in Korea. Int J Epidemiol. 27 (1998), 359–364
Zhu M, Chan KW, Ng LS, Chang Q, Chang S, Li RC. Possible influences of ginseng on the pharmacokinetics and pharmacodynamics of warfarin in rats. J Pharm Pharmacol. 51 (1999), 175–180
Ziemba AW, Chmura J, Kaciuba-Uscilko H, Nazar K, Wisnik P, Gawronski W: Ginseng treatment improves psychomotor performance at rest and during graded exercise in young athletes. Int J Sport Nutr. 9 (1999), 371–377

Glockenbilsenkraut – Scopolia carniolica

Volkstümliche Namen: Glockenbilsenkraut, Krainer Tollkraut, Tollkraut (dt.), Belladonna Scopola, Japanese Belladonna, Scopola, Scopolia (engl.)

Familie: Solanaceae

Botanik: Ausdauernd, aufrecht und wird 30 bis 60 cm hoch. Der Wurzelstock ist waagerecht, leicht gekrümmt, fast zylindrisch, bis 12 cm lang, 5 cm dick und mit derben, lockerrindigen Fasern besetzt. Die Farbe schwankt von gelblich-braun bis zu dunkel bräunlich-grau. Der Stängel trägt am Grunde schuppenartige Niederblätter, die gabelig verzweigt, etwas fleischig, kahl oder schwach behaart sind. Die Laubblätter sind gestielt, verkehrt-eiförmig, etwa 12 cm lang und 4 bis 9 cm breit, ganzrandig oder schwach gebuchtet und trüb grün. Die nickenden Blüten stehen einzeln, achselständig, an langen Stielen. Die Antheren sind groß und gelblich. Die Frucht ist eine 2-fächerige, mit einem Deckel aufspringende Kapsel. Die Samen sind 3 bis 4 mm lang, braungelb und höckerig.

Verbreitung: Ist in Süddeutschland, Österreich, Ungarn und Südwest-Russland heimisch.

Glockenbilsenkrautwurzel

Verwendete Pflanzenteile: Glockenbilsenkrautwurzel besteht aus den getrockneten Wurzelstöcken von *Scopolia carniolica* JACQ.

Inhaltsstoffe

- Tropanalkaloide (0,2 bis 0,5 %): Hauptalkaloid (−)-Hyoscyamin, bei Trocknen teilweise in Atropin übergehend, weiterhin u. a. Scopolamin
- Hydroxycumarine: u. a. Scopoletin, Scopolin
- Kaffeesäurederivate: Chlorogensäuren

Pharmakologie

Parasympathikolytisch, positiv-chronotrop und -dromotrop, spasmolytisch.
Glockenbilsenkrautwurzel wirkt parasympathikolytisch über einen kompetitiven Antagonismus gegenüber den muscarinischen Wirkungen des Acetylcholins. Daraus resultieren spasmolytische Wirkungen an glattmuskulären Organen, insbesondere des Gastrointestinaltraktes sowie der Gallenwege, sowie hemmende Wirkungen auf zentralnervös bedingten muskulären Tremor und Rigidität. Am Herzen haben die Drogeninhaltsstoffe positiv-chronotrope und -dromotrope Wirkungen.

Anwendungsgebiete

Kolikartige Schmerzen im Bereich des Magen-Darm-Traktes, der Gallenwege und der ableitenden Harnwege.

Dosierung

Tagesdosis: entsprechend 0,25 mg Gesamtalkaloide: max. 3 mg Gesamtalkaloide, berechnet als Hyoscyamin.
Einzeldosis: entsprechend 1,0 mg Gesamtalkaloide max., berechnet als Hyoscyamin.

Anwendungsbeschränkungen

Risiken der bestimmungsgemäßen Anwendung therapeutischer Dosen der Droge sind nicht bekannt. Als Nebenwirkungen können, bes. bei Überdosierung, auftreten: Hautrötung, Mundtrockenheit, tachykarde Arrhythmien, Mydriasis (die vier Frühsymptome einer Atropinvergiftung), Akkomodationsstörungen, Wärmestau durch Abnahme der Schweißsekretion, Miktionsbeschwerden und Obstipation.
Wechselwirkungen: Wirkungsverstärkung bei gleichzeitiger Therapie von trizyklischen Antidepressiva, Amantadin und Chinidin.
Gegenanzeigen: Engwinkelglaukom, Prostata-Adenom mit Restharn, Tachykardien, mechanische Stenosen im Bereich des Magen-Darm-Kanals, Megacolon.
Bei hohen Dosen kommt es zu zentraler Erregung (Unruhe, Rededrang, Halluzinationen, Delirien, Tobsuchtsanfälle, gefolgt von Erschöpfung und Schlaf). Bei hohen Dosen (für Erwachsene ab 100 mg Atropin, je nach Atropingehalt etwa 20 bis 50 g der Droge, bei Kindern wesentlich weniger) besteht die Gefahr der Atemlähmung.

Patienteninformation: Arzneimittel aus dem Wurzelstock des Glockenbilsenkrautes sind zur Behandlung von kolikartigen Schmerzzuständen des Magen-Darm-Trakts, der Gallenwege und der ableitenden Harnwege geeignet. Sie sollten die Dosierungshinweise streng beachten, da es sonst zu erheblichen Nebenwirkungen und möglicherweise lebensbedrohlichen Vergiftungserscheinungen kommen kann. Das Arzneimittel darf bei Kindern unter 6 Jahren nicht angewandt werden. Wenn bei Ihnen ein Engwinkelglaukom (grüner Star), eine gutartige Vergrößerung der Vorsteherdrüse, Herzrhythmusstörungen, Verengungen des Magen-Darm-Kanals, z. B. durch Operationen, und eine extreme Erweiterung des Dickdarms (Megakolon) bekannt sind, dann sollten Sie das Medikament nicht einnehmen.

Bewertung der Wirksamkeit: Die spasmolytische Wirkung der tropanalkaloidhaltigen Droge wird durch ihre parasympatholoytischen / anticholinergenen Eigenschaften hervorgerufen und gilt als erwiesen. Aus diesem Grund befürwortet die Kommission E (1986) in ihrer Monographie zu Glockenbilsenkraut die Anwendung bei Spasmen des Magen-Darm-Kanals, der Gallengänge und der ableitenden Harngänge bei Erwachsenen und Schulkindern. Dosierungshinweise und Anwendungsbeschränkungen sind in diesem Fall besonders zu beachten.

Handelspräparate

Hyoscal® (Erw. u. Schulkdr. 2–5mal tgl. 1–2 Tbl.)

Olren® (Tabl.: Erw. und Kdr. ab 14 J. 3mal tgl. 1 Tbl.; Kdr. von 8–13 J. 3mal tgl; 3/4 Tbl.; Kdr. von 4–7 J. 3mal tgl. 1/2 Tbl.; Kdr. von 1–3 J. 3mal tgl. 1/4 Tbl. Lsng.: Erw. u. Kdr. ab 14 J. 3mal tgl. 15 Tr.; Kdr. zwischen 5 u. 13 J. 3mal tgl. die Anzahl Tr., die dem 1–1 1/2fachen des Lebensalters entspricht; Kdr. zwischen 1 u. 4 J., das 1 1/2fache des Lebensalters; Säuglinge ab J. 2–3 Tr. auf Zucker oder in 1/2–1 Tasse Wasser verdünnt)

Literatur

Kern W, List PH, Hörhammer L (Hrsg): Hagers Handbuch der Pharmazeutischen Praxis. 4. Aufl., Bde. 1–8, Springer Verlag Berlin, Heidelberg, New York 1969

Nicolic R et al: Acta Pharm Jugosl 26 (1976), 257

Smart RG et al: J Forens Sci 32 (1987), 303

Goldlack – Cheiranthus cheiri

Volkstümliche Namen: Gelbe Violinen, Gelbveiglein, Goldlack, Lack, Lackviolen (dt.), Muurbloem (dutch), Beeflower, Gilliflower, Gillyflower, Giroflier, Handflower, Keiri, ten weeks stock, Wallflower, Wallstock-gillofer (engl.), Baton d'or, carafée, giroflée de muraille, jaunet, ravenelle jaune (frz.), Bastono d'oro, garifano (it.)

Familie: Brassicaceae

Botanik: Eine 20–60 cm hohe ausdauernde krautige, verzweigte und an der Basis verholzte Pflanze. Die graugrünen, wechselständigen Blätter sind lanzettlich, bis zu 10 cm lang, fast ganzrandig, mit verzweigten, angedrückten Haaren bedeckt. Die gelben, gelborangen oder braunen Blüten sind ca. 2–2,5 cm groß und stehen in endständigen Trauben. Die 4 freien Kelchblätter sind aufrecht und grün. Die 4 freien, goldgelben Kronblätter sind bis zu 2,5 cm und genagelt. Von den 6 Staubblättern sind 4 gleich lang, 2 etwas kürzer. Der Griffel des länglichen oberständigen Fruchtknotens endet in einer 2-lappigen Narbe. Die Frucht ist eine bis zu 7,5 cm lange, schräg abstehende seitlich abgeflachte Schote.

Verbreitung: Die Pflanze ist wahrscheinlich nur im östlichen Mittelmeergebiet heimisch, wird heute jedoch in Europa, Nordafrika, Westasien, Japan und Neuseeland kultiviert.

Goldlackblüten

Verwendete Pflanzenteile: Goldlackblüten bestehen aus den oberirdischen Teilen, Goldlacksamen aus den Samen von *Cheiranthus cheiri* L.

Inhaltsstoffe

- Herzwirksame Steroidglykoside (Cardenolide), in besonders hoher Konzentration in den Samen (0,5 %): u. a. Cheirotoxin, Erysimosid, Glucoerysimosid, Cheirosid A
- Glucosinolate: Glucocheirolin, Glucoiberin, die Isothiocyanate Cheirolin und Iberin liefernd
- in den Samen auch fettes Öl

Pharmakologie

Die digitaloidähnliche cardiale Wirkung ist durch die enthaltenen Cardenolidglykoside erklärt.

Die Verwendung bei Obstipation ist durch die cardenolid-bedingte Hemmung der Na^+ und H_2O-Resorption und die erregende Wirkung auf die glatte Muskulatur des Magen-Darm-Traktes plausibel.

Anwendungsgebiete

Innere Anwendung: bei Obstipation, bei Herzinsuffizienz und zur Beschleunigung des Menstruationseintritts.

Homöopathie: Weisheitszahnschmerz.

Dosierung

Infus (Blüten): 2–3 g Droge/100 ml Wasser; 3–4 Tassen täglich.

Anwendungsbeschränkungen: Risiken der bestimmungsgemäßen Anwendung therapeutischer Dosen der Droge und Nebenwirkungen sind nicht bekannt. Mögliche Symptome bei Überdosierung vgl. Fingerhutblätter. Schwere Vergiftungen sind, trotz der starken Toxizität der herzwirksamen Steroidglykoside der Droge bei parenteraler Applikation im Tierversuch wegen der vermutlich geringen Resorptionsquote bei peroraler Aufnahme, kaum zu erwarten.

Patienteninformation: Medikamente aus Goldlackblüten können durch ihre herzwirksamen Inhaltsstoffe die Funktion Ihres Herzens unterstützen und können auch bei Verstopfung und zur Beschleunigung des Eintritts der Regelblutung verwendet werden. Die Hinweise zur Dosierung sind unbedingt zu beachten, da es bei Überdosierung zu ernsten Vergiftungserscheinungen kommen kann.

Bewertung der Wirksamkeit: Die Wirksamkeit der Droge ist nach den gültigen Kriterien für klinische Prüfungen von Arzneimitteln bisher noch nicht ausreichend belegt. Die enthaltenen herzwirksamen Steroidglykoside lassen jedoch digitalisähnliche kardiale Wirkungen wie auch eine cardenolid-bedingte Hemmung der Na^+ und H_2O-Resorption mit erregender Wirkung auf die glatte Muskulatur des Gastrointestinaltraktes erwarten. Die Anwendungsbeschränkungen und Dosierungshinweise sind unbedingt zu beachten.

Handelspräparate

Cheiranthol® (Kombinationspräparat aus 5 Wirkstoffen)

Literatur

Belokon VF, Makarevich IF: Khim Prir Soedin 424 (1980)
Makarevich IF, Belokon VF: Khim Prir Soedin 662 (1975)
Moore IA, Tamm C, Reichstein T: Helv Chim Acta 37 (1954), 755
Schwarz H, Katz A, Reichstein T: Pharm Acta Helv 21 (1946), 250
Wagner P: Ber Dtsch Chem Ges 41 (1908), 4467

Echte Goldrute – Solidago virgaurea

Volkstümliche Namen: Echte Goldrute, Edelwundkraut, Fuchsschwanz, Gemeine Goldrute, Gewöhnliche Goldrute, Goldrautenkraut, Goldwundkraut, Heidnisch Wundkraut, Ochsenbrot, Petrusstab, Pferdekraut, Schoßkraut, Waldkraut, Wilde Goldrute, Wundkraut (dt.), Aaron's Rod, European Goldenrod, Golden Rod, Woundwort (engl.), Grande verge dore‹'e, Vergerette d'or (frz.), verga aurea (it.)

Familie: Asteraceae

Botanik: Ausdauernd und wenige Zentimeter bis über 1 m hoch. Der Wurzelstock ist walzlich, knotig, schräg aufsteigend und kurz. Der Stängel ist aufrecht, rutenförmig, oben kantig gefurcht, unten gewöhnlich rot überlaufen, oberseits kahl oder locker anliegend behaart. Die Grundblätter sind lang gestielt, alle elliptisch, zugespitzt, in den geflügelten Stiel verschmälert. Die gelben Korbblüten stehen in aufrecht allseitswendigen, einfachen oder zusammengesetzten Trauben. Die Frucht ist eine Achäne, walzlich, vielrippig, braun, zerstreut behaart, 3,5 bis 4,5 mm lang und mit Haarschopf versehen.

Verbreitung: *S. virgaurea* L. ist in Europa, Asien ohne den subtropisch-tropischen Teil und in Nordamerika verbreitet.
Herkunft der Droge: Die Droge stammt aus Wildvorkommen und wird aus Ungarn, Bulgarien und Polen sowie dem ehemaligen Jugoslawien importiert.

Echtes Goldrutenkraut

Verwendete Pflanzenteile: Echtes Goldrutenkraut ist der oberirdische Teil von *Solidago virgaurea* L.

Inhaltsstoffe

- Triterpensaponine (0,2 bis 0,3 %):
- in der europäischen Form 3,28-bisdesmosidische Estersaponine, u. a. Acyl-Virgaurea-Saponine 1, 2 und 3, Säurekomponenten sind Essigsäure, β-Hydroxybuttersäure, Aglykon ist Polygalasäure.
- in der asiatischen Form die bis- oder trisdesmosidischen Solidagosaponine I bis XXIX, Acyl-Virgaureasaponin 1, Acyl-Virgaureasaponin 2, Bellissaponin BA2
- Ätherisches Öl (0,4 bis 0,5 %, in der gelagerten Droge weniger als 0,2 %): Hauptkomponenten bei europäischer Herkunft α-Pinen, β-Pinen, Limonen, d-Elemen, γ-Cadinen, β-Phellandren. Myrcen, bei asiatischer Herkunft Limonen, Germacren-D, Germacren-B und β-Caryophyllen
- Polysaccharide (wasserlöslich, 6 bis 8 %)
- Diterpene: cis-Clerodan-Derivate, vermutlich nur im asiatischen Typ
- Carotinoide (als Blütenfarbstoffe)
- Flavonoide (1,1 bis 2 %): Hauptkomponente Rutin (0,8 %), weiterhin u. a.Hyperosid, Isoquercitrin, Avicularin, Quercetin-3-O-β-D-robinosid, Astragalin, Nicotiflorin, Kämpferol-3-O-β-D-galaktosid, Kämpferol-3-O-α-arabinosid, Kämpferol-3-O-β-D-robinobiosid, Isorhamnetin-3-O-β-D-galaktosid, Isorhamnetin-3-O-β-D-O-glucosid, Isorhamnetin-3-O-β-D-rutinosid, Rhamnetin-3-O-glucorhamnosid,
- Phenolglucoside (Hydroxy-benzylbenzoatdiglucoside, 0,2 bis 1,0 %): Leiocarposid (0,2 bis 1 %), Virgaureosid A (0,01 bis 0,14 %), Benzyl-2,6-dimethoxy-benzoat
- Kaffeesäurederivate (0,2 bis 0,4 %): Chlorogensäure, Neochlorogensäure, 3,5-Dicaffeoylchinasäure

- Phenolcarbonsäuren: Salicylsäure (0,1 %), weiterhin Vanillinsäure, Protocatechusäure, Ferulasäure, Kaffeesäure, Sinapinsäure, frei, verestert oder glykosyliert

Pharmakologie

Die Droge wirkt diuretisch, u. a. durch das Phenolglycosid Leiocarposid und die Flavonoide und hemmt experimentell das Wachstum von Harnsteinen. Das Leiocarposid zeigt auch analgetische Wirkung. Das enthaltene Saponin wirkt antimikrobiell, schwach spasmolytisch und antiexsudativ.

Präklinik: Frühe Studien an Tieren haben nach s. c. Applikation alkoholischen Goldrutenkrautextraktes bei Ratten und Mäusen eine Erhöhung der Diurese festgestellt (Mayer und Mayer 1950). Dies wurde auch von späteren Versuchen bestätigt (Schilcher und Rau 1988, Schilcher 1984). Isoliertes Leiocarposid zeigte bei Ratten eine signifikante Zunahme der Urinmenge (Chodera et al. 1985).

Studien am isolierten Meerschweinchen-Ileum und an Rattenblasen belegen die spasmolytische Wirkung (Leuschner 1995, Westendorf und Vahlensieck 1983, Westendorf und Vahlensieck 1981).

An Rattenpfotenödem-Untersuchungen zeigte sich die antiphlogistische Wirkung (Leuschner 1995, El-Ghazaly et al. 1992, Okpanyi et al. 1989). In vitro konnten antimycotische Wirkungen nachgewiesen werden (Bader et al. 2000, Pepeljnak et al. 1998, Strehl et al. 1995). Virgaureasaponi E, eines der in Echtem Goldrutenkraut enthaltenen Triterpen-Saponinen, zeigte in verschiedenen in-vivo-Systemen tumorhemmende Wirkung (Plohmann et al. 1997).

Klinik: In Kombination mit anderen diuretisch wirkenden Drogen hat sich Goldrutenkraut in Studien mit über 1300 an Harnwegserkrankungen leidenden Patienten bewährt (Helff 1993, Reuter 1985). Eine neuere klinische Studie mit einem Goldruten-Monopräparat an 10 Patienten unter ESWL-Behandlung zeigt die gute spasmolytische Wirkung von Goldrutenextrakten und deren Effektivität bei Harnsteinen und Nierengrieß (Laszig et al. 1999). In 2 Anwendungsbeobachtungen mit 512, bzw. 720 Patienten wurde die Wirksamkeit und Verträglichkeit von Goldrutenkrautextrakten bei Reizblase unbekannter Genese bestätigt (Pfannkuch & Stammwitz 2002, Trautmann & Noé 2000).

Anwendungsgebiete

Innere Anwendung: vor allem zur Erhöhung der Harnmenge bei Entzündungen der Blase und Niere, zur Durchspülung bei entzündlichen Erkrankungen der Harnwege und zur Therapie und Prophylaxe von Harnsteinen und Nierengrieß.

Volksmedizin: innerlich bei Rheuma, Gicht, Diabetes, Hämorrhoiden, Prostatahypertrophie, nervösem Bronchialasthma, inneren Blutungen, Leberschwellungen, akuter Exazerbation der Tuberculosis pulmonum. Äußerlich bei Entzündungen des Mund- und Rachenraumes sowie bei eiternden Wunden.

Homöopathie: bei Nierenschwäche und Leberstörungen.

Dosierung

Tagesdosis: 6–12 g Droge bzw. 1600 mg Trokkenextrakt, Auszugsmittel Ethanol 30–60 %.

Tee: 3–5 g (1–2 TL) auf 150 ml Wasser 15 min ziehen lassen. 2–4-mal täglich eine Tasse zwischen den Mahlzeiten trinken.

Flüssigextrakt (1:1): 0,5–2 ml 3-mal täglich.

Tinktur (1:5): 0,5–1 ml täglich.

Hinweis: Auf reichlich Flüssigkeitszufuhr ist zu achten!

Homöopathisch: 5 Tropfen oder 1 Tablette oder 10 Globuli oder 1 Messerspitze Verreibung alle 30–60 min (akut) oder 1–3-mal täglich (chronisch); parenteral: 1–2 ml s. c. akut: 3-mal täglich; chronisch einmal täglich (HAB).

Die Mehrzahl der Präparate enthält Trockenextrakte (Auszugsmittel: Ethanol), das Droge-Extrakt-Verhältnis bewegt sich zwischen 5,0–7:1.

Anwendungsbeschränkungen: Risiken der bestimmungsgemäßen Anwendung therapeutischer Dosen der Droge und Nebenwirkungen sind nicht bekannt.

Bei chronischen Nierenerkrankungen Anwendung nur auf Rat des Arztes!

Gegenanzeigen: Keine Durchspülungstherapie bei Ödemen infolge eingeschränkter Herz- und Nierentätigkeit durchführen.

Patienteninformation: Echtes Goldrutenkraut wirkt nachweislich harntreibend und ist deshalb zur Durchspülung bei entzündlichen Erkrankungen der Harnwege, bei Harnsteinen und bei Nierengrieß geeignet und kann auch zur vorbeugenden Behandlung bei Harnsteinen und Nierengrieß angewendet werden. Bei länger anhaltenden Beschwerden oder Unverträglichkeiten sollten Sie einen Arzt aufsuchen. Bitte beachten Sie, dass bei Ödemen infolge eingeschränkter Herz- oder Nierentätigkeit keine Durchspülungstherapie durchgeführt werden darf.

Bewertung der Wirksamkeit: Die Kommission E (1987, 1990) empfiehlt Echtes Goldrutenkraut zur Durchspülungstherapie bei entzündlichen Erkrankungen der ableitenden Harnwege, bei Harnsteinen und bei Nierengrieß sowie zur vorbeugenden Behandlung bei Harnsteinen und Nierengrieß. Von ESCOP (März 1996) wurden folgende Indikationen als positiv bewertet: Spülung des Harntraktes, besonders bei Entzündung und Harngrieß sowie zur Unterstützung in der Behandlung von bakteriellen Infektionen des Harntraktes. Die diuretische, schwach spasmolytische und antiphlogistische Wirkung von Zubereitungen aus Echtem Goldrutenkraut ist durch klinische Studien belegt. Diese sind größtenteils GCP-gerecht und entsprechen somit den gültigen Kriterien für klinische Prüfungen von Arzneimitteln.

Handelspräparate

Canephron® S Solidago: 3-mal tgl. 2 Filmtabletten bzw. 4-mal tgl. 50 Tropfen mit Flüssigkeit einnehmen

Cystinol® long Kapseln: Erwachsene und Kinder ab 12 Jahre 3–4-mal tgl. 1 Kapsel mit reichlich Flüssigkeit nach den Mahlzeiten einnehmen.

Cysto Fink mono: Kinder ab 12 Jahre und Erwachsene nehmen 3–4-mal tgl. 1 Kapsel mit reichlich Flüssigkeit nach den Mahlzeiten ein.

Solidago Steiner: 3–5-mal tgl.1 Tablette mit reichlich Flüssigkeit einnehmen.

Urol®

Literatur

Bader G et al: Pharmazie 42 (1987), 140

Bader G, Plohmann, B, Franz, G, Hiller, K: Saponins from Solidago virgaurea L. – Possible agent for therapy of cancer?. Planta Med 62 (Abstracts of the 44th Ann Congress of GA (1996), 21

Bader G, Seibold M, Tintelnot K, Hiller K: Cytotoxicity of triterpenoid saponins. Pharmazie 55 (2000), 72–74

Bader G, Wray, V, Hiller, K: The main saponins from the arial parts and the roots of Solidago virgaurea subsp. virgaurea. Planta Med 61 (1995), 158–161

Bader G: Die Goldrute. Z Phytother 20 (1999), 196

Chodera A et al.: Studies on the diuretic action of the glucoside ester from the Solidago L. Genus. Acta Polon Pharm 42 (1985), 181–186

El-Ghazaly M et al.: Study of the anti-inflammatory activity of Populus tremula, Solidago virgaurea and Fraxinus excelsior. Arzneim Forsch/Drug Res 42 (1992), 333–336

Goswami A et al: Phytochemistry 23 (1984), 837

Helff H: Expertenforum Cystinol⌈: Gute Therapieerfolge auch bei Dauerkatheter-Patienten. Berichte und Ergebnisse vom HWI-Workshop in Frankfurt

Hiller K, Bader G: Goldruten-Kraut Portrait einer Arzneipflanze. Z Phytother 17 (1996), 123–130

Hiller K: Pharmazeutische Bewertung ausgewählter Teedrogen. Deutsche Apotheker Ztg 135 (1995), 1425–1440

Inose Y, Miyase T, Ueno A: Studies on the constituents of Solidago virga-aurea L. 1. Structural elucidation of saponins in the herb. Chem Pharm Bull 39 (1991), 2037

Kalemba D: Phenolic acids in four Solidago species. PA 47 (1992), 471–472

Lasser B et al: Naturwissenschaften 70 (1983), 95

Laszig R et al: Klinische Anwendungsbeobachtungen zur Wirksamkeit und Sicherheit bei Monographiekonformem Einsatz eines Goldrutenextrakt-Präparates. Drogenreport 12 (1999) 21, 38–40

Laszig R: Goldrutenkraut bei chronischen/rezidivierenden Harnwegsinfekten. JATROS 15 (1999) 2, 39

Leuschner J: Anti-inflammatory, spasmolytic and diuretic effects of a commercially available Solidago gigantea herb extract. Arzneim.-Forsch. 45 (1995), 165–168

Mayer RA et Mayer M: Solidago Virga aurea (L.), Goldrute. Pharmazie 5 (1950), 82–85

Metzner J et al: Pharmazie 39 (1984), 869

Okpanyi SN et al.: Antiphlogistische, analgetische und antipyretische Wirkung unterschiedlicher Pflanzenextrakte und deren Kombination im Tiermodell. Arzneim Forsch/Drug Res 39 (1989), 698–703

Pepeljnjak S et al. Investigations of the antimycotic activity of Solidago virgaurea and Solidago gigantea extracts. Pharm Pharmacol Lett 8 (1998), 85–86

Pfannkuch A, Stammwitz U: Wirksamkeit und Verträglichkeit eines monographiekonformen Goldrutenkraut-Extraktes bei Patienten mit Reizblase. Z Phytother 23 (2002), 20–25

Plohmann B, Bader G, Hiller K, Franz G: Immunomodulatory and antitumoral effects of triterpenoid saponins. Pharmazie 52 (1997) 12, 953-957

Reuter HJ et al.: Behandlung von Harnwegsinfektionen mit einem Arzneitee. Therapiewoche 35 (1985), 1427–1431

Roth L, Daunderer M, Kormann K: Giftpflanzen, Pflanzengifte. 4. Aufl., Ecomed Fachverlag Landsberg/Lech 1993

Schilcher H: Pflanzliche Urologika. DAZ 124 (1984), 2429–2436

Schilcher H, Boesel R, Effenberger ST, Segebrecht S: Neuere Untersuchungsergebnisse mit aquaretisch, antibakteriell und prostatotrop wirksamen Arzneipflanzen. Z Phytother 10 (1989), 77

Schilcher H, Rau H: Nachweis der aquaretischen Wirkung von Birkenblätter- und Goldrutenauszügen im Tierversuch. Urologe [B] 28 (1988), 274–280

Sökeland J: Phytotherapie in der Urologie. Z Phytother 10 (1989), 8

Strehl E et al.: Inhibition of dihydrofolate reductase activity by alcoholic extracts from Fraxinus excelsior, Populus tremula and Solidago virgaurea. Arzneim Forsch/Drug Res 45 (1995), 172–173

Trautmann P, Noé S: Effektive Therapie mit einem Extrakt aus Solidago virgaurea. AP UrologieNephrologie 5 (2000)

Vonkruedener S et al: Effects of extracts from Populus tremula L., Solidago virgaurea L. and Fraxinus excelsior L. on various myeloperoxidase systems. Arzneim Forsch 46 (1996), 809–814

Westendorf J, Vahlensieck W: Spasmolytische und kontraktile Einflüsse eines pflanzlichen Kombinationspräparates auf die muskulatur des isolierten Meerschweinchendarms. Arzneim Forsch/Drug Res 31 (1981), 40–43

Westendorf J, Vahlensieck W: Spasmolytische Einflüsse des pflanzlichen Kombinationspräparates Urol⌈ auf die isolierte Rattenharnblase. Therapiewoche 33 (1983), 936–944

Kanadische Goldrute – Solidago canadensis

Volkstümliche Namen: Edelwundkraut, Goldrautenkraut, Goldwundkraut, Heidnisch Wundkraut, Kanadische Goldrute, Schoßkraut (dt.), Aaron's Rod, Canadian golden rod, European Goldenrod, Golden Rod, Woundwort (engl.)

Familie: Asteraceae

Botanik: Ausdauernd und wenige Zentimeter bis über 1 m hoch. Der Wurzelstock ist walzlich, knotig, schräg aufsteigend und kurz. Der Stängel ist aufrecht, rutenförmig, oben kantig gefurcht, unten gewöhnlich rot überlaufen, oberwärts kahl oder locker anliegend behaart. Die Grundblätter sind lang gestielt, alle elliptisch, zugespitzt, in den geflügelten Stiel verschmälert. Die unteren sind gesägt, die oberen fast ganzrandig. Die gelben Korbblüten stehen in aufrecht allseitswendigen, einfachen oder zusammengesetzten Trauben. Die Frucht ist eine Achäne, walzlich, vielrippig, braun, zerstreut behaart, 3,5 bis 4,5 mm lang und mit Haarschopf versehen.

Verbreitung: Solidago ist in Europa, Asien, ohne den subtropisch-tropischen Teil, und in Nordamerika verbreitet.
Herkunft der Droge: Die Droge stammt aus Wildvorkommen und wird aus Ungarn, Bulgarien und Polen sowie dem ehemaligen Jugoslawien importiert.

Kanadisches Goldrutenkraut

Verwendete Pflanzenteile: Goldrutenkraut besteht aus den während der Blüte gesammelten und schonend getrockneten oberirdischen Teilen von *Solidago serotina* AITON. (Syn.: *S. gigantea* AITON.), *Solidago canadensis* L.

Inhaltsstoffe

bei Herkunft von *Solidago canadensis* L.

- Triterpensaponine: Bisdesmoside des Bayogenins, acylglykosidisch gebundenen Arabinoserest tragend
- Polysaccharide (wasserlöslich): β-1,2-Fructane, saure Polysaccharide
- Ätherisches Öl (0,6 %): Hauptkomponenten Curlon, Germacren D, α-Pinen, β-Sesquiphellandren, Limonen
- Diterpene vom trans-Clerodan- und Labdan-Typ
- Carotinoide (als Blütenfarbstoffe)
- Flavonoide (2,4 %): Rutin (1,4 %), weiterhin u. a. Hyperosid, Quercitrin, Astragalin
- Kaffeesäurederivate: u. a. Chlorogensäure

bei Herkunft von *Solidago gigantea* AIT.

- Triterpensaponine: Bisdesmoside des Bayogenins: Giganteasaponine 1 bis 4
- Ätherisches Öl (0,5 %): Hauptkomponente γ-Cadinen
- Diterpene vom cis-Clerodan-Typ, u. a. 6-Desoxysolidagolacton IV-18,19-olid
- Carotinoide (als Blütenfarbstoffe)
- Flavonoide (3,8 %): Quercitrin (1,3 %), weiterhin u. a. Hyperosid, Rutin, Isoquercitrin
- Kaffeesäurederivate: u. a. Chlorogensäure

Pharmakologie

Die Wirkung von Goldrutenkraut (aus *Solidago gigantea* bzw. *Solidago canadensis*) sollen mit denen von Echtem Goldrutenkraut aus (*Solidago virgaurea*) identisch sein. Aus diesem Grund wurden die beiden Drogen von der Kommission E gemeinsam in einer Monographie bewertet. Untersuchungen haben jedoch ergeben, dass die die beiden in der Monographie zusammengefassten Drogen, bzw. die darin verwendeten Arten, u.a. bezüglich ihres Gehalts an Saponinen oder Phenolglykosiden qualitätiv und quantitativ deutlich unterscheiden (Hiller et al. 1996). So sind z.B. das diuretisch, antiphlogistisch und analgetisch wirkende Leiocarposid und das antimikrobiell, schwach spasmolytisch, antiexsudativ und tumorhemmend wirkende Virgaureosid – 2 gut untersuchte Inhaltsstoffe – zwar in *Solidago virgaurea* enthalten, nicht aber in *Solidago canadensis / gigantea*. In den pharmakologischen bzw. klinischen Studien wurden vorwiegend Extrakte aus *Solidago virgaurea* (Echtes Goldrutenkraut) untersucht. Inwieweit deshalb die unter Echtes Goldrutenkraut zitierten pharmakologischen Eigenschaften bzw. Ergebnisse präklinischer und klinischer Studien tatsächlich auf Goldrutenkraut übertragen werden können ist fraglich. Die wenigen mit Extrakten aus *Solidago canadensis / gigantea* durchgeführten Untersuchungen zeigten im Tierversuch mittelstarke spasmolytische und diuretische Eigenschaften. Weiterhin wurde mit einem hoch dosierten Extrakt der Droge, eine mit Diclofenac-Na vergleichbare antiphlogistische Wirkung beobachtet (z.B. Leuscher 1995). Klinische Studien zur Wirksamkeit von Kanadischem Goldrutenkraut liegen derzeit nicht vor.

Anwendungsgebiete

Siehe Echtes Goldrutenkraut.

Dosierung

Tagesdosis: 6–12 g Droge.
Ausreichende Flüssigkeitszufuhr von mindestens 2 Liter/Tag!
Die Mehrzahl der Präparate enthält Trockenextrakte (Auszugsmittel: Ethanol), das Droge-Extrakt-Verhältnis bewegt sich zwischen 4 und 7:1.
Fluidextraktes (1:4) Auszugsmittel: Ethanol 18 % V/V.

Anwendungsbeschränkungen

Siehe Echtes Goldrutenkraut.

Patienteninformation: Die Wirkung von Goldrutenkraut (aus *Solidago gigantea* bzw. *Solidago canadensis*) soll mit denen des Echten Goldrutenkrautes (aus *Solidago virgaurea*) identisch sein. Aus diesem Grund wurden die beiden Drogen bisher gemeinsam bewertet. Untersuchungen

zeigten jedoch, dass sich die für die Herstellung der beiden Drogen verwendeten Arten sich bezüglich der Qualität und Quantität ihrer Inhaltsstoffe unterscheiden.
Da die vorliegenden Untersuchungen fast ausschließlich mit Echtem Goldrutenkraut durchgeführt wurden, ist daher fraglich ob die darin ermittelten Ergebnisse auch ohne weiteres auf Goldrutenkraut übertragen werden können. Entsprechende Untersuchungen oder klilnische Studien, die ausdrücklich die Wirksamkeit von Goldrutenkraut bei entzündlichen Erkrankungen der Harnwege, bei Harnsteinen und Nierengrieß wie auch zur vorbeugenden Behandlung bei Harnsteinen und Nierengrieß belegen, liegen derzeit nicht in ausreichendem Maße vor.

Bewertung der Wirksamkeit: Die Kommission E (1987, 1990) empfiehlt Goldrutenkraut zur Durchspülungstherapie bei entzündlichen Erkrankungen der ableitenden Harnwege, bei Harnsteinen und bei Nierengrieß sowie zur vorbeugenden Behandlung bei Harnsteinen und Nierengrieß. Die diuretische, schwach spasmolytische und antiphlogistische Wirkung von Goldrutenkraut-Zubereitungen ist durch klinische Studien belegt. Diese sind größtenteils GCP gerecht und entsprechen somit den gültigen Kriterien für klinische Prüfungen von Arzneimitteln. Aufgrund der in dem Abschnitt Pharmakologie beschriebenen Problematik, muss die Wirksamkeit der Droge bei den beanspruchten Indikationen als plausibel, aber wissenschaftlich nicht ausreichend belegt angesehen werden.

Handelspräparate

Kalkurenal® Goldrute Lösung (3mal tgl. 10–15 ml Lsg. einnehmen)
Nephrolith® mono Dragees (3mal tgl., max. 4mal tgl. 2 Drg. unzerkaut mit reichlich Flüssigkeit nach den Mahlzeiten einnehmen)
Verschiedene Kombinationspräparate

Literatur

Siehe Echtes Goldrutenkraut.

Granatapfel – Punica granatum

Volkstümliche Namen: Granatapfelbaum, Granatbaum, Granatwurzel (dt.), An-shih-liu (chin.), Delima, Grenadier, Pomegranate (engl.), Granado (span.), Grenadier (frz.), Granato, melogranato, melograno (it.), Romaikamilla, romazeira (port.)

Familie: Punicaceae

Botanik: Die Pflanze ist ein aufrechter, sparrigästiger, bis 1,5 m hoher Strauch oder kleiner, krummschäftiger, 3 bis 5 m hoher Baum mit kahlen, in der Jugend schmalflügeligen, 4 bis 6-kantigen, zuweilen bedornten Zweigen. Die Laubblätter sind meist gegenständig, an den Kurztrieben büschelig angeordnet, sommergrün, einfach, fiedernervig, kurz gestielt, kahl, hart, oval-lanzettlich mit starkem Mittelnerv. Die Blüten sind trichterförmig-radförmig, meist zu 1 bis 3 an den Zweigspitzen sitzend. Kelch und Achsenbecher sind leuchtend korallenrot und derbrandig. Die Frucht ist eine apfelgroße, gefächerte, kugelige 1,6 bis 12 cm breite Scheinbeere mit anfangs rötlicher und zuletzt lederbrauner Schale. Die Samen sind stumpfeckig, purpurblau, zuletzt mit sanfter, roter Außenschicht.

Verbreitung: Die Pflanze stammt vermutlich aus Asien. Heute ist sie im Mittelmeerraum bis Südtirol, Vorderasien, Südafrika, Südasien, China, Australien, den USA und Südamerika verbreitet.

Granatapfelbaumrinde

Verwendete Pflanzenteile: Granatapfelbaumrinde ist die getrocknete Stamm-, Zweig- und Wurzelrinde von *Punica granatum* L. (ohne Angabe deren Mengenverhältnis).

Inhaltsstoffe

In den Fruchtschalen:
- Gerbstoffe (25 bis 28 %); Gallotannine, u. a. Punicalin (Granatin D), Punicalagin (Granatin C), Granatin A, Granatin B

in der Stamm- und Wurzelrinde:
- Gerbstoffe (20 bis 25 %): Gallotannine, u. a. Punicalagin, Punicacortein C, Casuarin
- Piperidinalkaloide (ca. 0,4 % in der Stammrinde, bis 0,8 % in der Wurzelrinde): Hauptalkaloide Isopelletierin, N-Methylisopelletierin, Pseudopelletierin

Pharmakologie

Die gerbstoff- und alkaloidhaltige Droge wirkt anthelmintisch und amöbizid.
Pelletierin ruft ähnlich wie Strychnin eine gesteigerte Reflexerregbarkeit hervor, die sich bis zur Tetanie steigern kann und ist wirksam gegen diverse Band- und Spulwürmer sowie Nematoden.
Die enthaltenen Gerbstoffe machen die Verwendung als Adstringens bei Halsschmerzen und Diarrhoe/Dysenterie plausibel.

Anwendungsgebiete
Volksmedizin: Bei Bandwurmbefall und anderen Wurmarten; als Adstringens bei Durchfall und Dysenterie, als Abtreibungsmittel und äußerlich als Gurgelmittel bei Halsschmerzen und bei Hämorrhoiden.
Homöopathie: bei Magen-Darm-Störungen.
Chinesische Medizin: Bei Chronischer Diarrhöe und Dysenterie, Blutstuhl, Wurmbefall und Analprolaps.
Indische Medizin: Bei Durchfall, Dysenterie, Erbrechen und Augenschmerzen.
Obwohl die Droge schon seit 2000 Jahren v. u. Z. im alten Ägypten gegen Bandwürmer eingesetzt wird, liegen klinische Studien nicht vor.

Dosierung: Taenifugum 1 (Abkochung): 60 ml 4-mal im Abstand von 2 Stunden, vor und nach Gabe eines Laxans einnehmen.
Taenifugum 2 (Mazerat): Gabe von 65 ml mittels Duodenalsonde 3-mal im Abstand von 30 min, nach 1 h Gabe eines Laxans.
Granatrindenfluidextrakt: ED: gegen Bandwürmer 20 g.
Homöopathisch: 5 Tropfen oder 1 Tablette oder 10 Globuli oder 1 Messerspitze Verreibung alle 30–60 min (akut) oder 1–3-mal täglich (chronisch); parenteral: 1–2-ml s. c. akut: 3-mal täglich; chronisch einmal täglich (HAB).

Anwendungsbeschränkungen: Risiken der bestimmungsgemäßen Anwendung therapeutischer Dosen der Droge sind nicht bekannt. Durch den hohen Gerbstoffgehalt der Droge kann es zu Magenreizungen kommen.
Bei Überdosierung der Stamm- und Wurzelrinde (etwa ab 80 g) kommt es auf Grund des Alkaloidgehaltes zu Erbrechen, auch Bluterbrechen, später zu Schwindel, Schüttelfrost, Sehstörungen, Kollaps und eventuell zum Tod durch Atemlähmung. Nach einigen Stunden oder Tagen kann totale Erblindung (Amaurose) eintreten, die nach Ablauf mehrerer Wochen wieder verschwinden kann.

Patienteninformation: Bereits vor mehr als 4000 Jahren wurden Zubereitungen aus der giftigen Granatapfelbaumrinde gegen Bandwürmer eingesetzt. Das Arzneimittel soll außer bei Wurmbefall auch bei einer Reihe anderer Erkrankungen, z. B. Halsschmerzen und Durchfallerkrankungen hilfreich sein. Eindeutige wissenschaftliche Belege für die Wirksamkeit liegen jedoch nicht vor. Gelegentlich kann es bei der Anwendung zu Magenreizungen kommen, die Dosierungshinweise müssen streng beachtet werden, da es bei Überdosierung zu lebensbedrohlichen Vergiftungen kommen kann.

Bewertung der Wirksamkeit: Die Wirksamkeit der Droge ist nach den gültigen Kriterien für klinische Prüfungen von Arzneimitteln für die beanspruchten Indikationen bisher nicht belegt. Es handelt sich hier jedoch um eine der klassischen „alten" Arzneipflanzen, deren Wirkung bei Wurmbefall aufgrund der empirischen Datenlage als erwiesen gilt. Die Wirksamkeit bei Pharyngitis, Hämorrhoiden, Diarrhö und Dysenterie könnte auf den Gerbstoffgehalt zurückgeführt werden ist aber nicht wissenschaftlich belegt. Die Droge ist hochtoxisch, der Einsatz sollte nur unter strenger Abwägung des Nutzen-Risiko-Verhältnisses erfolgen, Dosierungshinweise und Anwendungsbeschränkungen sind besonders zu beachten.

G

Handelspräparate
Keine bekannt.

Literatur

Beckham N: Phyto-oestrogens and compounds that affect oestrogen metabolism. Aust Herbalism 7 (1995), 11–16
Gaig P, Botey J, Gutierrez V, Pena M, Eseverri JL, Marin A: Allergy to pomegranate (Punica granatum). J Investig Allergol Clin Immunol, 2:216–8, 1992 Jul–Aug
Gaig P, Botey J, Gutierrez V, Pena M, Eseverri JL, Marin A: Somatic embryogenesis and plantlet from petal cultures of pomegranate Punica granatum L. Indian J Exp Biol, 2:719–21, 1996 Jul
Navarro V, Villarreal ML, Rojas G, Lozoya X: Antimicrobial evaluation of some plants used in Mexican traditional medicine for the treatment of infectious diseases. J Ethnopharmacol, 53:143–7, 1996 Sep
Neuhöfer H et al: The occurence of pelletierine derivatives in Punica granatum. 37. Annual Congr Med Plant Res Braunschweig (1989), 1–13
Schilling G, Schick, H: On the structure of punicalagin and punicalin. Liebigs Ann Chem (1985), 2240
Segura JJ, Morales-Ramos LH, Verde-Star J, Guerra D: Growth inhibition of Entamoeba histolytica and E. invadens produced by pomegranate root (Punica granatum L.) Arch Invest Med (Mex), 21:235–9, 1990 Jul–Sep
Tanaka T et al: Chem Pharm Bull 34 (1986), 656
Wylegalla R: Biblische Botanik: Pflanzen und Früchte aus dem gelobten Land. Deutsche Apotheker Ztg 137 (1997), 867–869
Zhang J, Zhan B, Yao X, Gao Y, Shong J: Antiviral activity of tannin from the pericarp of Punica granatum L. against genital Herpes virus in vitro. Chung Kuo Chung Yao Tsa Chih, 21:556–8 576 inside backcover, 1995 Sep

Grieswurzel – Chondrodendron tomentosum

Volkstümliche Namen: Grieswurzel (dt.), Ice Vine, Pareira, Pareira brava, Pereira Brava, Velvet Leaf (engl.)

Familie: Menispermaceae

Botanik: Die Pflanze ist eine Kletterpflanze, die bis in 30 m Höhe klettert. Die Stängel sind samtartig. Die Blattstiele sind an der Basis kurz und unterhalb der Spreite länger abstehend behaart und 8 bis 12 cm lang. Die Blätter sind etwas ledrig, ganzrandig, oberseits spärlich, unterseits dicht weißsamtig behaart. Sie sind leicht herzförmig, dreieckig-eiförmig oder rundlich, an der Spitze gerundet 10 bis 15 cm lang und ebenso breit. Die Wurzel hat einen Durchmesser von ungefähr 2–5 cm, ist gewunden, schwarz, längst gefurcht mit horizontalen Rippen und einigen Einschnürungen; innerlich gräulich braun. Der Querschnitt zeigt 4 oder 5 konzentrische Ringe von breiten Markstrahlen markiert. Die Blüten stehen in 10 bis 15 cm langen Büscheln achselständig auf wenig oder unverzweigten Stielen. Es gibt 9 äußere Sepalen, die etwa 1 mm lang und behaart sind. Die inneren 6 Sepale sind ungefähr 3,5 mm lang und kahl. Die Petalen sind 0,4 mm lang. Die Frucht ist eine etwa 12 mm lange und 9 mm breite Steinfrucht auf einem ca. 4 mm langen Stiel.

Verbreitung: Die Pflanze kommt im westlichen Teil Boliviens, in Peru, Ecuador, Zentralkolumbien und Panama vor.

Pareirawurzel/Grieswurzel

Verwendete Pflanzenteile: Pareirawurzel oder Grieswurzel ist die getrocknete Wurzel des *Chondrodendron tomentosum* RUIZ et PAV.

Inhaltsstoffe

- Bis-Benzyl-isochinolinalkaloide: u. a. D-Tubocurarin, Chondrocurarin, (–)-Curin, (+)-Chondrofolin, Chondrocurin, Isochondrodendrin

Pharmakologie

Die tubocurarinhaltige Droge wirkt emmenagog und diuretisch.

Anwendungsgebiete

Innere Anwendung: hauptsächlich in Brasilien bei Gebärmutterkoliken, Fieber und dyspeptischen Beschwerden eingesetzt.

Die Droge besitzt eine muskelrelaxierende Wirkung, die durch Hemmung der neuromusculären Erregungsübertragung eine Lähmung der Skelettmuskulatur hervorruft.

Tubocurare wird in der modernen Anästhesiologie verwandt (als Tubocurarinchlorid in deutschen Arzneibüchern monographiert).

Dosierung

Keine gesicherten Angaben für die Droge, nur für p. e. Gabe von isoliertem Tubocurarin.

Anwendungsbeschränkungen: Risiken der bestimmungsgemäßen peroralen Anwendung therapeutischer Dosen der Droge und Nebenwirkungen sind nicht bekannt. Die curareartig wirkenden Alkaloide, z. B. Tubocurarin, werden bei peroraler Anwendung nicht resorbiert.

Patienteninformation: Medikamente aus der Pareira- oder Grieswurzel werden aufgrund überlieferter Erfahrungswerte hauptsächlich in Brasilien zur Behandlung von Gebärmutterkoliken, Fieber und Verdauungsbeschwerden eingesetzt, eindeutige wissenschaftliche Belege für die Wirksamkeit liegen nicht vor.

Bewertung der Wirksamkeit: Die Wirksamkeit der Droge bei den beanspruchten Indikationen ist nach den gültigen Kriterien für klinische Prüfungen von Arzneimitteln bisher nicht ausreichend belegt.

Handelspräparate

Keine bekannt.

Literatur

Guha et al: J Nat Prod 42 (1979), 1

Hänsel R, Keller K, Rimpler H, Schneider G (Hrsg): Hagers Handbuch der Pharmazeutischen Praxis. 5. Aufl., Bde 4–6 (Drogen), Springer Verlag Berlin, Heidelberg, New York, 1992–1994

Grindelie – Grindelia robusta

Volkstümliche Namen: Grindelia, Milzkraut (dt.), August Flower, California Gum Plant, Grindelia, Gum Plant, Gum Weed, Gumweed, Hardy Grindelia, Resin-weed, Rosin Weed, Scaly Grindelia, Tar Weed (engl.)

Familie: Asteraceae

Botanik: Die Pflanze ist ein aufrechtes zwei- oder mehrjähriges Kraut oder kleiner Busch von bis zu 100 cm Höhe. Die wechselständigen Blätter sind 3 bis 7 cm groß, dreieckig bis eiförmig-länglich und von hellgrüner Färbung. Es gibt mehrere einzelne Blütenköpfchen von 2 bis 3 cm Durchmesser, die am Ende von blättrigen Stängeln stehen. Die Außenkelchdeckblätter sind 3–8 × 0,5–1 mm groß. Sehr klebrig. Die Strahlenblütchen sind 7 bis 15 mm groß und gelb bis gelb-orange. Mitunter fehlen sie. Die inneren Blütchen sind gelb. Die Achänen sind 2 bis 3 mm, länglich und braun. Die 2 bis 8 Pappus-Grannen sind 3 bis 5 mm lang und gewöhnlich sehr fein gezackt.

Verbreitung: Die Pflanze wächst in den südwestlichen USA und Mexiko.

Grindelienkraut

Verwendete Pflanzenteile: Grindeliakraut besteht aus den getrockneten, zur Blütezeit geernteten Stängelspitzen und Blättern von *Grindelia robusta* N. und/oder von *Grindelia squarrosa* (P.) D.

Inhaltsstoffe

- Diterpensäuren (harzartig, 10 bis 20 %): Grindeliasäure (Anteil 40 bis 80 %), weiterhin u. a. Hydroxygrindeliasäure, 6-Oxogrindeliasäure, 7α,8α-Epoxygrindeliasäure
- Ätherisches Öl (0,3 %): u. a. mit Borneol, Bornylacetat, Camphen, Campher, Myrcen, α- und β-Pinen
- Polyine: u. a. Matricarianol, Matricarianolacetat
- Triterpensaponine
- Gerbstoffe (ca. 5 %)
- Flavonoide: u. a. Kämpferol-3,7-dimethylether, Kämpferol-3-methylether, Luteolin, Quercetin, Quercetin-3,3′-dimethylether

Pharmakologie

Die Droge zeigt in vitro antimikrobielle, fungistatische und spasmolytische Wirkungen, die durch die diterpenhaltigen Harze und Phenolcarbonsäuren bewirkt werden.
Weiterhin wurde eine entzündungshemmende Wirkung nachgewiesen.

Anwendungsgebiete

Katarrhalische Infekte der Atemwege.

Dosierung

Tagesdosis: 4–6 g Droge (Tee); 3–6 g (Grindeliafluidextrakt); (1:10 oder 1:5 Ethanol 60–80 %) 1,5–3 ml (Tinktur).

Anwendungsbeschränkungen: Risiken der bestimmungsgemäßen Anwendung therapeutischer Dosen der Droge sind nicht bekannt. In seltenen Fällen Magen- und Schleimhautreizungen.

Patienteninformation: Zubereitungen aus Grindeliakraut können bei Katarrhen der Atemwege hilfreich sein.

Bewertung der Wirksamkeit: Die nachgewiesenen antiinflammatorischen, antimikrobiellen und ggf. auch spasmolytischen Wirkungen erklären die Anwendung bei Katarrhen der oberen Luftwege. Dieses Anwendungsgebiet wurde durch die Kommission E (1991) positiv bewertet.

Handelspräparate

Kombinationspräparate aus 5 Wirkstoffen: Bronchicum® Elixir N (TD: Erw. alle 2–3 Std. 1 Teel.; bis zu 6mal tgl., Kdr. je n. Alter 2–3mal tgl. –1 Teel.); Melrosum® Hustensirup N (TD: Erw. 3mal tgl. 1 Eßl., Jugendl. u. ältere Kdr.: 3mal tgl. 2 Teel., Kleinkdr.: 3mal tgl. 1 Teel., Sgl.: 2–3mal tgl. 12 Teel.)

Literatur

Kern W, List PH, Hörhammer L (Hrsg): Hagers Handbuch der Pharmazeutischen Praxis. 4. Aufl., Bde. 1–8, Springer Verlag Berlin, Heidelberg, New York 1969
Mascolo N et al: Phytother Res 1 (1987), 28
Schimmer O, Egersdörfer S: Grindelia-Arten – Die Grindelie. Z Phytother 9 (1988), 86
Timmermann B et al: Phytochemistry 24 (1985), 1031

G

Guajakbaum – Guaiacum officinale

Volkstümliche Namen: Franzosenholz, Guajakholz, Guajakholzbaum, Heiligenholz, Pockholz, Pockholzbaum, Schlangenholz (dt.), Guaiac, Guaiacum, Lignum Vitae, Pockwood (engl.), Guajacum, Guayacan, Palosanto (esp.), Gaiac, Gayac (frz.), Guaiaco (it.)

Familie: Zygophyllaceae

Botanik: G. officinale ist ein immergrüner Baum von bis zu 13 m Höhe und mit einem grünlich braunen, fast immer gewundenen Stamm mit gefurchter Rinde. Das Kernholz ist grünlich braun, schwerer als Wasser und hat einem aromatischen Geschmack. Die gegenständigen Blätter sind kurzgestielt, lederartig, zwei- bis dreipaarig gefiedert. Die blassblauen, sternförmigen Blüten stehen zu 6 bis 10 in Scheindolden auf 2 cm langen Blütentrieben. Kelch und Krone sind fünfblättrig; es gibt 10 Staubblätter und einen zweifächerigen Fruchtknoten. Die Frucht ist eine zweifächerige, herzförmige, von der Seite zusammengedrückte Kapsel, in der sich in jedem Fach ein Samen befindet, der hart und länglich ist.

Verbreitung: Die Pflanze wächst in Florida, auf den Antillen, in Guayana, Venezuela und Kolumbien. Sie ist eine enge Verwandte von G. sanctum und beheimatet auf den Bahamas und in Südflorida.

Guajakholz

Verwendete Pflanzenteile: Guajakholz besteht aus dem Kern- und Splintholz von *Guajacum officinale* L. und/oder *Guajacum sanctum* L.

Inhaltsstoffe

- Triterpensaponine: Aglykon Oleanolsäure
- Harz (15 bis 25 %): u. a. enthaltend die Lignane (–)-Guajaretsäure, Dihydroguajaret-

säure, Guajacin, Isoguajacin, α-Guajaconsäure, Tetrofuroguajacine A und B
- Ätherisches Öl (Spuren): Hauptkomponenten Sesquiterpenalkohole: Guajol (bei Wasserdampfdestillation in Guajazulen übergehend)

Pharmakologie
Die Droge wirkt durch die enthaltenen Saponine fungistatisch.

Anwendungsgebiete
Innere Anwendung: bei rheumatischen Beschwerden zur unterstützenden Therapie.
Volksmedizin: In Zentralamerika und der Karibik noch bei Syphilis, Atemwegserkrankungen und Hautleiden.

Sonstige Verwendung
Industrie: zur Herstellung besonders widerstandsfähiger Harzsorten.

Dosierung
Abkochung: ED: 1,5 g; TD: 4–5 g.
Tinktur: (Guajaci Ligni Tinctura) 20–40 Tropfen pro Einnahme.

Anwendungsbeschränkungen: Risiken der bestimmungsgemäßen Anwendung therapeutischer Dosen der Droge und Nebenwirkungen sind nicht bekannt. Hohe Dosen der Droge können zu Gastroenteritis, Darmkoliken und Diarrhöen führen. Auch Hautausschläge wurden nach Aufnahme der Droge beobachtet.

Patienteninformation: Zubereitungen aus Gajakholz können zur unterstützenden Behandlung bei Rheuma eingesetzt werden und sollen bei Atemwegserkrankungen und Hautleiden wirksam sein, hierfür fehlt aber der wissenschaftliche Nachweis.

Bewertung der Wirksamkeit: Für die Anwendung als unterstützendes Therapeutikum bei rheumatischen Beschwerden liegt eine positive Bewertung der Kommission E vor (1987).

Handelspräparate
Gicht/Rheuma Nestmann (Kombination aus 3 Wirkstoffen).

Literatur
Ahmad VU, Bano N, Bano S: Phytochemistry 23 (1984), 2612–2616
Ahmad VU, Bano N, Bano S: Phytochemistry 25 (1986), 951–952
King FE, Wilson JG: J Chem Soc (1964), 4011–4024
King FE, Wilson JG: J Chem Soc (1965), 1572–1580
Kratochvil JF et al: Phytochem 10 (1971), 2529
Majuinder PL, Bhattacharya M: Chem Ind 77 (1974)
Schrecker AW: J Am Chem Soc 79 (1957), 3823

Guarana – Paullinia cupana

Volkstümliche Namen: Guarana, Guarana-Strauch (dt.), Brazilian Cocoa, Guarana, Guarana Bread, Paullinia (engl.), Cupana (span.), Cipo-guaraná, guaraná, guaraná-uva, uabano, uraná (port.)

Familie: Sapindaceae

Botanik: Die Pflanze ist eine bis 10 m lange, holzige, immergrüne, mehrjährige Kletterpflanze, die bis in die Urwaldkrone rankt. In kultivierter Form breitet sie sich buschartig aus. Die Blätter sind groß, 5zählig gefiedert, ledrig, stark geädert und grobkerbig gesägt. Die meist eingeschlechtlichen, unscheinbaren, gelben bis weißlichen, duftenden Blüten stehen in bis zu 30 cm langen Rispen. Die Frucht ist eine etwa haselnussgroße, tiefgelbe bis rot-orangenfarbene, dreifächerige Kapselfrucht, die bei der Reife platzt und 1 purpurbraunen bis schwarzen Samen freisetzt.

Verbreitung: Die Pflanze ist im Amazonasbecken heimisch und wurde in andere Regenwaldgebiete eingeführt. Das Hauptanbaugebiet liegt zwischen Mauès und Manaus in Brasilien.
Herkunft der Droge: Sie kommt aus den Anbaugebieten des Amazonasbeckens.

Guaranasamen

Verwendete Pflanzenteile: Guaranasamen sind die getrockneten oder zermahlenen Samen von *Paullinia cupana* KUNTH ex H.B.K.).

Inhaltsstoffe
- Purinalkaloide: Hauptalkaloid Coffein (3,6 bis 5,8 %), daneben wenig Theobromin (0,03 bis 0,17 %) und Theophyllin (0,02 bis 0,06 %)
- Gerbstoffe (ca. 12 %): oligomere Proanthocyanidine, kondensierte Gerbstoffe
- Cyanolipide: u. a. 2,4-Dihydroxy-3-methylen-butyronitril
- Saponine
- Stärke (ca. 30 %)
- Eiweißstoffe (ca. 15 %)

Pharmakologie
Die Droge enthält Purine (Coffein, Theobromin, Theophyllin). Guarana gilt als die coffeinreichste bekannte Droge. Maßgeblich sind die durch Coffein ausgelösten Wirkungen.
Coffein ist zentralerregend, hat eine positiv inotrope und (in hohen Konzentrationen) eine positiv chronotrope Wirkung auf das Herz. Es wirkt relaxierend auf die glatte Muskulatur

der Gefäße (mit Ausnahme der cerebralen Gefäße, die mit einer Vasokonstriktion reagieren) als auch der Bronchien. Coffein hat einen kurzfristigen diuretischen Effekt und bewirkt eine Erhöhung der Magensaftsekretion. Zudem steigert es die Freisetzung der Catecholamine. Es konnte eine Hemmung der Blutplättchen-Aggregation festgestellt werden.
vgl. Kaffeebohnen

Anwendungsgebiete
Volksmedizin: als Anregungsmittel bei Müdigkeit und zur Dämpfung des Durst- und Hungergefühls, auch bei Kopf- und Menstruationsschmerzen, Durchfall, Verdauungsstörungen, Fieber und als Diuretikum.
Homöopathie: bei Kopfschmerzen.

Sonstige Verwendung
Haushalt: zusammen mit Maniokmehl zu Brot verbacken.
Industrie: in Erfrischungsgetränken.

Dosierung
Die mittlere Einzelgabe beträgt 1 g als Pulver.
Homöopathisch: 5 Tropfen oder 1 Tablette oder 10 Globuli oder 1 Messerspitze Verreibung alle 30–60 min (akut) oder 1–3-mal täglich (chronisch); parenteral: 1–2 ml s. c. akut: 3-mal täglich; chronisch einmal täglich (HAB34).

Anwendungsbeschränkungen: Risiken der bestimmungsgemäßen Anwendung therapeutischer Dosen der Droge und Nebenwirkungen sind nicht bekannt.
Mengen, die bis zu 400 mg Coffein/d entsprechen (etwa 7 bis 11 g der Droge), über den Tag verteilt, sind für einen gesunden Erwachsenen, der an Coffeingenuss gewöhnt ist, z. B. durch regelmäßiges Trinken von Kaffee oder Schwarzem bzw. Grünem Tee, toxikologisch unbedenklich. Die gesamte Koffeinmenge resultiert aus der Summe aller koffeinhaltigen Genussmittel (also Kaffee, Tee, Cola, Mate mit einbeziehen).
Vorsicht ist geboten bei Personen mit labilem Herz-Kreislaufsystem, Nierenerkrankungen, Überfunktion der Schilddrüse, erhöhter Krampfbereitschaft und bestimmten psychischen Störungen, z. B. panischen Angstzuständen. Schwangere sollten den Coffeingenuss meiden, zumindest aber eine Dosis von 300 mg/d (!) nicht überschreiten. Säuglinge, deren stillende Mütter coffeinhaltige Produkte zu sich nehmen, können unter Schlafstörungen leiden.
Erste Vergiftungssymptome sind Dysurie, Erbrechen und abdominelle Krämpfe (zu Coffeinvergiftungen vgl. Coffeae carbo).

Patienteninformation: Die südamerikanische Guaranapflanze gilt als die coffeinreichste bekannte Pflanze. Zubereitungen aus den Samen werden dementsprechend als Anregungsmittel bei Müdigkeit und zur Dämpfung des Hunger- und Durstgefühls eingesetzt, und sollen u. a. auch bei Kopf- und Regelschmerzen, Verdauungsstörungen und zur Erhöhung der Harnausscheidung hilfreich sein. Die Dosierungshinweise sollten beachtet werden. Wenn bei Ihnen Herzkreislaufschwäche, Nierenerkrankungen, Überfunktion der Schilddrüse oder ein Krampfleiden vorliegen, sollten Sie das Medikament nur nach Rücksprache mit Ihrem behandelnden Arzt einnehmen. Schwangere und stillende Mütter sollten auf die Anwendung ganz verzichten.

Bewertung der Wirksamkeit: Die Wirksamkeit der coffeinreichsten bekannten Droge ist nach den gültigen Kriterien für klinische Prüfungen von Arzneimitteln bisher nicht belegt. Die Verwendung zur Anregung des Herzens und Kreislaufes wie auch zur Diurese ist jedoch durch den hohen Coffeingehalt erklärbar und plausibel. Mögliche Nebenwirkungen bei Überdosierung und Gegenanzeigen sind hier besonders zu beachten.

Handelspräparate
Klosterfrau Guarana

Literatur
Frohne D: Guaraná – der neue Muntermacher. Deutsche Apotheker Ztg 133 (1993), 218
Katzung W: Guaraná – ein Naturprodukt mit hohem Coffeingehalt. Med Mo Pharm 16 (1993), 330–333

Gundermann – Glechoma hederacea

Volkstümliche Namen: Gundermann, Erdefeu, Gundelrebe (dt.), Alehoof, Catsfoot, Cat's-paw, Creeping Charlie, Gill-go-by-the-Hedge, Gill-go-over-the-Ground, Ground Ivy, Haymaids, Hedgemaids, Lizzy-run-up the-Hedge, Robin-run-in-the-Hedge, Tun-hoof, Turnhoof (engl.), Couronne de Saint-Jean, herbe de Saint-Jean, lierre terrestre, rondotte, violette de cochon (frz.), Edera terrestre, ellera terrestre (it.)

Familie: Lamiaceae

Botanik: Die Pflanze ist ein ausdauerndes Kraut von 15 bis 60 cm Höhe mit kriechendem, an den unteren Knoten wurzelndem, auch im Winter belaubtem Hauptstängel. Der Stängel ist vierkantig, bis zu 2 mm dick und ebenso wie die Blattstiele häufig blauviolett überlaufen. Die Laubblätter sind kreuzweise gegenständig, lang gestielt, nierenförmig bis breit herzförmig, gekerbt und oberseits dunkelgrün und unterseits heller grün. Die Blüten stehen in 2- bis 6blütigen Scheinquirlen in den Achseln der Laubblätter. Die Einzelblüten sind 1 bis 2 cm lang, deutlich gestielt mit kurzen, 1 bis 1,5 mm langen Vorblättern. Der Kelch ist zweilippig, röhrenförmig und fünfzähnig. Die Blütenkrone ist 15 bis 22 mm lang, zweilippig, blassviolett, seltener rotviolett oder weiß. Die Früchte sind Nüsschen von ca. 2 mm.

Verbreitung: Die Pflanze ist eine in ganz Europa verbreitete Wildpflanze.

Gundelrebe

Verwendete Pflanzenteile: Gundelrebe sind die während der Blüte (April bis Juni) gesammelten und getrockneten oberirdischen Teile von *Glechoma hederacea* L.

Inhaltsstoffe

- Ätherisches Öl (ca. 0,06 %): Hauptkomponenten (−)-Pinocarvon, (−)-Menthon, (+)-Pulegon, weiterhin u. a. Germacran D, Germacran B, cis-Ocimen
- Sesquiterpene: Glechomafuran, Glechomanolid
- Hydroxyfettsäure: 9-Hydroxy-10-trans, 12-cis-octadecadiendisäure
- Kaffeesäurederivate: Rosmarinsäure (ca. 1,5 %)
- Triterpenoide: u.a. Ursolsäure, Oleanolsäure, β-Sitosterol
- Flavonoide: u.a. Glycoside von Luteolin, Apigenin und Quercetin

Pharmakologie

Die anti-inflammatorische Wirkung wird auf Flavonoide und Triterpentoide zurückgeführt. Genauere Untersuchungen liegen nicht vor.

Anwendungsgebiete

Volksmedizin: innerlich bei Durchfall, Magen- und Darmkatarrhen, leichten Erkrankungen der oberen Bronchien und zur symptomatischen Behandlung von Husten sowie als Diuretikum bei Blasen- und Nierensteinen. Äußerlich zum Waschen schlecht heilender Wunden, Geschwüren und anderen Hautkrankheiten sowie bei Arthritis und Rheuma (in Italien).
Homöopathie: Durchfall und Hämorrhoiden.
Chinesische Medizin: bei Karbunkeln, Erysipel, Unterleibsschmerzen, Krätze, Skrofulose, ungleichmäßiger Menstruation, Husten, Dysenterie und Gelbsucht.
Diese Anwendungen sind in ihrer Wirksamkeit nicht belegt.

Sonstige Verwendung
Haushalt: als Frühlingskraut in Suppen oder spinatartig zubereitet.

Dosierung

Innerlich: ED: 2–4 g Trockendroge.
Fluidextrakt: TD: 2–4 ml.
Äußerlich: Die gerebelten Blätter auf betroffene Körperstellen auflegen.
Homöopathisch: 5 Tropfen oder 1 Tablette oder 10 Globuli oder 1 Messerspitze Verreibung alle 30–60 min (akut) oder 1–3-mal täglich (chronisch); parenteral: 1–2 ml s. c. akut: 3-mal täglich; chronisch: einmal täglich; Zäpfchen 2–3-mal täglich 1 Supp. (chronisch u. akut) (HAB34).

Anwendungsbeschränkungen: Risiken der bestimmungsgemäßen Anwendung therapeutischer Dosen der Droge und Nebenwirkungen sind nicht bekannt. Bei Pferden wurden nach Aufnahme größerer Mengen des frischen Krautes tödliche Vergiftungen beobachtet. Mäuse, die ausschließlich mit dem Kraut gefüttert wurden, starben nach 3 bis 4 Tagen.

Patienteninformation: Zubereitungen aus Gundelrebe sollen aufgrund von Erfahrungswerten aus der Volksmedizin und chinesischen Medizin bei einer Vielzahl, vor allem entzündlicher Erkrankungen wie Durchfall, Magen-Darm-Katarrhen, Husten und leichter Bronchitis, schlecht heilenden Wunden und anderen Hauterkrankungen, Arthritis und Rheuma hilfreich sein, ein eindeutiger wissenschaftlicher Beweis für die Wirksamkeit ist bisher jedoch noch nicht erbracht.

Bewertung der Wirksamkeit: Die Wirksamkeit der Droge ist nach den gültigen Kriterien für klinische Prüfungen von Arzneimitteln für die beanspruchten Indikationen bisher nicht ausreichend belegt. Ein antiinflammatorischer Effekt durch die enthaltenen Triterpene wird vermutet.

Handelspräparate

Gallith® (Kapseln; TD: 3mal tgl-1 Kps. über längeren Zeitraum. Erhöhung der Dosierung auf das Doppelte möglich).

Literatur

Barberan FAT: Fitoterapia 57 (1986), 67
Bohinc P, Korbar-Smid J, Cicerov-Cergol M: Über die kardiotonischen Substanzen des Gnadenkrautes – Gratiola officinalis. Sci Pharm 47 (1979), 108–113
Mascolo N et al: Phytother Res 1 (1987), 28
Sevenet T: Looking for new drugs: what criteria? J Ethnopharmacol, 32:83–90, 1991 Apr

Hafer – Avena sativa

Volkstümliche Namen: Biwen, Gemeiner Hafer, Habern, Hafer, Hafer, grüner, Hauwe, Rispenhafer, Saathafer, Saat-Hafer (dt.), Haver (dutch), Commen oat, Grain, Green Oats, Groats, Oat, Oatmeal, Oats, Straw (engl.), Avena (esp.), Avoine (frz.), Avena (it.), Owies (pol.), Oves posevnoj (russ.), Novodni oves (slow.)

Familie: Poaceae

Botanik: Hafer ist ein einjähriges, hellgrünes Gras mit büscheliger Wurzel. Die Halme sind 60 bis 100 cm hoch, glatt und kahl. Die lineal-lanzettlichen und lang zugespitzten, flachen Blätter sind zweizeilig angeordnet, und die Blattscheide ist stängelumschließend. Die grüne Blüte ist eine allseitswendige, lockere Doppeltraube (Rispe) von 15 bis 20 cm Länge. Die Frucht ist 7 bis 12 mm lang, schmal-elliptisch und behaart.

Verbreitung: Weltweit kultiviert.

Haferfrüchte

Verwendete Pflanzenteile: Haferfrüchte sind die reifen, getrockneten Früchte von *Avena sativa* L.

Inhaltsstoffe

- Stärke (50 bis 60 %)
- lösliche Polysaccharide: bes. β-Glucane und Arabinoxylane
- Eiweißstoffe (7 bis 23 %): u. a. Gliadin, Avenin, Avenalin
- Peptide: α-Avenothionin, β-Avenothionin
- Steroidsaponine: Avenacosid A und B
- Steroide: Sterole, u. a. β-Sitosterol, Delta-5-Avenasterol
- Fettes Öl (5 bis 7 %)
- Vitamine der B-Gruppe
- Amine: u. a. Gramin

Pharmakologie

Die Einnahme von löslichen Formen wie β-Glucan aus Hafer (mindestens 3 g β-Glucan pro Tag) ist mit einem vermindertem Risiko für koronare Herzerkrankungen verbunden (FDA 1997). Ursache ist die Senkung des Serum-Cholesterinspiegels durch lösliche Polysaccharide wie β-Glucan, die wesentlich durch eine verstärkte Ausscheidung des Cholesterins über die Galle hervorgerufen wird (Lia et al. 1997). Signifikante Senkungen der Gesamt-Blutcholesterinspiegel in der Größenordnung bis zu 18 % konnten in mehreren klinischen Studien durch die Einnahme von löslichen β-glucan-Fasern aus Hafer bei Probanden mit erhöhten Serum-Cholesterinspiegeln erreicht werden (Behall et al. 1997, Brown et al. 1999, Gerhard und Gallo 1998, Pick et al. 1996, Romero et al. 1998). In diesen Untersuchungen wurden Haferprodukte als Quelle für β-Fasern in erster Linie als Nahrungsmittel konsumiert. In einigen Studien konnte kein positiver Effekt auf den Serum-Cholesterinspiegel nachgewiesen werden (z.B. Beer et al. 1995, Kerckhoffs et al. 2002, Lovegrove et al. 2000).

β-Glucan aus Hafer wirkt probiotisch, indem es das Wachstum von probiotischen *Lactobacillus*-Stämmen fördert (Jaskari et al. 1998). Die Verdauungsprozesse der löslichen Fasern im Magen führen zu einer längeren Verweildauer der Nahrung im Magen und Dünndarm. Die entstandenen kurzkettigen Fettsäuren, besonders die Buttersäure bewirken im Dickdarm eine Zunahme der Darmflora und führen zu einer Zunahme des Stuhlgewichtes (Chen et al. 1998). Die höhere Wasserbindungskapazität infolge der erhöhten Zellmasse führt zu einem weicheren Stuhl, was besonders bei Verstopfungen erwünscht ist. Für den laxativen Effekt ist nicht die Wasserbindungskapazität von Fasern allgemein, sondern zur Verbindung mit der veränderten Darmflora entscheidend. Kurzkettige Fettsäuren, besonders Buttersäure, wirken sich als Nährstoff positiv auf die Colon-Epithelzellen aus und können dadurch protektiv auf den Dickdarm hinsichtlich Colonkrebs wirken. Das Fehlen von Fasern in der Nahrung führt zu Hypoplasie von Dünndarm und Colon. Epidemiologische Studien weisen auf einen Zusammenhang zwischen einer Faser-reichen Ernährung und eines herabgesetzten Risikos an Dickdarmkrebs zu erkranken hin (Übersicht bei Reilly und Rombeau 1993).

Anwendungsgebiete

Haferfrüchtezubereitungen werden bei Erkrankungen und Beschwerden im Bereich des Magen-Darm-Traktes, der Galle und Niere, bei Rheuma, Kreislauferkrankungen, körperlicher Schwäche, als Haferkur bei Diabetes, bei Verstopfung oder Durchfall sowie bei Brust- oder Halsleiden als Haferschleimsirup angewendet.

Sonstige Verwendung
Kosmetik: Zusatz bei Naturkosmetika.
Landwirtschaft: Futtermittel.
Haushalt: als Nahrungsmittel in Form von Hafergrütze.

Dosierung

Zur Cholesterinsenkung sollten täglich mindestens 3 g lösliche Fasern aus Hafer konsumiert werden. Dies ist etwa in 40 g Haferkleie oder 60 g Haferschrot enthalten.

Anwendungsbeschränkungen: Risiken der bestimmungsgemäßen Anwendung therapeuti-

scher Dosen der Droge und Nebenwirkungen sind nicht bekannt.

Patienteninformation: Zubereitungen aus Haferfrüchten können zur Verbesserung Ihrer Blutfettwerte beitragen. Sie können bei Verstopfung (Ballaststoffe) und Durchfallerkrankungen oder Reizerscheinungen im Bereich der Atemwege und des Magen-Darm-Traktes (Haferschleim) verwendet werden. Haferfrüchte könnten auch bei rheumatischen Erkrankungen lindernd wirken. Jedoch liegen dazu noch keine ausreichenden wissenschaftlichen Erkenntnisse vor.

Bewertung der Wirksamkeit: Zubereitungen aus Haferfrüchten sind in erster Linie ein Vitamin-B-haltiges, stärkereiches Diätetikum, das in Form einer sogenannten Haferkur bei Diabetes angewandt wird und je nach Zubereitungsart bei Obstipation (Ballaststoffe), Durchfallerkrankungen und Reizerscheinungen des Gastrointestinal- und Respirationstraktes (Schleimstoffe) eingesetzt werden kann. Neuere Untersuchungen weisen auf eine Senkung des Serum-Cholesterinspiegels und Hemmung der Prostaglandin-Biosynthese hin, was die volksmedizinische Verwendung bei Erkrankungen des rheumatischen Formenkreises erklären könnte. Die Kommission E (1988) hat die beanspruchten Indikationen allerdings negativ bewertet. Darüber hinaus ist die Cholesterin senkende Wirkung durch zahlreiche klinische GCP-gerechte Studien belegt, in denen lösliche Fasern aus Hafer in erster Linie als Nahrungsmittel im Rahmen einer Cholesterin- und fettarmen Diät konsumiert wurden. Die Effektivität und Sicherheit bei der Risikominderung einer koronaren Herzerkrankung wurde auch von der FDA überprüft und anerkannt.

Handelspräparate

Nur als Lebensmittel.

Literatur

Anand CL: Nature 233 (1971), 496

Beer MU, Arrigoni E, Amadò R. Effects of oat gum on blood cholesterol levels in healthy young men. Eur J Clin Nutr 1995; 49: 517–522

Behall KM, Scholfield DJ, Hallfrisch J. Effect of beta-glucan leven in oat fiber extracts on blood lipids in men and women. J Am Coll Nutr 1997; 16: 46–51

Brown L, Rosner B, Willet WW, Sacks FM. Cholesterol-lowering effects of dietary fiber: a meta-analysis. Am J Clin Nutr 1999; 69: 30–42

Chen HL, Haack VS, Janecky CW, Vollendorf NW, Marlett JA. Mechanisms by which wheat bran and oat bran Food and Drug Administration Department of Health and Human Services Federal Register: 21 CFR Part 101 Food labeling: Health claims; Oats and coronary heart disease; finale rule. January 23, 1997: 3583–3601

Connr J et al: J Pharm Pharmacol 27 (1975), 92

Effertz B et al: Z Pflanzenphysiol 92 (1979), 319

Food and Drug Administration Department of Health and Human Services Federal Register: 21 CFR Part 101 Food labeling: Health claims; Oats and coronary heart disease: final rule. January 23, 1997: 3583–3601

Gerhardt AL, Gallo NB. Full-fat rice bran and oat bran similarly reduce hyprcholesterolemia in humans. J Nutr 1998; 128: 865–869

Kerckhoffs SA, Brouns F, Hornstra G, Mensink RP. Effects on the human serum lipoprotein prifile od beta-Glucan, soy protein and isoflavones, plant sterols and stanols, garlic and tocotrienols. J Nutr. 2002; 132: 2494–2505

Kim et al: Biochim Biophys Acta 537 (1978), 22

Lia A, Andersson H, Mekki N, Juhel C, Senft M, Lairon D. Postprandial lipemia in relation to sterol and fat excretion in ileostomy subjects given oat-bran and wheat test meals. Am J Clin Nutr. 1997; 66: 357–365

Lovegrove JA, Clohessy A, Milon H, Williams CM. Modest doses of β-glucan do not reduce concentrations of potentially atherogenic lipoproteins. Am J Clin Nutr 2000; 72: 49–55

Pick ME, Hawrysh ZJ, Gee MI, Toth E, Garg ML, Hardin RT. Oat bran concentrate bread products improve long-term control of diabetes: a pilot study J Am Diet Assoc 1996; 96: 1254–1261

Reilly KJ, Romero. Metabolism and potential clinical applications of short-chain fatty acids. Clinical Nutrition. 1993, 12 (Suppl. 1): 97–105

Romero AL, Romero JE, Galaviz S, Fernandez ML. Cookies enriched with psyllium or oat bran lower plasma LDL cholesterol in normal and hypercholesterolemic men from northern Mexico. J Am Coll Nutr 1998; 17: 601–608

Schneider E: Lösliche Silikate im grünen Hafer. Z Phytother 11 (1990), 129

Willuhn G: Pflanzliche Dermatika. Eine kritische Übersicht. Deutsche Apotheker Ztg 132 (1992), 1873

Haferkraut

Verwendete Pflanzenteile: Haferkraut sind die grünen, kurz vor der Vollblüte geernteten, rasch getrockneten oberirdische Teile von *Avena sativa* L.

Inhaltsstoffe

- lösliche Oligo- und Polysaccharide: u. a. Saccharose, Kestose, Neokestose, Bifurcose, β-Glucane, Galaktoarabinoxylane
- Kieselsäure (ca. 2 %), teilweise wasserlöslich
- Steroidsaponine: Avenacosid A und B
- ungewöhnliche Aminosäuren: Avenasäure A und B
- Flavonoide: u. a. Vitexin-, Isovitexin-, Apigenin, Isoorientin-, Tricinglykoside

Pharmakologie

Die Droge soll nach fraglicher experimenteller Untersuchung den Harnsäurespiegel senken und einen im Tierversuch getesteten antihepatotoxischen Effekt zeigen; der Wirkungsmechanismus ist noch ungeklärt.

Anwendungsgebiete

Haferkrautzubereitungen werden bei akuten und chronischen Angst-, Spannungs- und Erregungszuständen, neurasthenischem und pseudoneurasthenischem Syndrom als Auf-

bau- und Kräftigungsmittel angewendet. Weiterhin bei Schlaflosigkeit, Blasen- und Bindegewebsschwäche; als Mittel gegen Gicht-, Rheuma-, Stein- und Nierenleiden in der Kneipp-Therapie; bei Alterserscheinungen und ferner bei der Opium- und Tabakentwöhnung.
Homöopathie: Erschöpfungszustände, Schlafstörungen.

Sonstige Verwendung
Kosmetik: als Zusatz zu Naturkosmetika.
Landwirtschaft: als Futterpflanze.

Dosierung
Tee: ca. 3 g Droge mit 1/4 kochendem Wasser übergießen, abkühlen lassen und abseihen. Der Tee wird mehrmals am Tage und kurz vorm Zubettgehen getrunken.
Homöopathisch: 5–10 Tropfen, 1 Tablette, 5–10 Globuli, 1 Messerspitze Verreibung 1–3-mal täglich oder 1ml Injektionslsg. 2-mal wöchentlich s. c. (HAB).

Anwendungsbeschränkungen: Risiken der bestimmungsgemäßen Anwendung therapeutischer Dosen der Droge und Nebenwirkungen sind nicht bekannt.

Patienteninformation: Haferkrautzubereitungen sollen aufgrund volksmedizinischer Erfahrungswerte bei Angst-, Anspannungs- und Erregungszuständen sowie Nervosität ein aufbauendes und kräftigendes Medikament sein und bei Schlaflosigkeit, Blasen- und Bindegewebsschwäche, Gicht, rheumatischen Erkrankungen, Nieren- und Steinleiden, altersbedingten Veränderungen und bei Opium- und Tabakabhängigkeit Wirkung zeigen. Hierfür fehlt allerdings jeglicher wissenschaftlich begründeter Beweis.

Bewertung der Wirksamkeit: Die Wirksamkeit der Droge ist nach den gültigen Kriterien für klinische Prüfungen von Arzneimitteln bisher nicht belegt. Aus diesem Grund wird die therapeutische Verwendung von der Kommission E (1987) negativ bewertet. Laut einer, allerdings fraglichen, neueren Untersuchung soll die Droge den Harnsäurespiegel senken und möglicherweise antihepatotoxisch wirken.

Handelspräparate
Keine bekannt.

Literatur
Anand CL: Nature 233 (1971), 496
Connr J et al: J Pharm Pharmacol 27 (1975), 92
Effertz B et al: Z Pflanzenphysiol 92 (1979), 319
Kim et al: Biochim Biophys Acta 537 (1978), 22
Schneider E: Lösliche Silikate im grünen Hafer. Z Phytother 11 (1990), 129
Willuhn G: Pflanzliche Dermatika. Eine kritische Übersicht. Deutsche Apotheker Ztg 132 (1992), 1873

Haferstroh

Verwendete Pflanzenteile: Haferstroh besteht aus den, kurz vor der Vollblüte geernteten, getrockneten und gedroschenen Laubblättern und Stängeln von *Avena sativa* L.

Inhaltsstoffe
- lösliche Oligo- und Polysaccharide: u. a. Saccharose, Kestose, Neokestose, Bifurcose, β-Glucane, Galaktoarabinoxylane
- Kieselsäure (ca. 2 %), teilweise wasserlöslich
- Steroidsaponine: Avenacosid A und B
- ungewöhnliche Aminosäuren: Avenasäure A und B
- Flavonoide: u. a. Vitexin-, Isovitexin-, Apigenin-, Isoorientin-, Tricinglykoside

Pharmakologie
Es liegen keine gesicherten Angaben vor.

Anwendungsgebiete
Äußere Anwendung: bei entzündlichen und seborrhoischen Hauterkrankungen, die speziell mit Juckreiz einhergehen.
Volksmedizin: äußerlich bei Hautflechten, Frostbeulen, Augenleiden, Unterleibsschwäche; bei Blasenleiden, Rheuma, Gicht und andere Stoffwechselerkrankungen. Bei chronisch kalten und übermüdeten Füßen werden Fußbäder empfohlen.
Innere Anwendung: bei Grippe und Husten.

Dosierung
Äußere Anwendung
Einzeldosis: 100 g zerkleinerte Droge für ein Vollbad.

Anwendungsbeschränkungen: Risiken der bestimmungsgemäßen Anwendung therapeutischer Dosen der Droge und Nebenwirkungen sind nicht bekannt.

Patienteninformation: Aufgrund volksmedizinischer Erfahrungswerte können Zubereitungen aus Haferstroh äußerlich angewendet bei bestimmten Hauterkrankungen wirksam sein und auch bei Frostbeulen, Augenleiden, Unterleibsschwäche, Blasenleiden, Rheuma, Gicht und anderen Stoffwechselerkrankungen hilfreich sein. Für die Wirksamkeit fehlt jedoch der wissenschaftliche Beweis.

Bewertung der Wirksamkeit: Für die äußerliche Verwendung bei entzündlichen und seborrhoischen Hauterkrankungen, speziell mit Juckreiz einhergehend, liegt eine Positiv-Monographie der Kommission E (1987) vor. Die Wirksamkeit der Droge ist nach den gültigen Kriterien für klinische Prüfungen von Arzneimitteln bei den anderen beanspruchten Indikationen bisher nicht belegt.

Handelspräparate
Florabio Hafer
Haferstroh Extrakt Schupp

Literatur
Anand CL: Nature 233 (1971), 496
Connr J et al: J Pharm Pharmacol 27 (1975), 92
Effertz B et al: Z Pflanzenphysiol 92 (1979), 319
Gabrinowicz JW: Med J Aust Ii (1974), 306
Jaspersen-Schib R: Ballaststoffe als Lipidsenker. Deutsche Apotheker Ztg 132 (1992), 1991
Kim et al: Biochim Biophys Acta 537 (1978), 22
Schneider E: Lösliche Silikate im grünen Hafer. Z Phytother 11 (1990), 129
Willuhn G: Pflanzliche Dermatika. Eine kritische Übersicht. Deutsche Apotheker Ztg 132 (1992), 1873

Hagebutte – Rosa canina

Volkstümliche Namen: Butterfäßlein, Dornapfel, Hagebutte, Hainbutten, Heckenrose, Hetscherln, Hundsrose, Rosenbeere (dt.), Briar Rose, Brier Hip, Brier Rose, Dog Rose, Dog-berry, Eglantine Gall, Hep Tree, Hip, Hip Fruit, Hogseed, Hop Fruit, Sweet Briar, Sweet Brier, Wild Brier, Witches' Brier (engl.)

Familie: Rosaceae

Botanik: Die Pflanze ist ein etwa 1 bis 3 m hoher Strauch mit überhängenden Ästen und aufrechten Wurzelschösslingen, die alle mit starken, sichelförmigen, am Grunde zusammengedrückten Stacheln besetzt sind. Die Blätter sind gefiedert und haben 5 bis 7 Blättchen, die deutlich gestielt, elliptisch, mit abgerundetem Grund, kahl, oberseits glänzend, dunkelgrün, unterseits heller und einfach gesägt sind. Die rosa Blüten kommen einzeln oder zu 2 bis 3 vor. Im Blütenbecher sitzen zwischen langen, weißen, seidenglänzenden Haaren zahlreiche Fruchtknoten. Diese werden zu steifhaarigen Nüsschen, die vom weiterwachsenden Blütenbecher umschlossen und zur scharlachroten Hagebutte werden.

Verbreitung: Die Pflanze wächst in Europa und Nordafrika und wird in großem Umfang kultiviert.

Hagebuttenkerne

Verwendete Pflanzenteile: Hagebuttenkerne bestehen aus den reifen, getrockneten Früchten (Nüßchen) verschiedener Arten der Gattung *Rosa*, insbes. der formenreichen *Rosa canina* L.

Inhaltsstoffe
- Fettes Öl (8 bis 10 %)
- Tocopherol (Vitamin E ca. 0,06 %)
- Ätherisches Öl (0,3 %)
- Eiweißstoffe (ca.10 %)

Pharmakologie
Für die der Droge zugeschriebene diuretische und mild laxierende Wirkung sind der Pektin- und Fruchtsäuregehalt ausschlaggebend.

Anwendungsgebiete
Volksmedizin: Bei Erkrankungen der ableitenden Harnwege und der Niere, Nierensteinen, bei Erkrankungen des rheumatischen Formenkreise wie Rheumatismus und Gicht, bei Erkältungen, Skorbut und fieberhaften Erkrankungen.

Dosierung
ED: 2 g Droge auf eine Tasse (150 ml), 10–15 min ziehen lassen, mehrmals täglich trinken.

Anwendungsbeschränkungen: Risiken der bestimmungsgemäßen Anwendung therapeutischer Dosen der Droge und Nebenwirkungen sind nicht bekannt.

Patienteninformation: Zubereitungen aus Hagebuttenkernen sollen aufgrund volksmedizinischer Erfahrungswerte bei Harnwegserkrankungen, Rheuma, Erkältungen und Fieber hilfreich sein, wissenschaftliche Beweise für die Wirksamkeit liegen jedoch nicht vor, die medizinische Anwendung wird deshalb nicht empfohlen.

Bewertung der Wirksamkeit: Die Wirksamkeit der Droge ist nach den gültigen Kriterien für klinische Prüfungen von Arzneimitteln bisher nicht belegt. Dementsprechend liegt eine Negativ-Monographie der Kommission E vor.

Handelspräparate
Keine bekannt.

Literatur
Czygan FC: Rosa canina L. – Die Hunds- oder Heckenrose. Z Phytother 10 (1989), 162
Jaretzky R: Pharm Zentralh 82 (1941), 229
Kern W, List PH, Hörhammer L (Hrsg): Hagers Handbuch der Pharmazeutischen Praxis. 4. Aufl., Bde. 1–8, Springer Verlag Berlin, Heidelberg, New York 1969
Luckner M, Beßler O: PA 21 (1966), 197

Hagebuttenschalen

Verwendete Pflanzenteile: Hagebuttenschalen sind die reifen, geöffneten, von Haaren befreiten, ganzen oder zerschnittenen Becher der Steinfrucht von *Rosa canina*, *R. pendulina*, *R. rugosa* THUNB, *R. moschata* und anderen Rosa-Arten.

Inhaltsstoffe

- Vitamine: besonders Ascorbinsäure (Vitamin C, 0,2 bis 2,4 %)
- Fruchtsäuren (ca. 3 %): Äpfelsäure, Citronensäure
- Pektine (ca. 15 %)
- Monosaccharide/Oligosaccharide (12 bis 15 %): Invertzucker, Saccharose
- Gerbstoffe (ca. 2 %)
- Carotinoide
- Flavonoide

Pharmakologie

Die Droge ist Vitamin-C-supplementierend und antioxidativ (Vit. C, Carotinoide).

Anwendungsgebiete

Volksmedizin: bei Erkältungen und grippalen Infekten, Darmerkrankungen, Verdauungsstörungen, Vitamin-C-Mangel, Gallensteinleiden oder -beschwerden, bei Magensäuremangel, Infektionskrankheiten, Erkrankungen der ableitenden Harnwege, Ödemen, Rheuma und Gicht; bei Blutungen, Weißfluss und Schwächezuständen.

Sonstige Verwendung
Haushalt: als Bestandteil in Marmeladen, Kompotten, Säften und Süßspeisen.

Dosierung

Tee: 2–5 g auf eine Tasse, 10–15 Minuten ziehen lassen.

Anwendungsbeschränkungen: Risiken der bestimmungsgemäßen Anwendung therapeutischer Dosen der Droge und Nebenwirkungen sind nicht bekannt.

Patienteninformation: Zubereitungen aus Hagebuttenschalen enthalten Vitamin C und können deshalb bei Erkältungskrankheiten und Vitaminmangelzuständen hilfreich sein. Durch die enthaltenen Fruchtsäuren und Gerbstoffe ist auch ein positiver Effekt bei Verdauungsstörungen möglich.

Bewertung der Wirksamkeit: Die Wirksamkeit der Droge ist nach den gültigen Kriterien für klinische Prüfungen von Arzneimitteln bisher nicht eindeutig belegt. Aus diesem Grund wurde die Anwendung bei den beanspruchten Anwendungsgebieten von der Kommission E (1990) mit negativ bewertet (keine Bedenken als Geschmacksverstärker in Teemischungen). Die volksmedizinische Verwendung bei Infekten o. ä. ist jedoch aufgrund ebendieses Vitamin-C-Gehaltes nachvollziehbar. Die enthaltenen Fruchtsäuren/Gerbstoffe/Pektine lassen zudem einen laxierenden, adstringierenden und diuretischen Effekt erwarten.

Handelspräparate

Roter Früchtetee Aurica

Literatur

Czygan FC: Rosa canina L. – Die Hunds- oder Heckenrose. Z Phytother 10 (1989), 162
Jaretzky R: Pharm Zentralh 82 (1941), 229
Kern W, List PH, Hörhammer L (Hrsg): Hagers Handbuch der Pharmazeutischen Praxis. 4. Aufl., Bde. 1–8, Springer Verlag Berlin, Heidelberg, New York 1969
Kurucu S, Coskun M, Kartal M: High pressure liquid chromatographic determination of ascorbic acid in the fruits of some Rosa species growing in Turkey. Planta Med 58 (1992), A675
Luckner M, Beßler O: PA 21 (1966), 197

Hamamelisstrauch – Hamamelis virginiana

H

Volkstümliche Namen: Hamamelis, Hexenhasel, Hexenhaselstrauch, Virginische Zaubernuß, Virginischer Zauberstrauch, Zauberhasel, Zauberhaselstrauch, Zaubernuß, Zauberstrauch, virginischer (dt.), Hamamelis, Hazel Nut, Magicians rod, pistachio nut, Snapping Hazel, Snapping Hazelnut, Spotted Alder, spotted alderstriped alder, Striped Alder, Tobacco Wood, winter bloom, Winterbloom, Witch Hazel (engl.), Hamamélis de Virgine (frz.)

Familie: Hamamelidaceae

Botanik: Die Pflanze ist ein 2 bis 3 m hoher, aber auch bis 10 m hoch wachsender baumartiger, sommergrüner Strauch. Die Blätter sind wechselständig, Nebenblätter sind vorhanden. Die zwittrigen oder eingeschlechtlichen Blüten stehen in hell- bis goldgelben, kurzgestielten Blütenbüscheln an den unbelaubten Zweigen. Die Frucht ist eine holzige, eiförmige, haselnussähnliche, 12 bis 15 mm lange, dicht behaarte Kapsel. Die Kapsel springt bei Reife so heftig auf, dass die beiden dunklen Samen bis zu 4 m weit fortgeschleudert werden.

Verbreitung: Der Baum stammt aus den Laubwäldern des atlantischen Nordamerika. Er wächst in Europa in Gärten und Parks und wird auch in subtropischen Länden kultiviert.

Hamamelisblätter

Verwendete Pflanzenteile: Hamamelisblätter bestehen aus den getrockneten Laubblättern von *Hamamelis virginiana* L.

Inhaltsstoffe

- Gerbstoffe (ca. 5 %): u. a. Hamamelitannin
- Catechine: u. a. (+)-Catechin, (+)-Gallocatechin, (−)-Epicatechingallat, (−)-Epigallocatechingallat

- oligomere Procyanidine
- Ätherisches Öl (0,01 bis 0,5 %): Wasserdampfdestillat vorwiegend bestehend aus aliphatischen Carbonylverbindungen, z. B. Hex-2-en-1-al, 6-Methyl-hepta-3,5-dien-2-on, aliphatischen Alkoholen, aliphatischen Estern
- Flavonoide: u. a.Quercitrin, Isoquercitrin

Pharmakologie

Präklinik: Die in der Droge enthaltenen Gerbstoffe und Gerbstoffbausteine wirken adstringierend, entzündungshemmend und lokal hämostatisch. In vitro konnte eine konzentrationsabhängige Hemmung der 5-Lipoxigenase mit einer IC_{50} von 1,0 bis 18,7 μM Hamamelistannin nachgewiesen werden (Hartisch et al. 1997)

Klinik: In einer Doppelblindstudie mit 48 gesunden Probanden konnte der entzündungshemmende Effekt eines Destillats aus Hamamelis demonstriert werden (Korting et al. 1993). Eine Lotion mit 10 % Hamamelis-Destillat wurde in einer Studie an 40 Probanden mit zwei anderen Formulierungen der Lotionsbasis verglichen. Die Probanden wurden verschiedenen Stärken von UV-B-Strahlung ausgesetzt; danach wurden die Lotionen 3-mal innerhalb von 48 Stunden appliziert. Die Hamamelis-Lotion reduzierte das Erythem signifikant im Vergleich zu den Kontrollen: nach 7 Stunden bereits um 20 %, nach 48 Stunden um 27 % (Hughes-Formella et al. 1998). In einer aktuellen Studie mit 40 Probanden konnte ein Hemmeffekt auf die Erythembildung und damit ein entzündungshemmender Effekt nach UV-Strahlung bestätigt werden. Drei verschiedene 10 % Hamamelis-Lotionen wurden untersucht. Sie waren in ihrer Wirkung schwächer als 0,25 und 1 %ige Cortisoncremes erwiesen sich aber alle als wirksam, wobei Unterschiede in der Wirksamkeit festgestellt wurden (Hughes-Formella et al. 2002).

Anwendungsgebiete

Äußere Anwendung: bei leichten Hautverletzungen, lokalen Entzündungen der Haut und Schleimhäute, Krampfaderbeschwerden und Hämorrhoiden.
Volksmedizin: innerlich bei unspezifischen Durchfallerkrankungen sowie bei Dickdarmschleimhautentzündung, Bluterbrechen und Blutspucken. Äußerlich bei lokalisiert entzündeten Schwellungen.

Sonstige Verwendung
Kosmetik: in Gesichtswassern, Preshaves, Aftershaves, Deocremes und Hautnährcremes.

Dosierung

Äußere Anwendung
Abkochung: 250 ml Wasser mit 5–10 g Droge als Spüllösung oder als Umschlag; 2–3 g auf 150 ml Wasser als Gurgellösung.
Innere Anwendung
Zäpfchen: 200–400 mg Droge/Supp.
Tee: 1–2 g Droge mit kochendem Wasser übergießen, etwa 10 min ziehen lassen. 1 Tasse 2–3-mal täglich zwischen den Mahlzeiten.
Fluidextrakt: 2–4 ml 3-mal täglich.
Destillat 1:1,6 bzw. 1:4.

Anwendungsbeschränkungen: Risiken der bestimmungsgemäßen Anwendung therapeutischer Dosen der Droge sind nicht bekannt. Der Gerbstoffgehalt der Droge kann bei innerlicher Anwendung zu Verdauungsbeschwerden führen, in seltenen Fällen sind bei langzeitiger innerlicher Anwendung Leberschäden denkbar.

Patienteninformation: Hamamelisblätter und -rinde wirkt nachweislich adstringierend, entzündungshemmend und blutstillend und ist deshalb zur Behandlung leichter Hautverletzungen, lokalen Entzündungen der Haut- und Schleimhäute sowie bei Hämorrhoiden und Krampfaderbeschwerden geeignet. Bei länger anhaltenden Beschwerden oder Unverträglichkeiten sollten Sie einen Arzt aufsuchen.

Bewertung der Wirksamkeit: Die adstringierende, entzündungshemmende und lokal hämostyptische Wirkung von Zubereitungen aus Hamamelisblättern und -rinde ist durch einige klinische Studien und experimentell belegt. Die Kommission E (1985, 1990) empfiehlt Hamamelisblätter und -rinde zur Behandlung leichter Hautverletzungen, lokalen Entzündungen der Haut- und Schleimhäute sowie bei Hämorrhoiden und Krampfaderbeschwerden. Von ESCOP (Juli 1997) wurden folgende Indikationen als positiv bewertet: Innerlich zur symptomatischen Behandlung von Problemen bei Krampfadern, z. B. schmerzhafte und schwere Beine sowie Hämorrhoiden. Äußerlich bei Beulen, Verstauchungen und leichten Hautabschürfungen, lokalen Entzündungen von Haut und Schleimhaut sowie Hämorrhoiden und zur Linderung bei Symptomen von Neurodermitis atopica und bei schweren Beinen.

Handelspräparate

Hametum®: Hametum® Creme/Hametum® Wund- und Heilsalbe: je nach Bedarf mehrmals tgl. dünn auftragen bzw. leicht einmassieren. Hametum®-Extrakt: äußerlich: unverdünnt auftragen oder zu Umschlägen 1:3 mit Wasser verdünnen; Nasenbluten: ge-

tränkte Watte in die Nase einführen. Zahnfleischbluten: 1 Teelöffel dem Mundwasser beigeben.
Hamasana®: 2–3-mal tgl. dünn auftragen.
Tampositorien H®: 2-mal tgl. insbesondere nach dem Stuhlgang und vornehmlich für die Nacht 1 Tampon-Suppositorium.
Hamamelis Law®
Venoplant® top Hamamelis: Mehrmals tgl. auf die betroffenen Hautbezirke auftragen.

Literatur

Dorsch W: Neues über antientzündliche Drogen. Z Phytother 14 (1993), 26
Erdelmeier CAJ et al: Antiviral and antiphlogistic activities of Hamamelis virginiana bark. Planta Med 62 (1996), 241–245
Friedrich H, Krüger N: Planta Med 25 (1974), 138
Haberland C, Kolodziej H: Novel galloylhamamelose from Hamamelis virginiana. Planta Med 59 (1993), A608
Hartisch C et al: Dual inhibitory activities of tannins from Hamamelis virginiana and related polyphenols on 5-lipoxygenase and Lyso-PAF: Acetyl-CoA-Acetyltransferase. Planta Med 63 (1997), 106–110
Hartisch C et al: Proanthocyanidin pattern in Hamamelis virginiana. Planta Med 62 (Abstracts of the 44th Ann Congress of GA (1996), 119
Hartisch C et al: Study on the localisation and composition ot the volatile fraction of Hamamelis virginiana. Planta Med 62 (Abstracts of the 44th Ann Congress of GA (1996), 133
Hughes-Formella BJ, Bohnsack K, Rippke F, et al.: Antiinflammatory effect of hamamelis lotion in a UVB erythema test. Dermatology 196 (1998), 316–322
Hughes-Formella BJ, Filbry A, Gassmueller J, Rippke F. Anti-inflammatory efficacy of topical preparations with 10 % hamamelis destillate in a UV erythema test. Skin Pharmacol Appl Skin Physiol (2002), 15: 125–132
Knoch HG: Hämorrhoiden I. Grades, Wirksamkeit einer Salbe auf pflanzlicher Basis. Münch Med Wschr 31/32 (1991), 481–484.
Korting HC, Schäfer-Korting M, Hart H et al: Anti-inflammatory activity of hamamelis distillate applied topically to the skin. Influence of vehicle and dose. Eur J Clin Pharmacol 44 (1993), 315–318
Laux P, Oschmann R: Die Zaubernuß – Hamamelis virginiana L. Z Phytother 14 (1993), 155–166
Mennet-von Eiff M, Meier B: Phytotherapie in der Dermatologie. Z Phytother 16 (1995), 201–210
Messerschmidt W: Arzneim Forsch 18 (1968), 1618
Sorkin B: Hametum-Salbe, eine kortikoidfreie antiinflammatorische Salbe. Phys Med Rehab 21 (1980), 53–57

Hamamelisrinde

Verwendete Pflanzenteile: Hamamelisrinde besteht aus der getrockneten Rinde der Stämme und Zweige von *Hamamelis virginiana* L.

Inhaltsstoffe

- Gerbstoffe (bis ca. 12 %): u. a. Hamamelitannin, Monogalloylhamamelosen
- Catechine: u. a. (+)-Catechin, (+)-Gallocatechin, (−)-Epicatechingallat, (−)-Epigallocatechingallat
- oligomere Procyanidine
- Ätherisches Öl (ca. 0,1 %): Zusammensetzung unbekannt

Pharmakologie

Die in der Droge enthaltenen Gerbstoffe und Gerbstoffbausteine wirken adstringierend, entzündungshemmend und lokal hämostyptisch.
Präklinik: Die in Hamamelisrinde enthaltenen Proanthocyanidine reduzieren sowohl den trandsepidermalen Wasserverlust als auch die Erythem-Bildung (Deters et al 2001).
Ein methanolischer Extrakt zeigte eine antimutagene Wirkung auf die durch 2-Nitroluoren (2-NF) induzierte Mutagenität bei Salmonella thyphimurium (Dauer et al. 1998).
Klinik: An 34 Patienten mit einem akuten Ausbruch von Herpes labialis wurde die Wirkung einer Hammamelis-Salbe gegen Placebo getestet. Nach 8 Tagen zeigte sich bei der Verum-Gruppe eine signifikante Verbesserung der Entzündung gegenüber der Placebo-Gruppe (Baumgärtner et al. 1998).

Anwendungsgebiete

äußere Anwendung: bei leichten Hautverletzungen, lokalen Entzündungen der Haut und der Schleimhäute, Krampfaderbeschwerden und Hämorrhoiden.
Volksmedizin: bei akuten unspezifischen Durchfallerkrankungen sowie Menstruationsbeschwerden.
Homöopathie: bei Hämorrhoiden, Krampfaderleiden, und Haut- und Schleimhautblutungen.

Dosierung

Äußere Anwendung
Abkochung: 250 ml Wasser mit 5–10 g Droge zum Spülen oder als Umschlag; 2–3 g auf 150 ml Wasser als Gurgellösung.
Innere Anwendung
Zäpfchen: 0,1–1 g Droge/Supp 3-mal täglich.
Fluidextrakt: ED: 15 Tropfen alle 2 Stunden (50 Tropfen entsprechen ca. 1 g) TD: 1–8 g Droge.
Tee: Zwischen den Mahlzeiten 1 Tasse frisch bereite Abkochung aus 2–3 g Droge mit 150 ml Wasser 10–15 min einnehmen.
Tinktur (1:5): TD: 0,1–1 g Droge.
Homöopathisch: 5 Tropfen oder 1 Tablette oder 10 Globuli oder 1 Messerspitze Verreibung alle 30–60 min (akut) und 1–3-mal täglich (chronisch); parenteral: 1–2 ml s. c. akut: 3-mal täglich; chronisch einmal täglich; Zäpfchen 2–3-mal täglich und Salbe 1–2-mal täglich (akut und chronisch). Bei der äußeren Anwendung sollte 1 Esslöffel mit 250 ml Wasser verdünnt werden, um dann als Spülung oder für Umschläge verwandt zu werden (HAB).

Anwendungsbeschränkungen: Risiken der bestimmungsgemäßen Anwendung therapeutischer Dosen der Droge sind nicht bekannt.

Der Gerbstoffgehalt der Droge kann bei innerlicher Anwendung zu Verdauungsbeschwerden führen, in seltenen Fällen sind bei langzeitiger innerlicher Anwendung Leberschäden denkbar.

Patienteninformation: Siehe Hamamelisblätter.

Bewertung der Wirksamkeit: Siehe Hamamelislblätter.

Handelspräparate

Siehe Hamamelisblätter.

Literatur

Baumgärtner M, Köhler S, Moll I, et al.: Localized treatment of herpes labialis using hamamelis spezial extract: a placebo-controlled double-blind study. Z Allg Med 74 (1998), 158–161

Dauer A, Metzner P, Schimmer O: Proanthocyanidins from the bark of Hamamelis virginiana exhibit antimutagenic properties against nitroaromatic compounds. Planta Med 64 (1998), 324–327

Deters A, Dauer A, Schnetz E, Fartasch M, Hensel A: High molecular compounds (polysaccharides and proanthocyanidins) from Hamamelis virginiana bark: influence on human skin kerationocyte proliferation and differentiation and influence on irritated skin. Phytochem 58 (2001), 949–958

Dorsch W: Neues über antientzündliche Drogen. Z Phytother 14 (1993), 26

Erdelmeier CAJ et al: Antiviral and antiphlogistic activities of Hamamelis virginiana bark. Planta Med 62 (1996), 241–245

Friedrich H, Krüger N: Planta Med 25 (1974), 138

Haberland C, Kolodziej H: Novel galloylhamamelose from Hamamelis virginiana. Planta Med 59 (1993), A608

Hartisch C et al: Dual inhibitory activities of tannins from Hamamelis virginiana and related polyphenols on 5-lipoxygenase and Lyso-PAF: Acetyl-CoA-Acetyltransferase. Planta Med 63 (1997), 106–110

Hartisch C et al: Proanthocyanidin pattern in Hamamelis virginiana. Planta Med 62 (Abstracts of the 44th Ann Congress of GA (1996), 119

Hartisch C et al: Study on the localisation and composition ot the volatile fraction of Hamamelis virginiana. Planta Med 62 (Abstracts of the 44th Ann Congress of GA (1996), 133

Knoch HG: Hämorrhoiden I. Grades, Wirksamkeit einer Salbe auf pflanzlicher Basis. Münch Med Wschr 31/32 (1991), 481–484.

Korting HC, Schäfer-Korting M, Hart H et al: Anti-inflammatory activity of hamamelis distillate applied topically to the skin. Influence of vehicle and dose. Eur J Clin Pharmacol 44 (1993), 315–318

Laux P, Oschmann R: Die Zaubernuß – Hamamelis virginiana L. Z Phytother 14 (1993), 155–166

Mennet-von Eiff M, Meier B: Phytotherapie in der Dermatologie. Z Phytother 16 (1995), 201–210

Messerschmidt W: Arch Pharm 300 (1967), 550

Messerschmidt W: Arzneim Forsch 18 (1968), 1618

Sorkin B: Hametum-Salbe, eine kortikoidfreie antiinflammatorische Salbe. Phys Med Rehab 21 (1980), 53–57

Indischer Hanf – Cannabis sativa

Volkstümliche Namen: Bästling, Hanf, Indischer Hanf, Kulturhanf, Marijuana (dt.), Bhang, Cannabis, Gallow grass, Ganja, Grass, Green goddes, Hemp, Indian Hemp, Kif, Marihuana, Marijuana, Pot, Weed (engl.), Cánamo (esp.), Chanvres (frz.), Canapa, Canape, Canape indiana (it.), Konopie (pol.), Canhamo, Canhamo da India (port.)

Familie: Cannabaceae

Botanik: Die Gattung Cannabis sind 1- bis 2jährige, meist ästige Kräuter von bis zu 5 m Höhe mit einem aufrechten, kurzhaarig-rauhen Stängel mit angedrückten Borsten. Blätter und Zweige sind unten gegenständig, oberhalb teils wechselständig. Die Blätter sind langgestielt und 3- bis 7teilig gefiedert. Die Einzelblättchen sind lanzettlich und gesägt. Hanf ist zweihäusig. Die weiblichen Blüten sind auf die Blüte reduziert und von einem Vorblatt umhüllt. Die Gesamtblütenstände bilden eine beblätterte Scheinähre. Die männlichen Blütenstände sind lockere, rispenartige Trugdolden mit reichlich Pollen. Die Bestäubung erfolgt durch den Wind. Die Frucht ist eine graugrüne, glänzende Achäne von 3,5 bis 5 mm Länge und 2,5 bis 4 mm Breite. Die Samen sind arm an Nährgewebe; sie sind weiß, ölig-fleischig und hakenförmig gekrümmt.

Verbreitung: Das Ursprungsgebiet der Pflanze war wahrscheinlich Vorder- und Mittelasien. Heute wird sie weltweit in den gemäßigten und tropischen Regionen angebaut.

Indischer Hanf

Verwendete Pflanzenteile: Indischer Hanf sind die getrockneten, blühenden oder mit Früchten versehenen Zweigspitzen von *Cannabis sativa* L. var. *indica* LAM.

Inhaltsstoffe

- Cannabinoide: Hauptwirkstoff Delta 9-Tetrahydrocannabinol (Delta 9-THC × Delta 1-THC, je nach Kultivar unterschiedliche Konzentrationen, beim Drogentyp > 1 %, beim Fasertyp < 0,25 %), daneben weitere 60 Cannabinoide
- Ätherisches Öl (0,1 bis 0,3 %): sehr komplexe Zusammensetzung, u. a. mit β-Caryophyllen, Humulen, Caryophyllenoxid, α-Pinen, β-Pinen, Limonen, Myrcen, β-Ocimen
- Flavonoide: u. a. Canniflavon-1, Canniflavon-2

Pharmakologie
Psychotomimetisch, antiemetisch, analgetisch, hypotherm, antikonvulsiv, bronchodilatatorisch, immunsuppressiv, antimikrobiell, Tumor-hemmend, vasodilatatorisch, appetitanregend.
Psychotrope Wirkung: ist beim Menschen nach oraler Gabe von ca. 20 mg d-9-THC oder Inhalation einer Zigarette mit 2 % d-9-THC zu erwarten. Sie zeigt sich durch Stimmungsveränderung, Antriebsminderung, Änderungen und Irritationen der Aufmerksamkeit, der Denkabläufe und der Wahrnehmung und einer Beeinträchtigung des Kurzzeitgedächtnisses, des Zeitgefühls und der Bewegungskoordination. Sensorische Eindrücke werden gesteigert oder verändert erlebt.
Die Bewältigung komplexer Aufgaben ist erschwert, das Einfühlungsvermögen ist abgestumpft. Negative Erfahrungen wie Angst, Panik und psychotische Zustände können auftreten.
Im Tierversuch ist diese Wirkung nur am freien Verhalten und in konditionierten Verhaltenstests beschrieben. Bei niederen Dosen werden dabei auch stimulierende Wirkungen beobachtet. Nicht alle Cannabinoide wirken gleich. CBC, CBD und CBG zeigen keine psychotomimetischen Wirkungen. In Kombination mit d-9-THC ergeben sich unterschiedlichste Wechselwirkungen.
Antiemetische Wirkungen: In klinischen Studien an Krebspatienten mit Chemotherapie belegt.
Antikonvulsive Eigenschaften: Die klinische und elektrographische Anfallintensität wird bei Katzen durch d-9-THC reduziert.
Analgetische Eigenschaften: d-9-THC zeigt analgetische Eigenschaften mit teilweiser Steigerung der Schmerzempfindsamkeit.
Körpertemperatur: Bei Versuchstieren erfolgte eine Senkung der Körpertemperatur durch d-9-THC und andere Cannaboide. Dabei zeigte sich eine relativ geringe Höhe des Maximums der Senkung. Es zeigten sich erst deutlich hypothermische Wirkungen bei Dosen, die auch das Verhalten beeinflussten.
Respirationstrakt: Die Inhalation von Marihuanarauch führt bei gesunden Probanden zu Bronchodilatation. Durch Methacholin induzierte Asthmaanfälle lassen sich durch Inhalation von Marihuanarauch beenden. Dabei sind nur psychotomimetische Cannaboide wirksam.
Auge: Die Eigenschaft von Cannabisprodukten, den Augeninnendruck zu reduzieren, wurde zufällig bei der Untersuchung von Wirkungen hoher, durch Rauchen inhalierter, Dosen entdeckt. Dabei senkte sich der Augeninnendruck um 45 %. Augentropfen, topisch appliziert, zeigten den gleichen Effekt wie herkömmliche Mittel, dieser hielt aber länger an.
Immunsystem: In vitro und im Tierversuch kommt es nach Cannaboidgaben gewebsabhängig zur signifikanten Immunsupression.
Antimikrobielle Wirkung: Antibakterielle Aktivität zeigt sich bei CBC, CBDA, CBG und d-9-THC. CBC und d-9-THC sind in vitro bakteriostatisch und bakterizid gegen Streptokokken und Staphylokokken.
Tumorhemmende Wirkung: Belegt ist die, in vitro, hemmende Wirkung des Wachstums von transplantierten Lungentumoren durch d-9-THC, d-8-THC und CBN.
Herz, Kreislauf, Hormonstoffwechsel: Cannaboide erhöhen die Herzfrequenz; durch periphere Vasodilatation kommt es im Liegen zur Erhöhung und im Stehen zur Senkung des systolischen Blutdrucks.
Weitere Wirkungen: d-9-THC soll appetitanregende Eigenschaften besitzen.
Toleranz: Für die Mehrzahl der pharmakologischen Wirkungen zeigt sich bei längerfristiger Applikation eine deutliche Toleranzentwicklung.
Wirkungsmechanismus: Als Ausgangspunkt für die meisten Cannaboidwirkungen wird das ZNS verantwortlich gemacht. Die Vielzahl der Wirkungen lässt nicht auf nur einen Rezeptor schließen. In Diskussion sind mögliche Wechselwirkungen mit Zellwandlipiden oder eine Beeinflussung der Prostaglandinbiosynthese.

Wirkungsverlauf:
Bei oraler Gabe tritt nach 30 bis 60 min ein erster psychotroper Effekt auf. Die Wirkung ist nach 2 bis 3 h maximal und hält bis zu 8 h an. Beim Rauchen der Droge kommt es bereits nach wenigen Minuten zu den ersten Wirkungen, die nach 30 min ihr Maximum erreichen und ca. 3 h andauern.

Anwendungsgebiete
In der traditionellen indischen und chinesischen Medizin ist die Verwendung bei folgenden Indikationen beschrieben: nervöse Verstimmung, Schlaflosigkeit, Erbrechen, Durchfall, Entzündungserscheinungen auch bei Husten und Tetanus.
In den mittelalterlichen Kräuterbüchern Europas wurde Hanf meist für die äußere Behandlung beschrieben. Es gab Rezepturen für Balsame, zur Heilung bei Kontrakturen und für Umschläge bei Hitze des Kopfes und der Glieder sowie bei Podagra (Gichtanfall des großen Zehs).
1845 sind die Krautspitzen zur inneren Behandlung bei Tripper, Angina pectoris und Erstickungsanfällen erwähnt.

Erst im 19. Jahrhundert wird indischer Hanf mit euphorisierender Wirkung erwähnt, dessen Einsatz bei Schlaflosigkeit, Nerven- und Rheumaschmerzen, schmerzhaften Magen- und Darmstörungen, Cholera, Tetanus, Epilepsie, akuter Bronchitis, Keuchhusten, Asthma, drohendem Abort und drohender Wehenschwäche sowie Vergiftungen mit Strychnin erfolgte. Der Extrakt wurde als Sedativum und leichtes Schlafmittel verabreicht.

Heutzutage wird indischer Hanf bei Erkrankungen des Magen-Darm-Traktes wie Geschwüren oder Krebs, bei Erkrankungen der Atemwege wie Asthma, Emphysemen oder chronischer Bronchitis, Neuralgien, Migräne, Harnwegserkrankungen und auch bei Angststörungen verwendet. Die Wirksamkeit bei den oben genannten Indikationen ist nicht belegt.

Sonstige Verwendung

Die Fasergewinnung ist heute immer noch ein bedeutender Wirtschaftsfaktor in vielen Regionen. Jedoch stellen diese Faserhanfsorten ein, nach Wuchsform selektiertes, Pflanzenmaterial mit vermindertem d-9-THC-Gehalt dar.

Dosierung

Frühere therapeutische mittlere Einzelgabe: oral 0,1 g Droge.

Rauschmittel: Haschisch und Tabak werden vermischt. Eine Zigarette enthält ca. 0,5 g bis 1 g der Droge mit mindestens 5 mg bis 10 mg d-9-THC für psychotrope Wirkung.

Genauere Dosierungen nahezu unmöglich aufgrund der Unterschiede im Wirkprofil der einzelnen Cannaboide und aufgrund der unterschiedlichen Atemtechniken.

Anwendungsbeschränkungen: Risiken der bestimmungsgemäßen Anwendung therapeutischer Dosen der Droge und Nebenwirkungen sind nicht bekannt. Bei Aufnahme toxischer Dosen, wie beim Cannabisrauchen üblich, kommt es bereits nach wenigen Sekunden, 2 bis 3 h anhaltend, zu Euphorie (starke Heiterkeit, Lachanfälle) mit übersteigerter Wahrnehmung von Sinneseindrücken, Veränderungen des Zeit- und Raumgefühls sowie zu akustischen, visuellen und sensorischen Halluzinationen. Die Fahrtüchtigkeit kann bis zu 8 h gestört sein.

Nur selten kommt es zu akuten Vergiftungen, verbunden mit Übelkeit, Erbrechen, Tränenfluss, Reizhusten, Störungen der Herztätigkeit und Taubheit der Gliedmaßen. Todesfälle sind trotz des verbreiteten Gebrauchs als Rauschdroge sehr selten. Folgen des chronischen Missbrauchs sind Laryngitis, Bronchitis, Apathie, psychischer Verfall und Störungen der Genitalfunktionen.

Patienteninformation: Indischer Hanf oder Marihuana ist Ihnen sicherlich als Rauschgift bekannt. Es handelt sich hier aber auch um eine seit langem bekannte und geschätzte Arzneipflanze, die in der modernen Medizin auch heute noch gelegentlich eingesetzt wird, zum Beispiel bei schweren, chronischen Erkrankungen wie Krebs oder bestimmten chronischen Schmerzzuständen.

Bewertung der Wirksamkeit: Cannabis ist, abgesehen von der Verwendung als Rauschmittel, eine seit Jahrtausenden geschätzte Arzneipflanze mit einer Vielzahl phytopharmakologischer Wirkungen (siehe Pharmakologie). Die gute antiemetische Wirkung, die in aussagekräftigen Studien mit Krebspatienten nachgewiesen werden konnte, ferner die in experimentellen Studien nachgewiesenen analgetischen, psychotropen, bronchodilatatorischen, antimikrobiellen und möglichen appetitsteigernden Wirkungen unterstützen die volksmedizinisch beanspruchten Indikationen und rechtfertigen den Einsatz der Droge in besonderen Fällen, z. B. bei Karzinompatienten, Erkrankungen des Magen-Darm-Traktes, Asthma, Emphysem, Neuralgien, Migräne und auch Angststörungen nach eingehender Abwägung des Nutzen-Risiko-Verhältnisses. Die Anwendungsbeschränkungen und Dosierungshinweise sind hier besonders zu beachten.

Handelspräparate

Dronabinol® Kapseln und ölige Tropfen.

Literatur

Barrett ML et al: Biochem Pharmacol 34 (1985), 2019

Bayewitch M, Rhee MH, Avidor-Reiss T, Breuer A, Mechoulam R, Vogel Z: Cannabis sativa – deceptive weed? S Afr Med J, 271:1269–70, 1995 Dec

Bonnin A et al: Effects of perinatal exposure to delta 9-tetrahydrocannabinol on the fetal and early postnatal development of tyrosine hydroxylase-containing neurons in rat brain. J Mol Neurosci, 7:291–308, 1996 Winter

Burstein S, Ozman K: Biochem Pharmacol 34 (1982), 2019

Castle DJ, Ames FR: Cannabis and the brain. Aust N Z J Psychiatry, 30:179–83, 1996 Apr

Clarke CC: Marijuana botany. And/Or Press, Berkeley, California 1981.

Evans AT et al: Biochem Pharmacol 36 (1987), 2035

Evans AT et al: FEBS 211 (1987), 119

Evans FJ: Cannabinoids – The separation of central from peripheral effects on a structural basis. Planta Med 57 (1991), 60

Fairbairn JW et al: J Pharm Pharmacol 28 (1987), 130

Fairbairn JW, Pickens JT: Br. J Pharmacol 72 (1981), 401

Gil EW et al: Nature 228 (1970), 135

Goedecke H, Karkos J: Die arzneiliche Verwendung von Cannabisprodukten. Deutsche Apotheker Ztg 136 (1996), 2859–2862

Hernandez ML, Garcia-Gil L, Berrendero F, Ramos JA, Fernandez-Ruiz JJ: delta 9-Tetrahydrocannabinol increases activity of tyrosine hydroxylase in cultured fetal mesencephalic neurons. J Mol Neurosci, 8:83–91, 1997 Apr

Jungmayr P: Rauschmittel: Macht Marihuana dumm?. Deutsche Apotheker Ztg 136 (1996), 2867–2868
Kovar KA: Cannabis – was ist das ?. Deutsche Apotheker Ztg 132 (1992), 2302
Lercker G, Bocci F, Frega N, Bortolomeazzi R: Cannabinoid acids analysis. Farmaco, 40:367–78, 1992 Mar
Mackie K, Hille B: Cannabinoids inhibit N-type calcium channels in neuroblastoma-glioma cells. Proc Natl Acad Sci U S A, 89:3825–9, 1992 May 1
Mackie K, Hille B: Passive consumption of mariJuana through milk: a low level chronic exposure to delta-9-tetrahydrocannabinol(THC). J Toxicol Clin Toxicol, 89:255–60, 1990
Nahas G (Ed): Marihuana in Science and Medicine. Raven Press New York. 1984.
Navarro M, Rubio P, de Fonseca FR: Behavioural consequences of maternal exposure to natural cannabinoids in rats. Psychopharmacology (Berl), 122:1–14, 1995 Nov
N.N.: Cannabis: Hanf als Nutzpflanze. Deutsche Apotheker Ztg 135 (1995), 2538–2541
N.N.: Drogenmißbrauch: Drogen im Straßenverkehr. Deutsche Apotheker Ztg 134 (1994), 2575
N.N.: Rezeptorforschung: Körpereigener Ligand des Cannabis-Rezeptors isoliert. Deutsche Apotheker Ztg 133 (1993), 2214
Paris RR et al: Plant Med Phytother 10 (1976), 144
Romero J, Garcia-Palomero E, Lin SY, Ramos JA, Makriyannis A, Fernandez-Ruiz JJ: Cannabis sativa–a plea for decriminalisation. S Afr Med J, 58:1268–9, 1995 Dec
Ross SA, ElSohly MA: The volatile oil composition of fresh and air-dried buds of Cannabis. J Nat Prod 59 (1996), 49–51
Ruh MF, Taylor JA, Howlett AC, Welshons WV: Failure of cannabinoid compounds to stimulate estrogen receptors. Biochem Pharmacol, 53:35–41, 1997 Jan 10
Ruh MF, Taylor JA, Howlett AC, Welshons WV: The volatile oil composition of fresh and air-dried buds of Cannabis sativa. J Nat Prod, 53:49–51, 1996 Jan
Segelman A et al: J Pharm Sci 66 (1977), 1358
Täschner KL: Drogen und Straßenverkehr. Deutsche Apotheker Ztg 134 (1994), 3299
Taura F, Morimoto S, Shoyama Y: Three acyclic bis-phenylpropane lignanamides from fruits of Cannabis sativa. Phytochemistry, 271:1003–7, 1995 Mar
Thomas BF, Adams IB, Mascarella SW, Martin BR, Razdan RK: Structure-activity analysis of anandamide analogs: relationship to a cannabinoid pharmacophore. J Med Chem, 58:471–9, 1996 Jan 19
Turner CE et al: J Nat Prod 43 (1980), 169
Vidal C, Fuente R, Iglesias A, Saez A: Bronchial asthma due to Cannabis sativa seed. Allergy, 40:647–9, 1991 Nov
Yamamoto I, Matsunaga T, Kobayashi H, Watanabe K, Yoshimura H: Analysis and pharmacotoxicity of feruloyltyramine as a new constituent and p-coumaroyltyramine in Cannabis sativa L. Pharmacol Biochem Behav, 40:465–9, 1991 Nov
Yamaudi T: Phytochemistry 14 (1975), 2189

Kanadischer Hanf – Apocynum cannabinum

Volkstümliche Namen: Amerikanischer Hanf, Fliegenfänger, hanfartiger Hundswürger, Hundswürger, Indianischer Hanf, Kanadischer Hanf, venetianischer Hundstod (dt.), Bitterroot, Black Indian Hemp, Canadian Hemp, Catchfly, Dogbane, Dog's Bane, Dogsbane, Fly-Trap, Hemp Dogbane, Honeybloom, Indian hemp, Indian-Hemp, Milk Ipecac, Milkweed, Mountain Hemp, Old-Amy Root, Snakes milk, Spreading Dogbane, Wallflower, Wandering Milkweed, Western Wallflower, Wild Cotton (engl.), Attrappe-mouche, Chanvre du Canada (frz.), Canapa aquatica (it.)

Familie: Apocynaceae

Botanik: Eine mehrjährige Staudenpflanze von bis zu 2 m Größe. Sie hat einen aufrechten Stamm, der sich an der Spitze verzweigt. Die ganze Pflanze ist glatt oder flaumig behaart. Die kurz gestielten Blätter sind 5 bis 11 cm lang, gelblichgrün, länglich eiförmig oder länglich lanzettlich. Die Blüten sind 2 bis 4 mm lang, sitzen auf langen Hülsen und sind weißlich bis grünlichweiß, gelegentlich auch rosa bis violett.

Verbreitung: Wächst vor allem in den USA und Kanada, wird aber auch in Russland kultiviert.

Kanadische Hanfwurzeln

Verwendete Pflanzenteile: Kanadische Hanfwurzeln sind die im Herbst geernteten und getrockneten Wurzeln und Wurzelstöcke von *Apocynum cannabinum* L.

Inhaltsstoffe

- Herzwirksame Steroidglykoside (Cardenolide): bes. Cymarin (0,2 bis 0,4 %), k-Strophantosid, Apocannosid, Cynocannosid

Pharmakologie

Die der Droge zugeschriebene negativ chronotrope, positiv inotrope, blutdrucksenkende und diuretische Wirkung ist durch die enthaltenen herzwirksamen Cardenolidglykoside erklärbar.
Durch den Gehalt an Cardenolidglykosiden soll die Droge Bradykardie und eine erhöhte Kontraktionsleistung des Herzens bewirken. Der Blutdruck wird gesenkt. Nach Vagotonie kann Hypertension auftreten. Die Droge steigert die Diurese und führt zu einer Erregung der vasomotorischen Zentren. Es zeigt sich eine stärkere Reizung der Darmschleimhaut als bei Digitalis- und Strophantus-Zubereitungen sowie ein geringerer therapeutischer Einfluss auf Vorhofflimmern als bei Digitalis.
Das Cardenolidglykosid Cymin zeigt ähnliche Wirkung wie g-Strophantin, ist aber insgesamt schwächer als dieses, außer stärker diuretisch bei Ödemen und weniger kumulierend.

Anwendungsgebiete

Vgl. Strophanthus.

Volksmedizin: bei Herzmuskelschwäche infolge Pneumonie, Herzklappenfehlern und Altersherz, auch als harntreibendes Mittel. Verwendung des frischen Pflanzensaftes bei Kondylomatose und Warzen.
Die Indigenas in Nordamerika verwendeten die Wurzel bei Asthma, Husten, Wassersucht, Syphilis und Rheuma.
Homöopathie: Herzschwäche und chronische Nierenentzündung mit Wassersucht und Brechdurchfall.

Dosierung

Fluidextrakt: 3-mal täglich 10 bis 30 Tropfen.
Homöopathisch: 5 Tropfen oder 1 Tablette oder 10 Globuli oder 1 Messerspitze Verreibung alle 30–60 min (akut) oder 1–3-mal täglich (chronisch); parenteral: 1–2 ml 3-mal täglich s. c. (HAB).

Anwendungsbeschränkungen: Auch bei Anwendung therapeutischer Dosen der Droge können Erbrechen und Magen-Darm-Reizungen vorkommen (schleimhautreizende Harzfraktion). Mögliche Symptome bei Überdosierung und Behandlung von Vergiftungen vgl. Fingerhut. Trotz der starken Wirksamkeit der herzwirksamen Steroidglykoside der Droge bei parenteraler Applikation sind, wegen ihrer geringen Resorptionquote bei peroraler Aufnahme, ernsthafte Vergiftungen bei peroraler Aufnahme wenig wahrscheinlich.

Patienteninformation: Zubereitungen aus kanadischer Hanfwurzel können den Blutdruck senken, die Leistungsfähigkeit des Herzens stärken und die Harnausscheidung fördern. Außerdem ist die äußerliche Anwendung bei Warzen und verwandten Hauterkrankungen möglicherweise hilfreich. Eindeutige wissenschaftliche Nachweise für die Wirksamkeit liegen jedoch nicht vor. Auch bei normaler Dosierung kann es zu Erbrechen und Reizungen der Schleimhaut von Magen und Darm kommen, bei Überdosierung zu ernsthaften Vergiftungserscheinungen. Die Dosierungshinweise Ihres Arztes oder Apothekers sind deshalb streng zu beachten.

Bewertung der Wirksamkeit: Die Wirksamkeit der Droge ist bisher nicht ausreichend belegt, jedoch sind durch die enthaltenen herzwirksamen Cardenolidglykoside, negativ chronotrope, positiv inotrope, blutdrucksenkende und diuretische Wirkungen zu erwarten (vgl. Strophanthus). Aufgrund der Schleimhautreizenden Harzfraktion ist die Verwendung bei Verrucosis und Kondylomatosen plausibel. Anwendungsbeschränkungen und mögliche Nebenwirkungen sind zu beachten.

Handelspräparate

Cor Hevert® (Kombinationspräparat aus 3 Wirkstoffen)

Literatur

Belkin M et al: J Nat Cancer Inst 13 (1952), 742
Desruelles J et al: Therapie 28 (1973), 103–113
Kupchan SM et al: J Med Chem 7 (1964), 803–805

Harongabaum – Harungana madagascariensis

Volkstümliche Namen: Drachenblutbaum, Harongabaum (dt.), Dragon's blood tree, Haronga (engl.), Guttier du Gabon (frz.)

Familie: Clusiaceae

Botanik: *Harungana madagascariensis* ist ein kleiner, immergrüner Baum von bis zu 8 m Höhe und stark verzweigter Krone. Er hat gegenständige, elliptisch-ovale, an der Basis abgerundete bis herzförmige, schwarz getüpfelte Blätter mit einer dunkelgrünen Oberfläche und rotbraunen Haaren unterseits. Die Blütenstände sind vielblütig, endständig, doldenartig und haben einen Durchmesser von bis 20 cm. Die Blüten sind klein und weiß und haben je 5 Kelch- und Kronblätter, 4 oder mehr Staubblätter und einen gefächerten Fruchtknoten mit 2 Samenanlagen pro Fach. Die Frucht ist eine rundliche, rötliche Steinfrucht. Die etwa 10 Samen sind zylindrisch, mit schwarzen Drüsenhaaren und netzartiger Oberflächenstruktur versehen.

Verbreitung: Die Pflanze stammt aus Madagaskar und Ostafrika und ist im gesamten tropischen Afrika verbreitet.

Harongablätter und -rinde

Verwendete Pflanzenteile: Harongablätter bestehen aus den getrockneten Blättern von *Harungania madagascariensis* LAM. ex POIR. Harongarinde besteht aus der abgelösten und getrockneten Rinde.

Inhaltsstoffe

- Anthracenderivate: u. a. Harunganin, Madagascin, Madagascinanthron, Harongananthron, Chrysophanol, Physcion, Hypericin, Pseudohypericin, Madagascarin
- Ätherisches Öl (Spuren)
- oligomere Procyanidine
- Flavonoide: in den Blättern u. a. Quercetin-3-O-arabinosid, Quercetin-3-O-xylosid, Quercitrin

Pharmakologie
Die polyphenolischen und anthranoiden Inhaltsstoffe der Droge wirken choleretisch und cholezystokinetisch sowie antihepatotoxisch im Tierversuch.
Der Droge wird eine verdauungsregulierende Wirkung durch Stimulierung der exkretorischen Pankreasfunktion sowie der Magensaftsekretion zugeschrieben.
Eine antimikrobielle Wirkung konnte nachgewiesen werden.
Die Photosensibilisierung bei empfindlichen, hellhäutigen Personen kann durch die Inhaltsstoffe Hypericin und Pseudohypericin hervorgerufen werden.

Anwendungsgebiete
Innere Anwendung: bei dyspeptischen Beschwerden und leichter exokriner Pankreasinsuffizienz.
Volksmedizin: innerlich (Rinde und Blätter) bei Obstipation, Diarrhöen, Leber- und Gallenerkrankungen, Wurmbefall, Gonorrhö, Hämorrhoiden, Regelblutungsstörungen und Kindbettfieber. Äußerlich (Rinde) bei Flechten und Ekzemen.

Sonstige Verwendung
Haushalt: als Färbemittel in der traditionellen Kleiderherstellung Ostafrikas und Nigerias.

Dosierung
Tagesdosis: 7,5–15 mg eines wässrig-alkoholischen Trockenextraktes entsprechend 25–50 mg Droge.

Anwendungsbeschränkungen: Risiken der bestimmungsgemäßen Anwendung therapeutischer Dosen der Droge und Nebenwirkungen sind nicht bekannt. Eine phototoxische Wirkung ist denkbar, wegen der geringen therapeutischen Dosen aber wenig wahrscheinlich. Bei akuter Pankreatitis, schweren Leberfunktionsstörungen, Gallensteinleiden, Verschluss der Gallenwege, Gallenblasenempyem und Ileus darf die Droge nicht angewendet werden.

Patienteninformation: Zubereitungen aus Drachenblutbaum können innerlich angewendet u. a. bei Verdauungsstörungen und leichter Unterfunktion der Bauchspeicheldrüse und äußerlich angewandt bei bestimmten Hautkrankheiten hilfreich sein. Bei Entzündung der Bauchspeicheldrüse und Gallenblase, Verschluss der Gallenwege und Gallensteinen, schweren Leberfunktionsstörungen und Darmverschluss sollte das Arzneimittel nicht verwendet werden.

Bewertung der Wirksamkeit: Die Wirksamkeit der Droge ist nach den gültigen Kriterien für klinische Prüfungen von Arzneimitteln für einen Teil der beanspruchten Indikationen bisher nicht ausreichend belegt, tierexperimentell konnten choleretische, cholezystokinetische und antihepatotoxische Wirkungen nachgewiesen werden, ferner antimikrobielle Wirkungen und eine Stimulierung der exkretorischen Pankreasfunktion sowie der Magensaftsekretion, was die Anwendung bei dyspeptischen Beschwerden und leichter exokriner Pankreasinsuffizienz wie auch die äußerliche Anwendung bei bestimmten Hauterkrankungen plausibel erscheinen lässt. Für die Anwendungsbereiche leichte exokrine Pankreasinsuffizienz und Dyspepsie liegt eine positive Bewertung der Kommission E vor. Die Anwendungsbeschränkungen sind zu beachten.

Handelspräparate
Enzym Harongan® (Kombinationspräparat aus 3 Bestandteilen).

Literatur
Baldi A et al: Polyphenols from Harungana madagascariensis. Planta Med 58 (1992), A691
Buckley DG et al: Aust J Chem 25 (1972), 843–855
Fisel J et al: Deutsche Apotheker Ztg 106 (1966), 1053–1060
Gehrmann B: Analytische Studie an Harungana madagascariensis Lam. ex Poir.Dissertation Universität Hamburg 1989.
Messerschmidt W: Deutsche Apotheker Ztg 106 (1966), 1209–1211

Haselwurz – Asarum europaeum

Volkstümliche Namen: Brechwurz, Europäische Haselwurz, Haselwurz, kanadische Haselwurz, Hasenöhrlein, Kampferwurz, Schwarzwurz Teufelsklaue (dt.), Hasselurt (dan.), Asarabacca, Asarum, Black Snake Root, Canada Snakeroot, Coltsfoot, Coltsfoot Snakeroot, European Snakeroot, False Coltsfoot, Fole's foot, Indian Ginger, Public House Plant, Southern Snakeroot, Vermont Snakeroot, Wild Ginger, Wild Nard (engl.), Asaret, Cabaret (frz.), Kapotnyak (ung.), Asaro, Baccaro (it.), Kopytnik (pol.), Kopytien (russ.), Kopytnik evropsky (tsch.)

Familie: Aristolochiaceae

Botanik: Ausdauernd und 4 bis 10 cm hoch und etwas zottig behaart. Der Stängel ist aufsteigend und kurzbeschuppt und trägt an der Spitze 2 bis 4 langgestielte, fast gegenständige, aus tief herzförmiger Bucht, nierenförmige bis rundliche, trübgrüne, oberseits spiegelnde, etwas ledrige Laubblätter und die endständige Blüte. Die Fruchtkapsel ist behaart und durch falsche Scheidewände 6fächrig und unregelmäßig aufspringend. In jeder Kapsel sind wenig zahlreiche, länglich kahnförmig vertiefte Samen mit schwammigem Anhängsel.

Verbreitung: Die Pflanze kommt im nördlichen Südeuropa, zentralen und östlichen Mitteleuropa bis hin zur Krim und ostwärts bis ins westliche Sibirien sowie in einer Enklave im Altai vor. Sie wird in den USA kultiviert.

Haselwurzwurzel

Verwendete Pflanzenteile: Haselwurzwurzel ist der getrocknete, im August gesammelte Wurzelstock mit den Wurzeln von *Asarum europaeum* L.

Inhaltsstoffe

- Ätherisches Öl (0,7 bis 4,1 %): Zusammensetzung sehr rassenspezifisch, mögliche Hauptbestandteile α-Asaron (trans-Isoasaron, 0,5 bis 70 %), trans-Isoeugenolmethylether (0,5 bis 40 %), trans-Isoelemicin (0,5 bis 45 %) oder Eudesmol, weiterhin Sesquiterpenkohlenwasserstoffe, -alkohole, -furane und -carbonylverbindungen
- Kaffeesäurederivate: u. a. Chlorogensäure, Isochlorogensäure
- Flavonoide

Pharmakologie

Hauptwirkkomponenten des der Droge zugeschriebenen emetischen, expektorierenden, bronchospasmolytischen, oberflächenentspannenden und lokalanästhetischen Effektes sind das im ätherischen Öl enthaltene trans-Isoasaron und transisomethyleugenol.
Emetische Wirkung: Verwertbare Untersuchungen über die brechreizerregende Wirkung liegen nur für die Ganzpflanze vor. Dennoch führten im Selbstversuch 100mg trans-Isoasaron, oral eingenommen, zu heftigem Erbrechen.
Senkung der Oberflächenspannung: Mit Hilfe der Stalagmometrie wurde die oberflächenentspannende Wirkung von trans-Isoasaron und trans-Isomethyleugenol in vitro untersucht. Beide Substanzen zeigten eine konzentrationsabhängige Oberflächenaktivität, die die Wirkung der Vergleichssubstanz Tyloxapol in therapeutisch gebräuchlicher Konzentration übertroffen hat.
Spasmolytische Wirkung: Die durch Histamin ausgelösten Bronchospasmen beim Meerschweinchen werden dosisabhängig in vivo durch trans-Isoasaron gehemmt. 30 min nach der Applikation mit trans-Isoasaron wird nach Zugabe von Histamin enthaltenden Aerosol die Überlebensrate bestimmt. Als Vergleichssubstanz dient Clemizolhydrochlorid. Dabei zeigte sich etwa gleiches Hemmungsverhalten.
Lokalanästhetische Wirkung: An 10 freiwilligen Probanden wurde diese Wirkung des trans-Isoasarons und von Isomethyleugenol im Vergleich zu Benzocain (anästhetischer Index: AI = 1) geprüft. Als Ergebnis zeigte sich eine dosisabhängige Wirkung bei beiden Drogen mit folgenden anästhetische Indizes: trans-Isoasaron AI = 0,72 und trans-Isomethyleugenol AI = 0,47.
Antibakterielle Wirkung: Untersuchungen liegen nur für Haselwurzwurzel samt-blättern vor.
Wirksamkeit bei Atemwegserkrankungen: Klinische Prüfung erfolgte im doppelten Blindversuch versus Placebo an je 30 Patienten mit akuter Bronchitis, chronischer Bronchitis und Asthma bronchiale. Eine Heilung oder Verbesserung der subjektiven und objektiven Befunde zeigte sich bei 80 % der Patienten mit akuter Bronchitis, bei 58 % der Patienten mit chronischer Bronchitis und bei 68 % der Patienten mit Asthma bronchiale. Der Unterschied zu den Placebogruppen war signifikant. Die Behandlung erfolgte durchschnittlich 7 Tage mit 3-mal täglich 2 Tabletten gereinigtem Trockenextrakt (30 mg Phenylpropanderivate). Für eine endgültige Beurteilung sind weitere Versuche über eine längere Behandlungsdauer und eine größere Patientenanzahl notwendig. Weiterhin wurde diese Wirksamkeit im multizentrischen Feldversuch, in einer klinisch kontrollierten Studie und in einer offenen bizentrischen Studie untersucht. Die Ergebnisse sind aber nur bedingt verwertbar, da Angaben über Placebogruppen, Prüfparameter und statistische Auswertungen fehlen.

Anwendungsgebiete

Gereinigter Trockenextrakt aus Asarum-europaeum-Wurzelstock wird bei akuter und chronischer Bronchitis, bei Bronchospasmen verschiedener Genese und bei Asthma bronchiale verwendet.
Volksmedizin: Die Haselwurz wurde früher als Brechmittel eingesetzt, außerdem als Hustenmittel, Niespulver, als Mittel bei Augenentzündungen, bei Lungenentzündung, bei Angina pectoris, bei Leberleiden und Gelbsucht, zur Entwässerung, bei Migräne, zur Menstruationsförderung und zur Fruchtabtreibung.
Homöopathie: bei Durchfällen, Schleimhautreizung sowie bei geistiger Erschöpfung.

Dosierung

Einzeldosis: 0,1 g der Droge.
Trockenextrakt: Erwachsene und Kinder ab 13 Jahren 60–96 mg Extrakt (entspr. 30 mg Phe-

nylpropanderivate) verteilt auf 2 bis 3 Einzelgaben; Kinder ab 2 Jahreen, 3-mal täglich 10–16 mg Extrakt (entspr. 5 mg Phenylpropanderivate).
Als Niespulver: mittlerer Gehalt 20 %.
Homöopathisch: 5–10 Tropfen, 1 Tablette, 5–10 Globuli, 1 Messerspitze Verreibung 1–3-mal täglich oder 1 ml Injektionslsg. 2-mal wöchentlich s. c., Salben 1–2-mal täglich; D_1 und D_2 nicht länger als 1 Monat verwenden (HAB).

Anwendungsbeschränkungen: In der älteren Literatur wird über Vergiftungserscheinungen (Brennen auf der Zunge, Gastroenteritis, Durchfälle, erysipeloide Hautausschläge, Hemiparese) berichtet. Mit α-Asaron konnten bei einem extrem empfindlichen Mäusestamm Hepatome ausgelöst werden. Von einer Anwendung der Droge wird abgeraten.

Patienteninformation: Medikamente aus dem Wurzelstock der Haselwurz oder Brechwurz wurden, wie der Name schon sagt, früher als Brechmittel eingesetzt. Aufgrund volksmedizinischer Erfahrungswerte, die teilweise auch wissenschaftlich bestätigt wurden, können diese Zubereitungen vor allem bei akuter und chronischer Bronchitis, Asthma oder Husten wirksam sein. In homöopathischen, also sehr geringen Dosen, sollen auch Beschwerden durch Durchfall, bei Schleimhautreizung und geistiger Erschöpfung gelindert werden. Hier fehlt allerdings der wissenschaftliche Nachweis. Da nach Einnahme von Zubereitungen aus Haselwurz über verschiedene, zum Teil starke Nebenwirkungen berichtet wurde, kann die Verwendung ärztlicherseits nicht empfohlen werden oder sollte nur nach Rücksprache mit Ihrem behandelnden Arzt erfolgen.

Bewertung der Wirksamkeit: Die Wirksamkeit der Droge bei den beanspruchten Indikationen ist noch nicht ausreichend belegt. Ergebnisse aus verschiedenen Tests, Tierversuchsmodellen und kontrollierten Studien bestätigen jedoch die der Droge zugeschriebenen emetischen, expektorierenden, bronchospasmolytischen, oberflächenentspannenden und lokalanästhetischen Eigenschaften. Da sich in der Literatur Hinweise auf nicht unerhebliche Intoxikationerscheinungen finden, und der Inhaltsstoff α-Asaron im Tierversuch zur Bildung von Hepatomen führte, kann die Anwendung der Droge nicht empfohlen werden.

Handelspräparate

Escarol® (Dragees: TD: Erw. und Kdr. ab 13 J. 3mal tgl. 2 Drg., Kdr. ab 2 J. 3mal tgl. 1 Drg.).

Literatur

Doskotch RW, Vanevenhoven PW: Lloydia 30 (1967) ,141
Gracza L: In vitro studies on the expectorant effect of the phenylpropane derivatives from hazlewort. 12. The active agents in Asarum europaeum. Planta Med 42 (1981), 155
Gracza L: Pharmazie 42 (1987), 141
Gracza L: Phytobiological (phytophamacological) studies on phenylpropane derivatives from Asarum europaeum L. 10. Active principles of Asarum europaeum L. Arzneim Forsch 30 (1980), 767–771
Gracza L: Über die Wirkstoffe von Asarum europaeum. 16. Mitt.: Die lokalanästhetische Wirkung der Phenylprpanderivate. Planta Med 48 (1983), 153–157
Mose JR, Lukas G: Arzneim Forsch 11 (1961), 33
Rosch A: Z Phytother 5 (1984), 964
Trennheuser L: Dissertation Saarbrücken. 1961

Chinesisches Hasenohr – Bupleurum chinense

Volkstümliche Namen: Chinesisches Hasenohr (dt.), Chinese thoroughwax (engl.)

Familie: Apiaceae

Botanik: Staude, aufrecht, 30 bis 70 cm hoch. Laubblätter wechselständig, spiralig angeordnet, ungeteilt, ganzrandig. Stängel hohl, knotig, verzweigt. Blütenstand zusammengesetzte Dolde. Blüten 5zählig, radiär, klein; Kronblätter gelblich, fast kreisrund; Kelchzähne undeutlich. Fruchtknoten unterständig, 2fächrig. Frucht eine Doppelachäne.

Verbreitung: China, Japan, Mitteleuropa

Hasenohrwurzeln

Verwendete Pflanzenteile: Hasenohrwurzeln sind die getrockneten Wurzeln von *Bupleurum chinense* DC.

Inhaltsstoffe

- Triterpensaponine (Saikoside, ca. 1,2 bis 4,9 %, Gehalt mit dem Durchmesser der Wurzel abnehmend): Saikosaponine a, b1, b2, c und d, Aglyka sog. Saikogenine
- Steroide: Sterole, u. a. α-Spinasterol, Stigmasterol
- Polyine: Saikodiine A, B und C

Pharmakologie

Die Droge wird normalerweise nicht isoliert, sondern in verschiedenen Drogengemischen verwendet.
Die enthaltenen Saikosaponine bzw. Saikogenine wirken im Tierversuch antipyretisch, ödemprotektiv und antiinflammatorisch. Weiterhin konnten eine Induzierung der Ausschüttung von Corticosteron, ein leberprotektiver

Effekt sowie eine sedative und analgetische Wirkung nachgewiesen werden. Der Droge werden ferner antitussive, anti-ulcerogene und blutdrucksenkende Eigenschaften zugeschrieben.

Anwendungsgebiete
Volksmedizin: bei entzündlichen Erkrankungen (orientalischer Raum).
Chinesische Medizin: bei Frösteln und Fieber, bei Gelbsucht, Brustschmerzen, bitterem Geschmack im Mund, Übelkeit, Erbrechen, Malaria und Taubheit.

Dosierung
Keine gesicherten Angaben.

Anwendungsbeschränkungen: Risiken der bestimmungsgemäßen Anwendung therapeutischer Dosen der Droge sind nicht bekannt. Bei Einnahme großer Dosen der Droge ist wegen des Saponingehaltes mit Gastroenteritis, Darmkolik und Diarrhöe zu rechnen. Während der Schwangerschaft sollte die Droge nicht angewendet werden.

Patienteninformation: Zubereitungen aus Chinesischem Hasenohr werden in manchen orientalischen Ländern und in der Traditionellen Chinesischen Medizin bei einer Vielzahl, vor allem entzündlicher, Erkrankungen eingesetzt. Obwohl aus verschiedenen Forschungsarbeiten Hinweise auf mögliche Wirksamkeit vorliegen, fehlt bisher jedoch der endgültige wissenschaftliche Beleg dafür. Bei Einnahme größerer Mengen des Medikamentes kann es zu einer entzündlichen Magen-Darm-Reizung mit schmerzhaften Durchfällen kommen. Während der Schwangerschaft sollte das Medikament nicht eingenommen werden.

Bewertung der Wirksamkeit: Die Wirksamkeit der Droge ist nach den gültigen Kriterien für klinische Prüfungen von Arzneimitteln bisher nicht belegt. Jedoch konnten in verschiedenen Testmodellen eine Vielzahl pharmakologischer Wirkungen nachgewiesen werden, die die beanspruchten Indikationsgebiete zum Teil erklären. Die Anwendungsbeschränkungen sind zu beachten.

Handelspräparate
Keine bekannt.

Literatur
Jin RL, Shi L, Kuang Y: Comparative studies on the roots of wild and cultured Bupleurum chinense DC Chung Yao Tung Pao, 20:11–3, 61, 1988 Apr
Ohtsu S, Izumi S, Iwanaga S, Ohno N, Yadomae T: Analysis of mitogenic substances in Bupleurum chinense by ESR spectroscopy. Biol Pharm Bull, 20:97–100, 1997 Jan
Zhang J: Comparison on saikosaponin levels in the root of Bupleurum chinense of various sizes Chung Yao Tung Pao, 20:13–4, 1985 Apr

Hauhechel – Ononis spinosa

Volkstümliche Namen: Harnkraut, Haudorn, Hauhechel, dornige, Hechelkraut, Stachelkraut (dt.), Cammock, Ground Furze, Land Whin, Petty Whin, Restharrow, Rest-Harrow, Spiny Rest Harrow, Stayplough, Stinking Tommy, Wild Liquorice (engl.)

Familie: Fabaceae

Botanik: Die Pflanze ist ein niedriger Halbstrauch von etwa 30 bis 60 cm Höhe mit langer Pfahlwurzel und aufrechten, abstehenden, zottigen Ästen, die mehr oder weniger dicht mit Kurztrieben besetzt sind, die in geraden Dornen auslaufen. Die Blätter unten sind 3zählig mit 3 kleinen gezähnelten, länglichen Blättchen, oben sind sie einfach. Die rosa Schmetterlingsblüten stehen einzeln oder paarweise in den Blattwinkeln. Die Frucht ist eine Hülse, die so lang oder länger als der Kelch und eiförmig und aufrecht ist.

Verbreitung: Ist in fast ganz Europa verbreitet.

Hauhechelwurzel

Verwendete Pflanzenteile: Hauhechelwurzel besteht aus den im Herbst gesammelten, getrockneten Wurzeln und Wurzelstöcken von *Ononis spinosa* L.

Inhaltsstoffe
- Isoflavonoide: Glykoside, u. a. Trifolirhizin (Maackiain-7-O-glucosid), Ononin (Formononetin-7-O-glucosid), Ononin-6″-malonylester, Homopterocarpin-7-O-glucosid, freie Isoflavonoide, u. a. Formononetin, Genistein, Biochanin A
- Ätherisches Öl (0,02 bis 0,2 %): Hauptkomponenten Anethol, Carvon, Menthol
- Triterpene: u. a. a-Onocerin (a-Onoceradiendiol)
- Lectine

Pharmakologie
Präklinik: 0,3 g Droge (Arzneitee aus Hauhechelwurzel) führten bei männlichen Wistar Ratten zu einem diuretischen/aquaretischen und saluretischen Effekt (Rebuelta et al. 1981). Die diuretische Wirkung ist umstritten.

Die antiphlogistische Wirkung von Hauhechelwurzel-Extrakten konnte durch Verringerung des Rattenpfoden-Volumens nach induziertem Ödem (Bolle et al. 1993) und in vitro durch einen Einfluss auf den Arachidonsäure-Metabolismus infolge einer Hemmung der 5-Lipoxygenase (Dannhardt et al. 1992) gezeigt werden.
Das in der Droge enthaltene Genistein und Formononetin wirken schwach estrogen (Keung 1995).
Klinik: Klinische Studien mit Präparationen aus Hauhechelwurzel liegen nur in der fixen Kombination mit Orthosiphonblättern und Goldrutenkraut vor. In einer Placebo-kontrollierten nach GCP-Richtlinien durchgeführten Praxisstudie mit 200 Patientinnen mit akuten, unkomplizierten Infektionen der unteren Harnwege konnte die Wirksamkeit der fixen Kombination gegenüber Placebo hinsichtlich der Keimzahlelimination oder -reduktion um mehr als 2 Zehnerpotenzen und des Leukozytenbefundes belegt werden. Die Häufigkeit des Harndrangs wurde unter Verumtherapie normalisiert, Symptome wie Schmerzen und Brennen beim Wasserlassen wurden eliminiert (Fischer et al. 1994). Vergleichbare Ergebnisse konnten in einer offenen multizentrischen Verlaufsstudie bei 388 niedergelassenen Ärzten mit 1443 Patienten erzielt werden. Die Verträglichkeit war gut bis sehr gut (Fischer und Kotzolt 1998).

Anwendungsgebiete

Innere Anwendung: als Durchspülungstherapie bei entzündlichen Erkrankungen der ableitenden Harnwege, Blasen- und Nierengrieß (auch vorbeugend).
Auf eine ausreichende Flüssigkeitszufuhr von mindestens 2 l pro Tag ist zu achten.
In der Volksmedizin bei Gicht und rheumatischen Beschwerden, auch als mildes Diuretikum.

Dosierung

Tagesdosis: 12 g Droge.
Teezubereitung: 2–2,5 g fein geschnittene oder grob gepulverte Droge mit kochendem Wasser übergießen und nach 20–30 min abseihen (1 Teelöffel entspricht etwa 3 g).

Anwendungsbeschränkungen: Risiken der bestimmungsgemäßen Anwendung therapeutischer Dosen der Droge und Nebenwirkungen sind nicht bekannt.
Gegenanzeigen: Keine Durchspülungstherapie bei Ödemen infolge eingeschränkter Herz- und Nierentätigkeit!

Patienteninformation: Zubereitungen aus Hauhechelwurzel sind zur Durchspülung bei unkomplizierten Harnwegsinfektionen, besonders in der fixen Kombination mit Goldrutenkraut und Orthosiponblättern geeignet. Schwerwiegende Nebenwirkungen sind nicht zu erwarten. Sollten Sie dennoch Nebenwirkungen, die mit der Behandlung zusammenhängen können, beobachten, teilen Sie diese bitten Ihrem Arzt mit. Bitte beachten Sie, dass Sie therapiebegleitend viel trinken, um den Effekt zu erhöhen.

Bewertung der Wirksamkeit: Die Wirksamkeit der Droge ist nach den gültigen Kriterien für klinische Prüfungen von Arzneimitteln bisher noch nicht ausreichend belegt. Dagegen liegen zwei klinische Studien vor, die die Wirksamkeit von Hauhechelwurzel in fixer Kombination mit Orthosiphonblättern und Goldrutenkraut nach den gültigen Kriterien für klinische Prüfungen bei entzündlichen Harnwegsinfektionen als Durchspülungstherapie belegen. Die Kommission E (1987; 1990) hat folgende Indikationen positiv bewertet: Zur Durchspülung bei entzündlichen Erkrankungen der ableitenden Harnwege, als Durchspülung zur Vorbeugung und Behandlung von Nierengrieß. Bei Ödemen infolge eingeschränkter Herz- oder Nierentätigkeit darf keine Durchspülungstherapie erfolgen. Von ESCOP (Juli 1997) wurden folgende Indikationen als positiv bewertet: Spülung des Harntraktes, besonders bei Entzündung und Harngrieß sowie zur Unterstützung in der Behandlung von bakteriellen Infektionen des Harntraktes.

Handelspräparate

Dragees Diureticum®
fixe Kombination: Aqualibra® (TD: 3-mal tgl 1–2 Filmtabletten), Blasen- und Nierentee

Literatur

Bolle P, Faccendini P, Bello U, Panzironi C, Tita B: Ononis spinosa L.:Pharmacological effect of ethanol extract. Pharmacol Res 27, Suppl. 1 (1993), 27–28
Dannhardt G, Schneider G, Schwell B: Identification and 5-lipoxygenase inhibiting potency of medicarpin isolated from roots of Ononis spinosa L. Pharm Pharmacol Lett 2 (1992), 161–162
Dedio I, Kozlowski J: Acta Pol Pharm 34 (1977), 97
Fischer R, Kotzolt B: Therapie unkomplizierter Harnwegsinfektionen mit einem pflanzlichen Aquaretikum. Der Kassenarzt 38 (1998), 39–43
Fischer R, Kühnau S, Wiedey KD, Braun R: Wirksamkeit einer Phytotherapeutikakombination bei Harnwegsinfekten. Der Allgemeinarzt 11 (1994), 863–869
Fujise Y et al: Chem Pharm Bull 13 (1965), 93
Haznagy A, Thot G, Tamas J: Constituents of the aqueous extracts from Ononis spinosa L. Arch Pharm 311 (1987), 318–323
Hilp, K et al: Arch Pharm 308 (1975), 429
Horejsi V, Kocourek J: Biochim Biophys Acta (1978), 538
Kartnig T et al: Pharm Acta Helv 60 (1985), 253
Keung WM: Dietary estrogenic isoflavones are potent inhibitors of (-hydrohysteroid dehydrogenase of P. testosteronii Biochem Biophys Res Communications 215 (1995), 1137–1144

Kirmizigül S et al: Spinonin, a novel glycoside from Ononis spinosa subsp. leiosperma. J Nat Prod 60 (1997), 378–381
Koster J et al: Planta Med 48 (1983), 131
Rebuelta M, San Roman L, G-Serra Nillos M: Etude de l'effet diuretique de differentes preparations de l'Ononis spinosa L., Plantes Méd Phytohér 15 (1981) 99–108

Hederich, graublättriger – Erysimum diffusum

Volkstümliche Namen: Graublättriger Hederich, Grauer Schotendotter, Grauer Schöterich (dt.), Grey wallflower (engl.), Sheltuschnik seryj (russ.)

Familie: Brassicaceae

Botanik: Staude, 2jährig oder ausdauernd, aufrecht, bis 1,2 m hoch werdend. Laubblätter wechselständig, untere gestielt, 1 bis 8 mm breit, Stängel kantig, bei kräftigeren Exemplaren verzweigt. Blüten in reichblütigen Trauben. Kelchblätter 4, aufrecht stehend, grau behaart; Kronblätter 4, gelb, langgestielt, auf der Unterseite behaart, 8 bis 14 mm lang; 2 kurze und 4 lange Staubblätter; Frucht bis 3,5 bis 8,0 cm lange, ca. 1 mm breite; 4kantige, anliegend behaarte, 2klappig aufspringende Schote. Samen länglich, Durchmesser etwa 1 bis 1,5 mm.

Verbreitung: Osteuropa und Zentralasien.

Graublättriges Hederichkraut

Verwendete Pflanzenteile: Das graublättrige Hederichkraut ist das zur Blütezeit gesammelte, zweijährig kultivierte Kraut von *Erysimum diffusum* EHRH.

Inhaltsstoffe

- Herzwirksame Steroidglykoside (Cardenolide, 1 bis 3 %): Hauptkomponente Erysimosid (Primärglykosid, Aglykon k-Strophanthidin, ca. 0,6 %), weiterhin u. a. Helveticosid (Sekundärglykosid), Canescein, Cheirotoxin, Erycanosid

Pharmakologie

Die Droge enthält herzwirksame Glykoside vom Cardenolidtyp mit k-Strophantidin als Aglycon. Sie wirkt dementsprechend positiv inotrop und negativ chronotrop (vgl. Digoxin-Digitoxin-Wirkung).

Anwendungsgebiete

Volksmedizin: Früher bei Herzinsuffizienz (NYHA I u. II), heute nicht mehr vertretbar.

Sonstige Verwendung
Landwirtschaft: zur Bekämpfung von Nagetieren.

Dosierung

Keine gesicherten Angaben.

Anwendungsbeschränkungen: Risiken der bestimmungsgemäßen Anwendung therapeutischer Dosen der Droge sind nicht bekannt. Obwohl Vergiftungen beim Menschen unbekannt und auf Grund der schweren Resorbierbarkeit der Glykoside unwahrscheinlich sind, ist die Möglichkeit einer Vergiftung durch hohe Dosen der Droge oder ihrer Glykoside bei peroraler Anwendung nicht völlig auszuschließen (mögliche Symptome und Therapie siehe Digitalis folium).

Patienteninformation: Zubereitungen aus graublättrigem Hederichkraut wurden früher bei leichter Herzschwäche eingesetzt, heutzutage stehen hierfür jedoch besser wirksame Arzneimittel zur Verfügung.

Bewertung der Wirksamkeit: Die Droge wirkt durch den Gehalt an herzwirksamen Glykosiden vom Cardenolidtyp entsprechend positiv inotrop und negativ chronotrop. Die Anwendung ist heute jedoch obsolet, da besser untersuchte und potentere Kardiotherapeutika zur Verfügung stehen.

Handelspräparate

Keine bekannt.

Literatur

Hänsel R, Keller K, Rimpler H, Schneider G (Hrsg): Hagers Handbuch der Pharmazeutischen Praxis. 5. Aufl., Bde 4–6 (Drogen), Springer Verlag Berlin, Heidelberg, New York, 1992–1994

Heidekraut – Calluna vulgaris

Synonyme: *Calluna sagittaefolia* GRAY, *Erica vulgaris* L.

Volkstümliche Namen: Besenheide, Brandheide, Heidekraut, Kuhheide (dt.), Common Heather, Heather, Ling, Scotch Heather, white heather (engl.), Brecina (esp.), beÿruée, brande, Bruyère commune (frz.), Brughiera, erica monore (it.), Monyarica, urzo do monte (port.)

Familie: Ericaceae

Botanik: C. v. ist ein Zwergstrauch von 0,2 m bis 1 m Höhe mit niederliegenden, wurzelnden Sprossen und aufstrebenden Zweigen. Die Stämmchen sind dünn, graubraun, reich verästelt und haben aufrechte, dichtstehende Äste. Die Laubblätter sind lineal-lanzettlich, vierzeilig angeordnet, dachig sich deckend, 1 bis 3,5 mm lang, nach oben eingerollt, sitzend, am Grunde mit 2 mm langen, spitzen, am Rande drüsigen und abwärtsgerichteten Spornen. Der Blütenstand ist einseitswendig, dicht- und reichblütig und traubig. Die kurzgestielten Blüten sind nickend, hellviolettrosa, selten weiß und haben am Grunde 4 kleine, länglichrundliche, am Rande häutige und langgefranste Hochblätter. Die Fruchtkapsel ist kugelig, 1,5 mm lang, 4-fächerig, mit steifen, weißen Borstenhaaren besetzt, scheidewandlösend und vielsamig. Der Samen ist hellbraun, sehr klein, eilänglich.

Verbreitung: Ist, mit Ausnahme einiger Mittelmeerinseln, in fast ganz Europa, Russland und Kleinasien sowie im atlantischen Nordamerika verbreitet.

Heidekraut

Verwendete Pflanzenteile: Heidekraut ist das getrocknete, während der Blütezeit gesammelte Kraut mit den Blättern, Blüten und Triebspitzen von *Calluna vulgaris* (L.) HULL.

Inhaltsstoffe

- Flavonoide: u. a. Kämpferol, Quercetin, Myricetin, Herbacetin, Taxifolin und deren Glykoside, weiterhin Callunin
- (+)-Catechin, (−)-Epicatechin
- Catechingerbstoffe (3 bis 7 %)
- Kaffeesäurederivate: u. a. Chlorogensäure
- Phenole: Orcin, Orcinol
- Triterpene: u. a. Ursolsäure (2,5 %)
- Phytosterole: β-Sitosterol
- Hydrochinon in Spuren: Arbutin (0,45 %)

Pharmakologie

Die Droge soll diuretisch, antimikrobiell, cholagog, antirheumatisch und wundheilungsfördernd sein.

Anwendungsgebiete

Innere Anwendung: bei Erkrankungen der Niere und der ableitenden Harnwege, bei Vergrößerung der Vorsteherdrüse, bei Leber- und Gallenleiden, bei Gicht und Rheuma, bei Atemwegserkrankungen, bei Magen- und Darmbeschwerden auch mit Koliken, zur Behandlung von Schlafstörungen und Unruhezuständen.
Äußerliche Anwendung: zur Wundbehandlung.

Sonstige Verwendung
Pharmazie/Medizin: als Schmuckdroge in Teemischungen.

Dosierung

Innere Anwendung
Tee: 3 Tl Droge mit 2 Glas Wasser kalt ansetzen, tagsüber trinken.
Dekokt: 1,5 g Droge mit 1/4 Wasser 3
Fluidextrakt: 1 oder 2 Teelöffel pro Tag. min kochen, 3 Tassen tägl. zwischen den Mahlzeiten.
Äußere Anwendung: Ganzbäder.

Anwendungsbeschränkungen: Risiken der bestimmungsgemäßen Anwendung therapeutischer Dosen der Droge und Nebenwirkungen sind nicht bekannt.

Patienteninformation: Medikamente aus Heidekraut sollen aufgrund volksmedizinischer Erfahrungswerte bei äußerlicher Anwendung die Wundheilung fördern und bei innerlicher Anwendung bei Erkrankungen der Harnwege, der Vorsteherdrüse, bei Leber-Galleleiden, rheumatischen Erkrankungen, Magen-Darm-Beschwerden, Unruhe und Schlafstörungen hilfreich sein. Hierfür fehlt jedoch der wissenschaftliche Beleg.

Bewertung der Wirksamkeit: Die Wirksamkeit der Droge ist nach den gültigen Kriterien für klinische Prüfungen von Arzneimitteln bisher nicht belegt. Zur therapeutischen Verwendung liegt eine Negativ-Monographie der Kommission E (1990) vor (keine Bedenken bei der Verwendung als Schmuck- und Aromadroge).

Handelspräparate

Ernst Kräuter Tee (Kombination aus 17 Arzneidrogen)

Literatur

Jaläl MAF, Read DJ, Haslam E: Phenolic composition and its seasonal variation in Calluna vulgaris. Phytochemistry 21 (1982), 1397
Mantilla JLG, Vieitez E: An Edafol Agrobiol 34 (1975), 765–774
Simo A et al: Two flavonol 3-[triacetylarabinosyl(1->6)glucosides] from Calluna vulgaris. Phytochemistry 33 (1993), 1237
Simon A et al: Further flavonoid glycosides from Calluna vulgaris. Phytochemistry 32 (1993), 1045
Sticher O, Saldati F, Lehmann D. Hochleistungsflüssigchromatographische Trennung und quantitative Bestimmung von Arbutin, Methylarbutin, Hydrochinon und Hydrochinonmonomethylaether in Arctostaphylos-, Bergenia-, Calluna- und Vaccinium Arten. Planta medica. (1979), 35: 253–261

Heidelbeere – Vaccinium myrtillus

Volkstümliche Namen: Balubeere, Bickbeere, Blaubeere, Heidelbeere, Krackbeere, Mostbeere, Schwarzbeere, Taubeere (dt.), Airelle, Bilberry, Black Whortleberry, Black Whortles, Bleaberry, Blue Berry, Blueberries, Blueberry, Burren myrtle, Dwarf bilberry, Dyeberry, Huckleberry, Hurtleberry, Hurts, low bush blueberry, Trackleberry, Whinberry, Whortleberry, Wineberry (engl.), Arandano commun (span.), Airelle myrtille, ambreselle, bleuets, brambelles, myrtille, raisins des bois (frz.), Baccole, bagole, mirtillo, mirtillo nero (it.)

Familie: Ericaceae

Botanik: Die Pflanze ist ein sommergrüner Zwergstrauch mit scharfkantigen, grünen Ästen. Sie wird 15 bis 50 cm hoch. Die Blätter sind wechselständig, eiförmig oder länglich-eiförmig, zugespitzt und fein gesägt. Die Blüten stehen einzeln in den Achseln der Blätter. Sie sind 4 bis 7 mm lang, kurz gestielt, grünlich, blassrosa angelaufen. Die Frucht ist eine kugelige, blauschwarze, innen purpurrote, bereifte, saftige, vielsamige Beere.

Verbreitung: Ist in Mittel- und Nordeuropa, Asien und Nordamerika verbreitet.

Heidelbeerblätter

Verwendete Pflanzenteile: Heidelbeerblätter bestehen aus den Laubblättern von *Vaccinium myrtillus* L.

Inhaltsstoffe

- Gerbstoffe: 1 bis 7 % Catechingerbstoffe (oligomere Proanthocyanidine)
- Flavonoide: u. a. Avicularin, Hyperosid, Isoquercitrin, Quercitrin, Meratin, Astragalin
- Iridoide: Asperulosid, Monotropein
- Kaffeesäurederivate: Chlorogensäure
- Phenolcarbonsäuren: u. a. Salicylsäure, Gentisinsäure
- Chinolizidinalkaloide (Spuren): Myrtin, Epimyrtin (Artefakte?)

Pharmakologie

Die Droge wirkt adstringierend und antidiarrhöisch durch den Catechingerbstoffgehalt.
Die Droge wirkt antiviral und im Tierversuch lipidsenkend.
Der Chromgehalt der Droge wird für eine mögliche antidiabetische Wirkung verantwortlich gemacht.

Anwendungsgebiete

Volksmedizin: innerlich bei Diabetes mellitus sowie zur Vorbeugung und Behandlung von Erkrankungen und Beschwerden im Bereich des Magen-Darm-Traktes, der Niere und ableitenden Harnwege sowie der Atemwege, bei Rheuma, Gicht und Hauterkrankungen.
Äußerlich bei Entzündungen der Mundschleimhaut, Augenentzündungen, Brandwunden und Hauterkrankungen.

Dosierung

Keine gesicherten Angaben.

Anwendungsbeschränkungen: Risiken der bestimmungsgemäßen Anwendung therapeutischer Dosen der Droge und Nebenwirkungen sind nicht bekannt. Wegen des Gerbstoffgehaltes, sind Verdauungsbeschwerden nicht auszuschließen.
Die im Tierversuch beobachteten Vergiftungserscheinungen (u. a. Kachexie, Anämie, Ikterus) traten nur bei chronischer Verabreichung hoher Dosen auf und sind vermutlich Gerbstoffwirkungen, die mit jeder anderen Gerbstoffdroge auch möglich wären.

Patienteninformation: Zubereitungen aus Heidelbeerblättern sollen u. a. bei Zuckerkrankheit, Erkrankungen und Beschwerden des Magen-Darm-Traktes, der Nieren und ableitenden Harnwege, der Atemwege, bei rheumatischen Erkrankungen und entzündlichen Haut- und Schleimhautveränderungen hilfreich sein; eindeutige wissenschaftliche Nachweise für die Wirksamkeit liegen jedoch nicht vor.

Bewertung der Wirksamkeit: Die Wirksamkeit der Droge ist nach den gültigen Kriterien für klinische Prüfungen von Arzneimitteln für die beanspruchten Indikationen bislang nicht ausreichend belegt. Die adstringierende Wirkung der enthaltenen Gerbstoffe könnte in begrenztem Umfang für die externe Anwendung sprechen. Die Kommission E (1987) bewertet in ihrer Monographie die angegebenen Indikationen negativ.

Handelspräparate

Keine bekannt.

Literatur

Bertuglia S, Malandrino S, Colantuoni A: Effect of Vaccinium myrtillus anthocyanosides on ischaemia reperfusion injury in hamster cheek pouch microcirculation. Pharmacol Res, 84:183–7, 1995 Mar–Apr

Bettini V et al: Fitoterapia 55 (1984), 323

Bettini V et al: Fitoterapia 56 (1985), 3

Bomser J et al: In vitro anticancer activity of fruit extracts from Vaccinium species. Planta Med 62 (1996), 212–216

Bosio E et al: Ginkgo biloba L. and Vaccinium myrtillus L. extracts prevent photo-induced oxidation of low density lipoproteins. Planta Med 62 (Abstracts of the 44th Ann Congress of GA, 1996), 24

Cignarella A, Bertozzi D, Pinna C, Puglisi L: Hypolipidemic activity of Vaccinium myrtillus leaves on an model of genetically hyperlipidemic rat. Planta Med 58 (Suppl. 7, 1992), A581

Colantuoni A, Bertuglia S, Magistretti MJ, Donato L: Effects of Vaccinium Myrtillus anthocyanosides on arterial vasomotion. Arzneimittelforschung, 84:905–9, 1991 Sep

Dombrowicz E, Zadernowski R, Swiatek L: Phenolic acids in leaves of Arctostaphylos uva ursi L. Vaccinium vitis idaea L. and Vaccinium myrtillus L. Pharmazie, 84:680–1, 1991 Sep
Frohne D: Vaccinium myrtillus L.– Die Heidelbeere. Z Phytother 11 (1990), 209–211
Jonadet M et al: Anthocyanosides extracted from Vitis vinifera Vaccinium myrtillus and Pinus maritimus. I. Elastase-inhibiting activities in vitro. II. Compared angioprotective activities in vivo. J Pharm Belg, 84:41–6, 1983 Jan–Feb
Kyerematen G, Sandberg F: Acta Pharm Suec. 23 (1986), 101
Laplaud PM, Lelubre A, Chapman MJ: Antioxidant action of Vaccinium myrtillus extract on human low density lipoproteins in vitro: initial observations. Fundam Clin Pharmacol, 84:35–40, 1997
Melo NS, Nimtz M, Conradt HS, Fevereiro PS, Costa J: Effect of Vaccinium myrtillus anthocyanins on triiodothyronine transport into brain in the rat. Pharmacol Res, 415:186–91, 1997 Sep 29
Melo NS, Nimtz M, Conradt HS, Fevereiro PS, Costa J: Identification of the human Lewis(a) carbohydrate motif in a secretory peroxidase from a plant cell suspension culture (Vaccinium myrtillus L.). FEBS Lett, 415:186–91, 1997 Sep 29
Morazzoni P, Livio S, Scilingo A, Malandrino S: Vaccinium myrtillus anthocyanosides pharmacokinetics in rats. Arzneimittelforschung, 84:128–31, 1991 Feb
Sticher O et al: Planta Med 35 (1979), 253

Heidelbeeren

Verwendete Pflanzenteile: Heidelbeeren bestehen aus den getrockneten, reifen Früchten von *Vaccinium myrtillus* L.

Inhaltsstoffe

- Fruchtsäuren: u. a. Chinasäure (3 bis 5 %), Äpfelsäure, Citronensäure
- Gerbstoffe (5 bis 12 %): vorwiegend Catechingerbstoffe (oligomere Procyanidine)
- Anthocyane (ca. 0,5 %): Hauptkomponenten Delphinidin-3-O-arabinosid, Delphinidin-3-O-galaktosid, Delphinidin-3-O-glucosid
- Flavonoide: u. a. Hyperosid, Isoquercitrin, Quercitrin, Astragalin
- Iridoide: u. a. Asperulosid, Monotropein (nur in den unreifen Früchten)
- Kaffeesäurederivate: Chlorogensäure
- Pektine

Pharmakologie

Die Droge wirkt adstringierend und damit antidiarrhöisch durch den Catechingerbstoffgehalt, der auch für die wundheilende Wirkung (VMA-Zubereitung) verantwortlich ist.
Das Heidelbeeranthocyanosid wirkt antiexsudativ, gefäßprotektiv, hemmt die Plättchenaggregation im Humanblut und zeigt Antiulkuswirkung.

Anwendungsgebiete

Innere Anwendung: bei unspezifischen akuten Diarrhöen (vor allem bei leichten Fällen von Enteritis).
Äußere Anwendung: bei Schleimhautentzündungen im Mund- und Rachenbereich.
Volksmedizin: innerlich bei Erbrechen, Blutungen und Hämorrhoiden.
Äußerlich bei schlecht heilenden Geschwüren und Hautkrankheiten.

Dosierung

Innere und äußere Anwendung
Tagesdosis: 20–60 g Droge, extern als 10 %iger Aufguss.
Tee: 10 g zerstoßene Droge (2 TL) auf 150 ml Wasser, 10 min ziehen lassen, mehrmals täglich trinken.
VMA-Zubereitungen mit entsprechender Dosierung.

Anwendungsbeschränkungen: Risiken der bestimmungsgemäßen Anwendung therapeutischer Dosen der Droge und Nebenwirkungen sind nicht bekannt.

Patienteninformation: Arzneimittel aus Heidelbeeren sind zur Behandlung bei unkomplizierten akuten Durchfallerkrankungen und leichten Entzündungen der Mund- und Rachenschleimhaut gut geeignet. Sollte trotz Behandlung der Durchfall länger als 3 bis 4 Tage fortbestehen, dann sollten Sie Ihren behandelnden Arzt aufsuchen.

Bewertung der Wirksamkeit: Zur therapeutischen Verwendung bei unspezifischen akuten Diarrhöen und leichten Entzündungen der Mund- und Rachenschleimhaut liegt eine Positiv-Monographie der Kommission E vor. Für die volksmedizinisch beanspruchten Indikationen ist die Wirksamkeit der Droge nach den gültigen Kriterien für klinische Prüfungen von Arzneimitteln bislang nicht belegt.

Handelspräparate

Heidelbeeren Aurica
Heidelbeeren Bombastus Werke

Literatur

Bettini V et al: Fitoterapia 55 (1984), 323
Bettini V et al: Fitoterapia 56 (1985), 3
Bomser J et al: In vitro anticancer activity of fruit extracts from Vaccinium species. Planta Med 62 (1996), 212–216
Bosio E et al: Ginkgo biloba L. and Vaccinium myrtillus L. extracts prevent photo-induced oxidation of low density lipoproteins. Planta Med 62 (Abstracts of the 44th Ann Congress of GA, 1996), 24
Cignarella A, Bertozzi D, Pinna C, Puglisi L: Hypolipidemic activity of Vaccinium myrtillus leaves on an model of genetically hyperlipidemic rat. Planta Med 58 (Suppl. 7, 1992), A581
Frohne D: Vaccinium myrtillus L.– Die Heidelbeere. Z Phytother 11 (1990), 209–211
Kyerematen G, Sandberg F: Acta Pharm Suec. 23 (1986), 101
Sticher O et al: Planta Med 35 (1979), 253

Henna – Lawsonia inermis

Volkstümliche Namen: Färbekraut, ägyptisches, Färberstrauch, ägyptischer, Hennastrauch, Mundholz (dt.), Alcanna, Egyptian Privet, Henna, Henne, Jamaica Mignonette, Mehndi, Mendee, Mignonette Tree, Reseda, Smooth Lawsonia (engl.)

Familie: Lythraceae

Botanik: Henna ist ein laubabwerfender, 2–6 m hoher Strauch mit z. T. verdornten Kurztrieben. Die Blätter sind gegenständig, schmal zugespitzt bis lanzettlich. Die Blüten sind klein in ansehnlichen Rispen ausgebildet, 4zählig und gelblichweiß bis ziegelrot. Der Kelch ist kreiselförmig, aber zuletzt schüsselförmig ausgebildet und ohne Anhängsel. Die Kronblätter sind dick, stark gerunzelt, gelblichweiß bis ziegelrot. Die Staubblätter sind paarweise angeordnet. Die Frucht ist eine trockene, nicht aufspringende oder faserig zerrissene Beere. Die Samen sind klein, eckig und blauschwarz. Die Samenschale ist an der Spitze schwammig aufgetrieben.

Verbreitung: Nordafrika, Naher Osten, Indien, Kurdistan und Iran.

Henna

Verwendete Pflanzenteile: Henna sind die Blätter von *Lawsonia inermis* L.

Inhaltsstoffe
- Naphthalenderivate (1,4-Naphthochinone, ca. 1 %): bes. Lawson (2-Hydroxy-1,4-naphthochinon), beim Trocknen der Blätter aus der Vorstufe 1,2,4-Trihydroxy-naphthalen-4-O-β-D-glucosid (Hennosid) über das entsprechende Naphthohydrochinon entstehend
- Gerbstoffe (5 bis 10 %)

Pharmakologie
Adstringierend, diuretisch, antibakteriell.

Anwendungsgebiete
Äußerlich erfolgt die Anwendung bei Ekzemen, Krätze, Pilzkrankheiten und Geschwüren. Ferner gegen Amöbenruhr und Magen-Darm-Ulzera.
In der afrikanischen Volksheilkunde ist sie ein Abortivum.
Ferner ist die Droge in Gesichts- und Haarwassern enthalten und wird auch gegen Schuppen gebraucht.
Indische Medizin: (Wurzeln) bei Lepra, Hauterkrankungen, Amenorrhoe und Dysmenorrhoe; (Blätter) bei Wunden, Geschwüren, Harnzwang, Husten und Bronchitis, Halbseitenkopfschmerz, Rheuma, Anämie und Bluthusten; (Blüten) bei Kopfschmerz, Fieber und bei akuten Psychosen; (Samen) bei intermittierendem Fieber, Diarrhöe und Dysenterie.

Sonstige Verwendung
Henna ist ein altes Haar- und Nagelfärbemittel.
Die Blüte ist auch ein Parfümlieferant.

Dosierung
Bei Amoebiasis und Ulcus täglich 3 g gepulverte Blätter einnehmen.

Anwendungsbeschränkungen: Risiken der bestimmungsgemäßen Anwendung therapeutischer Dosen der Droge und Nebenwirkungen sind nicht bekannt. Wegen des Gerbstoffgehaltes sind bei Einnahme großer Dosen Magenbeschwerden möglich.

Patienteninformation: Henna ist Ihnen vielleicht als Haarfärbemittel bekannt, Zubereitungen aus der Pflanze könnten jedoch aufgrund volksmedizinischer Erfahrungswerte auch bei einer Reihe von Beschwerden, insbesondere Hauterkrankungen, Kopfschuppen und Durchfall hilfreich sein. Wissenschaftlich ist die Wirksamkeit jedoch nicht belegt.

Bewertung der Wirksamkeit: Die Wirksamkeit der Droge ist nach den gültigen Kriterien für klinische Prüfungen von Arzneimitteln für die beanspruchten Indikationen bisher nicht belegt.

Handelspräparate
Nur Kosmetikprodukte.

Literatur
Bardwaj DK et al: Phytochemistry 17 (1978), 1440
Karawya MS et al: Lloydia 32 (1969), 76
Mahmood ZF et al: Fitoterapia 4 (1983), 153

Herbstzeitlose – Colchicum autumnale

Volkstümliche Namen: Butterwecken, Hennegift, Herbstblume, Herbstzeitlose, Mönchskappen, Spinnblume, Winterhaube (dt.), Autumn Crocus, Colchicum, Fall crocus, Meadow Saffran, Meadow Saffron, Naked Ladies, Naked lady, Tuber-root, Upstart (engl.), Colchique, Dame nue, Mort-au-chien, Veilleuse (frz.), Colchico, Efemero, Zafferano selvatico (it.)

Familie: Colchicaceae

Botanik: Die Pflanze kann bis 40 cm groß werden. Die breitlanzettlichen, 8 bis 25 cm langen und 2 bis 4 cm breiten Laubblätter erscheinen zu dritt oder viert zusammen mit Früchten im Frühjahr. Sie greifen am Grunde zu einer röhrigen Scheide übereinander. Die 5 bis 20 cm großen Blüten treten meistens im Herbst auf, sind hell lilarosa und entspringen einzeln oder zu zweit grundständig aus der Knolle. 6 Blütenhüllblätter sind unten zu langer, enger Röhre verwachsen, 6 Staubblätter, 3 fadenförmige Griffel. Der Fruchtknoten ist seitlich an der Knolle. Die dreifächerige, anfangs grüne, später braune, runzelige Kapsel enthält bräunlich-schwarze Samen mit klebrigen Anhängseln.

Verbreitung: Colchicum ist eine mitteleuropäische Pflanze, die nordwärts bis Irland, England, Norddeutschland, Südpolen, Ukraine, Bulgarien, die europäische Türkei und südwärts bis Nordspanien, Mittelasien und Albanien vorkommt.

Herbstzeitlosenblüten

Verwendete Pflanzenteile: Herbstzeitlose besteht aus den im Spätsommer und Herbst gesammelten frischen Blüten von *Colchicum autumnale* L.

Inhaltsstoffe
- Tropolonalkaloide (1,2 bis 2,0 %): Colchicin (Anteil 60 bis 70 %) und N-Desacetyl-N-formyl-colchicin (Anteil 20 %), Nebenalkaloide u. a. Demecolcin

Pharmakologie, Anwendungsgebiete, Dosierung, Anwendungsbeschränkungen, Patienteninformation und **Bewertung der Wirksamkeit** z. Herbszeitlosensamen.

Herbstzeitlosenknollen

Verwendete Pflanzenteile: Herbstzeitlosenknollen besteht aus den, im Juli/August gesammelten, geschnittenen und getrockneten Knollen von *Colchicum autumnale* L.

Inhaltsstoffe
- Tropolonalkaloide (0,1 bis 0,6 %): bes. Colchicin (Anteil ca. 60 %), Colchicosid und N-Desacetyl-N-formyl-colchicin
- Stärke

Pharmakologie, Anwendungsgebiete, Dosierung, Anwendungsbeschränkungen, Patienteninformation und **Bewertung der Wirksamkeit** z. Herbszeitlosensamen.

Herbstzeitlosensamen

Verwendete Pflanzenteile: Herbstzeitlosensamen besteht aus den im Juni/Juli geernteten und getrockneten Samen von *Colchicum autumnale* L.

Inhaltsstoffe
- Tropolonalkaloide (0,5 bis 1,2 %): bes. Colchicin (Anteil ca. 65 %) und Colchicosid (Anteil 30 %)
- Fettes Öl

Pharmakologie
Colchicin ist ein Mitosehemmstoff durch Motilitätshemmung besonders der zur Phagozytose befähigten Lymphozyten. Therapeutisch nutzbar ist diese Wirkung zur Hemmung der Einwanderung und der Autolyse von Phagozyten bei Entzündungsprozessen (antiphlogistisch, antichemotaktisch).

Anwendungsgebiete
Innere Anwendungen: Zubereitungen werden nur noch selten bei akutem Gichtanfall und familiärem Mittelmeerfieber angewendet. Wirksamkeit erscheint plausibel.
Volksmedizin: heute ist die Anwendung obsolet. Früher bei Hauttumoren, Condylomata, Psoriasis, nekrotisierender Vaskulitis, Sehnenscheidenentzündung, Entzündung des Magen-Darm-Traktes, Morbus Behcet, Leberzirrhose, akuter und chronischer Leukämie, weiterhin bei Läusen, Asthma, Wassersucht und Rheumatismus benutzt.
Homöopathie: akute und chronische Gicht, Entzündungen der Niere und des Magen-Darm-Kanals, Körperhöhlenergüsse, Sehnenscheidenentzündungen und akutem Gelenkrheumatismus.
Die Wirksamkeit für homöopathische/volksmedizinische Anwendungen ist nicht belegt.

Sonstige Verwendung
Landwirtschaft: Herbstzeitlose wird zur Pflanzenzüchtung, polyploider Hochleistungsrassen bei Arznei- und Nutzpflanzen herangezogen.

Dosierung
Akuter Gichtanfall:
Die Droge wird therapeutisch nicht mehr verwendet. Zur Anwendung kommen ethanolische Extrakte und Fertigarzneimittel mit eingestellem Colchicingehalt bzw. Colchicin.
Initialdosis: 1 mg Droge oral, gefolgt von 0,5–1,5 mg alle 1–2 Stunden bis zum Abklingen der Schmerzen. Dann Dosisabbau auf 2 mg täglich. Keine Therapiewiederholung in den ersten drei Tagen nach Beendigung.
Max. Tagesdosis: 8 mg Droge.

Anfallsprophylaxe und Therapie des familiären Mittelmeerfiebers:
Tagesdosis: 0,5–1,5 mg Droge als Langzeitbehandlung unter regelmäßiger Blutbild- und Nieren/Leberfunktions-Kontrolle.
Homöopathisch: ab D4: 5–10 Tropfen, 1 Tablette, 5–10 Globuli, 1 Messerspitze Verreibung 1–3-mal täglich oder ab D6: 1 ml Injektionslsg. s. c. 2-mal wöchentlich; ab D3: Salben 1–2 mal täglich (HAB).

Anwendungsbeschränkungen

Die Droge ist stark giftig. Vergiftungserscheinungen, u. a. Bauchschmerzen, Durchfälle, Übelkeit, Erbrechen, seltener Magen- und Darmblutungen, können schon bei Anwendung therapeutischer Dosen auftreten. Bei Langzeitanwendung wurden Nieren- und Leberschäden, Haarausfall, periphere Nervenentzündungen, Myopathien und Knochenmarksschäden mit deren Folgeerscheinungen (Leukopenie, Thrombocytopenie, Megaloblastenanämie, seltener aplastische Anämie) beobachtet.
Teratogene Folgen, auch bei präkonzeptioneller Einnahme der Droge durch den Vater, sind denkbar.
Bei chronischer Einnahme kann es u. a. zu Knochenmarksschäden und Folgeerscheinungen (siehe oben), Gefäß-, Nieren- und Leberschäden kommen.
Bei Aufnahme akut toxischer Dosen kommt es nach 3 bis 6 h zu Brennen im Munde, Schluckbeschwerden und Durst. Nach 12 bis 14 h folgen Nausea, heftige Bauchschmerzen, Erbrechen, Durchfall, Blasenkrämpfe, Hämaturie, Blutdruckabfall und Krämpfen, später aufsteigende Lähmung. Der Tod erfolgt durch Erschöpfung, Atemlähmung oder Kreislaufkollaps. Die tödliche Dosis beträgt 5 g der Samen für einen Erwachsenen, 1 bis 1,5 g für ein Kind. Bei Einnahme von Colchicin lag die tödliche Dosis zwischen 7 und 200 mg.
Die Behandlung von Vergiftungen erfolgt nach Magenentleerung, Magenspülung und Gabe salinischer Abführmittel (z. B. Natriumsulfat) symptomatisch (Diazepam bei Krämpfen, Atropin bei Darmspasmen), ev. Intubation und Sauerstoffbeatmung.

Patienteninformation: Zubereitungen aus den Samen der Herbstzeitlose waren früher die Standardmedikation bei Gichtanfällen und familiärem Mittelmeerfieber und wurden auch erfolgreich bei der Behandlung verschiedener Hauterkrankungen, Entzündungen, Leukämie und Rheuma eingesetzt. Inzwischen stehen hierfür jedoch risikoärmere Arzneimittel zur Verfügung, sodass die Arzneipflanze in der modernen Schulmedizin nur noch selten verwendet wird. In homöopathischen, das heißt verschwindend geringen Dosen können die Blüten der Herbstzeitlose bei Gicht, Gelenkrheuma, Sehnenscheidenentzündung und Entzündungen der Niere und des Magen-Darm-Kanals wirksam sein. Wegen der starken Giftigkeit sollten Sie die Hinweise zur Dosierung und Anwendungsdauer streng beachten.

Bewertung der Wirksamkeit: Das in der Droge enthaltene Colchicin, ein Mitosehemmstoff, hemmt die Migration und Autolyse von Phagozyten bei entzündlichen Prozessen und wirkt somit antichemotaktisch und antiphlogistisch. Die in früheren Zeiten erfolgte Anwendung bei familiärem Mittelmeerfieber und im akuten Gichtanfall ist deshalb nachvollziehbar (Positiv-Monographie der Kommission E, 1986), in der modernen Schulmedizin wird die Droge jedoch nur noch selten verwendet, da inzwischen eine Vielzahl potenter und wesentlich risikoärmerer Arzneimittel zur Verfügung stehen, die Verwendung in den volksmedizinischen Anwendungsgebieten ist obsolet. Die Wirksamkeit der Droge für die homöopathischen/volksmedizinischen Indikationen ist nach den gültigen Kriterien für klinische Prüfungen von Arzneimitteln bisher nicht ausreichend belegt. Die Anwendungsbeschränkungen und Dosierungshinweise sollten aufgrund der hohen Toxizität streng beachtet werden.

Handelspräparate

Colchicum-Dispert® (Im Anfall 2 überzogene Tabl. gefolgt von 1–3 überzog. Tbl. alle 1–2 Std. bis zum Abklingen der Schmerzen. TD max. 16 überzog. Tbl., max. 24 Tabletten pro Anfall).
Colchysat® Bürger (Lösung; Akuter Gichtanfall: Initialdos. 50 Tr. (entspr. 1 mg Colchicin), danach 25–75 Tr. alle 1–2 Std. TD max. 400 Tr. (entspr. 8 mg Colchicin), Anfallsprophylaxe: 25–74 Tr. max. TD)

Literatur

Fell KR, Ramsden D: Lloydia 30 (1967), 123
Gasisc O, Potesilova H, Santavy F: Planta Med 30 (1976), 75–81
Gröbner W, Wlater-Sack I: Gicht und ihre medikamentöse Therapie. Deutsche Apotheker Ztg 131 (1991), 1789
Heide L: Traditionelle Arzneipflanzen in der Gesundsheitsversorgung der Dritten Welt. Möglichkeiten und Grenzen. Deutsche Apotheker Ztg 133 (1993), 2067
Potesilova H: Coll Czech Chem Comm 32 (1967), 141–157
Santavy F et al: Coll Czech Chem Comm 48 (1983), 2989–2993
Santavy F et al: Planta Med 43 (1981), 153–160

Santavy F, Reichstein T: Helv Chim Acta 33 (1950), 1606–1627
Santavy F, Talas M: Coll Czech Chem Comm 19 (1954), 141–152
Santavy F: Pharm Zentralhalle 96 (1957), 307
Ulrichová J et al: Biochemical evaluation of colchicine and related analogs. Planta Med 59 (1993), 144

Herzgespann – Leonurus cardiaca

Volkstümliche Namen: Bärenschweif, Echtes Herzgespann, Herzgespann, Löwenschwanz, Mutterwurz, Wolfstrapp (dt.), Lion's Ear, Lion's Tail, Motherwort, Roman Motherwort, Throw-wort (engl.), Agripalma (esp.), Agrimaume, Agripaume, Cardiaque (frz.), Cardiaco, Coda di leone (it.)

Familie: Lamiaceae

Botanik: Ausdauernd und hat ein kurzes, verholztes Rhizom. Sie wird bis 1,20 m hoch. Der Stängel ist aufrecht, vierkantig, gerillt, hohl, oft rotviolett und meist behaart. Die Blätter sind lang gestielt, behaart oder kahl. Die unteren sind handförmig 5spaltig und am Grunde herzförmig, 3spaltig oder 3lappig, die oberen sind dunkler und unterseits heller grün. Die Lippenblüten stehen in dichten Scheinquirlen in den oberen Blattachseln. Sie sind klein und hellrot; der Kelch ist trichterförmig und hat 5 starre, begrannte und nach außen gekrümmte Zähne. Die Krone ist außen dicht zottig und länger als der Kelch. Die Oberlippe ist an der Außenseite weiß behaart, seltener kahl. Die Röhre hat innen einen schiefen Haarring. Die Staubblätter ragen aus der Röhre heraus. Die Früchte sind braune, dreikantige, 2,5 bis 3 mm lange und an der Spitze mit einem Haarschopf ausgestattete Nüsschen.

Verbreitung: Die Pflanze ist von Mitteleuropa und Skandinavien über das gemäßigte Russland bis Zentralasien beheimatet. In Nordamerika wurde sie eingeschleppt und ist verwildert.

Herzgespannkraut

Verwendete Pflanzenteile: Herzgespannkraut besteht aus den, während der Blütezeit gesammelten, oberirdischen Teilen von *Leonurus cardiaca* L.

Inhaltsstoffe

- Diterpene (Bitterstoffe): u. a. Leocardin (0,003 %)
- Iridoide: Ajugosid (Leonurid), Ajugol, Galiridosid, Reptosid
- Flavonoide: u. a. Rutin. Quercitrin, Isoquercitrin, Hyperosid, Genkwanin
- Leonurin (Syringasäureester des 4-Guanidino-butan-1-ols)
- Betaine: Stachydrin (N-Dimethyl-L-prolin)
- Kaffeesäurederivate: Kaffeesäure-4-O-rutinosid (0,1 %)
- Gerbstoffe (5 bis 9 %)
- Ätherisches Öl (Spuren)

Pharmakologie

Die Droge soll spasmolytisch, sedativ, blutdrucksenkend und uteruskontrahierend wirken, diesbezüglich liegen jedoch keine validen Daten vor.

Anwendungsgebiete

Innere Anwendung: bei nervösen Herzbeschwerden, z. B. bei Schilddrüsenüberfunktion.
Volksmedizin: bei Asthma bronchiale, klimakterischen Beschwerden und Amenorrhoe.
Homöopathie: bei Herzbeschwerden, bei „Blähsucht" und Schilddrüsenüberfunktion.

Dosierung

Tagesdosis: 4,5 g Droge.
Infus: 2–4 g Droge auf 150 ml, 10 min, 3-mal täglich.
Fluidextrakt (1:1): 2–4 ml 3-mal täglich.
Tinktur: TD: 2–6 ml.
Homöopathisch: 5 Tropfen oder 1 Tablette oder 10 Globuli oder 1 Messerspitze Verreibung alle 30–60 min (akut) oder 1–3-mal täglich (chronisch); parenteral: 1–2 ml s. c. akut: 3-mal täglich; chronisch einmal täglich (HAB).

Anwendungsbeschränkungen: Risiken der bestimmungsgemäßen Anwendung therapeutischer Dosen der Droge und Nebenwirkungen sind nicht bekannt.

Patienteninformation: Herzgespannkraut soll aufgrund volksmedizinischer Erfahrungswerte insbesondere bei nervösen Herzbeschwerden, auch bei Asthma, Wechseljahrsbeschwerden und Ausbleiben der Monatsregel hilfreich sein; eindeutige wissenschaftliche Belege für die Wirksamkeit liegen jedoch nicht vor.

Bewertung der Wirksamkeit: Die Wirksamkeit der Droge ist nach den gültigen Kriterien für klinische Prüfungen von Arzneimitteln für die beanspruchten Indikationen bisher nicht belegt. Für die postulierten Wirkungen gibt es keine validen Daten. Allerdings existiert eine Positiv-Monographie der Kommission E von 1986 für die Anwendungsgebiete nervöse Herzbeschwerden und als Adjuvans bei Hyperthyreose.

Handelspräparate

Bad Heilbrunner Herzpflege®
Mutellon® (Kombination aus 3 Bestandteilen)
Tetesept Herzgespann

Literatur

Buzogany K, Cucu V: Accumulation, distribution and conservation dynamics of iridoids in Leonurus cardiaca L. and L. villosus Desf. Farmacia (Bukarest) 34 (1986), 173–176
Chang CF, Li CZ: Chung I Chieh Ho Tsa Chih 6 (1986), 39
Kartnig T et al: J Nat Prod 48 (1985), 494
Kooiman P: Acta Bot Nederl. 21 (1972), 417
Malakov PY et al: Phytochemistry 24 (1985), 301–303
Peng Y: Bull Chin. Mat Med 8 (1983), 41
Reuter G, Diehl HJ: Pharmazie 25 (1970), 586
Schilling G et al: Liebigs Ann Chem (1975), 230
Tschesche R et al: Phytochemistry 19 (1980), 2783
Weischer ML, Okpanyi SN: Pharmakologie eines pflanzlichen Schlafmittels. Z Phytother 15 (1994), 257–262
Xia XX: J Trad Chin Med 3 (1983), 185

Hibiskus – Hibiscus sabdariffa

Volkstümliche Namen: Hibiscus, Karkade, Malve, Afrikanische, Rama, Roselle, Sabdariff-Eibisch (dt.), Guinea Sorrel, Jamaica Sorrel, Red Sorrel, Roselle (engl.)

Familie: Malvaceae

Botanik: Blüte und Frucht: Pflanze 0,15–1 m, steifhaarig, filzig. Krone hellgelb, Staubfäden blutrot; Frucht mehrsamige Kapsel.

Verbreitung: Die Herkunft der Pflanze ist genauso umstritten wie die des Namens. Sie stammt möglicherweise aus Westafrika und Angola und gelangte schon im 17. Jahrhundert über das tropische Amerika nach Indonesien. Heute ist sie weltweit in den Tropen, aber auch in Europa kultiviert.

Hibiskusblüten

Verwendete Pflanzenteile: Hibiskusblüten bestehen aus den Kelchen von *Hibiscus sabdariffa* L. var. *ruber.*

Inhaltsstoffe

- Fruchtsäuren (15 bis 30 %): bes. Hibiscussäure ((+)-Allohydroxycitronensäurelacton), weiterhin Zitronensäure, Äpfelsäure, Weinsäure
- Anthocyane (intensiv rot): u. a. Delphinidin-3-O-xyloglucosid, Delphinidin-3-O-glucosid, Cyanidin-3-O-xyloglucosid
- Flavonoide: u. a. Gossypetin
- Schleimstoffe (Rhamnogalakturonane, Arabinogalaktane, Arabinane)

Pharmakologie

Hauptwirkstoffe: 15–30 % Pflanzensäuren (Zitronensäure, Apfelsäure, Weinsäure) sowie die Hibiscussäure (Allohydroxyzitronensäurerelacton).
Malventee wirkt aufgrund des hohen Anteils an den schwer resorbierbaren Fruchtsäuren als mildes Laxans.
Wässrige Extrakte der Hibiskusblüten sollen relaxierend auf die Uterusmuskulatur und blutdrucksenkend wirken.

Anwendungsgebiete

Volksmedizin: zur Appetitanregung bei Erkältungen, Katarrhen der oberen Luftwege und des Magens.
Chinesische Medizin: bei Karbunkeln, Schwellungen und Entzündungen der Haut, Verbrühungen, Konjunktivitis und Herpes Zoster.

Dosierung

Teezubereitung: 1,5 g fein zerschnittene Droge mit kochendem Wasser übergießen und nach 5–10 min abseihen.

Anwendungsbeschränkungen: Risiken der bestimmungsgemäßen Anwendung therapeutischer Dosen der Droge und Nebenwirkungen sind nicht bekannt.

Patienteninformation: Malventee wirkt leicht abführend und soll gemäß Angaben aus der Volksmedizin und chinesischen Medizin bei einer Reihe von Krankheitsbildern, besonders bei Erkältungen und Katarrhen der oberen Luftwege und des Magens hilfreich sein; eindeutige Beweise für die Wirksamkeit liegen jedoch nicht vor.

Bewertung der Wirksamkeit: Malventee sollte aufgrund des Gehaltes an schwer resorbierbaren Fruchtsäuren mild laxierend wirken, die Anwendung bei Katarrhen der oberen Luftwege und des Magens könnte durch die enthaltenen Schleimstoffe erklärt werden. Die Wirksamkeit der Droge ist nach den gültigen Kriterien für klinische Prüfungen von Arzneimitteln für die beanspruchten Indikationen bisher nicht belegt, laut Monographie der Kommission E (1990) ergibt sich hier eine negative Bewertung (kein Einwand bezüglich der Verwendung als Schmuckdroge).

Handelspräparate

Kneipp Sieben Kräuter (Kombination aus 7 Arzneidrogen)

Literatur

Franz M, Franz G: Hibiscus sabdariffa – Hibiscusblüten. Z Phytother 9 (1988), 63
Menßen HG, Staesche K: Deutsche Apotheker Ztg 114 (1974), 1211

Müller BM, Franz G: Planta Med 58 (1992), 60

Himbeere – Rubus idaeus

Volkstümliche Namen: Himbeere (dt.), Garden Raspberry, Raspberry, Red Raspberry, Wild Red Raspberry (engl.)

Familie: Rosaceae

Botanik: Die Pflanze ist ein etwa 2 m hoher laubwechselnder Busch mit aufrechten, holzigen Stängeln und vielen Dornen. Die oberirdische Pflanze ist gewöhnlich zweijährig, während die kriechende Wurzel mehrjährig ist. Die Blätter sind blassgrün und haben 3 bis 7 Blättchen. Die weißen Blüten stehen in Trugdolden. Ähnlich der Brombeere bildet die Gesamtheit der kleinen Steinfrüchte eine rote Sammelfrucht, die Himbeere.

Verbreitung: Ist in Europa und Asien heimisch und wird heute weltweit in den gemäßigten Regionen angebaut.

Himbeerblätter

Verwendete Pflanzenteile: Himbeerblätter bestehen aus den getrockneten Laubblättern von *Rubus idaeus* L.

Inhaltsstoffe
- Gerbstoffe: Gallotannine, Ellagitannine
- Flavonoide

Pharmakologie
Adstringierend.

Anwendungsgebiete
Himbeerblätter werden bei Erkrankungen und Beschwerden im Bereich des Magen-Darm-Traktes, der Atemwege, des Herz-Kreislauf-Systems sowie im Mund- und Rachenbereich angewendet.
Als Bestandteil diätetischer Getränke.

Dosierung
Teezubereitung: 1,5 g fein zerschnittene Droge werden mit kochendem Wasser übergossen, nach 5 min durch ein Teesieb geben (1 Teelöffel entspricht etwa 0,8 g Droge).

Anwendungsbeschränkungen: Risiken der bestimmungsgemäßen Anwendung therapeutischer Dosen der Droge und Nebenwirkungen sind nicht bekannt.

Patienteninformation: Zubereitungen aus Himbeerblättern sollen bei Erkrankungen und Beschwerden des Magen-Darm-Traktes, der Atemwege, des Herz-Kreislauf-Systems sowie des Mund- und Rachenbereiches hilfreich sein; eindeutige wissenschaftliche Belege für die Wirksamkeit liegen jedoch nicht vor.

Bewertung der Wirksamkeit: Die Wirksamkeit der Droge ist nach den gültigen Kriterien für klinische Prüfungen von Arzneimitteln bisher nicht belegt. Dementsprechend liegt eine Negativ-Monographie der Kommission E (1987) vor. Ein Teil der volksmedizinischen Anwendungsgebiete kann durch die adstringierende Wirkung der enthaltenen Gerbstoffe erklärt werden.

Handelspräparate
Kräuter Haustee Aurica (Kombination aus 11 Wirkstoffen)
Frühstückskräuter Aurica (Kombination aus 8 Wirkstoffen)

Literatur
Bamford DS et al: Brit J Pharmacol 40 (1970), 161P
Beckett A et al: J Pharm Pharmacol 6 (1954), 785
Carnat AP, Pourrat H, Pourrat A: Antioxydant activity of raspberry seeds oil. Ann Pharm Fr 37 (1979), 119–23
Czygan FC: Die Himbeere – Rubus idaeus L. Z Phytother 16 (1995), 366–74
Henning W: Z Lebensm Unters Forsch 173 (1981), 180
Marczal G: Herba Hung 2 (1963), 343
Pyysalo T: Identification of volatile compounds in hybrids between raspberry (Rubus idaeus, L.) and arctic bramble (Rubus arciticus, L.). Z Lebensm Unters Forsch, 162:263–72, 1976 Nov 24
Ritch-Krc EM, Thomas S, Turner NJ, Towers GH: Carrier herbal medicine: traditional and contemporary plant use. J Ethnopharmacol, 117:85–94, 1996 Jun

Hirtentäschel – Capsella bursa-pastoris

Volkstümliche Namen: Bauernsenf, Beutelschneiderkraut, Blutkraut, Echtes Hirtentäschelkraut, Gänsekresse, Herzelkraut, Hirtentäschel, Säckelkraut, Täschelkraut, Taschenknieper (dt.), Blindweed, Case-weed, Cocowort, Lady's Purse, Mother's Heart, Pepper-and-Salt, Pick-Pocket, Pickpurse, Pick-Purse, Poor Man's Parmacettie, Rattle Pouches, Sanguinary, Sheperd's purse, Sheperd's sprout, Shepherd's Bag, Shepherd's Heart, Shepherd's Purse, Shepherd's Scrip, Shepherd's Sprout, St. James' weed, Toywort, Witches' Pouches (engl.), Bolsa de pastor (esp.), Bourse a pasteur, Bourse de pasteur, Molette de Berger, Tabouret (frz.), Borsa de pastore, Borsacchina (it.), Tasnik pospolity (pol.)

Familie: Brassicaceae

H

Botanik: Das Hirtentäschel ist eine 2 bis 40 cm hohe, 1–bis 2jährige Pflanze mit einfacher, spindelförmiger Wurzel und einem einzelnen aufrechten Stängel, der kahl oder im unteren Teil zerstreut behaart ist. Die grundständigen Blätter bilden eine Rosette; sie sind gestielt, ungeteilt oder fiederteilig. Die wenigen Stängelblätter sind wechselständig, kleiner, sitzend, ungeteilt und stark runzelig eingerollt. Die Pflanze blüht fast das ganze Jahr über. Die Blüten sind weiß und etwa 4 bis 6 mm lang. Die 4 Kelchblätter sind 1 bis 2 mm, die 4 Kronblätter 2 bis 3 mm lang, und es gibt 6 Staubblätter. Der Blütenstand ist nach der Blüte verlängert. Die Frucht sind vielsamige Schötchen von 4 bis 9 mm Länge und fast gleicher Breite. Sie sind kahl, flachgedrückt, langgestielt, dreieckig und verkehrt herzförmig. Die Samen sind 0,8 bis 1 mm lang und rotbraun.

Verbreitung: Die Pflanze stammt ursprünglich aus Europa, wurde aber durch die Europäer, mit Ausnahme der Tropen, weltweit verbreitet.

Hirtentäschelkraut

Verwendete Pflanzenteile: Hirtentäschelkraut sind die getrockneten, oberirdischen, blüten- und fruchttragenden Teile von *Capsella bursa pastoris* (L.) MEDIK., die zum Ende der Blütezeit gesammelt werden.

Inhaltsstoffe

- Herzwirksame Steroide (?, vermutlich nur in den Samen)
- Glucosinolate: Sinigrin, 9-Methylsulfinylnonylglucosinolat, 9-Methylsulfinyldecylglucosinolat
- Flavonoide: u. a. Rutin, Luteolin-7-O-rutinosid, Diosmin
- Kaffeesäurederivate, u. a. Chlorogensäure

Da die Pflanze sehr häufig von endophytisch lebenden Pilzen besiedelt ist (*Albugo candida, Peronospora parasitica*), ist auch mit dem Vorkommen von Mykotoxinen zu rechnen. Vermutlich ist auch der häufig nachgewiesene Amingehalt (Cholin, Tyramin etc.) darauf zurückzuführen.

Pharmakologie

Die in der Droge enthaltenen Scharfstoffe (Hauptkomponente Sinapin) zeigen im Tierversuch in niedriger Dosierung eine blutdrucksenkende Wirkung, in höheren Dosen Blutdruckabfall und Herzstillstand (Cholinderivat). Weiterhin ließ sich eine negativ inotrope, negativ chronotrope, antiexsudative, uteruskontraktilitätsfördernde und diuretische Wirkung nachweisen. Untersuchungen weisen auf eine antimikrobielle Aktivität gegenüber gram-negativen Bakterien und Pilzen sowohl von Wurzelinhaltsstoffen (Park et al. 2000) als auch durch Inhaltsstoffe des Krautes hin (El-Abyad et al. 1990).

Anwendungsgebiete

Innere Anwendung: bei leichten Blutungsunregelmäßigkeiten der Frau wie Menorrhagie und Metrorrhagie.
Äußere Anwendung: bei Nasenbluten und oberflächlichen, blutenden Hautverletzungen.
Volksmedizin: selten angewendet als blutstillendes Mittel. Nordamerikanische Indigenas verwenden Hirtentäschelkraut bei Kopfschmerzen. In Spanien wird eine Frischpflanzenabkochung auch bei Entzündungen der Blase eingenommen.
Homöopathie: Gebärmutter- und Schleimhautblutungen sowie Steinleiden.

Sonstige Verwendung
Haushalt: in China seit langem als Gemüsepflanze kultiviert.

Dosierung

Innere Anwendung:
Tagesdosis: 10–15 g Droge.
Fluidextrakt: Tagesdosis: 5–8 g Droge (EB6).
Tee: 3–5 g (–3 TL) auf 150 ml, 15 min ziehen lassen, mehrmals zwischen den Mahlzeiten getrunken.
Äußere Anwendung:
Aufguss: 3–5 g Droge auf 150 ml.
Homöopathisch: 5 Tropfen oder 1 Tablette oder 10 Globuli oder 1 Messerspitze Verreibung alle 30–60 min (akut) oder 1–3-mal täglich (chronisch); parenteral: 1–2 ml 3-mal täglich s. c. (HAB).

Anwendungsbeschränkungen: Risiken der bestimmungsgemäßen Anwendung therapeutischer Dosen der Droge und Nebenwirkungen sind nicht bekannt.

Patienteninformation: Medikamente aus Hirtentäschelkraut können aufgrund volksmedizinischer Erfahrungswerte bei Blutungsunregelmäßigkeiten der Frau, Kopfschmerzen und Harnblasenentzündungen hilfreich sein, auch bei Nasenbluten und blutenden Hautverletzungen, wobei die Wirksamkeit bei diesen Anwendungsarten bisher wissenschaftlich nicht eindeutig belegt werden konnte.

Bewertung der Wirksamkeit: Die Wirksamkeit der Droge ist nach den gültigen Kriterien für klinische Prüfungen von Arzneimitteln bisher nicht belegt. Für die Hauptanwendungsgebiete Epistaxis und Blutstillung bei oberflächlichen Hautverletzungen konnte bisher keine hämostatische Wirkung nachgewiesen werden. Die innerliche Anwendung bei Blutungsunregelmäßigkeiten der Frau oder bei Harnblasenentzündungen kann durch die tierexperimentell gefundenen uteruskontraktilitätsfördernden und diuretischen Wirkungen erklärt werden. Für die therapeutische Verwendung zur symptomatischen Behandlung von leichter Menorrhagie und Metrorrhagie und topisch bei Nasenbluten liegt eine Positivmonographie der Kommission E (1990) vor.

Handelspräparate
Nephrocysin® (Kombination aus 5 Arzneidrogen)

Literatur
El-Abyad MS, Morsi NM, Zaki DA, Shaaban MT. Priliminary screening of some Egyptian weeds for antimicrobial activity. Microbios (1990), 62: 47–57
Kuroda K and Tagaki, K: Nature 220 (1968), 707
Kuroda K et al: Cancer Res 36 (1976), 1900
Kuroda K, Kaku T: Life Sci 8 (1969), 151
Kuroda K, Tagaki K: Arch Int Pharmacodyn 178 (1969), 382, 392
Park CJ, Park CB, Hong SS, Lee HS, Lee SY, Kim SC. Characterization and cDNA cloning of two glycine- and histidine-rich antimicrobial peptides from the roots of sheperd's purse, Capsella bursa-pastoris. Plant Mol Biol (2000), 44: 187–197
Teuscher E, Lindequist U: Giftstoffe mikrobieller Endo- und Epiphyten. Gefahren für Mensch und Tier?. Deutsche Apotheker Ztg 132 (1992), 2231
Vermathen M, Glasl H: Effect of the herb extract of Capsella bursa pastoris on blood coagulation. Planta Med 59 (1993), A670

Hohlzahn – Galeopsis segetum

Volkstümliche Namen: Blankenheimer Tee, Hohlzahn, ockergelber, Saat-Hohlzahn, Saatnessel, Spanischer Tee (dt.), Hemp Nettle (engl.)

Familie: Lamiaceae

Botanik: Die Pflanze wird 15 bis 100 cm hoch. Die Stängel sind aufrecht, stark ästig, an den Knoten nicht verdickt und kurz flaumhaarig. Die Blätter sind eiförmig, gesägt, und die unteren sind lang, die oberen kurz gestielt. Die großen, blassgelben Lippenblüten stehen in Scheinquirlen an den Zweigenden. Der Kelch ist gleichmäßig 5zähnig, abstehend drüsenhaarig. Die Oberlippe der Krone ist gewölbt, fein gezähnt und behaart. Die Seitenzipfel der dreispaltigen Unterlippe sind stumpf und breit und am Grunde beiderseits mit 1 aufrechten, hohlen Zahn stehend. Die Staubbeutelhälften sind querstehend, die Früchtchen glatt.

Verbreitung: Süd- und Mitteleuropa.

Hohlzahnkraut

Verwendete Pflanzenteile: Hohlzahnkraut besteht aus den, zur Blütezeit gesammelten, getrockneten oberirdischen Teilen von *Galeopsis segetum* NECK. (Syn.: *Galeopsis ochroleuca* L.).

Inhaltsstoffe
- Iridoide: u. a. Harpagid, 8-O-Acetylharpagid, Antirrhinosid, 5-O-Glucosyl-antirrhinosid
- Kieselsäure, z. T. wasserlöslich
- Gerbstoffe
- Flavonoide

Pharmakologie
Hauptinhaltsstoffe: Lamiaceen-Gerbstoff, Kieselsäure, Iridoide, Antirrinosid.
Adstringierend; aufgrund des Saponingehaltes expektorierend.

Anwendungsgebiete
Innere Anwendung: bei leichtem Husten und Bronchitis.
Volksmedizin: bei Lungenerkrankungen und als Diuretikum.

Dosierung
Tagesdosis: 6 g Droge.
Teezubereitung: 2 g fein zerschnittene Droge mit kochendem Wasser übergießen oder mit kaltem Wasser ansetzen und aufkochen, nach 5 min abseihen; mehrmals täglich eine Tasse Tee trinken; eventuell mit Honig süßen.

Anwendungsbeschränkungen: Risiken der bestimmungsgemäßen Anwendung therapeutischer Dosen der Droge und Nebenwirkungen sind nicht bekannt.

Patienteninformation: Hohlzahnkraut oder Spanischer Tee kann bei leichtem Husten und auch Bronchitis Ihre Beschwerden lindern.

Bewertung der Wirksamkeit: Die Droge wirkt aufgrund ihres Gerbstoffgehaltes adstringierend, aufgrund des Saponingehaltes expektorierend, die Anwendung bei leichtgradigen Affektionen des Respirationstraktes ist nachvollziehbar und wird in der entsprechenden Monographie der Kommission E (1987) positiv bewertet.

Handelspräparate
Keine bekannt.

Literatur
Junod-Busch U: Dissertation ETH Zürich 1976.
Tomas-Barberan FA et al: Phytochemistry 30 (1991), 3311

Holunder – Sambucus nigra

Volkstümliche Namen: Aalhornbeeren, Deutscher Flieder, Flieder, Fliederbeeren, Holder, Holderbeeren, Holler, Hollerbeeren, Holunder, Hulertrauben, Schwarzer Holunder (dt.), Black Elder, Black-berried Alder, Boor Tree, Bountry, Boure tree, Common Elder, Elder, Ellanwood, Ellhorn, European Alder, European elder, German Elder (engl.), Sauco (span.), Arbre de Judas, grand sureau, seu, sureau, sus (frz.), Sambuco, zambuco (it.), Sabugueiro (port.)

Familie: Caprifoliaceae

Botanik: Die Pflanze ist ein flachwurzelnder, bis 7 m hoher Strauch oder Baum mit ausgebreiteten Ästen, die weißes Mark enthalten. Die Rinde am Stamm ist rissig, hellbraun bis grau und an den jungen Zweigen grün mit grauen, warzigen Lentizellen durchsetzt. Die Blätter sind unpaarig und 3 bis 7zählig gefiedert. Sie sind oberseits mattgrün und unterseits hell blaugrün. Die stark duftenden, gelblichweißen Blüten stehen in großen, flachen, gipfelständigen, reich- und dichtblütigen und aufrechten Trugdolden mit 5 Hauptästen. Die Frucht ist eine schwarz-violette, beerenartige Steinfrucht mit blutrotem Saft. Die Samen sind bräunlich, eiförmig und außen gewölbt.

Verbreitung: Ist in fast ganz Europa heimisch.

Holunderblüten

Verwendete Pflanzenteile: Holunderblüten bestehen aus den getrockneten, gesiebten Blütenständen von *Sambucus nigra* L.

Inhaltsstoffe

- Flavonoide (bis 3 %): Hauptkomponenten Rutin, Isoquercitrin, Quercitrin, Hyperosid, Astragalin, Nicotoflorin
- Ätherisches Öl (0,03 bis 0,14 %): hoher Anteil an freien Fettsäuren (Anteil ca. 65 %), u. a. Palmitinsäure (Anteil 38 %)
- Kaffeesäurederivate (ca. 3 %): Chlorogensäuren

Pharmakologie

Die Droge steigert im Tierversuch die Bronchialsekretion; über die angeblich schweißtreibende Wirkung liegen keine Untersuchungen vor.

Anwendungsgebiete

Innere Anwendung: bei Katarrhen der Atemwege, trockenem Reizhusten; als schweißtreibendes Mittel bei der Behandlung von fieberhaften Erkältungskrankheiten.
Volksmedizin: innerlich als Tee zum Schwitzen und gegen Erkältungskrankheiten sowie bei anderen fiebrigen Zuständen. Als Tee und als Gurgelwasser/Mundspülflüssigkeit bei Erkrankungen im Bereich der Atmungsorgane wie Husten, Schnupfen, Kehlkopfentzündungen, Grippe und Atemnot. Seltene Anwendung bei Stillenden mit geringem Milchfluss. Äußerlich als Kräuterkissen bei Schwellungen und Entzündungen.
Homöopathie: bei Entzündungen der Luftwege.

Sonstige Verwendung
Haushalt: zur Herstellung von Backwaren und Hollersekt.

Dosierung

Tagesdosis: 10–15 g Droge.
Tee: 3–4 g (2–3 TL) auf 150 ml, 5–10 min ziehen lassen. 1 bis 2 Tassen frisch bereiteten Teeaufguss so heiß wie möglich mehrmals täglich (besonders in der zweiten Tageshälfte) trinken.
Homöopathisch: 5 Tropfen oder 1 Tablette oder 10 Globuli oder 1 Messerspitze Verreibung alle 30–60 min (akut) oder 1–3-mal täglich (chronisch); parenteral: 1–2 ml s. c. akut: 3-mal täglich; chronisch einmal täglich (HAB). Für Kinder spezielle Dosierungen beachten.

Anwendungsbeschränkungen: Risiken der bestimmungsgemäßen Anwendung therapeutischer Dosen der Droge und Nebenwirkungen sind nicht bekannt.

Patienteninformation: Zubereitungen aus Holunderblüten sind geeignet, Ihre Beschwerden bei Katarrhen der Atemwege, trockenem Reizhusten und sonstigen fieberhaften Erkältungskrankheiten zu lindern.

Bewertung der Wirksamkeit: Für die therapeutische Verwendung bei Erkältungskrankheiten liegt aufgrund der nachgewiesenen Steigerung der Bronchialsekretion eine Positiv-Monographie der Kommission E vor. Die der Droge zugeschriebene diaphoretische Wirkung ist zwar bislang nicht experimentell nachgewiesen, kann jedoch aufgrund der empirischen Datenlage als belegt angesehen werden.

Handelspräparate

Holunderblüten KNK®
Sidroga Fiebertee
Sidroga Holundertee

Literatur

Bauer R et al: Helv Chim Acta 68 (1985), 2355
Czygan FC: Holunder wird wieder gesellschaftsfähig. Z Phytother 15 (1994), 111
Eberhardt R, Pfannhauser W: Z Lebensm Unters Forsch 181 (1985), 97
Inoue T, Sato K: Phytochemistry 14 (1975), 1871

Lawrie W et al: Phytochemistry 3 (1964), 267
Mascolo N et al: Phytother Res 1 (1987), 28
Paulo E: Folia Biol 24 (1976), 213
Petitjean-Freytet C et al: J Pharm Belg 46 (1991), 241
Richter W, Willuhn G: Dtsch Apoth Ztg 114 (1974), 947
Willuhn G, Richter W: Planta Med 31 (1977), 328

Honigkraut – Stevia rebaudiana

Volkstümliche Namen: Süßstoffpflanze, Honigkraut (dt.), Azucá-caá, Caá-ehe, Ca'-A-He'-Ey, Kaá-He-e (indian.)

Familie: Asteraceae

Botanik: Halbstrauch, bis 30 cm hoch werdend. Blätter sitzend, 3 bis 4 cm lang, Spreite länglich-lanzettlich oder -spatelförmig, Ende stumpf, von der Mitte an bis zur Spitze gesägt, darunter ganzrandig, Oberfläche leicht drüsig behaart. Stängel unten schwach flaumig behaart, verholzt. Kräftiges Rhizom mit kaum verzweigten Wurzeln. Blüten in von Hüllblättern umgebenem Körbchen. Blütenkörbchen in lockeren, unregelmäßigen sympodialen Trugdolden. Frucht 5rippige, spindelförmige Achäne mit 15 bis 17 Grannen.

Verbreitung: Paraguay, Süden der USA, Mexiko, Mittelamerika, Südamerikanische Anden.

Honigkrautblätter

Verwendete Pflanzenteile: Die Honigkrautblätter sind die getrockneten Blätter von *Stevia rebaudiana* (BERTONI) HEMSL.

Inhaltsstoffe

- Diterpene: Diterpenglykoside vom ent-Kauran-Typ, besonders Steviosid (5 bis 10 %), Rebaudosid A (2 bis 4 %), weiterhin u. a. Rebaudosid C und Dulcosid A
- Ätherisches Öl (ca. 0,1 %): Hauptkomponenten Nerolidol und Caryophyllenoxid
- Flavonoide: u. a. Apigenin-4'-O-glucosid, Luteolin-7-O-glucosid

Pharmakologie

Die Verwendung als Süßstoff ist durch die glycosidischen Diterpene bedingt (300-mal größere Süßkraft des Steviosids im Vergleich zu Saccharose). Steviosid erhöht im Tierversuch signifikant die Glukoseclearance bei gleichzeitiger Erhöhung der Natriumausscheidung und des Urinflusses (gemessen in Prozent der glomerulären Filtrationsrate) und führt zu einer deutlichen Blutdrucksenkung.

Anwendungsgebiete

Volksmedizin: bei Hypertonie, Diabetes und zur Schwangerschaftsverhütung.

Dosierung

Keine gesicherten Angaben.

Sonstige Verwendung
Haushalt: Als Süßstoff für Tee und Speisen. Der in Japan am häufigsten verwendeten Süßstoff ist in Europa als Lebensmittelzusatz nicht zugelassen.

Anwendungsbeschränkungen: Das wissenschaftliche Komitee für Lebensmittel (SCF Scientific Committee on Food) der Europäischen Kommission hat Bedenken hinsichtlich der chronischen Toxizität, Karzinogenität und möglicher Effekte auf das männliche Reproduktionssystem und befürwortet deshalb den Einsatz als Süßungsmittel nicht.

Patienteninformation: Präparate aus Honigkrautblättern können aufgrund toxikologischer Bedenken derzeit in Eurpa nicht als Süßungsmittel verwendet werden.

Bewertung der Wirksamkeit: Die Wirksamkeit der Droge ist nach den gültigen Kriterien für klinische Prüfungen von Arzneimitteln für die beanspruchten Indikationen bisher nicht belegt. Die Verwendung als Süßstoff bei Diabetes jedoch plausibel. Aufgrund der nachgewiesenen pharmakologischen Wirkungen ist auch die Verwendung bei Hypertonie zumindest nachvollziehbar. Aufgrund unzureichender Daten hinsichtlich der Sicherheit der Droge sollte *Stevia* nicht als Süßungsmittel verwendet werden.

Handelspräparate

Keine bekannt.

Literatur

Constantin J, Ishii-Iwamoto EL, Ferraresi-Filho O, Kelmer-Bracht AM, Bracht A: Sensitivity of ketogenesis and citric acid cycle to stevioside inhibition of palmitate transport across the cell membrane. Braz J Med Biol Res 11 (1991), 767–71
Das S, Das AK, Murphy RA, Punwani IC, Nasution MP, Kinghorn AD: Evaluation of the cariogenic potential of the intense natural sweeteners stevioside and rebaudioside A. Caries Res 26 1992, 363–6
Ishii EL, Bracht A: Stevioside, the sweet glycoside of Stevia rebaudiana, inhibits the action of atractyloside in the isolated perfused rat liver. Res Commun Chem Pathol Pharmacol, 34:79–91, 1986 Jul
Ishii-Iwamoto EL, Bracht A: Stevioside is not metabolized in the isolated perfused rat liver. Res Commun Mol Pathol Pharmacol, 82:167–75, 1995 Feb
Ishikawa H, Kitahata S, Ohtani K, Tanaka O: Transfructosylation of rebaudioside A (a sweet glycoside of Stevia leaves) with Microbacterium β-fructofuranosidase. Chem Pharm Bull (Tokyo), 6:2043–5, 1991 Aug
Jakinovich W Jr, Moon C, Choi YH, Kinghorn AD: Evaluation of plant extracts for sweetness using the Mongolian gerbil. J Nat Prod, 82:190–5, 1990 Jan–Feb

Kawano T, Simoes LC: Effect of Stevia rebaudiana in Biomphalaria glabrata Rev Bras Biol, 34:555–62, 1986 Aug
Kelmer Bracht A, Alvarez M, Bracht A: Effect of Stevia rebaudiana on glucose tolerance in normal adult humans. Braz J Med Biol Res, 34:771–4, 1986
Kelmer Bracht A, Alvarez M, Bracht A: Effects of Stevia rebaudiana natural products on rat liver mitochondria. Biochem Pharmacol, 34:873–82, 1985 Mar 15
Kelmer Bracht A, Alvarez M, Bracht A: Sterols in Stevia rebaudiana Bertoni Boll Soc Ital Biol Sper, 34:2237–40, 1984 Dec 30
Kim KK, Sawa Y, Shibata H: Hydroxylation of ent-kaurenoic acid to steviol in Stevia rebaudiana Bertoni – purification and partial characterization of the enzyme. Arch Biochem Biophys, 34:223–30, 1996 Aug 15
Klongpanichpak S, Temcharoen P, Toskulkao C, Apibal S, Glinsukon T: Lack of mutagenicity of stevioside and steviol in Salmonella typhimurium TA 98 and TA 100. J Med Assoc Thai, 82:S121–8, 1997 Sep
Matsui M, Matsui K, Kawasaki Y, Oda Y, Noguchi T, Kitagawa Y, Sawada M, Hayashi M, Nohmi T, Yoshihira K, Ishidate M Jr, Sofuni T: Evaluation of the genotoxicity of stevioside and steviol using six in vitro and one in vivo mutagenicity assays. Mutagenesis, 11:573–9, 1996 Nov
Melis MS, Sainati AR: Effect of calcium and verapamil on renal function of rats during treatment with stevioside. J Ethnopharmacol, 11:257–62, 1991 Jul
Melis MS: A crude extract of Stevia rebaudiana increases the renal plasma flow of normal and hypertensive rats. Braz J Med Biol Res, 29:669–75, 1996 May
Melis MS: Chronic administration of aqueous extract of Stevia rebaudiana in rats: renal effects. J Ethnopharmacol, 47:129–34, 1995 Jul 28
Melis MS: Renal excretion of stevioside in rats. J Nat Prod, 26:688–90, 1992 May
Melis MS: Stevioside effect on renal function of normal and hypertensive rats. J Ethnopharmacol, 26:213–7, 1992 Jun
Oliveira-Filho RM, Uehara OA, Minetti CA, Valle LB: Chronic administration of aqueous extract of Stevia rebaudiana (Bert.) Bertoni in rats: endocrine effects. Gen Pharmacol, 34:187–91, 1989
Pezzuto JM, Compadre CM, Swanson SM, Nanayakkara D, Kinghorn AD: Metabolically activated steviol, the aglycone of stevioside, is mutagenic. Proc Natl Acad Sci U S A, 82:2478–82, 1985 Apr
Pezzuto JM, Nanayakkara NP, Compadre CM, Swanson SM, Kinghorn AD, Guenthner TM, Sparnins VL, Lam LK: Characterization of bacterial mutagenicity mediated by 13-hydroxy-ent-kaurenoic acid (steviol) and several structurally-related derivatives and evaluation of potential to induce glutathione S-transferase in mice. Mutat Res, 169:93–103, 1986 Mar
Scientific Coomittee on Food: European Commission: Opiniion on Stevia rebaudiana Bertoni plants and leaved. CS/NF/STEV3 Final 17 Juni 1999
Scientific Coomittee on Food: European Commission: Opiniion on Stevioside as a sweetener. CS/ADD/EDUL/167 final 17 Juni 1999
Shibata H, Sawa Y, Oka T, Sonoke S, Kim KK, Yoshioka M: Steviol and steviol-glycoside: glucosyltransferase activities in Stevia rebaudiana Bertoni – purification and partial characterization. Arch Biochem Biophys, 34:390–6, 1995 Aug 20
Smoliar VI, Karpilovskaia ED, Sali[a]i NS, Tsapko EV, Lavrushenko LF, Gulich MP, Kryshevich LP, Grigorenko SN: Effect of a new sweetening agent from Stevia rebaudiana on animals Planta Med, 32:60–3, 1992 Jan--Feb
Tomita T, Sato N, Arai T, Shiraishi H, Sato M, Takeuchi M, Kamio Y: Bactericidal activity of a fermented hotwater extract from Stevia rebaudiana Bertoni towards enterohemorrhagic Escherichia coli O157:H7 and other food-borne pathogenic bacteria. Microbiol Immunol 34 (1997), 1005–9
Yodyingyuad V, Bunyawong S: Analysis of Stevia glycosides by capillary electrophoresis. Electrophoresis, 6:367–71, 1996 Feb
Yodyingyuad V, Bunyawong S: Effect of stevioside on growth and reproduction. Hum Reprod, 6:158–65, 1991 Jan
Yodyingyuad V, Bunyawong S: Potential sweetening agents of plant origin. III. Organoleptic evaluation of Stevia leaf herbarium samples for sweetness. J Nat Prod, 6:590–99, 1982 Sep–Oct

Hopfen – Humulus lupulus

Volkstümliche Namen: Hopfen (dt.), Hops (engl.), Lupulo (span.), Houblon, Vigne du nord (frz.), Luppulo (it.), Lupolo (port.)

Familie: Cannabaceae

Botanik: Die Hopfenpflanze ist ausdauernd und windend, und ihre einjährigen Triebe erreichen 6 m, in Kulturen auch 12 m Länge. Die Stängel sind bleistiftdick, grün und verholzen nicht. Sie sind mit 6 Reihen von Klimmhaken besetzt. Die Blätter sind gegenständig, 3- bis 5lappig und mit gesägtem Rand versehen. Die männlichen Blüten sind unscheinbar, grünlich, ca. 5 mm im Durchmesser, während die weiblichen Blüten in dichtblütigen, stark verzweigten Blütenständen hinter schuppenartigen Deckblättern, paarweise in kugelförmiger Hülle stehen. Der Fruchtknoten mit 2 langen, flaumigen Narben ist am Grunde von einem häutigen, eng anliegendem Perigon umschlossen. Die männliche Frucht ist ein rundlich zusammengedrücktes Nüßchen. Aus der weiblichen Blüte geht ein gelblicher Fruchtzapfen hervor. Die Innenseiten der Deckblätter sind mit kleinen, glänzenden, hellgelben Drüsenschuppen übersät, die Hopfenbitter (Lupulin) enthalten.

Verbreitung: Ist in Europa heimisch und wird in allen gemäßigten Gebieten der Alten und Neuen Welt kultiviert.

Hopfenzapfen

Verwendete Pflanzenteile: Hopfenzapfen bestehen aus den ganzen, getrockneten, weiblichen Blütenständen von *Humulus lupulus* L.

Inhaltsstoffe

- Acylphloroglucinole (ca. 10 %):
- α-Bittersäuren, u. a. Humulon, Cohumulon, Adhumulon
- β-Bittersäuren, u. a. Lupulon, Colupulon, Adlupulon
- Ätherisches Öl (0,3 bis 1,0 %), sehr komplex zusammengesetzt, Hauptkomponenten

Myrcen (27 bis 62 %), Humulen, β-Caryophyllen, Undecan-2-on, weiterhin 2-Methyl-but-3-en-2-ol (besonders nach Lagerung, als Spaltprodukt der Acylphlorogglucinole, bis 0,15 %)
- Harze (Oxidationsprodukte der Bittersäuren)
- Phenolcarbonsäuren: u. a. Ferulasäure, Kaffeesäure und deren Derivate, z. B. Chlorogensäure, Neochlorogensäure
- Gerbstoffe: oligomere Proanthocyanidine
- Flavonoide: u. a. Xanthohumol (ca. 0,2 %, ein Chalkon und sein korrespondierendes Flavanon), Isoxanthohumol, weiterhin u. a. Kämpferol- und Quercetin-3-O-glykoside

Pharmakologie

Präklinik: Untersuchungen mit Mäusen und Ratten zeigten, dass ätherische Auszüge (nicht wässrige) aus Hopfen sedativ wirken. Die Applikation von etwa 200 mg/kg Körpergewicht 2-Methyl-3-buten-2-ol an Ratten wurde die Motilität um 50 % herabgesetzt (Orth-Wagner 1987, Wohlfahrt 1983). Die gleiche Substanz führte bei Mäusen nach einer i. p. Gabe von 0,8 g/kg Körpergewicht zu einer 8stündigen Narkose, von der sich die Mäuse wieder vollständig erholten (Orth-Wagner 1987).
In alten Untersuchungen konnte ein spasmolytischer, neurotroper und musculotroper Effekt gezeigt werden. Weitherin sind antibakterielle Wirkungen der Hopfen-Bittersäuren beschrieben worden.
Klinik: Klinische Studien liegen nur mit Kombinationspräparaten aus Baldrian und Hopfen vor. Mit dieser fixen Kombination wurde in Placebo-kontrollierten Studien eine Verbesserung der Schlafarchitektur bei 15 Patienten (Perucchi und Meier 1995), eine Wirksamkeit bei Schlafstörungen in einer Studie mit insgesamt 575 Patienten (König 1991) sowie eine Verbesserung bei Ein- und Durchschlafstörungen mit 46 Patienten (Schmitz und Jäckel 1998) gezeigt. In einer aktuellen pharmakodynamischen Studie (Vonderheid-Guth et al. 2000) konnte an 18 gesunden Probanden ein leichter aber deutlicher Effekt des quantitativen topographischen EEG im ZNS gezeigt werden.

Anwendungsgebiete

Innere Anwendung: bei Einschlafstörungen, Unruhe und Angstzuständen. Die Wirkung ist plausibel. Die Kombination mit anderen sedativ wirkenden Drogen erscheint sinnvoll.
Volksmedizin: innere Anwendung: bei Nervenschmerzen, Nervosität, Priapismus, Darmschleimhautentzündungen und Spannungskopfschmerzen.
Äußere Anwendung: Ulcus cruris, schlecht heilende Wunden und Geschwüre.
Die Wirkung ist bei der äußeren Anwendung aufgrund des Bittersäuregehaltes plausibel. Diese Anwendungen sind wissenschaftlich nicht belegt.
Homöopathie: bei Nervosität und Schlafstörungen.

Sonstige Verwendung
Industrie: zum Bierbrauen.
Kosmetik: zur Cremes- und Haarpflegemittelherstellung.
Zu Kombinationen siehe Komm. E Monographien.

Dosierung

Einzeldosis: 0,5 g Droge.
Als Schlafmittel: Einzeldosis: 1–2 g Droge.
Fluidextrakt (1:1, 45 % Ethanol): 0,5–1 ml bis zu 3-mal täglich.
Tinktur (1:5, 60 % Ethanol): Einzeldosis: 1–2 ml bis zu 3-mal täglich.
Archtung: abweichende Dosierungen bei Kombinationspräparaten.
Tee: 2–3-mal täglich und vor dem Schlafengehen 1 Tasse trinken.
Homöopathisch: 5 Tropfen oder 1 Tablette oder 10 Globuli oder 1 Messerspitze Verreibung alle 30–60 min (akut) oder 1–3-mal täglich (chronisch); parenteral: 1–2 ml s. c. akut: 3-mal täglich; chronisch einmal täglich (HAB).

Anwendungsbeschränkungen: Risiken der bestimmungsgemäßen Anwendung therapeutischer Dosen der Droge und Nebenwirkungen sind nicht bekannt. Die frische Pflanze wirkt sensibilisierend (Hopfenpflückerkrankheit), seltener auch der Staub der Droge. Das Reaktionsvermögen kann eingeschränkt sein.

Patienteninformation: Präparate aus Hopfenzapfen können Sie bei leichten Schlafstörungen in Kombination mit Baldrian wirksam einsetzen. Die Wirksamkeit von Präparaten, die nur Hopfenzapfen-Zubereitungen als wirksamen Bestandteil aufweisen, ist wissenschaftlich nicht belegt, kann aber als unbedenklich angesehen werden. In seltenen Fällen können allergische Erscheinungen auftreten. Sollte das bei Ihnen der Fall sein, wenden Sie sich bitte an Ihren Arzt. Bitte beachten Sie, dass die Fähigkeit zur aktiven Teilnahme am Straßenverkehr oder zum Bedienen von Maschinen eingeschränkt sein kann.

Bewertung der Wirksamkeit: GCP-gerechte pharmakologische Untersuchungen von Hopfenzapfen und Hopfen-Inhaltsstoffen liegen nicht vor. Die Wirksamkeit von Hopfen in fixer Kombination mit Baldrian ist durch klinische Studien, die z. T. GCP-gerecht sind, belegt. Klinische Studien zu Zubereitungen aus Hopfenzapfen als einzigen wirksamen Bestandteil liegen nicht vor. Das Nutzen-Risiko-Verhältnis kann nur für die fixe Kombination aus Hopfenzapfen und Baldrian als positiv beurteilt werden. Die Kommission E (1984; 1990) monographiert folgende Indikation als positiv: Befindungsstörungen wie Unruhe und Angstzustände, Schlafstörungen. Von der ESCOP (1997) wurden für *Lupuli flos* die Anwendungsgebiete Nervosität, Unruhe und Einschlafstörungen positiv bewertet. Diese sind nicht durch aktuelle klinische und pharmakologische Studien belegt.

Handelspräparate:

Bonased® (Kombination mit 3 Arzneidrogen)
Kytta-Sedativum® f (z.B. Dragees: Zur Beruhigung 3-mal tgl. 1 Drg., bei Einschlafstör. abends 2 Drg.)
Lactidorm® Beruhigungs-Kapseln (TD: 3-mal 2–3 Kapseln)
Nervenruh®
Sedacur® forte Beruhigungsdragees (zur Beruhigung: 2–3-mal tgl. 1–3 Drg., bei Schlafstörungen: 1–2 Drg. vor dem Schlafengehen)
Vivinox® N Beruhigungsdragees (Nach Bedarf 3-mal tgl. 2 Drg., zur Schlafförderung etwa 1 Std. vor dem Schlafengehen 2–3 Drg.).

Literatur

Bravo L et al: Boll Chim Farm (1974), 306
Caujolle F, Chanh PH, Duch-Kann P, Diaz LB: Étude del'action spasmolytique du houblon (humulus lupulus, Cannabinacées) Agressologie 10 (1969), 405–410
Erdmann WF: Lupulon und Humulon, ihre antibakterielle Wirksamkeit und Anwendung bei tuberkulösen Infektionen. Die Pharmazie 6 (1951), 442–451
Field JA et al: Determination of essential oils in hops by headspace solid-phase microextraktion. J Agric Food Chem 44 (1996), 1768–1772
Fintelmann V: Klinisch-ärztliche Bedeutung des Hopfens. Z Phytother 13 (1992), 165
Friede M, Hasenfuss I, Wüstenberg P: Alltagssicherheit eines Phytosedativums aus Baldrianwurzeln, Hopfenzapfen und Melissenblättern. Nervenheilkunde 1999 18, 91
Ganzer BM: Hopfen: nicht nur für die Bierbrauerei. PZ 137 (1992), 2824
Hänsel R et al: Planta Med 45 (1982), 224
Hänsel R, Wagener HH: Versuche, sedativ-hypnotische Wirkstoffe im Hopfen nachzuweisen. Arzneim Forsch/Drug Res 17 (1967), 79–81
Hänsel R: Pflanzliche Beruhigungsmittel Möglichkeiten und Grenzen der Selbstmedikation. Deutsche Apotheker Ztg 135 (1995), 2935–2943
Hartley RD, Fawcett, CH: Phytochemistry 7 (1968), 1395
Hartley RD: Phytochemistry 7 (1968), 1641
Hölzl J: Inhaltsstoffe des Hopfens (Humulus lupulus L.). Z Phytother 13 (1992), 155
König CD: Valverde Schlafdrageés. Multizentrische Crossover-Prüfung gegen Placebo. Der informierte Arzt/Gazette Médicinale 18 (1991), 1835–1839
Kumai A, Okamoto R: Toxicol Lett 21 (1984), 203
Lataster MJ, Brattström A: Die Behandlung von Patienten mit Schlafstörungen. Notabene Medici 4 (1996), 182–185
Moir M et al: Phytochemistry 19 (1980), 2201
Orth-Wagner S: Moderne Phytotherapie – Teil V: Humulus lupulus (Hopfen). Der Deutsche Apotheker 39 (1987), 159–162
Orth-Wagner S, Ressin WJ, Friedrich I: Phytosedativum gegen Schlafstörungen. Z Phytother 16 (1995), 147–156
Perucchi S, Meier B: Anwendungsbeobachtung zur Wirksamkeit und Verträglichkeit einer alkoholfreien flüssigen Baldrianzubereitung (Schlafsirup). Forsch Komplementärmed 2 (1995), 295–296
Schmalreck AF et al: Can J Microbiol 21 (1975), 205
Schmitz M, Jäckel M: Vergleichsstudie zur Untersuchung der Lebensqualität von Patienten mit exogenen Schlafstörungen (vorübergehenden Ein- und Durchschlafstörungen) unter Therapie mit einem Hopfen-Baldrian-Präparat und einem Benzodiazepin-Präparat. Wiener Medizinische Wochenschrift 148 (1998), 291–298
Schulz V, Hübner WD, Ploch M: Klinische Studien mit Psycho-Phytopharmaka. Z Phytother 18 (1997), 141–154
Stevens JF, Ivancic M, Hsu VL, Deinzer ML: Prenylflavonoids from Humulus lupulus. Phytochemistry 44 (1997), 1575–1585
Stocker HR: Sedative und hypnogene Wirkung des Hopfens. Schweizer Brauerei Rundschau 78 (1967), 80–89
Tobe H, Muraki Y, Kitamura K et al: Bone resorption inhibitors from hope extract. Biosc Biotech Biochem 61 (1997), 158–159
Volk S et al: Phytosedativum gegen nervöse Unruhezustände und Einschlafstörungen. Z Phytother 20 (1999), 337
Vonderheid-Guth B, Todorova A, Brattström A, Dimpfel W: Pharmacodynamic effects of valerian and hops extract combination (Ze 91019) on the quantitative-topographical EEG in healthy volunteers. Eur J Med Res. 5 (2000), 139–144
Wohlfart R: Hopfen – Mite-Sedativum oder Plazebo?. Deutsche Apotheker Zeitung 123 (1983), 1637–1638
Wohlfart R, Hänsel R, Schmidt H: Nachweis sedativ-hypnotischer Wirkstoffe im Hopfen. 4. Mittlg. Die Pharmakologie des Hopfeninhaltsstoffes 2-Methyl-3-buten-2-ol. Planta Med 48 (1983), 120–123
Wohlfart R, Wurm G, Hänsel R, Schmidt H: Der Abbau der Bittersäuren zum 2-Methyl-3-buten-2-ol, einem Hopfeninhaltsstoff mit sedativ-hypnotischer Wirkung. Arch Pharmaz 315 (1983), 132–137
Wohlfart R: Dtsch Apoth Ztg 123 (1983), 1637

Huflattich – Tussilago farfara

Volkstümliche Namen: Ackerlattich, Brandlattich, Brustlattich, Eschhuflattich, Feldlattich, Hitzeblätter, Huflattich, Lehmblätter, Märzblume, Ohmblätter, Pferdefuß, Sandblume, Tabakkraut, Zytröseli (dt.), Ass's Foot, British Tobacco, Bull's foot, Bullsfoot, Butterbur, Coltsfoot, Coughwort, Donnhove, Fieldhove, Flower Velure, Foal's-foot, Foalswort, Hallfoot, Horse hoofs, Horse-foot, Horsehoof (engl.), Farfara, tusilago, una de caballo (span.), herbe de St. Quirin, pas d'ane, Pied de purlain, tussilage (frz.), Farfarello, farfaro, farfugio pie d'asino, ugna d'asino, ugna di cavallo, unghia cavallina (it.), Tussilagem, unha de asno, unha de cavalo (port.)

Familie: Asteraceae

Botanik: Die Pflanze ist mehrjährig, 10 bis 30 cm hoch und hat ein weitverzweigtes, unterirdisches Spross- und Wurzelsystem mit einer dünnen stielrunden, schuppigen Grundachse und mit ebensolchen bis zu 1,80 m weit kriechenden Wandersprossen. Der Blütenschaft ist stielrund, weißlich-spinnewebig-filzig und mit eiförmig-lanzettlichen, meist rötlichen Schuppen besetzt. Er verlängert sich zur Fruchtzeit auf ca. 30 cm Höhe. Die Blätter erscheinen erst nach der Blüte. Sie sind grundständig, ledrig, herzförmig-rundlich, eckig, unregelmäßig gezähnt, lang gestielt und unterseits weißfilzig. Sie können einen Durchmesser von 30 cm erreichen. Die gelben Korbblüten stehen als einzelne Köpfchen am Ende des Blütenschaftes. Die Früchte sind 3 bis 11 mm lang, walzenförmig, braun, kahl, gestielt. Der Pappus ist mehrreihig aus langen, weißglänzenden Haaren, die viel länger als die Frucht sind.

Verbreitung: Ist in fast ganz Europa, Mittel-, West- und Nordasien, in den Gebirgen des nördlichen Afrika verbreitet und in Nordamerika eingeschleppt.
Herkunft der Drogen: Sie kommen aus Wildsammlungen in Italien, Mittel- und Osteuropa.

Huflattichblätter

Verwendete Pflanzenteile: Huflattichblätter sind die frischen oder getrockneten Laubblätter von *Tussilago farfara* L.

Inhaltsstoffe
- Schleimstoffe (ca. 8 %): saure Polysaccharide
- Gerbstoffe (ca. 5 %)
- Triterpene: u. a. α-Amyrin, β-Amyrin,
- Steroide: u. a. β-Sitosterol, Campesterol,
- Pyrrolizidinalkaloide (nicht in allen Herkünften): Senkirkin (0,01 %), Senecionin, Tussilagin, Isotussilagin
- Flavonoide

Pharmakologie
Die enthaltenen Pyrrolizidinalkaloide wirken antibakteriell, hepatotoxisch und kanzerogen. Durch die Schleimpolysaccharide zeigt sich eine reizlindernde, einhüllende und entzündungshemmende Wirkung. Im Tierversuch Nachweis einer anregenden Wirkung auf die Flimmerepithelien.

Anwendungsgebiete
Innere Anwendung: bei Erkrankungen und Beschwerden im Bereich der Atemwege wie Husten, Heiserkeit und Bronchialkatarrh.
Volksmedizin: bei akuter und chronischer Bronchitis, Asthma, Erkältungskrankheiten, Grippe, Entzündungen und Reizzuständen im Bereich der Mund- und Rachenschleimhaut. Zur Raucherentwöhnung werden teilweise Huflattichzigaretten verwendet.

Sonstige Verwendung
Haushalt: selten als Suppenersatz.

Dosierung
Tee: 1,5 g (1 TL) auf 150 ml, 10–15 min ziehen lassen, mehrmals täglich trinken.
Tagesdosis: 4,5–6 g Droge.
Max. Tagesdosis: nicht mehr als 1 mg toxische Pyrrolizidinalkaloide mit 1,2 ungesättigtem Necingerüst.
Extrakt: 2 ml 3-mal täglich.
Tinktur: 8 ml 3-mal täglich.

Anwendungsbeschränkungen: Wegen des möglichen Gehaltes an hepatotoxisch und kanzerogen wirksamen Pyrrolizidinalkaloiden bestehen. In Österreich dürfen Huflattichblätter nicht mehr in den Verkehr gebracht werden, in Deutschland darf die Aufnahme von 10 Mikrogramm an Pyrrolizidinalkaloiden mit 1,2-ungesättigtem Necingrundkörper in Form von Teemischungen, von 1 Mikrogramm in Form von Extrakten nicht überschritten werden. Anwendung während der Schwangerschaft und Stillzeit ist unbedingt auszuschließen. Da auch Spuren der Alkaloide eine Gefahr darstellen, sollte auf die Anwendung der Wilddroge ganz verzichtet werden.
Es wurden von Pyrrolizidinalkaloiden freie Rassen gezüchtet. Die industrielle Herstellung pyrrolizidinalkaloid-freier Fertigarzneimittel ist möglich. Die Droge sollte insgesamt nicht länger als 4 bis 6 Wochen pro Jahr eingenommen werden.

Patienteninformation: Arzneimittel aus Huflattichblättern sind zur Behandlung akuter Katarrhe der Atemwege und leichten entzündlichen Veränderungen der Mund- und Rachenschleimhaut geeignet. Auf Zubereitungen aus der frischen Wildpflanze sollten wegen der leberschädigenden und krebsauslösenden Inhaltsstoffe verzichtet werden, da es Fertigarzneimittel aus Huflattich gibt, die frei von gesundheitsgefährdenden Inhaltsstoffen sind. Die Einnahmedauer sollte sich auf 4 bis 6 Wochen pro Jahr beschränken. Die Dosierungshinweise sind streng zu beachten. Während der Schwangerschaft und Stillzeit darf das Medikament überhaupt nicht verwendet werden.

Bewertung der Wirksamkeit: Für die therapeutische Verwendung bei akuten Katarrhen des Respirationstraktes mit Husten und Heiserkeit sowie leichten Entzündungen der Mund- und Rachenschleimhaut liegt eine Positiv-Monographie der Kommission E

(1990) vor. Die Anwendungsbeschränkungen und Gegenanzeigen sind in diesem Fall besonders zu beachten (möglicher Gehalt an hepatotoxischen und kanzerogenen Pyrrolizidinalkaloiden).

Handelspräparate

Florabio Huflattich®
Gesundform Huflattichblätter
Paedilind®

Literatur

Delaveau P et al: Planta Med 40 (1980), 49
Didry N et al: Ann Pharm Franc 40 (1982), 75
Engalycheva EI et al: Farmatsiya 31 (1982), 37
Franz G: Planta Med 17 (1969), 217
Hiller K: Pharmazeutische Bewertung ausgewählter Teedrogen. Deutsche Apotheker Ztg 135 (1995), 1425–1440
Hirono I et al: Gann 67 (1976), 125
Hirono I et al: J Natl Canc Inst 63 (1979), 469
Ihrig M: Pyrrolizidinalkaloidhaltige Drogen im Handverkauf?. PZ 137 (1992), 3128
Kopp B, Wawrosch C, Lebada R, Wiedenfeld, H. PA-frei Huflattischblätter. DAZ (1997), 137: 44.53
Kraus C et al: Planta Med 51 (1985), 89
Miething H, Steinbach RA: Ermittlung der Freisetzungsraten des Pyrrolizidinalkaloids Senkirkin in Huflattich-Teegetränken. PZW 135 (1990), 153
Paßreiter CM: Co-occurence of 2-pyrrolidineacetic acid with four isomeric tussilaginic acids in Arnica species and Tussilago farfara. Planta Med 58 (1992), A694
Röder E et al: Plant Med 43 (1981), 99
Röder E: Pyrrolizidinhaltige Arzneipflanzen. Deutsche Apotheker Ztg 132 (1992), 2427–2435
Roth L, Daunderer M, Kormann K: Giftpflanzen, Pflanzengifte. 4. Aufl., Ecomed Fachverlag Landsberg/Lech 1993
Wunderer H: Zentral und peripher wirksame Antitussiva: eine kritische Übersicht. PZ 142 (1997), 847–852

Huflattichwurzeln, -kraut und -blüten

Verwendete Pflanzenteile: Huflattichwurzeln sind die frischen oder getrockneten unterirdischen Teile. Huflattichkraut sind die frischen oder getrockneten oberirdischen Teile und Huflattichblüten die frischen oder getrockneten Blüten von *Tussilago farfara* L.

Inhaltsstoffe

in den Blüten:
- Schleimstoffe (ca. 7 %): saure Polysaccharide
- Gerbstoffe
- Triterpene u. a. β-Amyrin, Arnidiol, Faradiol
- Steroide: u. a. β-Sitosterol
- Pyrrolizidinalkaloide (Spuren, nicht in allen Herkünften): Tussilagin, Isotussilagin, Senkirkin, Senecionin
- Flavonoide

im Blatt:
- Schleimstoffe (ca. 8 %): saure Polysaccharide
- Gerbstoffe (ca. 5 %)
- Triterpene u. a. α-Amyrin, β-Amyrin,
- Steroide: u. a. β-Sitosterol, Campesterol,
- Pyrrolizidinalkaloide (nicht in allen Herkünften): Senkirkin (0,01 %), Senecionin, Tussilagin, Isotussilagin
- Flavonoide

Die Wurzeln wurden wenig untersucht. Bekannt ist nur das Vorkommen von Triterpenen und Sterolen.

Pharmakologie

Die Schleimpolysaccharide der Droge wirken einhüllend und überziehen die Schleimhäute mit einer Schicht, die die chemischen und physikalischen Reizeinwirkungen dämpft und somit den Hustenreiz senkt. Die enthaltenen Pyrrolizidinalkaloide wirken antibakteriell, karzinogen und hepatotoxisch.

Anwendungsgebiete

Volksmedizin: gegen Rheuma.

Anwendungsbeschränkungen: Wegen des möglichen Gehaltes an hepatotoxisch und kanzerogen wirksamen Pyrrolizidinalkaloiden wird die Anwendung der Blüten für nicht vertretbar gehalten (zur Anwendung der Blätter siehe Farfarae folium).

Patienteninformation: Zubereitungen aus Huflattichblüten, -kraut und -wurzeln sollten aufgrund der leberschädigenden und krebsauslösenden, möglichen Inhaltsstoffe nicht verwendet werden.

Bewertung der Wirksamkeit: Die Wirksamkeit der Droge ist nach den gültigen Kriterien für klinische Prüfungen von Arzneimitteln bislang nicht belegt. Aufgrund des möglichen Gehalts an hepatotoxischen und kanzerogenen Pyrrolizidinalkaloiden wird von der therapeutischen Verwendung der Blüten, des Krautes und der Wurzeln abgeraten. Dementsprechend findet sich hierzu eine Negativ-Monographie der Kommission E.

Handelspräparate

Keine bekannt.

Literatur

Delaveau P et al: Planta Med 40 (1980), 49
Didry N et al: Ann Pharm Franc 40 (1982), 75
Engalycheva EI et al: Farmatsiya 31 (1982), 37
Franz G: Planta Med 17 (1969), 217
Hiller K: Pharmazeutische Bewertung ausgewählter Teedrogen. Deutsche Apotheker Ztg 135 (1995), 1425–1440
Hirono I et al: Gann 67 (1976), 125
Hirono I et al: J Natl Canc Inst 63 (1979), 469
Ihrig M: Pyrrolizidinalkaloidhaltige Drogen im Handverkauf?. PZ 137 (1992), 3128
Kraus C et al: Planta Med 51 (1985), 89
Miething H, Steinbach RA: Ermittlung der Freisetzungsraten des Pyrrolizidinalkaloids Senkirkin in Huflattich-Teegetränken. PZW 135 (1990), 153

Paßreiter CM: Co-occurence of 2-pyrrolidineacetic acid with four isomeric tussilaginic acids in Arnica species and Tussilago farfara. Planta Med 58 (1992), A694
Röder E et al: Plant Med 43 (1981), 99
Röder E: Pyrrolizidinhaltige Arzneipflanzen. Deutsche Apotheker Ztg 132 (1992), 2427–2435
Wunderer H: Zentral und peripher wirksame Antitussiva: eine kritische Übersicht. PZ 142 (1997), 847–852

Gemeine Hundszunge – Cynoglossum officinale

Volkstümliche Namen: Hundszunge, gemeine (dt.), Dog-bur, Dog's Tongue, Dogstongue, Gypsy Flower, Hound's-tongue, Sheep-lice, Woolmat (engl.)

Familie: Boraginaceae

Botanik: Zweijährige krautige Pflanze mit rübenförmiger, 10–30 cm langer und bis 1,5 cm dicker, nur spärliche Fasern tragender, durch Akannin geröteter Pfahlwurzel. Die Sprosse sind graugrün, mit starkem Mäusegeruch. Die Stängel sind meist starr aufrecht, 30–80 cm hoch und bis 1 cm dick, kantig, lokker zottig-behaart, dicht beblättert. Die unteren Laubblätter sind rosettig gehäuft und am Grund zu einer derbledrigen Scheide verbreitert. Die Blüten sitzen an kurzen, abstehenden, postfloral sich bis 1 cm Länge erstreckenden Stielen in unbeblätterten, anfangs köpfchenförmig gedrungenen, postfloral traubig verlängerten, sparrig-pyramidalen Rispen bildenden Wickeln. Die Krone ist becherförmig, den Kelch überragend, anfangs dunkelviolett, dann trüb braun, selten weißlich, mit wulstigen, samtigen purpurnen oder hellroten Schlundschuppen. Die Nüsschen sind abgeflacht eiförmig, 5–7 mm breit, am Rande wulstig verdickt, mit Widerhaken tragenden Stacheln besetzt, dazwischen glänzend hellbraun.

Verbreitung: Deutschland und Schweiz, inzwischen auch USA (deutsche und schweizerische Siedlungsgebiete).

Hundszungenkraut

Verwendete Pflanzenteile: Hundszungenkraut besteht aus den oberirdischen Teilen von *Cynoglossum officinale* L. (Syn. *Cynoglossum clandestinum* D.).

Inhaltsstoffe

- Pyrrolizidinalkaloide (0,7 bis 1,5 %): Hauptalkaloide Heliosupin, Echinatin, 7-Angeloylheliotridin, Acetylheliosupin

Pharmakologie

Es liegen keine gesicherten Angaben vor.

Anwendungsgebiete

Die innere Anwendung als Antidiarrhoikum ist obsolet.
Äußerlich als schleimlösendes Mittel angewendet.

Dosierung

Innerlich keine, da zu toxisch. Äußerlich keine gesicherten Angaben.

Anwendungsbeschränkungen: Auf Grund des hohen Gehaltes an Pyrrolizidinalkaloiden mit 1,2-ungesättigtem Necingrundkörper wirkt die Droge hepatotoxisch und hepatokanzerogen. Die Droge darf keinesfalls innerlich angewendet werden.

Patienteninformation: Aufgrund der schädigenden Wirkung auf die Leber mit möglicher Ausbildung von Leberkrebs sollte die Arzneipflanze nicht angewendet werden.

Bewertung der Wirksamkeit: Die Wirksamkeit der Droge ist nach den gültigen Kriterien für klinische Prüfungen von Arzneimitteln bisher nicht belegt. Daten zu den pharmakologischen Eigenschaften liegen nicht vor. Aufgrund der hepatotoxischen und hepatokanzerogenen Wirkungen sollte eine innerliche Anwendung auf keinen Fall erfolgen. Aus diesen Gründen wird die therapeutische Verwendung in der entsprechenden Monographie der Kommission E negativ bewertet.

Handelspräparate

Keine bekannt.

Literatur

Knight AP, Kimberling CV, Stermitz FR, Roby MR: Cynoglossum officinale (hounds-tongue) – a cause of pyrrolizidine-alkaloid poisoning in horse. J Am Vet Med Assoc 185 (1984), 647–650
Mattocks AR, Pigott CD: Pyrrolizidine lakloids from Cynoglossum germanicum. Phytochemistry 29 (1990), 2871

Hundszungenwurzel

Verwendete Pflanzenteile: Hundszungenwurzel ist die Wurzel von *Cynoglossum officinale* L.

Inhaltsstoffe

- Pyrrolizidinalkaloide: Hauptalkaloide vermutlich, wie im Kraut, Heliosupin und Echinatin
- Gerbstoffe

Pharmakologie

Antidiarrhoisch, wundheilungsfördernd, toxisch, kanzerogen.

H

Nach älteren Angaben wirkt Cynoglossin bei Fröschen lähmend auf die peripheren Nervenenden. Die Stoffe Consolicin und Consolidin sind bis zu drei mal stärker das Zentralnervensystem lähmend, als Cynoglossin. Die Toxizität soll bei der Lagerung verschwinden.
Die Droge hat eine wundheilende Wirkung bei äußerer Anwendung und ist ein Antidiarrhoikum bei innerer Anwendung.

Anwendungsgebiete
Früher war sie innerlich und äußerlich ein schmerzlinderndes Mittel und wurde als Sedativum bei Husten sowie als Antidiarrhoikum gebraucht.
Weiterhin vgl. Hundszungenkraut.
In der äußeren Anwendung ist sie wundheilend.

Anwendungsbeschränkungen: Siehe Hundszungenkraut.

Patienteninformation: Siehe Hundszungenkraut.

Bewertung der Wirksamkeit: Die Wirksamkeit der Droge ist nach den gültigen Kriterien für klinische Prüfungen von Arzneimitteln bisher nicht belegt. Valide Daten zu den pharmakologischen Eigenschaften liegen nicht vor. Aufgrund der hepatotoxischen und hepatokanzerogenen Wirkungen sollte eine innerliche Anwendung auf keinen Fall erfolgen.

Handelspräparate
Keine bekannt.

Literatur
Knight AP, Kimberling CV, Stermitz FR, Roby MR: Cynoglossum officinale (hounds-tongue) – a cause of pyrrolizidine-alkaloid poisoning in horse. J Am Vet Med Assoc 185 (1984), 647–650
Mattocks AR, Pigott CD: Pyrrolizidine lakloids from Cynoglossum germanicum. Phytochemistry 29 (1990), 2871

Hypoxis – Hypoxis rooperi

Botanik: Staude. 12 bis 18 Blätter, 30 bis 60 cm lang, 2,4 bis 4 cm breit, lanzettlich, zugespitzt, fest, am Blattrand und auf dem Rücken kurz behaart, aus kugeligem Spross entspringend, Durchmesser des Sprosses 5 bis 8 cm, von borstenartigem Ring gekrönt. Blüten 4 bis 10, an langem Schaft traubig angeordnet; Stiele 1,2 bis 2,5 cm lang; 6 Perigonblätter ca. 18 mm lang, länglich, frei, gelb; 6 Staubblätter; Fruchtknoten unterständig, 3fächrig, kreiselförmig, dicht behaart. Furcht ist eine dicht behaarte Kapsel, ca. 12 mm lang, in der Mitte aufreißend. Samen schwarz, warzig.

Familie: Hypoxidaceae

Verbreitung: Südafrika

Hypoxis-rooperi-Knolle

Verwendete Pflanzenteile: Die Hypoxis-Knolle ist die frische oder getrocknete Wurzelstockknolle von *Hypoxis rooperi* MOORE.

Inhaltsstoffe
- Lignane (3,5 bis 4,5 %): besonders Hypoxosid (Norlignanglucosid)
- Steroide: Sterole, u. a. β-Sitosterol (ca. 0,2 %), β-Sitosterolglucosid
- Polysaccharide: Stärke

Pharmakologie
Die nicht näher bezeichneten Phytosterole (ß-Sitosterol als möglicher Hauptwirkstoff) sollen im Tierversuch antiexsudativ wirken. Weiterhin wird der positive Effekt der Droge bei benigner Prostatahyperplasie (Reduzierung der Restharnmenge, Erhöhung des Uroflows, Besserung der subjektiv empfundenen Beschwerden) mit einer Hemmung der lokalen Prostaglandinsynthese durch die Phytosterole erklärt.

Anwendungsgebiete
Volksmedizin: innerlich bei Miktionsbeschwerden aufgrund von gutartiger Prostatahyperplasie, Blasenentzündungen (Südafrika/Abkochung) und Lungenerkrankungen (Botswana). Äußerlich als Wundheilmittel (Afrika).

Dosierung
Als Fertigarzneimittel erhältlich.

Anwendungsbeschränkungen: Risiken der bestimmungsgemäßen Anwendung therapeutischer Dosen der Droge sind nicht bekannt.

Patienteninformation: Aufgrund volksmedizinischer Erfahrungswerte können Zubereitungen aus Hypoxis-Knollen Ihre Beschwerden bei gutartiger Vergrößerung der Vorsteherdrüse lindern und sollen auch bei Blasenentzündung, Lungenerkrankungen und äußerlich angewandt als Wundheilmittel hilfreich sein. Ein eindeutiger Nachweis der Wirksamkeit liegt allerdings nicht vor.

Bewertung der Wirksamkeit: Die Wirksamkeit der Droge ist nach den gültigen Kriterien für klinische Prüfungen von Arzneimitteln für die beanspruchten Indikationen bisher nicht ausreichend belegt. Die positive Wirkung bei beniger Prostatahyperplasie könnte jedoch durch die Hemmung der lokalen Prostaglandinsynthese durch die enthaltenen Phytosterole erklärt werden. Ferner ergaben sich Hinweise auf eine mögliche antiexudative Wirkung.

Handelspräparate

Azuprostat®
Harzol®
Triastonol®

Literatur

Bräuer H, Schomann C: Tolerance of β-sitosterin from Hypoxis rooperi in patients with limited liver function. Results of a controlled double-blind study Fortschr Med, 96:833–4, 1978 Apr 20

Kleines Immergrün – Vinca minor

Volkstümliche Namen: Gemeines Immergrün, Kleines Immergrün, Kleines Sinngrün (dt.), Kleine maagdepalm (holl.), Common Periwinkle, Great Periwinkle, Lesser Periwinkle (engl.), Vincapervincamenor, violeta da la bruja (span.), Pervenche mineure, petite pervenche (frz.), Pervinca minore (it.), Congonha pervinca meno (port.), Barvinok malyj (russ.)

Familie: Apocynaceae

Botanik: Die Pflanze ist ein ausdauernder Halbstrauch von 10 bis 60 cm Länge. Die nichtblühenden Sprosse sind niederliegend, kriechend und treiben an den Knoten Wurzeln. Die blühenden Sprosse sind aufstrebend, bis 20 cm hoch und am Grunde verholzend. Die Laubblätter sind wintergrün, eiförmig, vorn verschmälert, deutlich fiedernervig, 5 cm lang und 2 cm breit, gestielt, am Rande fein bewimpert und im Alter verkahlend. Die Blüten entspringen einzeln aus den oberen Blattachseln, sind lang gestielt und 40 bis 50 mm im Durchmesser. Die Krone ist hellblau oder violett. Die Früchte sind Balgfrüchte.

Verbreitung: Die Pflanze ist von Nordspanien über Westfrankreich ostwärts über Mittel- und Südeuropa bis zum Kaukasus heimisch und vielerorts eingebürgert.
Herkunft der Drogen: Sie stammen vor allem aus dem feldmäßigen Anbau in Ungarn.

Immergrünblätter

Verwendete Pflanzenteile: Immergrünblätter bestehen aus den oberirdischen Teilen von *Vinca minor* L.

Inhaltsstoffe

- Indolalkaloide (0,15 bis 1,4 %): Hauptalkaloid Vincamin (Eburnamin-Typ, Anteil 25 bis 65 %), weiterhin u. a. Vincin, Apovincamin, Vincadifformin
- Flavonoide: u. a. Kämpferol-3-O-rhamnosid-7-O-glucosid, Kämpferol-3-O-rhamnoglucosid-3-O-galaktosid, Kämpferol-3-O-rhamnoglucosid-3-O-glucosid, Quercetin-3-O-rhamnoglucosid-7-O-glucosid

Pharmakologie

Das Alkaloid Vincamin wirkt blutdrucksenkend, negativ chronotrop, spasmolytisch, hypoglykämisch und sympatholytisch.

Anwendungsgebiete

Volksmedizin: innerlich bei Durchblutungsstörungen, zerebralen Durchblutungsstörungen; zur Unterstützung des Hirnstoffwechsel, Gedächtnisschwäche, Hypertonie; bei Entzündungen der Blase, des Darms und Magens, bei Durchfall, gegen erhöhten Blutzucker und als Abstillmittel. Äußerlich bei Halsentzündungen, Nasenbluten, Hämatomen, Abszessen, Ekzemen und zur Blutstillung.
Homöopathie: bei nässendem Ekzem und Schleimhautblutungen.

Sonstige Verwendung
Pharmazie/Medizin: als Grundlage zur Gewinnung von Vincamin.

Dosierung

Tee: 1 Tl mit 1 Tasse kochendem Wasser übergießen und nach 10 min abseihen, 2–3 Tassen täglich.
Abkochung: 60 g auf 1 l Wasser, 2 min kochen, nach 10 min abseihen, 2–4 Tassen zwischen den Mahlzeiten trinken.
Aufguss: 15 g frische Blätter und 1/4 l kochendes Wasser, bei Durchfall nach dem Essen trinken.
Wein: 1 Esslöffel nach den Mahlzeiten.
Gurgellösung/Waschung zur äußerlichen Anwendung.
Homöopathisch: 5 Tropfen oder 1 Tablette oder 10 Globuli oder 1 Messerspitze Verreibung alle 30–60 min (akut) oder 1–3-mal täglich (chronisch); parenteral: 1–2 ml s. c. akut: 3-mal täglich; chronisch einmal täglich (HAB).

Anwendungsbeschränkungen: Risiken der bestimmungsgemäßen Anwendung therapeutischer Dosen der Droge sind nicht bekannt. Als Nebenwirkungen sind Magen-Darm-Beschwerden und Hautrötungen beobachtet worden. Bei Überdosierung ist mit starker Blutdrucksenkung zu rechnen. Vergiftungsfälle sind bisher nicht bekannt geworden.

Patienteninformation: Zubereitungen aus Immergrünblättern sollen aufgrund volksmedizinischer Erfahrungswerte u. a. bei Durchblutungsstörungen, Bluthochdruck, Entzündungen von Blase, Darm und Magen, erhöhtem Blutzucker, Halsentzündungen und Schleimhautblutungen wirksam sein, – Wissenschaftliche ist die Wirksamkeit jedoch nicht nachgewiesen.

Bewertung der Wirksamkeit: Die Wirksamkeit der Droge ist nach den gültigen Kriterien für klinische Prüfungen von Arzneimitteln bislang nicht belegt. Dementsprechend liegt eine Negativ-Monographie der Kommission E vor.

Handelspräparate

Keine bekannt.

Literatur

Behninger C, Abel G, Schneider E: Vinca minor zeigt keine antimitotische Eigenschaften. Z Phytother 13 (1992), 35
Gosset-Garnier J et al: Bull Soc Chim Franc (1965), 676
Janot MM et al: Bull Soc Chim Franc (1962), 1079
Kaul JL, Trojanek: Lloydia 29 (1966), 25
N.N.: Vinpocetin. In: Z Phytother 14 (1993), 11
Neczypor W: PA 24 (1969), 273
Taylor WI, Farnsworth N (Ed): The Vinca Alkaloids, Marcel Dekker Inc., New York 1973.
Trunzler G: Phytotherapeutische Möglichkeiten bei Herz- und arteriellen Gefäßerkrankungen. Z Phytother 10 (1989), 147

Wilder Indigo – Baptisia tinctoria

Volkstümliche Namen: Baptisie, Färberhülse, Indigo, wilder, Wilder Indigo (dt.), American Indigo, Baptisia, False Indigo, Horsefly weed, Horse-fly Weed, Indigo Broom, Indigo-weed, Rattle bush, Rattlebush, Wild Indigo, Yellow Indigo (engl.), Indigo sauvage (frz.), Tedy Baptisie barvirská (tsch.)

Familie: Fabaceae

Botanik: Die Pflanze ist eine reichverzweigte und bis 1 m hohe Staude. Die Wurzelkrone hat knotige Verästelungen. Der Stängel ist 1 bis 3 mm dick, rund, schwach gerieft und kahl. Die wechselständigen Blätter sind dreizählig und haben einen 1 bis 3 mm langen Stiel. Die Wurzeln schwanken im Durchmesser von 0,2 bis 1,5 cm. Die Außenfläche ist bräunlich, längs gerunzelt und gefurcht. Die Blüten stehen in endständigen und blattachselständigen, 7 bis 10 cm langen, wenigblütigen Trauben. Die Krone ist gelb. Die Frucht ist eine schwarzblaue, eiförmige bis kugelige und leicht aufgeblasene Hülse von 7 bis 15 mm Länge und mit scharfer Spitze. Die Samen sind gelblichbraun, nierenförmig und etwa 2 mm lang.

Verbreitung: Ist in den östlichen und nordöstlichen Staaten der USA und im südlichen Kanada heimisch.

Wilde Indigowurzel

Verwendete Pflanzenteile: Wilde Indigowurzeln sind die im Herbst gesammelten unterirdischen Teile von *Baptisia tinctoria* (L.) VENT.

Inhaltsstoffe

- Wasserlösliche Polysaccharide, bes. Arabinogalaktane
- Glykoproteine
- Chinolizidinalkaloide (0,2 %): u. a. Cytisin (0,02 %), N-Methylcytisin (0,02 bis 0,09 %), Anagyrin (0,05 bis 0,08 %), Spartein
- Isoflavonoide: u. a. Baptigenin, Pseudobaptigenin, (–)-Maackiain, Formononetin und deren Glykoside Baptisin (6 %), Pseudobaptisin (1 %), Trifolirhizin
- Hydroxycumarine: u. a. Scopoletin

Pharmakologie

Präklinik: Der ethanolische Extrakt stimuliert die Phagocytose menschlicher Erythrozyten und verbessert die endogene Abwehrreaktion (Vömel 1985; Wagner et al. 1985). Die in der Droge enthaltenen Polysaccharid- und Glycoproteinfraktionen wiesen im Tierversuch eine immunstimulierende Wirkung auf und bewirkten u. a. einen Anstieg an Antikörper-produzierende Zellen und die Freisetzung von Cytokinen (Beuscher et al. 1989). Eine Kombination von Baptisia mit Echinacea und Thuja führte in Mäusen zu einer signifikant erhöhten Immunantwort (Bodinet, Freudenstein 1999).
Klinik: Für die Anwendung von Baptisia-Extrakt als Einzelwirkstoff liegen keine Daten vor. Ein Kombinationspräparat aus Baptisia, Echinacea und Thuja erwies sich in einer neueren kontrollierten Studie an 263 Patienten mit viralen Atemwegsinfektionen innerhalb von nur 2 bis 4 Tagen als effektiv zur Besserung der Symptomatik (Henneicke-von Zeppelin et al. 1999, Hentschel et al. 2000). Ähnliche Ergebnisse waren in zwei älteren kontrollierten Studien an insgesamt 239 Patienten erzielt worden (Wüstenberg et al. 2000).

Anwendungsgebiete
Immunmodulation; in der Kombination mit Echinacea und Thuja bei viralen Atemwegsinfekten.
Volksmedizin: innere Anwendung bei Diphtherie, Malaria, Typhus, Grippe, septischer und lokaler Angina; auch bei Infektionen der oberen Atemwege, Erkältungen, Fieber, Lymphknotenentzündungen, Stomatitis und Furunculose. Äußere Anwendung: als Dusche bei Weißfluss, als Salbe bei Geschwüren und entzündeten Brustwarzen.
Nordamerikanische Indigenas: innerlich als Tee gegen Fieber, Scharlach, Typhus und Rachenentzündungen; äußerlich als Salbe gegen Geschwüre. Das Wasser der eingeweichten Wurzel wird bei Waschungen von offenen und entzündeten Wunden eingesetzt. Kanadische Indigenas benutzten die Pflanzendroge bei Gonorrhoe und Nierenkrankheiten sowie als Expektorans.
Homöopathie: schwere fiebrige Infektionen, Verwirrtheitszustände sowie Blutvergiftungen.

Dosierung
Einzeldosis: 3-mal täglich 0,5 bis 1 g der getrockneten Droge als Abkochung.
Homöopathisch: 5–10 Tropfen, 1 Tablette, 5–10 Globuli, 1 Messerspitze Verreibung 1–3-mal täglich oder 1 ml Injektionslsg. 2-mal wöchentlich s. c. (HAB34).

Anwendungsbeschränkungen: Risiken der bestimmungsgemäßen Anwendung therapeutischer Dosen der Droge und Nebenwirkungen sind nicht bekannt. Nur sehr hohe Dosen (z. B. 30 g der Droge) führen auf Grund des Gehaltes an Chinolizidinalkaloiden zu Vergiftungserscheinungen (Erbrechen, Durchfall, Magen-Darm-Störungen, Krämpfe). Die Anwendung während der Schwangerschaft wird nicht empfohlen.

Patienteninformation: Zubereitungen aus Baptisia erhöhen die körpereigene Immunabwehr. Die Anwendung von Baptisia allein ist nicht bekannt, dagegen liegt mit der Kombination aus Baptisia, Echinacea und Thuja ein wirkungsvolles Medikament zur schnellen Besserung von Erkältungssymptomen vor. Nebenwirkungen sind bei vorschriftsmäßiger Dosierung nicht zu erwarten.

Bewertung der Wirksamkeit: Eine Bewertung der Droge durch die Kommission E ist bisher nicht erfolgt. Die immunmodulierende Wirkung von Baptisia-Extrakt ist durch präklinische Studien belegt. Klinische Befunde für die Droge als Einzelwirkstoff liegen nicht vor. Die Wirksamkeit des Kombinationspräparates mit Echinacea und Thuja bei viralen Atemwegsinfekten wurde in mehreren kontrollierten Studien übereinstimmend nachgewiesen.

Handelspräparate
Esberitox® (TD: 90 mg in Kombination mit 67,5 mg Radix Echinaceae und 18 mg Herba Thujae).

Literatur
Beuscher N et al: Enhanced Release of Interleukin-1 from Mouse Macrophages by Glykoproteins and Polysaccharides from Baptisia tinctoria and Echinacea Species. Planta Med, Abstracts of the 37th Annual Congress on Medicinal Plant Research Braunschweig, 5.–9. September 1989
Beuscher N, Bodinet C, Willigmann I, Harnischfeger G: Biologiocal activity of Baptisia tinctoria extracts. In: Inst. für Angew. Botanik der Univ. Hamburg, Angewandte Botanik, Berichte 6 (1997), 46–61
Beuscher N, Kopanski L, Erwein C: Modulation der Immunantwort durch polymere Substanzen aus Baptisia tinctoria und Echinacea purpurea. Adv in the Biosc 68 (1987), 329
Beuscher N, Kopanski L: Modulation of the immune response by polymeric substances from Baptisia tinctoria and Echinacea angustifolia. Pharm Weekblad Sci Ed. 9 (1987), 229
Beuscher N, Kopanski L: Stimulation der Immunantwort durch Inhaltsstoffe aus Baptisia tinctoria. Planta Med (1985), 381–384
Beuscher N, Scheit KH, Bodinet C, Kopanski L: Immunologisch aktive Glykoproteine aus Baptisia tinctoria. Planta Med 55 (1989), 358–363
Bodinet C et al: Purification of Immunologically Active Glycoproteins from Baptisia tinctoria Roots by Affinity Chromatography and Isoelectric Focussing. Planta Med Abstracts of the 37th Annual Congress on Medicinal Plant Research Braunschweig
Bodinet C, Freudenstein J: Effects of an orally applied aqueous-ethanolic extract of a mixture of Thujae occidentalis herba, Baptisiae tinctoriae radix, Echinaceae purpureae radix and Echinaceae pallidae radix on antibody response against sheep red blood cells in mice. PM 65 (1999), 695–699
Bodinet C: Immunpharmakologische Untersuchungen an einem pflanzlichen Immunmodulator. Inauguraldissertation. Greifswald 1999
Bostelmann H et al: Immunmodulation durch pflanzliche Wirkstoffe als Adjuvans zur Hepatitis B-Impfung. Ges. f. Phytother. Münster 1999
Henneicke-von Zepelin HH et al: Efficacy and safety of a fixed combination phytomedicine in the treatment of the common cold (acute viral respiratory tract infection): results of a randomised, double blind, placebo controlled, multicentre study. Cur Med Res 15 1999, 214–227
Hentschel C et al: Akute virale Atemwegsinfekte. Wirksamkeit und Sicherheit eines phytotherapeutischen Kombinationspräparats in der Erkältungsbehandlung. Fortschritte der Medizin. Originalien 118, 1, 2000
Köhler G et al: Kinderdosierung von Phytopharmaka. Z Phytother 19 (1998), 318
Teuscher E: Pflanzliche Immunstimulanzien. Wirksamkeit und Einsatz. apotheken journal 20 (1998), 11
Vömel T: Der Einfluß eines pflanzlichen Immunstimulans auf die Phagozytose von Erythrozyten durch das retikulohistiozytäre System der isolierte perfundierten Rattenleber. Arzneim Forsch 35(II) (1985), 1437–1439
Wagner H, Proksch A, Riess-Mauer I et al: Arzneim-Forsch 35 (1985), 1069–10750
Wüstenberg P et al: Phytopharmakon zur Immunmodulation. DAZ 140(19), 2000, 2189–2197

Ingwer – Zingiber officinale

Volkstümliche Namen: Ingwer (dt.), African Ginger, Blabk Ginger, Ginger (engl.)

Familie: Zingiberaceae

Botanik: Ingwer ist eine kriechende, mehrjährige Pflanze auf einem dicken, knolligen Wurzelstock; der sich unterirdisch ausbreitet. Aus diesem Wurzelstock wächst im Frühjahr ein grüner, aufrechter, schilfähnlicher Stängel von etwa 60 cm Höhe mit schmalen lanzettlichen bis linealisch-lanzettlichen Blättern von etwa 15 bis 30 cm Länge, die jedes Jahr wieder absterben. Der Blütenstiel entspringt direkt der Wurzel und endet in einer länglichen bogenförmigen Ähre. Aus jeder Ähre wächst eine weiße oder eine gelbe Blüte.

Verbreitung: Die Pflanze ist heimisch in Südostasien, kultiviert in den USA, Indien, China, Karibik und tropischen Gebieten.

Ingwerwurzelstock

Verwendete Pflanzenteile: Ingwerwurzelstock besteht aus dem geschälten, fingerlangen, frischen oder getrockneten Wurzelstock von *Zingiber officinalis* Rosc.

Inhaltsstoffe

- Ätherisches Öl (2,5 bis 3,0 %): Hauptkomponenten je nach Herkunftsland der Droge sehr verschieden: (–)-α-Zingiberen und ar-Curcumen, β-Bisabolen und ar-Curcumen, Neral und Geranial, D-Campher, β-Phellandren, Geranial, Neral und Linalool, (E)-α-Farnesen, als Geruchsträger wichtig Zingiberol (Gemisch von cis- und trans-β-Eudesmol)
- Gingerole: Hauptkomponenten [6]-Gingerol (Scharfstoff), [8]-Gingerol, [10]-Gingerol
- Shoagole: Hauptkomponenten [6]-Shoagol (Scharfstoff), [8]- Shoagol, [10]- Shoagol (bei der Lagerung gebildete Artefakte, entstehen aus den Gingerolen)
- Gingerdiole, Dehydrogingerdione
- Diarylheptanoide: u. a. Gingerenon A und B
- Stärke (ca. 50 %)

Pharmakologie

Präklinik: Die antiemetische Wirkung von Ingwerwurzelstock und seinen Inhaltsstoffen wurde in verschiedenen Studien gezeigt. An Spitzmäusen wurde die Wirkung eines Ingwer-Aceton-Extraktes sowie daraus isoliertem [6]-Gingerol im Vergleich zu Metoclopramid auf durch Cyclophosphamid induziertes Erbrechen untersucht. Bei sämtlichen Tieren in den Verum-Gruppen wurde durch die Prämedikation das Erbrechen verhindert. Ein Serotonin-Antogonismus wird als Ursache für die antiemetische Wirkung diskutiert (Yamahara et al. 1989). Diese Ergebnisse wurden in späteren Untersuchungen auch mit jeweils 10 mg/kg KG [6]-, [8]- sowie [10]-Gingerol oder [6]-Shogaol bestätigt (Yamahara et al. 1990). Ein durch Kupfersulfat induziertes Erbrechen konnte bei Fröschen durch einen Ingwer-Extrakt (Auszugsmittel Chloroform) und [6]-, [8]- sowie [10]-Gingerol und weiterhin [6]-, [8]- sowie [10]-Shogaol verzögert werden (Kawai et al. 1994). Vergleichbare Ergebnisse konnten mit den gleichen Stoffen bei Küken (Yang et al. 1999) und mit Ingwer-Aceton-Extrakt, ethanolischem Ingwerextrakt sowie Ingwersaft bei Ratten erzielt werden (Sharma et al. 1994). Am Meerschweinchen-Ileum wurde in vitro eine Kontraktionshemmung mit dem aus Ingwerwurzelstock isolierten Diterpen Galanolacton gezeigt. Eine 5-HT3-antagonistische Aktivität wird vermutet (Huang et al. 1991). An männlichen Mäusen wurde die Erhöhung der Magen-Motilität mit einem Trockenrückstand eines acetonischen Ingwer-Extraktes und daraus isoliertem [6]-Shogaol sowie [6]-, [8]- und [10]-Gingerol nachgewiesen (Yamahara et al. 1990). Weiterhin sind ulkusprotektive Wirkungen für die Droge beschrieben worden (Agarwal et al. 2000, Yamahara et al. et al. 1988, Yoshikawa et al. 1992, 1994). Sie wirkt hemmend auf die Plättchenaggregation, blutgerinnungsfördernd und entzündungshemmend (Sivastava 1986; Kiuchi et al. 1992; Mascolo et al. 1989) und antibakteriell (Hänsel et al. 1994; Mascolo et al. 1989).

Klinik: Verschiedene Placebo-kontrollierte, doppelblinde Studien mit insgesamt mehr als 600 Patienten zeigten die Wirksamkeit von Ingwer-Präparaten bei der Behandlung von Übelkeit und Erbrechen infolge von Kinetosen und operativen Eingriffen. Der antiemetische Effekt konnte unter Versuchsbedingungen sowie durch Studien mit Patienten bei Seekrankheit und Reisekrankheit und die Wirkung auf den Magen-Darm-Trakt gezeigt werden (Arfeen et al. 1995; Grontved und Hentzer 1986; Holtmann et al. 1989; Micklefield et al. 1999; Mowrey und Clyson 1982; Wood et al. 1988). Vergleichsstudien mit über 1600 Patienten (Bone et al. 1990; Mowrey und Clyson 1982; Philips et al. 1993; Riebenfeld und Borzone 1999; Schmid et al. 1994; Wagner und Wiesenhauer 1995) und eine Anwendungsbeobachtung (Meyer et al. 1995) untermauern die sehr gute bis gute antiemetische Wirkung des Ingwerwurzelstocks. Neuere kontrollierte Studien zeigten auch den positiv zu beurteilenden antiemetischen Effekt des Ingwerwurzelstocks

bei der Behandlung von Reisekrankheit an 52 Kindern im Alter von 3–13 Jahren sowie von Schwangerschaftsübelkeit und -erbrechen an 100 Schwangeren (Fischer-Rasmussen et al. 1990; Vutyavanich et al. 2001).
Weiterhin konnte ein positiver Einfluss von Ingwer auf die Blutgerinnung durch Hemmung von Plättchenenaggregationen an 28 Probanden bestätigt werden (Lumb 1994; Verma et al. 1993).
Eine entzündungshemmende Wirkung von Ingwer bei der Therapie von rheumatischen Erkrankungen konnte durch Anwendungsstudien mit 63 Patienten belegt werden (Srivastava und Mustafa 1992).

Anwendungsgebiete
Innere Anwendung: bei dyspeptischen Beschwerden und Symptomen von Reisekrankheit.
Volksmedizin: bei chron. Enteritis, Neurasthenie, Husten, Halsentzündung, Harnverhalt, Unterleibsbeschwerden, rheumatischen Symptomen und Migräne.
Chinesische Medizin: bei allgemeiner Erkältung, Übelkeit, Erbrechen und Atemnot.
Indische Medizin: bei Anorexie, dyspeptischen Beschwerden und Pharygitis.

Sonstige Verwendung
Haushalt: als Gewürz.

Dosierung
500 mg Ingwerwurzelstock als gepulverte Droge pro Einnahme.
Tee: 0,5–1 g grob gepulverte Droge mit kochendem Wasser übergießen, 5 min ziehen lassen, anschließend durch ein Teesieb geben. (1 Teelöffel entspricht etwa 3 g Droge).
Als Antiemetikum: 2 g frisch gepulverte Droge mit etwas Flüssigkeit einnehmen.
ED: 0,3–1,5 g Droge, mehrfach täglich. Bei rheumatoider Arthritis: 1 bis 2 g gepulverte Droge.
Tinktur: TD: 1,2–7,5 g.
Fluidextrakt: TD: 0,6–1,8 g.

Anwendungsbeschränkungen: Risiken der bestimmungsgemäßen Anwendung therapeutischer Dosen der Droge und Nebenwirkungen sind nicht bekannt.
Gegenanzeigen: Schwangerschaftserbrechen. Wegen der cholagogen Wirkung sollte die Droge bei Gallensteinleiden nur nach Rücksprache mit dem Arzt verwendet werden. Aufgrund der Thromgozyten-Aggregations-hemmenden, cardiotonischen und hypoglykämischen Eigenschaften sind Wechselwirkungen mit Antikoagulantien möglich, bisher aber nicht beschrieben. Die Kommission E und das Botanical Safety Handbook schließen eine Einnahme während der Schwangerschaft aus, jedoch konnten bisher keine nachteiligen Wirkungen auf den Fötus nachgewiesen werden.

Patienteninformation: Ingwer-Präparate sind zur Prävention oder Bekämpfung von Übelkeit z. B. bei Reisekrankheiten oder nach operativen Eingriffen gut geeignet. Die Verträglichkeit ist gut und bei vorschriftsmäßiger Einnahme sind keine ernsthaften Nebenwirkungen zu erwarten. Bitte verwenden Sie Ingwerpräparate bei Gallensteinleiden sowie in der Schwangerschaft nur nach Rücksprache mit Ihrem Arzt.

Bewertung der Wirksamkeit: Die Kommission E (1988; 1990) hat folgende Indikationen für Ingwerwurzelstock positiv bewertet: dyspeptische Beschwerden; Verhütung der Symptome der Reisekrankheit. Diese Anwendungen beruhen auf langjährigen Erfahrungen in der Anwendung mit Ingwerwurzelstock bei Übelkeit und Erbrechen jeglicher Genese und sind durch ausreichend wissenschaftliche Studien belegt. Von der ESCOP (1996) werden folgende Anwendungsgebiete positiv bewertet: Prophylaxe von Reise-Übelkeit und -Erbrechen und als postoperatives Antiemetikum bei kleineren chirurgischen Eingriffen. Bei den therapeutischen Einsätzen des Ingwerwurzelstocks zeigten sich signifikante Verbesserungen der Symptomatik.

Handelspräparate
Knufinke Reise®
Zintona® Kapseln (TD: Erw. und Kinder über 6 J 2 Kps. 1 halbe Stunde vor Reisebeginn, dann alle 4 Stunden)

Literatur
Agarwal AK, Rao CV, Sairam K, Joshi K, Goel RK. Effect of Piper longum L, Zingiber officinalis L, Ferula species on gastric ulceration and secretion in rats. Ind J Exp Biol 38 (2000), 994–998
Arfeen Z, Owen H, Plummer JL, Ilsley AH, Sorby-Adams RAC, Doecke CJ: A double-blind randomized controlled trial of ginger for the prevention of postoperative nausea and vomiting. Anaesth Intens Care 23 (1995), 449–452
Bone ME, Wilkinson DJ, Young JR, Charlton S: Ginger root – a new antiemetic. Anaestesia 45 (1990), 669–671
Chen CC, Ho CT: J Agric Food Chem 36 (1988), 322
Denyer CV, Jackson P, Loakes DM: Isolation of antirhinoviral sesquiterpenes from ginger (Zingiber officinale). J Nat Prod 57 (1994), 658–662
Erler J et al: Z Lebensm Unters Forsch 186 (1988), 231
Fintelmann V: Phytopharmaka in der Gastroenterologie. In: Z Phytother 15 (1994), 137
Fischer-Rasmussen W, Kjaer SK, Dahl C, Asping U: Ginger treatment of hyperemesis gravidarum. Europ J Obstetrics Gynecol Repro Bio 38 (1990), 19–24
Grontved A, Brask T, Kambskard J, Hentzer E: Ginger root against seasickness. Acta Otolaryngol 105 (1988), 45–49
Gujral S et al: Nutr Rep Int 17 (1978), 183
Harvey DJ: J Chromatogr 212 (1981), 75
Hikino H: Economic and Medicinal Plant Research. Vol I., Academic Press UK 1985

Huang Q, Iwamoto M, Aoki S, Tanaka N, Tajima K, Yamahara J et al.: Anti-5-hydroxytryptamine effect of galanolactone, diterpenoid isolated from ginger. Chem Pharm Bull 39 (1991), 397–399
Kawai T, Kinoshita K, Koyama K, Takahashi K: Antiemetic principles of Magnolia obovata bark and Zingiber officinale rhizome. Plant Med 60 (1994), 17–20
Kiuchi F, Iwakami S, Shibuya M, Hanaoka F, Sankawa U: Inhibition of prostaglandin and leukotriene biosynthesis by gingerol and diarylheptanoids. Chem Pharm Bull 40 (1992), 387–391
KasaharaY, Hikino H: Shoyakugaku Zasshi 37 (1983), 73
Kawai T et al: Anti-emtic principles of Magnolia obovata bark and Zingiber officinale rhizome. Planta Med 60 (1994), 17
Kikuchi F et al: Chem Pharm Bull 30 (1982), 754
Kikuzaki H, Kobayashi M, Nakatani N: Constituents of Zingiberaceae. 4. Diarylheptanoids from Rhizomes of Zingiber officinale. Phytochemistry 30 (1991), 3947
Kikuzaki H, Kobayashi M, Nakatani N: Diarylheptanoids from rhizomes of Zingiber officinale. Phytochemistry 30 (1991), 3647–3651
Kikuzaki H, Tsai SM, Nakatani N: Gingerdiol related compounds from the rhizomes of Zingiber officinale. Phytochemistry 31 (1992), 1783–1786
Lumb AB: Effect of dried ginger on human platelet function. Thromb and Haemo 71 (1994), 110–111
Marles RJ, Kaminski J, Arnason JT et al: A bioassay for inhibition of serotonin release from bovine platelets. J Nat Prod 55 (1992), 1044–1056
Mascolo N, Jain R, Jain SC, Capasso F: Ethnopharmacologic investigation of ginger (Zingiber officinale). J Ethnopharm 27 (1989), 129–140
Meyer K, Schwartz J, Crater D, Keyes B: Zingiber officinale (ginger) used to prevent 8-mop associated nausea. Dermatol Nurs 7 (1995), 242–244
Micklefield GH, Redeker Y, Meister V, Jung O, Greving I, May B: Effects of ginger on gastroduodenal motility. Int J Clin Pharm and Thera 37 (1999), 341–346
Mowrey DB, Clayson DE: Lancet II (1982), 655
Nagabhushan M, Amonkar AJ, Bhide SV: Mutagenicity of gingerol and shoagol and antimutagenicity in zingerone in Salmonella/microsme assay. Cancer-Lett(Shannon Irel) 36 (1987), 221–233
Narasimhan S, Govinarajan VS: J Food Tech 13 (1978), 31
Phillips S, Ruggier R, Hutchinson SE: Zingiber officinale (ginger) – an antiemetic for day case surgery. Anaesthesia 48 (1993), 715–717
Riebenfeld D, Borzone L: Randomized double-blind study comparing ginger (Zintona(r)) and dimenhyrinate in motion sickness. HNR 6 (1999), 98–101
Saller R, Hellenbrecht D: Zingiber officinale. Tägl Praxis 33 (1992), 629
Schmid R, Schick T, Steffen R, Tschopp A, Wilk T: Comparison of seven commonly used agents for prophylaxis of seasickness. J Travel Med I (1994), 203–206
Sivastava KC: Isolation and effects of some ginger components on platelet aggregation and eicosanoid biosynthesis. Prostaglan Leuko Med 25 (1986), 187–198
Srivastava KC, Mustafa T: Ginger (Zingiber officinale) in rheumatism and musculoskeletal disorders. Med Hypothes 39 (1992), 342–348
Suekawa M et al: J Pharmacobio-Dyn 7 (1984), 836
Sugaya A et al: Shoyakugaku Zasshi 29 (1975), 160
Vutyavanich T, Kraisarin T, Ruangsri RA: Ginger for nausea and vomiting in pregnancy: randomized, double-masked, placebo-controlled trial. Obstet Gynecol 97 (2001), 577–582
Wood CD, Manno JE, Wood MJ, Manno BR, Mims ME: Comparison of efficacy of ginger with various antimotion sickness drugs. Clin Res Prac & Drug Reg Affairs 6 (1988), 129–136
Yamahara J, Mochizuki M, Rong HQ, Matsuda H, Fujimura H: The anti-ulcer effect in rats of ginger constituents. J Ethnopharm 23 (1988), 299–304
Yamahara J, Rong HQ, Naitoh Y, Kitani T, Fujimura H: Inhibition of cytotoxic drug-induced vomiting in suncus by a ginger constituent. J Ethnopharm 27 (1989), 353–355
Yamahara J, Huang Q, Li Y, Xu L, Fujimura H: Gastrointestinal motility enhancing effect of ginger and its active constituents. Chem Pharm Bull 38 (1990), 430–431
Yoshikawa M, Yamaguchi S, Kunimi K, Matsuda H, Okuno Y, Yamahara J, Murakami N: Stomatic principles in ginger. III: An anti-ulcer principle, 6-gingersulfonic acid, and three monocyldigalactosylglyerols, gingerglycolipids A, B and C, from zingiberis rhizoma originating in Taiwan. Chem Pharm Bull 42 (1994), 1226–1230

Isländisches Moos – Cetraria islandica

Volkstümliche Namen: Blätterflechte, Fieberflechte, Fiebermoos, Heideflechte, Hirschhornflechte, Isländische Flechte, Isländisches Moos, Lappenflechte, isländische, Lungenflechte, Lungenmoos, Moos, isländisches, Purgiermoos, Tartschenflechte (dt.), Cetraria, Eryngo-leaved Liverwort, Iceland Lichen, Iceland Moss (engl.), Liquen (esp.), Lichen d'Islande (frz.), Crep, Erba rissa (it.), Porost islandzki (pol.), Stelha puklerky islandske (tsch.)

Familie: Parmeliaceae

Botanik: C. islandica ist eine auf der Erde wachsende Flechte mit 2 bis 6 cm hohem, meist dichotomem oder unregelmäßig verzweigtem Thallus. Die einzelnen Lappen sind unterschiedlich geformt und 1 bis 10 cm breit. Unterseits haben sie verschiedene Braunfärbungen oder sind grau bis weißlich-grau; der basale Teil ist oft rötlich, glatt oder leicht gerippt, manchmal grubig, glänzend oder matt. Oberseits sind sie häufig dunkelbraun, glänzend oder matt. Am Rand gibt es eine mehr oder weniger dichte Anordnung von 1/2 mm langen Warzen, in denen sich die Vermehrungsorgane entwickeln.

Verbreitung: Wächst in den alpinen und arktischen Regionen der nördlichen Hemisphäre und in begrenzten Populationen auch der südlichen Hemisphäre.

Isländisches Moos

Verwendete Pflanzenteile: Isländisches Moos besteht aus dem getrockneten Thallus von *Cetraria islandica* (L.) A.

Inhaltsstoffe

- Schleimstoffe (Glucane, ca. 50 %): Lichenin (Lichenan), Isolichenin (Isolichenan)
- Aromatische Flechtensäuren (2 bis 3 %): Fumarprotocetrarsäure, Protocetrarsäure, Cetrarsäure

- Aliphatische Flechtensäuren (1,0 bis 1,5 %): bes. Protolichesterinsäure

Pharmakologie

Die Droge wirkt reizlindernd durch die einhüllende Wirkung der enthaltenen Polysaccharide. Eine Lichenan und Isolichenan enhaltende Ethanolfällung des wässrigen Extraktes zeigte einen antitumoralen Effekt im Tierversuch.
Die enthaltenen Flechtensäuren haben eine schwach antibiotische Wirkung.

Anwendungsgebiete

Innere Anwendung: bei Schleimhautreizungen im Mund- und Rachenraum und Appetitlosigkeit.
Volksmedizin: innerlich bei Nieren- und Blasenleiden, Magenerkrankungen, Übelkeit und Erbrechen (bes. Schwangerschaft und Migräne), Bronchitis und Keuchhusten und Durchfall.
Äußerlich bei schlecht heilenden Wunden.
Homöopathie: Bronchitis.

Dosierung

Tagesdosis: 4–6 g Droge.
Einzeldosis: 1,5 g Droge auf eine Teetasse.
Tee: 1,5–2,5 g fein zerschnittene Droge mit kochendem Wasser übergießen und nach 10 min durch ein Teesieb abgießen (1 Teelöffel entspricht 1,3 g Droge); den Aufguss eventuell gesüßt einnehmen.
Homöopathisch: 5 Tropfen oder 1 Tablette oder 10 Globuli oder 1 Messerspitze Verreibung alle 30–60 min (akut) und 1–3-mal täglich (chronisch); parenteral: 1–2 ml s. c. akut: 3-mal täglich; chronisch einmal täglich (HAB).

Anwendungsbeschränkungen: Risiken der bestimmungsgemäßen Anwendung therapeutischer Dosen der Droge und Nebenwirkungen sind nicht bekannt. Bei äußerlicher Anwendung kam es in seltenen Fällen zur Sensibilisierung.

Patienteninformation: Isländisches Moos wirkt aufgrund der enthaltenen Schleimstoffe lindernd bei Reizungen der Mund- und Rachenschleimhaut und kann aufgrund volksmedizinischer Erfahrungswerte auch bei Magenerkrankungen, Durchfall, Nieren- und Blasenleiden und Bronchitis wirksam sein, äußerlich angewendet auch bei schlecht heilenden Wunden (hier kann es in seltenen Fällen zu allergischen Erscheinungen kommen).

Bewertung der Wirksamkeit: Die Wirksamkeit der Droge ist nach den gültigen Kriterien für klinische Prüfungen von Arzneimitteln bisher noch nicht ausreichend belegt, die Wirkung bei den beanspruchten Indikationsgebieten ist jedoch durch den Gehalt an einhüllenden Schleimstoffen erklärbar. Zur therapeutischen Verwendung bei Appetitlosigkeit und Schleimhautreizungen der Mund- und Rachenschleimhaut mit begleitendem trockenen Husten liegt eine Positiv-Monographie der Kommission E (1989) und der ESCOP (1997) vor. Die ESCOP empfiehlt darüber hinaus auch die Anwendung bei Dyspepsie. Die enthaltenen Flechtensäuren zeigten im Tierversuch antitumorale Wirkungen.

Handelspräparate

Isla Moos®, Isla Mint®, Cetraria Heel®, Cetraria Island (hom), Cetraria islandica (hom), Cetraria® Salbe

Literatur

N.N.: Niedere Pflanzen ganz groß. 39. Jahrestagung der Gesellschaft für Arzneipflanzenforschung in Saarbrücken. Deutsche Apotheker Ztg 131 (37), 1899
Pengsuparp T et al: Mechanistic evaluation of new plant-derived compounds that inhibit HIV-1 reverse transcriptase. J Nat Prod 58 (1995), 1024–1031
Wunderer H: Zentral und peripher wirksame Antitussiva: eine kritische Übersicht. PZ 142 (1997), 847–852

IJ

Echte Jalape – Ipomoea purga

Volkstümliche Namen: Echte Jalape, Mexikanische Jalape, Veracruz Jalape (dt.)

Familie: Convolvulaceae

Botanik: Kraut, windend, bis 4 m hoch. Laubblätter wechselständig, bis 9 cm lang, bis 5 cm breit, herzförmig zugespitzt, ganzrandig, Stängel purpurn überlaufen, kahl. Rhizom knollig-rübenförmig verdickt, milchend, ca. 5 cm lang, mit knollig verdickten Nebenwurzeln. Blüten einzeln oder zu zweit stehend, seltener auch zu dritt bis viert, radiär, 5zählig. 5 Kelchblätter, schmal-lanzettlich, purpurrot punktiert, Blütenblätter zur bis 7 cm breiten, trichterförmigen, roten Blütenkrone verwachsen, Staubblätter 5, Fruchtknoten oberständig, 2fächrig. Frucht eine Kapsel, mit 4 Samen.

Verbreitung: Süd- und Mittelamerika.

Echte Jalapenknollen

Verwendete Pflanzenteile: Die echten Jalapenknollen sind die knollig verdickten, bei starker Wärme getrockneten Nebenwurzeln von *Ipomoea purga* (WENDER.) HAYNE.

Inhaltsstoffe

- Harze (5 bis 20 %): Glykoretine (siehe Droge Jalapenharz)
- Polysaccharide: Stärke

Pharmakologie
Die Droge wirkt durch den Glycoretingehalt drastisch laxierend.

Anwendungsgebiete
Die Anwendung dieser Droge wird heute als obsolet angesehen.
Volksmedizin: Früher als Laxans und Purgativum.

Dosierung
ED: max. 1,5 g Droge.
TD: max. 4,5 g Droge.

Anwendungsbeschränkungen: Die Abführwirkung der Droge ist häufig von Übelkeit, krampfartigen Schmerzen und Gastroenteritiden begleitet. Vor allem wegen der möglichen teratogenen Wirkung ist die Anwendung bei Schwangerschaft nicht zu vertreten.

Patienteninformation: Die Arzneipflanze wirkt extrem stark abführend und wird aufgrund der häufig auftretenden schmerzhaften Nebenwirkungen heute nicht mehr verwendet.

Bewertung der Wirksamkeit: Die Wirksamkeit der Droge ist nach den gültigen Kriterien für klinische Prüfungen von Arzneimitteln für die beanspruchten Indikationen nicht belegt. Die Anwendung dieser Droge wird heute aufgrund der signifikanten Nebenwirkungen und des negativen Nutzen-Risiko-Verhältnisses als obsolet angesehen. Auch aufgrund der möglichen teratogenen Wirkungen ist die Anwendung während der Schwangerschaft kontraindiziert.

Handelspräparate
Keine bekannt.

Literatur
Hänsel R, Keller K, Rimpler H, Schneider G (Hrsg): Hagers Handbuch der Pharmazeutischen Praxis. 5. Aufl., Bde 4–6 (Drogen), Springer Verlag Berlin, Heidelberg, New York, 1992–1994

Jalapenharz

Verwendete Pflanzenteile: Das Jalapenharz ist das aus den Wurzelknollen durch ethanolische Extraktion gewonnene Harz von *Ipomoea purga* (WENDER.) HAYNE.

Verbreitung: Süd- und Mittelamerika

Inhaltsstoffe
- Glykoretine: Convulvin (ca. 55 %, etherunlöslich), Jalapin (ca. 7 %, etherlöslich), Convulvin und Jalapin sind Stoffgemische, bestehend aus harzartigen Glykosiden von Hydroxyfettsäuren (C12 bis C16) mit Oligosacchariden, deren Hydroxylgruppen an den Fettsäureresten u. a. mit Essigsäure, Propionsäure, iso-Buttersäure, α-Methylbuttersäure, Tiglinsäure und iso- oder n-Valeriansäure verestert sind

Pharmakologie
Die Droge wirkt drastisch laxierend durch den Glykoretingehalt.

Anwendungsgebiete
Volksmedizin: bei Obstipation, Koliken und Schmerzen im Darmbereich, Dysenterien, Colitis und Rheuma.
Homöopathie: bei nächtlicher Unruhe von Kindern und bei Durchfällen.

Dosierung
ED: 0,1–0,3 g Droge.
TD: 1,5 g Droge.
Homöopathisch: ab D4: 5 Tropfen oder 1 Tablette oder 10 Globuli oder 1 Messerspitze Verreibung alle 30–60 min (akut) oder 1–3-mal täglich (chronisch); parenteral: 1–2 ml s. c. akut: 3-mal täglich; chronisch einmal täglich (HAB34).

Anwendungsbeschränkungen: Siehe Echte Jalapenknollen.

Patienteninformation: Siehe Echte Jalapenknollen.

Bewertung der Wirksamkeit: Siehe Echte Jalapenknollen S. 245.

Handelspräparate
Keine bekannt.

Literatur
Hänsel R, Keller K, Rimpler H, Schneider G (Hrsg): Hagers Handbuch der Pharmazeutischen Praxis. 5. Aufl., Bde 4–6 (Drogen), Springer Verlag Berlin, Heidelberg, New York, 1992–1994

Falsche Jalape – Ipomoea orizabensis

Volkstümliche Namen: Falsche Jalape, Jalape, Jalape, mexikanische, Jalapenwurzel, Mexikanische Winde, Orizabawinde, Skammoniawurzel, mexikanische, Trichterwinde (dt.), Ipomoea, Jalap, Jalap Bind Weed, Mexican Jalap, Orizaba Jalap, Scammony Root, Mexican, Vera Cruz Jalap (engl.)

Familie: Convolvulaceae

Botanik: Die Falsche Jalape ist eine windende Pflanze mit großen herzförmigen Blättern. Die Wurzelknollen sind etwa 18 bis 25 cm lang und 9 bis 10 cm breit und zylindrischspindelförmig. Sie ist graubraun bis bräunlichschwarz und außen in der Längsrichtung runzelig. Im Inneren erkennt man unregelmäßige konzentrische Ringe und vereinzelte Harzdrüsen. Die Pflanze hat rötlich-purpurne, **Verbreitung:** Ist in Mexiko heimisch.

Mexikanische Skammoniawurzel

Verwendete Pflanzenteile: Jalapenwurzel ist der unterirdische Teil von *Ipomoea orizabensis* (PELLET.) LED. ex STREUDEL. Als Droge gilt auch das gewonnene Harz.

Inhaltsstoffe

- Glykoretine (Orizabine, 12 bis 15 %, harzartig): polymere Esterglykoside, aufgebaut aus esterartig verknüpften Hydroxy- und Dihydroxyfettsäuren (u. a. 11-Hydroxypalmitinsäure = Jalapinolsäure), an deren Hydroxylgruppen teilweise Oligosaccharidreste glykosidisch gebunden sind, die ihrerseits kurzkettige Acylreste tragen (Acetyl-, Isobutyryl-, Isovaleryl-, Valeryl-, Propyl-, Tigloylreste)

Pharmakologie

Die Droge ist ein Drastikum und zeigt eine kräftig laxierende Wirkung auf Dünn- und Dickdarm durch Harz (Resina Scammoniae) mit Esterglykosidgemischen (Glycoretin).

Anwendungsgebiete

Volksmedizin: bei Verstopfung als sehr drastisches Abführmittel.

Dosierung

Mittlere Einzelgabe: 1,0 g Droge.

Anwendungsbeschränkungen:

Gegenanzeigen: bei Schwangerschaft absolut kontraindiziert. Als Nebenwirkungen treten häufig Darmkoliken auf.

Patienteninformation: Die Mexikanische Skammoniawurzel ist ein extrem starkes Abführmittel, das aufgrund der sehr schmerzhaften Nebenwirkungen nicht empfohlen werden kann.

Bewertung der Wirksamkeit: Die Droge ist ein Drastikum. Die Verwendung aufgrund des negativen Nutzen-Risiko-Verhältnisses nicht zu empfehlen. Während der Schwangerschaft ist sie absolut kontraindiziert.

Handelspräparate

Keine bekannt.

Literatur

Noda N et al: Tetrahedron 43 (1987), 3889
Shellard EJ: Planta Med 9 (1961), 146–152
Singh S, Stacey BE: Phytochemistry 12 (1973), 1701
Wagner H: In: „Chemistry in Biochemical Classification", Nobel Symposium 1973

Jambulbaum – Syzygium cumini

Volkstümliche Namen: Jambolanapflaume, Jambul, Jambulbaum, Syzygium (dt.), Black plum, Indian allspice, jambol, Jambul, Jamum, Java Plum, Rose Apple (engl.), jamboul, Jamelongue (frz.)

Familie: Myrtaceae

Botanik: Die Pflanze ist ein immergrüner, bis 18 m hoher Baum mit einem Stammdurchmesser bis 75 cm. Die Rinde ist gräulich, mit breiten, dunklen Flecken. Die Borke ist weißlich und rissig. Die Blätter sind 1,25 bis 2,5 cm lang gestielt, gegenständig, ledrig, eiförmig-lanzettlich oder länglich, stumpfspitzig, glänzend und 5 bis 15 cm lang und 2,5 bis 8 cm breit. Die Blüten sind in zusammengesetzten dreiteiligen Rispen angeordnet. Sie sind sitzend, weißlich gefärbt, duftend und stehen meist an den älteren Zweigen hinter den Blättern. Die Steinfrucht ist zuerst rosa, aber im reifen Zustand schwarz, 1,2 bis 3 cm lang, kugelig bis eiförmig, einfächerig, einsamig und essbar.

Verbreitung: Die Pflanze ist im ostindisch-malaiischen Gebiet heimisch, bis China und Australien verbreitet und wird auf den Antillen kultiviert.

Syzygiumrinde

Verwendete Pflanzenteile: Syzygiumrinde besteht aus der getrockneten Rinde der Stämme von *Syzygium cumini* (L.) S. (Syn.: *Syzygium jambolana* (L.) D. C.).

Inhaltsstoffe

- Gerbstoffe: Gallus- und Ellagsäurederivate, u. a. 3,3'-Di-O-methylellagsäure
- Steroide: Sterole, u. a. β-Sitosterol, β-Sitosterolglucosid,
- Triterpene: Betulinsäure, Friedelin, Friedelan-3α-ol, epi-Friedelanol, Eugenin
- Flavonoide: u. a. Myricetin, Kämpferol, Quercetin, Astragalin

Pharmakologie

Die Droge wirkt durch den Gerbstoffanteil adstringierend. Ein ethanolischer Extrakt aus Syzigiumrinde wirkte in verschiedenen Entzündungsmodellen (akut, subakut, chronisch)

IJ

an der Ratte anti-inflammatorisch. Der Extrakt zeigte an Mäusen bis u Dosen von 10,125 g/kg keine toxischen Effekte (Muruganandan et al. 2001).

Anwendungsgebiete
innere Anwendung: unspezifische akute Durchfallerkrankungen, entzündliche Erkrankungen der Mund- und Rachenschleimhaut.
Äußere Anwendung: leichte Hautentzündungen.
Volksmedizin: innerlich bei Bronchitis, Asthma und Dysenterie; äußerlich bei Ulcera.
Homöopathie: bei Zuckererkrankung.
Indische Medizin: bei Diabetes, Leukorrhoe, Magenschmerzen, Fieber, Harnzwang und Hautentzündungen.

Dosierung
Tagesdosis: 3–6 g Droge.
Abkochung: 1–2 TL geschnittene Droge mit 150 ml Wasser ansetzen, zum Kochen bringen, 5–10 min sieden, das verdunstete Wasser ersetzen und danach abseihen. Zur innerlichen (Gurgeln, Einnahme) und äußerlichen (Kompressen) Anwendung.
Homöopathisch: 5 Tropfen oder 1 Tablette oder 10 Globuli oder 1 Messerspitze Verreibung alle 30–60 min (akut) oder 1–3-mal täglich (chronisch); parenteral: 1–2 ml s. c. akut: 3-mal täglich; chronisch einmal täglich (HAB).

Anwendungsbeschränkungen: Risiken der bestimmungsgemäßen Anwendung therapeutischer Dosen der Droge und Nebenwirkungen sind nicht bekannt.

Patienteninformation: Syzygiumrinde wirkt adstringierend und ist deshalb zur Behandlung von unspezifischen, akuten Durchfallerkrankungen, bei leichten Entzündungen der Mund- und Rachenschleimhaut sowie äußerlich bei leichten, oberflächlichen Entzündungen der Haut geeignet. Sollten die Durchfälle länger als 3–4 Tage anhalten, ist ein Arzt aufzusuchen.

Bewertung der Wirksamkeit: Die Kommission E (1987) empfiehlt Syzygiumrinde zur Behandlung unspezifischer, akuter Durchfallerkrankungen, zur lokalen Therapie leichter Entzündungen der Mund- und Rachenschleimhaut sowie äußerlich bei leichten, oberflächlichen Entzündungen der Haut. Die adstringierende Wirkung von Syzygiumrinde-Zubereitungen ist nur durch wenige klinische Studien und experimentell belegt. Die klinischen Prüfungen sind allerdings nicht GCP-gerecht und entsprechen nicht den gültigen Kriterien für klinische Prüfungen von Arzneimitteln.

Handelspräparate
Keine bekannt.

Literatur
Bhargava SK et al: Curr Sci 43 (1974), 645–646
Bhatia IS et al: Planta Med 28 (1975), 346
Jain SR, Sharma SN: Planta Med 15 (1967), 439
Kopanski L, Schnelle G: Planta Med 54 (1988), 572
Linde H: Arch Pharm 316 (1983), 971
Mukherjee SK et al: Ind Med Gaz 3 (1963), 97
Muruganandan S, Srinivasan K, Chandra S, Tandan SK, Lal J, Raviprakash V. Anti-inflammatory activity of Syzygium cummuni bark. Filoterapia (2001), 72: 369–375
Nair AGR, Subramanian, S: J Sci Ind Res India 21B (1962), 437
Sengupta D, Das PB: J Ind Chem Soc 42 (1965), 255
Shrothi DS et al: Ind J Med Res 51 (1963), 464

Syzygiumsamen

Verwendete Pflanzenteile: Syzygiumsamen bestehen aus den getrockneten Samen von *Syzygium cumini* (L.) S. (Syn. *Syzygium jambolana* (L.) DC.).

Inhaltsstoffe
- Fettes Öl (3 bis 5 %): neben Ölsäure, Myristinsäure, Palmitinsäure und Linolsäure u. a. Sterculiasäure und Malvalialsäure (Cyclopropylidensäuren) sowie Vernolsäure (Epoxyfettsäure) enthaltend
- Gerbstoffe (ca. 6 %): u. a. mit Corilagin, 3,3'-Di-O-methylellagsäure, Galloylglucose

Pharmakologie
Die Droge enthält als Hauptwirkstoffe fettes Öl und Gerbstoffe und wirkt im Tierversuch antiinflammatorisch.
Die Ergebnisse von Experimenten zur hypoglykämischen Wirkung und ZNS-Wirksamkeit (Analgesie, Sedierung bzw. antiaggressiver Effekt) sind schwer zu beurteilen.
Ein Großteil der Diabetiker leidet unter erhöhtem oxidativen Stress. Glukose kann auto-oxidativen Prozessen unterliegen, was die Insulin-produzierenden Pankreaszellen schädigen kann. In einer neueren Untersuchung konnte gezeigt werden, dass Syzygiumsamen-Extrakt fast die gleiche Radikalfänger-Stärke aufweist wie Ascorbinsäure und deshalb hilfreich bei Diabetes mellitus sein können (D'Mello et al. 2000). Es konnte kein anti-hyperglycämischer Effekt von Zubereitungen aus Syzygium-Blättern und -Samen (Konzentrationen von 2–64 g/l) an Ratten mit Streptozotocin-induziertem Diabetes mellitus erreicht werden (Teixeira et al. 1997).

Anwendungsgebiete
Volksmedizin: bei Zuckerkrankheit, atonischer und spastischer Obstipation, Erkrankungen der Bauchspeicheldrüse, Magen- und Pan-

kreasbeschwerden, Nervenkrankheiten und bei Harnverhaltung als Diuretikum.
Die Wirksamkeit bei den beanspruchten Anwendungsgebieten ist nicht belegt.

Dosierung
Einzeldosis: 30 Samen (ca. 1,9 g) in pulverisierter Form.

Anwendungsbeschränkungen: Risiken der bestimmungsgemäßen Anwendung therapeutischer Dosen der Droge und Nebenwirkungen sind nicht bekannt. Wegen der nicht bewiesenen blutzuckersenkenden Wirkung, ist die Anwendung bei Diabetes mellitus nicht zu vertreten.

Patienteninformation: Die blutzuckersenkende Wirkung von Syzygiumsamen konnte bisher wissenschaftlich nicht sicher bestätigt werden, so dass auf andere, als sicher geltende Therapiemöglichkeiten zurückgegriffen werden sollte.

Bewertung der Wirksamkeit: Die Kommission E (1987) empfiehlt Syzygiumsamen nicht zur therapeutischen Anwendung. Die blutzuckersenkende Wirkung von Syzygiumsamen ist unsicher und konnte von verschiedenen Untersuchern nicht bestätigt werden, so dass das Nutzen-Risiko-Verhältnis als negativ bewertet werden muss. Die wenigen klinischen Prüfungen sind nicht GCP-gerecht und entsprechen nicht den gültigen Kriterien für klinische Prüfungen von Arzneimitteln. Die blutzuckersenkende Wirkung ist allerdings durch langjährige Erfahrung vor allem im Bereich der indischen Heilkunde bestätigt worden und lässt auf eine Wirksamkeit der Droge schließen.

Handelspräparate
Hevert Antidiabeticum®
Hevert Tee Antidiabeticum®

Literatur

Bhatia IS et al: Phytochemistry 10 (1971), 219
Bhatia IS et al: Planta Med 28 (1975), 346
Desai HK et al: Ind J Chem 13 (1975), 97–98
D'Mello PM, Jadhav MA, Jolly CI: Free radical scavenging activity of Syzygium cumini and Ficus bengalensis – Plants used in Ayurveda for Diabetes mellitus. Ind Drugs 37 (2000), 518–520
Jain SR, Sharma SN: Planta Med 15 (1967), 439
Linde H: Arch Pharm 316 (1983), 971
Mukherjee SK et al: Ind Med Gaz 3 (1963), 97
Nair AGR, Subramanian, S: J Sci Ind Res India 21B (1962), 437
Saeed MT et al: J Oil Technol Assoc India 19 (1991), 86–88
Shrothi DS et al: Ind J Med Res 51 (1963), 464
Teixeira CC, Pinto LP, Kessler FH, Knijnik L, Pinto CP, Gastaldo GJ, Fuchs FD. The effect of Syzygium cumini (L.) skeels on post-prandial blood glulcose levels in non-diabetic rats and rats with streptozotocin-induced diabetes mellitus. J Ethanopharmacol (1997), 56: 209–213

Gelber Jasmin – Gelsemium sempervirens

Volkstümliche Namen: Jasmin, gelber (dt.), Carolina Jasmine, False Jasmin, Gelsemin, Gelsemium, Wild Jessamine, Wild Woodbine, Woodbine, Yellow Jasmine, Yellow Jessamine (engl.)

Familie: Loganiaceae

Botanik: Die Pflanze ist eine mehrjährige, immergrüne Rebe auf einer gewundenen, glatten Wurzel mit einer dünnen Rinde und einem holzigen Kern mit breiten Markstrahlen. Der schlanke, holzige und kletternde Stängel wird bis zu 6 m hoch. Die gegenständigen Blätter sind lanzettlich bis eiförmig-lanzettlich, kurzgestielt, ganzrandig, 2,5 bis 10 cm lang, oben dunkelgrün und glänzend und unten heller. Die Blüten sind blattachselständige oder endständige Trugdolden mit 1 bis 5 großen, trichterförmigen, wohlriechenden gelben Blüten. Die Frucht besteht aus 2 abtrennbaren, verbundenen Schoten, die zahlreiche flachflügelige Samen enthalten. Die Pflanze kann leicht mit dem gelbblühenden Jasmin verwechselt werden.

Verbreitung: Nordamerika an der Küste von Virginia bis Florida und Mexiko.

Gelsemium-Wurzelstock

Verwendete Pflanzenteile: Gelsemium-Wurzelstock besteht aus dem getrockneten Wurzelstock mit Wurzeln von *Gelsemium sempervirens* (L.) J. St.-Hil.

Inhaltsstoffe
- Indolalkaloide (0,15 bis 0,5 %): Hauptalkaloid Gelsemin, weiterhin u. a. 21-Oxygelsemin, Gelsemicin, Gelsidin, Gelsevirin, Sempervirin
- Hydroxycumarine: u. a. Scopoletin (Gelsemiumsäure), Fabiatrin
- Anthracenderivate: Emodinmonomethylether
- Ätherisches Öl (0,02 bis 0,5 %)

Pharmakologie
Die pharmakologische Wirkung ist durch die enthaltenen Alkaloide (Gelsemin, Gelsemicin) bestimmt. Im Tierversuch fanden sich ein Einfluss auf das autonome Nervensystem, eine Hemmung der Cholinesterase, Herz-Kreislaufwirkung (negativ dromotrop, chronotrop und bathmotrop, blutdrucksenkend), auf die Atmung und die glatte Muskulatur, einen analgetischen Effekt sowie Mydriasis am Kaninchenauge.

Anwendungsgebiete
Bei Nervenschmerzen, Kopfweh, Magenbeschwerden, nervösem Reizmagen, Völlegefühl und Brennen.

Dosierung
Droge und galenische Zubereitungen sind obsolet. Homöopathische Dilutionen sind hingegen viel gebräuchlich und in verschiedenen Fertigpräparaten enthalten.

Anwendungsbeschränkungen: Risiken der bestimmungsgemäßen Anwendung therapeutischer Dosen der Droge sind nicht bekannt. Als Nebenwirkungen können u. a. Schweregefühl in den Lidern, Behinderung bei der Bewegung der Augäpfel, Doppeltsehen, Akkomodationsstörungen, Trockenheit im Mund, Schlingstörungen oder Erbrechen auftreten. Besondere Gefahren bestehen bei Anwendung bei Herzschwäche.
Bei Überdosierung sind Vergiftungen, auch mit tödlichem Ausgang, möglich (Extrakte, etwa 0,5 g der Droge entsprechend, können ein Kind, 2 bis 3 g einen Erwachsenen töten). Vergiftungssymptome sind u. a. Kopfschmerzen, Schwindel, Verlust der Sprache, Sehschwäche oder Doppeltsehen, Pupillenerweiterung, Trockenheit im Mund, Zittern der Glieder, Lähmung oder Versteifung der Muskeln, Cyanose, Dyspnoe und Koma.

Patienteninformation: Die Arzneipflanze ist stark giftig und sollte deshalb nicht angewendet werden.

Bewertung der Wirksamkeit: Die Wirksamkeit der Droge ist nach den gültigen Kriterien für klinische Prüfungen von Arzneimitteln für die beanspruchten Indikationen bisher nicht ausreichend belegt. Die therapeutische Breite ist gering. Die Bewertung in der Monographie der Kommission E aus diesen Gründen negativ. Dosierungshinweise, mögliche Nebenwirkungen und Anwendungsbeschränkungen sind hier besonders zu beachten (cave Herzinsuffizienz).

Handelspräparate
Gelsadon®
Migränex®

Literatur
Jensen SR et al: Phytochemistry 26 (1987), 1725
Kern W, List PH, Hörhammer L (Hrsg): Hagers Handbuch der Pharmazeutischen Praxis. 4. Aufl., Bde. 1–8, Springer Verlag Berlin, Heidelberg, New York 1969
Wenkert E et al: Experientia 28 (1971), 377

Schwarze Johannisbeere – Ribes nigrum

Volkstümliche Namen: Ahlbeere, Bocksbeere, Cassis, Gichtbeere, Schwarze Johannisbeere, Schwarze Träuble, Wanzenbeere (dt.), Black Currant, Blackcurrant, Quinsy Berries, Quinsy Berry, Squinancy Berries (engl.), Cassis, cassissier, groseillier noir (frz.), Ribes nero (it.)

Familie: Grossulariaceae

Botanik: Die Pflanze ist ein bis 2 m hoher, kräftiger Strauch, dessen Zweige hell berindet, hart und in der Jugend behaart sind. Die wechselständigen, gestielten Blätter verkahlen auf der Oberseite sehr früh, auf ihrer Unterseite sitzen zahlreiche gelbliche Harzdrüsen. Die 3 bis 5lappige Blattspreite ist am Grunde herzförmig, am Rande doppelt gesägt. Die Blüten bilden reichblütige Trauben. Aus dem Fruchtknoten entwickelt sich die mehrsamige, schwarze und drüsig punktierte Beere.

Verbreitung: Die Pflanze ist im europäisch-asiatischen Waldgebiet bis zum Himalaja, in Kanada und Australien zu Hause und wird vielerorts kultiviert.
Herkunft der Drogen: Hauptlieferländer sind Holland, Polen, Frankreich, Ungarn und das einstige Jugoslawien.

Johannisbeerblätter

Verwendete Pflanzenteile: Johannisbeerblätter sind die während oder kurz nach der Blüte gesammelten Laubblätter von *Ribes nigrum* L.

Inhaltsstoffe
- Flavonoide (ca. 0,5 %): u. a. Astragalin, Isoquercitrin, Rutin
- oligomere Proanthocyanidine (ca. 0,4 %)
- Ascorbinsäure (Vitamin C, 0,1 bis 0,27 % vom Frischgewicht)
- Ätherisches Öl (Spuren)

Pharmakologie
Der Droge wird ein salidiuretische Wirkung durch einen nicht näher definierten ‚diuretischen Faktor' zugeschrieben. Des Weiteren ließ sich im Tierversuch eine blutdrucksenkende, antiexsudative und prostaglandinausschüttungshemmende Wirkung nachweisen.

Anwendungsgebiete
Innere Anwendung: zur Steigerung der Urinausscheidung.
Volksmedizin: innerlich bei Arthritis, Gicht und Rheuma, Diarrhöen und Koliken, bei

Gelbsucht und Leberbeschwerden, schmerzhaftem Harndrang und Harnsteinen, Krampf- und Keuchhusten; äußerlich zur Wundbehandlung und bei Insektenstichen.

Dosierung

Tee: 1 Tasse mehrmals täglich zwischen den Mahlzeiten trinken.
Umschlag: frische, zerriebene Schwarze-Johannisbeer-Blätter oder in warmem Wasser eingeweichte, getrocknete Droge auf die wunden Stellen auflegen. Auf Insektenstiche frische, zerriebene Blätter aufdrücken.

Anwendungsbeschränkungen: Risiken der bestimmungsgemäßen Anwendung therapeutischer Dosen der Droge und Nebenwirkungen sind nicht bekannt.
Gegenanzeige: Ödeme infolge eingeschränkter Herz- und Nierentätigkeit.

Patienteninformation: Zubereitungen aus den Blättern der schwarzen Johannisbeere sollen aufgrund von positiven Erfahrungswerten die Harnausscheidung fördern und u. a. bei Rheuma, Gicht, Arthritis, Durchfall und äußerlich zur Behandlung von Wunden und Insektenstichen geeignet sein. Eindeutige wissenschaftliche Nachweise für die Wirksamkeit liegen jedoch nicht vor. Bei Wassereinlagerungen im Körper, die durch verminderte Herz- und Nierentätigkeit bedingt sind, darf das Arzneimittel nicht innerlich angewandt werden.

Bewertung der Wirksamkeit: Von der ESCOP (1997) wurde die Anwendung als Adjuvans in der Behandlung von rheumatischen Zuständen positiv bewertet. Die Wirksamkeit der Droge ist nach den gültigen Kriterien für klinische Prüfungen von Arzneimitteln bisher nicht belegt. Die Anwendung zur Steigerung der Urinausscheidung könnte durch die vermuteten salidiuretischen Wirkungen erklärt werden. Für die volksmedizinischen Indikationen, besonders bei Arthritis, Gicht und Rheuma geben die tierexperimentell gefundene prostaglandinhemmende Wirkung wie auch bei Insektenstichen und Wunden die antiexudativen Wirkungen gewisse Anhaltspunkte.

Handelspräparate

Keine bekannt.

Literatur

Kyerematen G, Sandberg F: Acta Pharm Suec. 23 (1986), 101
Lietti A et al: Arzneim Forsch 26 (1976), 829
Senchute GV, Boruch IF: Rastit Resur 12 (1976), 113

Schwarze Johannisbeeren

Verwendete Pflanzenteile: Schwarze Johannisbeeren sind die reifen Früchte von *Ribes nigrum* L. mit den Stielen und Fruchtspindeln.

Inhaltsstoffe

- Fruchtsäuren (3,5 %): Äpfelsäure, Citronensäure, Isocitronensäure
- Invertzucker
- Pektine
- Flavonoide: Hauptkomponenten Isoquercitrin (Anteil ca. 15 %), Myricetinglucosid (Anteil ca. 15 %), Rutin (Anteil ca. 5 %)
- Ascorbinsäure (Vitamin C, 0,1 bis 0,3 %)
- Anthocyane (ca. 2 %): hauptsächlich Cyanidin-3-O-rutinosid und Delphinidin-3-O-rutinosid
- Phenolcarbonsäurederivate: Caffeoyl-, p-Cumaroyl-, Feruloyl-chinasäuren und Caffeoyl-, p-Cumaroyl-, Feruloyl-glucosen
- in den Samen fettes Öl (30 %) mit hohem Gehalt an γ-Linolensäure (Anteil 18 bis 20 %)
- Monosaccharide: Invertzucker (ca. 6 %)

Pharmakologie

Die anthocyanhaltigen Extrakte der Droge wirken im Tierversuch blutdrucksenkend und spasmolytisch. Ferner wurde eine antimikrobielle Wirkung sowie ein hemmender Effekt auf die Xanthinoxidase und die Lipoperoxidase nachgewiesen. Die Zubereitung SF (hoher Gehalt an Anthocyanen, Pektin und Cellulose) wird als Antidiarrhöikum verwendet.

Anwendungsgebiete

Volksmedizin: innerlich bei Erkältungskrankheiten, Heiserkeit und Husten, besonders auch als Vitamin-C-Quelle, auch bei Durchfällen und Magenschmerzen. Getrocknete Beeren werden bei Harnbeschwerden gekaut, auch bei venöser Insuffizienz, Hämorrhoiden, Hämatomen und Petechien; äußerlich bei Heiserkeit, Angina und andere Entzündungen der Mundhöhle (Gurgelmittel).

Sonstige Verwendung
Haushalt: zur Bereitung von Fruchtsaft, Beerenwein, Likör und Marmelade.
Kosmetik: aus dem Samenöl werden (-Linolensäure und (-Linolensäure-haltige Ölkonzentrate gewonnen.
Industrie: zur Herstellung von Fruchtsäften, Bonbons und Likören.

Dosierung

Sirup: 5–10 ml (esslöffelweise) mehrmals am Tag einnehmen, auch Gelee und Bonbons mehrmals am Tag zu sich nehmen.
Gurgellösung: den Saft mit gleichen Teilen warmem Wasser verdünnen und gurgeln.

Anwendungsbeschränkungen: Risiken der bestimmungsgemäßen Anwendung therapeutischer Dosen der Droge und Nebenwirkungen sind nicht bekannt.

Patienteninformation: Zubereitungen aus Vitamin-C-reichen schwarzen Johannisbeeren können aufgrund positiver Erfahrungswerte u. a. bei Husten, Heiserkeit und sonstigen Erkältungskrankheiten, Durchfällen, Venenbeschwerden und Hämorrhoiden hilfreich sein. Eindeutige wissenschaftliche Belege für die Wirksamkeit liegen noch nicht vor.

Bewertung der Wirksamkeit: Die Wirksamkeit der Droge ist nach den gültigen Kriterien für klinische Prüfungen von Arzneimitteln bisher nicht belegt. Die volksmedizinischen Indikationen sind jedoch aufgrund des Vitamin-C-Gehalts und der gefundenen phytopharmakologischen Eigenschaften größtenteils plausibel oder zumindest nachvollziehbar.

Handelspräparate

Grethers Blackcurrant®

Literatur

Kyerematen G, Sandberg F: Acta Pharm Suec. 23 (1986), 101
Lietti A et al: Arzneim Forsch 26 (1976), 829
Senchute GV, Boruch IF: Rastit Resur 12 (1976), 113

Johannisbrotbaum – Ceratonia siliqua

Volkstümliche Namen: Bockshornbaum, Johannisbrotbaum, Karobenbaum (dt.), Carob, John's Bread, Locust Bean, Locust Pods, St. John's Bread, Sugar Pods (engl.)

Familie: Caesalpiniaceae

Botanik: Meist unter 6(10) m hoher, breitkroniger, walnussähnlicher Baum mit sparrigen Ästen und rissiger, graubrauner Borke. Die Laubblätter sind ledrig, immergrün, 2–4paarig gefiedert, die Blättchen verkehrt-eiförmig, 4,5 cm lang, oft ausgerandet, kahl, oberseits glänzend dunkelgrün und unterseits rotbraun. Die Blütenstände sind aufrecht, seitenständig an altem Holz, oft gebüschelt, trauben- bis kätzchenförmig, eingeschlechtig, mit aufrechten, später verholzenden Achsen. Die Krone fehlt; die männliche Blüte mit 5 langen Filamenten und mit Längsrissen sich öffnenden Staubbeuteln, die weibliche mit kurzgestielten Fruchtknoten. Die Hülsen sind 10 bis 20 cm lang und etwa 2 cm breit, derb ledrig, braunviolett, flach, oft hornartig gekrümmt, höckerig, mit vielen glänzend braunen Samen, die in von Häuten ausgekleideten Hohlräumen liegen.

Verbreitung: Die Pflanze stammt aus Südosteuropa, Westasien und Nordafrika, sonst kultiviert.

Johannisbrotkernmehl

Verwendete Pflanzenteile: Johannisbrotkernmehl ist das vermahlene Endosperm der Samen von *Ceratonia siliqua* L.

Inhaltsstoffe

- Schleimstoffe (Carubin, ca. 34 %): vorwiegend aus Galaktomannanen bestehend
- Eiweißstoffe (ca. 47 %)
- Flavonoide: u. a. Isoschaftosid, Neoschaftosid, Schaftosid

Pharmakologie

Präklinik: Der Lipid-senkende Effekt von Carob-Fasern konnte an Ratten gezeigt werden. So wurde eine gesteigerte Exkretion von Cholesterin und Gallensäure einer Tannin-reichen Carob-Zubereitung gezeigt (Würsch 1979). Im Tierexperiment war die Lipid-senkende Wirkung von Carob-Fasern 4mal stärker als die von Psyllium-Schalen (Pérez-Olleros et al. 1999).

In verschiedenen Versuchsreihen und Studien konnte für Caroben-Gummi ein Einfluss auf den Serumglucosespiegel, auf Sekretion und Aktivität von Verdauungsenzymen, auf die Sekretion gastrointestinaler Hormone sowie auf den Serumlipidspiegel nachgewiesen werden. Die hypoglykämische und hypolipidämische Wirkung wird auf die Viskositätserhöhung des Magen-Darm-Inhaltes zurückgeführt.

Weiterhin wurde ein Einfluss auf den Stickstoffhaushalt, Wirkung bei Säuglingsdiarrhö sowie eine antiexsudative, antikoagulatorische und antivirale Wirksamkeit festgestellt.

Klinik: In einer offenen Studie konnte der Cholesterin-senkende Effekt einer Carobsamen-Präparation nachgewiesen werden. 47 Probanden mit Cholesterinspiegeln zwischen 232–302 mg/dl bzw. 6–7,8 mM konsumierten 15 g Carob täglich als Müsli, Müsli-Fruchtriegel oder Getränk. Nach 4 Wochen konnte eine Senkung der Gesamt- und LDL-Cholesterinspiegel um 7,1 bzw. 10,6 % erreicht werden. Der hohe Anteil an Lignin und Polyphenolen wird für die Wirkung auf der Basis einer verstärkten Bildung von Gallensäuren und möglicherweise einer verstärkten Cholesterinausscheidung über die Galle verantwortlich gemacht (Zunft et al. 2001).

Anwendungsgebiete
Die Droge findet Verwendung in Diätmitteln bei akuter Ernährungsstörung, bei Durchfallerkrankungen, Dyspepsie, Entero-Colitis, Zöliakie und Sprue. Weiterhin bei habituellem Erbrechen der Säuglinge, acetonämischem Erbrechen, Rumination und Brechhusten, Speien sowie als Herstellungshilfe von kleberfreiem Stärkebrot bei Schwangerschaftserbrechen; auch bei Zöliakie und Fettleibigkeit. Bei erhöhten Cholesterinspiegeln als Nahrungsmittel im Rahmen einer cholesterin- und fettarmen Diät.

Sonstige Verwendung:
Sie ist in der Nährmittel- und Süßwarenindustrie, und ebenso in der Papier- und Textilindustrie als Appreturmittel zu finden; auch als Klebemittel aufgrund ihres Gummigehaltes.

Dosierung
3 bis 10 %ige Arabonzubereitung: 20 mg bis 30 mg über den Tag verteilt in Wasser, Tee oder Milch
Als Backhilfe für kleberfreies Stärkebrot: Säuglinge 1/4 g bis 1/2 g (höchstens 2 g) auf 100 ml Flüssigkeit; Erwachsene 1 % bis 3 % Zusatz zu kalorienarmen Vor- und Nachspeisen. Zur Cholesterinsenkung 15 g Carob pro Tag.

Anwendungsbeschränkungen: Risiken der bestimmungsgemäßen Anwendung therapeutischer Dosen der Droge sind nicht bekannt. Als Nebenwirkungen können bei innerlicher Anwendung Meteorismus und Völlegefühl auftreten.

Patienteninformation: Johannisbrotkernmehl ist ein wertvolles Diätmittel, dient zur Herstellung von kleberfreiem Stärkebrot und ist somit hilfreich bei bestimmten Nahrungsmittelunverträglichkeiten (Gluten aus Getreide, Sprue oder Zöliakie), Ernährungsstörungen, Durchfallerkrankungen, Schwangerschafts- und Säuglingserbrechen wie auch Fettleibigkeit. Bei im Allgemeinen guter Verträglichkeit kann es gelegentlich zu Blähungen und Völlegefühl kommen. Als ergänzendes Nahrungsmittel zu einer cholesterin- und fettarmen Diät sind Carob-Zubereitungen zur Senkung der Cholesterinwerte geeignet.

Bewertung der Wirksamkeit: Die Droge wirkt erwiesenermaßen hypoglykämisch und hypolipidämisch, antiexudativ, antikoagulatorisch, antiviral, beeinflusst den Stickstoffhaushalt, die Sekretion und Aktivität von Verdauungsenzymen, die Sekretion gastrointestinaler Hormone und ist wirksam bei Säuglingsdiarrhö. Die Anwendung als diätetisches Mucilaginosum, auch bei Sprueund Zöliakie, sowie als Antidiarrhoeikum ist durch Verlaufsbeobachtung verifiziert. Das Nutzen-Risiko-Verhältnis ist hier positiv.

Handelspräparate
Keine bekannt.

Literatur
Kern W, List PH, Hörhammer L (Hrsg): Hagers Handbuch der Pharmazeutischen Praxis. 4. Aufl., Bde. 1–8, Springer Verlag Berlin, Heidelberg, New York 1969
McLeary BV: Biomass A Cellulose and Hemicellulose 160 (1988), 523
Pérez-Olleros L, Garcia-Cuevas M, Ruiz-Roso B, Requejo A. comparative study of natural carob fibre ans psyllium husk in rats. Influence on some aspects of nutritional utilization ans lipidaemia. J Sci Food Agric (1999), 79: 173–178
Würsch P. Influence of tamin-rich carob pod fiber on the cholesterol metabolism in the rat. J Nutr (1979), 109; 685–692
Zunft HJF, Lüder W, Harde A, Haber B, Graubaum HJ, Grünwald J. Carob pulp preparation for treatment of hypercholesterolemia. Advances in Therapy (2001), 18: 230–236

Johanniskraut – Hypericum perforatum

Volkstümliche Namen: Echtes Johanniskraut, Hartheu, Herrgottsblut, Hexenkraut, Jageteufel, Johannisblut, Konradskraut, Mannskraft, Tüpfelhartheu, Walpurgiskraut (dt.), Amber, Goatweed, Hardhay, Johnswort, Klamath Weed, St. John's Wort, St. Johnswort, Tipton Weed (engl.), Herbe à mille trous, herbe de millepertuis (frz.), Erba di San Giovanni, Hipericon, Iperico (it.)

Familie: Hypericaceal

Botanik: Größe: 30–60 cm. Die Blüten stehen in wenigblütigen Trugdolden. Sie sind goldgelb. Die Frucht ist eine eiförmige, dreikantige und dreifächerige Kapsel. Die Samen sind zylindrisch, 1 bis 3 mm lang, schwarz oder dunkelbraun. Die Stängel sind aufrecht, stielrundzweischneidig, rötlich überlaufen. Die Blätter sind ungestielt, oval-länglich, ganzrandig, gegenständig, durchscheinend punktiert und oft mit schwarzen Drüsen bedeckt.

Verbreitung: Ist in ganz Europa, Westasien und Nordafrika heimisch, in Ostasien, Nord- und Südamerika , Australien und Neuseeland eingebürgert. In Polen, Weißrussland und Sibirien wird sie kultiviert.

Johanniskraut

Verwendete Pflanzenteile: Johanniskraut besteht aus den während der Blütezeit gesammelten Pflanzen oder getrockneten oberirdischen Teilen von *Hypericum perforatum* L.

Inhaltsstoffe

- Anthracenderivate (0,1 bis 0,15 %): bevorzugt Naphthodianthrone, bes. Hypericin, Pseudohypericin
- Flavonoide (2 bis 4 %): bes. Hyperosid (ca. 0,7 %), Quercitrin (0,3 %), Rutin (0,3 %), Isoquercitrin (0,3 %), auch Biflavonoide, u. a. Amentoflavon
- Xanthone (0,15 bis 0,72 %): 1,3,6,7-Tetrahydroxy-xanthon
- Acylphloroglucinole (2 bis 4 %): Hyperforin neben wenig Adhyperforin
- Ätherisches Öl (0,1 bis 1 %): Hauptkomponenten aliphatische Kohlenwasserstoffe, u. a. 2- Methyloctan, Undecan, Dodecanol, Mono- und Sesquiterpene, u. a. α-Pinen, Caryophyllen, daneben auch 2-Methyl-but-3-en-2-ol (Abbauprodukt der Acylphloroglucide)
- 6,5 bis 15 % Catechingerbstoffe (oligomere Procyanidine)
- Kaffeesäurederivate: u. a. Chlorogensäure

Pharmakologie

Präklinik: Der antidepressive Effekt ist auf den Einfluss auf u. a. aminerge Transmittersysteme (Serotonin, Dopamin, Noradrenalin) sowie endokrine Wirkungen (Melatonin) zurückzuführen (Müller und Schäfer 1996, Perovic und Müller 1995, Müller und Rossol 1994, Bladt und Wagner 1994, Hölzl 1993, Höltje und Walper 1993, Sparenberg et al. 1993, Thiede und Walper 1993, Demisch et al. 1989). Die Ergebnisse dieser In-vitro-Studien wurden in Tierversuchen bestätigt (Winterhoff et al. 1995, Winterhoff et al. 1993, Okpanyi und Weischner 1987).

Für Hypericin sind weitere Rezeptor-Wechselwirkungen bekannt: GABA-A-Rezeptor und Muscarin-Rezeptor. Darüber hinaus hemmt Hypericin das Enzym Dopamin-β-hydroxylase.

Ölige Hypericum-Zubereitungen zur äußeren Anwendung wirken antiphlogistisch aufgrund des hohen Flavonoidgehaltes.

Außerdem ließen sich bakterizide Eigenschaften nachweisen (Schempp 1999). Auch antivirale (Retroviren) Eigenschaften konnten nachgewiesen werden.

Klinik: Aufgrund zahlreicher GCP-konformer klinischer Studien lassen Zubereitungen aus Johanniskraut mild sedierende, antidepressive und anxiolytische Wirkungen erwarten. In 22 randomisierten kontrollierten Studien, die zwischen 1989 und 2001 durchgeführt wurden, hat sich Johanniskraut gegenüber Placebo als signifikant effektiv bei der Behandlung von leichten bis mittelschweren Depressionen erwiesen und unterschied sich nicht signifikant von chemisch-synthetischen Antidepressiva. Unerwünschte Wirkungen traten bei den Standard-Antidepressiva häufiger auf als bei Johanniskraut (Whiskey et al. 2001). Diese Ergebnisse werden auch von einer aktuellen Anwendungsbeobachtung (Kasper und Schulz 2000) und einer randomisierte, Placebo-kontrollierten Doppelblindstudie (Kalb et al. 2001) bestätigt.

Anwendungsgebiete

innere Anwendung: bei psychovegetativen Störungen, Angst und nervöser Unruhe sowie depressiven Verstimmungszuständen.

Äußerlich: Ölige Hypericum-Zubereitungen werden lokal bei Verbrennungen ersten Grades und Verletzungen eingesetzt.

Volksmedizin: bei Wurmbefall, Bronchitis und Asthma, Gallenblasenerkrankungen, Gastritis sowie Diarrhöe, Enuresis nocturna, Gicht und Rheuma, ölige Zubereitungen innerlich bei Dyspepsie und äußerlich bei Muskelschmerzen.

Homöopathie: bei Verletzungen des peripheren und zentralen Nervensystems, Verstimmungszuständen, Asthma und Gehirngefäßverkalkungen.

Chinesische Medizin: äußerlich bei Tonsilitis (Gurgellösung) und Dermatosen (Lotionen).

Für leichte bis mittelschwere Depressionen ist bei wässrig-alkoholischen Extrakten die Wirkung durch klinische Doppelblindstudien gesichert.

Dosierung

Innere Anwendung:

Mittlere Tagesdosis: 2–4 g Droge oder 0,2–1 mg Gesamt-Hypericin in anderen Darreichungsformen.

Tee: morgens und abends 1 Tasse frischen Tee aus 2–4 g (2 TL) trinken.

Bei depressiver Verstimmung ist eine Einnahme über einen Zeitraum von 4–6 Wochen indiziert. Wenn dann keine Besserung eintritt, ist die Therapie zu überprüfen.

Homöopathisch: 5 Tropfen oder 1 Tablette oder 10 Globuli oder 1 Messerspitze Verreibung alle 30–60 min (akut) oder 1–3-mal täglich (chronisch); parenteral: 1–2 ml s. c. akut: 3-mal täglich; chronisch einmal täglich; Salben 1–2-mal täglich (akut und chronisch) (HAB).

Die Mehrzahl der handelsüblichen Präparate enthält Trockenextrakte mit einem Droge-Extrakt-Verhältnis von 3,6–6,0:1, Auszugsmittel: Ethanol 60 % m/m. Die meisten Studien wur-

den mit ähnlichen Extrakten durchgeführt. Einige marktführende Produkte enthalten jedoch methanolische Extrakte, die sich in ihrer Zusammensetzung von den ethanolischen Extrakten unterscheiden. Zur Zeit wird diskutiert, in wie weit Hyperforin für die Wirksamkeit von entscheidender Bedeutung ist. Hierzu gibt es widersprüchliche Ergebnisse mit nichtstabilem und stabilem Hyperforin sowie mit Hyperforin-freien Extrakten, die trotzdem eine positive Wirkung zeigen.
In den meisten vorliegenden klinischen Studien wurden Dosierungen von bis zu 900 mg Extrakt/Tag untersucht.

Anwendungsbeschränkungen

Risiken der bestimmungsgemäßen Anwendung therapeutischer Dosen der Droge sind nicht bekannt.
Nebenwirkungen: Insbesondere bei hellhäutigen Patienten könnte es durch erhöhte Empfindlichkeit gegen Sonnenlicht (Photosensibilisierung) zu sonnenbrandähnlichen Reaktionen der Hautpartien kommen, die starker Sonnenbestrahlung ausgesetzt sind. Der sog. Hypericismus, wie bei Tieren nach Aufnahme großer Mengen der Pflanze (ab 3 g/kg KG, das wären für einen 50 kg schweren Menschen ca. 150 g) beobachtet, ist jedoch bei Anwendung therapeutischer Dosen unwahrscheinlich (vgl. Kasper und Schulz 2000).
Selten können Magen-Darm-Beschwerden durch den Gerbstoffgehalt mit Völlegefühl und Verstopfung, ferner allergische Reaktionen der Haut (Juckreiz, Hautrötung), Müdigkeit oder Unruhe auftreten.
Gegenanzeigen: Bei bekannter Lichtempfindlichkeit und schweren depressiven Störungen ist die Anwendung der Droge nicht indiziert, ferner wegen nicht ausreichender Untersuchungen bei Kindern unter 12 Jahren sowie während der Schwangerschaft und Stillzeit.
Eine gleichzeitige Einnahme von Antikoagulantien vom Cumarin-Typ, Ciclosporin und Indinavir sollte vermieden werden, da deren Wirkspiegel durch die gleichzeitige Einnahme von Hypericum herabgesetzt werden können (z. B. Schulz 2001).
Wechselwirkungen und Inkompatibilitäten: Interaktionen mit Digoxin, Theophyllin und Amitrypilin sind im Rahmen pharmakokinetischer Studien gefunden worden. Deren klinische Relevanz ist nicht bewiesen. Das theoretisch mögliche Auftreten von Zwischenblutungen bei der gleichzeitigen Einnahme von Kontrazeptiva liegt in der Wahrscheinlichkeit um mehrere Zehnerpotenzen unterhalb der Wahrscheinlichkeit für das spontane Auftreten von Zwischenblutungen. Johanniskrautextrakte können, wie andere Arneimittel oder Lebensmittel auch, das Cytochrom P-450-System (CYP450-3A4) induzieren, so dass gewissen Medikamente schneller ausgeschieden oder vermindert aufgenommen werden können.
Hypericum sollte nicht zusammen mit anderen Antidepressiva eingenommen werden. Die Co-Medikation mit Antikoagulantien vom Cumarin-Typ sollte, sofern überhaupt erforderlich, nur unter engmaschiger Kontrolle des Gerinnungsstatus durch den Arzt erfolgen. Die Co-Medikation mit Ciclosporin und Indinavir sollte ganz unterbleiben (z. B. Schulz 2001). Bei extremen Überdosierungen sollten die Betroffenen für eine Woche vollständig von UV-Licht abgeschirmt werden (vgl. Kasper und Schulz 2000).

Patienteninformation: Johanniskraut hat einen positiven Enflluss auf die Stimmungslage und ist deshalb zur Behandlung von depressiven Verstimmungen geeignet. Bei unverändertem Fortbestehen der Krankheitssymptome sollten Sie zur Ergründung der Krankheitsursache einen Arzt aufsuchen. Bei einer Verschlimmerung ist eine ärztliche Abklärung unbedingt erforderlich. Wenn sie Medikamente einnehmen, sollten Sie zur Einnahme von Johanniskraut-Präparaten Ihren Arzt fragen.

Bewertung der Wirksamkeit: Die Kommission E (1984, 1989) empfiehlt Johanniskraut zur Behandlung von psychovegetativen Störungen, depressiven Verstimmungszuständen sowie Angst und/oder nervöser Unruhe. Von ESCOP (März 1996) wurden folgende Indikationen als positiv bewertet: milde bis mittelschwere Depression sowie somatoforme (psychische) Störung, einschließlich Symptome wie Rastlosigkeit, Ängstlichkeit und Erregbarkeit. Die milde antidepressive Wirkung von Johanniskraut-Zubereitungen ist durch viele klinische Studien belegt. Die klinischen Prüfungen sind GCP-gerecht und entsprechen damit den gültigen Kriterien für klinische Prüfungen von Arzneimitteln. Schwerwiegende Nebenwirkungen sind bei vorschriftsmäßiger Anwendung nicht zu erwarten. Die beschriebene Induktion des Cytochrom P450-System ist auch durch Bestandteile der alltäglichen Nahrung in gleichem Maße oder stärker als durch Johanniskraut zu erwarten. Deshalb sollte die Möglichkeit von Interaktionen von Arzneimitteln und Lebensmitteln unbedingt in Betracht gezogen werden.

Handelspräparate

Esbericum® Kapseln
Felis®: 3-mal tgl. 1 Dragée unzerkaut mit Flüssigkeit bzw. 1-mal tgl. 1 Filmtablette bzw.

1–2-mal tgl. 1 Kapsel bzw. 3-mal tgl. 24 Tropfen

Hyperforat®: Dragées: 3-mal tgl. 2 Dragées; Tropfen: Erwachsene 2–3-mal tgl. 20–30 Tropfen, Schulkinder 2-mal tgl. 10 Tropfen; Injektionslösung: Tgl. 1–2 ml i. m. (tief intraglutäal) oder langsam i. v. injizieren

Jarsin®: 3-mal tgl. 1 Dragée bzw. tgl. 2 überzogene Tabletten 450 mg bzw. 1-mal tgl. 1 überzogene Tablette 70 mg unzerkaut mit etwas Flüssigkeit zu den Mahlzeiten einnehmen.

Laif®: 1-mal tgl. 1 Tablette nach dem Frühstück unzerkaut mit Flüssigkeit.

Neuroplant®: 1 × 1: Tgl. 1-mal 1 Filmtablette, falls erforderlich 1–2-mal tgl. 1 Filmtablette; 300: 2–3-mal tgl. 1 Filmtablette vor den Mahlzeiten mit etwas Flüssigkeit einnehmen.

Literatur

Andreas JJ et al: Pharmacokinetic interaction of digoxin with a herbal extract from St. John's wort. Clin Pharm & Ther 66 (1999), 338–345

Araya OS, Ford EJH: An investigation of the type of photosensitization caused by the ingestion of St. John's Wort (hypericum perforatum) by calves. J Comp Pathol 91 (1981), 135–141

Bladt S, Wagner H: Inhibition of MAO by Fractions and Constiuents of Hypericum Extract. J Geriatr Psychiatry Neurol 7 (Suppl 1, 1994), 57–59

Borsini F, Meli A: Is the forced swimming test a suitable model for revealing antidepressant activity? Psychopharmacology 94 (1988), 147–160

Butterweck V et al: Isolation by MLCCC and NMR spectroscopy of hypericin, pseudohypericin and I3,II8-biapigenin from Hypericum perforatum. Planta Med 62 (Abstracts of the 44th Ann Congress of GA, 1996), 119

Butterweck V, Winterhoff H, Schulz V, Nahrstedt A: Pharmacological in vivo testing of fractions obtained from Hypericum perforatum L. Planta Med 62 (Abstracts of the 44th Ann Congress of GA, 1996), 65

Carpenter S, Kraus GA: Photosensitization required for inactivation of equine infectious anaemia virus by hypericin. Photochem Photobiol 53 (1991), 169–174

Czygan FC: Kulturgeschichte und Mystik des Johanniskrautes. Z Phytother 14 (1993), 276–281

Danie K: Inhaltsstoffe und Prüfmethoden homöopathisch verwendeter Arzneipflanzen. Hippokrates 10 (1939), 5–6

Decoaterd LA, Hoffmann E, Kyburz D et al: A new phloroglucinol derivative from Hypericum-calycinum with antifungal and in vitro antimalarial activity. Planta Med 57 (1991), 548

Demisch L, Hölzl J, Gollnik B, Kaczmarczyk P: Identification of selective MAO-type-A inhibitors in Hypericum perforatum L. (Hyperforat). Pharmacopsychiat 22 (1989), 194

Dingermann T: Phytopharmaka im Alter: Crataegus, Ginkgo, Hypericum und Kava-Kava. PZ 140 (1995), 2017–2024

Engelhardt A: Justinus Kerner und das Johanniskraut. Apotheker-Dienst Roche 3 (1962), 51–55.

Ernst E: St. John's Wort, an anti-depressant? A systematic, criteria-based overview. Phytomedicine 2 (1995), 67–71

Freytag WE: Dtsch Apoth Ztg 124 (1984), 2383

Friede M et al: Clinical efficacy of Hypericum perforatum containing low amounts of hyperforin. 46th Annual Congress of the Society for Medicinal Plant Research, Vienna 1998

Friede M et al: Placebo-controlled clinical trial concerning therapy of anxiety syndroms in mild to moderate severe depression with Hypericum perforatum. EJN 10, 1998

Friede M, Hasenfuss I, Wüstenberg P: Alltagssicherheit eines pflanzlichen Antidepressivums aus Johanniskraut. Fortschritte der Medizin. Originalien 116, 4, 1998

Friede M, Wüstenberg P: Johanniskraut zur Therapie von Angstsyndromen bei depressiven Verstimmungen. Z Phytother 19 (1998), 309

Giese AC: Hypericism. Photochem Photobiol Rev 5 (1980), 229–255

Gruenwald J: Standardized St. John's Wort Extract Clinical Monograph. Quarterly Review of Natural Medicine 3 (1997), 289–299

Gulick RM, McAuliffe V, Holden-Wiltse J et al: Phase I Studies of Hypericin, the Active Compound in St John's Wort, as an Antiretroviral Agent in HIV-Infected Adults. Ann Intern Med 130(6) (1999), 510–4

Hänsgen KD, Vesper J: Antidepressive Wirksamkeit eines hochdosierten Hypericum-Extraktes. Münch Med Wschr 138 (1996), 29–33

Harrer G, Payk TR, Schulz V: Hypericum als pflanzliches Antidepressivum. Nervenheilkunde 12 (1993), 268–366

Harrer G, Schmidt U, Kuhn U, Biller A: Äquivalenzvergleich Johanniskraut LoHyp-57 versus Fluoxetin. Arzneimittelforschung 4 (1999) 289–96

Harrer G, Schulz V: Zur Prüfung der antidepressiven Wirksamkeit von Hypericum. Nervenheilkunde 12 (1993), 271–273

Harrer G, Sommer H: Treatment of mild/moderate depressions with Hypericum. Phytomedicine 1 (1993), 3–8

Hölzl J, Ostrowski E: Planta Med 6 (1986), 62P

Hölzl J, Sattler S, Schütt H: Johanniskraut: eine Alternative zu synthetischen Antidepressiva. PZ 139 (1994), 3959

Hölzl J: Inhaltsstoffe und Wirkungsmechanismen des Johanniskrautes. Z Phytother 14 (1993), 255

Höltje H-D, Walper A: „Molecular Modeling" zum antidepressiven Wirkmechanismus von Hypericum-Inhaltsstoffen. Nervenheilkunde 12 (1993), 339–340

Jenike MA: Hypericum: A Novel Antidepressant. J Geriatr Psychiatry Neurol 7 (1994), 1–68

Johne A et al: Pharmacokinetic interaction of digoxin with an herbal extract from St John's wort (Hypericum perforatum). Clin Pharmacol Ther. 66 (1999), 338–45

Kalb R, Trautmann-Sponsel RD, Kieser M: Efficacy and tolerability of Hypericum extract WS 5572 versus placebo in mildly to moderately depressed patients. Pharmacopsych 34 (2001), 96–103

Kasper S, Schulz V: Johanniskraut-Extrakt als pflanzliches Antidepressivum. Praxis 89 (2000), 2169–2177

Kil KS, Yum YN, Seo SH: Antitumor activities of hypericin as a protein tyrosine kinase blocker. Arch Pharmacal Res 19 (1996), 490–496

Kitanov G et al: Khim Prir Soedin 2 (1984), 269

Koren H, Schenk GM, Jindra RH et al: Hypericin in phototherapy. J Photochem Photobiol B – Biology 36 (1996), 113–119

Lantz MS et al: St. John's wort and antidepressant drug interactions in the elderly. J Geriatr Psych Neurol 2(1) (1999), 7–10

Laux G: Kontrollierte Vergleichsstudien mit Moclobemid in der Depressionsbehandlung. Münch Med Wschr 137 (1995), 296–300

Leuschner J: Gutachten zur experimentellen Toxikologie von Hypericum-Extrakt LI 160. Lichtwer Pharma GmbH, Berlin 1995

Linde K et al: St John's wort for depression – An overwiew and meta-analysis of randomized clinical trials. In: Brit Med J 313 (1996), 253–258

Lopez-Bazzocchi I, Hudson JB, Towers GHN: Antiviral activity of the photoactive plant pigment hypericin. Photochem Photobiol 54 (1991), 5–98

Maisenbacher P: Johanniskrautöl. Deutsche Apotheker Ztg 132 (1992), 281
Mathic C, Ourrison G: Phytochemistry 3 (1964), 115, 133, 377, 379
Maurer A et al: Interaction of St. John's wort extract with phenprocoumon. Eur J Clin Pharmacol 1999 55: A22
Meier B: The science behind Hypericum. Advances in Therapy 16, 3 (1999)
Muldner H, Zoller M: Arzneim Forsch. 34 II (1984), 918
Müller WE, Schäfer C: Johanniskraut In-vitro-Studie über Hypericum-Extrakt, Hypericin und Kämpferol. Deutsche Apotheker Ztg 136 (1996), 1015–1022
Müller WEG, Rossol R: Effects of Hypericum Extract on the Expression of Serotonin Receptors. J Geriatr Psychiatry Neurol 7 (Suppl 1, 1994), 63–64
Nebel A et al: Potential metabolic interaction between St. John's wort and theophylline. Ann Pharmacother 33(4) (1999), 502
Niesel S: Untersuchungen zum Freisetzungsverhalten und zur Stabilität ausgewählter wertbestimmender Pflanzeninhaltsstoffe unter besonderer Berücksichtigung moderner phytochemischer Analysenverfahren. Inaugural-Dissertation. FU Berlin (1992)
Okpanyi SN, Weischer ML: Tierexperimentrelle Untersuchungen zur psychotropen Wirksamkeit eines Hypericum-Extraktes. Arzneim-Forsch/Drug-Res 23 (1987), 10–13
Perovic S, Müller WEG: Pharmacological profile of Hypericum perforatum extract. Arzneimittelforschung/Drug Research 45 (1995), 1145–1148
Piscitelli S et al: Indinavir concentrations and St. John's wort. Lancet 355 (2000) 547–548
Popovic M et al: Biochemical and pharmacodynamic study of Hypericum perforatum. Planta Med 62 (Abstracts of the 44th Ann Congress of GA, 1996), 67
Rammert K: Phytopharmaka: Johanniskraut als Antidepressivum. Deutsche Apotheker Ztg 136 (1996), 4131–4132
Reuter HD: Hypericum als pflanzliches Antidepressivum. Z Phytother 14 (1993), 239
Roth L: Hypericum – Hypericin: Botanik, Inhaltsstoffe, Wirkung. Z Phytother 13 (1992), 174
Ruschitzka F et al: Acute heart transplant rejection due to St. John's wort. Lancet 355 (2000), 548–49
Saller R, Hellenbrecht D: Johanniskraut (Hypericum perforatum). Tägl Praxis 33 (1992), 689
Schempp CM et al: Antbacterial activity of hyperforin from St. John's wort against multiresistant Staphylococcus aureus and gram-positive bacteria. Lancet 353 (1999), 2129
Schrader E et al: Equivalence of St John's wort extract (Ze 117) and fluoxetine: a randomized, controlled study in mild-moderate depression. Int Clin Psychopharm 15 (2000), 61
Schrader E, Meier B, Brattström A: Hypericum treatment of mild-moderate depression in a placebo-controlled study. A prospective, double-blind, randomized, placebo-controlled, multicentre study. Hum Psychopharm 13 (1998), 163
Schulz V: Incidence and clinical relevance of the interactions and side effects of Hypericum preparations. Phytomed 8 (2001), 152–160
Sparenberg B, Demisch L, Hölzl J: Untersuchungen über antidepressive Wirkstoffe von Johanniskraut. PZW 138 (1993), 50
Suzuki O et al: Planta Med 3 (1984), 272
Thiede HM, Walper A: MAO- und COMT-Hemmung durch Hypericum Extrakte und Hypericin. Nervenheilkunde 12 (1993), 346–348
Thiele B, Brink I, Ploch M: Modulation der Zytkokin-Expression durch Hypericum-Extrakt. Nervenheilkunde 12 (1993), 353–356
Volz HP, Hänsel R: Hypericum (Johanniskraut) als pflanzliches Antidepressivum. Psychopharmakotherapie 2 (1995), 1–9
Wagner H, Bladt S: Pharmazeutische Qualität der Hypericum-Extrakte. Nervenheilkunde 12 (1993), 362–366
Whiskey E, Werneke U, Taylor D: A systematic review and meta-analysis of Hypericum perforatum in depression: a comprehensive clinical review. Int Clin Psychopharmacol 16 (2001), 239–252
Willner P: The validity of animal models of depression. Psychopharmacology 83 (1984), 1–16
Winterhoff H et al: Pharmakologische Untersuchungen zur antidepressiven Wirkung von Hypericum perforatum L. In: Loew, D.; Rietbrock, N. (Hrsg.): Phytopharmaka in Forschung und klinischer Anwendung. Darmstadt, (1995), 39–56
Winterhoff H, Hambrügge M, Vahlensieck W: Testung von Hypericum perforatum L. im Tierexperiment. Nervenheilkunde 12 (1993), 341–345

Jojoba – Simmondsia chinensis

Volkstümliche Namen: Jojoba, Jojobapflanze (dt.), Bush nut, Goat nut, gray box bush, Jojoba (engl.), Jojoba (span.)

Familie: Simmondsiaceae

Botanik: Die Pflanze ist ein stark verzweigter, immergrüner Strauch. Er ist zweihäusig. Die männlichen Pflanzen sind größer, höher und weniger gedrungen als die weiblichen. Die Wüstenpflanze entwickelt Pfahlwurzeln bis zu 3,6 m Länge. Die waagerechte Wurzelverzweigung erfolgt erst in 60 bis 90 cm Tiefe. Die Blätter sind dick, lederartig, blaugrün, ganzrandig und länglich geformt. Die Blüten sind achselständig. Die männlichen Blüten sind klein und gelb und Kronblätter fehlen. Die weiblichen Blüten sind gewöhnlich einzelnstehend, unscheinbar und blassgrün. Die Fruchtkapseln enthalten 1 bis 3 Samen, wobei die 1samigen Kapseln überwiegen. Die Samen sind ungefähr 2 cm lang.

Verbreitung: Die Pflanze kommt endemisch in der Sonora-Wüste in den USA bis Nordwest-Mexiko vor. Sie wird in besonders in Indien und Israel angebaut.

Jojobaöl

Verwendete Pflanzenteile: Flüssiges Jojobawachs ist eine klare, hellgelbe, ölige Flüssigkeit, die durch Pressung aus den Samen von *Simmondsia chinensis* LINK SCHNEID. gewonnen wird.

Inhaltsstoffe

- Flüssige Wachsester: Ester von in Position omega 9 einfach ungesättigter C20- und C22-Fettsäuren, hauptsächlich Gadoleinsäure (20:1(9), Anteil 70 % an den Fettsäuren) mit den entsprechenden Alkoholen, hauptsächlich Eicosenol (20:1(9)-OH) und Docosenol (22:1(9)-OH)

Pharmakologie
Die Droge wirkt aufgrund ihrer öligen Beschaffenheit hautpflegend. Jojobaöl wird aufgrund seiner Stabilität gegenüber Ranzidität für oxidationsempfindliche Stoffe (Vitamin A) als Trägersubstanz benutzt.

Anwendungsgebiete
Volksmedizin: Die Indios verwendeten das Wachs lokal zur Wundbehandlung sowie bei Akne und Psoriasis.

Sonstige Verwendung
Kosmetik: zur Hautpflege.
Pharmazie: als Trägerstoff bei der Herstellung ätherischer Öle.
Industrie: Ersatz für Walratöl als Schmiermittel für hochtourige und langlebige Präzisionsgeräte.

Anwendungsbeschränkungen: Risiken der äußerlichen Anwendung der Droge und Nebenwirkungen sind nicht bekannt. Bei peroraler Aufnahme wird Jojobawachs größtenteils unverdaut ausgeschieden. Das es sich aber auch in den Darmzellen und der Leber ablagert, ist es als Diätetikum nicht geeignet.

Patienteninformation: Jojobaöl kann aufgrund seiner hautpflegenden Eigenschaften bei Hauterkrankungen mit Trockenheit und Schuppenbildung hilfreich sein.

Bewertung der Wirksamkeit: Die Wirksamkeit der Droge ist nach den gültigen Kriterien für klinische Prüfungen von Arzneimitteln für die beanspruchten Indikationen bisher nicht belegt. Die Verwendung aufgrund der durch die ölige Beschaffenheit bedingten hautpflegenden Eigenschaften bei trockenen Hauterkrankungen mit Schuppenbildung scheint jedoch plausibel.

Handelspräparate
Keine bekannt.

Literatur
Knoepfler NB et al: Agr Food Chem 6 (1958), 118
Miwa TK: J Am Oil Chem Soc 48 (1971), 259

Kaffeestrauch

Volkstümliche Namen: Arabica-Kaffee, Kaffee, Kaffeebaum, Kaffeepflanze, Kaffeestrauch (dt.), Chia-fei (chin.), Arabian Coffee, Arabica Coffee, Caffea, Coffee, coffee tree (engl.), Café, cafeto (esp.), Caféier (frz.), Café, cafeeiro (port.), Kahwe, qahwa (turk.)

Familie: Rubiaceae

Botanik: Die Kaffeepflanze ist ein immergrüner Strauch oder kleiner Baum der bis 8 m hoch werden kann und viele basale Äste hat. Die jungen Äste sind kahl und abgeplattet, die Nodien stark aufgetrieben. Die Rinde der fruchtenden Äste ist aschig-weiß. Die Blätter halten 2 bis 3 Jahre aus, sind 6 bis 20 cm lang und 2,5 bis 6 cm breit. Sie sind kahl, schwach ledrig, mit glänzender Oberfläche, oval oder elliptisch-lanzettlich mit ausgeprägter Blattspitze. Der Rand ist zuweilen stark gewellt. Die Blütenstände sitzen in blattachselständigen, dichten Knäueln mit 10 bis 20 Blüten. Die sitzenden oder sehr kurz gestielten Teilblütenstände tragen dicht übereinanderstehende, schuppige Hochblätter. Der Blütenkelch ist 2,5 bis 3 mm lang mit gestutztem, 5zähnigem Saum. Die Krone ist weiß und wohlriechend. Die Staubblätter entspringen am Schlund der Röhre und ragen aus dieser heraus. Die reife Frucht ist ellipsoidisch und im Querschnitt abgeplattet, 12 bis 18 mm lang, 12 bis 15 mm breit und an einem 3 bis 6 mm langen Stiel. Anfangs ist sie grün, später gelb und zur Reife dunkelrot. Das Exokarp ist zähhäutig, das Mesokarp fleischig und leicht süß. Das Endokarp ist hart. Die Samen sind plankonvex mit einer Rille auf der planen adaxialen Seite. Sie sind 8 bis 12 mm lang, 5 bis 8 mm breit und 3 bis 5 mm dick. Sie sind in frischem Zustand graugrün und braun nach dem Rösten.

Verbreitung: Heimisch in Äthiopien, wird die Pflanze heute in fast allen tropischen Gebieten kultiviert.

Kaffeebohnen

Verwendete Pflanzenteile: Kaffeebohnen sind die getrockneten, von der Samenhaut befreiten Bohnen von *Coffea arabica* L. und anderen Arten.

Inhaltsstoffe
- Purinalkaloide: Hauptalkaloid Coffein (0,6–2,2 %), daneben Theobromin, Theophyllin
- Kaffee- und Ferulasäureester der Chinasäure, bes. Chlorogensäure (5 bis 8 %)
- Trigonellin
- Norditerpenglykosidester: Atractyloside
- Diterpene: u. a. die Diterpenalkoholfettsäureester Kahweol und Cafestol
- bei gerösteten Kaffeesamen zahlreiche durch Pyrolyse von Kohlenhydraten, Eiweißen, Fetten und aromatischen Säuren entstandene Aromastoffe

Pharmakologie
Die meisten für den Kaffee beschriebenen Wirkungen lassen sich auf die Anwesenheit von Coffein zurückführen. Vereinfacht kann man die Coffein-Wirkungen zusammenfassen:
Das Coffein hat eine positiv inotrope und in hohen Konzentrationen eine positiv chronotrope Wirkung auf das Herz und ist zentral erregend. Auf die glatte Muskulatur der Gefäße (außer der zerebralen Gefäße, dort Vasokonstriktion) und der Bronchien wirkt es relaxierend. Weiterhin hat Coffein einen kurzfristigen diuretischen Effekt und verursacht eine Erhöhung der Magensekretion und die Steigerung der Freisetzung von Catecholaminen.
Coffein wirkt kompetitiv blockierend der an den Zelloberflächen liegenden Adenosinrezeptoren im Gehirn, Fettgewebe, in der Leber, Niere, Herz und an Erythrozyten.
Herz, Kreislauf, Gefäße: Personen, die normalerweise keinen Kaffee trinken, reagieren 1 Stunde nach Verabreichung von 250 mg Coffein bereits mit dem Anstieg des systolischen Blutdruckes um durchschnittlich 10 mm Hg. Habituelle Kaffeetrinker sind diesbezüglich tolerant.
Blut: der Genuss von 4 bis 6 Tassen ungefilterter aufgebrühter Kaffee führt nach 9 Wochen zum Anstieg der Plasma-Cholesterinspiegel um 10 % (Bak und Grobbee 1989). Ein Anstieg von Lathosterol um 11 % im Serum als Indikator der Cholesterinsynthese konnte ermittelt werden (van Dusseldorp et al. 1991). Ein Zusammenhang zwischen einem Anstieg der Cholesterinspiegel und der Konsum von aufgebrühtem, ungefiltertem Kaffee konnte in einer Meta-Analyse festgestellt werden. Allerdings fehlen zu einer gesicherten Aussage weitere GCP-gerechte Studien (Kokjohn et al. 1993).
Verdauungstrakt: Orale Einnahme von 200 mg Chlorogensäure (als zweiter Hauptinhaltsstoff) stimuliert die Magensekretion doppelt so stark wie Coffein allein.
Sonstige: Eine Diät mit 20 %igem, grünem Kaffee hemmt beim Hamster die DMBA-induzierte orale Tumorbildung um 90 %.
Wirkungsverlauf: Die stimulierende Wirkung, die auf die Anwesenheit von Coffein zurückgeführt wird, setzt wenige Minuten nach der Einnahme ein. Die maximalen Plasmakonzentrationen von Coffein werden nach 15 min bis 45 min erreicht. Die Plasmahalbwertzeit beträgt durchschnittlich 4 bis 6 h.

Anwendungsgebiete
Innere Anwendung: bei Hypotonie und als Zusatz zu Analgetika.
Volksmedizin: zur Steigerung der Leistungsfähigkeit; bei Anämie, Hepatitis und Ödemen.
Homöopathie: Schlafstörungen und Neuralgien.
Indische Medizin: unreife Samen bei Migräne und Fieber; reife Samen bei Durchfällen. Starker Kaffee wird bei Intoxikationen von Opium und Alkohol empfohlen.

Sonstige Anwendungen
Haushalt: Kaffeegetränk aus gerösteten und gemahlenen Bohnen als Fest-Flüssig-Extraktion. Die dabei gängigen Methoden sind Filtration, Abkochung und Infusion (oft beide als gekochter Kaffee bezeichnet); Perkolation und die Espressomethode mit Vaporisation und hohem Druck.

Dosierung
Tagesdosis: 15 g Droge.
Homöopathisch: 5 Tropfen oder 1 Tablette oder 10 Globuli oder 1 Messerspitze Verreibung alle 30–60 min (akut) oder 1–3-mal täglich (chronisch); parenteral: 1–2 ml s. c. akut: 3-mal täglich; chronisch einmal täglich (HAB).

Anwendungsbeschränkungen
Risiken der bestimmungsgemäßen Anwendung therapeutischer Dosen der Droge sind nicht bekannt.
Mengen, die bis zu 500 mg Coffein/d entsprechen (5 Tassen Kaffee), über den Tag verteilt sind für einen gesunden, an Kaffeegenuss gewöhnten Erwachsenen toxikologisch unbedenklich. Vorsicht ist geboten bei Personen mit labilem Herz-Kreislaufsystem, Nierenerkrankungen, Überfunktion der Schilddrüse, erhöhter Krampfbereitschaft und bestimmten psychischen Störungen, z. B. panischen Angstzuständen.
Schwangere sollten den Coffeingenuss meiden, eine Dosis von 300 mg/d (3 Tassen Kaffee über den Tag verteilt) aber keinesfalls überschreiten. Säuglinge, deren stillende Mütter coffeinhaltige Getränke zu sich nehmen, können unter Schlafstörungen leiden.
Nebenwirkungen des Kaffeegenusses, vorwiegend bedingt durch den Chlorogensäuregehalt, können sein Hyperacidität, Magenreizung, Durchfall, Appetitsminderung. Erste Vergiftungssymptome sind Erbrechen und abdominale Krämpfe.
Bei längerer Aufnahme von Dosen, die über 1,5 g Coffein/d liegen, treten unspezifische Symptome wie Ruhelosigkeit, Reizbarkeit, Schlaflosigkeit, Herzklopfen, Schwindel, Erbrechen, Durchfall, Appetitlosigkeit und Kopfschmerzen auf.
Bei sehr hohen Dosen kommt es zu Steifigkeit, arrhythmischen Spasmen einzelner Muskelgruppen, Opisthotonus und arrhythmischer Tachykardie. Tödliche Vergiftungen durch die Droge sind nicht denkbar. Die tödliche Dosis

(LD_{50}) für einen Erwachsenen liegt bei 150 bis 200 mg Coffein/kg KG (bei 50 kg KG = 7,5 g = 75 Tassen Kaffee), es wurden jedoch auch 106 g Koffein überlebt. Bei einem Kind wurde ein Todesfall nach Aufnahme von 5,3 g Coffein berichtet.
Die Therapie von Coffeinvergiftungen sollte durch Auslösung von Erbrechen oder Magenspülung eingeleitet werden. Anschließend sollte medizinische Kohle und zur Resorptionsverzögerung Sorbit gegeben werden. Krämpfe werden mit Diazepam behandelt.
Coffein kann zu psychischer aber auch physischer Abhängigkeit führen (Coffeinismus). Entzugssymptome können u. a. Kopfschmerzen und Schlafstörungen sein.

Patienteninformation: Das in den Kaffeebohnen enthaltene Coffein hat außer der Ihnen sicher bekannten anregenden Wirkung auch eine Reihe anderer Fähigkeiten, die therapeutisch genutzt werden. So können Medikamente, die Coffein enthalten, bei Kreislaufstörungen bedingt durch niedrigen Blutdruck hilfreich sein oder in Kombinationspräparaten die Wirkung von Schmerzmitteln verstärken. Sie sollten sich an die Dosierungshinweise halten, da Kaffee eben nicht nur Genussmittel, sondern auch eine hochwirksame Arzneipflanze ist, und bei Überdosierung oder langfristiger Anwendung hoher Dosen unangenehme Nebenwirkungen wie Unruhe, Zittern vermehrtes Schwitzen, Herzklopfen und Schlaflosigkeit und sogar Vergiftungserscheinungen auftreten können. Auch körperliche und seelische Abhängigkeit sind möglich. Schwangere und stillende Mütter sollten möglichst auf das Getränk verzichten oder nicht mehr als 3 Tassen über den Tag verteilt zu sich nehmen.

Bewertung der Wirksamkeit: Aktives Prinzip der Droge ist das Coffein, das eine Vielzahl wissenschaftlich gut untersuchter und belegter Wirkungen aufweist (siehe Pharmakologie). Die therapeutische Anwendung bei Hypotonie und als Zusatz zu Analgetika ist sinnvoll. Die Wirksamkeit der Droge für die volksmedizinischen/homöopathischen Indikationen ist nach den gültigen Kriterien für klinische Prüfungen von Arzneimitteln bisher nicht ausreichend belegt. Die Anwendungsbeschränkungen sind zu beachten.

Handelspräparate

Als Lebensmittel, diverse Coffea-Präparate (homöopathisch) und in Kombinationen.

Literatur

Bak AA, Grobbee DE. The effect on serum cholesterol levels of cofee brwed by filtering or boiling. N Engl. J Med (1989), 321: 1432–1437

Bättig K: Kaffee in wissenschaftlicher Sicht. Z Phytother 9 (1988), 95

Bornkessel B: Sind Kaffeetrinker stärker gefährdet ?. Deutsche Apotheker Ztg 131 (1991), 189

Butz S: Nurses'-Health-Studie: Kaffe – kein Risikofaktor für koronare Herzkrankheit?. Deutsche Apotheker Ztg 136 (1996), 1680–1582

Dieudonne S, Forero ME, Llano I: Lipid analysis of Coffea arabica Linn. beans and their possible hypercholesterolemic effects. Int J Food Sci Nutr, 159:135–9, 1997 Mar

Ferré F: Kaffee-Eine Kulturgeschichte. 1992.

Garattini S: Caffeine, Coffee, and Health. Garattini S. Monographs of the Mario Negri Institute for Pharmacological Research, Milan. Raven Press, New York 1993.

Kokjohn K, Graham M, McGregor M. The effect of coffee consumption on serum cholesterol levels. J Manipulative Physiol Ther (1993), 16: 327–335

Martin E: Cholesterolspiegel erhöhender Faktor in Kaffeelipiden. Deutsche Apotheker Ztg 130 (1990), 2376

Mensink RP, Lebbink WJ, Lobbezoo IE, Weusten-Van der Wouw MP, Zock PL, Katan MB: Diterpene composition of oils from Arabica and Robusta coffee beans and their effects on serum lipids in man. J Intern Med, 237:543–50, 1995 Jun

N.N.: „Kaffee erhöht den Cholesterinspiegel". Aga 19 (1991), 10682

N.N.: Coffein – Entzugssyndrom bei Kaffeetrinkern. Deutsche Apotheker Ztg 133 (1993), 441

N.N.: Wieviel Coffein ist in welchem Produkt?. PTA 5 (1991), 40

Phillips R, Smith D: Characterization of coffea canephora α-D-galactosidase blood group B activity. Artif Cells Blood Substit Immobil Biotechnol, 103:489–502, 1996 Sep

Ponepal V, Spielberger U, Riedel-Caspari G, Schmidt FW: Use of a Coffea arabica tosta extract for the prevention and therapy of polyfactorial infectious diseases in newborn calves. DTW Dtsch Tierarztl Wochenschr, 103:390–4, 1996 Oct

Ratnayake WM, Pelletier G, Hollywood R, Malcolm S, Stavric B: Investigation of the effect of coffee lipids on serum cholesterol in hamsters. Food Chem Toxicol, 33:195–201, 1995 Mar

Schröder R: Kaffee, Tee und Kardamom. Ulmer-Verlag, Stuttgart 1991.

Schröder-Rosenstock K: Kaffeegenuß – ein medizinisches Problem. Deutsche Apotheker Ztg 130 (1990), 1919

Silnermann K et al: Entzugssymptome nach regelmäßigem Kaffeegenuß. New Engl J Med 327 (1992), 1109

van Dusseldorp M, Katan MB, van Vliet T, Demacker PN, Stalenhoef AF. Cholesterol-raising factor from boiled coffee does not pass a paper filter. Arterioscler Throm (1991), 11: 586–593

Kaffeekohle

Verwendete Pflanzenteile: Kaffeekohle sind die gemahlenen, bis zur Schwarzbräunung und Verkohlung der äußeren Samenpartien gerösteten, grünen, getrockneten Samen von *Coffea arabica*, *Coffea liberica*, *Coffea canephora* P. E. F. und anderen Coffea-Arten.

Inhaltsstoffe

- Purinalkaloide: Hauptalkaloid Coffein (0,8 bis 1 %)
- Trigonellin

– Karamelisierungsprodukte von Hemicellulosen

Pharmakologie

Die Kaffeekohle enthält Purinalkaloide mit Coffein als Hauptkomponente und wirkt adsorbierend und adstringierend. Nähere Angaben fehlen.

Anwendungsgebiete

Innere Anwendung: bei unspezifischen akuten Diarrhöen und leichten Entzündungen der Mund- und Rachenschleimhaut.
Äußere Anwendung: bei eitrigen Wunden und Entzündungen.
Volksmedizin: bei Dysenterie wird in Arabien stark gebrannter Kaffee gegessen.

Dosierung

Innere Anwendung:
Tagesdosis: 9 g gemahlene Kaffeekohle.
Einzelgabe: 3 g Streupulver.

Anwendungsbeschränkungen: Risiken der bestimmungsgemäßen Anwendung therapeutischer Dosen der Droge und Nebenwirkungen sind nicht bekannt. Die Resorption anderer Arzneistoffe kann durch die Droge beeinträchtigt werden.

Patienteninformation: Gemahlene Kaffeekohle kann bei innerlicher Anwendung leichte Durchfallerkrankungen und Entzündungen der Mund- und Rachenschleimhaut lindern und bei äußerlicher Anwendung die Heilung eitriger Wunden und Entzündungen fördern.

Bewertung der Wirksamkeit: Kaffeekohle wirkt adsorbierend und adstringierend. Zur therapeutischen Verwendung bei unspezifischen, akuten Diarrhöen und leichten Entzündungen der Mund- und Rachenschleimhaut liegt eine Positiv-Monographie der Kommission E (1988) vor.

Handelspräparate

Keine bekannt.

Literatur

Dieudonne S, Forero ME, Llano I: Lipid analysis of Coffea arabica Linn. beans and their possible hypercholesterolemic effects. Int J Food Sci Nutr, 159:135–9, 1997 Mar
Kuhn A, Schäfer G: Kaffeekohle. Dtsch Med Wochenschr 23 (1939), 922–923
Mensink RP, Lebbink WJ, Lobbezoo IE, Weusten-Van der Wouw MP, Zock PL, Katan MB: Diterpene composition of oils from Arabica and Robusta coffee beans and their effects on serum lipids in man. J Intern Med, 237:543–50, 1995 Jun
Phillips R, Smith D: Characterization of coffea canephora α-D-galactosidase blood group B activity. Artif Cells Blood Substit Immobil Biotechnol, 103:489–502, 1996 Sep
Ponepal V, Spielberger U, Riedel-Caspari G, Schmidt FW: Use of a Coffea arabica tosta extract for the prevention and therapy of polyfactorial infectious diseases in newborn calves. DTW Dtsch Tierarztl Wochenschr, 103:390–4, 1996 Oct
Ratnayake WM, Pelletier G, Hollywood R, Malcolm S, Stavric B: Investigation of the effect of coffee lipids on serum cholesterol in hamsters. Food Chem Toxicol, 33:195–201, 1995 Mar

Kajeputbaum – Melaleuca leucadendra

Volkstümliche Namen: Kajeputbaum, Myrtenheide (dt.), Cajeput, Cajuput, Paperbark Tree, Swamp Tea Tree, White Tea Tree, White Wood (engl.)

Familie: Myrtaceae

Botanik: Der Kajeputbaum ist ein großer Baum von bis zu 40 m Höhe mit einem biegsamen Stamm und unregelmäßig herabhängenden Ästen, die mit einer blassen, dicken, lamellenartigen Rinde bedeckt sind. Diese ist weich und schwammig und wirft von Zeit zu Zeit ihre Außenschicht in Blättchen ab. Die wechselständigen Blätter sind ganzrandig, länglich, lanzettlich, aschefarben und sitzen auf kurzen Stielen. Der Baum hat Trauben kleiner, sitzender, cremig-weißer Blüten an langen, endständigen Ähren, die ihrerseits in einen Blätterschopf enden. Die Blüten haben zahlreiche Staubblätter von 15 mm Länge.

Verbreitung: Südostasien, tropische Gebiete von Australien, an anderen Orten kultiviert.

Cajeputöl

Verwendete Pflanzenteile: Cajeputöl, bestehend aus dem durch Wasserdampfdestillation der frischen Blätter und Zweigspitzen verschiedener Arten von *Melaleuca leucadendra* L. gewonnenem ätherischen Öl sowie dessen Zubereitungen in wirksamer Dosierung.

Inhaltsstoffe

– Hauptbestandteile 1,8-Cineol (Anteil bis 60 %), (+)-α-Terpineol, (–)-α-Terpineol, (+)-α-Terpineolvalerianat, (–)-α-Terpineolvalerianat, weiterhin α-Pinen und bicyclische Sesquiterpene, nicht rektifizierte Öle enthalten auch 3,5-Dimethyl-4,6-di-O-methyl-phloroacetophenon

Pharmakologie

Das ätherische Öl (Hauptwirkkomponente 1,8-Cineol) wirkt antimikrobiell und hyperämisierend.

K

Anwendungsgebiete
Bei Schmerzzuständen in Muskeln und Gelenken bei rheumatischen Erkrankungen, Ischias, Hexenschuss, Bandscheiben- und Kreuzbeschwerden, Muskelverspannungen, Schmerzen bei Sportverletzungen wie Verstauchungen, Prellungen und Zerrungen.

Dosierung
Nur äußerlich anzuwenden. Höchstdosis beachten (s. Anwendungsbeschränkungen).

Anwendungsbeschränkungen: Risiken der bestimmungsgemäßen Anwendung therapeutischer Dosen der Droge und Nebenwirkungen sind nicht bekannt, Kontaktdermatitiden sind allerdings möglich.
Gegenanzeigen: Bei entzündlichen Erkrankungen im Magen-Darm-Bereich und der Gallenwege sowie bei schweren Lebererkrankungen sollte keine innerliche Anwendung stattfinden. Bei Säuglingen und Kleinkindern sollten Zubereitungen, die das Öl enthalten, nicht im Gesicht aufgetragen werden (Glottiskrampf oder Bronchospasmus bis hin zu asthmaähnlichen Anfällen oder zum Atemstillstand möglich).
Bei Überdosierung des Kajeputöls (mehr als 10 g) kann es wegen des hohen Cineolgehaltes zu lebensgefährlichen Vergiftungen kommen. Symptome sind u. a. Blutdrucksenkung, Kreislaufstörungen, Kollaps und Atemlähmung. Bei Vergiftungen darf wegen der Aspirationsgefahr kein Erbrechen ausgelöst werden.

Patienteninformation: Cajeputöl ist aufgrund seiner guten durchblutungsfördernden Wirkung zur äußerlichen Anwendung bei Schmerzzuständen in Muskeln und Gelenken, z. B. Rheuma, Ischias und Hexenschuss, Verspannungen und auch Stauchungen oder Prellungen wirksam. Großflächige Anwendung oder das Auftragen auf verletzte Haut sollte vermieden werden, bei Säuglingen und Kleinkindern darf das Öl nicht im Gesichtsbereich verwendet werden, da es zu asthmaähnlichen Anfällen bis hin zum Atemstillstand kommen kann.

Bewertung der Wirksamkeit: Die äußerliche Verwendung von Cajeputöl bei rheumatischen und neuralgischen Beschwerden wird von der Kommission E (1993) in Kombinationen mit anderen ätherischen Ölen als positiv bewertet. Die innerliche Anwendung ist aufgrund der Toxizität nicht zu vertreten. Die Dosierungshinweise und Gegenanzeigen sind hier besonders zu beachten.

Handelspräparate
Keine bekannt.

Literatur
Kern W, List PH, Hörhammer L (Hrsg): Hagers Handbuch der Pharmazeutischen Praxis. 4. Aufl., Bde. 1–8, Springer Verlag Berlin, Heidelberg, New York 1969
Lowry JB: Nature 241 (1973), 61
Opdyke DLJ: Food Cosmet Toxicol 14 (1976)

Kakaobaum – Theobroma cacao

Volkstümliche Namen: Cacao, cacao tree, Chocolate Tree, Cocoa (engl.), Cacao (span.), Cacao, cacaoyer (frz.), Kakao, Kakaobaum, Kakaobaum, echter (dt.), Cacahoatl, cacahuatl (indian.), Cacau (port.)

Familie: Sterculiaceae

Botanik: Die Pflanze ist ein 4 bis 13 m hoher Baum mit unregelmäßigem, etwas knorrigem Stamm und breiter Krone. Die Blätter sind ledrig oder papierartig, wechselständig und zweizeilig an den gewöhnlichen Ästen angeordnet. Die Blütenstände sitzen am Hauptstamm oder an den Ästen, gewöhnlich kleinen Höckern, den Blütentassen entspringend. Die Frucht ist eine 15 bis 25 cm lange und 10 cm dicke, große Beere. Die 20 bis 50 Samen sind in Reihen angeordnet und in ein süßsäuerliches, rosafarbenes Fruchtmus eingebettet und flachgedrückt.

Verbreitung: Die Pflanze wird in den feuchten Tropen weltweit angebaut.

Kakaobutter

Verwendete Pflanzenteile: Kakaobutter ist das Hartfett aus den reifen von der Samenschale und Keimwurzel befreiten Kakaosamen von *Theobroma cacao* L.

Inhaltsstoffe
- Triglyceride (Schmelztemperatur 31 bis 35 °C): Hauptfettsäuren Ölsäure (Anteil 33 bis 39 %), Stearinsäure (Anteil 30 bis 37 %), Palmitinsäure (Anteil 24 bis 31 %)
- Freie Fettsäuren
- Steroide: Sterole, u. a. β-Sitosterol
- Purinalkaloide (0,001 bis 0,1 %)

Pharmakologie
Hauptbestandteil der Droge sind Triglyceride. Hohe Gaben von Kakaobutter haben im Gegensatz zu vergleichbaren gesättigten Fettsäuren keine Erhöhung von Serumcholesterol und LDL-Fraktion zur Folge, was durch die geringere Bioverfügbarkeit bedingt ist.

Anwendungsgebiete
Unmittelbar gibt es keine.

Sonstige Anwendung
Als pharmazeutischer und kosmetischer Hilfsstoff und Dermatologikum.

Anwendungsbeschränkungen: Risiken der bestimmungsgemäßen Anwendung therapeutischer Dosen der Droge und Nebenwirkungen sind nicht bekannt.

Patienteninformation: Kakaobutter dient als Hilfsstoff in der Kosmetikindustrie und zur Herstellung von Arzneimitteln für die Behandlung von Hautkrankheiten.

Bewertung der Wirksamkeit: Kakaobutter findet lediglich als pharmakologischer, kosmetischer und dermatologischer Hilfsstoff Verwendung, direkte therapeutische Anwendungsgebiete werden nicht beansprucht.

Handelspräparate
Keine bekannt.

Literatur
Hänsel R, Keller K, Rimpler H, Schneider G (Hrsg): Hagers Handbuch der Pharmazeutischen Praxis. 5. Aufl., Bd 6 DrogenP-Z, Springer Verlag Berlin, Heidelberg, New York, 1994

Kakaoschalen

Verwendete Pflanzenteile: Kakaoschalen bestehen aus den Samenschalen von *Theobroma cacao* L.

Inhaltsstoffe
- Purinalkaloide (0,4 bis 1,5 %): Hauptalkaloid Theobromin (0,4 bis 1,2 %) neben wenig Coffein (0,02 %)
- Fett (etwa 5 %)
- Biogene Amine: u. a. Phenylethylamin, Tyramin, Tryptamin, Serotonin
- Catechingerbstoffe (oligomere Proanthocyanidine)

Pharmakologie
Kakaoschalen können obstipierend wirken. Die enthaltenen Methylxanthine wirken diuretisch, bronchospasmolytisch, vasodilatorisch, leicht muskelrelaxierend.

Anwendungsgebiete
Leber-, Blasen- und Nierenleiden, Zuckerleiden, als Stärkungs- und Heilmittel, als stopfendes Mittel bei Durchfällen.

Anwendungsbeschränkungen: Risiken der bestimmungsgemäßen Anwendung therapeutischer Dosen der Droge und Nebenwirkungen sind nicht bekannt. Kakao und Kakaoprodukte können allergische Reaktionen hervorrufen. Hohe Dosen führen wegen des Gerbstoffgehaltes zu Stuhlverstopfungen. Der Gehalt an Aminen kann Migräneanfälle auslösen, ferner wurden allergische Hautreaktionen beschrieben.

Patienteninformation: Zubereitungen aus Kakaoschalen sollen aufgrund volksmedizinischer Erfahrungswerte bei Durchfällen, Leber-, Blasen- und Nierenleiden, Zuckerkrankheit und als Stärkungsmittel nützlich sein. Wissenschaftliche Belege für die Wirksamkeit liegen jedoch nicht vor. Kakaoprodukte können Migräneanfälle und allergische Hautveränderungen auslösen.

Bewertung der Wirksamkeit: Die Wirksamkeit der Droge ist nach den gültigen Kriterien für klinische Prüfungen von Arzneimitteln für die beanspruchten Indikationen bisher nicht belegt. Deshalb wird die therapeutische Verwendung in der entsprechenden Monographie der Kommission E (1991) als negativ bewertet. Die Anwendung bei Diarrhö ist aufgrund der obstipierenden Wirkung der enthaltenen Gerbstoffe nachvollziehbar.

Handelspräparate
Nur als Lebensmittel

Literatur
Hänsel R, Keller K, Rimpler H, Schneider G (Hrsg): Hagers Handbuch der Pharmazeutischen Praxis. 5. Aufl., Bde 4–6 (Drogen), Springer Verlag Berlin, Heidelberg, New York, 1992–1994

Kakaosamen

Verwendete Pflanzenteile: Kakaosamen bestehen aus den von der Schale befreiten, fermentierten und schwach gerösteten Samen von *Theobroma cacao* L.

Inhaltsstoffe
- Purinalkaloide (3 bis 4 %): Hauptalkaloid Theobromin (2,8 bis 3,5 %) neben weniger Koffein (0,1 bis 0,4 %)
- Fett (etwa 50 %): Hauptfettsäuren Ölsäure (Anteil 33 bis 39 %), Stearinsäure (Anteil 30 bis 37 %), Palmitinsäure (Anteil 24 bis 31 %)
- Eiweißstoffe (10 bis 16 %)
- Stärke (5 bis 9 %)
- Monosaccharide/Oligosaccharide (2 bis 4 %): Saccharose, Glucose, Fructose
- biogene Amine: u. a. Phenylethylamin, Tyramin, Tryptamin, Serotonin
- Isochinolinalkaloide: Salsolinol
- Catechingerbstoffe (ca. 10 %)
- Oxalate (0,6 bis 1 %)

Pharmakologie
Kakaosamen können aufgrund des Gerbstoffgehaltes obstipierend wirken. Die Droge enthält Methylxanthine, hauptsächlich Theobromin. Methylxanthine wirken diuretisch, vermutlich broncholytisch, vasodilatatorisch, Herzmuskel-leistungsverstärkend und leicht muskelrelaxierend.
In hoher Dosierung kommt es zu migräneartigen Kopfschmerzen, Zittern und Schweißausbrüchen, was auf die Theobrominwirkung zurückgeführt wird.

Anwendungsgebiete
Volksmedizin: bei infektiösen Darmerkrankungen, Diarrhöen, als Sekretolytikum und zur Schwitzkur, bei Asthma, Reizhusten, zu Regulation der Schilddrüse sowie zur leichten Anregung (in Kombination mit koffeinhaltigen Getränken).

Sonstige Verwendung
Haushalt: gesüßt oder mit Vanille und spanischem Pfeffer gewürzt in Wasser oder Milch als Getränk.
Industrie: Herstellung von Kakaomasse, -pulver, -butter und Schokolade.
Landwirtschaft: als Tierfutter.
Pharmazie/Medizin: als Geschmackskorrigens und Hilfsstoff.

Dosierung
Keine gesicherten Angaben.

Anwendungsbeschränkungen: Risiken der bestimmungsgemäßen Anwendung der Droge sowie des Genusses normaler Mengen an Schokoladenprodukten und Nebenwirkungen sind nicht bekannt. Hohe Dosen führen wegen des Gerbstoffgehaltes zu Stuhlverstopfungen. Bei Kindern können große Mengen an Schokoladenprodukten wegen des Coffeingehaltes (bis 0,2 % in der Milchschokolade, bis 0,4 % in bitterer Schokolade) zu Übererregbarkeit, Pulsbeschleunigung und Schlafstörungen führen. Kakao und Kakaoprodukte können allergische Reaktionen hervorrufen. Der Gehalt an Aminen kann Migräneanfälle auslösen.
Gegenanzeigen: Allergische Disposition für Kakaoprodukte.
Nebenwirkungen: Kakao und Kakaoprodukte können allergische Reaktionen mit Hautmanifestationen und Migräne hervorrufen.

Patienteninformation: Zubereitungen aus Kakaosamen, also Kakao, wirkt stopfend und wird deshalb in der Volksmedizin bei Durchfallerkrankungen eingesetzt, ferner bei Asthma, Reizhusten, als Anregungsmittel und zur Regulation der Schilddrüsentätigkeit. Wissenschaftliche Belege für die Wirksamkeit liegen jedoch nicht vor. Kakao und Kakaoprodukte (z. B. Schokolade) können Migräneanfälle auslösen und allergische Hauterscheinungen hervorrufen.

Bewertung der Wirksamkeit: Die Wirksamkeit der Droge ist nach den gültigen Kriterien für klinische Prüfungen von Arzneimitteln für die beanspruchten Indikationen bisher nicht belegt. Die Anwendung bei Diarrhöen aufgrund der obstipierenden Wirkung der enthaltenen Gerbstoffe scheint plausibel. Die Kommission E (1991) empfiehlt die therapeutische Anwendung von Kakaosamen nicht..

Handelspräparate
Keine bekannt.

Literatur
Osawa K, Matsumoto T, Maruyama T, Naito Y, Okuda K, Takazoe I: Inhibitory effects of aqueous extract of cacao bean husk on collagenase of Bacteroides gingivalis. Bull Tokyo Dent Coll, 31:125–8, 1990 May
Roth L, Daunderer M, Kormann K: Giftpflanzen, Pflanzengifte. 4. Aufl., Ecomed Fachverlag Landsberg / Lech 1993
Schröder R: Kaffee, Tee und Kardamom. Ulmer-Verlag, Stuttgart 1991.
Yavuz MO, Ashton SM, Deakin ED, Spencer ME, Sudbery PE: Expression of the major bean proteins from Theobroma cacao (cocoa) in the yeasts Hansenula polymorpha and Saccharomyces cerevisiae. J Biotechnol, 7:43–54, 1996 Apr 18

Kalabarbohne – Physostigma venenosum

Volkstümliche Namen: Kalabarbohne (dt.), Calabar Bean, Chop Nut, Chopnut, Ordeal Bean (engl.)

Familie: Fabaceae

Botanik: Die Pflanze ist eine große, windende, mehrjährige Kletterpflanze mit gefiedert dreiteiligen Blättern. Die Blütenstände sind hängende Trauben bohnenähnlicher Blüten. Die Frucht ist eine dunkelbraune Hülse von etwa 15 cm Länge, in der 2 oder 3 dicke, nierenförmige, ungefähr 2,5 cm lange Samen sind. Sie sind an den Enden abgerundet, uneben und etwas poliert.

Verbreitung: Ist in Westafrika heimisch und wird in Indien und Teilen von Südamerika angebaut.

Kalabarbohne

Verwendete Pflanzenteile: Die Kalabarbohne ist der Samen von *Physostigma venenosum* BALF.

Inhaltsstoffe
- Indolalkaloide (0,3 bis 0,5 %): Hauptalkaloid (−)-Physostigmin (Eserin, ca. 0,15 %), Nebenalkaloide u. a. (−)-Physovenin (0,1 bis 0,2 %), (−)-Geneserin (Eseridin, ca. 0,1 %), (−)-Eseramin
- Stärke (bis 50 %)
- Eiweißstoffe (ca. 23 %)
- Fettes Öl

Pharmakologie
Das Hauptalkaloid Physostigmin wirkt miotisch, spasmogen, negativ chronotrop und Curare-antagonisierend.
Es bewirkt eine Zunahme des Tonus von Parasympathikus und quergestreifter Muskulatur, verengt die Pupille und senkt dadurch den intraokularen Druck.
Ferner wirkt Physostigmin drüsenanregend und bewirkt eine Steigerung der Peristaltik im Magen-Darm-Trakt, sowie die Herabsetzung der Herzfrequenz. Physostigmin ist ein Curare-Antagonist. Studien mit Physostigmin zur Verbesserung der Symptome bei Alzheimer-Erkrankung zeigten bisher keine signifikanten Effekte gegenüber Placebo. In 4 Studien mit intravenöser Infusion an insgesamt 29 Patienten wurden keine verwertbaren Ergebnisse erzielt. In weiteren Studien mit insgesamt 1768 Patienten wurde Physostigmin konventionell oral oder unter kontrollierter Freisetzung oral sowie über die Haut appliziert. Die maximalen Ergebnisse wurden in einer Studie mit oraler Gabe und kontrollierter Freisetzung mit Dosierungen von 27 mg/Tag erreicht. Darin wurde der ADAS-Cog Score um 2 Punkte gesenkt. Unerwünschte Ereignisse traten in den Studien mit Verum-Medikation deutlich häufiger auf (Coelho Filho uhd Birks 2002).

Anwendungsgebiete
Starker Einsatz bei der Glaukombehandlung. Antidot bei Vergiftungen.

Dosierung
Augentropfen: 3-mal täglich 1 bis 2 Tropfen in den Bindehautsack.

Anwendungsbeschränkungen: Die Droge ist stark giftig. Vergiftungssymptome sind Speichelfluss, Schweißausbruch, Übelkeit, Schwindel, Erbrechen, Benommenheit, Erschöpfungs- und Schwächeerscheinungen, kalte Extremitäten, Lähmung der Muskulatur, Durchfälle, bei Aufnahme letaler Dosen Tachykardie, Muskelzuckungen, Krämpfe und Zyanose durch Atemlähmung. Vergiftungen werden nach Magenentleerung mit Atropin behandelt, bei Krämpfen auch mit Diazepam. Forcierte Diurese kann ebenfalls nützlich sein. Die letale Dosis für einen Erwachsenen beträgt 6 bis 10 mg Physostigmin (etwa 2 bis 3 Kalabarbohnen entsprechend).
Vergiftungen sind durch unsachgemäße Anwendung von Physostigmin-Augentropfen denkbar (Herablaufen in Mund oder Nase).

Patienteninformation: Zubereitungen aus der Kalabarbohne werden in Form von Augentropfen zur Behandlung des grünen Stars (Glaukom) verwendet. Sie sollten die Dosierungs- und Anwendungshinweise genau beachten, da es bei unsachgemäßer Anwendung (z. B. Herablaufen in Mund oder Nase) zu Vergiftungserscheinungen kommen kann.

Bewertung der Wirksamkeit: Das Leitalkaloid Physostigmin wirkt u. a. miotisch, spasmogen und Curare-antagonisierend. Der Einsatz bei der Glaukomtherapie und als Antidot bei Vergiftungen ist plausibel. Aufgrund der geringen Wirksamkeit bei hoher Nebenwirkungsrate kann eine symptomatische Behandlung bei der Alzheimer-Erkrankung derzeit nicht befürwortet werden.

K

Handelspräparate
Keine bekannt.

Literatur

Coelho Filho JM, Birks J: Physostigmine for Alzheimer's disease. The Cochrane Library. Oxford, 2; 2002
N.N.: Die Gottesurteilsbohne: 125 Jahre Physostigmin. Z Phytother 11 (1990), 7
N.N.: Morbus Alzheimer: Was gibt es Neues aus der Forschung ?. Deutsche Apotheker Ztg 133 (1993), 2090

Kalmus – Acorus calamus

Volkstümliche Namen: Deutscher Ingwer, Deutscher Zitwer, Gewürzkalmus, Kalmus, Magenwurz, Zehrwurz (dt.), Acorus, Calamus, Cinnamon Sedge, Gladdon, Grass Myrtle, Myrtle Flag, Myrtle Sedge, Sweet Cane, Sweet Flag, Sweet Grass, Sweet Myrtle, Sweet Root, Sweet Rush, Sweet Sedge (engl.)

Familie: Acoraceae

Botanik: Die Pflanze wird 60 bis 100 cm hoch. An waagerechtem, stielrundem, daumendickem Wurzelstock sitzt der dreikantige Stängel, dessen scheinbar obere Fortsetzung die rinnige Blütenscheide bildet. Die Blätter sind länglich, schwertförmig, zweizeilig gestellt und ungestielt. Blüten grün, wie kleine Würfel, dichtgedrängt einen schlank-kegelförmigen Kolben bildend.

Verbreitung: Heute weltweit verbreitet, war die Pflanze ursprünglich wahrscheinlich in Indien und Nordamerika heimisch.

Kalmuswurzelstock

Verwendete Pflanzenteile: Kalmuswurzelstock ist der getrocknete und grob zerkleinerte, meist geschälte Wurzelstock von *Acorus calamus* L. Kalmusöl wird aus der gleichen Pflanze gewonnen.

Inhaltsstoffe

- Ätherisches Öl (1,7 bis 9,3 %), Gehalt an β-Asaron (cis-Isoasaron) vom Ploidiegrad der Rasse (di-, tri-, tetraploid) abhängig, weiterhin Acorogermacron (fehlt bei Gewinnung durch Wasserdampfdestillation), Acorenon, α- und γ-Asaron, β-Gurjunen, α-Calacoren, α-Selinen, Acoron (bitter!), ZZ-Deca-4,7-dienal (geruchsbestimmend)

Pharmakologie

Das ätherische Öl (Hauptkomponente cis-Isoasaron) zeigt in vitro eine Hemmung der Aggregation menschlicher Blutplättchen, einen Einfluss auf den Glucosetransport, ferner eine vermizide und insektizide Wirkung.
Im Tierversuch konnte ein spasmolytischer Effekt, eine mögliche zentrale Wirkung (sedierend, antiaggressiv, Reduzierung der Spontanaktivität) sowie eine Reduktion des Ulkus-Index (Magensaft- und säurereduzierend) nachgewiesen werden.
Die Verwendung als Stomachikum erscheint aufgrund der enthaltenen Bitterstoffe und der spasmolytischen Wirkungen des ätherischen Öles plausibel.
Die Droge wirkt äußerlich hyperämisierend.
Ein ethanolisch-wässriger Extrakt (1:1) aus Acorus calamus Rhizomen steigerte den GSH (Glutahion)-Gehalt und die GST (GlutahionS-Transferase)-Aktivität im Corpus striatum von Ratten nach Acrylamid-Intoxikation. Durch gleichzeitige Gabe von Acrylamid und Extrakt konnte eine Paralyse im Hinterbein der Ratten deutlich herabgesetzt werden. Die neurotoxischen Effekte von Acrylamid konnten durch den Extrakt aus Kalamuswurzelstock vermindert werden (Shukla et al. 2002).

Anwendungsgebiete

Wird in Form von Magentees bei Verdauungsstörungen, Gastritis und gegen Ulkus verwendet. Äußerlich erhält es Anwendung bei Rheumatismus, gegen Zahnfleischentzündungen und Angina.
Indische Medizin: Dyspeptische Beschwerden, Wurmerkrankungen, Schmerzsyndrome, Zahnbeschwerden.
Chinesische Medizin: Magensaft stimulierend, Störungen des Magen-Darm-Traktes, Pilzinfektionen.

Sonstige Verwendung
Die Droge ist in der Likör- und Getränkeindustrie als Gewürz sehr geschätzt und als kosmetischer Wirkstoff im Einsatz.

Dosierung

1–1,5 g (1/2 TL) auf 150 ml, 3–5 min ziehen lassen.

Anwendungsbeschränkungen: Risiken der bestimmungsgemäßen Anwendung therapeutischer Dosen der Droge europäischer Herkunft (triploide Rasse, bis 15 % β-Asaron im ätherischen Öl) und deren Nebenwirkungen sind nicht bekannt. Vom Dauergebrauch der Droge sollte jedoch abgesehen werden. Bei langzeitiger Verabreichung indischer Kalmusöle (tetraploide Rasse, über 80 % β-Asaron im ätherischen Öl) an Ratten, traten maligne Tumore auf.

Patienteninformation: Medikamente aus Kalmusöl wirken lindernd bei Verdauungsstörungen, Magenschleimhautentzündung und Magengeschwüren und sind üblicherweise gut verträglich. Sie sollten jedoch nicht über einen längeren Zeitraum ohne Rücksprache mit dem behandelnden Arzt eingenommen werden.

Bewertung der Wirksamkeit: Aufgrund der enthaltenen Bitterstoffe erscheint die Verwendung als Stomachikum plausibel, die Anwendung bei Verdauungsstörungen, Gastritis und Magenulzera wird durch entsprechende Ergebnisse aus Tierversuchen (Spasmolyse, Sedierung, Reduktion des Ulkusindex) unterstützt. Die Anwendungsbeschränkungen, insbesondere bezüglich des Dauergebrauches sind zu beachten. Die Verwendung indischer Kalmusöle ist aufgrund der kanzerogenen Wirkung nicht zu empfehlen.

Handelspräparate

Gesundform Kalmus®
Kalmuswurzel Arica®

Literatur

Iguchi M et al: Tetrahedron Letters 29 (1973), 2759
Keller K et al: Planta Med 51 (1985), 6
Keller K, Stahl E: Composition of the essential oil from β-asarone free calamus. Planta Med 47 (1983), 71
Keller K, Stahl E: Kalmus: Inhalsstoffe und β-Asarongehalt bei verschiedenen Herkünften. Deutsche Apotheker Ztg 122 (1982), 2463–2466
Mazza G: Gas chromatographic and mass spectrometric studies of the constituents of the rhizome of calamus. J Chromatogr 328 (1985), 179–206

Rohr M, Naegeli P: Phytochemistry 18 (1979), 279 and 328
Saxena DB: Phenyl indane from Acorus calamus. Phytochemistry 25 (1986), 553
Schneider K, Jurenitsch, J: Kalmus als Arzneidroge: Nutzen oder Risiko. Pharmazie 47 (1992), 79–85
Shukla PK, Khanna VK, Ali MM, Maurya RR, Handa SS, Srimal RC. Protective effect of acorus calamus against acrylamide induced neurotoxicity. Phyther Res. 2002; 16: 256–260
Stahl E, Keller K: Classification of typical commercial Calamus drugs. Planta Med 43 (1981), 128–140
Taylor JM et al: Toxicity of oli of calamus (Jammu variety). Toxicol Appl Pharmacol 10 (1967), 405

Kamille – Matricaria recutita

Volkstümliche Namen: Deutsche Kamille, Echte Kamille, Feldkamille, Hermel, Kamille, Kamille, kleine, Mutterkraut (dt.), Chamomilla, Common chamomile, German Camomile, German Chamomile, Hungarian Chamomile, Pin Heads, Single Chamomile, Wild Camomile, Wild Chamomile (engl.), Camomilla, Manzanilla alemana (span.), Camomille, Camomille allemande (frz.), Camomilla dos Alemase, Capomilla (it.), Camomila, Camomilla dos Alemaes (port.)

Familie: Asteraceae

Botanik: Die Pflanze ist ein 20 bis 40 cm hohes Kraut mit aufrechten Stängeln, die oben kahl und ästig sind. Die Blätter sind 2–3fach fiederspaltig und haben ganz schmale, stachelspitzige Zipfel. Die Blütenköpfe stehen endständig, sind lang gestielt und weiß mit gelber Mitte. Die Hüllblätter sind stumpf und randhäutig. Die gelben Scheibenblüten sind röhrig, zwittrig und 5zähnig.

Verbreitung: Die Echte Kamille ist in Europa und Nordwestasien heimisch und in Nordamerika und anderen Gegenden eingebürgert.

Kamillenblüten

Verwendete Pflanzenteile: Kamillenblüten bestehen aus den frischen oder getrockneten Blütenköpfchen von *Matricaria recutita* L.

Inhaltsstoffe

- Ätherisches Öl (0,4 bis 1,5 %): je nach Art der zur Gewinnung der Droge bzw. der zur Gewinnung des ätherischen Öls verwendeten Rasse sind die Hauptkomponenten (−)-α-Bisabolol (Levomenol, 5 bis 70 %), Bisabololoxid A (5 bis 60 %), Bisabololoxid B (5 bis 60 %), Bisabolonoxid A (0 bis 8 %), β-trans-Farnesen (Anteil 7 bis 45 %), Z-En-In-Dicycloether (Polyinspiroether, neben E-En-In-Dicycloether, 2 bis 25 %), Chamazulen (blau gefärbt, erst bei Wasserdampfdestillation aus dem nichtflüchtigen Proazulen Matricin hervorgehend, Anteil bis 1 bis 35 %), Spathulenol (ca. 4 %)
- Flavonglykoside; Aglyka Apigenin, Luteolin, Chrysoeriol, Hauptglykoside Apigenin-7-O-glucosid (0,5 %), Apigeninglucosidacetat
- Flavonolglykoside, Aglyka: u. a. Quercetin, Isorhamnetin, Patuletin, z. B. Rutin, Hyperosid
- frei vorliegende hochmethoxylierte Flavonoide, z. B. Jaceidin, Chrysospenol, Chrysosplenetin
- Hydroxycumarine (ca. 0,05 %): u. a. Umbelliferon, Herniarin
- Schleimstoffe (ca. 10 % in den Schleimrippen, Fructane): u. a. Rhamanogalacturonane

Pharmakologie

Präklinik: Antiphlogistische Wirkungen konnten in diversen Entzündungsmodellen (Carrageenin-Ödem der Rattenpfote, am UV-Erythem des Meerschweinchenohres, Adjuvans-Arthritis und Hefefieber der Ratte) für die Inhaltsstoffe bzw. Abbauprodukte aus Kamillenextrakten (−)-α-Bisabolol, Bisobololoxid A und B sowie des Bisabolonoxids gezeigt werden (Jakovlev et al. 1983). In vitro wurde eine Hemmung der Leukotrien-B4-Produktion und eine Blockade der Peroxidation von Arachidonsäure durch Chamazulen (Abbauprodukt des Matricins; Safayhi et al. 1994) sowie durch Hemmung der Histaminfreiseztung aus Mastzellen durch En-In-Dicycloether (Ammon and Kaul 1992, Miller et a. 1996) gezeigt. Apigenin und verwandte Flavonoide hemmen die Expression der Cyclooxigenase und der induzierbaren NO-Synthethase an Mausmacrophagen (Liang et al. 1999). Am isolierten Meerschweinchen-Ileum lösen Flavonoide und Cumarinderivate der Kamillenblüten durch $BaCl_2$-induzierte Spasmen (Ammon und Kaul 1992). Antioxidative Wirkungen von Chamazulen wurden in verschiedenen In-vitro-Modellen gezeigt (Rekka et al.; Safayhi et al. 1994). Zur anxiolytischen Wirkung der Flavonoide (Apigenin) liegen widersprüchliche Ergebnisse vor (Avallone et al. 2000; Paladini et al. 1999; Viola et al. 1995). Ulkus-hemmende Eigenschaften von Kamillenextrakten sind dosisabhängig von reduzierter Säurenausschüttung, gesteigerter Mucin-Sektretion und Prostaglandin-E_2-Ausschüttung sowie einer geringeren Leukotrienproduktion begleitet (Khayyal et al. 2001).

Klinik: Placebo-kontrollierte Doppelblind-Studien mit 82 Patienten zeigten die Wirksamkeit von Kamille-Präparaten sowohl bei der Wundheilung (verbesserte Abtrocknungs- und Epithelisierungsfläche einer akuten, nässenden Dermatose nach Dermabrasion; Glowania et al. 1987) als auch bei Beschwerden des Gastrointestinal-Traktes (Spasmolyse und nachlassende Beschwerden bei Kindern mit Koliken des Magen-Darm-Traktes; Weizmann et al. 1993).

Vergleichende Studien (161 Patienten) mit Kamillenextrakt und steroidalen und nicht steroidalen Externa zeigten eine sehr gute bis gute entzündungshemmende Wirkung eines Kamillenextraktes bei entzündlichen Dermatosen an Hand, Unterarm und Unterschenkel (Aertgeerts et al. 1985). Anwendungsbeobachtungen an Patienten mit Ulcus cruris, Ulcus decubitus und Windeldermatitis unterstützen die Ergebnisse der zuvor genannten Studien und belegen ebenfalls die wundheilungsfördernde und antiphlogistische Wirkung von Zubereitungen aus Kamillenblüten (Aertgeerts 1984). Nicht-kontrollierte Studien und Praxiserfahrungen zur desodorierenden Wirkung von Kamillenblüten liegen vorwiegend aus dermatologischen Praxen oder aus der Zahn-, Mund- und Kieferheilkunde vor (Carle und Isaac 1987, Nasemann 1975).

Anwendungsgebiete

Innere Anwendung: bei entzündlichen Erkrankungen des Magen-Darm-Traktes mit spastischen Beschwerden und Reizung der Mund- und Rachenschleimhaut sowie der oberen Luftwege.

Äußere Anwendung: bei Haut- und Schleimhautentzündungen, Pulpitis, Gingivitis, Katarrhen der Atemwege, Entzündungen im Analbereich, Entzündungen im Genitalbereich.

Volksmedizin: bei Durchfall, Blähungen, entzündlichen Magen- und Darmerkrankungen (besonders bei schmerzhaft krampfartigen) und äußerlich bei Furunkeln, Hämorrhoiden, Abszessen, Akne und Erkältungen.

Homöopathie: bei Entzündungen und Krämpfen der Verdauungsorgane, Zahnungsbeschwerden, heftigen Schmerzzuständen, Entzündungen der oberen Luftwege und bei Entzündungen und Krämpfen der weiblichen Genitalorgane.

Die Wirksamkeit ist durch wissenschaftliche Aufarbeitung weitgehend bestätigt.

Sonstige Verwendung

Kosmetik: Bestandteil von Haut- und Haarreinigungsmitteln, sowie Mitteln zur Schönheitspflege.

Zu Kombinationen siehe Komm. E Monographien.

Dosierung

Innere Anwendung

Infus: ED: ca. 3 g Droge.

Fluidextrakt: 1–4 ml.

Trockenextrakt: 150–900 mg.

Klinische Studien wurden fast ausschließlich mit standardisierten (ätherische Öle und Levomenol), wässrig-ethanolischen Extrakten mit Mindestgehalten an Apigenin-7-glucosid (150 mg/100 g Auszug) durchgeführt.

Tee: 3–4-mal täglich 1 Tasse frisch zubereiteten Tee aus 3 g (3 TL) auf 150 ml Wasser zwischen den Mahlzeiten trinken.

Äußere Anwendung

Dampfbad: ca. 6 g Droge (6 TL).

Spülung und Gurgeln: mehrmals täglich.

Homöopathisch: 5–10 Tropfen, 1 Tablette, 5–10 Globuli, 1 Messerspitze Verreibung 1–3-mal täglich oder 1 ml Injektionslsg. s. c. 2-mal wöchentlich, Salbe 1–2-mal täglich auftragen, Tinktur zur äußeren Anwendung 1Esslöffel mit 250 ml Wasser verdünnen und 2–3-mal täglich für Umschläge oder Spülungen verwenden (HAB).

Anwendungsbeschränkungen: Risiken der bestimmungsgemäßen Anwendung therapeutischer Dosen der Droge und Nebenwirkungen sind nicht bekannt. Bei bekannten Allergien gegen Kamille oder anderen Spezies der Fam. Asteracea sollten Kamillen-Zubereitungen nicht angewendet werden. Kamillen-Inhaltsstoffe hemmen Cytopchrom P450 in vitro (Cyp3A4), so dass Interaktionen mit anderen Medikamenten nicht ganz ausgeschlossen werden können.

Patienteninformation: Kamillenblüten wirken nachweislich entzündungshemmend und krampflösend und sind deshalb zur Wundheilung und zur Linderung von Magen-Darmbeschwerden geeignet. Bei länger anhaltenden Beschwerden oder Unverträglichkeiten sollten Sie einen Arzt aufsuchen. Wenn Sie allergisch gegen Kamille oder verwandte Arten aus der Familie der Korbblütler sind (z. B. Löwenzahn, Arnika) sollten Sie auf die Anwendung von Kamillen-Zubereitung verzichten. Wenn Sie Medikamente einnehmen, sollten Sie die Einnahme von Kamillen-Präparaten mit Ihrem Arzt besprechen.

Bewertung der Wirksamkeit: Die antiphlogistische und spasmolytische Wirkung von Kamillen-Zubereitungen ist durch einige, allerdings nicht GCP-gerechte, klinische Studien belegt. Nebenwirkungen sind nur bei Patienten mit allergischen Erscheinungen gegen Kamille oder anderen Korbblütlern zu erwarten. Die Kommission E (1984; 1990) und ESCOP (1999) erkennen die folgenden Indikationen an: Äußerlich: Haut- und Schleimhautentzündungen sowie bakterielle Hauterkrankungen einschließlich der Mundhöhle und des Zahnfleisches. Entzündliche Erkrankungen und Reizzustände der Luftwege (Inhalationen) und im Anal- und Genitalbereich (Bädr, Salben). Innerlich: Gastro-intestinale Spasmen und entzündliche Erkrankungen des Gastro-Intestinal-Traktes.

Handelspräparate

Kamillosan® (z. B. Salbe ein- bis mehrmals täglich auftragen)
Sidroga Kamillenblütentee
Kamillenbad Robugen® (Sitzbad: 20–40 ml; Vollbad 80 ml mehrmals täglich)
Carminativum® Hetterich (3 × 30 Tropfen)

Literatur

Achterrath-Tuckerman U et al: Planta Med 39 (1980), 38
Albring M, Albrecht H, Alcorn G, Lücker PW: The measuring of the antiinflammatory effect of a compound of the skin of volunteers. Meth Find Exp Clin Pharmacol 5 (1983), 75–77
Ammon HPT, Kau R: Pharmakologie der Kamille und ihrer Inhaltsstoffe. Dtsch Apoth Z 132 (Suppl 27, 1992), 3–26
Ammon HPT, Sabieraj J, Kaul R: Kamille – Mechanismus der antiphlogistischen Wirkung von Kamillenextrakten und -inhaltsstoffen. Deutsche Apotheker Ztg 136 (1996), 1821–1834
Avallone R, Zanoli P, Puia G, Kleinschnitz M, Schreier P, Baraldi M: Pharmacological profile of apigenin, A flavonoid isolated from Matricaria chamomilla. Biochem Pharmacol 59 (2000), 1387–1394
Carle R, Isaac O: Die Kamille – Wirkung und Wirksamkeit. Z Phytotherapie. 8 (1987), 67–77
Dorsch W: Neues über antientzündliche Drogen. Z Phytother 14 (1993), 26
Fidler R, Loprinzi C, O'Fallon J et al: Prospective evaluation of a chamimile mouthwash for prevention of 5-FU-induced oral mucositis. Cancer 77 (1996), 522–555
Füller E et al: Anti-inflammatory activity of Chamomilla polysaccharides. Planta Med 59 (1993), A666
Füller E, Franz G: Neues von den Kamillenpolysacchariden. Deutsche Apotheker Ztg 133 (1993), 4224
Gasisc O et al: Fitoterapia 2 (1983), 51
Habersang S: Planta Med 37 (1979), 115
Heilmann J: Kamillenflavonoide: Nur Aglyka dringen in die Haut ein. Deutsche Apotheker Ztg 133 (1993), 3296
Isaac O: Die Kamillentherapie – Erfolg und Bestätigung. Dtsch Apoth Ztg 120 (1980), 567–570
Isaac O: Planta Med 35 (1979), 118
Isaac O: Planta Med 35 (1979), 3
Jakovlev V et al: Planta Med 35 (1979), 3
Jakovlev V et al: Planta Med 49 (1983), 67
Jakovlev V, Isaac, O, Flaskamp, E: Pharmakologische Untersuchungen von Kamillen-Inhaltsstoffen. VI. Untersuchungen zur antiphlogistischen Wirkung von Chamazulen und Matricin. Planta Med 49 (1983), 67–73
Jakovlev V, Isaac, O, Flaskamp, E: Pharmakologische Untersuchungen von Kamillen-Inhaltsstoffen. VI. Untersuchungen zur antiphlogistischen Wirkung von Chamazulen und Matricin. Planta Med 49 (1983), 67–73
Khayyal M, El-Ghazaly M, Kenawy S, Seif-El-Nasr M, Mahran L, Kafafi Y, Okpanyi S: Antiulcerogenic effect of some gastrointesinally acting plant extracts and their combination. Arzneim.-Forsch/Drug Res 51 (2001), 545–553
Liang Y, Huang Y, Tsai S, Lin-Shiau S, Chen C, Lin J: Suppression of inducible cyclooxygenase and inducible nitric oxide synthase by apigenin and related flavonoids in mouse macrophages. Carcinogenesis 20 (1999), 1945–1952
Maiche AG, Gröhn P, Mäki-Hokkonen H: Effect of chamomile cream and almond ointment of acute radiation skin reaction. Acta Oncol 30 (1991), 395–396
Miller T, Wittstock U, Lindequist U, Teuscher E: Effects of some components of the essential oil of chamomile, Chamomilla recutita, on Histamine release from mast cells. Planta Med 62 (1997), 60–61
Nasemann T: Kamillosan®-Behandlung in der Dermatologie. Zeitschrift für Allgemeinmedizin. 51 (1975), 1105–1106
Nissen HP, Blitz H, Kreysel HW: Profilometrie, eine Methode zur Beurteilung der therapeutischen Wirksamkeit von Kamillosan-Salbe. Z Hautkr 63 (1988), 184–190
Redaelli C et al: J Chrom. 209 (1981), 110
Redaelli C et al: Plant Med 42 (1981), 288
Safayhi H et al: Chamazulene: an antioxydant-type inhibitor of leukotriene B4 formation. Planta Med 60 (1994), 410
Schilcher H: Die Kamille. Handbuch für Ärzte, Apotheker und andere Naturwissenschaftler. Wissenschaftliche Verlagsgesellschaft, Stuttgart 1987
Sorkin B: Untersuchungen zur Wirksamkeit von Kamille am Menschen. Seifen, Öle, Fette, Wachse 108 (1982), 9–10
Szelenyi I et al: Planta Med 35 (1979), 218
Vilagines P et al: C R Acad Sci (III) 301 (1985), 289
Weizman Z, Alkrinawi S, Goldfarb D, Bitran C: Efficacy of herbal tea preparation in infantile colic J Pediatrics 122/4 (1993), 650–652

K

Römische Kamille – Chamaemelum nobile

Volkstümliche Namen: Dickköpfe, Doppelte Kamille, Edel-Kamille, Gartenkamille, Große Kamille, Römische Hundskamille, Römische Kamille (dt.), Babuni (arab.), Romerske cameelblomster (dän.), Rommse kamille (niederl.), Double Camomile, English Camomile, Garden Camomile, Ground Apple, Low Camomile, Noble chamomile, Roman Camomile, Roman chamomile, Whig Plant (engl.), Manzanilla romana (esp.), Romaikamilla (ung.), Babunikephul (ind.), Camomilla romana (it.), Camamilla romana (katalan.), Babunah (pers.), Koszyszek rumianku rzymskiego (pol.), Camomila verdadeira (port.), Rimskaja romaska (russ.), Rumi papatya (turk.)

Familie: Asteraceae

Botanik: Die etwa 15 bis 30 cm hohe Staude überdauert mit tiefliegendem Wurzelstock. Dieser treibt mehrere aufsteigende, selten auch aufrechte, einfache oder verzweigte, rundliche, längsfurchige und behaarte Stängel, die mit wechselständigen, stark gegliederten und 2 bis 4 cm langen Blättern von graugrüner

bis sattgrüner Farbe bewachsen sind. Die Stängel schließen mit 12 bis 18 fruchtbaren, langgestielten, weißen Blütenköpfchen ab, die ca. 2 bis 2,5 cm breit sind. Der Hüllkelch ist halbkugelig, die Hüllblätter sind mehrreihig, lanzettlich bis spatenförmig, mit breitem, häutigem Saum. Der Blütenboden ist kegelförmig markig und mit am Rande zerschlitzten Spreublättern besetzt. Die Zungenblüten sind weiblich und silberweiß, die Röhrenblüten sind zwittrig und gelb.
Die Krone jeder Blüte hat am Grunde einen kurzen Fortsatz, der ringsherum die Spitze der Früchte einschließt. Die Achänen sind ca. 2 mm lang, hell-bräunlich, fast dreikantig, mit Längsrippen, glatt und ohne Pappus.

Verbreitung: Ist in Süd- und Westeuropa und in Nordafrika beheimatet und wird in fast ganz Europa kultiviert.

Römische Kamillenblüten

Verwendete Pflanzenteile: Römische Kamillenblüten sind die getrockneten Blütenköpfchen der kultivierten, gefülltblütigen Varietät von *Chamaemelum nobile* (L.) ALL.

Inhaltsstoffe

- Ätherisches Öl (0,6 bis 2,4 %): Hauptkomponenten Ester der Angelika- oder Tiglinsäure mit Isobutanol, Isoamylalkohol oder 3-Methyl-pentan-1-ol, teilweise als Hydroperoxide vorliegend, wenig Chamazulen
- Sesquiterpenlactone: bes. Nobilin, daneben 3-Epinobilin, 1,10-Epoxynobilin, 3-Dehydronobilin, teilweise als Hydroperoxide vorliegend, z. B. 1β-Hydroperoxy-isonobilin, 4α-Hydroperoxy-manolid
- Flavonoide (0,5 %): u. a. Anthemosid, Cosmosiosid, Luteolin-7-O-glucosid
- Kaffee- und Ferulasäureester
- Polyine: u. a. cis- und trans-Dehydromatricariaester

Pharmakologie

Im Gegensatz zur echten Kamille liegen nur wenige Untersuchungen zur Beurteilung vor. Das ätherische Öl, die Hydroperoxide und möglicherweise die Sesquiterpenlactone zeigen antimikrobielle Wirkung (aktiv gegen grampositive Bakterien und Dermatophyten). Weiterhin wirkt die Droge cytostatisch (Hydroperoxide) und ZNS-beeinflussend (Unterdrükkung aggressiven Verhaltens im Tierversuch – hier wird eine antiaggressive Substanz diskutiert).
Die Wirksamkeit bei Dyspepsie (Blähungen etc.) könnte durch die enthaltenen Bitterstoffe erklärt werden.

Anwendungsgebiete

Volkstümlich wird die Droge vor allem in Frankreich gegen Oberbauchblähungen, Darmträgheit, Aufstoßen, Völlegefühl und leichten Magen-Darm-Störungen verwendet. Weiterhin bei Menstruationsbeschwerden, Nervosität, Hysterie und allgemeiner Schwäche.
Äußerlich angewendet wird sie bei Entzündungen im Mund- und Rachenraum, Schnupfen, zu Wundspülungen, bei Zahn- und Ohrenschmerzen, Kopfschmerzen und bei grippalen Infekten.
Homöopathie: nervöse Magen-Darm Störungen.

Sonstige Verwendung
Pharmazie/Medizin: Schmuckdroge für Teemischungen.
Kosmetik: zur Haarpflege.
Haushalt: als Genussmittel und Repellent.
Landwirtschaft: als Zierpflanze.
Industrie/Technik: als Aromatikum bei Likören und zur Ölgewinnung und bei ätherischen Ölen.

Dosierung

Einzeldosis: 1,5 g Droge nach den Hauptmahlzeiten.
Infus/Abkochung 3 %: 50 bis 200 ml täglich.
Badezusatz: 50 g auf 10 l Wasser.
Salben: 1–2-mal täglich.
Flüssige Einreibung: 1 Esslöffel verdünnt in 250 ml Wasser, 2–3-mal täglich für Umschläge oder Spülungen.
Homöopathisch: 5 Tropfen oder 1 Tablette oder 10 Globuli oder 1 Messerspitze Verreibung alle 30–60 min (akut) oder 1–3-mal täglich (chronisch); parenteral: 1–2 ml s. c. akut: 3-mal täglich; chronisch einmal täglich (HAB).

Anwendungsbeschränkungen: Risiken der bestimmungsgemäßen Anwendung therapeutischer Dosen der Droge und Nebenwirkungen sind nicht bekannt. Die Droge besitzt geringe Sensibilisierungspotenz.

Patienteninformation: Medikamente aus römischer Kamille können aufgrund volkmedizinischer Erfahrungswerte innerlich angewendet bei leichten Magen-Darm-Störungen, Blähungen und Nervosität hilfreich sein, äußerlich bei Entzündungen im Mund- und Rachenraum, Erkältungen, Zahn- und Ohrenschmerzen und Verletzungen. Selten kann es zu einer Erhöhung der Allergiebereitschaft kommen.

Bewertung der Wirksamkeit: Die Wirksamkeit der Droge ist nach den gültigen Kriterien für klinische Prüfungen von Arzneimitteln bisher noch nicht ausreichend belegt. Im Gegensatz zur echten Kamille liegen nur wenige pharmakologische Studien vor. In diversen Tests ließen sich antimikrobielle, zytostatische und ZNS-beeinflussende (antiaggressive) Wirkungen nachweisen, was einen Teil der volksmedizinischen Anwendungsgebiete unterstützen könnte. Die Droge besitzt geringe Sensibilisierungspotenz. Zur therapeutischen Verwendung liegt eine Negativ-Monographie der Kommission E (1993) vor (keine Bedenken bei der Verwendung als Schmuckdroge in Teemischungen).

Handelspräparate

Keine bekannt.

Literatur

Damiani P et al: Fitoterapia 54 (1983), 213
Herisset A et al: Plant Med Phytother 5 (1971), 234
Herisset A et al: Plant Med Phytother 8 (1974), 306, 287
Holub M, Samek Z: Collect Czech Chem Commun 42 (1977), 1053
Isaac O: Chamaemelum nobile (L.) Allioni – Römische Kamille. Z Phytother 14 (1993), 212

Kampferbaum – Cinnamomum camphora

Volkstümliche Namen: Campherbaum, Kampferbaum, Kampfer-Baum, Kampferlorbeer (dt.), Kanfur (arab.), Chang, Chang-shu (chin.), Kamfer (dan.), Japaansche Kamferboom (dutch), Camphor Tree, Cemphire, Champhor laurel, Gum Camphor, Laurel Camphor (engl.), Alcanfor (esp.), Camphre, Camphrier du Japon (frz.), Kámforfa (ung.), Camfora (it.), Kuso-noki (jap.), Kafr (tsch.), Gaara-boon (thai)

Familie: Lauraceae

Botanik: C. camphora ist ein immergrüner Baum von bis zu 50 m Höhe und 5 m Dicke. Der Stamm ist unten aufrecht, weiter oben knorrig in viele Äste verzweigt, die von einer glatten, grünen Rinde bedeckt sind. Die 5 bis 11 cm langen und bis 5 cm breiten Blätter sind wechselständig und sitzen an langen Blattstielen. Sie sind oval-lanzettlich, ganzrandig und glänzend, gerippt, auf der Oberseite hell gelbgrün, auf der Unterseite blasser. Die Blüten sind klein und weiß und sitzen auf 1 bis 1,5 mm langen Stielchen. Die Blütenhüllblätter sind innen behaart. Die Blüten selbst stehen in Büscheln, die von langen, blattachselständigen Stielen getragen werden. Die Staubblätter bilden 3 Kreise, sind 1,5 mm lang, behaart, mit sitzenden, breiten, herzförmigen Drüsen. Die Frucht ist eine purpurschwarze, einsamige, 10 bis 12 mm große ovale Steinfrucht.

Verbreitung: Die Pflanze ist von Vietnam, dem südlichen China bis zum südlichen Japan heimisch.

Campher

Verwendete Pflanzenteile: Campher besteht aus dem durch Wasserdampfdestillation aus dem Holz des Campherbaumes *Cinnamomum camphora* (L.) S. und durch anschließende Sublimation gereinigtem R-(+)-Campher oder synthetischem Campher bzw. Mischungen aus beiden.

Inhaltsstoffe

Campher ist eine Monosubstanz: D(+)-Campher ((1R,4R)-1,7,7-Trimethyl-bicyclo[2.2.1]-heptan-2-on), gewonnen aus dem ätherischen Öl der Stämme des Kampferbaumes. Auch L(−)-Campher kommt in der Natur vor. Synthetischer Campher ist DL-Campher (Racemischer Campher).

Pharmakologie

Innere Anwendung: zentrales Analeptikum, kreislauftonisierend und bronchospasmolytisch, allerdings erst in der Nähe des toxischen Dosisbereiches.
Äußere Anwendung: hyperämisierend, bronchosekretolytisch.
In vitro Nachweis einer antibakteriellen Wirkung (Kampferöl mit Cineol als Hauptwirkkomponente). Die schmerzlindernde Wirkung einer Campheröl-haltigen Salbe in Kombination mit anderen ätherischen Ölen wurde in einer Anwendungsbeobachtung an 71 Patienten mit akuten Erkrankungen des Bewegungsapparates aufgezeigt (Stalling 1989).
In einr Placebo-kontrollierten Studie konnte die Überlegenheit einer Campher-haltigen Salbe (ca. 14 % Campher-Anteil) gegenüber einer alleinigen Therapie mit Theophyllin und β-Adrenergika bei Patienten mit chronischer obstruktiver Bronchitits nachgewiesen werden (Linsenmann und Swoboda 1986). Die Wirksamkeit der äußeren Anwendung bei Herzbeschwerden wird in erster Linie dem Counterirritans-Effekt zugeschrieben. Darüber hinaus konnte in aktuellen Studien mit nahezu 500 Patienten durch orale Einnahme eines Kombinationspräparates aus Campher- und Crategus (TD entspricht 60 mg Campher) eine kreislauftonisierende

Wirkung und die Verbesserung der Symptomatik bei Patienten mit funktionellen kardiovaskulären Beschwerden aufgezeigt werden (Franz und Hempel 2000, Harder et al. 1990).

Anwendungsgebiete
Äußere Anwendung: Muskelrheumatismus und Katarrhe der Atemwege.
Indische Medizin: bei Muskelschmerzen, Herzschwäche und Asthma.
Die Anwendung als Analeptikum ist obsolet!

Sonstige Verwendung
Kosmetik: Öl-Bestandteil von Parfüms, Seifen und Reinigungsmitteln.
Industrie: Lösungsmittel in Farben, Tinten und Lacken.

Dosierung
Äußere Anwendung
Halbfeste Formen (Salben, Linimente) 10–20 % Campher: max. 25 %, bei Säuglingen und Kleinkindern max. 5 %.
Campherspiritus: 9,5–10,5 % Campher, mehrmals täglich einreiben.
Letaldosis: innerlich 1 g für Kleinkinder, 20 g für Erwachsene.
Als Haschischersatz: 6–10 g führen zu Intoxikationen.

Anwendungsbeschränkungen: Lokale Anwendung kann zu Hautreizungen sowie zu resorptiven und/oder inhalativen Vergiftungen führen. Kontaktekzeme treten bisweilen bei der Anwendung von öligen, kampferhaltigen Einreibungen auf. Symptome von Vergiftungen, die besonders bei Kindern beobachtet wurden, sind rauschartige Zustände, Delirien, Krämpfe und Atemregulationsstörungen. Die Behandlung erfolgt symptomatisch. Die letale Dosis für Kinder beträgt etwa 1 g, für Erwachsene etwa 20 g (toxische Dosis etwa 2 g).
Bei Säuglingen dürfen keine Kampfersalben angewendet werden. Intoxikationsfälle beim Menschen sind durch akzidentelle Einnahme äußerlich anzuwendender Präparate verursacht worden und müssen einer anderen Sicherheitsbewertung unterliegen als oral einzunehmende Fertigarzneimiitel (Franz und Hempel 2000).

Patienteninformation: Kampfer ist äußerlich angewandt sehr gut wirksam bei rheumatischen Muskelbeschwerden und Katarrhen der Atemwege, wobei jedoch zu beachten ist, dass es zu Hautreizungen und Ekzemen, bei großflächiger Anwendung auch zu Vergiftungserscheinungen kommen kann. Wenn Sie unter einer Hauterkrankung leiden, sollten Sie vor der Anwendung Ihren Hautarzt befragen, bei Kindern sind die Anwendungshinweise besonders sorgfältig zu beachten und vor der Anwendung gegebenenfalls der Kinderarzt zu befragen. Bei Säuglingen dürfen Kampfersalben überhaupt nicht angewendet werden. Für die innere Anwendung bei funktionaler Herzbeschwerden kann Kampfer in Kombination mit Weißdorn zu einer Verbesserung der Symptomatik führen. Bitte befragen Sie dazu Ihren Arzt.

Bewertung der Wirksamkeit: Die Droge wirkt bei innerlicher Anwendung erst in der Nähe des toxischen Dosisbereiches, weswegen die Anwendung als Analeptikum heute obsolet ist. Bei äußerlicher Anwendung werden gute hyperämisierende und bronchosekretolytische Wirkungen erzielt. Die lokale Applikation kann allerdings nicht nur zu Hautreizungen und Kontaktekzemen, sondern auch zu resorptiver und/oder inhalativer Intoxikation führen, weshalb das Nutzen-Risiko-Verhältnis vor der Anwendung besonders bei Kindern sorgfältig abgewogen werden sollte. Bei Säuglingen sollte aus diesen Gründen die Applikation kampferhaltiger Salbenzubereitungen nicht erfolgen. Zur äußerlichen Verwendung bei Muskelrheumatismus, Katarrhen des Respirationstraktes und Herzbeschwerden sowie innerlich bei Hypotonie und Katarrhen der Atemwege liegt eine Positiv-Monographie der Kommission E aus dem Jahr 1990 vor. Für die orale Anwendung bei funktionalen Herzbeschwerden liegen neuere Studien mit Kampfer in Kombination mit Crataegus vor.

Handelspräparate
Campoderm® (mehrmals tgl. oder nach Bedarf auf die betroffenen Bereiche auftragen und einmassieren, als Badezusatz: 0,5–10 g für ein Vollbad, 100 l),
Wick VapoRub® (Kombination aus 4 Wirkstoffen; 2–4mal tgl. auf die Haut auftragen: Erw.: 2–3 teelöffelgroße Menge, Kdr. von 6–12 J.: eine 1–2 teelöffelgroße Menge, Kdr. von 2–5 J.: eine 1/2 bis 1 teelöffelgroße Menge auftragen oder zur Inhalation),
Transpulmin® Balsam (Kombination aus 3 Wirkstoffen; 2–4 mal tgl. ein etwa 4 cm langes Salbenstück auf Brust und Rücken gut einreiben oder zur Inhalation),
Korodin® Herz-Kreislauf-Tropfen (Kombination aus 2 Wirkstoffen; 3mal tgl. 10 Tr. auf einem Stück Zucker (Diabetiker auf Brot) oder unverdünnt. Nicht mit Wasser einnehmen).

Literatur
Bean NE: Camphora – curriculum vitae of a perverse terpene. Chem in Brain 8 (1972), 386

Bruchhausen F von, Ebel S, Frahm AW, Hackenthal E (Hrsg): Hagers Handbuch der Pharmazeutischen Praxis. 5. Aufl., Bde 7–9 (Stoffe), Springer Verlag Berlin, Heidelberg, New York 1993
Burrow A, Eccles R, Jones AS: The effects of camphor, eucalyptus and menthol vapor on nasal resistance to airflow and nasal sensation. Acta Otolaryng (Stockholm) 96 (1983), 157–161
Franz G, Hempel B. Natürlicher d-Campher. Deutsche Apotheker Zeitung. 2000; 140/10: 1050–1056
Gossweiler B. Kampfervergiftungen heute. Schweiz Rundschau Med. 1982; 71/38: 1475–1478
Harder S, Rietbrock N. Möglicher Weg zur Einschränkung von Bezodiazepin-Verordnungen. Therapiewoche. 1990; 40: 971–976
Linsenmann P, Swoboda M. Therapeutische Wirksamkeit ätherischer Ölebei chronisch-obstruktiver Bronchitis. Therapiewoche 1986; 36: 1162–1166
Stalling S. Erfahrungsbericht aus einer Naturheilpraxis mit der schmerzstillenden Salbe VAXICUM. Z Naturheilkunde 1989; 41: 20–23
Stone JE, Blundell MJ: Anal Chem 23 (1951), 771
Takaoka D et al: Nippon Kagaku Kaishi 12 (1975), 2192

Kapuzinerkresse – Tropaeolum majus

Volkstümliche Namen: Blumenkresse, Gelbes Vögerl, Große Kapuzinerkresse, Indische Kapuzinerkresse, Jelängerjelieber, Kapuzinerkresse, Kapuzinerli, Salatblume, Salatkresse, Spanische Kapuzinerkresse, Türkische Kresse (dt.), Capuchin cress, Common nasturtium, garden nasturtium, Indian Cress, Large Indian Cress, Nasturtium (engl.), Capucine grande, capucine majeure, cresson d'Inde, cresson du Mexique, cresson du Pérou, fleurs d'amour, La plante pour cheveux (frz.)

Familie: Tropaeolaceae

Botanik: Die Kapuzinerkresse ist eine einjährige, mitunter ausdauernde und oft kriechende oder kletternde, dann 0,3 bis 5 m lang werdende, krautige Pflanze. Die Hauptwurzel ist dünn und bildet unterirdische Ausläufer. Der Stängel ist stielrund, ästig, fleischig und kahl wie die ganze Pflanze. Die Blätter sind wechselständig, lang gestielt, schildförmig und fast kreisrund. Sie werden 3 bis 5 cm groß und sind am Stängelansatz tief gelappt. Die ansehnlichen glockenförmigen Blüten sind orange mit feuerroten Streifen bis leuchtend rot. Die Frucht ist eine dreiteilige Spaltfrucht. Sie ist rundlich-nierenförmig, fleischig und in der Reife runzlig-furchig und schmutzig-gelb.

Verbreitung: Die Kapizinerkresse ist in den wärmeren Gebieten Südamerikas beheimatet und beginnt sich im Mittelmeerraum einzubürgern; sonst als Garten- und Zierpflanze anzutreffen.

Kapuzinerkresse

Verwendete Pflanzenteile: Kapuzinerkresse besteht aus den oberirdischen Teilen, den Samen oder Laubblättern von *Tropaeolum majus* L.

Inhaltsstoffe

- Glucosinolate (ca. 0,1 %) in der frischen unverletzten Pflanze: Hauptkomponente Glucotropaeolin, beim Zerstören der Zellen Benzylisothiocyanat liefernd
- Ascorbinsäure (Vitamin C, ca. 300 mg/100 g Frischgewicht)
- Cucurbitacine (in Früchten): u. a. Cucurbitacine B und E
- Fettes Öl (in den Samen ca. 7,5 %): Hauptfettsäuren Erucasäure (Anteil ca. 50 %), 11-cis-Eicosensäure (Anteil ca. 25 %), Ölsäure (Anteil ca. 12 %)
- Oxalate
- Flavonoide: u. a. Isoquercetin und Quercetinglykoside
- Carotinoide als Blütenfarbstoffe: Hauptkomponenten Lutein, Zeaxanthin

Pharmakologie

Benzylsenföl wirkt in vitro bakteriostatisch, virostatisch und antimykotisch. Senföle werden vorwiegend in der Atemluft bzw. im Harn angereichert und ausgeschieden. Bei äußerer Anwendung wirkt die Droge hyperämisierend.

Anwendungsgebiete

Innere Anwendung: bei Harnwegsinfektionen und Katarrhen der oberen Luftwege.
Äußere Anwendung: bei leichten Muskelschmerzen.
Volksmedizin: innerlich bei Hauterkrankungen, Skorbut, Tuberkulose, Atem- und Harnwegserkrankungen und Menstruationsstörungen.
Äußerlich bei infizierten und schlecht heilenden Wunden und Haarausfall.

Sonstige Verwendung
Haushalt: als Salat oder „falsche Kapern".

Dosierung

Extrakt: TD: 14,4 mg Benzylisothiocyanat, 3-mal täglich.
Aufguss: 2–3 Tassen/Tag.
Presssaft: TD: 30 g.

Anwendungsbeschränkungen: Risiken der bestimmungsgemäßen Anwendung therapeutischer Dosen der Droge und Nebenwirkungen sind nicht bekannt.
Bei Anwendung hoher Dosen der frischen Pflanze oder ihres ätherischen Öls kann es zu Schleimhautreizungen des Magen-Darm-Traktes kommen. Äußerlich angewendet, kann längerer, intensiver Kontakt mit der fri-

schen Pflanze zu Hautirritationen führen. Die Pflanze hat geringe Sensibilisierungspotenz. Gegenanzeigen: Nicht anzuwenden bei Säuglingen und Kleinkindern, keine Einnahme bei Magen- und Darmgeschwüren sowie bei Nierenerkrankungen.

Patienteninformation: Zubereitungen aus Kapuzinerkresse sind als Bestandteil von Kombinationspräparaten zur innerlichen Verwendung bei Harnwegsinfekten und Katarrhen der Luftwege sowie äußerlich angewandt bei leichten Muskelschmerzen wirksam. Wenn Sie unter Magen- oder Darmgeschwüren leiden, sollten Sie das Arzneimittel wegen seiner möglichen schleimhautreizenden Wirkung nicht einnehmen. Bei Säuglingen und Kleinkindern darf das Medikament überhaupt nicht eingesetzt werden.

Bewertung der Wirksamkeit: Für die adjuvante Therapie von Infektionen der ableitenden Harnwege und Katarrhen der oberen Luftwege (innerlich) wie auch für die äußerliche Verwendung bei leichten Muskelschmerzen liegt für die Droge als Bestandteil von Kombinationspräparaten eine Positiv-Monographie der Kommission E (1992) vor. Für die sonstigen beanspruchten Anwendungsgebiete ist die Wirksamkeit der Droge nach den gültigen Kriterien für klinische Prüfungen von Arzneimitteln bislang nicht belegt.

Handelspräparate

Angocin® Anti-Infekt N (Kombination aus 2 Wirkstoffen; je nach Schweregrad des Infekts 3–5 mal tgl. 4–5 Filmtbl. unzerkaut mit etwas Fllüssigkeit nach d. Mahlz.; Kdr. vn 4–8 J. 3–5 mal tgl. 2–3 Filmtbl. Zur Infekt prophylaxe bzw. Rizidivprophylaxe 1–2 mal tgl. 2–3 Filmtbl.)

Literatur

Fanutti C, Gidley MJ, Reid JS: Substrate subsite recognition of the xyloglucan endo-transglycosylase or xyloglucan-specific endo-(1-> 4)-ß-D-glucanase from the cotyledons of germinated nasturtium (Tropaeolum majus L.) seeds. Planta 200 (1996), 221–8

Fanutti C, Gidley MJ, Reid JS: Tropaeolum majus and contact dermatitis. Br J Dermatol 200 (1996), 221–8

Franz G: Kapuzinerkresse (Tropaeolum majus L.) Portrait einer Arzneipflanze. Z Phytother 17 (1996), 255–622

Pintao AM, Pais MS, Coley H, Kelland LR, Judson IR: In vitro and in vivo antitumor activity of benzyl isothiocyanate: a natural product from Tropaeolum majus. Planta Med, 61:233–6, 1995 Jun

Rose JK, Brummell DA, Bennett AB: Two divergent xyloglucan endotransglycosylases exhibit mutually exclusive patterns of expression in nasturtium. Plant Physiol, 110:493–9, 1996 Feb

Kardamom – Elettaria cardamomum

Volkstümliche Namen: Cardomompflanze, Kardamom, Kardamompflanze, Malabar Kardamome, Malabarkardomome (dt.), Toú-K'ou‹'-húa (chin.), Bastard Cardamom, Cardamom, Cardamom plant, Cardamom Seeds, Malabar Cardamom (engl.), Cardamomier (frz.), Chotielachi (hindi), Úpakúnchika (sanskr.)

Familie: Zingiberaceae

Botanik: E. cardamomum ist eine mehrjährige Pflanze mit dickem, knolligem und reichlich mit langen Wurzeln besetztem Rhizom. Das Rhizom treibt bis zu 30 kantige, aufrechte, 2 bis 3 m hohe, einfache, glatte, grüne Stängel. Die Blätter sind zweizeilig und am Ende der langen, weichhaarigen Scheide mit einem Blatthäutchen versehen. Die Blütentriebe entspringen dem Stängel dicht über dem Boden. Die Rispenäste werden bis 8 cm lang. Die Blüten sind wechselständig und vor dem Aufblühen von scheidenartigen Deckblättern eingeschlossen. Der Kelch ist nach oben schwach erweitert, fein gestreift, stumpf dreizähnig und bleibend. Die Krone ist grünlich-weiß. Die Lappen sind gerundet, am Rande etwas kraus, weiß mit gelblichem Rand, auf der Mitte mit blauen Adern und Streifen. Die Frucht ist 6 bis 18 mm lang, 6 bis 10 mm dick, kurz gestielt, eiförmig oder ellipsoidisch bis länglich. Die Samen sind hellbraun, grau oder dunkelrotbräunlich, sehr grob querrunzelig, 4 bis 5 mm lang, unregelmäßig kantig und der ganze Samen von einem zarthäutigen, fast farblosen Samenmantel umgeben.

Verbreitung: Die Pflanze ist im westlichen Südindien und Sri Lanka heimisch und wird in einigen tropischen Regionen, in Südostasien und Guatemala kultiviert.

Kardamomen

Verwendete Pflanzenteile: Kardamomen sind die getrockneten Früchte von *Elettaria cardamomum* (L.) MATON.

Inhaltsstoffe

- Ätherisches Öl (5 bis 11 %): rassenspezifisch variierende Zusammensetzung, Hauptkomponenten 1,8-Cineol (Anteil 26 bis 41 %), α-Terpinylacetat (Anteil 30 bis 34 %), Linaloylacetat (Anteil ca. 8 %), Linalool (Anteil ca. 4 %)
- Stärke (20 bis 40 %)

Pharmakologie
Die ätherischen Öle (Monoterpene) der Droge wirken antibakteriell und antimykotisch und zeigen im Tierversuch eine Steigerung der Gallesekretion und Verminderung der Magensaftproduktion.

Anwendungsgebiete
In Indien und China ist die Droge seit Jahrhunderten bekannt.
Chinesische Medizin: bei Magenschmerzen, Übelkeit, Erbrechen und Blähungen.
Indische Medizin: zudem bei Störungen der ableitenden Harnwege.
Volksmedizin: bei Verdauungsstörungen, Brechdurchfall, Schwangerschaftserbrechen und bei Appetitlosigkeit sowie beim Roemheld Syndrom.

Sonstige Verwendung
Haushalt: die Früchte dienen als Gewürz für Kaffee und Tee sowie Speisen und Backwaren.
Kosmetik: als Aromatikum in diversen Artikeln.

Dosierung
TD: 1,5 g Droge.
Tinktur: TD: 1–2 g.

Anwendungsbeschränkungen: Risiken der bestimmungsgemäßen Anwendung therapeutischer Dosen der Droge und Nebenwirkungen sind nicht bekannt. Wegen der motilitätsfördernden Wirkung kann die Droge Gallensteinkoliken auslösen.

Patienteninformation: Neben der Verwendung als Gewürz werden Kardamomfrüchte vor allem in der indischen und chinesischen Medizin bei Magenschmerzen, Verdauungsstörungen, Übelkeit, Brechdurchfall, auch bei Störungen der ableitenden Harnwege und Appetitlosigkeit mit Erfolg eingesetzt. Aufgrund der galletreibenden Wirkung kann es zu Koliken kommen, falls bei Ihnen ein Gallensteinleiden vorliegt.

Bewertung der Wirksamkeit: Die Bewertung der Droge durch die Kommission E (1985, 1990) für das Anwendungsgebiet Dyspepsie ist positiv. Das monoterpenhaltige ätherische Öl der Droge hat neben antibakteriellen und antimykotischen Wirkungen im Tierversuch eine choleretische Wirkung und es reduziert die Magensaftproduktion, was einen Teil der volksmedizinischen Anwendungsgebiete und auch der Indikationen aus der chinesischen und indischen Medizin plausibel macht. Durch die motilitätsfördernden Wirkungen können Gallensteinkoliken ausgelöst werden.

Handelspräparate
Keine bekannt.

Literatur
Haginiwa J et al: Yakagaku Zasshi 83 (1963), 623
Lewis YS, Nambuduri ES, Philip T: Perfum Essent Oli Res 57 (1966), 623–628

Karotte – Daucus carota

Volkstümliche Namen: Karotte, Möhre (dt.), Bees' Nest, Beesnest Plant, Bird's Neat, Birds' Nest, Bird's Nest Root, Carrot, Philtron, Queen Anne's Lace, Wild Carrot (engl.)

Familie: Apiaceae

Botanik: Die Karotte ist ein zweijähriges 30 cm bis 1 m hohes Kulturkraut mit einer spindelförmigen, meist roten Wurzel und mehrfach gefiederten und stark gegliederten und behaarten Blättern. Die Blätter umschließen den Stängel mit der Blattscheidenbasis. Die Pflanze treibt im zweiten Jahr einen kantigen, verzweigten Stängel, der wechselständig mit gegliederten Blättern bewachsen ist und mit zusammengesetzten Dolden aus weißen Blüten abschließt. Die in der Fruchtdolde ausgebildeten Früchte sind Doppelachänen. Sie sind leicht abgeflacht und haben in 5 Reihen angeordnet zahlreiche Borsten.

Verbreitung: Die Pflanze wird heute weltweit kultiviert.

Mohrrüben

Verwendete Pflanzenteile: Mohrrüben oder Karotten sind die Wurzeln von *Daucus carota* L. ssp. *sativus* SCHÜBL. et MART.

Inhaltsstoffe
- Carotinoide: u. a. α-, β-, γ-, zeta-Carotin, Lycopin
- Ätherisches Öl (sehr wenig), u. a. mit p-Cymen, Limonen, Dipenten, Geraniol, α- und β-Caryophyllen
- Polyine; u. a. Falcarinol (Carotatoxin)
- Mono- und Oligosaccharide: Glucose, Saccharose

Pharmakologie
Anthelmintisch, antimikrobiell.
Sie zeigt eine schwach vermifuge Wirkung: auf Würmer wirkt das ätherische Öl erst leicht erregend und dann lähmend.
Im beobachteten Tierversuch wurde eine vorübergehende Senkung des arteriellen Blutdrucks festgestellt. Der Pektingehalt ist ver-

mutlich verantwortlich für die stopfende Wirkung der Möhre. Das ätherische Öl hat eine schwach bakterizide Wirkung, besonders auf grampositive Bakterien.
Die Droge begünstigt die Sehschärfe und das Dämmerungssehen und beeinflusst die Harnausscheidung positiv. Die enthaltenen Carotinoide, besonders Lycopin, wirken antioxidativ.

Anwendungsgebiete
Bei Oxyuren ist die Möhre als Adjuvans nicht sehr zuverlässig. In der Kinderheilkunde ist die Droge ein bewährtes Mittel bei Mandelentzündungen, bei Ernährungsstörungen und als Diätetikum zur Heilung von Verdauungsstörungen. Für dermatologische Indikationen wie polymorphe Lichtdermatosen und Pigmentanomalien sind Fertigarzneimittel in der Anwendung. Zum Austreiben von Darmparasiten ist sie auch in Teemischungen enthalten.

Sonstige Verwendung
Haushalt: als Gemüse.
Weiterhin zur Gewinnung von Würzstoff, in der Parfümindustrie, zur Carotingewinnung und zur Herstellung von Vitamin B_1 und B_2 verwendet.

Dosierung
Keine gesicherten Angaben.

Anwendungsbeschränkungen: Risiken der bestimmungsgemäßen Anwendung therapeutischer Dosen der Droge und Nebenwirkungen sind nicht bekannt. Die Droge hat bei Hautkontakt schwache Sensibilisierungspotenz.

Patienteninformation: Zubereitungen aus Karotten werden vorwiegend in der Kinderheilkunde bei der Behandlung von Mandelentzündungen, Ernährungsstörungen und Verdauungsstörungen eingesetzt. Sie sind außerdem wirksam bei Wurmbefall und bei bestimmten Hauterkrankungen, wie z. B. Pigmentstörungen. Karotten können außerdem die Sehschärfe und das Dämmerungssehen verbessern. Lycopin und andere Carotinoide sollen krebspräventiv wirken.

Bewertung der Wirksamkeit: Aufgrund von Verlaufsbeobachtungen und empirischen Daten sind Zubereitungen aus Karotten für den Einsatz besonders in der Kinderheilkunde bei Tonsillitis, Ernährungsstörungen und vor allem Verdauungsstörungen einsetzbar (erklärbar durch die bakteriziden Wirkungen und den Pektin- und Ballaststoffgehalt). Die Droge wirkt vermifug, bei Oxyuren allerdings nicht sehr zuverlässig, leicht diuretisch, verbessert Sehschärfe und Dämmerungssehen. Sie kann mit gutem Erfolg bei polymorphen Lichtdermatosen und Pigmentanomalien eingesetzt werden (Carotin in Fertigarzneimitteln), wirkt antioxidativ durch die enthaltenen Carotinoide (Lycopin).

Handelspräparate
Nur als Lebensmittel.

Literatur
Gupta KR, Niranjan GS: Planta Med 46 (1982), 240
Ram AS, Devi HM: Indian J Bot 6 (1983), 21

Katzenpfötchen – Antennaria dioica

Volkstümliche Namen: Immortelle, Katzenpfötchen, gemeines, Sandstrohblume (dt.), Cat's Foot, Cudweed, Life Everlasting, Mountain Everlasting (engl.)

Familie: Asteraceae

Botanik: Die Pflanze wird etwa 7 bis 20 cm groß. Sie hat beblätterte, wurzelnde Ausläufer. Der Stängel ist aufrecht, die Grundblätter spatelförmig, oben grün und unterseits grau. Die Stängelblätter sind linealisch, aufrecht. Die Blüten sind sehr kleine, hellrote und weiße, zweihäusige Korbblüten in endständigen Trugdolden. Die Frucht trägt einen Haarschopf.

Verbreitung: Europa, Asien, Amerika bis in arktische Regionen.

Katzenpfötchenblüten

Verwendete Pflanzenteile: Katzenpfötchenblüten sind die frischen oder getrockneten Blüten von *Antennaria dioica* (L.) G.

Inhaltsstoffe
- Flavonoide (0,45 %): u. a. Luteolin und dessen 7- und 4'-O-glucoside sowie das gelbe Chalon Isosalipurposid.
- Bitterstoffe
- Gerbstoffe

Pharmakologie
Die flavon-, bitter- und gerbstoffhaltige Droge wirkt im Tierversuch cholagog.
Die Anwendung bei Erkrankungen der Luftwege und bei Diarrhoe ist nicht belegt, könnte jedoch durch den Gehalt an Bitter- und Gerbstoffen erklärt werden.

Anwendungsgebiete
Zubereitungen aus Katzenpfötchenblüten werden bei Darmerkrankungen und Gallenblasenbeschwerden angewendet.
Volkstümlich wird die Droge auch als Diuretikum verwendet.

Sonstige Verwendung
Pharmazie: Schmuckdroge in Teemischungen.

Dosierung
Tee: ca. 1 g (1 TL) auf 150 ml, 5–10 min ziehen lassen; 3–4-mal täglich 1 Tasse.

Anwendungsbeschränkungen: Risiken der bestimmungsgemäßen Anwendung therapeutischer Dosen der Droge und Nebenwirkungen sind nicht bekannt.

Patienteninformation: Zubereitungen aus Katzenpfötchenblüten können bei Darmerkrankungen und Gallenblasenbeschwerden angewendet werden; wissenschaftliche Belege für die Wirksamkeit fehlen.

Bewertung der Wirksamkeit: Die Wirksamkeit bei den beanspruchten Anwendungsgebieten ist nicht belegt. Zur therapeutischen Verwendung liegt eine Negativ-Monographie der Kommission E (1992) vor (keine Bedenken bei Verwendung als Schmuckdroge).

Handelspräparate
Keine bekannt.

Literatur
Delaveau P et al: Planta Med 40 (1980), 49
Didry N et al: Ann Pharm Franc 40 (1982), 75
Swiatek L et al: Planta Med 30 (1982), 153

Kava Kava – Piper methysticum

Volkstümliche Namen: Kava, Kava Kava, Kawa, Kawapfeffer, Rauschpfeffer (dt.), Ava, Ava Pepper, Intoxicating Pepper, Kava, Kava Kava, Kawa, Kawa pepper (engl.)

Familie: Piperaceae

Botanik: Kava Kava ist ein 2 bis 3 m hoher, aufrechter und zweihäusiger Busch. Die Blätter sind mit 13 bis 28 cm × 10 bis 22 cm sehr groß. Sie haben einen tief-herzförmigen Grund und 9 bis 13 Hauptnerven, die unterseits schwach flaumig behaart sind. Die Nebenblätter sind groß. Die Pflanze hat mächtige, 2 bis 10 kg schwere, verästelte, sehr saftige Wurzelstöcke mit vielen Wurzeln. Die Pflanze hat zahlreiche kleine Blüten in ährenartigem Blütenstand von 3 bis 9 cm Länge. Es blühen nur die Blütenstände männlicher Pflanzen.

Verbreitung: Auf den Südseeinseln heimisch und wird auch überwiegend dort angebaut.

Kava-Kava-Wurzelstock

Verwendete Pflanzenteile: Kava-Kava-Wurzelstock besteht aus dem geschälten, zerschnittenen, meistens von den Wurzeln befreiten und getrockneten Wurzelstock von *Piper methysticum* G. F.

Inhaltsstoffe
- Kavalactone (Kavapyrone, 5 bis 12 %): Hauptkomponente (+)-Kavain (ca. 1,8 %), (+)-Methysticin (ca. 1,2 %), Desmethoxyyangonin (ca. 1 %), Yangonin (ca. 1 %), 7,8-Dihydro-(+)-kavain (ca. 0,6 %), 7,8-Dihydro-(+)-methysticin (ca. 0,5 %)
- Chalcone: u. a. Flavokavin A und B

Pharmakologie
Präklinik: Die in der Droge enthaltenen Kavapyrone weisen u. a. einen psychotropen sowie antithrombotischen (Gleitz et al. 1997) Effekt auf. Die Droge wirkt im Tierversuch desweiteren neuroprotektiv (Gleitz et al. 1996, Backhauß und Krieglstein 1992), Narkose-potenzierend, spasmolytisch, analgetisch (Jamieson and Duffield 1990a, Jamieson et al. 1989) und lokalanaestetisch sowie möglicherweise antipsychotisch. Letzteres wurde an Ratten mittels Vermeidungsverhalten-Untersuchungen (Duffield et al. 1989) bzw. an Rattenhirnen in vivo (Sällstrom Baum et al. 1998) untersucht. Die Wirkung von Kavapyronen auf GABA- und Benzodiazepin-Bindungsstellen wird kontrovers diskutiert, ließ sich an Hirnmembranen von Ratten nachweisen (Jussofie et al. 1994, Davies et al. 1992).
Mehrere In-vitro-Studien sowie Studien an Mäusen belegen die sedative/hypnotische Wirkung von Kava-Extrakten und deren isolierter Inhaltsstoffe (z. B. Carpasso und Pinto 1995, Holm et al. 1991, Jamieson et al. 1989, Carpasso und Calignano 1988, Kretschmer und Tischendorf 1974). Auch die zentral muskelrelaxierenden Eigenschaften wurden sowohl neurophysiologisch (Seitz et al. 1997, Holm et al 1991) als auch in verschiedenen Tierversuchen an Mäusen (Jamieson et al. 1989) nachgewiesen. Neben vielen älteren Studien liegen auch neue Untersuchungen vor, die die antikonvulsive Wirkung von Kavapyronen, v.a. von Kavain, bestätigen (Gleitz et al. 1996a, Gleitz et al. 1995, Schmitz et al. 1995).
Klinik: Am Menschen zeigt sich ein anxiolytischer, schlaffördernder und schlafverbessern-

der Effekt und eine mögliche Verbesserung der cerebralen Informationsverarbeitung.
In 7 kontrollierte Studien an gesunden Probanden wurden die pharmakologischen Wirkungen von Kava-Extrakten untersucht und mit denen anderer, chemisch-synthetischer Psychopharmaka verglichen. Im Vergleich zu den Benzodiazepinen kam es unter Kava-Extrakt zu keiner Verschlechterung bei Reaktionstests und anderen thymopsychischen Variablen, außerdem verbesserte sich die Schlafqualität (Geßner und Cnota 1994, Habs und Honold 1994, Heinze et al. 1994, Münte et al. 1993, Emser und Bartylla 1991, Johnson et al. 1991, Saletu et al. 1989).
Es wurden sowohl zahlreiche randomisierte, Placebo-kontrollierte Doppelblindstudien als auch Studien mit Referenztherapien und Anwendungsbeobachtungen an insgesamt über 10 000 Patienten durchgeführt. Die untersuchten Kava-Extrakte erwiesen sich im Vergleich mit Placebo als signifikant überlegen und im Vergleich mit Benzodiazepinen als gleichwertig bei der Behandlung von Angstzuständen nicht-psychotischer Genese (Malsch und Kieser 2001, Wheatley 2001, Neuhaus et al. 2000, Pittler und Ernst 2000, Scherer 1998, Volz und Kieser 1997, Hofmann und Winter 1996, Lehmann et al. 1996, Woelk et al. 1993, Siegers et al. 1992, Spree und Croy 1992, Warnecke 1991, Bhate et al. 1989).

Anwendungsgebiete

Innere Anwendung: bei nervösen Spannungs-, Angst- und Unruhezuständen.
Volksmedizin: zur Schlafförderung, Nervenberuhigung, sowie bei Asthma, Rheuma, dyspeptischen Beschwerden, chronischer Cystitis, Syphilis, Gonorrhoe und zur Gewichtsabnahme.
Homöopathie: bei Erregungs- und Erschöpfungszuständen, bei Magenübersäuerung und Harnröhrenschmerz.

Sonstige Verwendung
Haushalt: auf den Südseeinseln dient der Wurzelstock zur Zubereitung des Kava-Getränks. Das Getränk spielt im gesellschaftlichen, politischen, kulturellen und religiösen Leben der Insulaner eine große Rolle.

Dosierung

Tagesdosis: 60–120 mg Droge (Kavapyrone) oder Zubereitungen.
Homöopathisch: 5–10 Tropfen, 1 Tablette, 5–10 Globuli, 1 Messerspitze Verreibung 1–3-mal täglich oder 1 ml Injektionslsg. s. c. 2-mal wöchentlich (HAB). Bei Kindern andere Dosierungen beachten.
Die Droge sollte aufgrund ihrer Fettlöslichkeit zu den Mahlzeiten eingenommen werden.
Die Mehrzahl der im Handel erhältlichen Präparate sind Trockenextrakte mit einem Droge-Extrakt-Verhältnis von 12,5–20,0:1, Auszugsmittel: Ethanol 96 Vol.-%. Desweiteren gibt es Trockenextrakte mit dem Auszugsmittel Aceton. Im Gegensatz zu den ethanolischen Extrakten, die auf ca. 50 % Kavapyrone standardisiert sind, ist der wichtigste acetonische Extrakt auf 70 % Kavapyrone standardisiert. Dies war auch der Extrakt, nach dessen Einnahme die ersten Lebertoxizitätsfälle gemeldet wurden.

Anwendungsbeschränkungen: Risiken der bestimmungsgemäßen Anwendung therapeutischer Dosen der Droge sind nicht bekannt. Selten kommt es zu allergischen Reaktionen und leichter Gelbfärbung der Haut, zu Magen-Darm-Beschwerden, Akkomodationsstörungen, Pupillenerweiterung sowie zu Störungen des okulomotorischen Gleichgewichts. Zu Beginn der Therapie kann leichte morgendliche Müdigkeit auftreten. Die Frage der Beeinträchtigung der Sehleistung und Reaktionsfähigkeit im Straßenverkehr ist umstritten. Allerdings liegen Studien vor, die zeigen, dass Kava-Extrakte die Fähigkeit zum Bedienen von Maschinen und zum Autofahren nicht beeinträchtigen (Herberg 1996, Herberg 1991).
Die Einnahme der Droge kann zu einer Verstärkung der Wirkung von zentralwirksamen Substanzen wie Ethanol, Barbituraten und Psychopharmaka führen. Nach Langzeiteinnahme der Droge wurde eine Gewichtsabnahme beobachtet.
Gegenanzeigen sind Schwangerschaft, Stillzeit und endogene Depressionen (Vergrößerung der Suizidgefahr!). Ohne ärztliche Kontrolle sollte die Droge nicht länger als 3 Monate angewendet werden.
Folgen von starker Überdosierung sind Störung der Bewegungsabläufe bei ungetrübtem Bewusstsein, später Müdigkeit und Schlafneigung.
In allen klinischen Studien wurden die Kava-Extrakte gut vertragen. Seit 1990 wurden mehrere Fälle von Leberschädigungen gemeldet, die mit der Einnahme von Kava-haltigen Präparaten in Zusammenhang stehen sollen. Bei den insgesamt 30, bei Drucklegung bekannten Fällen unerwünschter hepatotoxischer Arzneimittelwirkung unter Einnahme von Kava-Präparaten liegen, abgesehen von der Begleitmedikation, keine Angaben zur Vorgeschichte möglicher Leberschäden der Betroffenen vor. Gerade die Leber ist extrem vielen Schädigungen ausgesetzt, sei es durch Alkoholkonsum, regelmäßigen Medikamentengebrauch oder andere Umweltgifte. Eine deutliche Auftrennung fehlt bei der großen Mehrheit der publi-

zierten/gemeldeten Fälle. Die sorgfältige Untersuchung der Vorgeschichte ist für eine abschließende Beurteilung unumgänglich.
Wechselwirkung: Wirkungsverstärkung von zentral-wirksamen Substanzen wie Alkohol (Jamieson and Duffield 1990b), Barbituraten und anderen Psychopharmaka (z. B. Carpasso und Pinto 1995, Holm et al. 1991, Jamieson et al. 1989).

Patienteninformation: Kava-Kava-Wurzelstock wirkt nachweislich angstlösend und ist deshalb zur Behandlung nervöser Angst-, Spannungs- und Unruhezuständen geeignet. Bitte klären Sie mit Ihrem Arzt eventuelle Risikofaktoren wie z. B. Leberschädigungen, bevor Sie mit der Einnahme von Kava-haltigen Präparaten beginnen.

Bewertung der Wirksamkeit: Die Kommission E (1990) empfiehlt Kava-Kava-Wurzelstock zur Behandlung von nervösen Angst-, Spannungs- und Unruhezuständen. Die anxiolytische Wirkung ist durch zahlreiche GCP-/GLP-konforme klinische Studien und Tierversuche sowie detaillierte In-vitro-Experimente belegt. Seit der Veröffentlichung der Monographie der Kommission E wurden mehrere schwerwiegende Fälle von Hepatotoxizität gemeldet, die auf die Einnahme von Kava-Präparaten zurückgeführt werden. Allerdings liegen diese Nebenwirkungsmeldungen quantitativ nicht über denen der in ihrer Wirksamkeit als vergleichbar angesehenen Gruppe der Benzodiazepine. Im Gegensatz zu Benzodiazepinen sedieren Kava-haltige Präparate nicht. Ein Abhängigkeitspotential konnte bisher ebenfalls nicht nachgewiesen werden. Das Nutzen-Risiko-Verhältnis wird gegenwärtig diskutiert. Seit Mitte 2002 hat das BfArM die Zulassungen aller Kava-haltigen Präparate, ausgenommen homöopathische Dosierungen, aufgrund eines angeblich negativen Nutzen-Risiko-Verhältnisses zurückgezogen. Die bewerteten Fälle rechtfertigen dies nicht. Die Entscheidung ist international umstritten.

Handelspräparate

Wegen Entzug der Zulassung seit Juni 2002 keine Präparate mehr im Handel.

Literatur

Backhaus C, Krieglstein J: Extract of kava and its methysticin constituents protect brain tissue against ischaemic damage in rodents. J Pharmacol 215 (1992), 265–269

Bhate H, Gerster G, Fracza E: Orale Prämedikation mit Zubereitungen aus Piper methysticum bei operativen Eingriffen in Epiduralanästhesie. Erfahrungsheilkunde 6 (1989), 339–345

Capasso A, Calignano A: Synergism between the sedative action of kava extract and D,L-kavain. Act Therapeut 14 (1988), 249–256

Capasso A, Pinto A: Experimental investigations of the synergistic-sedative effect of passiflora and kava. Act Therapeut 21 (1995), 127–140

Cupp MJ: Herbal remedies: Adverse effects and drug interactions. Am Fam Physician 1999 Mar 1; 59(5):1239–45

Davies LP, Drew CA, Duffield P, Johnston GAR, Jamieson DD: Kava pyrone and resin: Studies on $GABA_A$, $GABA_B$ and benzodiazepine binding sites in rodent brain. Pharmacol Toxicol 71 (1992), 120–126

Dingermann T: Phytopharmaka im Alter: Crataegus, Ginkgo, Hypericum und Kava-Kava. PZ 140 (1995), 2017–2024

Duffield PH, Jamieson DD, Duffield AM: Effect of aqueous and lipid-soluble extracts of kava on the conditioned avoidance response in rats. Arch Int Pharmacodyn 301 (1989), 81–90

Emser W, Bartylla K: Verbesserung der Schlafqualität. TW Neurol Psychiatr 5 (1991), 636–642

Geßner B, Cnota P: Untersuchung der Vigilanz nach Applikation von Kava-Kava-Extrakt, Diazepam oder Placebo. Z Phytother 15 (1994), 30–37

Gleitz J, Beile A, Peters T: (±)-Kavain inhibits veratridine-activated votlage-dependent Na+-channels in synaptosomes prepared from rat cerebral cortex. Neuropharmacol 34 (1995), 1133–1138

Gleitz J, Beile A, Wilkens P, Ameri A, Peters T: Antithrombotic action of the kava pyrone (+)-kavain prepared from Piper methysticum on human platelets. Planta Med 63 (1997), 27–30

Gleitz J, Friese J, Beile A, Ameri A, Peters T: Anticonvulsive action of (±)-kavain estimated from its properties on stimulated synaptosomes and Na+ channel receptor sites. Eur J Pharmacol 315 (1996a), 89–97

Gleitz J, Tosch C, Beile A, Peters T: The protective action of tetrodoxin and (±)-kavain on anaerobic glycolysis, ATP content and intracellular Na+ and Ca2+ of anoxic brain vesicles. Neuropharmacol 35 (1996b), 1743–1752

Guro-Razuman S, Anand P, Hu Q, Mir R: Dermatomyositis-like illness following kava-kava ingestion. J Clin Rheumatol 1999; 5: 342–345

Habs M, Honold E: Der psychoaktive Spezialextrakt WS 1490 aus dem Wurzelstock von Piper methysticum (Kava-Kava) – ein Report. Forsch Komplementärmed (1994), 208–215

Hänsel R, Beiersdorff HU: Arzneim Forsch 9 (1955), 581

Hänsel R, Woelk H: Spektrum Kava-Kava. 2. Auflage. Aesopus Verlag GmbH, Basel 1995

Hänsel R: Kava-Kava (Piper methysticum G. Forster) in der modernen Arzneimittelforschung Portarit einer Arzneipflanze. Z Phytother 17 (1996), 180–195

Hänsel R: Pflanzliche Sedativa. Z Phytother 11 (1990), 14

Heinze HJ, Münthe TF, Steitz J, Matzke M: Pharmacopsychological effects of oxazepam and kava-extract in a visual search paradigm assessed with event-related potentials. Pharmacopsychiat 27 (1994), 224–230

Herberg K-W: Alltagssicherheit unter Kava-Kava-Extract, Bromazepam und deren Kombination. Z Allg Med 72 (1996), 973–977

Herberg KW: Fahrtüchtigkeit nach Einnahme von Kava-Spezial-Extrakt WS 1490. Z Allg Med 67 (1991), 842–846

Hofmann R, Winter U: Therapeutische Möglichkeiten mit Kava-Kava bei Angsterkrankungen. psycho 22 (1996), 2–4

Holm E, Staedt U, Heep J, Kortsik C, Behne F, Kaske A, Mennicke I: Untersuchungen zum Wirkprofil von D,L-Kavain. Arzneim-Forsch/Drug Res 41 (1991), 673–683

Jamieson DD, Duffield PH: The antinociceptive actions of kava components in mice. Clin Exp Pharm Physiol 17 (1990a), 495–507

Jamieson DD, Duffield PH: Positive interactions of ethanol and kava resin in mice. Clin Exp Pharm Physiol 17 (1990b), 509–514

Jamieson DD, Duffield PH, Cheng D, Duffield AM: Comparison of the Central Nervous System Activity of the Aqueous and Lipid Extrakt of Kava (Piper methysticum). Arch Int Pharmacodyn 301 (1989), 66–80

Johnson E, Frauendorf A, Stecker K, Stein U: Neurophysiologisches Wirkprofil und Verträglichkeit von Kava-Extrakt WS 1490. TW Neurol Psychiatr 5 (1991), 349–354
Jussofie A, Schmitz A, Hiemke C: Kavapyrone enriched extract from Piper methysticum as a modulator of the GABA binding site in different regions of rat brain. Psychopharmacol 116 (1994), 469–474
Kinzler E, Krömer J et al: Wirksamkeit eines Kava-Spezial-Extraktes bei Patienten mit Angst-, Spannungs- und Erregungszuständen nicht-psychotischer Genese. Arzneim Forsch/Drug Res 41 (1991), 584–588
Kretzschmar R, Teschendorf H-J: Pharmakologische Untersuchungen zur sedativ-tranquilisierenden Wirkung des Rauschpfeffers (Piper methysticum Forst). Chem Z 98 (1974), 24–28
Lechtenberg M, Quandt B, Kohlenberg F-J, Nahrstedt A: Qualitative and quantitative micellar electrokinetic chromatography of kavalactones from dry extracts of Piper methysticum FORST. and commercial drugs. J Chromatogr A 848 (1999), 457–464
Lehmann E, Kinzler E, Friedemann J: Efficacy of a special kava extract (Piper methysticum) in patients with states of anxiety, tension and excitedness of non-mental origin – A double-blind placebo-controlled study of four weeks treatment. Phytomed 3 (1996), 113–119
Malsch U, Kieser M: Efficacy of kava-kava in the treatment of non-psychotiv anxiety, following pretreatment with benzodiazepines. Psychopharmacol 157 (2001), 277–283
Münte TF, Heinze HJ, Matzke M, Steitz J: Effects of oxacepam and an extract of Kava roots (Piper methysticum) on event-related potentials in a word recognition task. Neuropsychobiology 27 (1993), 46–53
Neuhaus W, Ghaemi Y, Schmidt T, Lehmann E: Zur Behandlung perioperativer Ängste bei Mammakarzinomverdacht mit einem Phytotranquilizer. Zentralbl Gynakol 122 (2000), 561–565
Pittler MH, Ernst E: Efficacy of kava extract for treating anxiety: systematic review and meta-analysis. J Clin Psychopharmacol 20 (2000), 84–89
Roth L, Daunderer M, Kormann K: Giftpflanzen, Pflanzengifte. 4. Aufl., Ecomed Fachverlag Landsberg/Lech 1993
Ruze P: Kava-induced dermopathy: a niacin deficiency? Lancet (1990), 1442–1445
Sällström Baum S, Hill R, Rommelspacher H: Effect of kava extract and individual kavapyrones on neurotransmitter levels in the nucleus accumbens of rats. Prog Neur Psychopharm Biol Psychiat 22 (1998), 1105–1120
Saletu B, Grünberger J, Linzmayer L, Anderer P: EEG-brain mapping, psychometric and psychophysiological studies on central effects of kavain – a kava plant derivative. Hum Pharmacol 4 (1989), 169–190
Scherer J: Kava-Kava extract in anxiety disorders: An outpatient observational study. Adv Ther 15 (1998), 261–269
Schirrmacher K et al: Effects of (+/−)-kavain on voltage-activated inward currents of dorsal root ganglion cells from neonatal rats. Eur Neuropsychopharmacol, (1–2):171–6, 1999 Jan 9,
Schmidt M: Kava-Kava. PTA 8 (1994), 374
Seitz U, Ameri A, Pelzer H, Gleitz J, Peters T: Relaxation of evoked contractile activity of isolated guinea-pig ileum by (±)-kavain. Planta Med 63 (1997), 303–306
Siegel RK: Herbal intoxication. Psychoactive effects from herbal cigarettes, tea and capsules. JAMA 236 (1976), 473–476
Siegers C-P, Honold E, Krall B, Meng G, Habs M: Ergebnisse der Anwendungsbeobachtung L 1090 mit Laitan Kapseln. Ärztl Forsch 39 (1992), 7–11
Smith RM: Tetrahedron 35 (1979), 437
Spree MH, Croy H-H: Antares – ein standardisiertes Kava-Kava-Präparat mit dem Spezialextrakt KW 1491. Der Kassenarzt 17 (1992), 44–51
Volz HP: Die anxiolytische Wirksamkeit von Kava-Spezialextrakt WS 1490 unter Langzeittherapie – eine randomisierte Doppelblindstudie. Z Phytother Abstractband, (1995), 9
Volz HP, Hänsel R: Kava-Kava und Kavain in der Psychopharmakotherapie. Psychopharmakotherapie 1 (1994), 33–39
Volz H-P, Kieser M: Kava-kava ectract WS 1490 versus placebo in anxiety disorders – A randomized placebo-controlled 25-week outpatient trial. Pharmacopsychiat 30 (1997), 1–5
Warnecke G: Psychosomatische Dysfunktionen im weiblichen Klimakterium. Fortschr Med 109 (1991), 119–122
Warnecke G, Pfaender H, Gerster G, Gracza E: Wirksamkeit von Kawa-Kawa-Extrakt beim klimakterischen Syndrom. Z Phytother 11 (1990), 81–86
Wheatley D: Kava-kava (LI 150) in the treatment of generalized anxiety disorder. Prim Care Psych 7 (2001), 97–100
Woelk H, Kapoula O, Lehrl S et al: Behandlung von Angst-Patienten. Z Allg Med 69 (1993), 271–277

Kermesbeere – Phytolacca americana

Volkstümliche Namen: Kermesbeere, Scharlachbeere, amerikanische (dt.), American Nightshade, American Spinach, Bear's Grape, Branching Phytolacca, Cancer-root, CoakumChongras, Cokan, Crowberry, Inkberry, Jalap, Phytolacca Berry, Phytolacca Root, Pigeon Berry, Pocan, Poke, Poke Berry, Poke Root, Pokeweed, Red Weed, Red-Ink Plant, Scoke, Skoke, Virginian Poke (engl.)

Familie: Phytolaccaceae

Botanik: Die Pflanze ist ein kahles, mehrjähriges Kraut, das an der Basis etwas verholzt ist. Die Wurzel ist lang und fleischig. Die Stängel sind 1 bis 3 m hoch, hohl, gabelig verzweigt und oft mit, von den Blattbasen herablaufenden, Furchen versehen. Die wechselständigen Blätter sind 12 bis 25 × 5 bis 10 cm groß, eiförmig-lanzettlich und gestielt. Die Blütentrauben sind ungefähr 10 cm groß und mehr oder weniger aufrecht. Die Blüten sind zwittrig. Die Blütenhüllensegmente sind 2,5 cm groß, breit-eiförmig und grünlich-weiß von Farbe, die sich bei der Fruchtbildung rötlich verfärbt. Die Früchte sind Beeren, die den Stiel traubenartig bedecken. Sie haben einen Durchmesser von jeweils 10 mm, sind gedrückt-eiförmig und purpurartig-schwarz.

Verbreitung: Die Pflanze stammt aus Nordamerika und ist inzwischen auch in den Mittelmeerländern heimisch.

Kermesbeeren

Verwendete Pflanzenteile: Kermesbeeren sind die reifen Früchte von *Phytolacca americana* L.

Inhaltsstoffe

- Triterpensaponine (Gemisch als Phytolaccatoxin bezeichnet): Phytolaccoside A bis G, Phytolaccasaponin B, Aglyka 28,30-Dicarboxy-oleane, u. a. Jaligonsäure, Esculentsäure, Phytolaccagensäure, Pokeberrygenin
- Triterpene: u. a. α-Amyrin, β-Amyrin, Taraxasterol, psi-Taraxasterol, Tirucallol in den Samen
- Lignane: Neolignane, u. a. Americanine A, B und D, Isoamericanin A, Americanol A, Isoamericanol A in den Samen
- Lectine (pokeweed-mitogens)
- Ribosomen-inaktivierende Proteine (1-RIP, in den Samen)
- Betacyane (rote Farbstoffe): u. a. Phytolaccanin (Betanin), besonders im Fruchtfleisch
- Saccharose, Cyclitole

Pharmakologie

Für die Früchte wurde eine antihepatotoxische und antivirale Wirkung nachgewiesen.
Die Saponine wirken emetisch.

Anwendungsgebiete

Volksmedizin: bei Rheumatismus und Hautulzera (Nordamerika).

Sonstige Verwendung
Landwirtschaft: früher als Weinfärbemittel.
Haushalt: als roter Farbstoff.

Dosierung

Keine gesicherten Angaben.

Anwendungsbeschränkungen: Alle Pflanzenteile sind auf Grund des Gehaltes an stark schleimhautreizenden Saponinen und an toxischen, auch peroral wirksamen Lektinen giftig. Durch Kochen wird die Toxizität gemindert (Zerstörung der Lektine). Vergiftungssymptome sind u. a. Erbrechen, Durchfall (auch blutig), starker Durst, Schwindel, Somnolenz, Blutdruckabfall, Tachykardie, in schweren Fällen Krämpfe und Tod durch Atemlähmung. Bis zu 10 Beeren gelten als unbedenklich für einen Erwachsenen, können aber für ein Kleinkind gefährlich sein.

Patienteninformation: Zubereitungen aus Kermesbeeren sollen aufgrund volksmedizinischer Erfahrungswerte bei Rheumatismus und Hautgeschwüren hilfreich sein; wissenschaftlich ist die Wirksamkeit jedoch nicht belegt. Aufgrund der starken Giftigkeit kann die Anwendung nicht empfohlen werden.

Bewertung der Wirksamkeit: Die Wirksamkeit der Droge ist nach den gültigen Kriterien für klinische Prüfungen von Arzneimitteln für die beanspruchten Indikationen bisher nicht belegt. Das Nutzen-Risiko-Verhältnis ist aufgrund der hohen Toxizität negativ.

Handelspräparate

Keine bekannt.

Literatur

Aron GM, Irvin JD: Antimicrob Agents Chem 17 (1980), 1032
Kang SS, Woo WS: Triterpenes from the berries of Phytolacca americana. J Nat Prod 43 (1980), 510–513
Lewis WH: J Am Med Ass 242 (1979), 2759
McPherson A: In: Toxic Plants, Ed. AD Kinghorn, Columbia Press 1979
Shin KH et al: Soul Taehakkyo Saengyak Opjukjip 18 (1979), 90
Sick WW et al: Soul Taehakkyo Saengyak Opjukjip 15 (1976), 103
Sick WW, Shin KH: Yakhak Hoe Chi 20 (1976), 149
Tomlinson JA et al: J Gen Virol 22 (1974), 225
Ussberg MA et al: Ann N Y Acad Sci 284 (1977), 431

Kermesbeerenwurzeln

Verwendete Pflanzenteile: Kermesbeerenwurzeln sind die getrockneten Wurzeln von *Phytolacca americana* L.

Inhaltsstoffe

- Triterpensaponine (Gemisch als Phytolaccatoxin bezeichnet): Phytolaccoside A , B, D, D2, E (Hauptkomponente Aglykon Phytolaccagenin), F, G, Phytolaccasaponin B, Aglyka 28,30-Dicarboxy-oleane, u. a. Jagilonsäure, Jagilonsäure-30-methylester, Esculentsäure, Phytolaccagensäure
- Amine: Histamin (0,13 bis 0,16 %), in den Wurzeln
- Stärke

Pharmakologie

Für die Wurzel wurden eine antiödematöse und immunstimulierende Wirkung nachgewiesen.
Die Saponine wirken emetisch.

Anwendungsgebiete

Volksmedizin: bei Dysmenorrhoe, Dyspepsie, Katarrhen. Rheumatismus, Tonsillitis, Pharyngitis, Syphilis, Mumps, Konjunktivitis, Krätze, Ringwurmerkrankungen, Geschwüren, bei Verstopfung und als Emetikum (Nordamerika). Die Indigenas Nordamerikas verwenden sie gegen Tumore und Krebs.
Homöopathie: bei Schleimhautentzündungen (besonders der Atemwege), fieberhafte Infektionen, Entzündungen und Erkrankungen der Brustdrüse und Erkrankungen des rheumatischen Formenkreises.

Sonstige Verwendung
Pharmazie/Medizin: als immunologisches Reagenz.

Dosierung
Droge: 60–100 mg.
Homöopathisch: 5 Tropfen oder 1 Tablette oder 10 Globuli oder 1 Messerspitze Verreibung alle 30–60 min (akut) und 1–3-mal täglich (chronisch); parenteral: 1–2 ml s. c., i. m., i. v. akut: 3-mal täglich; chronisch einmal täglich (HAB).

Anwendungsbeschränkungen: Alle Pflanzenteile sind auf Grund des Gehaltes an den stark schleimhautreizenden Saponinen und an toxischen, auch peroral wirksamen Lektinen giftig. Durch Kochen wird die Toxizität gemindert (Zerstörung der Lektine). Vergiftungssymptome sind u. a. Erbrechen, Durchfall (auch blutig), starker Durst, Schwindel, Somnolenz, Blutdruckabfall, Tachykardie, in schweren Fällen Krämpfe und Tod durch Atemlähmung. Die getrocknete, gepulverte Wurzel reizt stark zum Niesen (Saponine!). Ein Tasse Tee, bereitet aus einem halben Teelöffel der gepulverten Wurzel, führte zu schweren Vergiftungserscheinungen.

Patienteninformation: Aufgrund volksmedizinischer Erfahrungswerte sollen Zubereitungen aus Kermesbeerewurzeln bei einer Vielzahl von Erkrankungen wie Entzündungen der Atemwege, Bindehautentzündung, Krätze, Verdauungsstörungen, Verstopfung und Tumoren und Krebsgeschwülsten hilfreich sein; wissenschaftlich ist die Wirksamkeit jedoch nicht belegt. Die Pflanze ist extrem giftig, ein Tee aus einem halben Teelöffel des Wurzelpulvers führt bereits zu schweren Vergiftungserscheinungen! In homöopathischen Dosen soll das Arzneimittel bei Schleimhautentzündungen, besonders der Atemwege, fieberhaften Infekten, Erkrankungen der Brustdrüse und Rheuma beschwerdelindernd wirken.

Bewertung der Wirksamkeit: Die Wirksamkeit der Droge ist nach den gültigen Kriterien für klinische Prüfungen von Arzneimitteln für die beanspruchten Indikationen bisher nicht belegt. Die nachgewiesenen antiödematösen, emetischen und immunstimulierenden Wirkungen könnten einen Teil der volksmedizinischen Anwendungsgebiete erklären. Das Nutzen-Risiko-Verhältnis ist jedoch aufgrund der hohen Toxizität als negativ zu bezeichnen.

Handelspräparate
Keine bekannt.

Literatur
Aron GM, Irvin JD: Antimicrob Agents Chem 17 (1980), 1032
Kang SS, Woo WS: Triterpenes from the berries of Phytolacca americana. J Nat Prod 43 (1980), 510–513
Lewis WH: J Am Med Ass 242 (1979), 2759
Shin KH et al: Soul Taehakkyo Saengyak Opjukjip 18 (1979), 90
Sick WW et al: Soul Taehakkyo Saengyak Opjukjip 15 (1976), 103
Sick WW, Shin KH: Yakhak Hoe Chi 20 (1976), 149
Tomlinson JA et al: J Gen Virol 22 (1974), 225
Ussberg MA et al: Ann N Y Acad Sci 284 (1977), 431

Khatstrauch – Catha edulis

Volkstümliche Namen: Abessinischer Tee, Kath(-strauch), Khat(-strauch) (dt.), Abyssinian Tea, Arabian Tea, khat, Somali Tea (engl.)

Familie: Celastraceae

Botanik: Strauch oder Baum, immergrün, 2 bis 25 m hoch werdend. Laubblätter an blühenden Zweigen gegenständig, sonst auch alternierend, ledrig, 3 bis 12 cm lang, oval bis eiförmig, gekerbt gezähnt, Oberseite wachsartig glänzend, olivgrün, seltener die älteren Blätter auch rotviolett. Blütenstand ist eine aus den Blattachseln entspringende Zyme. Blüten 5zählig, radiär, unscheinbar, mit fleischigem Diskus, Kelch 5lappig, 5 länglich-ovale, weiß-gelbliche Kronblätter, 5 Staubblätter, 3 stumpfe Narben. Frucht eine 3kantige Kapsel, Fächer ein- selten 2samig. Bräunliche Samen mit flügelartigem, weißlichem Arillus.

Verbreitung: Äthiopien, Kenia, Nordjemen, Nordmadagaskar.

Khat

Verwendete Pflanzenteile: Khat sind die frischen Blätter oder Treibspitzen von *Catha edulis* FORSK.

Inhaltsstoffe
- Phenylalkylamine (ca. 0,3 bis 0,9 %): Khatamine, in frischen Blättern als Hauptwirkstoff (S)-(−)-Cathinon (Anteil ca. 50 % in jungen Blättern, in vollentwickelten Blättern nur 2 %), beim Trocknen in Dimere übergehend, weiterhin (+)-Norpseudoephedrin (Cathin), (−)- Norephedrin, Merucathinon, Pseudomerucathinon, (−)-Formylnorephedrin
- Sesquiterpenpolyesteralkaloide: Cathaeduline K1 bis K15
- Catechingerbstoffe
- Ätherisches Öl

Pharmakologie
Die alkaloidhaltige Droge (Hauptwirkstoff Cathinon) wirkt zentral stimulierend und indirekt sympathomimetisch (Amphetamin-artiger Effekt). Weiterhin zeigte sich eine ulcusprotektive und insektizide Wirkung. Durch den hohen Gerbstoffgehalt wirkt die Droge außerdem obstipierend

Anwendungsgebiete
Volksmedizin: Khat wird seit Jahrhunderten in den islamischen Kulturen zur Steigerung der Kommunikationsfähigkeit, Leistungsbereitschaft und zur Dämpfung des Hungergefühls verwendet. Entweder durch Kauen der Blätter oder Einnahme eines Infus (Jemen) oder Paste (Äthiopien/Somalia). Darüber hinaus wird den Khat-Blättern eine aphrodisierende Wirkung zugeschrieben, gegen Depressionen, Kopfschmerzen, Gonorrhö, bei Magenbeschwerden, Husten und Asthma sowie Fieber. Die Wirksamkeit für die angegebenen Indikationen ist zur Zeit nicht belegt.
Die medizinische Anwendung gilt heute als obsolet.

Anwendungsbeschränkungen: Die Droge wird nicht arzneilich verwendet.
Die als Rauschdroge verwendeten frischen Sprossspitzen wirken auf Grund der sympathomimetischen Wirkung des Cathinons (die anderen Inhaltsstoffe machen nur etwa 10 % der Wirkung aus) und seiner Fähigkeit, die Blut-Hirnschranke zu passieren, zu zentraler Anregung, Hemmung des Appetits, Pupillenerweiterung, gesteigerter Motorik, Hypertonie und Hyperthermie. Mäßige Dosen (100 bis 300 g der frischen Blätter) führen zu einem Zustand des allgemeinen Wohlbefindens, der geistigen Angeregtheit und der Selbstüberschätzung, die körperliche Leistungsfähigkeit ist vorübergehend erhöht, das Schlafbedürfnis ist gemindert. Nach Abklingen der Wirkung können Depressionen und Angstzustände auftreten. Bei Diabetikern kann es zu Hyperglykämien kommen. Der Gerbstoffgehalt der Droge führt zu Verstopfungen und Verdauungsstörungen. Akute Vergiftungen sind nicht beobachtet worden.
Bei chronischem Gebrauch treten als Langzeitschäden Abmagerung (durch Appetithemmung), erhöhte Infektionsanfälligkeit, Nervosität, Schlaflosigkeit und Störungen des Tag-Nacht-Rhythmus auf. Weiterhin kann es zu Geschwüren im Verdauungstrakt, zu Leber- und Nierenschäden kommen. Jahrelanger Gebrauch kann zu Persönlichkeitszerfall führen.

Patienteninformation: Die Droge wird nicht arzneilich verwendet. Bei dem Gebrauch als Rauschdroge treten schwerwiegende Nebenwirkungen auf.

Bewertung der Wirksamkeit: Die alkaloidhaltige, primär als stimulierendes Rauschmittel benutzte Droge wirkt zentral stimulierend, indirekt sympathomimetisch (Amphetamin-artiger Effekt), ulcusprotektiv und insektizid und aufgrund des hohen Gerbstoffgehaltes obstipierend. Die Wirksamkeit für die angegebenen Indikationen ist zur Zeit nicht belegt. Die medizinische Anwendung gilt heute als obsolet.

Handelspräparate
Keine bekannt.

Literatur

Al-Ahdal MN, McGarry TJ, Hannan MA: Cytotoxicity of Khat (Catha edulis) extract on cultured mammalian cells: effects on macromolecule biosynthesis. Mutat Res, 204:317–22, 1988 Feb

Al-Meshal IA, Tariq M, Parmar NS, Ageel AM: Anti-inflammatory activity of the flavonoid fraction of khat (Catha edulis Forsk). Agents Actions, 19:379–80, 1986 Jan

Bálint GS, Bálint E: Kath (Catha edulis) – a plant containing an amphetamine-like substance Orv Hetil, 136:1063–6, 1995 May 14

Dhadphale M, Mengech A, Chege SW: Miraa (catha edulis) as a cause of psychosis. East Afr Med J, 19:130–5, 1981 Feb

Geisshüsler S, Brenneisen R: The content of psychoactive phenylpropyl and phenylpentenyl khatamines in Catha edulis Forsk. of different origin. J Ethnopharmacol, 19:269–77, 1987 May

Geisshüsler S, Brenneisen R: The presumed neurotoxic effects of Catha edulis – an exotic plant now available in the United Kingdom. Br J Ophthalmol, 19:779–81, 1986 Oct

Kalix P: Catha edulis, a plant that has amphetamine effects. Pharm World Sci, 18:69–73, 1996 Apr

Kalix P: Hyperthermic response to (–)-cathinone, an alkaloid of Catha edulis (khat). J Pharm Pharmacol, 11:662–3, 1980 Sep

Nabil Z, Saleh M, Mekkawy H, Allah GA: Effects of an extract of khat (Catha edulis) on the toad heart. J Ethnopharmacol, 18:245–56, 1986 Dec

Nencini P, Amiconi G, Befani O, Abdullahi MA, Anania MC: Possible involvement of amine oxidase inhibition in the sympathetic activation induced by khat (Catha edulis) chewing in humans. J Ethnopharmacol, 11:79–86, 1984 Jun

Tariq M, Al-Meshal I, Al-Saleh A: Toxicity studies on Catha edulis. Dev Toxicol Environ Sci, 11:337–40, 1983

Kiefer – Pinus

Volkstümliche Namen: Berg-Kiefer, Föhre, Gemeine Kiefer, Latschenkiefer, Rotföhre, Rotkiefer, Samalkiefer, Waldföhre, Waldkiefer, Wißföhre (dt.), Archangel fir, Dwarf-Pine, northern Pine, Norway fir, Scotch Pine (engl.), Pino albar, Pino silvestre (span.), bois rouge du nord, Pino di Scozia, Pino selvatico (it.)

Familie: Pinaceae

Botanik: Der Baum ist 10 bis 30 m hoch, gerade, schlank, hat einen zylindrischen Stamm oder ist knorrig gedreht, kurz und 1,80 bis 3,60 m im Umfang. Die Krone ist schirmförmig. Die Borke älterer Bäume ist außen graubraun, innen rostrot, rissig, in Stücken ablösend, an jungen Bäumen fuchsrot, dünn sich ablösend. Die Knospen sind rötlichbraun, 6 bis 12 mm lang, länglich-oval, teilweise harzig. Die Nadeln stehen zu zweit, etwa 3 Jahre dauernd und sind verschieden lang, steif, gedreht, spitz, blau- oder graugrün mit unterbrochenen Stomalinien außen, an den Rändern minimal gezähnt. Die männlichen Blüten sind schwefelgelb und haben die Form von eiförmigen Kätzchen, die weiblichen sind purpurrot und lang gestielt und in aufrechten, 5 bis 6 mm langen, nach dem Verblühen herabgebogenen Zapfen. Die reifen Zapfen sind eiförmig-kegelig. Sie sind matt-graubraun und rhombisch-schuppig. Die Samen sind 3 bis 4 mm lang, länglich, und die Flügel sind 3-mal so lang wie sie.

Verbreitung: Der Baum wächst in Europa, Sibirien, Persien, im Kaukasus und auf der Krim.

Kiefernnadelöl

Verwendete Pflanzenteile: Kiefernnadelöl ist das aus den frischen Nadeln, Zweigspitzen von *Pinus sylvestris* L., *Pinus mugo* ssp. *pumilio* (H.) F., *Pinus nigra* A. oder *Pinus pinaster* S. gewonnene ätherische Öl.

Inhaltsstoffe

aus *Pinus sylvestris* L.:

- Hauptkomponenten: α-Pinen (Anteil 10 bis 50 %), Δ3-Caren (Anteil bis 20 %), Camphen (Anteil bis 12 %), β-Pinen (Anteil 10 bis 25 %), Limonen (Anteil bis 10 %), weiterhin u. a. Myrcen, Terpinolen, Bornylacetat

aus *Pinus mugo* TURRA:

- Hauptkomponenten: Δ3-Caren (Anteil bis 35 %), α- und β-Pinen (Anteil ca. 20 %), β-Phellandren (Anteil ca. 15 %)

aus *Pinus nigra* ARNOLD:

- Hauptkomponenten: α-Pinen (Anteil 48 bis 65 %), β-Pinen (Anteil bis 32 %), Germacren D (Anteil bis 19 %)

aus *Pinus palustris* MILL.:

- Hauptkomponenten: α-und β-Pinen (Anteil ca. 95 %)

Pharmakologie

Das α-Pinen-haltige ätherische Öl wirkt antimikrobiell, expektorations- und bronchialsekretionsfördernd sowie lokal hyperämisierend.

Präklinik: In einer Untersuchung an Meerschweinchen hat ein Kiefernnadelöl-haltiges Kombinationspräparat eine Erhöhung der Sekretmenge bewirkt. Auch eine gute spasmolytische Wirkung konnte mit einem Kiefernnadelöl-haltigem Kombinationspräparat an Meerschweinchen nachgewiesen werden (Schäfer und Schäfer 1981).

Anwendungsgebiete

Innere Anwendung: Katarrhe der Atemwege.
Äußere Anwendung: Katarrhe der Atemwege, rheumatische und neuralgische Beschwerden.
Die angegebenen Indikationen stehen in der Liste des BAnz. Nr.154 und 127; 1990.

Sonstige Verwendung
Kosmetik: als Zusatz von Schaumbädern und Badesalzen.
Zu Kombinationen siehe Komm. E Monographien.

Dosierung

Inhalation: 2 g Öl in 2 Tassen heißes Wasser geben und die Dämpfe mehrmals täglich einatmen.
Als Badezusatz: 0,025 g Droge pro Liter Wasser; Badedauer 10–20 min, bei Badetemperaturen von 35–38 °C.
Einige Tropfen auf die betroffenen Hautpartien auftragen.
Salbe: mehrmals täglich mit einer 10–50 %igen Salbe einreiben.

Anwendungsbeschränkungen

Risiken der bestimmungsgemäßen Anwendung therapeutischer Dosen der Droge sind nicht bekannt. An Haut und Schleimhaut können Reizerscheinungen auftreten. Bronchospasmen können verstärkt werden.
Gegenanzeigen: Asthma bronchiale, Keuchhusten. In Bädern keine Anwendung bei größeren Hautverletzungen, akuten Hautkrankheiten, fieberhaften und infektiösen Erkrankungen, Herzinsuffizienz, Hypertonie.

Patienteninformation: Kiefernnadelöl eignet sich zur innerlichen und äußerlichen Anwendung bei katarrhalischen Erkrankungen der oberen und unteren Luftwege sowie äußerlich bei rheumatischen und neuralgischen Beschwerden. Bitte beachten Sie, dass an Haut und Schleimhaut verstärkte Reizerscheinungen auftreten können und dass Bronchospasmen ebenfalls verstärkt werden können. Bei länger anhaltenden Beschwerden oder Unverträglichkeiten sollten Sie einen Arzt aufsuchen.

Bewertung der Wirksamkeit: Die Kommission E (1985, 1990) empfiehlt Kiefernnadelöl zur innerlichen und äußerlichen Anwendung bei katarrhalischen Erkrankungen der oberen und unteren Luftwege sowie äußerlich bei rheumatischen und neuralgischen Beschwerden. Die sekretolytisch hyperämisierende und schwach antiseptische Wirkung von Kiefernnadelöl-Zubereitungen ist durch einige klinische Studien und experimentell belegt. Die klinischen Prüfungen sind zum Teil nicht GCP-gerecht und entsprechen nicht den gültigen Kriterien für klinische Prüfungen von Arzneimitteln. Die Wirkung des Kiefernnadelöls ist allerdings durch langjährige Erfahrung vor allem mit Kombinationspräparaten bestätigt worden und lässt auf eine Wirksamkeit der Droge schließen. Schwerwiegende Nebenwirkungen sind bei vorschriftsmäßiger Anwendung nicht zu erwarten, so dass das Nutzen-Risiko-Verhältnis als positiv bewertet werden kann.

Handelspräparate

Ipalat®

Nasentropfen-ratiopharm® pflanzlich: mehrmals tgl. 2–3 Tropfen in beide Nasenöffnungen einbringen.

Aerolsol Spritzer® N: ein- bis mehrmals tgl. pro Inhalation ca. 2 ml (ca. 1/2 Teelöffel) der gebrauchsfertigen Lösung in den handelsüblichen Druckluftzerstäubern zerstäuben.

Olynth® Erkältung

Tussamag® Erkältungsbalsam N: 2–3-mal tgl. auf die Haut (Brust, Rücken, Hals) auftragen und sorgfältig verreiben. Zur Inhalation ein etwa haselnussgroßes Stück in ein Gefäß mit ca. 1–2 l heißes Wasser geben und die freiwerdenden Dämpfe tief einatmen.

Literatur

Glasl H et al: Gaschromatographische Untersuchung von Arzneibuchdrogen 7. Mitt.: GC-Untersuchung von Pinaceen-Ölen des Handels und Versuche zu ihrer Standardisierung. Deutsche Apotheker Ztg 120 (1980), 64–67

Ikeda RM et al: J Food Sci 27 (1962), 455

Roschin VI et al: Khim Prir Soedin 1 (1985), 122

Schäfer D, Schäfer W: Pharmakologische Untersuchungen zur broncholytischen und sekretolytisch-expektorierenden Wirksamkeit einer Salbe auf Basis von Menthol, Campher und ätherischen Ölen. Arzneim Forsch/Drug Res 31 (1981), 82–86

Zinkel DF: Chemtech 5 (1975), 235

Kiefernsprossen

Verwendete Pflanzenteile: Kiefernsprossen bestehen aus den frischen oder getrockneten 3–5 cm langen, im Frühjahr gesammelten Trieben von *Pinus sylvestris* L.

Inhaltsstoffe

- Ätherisches Öl (0,2 bis 0,5 %): u. a. mit Bornylacetat, Cadinen, delta3-Caren, Limonen, Phellandren, α-Pinen
- Harze
- Bitterstoffe: Pinicrin
- Ascorbinsäure (Vitamin C)

Pharmakologie

Das ätherische Öl wirkt bronchosekretolytisch und schwach antiseptisch sowie an der äußeren Haut hyperämisierend und durchblutungsfördernd.

Anwendungsgebiete

Innere Anwendung: bei Katarrhen der Atemwege.

Äußere Anwendung: bei leichten Muskel- und Nervenschmerzen.

Volksmedizin: bei akuten Bronchialerkrankungen, unkompliziertem Husten; lokale Anwendung bei verstopfter Nase sowie bei Heiserkeit und Halsschmerzen.

Homöopathie: bei Bänderschwäche am oberen Sprunggelenk des Fußes, Entzündungen der Atemwege, chronischem Rheuma, Ekzemen und Nesselsucht.

Dosierung

Innere Anwendung: TD: 2–3 g Droge mehrmals täglich.

Äußere Anwendung:

Badezusatz: 100 g alkoholischer Extrakt auf 1 Vollbad.

Halbfeste Formen: mehrmals täglich mit einer 20–50 %igen Salbe einreiben.

Volksmedizin:

Tee: 5–20 g auf 1 Liter Wasser; davon 250–1000 ml am Tag trinken.

Homöopathisch: 5 Tropfen oder 1 Tablette oder 10 Globuli oder 1 Messerspitze Verreibung alle 30–60 min (akut) oder 1–3-mal täglich (chronisch); parenteral: 1–2 ml s. c. akut: 3-mal täglich; chronisch einmal täglich (HAB). Bei Kindern andere Dosisberechnung.

Anwendungsbeschränkungen: Risiken der bestimmungsgemäßen Anwendung therapeutischer Dosen der Droge und Nebenwirkungen sind nicht bekannt.

Gegenanzeigen: Asthma bronchiale, Keuchhusten. In Bädern keine Anwendung bei größeren Hautverletzungen, akuten Hautkrankheiten, fieberhaften und infektiösen Erkrankungen, Herzinsuffizienz, Hypertonie.

Patienteninformation: Kiefernsprossen eignen sich zur innerlichen und äußerlichen Anwendung bei katarrhalischen Erkrankungen der oberen und unteren Luftwege sowie äußerlich bei leichten Muskel- und Nervenschmerzen. Bei länger anhaltenden Beschwerden oder Unverträglichkeiten sollten Sie einen Arzt aufsuchen.

Bewertung der Wirksamkeit: Die Kommission E (1986, 1990) empfiehlt Kiefernsprossen zur innerlichen und äußerlichen Anwendung bei katarrhalischen Erkrankungen der oberen und unteren Luftwege sowie äußerlich bei leichten Muskel- und Nervenschmerzen. Die sekretolytische, schwach antiseptische und durchblutungsfördernde Wirkung von Kiefernsprossen-Zubereitungen ist nur durch sehr wenige Studien belegt. Die Wirksamkeit der Kiefernsprossen beruht auf langjähriger Erfahrung in der Volksmedizin. Schwerwiegende Nebenwirkungen sind bei vorschriftsmäßiger Anwendung nicht zu erwarten, so dass das Nutzen-Risiko-Verhältnis als positiv bewertet werden kann.

Handelspräparate

Keine bekannt.

Literatur

Glasl H et al: Gaschromatographische Untersuchung von Arzneibuchdrogen 7. Mitt.: GC-Untersuchung von Pinaceen-Ölen des Handels und Versuche zu ihrer Standardisierung. Deutsche Apotheker Ztg 120 (1980), 64–67
Ikeda RM et al: J Food Sci 27 (1962), 455
Roschin VI et al: Khim Prir Soedin 1 (1985), 122
Zinkel DF: Chemtech 5 (1975), 235

Terpentinöl

Verwendete Pflanzenteile: Gereinigtes Terpentinöl ist das ätherische Öl aus dem Terpentin von Pinus-Arten, besonders *Pinus palustris* M. (Syn.: *Pinus australis* M. FFILIUS), *Pinus pinaster* A.

Inhaltsstoffe

- Hauptkomponenten des Rohterpentinöls bei Gewinnung aus Terpentin von Pinus silvestris L.: (−)-α-Pinen (Anteil ca. 39 bis 87 %), Δ3-Caren (Anteil ca. 14 bis 33 %), (−)-β-Pinen (Anteil bis 27 %), Limonen (Anteil ca. 6 %), Camphen (Anteil ca. 5 %), daraus und aus ätherischen Ölen anderer *Pinus*-Arten wird durch fraktionierte Destillation gereinigtes Terpentinöl (Therebinthinae aetheroleum recticifactum) gewonnen. Es muß mindestens 90 % Pinene und darf höchstens 0,5 % Δ3-Caren enthalten.

Pharmakologie

Das ätherische Öl wirkt im Tierversuch hyperämisierend und antiseptisch und steigert die Bronchialsekretion.
Klinik: In einer nicht-kontrollierten Studie mit einem terpentinölhaltigen Kombinationspräparat wurden an Säuglingen mit banalem Schnupfen. Einreibungen an Brust und Rücken mit dem Ätherisch-Öl-Präparat durchgeführt. Diese bewirkten eine erhebliche Verbesserung der durch den Schnupfen herabgesetzten Trinkleistung (Schilcher 1986).

Anwendungsgebiete

Innere Anwendung: chronische Bronchialerkrankungen mit starker Schleimbildung.
Äußere Anwendung: chronische Bronchialerkrankungen mit starker Schleimbildung, rheumatische und neuralgische Beschwerden.
Volkstümliche Anwendung:
bei Blasenkatarrh, Gallensteinen und Phosphorvergiftung.
Äußerlich gegen Krätze, Verbrennungen, Erfrierungen sowie Hautverletzungen.
Zu Kombinationen siehe Komm. E Monographien.

Dosierung

Äußere Anwendung
Dosis: individuell entsprechend Art und Schwere des Krankheitsbildes der besonderen Anwendungsgebiete sowie nach Angaben des Herstellers.
Salbe/Gel: mehrmals täglich die betroffenen Bezirke mit einer 20 %igen Salbe/Gel einreiben.
Inhalation: 3-mal täglich 5 Tropfen Öl in heißes Wasser geben und die Dämpfe einatmen.
Als Badezusatz, auch als Pflaster.

Anwendungsbeschränkungen: Risiken der bestimmungsgemäßen äußerlichen Anwendung therapeutischer Dosen der Droge sind nicht bekannt. Bei großflächiger Anwendung sind jedoch resorptive Vergiftungen möglich, z. B. Nieren- und ZNS-Schäden.
Gegenanzeigen: Bei größeren Hautverletzungen, schweren fieberhaften und infektiösen Erkrankungen, Herzinsuffizienz und Hypertonie sollten Vollbäder mit Zusatz des ätherischen Öles nur nach Rücksprache mit dem Arzt erfolgen. Bei Einnahme therapeutischer Dosen sind Nierenschäden denkbar. Inhalation sollte bei akuten Entzündungen der Atemwege vermieden werden.
Bei Einnahme großer Dosen sind schwere Vergiftungen möglich. Es kommt zu Übelkeit, Erbrechen, Gesichtsrötung, Speichelfluss, Halsschmerzen, Durst, Diarrhö, Darmkoliken, Dyspnoe, Schwindelgefühlen, taumelndem Gang, Zuckungen, Strangurie, Dysurie, Hämaturie, Albuminurie und Hauteffloreszenzen. Auch durch Einatmen der Dämpfe oder Hautkontakt können Vergiftungen ausgelöst werden. Die tödliche Dosis für einen Erwachsenen liegt bei etwa 50 g.
Todesfälle, besonders von Kindern, nach akzidenteller Einnahme des Öles sind aus der Literatur bekannt (Anwendung als Lösungsmittel für Lacke und Farben, Verwechslungen!!). Die

letale Dosis beträgt für 1- bis 3-jährige Kinder 10–15 ml.

Patienteninformation: Gereinigtes Terpentinöl eignet sich zur Inhalation bei allen mit verstärkter Schleimbildung in den Atemwegen einhergehenden chronischen Erkrankungen der Bronchien, wie Husten und Heiserkeit, Bronchialkatarrh, Luftröhrenentzündung. Kleinkinder können bei Inhalation mit einem Bronchospasmus reagieren. Bei zu häufiger Inhalation können Reizzustände in den Atemwegen auftreten. Bronchialkrämpfe können verstärkt werden. Bei Säuglingen und Kleinkindern darf keine Direktinhalation durchgeführt werden. Bei äußerlicher großflächiger Anwendung können Vergiftungserscheinungen wie Nieren- und Schäden des zentralen Nervensystems auftreten.

Bewertung der Wirksamkeit: Die Kommission E (1985, 1990) empfiehlt gereinigtes Terpentinöl zur innerlichen und äußerlichen Anwendung bei chronischen Erkrankungen der Bronchien mit starker Sekretion sowie äußerlich bei rheumatischen und neuralgischen Beschwerden. Die hyperämisierende, antiseptische und bronchialsekret-vermindernde Wirkung von Zubereitungen aus gereinigtem Terpentinöl ist durch wenige Studien belegt. Die Wirkung des gereinigten Terpentinöls ist allerdings durch langjährige Erfahrung in der Volksmedizin bestätigt worden und lässt auf eine Wirksamkeit der Droge schließen. Schwerwiegende Nebenwirkungen sind bei vorschriftsmäßiger Anwendung nicht zu erwarten, so dass das Nutzen-Risiko-Verhältnis als positiv bewertet werden kann.

Handelspräparate

Kombinationspräparate mit 3 Wirkstoffen: Erkältungsbalsam Ratiopharm®, Leukona Rheuma®.

Terpestrol® Inhalat (TD: Inhalation, 220–290 mg entsprechend 6 bis 8 Tropfen, Einzeldosis: 3–4 Tropfen bis zu 2mal täglich)

Literatur

Bauer L: Die Feinstruktur der menschlichen Bronchialschleimhaut nach Behandlung mit Ozothin. Klin Wochenschr 51 (1973), 450–453

Glasl H, Wagner H: Deutsche Apotheker Ztg 120 (1980), 64–67

Iconomou N et al: J Chromatogr 16 (1964), 29

Ikeda RM et al: J Food Sci 27 (1962), 455

Iravani J: Wirkung eines Broncholytikums auf die tracheobronchiale Reinigung. Arzneim Forsch (Drug Res) 22 (1972), 1744–1746

Roschin VI et al: Khim Prir Soedin 1 (1985), 122

Schilcher H: Pharmakologie und Toxikologie ätherischer Öle. Therapiewoche 36 (1986), 1100–1112

Zänker KS, Blümel G, Probst J, Reiterer W: Theoretical and experimental evidence for the action of terpens as modulators in lung function. Prog Resp Res 18 (1984), 302–304

Zinkel DF: Chemtech 5 (1975), 235

Kirschlorbeer – Prunus laurocerasus

Volkstümliche Namen: Kirschlorbeer, Lorbeerkirsche (dt.), Cherry Laurel, Cherry-Bay, Common Laurel (engl.)

Familie: Rosaceae

Botanik: Bis 6 m hoher, immergrüner, völlig kahler Strauch oder Baum. Die Knospenschuppen fallen frühzeitig ab. Die Blattstiele sind 1 cm lang, drüsenlos; die Blattspreiten verkehrt eiförmig-lanzettlich, 8 bis 15 cm lang, am ganzen oder klein gesägten Rand umgebogen, ledrig, frischgrün, oberseits glänzend, unterseits in den Achseln der unteren Nerven mit 1 bis 4 rundlichen, etwas vortretenden, nur kurze Zeit sezernierenden Nektarien. Die Blüten stehen in aufrechten, 10 bis 12 cm langen Trauben mit 3 mm langen Stielen. Die Kronblätter sind weiß. Die Frucht ist kugelig-eiförmig, schwarz und der Steinkern schief-eiförmig, spitz, glatt, mit schwarzer Längswulst.

Verbreitung: Ist in Kleinasien heimisch und wird in vielen gemäßigten Gebieten kultiviert.

K

Kirschlorbeerblätter

Verwendete Pflanzenteile: Kirschlorbeerblätter sind die getrockneten Laubblätter von *Prunus laurocerasus* L.

Inhaltsstoffe

- Cyanogene Glykoside: Prunasin (0,5 bis 2,5 %, 50 bis 210 mg HCN/100 g entsprechend)

Pharmakologie

Magentonisierend, reizlösend, beruhigend.

Anwendungsgebiete

Erkältungskrankheiten, Husten.

In der Homöopathie: bei trockenem Husten, Keuchhusten, Cyanose und Spasmen verschiedener Genese.

Anwendungsbeschränkungen: Risiken der bestimmungsgemäßen Anwendung therapeutischer Dosen der Droge und Nebenwirkungen sind nicht bekannt. Bei Überdosierung des aus der Droge bereiteten Kirschlorbeerwassers kann es zu tödlichen Vergiftungen kommen.

Die Ingestion der ledrigen Blätter und der Samen ist unwahrscheinlich, das Fruchtfleisch ist arm an cyanogenen Glykosiden (5 bis 20 mg HCN/100 g liefernd).

Patienteninformation: Zubereitungen aus Kirschlorbeerblättern sollten aufgrund der hohen Giftigkeit nicht mehr angewendet werden. Bei Überdosierungen kann es zu tödlichen Vergiftungen kommen.

Bewertung der Wirksamkeit: Die Wirksamkeit der Droge ist nach den gültigen Kriterien für klinische Prüfungen von Arzneimitteln für die beanspruchten Indikationen bisher nicht belegt. Beim Einsatz bei Erkältungskrankheiten könnten die sedativen und reizlindernden Wirkungen eine Rolle spielen. Das Nutzen-Risiko-Verhältnis ist jedoch aufgrund der hohen Toxizität als negativ zu bezeichnen.

Handelspräparate
Keine bekannt.

Literatur

Kern W, List PH, Hörhammer L (Hrsg): Hagers Handbuch der Pharmazeutischen Praxis. 4. Aufl., Bde. 1–8, Springer Verlag Berlin, Heidelberg, New York 1969
Sommer W: Dissertation Universität Kiel 1984.

Klatschmohn – Papaver rhoeas

Volkstümliche Namen: Blutblume, Feldmohn, Feldrose, Feuerblume, Flattermohn, Klappermohn, Klapprose, Klatsch-Mohn, Klatschrose, Kornrose, Kornschnalle (dt.), Copperose, Corn Poppy, Corn Rose, Cup-Puppy, Headache, Headwark, Red Poppy, Redpoppy (engl.)

Familie: Papaveraceae

Botanik: Der Mohn ist eine ein- oder selten zweijährige, mehrstängelige Pflanze von 25 bis 90 cm Höhe. Die Stängel sind aufrecht bis aufsteigend, einfach oder verzweigt und abstehend steifhaarig. Sie haben am Grunde eine Rosette lanzettlicher Blätter und tief eingeschnittene Stängelblätter. Die Blüten stehen einzeln end- oder achselständig und sind im Durchmesser bis 10 cm groß. Die 4 Kronblätter sind rundlich, scharlach- oder purpurrot, selten weiß oder violett. Am Grunde haben sie einen rundlichen, glänzenden, oft weiß berandeten, tiefschwarzen Fleck. Die Fruchtkapsel ist breit-elliptoidisch, dunkelbraun und netzig-grubig.

Verbreitung: Ist in Europa, Nordafrika und den gemäßigten Gebieten Asiens heimisch und in Nord- und Südamerika eingebürgert.

Klatschmohnblüten

Verwendete Pflanzenteile: Klatschmohnblüten sind die getrockneten Kronblätter von *Papaver rhoeas* L.

Inhaltsstoffe
- Isochinolinalkaloide (ca. 0,1 %): Hauptalkaloid Rhoeadin (ca. 0,06), daneben Isorhoeadin, Rhoeagenin, Coptisin, Isocorydin, Stylopin
- Anthocyane: u. a. Mecocyanin (Cyanidin-3-O-isosophorosid), Cyanin
- Schleimstoffe

Pharmakologie
Der alkaloidhaltigen Droge (keine Opiumalkaloide!) wird eine krampferregende Wirkung zugeschrieben. Nähere Daten liegen nicht vor.

Anwendungsgebiete
Volksmedizin: bei Atemwegsbeschwerden, Unruhe, Schlafstörungen und Schmerzen.
Homöopathie: bei Unruhe- und Erregungszuständen und Hohlorganspasmen.

Sonstige Verwendung
Industrie/Technik: als Färbemittel.
Haushalt: Verschönerungsdroge in Tees.

Dosierung
Tee: 1 g Blüten auf 1 Tasse.
Homöopathisch: Vollbad: 2–3 Esslöffel Tinktur in eine Wanne (für Teilbäder entsprechend weniger); Umschläge: 1–2 Teelöffel Tinktur auf eine 250 ml Tasse Wasser. Die Tinktur wird nach HAB-Richtlinien gefertigt.

Anwendungsbeschränkungen: Risiken der bestimmungsgemäßen Anwendung therapeutischer Dosen der Droge und Nebenwirkungen sind nicht bekannt. In der Literatur wird über die Vergiftung von Kindern nach der Aufnahme des frischen Krautes (mit Blüten) berichtet; als Symptome traten Erbrechen und Bauchschmerzen auf.

Patienteninformation: Arzneimittel aus Klatschmohnblüten sollen aufgrund volksmedizinischer Erfahrungswerte bei Atemwegsbeschwerden, Unruhe, Schlafstörungen und Schmerzen wirksam sein. Dies ist wissenschaftlich bisher nicht belegt. In homöopathischen Dosen soll die Arzneipflanze bei Unruhezuständen und Krämpfen wirksam sein.

Bewertung der Wirksamkeit: Die Wirksamkeit der Droge ist nach den gültigen Kriterien für klinische Prüfungen von Arzneimitteln bisher nicht belegt. Die Bewertung in der Monographie der Kommission E (1988) ist negativ (keine Bedenken gegen die Anwendung als Schmuckdroge).

Handelspräparate
Keine bekannt.

Literatur

El-Masry S et al: Planta Med 41 (1981), 61
Fairbairn JW, Williamson EM: Phytochemistry 17 (1978), 2087
Gasisc O et al: Hem Pregl 33 (1992), 23
Kalaw Y, Sariyar S: Planta Med 55 (1989), 488
Willaman JJ, Hui-Li L: Lloydia 33 (1970), 1

Große Klette – Arctium lappa

Volkstümliche Namen: Dollenkraut, Haarwuchswurzel, Kleberwurzel, Klette, große, Klettendistel, Klissenwurzel (dt.), Bardana, Bardane, Beggar's Buttons, Burdock, Burr Seed, Clot-Bur, Cockle Buttons, Cocklebur, Fox's Clote, Grass Burdock, Great Burr, Happy Major, Hardock, Hareburr, Hurrburr, Lappa, Love Leaves, Personata, Philanthropium, Thorny Burr, Turkey Burrseed (engl.)

Familie: Asteraceae

Botanik: Die Pflanze wird 80 bis 150 cm hoch. Der Stängel ist aufrecht, starr, zäh, gefurcht, ästig, flaumhaarig bis wollig. Die Blätter sind wechselständig, gestielt, breit bis eirund-herzförmig, stumpf, unterseits schwach wollig bis dünn graufilzig. Purpurrote, lang gestielte Korbblüte in Form einer lockeren Trugdolde. Die Frucht ist zusammengedrückt und hat einen leicht abfallenden, borstigen Schopf.

Verbreitung: Europa, Nordasien, Nordamerika.

Klettenwurzeln

Verwendete Pflanzenteile: Klettenwurzeln bestehen aus den frischen oder getrockneten unterirdischen Teilen von *Arctium lappa* L., *Arctium minus* (H.) B. und/oder *Arctium tomentosum* M.

Inhaltsstoffe

- Ätherisches Öl (0,06 bis 0,18 %): sehr komplexe Zusammensetzung, u. a. mit Phenylacetaldehyd (duftbestimmend), Benzaldehyd, 2-Alkyl-3-methoxy-pyrazinen
- Polyine: Hauptkomponente Trideca-1,11-dien-3,5,7,9-tetrain, weiterhin auch schwefelhaltige Derivate, z. B. Arctinol A(5'-(1-Propinyl)-2,2'-bithienyl-5-yl)methanol
- Kaffeesäurederivate, u. a. Chlorogensäure, Isochlorogensäure, 1-O, 5-O-Dicaffeoylchinasäure
- Lignane: Neoarctin A
- Polysaccharide: Inulin (Fructosan, 45 %), Schleimstoffe (Xyloglucane, saure Xylane)
- Gerbstoffe
- Triterpene: u. a. α-Amyrin, omega-Taraxasterol, teilweise als Essigsäureester vorliegend
- Phytosterole: β-Sitosterol, Stigmasterol, Campesterol und deren Ester

Pharmakologie
Die Droge zeigte in vitro eine leichte antimikrobielle Aktivität.

Anwendungsgebiete
Zubereitungen aus Klettenwurzeln werden bei Erkrankungen und Beschwerden im Bereich des Magen-Darm-Traktes, als schweiß- und harntreibendes Mittel sowie zur Blutreinigung verwendet.
Äußere Anwendung: bei Ichthyosis, Psoriasis und Seborrhoe der Kopfhaut.
Chinesische Medizin: Karbunkel, Geschwüre und Erytheme der Haut sowie bei Halsschmerzen.

Dosierung
Tee: 2,5 g (1 TL) auf 150 ml Wasser bis zu 1 h kochen, 1–2-mal tägl. 1 Tasse. Äußerlich: Klettenwurzelöl mit Erdnussöl 1:10 verdünnt.

Anwendungsbeschränkungen: Risiken der bestimmungsgemäßen Anwendung therapeutischer Dosen der Droge und Nebenwirkungen sind nicht bekannt. Es besteht eine geringe Sensibilisierungspotenz bei Hautkontakt mit der Droge.

Patienteninformation: Medikamente aus Klettenwurzeln können aufgrund von Erfahrungswerten aus der Volksmedizin bei bestimmten Hauterkrankungen wie Schuppenflechte und Schuppenbildung der Kopfhaut hilfreich sein. Ferner sollen sie blutreinigend, harn- und schweißtreibend wirken und Beschwerden im Bereich des Magen-Darm-Traktes lindern, hierfür fehlen jedoch die wissenschaftlichen Belege.

Bewertung der Wirksamkeit: Zu den Anwendungsgebieten liegen keine wissenschaftlich gesicherten Daten vor. Die Wirksamkeit ist bislang nicht belegt. Die in-vitro nachgewiesene leichte antimikrobielle Wirkung, die ölige Beschaffenheit (Klettenwurzelöl) sowie der schwefelhaltigen Inhaltsstoffe ist die Anwendung als Dermatologikum stützen. Zur therapeutischen Verwendung bei den beanspruchten Indikationen liegt eine Negativ-Monographie der Kommission E (1990) vor.

Handelspräparate
Keine bekannt.

Literatur
Bryson PD et al: J Am Med Ass 239 (1978), 2157
Dombradi G: Chemotherapy 15 (1970), 250
Ichihara A et al: Tetrahedron 44 (1968), 3961
Ichihara A et al: Tetrahedron Letters 33 (1978), 305
Morita K et al: Mutat Res 129 (1984), 25
Naya K et al: Chem Letters 3 (1972), 235
Schulte KE et al: Arzneim Forsch 17 (1967), 825
Takeda H, Kiriyami, S: J Nutr 109 (1979) 388
Tsujita J et al: Nutr Rep Int 20 (1979), 635
Yamada Y et al: Phytochemistry 14 (1975), 582
Yamanouchi S et al: Yakugaku Zasshi 96 (1976), 1492

Knoblauch – Allium sativum L.

Volkstümliche Namen: Gartenknoblauch, Knoblauch, Knobloch, Knofel (dt.), Knovlook (holl.), Clove Garlic, Common Garlic, Garlic, Poor Man's Treacle (engl.), Ajo (span.), Ail, Ail blanc (frz.), Aglio, Aglioti (it.)

Familie: Alliaceae

Botanik: P. sativum eine ausdauernde, 25 bis 70 cm hohe Pflanze mit aufrechtem, starrem oder krummstabartig gebogenem Stengel, der bis zur Mitte beblättert ist. Die Laubblätter sind flach, 4 bis 25 mm breit-lineal, am Rande rauh oder glatt und gekielt zugespitzt. Die Knoblauchzwiebel ist meist eine zusammengesetzte Zwiebel mit rundlich-eiförmigen Nebenzwiebeln, die in eine Haut eingeschlossen sind. Die Zwiebelhäute sind weiß oder grün. Die Blüten sind langgestielte, wenigblütige Scheindolden.

Verbreitung: Als Herkunftsgebiet gilt das zentrale bis südliche Asien, als sekundäres Zentrum das Mittelmeergebiet. Heute wird Knoblauch auf der ganzen Erde angebaut.

Knoblauchzwiebel

Verwendete Pflanzenteile: Knoblauchzwiebeln sind die frischen oder schon getrockneten Sprosszwiebeln von *Allium sativum* L., die sich aus einer Hauptzwiebel und mehreren Nebenzwiebeln zusammensetzen.

Inhaltsstoffe
- Alliine (Alkylcysteinsulfoxide), bes. Alliin (Allylalliin, S-Allyl-L-(+)-cysteinsulfoxid, ca. 1 %), Propenylalliin (trans-S-(1-Propenyl)-L-(+)-cysteinsulfoxid, ca. 0,2 %) und Methylalliin (S-Methyl-L-(+)-cysteinsulfoxid) und deren γ-Glutamylkonjugate (0,6 bis 1,2 %, Isolierungsartefakte?) Die Alliine gehen beim Zerkleinern der frischen oder der schonend getrockneten, wieder befeuchteten Knoblauchzwiebeln durch fermentativ initiierte Umwandlung (Ferment Alliinase) in sog. Lauchöle über, z. B. in Allicin (Diallyl-disulfid-mono-S-oxid), Dialkyl-di- und oligosulfide, Ajoene (Dialkyl-trithiaalkanmonoxide) und Vinyldithiine
- Fructosane (Polysaccharide)
- Steroidsaponine

Pharmakologie
Präklinik: Knoblauch-Zubereitungen und besonders deren schwefelhaltige Verbindungen wirkten sich hemmend auf verschiedene, eine Arteriosklerose begünstigende Faktoren aus. Dazu gehört eine In-vitro-Hemmung der Cholesterin-Biosynthese (Gebhardt 1993, 1995, Gebhardt und Beck 1996, Gebhardt et al. 1994, Orekhov et al. 1995, Yeh und Yeh 1994). Weiterhin konnte beispielsweise an hypercholesterinämischen Kaninchen mit frischem Knoblauch eine Senkung der VLDL- und LDL-Cholesterinspiegel erreicht werden (Ismail et al. 1999). Ferner sind eine Hemmung der Lipidperoxidation und Verhinderung oxidativer Zellschäden (Ritz et al 1995; Yamasaki et al. 1994), eine Hemmung freier Radikale in Granulozyten (Siegers et al. 1999) und eine Thrombozyten-aggregationshemmende Wirkung (Lawson et al. 1992), eine Vasodilation am isolierten Rattenherz (Isensee et al. 1993) sowie eine Senkung des Blutdrucks bei Ratten (Jacob et al. 1991) gezeigt worden.
Untersuchungen zur antibakteriellen Wirkung von Knoblauchöl und Diallylsulfiden gegen *Pseudomonas aeruginosa* und *Klebsielle pneumoniae* ergaben die größte maximale Hemmwirkung für Diallylmonosulfide, Diallyldisulfide, Diallyltrisulfide, Diallyltetrasulfide. Dadurch erhalten diese Inhaltstoffe eine potenzielle Bedeutung bei Erkrankungen mit Antibiotika-resistenten Keimen. Synergistische und additive Wirkungen zu Ceftazidim. Gatamicin, Imipenem, und Metropenem wurden beschrieben. (Tsao und Yin 2001). Weiterhin weisen Knoblauch-Zubereitungen und -Inhaltsstoffe in vitro dosisabhängig Aktivitäten gegen *Heliobacter pylori* (O'Gara et al. 2000, Sivam 2001; konnte an Patienten in der Klinik nicht bestätigt werden; Aydin et al. 2000) auf.
Allium sativum wirkt in vitro wahrscheinlich u. a. durch Hemmung des Polyamin synthetisierenden Enzyms und der Ornithin Decarboxylase, durch Hemmung der Proliferation von neoplastischem Gewebe Krebs-protektiv (Mantle et al. 2000). Weiterhin wird die immun-

stimulierende (Lamm and Riggs 2001) und antioxidative Wirkung (Balasenthil et al. 2000; Borek 2001) von Knoblauch für die Krebs-protektive Wirkung verantwortlich gemacht. Ferner konnten im Tiermodell an Wistar Ratten eine Senkung der Lipid-Peroxidation und Leberprotektive und Krebs-präventive Eigenschaften gezeigt werden (Arivazhagan et al. 2000, Balasenthil et al. 2001, Samaranayake et al. 2000). Der Knoblauch-Inhaltsstoff S-Allylmercaptocystein wies in vitro chemopräventive Eigenschaften (Apoptose, Hemmung des Zellzyklus) gegenüber zwei Colon-Krebszell-Linien auf (Shirin et al. 2001).
Zubereitungen aus Knoblauch zeigten in vitro einen positiven Effekt auf das Immunsystem mit einer Erhöhung der natürlichen Killerzellen (NK), des Weiteren konnten antivirale Eigenschaften nachgewiesen werden (See 1999).
Klinik: In Meta-Analysen von klinischen Studien mit Knoblauch-Zubereitungen wurden signifikante Reduktionen der LDL-Cholesterinspiegel um 9 und 12 % ermittelt (Silagy und Neil 1994, Warshafsky et al. 1993). Eine neuere Meta-Analyse von 13 Placebo-kontrollierten Studien ermittelte mit einer LDL-Cholesterinsenkung um 5,8 % einen geringeren Effekt (Stevinson et al. 2000). Mehrere neuere klinische Studien konnten keine signifikante Cholesterinsenkung durch Knoblauch-Zubereitungen ermitteln (Gardner et al. 2001; Isaacsohn et al. 1998; Neil und Silagy 1996; Simons et al. 1996; Spigelski et al. 2001; Superko et al. 2000). Dagegen konnte eine signifikante Senkung des Gesamtcholesterinspiegels und der Triglyceride, sowie ein signifikanter Anstieg des HDL-Cholesterins in einem Placebo-kontrollieten Parallelgruppenvergleich mit jeweils 30 Patienten gezeigt werden (Bordia et al. 1998). Signifikante Reduktionen des Gesamt- und LDL-Cholesterinspiegels konnten mit Knoblauch-Präparationen bei 35 Patienten nach Nierentransplantationen (Lash et al. 1998), bei 17 Männern mit erhöhten Cholesterinwerten (Yeh et al. 2001) sowie bei 41 Männern mit moderat erhöhten Cholesterinwerten (Steiner et al. 1996) in Placebo-kontrollierten Studien erzielt werden. Erhöhte HDL-Cholesterin-Spiegel konnten durch Gabe von Knoblauchöl bei gesunden Frauen ermittelt werden (Zhang et al. 2001).
In verschiedenen älteren Studien konnten die Cholesterin-senkenden Eigenschaften (z. B. Jain et al. 1993; Lau et al. 1987, Mader 1990; Mader et al. 1990; Wolf et al. 1990) und die Triglycerid-senkenden Eigenschaften (z. B. Senkungen der Triglyceridspiegel von 12 % (Auer 1990), 34 % (Holgartner et al. 1992), 15 % (Mader 1990), 24 % (Vorberg und Schröder 1990) von Knoblauch-Präparationen gezeigt werden. Weiterhin wurden eine Verbesserung der rheologischen Eigenschaften des Blutes (z. B. Kiesewetter et al. 1993; Jung et al. 1991, Neil und Silagy 1994a), Verhinderungen von Plaques (z. B. Breithaupt-Gögler et al. 1997; Kiesewetter 1996; Koscielny et al. 1999), ein dilatatorischer Effekt auf arterielle und venöse Gefäße (Jung et al. 1989; Wolf und Reim 1990) und anatioxidative Eigenschaften (z. B. Grune et al. 1996) von Knoblauch-Zubereitungen beschrieben. Eine aktuelle Übersichtsstudie bewertet den Einfluss von Knoblauch-Zubereitungen auf die Blutfettwerte und Thromozytenaggregation als schwach positiv (Ackermann et al. 2001).
Eine Senkung des systolischen Blutdrucks um 5,5 % wurde durch Supplementierung mit gealtertem Knoblauchextrakt (Steiner et al. 1996) und um 17 % mit Knoblauchpulver-Tabletten (de Santos und Grünwald 1993) gezeigt. In einer Meta-Analyse konnte der Blutdruck-senkende Effekt von Knoblauchpulver-Zubereitungen durch die Auswertung von randomisierten, kontrollierten Studien mit insgesamt 415 Patienten gezeigt werden (Silagy und Neil 1996). In epidemiologischen Studien konnte ein Zusammenhang zwischen erhöhtem Blutdruck und geringer Knoblauch-Supplementierung gezeigt werden (Qidwai et al. 2000).
In einer doppelblinden Placebo-kontrollierten Studie mit 34 gesunden Männern und Frauen konnte eine Hemmung der Thrombozyten-Aggregation und -Adhäsion nachgewiesen werden (Steiner und Li 2001).

Anwendungsgebiete

Innere Anwendung: Knoblauch wird zur Unterstützung diätetischer Maßnahmen bei Erhöhung der Blutfettwerte, bei Hypertonie und zur Vorbeugung altersbedingter Gefäßveränderungen und Arteriosklerose verwendet.
In der Volksmedizin findet Knoblauch innerlich bei Bluthochdruck, entzündlichen Atemwegserkrankungen, Keuchhusten, Verdauungsstörungen mit Blähungen und krampfartigen Schmerzen, bei klimakterischen Beschwerden, unterstützend bei Diabetes und Schwächezuständen Verwendung.
Äußerliche Anwendung bei Hühneraugen, Warzen, Ohrentzündungen, Muskel- und Nervenschmerzen, Arthritis und Ischiasbeschwerden.
Indische Medizin: Bronchitis, Obstipation, Gelenkschmerzen und Fieber.
Homöopathisch: Entzündungen der oberen Luftwege, Verdauungsstörungen sowie Muskelrheumatismus im Lendenbereich.
Wirksamkeit bei den Übrigen nicht belegt.

Sonstige Verwendung
Haushalt: die Knoblauchzwiebel ist weltweit Nahrungsmittel und Gewürz.

Dosierung
Tagesdosis: 4 g frische Knoblauchzwiebel bzw. 8 mg Öl.
Die meisten Studien wurden mit 600–900 mg (standardisiert auf 1,3 % Alliin) Knoblauchpulver-Präparaten durchgeführt. Die Ergebnisse sind hinsichtlich Cholesterin-senkender Effekte widersprüchlich. Neuere Studien mit Knoblauchölkapseln (Ethylether-Extrakt; TD entsprechend 1 g frischem Knoblauch) und gealtertem Knoblauchextrakt (TD: 800 mg–7,2 g). Weitere galenische Formen sind u. a. Knoblauchöl-Mazerate, Knoblauchöl-Destillate. Bei allen Präparationen gibt es Probleme mit der Stabilität und/oder der Standardisierung der wirksamen Inhaltsstoffe, so dass neue galenische Formen wünschenswert wären.
Äußerlich nach Bedarf auflegen.
Homöopathisch: 5 Tropfen oder 1 Tablette oder 10 Globuli oder 1 Messerspitze Verreibung alle 30–60 min (akut) oder 1–3-mal täglich (chronisch); parenteral: 1–2 ml 3-mal täglich s. c.; Salben 1–2-mal täglich (HAB).

Anwendungsbeschränkungen: Risiken der bestimmungsgemäßen Anwendung therapeutischer Dosen der Droge und Nebenwirkungen sind nicht bekannt. Die Aufnahme großer Mengen kann zu Magenreizung führen. Gealteter Knoblauchextrakt (Aged Garlic Extract) wirkt weniger reizend auf die gastro-intestinale Mucosa als Knoblauchpulver (Hoshino et al. 2001). Selten treten bei häufigem Kontakt mit frischem Knoblauch z. B. in der Gastronomie allergische Reaktionen auf (Kontaktdermatitis, Asthma; Burden et al. 1994, Jappe et al. 1999). Die Wirkung gerinnungshemmender Arzneimittel kann verstärkt werden. Interaktionen mit Warfarin sind denkbar, allerdings bisher nicht beschrieben (Vaes und Chyka 2000).

Patienteninformation: Zubereitungen aus Knoblauch reduzieren die Risikofaktoren einer Arteriosklerose. Sie können zur Senkung erhöhter Cholesterinwerte, zur Blutdrucksenkung und zur Verhinderung der Gefäßverengung und zur Verhinderung von Zellschäden durch oxidative Prozesse, die u. a. zur Krebsentstehung führen können, beitragen. Die Einnahme von Knoblauch-Zubereitungen kann von einem Körpergeruch begleitet sein, der durch die Abbauprodukte des Knoblauchs entsteht. Bei bestimmungsgemäßem Gebrauch sind keine ernsthaften Nebenwirkungen zu erwarten. In seltenen Fällen können Magenreizungen auftreten. Sollten Sie dennoch Nebenwirkungen nach Einnahme von Knoblauch-Zubereitungen beobachten, besprechen Sie diese bitte mit Ihrem Arzt. Wenn Sie gerinnungshemmende Medikamente einnehmen, sollten Sie vor Einnahme eines Knoblauchpräparates Ihren Arzt befragen.

Bewertung der Wirksamkeit: Zur Wirkung von Knoblauch-Präparationen bei erhöhten Cholesterinwerten, bei Hypertonie und zur Vorbeugung altersbedingter Gefäßveränderungen und Arteriosklerose liegen mehrere aussagekräftige, GCP-gerechte Studien vor. Da jedoch einige neuere kontrollierte Studien keinen signifikanten Unterschied zwischen diversen Knoblauch-Präparationen und Placebo nachweisen konnten, sind weitere Studien mit einer größeren Patientenzahl erforderlich, um die positiven Ergebnisse früherer Studien zu überprüfen. Die Unterschiede in den einzelnen Studien können sowohl auf die unterschiedliche Formulierung (Knoblauchpulver, -extrakte, -mazerate) als auch auf die mangelnde Standardisierung zurückzuführen sein. Hinzu kommt, dass durch den intensiven Geruch von Knoblauch in den seltensten Fällen eine vollständige Verblindung erreicht wurde. Auf der anderen Seite untermauern zahlreiche pharmakologische Studien die beschriebenen pharmakodynamischen Wirkungen. Zusätzlich gibt es zahlreiche experimentelle Untersuchungen, die die anitoxidativen Eigenschaften von Knoblauch-Präparationen belegen, so dass von einer Chemoprävention sowohl hinsichtlich einer Tumor- als auch einer Arterioseentwicklung ausgegangen werden kann. Die Kommission E (1988) empfielt die Anwendung aus Zubereitungen aus der Knoblauchzwiebel zur Unterstützung diätetischer Maßnahmen bei Erhöhung der Blutfettwerte und zur Vorbeugung altersbedingter Gefäßveränderungen. Wie oben erwähnt kann diese Anwendung durch aktuelle Studien bestätigt und um die oben genannten Anwendungen ergänzt werden. Die ESCOP (1997) hat die Anwendung von Allii sativi bulbus zur Prophylaxe einer Arteriosklerose, Behandlung von erhöhten Cholesterinwerten, Verbesserung der Fließfähigkeit des Butes und für Infektionen der oberen Atemwege, sowie bei Katarrh positiv bewertet.
Das Nutzen-Risiko-Verhältnis von Knoblauch-Zubereitungen kann als positiv beurteilt werden. Schwerwiegende Nebenwirkungen nicht nicht zu erwarten.

Handelspräparate

Beni Cur® (TD: 600–1200 mg)
Ilja Rogoff® Forte (TD: 600–1200 mg)
Kwai® (TD: 900 mg)
Sapec® (TD: 900 mg)
Strongus® (TD: 270–540 mg)

Literatur

Ackermann RT, Mulrow CD, Ramirez G, Gardner CD, Morbidoni L, Lawrence VA: Garlic shows promise for improving some cardiovascular risk factors. Arch Intern Med 161 (2001), 813–824

Arivazhagan S, Balasenthil S, Nagini S: Garlic and Neem leaf extracts enhance hepatic glutathione and glutathine dependent enzymes during *N-methyl-N'*-nitro-*N*-nitrosoguanidine (MN.N.G)-induced gastric carcinogenesis in rats. Phytother Res 14 (2000), 291–293

Auer, W, Eiber A, Hertkorn E, Hoehfeld E, Koehrle U, Lorenz A, Mader F, Merx W,Otto G, Schmid-Otto B, Taubenheim H: Hypertension and hyperlipidemia: garlic helps in mild cases. British Journal of Clinical Practice 44 (1990) Supplement 69, 3–6

Augusti KT, Benaim ME: Clin Chim Acta 60 (1974), 121

Augusti KT, Mathew PT: Experientia 30 (1974), 468

Aydin A, Ersöz G, Tekesin O, Akcicek E, Tuncuürek M: Garlic oil and Helicobacter pylori infection. AJG 95 (2000), 563–564

Balasenthil S, Arivazhagan S, Nagini S: Garlic enhances circulatory antioxidants during 7,12-dimethylbenz[a]anthracene-induced hamster buccal pouch carcinogenesis. J Ethnopharmacol 72 (2000), 429–433

Balasenthil S, Ramachandran CR, Nagini S: Prevention of 4-nitroquinoline 1-oxide-induced rat tongue carcinogenesis by garlic.Fitoterapia (2001), 524–531

Block E et al: J Am Chem Soc 106 (1984), 8295

Bordia A, Verma SK, Srivastava KC: Effect of garlic (Allium sativum) on blood lipids, blood sugar, fibrinogen and fibrinolytic activity in patients with coronary artery disease. Prostaglandins, Leukotrienes and Essential Fatty Acids 58 (1998), 257–263

Borek C: antioxidant health effects of Aged Garlic Extract. J Nutr 131 (2001), 1010S–1015S

Brahmachar MD, Augusti KT: J Pharm Pharmacol 14 (1962), 254, 617

Breithaupt-Gögler K, Ling M, Boudoulas H, Belz GG: Protective effect of chronic garlic intake on elastic properties of aorta in the elderly. Circulation 96 (1997), 2649–2655

Burden AD, Wilkinson SM, Beck MH, Chalmers RJG: Garlic induced systemic contact dermatitis. Contact Dermatitis 30 (1994), 299–315

Byrne DJ, Neil HAW, Vallance DT, Winder AF: A pilot study of garlic consumption shows no significant effect on markers of oxidation or sub-fraction composition of low-density lipoprotein [...]. Clinica Chimica Acta. 285 (1999), 21–33

Chaudhuri BN et al: Biomed Biochim Acta 41 (1984), 1045

Gardner CD, Chatterjee LM, Carlson JJ: The effect of a garlic preparation on plasma lipid levels in moderately hypercholesterolemic adults: Atherosclerosis 154 (2001), 213–220

Gebhardt R: Multiple Inhibitory Effects of Garlic Extracts on Cholesterol Biosynthesis in Hepatocytes Lipids 28 (1993), 613–619

Gebhardt R: Amplification of palmitate-induced inhibition of cholesterol biosynthesis in cultured rat hepatocytes by garlic-derived organosulfur compounds. Phytomedicine 2 (1995), 29–34

Gebhardt R, Beck H: Differential Inhibitory Effects of Garlic-Derived Organosulfur Compounds on Cholesterol Biosynthesis in Primary Rat Hepatocyte Cultures. Lipids 31 (1996), 1269–1276

Gebhardt R, Beck H, Wagner K: Inhibition of cholesterol biosynthesis by allicin and ajoene in rat hepatocytes and HepG2 cells. Biochimica et Biophysica Acta 1213 (1994), 57–62

Gruenwald J, Walper A, Hübner WD, Schulz V: Garlic, a natural anti-atherosclerotic substance. Atherosclerosis 109 (1994), 74

Grune T, Scherat T, Behrend H, Conrad E, Brenke R, Siems W: Influence of Allium sativum on oxidative stress status – a clinical investigationPhytomedicine 2 (1996), 205–207

Holzgartner H, Schmidt U, Kuhn U: Comparison of the efficacy and tolerance of garlic preparation versus bezafibrate. Arzneimittelforschung/Drug Research 42 (1992), 1473–1477

Hoshino T, Kashimoto N, Kasuga S: Effects of garlic preparations on the gastrointesintal mucosa. J Nutr 131 (2001), 1109S–1113S

Ide N et al: Aged garlic extract and its constituents inhibit Cu++-induced oxidative modification of low density lipoproteins. Planta Med 63 (1997), 263–264

Imai J et al: Antioxidant and radical scavenging effects of aged garlic extracts and its constituents. Planta Med 60 (1994), 417

Isaacsohn JL, Moser M, Stein et al: Garlic powder and plasma lipids and lipoproteins: A multicenter, randomized, placebo-controlled trial. Arch Int Med 158 (1998), 1189–1194

Isensee H, Rietz B, Jacob R: Cardioprotective Actions of Garlic (Allium sativum). Arzneim.-Forsch./Drug Res 43 (1993), 94–98

Ismail MF, Gad MZ, Hamdy MA: Study of the hypolipidemic properties of pectin, garlic and ginseng in hypercholesterolemic rabbits. Pharmacol Res 39 (1999), 158–166

Jacob R, Ehrsam M, Ohkubo T, Rupp H: Antihypertensive und kardioprotective Effekte von Knoblauchpulver (Allium sativum). Die Medizinische Welt 42 (1991), 39–41

Jain AK: Can garlic reduce levels of serum lipids?. JAMA 94 (1993), 632–635

Jain RC, Vyas CR: Brit Med J (1974), 730

Jappe U, Bonnekoh B, Hausen BM, Gollnick H: Garlic-related Dermatoses: Case Report and Review of the Literature. American Journal of Contact Dermatitis. 10 (1999), 37–39

Jung F, Jung EM, Mrowietz C, Kiesewetter H, Pindur G, Wenzel E: Influence of garlic powder on cutaneous microcirculation: A randomised, placebo controlled, double-blind, crossover study in apparently healthy subjects . Arzneimittelforschung/Drug Research 41 (1991), 626–630

Jung F, Kiesewetter H, Mrowietz C et al: Akutwirkungen eines zusammengesetzten Knoblauchpräparates auf die Fließfähigkeit des Blutes. Z Phytother 10 (1989), 87

Jung F, Wolf S, Kiesewetter H, Mrowietz C, Pindur G, Heiden M, Miyashita C, Wenzel E, Reim M: Wirkung von Knoblauch auf die Fließfähigkeit des Blutes. Natur- und Ganzheitsmedizin 7 (1989), 216–221

Kabelik J: Pharmazie 25 (1970), 266

Kiesewetter H et al: Effect of garlic on thrombocyte aggregation, microcirculation, and other risk factors International Journal of Clinical Pharmacology, Therapy and Toxicology. 29 (1991), 151–155

Kiesewetter H et al: Effects of garlic on blood fluidity and fibrinolytic avtivity: a randomised, placebo-controlled, double-blind study. British Journal of Clinical Practice. 1990: 44 (8) Supplement 69: 24–29

Kiesewetter H et al: Effects of garlic tablets in peripheral arterial occlusive disease. Clinical Investigator. 71 (1993), 383–386

Kiesewetter H, Jung F, Mrowietz C, Wenzel E: Wirkung von Knoblauch (Allium sativum L.) insbesondere rheologische und hämostaseologische Effekte. Hämostaseologie. 13(1) (1993), 3–12

Kiesewetter H: Long-term effect of garlic powder tablets on the development of plaque formation in the carotid branches of both femoral arteries – a preliminary report. European Journal of Clinical Research. 8 (1996), 34–35

K

Koch HP, Lawson LD: Garlic – The Science and Therapeutic Application of Allium sativum L. and Related Species, Williams & Wilkins, Baltimore. 1996.
Koch HP: Der lange Weg zum „geruchlosen Knoblauch". PUZ 25 (1996), 186–191
Koch HP: Epidemiologie der Knoblauchforschung. Deutsche Apotheker Ztg 132 (1992), 2103
Koch HP: Hormonwirkungen bei Allium-Arten. Z Phytother 13 (1992), 177
Koch HP: Metabolismus und Pharmakokinetik der Inhatsstoffe des Knoblauchs. Was wissen wir darüber?. Z Phytother 13 (1992), 83
Koch HP: Saponine in Knoblauch und Küchenzwiebel. Deutsche Apotheker Ztg 133 (1993), 3733
Koch HP: Wie „sicher" ist Knoblauch? Toxische, allergische und andere unerwünschte Nebenwirkungen. Deutsche Apotheker Ztg 132 (1992), 1419
Koscielny J, Klüßendorf D, Latza R, Schmitt R, Radtke, Siegel G, Kiesewetter H: The antiatherosclerotic effect of Allium sativum. Atherosclerosis. 144 (1999), 237–249
Kubitschek J: Knoblauch blockiert Cholesterolsynthese in der Leber. Z Phytother 16 (1995), 74, 146
Lamm DL, Riggs DR: Enhanced immunocompetence by garlic: role in bladder cancer and other malignancies. J Nutr 131 (2001), 1067S–1070S
Lash JP, Cardoso LR, Mesler PM, Walczak DA, Pollak R: The effect of garlic on hypercholesterolemia in renal transplant patients. Transplantation Proc. 30 (1998), 189–191
Lawson LD, Ransom DK, Hughes BG: Inhibition of Whole Blood Platelet-Aggregation by Compounds in Garlic Clove Extracts and Commercial Garlic Products. Thrombosis Research 65 (1992), 141–156
Lawson LD, Wang ZJ: Pre-hepatic fate of the organosulfur compounds derived from garlic (Allium sativum). Planta Med 59 (1993), A688
McMahon GF, Vargas R: Can Garlic Lower Blood Pressure? A Pilot StudyPharmacotherapy 13 (1993), 406–407
Mader FH: Treatment of hyperlipidemia with garlicpowder tablets. Evidence from the German Association of general Practitionersÿ multicentric placebo-controlled double-blind study Arzneimittel-forschung/ Drug Research 40 (1990), 1111–1116
Mader FH, Auer W, Becker W, Böhm U, Brüchert S, Deutsch S, Diedrichs B et al.: Hyperlipidämie-Behandlung mit Knoblauchdragees – Doppelblindstudie mit 261 Patienten in 30 Fachpraxen für Allgemeinmedizin. Der Allgemeinarzt 8 (1990), 435–440
Mantle D, Lennard TWJ, Pickering AT: Therapeutic applications of medicinal plants in the treatment of breast cancer: a review of their pharmacology, efficacy and tolerability. Adverse Drug React Toxicol Rev 19 (2000), 223–240
Mütsch-Eckner M, Erdelmeier CAJ, Sticher O: A novel amino acid glycoside and three amino acids from Allium sativum. J Nat Prod 56 (1993), 864
Nagae S et al: Pharmacokinetics of the garlic compound S-allylcystein. Planta Med 60 (1994), 241
Neil HAW, Silagy CA. Lancaster T et al.: clinical Trial: Garlic powder in the treatment of moderate hyperlipidaemia: a controlled trial and meta-analysis. J Royal College Physicians London 30 (1996), 329–334
N.N.: Knoblauch – Blockade der Cholesterinsynthese in der Leber. Deutsche Apotheker Ztg 134 (1994), 4468
Apitz-Castro R et al: Thromb Res 32 (1983), 155
O'Gara EA, Hill DJ, Maslin DJ: Activities of garlic oil, garlic powder, and their diallyl constituents against Helicobacter pylori. Appl Environ Microbiol 66 (2000), 2269–2273
Orekov AN, Gruenwald J: Effects of Garlic on Atherosclerosis. Nutrition 13 (1997), 656–663
Orekhov A, Tertov VV, Sobenin IA, Pivavarova EM: Direct Anti-atherosclerosis-related Effects of Garlic Ann Med 27 (1995), 63–65
Reuter HD: 6. Kongreß der Gesellschaft für Phytotherapie:Satelliten-Symposium „International Garlic Research". Z Phytother 17 (1996), 13–25
Reuter HD: Chemie, Pharmakologie und medizinische Anwendung von Knoblauch. Z Phytother 10 (1989), 124
Reuter HD: II. Internationales Knoblauch-Symposium. Z Phytother 12 (1991), 83
Rietz B, Belagyi J, Török B, Jacob R: The radical scavening ability of garlic examined in various models. Boll Chim Farmaceutico. 134 (1995), 69–76
Samaranayake MDP, Wickramasinghe SMDN, Angunawela P, Jayasekera S, Iwai S, Fukushima S: Inhibition of chemically induced liver carcinogenesis in Wistar rats by galric (Allium sativum). Phytoter Res 14 (2000) 564–567
Schiewe FP, Hein T: Knoblauch bei Hyperlipidämie. Z Phytother 16 (1995), 343–348
Schoetan A et al: Experientia 40 (1984), 261
Sendl A: Phytotherapie: Bärlauch und Knoblauch im Vergleich. Deutsche Apotheker Ztg 133 (1993), 392
Shirin H, Pinto JT, Kawabata Y, Soh JW, Delohery T, Moss SF, Murty V, Rivlin RS, Holt PR, Weinstein IB: Antiproliferative effects of S-Allylmercaptocysteine on colon cancer cells when tested alone or in combination with sulindac sulfide. Cancer Res 61 (2001), 725–731
Siegers CP: Neues zur arteriosklerotischen Wirkung des Knoblauchs. Z Phytother 14 (1993), 21
Siegers CP, Röbke A, Pentz R: Effects of garlic preparations on superoxide production by phorbol ester activated granulocytes. Phytomedicine 6 (1999), 13–16
Silagy C, Neil A: Garlic as a lipid lowering agent – a meta-analysis. J R. Coll Physicians Lond 28 (1994a), 39–45
Silagy CA, Neil HAW: A meta-analysis of the effect of garlic on blood pressure. Journal of Hypertension 12 (1994b), 463–468
Simons LA, Balasubramaniam S, Königsmark M, Parfitt A, Simons J, Peters W: On the effect of garlic on plasma lipids and lipoproteins in mild hypercholesterolaemia. Atherosclerosis 113 (1995), 219–225
Sivam GP: Protection against Helicobacter pylori and other bacterial infections by garlic. J Nutr 131 (2001), 1106S–1108S
Spigelski D, Jones PJH: Efficacy of garlic supplementation in lowering serum cholesterol levels. Nutrition Reviews 59 (2001), 236–244
Steiner M, Khan AH, Holbert D, Lin RI: A double-blind crossover study in moderately hypercholesterolemic men that compared the effect of aged garlic extract and placebo administration on blood lipids. Am J Clin Nutr 64 (1996), 866–870
Steiner M, Li W: Aged garlic extract, a modulator of cardiovascular risk factors: a dose-finding study on the effects of AGE on platelet functions. J Nutr 131 (2001), 980S–984S
Stevinson CX, Pittler MH, Ernst E: Garlic for treating hypercholesterolemia. A meta-analysis of randomized clinical trials. Ann Intern Med 133 (2000), 420–429
Superko HR, Krauss RM: Garlic powder, effect on plasma lipids, postprandial lipemia, low-density lipoprotein particle size, high-density lipoprotein subclass distribution and lipoprotein (a). J Am Coll Cardiol 35 (2000), 321–326
Tsao S, Yin M: In vitro acitivty of garlic oil and four diallyl sulphides against antibiotic-resistant Pseudomonas aseruginosa and Klebsiella pneumoniae. J Animicrobioal Chemother 47 (2001), 665–670
Vaes LPJ, Chyka PA: Interactions of warfarin with garlic, ginger, ginkgo, or ginseng: nature of the evidence. Ann Pharmacother 34 (2000), 1478–1482
Vorberg G, Schneider B: Therapy with garlic: results of a placebo-controlled double-blind study. British Journal of Clinical Practice 44 (1990) Supplement 69, 7–11
Wagner H, Sendl A: Bärlauch und Knoblauch. Deutsche Apotheker Zeitung 130 (1990), 1809–1815
Walper A et al: Effizienz einer Diätempfehlung und einer zusätzlichen Phytotherapie mit Allium sativum bei

leichter bis mäßiger Hypercholesterinämie. Medwelt 45 (1994), 327
Warshafsky S, Kamer RS, Sivak SL: Effect of garlic on total serum cholesterol: Ann Intern Med 119 (1993), 599–605
Wenkert E et al: Experientia 28 (1971), 377
Whitaker JR: Adv Food Res 22 (1976), 73
Wichtl M: Pflanzliche Pille für die ewige Jugend. Deutsche Apotheker Ztg 131 (1991), 837
Wolf S, Reim M: Effect of garlic on conjunctival vessels: a randomised, placebo-controlled, double-blind trial. British Journal of Clinical Practice 44 (1990) Supplement 69, 36–39
Yamasaki T, Li L, Lau BHS: Garlic Compounds Protect Vascular Endothelial Cells from Hydrogen Peroxid induced Oxidant Injury. Phytotherapy Research 8 (1994), 408–412
Yeh YY, Yeh SM: Garlic Reduces Plasma Lipids by Inhibiting Hepatic Cholesterol and Triacylglycerol Synthesis . Lipids 29 (1994), 189–193
Zhang XH, Lowe D, Giles P, Fell S, Board AR, Baughan JA, Connock MJ, Maslin DJL: A randomized trial of the effects of garlic oil upon coronary heart disease risk factors in trained male runners. Blood Coagul Fibrinolysis 11 (2000), 1167–1174
Zhang XH, Lowe D, Giles P, Fell S, Connock MJ, Maslin DJ: gender may affect the action of garlic oil on plasma cholesterol and glucose levels of normal subjects. J Nutr 131 (2001), 1471–1478

Weißkohl – Brassica oleracea

Volkstümliche Namen: Gartenkohl, Gemüsekohl, Gemüse-Kohl, Kraut, Küchenkohl, Weißkohl (dt.), Cabbage, Colewort (engl.), Col (esp.), Chou potager (frz.), Cavolo (it.), Couve (port.)

Familie: Brassicaceae

Botanik: Die Pflanze kann 1- und 2jährig und ausdauernd sein. Sie wird bis mannshoch und hat dünne Wurzeln. Der Stängel wird schon im ersten Jahr strunk- oder stammartig. Er ist mit Blattnarben besetzt, bläulich bereift und oberwärts ästig. Die Laubblätter sind dicklich, fleischig, blaugrün und kahl. Der Blütenstand trägt Blüten mit langen Blütenstielen. Die Blüten sind groß und haben 4 aufrechte, schmal-elliptische Kelchblätter von 6 bis 12 mm Länge. Die Frucht ist verlängert schotenförmig, fast walzenförmig und hat vorn gewölbte Fruchtklappen.

Verbreitung: Ursprünglich mediterraner Herkunft, wächst Wildkohl heute bis Südengland und Helgoland. Kulturformen sind in wintermilden und luftfeuchten Klimalagen der Welt verbreitet.

Weißkohlsaft

Verwendete Pflanzenteile: Weißkohlsaft ist der Saft von *Brassica oleracea* var. *capitata f. alba* L.

Inhaltsstoffe

- Senföle (Spaltprodukte der Glucosinolate bei der Zellzerstörung): Allylsenföl, Methylsulfinylalkylisothiocyanate, Methylsulfonylalkylisothiocyanate
- 3-Hydroxymethyl-indol
- 5-Vinyl-oxazolidin-2-thion (Goitrin)
- Rhodanide
- Alkylnitrile
- Aminosäuren, u. a. S-Methylcysteinsulfoxid, S-Methylmethioninsulfoxid

Pharmakologie

Die gastroprotektive Wirkung des Kohlsaftes wird der Steigerung der Regenerationsfähigkeit der Magenschleimhaut durch den Gehalt eines Anti-Ulkusfaktors (Vitamin U) zugeschrieben.

Anwendungsgebiete

Innere Anwendung: bei Gastritis sowie Ulcera des Magens und Zwölffingerdarmes den Saft trinken.
Indische Medizin: Die Blätter werden gegen Störungen des Gastrointestinaltraktes, bei Juckreiz und Husten, aber auch bei Asthma, Gicht und Hämorrhoiden verwendet.
Homöopathie: Bei Schilddrüsenunterfunktion werden Zubereitungen des blühenden Krautes eingesetzt.

Sonstige Verwendung
Haushalt: als Nahrungsmittel.

Dosierung

Schonkost: additiv zur Diät 1 l Saft täglich über mind. 3 Wochen, max. 6 Wochen trinken.
Homöopathisch: 5 Tropfen oder 1 Tablette oder 10 Globuli oder 1 Messerspitze Verreibung alle 30–60 min (akut) oder 1–3-mal täglich (chronisch); parenteral: 1–2 ml s. c. akut: 3-mal täglich; chronisch: einmal täglich (HAB34).

Anwendungsbeschränkungen: Risiken der bestimmungsgemäßen Anwendung therapeutischer Dosen der Droge und Nebenwirkungen sind nicht bekannt.

Patienteninformation: Weißkohlsaft kann Ihre Beschwerden bei Magenschleimhautentzündung und Magen- oder Zwölffingerdarmgeschwüren lindern.

Bewertung der Wirksamkeit: Die Wirksamkeit der Droge ist nach den gültigen Kriterien für klinische Prüfungen von Arzneimitteln bisher nicht belegt. Weißkohlsaft enthält einen nicht näher bekannten Anti-Ulkusfaktor (Vitamin U), der vermutlich eine gastroprotektive Wirkung durch Steigerung der Regenerationsfähigkeit der Schleimhaut induziert.

Handelspräparate
Florabio Weißkohl

Literatur
Josefsson E: Phytochemistry 6 (1967), 1617–1627
Kaoulla N et al: Phytochemistry 19 (1980), 1053–1056
Larson KM, Stermitz FR: J Nat Prod 47 (1984), 747–748
Petroski RJ, Tookey HL: Phytochemistry 21 (1982), 1903–1905
Slominski BA, Campbell LD: J Agric Food Chem 37 (1989), 1297–1302

Kolabaum – Cola acuminata

Volkstümliche Namen: Abata Kola, Kola, Kolabaum (dt.), Bissy Nut, Cola, Cola Nut, Cola nut tree, Cola Seeds, Gurru Nuts, Guru Nut, kola nut tree, Kola Nuts, Kola Tree (engl.), Colatier (frz.)

Familie: Sterculiaceae

Botanik: Die Pflanze ist ein immergrüner Baum von 15 bis 20 m Höhe. Der Stamm ist tief zur Basis verzweigt. Die alte Rinde bricht in Schollen. Die Rinde ist dunkelgrün und rauh. Blätter gibt es meist nur an den Zweigenden. Sie sind 15 bis 18 cm lang, bis 10 cm breit, elliptisch bis eiförmig, in eine gewellte oder gedrehte Spitze auslaufend, ledrig derb, beiderseits dunkelgrün glänzend. Die männlichen Blüten mit einem Durchmesser von 1,5 cm oder die zwittrigen Blüten mit einem Durchmesser von 2,5 cm stehen in achsel- oder astständigen, wenigblütigen Trugdolden. Das 5gliedrige, kelchförmige Perigon ist weiß bis gelblich und an der Innenseite rot gefleckt. Die sternförmigen Früchte haben 5, rechtwinklig zum Stiel angeordnete, lederartige, dunkelbraune, bis 20 cm lange, 5 cm breite und dicke Balgkapseln ohne Rückenkiel. Pro Kapsel gibt es bis zu 14 Samen von etwa 2,5 cm Durchmesser in zweireihiger Anordnung, eiförmig oder eckig, mit weißer fleischiger Samenschale und meist rötlichem oder rotem, seltener weißem Samenkern.

Verbreitung: Ist in Togo, Sierra Leone und Angola heimisch, heute aber in den ganzen Tropen verbreitet und kultiviert.

Colasamen

Verwendete Pflanzenteile: Colasamen ist der von den Samenschalen befreite Samenkern von *Cola nitida* SCHOTT et ENDL. und *Cola acuminata* SCHOTT et ENDL.

Inhaltsstoffe
- Purinalkaloide: Hauptalkaloid Coffein (0,6 bis 3,7 %), daneben Theobromin, Theophyllin
- (+)-Catechin, (−)-Epicatechin
- Catechingerbstoffe (oligomere Proanthocyanidine)
- Stärke (ca. 45 %)

Pharmakologie
Die purinhaltige (Coffein) Droge wirkt im Tierversuch analeptisch, stimuliert die Magensäure-Produktion, ist lipolytisch und motilitätssteigernd.
Beim Menschen wirkt sie atemanaleptisch, Magensäure-stimulierend, lipolytisch und motilitätssteigernd.
Im Vergleich zu isoliertem Koffein soll sie eine schwächer positiv chronotrope sowie schwächer diuretische Wirkung haben.

Anwendungsgebiete
Innere Anwendung: bei Erschöpfungszuständen, geistiger und körperlicher Ermüdung.
Volksmedizin: in Westafrika bei Müdigkeit und zur Dämpfung des Hunger- und Durstgefühles. Kolanüsse werden von Frauen gegen Migräne und Schwangerschaftserbrechen gekaut. Als Pulver gegen Durchfälle und äußerlich als Umschläge bei Wunden und Entzündungen verwendet.

Sonstige Verwendung
Kultur: die Droge hat eine entscheidende Rolle im gesellschaftlichen Leben Westafrikas. Sie gilt als Symbol der Freundschaft und wird bei wichtigen sozial-gesellschaftlichen Ereignissen eingesetzt.
Haushalt: Geschmackszusatz bei Süßigkeiten und Backwaren.
Industrie: Zusatz von Erfrischungsgetränken.

Dosierung
Auch Anwendungsbeschränkungen.
Tagesdosis: 2–6 g Droge.
Einzeldosis: 1–3 g 3-mal täglich.
Tagesdosis:
Cola Extrakt: 0,25–0,75 g; Einzeldosis: 0,2–0,3 g.
Cola Flüssigextrakt: 2,5–7,5 g; Einzeldosis: 2,0–5,0 g.
Cola Tinktur: 10,0–30,0 g.
Cola Wein: 60,0–180,0 g.

Anwendungsbeschränkungen: Risiken der bestimmungsgemäßen Anwendung therapeutischer Dosen der Droge sind nicht bekannt. Als Nebenwirkungen können Einschlafstörungen, Übererregbarkeit, nervöse Unruhezustände und Magenbeschwerden auftreten. Vergiftungserscheinungen nach Aufnahme von Colagetränken (pro Glas etwa 20 bis 60 mg Koffein) oder Colaextrakte enthaltenden Arznei- und Genussmitteln sind kaum denkbar (vgl. Kaffeestrauch). Kleinkinder sollten die Aufnahme größerer Mengen von Colagetränken meiden.

Wegen der, die Magensaftsekretion fördernden Wirkung, sollte bei bestehenden Magen- und Zwölffingerdarmgeschwüren keine Anwendung erfolgen.

Patienteninformation: Colahaltige Getränke oder Arzneimittel sind bei Erschöpfung sowie geistiger und körperlicher Ermüdung hilfreich, können Hunger- und Durstgefühl dämpfen und aufgrund volksmedizinischer Erfahrungswerte bei Migräne, Schwangerschaftserbrechen, Durchfällen und äußerlich angewendet bei Wunden und Entzündungen wirksam sein. Als Nebenwirkung bei Einnahme großer Mengen können Einschlafstörungen, nervöse Unruhezustände und eventuell Magenbeschwerden auftreten. Die Gabe des Medikamentes an Kleinkinder sollte aus diesem Grund möglichst unterbleiben.

Bewertung der Wirksamkeit: Colahaltige Zubereitungen sind vorwiegend als stimulierende Genussmittel bekannt. Die Wirksamkeit der Droge bei Erschöpfungszuständen sowie geistiger und körperlicher Ermüdung ist durch den Coffeingehalt bedingt (siehe auch Kaffeestrauch). Zur therapeutischen Verwendung bei mentaler und physischer Ermüdung liegt eine Positiv-Monographie der Kommission E (1991) vor. Die Anwendungsbeschränkungen, besonders bei vorliegenden Magen- und Duodenalulzera und die Dosierungshinweise sind zu beachten.

Handelspräparate
Nur Kombinationen

Literatur

Hänsel R, Keller K, Rimpler H, Schneider G (Hrsg): Hagers Handbuch der Pharmazeutischen Praxis. 5. Aufl., Bde 4–6 (Drogen), Springer Verlag Berlin, Heidelberg, New York, 1992–1994

Oliver-Bever B (Ed): Medicinal Plants of Tropical West Africa. Cambridge University Press Cambridge, London 1986

Morton JF: An Atlas of Medicinal Plants of Middle America. Charles C. Thomas, USA 1981

Koloquinthe – Citrullus colocynthis

Volkstümliche Namen: Alhandal, Arbuse, Koloquinten-Kürbis, Koloquinthe, Pomaquinte, Purgier-Gurke, Teufelsapfel (dt.), Bitter Apple, Bitter Cucumber, Colocynth Pulp (engl.)

Familie: Cucurbitaceae

Botanik: Die einjährige Pflanze ähnelt einer Wassermelone. Die Stängel sind krautig und rauhhaarig. Die Blätter sind wechselständig auf langen Blattstielen. Sie sind dreieckig, vielfach gespalten, unterschiedlich gebuchtet, stumpf und behaart. Oberseits sind sie zartgrün, unterseits grob und blass. Die Blüten sind gelb und erscheinen einzeln in den Blattachseln. Die Frucht hat etwa die Größe eines Apfels. Sie ist gelb und glatt, trocken, sehr bitter. Wenn sie reif ist, enthält sie innerhalb der ledrigen Rinde ein weißes, schwammiges Fruchtfleisch mit zahlreichen, weißen oder bräunlichen Samen, die 0,75 cm lang und 0,5 cm breit, eiförmig, zusammengedrückt, nicht gerändert, etwas glänzend und ölhaltig sind.

Verbreitung: Ist in den Bergen Palästinas und der südlichen Mittelmeerländer zu Hause und kommt auch in Sri Lanka, Ägypten, Syrien und am Arabischer Golf vor.

K

Koloquinthen

Verwendete Pflanzenteile: Koloquinthen bestehen aus den, von der äußeren harten Schicht der Fruchtwand befreiten, reifen Früchten von *Citrullus colocynthis*

Inhaltsstoffe
- Cucurbitacine: u. a. Cucurbitacin E-, J-, L-Glucoside
- Kaffeesäurederivate: Chlorogensäure
- Fettes Öl (in den Samen)

Pharmakologie
Schleimhaut-irritativ.
Starke Flüssigkeitsabsonderung in den Darm; Reizung der Darmschleimhaut.

Anwendungsgebiete
Innere Anwendung: ausschließlich als drastisches Laxans (schmerzhaft), ansonsten obsolet.
Indische Medizin: bei Aszites und Elephantiasis.

Anwendungsbeschränkungen: Die Droge ist stark giftig. Durch den Gehalt an Cucurbitacinglykosiden, aus denen in wässrigem Milieu die Cucurbitacine freigesetzt werden, wirkt sie sehr stark schleimhautreizend. Nach Aufnahme toxischer Dosen (0,6 bis 1 g) kommt es zu Erbrechen, blutigen Durchfällen, Koliken, Nierenreizung und zunächst zu verstärkter Diurese, dann zu Anurie. Tödliche Dosen (ab 2 g) führen zu Krämpfen, Lähmungen, und unbehandelt, durch Kreislaufkollaps zum Tode. Die Anwendung der Droge in allopathischen Dosen, ist nicht mehr zu verantworten.

Patienteninformation: Medikamente aus Koloquinthenfrüchten sind extrem starke und hochgiftige Abführmittel und werden in der Indischen Medizin auch bei ausgeprägter Wassersucht verwendet. Aufgrund der starken Giftigkeit und der sehr unangenehmen Nebenwirkungen kann der Gebrauch dieser Arzneipflanze nicht empfohlen werden.

Bewertung der Wirksamkeit: Die hochtoxische Droge wirkt als (schmerzhaftes) Drastikum extrem schleimhaut-irritativ, besonders in den Darmabschnitten mit hochgradiger Flüssigkeitsabsonderung in das Darmlumen. Dies erklärt möglicherweise den Gebrauch bei Aszites und Elephantiasis in der Indischen Medizin. Aufgrund der hohen Toxizität ist die Verwendung in allopathischen Dosen nicht vertretbar (dementsprechend Negativ-Monographie der Kommission E; 1990).

Handelspräparate

Keine bekannt.

Literatur

Habs M et al: J Cancer Res Clin Oncol 108 (1984), 154
Konopa J et al: In: Advances in Antimicrobial and Antineoplastic Chemotherapy, Vol. 2, Ed. Semonsky, M., Avicenna Press Prague 1972
Lavie D et al: Phytochemistry 3 (1964), 52
Rawson MD: Lancet 1 (1966), 1121

Kondurangostrauch – Marsdenia condurango

Volkstümliche Namen: Condurango, Geierpflanze, Kondorliane, Kondurango (dt.), Condor plant, Condurango, Condurango Blanco, Eagle Vine (engl.), Condurango blanco (span.)

Familie: Asclepiadaceae

Botanik: Die Pflanze ist ein Kletterstrauch (Liane) mit behaarten Trieben. Der Stamm kann einen Durchmesser von 10 cm besitzen. Der Querschnitt zeigt ein körniges, gelblichweißes Gewebe mit vereinzelten, feinen, seidenartigen Fasern. Die äußere Oberfläche ist bräunlich-grau und oft warzig und mit flechtenartigen Flecken bedeckt. Die derben, eiförmigen, 8 bis 11 cm langen und bis 5 bis 8 cm breiten Blätter sind stark behaart und stehen kreuzgegenständig. Die Blüten sind zu diachsialen, doldenförmigen Blütenständen vereinigt. Die Frucht ist eine Balgfrucht, in der sich die Samen mit einem Haarschopf befinden.

Verbreitung: Die Pflanze wächst an den Westhängen der Anden in Peru, Ecuador und Kolumbien.

Kondurangorinde

Verwendete Pflanzenteile: Kondurangorinde ist die getrocknete Rinde der Zweige und Stämme von *Marsdenia condurango* R.

Inhaltsstoffe

- Pregnanglykoside und Pregn-5-englykoside (Gemisch als Condurangin bezeichnet, ca. 2 %): u. a. Condurangoglykoside A, A0, A1, B0, C, C1, D0, E0, E2
- Kaffeesäurederivate (0,7 bis 2,1 %): u. a. Chlorogensäure, Neochlorogensäure
- Flavonoide: u. a. Trifolin, Hyperosid, Quercitrin, Rutin, Saponarin

Pharmakologie

Die Droge enthält bittere Condurangoglykoside (Condurangin). Analog zu den anderen Bitterstoffdrogen, ist eine reflektorische Steigerung der Speichel- und Magensaftsekretion zu erwarten.
Im Tierexperiment wurde eine antitumoröse Wirkung beschrieben (Hayashi et al. 1980).

Anwendungsgebiete

Innere Anwendung: bei Appetitlosigkeit.
Volksmedizin: bei Atonie des Magens, schmerzhaften Ernährungsstörungen und bei Magenkrebs zur Brechreizlinderung, Appetitanregung und Verbesserung der Speiseverträglichkeit.
Homöopathie: bei Stenosierung und Entzündung der Speiseröhre und bei Rissen und Geschwüren an Lippen und After.

Dosierung

Tagesdosis: 2–4 g Droge.
Wässriger Extrakt: 0,2–0,5 g.
Tinktur: 2–5 g.
Fluidextrakt: 2–4 g.
Tee & Weinansatz: 1 Tasse oder 1 Likörglas 30 min vor den Mahlzeiten.
Homöopathisch: 5 Tropfen oder 1 Tablette oder 10 Globuli oder 1 Messerspitze Verreibung alle 30–60 min (akut) oder 1–3-mal täglich (chronisch); parenteral: 1–2 ml s. c. akut: 3-mal täglich; chronisch einmal täglich, Salbe 1–2-mal täglich auftragen (akut und chronisch) (HAB).

Anwendungsbeschränkungen: Risiken der bestimmungsgemäßen Anwendung therapeutischer Dosen der Droge und Nebenwirkungen sind nicht bekannt.

Patienteninformation: Kondurangorinde wirkt Appetit-anregend und ist deshalb zur Behandlung von Appetitlosigkeit geeignet. Bei länger anhaltenden Beschwerden oder Unverträglichkeiten sollten Sie einen Arzt aufsuchen.

Bewertung der Wirksamkeit: Die Kommission E (1987, 1990) empfiehlt Condurangorinde bei Appetitlosigkeit.

Handelspräparate
Gross® Tonikum
Salvia Gesundheitstrunk
Aranisolan®

Literatur
Berger S et al: Arch Pharm 320 (1987), 924
Berger S et al: Phytochemistry 27 (1988), 1451
Hayashi K et al: Chem Pharm Bull 28 (1980), 1954
Hayashi K et al: Chem Pharm Bull 29 (1981), 2725
Steinegger E, Koch H: Pharm Acta Helv 56 (1982), 211, 244
Takase M et al: Chem Pharm Bull 30 (1982), 2429
Tschesche R, Kohl H: Tetrahedron 24 (1986), 4359

Königin der Nacht – Selenicereus grandiflorus;

Volkstümliche Namen: Königin der Nacht, Schlangencereus, Schlangenkaktus (dt.), Large blooming cereus, Large flowered torch thistle, night blooming cereus, Night-blooming Cereus, Sweet-scented Cactus (engl.), Organillo, reina de la noche, reina de las flores, reina gigante (span.), Ciègа à grandes fleurs, vierge à grandes fleurs (frz.), Cacto grandifloro (it.)

Familie: Cactaceae

Botanik: Die stammsukkulente Pflanze hat einen schlangenförmig kriechenden oder kletternden, verzweigten, 4 bis 8, in der Regel 5 bis 6kantigen, ästigen, 1 bis 4 cm dicken Stängel, der 10 m oder länger sein kann. Er ist grün bis bläulich, ohne Höcker, mit zahlreichen Luftwurzeln besetzt und trägt an den vorspringenden Längsrippen weißfilzige, ruhende Achsenknospen mit 6 bis 11 nadelförmigen, 4 bis 6 mm langen Stacheln. Die Blüten sind 18 bis 25 cm lang und haben einen Durchmesser von 15 bis 27 cm. Sie besitzen zahlreiche spiralig gestellte, langgespitzte, lanzettförmige, braune äußere sowie hellgelbe mittlere Blütenhüllblätter und spatelige bis spitze, lanzettförmige, schneeweiße innere Blütenhüllblätter. Der Fruchtknoten ist kugelig, gehöckert, mit dreieckigen Schuppen, vielen bräunlichgrauen Haaren und etwa 10 mm langen, dunkelbraunen, borstenförmigen Stacheln.

Verbreitung: Ist in Mittelamerika heimisch und wird vor allem in Mexiko als Kultur angebaut. Herkunft der Droge: in Europa aus Gewächshauskulturen.

Königin-der-Nacht-Blüten

Verwendete Pflanzenteile: Die frischen oder getrockneten Blüten von *Selenicereus grandiflorus* (L.) B. et R. bzw. die frischen oder getrockneten, oberirdischen Teile von *Selenicereus grandiflorus* (L.) B. et R.

Inhaltsstoffe
- Flavonoide (ca. 1,5 %): u. a. Narcissin, Cacticin, Rutin, Kämpferitrin, Grandiflorin, Hyperosid
- Betacyane (gelbe Farbstoffe)
- Amine: Hauptkomponente Hordenin (Cactin), weiterhin u. a. Tyramin, N-Methyltyramin, N,N-Dimethyltyramin

Pharmakologie
Die Droge soll digitalisartig wirken, das Herz stimulieren (das enthaltene Tyramin wirkt positiv inotrop), Koronargefäße und periphere Gefäße erweitern. Sie soll die motorischen Neuronen des Rückenmarks erregen.

K

Anwendungsgebiete
Volksmedizin: innerlich bei Bluthusten, Blutspucken, Menorrhagie, Dysmenorrhoe und Blutungen, als Infus bei Herzbeschwerden (Mexiko), als Saft der ganzen Pflanze bei Zystitis, Atemnot und Ödemen (Zentralamerika und Mexiko).
Äußerlich als hautreizendes Mittel bei Rheumatismus (Zentralamerika und Mexiko).

Sonstige Verwendung
Haushalt: als Zierpflanze.

Dosierung
Fluidextrakt: TD: bis 0,6 ml 1–10-mal.
Tinktur: 0,12–2 ml, 2–3-mal täglich.

Anwendungsbeschränkungen: Risiken der bestimmungsgemäßen Anwendung therapeutischer Dosen der Droge und Nebenwirkungen sind nicht bekannt. Der frische Saft soll auf der Haut Jucken und Pusteln hervorrufen, bei Einnahme Brennen im Mund, Übelkeit, Erbrechen und Durchfälle.

Patienteninformation: Zubereitungen aus den Blüten des Kaktus "Königin der Nacht" sollen aufgrund volksmedizinischer Erfahrungswerte u. a. bei Herzbeschwerden, Atemnot, Blasenentzündung, Bluthusten und äußerlich bei Rheuma hilfreich sein. Die Wirksamkeit ist jedoch wissenschaftlich nicht belegt.

Bewertung der Wirksamkeit: Die Wirksamkeit der Droge ist nach den gültigen Kriterien für klinische Prüfungen von Arzneimitteln für die beanspruchten Indikationen bisher nicht belegt. Dementsprechend findet sich für die therapeutische Verwendung eine Negativ-Bewertung in der korrespondierenden Monographie der Kommission E (1990). Die tierexperimentell gefundenen digitalisähnlichen Wirkungen könnten jedoch eine gewisse Wirksamkeit der volksmedizinischen Anwendung bei Herzbeschwerden begründen.

Handelspräparate
Keine bekannt.

Literatur

Hänsel R, Keller K, Rimpler H, Schneider G (Hrsg): Hagers Handbuch der Pharmazeutischen Praxis. 5. Aufl., Bde 4–6 (Drogen), Springer Verlag Berlin, Heidelberg, New York, 1992–1994

Willaman JJ, Schubert BG: Tech. Bull 1234: USDA Washington DC 1961

Königskerze – Verbascum densiflorum

Volkstümliche Namen: Himmelbrand, Königskerze, Königskerze, großblumige, Windblume, Wollkraut (dt.), Great Mullein, Mullein, Mullein Dock, Verbascum, White Mullein, Wild Ice Leaf, Woollen (engl.)

Familie: Scrophulariaceae

Botanik: Die Pflanze ist zweijährig, hat gestielte Grundblätter und wird bis zu 2 m hoch. Der Stängel ist steif aufrecht, einfach oder oben wenig verästelt und wie die Blätter und Kelche dicht weißfilzig. Die Blätter sind wechselständig, herablaufend, klein gekerbt, die unteren lanzettlich oder länglich-lanzettlich, die oberen eirund. Die im Durchmesser 30 bis 35 mm großen, gelben Blüten stehen in gipfelständigen, ährenähnlichen Trauben. Die Frucht ist eine zweilappige Kapsel.

Verbreitung: ist in Europa, im gemäßigten Asien und Nordamerika verbreitet.

Königskerzenblüten

Verwendete Pflanzenteile: Königskerzenblüten bestehen aus den getrockneten Blüten von *Verbascum densiflorum* BERTOL. oder *Verbascum phlomoides* L.

Inhaltsstoffe
- Triterpensaponine: Hauptkomponente Verbascosaponin (0,007 %)
- Iridoide: u. a. Aucubin, 6β-Xylosylaucubin, Catalpol, Isocatalpol, Methylcatalpol
- Kaffeesäurederivate: Verbascosid (Acteosid)
- Flavonoide (0,5 bis 4,0 %): u. a. Rutin, Diosmin, Quercetin-7-O-glucosid, Hesperidin, Apigenin-7-O-glucosid, Kämpferol-7-O-glucosid
- Schleimstoffe (ca. 3 %): u. a. Arabinogalaktane, Xyloglucane
- Monosaccharide: Invertzucker (ca. 11 %)

Pharmakologie
Der Droge werden expektorierende, reizlindernde und antivirale Wirkungen zugeschrieben (Blaschek et al. 1998).

Anwendungsgebiete
Innere Anwendung: bei Katarrhen der Atemwege.
Volksmedizin: innerlich bei Blasen- und Nierenerkrankungen, Darmschleimhautentzündungen, Rheuma, Husten, grippalen Infekten, bei Darmschmerzen durch Koliken, Asthma, Cystitis, Hämorrhoiden, Dermatosen und schmerzhaften Durchfällen. Äußerlich bei Ohrenschmerzen, Ohrfurunkeln, Gehörgangsekzemen, Mittelohrentzündungen, entzündlichen Hauterkrankungen mit Juckreiz, Brandwunden, Flechten, nässenden Ekzemen, Windeldermatitis, Insektenstichen und bei Juckreiz in der Anal- und Genitalregion.

Sonstige Verwendung
Haushalt: als Aromatikum in Likören.
Pharmazie/ Medizin: als Schmuckdroge für Tees.

Dosierung
Tagesdosis: 3–4 g Droge.
Tee: 1,5–2 g fein zerschnittene Droge werden mit kochendem Wasser übergossen, 10–15 min ziehen lassen, anschließend durch ein Teesieb geben (1 Teelöffel entspricht etwa 0,5 g Droge).
Tinktur: 20–30 Tropfen, mehrmals täglich.

Anwendungsbeschränkungen: Risiken der bestimmungsgemäßen Anwendung therapeutischer Dosen der Droge und Nebenwirkungen sind nicht bekannt.

Patienteninformation: Arzneimittel aus Königskerzenblüten sind zur Behandlung von Katarrhen der Atemwege aufgrund ihrer reizlindernden und auswurffördernden Eigenschaften gut geeignet.

Bewertung der Wirksamkeit: Zur therapeutischen Verwendung bei Katarrhen des Respirationstraktes liegt eine Positiv-Monographie der Kommission E (1990) vor. Für die volksmedizinischen Anwendungsgebiete ist die Wirksamkeit der Droge nach den gültigen Kriterien für klinische Prüfungen von Arzneimitteln bislang nicht belegt.

Handelspräparate

Calendula Nestmann® (Kombination aus 4 Wirkstoffen)

Eres® N Lösung (Erwachsene 45 mal tgl., Schulkdr. 3mal tgl. 2 ml Lsg. (= 40 Tr.), kleinere Kdr. entsprechend weniger)

Schlueters Tee Nr. 8 (Kombination aus 17 Wirkstoffen)

Literatur

Blaschek W, Hänsel R, Keller K, Reichling J, Rimpler H, Schneider G (Hrsg.). Hagers Handbuch der Pharmazeutischen Praxis. Drogen L–Z, Folgeband 3: 758–770

Grzybek J, Szewczyk A: Verbascum-Arten – Königskerze oder Wollblume Portrait einer Arzneipflanze. Z Phytother 17 (1996), 389–398

Haslinger E, Schröder H: Sci Pharm 60 (1992), 202

Klimek B: PA 48 (1991), 51

Kraus K, Franz G: Deutsche Apotheker Ztg 127 (1987), 665

Seifert K et al: Planta Med 51 (1985), 409

Swiatek L et al: Pharm Weekbl (Sci Ed) 9 (1987), 46

Swiatek L et al: Planta Med 45 (1982), 153

Koriander – Coriandrum sativum

Volkstümliche Namen: Gartenkoriander, Klanner, Koriander, Schwindelkraut, Stinkdill, Wandläusekraut, Wanzendill, Wanzenkraut (dt.), Koriander (dan.), Koriander (dutch), Coriander (engl.), Cilantro, Culantro (esp.), Coriandree, Persil arabe (frz.), coriandolo, coriandro, Erba cimicina (it.), Koriander (norw.), Kolender (pol.), Coentro (port.), Coriandru (rom.), Koriandr (tsch.)

Familie: Apiaceae

Botanik: C. s. ist eine 20 bis 70 cm hohe, wanzenartig riechende Pflanze mit dünner, spindeliger Wurzel. Die Stängel sind aufrecht und beblättert, der Stiel ist rund und oberwärts ästig. Die Laubblätter sind hellgrün und unten einfach und oben doppelt gefiedert. Die Blüten sind zusammengesetzte, langgestielte, flache, weiße, 3- bis 5blütige Dolden. Die Hülle fehlt, die Hüllchen sind 3blättrig. Der Kelchsaum ist 5zähnig. Die Krone der randständigen Zwitterblüten ist strahlend. Die Frucht ist kugelig mit einem Durchmesser von 3 cm, strohgelb bis bräunlich und ungeteilt abfallend.

Verbreitung: Kommt im gesamten Mittelmeergebiet, in Mittel- und Osteuropa, Ostasien, Nord- und Südamerika vor. Darüber hinaus wird er weltweit angebaut.

Koriander

Verwendete Pflanzenteile: Koriander sind die getrockneten, reifen Früchte von *Coriandrum sativum* L. und deren Varietäten *vulgare* und *microcarpum*.

Inhaltsstoffe

- Ätherisches Öl (0,4 bis 1,7 %): Hauptkomponente D-(+)-Linalool (Coriandrol, Anteil 60 bis 75 %), weiterhin u. a. Borneol, p-Cymen, Campher, Geraniol, Limonen, α-Pinen, der eigentümlich „wanzenartige" Geruch wird durch den Gehalt an trans-Tridec-2-enal bedingt
- Fettes Öl (13 bis 21 %): Hauptfettsäuren Petroselinsäure, Ölsäure, Linolensäure
- Hydroxycumarine: u. a. Umbelliferon, Scopoletin

Pharmakologie

Für das ätherische Öl wurde eine Stimulation der Magensaftsekretion, karminative und leicht spasmolytische Wirkung nachgewiesen. Des Weiteren konnte in vitro eine antibakterielle und antifungale Wirkung festgestellt werden.

Anwendungsgebiete

Innere Anwendung: gegen Appetitlosigkeit und dyspeptische Beschwerden.

Volkstümlich wird Koriander auch bei Verdauungs- und Magenbeschwerden verwendet. Äußerlich wird die Droge bei Kopfschmerzen, Mund- und Rachenleiden, bei Mundgeruch und bei postpartalen Komplikationen verwendet.

Chinesische Medizin: bei Appetitlosigkeit während der präeruptiven Phase von Pocken und Masern, bei Hämorrhoiden und Rektumprolaps.

Indische Medizin: bei Nasenbluten, Husten, Hämorrhoiden, Skrofulose, schmerzhaftem Harnzwang, Ödemen, Blasenleiden, Erbrechen, Ruhr, Dysenterie und Schwindel.

Sonstige Verwendung

Haushalt: als Gewürz und in Gewürzmischungen.

Industrie: als Geschmackszusatz für Spirituosen.

Dosierung

Tagesdosis: 3 g zerquetschte Droge.

Einzeldosis: 1 g zerquetschte Droge.

Tee: eine frische Tasse zwischen den Mahlzeiten.

Tinktur: 10–20 Tropfen nach den Mahlzeiten.

Anwendungsbeschränkungen: Risiken der bestimmungsgemäßen Anwendung therapeutischer Dosen der Droge und Nebenwirkungen sind nicht bekannt. Die Droge besitzt eine schwache Sensibilisierungspotenz.

Patienteninformation: Medikamente aus den auch als Gewürz bekannten Korianderfrüchten sind geeignet, Ihre Beschwerden bei Appetitlosigkeit und Verdauungsstörungen zu lindern und sollen äußerlich angewandt auch bei Kopfschmerzen, Mundgeruch und Mund- und Rachenbeschwerden hilfreich sein. Eine leichtgradige Erhöhung der Allergiebereitschaft durch das Medikament ist möglicht.

Bewertung der Wirksamkeit: Die Wirksamkeit der Droge bei Appetitlosigkeit und dyspeptischen Beschwerden ist durch aussagekräftige Untersuchungen belegt (hier auch Positiv-Monographie der Kommission E, 1986). Für andere, auch volksmedizinisch beanspruchte Indikationen ist die Wirksamkeit nach den gültigen Kriterien für klinische Prüfungen von Arzneimitteln bisher nicht nachgewiesen. Es besteht schwache Sensibilisierungspotenz.

Handelspräparate
Keine bekannt.

Literatur

Calcandi V, Ciropol-Calcandi I, Georgescu E: PA 16 (1961), 331–334
Diedreichsen A et al: Chemotypes of Coriandrum sativum L. in the Gatersleben Genebank. Planta Med 62 (Abstracts of the 44th Ann Congress of GA, 1996), 82
Gijbels MJ et al: Fitoterapia 53 (1982), 17
Mascolo N et al: Phytother Res 1 (1987), 28
Ram AS, Devi HM: Indian J Bot 6 (1983), 21
Schratz E, Quadry SMJS: Planta Med 14 (1966), 310–325

Kornblume – Centaurea cyanus

Volkstümliche Namen: Blauchrut, Blaue Kronblume, Blaumützen, Hergottsblümli, Kaiserblume, Kornblume, Kornflockenblume, Kornmutter, Kreuzblume, Tabaksblume (dt.), Batchelor's Buttons, Batchelor's-button, Blaver, Blue Cap, Blue Centaury, blue poppy, Bluebonnet, bluebonnets, Bluebottle, Bluebow, brushes, Centaurea, corn binks, Cornflower, Cyani, Cyani-flowers, Hurtsickle (engl.), Aciano, azulejo (esp.), Barbeau, casse lunette (frz.), Battisegola, fioraliso (it.), Ambreta, fidalguinhos (port.)

Familie: Asteraceae

Botanik: Eine 20 bis 70 cm hohe ein- oder zweijährige Pflanze mit spindelförmiger, bleicher Pfahlwurzel, Blattrosette am Boden und aufrechtem, verzweigtem Stängel, der wechselständig mit entfernten linealisch-lanzettlichen Blättern besetzt, kantig und spinnweb-wollig behaart ist. Von den Laubblättern sind die grundständigen leierförmig, fiederteilig und langgestielt, während nach oben zu ungeteilte Blattformen auftreten. Die etwa 3 cm breiten Blütenköpfchen stehen einzeln und endständig. Die Röhrenblüten sind blau, bei Kulturformen meistens alle purpurviolett, blassrosa oder weiß. Die randständigen, geschlechtslosen Blüten sind strahlig, weit-schiefglockig, stark vergrößert und trichterförmig. Die länglichen, grauen Früchte sind Achänen mit zurückgebildetem Haarschopf.

Verbreitung: Die Pflanze stammt wahrscheinlich aus dem Nahen Osten, wurde aber durch den Getreideanbau über die ganze Welt verbreitet.

Kornblumenblüten

Verwendete Pflanzenteile: Kornblumenblüten sind die rasch getrockneten Strahlenblüten von *Centaurea cyanus* L.

Inhaltsstoffe
- Anthocyane: Hauptkomponente Succinylcyanin (Centaurocyanin, Cyanidin-3-O-(6-O-succinyl-β-D-glucosyl)-5-O-β-D-glucosid, tiefblau)
- Flavonoide
- Bitterstoffe (Struktur unbekannt)

Pharmakologie
Die Droge zeigt in vitro antibiotische Wirkung (Centaurocyanin), allerdings nur für die oberirdischen Pflanzenteile ohne Blüten.

Anwendungsgebiete
Innere Anwendung: bei Weißfluss, Regelblutungsstörungen, Fieber, Verstopfung, zur Appetitanregung und als Schleimlöser sowie harntreibend.
Äußere Anwendung: zur Herstellung von Augenwassern, bei Augenentzündungen und Bindehautkatarrhen. Auch gegen Kopfgrind.

Sonstige Verwendung
Haushalt: als Schmuckblume und in Räucherteezubereitungen verwendet.

Dosierung
Keine gesicherten Angaben.

Anwendungsbeschränkungen: Risiken der bestimmungsgemäßen Anwendung therapeutischer Dosen der Droge und Nebenwirkungen sind nicht bekannt. Die Droge besitzt sehr schwache Sensibilisierungspotenz.

Patienteninformation: Zubereitungen aus Kornblumen sollen laut volksmedizinischer Erfahrungswerte bei Regelblutungsstörungen, Weißfluss, Fieber und Verstopfung hilfreich sein und appetitanregend, schleimlösend und harntreibend wirken. Wissenschaftliche Beweise für die Wirksamkeit liegen nicht vor. Allergische Reaktionen sind möglich.

Bewertung der Wirksamkeit: Die Wirksamkeit der Droge ist nach den gültigen Kriterien für klinische Prüfungen von Arzneimitteln bisher nicht ausreichend belegt. Dementsprechend findet sich zur therapeutischen Anwendung eine Negativ-Bewertung in der Monographie der Kommission E (1989) (keine Bedenken bei Verwendung als Schmuckdroge).

Handelspräparate

Apo Tuss® spag. Saft (Kombination aus 6 Wirkstoffen) Erw. 3–4-mal tgl. 1–2 Teel., Schulkdr. 3-mal tgl. 1 Teel. Kleinkdr. 1–2-mal tgl. 1 Teel. über den Tag verteilt, unabhängig von den Mahlzeiten

Hevert Erfrischungstee® (Kombination aus 8 Arzneidrogen)

Literatur

Bandyukova V, Khalmatov K: Khim Prir Soedin 3 (1967), 57

Kakegawa K et al: Phytochemistry 26 (1987), 2261–2263

Suljok G, László-Bencsik A: Phytochemistry 24 (1985), 1121–1122

Takeda K et al: Phytochemistry 27 (1988), 1228–1229

Kostus – Saussurea costus

Volkstümliche Namen: Indische Kostuswurzel, Kostuspflanze (dt.), Kust (arab.), Costus (engl.)

Familie: Asteraceae

Botanik: Staude, aufrecht, bis 2 m hoch werdend. Blätter wechselständig, Blattspreite ungeteilt, unregelmäßig gezähnt, grundständig, 0,5 bis 1,2 m lang, dreieckig, Stiel lappig geflügelt. Blüten in von Hüllblättern umgebenem, derbem, rundlichem Blütenkörbchen, Durchmesser 2,5 bis 3,8 cm, achsel- oder endständig, Röhrenblüten dunkelblau bis schwarz-violett. Frucht ist eine bis 8 mm lange Achäne.

Verbreitung: Indien und China.

Kostuswurzel

Verwendete Pflanzenteile: Die indische Kostuswurzel ist die getrocknete Wurzel von *Saussurea costus* (FALC.) LIPSCH.

Inhaltsstoffe

- Ätherisches Öl (1 bis 6 %): Hauptkomponenten Dehydrocostuslacton (Anteil ca. 35 %) und Costunolid (Anteil ca. 15 %), weiterhin u. a. α-, β- und γ-Costol, Elemol, Cyclocostunolid, als Geruchsträger u. a. Essigsäure, 4-Ethyloctansäure, Heptansäure, 3-Methylbuttersäure, 7-Octensäure, Isopropylidenpentansäure
- Harze (ca. 6 %)
- Polysaccharide: Inulin (ca. 18 %)
- Lignane: u. a. Olivil-4,-O-β-D-glucosid
- Sesquiterpene: Saussureamine A bis E
- Steroide: Sterole, u. a. β-Sitosterol, Stigmasterol

Pharmakologie

Die Droge enthält reichlich ätherisches Öl mit den Sesquiterpenlactonen Costunolid und Dehydrocostuslacton. Diverse Drogenauszüge zeigen antimikrobielle und fungistatische Wirkung und beeinflussen den Leberstoffwechsel und Leberglycogengehalt. Die enthaltenen Saussureamine hemmen die Ausbildung stressinduzierter Magenulzera. Weiterhin wurde ein bronchospasmolytischer Effekt beschrieben. Ein Trockenextrakt der Droge führte nach 3-monatiger Applikation von 500 mg p.o. 3-mal täglich zu einer statistisch signifikanten Reduktion von Angina-pectoris-Attacken bei Patienten mit koronarer Herzkrankheit.

Anwendungsgebiete

Chinesische Medizin: innerlich bei Magenbeschwerden, Blähungen, Husten, Cholera, Appetitlosigkeit und Asthma. Äußerlich bei schlecht heilenden Wunden und Hauterkrankungen.
Indische Medizin: siehe chinesische Medizin, und außerdem noch zur Empfängnisverhütung.

Sonstige Verwendung
Kosmetik: zum Schutz gegen Motten und Ungeziefer; als Räucherstäbchen- und Parfumbestandteil.
Haushalt: als Gewürz.

Dosierung

Keine gesicherten Angaben.

Anwendungsbeschränkungen: Risiken der bestimmungsgemäßen Anwendung der Droge sind nicht bekannt.
Wegen des Gehaltes an Sesquiterpenlactonen mit exocyclischer Methylengruppe sind Sensibilisierungen durch die Pflanze denkbar, Fallbeobachtungen liegen allerdings bisher nicht vor.

Patienteninformation: Zubereitungen aus indischen Costuswurzeln werden in der chinesischen und indischen Medizin bei einer Vielzahl von Beschwerden und Erkrankungen wie Magenbeschwerden, Husten, Blähungen, Hauterkrankungen und Appetitlosigkeit eingesetzt. Eindeutige Belege für die Wirksamkeit liegen jedoch nicht vor. Ergebnisse einer Studie deuten auf eine mögliche Wirksamkeit bei Angina pectoris hin.

Bewertung der Wirksamkeit: Die Wirksamkeit der Droge ist nach den gültigen Kriterien für klinische Prüfungen von Arzneimitteln bisher nicht belegt. Die Verwendung bei einigen der chinesischen und indischen Indikationen könnte durch die gefundenen phytopharmakologischen Eigenschaften gestützt werden (vgl. Pharmakologie und Anwendungsgebiete).

Handelspräparate

Keine bekannt.

Literatur

Cheminat A, Stampf JL, Benezra C, Farrall MJ, Fréchet JM: Allergic contact dermatitis to costus: removal of haptens with polymers. Acta Derm Venereol 61 (1981), 525–9

Hänsel R, Keller K, Rimpler H, Schneider G (Hrsg): Hagers Handbuch der Pharmazeutischen Praxis. 5. Aufl., Bde 4–6 (Drogen), Springer Verlag Berlin, Heidelberg, New York, 1992–1994

Krallendorn – Uncaria tomentosa

Volkstümliche Namen: Krallendorn (dt.), Cat's thorn, Cat's claw (engl.), Una de gato (span.)

Familie: Rubiaceae

Botanik: Liane, deren Stamm oft eine Länge von mehreren 100 Längen erreicht, mit einem Durchmesser von über 20 cm. An Kurztrieben wachsen paarweise angeordnet die Blätter, in deren Achseln sich gekrümmte Halterorgane befinden. Bei *Urcaria tomentosa* sind dies scharfe, leicht gekrümmte, auf Berührung nicht reizbare Dornen. In der Blütezeit bilden die Pflanzen an Stelle der Dornen, rispenförmig angeordnete Blütendolden, welche eine weißlich bis gelbe Färbung mit zimtartigem Geruch haben.

Verbreitung: Zentral- und nördliches Südamerika

Krallendorn-Wurzelrinde

Verwendete Pflanzenteile: Die Droge ist die Wurzelrinde von *Uncaria tomentosa.* (WILLD.) DC.

Inhaltsstoffe

Alkaloide (die Wurzel enthält bis ca. 2 % Indolalkaloide, sechs stereoisomere pentazyklische Oxindolalkaloide (= POA= und 4 stereoisomere tetrazyklische Oxindolalkaloide (= TOA) wurden isoliert, Triterpene, Chinovasäurederivate, Ursol- und Oleanolsäurederivate, Sterole, insbesondere β-Sitosterol, Campestrol und Sigmasterol sowie die Flavanderivate Epicatechin und Procyanidine A_1, B_1, B_2 und B_4, Flavonoide und Flavonole, z.B. Rutin.

Pharmakologie

Die Droge erwies sich in verschiedenen Testanordnungen und klinischen Versuchen als schwach cytostatisch, z.T. signifikant Phagozytose-steigend, antiviral, antiödematös, antimutagen und zerebral wirksam.

Pentazyklische Oxindolalkaloide stimulieren die phagozytotische Aktivität von Makrophagen und von Zellen des RES. Humane Endothelzellen sezernieren unter dem Einfluss pentazyklischer Oxindolalkaloide aus *U. tomentosa* ein Protein, das regulierend in die Prolliferation von Lymphozyten eingreift: während die Vermehrungsrate ruhender oder schwach aktivierter Lymphozyten deutlich erhöht wird, hemmt dieses Protein die klonale Expression hoch reaktiver Lymphoblasten, die bei entzündlichen Prozessen im Rahmen von Autoimmunerkrankungen eine wesentliche Rolle spielen. Je nach Ausgangssituation steigern oder vermindern die pentazyklischen Oxindolalkaloide die Reaktivität des Immunsystems.

Procyanidine und einige Vertreter aus der Gruppe der Chinovinsäureglykoside zeigen in Modellversuchen antiinflammatorische Aktivität.

Pentazyklische Oxindiolalkaloide aus der Pteropdoingruppe zeigten in vitro eine ausgeprägte antileukämische Wirkung.

Die i.m. Applilkation pentazyklischer Oxindolalkaloide an Katzen mit retroviralen Infektionen, die unbehandelt in mehr als 90 % der Fälle zum Tod führen, resultierte in einer Rückbildung der Krankheitssymptome bei 85 % der Versuchstiere, 44 % der Tiere waren nach 5 Beobachtungsmonaten virusfrei.

Tetrazyklische Oxindolalkaloide antagonisieren die durch pentazyklische Oxindolalkaloide ausgelösten Regulation der Lymphozytenproliferation. Darüber hinaus wurden auch Wirkungen auf Herz und Kreislaug dokumentiert, sie führen zu einer Vasodilation, senken den

Blultdruck, wirken antihypertensiv und negativ chronotrop und isotrop.
In klinischen Studien wurde für Patienten mit rheumatoider Arthritis eine signifikante Verbesserung des Zustandes nachgewiesen.
Die topische Applikation eines standardisierten Extraktes bei Patienten mit Herpes simplex oder Varicella zoster resultierten im Vergleich zum üblichen Krankheitsverlaluf in einer rascheren Schmerzfreiheit und in einer Begünstigung der Abheilung.
Die adjuvante Gabe eines standardisierten Extraktes aus der Wurzel von *U.tomentosa* verursachte an 44 Patienten mit HIV-Infektionen, in Abhängigkeit vom Stadium der Infektion, eine Stabilisierung oder Erhöhung der Zahl der T4-Zellen, was in wenigen Monaten Therapie zur Wiederherstellung der immunologischen Kompetenz der Patienten, zu einer Verbesserung der klinischen Parameter und einer Reduktion der Anfälligkeit für opportunistische Infektionen führte.
60 Patienten mit hoch malignen Gehirntumoren erhielten neben der Standardtherapie einen standardisierten Uncaria-Extrakt. Die Patientenreagierten mit erhöhter Vitalität, eine deutliche Reduktion der Nebenwirkungen von Strahlen- und Chemotherapie wurde erreicht. Beobachtungen an mehr als 200 Patienten belegen diesen unterstützenden Effekt (Länger 2002).

Anwendungsgebiete

Zubereitungen aus der Wurzelrinde und gelegentlich auch der Stammrinde werden in Peru zur Behandlung von Karzinomerkrankungen, Arthritis, Gastritis und sonstigen Störungen des Gastrointestinaltraktes sowie diversen Hautkrankheiten eingesetzt.
In Europa wird die Droge in Deutschland und Österreich in Form eines wässrigen Dekokts oder galenischen Zubereitungen wie Kapseln, Salben oder Tropfen zur Stimulierung des Immunsystems verwendet. Als Indikationen werden Infektanfälligkeit bei unspezifischer Immunschwäche, Allergien wie z.B. allergische Rhinitis, irale, rheumatische oder Autoimmunerkrankungen wie Neurodermitits angegeben. Die Droge wird außerdem zu adjuvanten Therapien bei Karzinomleiden angewandt.

Dosierung

Tee: 20 g Droge auf einen Liter Wasser, TD

Anwendungsbeschränkungen: Risiken der bestimmungsgemäßen Anwendung therapeutischer Dosen der Droge sind nicht bekannt. Ein auf pentazyklische Oxindolalkaloide standardisierter Extrakt und ein anderer wässriger Extrakt zeigten weder akute noch subakute Toxizität, auch konnten keine mutagenen Eigenschaften festgestellt werden. Definiertes Material von *U. tomentosa* muss auf die Abwesenheit der tetrazyklischen Oxindolalkaloide geprüft sein, da ansonsten, wegen der Antagonisierung der immunologischen Wirkungen der pentazyklischen Alkaloide, mit einer unbefriedigenden Wirkung und auch mit kardiovaskulären unerwünschten Wirkungen gerechnet werden muss. Während Schwangerschaft und Stillzeit sollte aufgrund unzureichender Untersuchungsergebnisse auf den Gebrauch der Droge verzichtet werden. Die Anwendung bei Autoimmunerkrankungen wird kontrovers diskutiert. Nach Schauss (1998) sollte keine Einnahme bei Patienten mit Autoimmunerkrankungen und bei Einnahme von Immunsuppressiva erfolgen. Auf der anderen Seite wurde kürzlich eine erfolgreiche Anwendung von Krallendorn bei rheumatoider Arthritis beschrieben (Länger 2002).

Patienteninformation: Die immunstimulierende Wirkung von Krallendorn wird vor allem durch die volksmedizinische Anwendung und durch neuere wissenschaftliche Untersuchungen unermauert. Die Wirksamkeitvon Krallendorn bei rheumatoider Arthritis wird durch klinische Daten und traditionelle Anwendungen unterstützt, eine Behandlung dieses Krankheitsbildes mit Krallendorn sollte allerdings vorsichtshalber in Absprache mit Ihrem Arzt erfolgen. Bitte beachten Sie die Anwendungsbeschränkungen und wenden Sie sich an Ihren Arzt, wenn Sie Nebenwirkungen beobachten.

Bewertung der Wirksamkeit: Die positive Wirkung der Droge ist nach den gültigen Kriterien für klinische Prüfungen zur Wirksamkeit von Arzneimitteln bisher nicht ausreichend belegt. Allerdings zeigt eine bisher unveröffentlichte klinische Studie an 40 Patienten nach GCP-Richtlinien die Wirksamkeit eines standardisierten Krallendorn-Extraktes bei rheumatoider Arthritis. Orientierende klinische Studien, experimentelle Daten, wie auch volksmedizinische Erfahrungswerte unterstützen den Einsatz bei einigen der beanspruchten Anwendungsgebiete. Die Hauptwirkung der Extrakte des pentazyklischen Chemotyps richtet sich auf das Immunsystem. Darüber hinaus konnte für die pentazyklischen Oxindolalkaloide ein regulatorischer Effekt auf die Lymphozytenproliferation dokumentiert werden. Diese Komponenten können somit ein schwaches Immunsystem stimulieren und ein überreagierendes Immunsystem dämpfen.

Handelspräparate

Kallendorn®-Kapseln (standardisiert auf mind. 13 mg/g pentazyklische Oxindolalkaloide und max. 0,5 mg/g tetrazyklische Oxindolalkaloide)

Uncaria tomentosa Kapseln D3

Verschiedene Nahrungsergänzungsmittel und Teedrogen

Literatur

HagerROM 2001. Springer, Heidelberg, 2001

Länger R: Eine südamerikanische Heilpflanze, wissenschaftlich erforscht; Uncaria tomentosa (Willd.) DC., Katzenkralle. ÖAZ 4/2002

Reinhard KH: Portrait einer Arzneipflanze. Uncaria tomentosa (WILLD.) DC. – Cat's Claw, Ufia de gato

Schauss AG: Cat's Claw (Uncaria tomentosa). Nat Med J 1: 16–19

Krapp – Rubia tinctorum

Volkstümliche Namen: Färberröte, Krapp, Krappflanze (dt.), Dyer's Madder, Madder, Robbia (engl.)

Familie: Rubiaceae

Botanik: Die mehrjährige Pflanze wird etwa 60 bis 100 cm hoch. Der bleistiftdicke Wurzelstock kriecht weit unter der Erde hin. Der Stängel ist 4kantig und an den Kanten rückwärts-stachelig. Die Stängel sind mitunter so schwach, dass sie mehr liegen als stehen. Die Blätter sind in Quirlen angeordnet, und zwar unten zu 4 und oben zu 6. Sie sind länglich bis lanzettlich und 1nervig. Die gelblich-grünen Blüten stehen in lang gestielten, lockeren, beblätterten, end- oder blattachselständigen Trugdolden. Die Frucht ist eine schwarze, erbsengroße, kahle, glatte Steinbeere, die 2 Samen enthält.

Verbreitung: Ist in Südeuropa, Westasien und Nordafrika heimisch und wird auch in anderen Gegenden kultiviert.

Krappwurzel

Verwendete Pflanzenteile: Krappwurzel besteht aus den getrockneten Wurzeln von *Rubia tinctorum* L.

Inhaltsstoff

- Anthracenderivate (Rubiadine, 2 bis 4 %): Hauptkomponenten Alizarin, Lucidin, Pseudopurpurin (Purpurincarbonsäure), Purpurin, Rubiadin und die Glucoside bzw. Primeroside dieser Verbindungen.

Pharmakologie

Hemmung der Calcium-Oxalat-Kristallisation in der Niere. Toxisches Prinzip: Lucidin, mutagen.

Anwendungsgebiete

Nierensteine lösend.

Dosierung

Von einer Anwendung wird abgeraten.

Anwendungsbeschränkungen: Wegen der möglichen mutagenen und kanzerogenen Wirkung der Rubiadine darf die Droge nicht angewendet werden.

Patienteninformation: Wegen möglicher erbgutschädigender und krebsauslösender Wirkungen kann die medizinische Verwendung der Droge nicht empfohlen werden.

Bewertung der Wirksamkeit: Die Droge wirkt zwar erwiesenermaßen hemmend auf die Kalzium-Oxalat-Kristallisation in der Niere und hemmt somit signifikant die Steinbildung im Harntrakt. Aufgrund der möglichen mutagenen und kanzerogenen Wirkung ergibt sich jedoch ein negatives Nutzen-Risiko-Verhältnis mit entsprechender Negativ-Bewertung in der Monographie der Kommission E (1986, 1992).

Handelspräparate

Keine bekannt.

Literatur

BGA (Hrsg): Arzneimittelrisiken: Anthranoide. Deutsche Apotheker Ztg 132 (1992), 1164

Courchesne M, Brassard P: Identification and characterization of naturally occuring rubiadins. J Nat Prod 56 (1993), 722

N.N.: Rubiae-tinctorum-radix-haltige Humanarzneimittel, Widerruf der Zulassung. Deutsche Apotheker Ztg 133 (1993), 888

Nung VN et al: Plant Med Phytother 5 (1971), 177

Schümann C: Apotheker und die Entwicklung der Färberei. PZ 140 (1995), 3446–3451

Westendorf J, Poginskky B, Marquardt H et al: The genotoxicity of Lucidin, a natural component of Rubia tinctorum L., and lucidinmethylether, a component of ethanolic Rubia extracts. Cell Biol Toxicol (in press)

Westendorf J: Phytotherapie: Anthranoide in Arzneipflanzen. Deutsche Apotheker Ztg 133 (1993), 2345

Garten-Kresse – Lepidium sativum

Volkstümliche Namen: Gartenkresse (dt.), Garden Cress, pepper-gras (engl.), Berro alenois, nastuerzo hortense (esp.), Cresson alénois, cressonette, nasitort (frz.), Crescione inglese, masturzio ortense (it.), Herva pimenteira, lepidio, piperisa (port.)

Familie: Brassicaceae

Botanik: Die Gartenkresse ist ein 20 bis 40 cm hohes Kraut mit kahlem, bläulich bereiftem, oberseits ästigem, stielrundem Stängel. Die Blätter sind hellgrün und dünn. Die Grundblätter sind meistens leierförmig-fiederschnittig, die unteren Stängelblätter meist doppelt bis einfach fiederschnittig. Die Blütentrauben befinden sich achsel- und endständig an den Ästen. Die Kelchblätter sind elliptisch, 1 bis 1,5 mm lang und auf dem Rücken oft borstig-flaumig. Die Kronblätter sind länger als der Kelch, weiß oder rötlich, länglich-spatelförmig und undeutlich genagelt. Die Staubbeutel sind oft violett. Die Früchte sind zusammengedrückte, rundlich-eiförmige, 5 bis 6 mm lange und deutlich geflügelte Schötchen an aufrechtem Stiel. Die Samen sind eiförmig, fast glatt, rotbraun.

Verbreitung: Die Pflanze ist weltweit verbreitet.

Gartenkressekraut

Verwendete Pflanzenteile: Gartenkressekraut ist die frische Pflanze (oberirdischer Teil) von *Lepidium sativum* L.; zur Blütezeit oder kurz danach geerntet.

Inhaltsstoffe

Im frischen Kraut

- Glucosinolate: Hauptkomponente Glucotropaeolin, bei Verletzung der Pflanze Benzylisothiocyanat (Benzylsenföl) und dessen Autolyseprodukte (u. a. Benzylcyanid, 3-Phenylpropionitril, Benzaldehyd) liefernd
- Ascorbinsäure (Vitamin C, 37 %)

In den Samen

- Glucosinolate (3,5 bis 5,3 %): Glucotropaeolin
- Cucurbitacine
- Herzwirksame Steroide (Cardenolide).

Pharmakologie

Die antimikrobielle Wirkung ist durch die enthaltenen Senföle bedingt.

In verschiedenen Untersuchungen wurde die antibakterielle Wirkung der Kresse nachgewiesen. Eine völlige Wachstumshemmung gegenüber drei Mikroorganismen konnte festgestellt werden, wobei die antibakteriellen Eigenschaften stark dem Alter der verwendeten Pflanzen unterliegen. Im Tierexperiment ist bei Mäusen die antivirale Wirksamkeit gegenüber dem Encephalitis-Virus Columbia SH belegt.

Anwendungsgebiete

Volksmedizin: bei Husten und Vitamin-C-Mangel, bei Verstopfung und geringer Harnausscheidung, bei Abwehrschwäche.

Indische Medizin: bei Vitamin-C-Mangel, Lebererkrankungen, Asthma, Hämorrhoiden und zur Erzeugung eines Abortes.

Sonstige Verwendung

Haushalt: als Salat- und Würzpflanze im frischen Zustand.

Landwirtschaft: als Fischgift (Nordafrika).

Pharmazie/Medizin: „Kresse Test": Aufgrund ihrer kurzen Keimzeit (2–3 Tage), wird die Pflanze bei physiologischen Experimenten benutzt. Die Keimlinge sind Indikator bei der Testung der wuchshemmenden und allgemeintoxischen Wirkung von chemischen Verbindungen jeglicher Art (Arzneistoffe).

Gegenanzeigen: Das Senföl der Gartenkresse kann in hoher Konzentration auf der Haut Blasen und Nekrosen hervorrufen. Missbräuchlich als Abortivum gebraucht, da durch innerliche Verabreichung des Senföls starke Hyperämie der Unterleibsorgane hervorgerufen wird.

Dosierung

Keine gesicherten Angaben

Anwendungsbeschränkungen: Risiken der bestimmungsgemäßen Anwendung therapeutischer Dosen der Droge und Nebenwirkungen sind nicht bekannt.

Patienteninformation: Gartenkresse, eine beliebte Salat- und Gewürzpflanze, ist durch den Vitamin-C-Gehalt zur unterstützenden Behandlung bei Vitamin-C-Mangel und allgemeiner Abwehrschwäche geeignet.

Bewertung der Wirksamkeit: Die Wirksamkeit der Droge ist nach den gültigen Kriterien für klinische Prüfungen von Arzneimitteln für die beanspruchten Indikationen bisher nicht belegt. Die Droge ist reich an Vitamin C und wirkt antimikrobiell durch die enthaltenen Senföle. Die Anwendung als diätetisches Adjuvans bei Vitamin-C-Mangelzuständen erscheint plausibel.

Handelspräparate

Keine bekannt.

Literatur

Iori R, Rollin P, Streicher H, Thiem J, Palmieri S: The myrosinase-glucosinolate interaction mechanism studied using some synthetic competitive inhibitors. FEBS Lett, 385:87–90, 1996 Apr 29

Rao KV, Beach JW: Streptonigrin and related compounds. 5. Synthesis and evaluation of some isoquinoline analogues. J Med Chem, 19:1871–9, 1991 Jun

Ugazio G et al: co-toxicological study conducted with a battery of biological and phytological tests on sediments carried out on a series of 24 tributaries of the Po in 1994 and 1995. G Ital Med Lav Ergon, 19:10–6, 1997 Jan–Mar

Kreuzdorn – Rhamnus catharticus

Volkstümliche Namen: Amselbeeren, Färbebaum, Feldbeerbaum, Gelbbeeren, Hexendorn, Hirschdorn, Kreuzdorn, Purgier, Purgier-Kreuzdorn, Stechdorn, Wegdorn (dt.), Buckthorn, Common Buckthorn, Hartshorn, hartsthorn, Highwaythorn, Purging Buckthorn, Ramsthorn, Waythorn (engl.), Espino cerval (span.), Bourquépine, épine noire, nerprun purgatif, noirprun (frz.), Ramno catartico, spina cervina, spina santo, spino merlo (it.), Espinheiro (port.), Krusina slabitel'naja (russ.)

Familie: Rhamnaceae

Botanik: Die Pflanze ist ein bis 3 m hoher, vielgestaltiger Strauch, seltener ein bis 8 m hoher, krummstämmiger Baum. Die Äste sind meist sparrig abstehend, die Zweige mehr oder weniger deutlich gegenständig, glänzend, kahl oder selten behaart, in einen Dorn auslaufend. Die Blätter sind an alten Zweigen gebüschelt, an jüngeren gegenständig, eiförmig oder elliptisch, fein gesägt mit 2 bis 3bogig gegen die Mittelrippe verlaufenden Seitennerven. Die grünlichgelben Blüten stehen in blattachselständigen Trugdolden. Die Frucht ist eine erbsengroße, schwarze, beerenartige Steinfrucht.

Verbreitung: Ist in ganz Europa, Westasien und Nordafrika verbreitet.
Herkunft der Drogen: Aus Wildbeständen in Polen und der ehemaligen GUS.

Kreuzdornbeeren

Verwendete Pflanzenteile: Kreuzdornbeeren bestehen aus den frischen oder getrockneten reifen Früchten von *Rhamnus catharticus* L.

Inhaltsstoffe

- Anthracenderivate (2 bis 7 %): Anthranoide, Hauptkomponenten Glucofrangulin A, Diacetylglucofrangulin, Frangulin A
- Gerbstoffe (3 bis 4 %): oligomere Proanthocyanidine
- Flavonoide (1 bis 2 %): u. a. Catharticin (Rhamnocitrin-3-O-rhamnosid), Xanthorhamnin (Rhamnetin-3-O-rhamnosid)

Pharmakologie

Die Droge wirkt laxierend aufgrund des Gehaltes an Anthranoiden. Anthranoide wirken antiabsorptiv und hydragog, wodurch es zu einer Stuhlverflüssigung und Volumenzunahme des Darminhaltes kommt.

Anwendungsgebiete

Innere Anwendung: Obstipation, Defäkationserleichterung bei Analfissuren, Hämorrhoiden und nach rekto-analen Eingriffen; zur Vorbereitung diagnostischer Eingriffe im Magen-Darm-Trakt.
Volksmedizin: als Diuretikum (in „Blutreinigungsmitteln").
Homöopathie: bei Verdauungsschwäche.

Sonstige Verwendung
Industrie: zur Herstellung von Malerfarbe.

Dosierung

Tagesdosis: 2–5 g Droge, entsprechend 20–200 mg Hydroxyanthracen-Derivaten, berechnet als Glucofrangulin.
Tee: 2 g (1 TL) auf 150 ml, 10–15 min ziehen lassen, morgens und abends 1 Tasse trinken.
Grundsätzlich ist die kleinstmögliche Dosis zur Erreichung eines weichen Stuhls einzusetzen.
Die Anwendung ist auf einige Tage zu begrenzen.
Homöopathisch: ab D3: 5 Tropfen oder 1 Tablette oder 10 Globuli oder 1 Messerspitze Verreibung alle 30–60 min (akut) oder 1–3-mal täglich (chronisch); parenteral: 1–2 ml s. c. akut: 3-mal täglich; chronisch einmal täglich (HAB).

Anwendungsbeschränkungen:

Als Nebenwirkungen des abführenden Effekts können krampfartige Magen-Darm-Beschwerden auftreten. Langzeitanwendung führt zu Verlusten an Elektrolyten, bes. Kalium-Ionen, und in deren Folge zu Hyperaldosteronismus, Hemmung der Darmmotilität und Verstärkung der Wirkung von herzwirksamen Steroiden, in seltenen Fällen auch zu Herzarrhythmien, Nephropathien, Ödemen und beschleunigtem Knochenabbau. Bei Aufnahme größerer Mengen der frischen Beeren können Brechdurchfälle und Nierenreizungen auftreten.
Die Frage der Erhöhung der Wahrscheinlichkeit des Auftretens von Dickdarmkarzinomen nach langzeitiger Anwendung von Anthracendrogen ist noch nicht völlig geklärt, neuere Untersuchungen lassen keine Zusammenhänge zwischen der Anwendung von Anthracendrogen und der Häufigkeit von Dickdarmkarzinomen erkennen.
Gegenanzeigen: Darmverschluss, akut-entzündliche Erkrankungen des Darmes, Appendizitis, abdominelle Schmerzen unbekannter Ursache. Anwendung während der Schwangerschaft und Stillzeit nur nach Rücksprache mit dem Arzt. Bei Kindern unter 12 Jahren darf die Droge nicht angewendet werden.
Wechselwirkungen: Aufgrund der laxierenden Wirkungen kann die Resorption gleichzeitig

verabreichter, anderer Arzneimittel behindert werden. Bei chronischem Gebrauch/Missbrauch ist infolge Kaliummangels eine Verstärkung der Wirkung von Herzglykosiden und Diuretika möglich.

Patienteninformation: Arzneimittel aus Kreuzdornbeeren sind gut wirksame Abführmittel, die jedoch aufgrund ihrer speziellen Wirkweise und möglichen Nebenwirkungen nicht für den Langzeitgebrauch bestimmt sind. Bei Verdacht auf Darmverschluss, Blinddarmentzündung, Entzündungen des Darmes und Bauchschmerzen unbekannter Ursache darf das Medikament nicht verwendet werden, auch nicht bei Kindern unter 12 Jahren. Während der Schwangerschaft und Stillzeit darf die Anwendung nur nach Rücksprache mit dem behandelnden Arzt erfolgen.

Bewertung der Wirksamkeit: Für die therapeutische Verwendung bei Obstipation liegt aufgrund der erwiesenen laxierenden Wirkung der Droge eine Positiv-Monographie der Kommission E (1990, 1993) vor. Die Anwendung sollte prinzipiell in kleinstmöglicher Dosis zur Erreichung einer Darmentleerung, z. B. bei Analfissuren, Hämorrhoiden und vor und nach operativen Eingriffen im Analbereich erfolgen und auf wenige Tage begrenzt werden. Wechselwirkungen, Nebenwirkungen und Gegenanzeigen sind in diesem Fall besonders zu beachten.

Handelspräparate

Keine bekannt.

Literatur

Belkin M et al: J Nat Cancer Inst 13 (1952), 742

BGA (Hrsg): Arzneimittelrisiken: Anthranoide. Deutsche Apotheker Ztg 132 (1992), 1164

Demirezer LÖ: Glucofrangulinanthrone A/B, deren Oxidationsformen und davon abgeleitete Zuckerester aus Rhamnus-Arten. Dissertation Universität Frankfurt/Main 1991

Klimpel BE et al: Anthranoidhaltige Laxantien – ein Risiko für die Entwicklung von Tumoren der ableitenden Harnwege. PUZ 26 (1), Jahrestagung der DPhG, Berlin, 1996, 1997

N.N.: Abwehr von Arzneimittelrisiken, Stufe II. Deutsche Apotheker Ztg 136 (1996), 3253–2354

N.N.: Anwendungseinschränkungen für Anthranoidhaltige Abführmittel angeordnet. PUZ 25 (1996), 341–342

N.N.: Int J Pharmacogn 30 (1992), 151

Rauwald HW, Just J-D: Planta Med 42 (1981), 244

Thesen R: Phytotherapeutika – nicht immer harmlos. Z Phytother 9 (1988), 105

Kreuzkümmel – Cuminum cyminum

Volkstümliche Namen: Ägyptischer Kümmel, Haferkümmel, Welscher Kümmel (dt.), kommen (dan.), komyn (dutch), Cumin, Cummin (engl.), comino comun (esp.), cumin (frz.), comino, comune (it.)

Familie: Apiaceae

Botanik: Die Pflanze ist eine einjährige Pflanze. Sie ist zart und etwa 10–50 cm hoch. Die Stängel sind vom Grunde an gabelästig und kahl. Die Laubblätter sind kahl, fein-zerteilt mit lang-linealischen, spitzen Zipfeln, wovon die unteren meist doppelt 3zählig zerschnitten sind. Die Blüten sind 3- bis 5strahlige, meist übergipfelte Dolden. Die Hüll- und Hüllchenblätter sind lang. Die Kronblätter sind weiß oder rosa, länglich, tief ausgerandet mit langer, eingeschlagener Spitze. Die Frucht ist eine von den pfriemlichen Kelchzipfeln gekrönte, gelbbraune Spaltfrucht von ca. 6 cm Länge und 1,5 mm Breite. Die Teilfrucht ist im Querschnitt fast rund, mit fünf fädlichen, stachelborstigen Hauptrippen und ebenfalls behaarten Nebenrippen.

Verbreitung: Ist in Turkestan oder Oberägypten heimisch und wird heute im ganzen Mittelmeerraum, im Iran, Pakistan, Indien, China, den USA und Südamerika kultiviert.

K

Kreuzkümmel

Verwendete Pflanzenteile: Kreuzkümmel sind die getrockneten reifen Früchte von *Cumimum cymimum* L.

Inhaltsstoffe

- Ätherisches Öl (2 bis 5 %): Hauptkomponenten im durch Destillation erhaltenen ätherischen Öl Cuminaldehyd (Anteil 25 bis 35 %), γ-Terpinen (Anteil 15–25 %), β-Pinen (Anteil 10 bis 20 %), p-Cymen (Anteil 8 bis 12 %), weiterhin u. a. 1,3-p-Menthandien-7-al, 1,4-p-Menthadien-7-al (letztere neben Cuminaldehyd Geruchsträger); Cuminaldehyd und 1,3-p-Menthandien-7-al gehen bei Destillation aus 1,4-p-Menthadien-7-al hervor
- Fettes Öl (10 bis 15 %): Hauptfettsäuren Petroselinsäure, Palmitinsäure
- Eiweißstoffe (15 bis 20 %)

Pharmakologie

Die Droge enthält fettes Öl (vorwiegend Petroselinsäure und Ölsäure) und wirkt antimikrobiell, östrogenartig, mutagen und thrombozytenaggregationshemmend.

Antimikrobiell: verschiedene Hemmwirkungen der Suspension des Pulvers der Droge bei Myzelwachstum, Toxinproduktion oder Aflatoxinproduktion bei *Aspergillus ochraceus, C. versicolor* und *C. flavus.*
Beeinflussung der Blutgerinnung: Kreuzkümmelethertrockenextrakte inhibieren in vitro die durch Arachidonsäure induzierte Plättchenaggregation in plättchenreichem Humanplasma.
Mutagen: gegenüber Salmonella thyphimurum TA 100 zeigte sich mutagene Wirkung der polaren Fraktionen eines Chloroform- und Methanolextraktes aus Kreuzkümmel.
Beeinflussung des Arzneimittelmetabolismus: Injektionen eines Ethertrockenextraktes verlängert die Phenobarbitalhypnose weiblicher Albinomäuse auf 120 %, bei Erhöhung der Dosis Verkürzung auf 83 % (Beeinflussung der Monooxidaseaktivität der Leber).
Östrogene Wirkung: Acetonextrakt aus Kreuzkümmel, verabreicht an weibliche ovarektomierte Albinoratten führte dosisabhängig zur Gewichtszunahme des Uterus, zur Zunahme des Proteingehalts des Endometriums und des Myometriums und zum Anstieg der Alkaliphosphatasen.
Sonstige Wirkung: für sonst in der Literatur beschriebene Wirkungen gibt es keine experimentellen Belege. Zu diesen Wirkungen zählen: fertilitätshemmend, galaktogen, antispasmodisch, diuretisch und aphrodisierend.

Anwendungsgebiete
Volkstümlich als Carminativum bei Magenbeschwerden, Durchfall und Koliken (besonders in der Veterinärmedizin). In Indonesien gegen blutige Diarrhö, Kopfschmerzen (Paste auf die Stirn) und oral gegen rheumatische Erkrankungen.
Indische Medizin: als Abortivum, bei Nieren- und Blasensteinen, chronischen Durchfällen, Lepra, Augenerkrankungen.

Sonstige Verwendung
Haushalt: als Küchengewürz, Bestandteil des sog. Currypulvers.
Industrie: die antioxidative Wirkung wird bei Haltbarmachung von Fetten benutzt. Als Gewürz in Likören.

Dosierung
Einzeldosis: 300–600 mg (5–10 Früchte).

Anwendungsbeschränkungen: Risiken der bestimmungsgemäßen Anwendung therapeutischer Dosen der Droge und Nebenwirkungen sind nicht bekannt.

Patienteninformation: Kreuzkümmel wird als Gewürz verwendet, ist Bestandteil von Curry-Mischungen und soll bei Magenbeschwerden, Durchfall und Koliken hilfreich sein.

Bewertung der Wirksamkeit: Die Wirksamkeit der Droge ist nach den gültigen Kriterien für klinische Prüfungen von Arzneimitteln bisher nicht belegt.

Handelspräparate
Nur als Lebensmittel.

Literatur
Harborne JB, Williams CE: Phytochemistry 11 (1972), 1741–1750
Tassan CG, Russel GF: J Food Sci 40 (1975), 1185–1188
Varo PT, Heinz DE: J Agric Food Chem 18 (1970), 234, 239

Krokus – Crocus sativus

Volkstümliche Namen: Gewürzsafran, Safran (dt.), Saffron (engl.)

Familie: Iridaceae

Botanik: Die grasähnliche Pflanze ist ausdauernd und 8 bis 30 cm hoch. Die Knolle ist ziemlich groß, niedergedrückt-kugelig und von netzfaserigen Scheidenresten umgeben. Die Laubblätter sind aufrecht oder abstehend, schmal, am Rande und am Kiel bewimpert. Die lilienförmigen Blüten haben am Grunde 2 Hochblätter, und sie duften. Das Perigon ist hellviolett, dunkler oder heller geädert, die Staubbeutel gelb, die Staubfäden weiß. Der Griffel ist fadenförmig und ca. 10 mm lang. Die Narben sind lebhaft orange. Keine Fruchtbildung.

Verbreitung: Ist in Indien, auf dem Balkan und im östlichen Mittelmeergebiet heimisch und wird in Indien, Spanien, Frankreich, Italien und im Nahen Osten kultiviert.

Safran

Verwendete Pflanzenteile: Safran sind die Narbenschenkel von *Crocus sativus* L.

Inhaltsstoffe
- Apocarotinoidglykoside: bes. Crocin (Crocetin-β-digentiobiosid, ca. 2 %), intensiv gelborange gefärbt
- Picrocrocin (glykosidischer Bitterstoff, bis 4 %)
  Die Apocarotinoide und Picrocrocin sind vermutlich Spaltprodukte eines Carotinoid-digentiobiosid-diglucosids (Protocrocin).
- Ätherisches Öl (0,4 bis 1,3 %): Komponenten 4,5-Dehydro-β-cyclocitral (Safranal), 4-Hydroxy-β-cyclocitral (Spaltprodukte des Picrocrocins), α- und β-Pinen, 1,8-Cineol
- Carotinoide: Lycopin, α-, β-, γ-Carotin

- Fettes Öl (ca. 7 %)
- Stärke (ca. 13 %)

Pharmakologie

Die Droge regt in kleinen Mengen die Magensaftsekretion an, und große Mengen in situ wirken erregend auf die glatte Muskulatur des Uterus. Die enthaltenen Carotinoide, insbesondere das Lycopin besitzen nachweislich antioxidative/antitumoröse Eigenschaften, tierexperimentell wurde ein Erniedrigung des Serumcholesterinspiegels gezeigt.

Anwendungsgebiete

Die Droge hat keine medizinische Bedeutung mehr. Sie wird lediglich noch in der Volksmedizin noch zur Anregung der Verdauung gebraucht.
Indische Medizin: bei Bronchitis, Halsschmerzen, Kopfschmerzen und Erbrechen, auch bei Fieber.
Chinesische Medizin: bei Menorrhagie, Amenorrhoe, Risikogeburten und postpartaler Wochenflussstau.

Sonstige Verwendung
Haushalt: als Gewürz.
Industrie: als Färbemittel von Backwaren, Likören, Kosmetika und Arzneimitteln.

Dosierung

S. Anwendungsbeschränkungen.

Anwendungsbeschränkungen: Risiken der bestimmungsgemäßen Anwendung therapeutischer Dosen der Droge (bis 1,5 g/Tag) und Nebenwirkungen sind nicht bekannt.
Bei Überdosierung oder missbräuchlicher Anwendung hoher Dosen als Abortivum können tödliche Vergiftungen auftreten (abortive Dosis etwa 10 g, letale Dosis etwa 12 bis 20 g). Vergiftungssymptome sind Erbrechen, Uterusblutungen, Darmkoliken, blutige Durchfälle, Hämaturie, schwere Purpura, Blutungen in die Nasen-, Lippen- und Lidhaut, Schwindelanfälle, Benommenheit, Gelbfärbung der Haut- und Schleimhäute (durch Einlagerung der Apocarotinoide) und zentrale Lähmung.

Patienteninformation: Das Gewürz Safran regt in kleinen Mengen die Verdauung an, hat aber in der modernen westlichen Schulmedizin als Arzneipflanze keine Bedeutung mehr.

Bewertung der Wirksamkeit: Die vorwiegend als verdauungsanregendes Gewürz bekannte Droge hat in der modernen Schulmedizin keine Bedeutung mehr, da inzwischen potentere Arzneimittel für die beanspruchten Indikationsgebiete vorliegen. Safran regt erwiesenermaßen die Magensaftsekretion an und wirkt erregend auf die glatte Muskulatur des Uterus, was einen Teil der volksmedizinischen Indikationen unterstützt. Erwähnenswert sind die antioxidativen/antitumalen Eigenschaften der enthaltenen Carotinoide (Lycopin). Das toxische Potenzial ist zu beachten (siehe Anwendungsbeschränkungen). Zur therapeutischen Verwendung liegt eine Negativ-Monographie der Kommission E (1987) vor.

Handelspräparate

Nur als Gewürz.

Literatur

Dhingra VK et al: Ind J Chem 13 (1975), 339
Dufresne C, Cormier F, Dorion S: In vitro formation of crocetin glucosyl esters by Crocus sativus callus extract. Planta Med, 16:150–3, 1997 Apr
Duquenois P: Bull Soc Pharm Strasbourg 15 (1972), 149
Escribano J, Alonso GL, Coca-Prados M, Fernandez JA: Crocin safranal and picrocrocin from saffron (Crocus sativus L.) inhibit the growth of human cancer cells in vitro. Cancer Lett, 100:23–30, 1996 Feb 27
Liakopoulou-Kyriakides M, Skubas AI: Characterization of the platelet aggregation inducer and inhibitor isolated from Crocus sativus. Biochem Int, 22:103–10, 1990 Oct
Morimoto S et al: Post-harvest degradation of carotenoid glucose esters in saffron. Planta Med 60 (1994), 438
Nair SC, Kurumboor SK, Hasegawa JH: Saffron chemoprevention in biology and medicine: a review. Cancer Biother, 5:257–64, 1995 Winter
Nair SC, Pannikar B, Panikkar KR: Antitumour activity of saffron (Crocus sativus). Cancer Lett, 57:109–14, 1991 May 1
Nair SC, Salomi MJ, Panikkar B, Panikkar KR: Modulatory effects of Crocus sativus and Nigella sativa extracts on cisplatin-induced toxicity in mice. J Ethnopharmacol, 16:75–83, 1991 Jan
Salomi MJ, Nair SC, Panikkar KR: Inhibitory effects of Nigella sativa and saffron (Crocus sativus) on chemical carcinogenesis in mice. Nutr Cancer 16 (1991), 67–72
Thesen R: Phytotherapeutika – nicht immer harmlos. Z Phytother 9 (1988), 105
Wagner K: Dissertation Universität Saarbrücken 1969.

Kroton – Croton eluteria

Volkstümliche Namen: Kroton (dt.), Bahama Cascarilla, Cascarilla, Sweet Bark, Sweet Wood Bark, Sweetwood Bark (engl.)

Familie: Euphorbiaceae

Botanik: Die Pflanze ist ein kleiner Baum, der selten die Höhe von 6 m erreicht. Er hat kleine, wechselständige, eiförmig-lanzettliche Blätter von ungefähr 5 cm Länge, die unten dichtschuppig sind und dem Blatt ein silberbronzenes Aussehen geben. Oben sind die Schuppen verstreut und weiß. Die äußere dünne Rindenschicht hat infolge des Befalls mit Flechten gewöhnlich eine kalkige, mehr oder weniger gerissene, weiße Oberfläche mit schwarzen Punkten. Die Blüten sind klein, haben weiße Kronblätter und duften angenehm.

Verbreitung: Heimisch auf den Bahamas, auch angebaut in den tropischen Regionen Amerikas.

Krotonrinde

Verwendete Pflanzenteile: Krotonrinde ist die getrocknete Rinde von *Croton eluteria* BENN.

Inhaltsstoffe
- Ätherisches Öl (1,5 bis 3 %): Hauptkomponenten β-Caryophyllen, p-Cymen, Limonen, α-Thujon, Pinen, Linalool, Myrcen, Terpeninol-4
- Diterpenbitterstoffe: u. a. Cascarillin A (15 %)
- Harze (25 %)

Pharmakologie
Stimulierend, tonisierend.

Anwendungsgebiete
Bei Verdauungsstörungen, Durchfall usw., auch bei Erbrechen.

Dosierung
Keine gesicherten Angaben.

Anwendungsbeschränkungen: Risiken der bestimmungsgemäßen Anwendung therapeutischer Dosen der Droge und Nebenwirkungen sind nicht bekannt.

Patienteninformation: Zubereitungen aus Krotonrinde sollen anregend und stärkend wirken und werden bei Verdauungsstörungen, Durchfall und Erbrechen eingesetzt; der wissenschaftliche Nachweis der Wirksamkeit fehlt.

Bewertung der Wirksamkeit: Die Wirksamkeit der Droge ist nach den gültigen Kriterien für klinische Prüfungen von Arzneimitteln bisher nicht belegt.

Handelspräparate
Keine bekannt.

Literatur
Hegnauer R: Chemotaxonomie der Pflanzen. Bde 1–11, Birkhäuser Verlag Basel, Boston, Berlin 1962–1997
Kern W, List PH, Hörhammer L (Hrsg): Hagers Handbuch der Pharmazeutischen Praxis. 4. Aufl., Bde. 1–8, Springer Verlag Berlin, Heidelberg, New York 1969
McEchean CE et al: J Chem Soc 166B (1966), 633

Küchenschelle – Pulsatilla pratensis

Volkstümliche Namen: Glockrose, Kleine Kuhschelle, Küchenschelle, Kuhschelle, Nickende Kihschelle, Nickende Kuhschelle, Osterblume, Pulsatilla, Wiesen-Küchenschelle, Wiesen-Kuhschelle (dt.), Easter Flower, Meadow Anemone, Pasque Flower, Passe Flower, Pulsatilla, Wind Flower (engl.)

Familie: Ranunculaceae

Botanik: Ausdauernd, wird 7 bis 50 cm hoch und hat einen starken, dunklen, meist mehrköpfigen Wurzelstock. Die grundständigen Laubblätter erscheinen vorzugsweise erst nach der Blüte. Sie sind nicht überwinternd, 3- bis 4fach gefiedert, mit schmal-linealen, zugespitzten Endabschnitten, samt den Stielen stark weißzottig behaart. Die Blüten stehen einzeln, fast stets nickend, mit 6 glockenförmig zusammenneigenden, hellvioletten Blütenhüllblättern. Die reifen Früchtchen sind länglich und mit dem auf bis 6 cm verlängerten Griffel dicht-zottig behaart.

Verbreitung: Die Pflanze wächst in Mittel- und Osteuropa.

Küchenschellenkraut

Verwendete Pflanzenteile: Küchenschellenkraut besteht aus den getrockneten, oberirdischen Teilen von *Pulsatilla vulgaris* M. und/oder *Pulsatilla pratensis* (L.) M.

Inhaltsstoffe
- In der frischen Pflanze Protoanemoninbildner, vermutlich das Glykosid Ranunculin, das bei Zerkleinern, wahrscheinlich auch beim Trocknen der Pflanze, enzymatisch in das stechend riechende, flüchtige Protoanemonin umgewandelt wird, welches rasch zu Anemonin dimerisiert.
- Triterpensaponine (1,5 bis 2 %)

Pharmakologie
Das enthaltene Protoanemonin und Anemonin zeigen im Tierversuch antipyretische und motilitätshemmende Wirkung, im Hemmtest zeigt sich eine antibiotische Wirkung.
Protoanemonin ist lokal stark schleimhaut- und hautreizend.

Anwendungsgebiete
Volksmedizin: bei Iritis, Skleritis, Grauem und Grünem Star; bei entzündlichen und infektiösen Erkrankungen der Haut und der Schleimhäute, Erkrankungen und funktionellen Stö-

rungen der Genitalorgane; bei Neuralgien, Migräne und allgemeinen Unruhezuständen, Erkrankungen und Funktionsstörungen des Magen-Darm-Traktes und der ableitenden Harnwege.
Homöopathie: Entzündungen der Atemwege, Verdauungsorgane, weiblichen Genitalorgane, Blase, des Auges, Mittelohres, Menstruationsbeschwerden aller Art, Störungen in der Schwangerschaft und Stillzeit, Rheuma, Harnentleerungsstörungen, Kopfschmerzen, Schlafstörungen, Masern, Mumps und auch bei Verstimmungszuständen.

Dosierung
ED: 0,2 g Droge.
Pulver: ED: 0,1–0,4 g.
Abkochung/Fluidextrakt/Infus:
ED: 0,12–0,3 g 3-mal täglich.
Tinktur: ED: 0,3–1 ml.
Erkrankungen des inneren Auges: 1–3 Pillen, 3-mal/Tag (aus Pulver und Extrakt aus 50 g/75 Pillen).
Homöopathisch: ab D2: 5–10 Tropfen, 1 Tablette, 5–10 Globuli, 1 Messerspitze Verreibung 1–3-mal täglich oder ab D3: 1 Zäpfchen, 2–3-mal täglich; ab D4: 1 ml Injektionslsg. s. c. 2-mal wöchentlich und Nasentropfen 3–4 Tropfen 3–5-mal täglich (HAB).

Anwendungsbeschränkungen: Bei längerem Hautkontakt mit der frischen, verletzten Pflanze kann es durch das entstehende, stark haut- und schleimhautreizende Protoanemonin zu Bläschenbildung und schwer heilenden Verätzungen kommen. Bei innerlicher Aufnahme des frischen Krautes sind starke Reizungen des Magen-Darm-Traktes mit Koliken und Diarrhö sowie Reizungen der ableitenden Harnwege möglich. Die Behandlung sollte bei äußerlichem Kontakt nach Spülungen mit verdünnter Kaliumpermanganatlösung symptomatisch mit Mucilaginosa, bei innerlicher Aufnahme nach Magenspülung mit medizinischer Kohle erfolgen. Die getrocknete Pflanze ist nicht zur Protoanemoninbildung fähig. Absolut kontraindiziert ist die Anwendung während der Schwangerschaft.

Patienteninformation: Arzneimittel aus Küchenschellenkraut sollen aufgrund volksmedizinischer Erfahrungswerte bei einer Vielzahl von Erkrankungen, darunter Augenerkrankungen, Entzündungen, Funktionsstörungen von Magen, Darm und Harnwegen, Nervenschmerzen und Migräne hilfreich sein. Die Wirksamkeit ist wissenschaftlich noch nicht belegt. Während der Schwangerschaft darf das Medikament wegen möglicher Fruchtschädigung nicht verwendet werden.

Bewertung der Wirksamkeit: Die Wirksamkeit der Droge ist nach den gültigen Kriterien für klinische Prüfungen von Arzneimitteln für die beanspruchten Indikationen bisher nicht belegt. Aus diesem Grund und wegen des toxischen Potenzials mit möglichen abortiven und teratogenen Effekten findet sich auch eine Negativ-Bewertung für die therapeutische Anwendung in der entsprechenden Monographie der Kommission E (1985). Die experimentell gefundenen antibiotischen, antipyretischen und motilitätshemmenden Wirkungen könnten jedoch einen Teil der volksmedizinisch beanspruchten Indikationsgebiete erklären. Die Anwendung der Droge während der Schwangerschaft ist absolut kontraindiziert, die Anwendungsbeschränkungen sind zu beachten.

Handelspräparate
Keine bekannt.

Literatur
Pourrat A et al: Planta Med 38 (1980), 289
Ruijgrok HWL: Planta Med 11 (1963), 338–347

Kümmel – Carum carvi

Volkstümliche Namen: Brotkümmel, echter Kümmel, Feldkümmel, Garbe, gemeiner Kümmel, gewöhnlicher Kümmel, Karbensamen, Karve, Kramkümmel, Kümmel, Kümmrich, Mattenkümmel, Wiesenkümmel (dt.), karwij (dutch), Caraway, carwey, cumin (engl.), alcaravea, carvi, hinojo de prade (esp.), anis des Vosges, carvi, cumin de prés, le carvi (frz.), anice dei Vosgi, caresg, carvi, comino tedesco, cumino de prati (it.)

Familie: Apiaceae

Botanik: C. carvi ist eine meist 2jährige, 30 bis 100 cm hohe Pflanze mit fleischiger, spindelförmiger Pfahlwurzel. Der Stängel ist aufrecht, kahl, kantig, gerieft und vom Grunde an ästig. Die Rosettenblätter und die Stängelblätter sind kahl, doppelt und teilweise dreifach gefiedert. Die unteren Fiedern sind typisch kreuzartig gestellt. Hauptachse und Seitenäste enden je in einer zusammengesetzten Blütendolde aus 8 bis 16 Doldenstrahlen. Die Hülle und Hüllchen fehlen meist. Die Blüten sind weiß oder rötlich und sehr klein. Die Frucht ist eine Spaltfrucht, kahl, länglich, elliptisch. Sie besteht aus 2 Teilfrüchten, die 3 bis 6 mm lang, sichelförmig gebogen, bräunlich mit 5 helleren, kantigen Hauptrippen versehen sind (Kümmelkörner).

Verbreitung: Kommt in Europa, Sibirien, dem Kaukasus, Vorderasien, dem Himalaja, der Mongolei und Marokko vor. In Nordamerika nach Einfuhr verwildert.

Kümmel

Verwendete Pflanzenteile: Kümmel sind die reifen, getrockneten Früchte von *Carum carvi* L.

Inhaltsstoffe

- Ätherisches Öl (3 bis 7 %)
- Fettes Öl (10 bis 18 %): Hauptfettsäuren Petroselinsäure (Anteil 40 bis 50 %) und Ölsäure (Anteil 29 bis 30 %)
- Polysaccharide (ca. 13 %): bes. Mannane
- Eiweißstoffe (ca. 25 %)
- Furanocumarine (Spuren): u. a. Bergapten, Xanthotoxin

Pharmakologie

Durch die hemmende Wirkung des Carvons ist eine antimikrobielle Wirkung (*Bacillus subtilis, Pseudomonas aeruginosa, Candida albicans* und *Aspergillus niger*) nachgewiesen worden.
Des Weiteren wird eine mäßig starke Wirkung gegen Pilze (Dermatophyten) beschrieben.
Die Droge wirkt im Tierversuch spasmolytisch.

Anwendungsgebiete

Innere Anwendungen: bei dyspeptischen Beschwerden, krampfartigen Schmerzen im Magen-Darmbereich, Blähungen und Völlegefühl, sowie bei nervösen Herz-Magen-Beschwerden.
Volksmedizin: dient als milchtreibendes Mittel bei stillenden Frauen und wird zur Menstruationsförderung und Magenberuhigung eingesetzt. Als Zutat in Mundwässern und Badezusatz werden die ätherischen Öle verwendet.

Sonstige Verwendung
Haushalt: als Küchengewürz und zur besseren Verträglichkeit von Kohl und in Spirituosen.
Zu Kombinationen siehe Komm. E Monographien.

Dosierung

Einzeldosis: 1–5 g Droge.
Tagesdosis: 1,5 g–6 g Droge.

Anwendungsbeschränkungen: Risiken der bestimmungsgemäßen Anwendung therapeutischer Dosen der Droge und Nebenwirkungen sind nicht bekannt. Langzeitige Aufnahme hoher Dosen des ätherischen Öl (z. B. im Kümmellikör) kann zu Nieren- und Leberschäden führen.

Patienteninformation: Medikamente aus den Früchten der Kümmelstaude können bei Verdauungsbeschwerden, Blähungen, Magen-Darmkrämpfen und Völlegefühl wirksam sein. Die mögliche milchtreibende und menstruationsfördernde Wirkung ist bisher nicht bewiesen. Längerfristige Einnahme könnte zu Nieren- und Leberschäden führen.

Bewertung der Wirksamkeit: Zur therapeutischen Verwendung bei dyspeptischen Beschwerden, krampfartigen Schmerzen im Magen-Darm-Bereich, Blähungen und Völlegefühl liegt eine Positiv-Monographie der Kommission E (1990) und der ESCOP (1997) vor. Die ESCOP bewertet darüber hinaus die innerliche und äußerliche Anwendung von Kümmel bei blähender Kolik bei Kindern und die innerliche Anwendung bei Roemheld-Syndrom positiv. Die Droge wirkt ferner choleretisch, antimikrobiell und antifungal. Die volksmedizinisch beanspruchte emmenagoge und laktationsfördernde Wirkung ist nicht belegt. Bei Langzeitanwendung sind Leber- und Nierenschäden möglich.

Handelspräparate

Kümmeltee AWE
Kümmeltee Bombastus Werke
Kümmeltee KNK
Wurzelsepp Kümmel

Literatur

Debelmas AM, Rochat J: Plant Med Phytother 1 (1967), 23
Harries N et al: J Clin Pharm 2 (1978), 171
Hopf H, Kandler O: Phytochemistry 16 (1977), 1715
Koedam A, Scheffer JJC, Barheim Svendsen A: Z Lebensm Unters Forsch 168 (1979), 106–111
Salveson A et al: Sci Pharm 46 (1978), 93–100

Kümmelöl

Verwendete Pflanzenteile: Kümmelöl ist das aus den reifen Früchten von *Carum carvi* L. gewonnene ätherische Öl.

Inhaltsstoffe

- D-(+)-Carvon (Anteil 45 bis 65 %, duftbestimmend), D-(+)-Limonen (Anteil 30 bis 40 %)

Pharmakologie

Die Droge enthält ätherisches Öl (vorw. (S)-(+)-Carvon und (R)- (+)-Limonen).
Durch die hemmende Wirkung des Carvons antimikrobielle Wirkung (*Bacillus subtilis, Pseudomonas aeruginosa, Candida albicans* und *Aspergillus niger*).
Desweiteren wird eine mäßig starke Wirkung gegen Pilze (Dermatophyten) beschrieben.
Die Droge wirkt im Tierversuch spasmolytisch.
Eine choleretische Wirkung ist in einer nicht zugänglichen Untersuchung beschrieben.

Anwendungsgebiete
Innere Anwendungen: bei dyspeptischen Beschwerden, krampfartigen Schmerzen im Magen-Darmbereich, Blähungen und Völlegefühl, sowie bei nervösen Herz-Magen-Beschwerden. Volksmedizin: dient als milchtreibendes Mittel bei stillenden Frauen und wird zur Menstruationsförderung und Magenberuhigung eingesetzt. Als Zutat in Mundwässern und Badezusatz werden die ätherischen Öle verwendet.

Dosierung
Einzeldosis: Öl: 1–2 Tropfen auf Zucker.
Tagesdosis: Öl: 3–6 Tropfen.

Anwendungsbeschränkungen: Risiken der bestimmungsgemäßen Anwendung therapeutischer Dosen der Droge und Nebenwirkungen sind nicht bekannt. Langzeitige Aufnahme hoher Dosen des ätherischen Öl (z. B. im Kümmellikör) kann zu Nieren- und Leberschäden führen.

Patienteninformation: Kümmelöl kann bei Verdauungsbeschwerden, Blähungen, Magen-Darmkrämpfen und Völlegefühl wirksam sein. Die mögliche milchtreibende und menstruationsfördernde Wirkung ist bisher nicht bewiesen. Längerfristige Einnahme könnte zu Nieren- und Leberschäden führen.

Bewertung der Wirksamkeit: Zur therapeutischen Verwendung bei dyspeptischen Beschwerden, krampfartigen Schmerzen im Magen-Darm-Bereich, Blähungen und Völlegefühl liegt eine Positiv-Monographie der Kommission E (1990) und der ESCOP (1997) vor. Die ESCOP bewertet darüber hinaus die innerliche und äußerliche Anwendung von Kümmel bei blähhender Kolik bei Kindern und die innerliche Anwendung bei Roemheld-Syndrom positiv. Die Droge wirkt ferner choleretisch, antimikrobiell und antifungal. Die volksmedizinisch beanspruchte emmenagoge und laktationsfördernde Wirkung ist nicht belegt. Bei Langzeitanwendung sind Leber- und Nierenschäden möglich.

Handelspräparate
Keine bekannt.

Literatur
Debelmas AM, Rochat J: Plant Med Phytother 1 (1967), 23
Harries N et al: J Clin Pharm 2 (1978), 171
Hopf H, Kandler O: Phytochemistry 16 (1977), 1715
Koedam A, Scheffer JJC, Barheim Svendsen A: Z Lebensm Unters Forsch 168 (1979), 106–111
Salveson A et al: Sci Pharm 46 (1978), 93–100

Kürbis – Cucurbita pepo

Volkstümliche Namen: Feldkürbis, Gartenkürbis, Kürbsch, Ölkürbis, Peponensamen, Plutzersamen, Riesen-Kürbis (dt.), Gräskar (dan.), Kalebas, Pompoen (holl.), Field Pumpkin, Pumpkin, Summer squash (engl.), Citrouille iroquoise, Citrouille pépon, Cougourdette, Giroumont (frz.), Tök (ung.), Zucca, Zucca commune (it.), Gresskar (norw.), Zwyczajna (pol.), Tykva (russ.), Pumpa (schwed.)

Familie: Cucurbitaceae

Botanik: Die Pflanze ist einjährig und wird 3 bis 8 m lang. Der Stengel ist niederliegend oder kletternd, scharfkantig und oft längsgefurcht, stachelig behaart, 5kantig und hohl. Die Blätter sind wechselständig, sehr groß, gestielt, aus herzförmigem Grund 5lappig, zerteilt und borstig steifhaarig. Die Blüte ist gelb; einhäusig, sehr groß und steht einzeln in den Blattwinkeln. Die Frucht ist sehr groß und vielsamig. Das Fruchtfleisch ist faserig, gelborange bis weiß mit sich verflüssigenden Plazenten. Die Samen sind 7 bis 15 cm lang, schmal, breit oder schmal-eiförmig, deutlich und glatt gerandet.

Verbreitung: Der Kürbis ist in Amerika heimisch und heute weltweit kultiviert und verwildert.

K

Kürbissamen

Verwendete Pflanzenteile: Kürbissamen sind die reifen getrockneten Samen von *Cucurbita pepo* L. und Cultivars von *Cucurbita pepo* L.

Inhaltsstoffe
- Steroide (ca.1 %): vorwiegend 24-Alkylsterole, darunter Δ5-Sterole (ca. 0,01 %), Δ7-Sterole (ca. 0,05 %) und Δ8-Sterole (0,001 %), u. a. Clerosterol, Isofucosterol, β-Sitosterol, Stigmasterol, Cholesterol, Avenasterol, Isoavenasterol, Spinasterol, teilweise als Glucoside vorliegend
- Fettes Öl (ca. 35–53 %): Hauptfettsäuren Ölsäure (Anteil 15 bis 48 %) und Linolsäure (Anteil 35 bis 68 %)
- Eiweißstoffe (25 bis 42 %)
- ungewöhnliche Aminosäuren, u. a. Cucurbitin (0,2 bis 0,7 %, vermicid)
- γ-Tocopherol

Pharmakologie
Präklinik: In einer experimentellen Studie zur Auswirkung von Kürbiskern-Extrakt auf die Urodynamik bei Kaninchen führte ein Ölauszug aus Kürbissamen (täglich 0,5 ml über 7 Tage) zu

einer signifikanten Abnahme ($p < 0,05$) des Blasen- und Harnleiterdrucks (Hahn et al. 1993). Die eiweißhaltigen Kürbissamen enthalten als häufigste Aminosäure Arginin (Mansour et al. 1993, Schilcher und Naeimi 1994). Das bei der Umwandlung von L-Arginin entstehende NO wirkt sich positiv auf den Blasenentleerungsreflex bei weiblichen Wistar Ratten aus (Bennett et al. 1995). Die anti-androgene Wirkung konnte mit humanen Fibroblasten-Kulturen als Testsystem gezeigt werden. Eine prostatotrope Wirkung der Kürbissamen (besonders der Δ-7-Sterole) führte zur Hemmung der Bindung von DHT an seine zellulären Rezeptoren (Bombardelli und Morazzoni 1997; Schilcher et al 1988). Bei simultaner Gabe von Kürbissamenextrakt und Testosteron wurde eine dosisabhängige antagonistische Wirkung auf die Entwicklung der Prostata nachgewiesen (Bombardelli und Morazzoni 1997).

Weiterhin konnte eine antiphlogistische Wirkung lipophiler Kürbissamen-Präparationen in der Verringerung von induzierten Rattenpfoten-Ödemen gezeigt werden (Bombardelli und Morazzoni 1997, Fahim et al. 1995). Diese beruht wahrscheinlich auf der Hemmung der Lipidperoxidation; außerdem wird dem Selen durch den Einfluss auf die Glutathion-Peroxidase und auf die Xanthinoxidase antiphlogistische Wirkungen zugeschrieben (Bombardelli und Morazzoni 1997, Schilcher 1990).

Für das in Kürbissamen enthaltene β-D-Glucopyranosyl-5-α-stigmasta-7,22-dien-3-β-ol (125 mg/kg KG p. o.) wurde an Ratten eine starke diuretische Wirkung nachgewiesen (Sauter 1984).

Für mittelpolare Kürbisauszüge wurden keimhemmende Wirkungen gegenüber gram-positiven und gram-negativen Bakterien nachgewiesen (Koch 1995; Schilcher 1986).

Klinik: In einer Placebo-kontrollierten Doppelblindstudie wurden 476 Patienten (233 Verum, 243 Placebo) mit benigner Prostatahyperplasie (Durchschnittsalter: 63 Jahre) eingeschlossen und mit Kürbissamenextrakt behandelt. Der Internationale Prostata-Symptom-Score (I-PSS) verbesserte sich nach der Intention-to-treat-Analyse signifikant gegenüber Placebo. Der Placebo-Effekt war sehr hoch (Bach 2000).

In einer dreimonatigen Anwendungsbeobachtung mit insgesamt 2245 Patienten wurden Wirksamkeit und Verträglichkeit eines Kürbissamenpräparates geprüft. Es erfolgte eine signifikante Abnahme des I-PSS von 18,64 Punkten zu Behandlungsbeginn um 41,4 % auf 10,94 Punkte (Friederich et al 2000, Schiebel-Schlosser und Friedrich 1998).

Anwendungsgebiete

Innere Anwendung: bei Reizblase und Miktionsbeschwerden durch Prostata-Hyperplasie (Stadium I–II). Urologische Kontrollen sollten den Verlauf der Grundkrankheit überwachen.
Volksmedizin: bei Nierenentzündungen, Darmparasiten (besonders gegen Spul- und Bandwurm); äußerlich zur Wundheilung.

Sonstige Verwendung
Haushalt: für die menschliche und tierische Ernährung und zur Speiseölgewinnung.

Dosierung

Tagesdosis: 10 g zerkleinerte Samen. Wässrig-ethanolische Extrakte mit unterschiedlichen Droge-Extrakt-Verhältnissen (TD: 500–1000 mg Extrakt); Kürbissamenöl.

Anwendungsbeschränkungen: Risiken der bestimmungsgemäßen Anwendung therapeutischer Dosen der Droge und Nebenwirkungen sind nicht bekannt. In seltenen Fällen können allergische Reaktionen auftreten (Figueredo et al. 2000, Reindl et al. 2000).

Patienteninformation: Präparate aus Kürbissamen oder Kürbissamenöl lindern nachweislich die Probleme beim Wasserlassen, wie sie z. B. auch im Zusammenhang einer vergrößerten Prostata oder einer Reizblase auftreten können. Weiterhin wirken sie entzündungshemmend. Es werden nur die Beschwerden einer vergrößerten Prostata gelindert, ohne die Vergrößerung selbst zu beheben. Bei einer vergrößerten Prostata suchen Sie deshalb in regelmäßigen Abständen Ihren Arzt auf. Präparate aus Kürbissamen oder Kürbissamenöl sind sehr gut verträglich, in sehr seltenen Fällen können allergische Reaktionen auftreten. Sollten Sie Nebenwirkungen beobachten, teilen Sie diese bitte Ihrem Arzt mit.

Bewertung der Wirksamkeit: Die Wirksamkeit von lipophilen Kürbissamen-Extrakten oder Kürbissamenöl bei Miktionsbeschwerden als Begleitsymptomatik einer BPH oder einer Reizblase ist durch einige klinische Studien und experimentell belegt. Die antiphlogistische Wirkung einzelner Inhaltsstoffe ist durch experimentelle Untersuchungen bestätigt worden. Eine Kombination von Kürbissamen- und Sabal-Zubereitungen kann empfohlen werden. Neuerdings sind in seltenen Fällen allergische Reaktionen beim Verzehr von Zucchini (gleiche Spezies) beschrieben worden. Diese werden nach dem bisherigen Stand der Erkenntnis als selten eingestuft, so dass eine hohe Arzneimittelsicherheit gegeben ist. Das Nutzen-Risiko-Verhältnis wird als positiv bewertet.

Die Kommission E (1985, 1991) bewertet folgende Indikationen als positiv: Reizblase, Miktionsbeschwerden bei Prostataadenom Stadium I bis II.

Handelspräparate

Curbita® Kuerbiskernoel
Granufink Kuerbiskern® (z. B. Kapseln: TD: 3–5 Kapseln zu den Mahlzeiten)
Nomon® mono (z. B. Kapseln: 3-mal tgl. 1 Kapsel nach den Mahlzeiten)
Prosta Fink® forte (TD: 1 Kapsel tgl. vor den Mahlzeiten)
Uvirgan® mono (3-mal tgl. 1 Kapsel)

Literatur

Bach D: Placebokontrollierte Langzeittherapiestudie mit Kürbissamenextrakt bei BPH-bedingten Miktionsbeschwerden. Urologe [B] 40 (2000), 437–443
Bach D, Gruetzner K, Theurer C: Kürbissamenextrakt bei BPH-Beschwerden. Eine placebokontrollierte Langzeitstudie. Poster 10. Jahrestagung der Gesellschaft für Phytotherapie. Münster, November 1999
Bennett BC, Kruse MN, Roppolo JR, Flood HD, Fraser M, Groat WC: Neural control of urethral outlet activity in vivo: role of nitric oxide. The Journal of Urology. 153 (1995), 2004–2009
Figueredo E, Cuesta-Herranz J, Mingues A, Vidarte L, Pastor C, de las Heras M, Vivanco F, Lahoz C: allergy to pumpkin and cross-reactivity ot other Cucurbitaceae fruits. J Allergy Clin Immunol 106 (2000), 402–403
Friederich M Theurer C, Schiebel-Schlosser G: Prosta Fink Forte-Kapseln in der Behandlung der benignen Prostatahyperplasie. Forsch Komplementaärmed Klass Naturheilkd 7 (2000), 200–204
Bombardelli E, Morazzoni P: Cucurbita pepo L. Fitoterapia 68 (1997), 291–302
Fahim AT, Abd-el Fattah AA, Agha AM, Gad MZ: Effect of pumkin-seed oil on the level of free radical scavengers induced during adjuvant-arthritis in ratsPharmacological Research 31 (1995), 73–79
Hahn G, Mayer A: Cucurbita Kürbisgewächse: Nutz- und ArzneipflanzenNotabene medici.2 (1993), 49–56
Koch E: Pharmakologie und Wirkmechanismen von Extrakten aus Sabalfrüchten (Sabal fructus), Brennesselwurzeln (Urticae radix) und Kürbissamen (Cucurbitae peponis semen) bei der Behandlung der benignen Prostatahyperplasie in:Loew D, Rietbrock N (Hrsg): Phytopharmaka in Forschung und klinischer Anwendung Steinkopf, Darmstadt. (1995), 57–79
Mansour EH, Dworschák E, Lugasi A, Barna E, Gergely A: Nutritive Value of Pumpkin (Cucurbita pepo Kakai 35) Seed Products. J Sci Food Agric 61 (1993), 73–78
Miersch WDE: Benigne Prostatahyperplasie. Deutsche Apotheker Ztg 133 (1993), 2653
Nahrstedt A: Pflanzliche Urologica – eine kritische Übersicht. Pharm Z 138 (1993), 1439–1450
Nitsch-Fitz R, Egger H, Wutzl H, Maruna H: Einsatz des Kürbiskern-Diätetikums „Kürbis-Granufink" bei Patienten mit Prostatahypertrophie in Wiener Allgemeinpraxen. Erfahrungsheilkunde 12 (1979), 1009–1013
N.N.: Welche Bedeutung haben pflanzliche Prostatamittel. Deutsche Apotheker Ztg 133 (1993), 720
Reindl J, Anliker MD, Karamloo f, Vierths S, Wüthrich B: Allergy caused by ingestion of zucchini (Cucurbita pepo): characterization of allergens and cross-reactivity to pollen and other foods. 106 (2000), 379–385
Sauter M: Phytochemische und andere Untersuchungen von Kürbissamen mit Hinblick auf mögliche prostatotrop wirksame InhaltsstoffeInaugural-Dissertation. 1984; FB Pharmazie, Freie Universität Berlin
Schabort JC: Phytochemistry 17 (1978), 1062
Schiebel-Schlosser G: Kürbiskerne stärken die Blasenfunktion. PTA 4 (1990), 552
Schiebel-Schlosser G, Friederich M: Kürbissamen in der Phytotherapie der BPH. Zeitschrift für Phytotherapie 19 (1998), 71–76
Schilcher H: Cucurbita-Species – Kürbis-Arten. Zeitschrift für Phytotherapie 1 (1986), 19–23
Schilcher H: Phytotherapie und Ganzheitsmedizin. Natur- und Ganzheitsmedizin 3 (1990), 78–80
Schilcher H, Boesel R, Effenberger ST, Segebrecht S: Neuere Untersuchungsergebnisse mit aquaretisch, antibakteriell und prostatotrop wirksamen Arzneipflanzen. Z Phytother 10 (1989), 77
Schilcher H, Dunzendorfer U, Ascali F: Dekta-7-Sterole, das prostatatrope Wirkprinzip des Kürbis?. Urologe (B) 27 (1987), 316–319
Schilcher H, Naeimi MM: Quantitative determination of amino acids from various cultivars from Cucurbita pepo L. using HPLC. Pharm Pharmacol Lett 3 (1994), 253–255
Schilcher H: Möglichkeiten und Grenzen der Phytotherapie am Beispiel pflanzlicher Urologika. Urologe [B] 27 (1987), 316–319
Schilcher H: Pflanzliche Diuretika. Urologe [B] 27 (1987), 215–222
Tewary JP, Srivasta MC: J Pharm Sci 57 (1968), 328

L

Echtes Labkraut – Galium verum

Volkstümliche Namen: Echtes Labkraut, Gelbes Labkraut, Gliederkraut, Käselabkraut, gelbes, Liebfrauenstroh, Sternkraut, gelbes (dt.), Cheese Rennet, Cheese Renning, Curdwort, ladies bedstraw, Lady's Beadstraw, Lady's Bedstraw, Maid's Hair, Our Lady's Bedstraw, Petty Mugget, Yellow Bedstraw, Yellow Cleavers, Yellow Galium (engl.), Caillelait jaune, fleur de Saint Jean, gaillet jaune (frz.), Caglio giallo, erba zolfina, presuolo (it.)

Familie: Rubiaceae

Botanik: 30 bis 100 cm hohe Staude mit walzenförmigem, kriechendem und Ausläufer treibendem Wurzelstock. Der Stängel ist aufsteigend oder aufrecht, stumpf 4kantig mit 4 Längslinien, kurzflaumig oder kahl und rauh. Die Blätter sind zu 8 bis 12 in Scheinquirlen angeordnet, linealisch, oben dunkelgrün, unten kurzhaarig grau. Die Blüten befinden sich in dichtgedrängten, endständigen Rispe. Die Blütenstandsachse ist dicht flaumig. Die Blumenkrone ist 2 bis 3 mm breit, meist goldgelb und duftet stark nach Honig. Der Kelchsaum ist zipfelig, der Fruchtknoten 2teilig. Die Frucht ist eine glatte Schließfrucht, 1,5 mm lang, kahl und zuletzt schwarz.

Verbreitung: In ganz Europa außer in Lappland und dem arktischen Russland und in Kleinasien, dem Iran und Syrien.

Gelbes Labkraut

Verwendete Pflanzenteile: Gelbes Labkraut ist das zur Blütezeit gesammelte und getrocknete Kraut von *Galium verum* L.

Inhaltsstoffe
- Iridoide: Asperulosid, Monotropein, Scandosid, Desacetylasperulosidsäure, Asperulosidsäure, Giniposidsäure, Daphyllosid
- Flavonoide: u. a. Rutin, Isorutin, Palustrosid, Cynarosid, Quercetin-3-O-glucosid, Quercetin-7-O-glucosid
- Anthracenderivate
- Kaffeesäureester: Chlorogensäure
- Enzyme: Labenzym (Labkraut!)

Pharmakologie
Es liegen keine gesicherten Angaben vor.

Anwendungsgebiete
Volksmedizin: innerlich: bei angeschwollenen Knöcheln, bei Blasen und Nierenkatarrh zur Vermehrung der Harnausscheidung.
Äußerlich: bei schlecht heilenden Wunden.

Sonstige Verwendung
Haushalt: Das Kraut wurde früher zur Käseherstellung verwendet.

Dosierung
Tee: 2 TL (ca. 4 g) feingeschnittene Droge mit siedendem Wasser übergießen und nach 10 min abseihen, 2 bis 3 Tassen täglich.
Äußerlich: feuchte Umschläge.

Anwendungsbeschränkungen: Risiken der bestimmungsgemäßen Anwendung therapeutischer Dosen der Droge und Nebenwirkungen sind nicht bekannt.

Patienteninformation: Gelbes Labkraut soll bei Knöchelschwellungen, Nieren- und Blasenkatarrhen und äußerlich angewandt bei schlecht heilenden Wunden hilfreich sein, wissenschaftlich ist dies jedoch nicht belegt.

Bewertung der Wirksamkeit: Die Wirksamkeit der Droge ist nach den gültigen Kriterien für klinische Prüfungen von Arzneimitteln für die beanspruchten Indikationen bisher nicht ausreichend belegt. Die Anwendung der Droge ist obsolet.

Handelspräparate
Keine bekannt.

Literatur

Böjthe-Horvath K et al: Phytochemistry 21 (1982), 2917–2919
Borisov MI et al: Rastit Resur 11 (1972), 351
Burnett AR, Thomson RH: J Clin Soc 6 (1968), 854
Corrigan D et al: Phytochemistry 17 (1978), 1131
Mathé I et al: Planta Med 45 (1982), 158
Raynaud J, Mnajed H: C R Acad Sci Paris 274 (1972), 1746

Europäische Lärche – Larix decidua

Volkstümliche Namen: Lärche, europäische (dt.), Common Larch, Larch, Larch, European (engl.)

Familie: Pinaceae

Botanik: Die Lärche ist ein sommergrüner bis 54 m hoher Baum, der in hohen Lagen krüppelig wird. Der Stamm ist gerade, die Borke braunrot und die Krone pyramidenförmig und licht. Die Hauptäste sind horizontal, an den Spitzen aufwärts gebogen, die Nebenäste hängend. Die Laubblätter sind hellgrüne, dünne, zarte Nadeln, die in kleinen Büscheln stehen und im Herbst abfallen. Die weiblichen Blüten sind etwa 2 cm lang, zapfenförmig aufrechtstehend, kurz gestielt, rundlich eiförmig und am Grunde von harten, graubraunen Schuppen umgeben. Die Deckschuppen sind zur Blütezeit lebhaft dunkelrot gefärbt. Die männlichen Kätzchen sind sitzend, etwa 1,5 cm lang cm lang, schwefelgelb, eiförmigkugelig. Die Samen sind hellbraun, glänzend und mit 13 mm langen und 5 mm breiten Flügeln versehen.

Verbreitung: Ist in Mitteleuropa heimisch und wurde nach Nordamerika eingeführt. Selbst nach England gelangte sie erst 1639.

Lärchenterpentin (Terebinthina laricina)

Verwendete Pflanzenteile: Durch Anbohren der Stämme von *Larix decidua* MILL. wird ein Balsam gewonnen, der bis zu 20 % ätherisches Öl enthält.

Inhaltsstoffe
- Ätherisches Öl (14 bis 15 %): Hauptkomponenten: (−)-α-Pinen (Anteil 70 %), Delta3-Caren (Anteil 10 %), (−)-β-Pinen (Anteil 6,5 %), β-Pyronen (Anteil 3 %)
- Harze: u. a. Harzsäuren (50 bis 65 %): u. a. Laricinolsäure, α- und β-Laricinolsäure

Pharmakologie
Bei äußerer Anwendung an der Haut wirkt die Droge durch den Gehalt an ätherischem Öl hyperämisierend, die Anwendung bei katarrhalischen Infekten der oberen Luftwege erscheint ebenfalls plausibel.

Anwendungsgebiete
Katarrhe der Atemwege, rheumatische und neuralgische Beschwerden, Furunkel.

Dosierung

Äußere Anwendung
10–20 % Lärchenterpentin in flüssigen und halbfesten Zubereitungen.

Anwendungsbeschränkungen: Risiken der bestimmungsgemäßen äußerlichen Anwendung therapeutischer Dosen der Droge sind nicht bekannt. Bei Einnahme hoher Dosen sind Nierenschäden denkbar. Bei großflächiger Anwendung können resorptive Vergiftungen auftreten, z. B. Nieren- und ZNS-Schäden.
Gegenanzeigen: bei Inhalation akute Entzündungen der Atemwege.

Patienteninformation: Lärchenbalsam kann aufgrund der durchblutungsfördernden Wirkung vor allem bei rheumatischen Beschwerden und Nervenschmerzen wirksam sein. Sie sollten die Anwendungshinweise beachten, da es insbesondere bei Anwendung auf großen Hautflächen zu Nierenschäden durch Aufnahme des Arzneimittels über die Haut in den Körper kommen kann. Die Zubereitung darf nicht zur Inhalation verwendet werden, da es hier zu schweren entzündlichen Reizungen der Atemwege kommen kann.

Bewertung der Wirksamkeit: Die Wirksamkeit der Droge ist nach den gültigen Kriterien für klinische Prüfungen von Arzneimitteln für die beanspruchten Indikationen bisher nicht belegt. Die hyperämisierende Wirkung kann jedoch die Anwendung bei rheumatischen und neuralgischen Beschwerden erklären. Wegen der möglichen nephrotoxischen und ZNS-schädigenden Effekte bei innerlicher Anwendung und resorptiver Intoxikation bei großflächiger Anwendung und auch möglicher akuter Entzündungen des Respirationstraktes bei Inhalation kann die Anwendung der Droge nur unter Vorbehalten zur äußerlichen Anwendung empfohlen werden. Allerdings liegt für die Anwendung bei rheumatischen und neuralgiformen Beschwerden eine Positiv-Monographie der Kommission E (1984, 1990) vor.

Handelspräparate

Keine bekannt.

Literatur

Freudenberg K, Weinges K: Tetrahedron Letters 17 (1959), 19
Kern W, List PH, Hörhammer L (Hrsg): Hagers Handbuch der Pharmazeutischen Praxis. 4. Aufl., Bde. 1–8, Springer Verlag Berlin, Heidelberg, New York 1969

Lapacho – Tabebuia impetiginosa

Volkstümliche Namen: Ipé roxo, Pau d'arco, Taheebo, Lapacho

Familie: Bignoniaceae

Botanik: Baum, bis 20 m hoch. Rinde glatt, innen rotbraun, außen grau. Gegenständige, 5–7fiedrige Blätter (je nach Population). Fiederblättchen 2–19 cm lang, 1,5–9 cm breit, ganzrandig bzw. leicht gesägt und oval bis elliptisch. Blüten in einfachen Trugdolden, Krone rosa bis tiefrot, gelber Blütenschlund.

Verbreitung: Süd- und Zentralamerika

Lapachorinde

Verwendete Pflanzenteile: Die Droge wird aus der inneren Rinde von *T. impetiginosa* (MART. ex DC.) STANDLEY zubereitet.

L

Inhaltsstoffe

Hauptinhaltsstoffe: 2-Acetylfuranonaphthochinon, Anisaldehyd, Anissäure, Dehydro-iso-α-lapachon, Dehydro-α-lapachon, Eudesminsäure, 6-Formyl-bezol[b]furan, Hydroxydehydro-iso-α-lapachon, 2-(1'-Hydroxyethy)-furanonaphthochinon, 6-Hydroxymellein, 8-Hydroxy-2-(1'-hydroxyethyl)furanonaphthochinon, 8-Hydroxy-2-acetylfuranonaphthochinon, p-Hydroxybenzoesäure, Lapachol, Vanillin, Vanillinsäure, Veratrumaldehyd, Veratrumsäure.

Pharmakologie: Lapachol erwies sich im Tierversuch (Ratten) als antitumoral und soll beim Menschen Tumorschmerzen verringern und in mehreren Fällen fortgeschrittener Tumorerkrankungen zu vollständiger Heilung geführt haben.
Nach peroraler Applikation zeigte Lapachol bei einer Dosierung von 100 mg/kg Körpergewicht im Yoshida-Sarcoma-180-Test eine 82%ige und im Walker 256 Carcinoma-Sarcoma-Test eine 50%ige Hemmwirkung.
Im Aszites-Sarcoma-180-Test wurde eine ED_{50} von 141 mg/kg der Maus ermittelt.
Im Tierversuch ließen sich ferner analgetische und Antiinflammatorisch/antimikrobielle, antivirale und antifungale Aktivitäten nachweisen. Die Droge zeigte sich u.a. aktiv gegen Hefeinfektionen (Candida), Malaria, Tuberkulose, Streptokokkeninfekte und Dysenterie.
Bei niedriger Dosierung wurde eine immunstimulierende Wirkung beobachtet, in hohen Dosen Immunsuppression (vorwiegend entzündliche Reaktionen).

Zubereitungen aus Lapachorinde könnten aufgrund ihrer antiinflammatorischen Aktivitäten ein vielversprechendes Therapeutikum bei Allergien, Arthritiden, Hauterkrankungen, Geschwüren und sonstigen entzündlichen Erkrankungen darstellen.
Bei Langzeitanwendung kann sich eine Anämie entwickeln. Allergische Reizzustände und Dermatitiden wurden nach Kontakt mit dem Holz- oder Rindenstaub beschrieben (vermutlich durch Nahptochinone verursacht).

Anwendungsgebiete
Zubereitungen aus Lapachorinde werden als pflanzliches Arzneimittel zur Therapie von Karzinom- und Infektionskrankheiten, Candidiasis und andere durch Hefe verursachte Krankheitsbilder eingesetzt, ferner bei Allergien, Arthritis, Diabetes, Bronchitits, Asthma, Grippe, Lupus, Hauterkrankungen, Geschwüren, Magenschmerzen und anderen Schmerzzuständen.

Dosierung
Droge: innerlich 2 Teelöffel geschnittene Droge in 1 l Wasser 5 min kochen und anschlließend 15 min zugedeckt ziehen lassen, absieben und über den Tag verteilt trinken (6 Wochen täglich ein Liter, 4 Wochen Pause, erneut 6 Wochen täglich)
Droge: äußerlich als Bad 5 g in 1 l Wasser 15 min kochen, 20 min ziehen lassen, den Sud verwenden.

Anwendungsbeschränkungen: Risiken der bestimmungsgemäßen Anwendung therapeutischer Dosen der Droge sind nicht bekannt. Es gelten die für Arzneibäder bekannten Gegenanzeigen: Hautverletzungen, Herzinsuffizienz, Hypertonie, schwere fieberhafte Infektionserkrankungen. Während Schwangerschaft und Stillzeit sollte aufgrund unzureichender Untersuchungsergebnisse auf den Gebrauch der Droge verzichtet werden.

Patienteninformatin: Die Anwendung von Zubereitungen aus Lapachorinde zur Stimulierung des Immunsystems beispielsweise bei Infektionskrankheiten oder Allergien ist vielversprechend, aber noch nicht ausreichend wissenschaftlich untersucht. Deshalb sollten auf jeden Dall die Anwendungsbeschränkungen beachtet und auftretende Nebenwirkungen dem Arzt mitgeteilt werden.

Bewertung der Wirksamkeit: Die positive Wirkung der Droge ist nach den gültigen Kriterien für klinische Prüfungen zur Wirksamkeit von Arzneimitteln bisher nicht ausreichend belegt. Experimentelle Untersuchungsergebnise und volksmedizinische Erfahrungswerte geben jedoch Anhaltspunkte für den Einsatz bei den meisten der beanspruchten Anwendungsgebiete. Insbesondere der Einsatz als Immunstimulanz scheint vertretbar.

Handelspräparate
Keine bekannt.

Literatur
HagerROM 2001. Springer, Heidelberg, 2001
Krapp K, Longe JL (Eds.) The Gale Encyclopedia of Alternative Medicine. Gale Group, Farmington Hills, 2001
Wichtl M (Hrsg.) Teedrogen und Phytopharmaka. 4. Auflage, Stuttgart 2002

Echter Lavendel – Lavandula angustifolia

Volkstümliche Namen: Echter Lavendel, Kleiner Speik, Lavander, Lavendel (dt.), Common lavender, English Lavender, French Lavender, Garden Lavender, Lavender, true lavender (engl.), Alhucema, espliego commún, lavanda (esp.), Lavande femelle, lavande véritable (frz.), Lavanda (it.)

Familie: Lamiaceae

Botanik: Lavendel ist ein bis 60 cm hoher Halbstrauch mit stark verzweigten Ästen und aufrechten, rutenförmigen, graugrünen Zweigen. Die Blätter sind sitzend, länglich-lanzettlich oder lanzettlich, ganzrandig und am Rand eingerollt. Die unteren Blätter sind weiß-filzig, die oberen graugrün. Unterseits sind sie drüsig punktiert. Die Blüten sitzen in meist 6 bis 10blütigen Scheinquirlen am Ende von 10 bis 15 cm langen, flaumig behaarten Stielen. Die Hochblätter sind bis 5 mm lang, eiförmig bis breit-dreieckig, begrannt, häufig braun und braunviolett oder violett angelaufen. Der Fruchtknoten besteht aus 4 Klausen, unterhalb derer ein Nektarium ist. Die Früchte sind glänzendbraune Nüsschen.

Verbreitung: Heimisch im Mittelmeergebiet, ist die Pflanze in fast ganz Südeuropa verbreitet und wird in großem Umfang kultiviert.

Lavendelblüten

Verwendete Pflanzenteile: Lavendelblüten bestehen aus den kurz vor der völligen Entfaltung gesammelten und getrockneten Blüten von *Lavandula angustifolia* MILL.

Inhaltsstoffe

- Ätherisches Öl (1 bis 3 %): Hauptkomponenten (−)-Linolool (Anteil 20 bis 50 %) und Linalylacetat (30 bis 40 %), weiterhin u. a. cis-Ocimen, Terpinen-4-ol, β-Caryophyllen, Lavandulylacetat
- Hydroxycumarine: u. a. Umbelliferon, Herniarin
- Gerbstoffe (ca. 13 %?)
- Kaffeesäurederivate: u. a. Rosmarinsäure

Pharmakologie

Die Droge enthält ätherisches Öl mit den Hauptkomponenten Linalylacetat und Linalool.

In einer Arbeit aus dem Jahre 1936 wird eine choleretische und cholagoge Wirkung beschrieben. Ferner wird in vitro eine antimikrobielle Wirkung nachgewiesen. Im Tierversuch zeigte sich ein neurodepressiver Effekt (Verkürzung der Einschlafphase und Verlängerung der Schlafdauer) sowie eine Verminderung der motorischen Aktivität.

Beim Menschen konnte nach Inhalation der Droge ein Effekt auf den limbischen Cortex (ähnlich Nitrazepam) nachgewiesen werden.

Anwendungsgebiete

Innere Anwendung: Unruhezustände, Einschlafstörungen, nervöser Reizmagen, Roemheld-Syndrom, Meteorismus, nervöse Darmbeschwerden.

Äußere Anwendung: Balneotherapie bei funktionellen Kreislaufstörungen.

Volksmedizin: innerlich bei Migräne, Krämpfen und Asthma bronchiale.

Äußerlich bei Erkrankungen des rheumatischen Formenkreises (Droge als Extrakt in Einreibemitteln), zur Sedierung bei Verspannung, Erschöpfungszuständen; auch bei schlecht heilenden Wunden (Lavendelbäder), zum Einschlafen (Kräuterkissen).

Dosierung

Innerlich: Tee: 1–1,5 g (1–2 TL) auf 150 ml, 10 min bedeckt ziehen lassen, 3 Tassen täglich. Lavendelöl: 1–4 Tropfen, z. B. auf 1 Stück Würfelzucker.

Anwendungsbeschränkungen: Risiken der bestimmungsgemäßen Anwendung therapeutischer Dosen der Droge und Nebenwirkungen sind nicht bekannt. Das ätherische Öl besitzt ein schwaches Sensibilisierungspotential.

Patienteninformation: Zubereitungen aus Lavendelblüten können aufgrund ihrer entspannenden und beruhigenden Wirkung besonders in Form der sogenannten Aromatherapie bei u. a. Unruhe, Einschlafstörungen, nervösen Beschwerden aller Art und auch zur Unterstützung der Wundheilung verwendet werden.

Bewertung der Wirksamkeit: Die Wirksamkeit der Droge ist nach den gültigen Kriterien für klinische Prüfungen von Arzneimitteln für die beanspruchten Indikationen bisher nur teilweise belegt. Die tierexperimentell gefundenen, neurodepressiven Wirkungen und die Nitrazepam-ähnliche Wirkung auf den limbischen Cortex beim Menschen nach Inhalation lassen die Verwendung bei einem Teil der Anwendungsgebiete, insbesondere im Rahmen einer sog. Aromatherapie plausibel erscheinen. Ebenso die äußerliche Verwendung bei schlecht heilenden Wunden aufgrund der nachgewiesenen antimikrobiellen Wirkungen. Für die Anwendungsgebiete Unruhezustände, Einschlafstörungen, nervöser Reizmagen, Roemheld-Syndrom, Meteorismus, nervöse Darmbeschwerden existiert eine Positiv-Monographie der Kommission E (1984, 1990).

Handelspräparate

Lavendelblüten Bombastus Werke
Lavendelblütentee Aurica
Lavendelblüten
Lavendel Ölbad
Weleda Lavendel

Literatur

Atanassova-Shopova S, Roussinow KS: On certain central neurotropic effects of lavender essential oil. Bull Inst Physiol 8 (1970), 69–76

Buchbauer G, Jirovetz L, Jäger W et al: Aromatherapy: Evidence for Sedative Effects of the Essential Oil of Lavender after Inhalation. Z Naturforsch 46c (1991), 1067–1072

Guillemain J, Rousseau A, Delaveau P: Effets neurodépresseurs de l'huile essentielle de Lavandula angustifolia Mill. Ann Pharmaceutiques Francaises 47 (1989), 337–343

Herisset A et al: Plant Med Phytother 5 (1971), 305

Ianova LG et al: Khim Prir Soedin 1 (1977), 111

Kaiser R, Lamparsky D: Tetrahedron Lett 7 (1977), 665

Meyer A: Der Duft des Monats: Lavendel. Deutsche Apotheker Ztg 133 (1993), 3667

Mukherjee BD, Trenkle RW: J Agric Food Chem 21 (1973), 298

Schilcher H: Pflanzliche Psychopharmaka. Eine neue Klassifizierung nach Indikationsgruppen. Deutsche Apotheker Ztg 135 (1995), 1811–1822

Schulz V, Hübner WD, Ploch M: Klinische Studien mit Psycho-Phytopharmaka. Z Phytother 18 (1997), 141–154

Ter Heide R et al: J Chromatography 50 (1970), 127

Timiner R et al: J Agric Food Chem 23 (1975), 53

Lebensbaum – Thuja occidentalis

Volkstümliche Namen: Abendländischer Lebensbaum, Amerikanischer Lebensbaum, Heckenthuja, Lebensbaum, atlantischer (dt.), Livsträ (dan.), American arborvitae, Arbor Vitae, Arborvitae, Eastern Arborvitae, Eastern White Cedar, False White Cedar, Hackmatack, Northern White Cedar, Swamp Cedar, Thuja, Tree of Life, White Cedar, Yellow Cedar (engl.), Thuya d'occident (frz.), Thuia (it.), Tuja (russ.), Livsträd (schwed.), Zerav zapadni (tsch.)

Familie: Cupressaceae

Botanik: Die Pflanze ist ein schmal-kegelförmiger, 12 bis 21 m hoher Baum mit kurzen, waagerecht abstehenden Ästen und rotbrauner, streifig-zerfetzter Rinde. Der Stamm ist meistens schon unten verästelt. Die Blätter sind schuppenförmig, sich dachziegelartig dekkend, kreuzgegenständig, an der Zweigseite flach, an den Kanten zusammengefaltet, oberseits dunkel-, unterseits mattgrün. Die männlichen Blüten sind dunkelbraun, die weiblichen gelbgrün. Die reifen Zapfen sind braungelb, 6 bis 8 mm lang, verkehrt-eirund und aus lederartigen, ovalen, stumpfen Schuppen gebildet. Die Samen sind braungelb, 3 bis 5 mm lang und etwa 1 mm breit und ringsum schmal geflügelt.

Verbreitung: Die Pflanze stammt aus dem östlichen Nordamerika und ist in Europa vor allem Ziergehölz und z. T. verwildert.

Lebensbaumkraut

Verwendete Pflanzenteile: Lebensbaumkraut sind die Zweigspitzen und jüngeren Triebe von *Thuja occidentalis* L.

Inhaltsstoffe

- Polysaccharide (wasserlöslich, immunstimulierend)
- Glykoproteine (wasserlöslich, immunstimulierend)
- Ätherisches Öl (1,4 bis 4 %): Hauptkomponenten (−)-Thujon (α-Thujon; Anteil 49 bis 59 %), (+)-Isothujon (β-Thujon, Anteil 7 bis 10 %), Fenchon (Anteil 10 bis 15 %)
- Flavonoide: u. a. Quercitrin, Mearusitrin, die Biflavonoide Hinokiflavon, Amentoflavon, Bilobetin
- Proanthocyanidine
- Lignane
- Gerbstoffe

Pharmakologie

Die Droge wirkt antiviral und stimuliert die T-Zell-Proliferation (insbesondere CD-4- und T-Helfer/Inducer-Zellen) sowie die Interleukin-2-Produktion.

Das ätherische Öl wirkt krampferregend und führt in hohen Dosen aufgrund des Thujonanteils zu klonisch-tonischen Krämpfen, schwersten Stoffwechselstörungen durch fettige Degeneration der Leber sowie zu Nierenparenchymschäden.

Klinische Studien liegen nicht vor.

Anwendungsgebiete

Volksmedizin: innerlich bei Atemwegsinfekten, begleitend zur Antibiotikabehandlung bei bakteriellen Hautinfektionen, bei Herpes simplex, Rheumatismus, Trigeminusneuralgien, Angina, Gicht, Pruritus, Blepharitis, Konjunktivitis, Otitis media, Pertussis, Tracheitis, Nieren- und Blasenleiden, Enuresis, Psoriasis, Amenorrhoe und Herzschwäche, Mißbrauch auch als Abortivum; äußerlich als Salbe bei Gelenkschmerzen, Arthritis, Muskelrheumatismus, infizierten Wunden und Brandwunden.

Homöopathie: bei Rheuma, Verstimmungszuständen, Verdauungsschwäche, Haut- und Schleimhauterkrankungen.

Dosierung

Tagesdosis: 1–2 g Droge, dreimal täglich.

Extrakt: 1–2 ml, dreimal täglich.

Tinktur (unverdünnt): max. 0,5 g zur Pinselung.

Homöopathisch: 5 Tropfen oder 1 Tablette oder 10 Globuli oder 1 Messerspitze Verreibung alle 30–60 min (akut) und 1–3-mal täglich (chronisch); parenteral: 1–2 ml s. c. akut: dreimal täglich; chronisch einmal täglich (HAB).

Anwendungsbeschränkungen: Die Droge kann aufgrund ihres Thujongehalts toxisch wirken. Als Vergiftungssymptome, besonders nach Mißbrauch der Droge als Abortivum, werden beschrieben: Übelkeit, Erbrechen, schmerzhafte Durchfälle und Schleimhautblutungen. Auch Todesfälle sind bekannt geworden. Die toxikologische Grenze, bis zu der Thujon ohne Gesundheitsrisiko peroral aufgenommen werden kann, wird mit 1,25 mg/kg Körpergewicht angegeben. Vergiftungen wurden seit 1980 nur durch den Genuss von Blättern und Trieben frischer Pflanzen bekannt. In therapeutischen Dosen von Arzneimitteln ist Thujon nur in Mengen enthalten, die die toxikologische Grenze weit unterschreiten. Eine genaue Dosierung ist unbedingt zu beachten.

Während der Schwangerschaft sollte die Droge wegen der Gefahr eines Aborts nicht eingenommen werden.

Patienteninformation: Arzneimittel aus Lebensbaumkraut können äußerlich zur Behandlung von Warzen eingesetzt werden. Auch bei innerer Anwendung gegen verschiedene virale Infektionen kann die Droge wirksam sein, jedoch ist hier zu bedenken, dass in geringen Mengen der toxische Inhaltsstoff Thujon in der Pflanze enthalten ist. Dosierungsanweisungen sind genau einzuhalten. Bei jeglichen Vergiftungserscheinungen ist sofort ärztliche Hilfe zu suchen. Keinesfalls darf die Droge während einer Schwangerschaft eingenommen werden (es kann zum Abort kommen!).

Bewertung der Wirksamkeit: Eine Bewertung der Droge durch die Kommission E ist bisher nicht erfolgt. Die topische Anwendung bei viral bedingten Warzen ist vor dem Hintergrund der vielfach nachgewiesenen antiviralen Eigenschaften plausibel.

Handelspräparate

Keine bekannt.

Literatur

Baba T, Nakano H, Tamai K, Sawamura D, Hanada K, Hashimoto I, Arima Y: Inhibitory effect of β-thujaplicin on ultraviolet B-induced apoptosis in mouse keratinocytes. J Invest Dermatol, 110:24–8, 1998 Jan

Banthorpe DV et al: Planta Med 23 (1973), 64

Baumann J, Flamme D, Harnischfeger G: Deutsche Apotheker Ztg 127 (1987), 2518–2522

Baumann J: Vergleichende pharmakognostisch-phytochemische Untersuchungen an Drogen der Familie der Cupressaceae. Diplomarbeit Göttingen 1987

Bennett MD: The time and duration of meiosis. Philos Trans R Soc Lond B Biol Sci, 18:201–26, 1977 Mar 21

Beuscher N, Kopanski L: Purification and biological characterization of antiviral substances from Thuja occidentalis. Planta Med 52 (1986), 555–556

Beuscher N: Über die medikamentöse Beeinflussung zellulärer Resistenzmechanismen im Tierversuch. Aktivierung von Peritonealmakrophagen der Maus durch pflanzliche Reizkörper. Arzneim Forsch 32 (1977), 134–138

Bodinet K, Freudenstein J: Effects of an orally applied aqueous-ethanolic extract of a mixture of Thujae occidentalis herba, Baptisiae tinctoriae radix, Echinaceae purpureae radix and Echinaceae pallidae radix on antibody response against sheep red blood cells in mice. PM 65 (1999)

Bodinet K: Immunpharmakologische Untersuchungen an einem pflanzlichen Immunmodulator. Inauguraldissertation. Greifswald 1999

Bostelmann H et al: Immunmodulation durch pflanzliche Wirkstoffe als Adjuvans zur Hepatitis B-Impfung. Ges. f. Phytother. Münster 1999

Cartier A, Chan H, Malo JL, Pineau L, Tse KS, Chan-Yeung M: Occupational asthma caused by eastern white cedar (Thuja occidentalis) with demonstration that plicatic acid is present in this wood dust and is the causal agent. J Allergy Clin Immunol, 77:639–45, 1986 Apr

Gan OI, Drize NI, Gohla SH, Shrum S, Net R: Effects of polysaccharide from Thuja occidentale L. on stromal precursor cells of hematopoietic microenvironment in mice Biull Eksp Biol Med, 112:635–7, 1991 Dec

Gohla SH, Haubeck HD, Neth R: Leukämia 2 (1988), 528–533

Gohla SH, Haubeck HD, Neth RD: Mitogenic activity of high molecular polysaccharide fractions isolated from the Cupressaceae Thuja occidentale L. I. Macrophage-dependent induction of CD-4-positive T-helper (Th+) lymphocytes. Leukemia, 2:528–33, 1988 Aug

Gohla SH, Haubeck HD, Neth RD: Thujaplicins from Thuja plicata as iron transport agents for Salmonella typhimurium. J Bacteriol, 2:164–8, 1980 Jan

Gohla SH, Haubeck HD, Schrum S, Soltau H, Neth RD: Activation of CD4-positive T cells by polysaccharide fractions isolated from the Cupressaceae Thuja occidentalis L. (Arborvitae). Hamatol Bluttransfus 50 (1989), 268–72

Gohla SH, Neth RD: Gezielte Immunstimulation durch eine Polysaccharidfraktion aus Thuja occidentalis L. Therapeutikon 2 (1988), 717–725

Gohla SH: Dissertation Universität Hamburg 1988.

Gross G: Papillomvirus-Infektionen der Haut. Med Welt 36 (1985), 437–440

Guerin B, Kanny G, Terrasse G, Guyot JL, Moneret-Vautrin DA: Allergic rhinitis to thuja pollen. Int Arch Allergy Immunol, 110:91–4, 1996 May

Hassan HT, Drize NJ, Sadovinkova EYu, Gan OI, Gohla S, Schrum S, Neth RD: TPSg, an anti-human immunodeficiency virus (HIV-1) agent, isolated from the Cupressaceae Thuja occidentale L. (Arborvitae) enhances in vivo hemopoietic progenitor cells recovery in sublethally irradiated mice. Immunol Lett, 50:119–22, 1996 Apr

Henneicke-von Zepelin HH et al: Efficacy and safety of a fixed combination phytomedicine in the treatment of the common cold (acute viral respiratory tract infection): results of a randomised, double blind, placebo controlled, multicentre study. Cur Med Res 15-3-1999

Hentschel C et al: Akute virale Atemwegsinfekte. Wirksamkeit und Sicherheit eines phytotherapeutischen Kombinationspräparats in der Erkältungsbehandlung. Fortschritte der Medizin. Originalien 118, 1, 2000

Khurana SMP: Effect of homoeopathic drugs on plant viruses. Planta Med 20 (1971), 142–146

Köhler G et al: Kinderdosierung von Phytopharmaka. Z Phytother 19 (1998), 318

Millet Y, Jouglard J, Steinmetz MD, Tognetti P, Joanny P, Arditti J: Toxicity of some essential plant oils. Clinical and experimental study. Clin Toxicol, 18:1485–98, 1981 Dec

Mitchell JC, Chan-Yeung M: Contact allergy from Frullania and respiratory allergy from Thuja. Can Med Assoc J, 50:653–4 passim, 1974 Mar 16

Mitchell JC, Chan-Yeung M: Monoterpene patterns in Juniperus and Thuja species. Planta Med, 50:64–9, 1974 Mar 16

Neth RD, Drize N, Gohla SH et al: Phytotherapeutische Forschung: Thuja occidentalis L. Z. Allg. Med. 71 (1995), 522–530

N.N.: Behandlung mit pflanzlichen Immunmodulatoren. Symbiose 5 (1993), 9

N.N.: Echinacea-Präparate. Deutsche Apotheker Ztg 136 (1996), 1814–1820

Offergeld R, Reinecker C, Gumz E, Schrum S, Treiber R, Neth RD, Gohla SH: Mitogenic activity of high molecular polysaccharide fractions isolated from the cuppressaceae Thuja occidentalis L. enhanced cytokine-production by thyapolysaccharide, g-fraction (TPSg). Leukemia, 6 Suppl 3 (1992), 189S191S

Rudloff: Can J Chem 39 (1961), 1200

Sait MA, Garg BR: Indian J Dermatol Vernerol Leprol 51 (1985), 96–98.

Schubert W: Die Inhaltsstoffe von Thuja occidentalis. Dissertation Technische Universität Braunschweig 1987.

Tachibana Y et al: Mitogenic activities in african traditional herbal medicines. Planta Med 59 (1993), 354

Teuscher E: Pflanzliche Immunstimulanzien. Wirksamkeit und Einsatz. apotheken journal 20 (11) 1998

Valsa JO, Felzenszwalb I: Genotoxic evaluation of the effect of Thuya occidentalis tinctures. Rev Brasil Biol. 61 (2001), 329–332

Wagner H: Antivirales Prinzip von Thuja aufgeklärt. Phytoformum (Medisculab) (1993), 4

Wüstenberg P et al: Phytopharmakon zur Immunmodulation. DAZ 140 (19), 2000

Zellner J: Arch Pharm 262 (1924), 381–397

Leberblümchen – Hepatica nobilis

Volkstümliche Namen: Blaue Schlüsselblume, Gulden Leberkraut, Hasenwurz, Herzleberkraut, Leberblümchen, Märzblümchen, Windblume (dt.), Bla simmer (dan.), American Liverwort, Early anemone, Herb Trinity, Kidney liver-leaf, Kidneywort, Liverleaf, Liverweed, Round-leaved Hepatica, Round-lobed hepatica, Trefoil (engl.), Fille avant la mère, Herbe de la trinité (frz.), Erba trinità (it.)

Familie: Ranunculaceae

Botanik: Ausdauerndes Kraut, 5 bis 15 cm hoch. Der Wurzelstock ist kurz, faserig und dunkelbraun. Die zahlreichen Laubblätter sind grundständig, langgestielt, ledrig, oben grün, unten meist mehr oder weniger violett, am Grunde herzförmig, dreilappig, mit bis zur Hälfte eingeschnittenen, breit eiförmigen, stumpfen bis zugespitzten Lappen. Die Blätter sind in der Jugend einschließlich der Stiele dicht weißseidig behaart, später verkahlend, erst nach der Blüte erscheinend. Die blühenden Stängel sind blattachselständig, zahlreich, behaart, aufrecht, meist rötlich, mit drei bis zu 1 cm langen, ganzrandigen, eiförmigen, ungestielten, kelchartigen Hochblättern dicht unter der aufrechten Blüte. Die 6 bis 8 Blütenhüllblätter sind himmelblau, außen heller, seltener rosa oder weiß, schmal eiförmig, ganzrandig, hinfällig. Die Nektarien fehlen. Die Staubblätter sind fast weiß mit rotem Konnektiv. Die Narbe ist kopfig. Die Früchtchen sind länglich, behaart, mit kurzem Schnabel, die verdickten halbkugeligen Blütenachse eingefügt.

Verbreitung: Ist in fast ganz Europa ohne atlantische Gebiete und ohne Dänemark und NW-Deutschland, in Korea und Japan und im gemäßigten Nordamerika heimisch.

Leberblümchenkraut

Verwendete Pflanzenteile: Leberblümchenkraut besteht aus den frischen oder getrockneten oberirdischen Teilen von *Hepatica nobilis* G.

Inhaltsstoffe

- In der frischen Pflanze Protoanemoninbildner (ca. 0,07 %, bezogen auf das Frischgewicht), vermutlich das Glykosid Ranunculin, die beim Zerkleinern, wahrscheinlich auch beim Trocknen der Pflanze, enzymatisch in das stechend riechende, flüchtige Protoanemonin umgewandelt werden, welches rasch zu Anemonin dimerisiert, die getrocknete Pflanze ist nicht zur Protoanemoninbildung fähig.
- Flavonoide: u. a. Isoquercitrin, Astragalin, Quercimeritrin
- Saponine

Pharmakologie

Das in der frischen Pflanze enthaltene Protoanemonin führt zu lokalen Hautreizungen, was die Anwendung als blasenziehendes Mittel erklärt.

Anwendungsgebiete

Zubereitungen aus Leberblümchenkraut werden bei Leberleiden, Lebererkrankungen aller Art, Gelbsucht, Gallensteinen und Gallengrieß angewendet.

Dosierung

Innerlich:

Einzeldosis: 2–4 g als Infus, 2–3 Tassen von einem 3–6 %igen Infus trinken.

Tagesdosis: 4 Teelöffel (entspricht 3,8 g Droge).

Äußerlich:

Als Waschung: ein (ggf. mit Alkohol hergestelltes) Kataplasma der zerquetschten, frischen Pflanze, auch als Einreibung unter Zusatz von Fetten, Ölen oder Alkohol.

Anwendungsbeschränkungen: Risiken der bestimmungsgemäßen Anwendung therapeutischer Dosen der Droge und Nebenwirkungen sind nicht bekannt.

Bei längerem Hautkontakt mit der frischen, verletzten Pflanze kann es durch das entstehende stark haut- und schleimhautreizende Protoanemonin zu Bläschenbildung und schwer heilenden Verätzungen kommen, bei innerlicher Aufnahme des frischen Krautes sind starke Reizungen des Magen-Darm-Traktes mit Koliken und Diarrhö sowie Reizungen der ableitenden Harnwege möglich.

Die Behandlung sollte bei äußerlichem Kontakt nach Spülungen mit verdünnter Kaliumpermanganatlösung symptomatisch mit Mucilaginosa, bei innerlicher Aufnahme nach Magenspülung mit medizinischer Kohle erfolgen.

Patienteninformation: Aufgrund volksmedizinischer Erfahrungswerte sollen Zubereitungen aus Leberblümchenkraut bei verschiedenen Leberleiden wirksam sein. Ein wissenschaftlicher Beleg hierfür liegt jedoch nicht vor.

Bewertung der Wirksamkeit: Die Wirksamkeit der Droge ist nach den gültigen Kriterien für klinische Prüfungen von Arzneimitteln für die beanspruchten Indikationen bisher nicht belegt. Entsprechend die negative Bewertung in der Kommission-E-Monographie (1993).

Handelspräparate
Keine bekannt.

Literatur
Hänsel R, Keller K, Rimpler H, Schneider G (Hrsg): Hagers Handbuch der Pharmazeutischen Praxis. 5. Aufl., Bde 4–6 (Drogen), Springer Verlag Berlin, Heidelberg, New York, 1992–1994
Ruijgrok HWL: Planta Med 11 (1963), 338–347

Lein – Linum usitatissimum

Volkstümliche Namen: Flachs, Haarlinsen, Hornsamen, Lein, Saatlein (dt.), Hör (dan.), Common Flax, Flax, Flax Seed, Linseed, Lint Bells, Winterlien (engl.), Lino (esp.), Lin (frz.), Lino (it.), Linho (port.)

Familie: Linaceae

Botanik: Die Pflanze ist einjährig und wird 20 bis 150 cm hoch. Die Wurzel ist kurz, spindelförmig und hellgelb. Der Stängel ist einfach oder im oberen Teil verzweigt, dicht wechselständig beblättert, stielrund, aufrecht oder kurz-bogig aufsteigend. Die Blätter sind glattrandig, graugrün, ungestielt und am Grunde oft stielartig verschmälert, dünn, schmal lanzettlich und fast grannenartig zugespitzt. Die Blüten sind rispig angeordnete, lockere Trugdolden auf langen Stielen, die im oberen Teil des Stängels den Blattachseln entspringen. Sie haben 5 eirunde, zugespitzte, fein gewimperte Kelchblätter und 5, verkehrt eiförmige Kronblätter, die himmelblau und länger als der Kelch sind. Es gibt 5 am Grunde verwachsene Staubblätter und 1 Fruchtknoten. Die Frucht ist eine fast kugelige Kapsel auf aufrechtem oder wenig gebogenem Stiel und von 6 bis 8 mm Länge. Die Samen sind flach, braun und glänzend.

Verbreitung: Wird weltweit in gemäßigten und tropischen Regionen kultiviert.

Leinsamen

Verwendete Pflanzenteile: Leinsamen besteht aus den getrockneten, reifen Samen der Sammelart *Linum usitatissimum* L. Gleichberechtigt für die angegebenen Anwendungsgebiete sind die Samen verschiedener Cultivars der Art *Linum usitatissimum* L.

Inhaltsstoffe
- Schleimstoffe (3 bis 10 %, der Epidermis aufgelagert, hohes Quellvermögen): u. a. Arabinoxylane, Galaktane, Rhamnogalakturonane
- Cyanogene Glykoside (0,05 bis 0,1 %): Linustatin und Neolinustatin (unter Optimalbedingungen 30 bis 50 mg HCN pro 100 g liefernd)
- Fettes Öl (30 bis 45 %): Hauptfettsäuren Linolensäure (Anteil 40 bis 70 %), Linolsäure (Anteil 10 bis 25 %), Ölsäure (Anteil 13 bis 30 %)
- Eiweißstoffe (20 bis 27 %)
- Lignane: Secoisolariciresinol-diglucosid
- Phenylpropanderivate: u. a. Linusitamarin

Pharmakologie
Durch den Ballast- und Schleimstoffgehalt (Quellmittel und Mucilaginosum) wirkt die Droge laxierend. Im Tierexperiment wurde eine Senkung des Cholesterolgehaltes der Leber beobachtet (durch ungesättigte Fettsäuren). Ferner ließ sich eine blutzuckersenkende Wirkung nachweisen.
Die antitumoröse Wirkung wird dem Lignangehalt zugeschrieben (Lignane wirken antimitotisch, antioxidativ und antiöstrogen).
Toxisches Prinzip: Es gibt Diskussionen über die toxische Wirkung der in der Droge enthaltenen cyanogenen Glykoside, die eine mögliche Blausäureintoxikation beim Menschen hervorrufen sollen. Weder höhere Einmaldosen noch chronische Einnahme von Leinsamen bewirken jedoch irgendwelche Vergiftungserscheinungen beim Menschen.

Anwendungsgebiete
Innere Anwendung: habituelle Obstipation, Gastritis und Enteritis, Colon irritabile und Divertikulitis.
Äußere Anwendung: lokale Hautentzündungen (als Kataplasma).
Volksmedizin: innerlich bei Blasenkatarrhen und -entzündungen, Lungenleiden, Krampfhusten, Schmerz- und Krampfzuständen (als Abkochung).
Äußerlich: zur Entfernung von Fremdkörpern aus dem Auge: ein Leinsamenkorn wird angefeuchtet und unter das Augenlied gelegt; der Fremdkörper soll an der verschleimenden Epidermis des Korns haften bleiben. Zudem bei entzündlichen Hauterkrankungen (als Kataplasma).
Indische Medizin: als Tee bei Husten, Bronchitiden, Uretritis, Diarrhöe und Gonorrhoe; äußerlich bei Hautaffektionen. Anwendung finden die Samen auch in der indischen Veterinärmedizin.

Sonstige Verwendung
Haushalt: als Nahrungsmittel in verschiedenen Backwaren.
Landwirtschaft: als Tierfutter.

Dosierung
Innere Anwendung:
Bei Obstipation: 2–3-mal täglich 1 Esslöffel unzerkleinerten oder angestoßenen Leinsamen, zusammen mit mindestens jeweils 150 ml Flüssigkeit einnehmen.
Bei Gastritis und Enteritis: Leinsamenschleim aus 2–3 Esslöffel eines geschroteten bzw. zerkleinerten Leinsamens bereitet.
Äußere Anwendung:
Kataplasma: 30–50 g Leinsamenmehl als feucht-heißes Kataplasma bzw. als feucht-heiße Kompresse.

Anwendungsbeschränkungen
Risiken der bestimmungsgemäßen Anwendung therapeutischer Dosen der Droge und Nebenwirkungen sind nicht bekannt. Bei Verwendung großer Mengen der Droge als Laxans kann es bei zu geringer Flüssigkeitsaufnahme zu Obstruktionsileus kommen.
Die cyanogenen Glykoside stellen bei Aufnahme therapeutischer Dosen keine Gefahr dar, die Glykoside werden im Körper nur in geringem Maße gespalten. Ein Anstieg der Konzentration an Cyanidionen und der des Entgiftungsproduktes Rhodanwasserstoffsäure im Blut konnte nicht nachgewiesen werden.
Gegenanzeige: Ileus, Verengungen der Speiseröhre und im Magen-Darm-Bereich, akut entzündliche Erkrankungen des Darmes, der Speiseröhre und des Mageneinganges.
Wechselwirkungen: Die Resorption anderer, gleichzeitig verabreichter Arzneistoffe kann behindert werden.

Patienteninformation: Zubereitungen aus Leinsamen sind ein nebenwirkungsfreies, gut wirksames Abführmittel und zur Anwendung besonders gut geeignet, wenn Sie an chronischer Darmträgheit und Verstopfung leiden. Sie sollten auf ausreichende Flüssigkeitszufuhr bei der Einnahme achten und das Arzneimittel nicht bei akuten Entzündungen des Magen-Darm-Traktes oder Verengungen, z. B. durch Operationen bedingt, anwenden.

Bewertung der Wirksamkeit: Die Anwendung bei habitueller Obstipation, Gastroenteritis, Divertikulitis und Colon irritabile ist aufgrund des Ballast- und Schleimstoffgehalts plausibel, auch die Verwendung bei sonstigen entzündlichen Veränderungen ist durch die einhüllende Wirkung der Schleimstoffe erklärbar. Diese Anwendungsgebiete werden in der Monographie der Kommission E (1984) positiv bewertet. Die ESCOP (1996) empfiehlt die Anwendung bei Verstopfung, Reizdarm, Divertikulitis und zur symptomatischen Kurzzeitbehandlung von Gastritis und Enteritis. Für die volksmedizinischen und indischen Anwendungsgebiete ist die Wirksamkeit nicht belegt. Wechselwirkungen und Gegenanzeigen sind hier besonders zu beachten.

Handelspräparate
Gastronal®
Leinsamen Bombastus Werke
Leinsamen Braun
Linopur®
Linugran®

Literatur

Curry CE: Laxative products. In: Handbook of Nonprescription Drugs, Am Pharmac Assoc, Washington 1982, 69–92
Ecker-Schlipf B: Östrogensubstitution mit Leinsamen und Sojamehl. Deutsche Apotheker Ztg 131 (1991), 953
Hiller K: Pharmazeutische Bewertung ausgewählter Teedrogen. Deutsche Apotheker Ztg 135 (1995), 1425–1440
N.N.: Leinöl als diätetisches Adjuvans. Deutsche Apotheker Ztg 135 (1995), 1501
N.N.: Leinsamen (Semen Lini) ist ungiftig. Z Phytother 5 (1984), 70
N.N.: Pharmaceutical Care: „Den Missbrauch von Laxanzien vermeiden helfen". Deutsche Apotheker Ztg 135 (1995), 1867–1868
Schiebel-Schlosser G: Leinsamen – die richtige Wahl. PTA 8 (1994), 300
Schulz V, Löffler A, Gheorghiu Th: Resorption von Blausäure aus Leinsamen. Leber Magen Darm 13 (1983), 10–14
Schulz V: Clinical Pharmacokinetics of Nitroprusside, Cyanide, Thiosulphate and Thiocyanate. Clinical Pharmacokinetics 9 (1984), 239–251
Sewing KFR: Obstipation. In: Fülgraff, G.; Palm, D. (Hrsg.): Pharmakotherapie, Klinische Pharmakologie, 6. Auflage. Fischer, Stuttgart, 1986, S 162–168

Lerchensporn – Corydalis cava

Volkstümliche Namen: Gemeine Holzwurz, Hohler Lerchensporn, Hohlwurz, Hohlzwurz, Lerchensporn, hohler, Taubenkopf (dt.), Helmbloem, Holwortel (dutch), Corydalis, Early Fumitory, Hollowroot-birthwort, Squirrel Corn, Turkey Corn (engl.), Bec d'oie, Damotte, Poulette (frz.), Corydale cava (it.)

Familie: Fumariaceae

Botanik: Ausdauernd und wird etwa 15 bis 30 cm hoch. Aus einem knolligen Wurzelstock, der bald hohl wird, wachsen mehrere aufrechte Stängel, die Blütentrauben und 2 Blätter tragen. Die Blätter sind langgestielt, doppelt 3zählig, oben meer-, unten weißlich-grün. Die Blüten sind trübrot oder gelblichweiß, selten lila, braunrot oder dunkelblau. Die Kelchblätter sind sehr klein. Das obere Kronenblatt ist in einem nach unten gekrümmten Sporn ausgezogen; das vordere Ende ist lippenartig nach oben gebogen. Die inneren Kronenblätter bilden eine kapuzenartige Schutzhülle für die zu 2 Bündeln verwachsenen 6 Staubblätter. 1 Fruchtknoten. Die Frucht ist eine blassgrüne Schote von 20 bis 25 cm Länge. Die Samen sind bis 3 mm breit, schwarz, rund, glatt und glänzend.

Verbreitung: Süd- und Mitteleuropa.

Lerchenspornknollen

Verwendete Pflanzenteile: Lerchenspornknollen sind das Rhizom von *Corydalis cava* (L.) SCHWEIGG. et KOERTE.

Inhaltsstoffe

- Isochinolinalkaloide (2,5 bis 4,8 %): sehr komplexes, rassenspezifisches Gemisch von etwa 40 Alkaloiden, Hauptalkaloid (+)-Bulbocapnin, weiterhin u. a. (+)-Corytuberin (beide Aporphin-Typ) sowie (−)-Corydalin (Berberin-Typ)

Pharmakologie

Die in der Droge enthaltenen Alkaloide Bulbocapnin und Corytuberin führen in hohen Dosen zu klonischen Krämpfen mit Tremor der Muskulatur.
Dem Gesamtextrakt wird eine leicht sedierende, schlaffördernde, spasmolytische, tranquillizerartige und halluzinoge Wirkung nachgesagt.

Anwendungsgebiete

Volksmedizin: früher bei Wurmerkrankungen, Regelstörungen der Frau, Méngiereÿscher Krankheit und Parkinson-Erkrankung. Äußerlich auf schlecht heilende Wunden und Geschwüre.
Homöopathie: bei Entzündungen der Atemwege und des Auges, Rheuma, Heißhunger, Durchfälle und Furunkulose.

Dosierung

Äußerlich: als Kompresse 3–5 g Droge auf ein achtel Liter Wasser.
Homöopathisch: 5 Tropfen oder 1 Tablette oder 10 Globuli oder 1 Messerspitze Verreibung alle 30–60 min (akut) oder 1–3-mal täglich (chronisch); parenteral: 1–2 ml s. c. akut: 3-mal täglich; chronisch einmal täglich; Augentropfen 1–3-mal täglich; flüssige Verdünnungen D2–D6: 20–60 Tropfen; D12–D30: 15–45 Tropfen (HAB).

Anwendungsbeschränkungen: Risiken der bestimmungsgemäßen Anwendung therapeutischer Dosen der Droge und Nebenwirkungen sind nicht bekannt. Vergiftungen beim Menschen wurden bisher nicht beobachtet. Bei erheblicher Überdosierung sind klonische Krämpfe mit Tremor der Muskulatur zu erwarten.

Patienteninformation: Zubereitungen aus Lerchenspornknollen werden aufgrund des fehlenden Wirksamkeitsnachweises in der Schulmedizin nicht mehr benutzt. In homöopathischen Dosen soll sie bei Augen- und Atemwegsentzündungen, Rheuma, Heißhunger, Durchfällen und Furunkeln wirksam sein, auch hier fehlt der wissenschaftliche Beweis. Bei Einnahme zu großer Mengen kann es zu Krämpfen und Muskelzittern kommen.

Bewertung der Wirksamkeit: Zu den dem Gesamtextrakt zugeschriebenen sedierenden, schlaffördernden, spasmolytischen, tranquillizerartigen und halluzinogenen Wirkungen liegen keine nachvollziehbaren Untersuchungen vor. Die Wirksamkeit der Droge ist nach den gültigen Kriterien für klinische Prüfungen von Arzneimitteln bisher nicht belegt. Von der Anwendung in allopathischen Dosen wird heute abgeraten.

L

Handelspräparate

Phytonoxon® N eine halbe Std. vor dem Schlafengehen Erw. 35–40 Tr. (entspr. 1,4–1,6 ml), Schulkdr. 15–20 Tr. (entspr. 0,6–0,8 ml), Kleinkdr. 5–10 Tr. (entspr. 0,2–0,4 ml in warmer Flüssigkeit.

Literatur

Santavy F: In Manske, R.H.F. (Ed.): The Alkaloids. Vol XII, Academic press New York 1970, p. 333–354
Slavík J, Slavíkova, L,: Collect Czech Chem Commun 44 (1979), 2261–2273

Liebstöckel – Levisticum officinale

Volkstümliche Namen: Badekraut, Bergliebstökkel, Gebärmutterkraut, Gichtstock, Labstock, Lieberöhre, Liebstengel, Maggikraut, Suppenlob, Wasserkräutel (dt.), Bladder seed, European Lovage, Lavose, Lovage, Sea Parsley (engl.), Apio de montana, ligustico (esp.), Livèche (frz.), Levistico (it.)

Familie: Apiaceae

Botanik: Die Pflanze ist mehrjährig und stämmig und kann 1 bis 2 m hoch werden. Sie hat dicke, spindelförmige, ästige, außen bräunlichgelbe und innen weißliche Wurzeln. Der Stängel ist aufrecht, stielrund, hohl, fein gerillt, kahl, am Grunde bis 4 cm dick. Die Blätter sind sattgrün, glänzend, etwas ledrig. Die Blüten stehen in 8- bis 20strahlig zusammengesetzten

Dolden. Blütenhülle und Hüllchen sind vorhanden. Die Blüte hat keinen Kelch. Die rundlichen Kronblätter sind blassgelb und eingerollt. Die Frucht ist gelbbraun, 5 bis 7 mm lang, etwas zusammengedrückt und mit scharf gekielten bis geflügelten Rippen.

Verbreitung: Das Kraut stammt ursprünglich aus Persien, ist heimisch im Mittelmeerraum, wildwachsend auf dem Balkan und Nordgriechenland und kultiviert in anderen Gebieten.

Liebstöckelwurzel

Verwendete Pflanzenteile: Liebstöckelwurzel besteht aus den getrockneten Wurzelstöcken und Wurzeln von *Levisticum officinale* KOCH.

Inhaltsstoffe

- Ätherisches Öl (0,35 bis 1,7 %): Hauptkomponenten Alkylphthalide (ca. 70 %, Geruchsträger), u. a. E- und Z-Ligustilid, 3-Butylphthalid, Ligusticumlacton (E- und Z-Butylidenphthalid), weiterhin u. a. α- und β-Pinen, ß-Phellandren, Citronellal, Pentylcyclohexadien
- Hydroxycumarine: Umbelliferon
- Cumarin (?)
- Furanocumarine: Bergapten, Apterin
- Polyine (0,06 %): u. a. Falcarindiol (wohl nur in der frischen Wurzel)

Pharmakologie

Für das ätherische Öl mit seinem Hauptinhaltsstoff Ligustilid sind im Tierversuch spasmolytische Wirkungen an der glatten Muskulatur nachgewiesen worden, desweiteren anticholinerge und sedative Wirkungen. Die Droge wirkt antimikrobiell und durch den Terpengehalt aquaretisch.
Die volkstümliche Anwendung bei Magenbeschwerden kann auf den durch Phthalide hervorgerufenen spezifischen Geruch sowie auf den leicht bitteren Geschmack und die damit einhergehende verstärkte Speichel- und Magensaftsekretion zurückgeführt werden.

Anwendungsgebiete

Innere Anwendung: bei entzündlichen Erkrankungen der ableitenden Harnwege und zur Vorbeugung von Nierengrieß.
Volksmedizin: bei dyspeptischen Beschwerden wie Aufstoßen, Sodbrennen, Blähungen und Völlegefühl, bei Menstruationsbeschwerden, als schleimlösendes Mittel bei Katarrhen der oberen Luftwege und bei ödematösen Schwellungen.

Sonstige Verwendung
Haushalt: als Gewürz.
Industrie: Bestandteil in der Schnaps- und Likörproduktion.

Dosierung

Tagesdosis: 4–8 g Droge.
Tee: 2–4 g Droge auf 1 Tasse, mehrmals täglich zwischen den Mahlzeiten trinken.

Anwendungsbeschränkungen: Risiken der bestimmungsgemäßen Anwendung therapeutischer Dosen der Droge und Nebenwirkungen sind nicht bekannt. Die Droge besitzt geringe Sensibilisierungspotenz. Wegen der reizenden Wirkung des ätherischen Öles soll die Droge bei akuten Entzündungen der Nieren mit eingeschränkter Nierentätigkeit nicht angewendet werden. Bei Ödemen infolge eingeschränkter Herz- und Nierenfunktion darf keine Durchspülungstherapie durchgeführt werden.
Bei hellhäutigen Personen ist eine Steigerung der UV-Empfindlichkeit möglich (phototoxische Wirkung der Furanocumarine).

Patienteninformation: Liebstöckel- oder Maggikrautwurzel soll appetitanregend und verdauungsfördernd durch Anregung der Speichel- und Magensaftproduktion wirken und auch bei Schwellungen durch Wassereinlagerung hilfreich sein.

Bewertung der Wirksamkeit: Die Wirksamkeit der Droge ist nach den gültigen Kriterien für klinische Prüfungen von Arzneimitteln für die beanspruchten Indikationen bisher nicht belegt. Die nachgewiesenen aquaretischen und antimikrobiellen Wirkungen könnten die Verwendung bei Harnwegsentzündungen, Ödemen und zur Prophylaxe bei Nierengrieß erklären, der würzig-bittere Geschmack den volkstümlichen Einsatz bei dyspeptischen Beschwerden. Die tierexperimentell nachgewiesenen spasmolytischen und sedierenden Wirkungen machen einen Teil der beanspruchten Anwendungsgebiete nachvollziehbar. Für die Verwendung bei entzündlichen Erkrankungen der ableitenden Harnwege und Prophylaxe von Nierengrieß existiert eine Positiv-Monographie der Kommission E (1990). Die Anwendungsbeschränkungen sind hier besonders zu beachten.

Handelspräparate

Liebstöckelwurzel Bombastus Werke

Literatur

Albulescu D et al: Farmacia 23 (1975), 159
Bjeldanes LF, Kim I: J Org Chem 42 (1977), 2333
Fischer FC, Svendson AB: Phytochemistry 15 (1976), 1079

Gijbels MJ et al: Chromatographia 14 (1981), 451
Gijbels MJ et al: Planta Med 44 (1982), 207
Lawrence BM: Perfum Flavor 5 (1980), 28
Vollmann C: Levisticum officinale – Der Liebstöckel. Z Phytother 9 (1988), 128
Yu SR, You SQ: Yao Hsueh Hsueh Pao 19 (1984), 566

Linde – Tilia sp.

Volkstümliche Namen: Bastbaum, Frühlinde, Graslinde, Linde, Silberlinde, Sommerlinde, Spätlinde, Steinlinde, Waldlinde, Winterlinde (dt.), Common Lime, European Lime, European Linden, Lime, Linden, Linn Flowers (engl.)

Familie: Tiliaceae

Botanik: Ein stattlicher Baum, der bis zu 25 m hoch werden kann und eine große geschlossene Krone hat. Die Borke ist rissig, graubraun oder schwarzgrau, die Äste glatt, die jüngeren Zweige olivgrün, braun oder braunrot mit weißen Wärzchen. Die Blätter sind lang gestielt, am Grunde ungleich, breit-herzförmig, oberseits dunkel-, unterseits bläulichgrün und an den Nervenwinkeln unterseits rostrot gebartet. Die gelblichweißen Blüten stehen zu 5 bis 11 in Trugdolden. Die Frucht ist ein 1-samiges, birnenförmiges, undeutlich kantiges, dünnschaliges Nüsschen. Am Stiel des Blüten- bzw. Fruchtstandes gibt es 1 zungenförmig pergamentartiges, grünlich oder gelblichweißes Tragblatt.

Verbreitung: In der nördlichen gemäßigten Zone verbreitet.

Lindenblüten

Verwendete Pflanzenteile: Lindenblüten bestehen aus den getrockneten Blütenständen von *Tilia cordata* MILL. und/oder *Tilia platyphyllos* SCOP.

Inhaltsstoffe

- Flavonoide (ca. 1 %): Hauptkomponenten Astragalin, Isoquercitrin, Kämpferol-3-O-rhamnosid, Quercitrin, Tilirosid (Astragalin-6′-p-cumaroylester), weiterhin u. a. Rutin, Hyperosid, Afzelin, Kämpferitrin
- Schleimstoffe (ca. 10 %): Arabinogalaktane mit Uronsäureanteil
- Ätherisches Öl (0,01 bis 0,02 %): u. a. mit Linalool, Germacren, Geraniol, 1,8-Cineol, 2-Phenylethanol, Phenylethylbenzoat, Alkane
- Kaffeesäurederivate: Chlorogensäure
- Gerbstoffe (ca. 2 %)

Pharmakologie

Die der Droge zugeschriebene antitussive, adstringierende, diaphoretische, diuretische, sedierende und analgetische Wirkung ist bisher kaum durch experimentelle Daten gestützt.
Das toxische Prinzip ist bisher nicht bekannt.
Alkoholischer Lindenblütenextrakt wirkt in vitro antimikrobiell, als Wirkkomponenten werden hier die Gerbstoffe, Glykoside und das ätherische Öl diskutiert. Nicht näher beschriebene Flavonoide sollen im Tierversuch antiödematös wirken, desweiteren ist eine sedierende Wirkung aus verschiedenen Versuchsergebnissen ableitbar. Die diaphoretische Wirkung wird kontrovers diskutiert. Nach Wasserdampfinhalation unter Lindenblütenzusatz zeigte sich bei unkomplizierten Erkältungskrankheiten eine Besserung der Beschwerdesymptomatik im Vergleich zur Kontrollgruppe (nur Wasserdampf).

Anwendungsgebiete

Katarrhe der Atemwege, trockener Reizhusten.
Als Diaphoretikum bei fiebrigen Erkältungs- und Infektionskrankheiten, bei denen eine Schwitzkur erwünscht ist.
Volkstümliche Anwendung: gelegentliche Anwendung als Diuretikum, Stomachikum, Antispasmodikum, auch als Sedativum.

Dosierung

Tagesdosis: 2–4 g Droge.
Teezubereitung: 2 g Droge mit kochendem Wasser übergießen oder mit kaltem Wasser ansetzen und kurz bis zum Sieden erhitzen, 5–10 min ziehen lassen, anschließend durch ein Teesieb geben.
(1 Teelöffel entspricht etwa 1,8 g Droge).

Anwendungsbeschränkungen: Risiken der bestimmungsgemäßen Anwendung therapeutischer Dosen der Droge und Nebenwirkungen sind nicht bekannt.

Patienteninformation: Zubereitungen aus Lindenblüten sind sehr gut zur Linderung Ihrer Beschwerden bei Katarrhen der Atemwege und dadurch bedingten trockenem Reizhusten geeignet. Ferner kann die Verwendung als schweißtreibendes Mittel bei fiebrigen Erkältungen und Infektionskrankheiten von Nutzen sein.

Bewertung der Wirksamkeit: Für die therapeutische Verwendung bei Erkältungskrankheiten und trockenem Reizhusten liegt eine Positiv-Monographie der Kommission E (1990) vor. Die beanspruchte diaphoretische Wirkung bedarf noch weiterer Untersuchungen. Die volksmedizinischen Anwendungsgebiete sind aufgrund der bislang beschriebenen pharmakologischen Wirkungen nicht nachvollziehbar.

L

Handelspräparate

Balance Lindenblüten
Gesundform Lindenblüten
H&S Lindenblüten
Lindenblüten Bombastus Werke
Sidroga Lindenblütentee

Literatur

Buchbauer G, Jirovetz L: Ätherisches Lindenblütenöl – Aromastoffanalyse. Deutsche Apotheker Ztg 132 (1992), 748
Hildebrandt G, Engelbrecht P, Hildebrandt-Evers G: Physiologische Grundlagen für eine tageszeitliche Ordnung der Schwitzprozeduren. Z Klin Med 152 (1954), 446–468
Kram G, Franz G: Planta Med 49 (1971), 149
Kram G, Franz G: Planta Med 49 (1971), 149

Lindenholz

Verwendete Pflanzenteile: Lindenholz besteht aus dem getrockneten Splintholz

Inhaltsstoffe

- Schleimstoffe
- Steroide: Sterole, u. a. β-Sitosterin, Stigmasterol, Stigmastenol und deren Fettsäureester
- Triterpene: Squalen

Pharmakologie

Im Tierversuch wurde eine erhöhte Gallesekretion und eine Senkung des arteriellen Druckes beschrieben. Wässrige Auszüge der Droge wirken antimikrobiell.

Anwendungsgebiete

Zubereitungen aus Lindenholz werden bei Erkrankungen und Beschwerden im Leber-Gallenblasen-Bereich sowie bei Cellulitis angewendet.

Dosierung

Als Dekokt: 40 g Droge mit 1 l Droge auf 3/4 l einkochen, im Verlauf von 1–2 Tagen trinken.

Anwendungsbeschränkungen: Risiken der bestimmungsgemäßen Anwendung therapeutischer Dosen der Droge und Nebenwirkungen sind nicht bekannt.

Patienteninformation: Zubereitungen aus Lindenholz sollen bei Beschwerden im Leber-Galle-Bereich und Cellulitis hilfreich sein, wissenschaftliche Nachweise für die Wirksamkeit liegen jedoch nicht vor.

Bewertung der Wirksamkeit: Die Wirksamkeit der Droge ist nach den gültigen Kriterien für klinische Prüfungen von Arzneimitteln für die beanspruchten Indikationen bisher nicht belegt. Die Kommission E (1990) bewertet Lindenholz negativ.

Handelspräparate

Keine bekannt.

Literatur

Kern W, List PH, Hörhammer L (Hrsg): Hagers Handbuch der Pharmazeutischen Praxis. 4. Aufl., Bde. 1–8, Springer Verlag Berlin, Heidelberg, New York 1969

Lindenblätter

Verwendete Pflanzenteile: Lindenblätter bestehen aus den Laubblättern von *Tilia cordata* MILL. und/oder *Tilia platyphyllos* SCOP.

Inhaltsstoffe

- Flavonoide: Tilirosid, Kämpferol-3,7-dirhamnosid, Kämpferol-3-O-glucosid-7-O-rhamnosid, Linarin (Acacetin-7-O-rutinosid), Quercetin-3,7-di-O-rhamnosid, Quercetin-3-O-glucosid-7-O-rhamnosid
- Gerbstoffe
- Schleimstoffe

Pharmakologie

Die angeblich schweißtreibende Wirkung der Droge ist nicht belegt.

Anwendungsgebiete

Zubereitungen aus Lindenblättern werden als schweißtreibendes Mittel angewendet.

Dosierung

Keine gesicherten Angaben.

Anwendungsbeschränkungen: Risiken der bestimmungsgemäßen Anwendung der Droge und Nebenwirkungen sind nicht bekannt.

Patienteninformation: Aufgrund von Erfahrungswerten werden Zubereitungen aus Lindenblättern als schweißtreibendes Mittel eingesetzt, wissenschaftliche Belege für die Wirksamkeit liegen jedoch nicht vor.

Bewertung der Wirksamkeit: Die Wirksamkeit der Droge ist nach den gültigen Kriterien für klinische Prüfungen von Arzneimitteln für die beanspruchten Indikationen bisher nicht belegt. Dementsprechend liegt eine Negativ Monographie der Kommission E (1990) vor (keine Bedenken gegen die Verwendung als Bestandteil von Teemischungen).

Handelspräparate

Keine bekannt.

Literatur

Kern W, List PH, Hörhammer L (Hrsg): Hagers Handbuch der Pharmazeutischen Praxis. 4. Aufl., Bde. 1–8, Springer Verlag Berlin, Heidelberg, New York 1969

Silberlindenblüten

Verwendete Pflanzenteile: Silberlindenblüten bestehen aus den getrockneten Blütenständen von *Tilia tomentosa* M. (Synonym *Tilia argentea* D.).

Inhaltsstoffe
- Flavonoide: u. a. Astragalin, Isoquercitrin, Kämpferitrin, Quercitrin, Tilirosid, Quercetin-3-O-glucosid-7-O-rhamnosid, Kämpferol-3-O-rhamnosid, Kämpferol-3-O-glucosid-7-O-rhamnosid, Quercetin-rhamnoxylosid
- Hydroxycumarine: u. a. Calycanthosid, Aesculin
- Kaffeesäurederivate: Chlorogensäure
- Schleimstoffe

Pharmakologie
Eine mögliche sedierend-anxiolytische sowie Antistress-Wirkung durch Flavonoide in der Droge wird diskutiert.

Anwendungsgebiete
Zubereitungen aus Silberlindenblüten werden bei Katarrhen der Atmungsorgane als krampflösendes, schleimlösendes und schweißtreibendes Mittel sowie als harntreibendes Mittel angewendet.

Dosierung
Keine gesicherten Angaben.

Anwendungsbeschränkungen: Risiken der bestimmungsgemäßen Anwendung der Droge und Nebenwirkungen sind nicht bekannt.

Patienteninformation: Zubereitungen aus Silberlindenblüten sollen aufgrund volksmedizinischer Erfahrungswerte bei Katarrhen der Atemwege hilfreich sein. Eindeutige wissenschaftliche Beweise für die Wirksamkeit liegen jedoch nicht vor.

Bewertung der Wirksamkeit: Die Wirksamkeit der Droge ist nach den gültigen Kriterien für klinische Prüfungen von Arzneimitteln für die beanspruchten Indikationen bisher nicht belegt. Die Anwendung bei Katarrhen der Atemwege ist aufgrund der enthaltenen Schleimstoffe nachvollziehbar. Die therapeutische Verwendung wird in der entsprechenden Monographie der Kommission E (1990) allerdings mit negativ bewertet (keine Bedenken gegen die Verwendung als Aroma- und Geschmacksverstärker).

Handelspräparate
Keine bekannt.

Literatur
Buchbauer G, Jirovetz L: Ätherisches Lindenblütenöl – Aromastoffanalyse. Deutsche Apotheker Ztg 132 (1992), 748
Hegnauer R: Chemotaxonomie der Pflanzen. Bde 1–11, Birkhäuser Verlag Basel, Boston, Berlin 1962–1997

Lorbeer – Laurus nobilis

Volkstümliche Namen: Lorbeer (dt.), Bay, Bay Laurel, Bay Tree, Daphne, Grecian Laurel, Laurel, Noble Laurel, Roman Laurel, Sweet Bay, True Laurel (engl.)

Familie: Lauraceae

Botanik: Lorbeer ist ein immergrüner Strauch oder bis 10 m hoher Baum mit glatter, olivgrüner bis schwarzer Borke. Die dunkelgrünen Laubblätter sind wechselständig, lanzettlich, etwa 10 cm lang und beidendig zugespitzt. Sie sind kurz gestielt, am Rand häufig schwach wellig und ledrig. Die Blüten stehen in achselständigen, büscheligen Dolden oder sehr kurzen, traubigen Rispen. Sie sind zweihäusig, weißlichgrün mit 4blättriger, am Grunde verwachsener Blütenhülle. Die männliche Blüte hat meistens 10 bis 12 Staubblätter; die weibliche 4 Staminodien. Der Fruchtknoten ist kurz gestielt, einfächrig, mit hängender Samenanlage, kurzem Griffel und dreikantiger, stumpfer Narbe. Die Früchte sind auf dem unverdickten Stiel aufsitzende, tiefschwarze, glänzende, bis 2 cm lange eiförmige Beeren.

Verbreitung: Lorbeer ist im Mittelmeergebiet heimisch.

Lorbeeren

Verwendete Pflanzenteile: Lorbeeren sind die Früchte von *Laurus nobilis* L.

Inhaltsstoffe
- Ätherisches Öl (1 bis 4 %): u. a. mit 1,8-Cineol, α- und β-Pinen, Citral, Methylcinnamat
- Sesquiterpene: Sesquiterpenlactone wie Dehydrocostuslacton, Costunolid, weiterhin Eremanthin, Zaluzanin D
- Fettes Öl (25 bis 55 %): Hauptfettsäuren sind Ölsäure, Linolsäure, Palmitinsäure, weiterhin u. a. Laurinsäure

Das grüne, salbenartige Lorbeeröl wird durch Auspressen oder Auskochen der Früchte gewonnen. Es enthält neben fettem Öl die Komponenten des ätherischen Öls und einen hohen Anteil an Sesquiterpenlactonen.

Pharmakologie
Vgl. Lorbeerblätter.

Anwendungsgebiete
siehe Lorbeerblätter.

Dosierung
siehe Lorbeerblätter.

Anwendungsbeschränkungen: siehe Lorbeerblätter.

Patienteninformation: siehe Lorbeerblätter.

Bewertung der Wirksamkeit: siehe Lorbeerblätter.

Handelspräparate
Keine bekannt.

Literatur
Hogg JW et al: Phytochemistry 13 (1974), 868
Novak M: Phytochemistry 24 (1985), 585
Tada H et al: Chem Pharm Bull 24 (1976), 667
Tori K et al: Tetrahedron Lett 5 (1976), 387

Lorbeerblätter

Verwendete Pflanzenteile: Lorbeerblätter sind die Blätter von *Laurus nobilis* L.

Inhaltsstoffe
- Ätherisches Öl (1 bis 3 %): Hauptkomponente 1,8-Cineol (Anteil 25 bis 56 %), weiterhin u. a. α-Pinen, β-Pinen, Sabinen, L-Linalool, Terpinen-4-ol, α-Terpineol, Eugenol, Methyleugenol, Terpinylacetat, α-Cadinol, β-Bisabolen
- Sesquiterpene: Sesquiterpenlactone wie Dehydrocostuslacton, Costunolid, weiterhin Eremanthin, Laurenobiolid
- Isochinolinalkaloide: u. a. Reticulin

Pharmakologie
Lorbeerblätter sind durch den Gehalt an ätherischen Ölen äußerlich hyperämisierend und allergen. Sie haben antimikrobielle, molluskizide und insektenrepellierende Eigenschaften.

Anwendungsgebiete
Als Hautreizmittel und bei Beschwerden des rheumatischen Formenkreises.

Sonstige Anwendung
Haushalt: als Gewürz.
Industrie: Fleisch-, Fisch- und Konservenindustriegewürz und zum Verpacken von Lakritzstangen.

Dosierung
Die Droge sollte wegen ihres Sensibilisierungspotentials und der Allergiegefahr nicht eingesetzt werden. Sie kann jedoch in Salben und Lotionen zur äußerlichen Anwendung enthalten sein. Zur Dosierung liegen keine gesicherten Angaben vor.

Anwendungsbeschränkungen: Risiken der bestimmungsgemäßen Anwendung therapeutischer Dosen der Droge und Nebenwirkungen sind nicht bekannt. Die Droge besitzt aufgrund der Sesquiterpenlactone mittelstarke Sensibilisierungspotenz.

Patienteninformation: Neben der Verwendung als Gewürz, können Zubereitungen aus Lorbeeren bzw. Lorbeerblättern, äußerlich angewendet, aufgrund ihrer hautreizenden und durchblutungsfördernden Wirkung bei rheumatischen Beschwerden wirksam sein. Eine Erhöhung der Allergiebereitschaft ist möglich.

Bewertung der Wirksamkeit: Die Wirksamkeit der Droge ist nach den gültigen Kriterien für klinische Prüfungen von Arzneimitteln für die beanspruchten Indikationen bisher nicht belegt. Die äußerliche Anwendung als Hautreizmittel und bei rheumatischen Beschwerden scheint aufgrund der hyperämisierenden und hautreizenden Wirkungen plausibel.

Handelspräparate
Keine bekannt.

Literatur
Hogg JW et al: Phytochemistry 13 (1974), 868
Novak M: Phytochemistry 24 (1985), 585
Tada H et al: Chem Pharm Bull 24 (1976), 667
Tori K et al: Tetrahedron Lett 5 (1976), 387

Amerikanischer Lorbeer – Kalmia latifolia

Volkstümliche Namen: Amerikanischer Lorbeer, Berglorbeer, Breitblättriger Berglorbeer, Kalmie, Lorbeerrose (dt.), American laurel, big ivy, big-leaved ivy, Broad-leafed Laurel, broadleaved laurel, Calico Bush, calico bush ivy, Lambkill, Laurel, Mountain Ivy, Mountain Laurel, Rose Laurel, round-leaved laurel, Sheep Laurel, sheep-laurel, Spoon Wood, spoonbunch, Spoonwood (engl.), Grande kalmie (frz.)

Familie: Ericaceae

Botanik: Die Pflanze ist ein vielästiger Strauch oder Baum von 4 m mit rötlich-braunen oder grauen Zweigen. Die immergrünen, lorbeerartigen, ei-lanzettlichen, spitzen, kahlen Laubblätter sind wechselständig, 4 bis 12 cm lang und sitzen auf 1 bis 3 cm langen Blattstielen. Der Blütenstand ist eine zusammengesetzte und vielblütige Doldentraube. Die Blüten sind rot, weißlich oder purpurbraun bis schokoladenfarben. Sie sitzen einzeln auf langen, drüsenhaarigen Stielen in den Achseln eines Tragblattes und haben 2 seitenständige, braune Vorblätter. In der Knospe mit 10 Falten, zuletzt napfförmig ausgebreitet, 2 bis 3 cm breit. Es gibt 10 Staubblätter. Die Antheren sind rot, ohne Anhängsel, mit schiefen Löchern aufspringend. Die Frucht ist eine aufrechte, kugelige, 5 bis 7fächerige und scheidewandspaltige Kapsel. Die Samen sind sehr zahlreich, flach, länglich, 1 mm lang, sehr flugfähig.

Verbreitung: Der Strauch ist im östlichen Nordamerika beheimatet, wurde u. a. aber auch nach Deutschland eingeschleppt.

Amerikanische Lorbeerblätter

Verwendete Pflanzenteile: Amerikanische Lorbeerblätter sind die frischen oder getrockneten Blätter von *Kalmia latifolia* L.

Inhaltsstoffe
- Diterpene (Andromedan-Derivate): u. a. Grayanotoxin I (Andromedotoxin, Asebotoxin, Acetylandromedol, Rhodotoxin, 0,06 bis 0,09 %), Grayanotoxin II, III, XVIII, Lyonol A, Leucothol A, Kalmiatoxine I bis VI
- Acylphloroglucinole: u. a. 2',6'-Dihydroxy-4'-methoxy-acetophenon, Phloretin
- Flavonoide: u. a. Asebotin, Hyperosid

Pharmakologie
Nach älteren Angaben soll die Droge antiphlogistisch und gering diuretisch wirken.

Anwendungsgebiete
Heute wird die Droge nur noch in homöopathischen Dilutionen verwendet.
Volksmedizin: früher bei Tinea capitis als Abkochung, bei Psoriasis, bei sekundärer Syphilis und bei Herpes. Von der Anwendung ist heute abzuraten, weil es zur toxischen Grayanotoxinbildung kommen kann.
Homöopathie: Rheuma, Gürtelrose, Nervenschmerzen und rheumatische und andere Herzbeschwerden.

Dosierung
Homöopathisch: 5 Tropfen oder 1 Tablette oder 10 Globuli oder 1 Messerspitze Verreibung alle 30–60 min (akut) oder 1–3-mal täglich (chronisch); parenteral: 1–2 ml s. c. akut: 3-mal täglich; chronisch einmal täglich (HAB).

Anwendungsbeschränkungen: Die Andromedan-Derivate der Droge verhindern die Schließung der Natriumkanäle erregbarer Zellen und verhindern damit die Reizübertragung. Nach der Aufnahme kommt es zu Schmerzhaftigkeit der Schleimhäute des Mundes und des Magens, erhöhtem Speichelfluss, kaltem Schweiß, Übelkeit, Erbrechen, Durchfällen und Parästhesien. Später folgen Schwindel, Kopfschmerzen, Fieberanfälle sowie rauschartige Zustände mit zeitweiligem Verlust des Sehvermögens. Weiterhin können Muskelschwäche, Koordinationsstörungen und Krämpfe auftreten. Bradykardie, Herzarrhythmien, Blutdruckabfall, später Herzversagen und Atemstillstand können zum Tode führen.

Patienteninformation: Zubereitungen aus Amerikanischen Lorbeerblättern werden heutzutage aufgrund der Giftigkeit der Arzneipflanze nur noch in homöopathischen Dosen zur Behandlung von Rheuma, Gürtelrose, Nervenschmerzen und Herzbeschwerden eingesetzt.

Bewertung der Wirksamkeit: Die Wirksamkeit der Droge ist nach den gültigen Kriterien für klinische Prüfungen von Arzneimitteln für die beanspruchten Indikationen bisher nicht belegt, die Anwendung erfolgt heute nur noch in Form homöopathischer Dilutionen, die Verwendung allopathischer Dosen ist aufgrund der erheblichen Toxizität der enthaltenen Grayanotoxine obsolet.

Handelspräparate
Keine bekannt.

Literatur
Hänsel R, Keller K, Rimpler H, Schneider G (Hrsg): Hagers Handbuch der Pharmazeutischen Praxis. 5. Aufl., Bde 4–6 (Drogen), Springer Verlag Berlin, Heidelberg, New York, 1992–1994
Wolters B: Zierpflanzen aus Nordamerika. Deutsche Apotheker Ztg 137 (1997), 2253–2261

Löwenzahn – Taraxacum officinale

Volkstümliche Namen: Ackerzichorie, Butterblume, Gemeiner Löwenzahn, Kettenblume, Kuhblume, Löwenzahn, Pfaffendistel, Pfaffenröhrlein, Pferdeblume, Pusteblume, Ringelblume, Seicherwurzel, Wiesenlattich (dt.), Paardebloem (holl.), Blowball, Cankerwort, Dandelion, Irish daisy, Lion's Tooth, milk gowan, monk's head, Priest's Crown, puffball, Swine Snout, Swine's Snout, White Endive, Wild Endive, witch gowan, yellow gowan (engl.), Diente de leone (span.), dente de lion, florion d'or, laiteron, pissenlit (frz.), Capomilla di frate, dente di leone, soffione, taraxaco (it.), Taraxaco (port.), Oduwantschiki (russ.)

Familie: Asteraceae

Botanik: Die Pflanze ist mehrjährig, ausdauernd und sehr vielgestaltig. Sie wird bis 30 cm hoch und hat ein kurzes Rhizom, das in eine kräftige, 20 bis 50 cm lange und bis 2 cm dicke Pfahlwurzel übergeht. Der hohle Stängel ist aufrecht oder aufsteigend. Die grundständigen Laubblätter sind kahl oder zottig behaart, meist tief eingeschnitten, lanzettlich, schrotsägeartig gelappt, gegen die meist rotviolett angelaufenen Blattstiele verschmälert und mit einem großen dreieckigen Endlappen versehen. Die Blüte ist eine goldgelbe Korbblüte. Die Frucht ist klein, lang geschnäbelt, hellgraubraun, gerippt und mit fallschirmartigem, weißem Haarschopf versehen.

Verbreitung: Ist in ganz Europa, nördlich bis in die Arktis, östlich bis in den Orient und südlich bis Nordwestafrika sowie in Nord- und Südamerika verbreitet.
Herkunft der Drogen: Aus Wildvorkommen und Kulturen in Jugoslawien, Bulgarien, Rumänien, Polen und Ungarn.

Löwenzahnwurzel und -kraut

Verwendete Pflanzenteile: Löwenzahnwurzel mit -kraut besteht aus der zur Blütezeit gesammelten Pflanze von *Taraxacum officinale* WEB.

Inhaltsstoffe
- Sesquiterpene: Sesquiterpenlactone (Bitterstoffe, u. a. Taraxinsäure-1'-O-glucosid, 11,13-Dihydrotaraxinsäure-1'-O-glucosid, Taraxacolid-1'-O-glucosid, 4α,15,11β,13-Tetrahydroridentin B
- Triterpene: Taraxasterol, psi-Taraxasterol, Taraxerol, Taraxol
- Steroide: Sterole, u. a. β-Sitosterol, β-Sitosterol-O-glucosid
- Flavonoide: u. a. Apigenin-7-O-glucosid, Luteolin-7-O-glucosid
- Schleimstoffe
- Inulin (2 bis 40 %, hohe Werte im Herbst)

Pharmakologie
Die enthaltenen Bitterstoffe wirken cholagog und sekretionsfördernd im oberen Gastrointestinaltrakt. Die im Tierversuch nachgewiesene, saluretische Wirkung bedarf weiterer Überprüfung.

Anwendungsgebiete
Innere Anwendung: bei dyspeptischen Beschwerden, Störungen des Galleflusses und entzündlichen Erkrankungen der ableitenden Harnwege.
Volksmedizin: bei Erkrankungen der Leber und Galle, Hämorrhoiden und Stauungen im Pfortadersystem, Gicht, rheumatischen Erkrankungen, Ekzemen und anderen Hauterkrankungen, Nieren- und Blasenleiden sowie Grieß- und Steinbildungen. Diabetikertee aus Wurzeln und Blättern.
Indische Medizin: bei chronischer Ulkuserkrankung, Tuberkulose, Flatulenz, Koliken, Nierenleiden, Gicht, Gelbsucht und biliären Steinleiden.
Chinesische Medizin: bei akuter Mastitis, Harnstörungen und Agalactia.

Sonstige Verwendung
Haushalt: das frische Kraut als Diabetikergemüse.

Dosierung
Aufguss: 3–4 g geschnittene Droge auf 1 Tasse Wasser.
Tinktur: 10–15 Tropfen 3-mal täglich.
Tee: morgens und abends 1 Tasse frisch bereiteten Teeaufguss (3 g (2 TL) auf 150 ml Wasser) warm trinken.
Aufguss: 1 Esslöffel der geschnittenen Droge auf 1 Tasse Wasser.
Abkochung: 3–4 g der geschnittenen und gepulverten Droge auf 1 Tasse Wasser.

Anwendungsbeschränkungen: Risiken der bestimmungsgemäßen Anwendung therapeutischer Dosen der Droge sind nicht bekannt. Wegen der sekretionsfördernden Wirkung können superazide Magenbeschwerden ausgelöst werden. Die Droge besitzt schwache Sensibilisierungspotenz.
Gegenanzeigen: Verschluss der Gallenwege, Gallenblasenempyem und Ileus. Bei Gallensteinleiden ist Rücksprache mit dem Arzt erforderlich (Auslösung von Koliken möglich).

Patienteninformation: Arzneimittel aus Löwenzahnwurzel mit -kraut können zur Behandlung bei Verdauungsstörungen, Appetitlosigkeit, Störungen des Galleflusses und zur Förderung der Harnausscheidung verwendet werden, außerdem als Tee oder Salat aus den frischen Blättern als Diätbestandteil bei Diabetes. Gelegentlich kann es nach der Einnahme zu Magenbeschwerden kommen. Wenn Sie unter Gallensteinen leiden, sollten Sie das Medikament nur nach Rücksprache mit Ihrem behandelnden Arzt einnehmen. Bei Verschluss der Gallenwege, Gallenblasenvereiterung und Darmverschluss darf das Arzneimittel nicht verwendet werden.

Bewertung der Wirksamkeit: Für die therapeutische Verwendung bei dyspeptischen Beschwerden, Störungen des Galleflusses, Appetitlosigkeit und zur Stimulation der Diurese liegt eine Positiv-Monographie der Kommission E (1984, 1990) vor. Die ESCOP

(1996) bewertet die Anwendung von Löwenzahn*kraut* als Adjuvans zu Behandlungen, bei denen ein verstärkter Harnfluss erwünscht ist, wie z.B. Rheumatismus und Vorbeugung von Nierengrieß, positiv. Zur Wiederherstellung von Leber- und Gallenfunktioin, Dyspepsie und Appetitlosigkeit empfiehlt die ESCOP (1996) die Einnahme von Zubereitungen aus der Löwenzahl*wurzel*. Die Droge ist außerdem aufgrund des hohen Inulingehaltes als Diätetikum bei Diabetes geeignet. Für die sonstigen beanspruchten Anwendungsgebiete ist die Wirksamkeit der Droge nach den gültigen Kriterien für klinische Prüfungen von Arzneimitteln bisher nicht belegt. Mögliche Nebenwirkungen und Gegenanzeigen sind zu beachten.

Handelspräparate

Gesundform Löwenzahn
H&S Löwenzahn
Kneipp® Löwenzahn
Löwenzahntee Bombastus Werke
Sidroga Löwenzahntee®

Literatur

Baba K et al: Yakugaku Zasshi 101 (1981), 538
Böhm K: Untersuchungen über choleretische Wirkungen einiger Arzneipflanzen. Arzneim Forsch Drug Res 9 (1959), 376
Budzianowski J: Coumarins, caffeoyltartaric acids and their artifactual estres from Taraxacum officinale. Planta Med 63 (1997), 288
Czygan FC: Taraxacum officinale WIGGERS – Der Löwenzahn. Z Phytother 11 (1990), 99
Hänsel R et al: Phytochemistry 19 (1980), 857
Kotobuki Seiyaku KK: Pat. JP 81/10117 Japan (1981)
Mascolo N et al: Phytother Res 1 (1987), 28
Rauwald HW, Huang DT: Phytochemistry 24 (1985), 1557

Luffaschwamm – Luffa cylindrica

Volkstümliche Namen: Luffaschwamm, Schwammgurke, Schwammkürbis (dt.), Bucha de paulistas (port.), Bath-loofah, Common loofah, dishcloth gourd, Luffa, smooth loofah, vegetable sponge (engl.), Esponja, estropajo (esp.), Courge-torchon, éponge végétal, pe‹'-tole (frz.)

Familie: Cucurbitaceae

Botanik: Die Pflanze ist eine einjährige Kletterpflanze, die 3 bis 6 m hoch wird. Die Stängel sind dünn und 5kantig; die Blätter herzförmig eingeschnitten, 15 bis 30 cm lang und breit und 3- bis 7lappig. Die Pflanze hat einzelne, gelbe, weibliche Blüten von 5 bis 10 cm Breite und mit einer länglichen, keuligen Kelchröhre. Die Früchte sind zylindrisch oder verlängert-keulenförmig, nicht gerippt und nicht stachelig oder scharfkantig. Sie sind etwas filzig, bis 40 cm lang und 5 bis 15 cm dick. Die Samen sind schwärzlich, glatt und geflügelt.

Verbreitung: Die Pflanze stammt wahrscheinlich aus Indien und kam im Mittelalter nach Ägypten. Sie wird heute in den tropischen Regionen der Welt kultiviert.

Luffaschwamm

Verwendete Pflanzenteile: Luffaschwamm bestehen aus dem getrockneten Fasergerüst der reifen, gurkenartigen Früchte von *Luffa cylindrica* (L.) MOEM.

Inhaltsstoffe

Die frische Frucht enthält:
- Triterpensaponine: u. a. Lucyoside A bis M (Aglyka u. a. Oleanolsäure, Hederagenin, 21-Hydroxy-hederagenin, Gypsogenin, Arjunolsäure)
- Cucurbitacine (?, die jungen Früchte werden als Gemüse gegessen)
- Steroide: Sterole wie δ5-Sterole, δ7-Sterole
- Triterpene: Triterpensäuren, u. a. Bryonolsäure (ca. 3 %)

Der Luffaschwamm (Luffa, Luffa aegyptiaca) dürfte weitgehend frei von löslichen Stoffen sein und vorwiegend aus Cellulose, Hemicellulosen und Pectinen bestehen.

Pharmakologie

Es liegen keine gesicherten Angaben vor.

Anwendungsgebiete

Volksmedizin: als vorbeugende Maßnahme zum Infektions- oder Erkältungsschutz, bei Erkältungen, Schnupfen sowie Nebenhöhlenentzündungen und -vereiterungen.
Chinesische Medizin: bei Husten, chronischer Bronchitis, Milzerkrankungen und paralytischen Erkrankungen.
Indische Medizin: bei Splenopathien, Lepra, Syphilis, Bronchitis, Fieber und blutigem Urin.

Sonstige Verwendung
Haushalt: als Badeschwämme.
Industrie: zur Schalldämpfung, als Filtermaterial für Öle und Wasser, für Schuhsohlen, Körbe, etc.

Dosierung

Keine gesicherten Angaben.

Anwendungsbeschränkungen: Risiken der bestimmungsgemäßen Anwendung der Droge und Nebenwirkungen sind nicht bekannt.

L

Patienteninformation: Zubereitungen aus dem Luffaschwamm sollen aufgrund volksmedizinischer Erfahrungswerte bei einer Reihe von Erkrankungen wie z. B. Erkältungen, Schnupfen und Nasennebenhöhlenentzündungen hilfreich sein, wissenschaftliche Belege für die Wirksamkeit liegen jedoch nicht vor.

Bewertung der Wirksamkeit: Zu den pharmakologischen Eigenschaften der Droge liegen keine gesicherten Daten vor, die Wirksamkeit der Droge ist nach den gültigen Kriterien für klinische Prüfungen von Arzneimitteln für die beanspruchten Indikationen bisher nicht belegt, aus diesem Grund wird der Einsatz der Droge in der entsprechenden Monographie der Kommission E (1993) negativ bewertet.

Handelspräparate

Keine bekannt.

Literatur

Haldar UC, Saha SK, Beavis RC, Sinha NK: Trypsin inhibitors from ridged gourd (Luffa acutangula Linn.) seeds: purification properties and amino acid sequences. J Protein Chem, 61:177–84, 1996 Feb

Ishihara H, Sasagawa T, Sakai R, Nishikawa M, Kimura M, Funatsu G: Isolation and molecular characterization of four arginine/glutamate rich polypeptides from the seeds of sponge gourd (Luffa cylindrica). Biosci Biotechnol Biochem, 61:168–70, 1997 Jan

Ng TB, Chan WY, Yeung HW: Proteins with abortifacient ribosome inactivating immunomodulatory antitumor and anti-AIDS activities from Cucurbitaceae plants. Gen Pharmacol, 7:579–90, 1992 Jul

Ng TB, Wong RN, Yeung HW: Two proteins with ribosome-inactivating cytotoxic and abortifacient activities from seeds of Luffa cylindrica roem (Cucurbitaceae). Biochem Int, 27:197–207, 1992 Jul

Olson MC, Ramakrishnan S, Anand R: Ribosomal inhibitory proteins from plants inhibit HIV-1 replication in acutely infected peripheral blood mononuclear cells. AIDS Res Hum Retroviruses, 7:1025–30, 1991 Dec

Tanaka S, Uno C, Akimoto M, Tabata M, Honda C, Kamisako W: Anti-allergic effect of bryonolic acid from Luffa cylindrica cell suspension cultures. Planta Med, 61:527–30, 1991 Dec

Yeung HW, Li WW, Ng TB: Effect of Luffa aegyptiaca (seeds) and Carissa edulis (leaves) extracts on blood glucose level of normal and streptozotocin diabetic rats. J Ethnopharmacol, 38:43–7, 1996 Jan

Yeung HW, Li WW, Ng TB: Isolation of a ribosome-inactivating and abortifacient protein from seeds of Luffa acutangula. Int J Pept Protein Res, 38:15–9, 1991 Jul

Yeung HW, Li WW, Ng TB: Structures of two new fibrinolytic saponins from the seed of Luffa cylindrica Roem. Chem Pharm Bull (Tokyo), 38:1185–8, 1991 May

Lungenkraut – Pulmonaria officinalis

Volkstümliche Namen: Arzneilungenkraut, Blaue Schlüsselblume, Echtes Lungenkraut, Fleckenkraut, Hirschkohl, Hirschmangold (dt.), Lungeurt (dan.), Common Lungwort, Dage of Jerusalem, Lungwort (engl.), Pulmonaria (span.), Herbe aux poumons, Herbe coeur, Pulmonaire, Sauge de Jerusalem (frz.), Polmonaria (it.), Pulmonaria (port.)

Familie: Boraginaceae

Botanik: Die Pflanze wird etwa 15 bis 30 cm hoch. Der Wurzelstock ist ziemlich dünn und ästig. Aus ihm treiben nacheinander Blütensprosse und Laubblattrosetten. Die Sprosse sind frischgrün und mit Drüsenhaaren besetzt. Die Stängel sind aufrecht oder aufsteigend, schwach kantig und behaart. Die rosettig angeordneten Grundblätter, die sich erst nach der Blüte bilden, sind lang gestielt, herz-eiförmig, spitz, länger als breit und mit weißlichen Flekken versehen. Die Stängelblätter sind wechselständig, in einen geflügelten Stiel verschmälert, scharf bespitzt und nur die unteren teilweise mit schwachen Fiedernerven. Die anfangs blauen und später blauvioletten Blüten stehen in wickelartigen Blütenständen auf Blütensprossen. Die Frucht sind 4 Nüsschen von 3,5 bis 4 mm Länge, reif kahl, glänzend braun bis schwarz, schwach gekielt und mit deutlich abgesetztem Ring.

Verbreitung: Die Pflanze ist im größten Teil Europas verbreitet.

Lungenkraut

Verwendete Pflanzenteile: Lungenkraut, bestehend aus den getrockneten, oberirdischen Teilen von *Pulmonaria officinalis* L.

Inhaltsstoffe

- Schleimstoffe: Polygalacturonane, Arabinogalactane, Rhamnogalacturonane
- Flavonoide (0,3 bis 0,5 %): bes. O-Glykoside des Kämpferols und Quercetins
- Gerbstoffe (ca. 6 %)
- Kieselsäure: mehr als 2,5 % wasserlösliche Kieselsäure
- Allantoin
- Kaffeesäurederivate: Chlorogensäure, Rosmarinsäure

Pharmakologie

Die Droge wirkt durch ihren Gehalt an Schleimpolysacchariden und Gerbstoffen expektorierend und reizlindernd.

Anwendungsgebiete

Volksmedizin: innerlich bei Erkrankungen und Beschwerden der Atemwege, des Magen-Darm-Traktes sowie der Niere und der ableitenden Harnwege; äußerlich zur Wundbehandlung.

Dosierung

als Bronchialtee: mehrmals täglich 1 Tasse aus 1,5 g (2 TL) auf 150 ml Wasser schluckweise und mit Honig gesüßt trinken.

Anwendungsbeschränkungen: Risiken der bestimmungsgemäßen Anwendung therapeutischer Dosen der Droge und Nebenwirkungen sind nicht bekannt.

Patienteninformation: Lungenkraut soll, wie der Name bereits vermuten lässt, aufgrund volksmedizinischer Erfahrungswerte vor allem bei Beschwerden und Erkrankungen der Atemwege, auch bei Magen-Darm-Beschwerden und Störungen der Nierenfunktion und der ableitenden Harnwege hilfreich sein; eindeutige wissenschaftliche Belege für die Wirksamkeit liegen allerdings nicht vor.

Bewertung der Wirksamkeit: Die Wirksamkeit der Droge ist nach den gültigen Kriterien für klinische Prüfungen von Arzneimitteln für die beanspruchten Indikationen bisher nicht belegt. Aus diesem Grund liegt für die therapeutische Anwendung eine Negativ-Bewertung in der entsprechenden Monographie der Kommission E (1987) vor. Aufgrund der reizlindernden und expektorierenden Wirkungen der enthaltenen Schleimpolysaccharide scheint die Anwendung bei Beschwerden des Respirations- und Magen-Darm-Traktes, der Nieren und ableitenden Harnwege plausibel.

Handelspräparate

Keine bekannt.

Literatur

Brantner A, Kartnig T: Flavonoid glycosides from aerial parts of Pulmonaria officinalis. Planta Med 61 (1995), 582

Luthy J et al: Pharm Acta Helv 59 (1984), 242

Müller BM, Franz G: Polysaccharide aus Pulmonaria officinalis – Wertgebende Bestandteile der Droge?. PZW 135 (1990), 243–251

Mädesüß – Filipendula ulmaria

Volkstümliche Namen: Johanniswedel, Krampftkraut, Mädesüß, Rüsterstaude, Spierblumen, Spierstauden, Sumpfspieren, Sumpf-Spirä, Wiesengeißbart, Wiesenkönigin, Wiesenspierstaude, Wurmkraut, Ziegenbart (dt.), Bridewort, Dolloff, Lady of the Meadow, Meadow Queen, Meadowsweet, Meadow-wort, Meadsweet, Queen of meadows, Queen of the Meadow, Spireaea ulmaria (engl.), Rine des prés, Ulmaire (frz.), Olmaria (it.)

Familie: Rosaceae

Botanik: Ausdauernd und wird etwa 50 bis 200 cm hoch. Der Stängel ist aufrecht, einfach oder oben verzweigt, derb, kantig, meist kahl oder selten filzig. Er trägt entfernt wechselständige, lang gestielte bis fast sitzende, unterbrochen unpaarig gefiederte Laubblätter mit paarweise gegenüberstehenden Seitenfiedern. Die radiären Blüten sind in endständigen, zusammengesetzten, lockeren Doldentrauben mit aufrechten, stark ungleichen Ästen angeordnet. Die 5 bis 6 freien Kelchblätter sind dreieckig, spitz, 1 mm lang, außen flaumig behaart und am Grunde mit dem flachen Blütenbecher verwachsen. Die 5 bis 6 freien Kronblätter sind verkehrt-eiförmig, in einen kurzen Nagel verschmälert, gelblichweiß und 2 bis 5 mm lang. Die Fruchtknoten sind kahl oder flaumig behaart und tragen einen unter 1 mm langen, eine abgeflacht-kugelige Narbe tragenden Griffel. Die einsamigen Schließfrüchte sind spiralig gewunden.

Verbreitung: Nord- bis südliches Mitteleuropa, Nordamerika und Norden Asiens.

M

Mädesüßblüten und -kraut

Verwendete Pflanzenteile: Mädesüßblüten bestehen aus den getrockneten Blüten von *Filipendula ulmaria* (L.) MAXIM. (Synonym: *Spiraea ulmaria* L.).

Inhaltsstoffe

- Ätherisches Öl (0,2 %): Hauptkomponenten Salicylaldehyd und Salicylsäuremethylether (beim Trocknen hervorgehend aus Monotropitin – Salicylaldehydprimverosid – und Spiraein – Salicylsäuremethylesterprimverosid –), weiterhin wenig Vanillin und Heliotropin
- Flavonoide (bis 5 %): Hauptkomponente Spiraeosid (Quercetin-4'-O-glucosid, 3 bis 4 %), weiterhin u. a. Kämpferol-4'-O-glucosid, Hyperosid, Rutin
- Gerbstoffe: Ellagitannine
- Flavonoide (ca. 2 %): u. a. Rutin, Hyperosid, Quercetin-3-O-glucuronid, Quercetin-3-O-arabinosid

Pharmakologie
Die salicylathaltige Droge wirkt antimikrobiell, antipyretisch und aquaretisch.
Im Tierversuch konnten durch die enthaltene Flavonoidfraktion ein positiver Einfluss auf die Heilung von Magengeschwüren sowie ein tonussteigernder Effekt auf die glatte Muskulatur beobachtet werden.

Anwendungsgebiete
Innere Anwendung: zur unterstützenden Behandlung bei Erkältungskrankheiten (flos et herba); bei fiebrigen Erkältungen zur Steigerung der Harnausscheidung (flos).
Volksmedizin: Flos: als Diuretikum, bei Muskel- und Gelenkrheumatismus sowie bei Gicht, bei Blasen- und Nierenerkrankungen und auch Kopfschmerzen. Herba: bei Magenbeschwerden mit Hyperazidität, Prophylaxe und Therapie von Magengeschwüren, bei Kindern auch gegen Diarrhöen.
Homöopathie: Rheumatismus und Schleimhautentzündungen.

Dosierung
Tagesdosis: 2,5–3,5 g (Flos) bzw. 4–5 g (Herba).
Tee: *Spiraeae flos et herba*: mehrmals täglich eine Tasse aus 1–2 g (1 TL) auf 150 ml trinken.
Fluidextrakt (herba): TD: 1,5–6 ml.
Tinktur (herba): TD: 2–4 ml.
Homöopathisch: 5 Tropfen oder 1 Tablette oder 10 Globuli oder 1 Messerspitze Verreibung alle 30–60 min (akut) oder 1–3-mal täglich (chronisch); ab D6: parenteral: 1–2 ml s. c. akut: 3-mal täglich; chronisch einmal täglich (HAB).

Anwendungsbeschränkungen: Risiken der bestimmungsgemäßen Anwendung therapeutischer Dosen der Droge und Nebenwirkungen sind nicht bekannt. Bei Überdosierung kann es zu Übelkeit und Magenbeschwerden kommen.
Gegenanzeigen: Sollte aufgrund des Salicylatgehaltes bei bekannter Salicylatüberempfindlichkeit nicht angewendet werden.

Patienteninformation: Arzneimittel aus Mädesüssblüten und -kraut können unterstützend bei Erkältungserkrankungen verwendet werden und auch bei rheumatischen Beschwerden, Gicht, bestimmten Blasen- und Nierenerkrankungen und Kopfschmerzen sowie Magenübersäuerung und Magengeschwüren, ferner bei kindlichen Durchfallerkrankungen. Sollten Sie gegen Salicylate (z. B. Aspirin) allergisch reagieren, dann dürfen Sie das Medikament nicht verwenden.

Bewertung der Wirksamkeit: Die Anwendung der salicylathaltigen Droge als Adjuvans bei Erkältungskrankheiten (positive Monographie der Kommission E, 1989) und fiebrigen Infekten sowie zur Förderung der Harnausscheidung ist durch die nachgewiesenen antimikrobiellen, antipyretischen und aquaretischen Eigenschaften erklärbar.

Handelspräparate
Keine bekannt

Literatur

Barnaulov OD et al: Rastit Resur 13 (1977), 661
Barnaulov OD, Denisenko P: Farmakol Toksicol 43 (1980), 700
Barnaulov OD: Rastit Resur 14 (1978), 573
Csedö K et al: The antibiotic activity of Filipendula ulmaria. Planta Med 59 (1993), A675
Genig AY et al: Mater S'ezola Farm B SSR 3 (1977), 162
Gräfe AK: Besonderheiten der Arzneimitteltherapie im Säuglings- und Kindesalter. PZ 140 (1995), 2659–2667
Haslam E et al: Ann Proc Phytochemistry Soc Eur 25 (1985), 252
Hörhammer L et al: Arch Pharm 61 (1956), 133
Kasarnovski LS: Tr Khar'kovsk Farmats Inst 2 (1962), 23
Lindeman A et al: Lebensm Wiss Technol. 15 (1982), 286
Thieme H: Pharmazie 20 (1965), 113
Valle MG et al: Planta Med 54 (1988), 181

Mahonie – Mahonia aquifolium

Volkstümliche Namen: Berberitze, Mahonie (dt.), Holly-leaved Berberis, Mountain Grape, Oregon Grape (engl.)

Familie: Berberidaceae

Botanik: Die Pflanze ist ein Stolonen treibender Strauch von 5 bis 150 cm Höhe mit festen, wenig verzweigten, gelbbraunen Ästen. Die Laubblätter sind immergrün, unpaarig gefiedert, 10 bis 20 cm lang, mit 3 bis 6 Paar Fiederblättchen von 4 bis 8 × 2 bis 4 cm. Sie sind eiförmig, stachelig gezähnt, ledrig, oberseits dunkelgrün und stark glänzend und mit ausgeprägter Nervatur. Die Blüten stehen in dichten, 5 bis 10 cm langen Rispen oder zu 3 bis 6 als aufrechte Trauben von 5 bis 8 cm in den Blattachseln. Die Blüten sind gelb und haben meist 9 Kelch-, 6 Kron- und 6 reizbare Staubblätter von etwa 8 cm Länge, die die inneren Blütenhüllensegmente leicht überragen. Die Blütenstiele sind 5 bis 10 mm lang. Die Früchte sind schwarzpurpurne , kugelige, bereifte Beeren mit rotem Saft. Die 2 bis 5 Samen sind glänzend braun.

Verbreitung: Der Strauch ist im pazifischen Nordamerika heimisch und in Europa Zierstrauch oder verwildert.
Herkunft der Droge: Sie kommt von Gartenpflanzen und aus Werksanbau von Pharmaunternehmen.

Patienteninformation: Zubereitungen aus der Mahonie oder Berberitze sollen innerlich und äußerlich angewandt, gemäß verschiedener volksmedizinischer Erfahrungen bei bestimmten Hautkrankheiten (Schuppenflechte) wie auch bei Verdauungsstörungen und Leber- und Galleleiden eine Beschwerdelinderung herbeiführen; wissenschaftlich ist die Wirksamkeit jedoch nicht belegt.

Mahoniarinde

Verwendete Pflanzenteile: Mahoniarinde besteht aus der Ast- und Zweigrinde sowie den Zweigspitzen von *Mahonia aquifolium* (PURSH.) NUTT.

Inhaltsstoffe

- Isochinolinalkaloide (in der Wurzelrinde 7 bis 16 %, in der Stammrinde 2 bis 4,5 %) vom
- Benzylisochinolin-Typ: u. a. Berberin
- Bisbenzylisochinolin-Typ: u. a. Berbamin, Oxyacanthin
- Aporphin-Typ: u. a. Isocorydin

Pharmakologie

Die alkaloidhaltige Bitterstoffdroge lässt die Anwendung als Tonikum bei Appetitlosigkeit etc. plausibel erscheinen. Das enthaltene Berberin hat eine schwach mutagene Wirkung.
In der äußerlichen Anwendung wird der Droge eine antipsoriatische Wirkung zugeschrieben.

Anwendungsgebiete

Volksmedizin: innerlich bei Hauterkrankungen mit schuppiger Haut, Psoriasis, Ekzemen, Bronchitis, Gastritis, Cholezystitis und Verdauungsstörungen.
Homöopathie: bei trockenen Hautausschlägen (z. B. bei Schuppenflechte zwischen den akuten Schüben) sowie Leber- und Gallenleiden.

Dosierung

Abkochung/Pulver: ED: 1–2 g Droge.
Fluidextrakt: 1–2 ml max. 3-mal täglich.
Homöopathisch: 5 Tropfen oder 1 Tablette oder 10 Globuli oder 1 Messerspitze Verreibung alle 30–60 min (akut) und 1–3 mal täglich (chronisch); parenteral: 1–2 ml s. c. akut: 3-mal täglich; chronisch einmal täglich; Salben 1–2-mal täglich (HAB).

Anwendungsbeschränkungen: Risiken der bestimmungsgemäßen Anwendung therapeutischer Dosen der Droge und Nebenwirkungen sind nicht bekannt.
Berberin wirkt gegenüber Hefezellen und im AMES-Test mutagen (Interkalation in die DNA), das bedeutet jedoch nicht zwangsläufig eine mutagene Wirkung der Droge bei Anwendung am Menschen.

Bewertung der Wirksamkeit: Die Wirksamkeit der Droge ist nach den gültigen Kriterien für klinische Prüfungen von Arzneimitteln für die beanspruchten Indikationen bisher nicht belegt; die Verwendung als Tonikum bei Appetitlosigkeit und Verdauungsstörungen ist aufgrund des Bitterstoffgehaltes nachvollziehbar.

Handelspräparate

Keine bekannt.

Literatur

Augustin M: Mahonia aquifolium bei Psoriasis. Z Phytother 17 (1996), 44
Galle K, Bladt S, Wagner H: Mahonia. Deutsche Apotheker Ztg 134 (1994), 4883
Mennet-von Eiff M, Meier B: Phytotherapie in der Dermatologie. Z Phytother 16 (1995), 201–210
Misik V et al: Lipoxygenase inhibition and antioxidant properties of protoberberine and aporphine alkaloids isolated from Mahonia aquifolium. Planta Med 61 (1995), 372–373
Müller K, Ziereis K, Gawlik I: The antipsoriatic Mahonia aquifolium and its active constituents II: Antiproliferative activity against cell growth of human keratinocytes. Planta Med 61 (1995), 74–75
Müller K, Ziereis K: The antisporiatic Mahonia aquifolium and its active constitutents; Pro- and antioxidant properties and inhibition of 5-lipoxygenase. Planta Med 60 (1994), 421
Niedner R, Wiesnauer M: Dermatologie: Mahonia aquifolium – ein Phytopharmakon in der Psoriasistherapie. Deutsche Apotheker Ztg 132 (1992), 890
N.N.: Ein Lichtblick in der Psoriasistherapie. Deutsche Apotheker Ztg 134 (1994), 646
Petersen-Lehmann J: Homöopathische Salbe gegen Schuppenflechte. PZ 137 (1992), 2892
Willaman JJ, Hui-Li L: Lloydia 33 (1970), 1

M

Maiglöckchen – Convallaria majalis

Volkstümliche Namen: Faltrianblume, Maiblume, Maiglöckchen, Maililie, Marienglöckchen, Niesekraut, Springauf, Talblume, Zauke (dt.), Convallaria, Convall-lily, Jacob's Ladder, Ladder-to-Heaven, Lily Constancy, Lily of the Valley, May Bells, May Lily, Muguet, Our Lady's Tears (engl.), Lirio de los valles (esp.), Lis des vallées, Muguet (frz.), Giglio delle convalli, Mughetto (it.), Konvalinka (tsch.)

Familie: Convallariaceae

Botanik: Die 15 bis 20 cm hohe Pflanze hat 2 bis 3 Laubblätter an der Spitze des ausläuferartigen, verzweigten Wurzelstockes. Die Blätter sind elliptisch zugespitzt, nach unten in langen, scheidigen Blattstiel verschmälert und von häutiger Scheide umgeben. Die Blüte ist eine einseitswendige, nickende Traube an meist dreikantigem Stängel; halbkugelig, glokkig, 6spaltig mit eirunden, spitzen, zurückgebogenen Zipfeln. Das Perigon ist weiß oder rosa. Die Staubblätter sind auf dem Boden des Perigons befestigt. Die Frucht ist eine hochrote, kugelige Beere mit zwei blauen Samen.

Verbreitung: Heimisch in Europa, eingeführt in Nordamerika und dem nördlichen Asien.

Maiglöckchenkraut

Verwendete Pflanzenteile: Maiglöckchenkraut sind die getrockneten, während der Blütezeit gesammelten, oberirdischen Teile von *Convallaria majalis* L. oder ihr nahestehender Arten.

Inhaltsstoffe

- Herzwirksame Steroidglykoside (Cardenolide, 0,1 bis 0,5 %): je nach geographischer Herkunft Hauptglykosid Convallatoxin (West- und Nordwesteuropa), Convallosid (Nord- und Osteuropa) oder Convallatoxin + Convallatoxol (Mitteleuropa)

Pharmakologie

Die Convallaria-Glykoside wirken qualitativ digitoxin- und strophantinartig. Untersuchungen zur Wirksamkeit sind nur älteren Datums. Die Kontraktionskraft und -geschwindigkeit der Herzmuskulatur wird bei verzögerter Relaxationszeit gesteigert, die Schlagfrequenz verlangsamt, die Erregungsleitung verzögert und die Erregbarkeit der Kammermuskulatur erhöht (positiv inotrop, negativ chronotrop, negativ dromotrop und positiv bathmotrop).
Die Droge wirkt nachweislich im Tierexperiment diuretisch und natriuretisch.
Im Tierversuch wurde eine dosisabhängige venokonstriktorische Wirkung festgestellt.

Anwendungsgebiete

Innere Anwendung: bei leichter Herzinsuffizienz (Stadium I-II NYHA), Altersherz und bei chronischer Cor pulmonale verwendet.
Volkstümlich werden Maiglöckchen seit langer Zeit bei Wehenschwäche, Epilepsie, Wassersucht, Schlaganfällen, Lähmung nach Apoplexie, bei Hydrops, Konjunktivitis und bei der Heilung von Lepra eingesetzt. Dieser Einsatz ist wegen der Giftigkeit heute nicht mehr gegeben.

Dosierung

Alle Angaben beziehen sich auf eingestelltes Maiglöckchenpulver (DAB 8). Andere nicht eingestellte Zubereitungen sind nicht vertretbar.
Tagesdosis: 0,6 g.

	Tinktur (1:10)	Fluidextrakt (1:1)	Trockenextrakt (4:1)
Einzeldosis (g)	2,0	0,2	0,05
Tagesdosis (g)	6,0	0,6	0,15

Anwendungsbeschränkungen: Als Nebenwirkungen können, besonders bei Überdosierung, Übelkeit, Erbrechen, Kopfschmerzen, Benommenheit, Störungen des Farbsehens und Herzarrhythmien auftreten. Gleichzeitige Anwendung von Chinidin, Calciumsalzen, Saluretika, Laxantien und Glucocorticoiden verstärkt Wirkungen und Nebenwirkungen. Symptome einer akuten Vergiftung und Therapie vgl. Fingerhut.
Die Vergiftungsgefahren sind bei peroraler Applikation wegen der schlechten Resorbierbarkeit der Glykoside relativ gering.

Patienteninformation: Zubereitungen aus Maiglöckchenkraut können Ihre Beschwerden lindern, wenn Sie an leichter, besonders auch altersbedingter Herzschwäche leiden. Sie sollten die Hinweise zur Dosierung streng beachten, um unerwünschte Nebenwirkungen zu vermeiden. Sollte bei Ihnen nach der Einnahme Übelkeit, Erbrechen, Kopfschmerz, Benommenheit, Störung des Farbensehens und unregelmäßiger Herzschlag auftreten, dann ist das Medikament sofort abzusetzen und der behandelnde Arzt zu informieren.

Bewertung der Wirksamkeit: Aufgrund des Gehalts an herzwirksamen Glykosiden kann die Droge erfolgreich bei leichter Herzinsuffizienz (Stadium NYHA I-II), Altersherz und chronischem Cor pulmonale eingesetzt werden (Positiv-Monographie der Kommission E, 1987, 1990). Zu beachten ist hierbei, dass sich die Angaben zur Wirksamkeit und Dosierung auf eingestelltes Maiglöckchenpulver (DAB 8) beziehen. Die Verwendung nicht eingestellter Zubereitungen ist medizinisch nicht vertretbar. Der Einsatz bei den volksmedizinisch beanspruchten Indikationen ist heute aufgrund der erheblichen Toxizität der Droge nicht mehr zu empfehlen. Anwendungsbeschränkungen und Dosierungshinweise sind zu beachten.

Handelspräparate

Convacard® 3mal tgl. 1–2 Drg. m. etwas Flüssigkeit v. den Mahlz.)
Convallocor® SL 100 (Kombination aus 2 Wirkstoffen, 3–4mal tgl. 1–2 Drg. einnehmen)
Convastabil® (Kombination aus 2 Wirkstoffen; 3mal tgl. 20–30 Tr. in Flüssigk.)
Lacoerdin®-N (Kombination aus 5 Wirkstoffen, 3mal tgl. 1–2 Drg. m. Flüssigk.).
Valdig-N® Bürger (3mal tgl. 30 Tr.)

Literatur

Bleier W et al: Pharm Acta Helv 40 (1965), 554
Hölzl J, Franz C: Planta Med 24 (1973), 378
Kopp B, Kubelka W: Planta Med 45 (1982), 87
Krenn L, Schlifelner, L, Stimpfl, T, Kopp, B: HPLC separation and quantitative determination of cardenolides in Herba Convallariae. Planta Med 58 (1992), A682
Laufke R: Planta Med 6 (1958), 237
Loew D: Pharmakokinetik von herzglykosidhaltigen Pflanzenextrakten. Z Phytother 15 (1994), 197–202
Loew D: Phytotherapie bei Herzinsuffizienz. Z Phytother 18 (1997), 92–96
Tschesche R et al: Naturwissensch. 46 (1959), 109

Majoran – Origanum majorana

Volkstümliche Namen: Gartenmajoran, Majoran, Oregano, Wurstkraut (dt.), Annual marjoran, Knotted Marjoram, Marjoram, Sweet Marjoram (engl.), Marjolaine (frz.), Maggiorana (it.)

Familie: Lamiaceae

Botanik: Ist in Mitteleuropa ein- und im Mittelmeergebiet zweijährig. Sie hat eine stark verzweigte Sprossachse und ist 20 bis 50 cm hoch. Die Sprosse sind graugrün bis weißlich, zuweilen rötlich überlaufen, mehr oder weniger flaumig bis filzig behaart. Die Laubblätter sind spatelig, kurz gestielt, 0,5 bis 2 cm lang und 0,5 bis 1 cm breit, ganzrandig, abgerundet, beiderseits graufilzig, dicklich und meist ohne deutlich hervortretende Nerven. Die unscheinbaren, sitzenden Blüten überragen die graufilzigen Deckblätter kaum. Der ungezähnte Kelch ist infolge der fast völligen Rückbildung der beiden unteren und völliger Verwachsung der 3 oberen Blätter scheinbar einblättrig, 2,5 cm lang und im übrigen wie die Hochblätter. Die Krone ist weiß bis blass lila oder rosa, 4 mm lang, mit wenig ungleichen, spitzen Zipfeln, wobei die beiden oberen zu einer Oberlippe verbunden sind. Die Staubblätter sind in der Kronröhre eingeschlossen oder hervorragend. Die Früchte sind Nüsschen von 0,75 bis 1 mm Länge. Sie sind glatt und hellbraun.

Verbreitung: Die Pflanze ist im südöstlichen Mittelmeerraum heimisch und wird dort und in Deutschland angebaut.

Herkunft der Drogen: Vorwiegend aus Kulturen in Ägypten, Frankreich, Thüringen und dem Balkan.

Majorankraut

Verwendete Pflanzenteile: Majorankraut besteht aus den getrockneten, zur Blütezeit gesammelten und von den Stielen abgestreiften Blättern und Blüten von *Origanum majorana* L. (Synonym *Majorana hortensis* M.).

Inhaltsstoffe

- Ätherisches Öl (1 bis 3 %)
- Flavonoide: u. a. Diosmetin, Luteolin, Apigenin und deren C- und O-Glykoside, u. a.Vitexin, Orientin, Thymonin
- Hydrochinonglykoside: u. a. Arbutin (ca. 0,15 bis 0,45 %), Methylarbutin
- Kaffeesäurederivate: Rosmarinsäure, Chlorogensäure
- wasserlösliche Polysaccharide (ca. 13 %)
- Triterpene: u. a. Ursolsäure (ca. 0,5 %), Oleanolsäure (ca. 0,2 %)

Pharmakologie

Für Majorankraut konnte eine antivirale Wirkung der Lamiaceengerbstoffe nachgewiesen werden. Die überlieferte Anwendung bei Magen-, Darm- und Gallebeschwerden ist nicht belegt.

Anwendungsgebiete

Volksmedizin: bei Magen-Darmbeschwerden, Depressionszuständen, Migräne, Krämpfen; bei Lähmungen, Neurasthenie, nervösen Kopfschmerzen, Schwindel, Krampfhusten und Schnupfen.
Homöopathie: bei gesteigerter sexueller Erregbarkeit.

Sonstige Verwendung
Haushalt: als Gewürz.

Dosierung

Tee/Aufguss: Ein bis zwei Teelöffel Droge werden mit kochendem Wasser übergossen und nach 5 min abgeseiht; schluckweise 1–2 Tassen täglich trinken.
Äußerlich: zur Mundspülung und als Umschlag (5 % Aufguss).
Homöopathisch: 5–10 Tropfen, 1 Tablette, 5–10 Globuli, 1 Messerspitze Verreibung 1–3-mal täglich oder 1 ml Injektionslsg. s. c. 2-mal wöchentlich (HAB).

Anwendungsbeschränkungen: Risiken der bestimmungsgemäßen Anwendung therapeutischer Dosen der Droge und Nebenwirkungen sind nicht bekannt. Wegen des Arbutingehaltes ist die Droge nicht für längerfristigen Gebrauch geeignet (vgl. Bärentraubenblätter). Majoransalbe sollte bei Säuglingen und Kleinkindern nicht angewendet werden.

Patienteninformation: Zubereitungen aus Majorankraut sollen aufgrund überlieferter Erfahrungswerte u. a. bei Husten, Schnupfen, Magen-Darm- und Gallebeschwerden wirksam sein. Die Wirksamkeit ist jedoch wissenschaftlich nicht belegt. Das Arzneimittel sollte nicht über einen längeren Zeitraum angewendet werden, bei Kleinkindern und Säuglingen sollte die Anwendung ganz unterbleiben.

Bewertung der Wirksamkeit: Die Wirksamkeit der Droge ist nach den gültigen Kriterien für klinische Prüfungen von Arzneimitteln für die beanspruchten Indikationen bisher nicht belegt. Die Bewertung in der Monographie der Kommission E (1992) ist negativ. Es könnte allenfalls ein gewisser Einfluss des ätherischen Öls für die Anwendung bei Schnupfen und Bronchitis abgeleitet werden.

Handelspräparate

Menodoron® (Kombination aus 5 Wirkstoffen)

Literatur

Brosche T, Vostrowsky O: Über die Komponenten des ätherischen Öls aus Majorana hortensis Moench. Z Naturforsch 36C (1981), 23–29
Herrmann K: Lebensm Unters Forsch. 116 (1962), 224
Kucera LS, Hermann ECjr: Proc Soc Exp Biol Med 124 (1967), 865, 874
Lossner G: Planta Med 16 (1968), 54

Majoranöl

Verwendete Pflanzenteile: Majoranöl ist das aus den getrockneten, zur Blütezeit gesammelten und von den Stielen abgestreiften Blättern und Blüten von *Origanum majorana* L. (Synonym *Majorana hortensis* M.) durch Wasserdampfdestillation gewonnene, ätherische Öl sowie dessen Zubereitungen.

Inhaltsstoffe

– Hauptkomponenten im ätherischen Öl des Krautes cis-Sabinenhydrat (Anteil 40 bis 50 %), cis-Sabinenhydratacetat (Anteil 20 bis 30 %), Sabinen (Anteil ca. 10 %) und trans- Sabinenhydrat (Anteil ca. 2 %); cis-Sabinenhydratacetat lagert sich bei Wasserdampfdestillation um, u. a. in Terpinen-4-ol (Anteil im, durch Wasserdampfdestillation gewonnenem, ätherischen Öl 15 bis 40 %), γ-Terpinen (Anteil, im durch Wasserdampfdestillation gewonnenem, ätherischen Öl 2 bis 12 %), α-Terpinen, Limonen und Terpinolen. Das führt zu Aromaänderung.

Pharmakologie

Für Majoranöl konnte eine antimikrobielle Wirkung gegen *Aspergillus fumigatus, A. niger, A. flavus, A. aegyptiacus, Escherichia coli, Staphylococcus aureus, Bacillus cereus, Penicillium cyclopium* und *Trichoderma viride*. Eine arzneiliche Verwendung des Öls scheint aufgrund der hohen Konzentration jedoch kaum relevant. Die überlieferte Anwendung bei Magen-, Darm- und Gallebeschwerden ist nicht belegt.

Anwendungsgebiete

Volksmedizin: bei Gallenbeschwerden, Krämpfen im Magen-Darm-Bereich und Husten.

Dosierung

Keine gesicherten Angaben.

Anwendungsbeschränkungen: Risiken der bestimmungsgemäßen Anwendung therapeutischer Dosen der Droge und Nebenwirkungen sind nicht bekannt. Wegen des Arbutingehaltes ist die Droge nicht für längerfristigen Gebrauch geeignet (vgl. Bärentraubenblätter). Majoransalbe sollte bei Säulingen und Kleinkindern nicht angewendet werden.

Patienteninformation: Zubereitungen aus Majoranöl sollen aufgrund volksmedizinischer Erfahrungswerte u. a. bei Husten, Magen-Darm- und Gallebeschwerden wirksam sein, für die Wirksamkeit gibt es jedoch keine wissenschaftlichen Belege. Das Arzneimittel sollte nicht über einen längeren Zeitraum angewendet werden, bei Kleinkindern und Säuglingen sollte die Anwendung ganz unterbleiben.

Bewertung der Wirksamkeit: Die Wirksamkeit der Droge ist nach den gültigen Kriterien für klinische Prüfungen von Arzneimitteln für die beanspruchten Indikationen bisher nicht belegt. Die Bewertung in der Monographie der Kommission E (1992) ist negativ. Es könnte allenfalls ein Einfluss des ätherischen Öls in der Anwendung bei Schnupfen und Bronchitis abgeleitet werden.

Handelspräparate

Keine bekannt.

Literatur

Brosche T, Vostrowsky O: Über die Komponenten des ätherischen Öls aus Majorana hortensis Moench. Z Naturforsch 36C (1981), 23–29
Herrmann K: Lebensm Unters Forsch. 116 (1962), 224
Kucera LS, Hermann ECjr: Proc Soc Exp Biol Med 124 (1967), 865, 874
Lossner G: Planta Med 16 (1968), 54

Malabarnuss – Justicia adhatoda

Volkstümliche Namen: Malabar-Nuss (dt.), Bakash (bengali), Adulsa, Arusa, Malabar Nut, Malbar nut (engl.), Adulsa, Vasaka (hindi), Adatoda, Agaladara (sinhala), Adadodi, Vachai (tamil.)

Familie: Acanthaceae

Botanik: Die Pflanze ist ein immergrüner, unangenehm riechender, dichter Strauch von 2,5 m Höhe mit zahlreichen, meist gegenständigen Ästen. Die Stammrinde ist gelb. Die Blätter sind einfach, gestielt, lanzettlich bis elliptisch, 8 bis 25 cm lang und 2,5 bis 8 cm breit. Sie sind zugespitzt, ganzrandig, dünn und ledrig. Die Blüten stehen in dichten, 2,5 bis 7,5 cm langen, gestielten, blattachselständigen Ähren. Die Tragblätter sind elliptisch, die Vorblätter länglich-lanzettlich. Der Kelch ist bis 1,5 cm lang, kahl oder schwach behaart, tief 5spaltig, mit gleichmäßigen lanzettlichen Segmenten. Die Krone ist weiß mit roten bis purpurnen Bändern. Die Frucht ist eine 4samige, kurz behaarte, längsrillige Kapsel. Die Samen sind rundlich, unbehaart, schwach höckerig-warzig und im Durchmesser 5 bis 7 mm.

Verbreitung: Ursprünglich in Nordindien beheimatet, ist die Pflanze heute im gesamten Verbreitungsgebiet der Ayurveda-Medizin in Indien, Sri Lanka bis hin zum Malaiischen Archipel zu finden.

Malabarnussblätter

Verwendete Pflanzenteile: Malabarnussblätter sind die getrockneten Blätter der *Justicia adhatoda* L.

Inhaltsstoffe

- Chinazolinalkaloide (0,5 bis 2 %): u. a. Vasicin (Anteil 45 bis 95 %) und Vasicinon (Anteil 11 bis 15 %), weiterhin u. a. Hydroxyvasicin, Vasicolin
- Ätherisches Öl (0,2 %, unangenehm riechend)

Pharmakologie

Die Alkaloidfraktion (Vasicin) zeigt im Tierversuch nach kurzzeitiger Bronchokonstriktion eine langanhaltende Bronchodilatation.
Das ätherische Öl wirkt expektorierend.

Anwendungsgebiete

Volksmedizin: bei akuten und chronischen Bronchitiden, Katarrhen der oberen Luftwege und bei Tuberkulose zur Auswurfförderung und Hustenstillung.
Homöopathie: bei Heuschnupfen und akuten Entzündungen der oberen Luftwege.

Sonstige Verwendung
Landwirtschaft: Die Blätter besitzen insektizide Wirkung.
Pharmazie/Medizin: Modellsubstanz zur Expektorantienherstellung.

Dosierung

Tagesdosis: 1–2 g als Droge oder Fluidextrakt (1:1) mit Ethanol 40 % (V/V).
Homöopathisch: 5 Tropfen oder 1 Tablette oder 10 Globuli oder 1 Messerspitze Verreibung alle 30–60 min (akut) oder 1–3-mal täglich (chronisch); parenteral: 1–2 ml s. c. akut: 3-mal täglich; chronisch einmal täglich (HAB).

Anwendungsbeschränkungen: Risiken der bestimmungsgemäßen Anwendung therapeutischer Dosen der Droge und Nebenwirkungen sind nicht bekannt. Auf Grund des Gehaltes an Vasicin könnte es bei Aufnahme großer Dosen zu Erregungszuständen kommen.
Die Anwendung während der Schwangerschaft sollte vermieden werden.

Patienteninformation: Arzneimittel aus Malabarnussblättern können, auch in homöopathischen Dosen, bei Erkrankungen der Atemwege wirksam sein.

Bewertung der Wirksamkeit: Die Wirksamkeit der Droge ist nach den gültigen Kriterien für klinische Prüfungen von Arzneimitteln für die beanspruchten Indikationen bisher nicht belegt. Die bronchodilatatorische Wirkung der Alkaloidfraktion (Vasicin) und die expektorierenden Wirkungen des ätherischen Öls sprechen für eine gewisse Wirksamkeit bei den beanspruchten volksmedizinischen Indikationen. Die Anwendungsbeschränkungen sind zu beachten.

Handelspräparate

Keine bekannt.

Literatur

Brain KR, Thapa BB: J Chromatogr 258 (1988), 183–188
Cooper-Driver G, Swain T: Bot J Linn Soc 74 (1977), 1–21

Malve – Malva sylvestris

Volkstümliche Namen: Große Käsepappel, Hasenpappel, Käsekraut, Käsepappel, Malve, Mauretanische Malve, Mohrenmalve, Pappelblume, blaue, Rossmalve, Rosspappel, Stockrose, Waldmalve, Wilde Malve (dt.), Cheeseflower, Common mallow, Country Mallow, high mallow, Mallow, Mallow, Blue, Mallow, Common, Mallow, High, Mauls (engl.), Fausse guimauve, grande mauve, mauve sauvage (frz.), Malva riondela (it.)

Familie: Malvaceae

Botanik: Die Malve ist eine zweijährige oder ausdauernde krautige Pflanze von 30 bis 120 cm Höhe. Die Stängel sind ästig, niederliegend bis bogig steigend, am Grunde leicht holzig und rauhhaarig. Die Blätter sind wechselständig, lang gestielt, nierenförmig-rundlich, mit meist 5 Lappen und kerbig-gesägt. Die Blüten stehen büschelig in den Blattachseln. Sie sind hellpurpur mit dunklen Längsstreifen. Sie haben 3 Außenkelch-, 5 Kelch- und 5 Kronenblätter. Letztere sind viel länger als der Kelch und tief ausgerandet. Die zahlreichen Staubblätter sind zu einer 10 bis 12 mm langen Staubblattröhre verwachsen. Die Fruchtstiele sind aufrecht oder schräg abstehend. Die Fruchtknoten bestehen aus 9 bis 11 Fruchtblättern. Die Frucht ist eine 7 bis 9 mm breite und etwa 2 mm dicke Scheibe, die in Teilfrüchte zerfällt. Diese sind kahl oder auf dem Rücken zerstreut behaart, scharf berandet und grubig.

Verbreitung: Ursprünglich wahrscheinlich südeuropäisch-asiatischen Ursprungs, ist die Pflanze heute in den subtropischen und gemäßigten Breiten beider Hemisphären anzutreffen.
Herkunft der Droge: Hauptsächlich aus dem Anbau in Südosteuropa.

Malvenblätter

Verwendete Pflanzenteile: Malvenblätter bestehen aus den getrockneten Laubblättern von *Malva sylvestris* L. und/oder *Malva neglecta* W.

Inhaltsstoffe

- Schleimstoffe (6 bis 8 %): Galacturonorhamane und Arabinogalactane
- Flavonoide: u. a. Hypolaetin-3-O-glucosid, Gossypetin-3-O-glucosid, auch Flavonoidsulfate u. a. Gossypetin-8-O-β-D-glucuronid-3-sulfat, Hypolaetin-8-O-glucosid-3'-sulfat

Pharmakologie

Hauptwirkstoffe: Polysaccharide, Flavonoide, Gerbstoffe.

Anwendungsgebiete

Innere Anwendung: bei Schleimhautreizungen im Mund- und Rachenraum sowie im Magen-Darm-Trakt; bei Katarrhen der oberen Luftwege und trockenem Reizhusten.
Volksmedizin: Umschläge und als Badezusatz bei der Wundbehandlung.

Dosierung

Tagesdosis: 5 g Droge.
Tee: 3–5 g Blätter (3–4 TL) auf 150 ml, 10 min ziehen lassen, 1–2-mal täglich trinken.

Anwendungsbeschränkungen: Risiken der bestimmungsgemäßen Anwendung therapeutischer Dosen der Droge und Nebenwirkungen sind nicht bekannt.

Patienteninformation: Zubereitungen aus Malvenblättern können bei Schleimhautreizungen des Mund- und Rachenraumes und Magen-Darm-Traktes, Katarrhen der oberen Luftwege und trockenem Reizhusten sowie in Form eines Umschlages oder Badezusatzes bei der Wundbehandlung beschwerdelindernd wirken.

Bewertung der Wirksamkeit: Die Anwendung der Droge bei Schleimhautreizungen des Mund- und Rachenraumes und des Gastrointestinaltraktes, bei Katarrhen des Respirationstraktes und trockenem Reizhusten wie auch äußerlich zur Wundbehandlung erscheint durch den Gehalt an Schleimstoffen, Flavonoiden und Gerbstoffen plausibel. Für die Anwendungsgebiete Schleimhautreizungen im Mund- und Rachenraum sowie Katarrhe der oberen Luftwege und dadurch bedingtem, trockenem Reizhusten liegt eine positive Bewertung in der Monographie der Kommission E (1989) vor.

Handelspräparate

Sidroga Malvenblätter

Literatur

Classen B, Amelunxen F, Blaschek W: Analytical and structural investigations of the mucilage of Malva species. Planta Med 59 (1993), A614
Classen B, Amelunxen F, Blaschek W: Malva sylvestris – Mikroskopische Untersuchungen zur Entstehung von Schleimbehältern. Deutsche Apotheker Ztg 134 (1994), 3597
Papageorgiou VP: Planta Med 38 (1980), 193
Schneider K, Ullmann V, Kubelka W: Malvaceen-Schleimdrogen. Zur Bestimmung des Quellungsfaktors. Deutsche Apotheker Ztg 130 (1990), 2303

Malvenblüten

Verwendete Pflanzenteile: Malvenblüten bestehen aus den getrockneten Blüten von *Malva sylvestris* L. und/oder von *Malva sylvestris* L. ssp. *mauritiana* (L.) A. E. G.

Inhaltsstoffe
- Schleimstoffe (ca. 6 bis 10 %): Galacturonorhamane und Arabinogalactane
- Anthocyane: u. a. Malvin

Pharmakologie
Hauptwirkstoffe: Polysaccharide, Flavonoide
Die Droge vermittelt Schleimhautschutz, einhüllende und reizlindernde Wirkung aufgrund des hohen Schleimgehaltes.

Anwendungsgebiete
Innere Anwendung: bei Schleimhautreizungen im Mund- und Rachenraum und trockenem Reizhusten.
Volksmedizin: innerlich bei Gastroenteritis, Blasenleiden und Bronchialkatarrhen; äußerlich zur Wundbehandlung.

Sonstige Verwendung
Industrie: früher als Färbemittel.

Dosierung
Tagesdosis: 5 g Droge.
Tee: 1,5–2 g Droge mit 150 ml kaltem Wasser ansetzen und aufkochen; alternativ mit kochendem Wasser übergießen, nach 10 min abseihen, 2–3 Tassen täglich.

Anwendungsbeschränkungen: Risiken der bestimmungsgemäßen Anwendung therapeutischer Dosen der Droge und Nebenwirkungen sind nicht bekannt.

Patienteninformation: Arzneimittel aus Malvenblüten können bei Reizerscheinungen des Mund- und Rachen-Raumes wie auch bei trokkenem Reizhusten wirksam sein und sollen aufgrund volksmedizinischer Erfahrungswerte auch bei Magen-Darm-Entzündungen, Blasenleiden, Bronchialkatarrhen und äußerlich zur Wundbehandlung nützlich sein.

Bewertung der Wirksamkeit: Es liegt eine positive Bewertung der Kommission E (1989) vor. Die Verwendung der Droge bei Schleimhautreizungen des Mund- und Rachenraumes und trockenem Reizhusten scheint aufgrund der einhüllenden und reizlindernden Wirkungen der enthaltenen Schleimstoffe plausibel.

Handelspräparate
Malvenblätter
Sidroga Malvenblätter

Literatur
Classen B, Amelunxen F, Blaschek W: Analytical and structural investigations of the mucilage of Malva species. Planta Med 59 (1993), A614
Classen B, Amelunxen F, Blaschek W: Malva sylvestris – Mikroskopische Untersuchungen zur Entstehung von Schleimbehältern. Deutsche Apotheker Ztg 134 (1994), 3597
Papageorgiou VP: Planta Med 38 (1980), 193
Schneider K, Ullmann V, Kubelka W: Malvaceen-Schleimdrogen. Zur Bestimmung des Quellungsfaktors. Deutsche Apotheker Ztg 130 (1990), 2303

Mandelbaum – Prunus dulcis

Volkstümliche Namen: Mandel, bitter und süß, Mandelbaum (dt.), Almond, Bitter Almond, Greek Nuts, Jordan Almond, Sweet Almond (engl.)

Familie: Rosaceae

Botanik: Die Pflanze ist ein mäßig hoher, selten bis 10 (12) m hoher Baum oder Strauch mit schwach rotgefärbten, bei der Wildform dornenden, bei der Kulturform wehrlosen Zweigen. Die Laubblätter haben einen 1,2 bis 1,5 cm langen, drüsigen Stiel und eine kahle, länglich-lanzettlich-spitze oder gesägte, derbe, glänzend dunkelgrüne Spreite. Die Blüten sitzen meist zu 2 auf sehr kurzen Stielen. Die Kronblätter sind 19 bis 20 mm lang, zartrosa bis weißlich mit dunklen Adern. Die Frucht ist länglich-eiförmig, zusammengedrückt, 3,5 bis 4,6 cm lang und 2,5 bis 3 cm breit, graugrün, samtartig-filzig, behaart. Die Steinschale ist gelb, hart, zusammengedrückt, breit und scharf gerandet, außen mit punktförmigen, unregelmäßigen Gruben, innen glatt-glänzend, dick- oder dünnschalig. Der Samen ist zimtbraun, abgeplattet, 2 cm lang und 1,2 bis 1,5 cm breit.

Verbreitung: In Westasien heimisch, heute jedoch in vielen Regionen kultiviert.

M

Bittere Mandeln

Verwendete Pflanzenteile: Bittere Mandeln sind die Früchte von *Prunus dulcis* var *amara* (MILL.) D. A. WEBB)

Inhaltsstoffe
- Cyanogene Glykoside, Amygdalin, 0,2 bis 8,5 % (12 bis 500 mg Blausäure pro 100 g entsprechend)
- Fettes Öl (nichttrocknend, 38 bis 60 %): Hauptfettsäuren Ölsäure (Anteil ca. 77 %) und Linolsäure (Anteil 17 bis 20 %)
- Eiweißstoffe (25 bis 35 %)
- Schleimstoffe (3 bis 3 %): Arabinogalaktane

Pharmakologie
Keine gesicherten Angaben.

Anwendungsgebiete
Früher als Mittel gegen Hustenreiz, Erbrechen und Übelkeit in Form des Bittermandelwassers

verwendet. Diente auch als Geschmackskorrigens.

Dosierung
Höchstdosis beachten (s. Anwendungsbeschränkungen).

Anwendungsbeschränkungen: Die Droge ist aufgrund des hohen Cyanidgehaltes stark giftig. 10 bittere Mandeln sollen für ein Kind, 60 für einen Erwachsenen tödlich sein.

Patienteninformation: Aufgrund möglicher Vergiftungserscheinungen wird die Anwendung von Bittermandeln nicht mehr empfohlen.

Bewertung der Wirksamkeit: Die Wirksamkeit der Droge für die beanspruchten Indikationen ist bisher nicht belegt. Die Anwendung gilt heute als obsolet.

Handelspräparate
Keine bekannt.

Literatur
Le Quesne, PW et al: J Nat Prod 48 (1985), 496
Opdyke DLJ: Food Cosmet Toxicol 14 (1976)
Salvo F et al: Riv Ital Sostanze Grasse 57 (1980), 24
Saura-Calixto F et al: Fette, Seifen, Anstrichm 87:4. 1985.
Sommer W: Dissertation Universität Kiel 1984.

Süße Mandeln

Verwendete Pflanzenteile: Süße Mandeln sind die Früchte von *Prunus dulcis* (MILL.) D.A. WEBB.

Inhaltsstoffe
- Fettes Öl (nichtrocknend, 43 bis 57 %): Hauptfettsäuren Ölsäure (Anteil ca. 77 %) und Linolsäure (Anteil 17 bis 20 %)
- Eiweißstoffe (20 bis 25 %)
- Schleimstoffe (3 bis 4 %): Arabinogalaktane

Pharmakologie
Demulgierend.

Anwendungsgebiete
Dient der Hautpflege und Einreibungen.

Sonstige Verwendung
Kosmetik: als teure Salbengrundlage in Dermatika, große Beliebtheit bei der Herstellung von Biokosmetika.

Dosierung
Keine bekannt.

Anwendungsbeschränkungen: Risiken der bestimmungsgemäßen Anwendung der Droge und Nebenwirkungen sind nicht bekannt.

Patienteninformation: Zubereitungen aus süßen Mandeln werden aufgrund ihrer pflegenden Wirkung als Salbengrundlage und in Hautpflegemitteln verwendet.

Bewertung der Wirksamkeit: Die Wirksamkeit der Droge ist nach den gültigen Kriterien für klinische Prüfungen von Arzneimitteln für die beanspruchten Indikationen bisher nicht belegt. Die Anwendung zur Hautpflege ist aufgrund der demulgierenden Wirkung plausibel.

Handelspräparate
Nur in Kosmetikprodukten.

Literatur
Fincke H: Z Untersuch Lebensm 52 (1926), 423
Garcia-Mas J, Messeguer R, Arus P, Puigdomenech P: Hypoglycemic effect of Prunus amygdalus seeds in albino rabbits. Indian J Exp Biol, 27:295–6, 1997 Mar
Le Quesne, PW et al: J Nat Prod 48 (1985), 496
Opdyke DLJ: Food Cosmet Toxicol 14 (1976)
Salvo F et al: Riv Ital Sostanze Grasse 57 (1980), 24
Saura-Calixto F et al: Fette, Seifen, Anstrichm 87 (1985), 4

Mannaesche – Fraxinus ornus

Volkstümliche Namen: Blumenesche, Mannaesche, Orne, Weißesche (dt.), European flowering ash, Flake Manna, Flowering Ash, Manna Ash (engl.), Maná (esp.), Frene fleuri, orné à manne (frz.), Avornello, frassina della manna, orinielle (it.)

Familie: Oleaceae

Botanik: F. ornus ist ein bis 8 m hoher Baum mit grauer, warzig-krustiger Rinde. Die 1jährigen Zweige sind olivgrün oder bräunlich-graugrün, etwas glänzend, rundlich oder zusammengedrückt bis fast 4kantig, mit zahlreichen, hellbräunlichen Lentizellen. Die End- und Seitenknospen sind kugelig und 4schuppig. Die Fiederblättchen sind elliptisch-eilanzettlich oder eiförmig, vorn in eine Spitze auslaufend, am Rande kerbig gesägt, oberseits sattgrün, unterseits heller grün. Die Blüten sind aufrechte, später überhängende Rispen. Die Kronblätter sind am Grunde paarweise miteinander verbunden, lineal bis schmal zungenförmig und weiß. Die Frucht ist ein Nüsschen. Sie ist hängend, zungenförmig, 3 bis 4 mm lang und 7 bis 10 mm breit. Sie ist am Grunde abgerundet oder keilförmig verschmälert, glänzend, dunkelbraun, flach, queroval und längs gestreift. Die Samen sind eiförmig, 15 bis 20 mm lang und 4 bis 5 mm breit, flach, längs gestreift und braun.

Verbreitung: Südeuropa bis zum Südrand der Alpen, Siebenbürgen bis zur europäischen Türkei.

Manna

Verwendete Pflanzenteile: Manna besteht aus dem durch Einschnitte in die Stamm- und Astrinde von *Fraxinus ornus* L. gewonnenem und getrocknetem Saft.

Inhaltsstoffe
- Alditole: Mannitol (70 bis 90 %)
- Oligosaccharide: Stachyose (Manneotreose, 10 bis 15 %), Mannotriose, Glucose, Fructose

Pharmakologie
Die Droge wirkt aufgrund des Mannitolgehaltes laxierend.

Anwendungsgebiete
Innere Anwendung: bei Erkrankungen, bei denen eine erleichterte Darmentleerung mit weichem Stuhl erwünscht ist, z. B. Hämorrhoiden, Analfissuren oder auch Verstopfung.

Dosierung
Tagesdosis: Erwachsene 20–30 g Droge, Kinder 2–16 g Droge.

Anwendungsbeschränkungen: Risiken der bestimmungsgemäßen Anwendung therapeutischer Dosen der Droge und Nebenwirkungen sind nicht bekannt. Bei empfindlichen Personen können Blähungen und Übelkeit auftreten. Bei Darmverschluss darf die Droge nicht angewendet werden.

Patienteninformation: Manna ist ein gutes Mittel zur Erweichung des Stuhles und Förderung der Stuhlausscheidung und wird besonders bei Hämorrhoiden, Entzündungen und Verletzungen am Darmausgang und zum schonenden Abführen verwendet. Bei besonders empfindlichen Personen können Übelkeit und vermehrte Blähungen auftreten, bei Verdacht auf Darmverschluss darf das Arzneimittel nicht verwendet werden.

Bewertung der Wirksamkeit: Die Droge ist reich an Mannitol und wirkt deshalb laxierend. Die Anwendung bei Obstipation und Erkrankungen, bei denen eine erleichterte Defäkation erforderlich ist, z. B. Analfissuren oder Hämorrhoiden, ist plausibel und wird in der Monographie der Kommission E (1990) positiv bewertet. Gegenanzeigen und mögliche Nebenwirkungen bei sensiblen Personen sind zu beachten.

Handelspräparate
Herz Punkt Abführ
Original Schwedenkräuter (Kombination aus 9 Wirkstoffen)
Theiss Schwedenkräuter (Kombination aus 7 Wirkstoffen)

Literatur

Shammas G, Philianos S, Verykokidou-Vitsaropoulou E: Chemical constituents of the flowers of Fraxinus ornus L. Ann Pharm Fr 46 (1990), 13–6
Stefanova Z, Neychev H, Ivanovska N, Kostova I: Effect of a total extract from Fraxinus ornus stem bark and esculin on zymosan- and carrageenan-induced paw oedema in mice. J Ethnopharmacol, 46:101–6, 1995 May

Mannstreu – Eryngium campestre

Synonyme: *Eryngium amethystinum* COMOLLI, *E. billardieri* MACCH., *E. officinale* GARSAULT, *Eryngium trifidum* L., *Eryngium vulgare* LAM.

Volkstümliche Namen: Brachdistel, Donardistel, Ellend, Feldmannstreu, Feld-Mannstreu, Krausdistel, Laufdistel, Mannstreu, Meerstranddistel, Radendistel, Rolandsdistel, Rolldistel, Stranddistel (dt.), Eringo, Eryngo, Field Eryngo, Sea Holly, Sea Holme, Sea Hulver (engl.), Cardo-corredor (esp.), Barbe de chévre, chardon Roland, chardon roulant, panicaut à cent tetes, pique à l'ane (frz.), Calcatreppola, cardostellato, eringio, eringo (it.), Cardo-corredori (port.)

Familie: Apiaceae

Botanik: Blüte und Frucht: Die Pflanze trägt, kleine, endständige Trugdolden an ovalen bis kugeligen Köpfchen an weitschweifigen Blütenständen. Die die Krone umgebenden lineaisch-lanzettlichen bis pfriemlichen Hüllblätter laufen in stechenden Enddorn aus. Die Kelchblätter sind lanzettlich, laufen in eine dornige Stachelspitze aus und sind doppelt so lang wie die weißblütigen oder grau-grünlichen Kronblätter. Die Frucht ist zusammengedrückt verkehrt-eiförmig mit lanzettlichen, spitzen Schuppen.
Blätter, Stängel und Wurzel: Die Pflanze ist 15 bis 60 hoch, ausdauernd, weißlich oder gelbgrün mit aufrechtem, dickem, gerilltem, sparrigem Stängel und bildet mit den Ästen einen halbkugeligen Busch. Die Blätter sind derb, kurz gestielt oder sitzend, oben stängelumfassend, doppelt fiederspaltig und stachelig gezähnt. Die Wurzel ist walzlich, dick, braun und verholzt.
Merkmale: Die Wurzel ist scharf würzig.

Verbreitung: Die Pflanze kommt fast überall in Europa, in Nordafrika und verschleppt in Nordamerika vor.

Mannstreuwurzel

Verwendete Pflanzenteile: Mannstreuwurzel ist die im Frühjahr und Herbst gesammelte und getrocknete Wurzel bzw. der Wurzelstock von *Eryngium campestre* L.

Inhaltsstoffe
- Triterpensaponine
- Furanocumarine
- Pyranocumarine: u. a. Aegelinol und dessen Angeloyl-, Senecionyl- oder Benzoylester Agasyllin, Grandivittin und Aegelinolbenzoat
- Monoterpenglykoside vom Cyclohexenol-Typ, z. B. 3-(β-D-Glucosyloxymethyl)-2,4,4-trimethyl-2,5-cyclohexadien-1-on
- Kaffeesäureester: Chlorogensäure, Rosmarinsäure
- Oligosaccharide: 1-Kestose

Pharmakologie
Die Wurzel soll gering expektorierend wirken, was durch den Saponingehalt erklärt werden könnte. Valide Daten liegen nicht vor.

Anwendungsgebiete
Volksmedizin: innerlich bei Blasen- und Nierensteinen, Entzündungen der Nieren und Harnwege, Harnverhaltung, Nierenkoliken, Ödemen, bei Husten und Bronchitis, Hautkrankheiten und zum Abstillen.

Dosierung
Tee: 30–40 g Droge auf einen Liter kochendes Wasser, bis zum Erkalten ziehen lassen; tgl. 3–4 Tassen.
Abkochung: 4 EL Droge für 10 min mit 1 l Wasser kochen, weitere 10 min ziehen lassen; tgl. 2–3 Tassen.
Tinktur: 20 g Droge für 10 Tage in 80 g 60%igem Alkohol ziehen lassen; TD 50–60 Tropfen auf 3–4 Einnahmen verteilen.

Anwendungsbeschränkungen: Risiken der bestimmungsgemäßen Anwendung therapeutischer Dosen der Droge und Nebenwirkungen sind nicht bekannt.

Patienteninformation: Zubereitungen aus Mannstreu- oder Stranddistelwurzel sollen vor allem bei Husten und Bronchitis, aber auch bei Entzündungen und Steinbildung im Bereich der Harnwege, Wassersucht, Hautkrankheiten und zur Unterstützung des Abstillens wirksam sein; eindeutige wissenschaftliche Beweise für die Wirksamkeit liegen jedoch nicht vor.

Bewertung der Wirksamkeit: Die Wirksamkeit der Droge ist nach den gültigen Kriterien für klinische Prüfungen von Arzneimitteln bisher nicht belegt. Die beanspruchte expektorierende Wirkung könnte aber durch den Saponingehalt erklärt werden.

Handelspräparate
Keine bekannt.

Literatur
Bhargava SK, Dixit VP: Plant Med Phytother 19 (1985), 29
Erdelmeier CAJ, Sticher O: Planta Med 51 (1985), 407–409
Gracza L et al: Arch Pharm 312 (1985), 1090
Hiller K, Linzer B: PA 22 (1967), 321
Hiller K: In „The Biology and Chemistry of the Umbelliferae". Ed. V. N. Heywood, Academic Press London 1971
Kartnig T, Wolf J: Flavonoide aus den oberirdischen Teilen von Eryngium campestre. Planta Med 59 (1993), 285
Lisciani R et al: J Ethnopharmacol 12 (1984), 263

Mannstreukraut

Verwendete Pflanzenteile: Mannstreukraut sind die getrockneten Blätter und Blüten von *Eryngium campestre* L.

Inhaltsstoffe
- Triterpensaponine
- Kaffeesäureester: Chlorogensäure, Rosmarinsäure
- Flavonoide

Pharmakologie
Die Droge soll leicht diuretisch und durch den Saponingehalt expektorierend wirken. Valide Daten liegen nicht vor.

Anwendungsgebiete
Volksmedizin: als Adjuvans bei Entzündungen der ableitenden Harnwege, bei Harn- und Blasenleiden, Prostatitis und bei Bronchialkatarrh.

Sonstige Verwendung
Haushalt: die Blätter nutzt man als Salat.

Dosierung
Keine gesicherten Angaben.

Anwendungsbeschränkungen: Risiken der bestimmungsgemäßen Anwendung der Droge und Nebenwirkungen sind nicht bekannt.

Patienteninformation: Zubereitungen aus Mannstreu- oder Stranddistelkraut sollen bei Husten und Bronchitis, aber auch bei Entzündungen und anderen Erkrankungen im Bereich der Harnwege und der Vorsteherdrüse wirksam sein. Eindeutige wissenschaftliche Beweise für die Wirksamkeit liegen jedoch nicht vor.

Bewertung der Wirksamkeit: Die Wirksamkeit der Droge ist nach den gültigen Kriterien für klinische Prüfungen von Arzneimitteln bisher nicht belegt. Die beanspruchte expektorierende Wirkung könnte jedoch durch den Saponingehalt erklärt werden.

Handelspräparate

Keine bekannt.

Literatur

Bhargava SK, Dixit VP: Plant Med Phytother 19 (1985), 29
Erdelmeier CAJ, Sticher O: Planta Med 51 (1985), 407–409
Gracza L et al: Arch Pharm 312 (1985), 1090
Hiller K, Linzer B: PA 22 (1967), 321
Hiller K: In „The Biology and Chemistry of the Umbelliferae". Ed. V. N. Heywood, Academic Press London 1971
Kartnig T, Wolf J: Flavonoide aus den oberirdischen Teilen von Eryngium campestre. Planta Med 59 (1993), 285
Lisciani R et al: J Ethnopharmacol 12 (1984), 263

Manuka – Leptospermum scoparium

Volkstümliche Namen: Manuka (dt., engl.)

Familie: Myrtaceae

Botanik: Das widerstandfähige, immergrüne Gewächs ist sehr vielseitig in der Wuchsform und kann bis zu 15 m hoch werden, einzeln als kleiner Baum oder in ausgedehnteren, geschlossenen Beständen in Form besenartiger Gestrüppe vorkommen. Die schmal-länglichen, nadelartigen Blätter haben einen aromatischen Geruch und einen bitteren, herben Geschmack. Die Blütenfarbe variiert, je nach Chromgehalt des Bodens, von weiß bis rosarot.

Verbreitung: Australien (Victoria), Neuseeland

Manukaöl

Verwendete Pflanzenteile: Die Droge ist das aus den Blättern und Zweigen von *Leptospermum scoparium* J. R et G. FORST durch Dampfdestillation gewonnene Öl.

Inhaltsstoffe

Blätter: ein Triketon „Laptospermon", die höchsten Konzentrationen werden in Pflanzen aus der East Cape Region der Nordinsel Neuseeland gefunden.
Ätherisches Öl: große Anteile an Terpinen-4-ol und Benzylacetat, Borneol, Aromadendrene, 1,8-Cindeol, Linalool, γ-Terpineol, β-Cariophyllene, Limonene, r-Cymene, β-Pinene, α-Cubebene.
Rinde: Triterpensäure, Ursolsäureacetat, Ellaginsäure und ihre O-methyläther.

Pharmakologie

Der Inhaltsstoff Leptospermon, ein pflanzliches Antibiotikum, ist für die signifikanten antibakteriellen Eigenschaften des ätherischen Öles vor allem aus Pflanzen der East Cape Region gewonnen, verantwortlich. Die Substanz erwies sich auch als anthelmintisch und insektizid. Eine weitere, in hohen Mengen gefundene Komponente ist Terpinen-4-ol, das nachgewiesenermaßen keimtötend wirkt. Im Laborversuch erwies sich Manukaöl als aktiv gegen 39 verschiedene Mikroorganismen, darunter *Candida albicans* und *Trichophytum mentagrophytes* mit möglicher Aktivität auch gegen multiresistente Keime wie z.B. MRSA. Manuka Honig wird in der Volksmedizin Neuseelands seit Jahrhunderten zur Behandlung vor allem von schlecht heilenden Wunden verwendet. Die antibakterielle Wirkung eines unpasteurisierten Honigs von Bienen, die nur auf *L. scoparium* geweidet hatten, wurde an *St. aureus* getestet und erwies sich als außergewöhnlich wirkam, wobei die Wirkung durch andere Substanzen als das Hydrogenperoxid, das normalerweise für die antibakterielle Eigenschaften von Honig verantwortlich ist, hervorgerufen wurde. Ein käuflich zu erwerbender Honig, der mittels Gammastrahlen ohne Verlust der antibakteriellen Fähigkeiten sterilisiert wird, wurde mit gutem Erfolg bei Patienten mit hartnäckigen Wunden oder Ulzera Crura, die mit konventioneller Therapie nicht zu beherrschen waren, eingesetzt. Vor kurzem konnte zudem für Manuka Honig Aktivität gegen *Heliobacter pylori* nachgewiesen werden, der die Ausbildung von gastroduodenalen und peptischen Ulzera induziert und auch für die Entstehung von Magenkarzinomen verantwortlich gemacht wird. Einige Inhaltsstoffe von Manuka hemmen möglicherweise verschiedene Enzymgruppen, die von therapeutischem Interesse sind. Dazu zählen Cyteinproteasen, die mit dem Auftreten von u.a. Muskeldystophie in Verbindung gebracht werden, ferner Virusreplikation, Tumorinvasion und Metastasenbildung. Manukaöl soll zudem analgetische, aneasthesierense, antipuriginöse, desodorierende, diaphoretische, immunstimulierende, insektizide, sedative, antivirale, expektorierende und aphrodisierende Wirkung zeigen. Im Vergleich zum australischen Teebaumöl (*Melaleuca alternifolia*) wirkt das neuseeländische Teebaumöl kaum irritierend und kann auch bei empfindlicher Haut verwendet werden.

Anwendungsgebiete
Neuseeländisches Teebaumöl oder Manukaöl wird innerlich und äußerlich für die Behandlung einer Vielzahl von Erkrankungen eingesetzt, darunter vor allem Dermatomykosen, Wunden und infektiöse Hauterkrankungen aber auch Asthma, Erkältungskrankheiten, Husten, Grippe, intestinale oder vaginale Infektionen, Mundfäule etc. Unverdünntes Öl wird äußerlich bei Frostbeulen und Furunkel und besonders bei Muskel- und Gelenkbeschwerden verwendet, wobei ein rasches, über 24 Stunden anhaltendes Nachlassen des Schmerzes sowie anhaltende Verbesserung der Beweglichkeit über Wochen beschrieben wird.
Neuseeländische Volksmedizin: Zubereitungen aus dem Gummi, Pflanzensaft, den Samenkapseln, Blättern, der Rinde oder den Blüten wurden sowohl äußerlich wie innerlich bei einer großen Anzahl von Krankheitsbildern eingesetzt, darunter Wunden, Verstopfung, Koliken, Fieber und Husten, Ein Dekokt aus den Blättern wurde bei Beschwerden des Harntraktes getrunken. Das Kauen der Rinde soll entspannend wirken und den Schlaf fördern. Honig und weißer Gummi werden zur Behandlung von Ulzera, Wunden und Verbrennungen eingesetzt.

Dosierung
Ätherisches Öl in 5%iger Konzentration, Erwachsene innerlich 13 Tropfen, für ein Bad 2–4 Tropfen.

Anwendungsbeschränkungen: Risiken der bestimmungsgemäßen Anwendung therapeutischer Dosen der Droge sind nicht bekannt.

Patienteninformation: Neuseeländisches Teebaumöl oder Manukaöl kann innerlich und äußerlich für die Behandlung einer Vielzahl von Erkrankungen eingesetzt werden. Dazu gehören beispielsweise verschiedene Erkältungskrankheiten oder Muskel- und Gelenkbeschwerden. Auf der Wirkung gegen Bakterien und Pilze beruht in erster Linie die Anwendung bei verschiedenen Hauterkrankungen. Die Wirksamkeit ist bisher nicht ausreichend durch wissenschaftliche Studien belegt, sondern beruht in erster Linie auf Erfahrungen aus der traditionellen Anwendung.

Bewertung der Wirksamkeit: Die postitve Wirkung der Droge ist nach den gültigen Kriterien für klinische Prüfungen zur Wirksamkeit von Arzneimitteln bisher nicht belegt. Inhaltsstoffe mit bekannten pharmakologischen Eigenschaften, Ergebnisse der experimentellen Forschung und volksmedizinische Erfahrungen sprechen jedoch für die Wirksamkeit des Manukaöls zumindest bei einigen der beanspruchten Anwendungsgebiete.

Handelspräparate
Manuka Honig
Manuka Öl

Literatur
Brooker SG, CVambie RC, Cooper RC: New Zealand Medical Plants, Auckland 1987
Carr A: Tea Trees and Their Therapeutic value. The Linus Pauling Institute, 1998

Mariendistel – Silybum marianum

Volkstümliche Namen: Frauendistel, Magendistel, Mariendistel, Marienkörner, Milchdistel, Stechkörner, Stichsaat, Stichsamen (dt.), Marian Thistle, Mediterranean Milk Thistle, Milk Thistle (engl.)

Familie: Asteraceae

Botanik: Die Pflanze wird zwischen 70 und 150 cm groß. Der Stengel ist aufrecht. Die Blätter sind wechselständig. Die unteren sind buchtig-fiederspaltig, die oberen lanzettlich, stengelumfassend, entlang der Nerven weiß gefleckt und am Rande mit gelben Stacheln versehen. Die Blütenstände sind einzelne, große und etwas nickende, purpurrote Korbblütenköpfe. Die Hülle ist kugelig. Die äußeren Hüllblätter sind mit derbem Grund, dann verbreitert und laufen in eine starke Dornenspitze aus. Die inneren Hüllblätter sind zugespitzt. Die Blüte hat nur Röhrenblüten. Die Frucht ist braunfleckig mit glänzend weißem Haarschopf.

Verbreitung: Ist in Europa heimisch.

Mariendistelkraut

Verwendete Pflanzenteile: Mariendistelkraut sind die frischen oder getrockneten oberirdischen Teile von *Silybum marianum* (L.) GAERTN.

Inhaltsstoffe
- Flavonoide: bes. Apigenin-, Luteolin- und Kämpferol-7-O-glucoside, Apigenin-4,7′-di-O-glucosid, Kämpferol-7-O-glucosid-3-sulfat
- Steroide: Sterole, u. a. β-Sitosterol, β-Sitosterolglucosid

- Polyine
- Organische Säuren: Fumarsäure (3,3 %) (Silymarin (vgl. Mariendistelfrüchte) fehlt, es ist nur in der Fruchtwand lokalisiert)

Pharmakologie
Die der Droge zugeschriebene cholagoge Wirkung ist nicht belegt.

Anwendungsgebiete
Zubereitungen aus Mariendistelkraut werden zur Anregung sowie bei funktionellen Störungen von Leber und Galle, bei Gelbsucht, Gallenkoliken, Milzleiden angewendet. Früher wurde die Droge auch als Malariamittel, Emmenagogum und bei Gebärmutterleiden verwendet.

Dosierung
Tee: 2 bis 3 Tassen täglich.

Anwendungsbeschränkungen: Risiken der bestimmungsgemäßen Anwendung therapeutischer Dosen der Droge und Nebenwirkungen sind nicht bekannt.

Patienteninformation: Auf Grund der fehlenden Wirksamkeitsnachweise wird die Anwendung von Mariendistelkraut bei funktionellen Störungen von Leber und Galle, bei Gelbsucht, Gallenkoliken, Milzleiden und Seitenstechen nicht empfohlen.

Bewertung der Wirksamkeit: Die Kommission E (1992) empfiehlt Mariendistelkraut nicht zur therapeutischen Anwendung. Die Wirkung von Mariendistelkraut ist unsicher und konnte bisher nicht ausreichend belegt werden, so dass das Nutzen-Risiko-Verhältnis als negativ bewertet werden muss.

Handelspräparate
Keine bekannt.

Literatur
Ahmed AA et al: Phytochemistry 28 (1989), 1751
Khafagy SM et al: Sci Pharm 49 (1981), 157
Mericli AH: Planta Med 54 (1988), 44

Mariendistelfrüchte

Verwendete Pflanzenteile: Mariendistelfrüchte sind die reifen, vom Pappus befreiten Früchte von *Silybum marianum* (L.) GAERTN.

Inhaltsstoffe
- Silymarin (Flavonolignangemisch, 1,5 bis 3 %): Hauptkomponenten Silybin A, Silybin B (Gemisch als Silibinin bezeichnet), Isosilybin A, Isosilybin B, Silychristin, Silydianin
- Flavonoide: Apigenin, Chryseriol, Eriodictyol, Naringenin, Quercetin, Taxifolin
- Fettes Öl (20 bis 30 %)

Pharmakologie
Silymarin bzw. Silibinin wirkt hepatoprotektiv gegenüber zahlreichen experimentellen Leberschädigungsmodellen, insbesondere in Bezug auf Knollenblätterpilzvergiftung. Darüber hinaus stimuliert Silymarin die Aktivität der RNA-Polymerase I im Zellkern der Hepatozyten mit der Konsequenz einer gesteigerten ribosomalen Proteinsynthese und Regenerationsfähigkeit der Leber. Dieser Mechanismus kommt insbesondere bei der Antidotwirkung gegenüber der Knollenblätterpilzintoxikation zum Tragen, da das Knollenblätterpilzgift α-Amanitin dieses Enzym im Zellkern hemmt. Die Droge besitzt darüber hinaus auch cholagoge Wirkung.

Präklinik: In verschiedenen chronischen Leberintoxikationsmodellen an Ratten, Mäusen, Kaninchen und Hühnchen ist die Wirksamkeit von Silymarin bzw. Silibinin nachgewiesen worden (Leng-Peschlow und Strenge-Hesse 1991). Parenteral verabreichtes Silymarin wirkte bei akuter oraler Leberschädigung durch CCl_4 protektiv und bei Desoxycholat vermindernd und verzögernd auf die Freisetzung von SDH und GLDH (Schriewer et al. 1973a). Auf die einmalige akute parenterale Leberschädigung von Ratten mit Thioacetamid wirkte parenteral appliziertes Silymarin signifikant antihepatotoxisch (Schriewer et al. 1973b). Dies wurde durch Messung der Leberenzymwerte und anderer Zellbestandteile gestützt (Dwivedi et al. 1991).

Des Weiteren stabilisieren diese Inhaltsstoffe der Mariendistelfrüchte die Leberzellmembranen (Hikono 1984, Parasassi et al. 1984, Strubelt et al. 1980, Schriewer und Lohmann 1976, Schriewer et al. 1975, Ramellini und Meldolesi 1974 und 1976).

Auch eine sehr gute Radikalfänger-Wirkung konnte in vitro in diversen Studien nachgewiesen werden (z. B. Kim et al. 1997, Campos et al. 1989, Valenzuela et al. 1985).

Die Vermehrung der ribosomalen Proteinsyntheseorte durch Silibinin wird für die klinisch beobachtete Beschleunigung der Leberzellregeneration verantwortlich gemacht (Sonnenbichler und Zetl 1984, Sonnenbichler et al. 1986a).

Im Tierversuch konnte den Mariendistelfrüchten auch eine anti-ulzerogene Wirkung (Khayyal 2001), in vitro ein anti-inflammatorischer und anti-arthritischer Effekt (Gupta 1999) nachgewiesen werden.

Klinik: Placebo-kontrollierte Doppelblindstudien bei Patienten mit alkoholtoxischer Leberschädigung sind mit über 200 Patienten durchgeführt worden. Die Dosierung betrug 420 mg Silymarin täglich für 4 Wochen bis 6 Monate. Die Werte für γ-GT, GOT, GPT und Bilirubin wurden in der Silymarin-Gruppe gegenüber dem Ausgangswert und gegenüber der Placebo-Gruppe signifikant gebessert (Leng-Peschlow und Strenge-Hesse 1991, Fintelmann und Albert 1980). Silymarin hat sich auch bei chronisch-entzündlichen Lebererkrankungen (Kiesewetter et al. 1977) sowie bei Leberzirrhose (Fintelmann 1986) in Placebo-kontrollierten Doppelblindstudien als wirksam erwiesen. Im Rahmen einer Anwendungsbeobachtung zeigte sich bei 83 Patienten mit alkoholbedingter Fettleber bzw. Fettleber mit Bindegewebsvermehrung, die durchschnittlich 6 Wochen mit 210–315 mg Silymarin behandelt wurden, kurze Zeit nach Behandlungsbeginn eine deutliche Besserung des Allgemeinbefindens. Appetitlosigkeit, Oberbauchbeschwerden, Abgeschlagenheit und allgemeine Schwäche ließen nach, das Körpergewicht nahm im Mittel um 2 kg zu (Schmidt 1971). Auch Arzneimittel-induzierte (Held 1994, Kurz-Dimitrova 1971) und Arbeitsstoff-bedingte (Szilard et al. 1988) Leberschäden können mit Silymarin gut behandelt werden.

Anwendungsgebiete

Die Droge verwendet man bei dyspeptischen Beschwerden, bei toxischen Lebererkrankungen, zur unterstützenden Behandlung chronisch-entzündlicher Lebererkrankungen, bei Leberzirrhose und als Antidot bei Knollenblätterpilzvergiftungen.

Dosierung

Tagesdosis: 12–15 g Droge, entsprechend 200–400 mg Silymarin, berechnet als Silybin.
Tee: 3–4 g zerstoßene Droge (1–2 TL) auf 150 ml, 10–15 min ziehen lassen.
Die Präparate enthalten Trockenextrakt (Auszugsmittel zumeist Aceton, selten Ethanol) mit Droge-Extrakt-Verhältnissen im Bereich von 20–70:1. Sie sind auf den Silymarin-Gehalt eingestellt. Der Trend geht einer weiteren Einengung der Silymarin-Fraktion bis hin zu reinen Silymarin-Präparaten.

Anwendungsbeschränkungen: Risiken der bestimmungsgemäßen Anwendung therapeutischer Dosen der Droge und Nebenwirkungen sind nicht bekannt.

Patienteninformation: Mariendistelfrüchte wirken nachweislich antagonistisch gegen zahlreiche Arten der Leberschädigung und sind deshalb zur Behandlung von toxischen Leberschäden (z. B. durch zu starken Alkoholgenuss) und bei chronisch-entzündlichen Lebererkrankungen und Leberzirrhose geeignet. Bei länger anhaltenden Beschwerden oder Unverträglichkeiten sollten Sie unbedingt einen Arzt aufsuchen.

Bewertung der Wirksamkeit: Die Kommission E (1986) empfiehlt Zubereitungen aus Mariendistelfrüchten zur Behandlung von toxischen Leberschäden sowie zur unterstützenden Behandlung bei chronisch-entzündlichen Lebererkrankungen und bei Leberzirrhose. Die therapeutische Wirksamkeit von Mariendistelfrüchte-Zubereitungen ist durch viele klinische Studien und durch Tierversuche belegt. Die klinischen Prüfungen sind größtenteils GCP-gerecht und entsprechen damit den gültigen Kriterien für klinische Prüfungen zur Wirksamkeit von Arzneimitteln. Schwerwiegende Nebenwirkungen sind bei vorschriftsmäßiger Anwendung nicht zu erwarten.

Handelspräparate:

Hepabesch®
Hepa Loges®: 3-mal tgl. 1 Kapsel mit etwas Wasser einnehmen bzw. 3-mal tgl. 2 Dragees.
Legalon®: Kapseln 70: zu Beginn der Behandlung 3-mal tgl. 2 Kapseln, als Erhaltungsdosis 3-mal tgl. 1 Kapsel; Kapseln 140: zu Beginn der Behandlung 3-mal tgl. 1 Kapsel. Als Erhaltungsdosis 2-mal tgl. 1 Kapsel unzerkaut mit etwas Flüssigkeit; Suspension: zur Initialbehandlung und in schweren Fällen 4-mal tgl. 1 Messlöffel, als Erhaltungsdosis 2-mal tgl. 1 Messlöffel, Dosis für Kinder: in schweren Fällen 3-mal tgl. 1 Messlöffel, sonst 3-mal tgl. 1/2 Messlöffel
Legalon® SIL: Tagesdosis: 20 mg Silibinin pro kg Körpergewicht, in 24 Std. verteilt auf 4 Infusionen von jeweils 2 Std. Dauer mit anschließendem 4stündigem infusionsfreiem Intervall unter Beachtung der Flüssigkeitsbilanz.
Silymarin Stada®: 140 mg: Erwachsene und Kinder über 12 Jahre 2–3 Kapseln tgl.; 200 mg: Erwachsene und Kinder über 12 Jahre 1–2 Kapseln tgl.
Silymarin von ct: Silymarin 70: 3-mal 2 Filmtabletten; Silymarin 140: 3-mal 1 Filmtablette; in leichten Fällen zur Nachbehandlung 3-mal 1 Filmtablette Silymarin 70 oder 3-mal 1/2 Filmtablette Silymarin 140.

Literatur

Baumann J: Über die Wirkung von Chelidonium, Curcuma, Absinth und Carduus marianus auf die Galle- und Pankreassekretion bei Hepatopathien. Med Mschr 29 (1975), 173
Benda I, Zenz W: Wien Med Wschr 123 (1973), 512
Benda L, Dittrich H, Ferenzi P, Frank H, Wewalka F: The influence of Therapy with silymarin on the survial rate of patients with liver cirrhosis. Wien Klin Wschr 92 (1980), 678–683
Campos R, Garrido A, Guerra R, Valenzuela A: Silybin Dihemisuccinate Protects Against Glutathione Depletion and Lipid Peroxidation Induced by Acetaminophenon on Rat Liver. Planta Med 55 (1989), 417–419
Desplaces A et al: Arzneim Forsch 25 (1975), 89

Devault RL, Rosenbrook W: J Antibiotic 26 (1973), 532
Dwivedi Y, Rasrogi R, Sharma SK, Garg NK, Dhawan BN: Picroliv Affords Protection Against Thioacetamide-Induced Hepatic Damage in Rats. Planta Med 57 (1991), 25–28
Feher J, Deak G, Muezes G et al: Hepatoprotective activity of silymarin legalon therapy in patients with chronic alcoholic liver disease. Orv Hetil 130 (1989), 2723–2727
Ferenci P, Dragosics B, Dittrich H et al: Randomized controlled trial of silymarin treatment in patients with cirrhosis of the liver. J Hepatol 9 (1989), 105–113
Fintelmann V: Der toxisch-metabolische Leberschaden und seine Behandlung. Z Phytother 7 (1986), 65–73
Fintelmann V, Albert A: Nachweis der therapeutischen Wirksamkeit von Legalon bei toxischen Lebererkrankungen im Doppelblindversuch. Therapiewoche 30 (1980), 5589–5594
Gupta OP, Sing S, Bani S, Sharma N, Malhotra S, Gupta BD, Banerjee SK, Handa SS: Anti-inflammatory and anti-arthritic activities of silymarin acting through inhibition of 5-lipoxigenase. Phytomed 7 (1999), 21–24
Held C: Die Folge Entzündung-Fibrose-Zirrhose muß durchbrochen werden. Forsch Prax 13 (1994), 14–15
Hikono H, Kiso Y, Wagner H, Fiebig M: Antihepatotoxic Actions of Flavonolignans from Silybum marianum Fruits. Planta Med 50 (1984), 248–250
Hruby K et al: Hum Toxicol 2 (1983), 183
Hruby K, Fuhrmann M, Csomos G, Thaler H: Pharmakotherapie der Knollenblätterpilzvergiftung mit Silibinin. Wien Klein Wschr 95 (1983), 225–231
Khayyal MT, El-Ghazaly MA, Kenawy SA, Seif-El-Nasr, Mahran LG, Kafafi YAH, Okpanyi SN: Antiulcerogenic effect of some gastrointestinally acting plant extracts and their combination. Arzneim-Forsch/Drug Res 51 (2001), 545–553
Kiesewetter E, Leodolter I, Thaler H: Ergebnisse zweier Doppelblindstudien zur Wirksamkeit von Silymarin bei chronischer Hepatitis. Leber Magen Darm 7 (1977), 318–323
Kim HJ, Chun YJ, Park JD, Kim, SI, Roh JK, Jeong TC: Protection of Rat Liver Microsomes against Carbon Tetrachloride-Induced Lipid Peroxidation by Red Ginseng Saponin through Cytochrome P450 Inhibition. Planta Med 63 (1997), 415–418
Koch H: Leberschutz-Therapeutika. Pharmazie in unserer Zeit 9 (1980), 33–44, 65–74
Kurz-Dimitrova D: Leberschutzbehandlung psychiatrisch-neurologischer Patienten bei Langzeittherapie mit Psychopharmaka. Z Präklin Ger 9 (1971), 275–277
Leng-Peschlow E, Strenge-Hesse A: Die Mariendistel (Silybum marianum) und Silymarin als Lebertherapeutikum. Z Phytother 12 (1991), 162--174
Lorenz D, Mennicke WH, Behrendt W: Untersuchungen zur Elimination von Silymarin bei cholecystektomierten Patienten. Planta Med 45 (1992), 216–233
Martines G, Copponi V, Cagnetta G: Aspetti del danno epatico dopo somministrazione sperimentale di alcuni farmaci. Arch Sci Med 137 (1980), 367–386
Marugg D, Reutter FW: Die Amanita-phalloides-Intoxikation. Moderne therapeutische Maßnahmen und klinischer Verlauf. Schweiz Rundschau Med (Praxis) 14 (1985), 972–982
Mennicke WH: Zur biologischen Verfügbarkeit und Verstoffwechselung von Silybin. Dtsch Apoth Ztg 115 (1975), 1205–1206
Parasassi T, Martellucci A, Conti F, Messina B: Drug-membrane interactions: silymarin, silibyn and microsomal membranes. Cell Biochem Funct 2 (1984), 85–88
Poser G: Arzneim Forsch 21 (1971), 1209
Qiu SJ et al: Chin J Cardiol. 9 (1981), 61
Ramellini G, Meldolesi J: Stabilization of Isolated Rat Liver Plasma Membranes by Treatment in vitro with Silymarin. Arzneim Forsch/Drug Res 24 (1974), 806–808
Ramellini G, Meldolesi J: Liver Protection by Silymarin: In vitro Effect on Dissociated Rat Hepatocytes. Arzneim Forsch/Drug Res 26 (1976), 69–73
Rauen HM, Schriewer H: Die antihepatotoxische Wirkung von Silymarin bei experimentellen Leberschäden der Ratte durch Tetrachlorkohlenstoff, D-Galaktosamin und Allylalkohol. Arzneim Forsch/Drug Res 21 (1971), 1194–1201
Salmi HA, Sarna S: Effect of silymarin on chemical, functional and morphological alterations of the liver. A double-blind controlled study. Scand J Gastroenterol 17 (1982), 517–521.
Schmidt L: Beiträge zur Therapie des Alkoholismus und alkoholtoxischer Leberschäden. Therapiewoche 21 (1971), 2466–2469
Schriewer H, Badde R, Roth G, Rauen HM: Die Pharmakokinetik der antihepatotoxischen Wirkung des Silymarins bei der Leberschädigung der Ratte durch CCl4 und Desoxycholat. Arzneim Forsch/Drug Res 23 (1973a), 157–158
Schriewer H, Badde R, Roth G, Rauen HM: Die antihepatotoxische Wirkung des Silymarins bei der Leberschädigung durch Thioacetamid. Arzneim Forsch/ Drug Res 23 (1973b), 160–161
Schriewer H, Kastrup W, Wiemann W, Rauen HM: Ein Beitrag zur Frage der antihepatotoxischen Wirkung von Silymarin auf den durch Phalloidinintoxikation gestörten Lipidstoffwechsel der Ratte. Arzneim Forsch/Drug Res 25 (1975), 188–194
Schriewer H, Lohmann J: Regulationsstörungen des Phospholipidstoffwechsels der Gesamtleber, Mitochondrien und Mikrosomen bei der akuten Intoxikation durch Thioacetamid und deren Beeinflussung durch Silymarin. Arzneim Forsch/Drug Res 26 (1976), 65–69
Schulz HU, Schürer M, Krumbiegel G et al: Untersuchungen zum Freisetzungsverhalten und zur Bioäquivalenz von Silymarin-Präparaten. Arzneim Forsch/ Drug Res 45 (1995), 61–64
Sonnenbichler J, Zetl I: Untersuchungen zum Wirkungsmechanismus von Silibinin, Einfluß von Silibinin auf die Synthese ribosomaler RNA, mRNA und tRNA in Rattenlebern in vivo. Hoppe-Seyler's Physiol Chem 365 (1984), 555–556
Sonnenbichler J, Goldberg M, Hane L, Madubunyi I, Vogel S, Zetl I: Stimulatory effect of Silibinin on the DNA synthesis in partially hepatectomized rat livers: non-response in hepatoma and other malign cell lines. Biochem Pharmacol 35 (1986a), 538–541
Sonnenbichler J, Zetl I: Biochemical effects of the flavonolignane silibinin in RNA, protein and DAN.N. synthesis of rat livers. Prog Clin Biol Res 213 (1986b), 319–331
Sonnenbichler J, Zetl I: Stimulating influence of a flavonolignane on proliferation, RNA synthesis and protein Synthesis in liver cells. In: Okoliczányi, L et al.: Assessment and management of hepatobiliary disease. Springer 1987, 265–272
Sonnenbichler J, Zetl I: Specific binding of a flavonolignane to an estradiol receptor. In: Plant flavonoids in Biology and Medicine II, Biochemical, cellular, and medicinal properties. Alan R Liss, New York 1988, 369–374
Strubelt O, Siegers CP, Younes M: The Influence of Silybin on the Hepatotoxic and Hypoglycemic Effects of Praseodymium and other Lanthanides. Arzneim Forsch/Drug Res 30 (1980), 1690–1694
Szilard S, Szentgyörgyi D, Demeter I: Protective Effect of Legalon(r) in Workers Exposed to Organic Solvents. Acta Med Hung 45 (1988), 249–256
Tuchweber B et al: J Med 4 (1973), 327
Valenzuela A, Lagos C, Schmidt K, Videla LA: Silymarin protection against hepatic lipid peroxidation induced by acute ethanol intoxication in the rat. Biochem Pharmacol 34 (1985), 2209–2212
Varis K, Salmi HA, Siurala M: Die Therapie der Lebererkrankung mit Legalon; eine kontrollierte Doppelblindstudie. In: Aktuelle Hepatologie, III. Internationales Symposium Köln 15.–17. November 1978. Hanseatisches Verlagskontor. Lübeck 1978, 42–43
Vogel G et al: Toxicol Appl Pharmacol 51 (1984), 265

Vogel G: The anti-amanita effect of silymarin. In: Faulstich et al. (Eds.): Amanita toxins and poisoning. Witzstrock, Baden-Baden Köln New York 1980), 180–187
Wagner H et al: Tetrahedron Letters 22 (1971), 1985
Wagner H, Seligmann O, Seilz M et al: Silydianin und Silychristin, zwei isomere Silymarine aus Silybum marianum L. Gaertn. (Mariendistel). Z Naturforsch 31b (1976), 876–884

Mate – Ilex paraguariensis

Volkstümliche Namen: Mate, Mate-Teestrauch, Missions-Tee, Paraguay-Tee, Yerbabaum (dt.), Jesuit's Brazil Tea, Jesuit's Tea, Mate, Maté, Paraguay Tea, Yerba Maté (engl.), Yerba mate (esp.), Maté (frz.), Caá, Congoin (indian.), Congonha, Erva mate (port.)

Familie: Aquifoliaceae

Botanik: Die Pflanze ist ein immergrüner Baum von bis zu 20 m Höhe mit heller Borke und länglich-ovaler Krone. Die Blätter sind wechselständig, verkehrt-eiförmig, zugespitzt, mit gesägt-gekerbtem Rand. Oberseits sind sie dunkelgrün, unterseits hellgrün und derb bis lederartig, 6 bis 20 cm lang und 3 bis 9 cm breit. Die weißen Blüten sind achselständig und stehen in Büscheln zu 40 bis 50 Blüten. Sie haben 4 bis 5blättrigen Kelch und Krone, sind eingeschlechtig und diözisch. Die Frucht ist eine runde, rötliche Steinfrucht mit 5 bis 8 Samen.

Verbreitung: Die Pflanze kommt ausschließlich in Südamerika zwischen dem 20. und 30. Breitengrad vor. Sie wächst wild, wird aber auch kultiviert.

Mateblätter

Verwendete Pflanzenteile: Mateblätter bestehen aus den getrockneten Blättern und Blattstielen von *Ilex paraguariensis* St. Hil.

Inhaltsstoffe

- Purinalkaloide: Hauptalkaloide Coffein (0,4 bis 2,4 %) und Theobromin (0,3 bis 0,5 %)
- Kaffeesäurederivate (10 bis 12 %): u. a. Chlorogensäure, Neochlorogensäure, Kryptochlorogensäure, 3,4-Dicaffeoylchinasäure
- Flavonoide: u. a. Rutin, Isoquercitrin, Kämpferolglykoside
- Triterpensaponine (Matesaponine)
- Nitrilglykoside: Menisdaurin (0,02 %, nicht cyanogen)
- Ätherisches Öl (0,01 bis 0,7 %)

Pharmakologie

Je nach Coffeingehalt zeigen sich analeptische, diuretische, positiv inotrope und chronotrope, glycogenolytische und lipolytische Wirkungen.
Die zentral stimulierende Wirkung der Droge ist hauptsächlich auf den Gehalt an Coffein zurückzuführen. Die Triterpensaponine (Matesaponin 1 bis 4) wirkten im Entzündungsmodell am Rattenpfotenödem entzündungshemmend (z.B. Kraemer et al. 1996).
Ein choleretischer Effekt (Gorzalczany et al. 2001) sowie antioxidative Wirkungen (Gugliucci 1996, Schinella et al. 2000) von *I. paraquariensis* wurden nachgewiesen.

Anwendungsgebiete

Innere Anwendung: geistige und körperliche Ermüdung.
Volksmedizin: innerlich bei Geschwüren, Rheuma, Anämie, Neurastenie, Depressionen und Oligurie. Vorbeugend gegen Fieber und Infektionen. Äußerlich als Kataplasma bei Geschwüren und Entzündungen.
Homöopathie: bei Verdauungsschwäche.

Sonstige Verwendung
Haushalt: als Genussmittel; in Südamerika als Begrüßungs- und Friedenstrunk; bei Fettleibigkeit als Bestandteil von Schlankheitskuren.

Dosierung

Droge: Tagesdosis: 3 g.
Tee: bei Bedarf (1 Teelöffel entspr. 2 g Droge) auf 150 ml, 5–10 min ziehen lassen.
Homöopathisch: 5 Tropfen oder 1 Tablette oder 10 Globuli oder 1 Messerspitze Verreibung alle 30–60 min (akut) oder 1–3-mal täglich (chronisch); parenteral: 1–2 ml s. c. akut: 3-mal täglich; chronisch einmal täglich (HAB34).

Anwendungsbeschränkungen: Risiken der bestimmungsgemäßen Anwendung therapeutischer Dosen der Droge und Nebenwirkungen sind nicht bekannt.
Angaben zur Toxikologie vgl. Kaffeebohnen.

Patienteninformation: Zubereitungen aus Mateblättern können z. B. als anregender Matetee bei geistiger und körperlicher Ermüdung wirksam sein und auch unterstützend bei Schlankheitskuren eingesetzt werden.

Bewertung der Wirksamkeit: Die Anwendung der Droge bei geistiger und körperlicher Ermüdung wird von der Kommission E (1988) positiv bewertet. Die nachgewiesenen analeptischen, diuretischen, positiv inotropen und chronotropen, wie auch zentral stimulierenden Eigenschaften der Droge sprechen für die Anwendung bei geistiger und körperlicher Ermüdung.

Handelspräparate
H&S Mate
Martol®
Nieroxin® N Harntee (Kombination aus 2 Wirkstoffen, 3–4 mal tgl. 1 Tasse, zubereitet mit 1 Teel. Instantpulver pro Tasse)

Literatur

Baltassat F et al: Plant Med Phytother 18 (1985), 194
Gorzalczany S, Filip R, Alonso MR, Mino J, Ferraro GE, Acevide C. Choleretic effect and ntestinal propulsion of „mate" (Ilex paraguariensis) and its substitutes or adulterants. J Ethnopahrmacol (2001), 75: 291–291
Gosmann G et al: Triterpenoid saponins from Ilex paraguariensis. J Nat Prod 58 (1995), 438–441
Gugliucci A. Antioxidant effects of Ilex paraguariensis: induction of decreased oxidability of human LDL in vivo. Biochem Biophys Res Commun (1996), 224: 338–344
Kraemer KH, Taketa ATC, Schenkel EP, Gosmann G, Guillaume. Matesaponin 5, a highly polar saponin from Ilex paraguariensis. Phytochemistry (1996), 42: 1119–1122
Schinella GR, Troiana G, Davila V, de Buschiazzo PM, Tournier HA. Antioxidant effects of an aqueous extract of Ilex paraguariensis. Biochem Biophys Res Commun (2000), 269: 357–360

Mäusedorn – Ruscus aculeatus

Volkstümliche Namen: Mäusedorn, stechender (dt.), Butcher's Broom, Jew's Myrtle, Knee Holly, Kneeholm, Kneeholy, Pettigree, Sweet Broom (engl.)

Familie: Ruscaceae

Botanik: Die Pflanze ist ein ausdauernder, immergrüner und 20 bis 80 cm hoher Halbstrauch. Die Stängel sind aufrecht, holzig und reichlich verzweigt, die Blätter schuppenartig, klein, braun-häutig, dreieckig bis lanzettlich. Die kleinen, grünlich-weißen Blüten stehen einzeln oder zu wenigen Büscheln gehäuft und wachsen aus der Mitte der Blätter. Die fruchtbaren Blüten werden zu kirschgroßen, scharlachroten Beeren, die im September reif sind und den ganzen Winter über am Strauch bleiben.

Verbreitung: Ist in fast ganz Europa, Westasien und Nordafrika heimisch.

Mäusedornwurzelstock

Verwendete Pflanzenteile: Mäusedornwurzelstock besteht aus dem getrockneten Wurzelstock mit Wurzeln von *Ruscus aculeatus* L.

Inhaltsstoffe
- Steroidsaponine (4 bis 6 %): Hauptkomponenten Ruscin, Ruscosid, Aglyka Neoruscogenin, Ruscogenin
- Benzofurane: Euparon, Ruscodibenzofuran

Pharmakologie
Antiexsudativ, antiphlogistisch, diuretisch, venentonisierend.

Anwendungsgebiete
Behandlung von Venenerkrankungen, Schmerzen und Schwergefühl in den Beinen, nächtlichen Wadenkrämpfen, Juckreiz und Schwellungen; unterstützend beim hämorrhoidalen Symptomenkomplex, bei Juckreiz und Brennen.

Dosierung
Tagesdosis: nativer Gesamtextrakt, entsprechend 7–11 mg Gesamttruscogenine (bestimmt als Summe von Neoruscogenin und Ruscogenin nach fermentativer oder Säure-Hydrolyse); Auszugsmittel Ethenol 80–96 %.

Anwendungsbeschränkungen: Risiken der bestimmungsgemäßen Anwendung therapeutischer Dosen der Droge und Nebenwirkungen sind nicht bekannt. In seltenen Fällen können Magenbeschwerden und Übelkeit auftreten.

Patienteninformation: Arzneimittel aus dem Mäusedornwurzelstock sind geeignet, Ihre Beschwerden bei chronischer Venenschwäche (Schmerzen und Schweregefühl in den Beinen, nächtliche Wadenkrämpfe, Juckreiz, Schwellungen) und Hämorrhoiden (Brennen, Juckreiz) zu lindern. In seltenen Fällen können nach der Einnahme Magenbeschwerden und Übelkeit auftreten.

M

Bewertung der Wirksamkeit: Für die therapeutische Verwendung als Supportivum bei Beschwerden bedingt durch chronisch venöse Insuffizienz, wie Schmerzen und Schweregefühl, nächtliche Wadenkrämpfe, Juckreiz und Schwellungen wie auch bei hämorrhoidalem Beschwerdekomplex liegt eine Positiv-Monographie der Kommission E (1991) vor.

Handelspräparate
Fagorutin Ruscus®
Venobiase®
Venelbin Ruscus®
Venen Ruscus®

Literatur

Adamek B, Drozdzik M, Samochowiec L, Wojcicki J: Clinical effect of buckwheat herb, Ruscus extract and troxerutin on retinopathy and lipids in diabetic patients. Phytotherapy Res 10 (1996), 659–662
Bombardelli E et al: Fitoterapia 47 (1976), 3
Dunaouau CH et al: Triterpenes and sterols from Ruscus aculeatus. Planta Med 62 (1997), 189–190
Rauwald HW, Janßen B: Desglucoruscin and Desglucoruscosid als Leitstoffe des Ruscus-aculeatus-Wurzelstock. Analytische Kennzeichnung mittel HPLC und DC. PZW 133 (1988), 61–68
Schiebel-Schlosser G: Stechender Mäusedorn, eine Venenhilfe. PTA 8 (1994), 586
Vanhoutte PM: In: Advances in Medicinal Phytochemistry. Ed. D. Barton; W.D. Ollis, Pub. John Wiley 1986

Meerettich – Armoracia rusticana

Volkstümliche Namen: Kren, Meerrettich (dt.), Great Raifort, Horseradish, Mountain Radish, Red Cole (engl.), Rábano picante (esp.), Cran, Mérédic, Moutard des Allemands, Raifort sauvage (frz.), Barba forte, Cren(no) (it.), Chrzan (pol.), Rábano forte (port.), Chren (russ.), Kren (tsch.)

Familie: Brassicaceae

Botanik: Die Pflanze ist 40 bis 150 cm hoch. Sie ist ausdauernd, kräftig und kahl. Die Wurzel ist ziemlich dick, holzig, bei kultivierten Pflanzen dick und fleischig, mehrköpfig senkrecht, hell gelblichweiß, mit waagerechten, unterirdischen Ausläufern. Die einzelnen oder mehreren Stängel sind aufrecht, im oberen Teil ästig, kantig gefurcht und hohl. Die Blätter sind dicklich, glänzend und haben eine starke Mittelrippe. Der Blütenstand setzt sich aus zahlreichen reichblütigen Trauben (Trugdolden) zusammen. Die weißen Kronblätter sind 5 bis 7 mm lang und breit-verkehrt-eiförmig.

Verbreitung: Die Pflanze ist im Wolga-Don-Gebiet heimisch, heute aber fast in ganz Europa und anderen Erdteilen verwildert und eingebürgert.

Meerrettichwurzel

Verwendete Pflanzenteile: Meerrettichwurzel sind die frischen oder getrockneten Wurzeln von *Armoracia rusticana*.

Inhaltsstoffe

- In der frischen Wurzel die Glucosinolate Sinigrin (ca. 0,3 %) und Gluconasturtin, die beim Zerkleinern der Wurzel enzymatisch initiiert (Myrosinase) Allylsenföl (Anteil bis 90 %) neben 2-Phenylsenföl (Anteil bis 15 %) liefern. Die getrocknete Wurzel enthält diese beiden Senföle (0,1 bis 1,4 %).

Pharmakologie

Die Droge wirkt antimikrobiell gegen grampositive und gramnegative Erreger, zeigt im Tierversuch eine direkt spasmolytische Wirkung, ist hyperämisierend an Haut und Schleimhäuten und karzinostatisch, bedingt durch die enthaltenen Senföle (Allylsenföl und Phenylethylsenföl).

Anwendungsgebiete

Innere Anwendung: bei Katarrhen der Atemwege, unterstützend bei Harnwegsinfektionen.
Äußere Anwendung: bei Katarrhen der Atemwege und bei Myalgien.
Volksmedizin: bei grippalen Infekten, Atemwegserkrankungen, zur Verdauungsförderung, bei Gicht und Rheuma sowie bei Erkrankungen der Leber und Galle.
Homöopathie: Augenentzündungen, obere Luftwegsentzündungen und Oberbauchkoliken.

Sonstige Verwendung
Haushalt: als Gewürz für Salate, Saucen und Fleischwürzen.

Dosierung

Innere Anwendung: Tagesdosis: 20 g frische Wurzel.
Äußere Anwendung: Salben/Gele mit maximal 2 % Senfölen.
Homöopathisch: 5 Tropfen oder 1 Tablette oder 10 Globuli oder 1 Messerspitze Verreibung alle 30–60 min (akut) oder 1–3-mal täglich (chronisch); parenteral: 1–2 ml 3-mal täglich s. c. (HAB34). Hinweis: Die Urtinktur und die erste Dezimalverdünnung mit Wasser verdünnt einnehmen.

Anwendungsbeschränkungen: Risiken der bestimmungsgemäßen Anwendung therapeutischer Dosen der Droge und Nebenwirkungen sind nicht bekannt. Wegen der schleimhautreizenden Wirkung der Senföle sollte die Einnahme der Droge bei Magen- und Darmgeschwüren sowie bei Nierenerkrankungen nicht erfolgen.

Patienteninformation: Medikamente aus Meerrettichwurzeln können aufgrund ihrer antimikrobiellen, krampflösenden und die Haut und Schleimhaut durchblutungsfördernden Eigenschaften innerlich angewandt, bei Katarrhen der Atemwege und Harnwegsinfektionen, auch bei Verdauungsstörungen, Leber- und Galleerkrankungen hilfreich sein und bei äußerlicher Anwendung Beschwerden bei Gicht, muskulären Verspannungen und rheumatischen Erkrankungen lindern. Falls bei Ihnen Magen- oder Darmgeschwüre vorliegen oder eine Nierenerkrankung bekannt ist, sollten Sie das Medikament nicht einnehmen, bei Hauterkrankungen nur nach Rücksprache mit Ihrem behandelnden Hautarzt.

Bewertung der Wirksamkeit: Zur therapeutischen Verwendung bei Katarrhen des Respirationstraktes und supportiven Therapie von Infekten des Harntraktes (innerlich) sowie Katarrhen des Respirationstrakts und hyperämisierendes Mittel bei leichten Muskelschmerzen (äußerlich) liegt eine Positiv-Monographie der Kommission E (1988) vor. Die Anwendung bei unkomplizierten Infekten des Respirationstraktes und der Harnwege erscheint aufgrund der tierexperimentellen pharmakologischen Wirkungen teilweise plausibel, ebenso die äußerliche Anwendung bei Myalgien und unspezifischen rheumatischen Beschwerden. Wegen der nicht unerheblichen Reizwirkung der enthaltenen Senföle auf die Schleimhäute sind die Anwendungsbeschränkungen zu beachten.

Handelspräparate
Florabio Meerrettich

Literatur
Stoll A, Seebeck E: Helv Chim Acta 31 (1948), 1432–1434

Meerzwiebel – Urginea maritima

Volkstümliche Namen: Mäusezwiebel, Meerzwiebel, Rattenzwiebel (dt.), Strandlog (dan.), Indian Squill, Maritime Squill, Red Squill, Scilla, Sea onion, Squill, White Squill (engl.), Cebolla marina, Escila (span.), Scille, Scille maritime (frz.), Cipolla marina, Squilla (it.), Cila (port.)

Familie: Hyacinthaceae

Botanik: Die Pflanze ist eine ausdauernde Zwiebelpflanze mit einem Zwiebeldurchmesser von 5 bis 20 cm. Die Zwiebelschalen sind außen häutig, innen mehr oder weniger dick. Bis zu 20 Blätter stehen in grundständiger Rosette und sind länglich bis lanzettlich, ganzrandig und unbehaart. Der Blütenschaft ist aufrecht, 50 bis 150 cm hoch, oft verwaschen purpurfarben, unbehaart. Die bis zu 100 Blüten stehen in reichblütiger, dichter, bis 60 cm langer Traube. Der Fuchtknoten ist eiförmig bis länglich dreikantig.

Verbreitung: Die Pflanze ist im gesamten Mittelmeergebiet heimisch und wird hier z. T. auch kultiviert.

Meerzwiebel

Verwendete Pflanzenteile: Meerzwiebeln bestehen aus den in Quer- oder Längsstreifen geschnittenen, getrockneten, mittleren, fleischigen Zwiebelschuppen der nach der Blütezeit gesammelten Zwiebel der weißzwiebeligen Rasse von *Urginea maritima* (L.) BAK.

Inhaltsstoffe
- Herzwirksame Steroidglykoside (Bufadienolide, 1 bis 3 %): Hauptkomponenten Glucoscillaren A, Proscillaridin A, Scillaren A weiterhin u. a. Glucoscilliphäosid, Scillicyanosid, Scilliglaucosid, Scilliphäosid
- Schleimstoffe (Glucofructane)

Pharmakologie
Hauptwirkstoffe: Bufadienolide, Flavonoide, Polysaccharide.
Die Droge wirkt positiv-inotrop, zusammen mit einer negativen Chronotropie, senkt den links-ventrikulären enddiastolischen Druck ebenso wie den pathologisch erhöhten Venendruck.
im Tierexperiment: diuretische Wirkung.

Anwendungsgebiete
Innere Anwendung: bei leichten Formen der Herzinsuffizienz (Stadium I-II NYHA), auch bei eingeschränkter Nierenfunktion.
Volksmedizinische Anwendung: bei katarrhalischen Erkrankungen der oberen Atemwege, Bronchitis, Asthma und Keuchhusten; auch bei Wunden und Knochenbrüchen, bei Rükkenschmerzen und Hämorrhoiden sowie zur Desinfizierung eitriger Wunden.

Dosierung
Einzeldosis: 60–200 mg, Tagesdosis: 180–200 mg.
Eingestelltes Pulver: 100–500 mg, Extractum Scillae: 1,0 g, Fluidextrakt: 0,03–2,0 ml.
Tinktur: 0,3–2,0 ml, Acetum Scillae: 1,0 g, Essigsäuremazerat: 0,6–2,0 ml.
Oxymel Scillae: 2,5 g

Anwendungsbeschränkungen: Wegen der geringen therapeutischen Breite der herzwirksamen Steroidglykoside können bei einem Teil der Patienten bereits bei Gabe therapeutischer Dosen Nebenwirkungen auftreten: Tonussteigerungen im Magen-Darm-Bereich, Appetitlosigkeit, Erbrechen, Durchfälle, Kopfschmerzen und unregelmäßiger Puls.
Bei gleichzeitiger Gabe von arrhythmogenen Substanzen (Sympathomimetika, Methylxanthinen, Phosphodiesterasehemmer, Chinidin) erhöht sich das Risiko des Auftretens von Herzarrhythmien. Bei Kontakt mit dem Saft der frischen Zwiebel kann es zu Hautentzündungen kommen (Scilladermatitis).
Bei Überdosierung können neben den genannten Symptomen auftreten:
- am Herzen: Herzrhythmusstörungen bis hin zu lebensbedrohlichen Kammertachykardien, Vorhoftachykardien mit AV-Block,
- am ZNS: Benommenheit, Sehstörungen, Depressionen, Verwirrtheitszustände, Halluzinationen, Psychosen.

Bei tödlichen Dosen kommt es zum Herzstillstand oder zur Asphyxie.
Wegen der schweren Standardisierbarkeit der Droge, ist die Anwendung von Reinglykosiden vorzuziehen (Proscillaridin A).
Die Droge und Reinglykoside sollten u. a. nicht angewendet werden bei AV-Block II. und III. Grades, Hypercalcämie, Hypokaliämie, hypertropher Kardiomyopathie, Karotissinussyndrom, Kammertachykardie, thorakalem Aortenaneurisma, WPW-Syndrom.

Patienteninformation: Arzneimittel aus Meerzwiebeln sind zur Linderung Ihrer Beschwerden bei leichter Herzschwäche und verminderter Nierenfunktion geeignet. Sie sollten die Hinweise zur Dosierung streng beachten, da es sonst zu erheblichen, unter Umständen lebensbedrohlichen Vergiftungserscheinungen kommen kann. Wenn Sie bestimmte Medikamente einnehmen müssen, die den Herzrhythmus regulieren, dann sollten Sie vor der Verwendung des Meerzwiebelpräparates zunächst Ihren behandelnden Arzt befragen.

Bewertung der Wirksamkeit: Für den therapeutischen Einsatz bei leichten Formen der Herzinsuffizienz (Stadium I-II NYHA) und eingeschränkter Nierenfunktion liegt eine Positiv-Monographie der Kommission E (1985, 1989) vor. Wegen der schweren Standardisierbarkeit sollte hierbei auf die Reinglykoside zurückgegriffen werden. Mögliche Nebenwirkungen, Wechselwirkungen und Gegenanzeigen sind besonders zu beachten. Für die volksmedizinisch beanspruchten Indikationen ist die Wirksamkeit der Droge nach den gültigen Kriterien für klinische Prüfungen von Arzneimitteln bislang nicht belegt.

Handelspräparate

Digitalysat® (tgl. 2 Drg.)
Bürger Scilla-Digitaloid
Scillase® N Kapseln (3-mal tgl. 12 Kps. nach dem Essen einnehmen)

Literatur

Brisse B: Anwendung pflanzlicher Wirkstoffe bei kardialen Erkrankungen. Z Phytother 10 (1989), 107
Eichstädt H, Hansen G, Danne O et al: Die positiv inotrope Wirkung eines Scilla-Extraktes nach Einmal-Applikation. Z Phytother 12 (1991), 46
Garcia-Casado P et al: Pharm Acta Helv 52 (1977), 218
Hakim FS, Evans FJ: Pharm Acta Helv 52 (1976), 117
Joubert JP, Schultz RA: Detection of scilliroside in the preparation of maritime Scille. (Urginea maritima Baker) Ann Pharm Fr, 42:17–21, 1967 Jan
Kamano Y, Satoh N, Nakayoshi H et al: Rhinovirus inhibition by bufadienolides. Chem Pharm Bull 36 (1988), 326–332
Karawya MS et al: Planta Med 23 (1973), 213
Kopp B, Krenn L, Jurenitsch J: Bufadienolide in Meerzwiebeln. Deutsche Apotheker Ztg 130 (1990), 2175
Krenn L, Ferth R, Robien W, Kopp B: Bufadienolide aus Urginea-maritima-sensu-strictu. Planta Med 57 (1991), 560
Krenn L, Kopp B: 9-Hydroxyscilliphaeosid, a new bufadienolide from Urginea maritima. J Nat Prod 59 (1996), 612–613
Loew D: Pharmakokinetik von herzglykosidhaltigen Pflanzenextrakten. Z Phytother 15 (1994), 197–202
Loew D: Phytotherapie bei Herzinsuffizienz. Z Phytother 18 (1997), 92–96
Majinda RRT et al: Bufadienolides and other constituents of Urginea sanguinea. Planta Med 63 (1997), 188–190
Mathic C, Ourrison G: Phytochemistry 3 (1964), 115, 133, 377, 379
Sato MT: Antiviral activity of scillarenin, a plant bufadienolide. Jap J Microbiol 18 (1974), 441–448
Spies T, Praznik W, Hofinger A, Altmann F, Nitsch E, Wutka R: A new bufadienolide from Urginea pancration Planta Med, 235:284–5, 1992 Jun
Spies T, Praznik W, Hofinger A, Altmann F, Nitsch E, Wutka R: The structure of the fructan sinistrin from Urginea maritima. Carbohydr Res, 235:221–30, 1992 Nov 4
Tuncok Y, Kozan O, Cavdar C, Guven H, Fowler J: Estimation of scilladienolides of Urginea maritima as well as in galenicals and formulations. Planta Med, 33:213–20, 1973 May
Tuncok Y, Kozan O, Cavdar C, Guven H, Fowler J: Preparation of the naturally occurring complex of the initial scilladienolides of Urginea maritima. Planta Med, 33:290–7, 1973 May
Tuncok Y, Kozan O, Cavdar C, Guven H, Fowler J: Separation of cardiotonic from flavanoid compounds of the squill, Urginea maritima Baker. Experientia, 33:447–8, 1969 Apr 15
Tuncok Y, Kozan O, Cavdar C, Guven H, Fowler J: Urginea maritima (squill) toxicity. J Toxicol Clin Toxicol 33: (1995), 83–6
Vega FA: An Rev Acad Farm. 42 (1976), 81
Wälli F, Grob PJ, Müller-Schoop J: Antineoplastic constituents of some Southern African plants. J Ethnopharmacol, 111:323–35, 1980 Dec
Wälli F, Grob PJ, Müller-Schoop J: Pseudo-(venocuran-)lupus – a minor episode in the history of medicine Schweiz Med Wochenschr, 111:1398–405, 1981 Sep 19
Wälli F, Grob PJ, Müller-Schoop J: Traditional medicine in health care. J Ethnopharmacol, 111:19–22, 1980 Mar

Meisterwurz – Peucedanum ostruthium

Volkstümliche Namen: Meisterwurz (dt.), Masterwort (engl.)

Familie: Apiaceae

Botanik: Die Pflanze wird 50 bis 100 cm hoch. Der Wurzelstock ist graubraun und treibt Ausläufer. Der Stängel ist stielrund, schwach gerillt, kahl. Die Grundblätter sind doppelt 3zählig, die Blättchen eiförmig bis länglich, etwa 4 cm breit, grob gesägt und unterseits blassgrün, wobei die seitlichen 2, die endständigen 3spaltig sind. Die Stängelblätter sind klein mit aufgeblasenen, häutigen Scheiden. Die weißen

Umbelliferenblüten bilden zusammengesetzte reichblütige Dolden.

Verbreitung: Mitteleuropa

Meisterwurzwurzelstock

Verwendete Pflanzenteile: Meisterwurzwurzelstock ist der getrocknete zerkleinerte Wurzelstock von *Peucedanum ostruthium* (L.) KOCH.

Inhaltsstoffe

- Ätherisches Öl (0,2 bis 1,4 %): Hauptkomponenten α-Pinen, (+)-Phellandren, (+)-Limonen, Ester der Isobutter- und Isovaleriansäure
- Furanocumarine: bes. Imperatorin, Oxypeucedanin, Osthrutol
- γ-Chromone: Peucenin
- Phthalide
- Polyine

Pharmakologie

Sedativ, diuretisch.

Anwendungsgebiete

Die Droge wird bei Meteorismus, Flatulenz, Roemheld-Syndrom, Verdauungsstörungen, Magenschwäche, und Darmkatarrhen verwendet, möglicherweise zurückzuführen auf den aromatisch-bitteren Geschmack.

Dosierung

Pulverform: 2- bis 3-mal täglich 0,5 g bis 2 g einnehmen.

Anwendungsbeschränkungen: Risiken der bestimmungsgemäßen Anwendung therapeutischer Dosen der Droge und Nebenwirkungen sind nicht bekannt. Bei hellhäutigen Personen ist eine Steigerung der UV-Empfindlichkeit möglich (phototoxische Wirkung der Furanocumarine).

Patienteninformation: Zubereitungen aus Meisterwurzwurzelstock sollen bei verschiedenen Verdauungsstörungen hilfreich sein; wissenschaftliche Nachweise für die Wirksamkeit liegen nicht vor.

Bewertung der Wirksamkeit: Die Wirksamkeit der Droge bei den beanspruchten Indikationen ist nach den gültigen Kriterien für klinische Prüfungen von Arzneimitteln bisher nicht belegt. Die der Droge zugeschriebenen pharmakologischen Wirkungen korrelieren nicht mit den beanspruchten Anwendungsgebieten. Die Verwendung bei verschiedenen Verdauungsstörungen könnte jedoch durch den aromatisch-bitteren Geschmack erklärt werden.

Handelspräparate

Keine bekannt.

Literatur

Hegnauer R: Chemotaxonomie der Pflanzen. Bde 1–11, Birkhäuser Verlag Basel, Boston, Berlin 1962–1997
Schimmer O et al: Planta Med 40 (1980), 68

Melisse – Melissa officinalis

Volkstümliche Namen: Citronelle, Frauenkraut, Gartenmelisse, Herzkraut, Melisse, Zitronenkraut, Zitronenmelisse (dt.), Balm, Balm Mint, Bee Balm, Blue Balm, Cure-all, Dropsy Plant, Garden Balm, Honey Plant, Lemon Balm, Melissa, Sweet Balm, Sweet Mary (engl.), Melissa, toronjil (span.), Citronade, citronelle, mélisse (frz.), Appiastro, cedrina, cedronella (it.)

Familie: Lamiaceae

Botanik: Die Pflanze ist eine bis 90 cm hohe, ausdauernde Pflanze mit aufrechtem, verzweigtem und nur spärlich behaartem bis fast kahlem Stengel. Die Blätter sind gestielt und haben eine ei- bis rautenförmige 2 bis 6 cm lange und 1,5 bis 5 cm breite, gekerbte Spreite, die am Ende kurz zugespitzt, am Grunde gestutzt oder keilförmig ist. Sie ist meist nur oberseitig behaart oder ganz kahl. Die kleinen, weißen Lippenblüten sitzen zu 6 in einseitswendigen Scheinquirlen in den Achseln der oberen Laubblätter. Die Früchte sind länglich-eiförmige, 1,5 bis 2 mm lange, kastanienbraune Nüsschen.

Verbreitung: Die Pflanze ist im östlichen Mittelmeergebiet und Westasien beheimatet und in Mitteleuropa kultiviert oder verwildert.
Herkunft der Drogen: Sie kommen aus den Anbaugebieten in Mittel-, West- und Osteuropa.

Melissenblätter

Verwendete Pflanzenteile: Melissenblätter bestehen aus den frischen oder getrockneten Laubblättern von *Melissa officinalis* L.

Inhaltsstoffe

- Ätherisches Öl (0,02 bis 0,8 %): Hauptkomponenten Geranial (Citral a), Neral (Citral b) (Anteil Citrale zusammen 40 bis 70 %), Citronellal (Anteil 1 bis 20 %, Citrale und Citronellal zusammen 40 bis 75 %, Geruchsträger), weiterhin u. a. Linalool (Anteil 0,5 bis 3 %), Geraniol (Anteil 1 bis 3 %), Geranylactetat (Anteil 1 bis 6 %), Methylcitronellat (Anteil ca. 5 %), trans-β-Ocimen (Anteil ca. 2 %),

cis-β-Ocimen (Anteil ca. 1 %), 1-Octen-3-ol (Anteil ca. 2 %), 6-Methyl-5-hepten-2-on (Anteil 1 bis 9 %), β-Caryophyllen (Anteil 1 bis 12 %), Caryophyllenepoxid (Anteil 0,5 bis 9 %), Germacren D (Anteil 5 bis 15 %)
- Glykoside der alkoholischen oder phenolischen Komponenten des ätherischen Öls, z. B. Eugenolglucosid
- Kaffeesäurederivate: Rosmarinsäure (bis zu 0,5 bis 4,7 %)
- Flavonoide (0,003 %): u. a. Cynarosid, Cosmosiin, Rhamnocitrin, Isoquercitrin
- Triterpensäuren: u. a. Ursolsäure (0,26 %)

Wegen des geringen Gehaltes an ätherischem Öl und seiner großen Flüchtigkeit, ist nur sehr frische Droge (höchstens 6 Monate alt) als Sedativum geeignet; die Forderungen der deutschsprachigen Arzneibücher tragen diesem Umstand nicht Rechnung (keine Gehaltsforderung!).

Pharmakologie

Präklinik: In vitro zeigt die Ätherischöl-, Gerbstoff- und Phenolcarbonsäure-haltige Droge eine antibakterielle, antivirale, antioxidative und antihormonale Wirkung.
Im Tierversuch ließ sich eine choleretische und antiulzerogene Wirkung nachweisen.
Weiterhin existieren diverse tierexperimentelle Daten, die die beruhigende/karminative Wirkung von Melisse belegen. Ein ausgeprägter sedativer Effekt wurde durch eine Herabsetzung der Spontanmotilität von Mäusen durch orale Applikation von Melissenöl gezeigt. Citronellal und Citronellol wirken in gleicher Dosierung stärker als das Gesamtöl (Wagner und Sprinkmeyer 1973). Desweiteren reduzierte ein hydroalkoholischer Extrakt das Aufricht-Verhalten von Mäusen und senkte die Lokomotionsaktivität (Soulimani et al. 1991).
Die spasmolytische Wirkung von Melissenöl konnte an Ileum- und Trachea-Präparaten von Meerschweinchen nachgewiesen werden. Dabei waren die Inhaltsstoffe Eugenolacetat und Eugenol besonders wirksam (Brandt 1988, Reiter und Brandt 1985, Wagner und Sprinkmeyer 1973).
Im Tierversuch hat sich nach oraler Applikation von Melissenöl eine signifikante Verlängerung der Hexobarbital-induzierten Schlafzeit bei Mäusen gezeigt (Wagner und Sprinkmeyer 1973). Hydroalkoholischer Melissenextrakt führte bei Mäusen zu einer hochsignifikanten Verlängerung der Pentobarbital-Schlafzeit (Soulimani et al. 1991).
Klinik: In einer Placebo-kontrollierten multizentrischen Doppelblindstudie (68 Patienten mit leichteren behandlungsbedürftigen Insomnien) wurde die therapeutische Wirksamkeit einer standardisierten Kombination aus Baldrian und Melisse untersucht. Schlafqualität, Tagesbefinden und klinischer Gesamteindruck verbesserten sich signifikant unter Verum gegenüber Placebo (Dressing et al. 1996).
Im Rahmen einer therapiebegleitenden Anwendungsbeobachtung wurden 2395 Patienten mit akuten bis subakuten psychophysischen Befindensstörungen mit einem Kombinationspräparat aus Baldrian und Melisse behandelt. Alle psychophysischen Befindlichkeitsstörungen besserten sich bereits nach Behandlungsbeginn und zwischen 62 % und 74 % der Betroffenen waren nach Ende der Behandlung mit dem Baldrian-Melisse-Kombinationspräparat in Bezug auf die anfänglich vorhandenen psychovegetativen Symptome beschwerdefrei (Maisenbacher und Podzuweit 1992).
Die Wirksamkeit und Verträglichkeit eines Baldrian, Hopfen und Melisse enthaltenden Phytotherapeutikums wurde in einer offenen, multizentrischen Studie an 225 Patienten mit Einschlafstörungen, Durchschlafstörungen und/oder nervösen Erregungszuständen untersucht. Sowohl die nervöse Unruhe, die den Schlafstörungen zugrunde lag, als auch die Schlafstörungen selbst wurden signifikant vermindert (Orth-Wagner et al. 1995). Auch eine neuere multizentrische Placebo-kontrollierte Doppelblindstudie mit einem Präparat aus Melisse und Baldrian bestätigt diese Ergebnisse: das Kombinationspräparat erhöhte die Schlafqualität gegenüber Placebo signifikant (Cerny und Schmid 1999).
Bei der äußerlichen Behandlung von Herpes labialis hat eine randomisierte Placebo-kontrollierte Doppelblindstudie die Überlegenheit eines Melissenextraktes gegenüber Placebo nachweisen können (Koytchev et al. 1999).

Anwendungsgebiete

Innere Anwendung: bei nervöser Unruhe, Einschlafstörungen (Förderung der Schlafbereitschaft), funktionellen Magen-Darm-Beschwerden mit Meteorismus. Eine Kombination mit anderen sedierend wirkenden Drogen erscheint sinnvoll. Äußerliche Anwendung bei Herpes labiales.
Volksmedizin: innerlich bei Nervenleiden, Unterleibserkrankungen und Magenerkrankungen auf nervöser Basis, bei „Hysterie" und „Melancholie", chronischen Bronchialkatarrhen, nervösem Herzklopfen und Erbrechen, Migräne, Nervenschwäche sowie Zahn-, Ohr-, und Kopfschmerzen, auch bei hohem Blutdruck (Abkochungen aus blühenden Spitzen). Äußerlich bei Rheuma, Nervenschmerzen und steifem Nacken (Umschlag). Diese Anwendungen sind wissenschaftlich nicht belegt.
Homöopathie: bei Regelstörungen.

Sonstige Verwendung
Haushalt: frische Blätter als Gewürz in Salaten und Soßen.

Dosierung

Tee/Aufguss: Tagesdosis: 1,5–4,5 g Droge. (3–7 TL) auf 150 ml 10–15 min ziehen lassen, mehrmals täglich eine Tasse.
Bei Kombination wird in der Regel Trockenextrakt mit einem Droge-Extrakt-Verhältnis von 4–6:1 (Auszugsmittel: Ethanol 30 Vol.- % oder gereinigtes Wasser) verwendet.
Homöopathisch: 5 Tropfen oder 1 Tablette oder 10 Globuli oder 1 Messerspitze Verreibung alle 30–60 min (akut) und 1–3-mal täglich (chronisch); parenteral: 1–2 ml s. c. akut: 3-mal täglich; chronisch einmal täglich (HAB34).

Anwendungsbeschränkungen: Risiken der bestimmungsgemäßen Anwendung therapeutischer Dosen der Droge und Nebenwirkungen sind nicht bekannt.

Patienteninformation: Melissenblätter wirken beruhigend auf die Nerven und haben einen positiven Einfluss auf die Verdauung. Deshalb sind sie gut zur Behandlung von nervös bedingten Einschlafstörungen und funktionellen Magen-Darm-Beschwerden geeignet. Bei länger anhaltenden Beschwerden oder Unverträglichkeiten sollten Sie einen Arzt aufsuchen.

Bewertung der Wirksamkeit: Die Kommission E (1984, 1990) empfiehlt Melissenblätter zur Behandlung bei nervös bedingten Einschlafstörungen und funktionellen Magen-Darm-Beschwerden. Von ESCOP (März 1996) wurden folgende Indikationen als positiv bewertet: innerlich bei Nervosität, Rastlosigkeit und Erregbarkeit sowie zur symptomatischen Behandlung von Verdauungsstörungen wie leichten Krämpfen; äußerlich bei Herpes labialis.

Handelspräparate

Gastrovegetalin®: 3-mal tgl. 1 Kapsel oder 3-mal tgl. 2–3 ml Lösung
H&S Melissenblätter
Lomaherpan® Creme: 2–4-mal tgl. 1–2 mm auftragen bzw. 10–20 mg Creme pro cm^2 Hautfläche
Melissenblättertee Bombastus Werke
Sedacur® forte Beruhigungsdragees
Sidroga Melissenblättertee

Literatur

Aufmkolk M et al: Endocrinology 115 (1984), 527
Aufmkolk M et al: Horm Metab Res 16 (1984), 183
Aufmkolk M: Endocrinology 116 (1985), 1687
Brandt W: Spasmolytische Wirkung ätherischer Öle. Zeitschrift für Phytotherapie 9 (1988), 33–39
Brieskorn CH, Krause W: Arch Pharm 307 (1974), 603
Buechner KH et al: Med Klein. 69 (1974), 1032
Cerny A, Schmis K: Tolerability and efficacy of valerian/lemon balm in healthy volunteers (a double-blind placebo-controlled, multicentre study). Fitoter 70 (1999), 221–228
Chlabicz J et al: Pharmazie 39 (1984), 770
Cohen RA, Kucera LS, Herrmann ECjr: Antiviral activity of Melissa officinalis (Limon Balm) extract. Proc Soc Exp Biol Med 117 (1964), 431–434
Czygan FC: Melisse – Objekt der Grundlagenforschung. Deutsche Apotheker Ztg 132 (1992), 599
de Jong CAG: Ned Tijdschr Geneeskd 112 (1978), 82
Dreßing H, Köhler S, Müller WE: Verbesserung der Schlafqualität mit einem hochdosierten Baldrian-Melisse-Präparat. Psychopharmakotherapie 3 (1996) 123–30
Enjalbert F et al: Fitoterapia 2 (1983), 59
Forster HB et al: Planta Med 40 (1980), 309
Friede M, Hasenfuss I, Wüstenberg P: Alltagssicherheit eines Phytosedativums aus Baldrianwurzeln, Hopfenzapfen und Melissenblättern. Nervenheilkunde 1999, 18, 91
Hermann EC jr, Kucera LS: Antiviral substances in plants of the mint family (Labiatae): II. Nontanninia polyphenols of Melissa officinalis. Proc soc Exp Bio Med 124 (1995), 869
Khayyal MT, El-Ghazaly MA, Kenawy SA, Seif-El-Nasr, Mahran LG, Kafafi YAH, Okpanyi SN: Antiulcerogenic effect of some gastrointestinally acting plant extracts and their combination. Arzneim-Forsch/Drug Res 51 (2001), 545–553
Koch-Heitzmann I, Schultze W: 2000 Jahre Melissa officinalis. Von der Bienenpflanze zum Virustatikum. Z Phytother 9 (1988), 77
Koytchev R, Alken RG, Dundarov S: Balm mint extract (Lo-701) for topical treatment of recurring Herpes labialis. Phytomed 6 (1999), 225–230
Kucera LS, Hermann ECjr: Proc Soc Exp Biol Med 124 (1967), 865, 874
Kümel G, Stoll L, Brendel M: Herpes simplex. Therapie mit rezeptfreien Topika. Deutsche Apotheker Ztg 131 (1991), 1609
Maisenbacher J, Podzuweit H: Baldrian und Melisse – milde Psychopharmaka. Therapiewoche42 (1992), 2140–44
Mohrig A: Melissenextrakt bei Herpes simplex – die Alternative zu Nucleosid-Analoga. Deutsche Apotheker Ztg 136 (1996), 4575–4580
Orth-Wagner S, Ressin WJ, Friedrich I: Phytosedativum gegen Schlafstörungen. Z Phytother 16 (1995), 147–156
Ozarowski A: Wiad 4 (1982), 7
Pertz H: Naturally occuring clavines: Antagonism/partial agonism at 5-HT2a receptors and antogonism at α1-adrenoceptors in blood vessel. Planta Med 62 (1996), 387–392
Reiter M, Brandt W: Relaxant Effects on Tracheal and Ileal Smooth Muscles of the Guinea Pig. Arzneim.-Forsch./Drug Res 35 (1985), 408–414
Richter T: Melissa officinalis – Ein Leitmotiv für 1000 Jahre Medizingeschichte. Deutsche Apotheker Ztg 133 (1993), 3723
Sarer E, Kokdil G: Constitutents of the essential oil from Melissa officinalis. Planta Med 57 (1991), 89
Schultze W, König WA, Hilker A, Richter R: Melissenöle. Deutsche Apotheker Ztg 135 (1995), 557–577
Soulimani R, Fleurentin J, Mortier F, Misslin R Derrieu G, Pelt J-M: Neurotropc Action of the Hydroalcoholic Extract of Melissa officinalis in the Mouse. Planta Med 57 (1991), 105–109
Thieme H, Kithe C: Pharmazie 28 (1973), 69
Uehleke B: Phytobalneologie. Z Phytother 17 (1996), 26–43
Vogt HJ, Tausch I, Wöbling RH, Kaiser PM: Melissenextrakt bei Herpes simplex. Allgemeinarzt 14 (1991), 832–841
Volk S et al: Phytosedativum gegen nervöse Unruhezustände und Einschlafstörungen. Z Phytother 20 (1999), 337

Wagner H, Sprinkmeyer L: Dtsch Apoth Z 113 (1973), 1159
Walz A: Melisse hilft heilen. Deutsche Apotheker Ztg 136 (1996) 26
Wolbling RH, Milbradt R: Therapiewoche 34 (1984), 1193

Japanische Minze – Mentha arvensis

Volkstümliche Namen: Ackerminze, chinesische Ackerminze, Feldminze, japanische Minze, Kornminze, Minze, japanische (dt.), Cornmint, field mint, Japanese Mint (engl.), Baume de champs (frz.)

Familie: Lamiaceae

Botanik: Die Pflanze ist ein behaartes, mehrjähriges oder selten einjähriges wohlriechendes Kraut von bis zu 60 cm Höhe. Die Stängel sind krumm oder aufrecht. Die Blätter sind (15) 20 bis 50 (70) × 10 bis 30 (40) mm groß, deutlich gestielt, elliptisch-lanzettlich bis breit-eiförmig und mit schwach gezähntem Rand. Die Blüten stehen in entfernten ungestielten, 8- bis 12blütigen Scheinquirlen, dicht kugelig, mit kleinen lineal-lanzettlichen Tragblättern. Der Blütenstand ist am Apex blättrig. Die Deckblätter sind wie die Blätter, aber oben kleiner. Die Blütenblätter sind 1,5 × 2,5 mm groß, breit-glockig, behaart. Die Blumenkrone ist lila, weiß oder selten rosa, mit einem Haarring am Schlund. Die Nüsschen sind blassbraun.

Verbreitung: In Europa bis zum 65. Grad nördlicher Breite, in Asien vor allem in Sibirien, dem Kaukasus, dem Himalaja, China, der Mongolei, Korea, Japan und Sachalin, in Nordamerika wahrscheinlich eingeführt.
Herkunft der Droge: Brasilien, China, Indien und Japan.

Minzöl

Verwendete Pflanzenteile: Minzöl besteht aus dem nach Wasserdampfdestillation durch anschließende teilweise Abtrennung des Menthols und Rektifizierung erhaltenen ätherischen Öl aus dem frischen blühenden Kraut von *Mentha arvensis* var. *piperascens* L. HOLM.

Inhaltsstoffe

- Hauptkomponenten Menthol (Anteil 25 bis 40 %), Menthon (Anteil 15 bis 30 %), Isomenthon (Anteil 7 bis 12 %), Limonen (Anteil 7 bis 12 %), Neomenthol (Anteil 2 bis 4 %), Menthylacetat (Anteil 1 bis 5 %), β-Caryophyllen (Anteil 2 bis 5 %), Piperiton (Anteil 0,5 bis 4 %), α- und β-Pinen (Anteil je 2 bis 4 %)

Die Zusammensetzung spiegelt das Verhältnis der Komponenten zueinander in der Pflanze nicht wieder. Das durch Wasserdampfdestillation gewonnene ätherische Öl des Handels (Minzöl) wurde durch Ausfrieren von etwa 30 bis 50 % des Menthols befreit und rektifiziert.

Pharmakologie

Menthol wirkt carminativ, cholagog, antibakteriell, sekretolytisch und kühlend.

Anwendungsgebiete

Innere Anwendung: bei funktionellen Magen-Darm-Beschwerden mit Meteorismus, Katarrhen der Atemwege und Gallenbeschwerden.
Äußere Anwendung: bei Myalgien und neuralgiformen Beschwerden.
Volksmedizin: innerlich bei funktionellen Herzbeschwerden, Wetterfühligkeit und Atembeschwerden. Äußerlich bei funktionellen Herzbeschwerden und Kopfschmerzen.
Chinesische Medizin: bei Kopfschmerzen, Halsschmerzen, Läsionen der Haut und im Mund, Zahnschmerzen und Hautausschlägen.
Indische Medizin: bei Gelenkschmerzen, dyspeptischen Beschwerden, Durchfall und Erbrechen, Husten und Asthma, Kopf- und Zahnschmerzen sowie allgemeiner Schwäche.

Dosierung

Innerlich:
Tagesdosis: 3–6 Tropfen.
Zur Inhalation: 3–4 Tropfen in heißes Wasser geben.
Äußerlich:
Einige Tropfen auf die betroffenen Hautpartien auftragen.
Minzöl in halbfesten und öligen Zubereitungen 5–10 % ätherisches Öl
Volksmedizin
Innerlich: 1–2-mal täglich 2 Tropfen in einem Glas Wasser, Tee oder Fruchtsaft einnehmen.
Äußerlich: als Herzkompresse, 10–20 Tropfen dem Kompressenwasser beifügen, Auflagedauer der Kompresse: 10–15 min; bei Kopfschmerzen 1–2 Tropfen auf den Schläfen verreiben.

Anwendungsbeschränkungen: Risiken der bestimmungsgemäßen Anwendung therapeutischer Dosen der Droge sind nicht bekannt. Bei empfindlichen Patienten kann die Einnahme zu Magenbeschwerden führen. Bei Asthma bronchiale können Menthol enthaltende, ätherische Öle den Spasmus verstärken. Das ätherische Öl besitzt wegen seines Menthol-Gehaltes schwache Sensibilisierungspotenz.

Gegenanzeigen für die innerliche Anwendung sind Verschluss der Gallenwege, Gallenblasenentzündung und schwere Leberschäden. Durch die cholagoge Wirkung können bei Gallensteinträgern Koliken ausgelöst werden. Bei Säuglingen und Kleinkindern sollten Zubereitungen, die das Öl enthalten, nicht im Gesicht, speziell im Bereich der Nase, aufgetragen werden (Glottiskrampf oder Bronchospasmus bis hin zu asthmaähnlichen Anfällen oder zum Atemstillstand möglich).
Vergiftungsfälle sind nicht bekannt. Die minimale letale Dosis von Menthol wird auf 2 g geschätzt, es wurden jedoch auch höhere Dosen (8 bis 9 g) überlebt.

Patienteninformation: Innerlich angewandt sind Zubereitungen aus Minzöl geeignet, Ihre Beschwerden bei bestimmten Magen-Darm-Funktionsstörungen oder Gallenbeschwerden wie auch bei Katarrhen der Atemwege zu lindern. Äußerlich kann Minzöl zur Behandlung von Muskel- und Nervenschmerzen eingesetzt werden. Sie sollten dabei beachten, das bei empfindlichen Menschen Magenschmerzen auftreten können, ferner Koliken, wenn Sie unter Gallensteinen leiden, bei Asthmatikern kann sich die Luftnot verstärken. Bei schweren Leberschäden, Gallenwegsverschluss und Gallenblasenentzündung darf das Arzneimittel nicht eingenommen werden, auch das Auftragen auf das Gesicht von Säuglingen und Kleinkindern sollte unbedingt vermieden werden, da es zu Atemnotzuständen bis hin zum Atemstillstand kommen kann.

Bewertung der Wirksamkeit: Die innerliche Anwendung bei funktionellen Magen-Darm-Beschwerden mit Meteorismus, Gallebeschwerden und Katarrhen der Atemwege sowie äußerlich bei Myalgien und neuralgiformen Beschwerden wird in der entsprechenden Monographie der Kommmission E (1986, 1990) positiv bewertet. Für die volksmedizinischen, chinesischen und indischen Indikationen ist die Wirksamkeit der Droge nach den gültigen Kriterien für klinische Prüfungen von Arzneimitteln bisher nicht belegt.

Handelspräparate

Japanisches Minzöl ABC
Japominöl®
JHP® Rödler (Inhalation: 2–3mal tgl. Tr. in 1 Glas heißes Wasser geben u. inhalieren; innerlin: 2mal tgl. 2 Tr. in 1 Glas Wasser einnehmen; äußerlich: 12 Tr. mehrmals tgl.)
Kneipp® Minzöl Trost® (Innerliche Anw.: 3mal tgl. 1–2 Tr. in ein Glas lauwarmes Wasser geben und in kleinen Schllucken trinken. Oder auf ein Stück Zucker geben und langsam im Mund zergehen lassen. Zur Inhalation 3–4 Tr. in heißes Wasser geben und die aufsteigenden Dämpfe einatmen. Äußerliche Anw.: die schmerzenden Stellen mehrmals tgl. mit einigen Tr. einreiben. Zur unterstützenden Behandl. des Schnupfens mehrmals tgl. 1–2 Tr. Minzöl direkt unter die Nasenöffnung auftragen).
Minx®

Literatur

Hänsel R, Keller K, Rimpler H, Schneider G (Hrsg): Hagers Handbuch der Pharmazeutischen Praxis. 5. Aufl., Bde 4–6 (Drogen), Springer Verlag Berlin, Heidelberg, New York, 1992–1994

Krauseminze – Mentha spicata

Volkstümliche Namen: Ährenminze, Frauenminze, grüne Minze, grüne Rossminze, Krauseminze, echte, Krausenminze, Minze, grüne (dt.), Curled Mint, Fish Mint, Garden Mint, Green Mint, Lamb Mint, Mackerel Mint, Our Lady's Mint, Sage of Bethlehem, Spearmint, Spire Mint (engl.), Menthe crépue, menthe douce, menthe verte (frz.)

Familie: Lamiaceae

Botanik: In der Blütezeit ist die Pflanze ein Kraut von 30 bis 60 cm Höhe. Sie überdauert mit Ausläufern, die aus Knospen am Stängelgrund hervorgehen. Der vierkantige Stängel ist aufsteigend oder aufrecht und meist dicht behaart. Die länglich-eiförmigen oder lanzettlichen Laubblätter sind glatt oder runzelig, regelmäßig gesägt, kahl bis dicht behaart und stehen kreuzweise gegenständig; die oberen sind sitzend, die unteren zum Teil kurz gestielt. Die ährenförmigen Blütenstände setzen sich aus Scheinquirlen in den Achseln von Hochblättern zusammen. Der fünfzähnige Kelch ist glockig, kahl oder behaart und wird von einer fünfzipfeligen, hell-lila, rosa oder weißen Blütenkrone fast um die Hälfte überragt. Die Nüsschen sind netzartig geädert bei behaarten Pflanzen und glatt bei kahlen Pflanzen.

Verbreitung: Die Pflanze stammt wahrscheinlich aus dem Mittelmeergebiet und ist in großen Teilen Europas und Nordamerikas naturalisiert.
Herkunft der Drogen: Die Anbaugebiete sind Nordamerika, China und Indien.

Krauseminzekraut

Verwendete Pflanzenteile: Krauseminze ist der oberirdische getrocknete Teil von *Mentha spicata* L.

Inhaltsstoffe
- Ätherisches Öl (0,8 bis 2,5 %)
- Flavonoide: u. a. Thymonin
- Kaffeesäurederivate: u. a. Rosmarinsäure

Pharmakologie
Die terpenhaltige Droge soll karminativ, stimulierend und spasmolytisch wirken; die Wirkungsweise ist nicht hinreichend dokumentiert.
In vitro wurde eine antimikrobielle Wirkung gefunden, die Droge wirkt insektizid und zeigt eine neurodepressive Wirkung im Tierversuch (verlängerte Schlafdauer).

Anwendungsgebiete
Zur Förderung der Verdauung, bei Blähungen.
Krausminzblätter: als Karminativum gebräuchlich.

Dosierung
Innerlich als Tee: 1–1,5 g (1 knapper TL) auf 150 ml Wasser, 10 min ziehen lassen, mehrmals täglich 1 Tasse trinken.

Anwendungsbeschränkungen: Risiken der bestimmungsgemäßen Anwendung therapeutischer Dosen der Droge und Nebenwirkungen sind nicht bekannt. Das ätherische Öl besitzt wegen seines Menthol- und L-Carvon-Gehaltes schwache Sensibilisierungspotenz.

Patienteninformation: Aufgrund volksmedizinischer Erfahrungswerte sollen Krauseminzeblätter verdauungsfördernd und entblähend wirken; wissenschaftliche Belege für die Wirksamkeit liegen nicht vor.

Bewertung der Wirksamkeit: Die Wirksamkeit der Droge ist nach den gültigen Kriterien für klinische Prüfungen von Arzneimitteln für die beanspruchten Indikationen bisher nicht belegt. Valide Daten zu den phytopharmakologischen Eigenschaften liegen nicht vor.

Handelspräparate
Keine bekannt.

Literatur
Hefendehl FW, Murray MJ: Planta Med 23 (1973), 101
Murray MJ et al: Crop Sci 12 (1972), 723
Subramanian SS, Nair AGR: Phytochemistry 11 (1972), 452

Krauseminzeöl

Verwendete Pflanzenteile: Krauseminzeöl ist das aus *Mentha spicata* L. gewonnene ätherische Öl.

Inhaltsstoffe
- Hauptkomponenten: L-Carvon (Anteil 40 bis 80 %, Geruchsträger), (–)-Limonen (Anteil 5 bis 15 %), weiterhin u. a. β-Bourbonen, cis- und trans-Carvylacetat, Caryophyllen, 1,8-Cineol, Dihydrocarveol, trans-Sabinenhydrat

Pharmakologie
Die terpenhaltige Droge soll karminativ, stimulierend und spasmolytisch wirken; die Wirkungsweise ist nicht hinreichend dokumentiert.
In vitro wurde eine antimikrobielle Wirkung gefunden, die Droge wirkt insektizid und zeigt eine neurodepressive Wirkung im Tierversuch (verlängerte Schlafdauer).

Anwendungsgebiete
Zur Förderung der Verdauung, bei Blähungen.
Ätherisches Öl: als Aromatisierungsmittel bspw. in Zahnpasten und Kaugummi; aber auch als Speisewürze.

Dosierung
Keine Angaben auffindbar.

Anwendungsbeschränkungen: Risiken der bestimmungsgemäßen Anwendung der Droge und Nebenwirkungen sind nicht bekannt. Das ätherische Öl besitzt wegen seines Menthol- und L-Carvon-Gehaltes schwache Sensibilisierungspotenz.

Patienteninformation: Aufgrund volksmedizinischer Erfahrungswerte soll Krauseminzeöl verdauungsfördernd und entblähend wirken; wissenschaftliche Beweise für die Wirksamkeit liegen nicht vor.

Bewertung der Wirksamkeit: Die Wirksamkeit der Droge ist nach den gültigen Kriterien für klinische Prüfungen von Arzneimitteln für die beanspruchten Indikationen bisher nicht belegt. Valide Daten zu den phytopharmakologischen Eigenschaften liegen nicht vor.

Handelspräparate
Keine bekannt.

Literatur
Hefendehl FW, Murray MJ: Planta Med 23 (1973), 101
Murray MJ et al: Crop Sci 12 (1972), 723
Subramanian SS, Nair AGR: Phytochemistry 11 (1972), 452

Mistel – Viscum album

Volkstümliche Namen: Affolter, Bocksfutter, Drudenfuß, Elfklatte, Geißkrut, Guomol, Hexenbesen, Hexenkrut, Hexennest, Immergrüne, Laubholz-Mistel, Leimmistel, Mistel, Mistelsenker, Vogelmistel (dt.), All-heal, Birdlime, Birdlime Mistletoe, Devil's fuge, European Mistletoe, Masslin, Mistletoe, Mystyldene, White Mistletoe (engl.), Muérdago (span.), gui Commun, gui de druides (frz.), Guatrice, pania, scoaggine, vescovaggine (it.)

Familie: Viscaceae

Botanik: Die Pflanze ist ein auf Laubbäumen wachsender, halbschmarotzender Busch von fast kugeligem Wuchs und 30 bis 80 cm Größe. Die Zweige sind mehrfach gabellästig, stielrund, an den Gelenken knotig verdickt und gelblichgrün wie die Blätter. Diese sind gegenständig, ungestielt, lanzettlich oder lanzettlich-spatelförmig, ledrig und immergrün. Die Blüte ist gelblichgrün, 2häusig und kommt in unscheinbaren, sitzenden, 3- bis 5blütigen Büscheln vor. Die Frucht ist eine glänzend weiße, kugelige, erbsengroße Scheinbeere mit zähem, klebrigem Fleisch. Sie ist reif weiß bis gelblich oder orange und hat 1 bis 2 ovale oder 2kantige Samen.

Verbreitung: Die Mistel kommt vorwiegend in Europa sowie in Zentralasien bis zum Iran vor. Sie fehlt in Australien und Amerika. Sie wird in Mitteleuropa und in China angebaut.

Mistelkraut

Verwendete Pflanzenteile: Mistelkraut besteht aus den frischen oder getrockneten, jüngeren Zweigen mit Blättern, Blüten und Früchten von *Viscum album* L.

Inhaltsstoffe

- Lectine (Glykoproteine mit ca. 11 % Kohlenhydratanteil): Mistellectin I (ML I, VAA 1, Viscumin), Mistellectin II (ML II), Mistelectin III (ML III, VAA II), die genannten Lectinfraktionen sind Isolectingemische
- Polypeptide (aus 46 Aminosäuren aufgebaut, 0,05 bis 0,1 %): Viscotoxine A 2, A 3, B, Ps 1
- Schleimstoffe (als Viscin bezeichnet, 4 bis 5 %): u. a. Galakturonane, Arabinogalaktane
- Zuckeralkohole: u. a. Mannitol, Quebrachitol, Pinitol, Viscumitol
- Flavonoide: u. a. Glykoside u. a. von Quercetin, Quercetinmethylethern, Isorhamnetin, Sakuranetin und Homoeriodictyol, in der Unterart V. album ssp. platyspermum u. a. Homoeriodictyol-7-O-glucosid, Isorhamnetin-3-O-rutinosid, Isorhamnetin-3-[apiosyl (1- > 6)]-glucosyl-7-O-rhamnosid, 5,7-Dimethoxyflavanon-4′-O-glucosid, 3′,5,7-Trimethoxyflavanon-4′-O-glucosid
- Phenylallylalkohole: Phenylallylalkoholglykoside, u. a. Syringin (Syringenin-4′-O-glucosid), Coniferyl-4′-[apiosyl(1- > 2)]glucosid
- Lignane: u. a. Syringaresinol und seine Glykoside
- Triterpene: u. a. α-Amyrin (α-Viscol), β-Amyrinacetat, Betulinsäure, Oleanolsäure, Ursolsäure

Pharmakologie

Präklinik: Die Zytotoxizität, Antitumorwirkung und Immunstimulation von Mistelkrautextrakten ist durch zahlreiche Daten aus Studien in vitro und vivo belegt (Khwaja et al. 1980), wenn auch die genauen Wirkmechanismen und spezifische Beiträge einzelner Inhaltsstoffe umstritten bleiben. Für die zytotoxischen und immunstimulierenden Wirkungen werden im wesentlichen die Alkaloide, Viscotoxine (Woynaroski, Konopa 1980) und Lektine (Olsnes et al. 1982, Franz 1986) verantwortlich gemacht (Khwaja et al. 1986). Mistellektine wirken sowohl durch Inhibition der Proteinsynthese als auch durch Induktion der Apoptose hemmend auf das Wachstum verschiedener menschlicher Tumorzellen in vitro (Hülsen und Mechelke 1982, Hülsen et al. 1986, Khwaja et al. 1986; Saenz et al. 1997) und antimetastatisch in Mäusen (Weber et al. 1998). Eine kürzlich publizierte Studie an Mäusen stellt allerdings die Antitumorwirkung des Mistelkrautes in Frage (Timoshenko et al. 2001). In vitro wurde vielfach ein durch Mistelkraut induzierter Anstieg von Cytokinen und Lymphokinen beobachtet (Hajto et al. 1990; 1990a, Dumont et al. 1995, Schwarz et al. 1996). Im Tierversuch konnte wiederholt eine immunstimulierende Wirkung erzielt werden (Rentea et al. 1981, Bloksma et al. 1982, Jurin et al. 1997).
Weiterhin werden für die im Mistelkraut enthaltenen Viscotoxine und Lignane verschiedene Wirkungen auf das Herz-Kreislaufsystem diskutiert (Hall et al. 1986, Wagner und Jordan 1986, Wagner et al. 1986).
Klinik: Bei chronischen Gelenkerkrankungen zeigt sich eine signifikante Besserung der Beschwerdesymptomatik, bei der Unterstützung der Krebsbehandlung eine Verbesserung der Lebensqualität und Verringerung der Schmerzempfindlichkeit. Zwei Metaanalysen der zahlreichen klinischen Studien zur parenteralen Anwendung von Mistelkrautpräparaten in der Tumortherapie konstatieren zwar unbefriedigende klinische Standards für eine

Mehrzahl der Studien, kommen aber für diejenigen Versuche, die modernen Qualitätsanforderungen genügen, zu dem Ergebnis, dass sich ein signifikanter positiver Effekt der Mistelkrauttherapie erkennen lässt (Kiene 1989, Kleijnen und Knipschild 1994). Eine umfangreiche epidemiologische Studie an über 10 000 Krebspatienten ergab eine klinisch relevante Verlängerung der Lebensdauer durch die Behandlung mit Mistelkrautextrakt (Grossarth-Maticek et al. 2001). Kürzlich wurden auch gute Ergebnisse bei der immunologischen Stabilisierung von Kindern erzielt, die als Folge des Tschernobyl-Unfalls unter häufig wiederkehrenden Atemswegsinfektionen leiden (Chernyshov et al. 2000).

Anwendungsgebiete

Mistelkrautextrakt findet seit längerem Anwendung zur Unterstützung der herkömmlichen onkologischen Therapie von Tumoren, präkanzerösen Zuständen sowie Funktionsstörungen im Knochenmark und Lymphsystem. Auch zur Segmenttherapie bei degenerativ entzündlichen Gelenkerkrankungen wird die Droge eingesetzt.
Volksmedizin: zur Langzeitbehandlung leichter Fälle von Bluthochdruck und zur Arterioskleroseprophylaxe. Misteltee vor allem bei Bluthochdruck, aber auch Epilepsie, Keuchhusten, Asthma, Schwindelanfällen, Amenorrhoe, Durchfall, Chorea, nervöser Tachykardie, Hysterie und Nervosität.
Homöopathie: bei Schwindel, hohem und niedrigem Blutdruck, Herzrhythmusstörungen und Verschleiss der Gelenke.
Chinesische Medizin: bei Gelenkschmerzen, Schmerzen in Sehnen und Muskeln, Lumbago, Rückenbeschwerden, vaginalen Blutungen während der Schwangerschaft und Agalaktie.
Die Wirksamkeit für die volksmedizinischen und homöopathischen Indikationen ist nicht ausreichend belegt.

Sonstige Verwendung
Landwirtschaft: früher zur Herstellung von Leim zum Bestreichen der Leimruten beim Vogelfang.

Dosierung

Parenteral (subcutan) zur palliativen Tumortherapie:
In der Regel 3mal wöchentlich, beginnend mit der niedrigsten Dosis unter langsamer Steigerung bis zum individuell zu bestimmenden Optimum.
Detaillierte Angaben des Herstellers beachten!
Oral zur Behandlung der Hypertonie und zur Arterioskleroseprophylaxe:
Tagesdosis: 10 g Droge, verwendet werden Tinkturen, Pressaft und Trockenextrakt (6:1).
Arzneitee: 2,5 g (1 TL) auf 150 ml kaltes Wasser, 10–12 h ziehen lassen, vor dem Trinken kurz zum Sieden erhitzen. 1–2 Tassen täglich.
Mistelpulver: 2–6 g, 3 mal täglich p.o.
Mistelwein: 3–4 Gläser täglich.
Fluidextrakt: 1–3 ml , 3 mal täglich.
Tinktur: 0,5 ml, 3 mal täglich.

Anwendungsbeschränkungen: Risiken der bestimmungsgemäßen Anwendung therapeutischer Dosen der Droge sind nicht bekannt.
Die Droge ist bei peroraler Applikation untoxisch. Bei parenteraler Applikation von Mistelextrakten können örtliche Reaktionen (Quaddelbildung bis hin zur Nekrose), Schüttelfrost, Fieber, Kopfschmerzen, pektanginöse Beschwerden, orthostatische Kreislaufstörungen und allergische Reaktionen auftreten. Die Quaddelbildung und die Erhöhung der Körpertemperatur werden als Zeichen der Immunstimulation und somit als positiver therapeutischer Effekt betrachtet. Sehr vereinzelt wurden starke allergische Reaktionen bis hin zum anaphylaktischen Schock beobachtet (Hutt et al. 2001).
Gegenanzeigen für die parenterale Applikation: Eiweißüberempfindlichkeit, chronisch-progrediente Infektionen, z. B. Tuberkulose, hochfieberhafte Zustände.

Patienteninformation: Präparate aus Mistelkrautextrakt haben in vielen Fällen zu einer Steigerung des Wohlbefindens von Krebspatienten geführt, wenn sie gleichzeitig mit herkömmlichen Krebstherapien angewendet wurden. Die Anwendung kann keinesfalls in Selbstmedikation durchgeführt werden, da sie per Injektion erfolgen muss, und die Festlegung der individuellen Dosierung ärztlicher Erfahrung bedarf. Während der Behandlung kann es zu lokalen Reizungen und zur Erhöhung der Körpertemperatur kommen. Dies sind in der Regel positiv zu bewertende Anzeichen dafür, dass die Therapie anschlägt.
Tees und andere oral einzunehmende Zubereitungen aus Mistelkraut können zur Vorbeugung gegen Gelenkerkrankungen und Bluthochdruck eingenommen werden. Zwar ist die Wirksamkeit nicht gesichert, aber die Anwendung gilt als unbedenklich.

Bewertung der Wirksamkeit: Die Kommission E bewertet in ihrer Monographie von 1984 die Droge positiv und befürwortet die therapeutische Anwendung zur Segmenttherapie bei degenerativ entzündlichen Gelenkerkrankungen und zur Palliativtherapie im Sinne einer unspezifischen Reiztherapie bei malignen Tumoren.

Die Wirkung auf das Herz-Kreislaufsystem, insbesondere zur Blutdrucksenkung bedarf weiterer experimenteller und klinischer Verifizierung.

Handelspräparate

Helixor®
H&S Misteltee
Iscador®
Lektinol®
Mistelkraut Bombastus Werke
Sidroga Misteltee

Literatur

Becker H, Exner J: Vergleichende Untersuchungen von Misteln verschiedener Wirtsbäume anhand der Flavonoide und Phenolkarbonsäuren. Z Pflanzenphysiol. 97 (1980), 417–428

Berg P, Stein G: Ein Inhaltsstoff allein genügt nicht, s. auch folgenden Artikel. Z Phytother 16 (1995), 282

Beuth HJ: Mistel: „In der Onkologie nur Präparate einsetzen, die auf Mistellektin standardisiert sind!". Z Phytother 16 (1995), 40–41

Beuth J, Ko HL, Gabius HJ, Burrichter H, Oette K, Pulverer G: Behavior of lymphocyte subsets, expression of activation markers in response to immunotherapy with galactoside-specific lectin from mistletoe in breast cancer. Clin Invest 70 (1992), 658–661

Beuth J, Ko HL, Pulverer G: Angewandte Lektinologie. Deutsche Apotheker Ztg 134 (1994), 2331

Beuth J, Lenartz D, Uhlenbruck G: Lektionoptimierter Mistelextrakt. Z Phytother 18 (1997), 85–91

Bloksma N, Schiermann P, Reuver M, Dijk K, Willers J: Stimulation of humoral and cellular immunity by viscum preparations. Planta Med. 46 (1982), 221–227

Chernyshov VP, Heusser P, Omelchenko LI, Chernyshova LI, Vodyanik MA, Vykhovanets EV, Galazyuk LV, Pochinok TV, Gaiday NV, Gumenyuk ME, Zelinsky GM, Schäfermeyer H, Schäfermeyer G: Immunomodulatory and clinical effects of Viscum album (Iscador M and Iscador P) in children with recurrent respiratory infections as a result of the Chernobyl nuclear accident. Am J Ther. 7 (2000), 195–203

Dumont S et al: Lectins from mistletoe (Viscum album L.) induce the production of cytokines by cultured human monocytes. Planta Med 61 (Abstracts of 43rd Ann Congr, 1995), 57

Franz G: Phytotherapie in der Tumorbehandlung. Deutsche Apotheker Ztg 130 (1990), 1443

Franz H, Ziska P, Kindt A: Isolation and properties of three lectins from mistletoe (Viscum album L.). Biochem J. 195 (1981), 481–484

Franz H: Inhaltsstoffe der Mistel (Viscum album L.) als potentielle Arzneimittel [Mistletoe substances as potential remedies]. Die Pharmazie 40 (1985), 97–104

Franz H: Mistletoe lectins and their A und B Chains. Oncology 43, 1986 (suppl.1) 23–34

Gabius HJ, Gabius S, Joshi SS et al: From illdefined extracts to the immunomodulatoty lectin: Will there be a reason for oncological application of mistletoe? Planta Med 60 (1994), 2–7

Gabius HJ, Gabius S: Die Misteltherapie auf dem naturwissenschaftlichen Prüfstand. PZ 139 (1994), 1745

Gabius HJ, Gabius S: Münchner-Phytotherapietagung 1992. Neues über die Misteltherapie. Z Phytother 14 (1993), 17

Gabius HJ: Mythos Mistel: Anspruch und Wirklichkeit. PZ 140 (1995), 1029–1030

Grossard-Maticek R, Kiene H, Baumgertner SM, Ziegler R: Use of Iscador, an extract of European mistletoe (Viscum album), in cancer treatment: prospective nonrandomized and randomized matched-pair studies nested within a cohort study. Altern Ther Health Med. 7 (2001), 57–78

Hajto T, Hostanska K, Frei K, Rordorf C, Gabius HJ: Increased secretion of tumor necrosis factor, interleukin 1, and interleukin 6 by Heiman mononuclear cells exposed to β-galactoside – specific lectin from clinically applied mistletoe extract. Canc Res 50 (1990a), 3322–3326

Hajto T, Hostanska K, Gabius HI: Modulatory potency of the (-galactoside-specific lectin from mistletoe extract (Iscador), the host defense system in vivo in rabbits, patients. Canc Res 49 (1989), 4803–4808

Hajto T, Hostanka K, Gabius HI: Zytokine als Lectin-induzierte Mediatoren in der Misteltherapie. Therapeutikon 4 (1990), 136–145

Hall AH, Spoerke DG, Rumack BH: Assessing mistletoe toxicity. Ann Emerg Med. 15 (1986), 1320–1323

Hamacher H, Scheer R: Anthroposophie/Phytotherapie: Mistel-Forschung und therapeutische Anwendung. Deutsche Apotheker Ztg 136 (1996), 2904–2905

Hamacher H: Mistel (Viscum album L.) – Forschung und therapeutische Anwendung. Z Phytother 18 (1997), 34–35

Hassauer W et al: Onkologie 2 (1979), 28

Hauser SP: Mistel – Wunderkraut oder Medikament? Therapiewoche 43 (1993), 76–81

Hülsen H, Mechelke F: The influence of a mistletoe preparation on suspension cell cultures of human leukaemia and human myeloma cells. Drug Res. 32, (1982), 1126–1127

Hülsen H, Doser C, Mechelke F: Differences in the in vitro effectiveness of preparations produced from mistletoes of various host trees. Arzneim.-Forsch./Drug Res. 36, (1986), 433–436

Hutt N, Kopferschmitt-Kubler MC, Cabalion J, Purohit A, Alt M, Pauli G: Anaphylactic reactions after therapeutic injection of mistletoe (Viscum album L.). Allergol et Immunopathol. 29 (2001), 201–203

Jurin M, Zarkovic N, Borovic S, Kissel D: Viscum album L. preparation Isorel modifies the immune response in normal and in tumour-bearing mice. Anticancer Drugs, 15:S27–31, 1997 Apr

Khwaja TA et al: Experientia 36 (1980), 599

Khwaja TA, Dias CB, Pentecost S: Recent studies on the anticancer activities of mistletoe (Viscum album) and its alkaloids. Oncology 43 (suppl. 1) 1986, 42–50

Kiene H: Klinische Stdien zur Misteltherapie karzinomatöser Erkrankungen. Eine Übersicht. Therapeutikon 3 (1989), 347–353

Kleijnen J, Knipschild P: Mistletoe treatment for cancer. Review of controlled trials in humans. Phytomedicine 1 (1994), 255–260

Loew D, Rietbrock N: Phytopharmaka II: Forschung und klinische Anwendung, Steinkopff Verlag, Darmstadt 1996

Luther P et al: Int J Biochem 11 (1980), 429

Müller J: Ger Offen DE 1: 130 (1962), 112

N.N.: Allergie auf Mistelextrakt. Z Phytother 13 (1992), 96

N.N.: Die Mistel. Deutsche Apotheker Ztg 136 (1996), 4330–4332

N.N.: Integrative Konzepte in der Onkologie: Misteltherapie. NGM (Suppl. 1994), 1–36

N.N.: Misteltherapie aus schulmedizinischer Sicht. Deutsche Apotheker Ztg 131 (1991), 1894

N.N.: Optimale Misteldosierung. PZ 140 (1995), 3082

N.N.: Phytotherapie: Einsatz von Mistelextrakten in der Tumortherapie. Deutsche Apotheker Ztg 135 (1995), 73

N.N.: Sind Mistelpräparate mehr als nur Adjuvanzien in der onkologischen Therapie ?. Z Phytother 15 (1994), 353–355

Olsnes S, Stirpe F, Sandvig K, Pihl A: Isolation and characterization of viscumin, a toxic lectin from Viscum album L. J Biochem. 257 (1982), 13263–13270

Rentea R, Lyon E, Hunter R: Biologic properties of ISCADOR: A Viscum album preparation I. Hyperplasia of the thymic cortex and accelerated generation of hema-

topoietic cells following x-irradiation. Lab Invest. 44 (1981), 43–48
Saenz MT, Ahumada MC, Garcia MD: Extracts from Viscum and Crataegus are cytotoxic against larynx cancer cells. Z Naturforsch C 52(1–2) (1997), 42–44
Salzer G, Havelec L: Onkologie 1 (1978), 264
Salzer G, Müller H: Prax Klein Pneumol 32 (1978), 721
Samuellson G et al: Acta Pharm Sueca 18 (1981), 179
Schmidt S: Unkonventionelle Heilverfahren in der Tumortherapie. Z Phytother 17 (1996), 115–117
Schwarz T et al: Stimulation by a stable, standardised mistletoe preparation of cytokine production in an in vitro human skin bioassay. Planta Med 62 (Abstracts of the 44th Ann Congress of GA, 1996), 19
Stirpe F, Sandwik K, Olsnes S, Pihl A: Action of viscumin, a toxic lectin from mistletoe, on cells in culture. J Biol Chem. 257 (1982), 13271–13277
Timoshenko AV et al: Influence of the galactoside-specific lectin from Viscum album and its subunits on cell aggregation and selected intracellular parameters of rat thymocytes. Planta Med 61 (1995), 130–133
Timoshenko AV, Lan Y, Gabius HJ, Lala PK: Immunotherapy of C3H/HeJ mammary adenocarcinoma with interleukin-2, mistletoe lectin or their combination: effects on tumour growth, capillary leakage and nitric oxide production. Eur J Cancer. 37 (2001), 1910–1920
Uhlenbrock S: Weihnachten, Miraculix und die Anthroposophie. PZ 140 (1995), 4602–4603
Wagner H et al: Planta Med 2 (1986), 102
Wagner H, Jordan E: Structure, properties fo polysaccarides from Viscum album (L). Oncology (Suppl 1, 1986), 8–15
Wagner H: Die Mistel in der Tumortherapie. Deutsche Apotheker Ztg 132 (1992), 1087/1088
Wagner H: Pflanzliche Immunstimulanzien. Deutsche Apotheker Ztg 131 (1991), 117
Wasielewsk S: Krebserkrankungen: Streit um alternative Heilverfahren in der Onkologie. Deutsche Apotheker Ztg 135 (1995), 2234–2235
Weber K, Mengs U, Schwartz T, Hajto T, Hostanska K, Allen TR, Weyhenmeyer R, Lentzen H: Effects of a standardized mistletoe preparation on metastatic B16 melanoma colonization in murine lungs. Arzneim.-Forsch./Drug Res. 48 (1998), 497–502
Woynarowski JM, Konopa J: Interaction between DNA and viscotoxins, cytotoxic basic polypeptides from Viscum album L. Hoppe Seyler's Z. Physiol. Chem. 361 (1980), 1535–1545

Mistelstängel

Verwendete Pflanzenteile: Mistelstängel bestehen aus den frischen oder getrockneten Stängeln von *Viscum album* L.

Inhaltsstoffe
Die Mistelstiele enthalten die gleichen Inhaltsstoffe wie das Mistelkraut (vgl. Visci albi herba), wegen des hohen Anteils an wirkstoffreien Stützsubstanzen jedoch nur in sehr niedriger Konzentration, z. B. nur 0,4 % Schleimstoffe.

Pharmakologie
Keine gesicherten Angaben.

Anwendungsgebiete
Volksmedizin: zur Erhaltung guter Nerven, zur Unterstützung und Kräftigung bei geistigen und körperlichen Erschöpfungszuständen, Beruhigungsmittel gegen nervöse Störungen wie Unruhe und Angst, erhöhte Erregbarkeit.

Die Wirksamkeit für diese Anwendungen ist nicht belegt.

Dosierung
Keine Angaben.

Anwendungsbeschränkungen: Risiken der bestimmungsgemäßen Anwendung therapeutischer Dosen der Droge und Nebenwirkungen sind nicht bekannt.

Patienteninformation: Da die Wirkung von Mistelstiel-Zubereitungen nicht gesichert ist, kann eine Anwendung nicht empfohlen werden.

Bewertung der Wirksamkeit: Die Kommission E bewertet in ihrer Monographie von 1994 die Droge negativ und befürwortet die therapeutische Anwendung nicht, da ein Beitrag zur Wirksamkeit bei den beanspruchten Anwendungsgebieten nicht belegt ist.

Handelspräparate
keine
Verwendung findet nur Mistelkraut.

Literatur:
S. Mistelkraut.

Mistelbeeren

Verwendete Pflanzenteile: Mistelbeeren bestehen aus den frischen oder getrockneten Früchten von *Viscum album* L.

Inhaltsstoffe
– Schleimstoffe (ca. 2 %, als Viscin bezeichnet)
Die Scheinbeeren der Mistel sind bisher kaum untersucht worden. Vermutlich fehlen in ihnen die toxischen Lectine und Viscotoxine.

Pharmakologie
Keine gesicherten Angaben.

Anwendungsgebiete
Volksmedizin: zur Regulation des Blutdrucks; bei inneren Blutungen, Epilepsien, Arterienverkalkung, Lungenbluten, Kinderkrämpfen, Gicht, Hysterie und bei reichlichem Blutverlust.

Dosierung
Keine Angaben.

Anwendungsbeschränkungen: Mistelbeeren sollen emetisch und abführend wirken und bei Kindern sogar tödliche Vergiftungen verursacht haben. Eindeutige Belege für derartige Wirkungen gibt es jedoch nicht.

Patienteninformation: Da die Wirkung von Mistelbeeren-Zubereitungen nicht gesichert ist, kann eine Anwendung nicht empfohlen werden. Die unkontrollierte Einnahme von Mistelbeeren kann zu Vergiftungen führen. In diesem Fall unbedingt ärztliche Hilfe suchen.

Bewertung der Wirksamkeit: Die Kommission E bewertet in ihrer Monographie von 1993 die Droge negativ und befürwortet die therapeutische Anwendung nicht, da ein Beitrag zur Wirksamkeit bei den beanspruchten Anwendungsgebieten nicht belegt ist.

Handelspräparate

keine; Verwendung findet nur Mistelkraut.

Literatur

cf. Mistelkraut

Antony S, Kuttan R, Kuttan G: Effect of viscum album in the inhibition of lung metastasis in mice induced by B16F10 melanoma cells. J Exp Clin Cancer Res, 16:159–62, 1997 Jun

Büssing A, Lehnert A, Schink M, Mertens R, Schweizer K: Effect of Viscum album L. on rapidly proliferating amniotic fluid cells. Sister chromatid exchange frequency and proliferation index. Arzneimittelforschung, 45:81–3, 1995 Jan

Büssing A, Suzart K, Schweizer K: Differences in the apoptosis-inducing properties of Viscum album L. extracts. Anticancer Drugs, 15:S9–14, 1997 Apr

Hajto T, Hostanska K, Fischer J, Saller R: Immunomodulatory effects of Viscum album agglutinin-I on natural immunity. Anticancer Drugs, 8 Suppl 1:S43–6, 1997 Apr

Hostanska K, Hajto T, Spagnoli GC, Fischer J, Lentzen H, Herrmann R: A plant lectin derived from Viscum album induces cytokine gene expression and protein production in cultures of human peripheral blood mononuclear cells. Nat Immun, 15:295–304, 1995 Sep

Ribereau-Gayon G, Jung ML, Frantz M, Anton R: Modulation of cytotoxicity and enhancement of cytokine release induced by Viscum album L. extracts or mistletoe lectins. Anticancer Drugs, 15:S3–8, 1997 Apr

Samal AB, Gabius HJ, Timoshenko AV: Galactose-specific lectin from Viscum album as a mediator of aggregation and priming of human platelets. Anticancer Res, 15:361–7, 1995 Mar-Apr

Tonevitsky AG, Rakhmanova VA, Agapov II, Shamshiev AT, Usacheva EA, Prokophev SA, Denisenko ON, Alekseev YuO, Pfueller U: The interactions of anti-MLI monoclonal antibodies with isoforms of the lectin from Viscum album. Immunol Lett, 44:31–4, 1995 Jan

Zarkovic N, Zarkovic K, Grainca S, Kissel D, Jurin M: The Viscum album preparation Isorel inhibits the growth of melanoma B16F10 by influencing the tumour-host relationship. Anticancer Drugs, 15:S17–22, 1997 Apr

Kalifornischer Mohn – Eschscholzia californica

Volkstümliche Namen: Goldmohn, Kalifornischer Mohn, Kappenmohn, kalifornischer, Schlafmützchen (dt.), Knipmutsje, Slapmutsje (dutch), California poppy, Californian Poppy (engl.), Amapolla (esp.), Globe du soleil, Pavot de Californie (frz.), Cululuk (indian.)

Familie: Papaveraceae

Botanik: Die Pflanze ist ein ein- bis mehrjähriges, 30–60 cm hohes, bläulich-grünes Kraut. Die Laubblätter sind spärlich, stark gefiedert mit linealischen Abschnitten und in dünne Zipfel auslaufend. Die Blüten sitzen einzeln in den Blattachseln auf langen Stielen und haben einen Durchmesser von 2,5 bis 3,5 cm. Sie sind hellgelb bis orange. Die Kelchblätter sind verwachsen. 4 ausgebuchtete, am Grunde orangerote Kronblätter formen eine weite, offene Schale. Die Narbe ist fädlich. Es gibt zahlreiche gelbe Staubblätter. Die Frucht ist eine längliche, 4 bis 6 cm große, schotenförmige Kapsel. Sie ist eine Schleuderfrucht, die kleine kugelrunde Samen ausstreut.

Verbreitung: Kalifornien, kultiviert in Mitteleuropa

Kalifornischer Goldmohn

Verwendete Pflanzenteile: Kalifornischer Goldmohn sind die zur Blütezeit gesammelten oberirdischen Teile von *Eschscholzia californica* CHAM.

Inhaltsstoffe

- Isochinolinalkaloide (0,3 bis 0,4 %): Hauptalkaloid Californidin (0,19 bis 0,23 %), weiterhin kommen vor u. a. Eschscholzin (Escholzin), Protopin, α-Allocryptopin, β-Allocryptopin
- Cyanogene Glykoside (nur im frischen Kraut)

Pharmakologie

Das Hauptalkaloid Californidin wirkt schlafinduzierend, sedativ, anxiolytisch und spasmolytisch.

Bei Mäusen bewirkt ein Heißwasserauszug eine signifikante Schlafinduktion. Weiterhin konnten im Tierexperiment eine sedative Wirkung, ein durch die Droge angstlösender Effekt und eine spasmolytische Wirkung nachgewiesen werden.

Anwendungsgebiete

Volksmedizin: bei Schlafstörungen, nervöser Übererregbarkeit, Enuresis nocturna bei Kindern, Gallen- und Lebererkrankungen, auch bei Nervosität. Die Wirksamkeit bei diesen Indikationen scheint plausibel.

Weiterhin findet die Droge Verwendung gegen Kopfläuse und Schmerzen. Diese Anwendungen sind nicht ausreichend belegt.

Homöopathie: gegen Schlafstörungen.

Sonstige Verwendung
Pharmazie/Medizin: Ersatzdroge für Marihuana.
Landwirtschaft: als Zierpflanze.

Dosierung
Fluidextrakt: Einzeldosis 1 bis 2 ml.
Homöopathisch: ab D2: 5 Tropfen oder 1 Tablette oder 10 Globuli oder 1 Messerspitze Verreibung alle 30–60 min (akut) oder 1–3-mal täglich (chronisch); ab D4: parenteral: 1–2 ml s. c. akut: 3-mal täglich; chronisch einmal täglich (PF X).

Anwendungsbeschränkungen: Risiken der bestimmungsgemäßen Anwendung therapeutischer Dosen der Droge und Nebenwirkungen sind nicht bekannt. In der älteren Literatur (Lewin) wird der Droge eine einen „Schlafzustand erzielende Wirkung" zugeschrieben.

Patienteninformation: Kalifornischer Goldmohn kann bei Nervosität, Schlafstörungen und Galle- und Lebererkrankungen hilfreich sein, für die Behandlung dieser Beschwerden stehen jedoch besser untersuchte Arzneimittel zur Verfügung.

Bewertung der Wirksamkeit: Die Wirksamkeit der Droge ist nach den gültigen Kriterien für klinische Prüfungen von Arzneimitteln bisher nicht belegt. Die tierexperimentell nachgewiesenen sedativen, schlafinduzierenden, anxiolytischen und spasmolytischen Wirkungen lassen die Wirksamkeit bei einigen der volksmedizinischen Anwendungsgebiete plausibel erscheinen. Da für diese Indikationen jedoch besser untersuchte Zubereitungen vorliegen, kann die therapeutische Verwendung nicht empfohlen werden. In der Monographie der Kommission E (1991) wird die Anwendung negativ bewertet.

Handelspräparate
Requiesan® (Erw. 30–40 Tr. in heißer Flüssigkeit v. d. Schlafengehen, bei Barbit.-Gewöhnung zusätzlich die gleiche Dis. 1 Std. vor dem Schlafengehen. Kdr. 10–20 Tr.)

Literatur

Jain L et al: Alkaloids of Eschscholtzia californica. Planta Med 62 (1997), 188
Sturm S, Stuppner H, Mulinacci N, Vincieri F: Capillary zone electrophoretic analysis of the main alkaloids from Eschscholtzia californica. Planta Med 59 (1993), A625
Weischer ML, Okpanyi SN: Pharmakologie eines pflanzlichen Schlafmittels. Z Phytother 15 (1994), 257–262

Moorbeere – Vaccinium uliginosum

Volkstümliche Namen: Moorbeere, Moorheidelbeere, Rauschbeere, Schwindelheidelbeere, Sumpfheidelbeere, Trunkelbeere (dt.), Bog Bilberry, Bogbilbery, bogwhortleberry (engl.), Airelle des marais, airelle fangueuse, airelle uligineuse (frz.), Mirtillo uliginoso (it.)

Familie: Ericaceae

Botanik: Die Pflanze ist ein 80 cm hoher, sperriger Strauch mit stielrunden, graubraunen, kahlen, aufstrebenden Zweigen und meist kriechendem Wurzelstock. Die Laubblätter sind sommergrün, derb, verkehrt-eiförmig oder länglich, ganzrandig, unterseits mit stark hervortretender, netziger Nervatur, blaugrün, oberseits hell mattgrün, fast weißlich, meist stumpf und sehr kurz gestielt. Die Blüten sitzen an den Enden kurzer, seitenständiger Zweige in den Achseln kleiner Laubblätter traubig angeordnet, weiß oder rötlich, hängend. Die Frucht ist eine kugelige oder birnenförmige, blaubereifte, 7 bis 10 mm lange, vielsamige Beere. Die Samen sind hellbraun, schwach halbmondförmig, an beiden Enden spitz, mit grubig-netziger Samenschale.

Verbreitung: Die Pflanze ist über die gesamte nördliche Hemisphäre verbreitet.

Moorbeeren und -blätter

Verwendete Pflanzenteile: Moorbeeren und -blätter sind die reifen Früchte und Laubblätter von *Vaccinum uliginosum* L.

Inhaltsstoffe
in den Blättern:
- Gerbstoffe: Catechingerbstoffe
- Triterpene: α-Amyrin, Friedelin, Ursolsäure
- Steroide: Sterole, u. a. β-Sitosterol, β-Sitosterol-3-O-β-glucosid
- Flavonoide: u. a. Hyperosid

in den Früchten:
- Anthocyane: Hauptkomponenten: Malvidin-3-O-glucosid, Delphinidin-3-O-glucosid, Delphinidin-3-O-arabinosid
- organische Säuren: u. a. Benzoesäure
- Flavonoide: u. a. Hyperosid, Myricetin, Myricetin-5′-methylether

Pharmakologie
Keine gesicherten Angaben.

Anwendungsgebiete
Volksmedizin: bei Magen- und Darmkatarrhen sowie Durchfall und Blasenleiden.

Dosierung
Tee: 2 TL Droge mit 25 ml Wasser kalt ansetzen und nach 12 Stunden abseihen, ungesüßt 1 bis 2-mal täglich 1 Tasse trinken.

Anwendungsbeschränkungen: Risiken der bestimmungsgemäßen Anwendung therapeutischer Dosen der Droge und Nebenwirkungen sind nicht bekannt.
Sehr selten kam es nach Genuss größerer Mengen der Früchte zu Vergiftungserscheinungen: Übelkeit, Erbrechen, rauschartige Zustände, Schwächegefühl, Sehstörungen. Vermutlich sind diese Vergiftungen auf Befall der Pflanze mit dem niederen Pilz *Sclerotinia megalospora* (bildet Ergolin-Alkaloide?) zurückzuführen.

Patienteninformation: Zubereitungen aus Moorbeeren und Moorbeerenblättern sollen aufgrund volksmedizinischer Erfahrungswerte bei Magen-Darm-Katarrhen, Durchfall und Blasenleiden hilfreich sein; wissenschaftliche Belege für die Wirksamkeit liegen jedoch nicht vor.

Bewertung der Wirksamkeit: Die Wirksamkeit der Droge ist nach den gültigen Kriterien für klinische Prüfungen von Arzneimitteln bislang nicht belegt. Zu den phytopharmakologischen Eigenschaften liegen keine validen Daten vor.

Handelspräparate
Keine bekannt.

Literatur
Hänsel R, Keller K, Rimpler H, Schneider G (Hrsg): Hagers Handbuch der Pharmazeutischen Praxis. 5. Aufl., Bde 4–6 (Drogen), Springer Verlag Berlin, Heidelberg, New York, 1992–1994
Teuscher E, Lindequist U: Giftstoffe mikrobieller Endo- und Epiphyten. Gefahren für Mensch und Tier?. Deutsche Apotheker Ztg 132 (1992), 2231

Muira-puama-Baum – Ptychopetalum olacoides

Volkstümliche Namen: Muira-Puamabaum, Potenzbaum, Potenzholz (dt.), Muira puama tree, Muira-Puama (engl.), Muira-Puama (port.)

Familie: Olacaceae

Botanik: Die Pflanze ist ein 5 bis 15 m hoher Baum mit einem längs gefurchten Stamm von bis zu 25 cm Durchmesser. Die Blätter sind länglich-lanzettlich, sehr spitz zulaufend, zur Basis hin sich verjüngend, teilweise spitz, lederartig, glatt, grau oder bereift bis blaugrün unterseits bei frischen Blättern. Die Blütenstände sind traubig und wachsen zu 1 oder 2 pro Achsel, sind 5 bis 8blütig und ca. 2 cm lang. Der Kelch ist schmal und 5zählig, die Kronblätter weiß, länglich, etwa 1 bis 1,3 × 2 mm. Die Frucht ist eine länglich-elliptische Steinfrucht, die anfangs grün ist und während der Reife über rosa zu lila-schwarz wechselt.

Verbreitung: Ist in Guyana und dem Amazonasgebiet Brasiliens beheimatet.

Potenzholz

Verwendete Pflanzenteile: Potenzholz besteht aus dem zerkleinerten, getrockneten Stamm und/oder Wurzelholz von *Ptychopetalum olacoides* BEBTH. und/oder *Ptychopetalum unicatum* A.

Inhaltsstoffe
- Triterpene: Triterpensäureester (0,4 bis 0,5 %), Hauptkomponente Behensäureester des Lupeols (Anteil ca. 60 %), weiterhin u. a. Fettsäureester des ß-Sitosterols
- Steroide: β-Sitosterol, Campesterol, Lupeol
- Ätherisches Öl: Hauptkomponenten α-Pinen (Anteil ca. 25 %), α-Humulen (Anteil ca. 10 %), β-Pinen (Anteil ca. 8 %), β-Caryophyllen (Anteil ca. 8 %), Camphen (Anteil ca. 7 %), Campher (Anteil ca. 6 %)

Pharmakologie
Die Droge soll aphrodisierend wirken. Nähere Angaben zur Wirkweise liegen nicht vor.

Anwendungsgebiete
Volksmedizin: innerlich wird das Potenzholz bei Potenzstörungen, Durchfall und Appetitlosigkeit angewendet. Äußerlich bei Potenzstörungen (Bäder).

Dosierung
ED: 0,5 g Droge.
Fluidextrakt: ED: 0,5–2 ml, 3-mal täglich.
Abkochung: ED: 0,5–2 ml, 3-mal täglich.
Äußerlich in Form einer konzentrierten Abkochung als Bad.

Anwendungsbeschränkungen: Risiken der bestimmungsgemäßen Anwendung therapeutischer Dosen der Droge und Nebenwirkungen sind nicht bekannt.

Patienteninformation: Arzneimittel aus Muira-Puama- oder Potenzholz werden, wie der Name schon verrät, in der Volksmedizin bei Potenzstörungen, Appetitlosigkeit und auch

Durchfall verwendet, wissenschaftliche Belege für die Wirksamkeit liegen jedoch nicht vor.

Bewertung der Wirksamkeit: Die Wirksamkeit der Droge ist nach den gültigen Kriterien für klinische Prüfungen von Arzneimitteln für die beanspruchten Indikationen bisher nicht belegt. Deshalb wird die therapeutische Anwendung in der entsprechenden Monographie der Kommission E (1987) als negativ bewertet.

Handelspräparate

Erotisin®, Penisex® (Kombinationen aus 2 Wirkstoffen)

Sexual Tonikum (Kombination aus 4 Wirkstoffen)

Zumba® (Kombination aus 7 Wirkstoffen)

Literatur

Auterhoff H, Momberger B: Arch Pharm 304 (1971), 223–228

Hänsel R, Keller K, Rimpler H, Schneider G (Hrsg): Hagers Handbuch der Pharmazeutischen Praxis. 5. Aufl., Bde 4–6 (Drogen), Springer Verlag Berlin, Heidelberg, New York, 1992–1994

Muskatnussbaum – Myristica fragrans

Volkstümliche Namen: Muskatnussbaum (dt.), Nootmuskaat (dutch), Banda nutmeg, Mace, Myristica, Nutmeg, nutmeg tree (engl.), moscada, Nuez moscada (esp.), muscadier, musque, Noix muscade (frz.), Moscata miristica (it.), Buah pala, Bush-pala, Pala banda (malay.), Noz moscada (port.), Chan-thet, Jan-tet (thai)

Familie: Myristicaceae

Botanik: Der immergrüne Baum wird bis zu 15 m hoch. Seine Rinde ist glatt, gräulich-braun und an den jungen Zweigen grün. Die wechselständigen Blätter sind dunkelgrün, ganzrandig, scharf, kurz gestielt, eiförmig-elliptisch und bis 8 cm lang. M. f. ist entweder männlich oder weiblich, doch kommen auch männliche Bäume mit weiblichen Blüten und Früchten vor. Die Blüten sind eingeschlechtlich. Die männlichen stehen in wenigblütigen Blütenständen, die weiblichen stehen einzeln und sind unauffällig. Die Blüten haben eine einfach, dreilappige Blütenhülle, die Staubfäden sind zu einer Röhre verwachsen.

7 bis 10 Monate nach der Blüte ist die Fruchtreife. Die Frucht ist fleischig, fast kugelig, am Steilende etwas spitz zulaufend, 3 bis 6 cm lang, 2,5 bis 5 cm dick. Die Früchte sind hellgelb und etwa pfirsichgroß. Das Fruchtfleisch springt bei Reife auf und legt den leuchtend roten Samenmantel frei, der den dunkelbraunen Samen umgibt. Innerhalb des Samenmantels ist der Samenkern von einer braunen, knochenharten Samenschale umhüllt, die Eindrücke des Samenmantels zeigt.

Verbreitung: Heimisch auf den Molukken und Neuguinea, ist die Pflanze heute in Indonesien, Vorder- und Hinterindien und anderen tropischen Gebieten verbreitet und wird dort kultiviert.

Herkunft der Drogen: Sie kommen aus den oben genannten Ländern, vor allem Indonesien, ergänzt um die Anbaugebiete im tropischen Amerika, vor allem Grenada.

Muskatnüsse

Verwendete Pflanzenteile: Muskatnüsse sind die Samen der *Myristica fragrans* HOUTT.

Inhaltsstoffe

- Ätherisches Öl (7 bis16 %)
- Triterpensaponine
- Steroide: Sterole, u. a. β-Sitosterol, Campesterol
- Fettes Öl: Fettsäuren u. a. Laurin-, Myristin-, Pentadecan-, Palmitin-, Heptadecan-, Stearin- und Ölsäure

Pharmakologie

Im Tierversuch hemmt das im ätherischen Öl enthaltene Eugenol dosisabhängig eine medikamentös induzierte Diarrhö und verlangsamt den Transport von Aktivkohle im Gastrointestinaltrakt.

Eine Wirkung auf die Prostaglandinsynthese sowie eine antimikrobielle Wirkung konnte nachgewiesen werden. Die Anwendung bei Dysenterie und rheumatischen Beschwerden erscheint deshalb plausibel.

Anwendungsgebiete

Volksmedizin: innerlich bei Durchfall und Dysenterie, Darmkatarrh, Magenkrämpfen, Blähungen und Erbrechen; äußerlich bei Rheuma und Neuralgien.

Homöopathie: bei nervösen körperlichen Beschwerden, Verdauungsstörungen mit Blähsucht, Wahrnehmungsstörungen.

Chinesische Medizin: bei Durchfall, Erbrechen und Verdauungsstörungen.

Indische Medizin: bei Kopfschmerzen, Sehschwäche, Schlafstörungen, Fieber und Malaria, Cholera, Impotenz und allgemeiner Schwäche.

Sonstige Verwendung

Haushalt: als Gewürz.

Industrie: in China als Zündholzkopf-Aromatikum.

Dosierung

Pulver: 0,3–1 g; max. 3-mal täglich.
Infus/Abkochung: 1 %, 50–200-ml täglich.
Fluidextrakt: 1–2 ml täglich.
Tinktur: 2–10 ml täglich.
Sirup: 10–40 ml täglich.
Homöopathisch: 5 Tropfen oder 1 Tablette oder 10 Globuli oder 1 Messerspitze Verreibung alle 30–60 min (akut) oder 1–3-mal täglich (chronisch); parenteral: 1–2 ml s. c. akut: 3-mal täglich; chronisch einmal täglich (HAB).

Anwendungsbeschränkungen: Risiken der bestimmungsgemäßen Anwendung therapeutischer Dosen der Droge und Nebenwirkungen sind nicht bekannt. Die Droge kann allergische Kontaktdermatitiden auslösen.
Überdosierung (ab 1 bis 3 „Nüssen", nach einigen Angaben bereits nach einer halben „Nuss") führt durch Biotransformation der Phenylpropanderivate im menschlichen Körper zu Amphetaminderivaten, zu Durstgefühl, Übelkeit, Rötung und Schwellung des Gesichtes, Harndrang, leichten Bewusstseinsveränderungen bis hin zu intensiven Halluzinationen (Unica nux prodest, nocet altera, tertia mors est.). Die Benommenheit kann 2 bis 3 Tage bestehen.

Patienteninformation: Die als Gewürz bekannte Muskatnuss soll aufgrund volksmedizinischer Erfahrungswerte besonders bei Durchfallerkrankungen und Verdauungsstörungen, äußerlich angewandt bei Rheuma und Nervenschmerzen hilfreich sein. Eindeutige wissenschaftliche Beweise hierfür liegen jedoch nicht vor. Bei äußerlicher Anwendung kann es zu allergischen Hauterscheinungen kommen bei innerlicher Anwendung (angeblich schon ab einer halben Nuss) zu Vergiftungserscheinungen.

Bewertung der Wirksamkeit: Die Wirksamkeit der Droge ist nach den gültigen Kriterien für klinische Prüfungen von Arzneimitteln für die beanspruchten Indikationen bisher nicht belegt. Die Anwendung bei Dysenterie und rheumatischen Beschwerden scheint jedoch aufgrund der tierexperimentell gefundenen Wirkungen in gewissem Umfang plausibel. In der entsprechenden Monographie der Kommission E (1986) wird die Wirksamkeit mit negativ bewertet (Verwendung als Aroma/Gewürz unbedenklich).

Handelspräparate

Keine bekannt.

Literatur

Baldry J et al: Int Flav Food Add 7 (1976), 28
Bennett A et al: New Eng J Med 290 (...), 110
Effertz B et al: Z Pflanzenphysiol 92 (1979), 319
Forrest JE et al: J Chem Soc Perkin Trans 1 (1974), 205
Forrest JE, Heacock RA: Lloydia 35 (1972), 440
Forrest TP et al: Naturwissenschaften 60 (1973), 257
Gottlieb OR: J Ethnopharmacol 1 (1979), 309
Hänsel R, Keller K, Rimpler H, Schneider G (Hrsg): Hagers Handbuch der Pharmazeutischen Praxis. 5. Aufl., Bde 4–6 (Drogen), Springer Verlag Berlin, Heidelberg, New York, 1992–1994
Isogai A et al: Agric Biol Chem 37 (1973), 198, 1479
Kim et al: Biochim Biophys Acta 537 (1978), 22
Miller EC et al: Cancer Res 43 (1983), 1124
Misra V et al: Ind J Med Res 67 (1978), 482
Pecevski J et al: Toxicol Lett 7 (1980), 739
Rasheed A et al: Planta Med 50 (1984), 222
Sanford KJ, Heinz DE: Pharm Acta Helv 59 (1971), 242
Sanford KJ, Heinz DE: Phytochemistry 10 (1971), 1245
Sarath-Kumara SJ et al: J Sci Food Agric 36 (1985), 93
Shafkan I et al: New Eng J Med 296 (1977), 694

Muskatnussöl

Verwendete Pflanzenteile: Muskatnussöl ist das Öl aus den Samen der *Myristica fragrans* HOUTT..

Inhaltsstoffe

- Hauptkomponenten: Monoterpenkohlenwasserstoffe (Anteil etwa 80 %): u. a. Sabinen (Anteil ca. 39 %), α-Pinen (Anteil ca. 13 %), β-Pinen Anteil ca. 9 %), Monoterpenalkohole (Anteil ca. 5 %): u. a. 1,8-Cineol (Anteil ca. 3,5 %), Phenylpropanderivate (Anteil 10 bis18 %), u. a. Myristicin Anteil 2 bis 5 %), Elemicin (Anteil 1 bis 2,5 %)
- Im durch Pressung gewonnenem Muskatöl (Myristici aetheroleum expressum) außerdem: fettes Öl (30 bis 40 %, Zusammensetzung siehe oben)

Pharmakologie

Siehe Muskatnüsse.

Anwendungsgebiete

Volksmedizin: innerlich bei Magenbeschwerden, Blähungen und Verdauungsstörungen; äußerlich bei Rheuma, Ischias und Nervenschmerzen und Erkrankungen der oberen Atemwege.

Sonstige Verwendung
Landwirtschaft: als Phytotoxin.
Haushalt: Aromatikum für Lebensmittel.
Kosmetik: als Zusatz für Haut- und Haarpflegemittel sowie zur Schönheitspflege.
Pharmazie: als Zusatz in Zahn- und Mundpflegemitteln.

Dosierung

Öl innerlich: 2–3-mal täglich 1–3 Tropfen einnehmen.
Öl als Liniment: 10 % (äußerlich).

M

Anwendungsbeschränkungen: siehe Muskatnüsse.

Patienteninformation: Muskatnussöl soll aufgrund volksmedizinischer Erfahrungswerte bei Magenbeschwerden, Blähungen und Verdauungsstörungen wie auch äußerlich angewandt bei Rheuma, Ischias, Nervenschmerzen und Erkrankungen der Atemwege hilfreich sein. Es liegen jedoch keine wissenschaftlichen Belege für die Wirksamkeit vor. Bei Überdosierung kann es zu Vergiftungserscheinungen kommen, bei äußerlicher Anwendung können allergische Hauterscheinungen auftreten.

Bewertung der Wirksamkeit: Die Wirksamkeit der Droge ist nach den gültigen Kriterien für klinische Prüfungen von Arzneimitteln für die beanspruchten Indikationen bisher nicht belegt. Die Anwendung bei Dysenterie und rheumatischen Beschwerden scheint jedoch aufgrund der tierexperimentell gefundenen Wirkungen teilweise plausibel.

Handelspräparate
Kloster Maria Zeller Melissengeist (Kombination aus 4 Wirkstoffen)

Literatur
Siehe Muskatnüsse.

Mutterkorn – Claviceps purpurea

Volkstümliche Namen: Bockshorn, Brandkorn, Giftkorn, Hahnensporn, Kornmutter, Mehlmutter, Mutterkorn, Mutterkornpilz, Roggenbrand (dt.), Cockspur, Cockspur Rye, Ergot, Ergot of rye, Horn seed, Hornseed, Mother of Rye, Smut Rye, Spurred Rye (engl.), Cornadillo, Cornezueolo de centeno (esp.), Blé noir (frz.), Chiodo segalino, Grano allogliato (it.), Centeio espigado, Cravagem de centeio (port.)

Familie: Clavicipitaceae

Botanik: Dauerform eines Pilzes, der an reifenden Roggenkörnern schmarotzt. Sie sind schwarz, hart und weit größer als die Roggenkörner. Der Lebenszyklus des Pilzes beginnt mit der Infektion des Fruchtknotens durch eine Ascospore. Die keimenden Hyphen dringen von außen in den Fruchtknoten ein. Nach der völligen Zerstörung des Fruchtknotens wird das Hyphengeflecht dichter, die Hyphenwände verdicken sich, Querwände werden ausgebildet und Fettvakuolen werden sichtbar. Die Hyphen der Rindenschicht lagern purpurnen Farbstoff ein, und 3 Wochen nach der Infektion entwickelt sich das Sklerotium, das eine Länge von 8 cm erreichen kann. Es trägt an seiner Spitze ein lockeres Gebilde aus Resten des Fruchtknotens und der Griffel, eingebettet in lockeres Mycel. Das Sklerotium fällt meistens vor der Roggenernte zu Boden und überwintert. Im Frühjahr bilden sich auf ihm 1 bis 3 cm lange, rotgestielte, köpfchenförmige, rosafarbene Fruchtkörper, aus denen dann wieder die 50 bis 70 µm langen, fadenförmigen Ascosporen ausgestoßen werden.

Verbreitung: Kommt als Parasit in allen Roggenanbaugebieten der Welt und gelegentlich auf Wildgräsern vor.

Mutterkorn

Verwendete Pflanzenteile: Mutterkorn besteht aus dem vom Roggen gesammelten Sklerotium von *Claviceps purpurea* (F.) TULASNE.

Inhaltsstoffe
- Indolalkaloide (Ergolinalkaloide, bis 1,0 %, Gehalt und Alkaloidspektrum sehr rassenspezifisch):
- einfache Lysergsäureamide, bes. Ergometrin (Ergobasin),
- Peptidalkaloide (Ergopeptin-Gruppe), bes. Ergotamin, weiterhin u. a. Ergovalin, Ergosin, Ergocristin, Ergocornin, α- und β-Ergocryptin
- Peptidalkaloide vom Clavin-Typ: u. a. Agroclavin, Elymoclavin, Festuclavin
- Xanthonderivate (Ergochrome): u. a. Secalonsäuren A bis C, Ergoflavin
- Anthracenderivate: u. a. Clavorubin, Endocrocin
- Amine: u. a. Trimethylamin, Methylamin
- Fettes Öl (bis 30 %)

Pharmakologie
Die Droge enthält Ergolin-Alkaloide, von denen nur Ergometrin und die Ergopeptine zur therapeutischen und toxischen Wirkung beitragen.

Anwendungsgebiete
Mutterkorn und Mutterkornzubereitungen wurden in gynäkologischen und geburtshilflichen Fällen, bei Blutungen, klimakterischen Blutungen, Menorrhagien und Metrorrhagien, vor und bei Aborten, auch bei Migräne angewendet.
Homöopathie: bei Gebärmutter- und Muskelkrämpfen, Krampfleiden, Lähmungen, Durchblutungsstörungen, bei Arterienerkrankungen und bei Blutungsneigung.

Dosierung

Homöopathisch: 5 Tropfen oder 1 Tablette oder 10 Globuli oder 1 Messerspitze Verreibung alle 30–60 min (akut) oder 1–3-mal täglich (chronisch); parenteral: 1–2 ml s.c. akut: 3-mal täglich; chronisch einmal täglich (HAB).

Anwendungsbeschränkungen

Als Nebenwirkungen können auftreten: Übelkeit, Erbrechen, Schwächegefühl in den Beinen, Muskelschmerzen, Taubheitsgefühl in den Fingern, pektanginöse Beschwerden, Tachykardie oder Bradykardie, lokalisierte Ödeme und Juckreiz.

Bei Überdosierung oder langfristiger Anwendung kann es außerdem kommen zu: Thrombosen, Intimaschäden, auch an den Gefäßen der Retina verbunden mit Optikusatrophie, Gangrän von Extremitäten, Halbseitenlähmung und Konvulsionen.

Gegenanzeigen: periphere Durchblutungsstörungen wie Raynaudsche Krankheit, Thrombangiitis obliterans, starke arteriosklerotische Gefäßveränderungen, Leberfunktionsstörungen, schwere Koronarinsuffizienz, Nierenschäden, Schwangerschaft, Stillzeit, Infektionskrankheiten, Sepsis, Hypertonie, schwere Hypotonie.

Symptome akuter Vergiftungen: Übelkeit, Erbrechen, Durchfall, Durst, kühle Haut, Hautjucken, rascher, schwacher Puls, Parästhesien, Taubheit der Extremitäten, Verwirrtheit oder auch Bewusstlosigkeit.

Chronische Vergiftungen treten auf als:

- Ergotismus gangränosus: gekennzeichnet durch schmerzhafte arterielle Durchblutungsstörungen der Extremitäten mit trokkener Gangrän, pektanginösen Beschwerden, Gesichtsfeldausfällen, Aphasien,
- Ergotismus convulsivus: gekennzeichnet durch Muskelzuckungen, später durch klonische Krämpfe und anschließende tonische Spasmen, durch Halbseitenlähmung, Bewusstseinsverlust und Tod.

Patienteninformation: Mutterkornpräparate werden in der modernen Medizin aufgrund des hohen Risikos und der erheblichen Nebenwirkungen nur noch in homöopathischen Dosen eingesetzt und sollen bei Durchblutungsstörungen, Krämpfen, Lähmungen und Blutungsneigung wirksam sein.

Bewertung der Wirksamkeit: Mutterkorn oder seine Zubereitungen wurden früher bei gynäkologischen und geburtshilflichen Indikationen sowie bei Migräne eingesetzt. Aufgrund der erheblichen Nebenwirkungen und hohen Toxizität ist der therapeutische Einsatz in allopathischen Dosen jedoch nicht mehr vertretbar (aus diesem Grund Negativ-Monographie der Kommission E, 1986).

Handelspräparate

Bellaravil® (Kombination aus 4 Wirkstoffen)

Literatur

Crespi-Perellino N et al: J Nat Prod 50 (1987), 1065–1074

Flieger M et al: J Nat Prod 47 (1984), 970–976.

Kobel H, Sanglier, JJ: Biotechnology 4 (1986), 569–609

Marshall M, Wüstenberg P: Klinik und Therapie der chronischen venösen Insuffizienz. In: Klinik und Therapie der chronischen venösen Insuffizienz, Braun Fachverlage, Karlsruhe 1994

Milhahn HC et al: Contributions to the dissociation between antineoplastic and mutagenic activities of the ergot minor alkaloid festucalavine by substitution at C-2. Planta Med 59 (1993), A683

Militz M: Antoniusfeuer, Mutterkorn und Isenheimer Altar. PZ 141 (1996), 720–721

N.N.: Ergotamin. Deutsche Apotheker Ztg 134 (1994), 1887

N.N.: Hepetitis C – Hohes Riskiko für Medizinberufe. PUZ 25 (1996), 344

N.N.: Neurotransmitter: Serotoninagonisten und -antagonisten in der Pharmakotherapie. Deutsche Apotheker Ztg 133 (1993), 4895

N.N.: Parkinson-Krankheit: Mehr Lebensqualität bei Kombination von L-DOPA mit Dopaminagonisten. PUZ 24 (1995), 101

N.N.: Vom Ergolin-Pharmakophor zu selektiven Arzneistoffen. Deutsche Apotheker Ztg 132 (1992), 1235

Perellino NC et al: Identification of ergobine, a new natural peptide ergot alkaloid. J Nat Prod 56 (1993), 489–493

Pertz H: Naturally occuring clavines: Antagonism/partial agonism at 5-HT2a receptors and antogonism at α1-adrenoceptors in blood vessel. Planta Med 62 (1996), 387–392

Schlenger R: 50 Jahre LSD. Deutsche Apotheker Ztg 133 (1993), 2903

Schmidt M: LSD, Psilocybe, Ololiuqui. PTA 8 (1994), 186

Seeger R, Neumann HG: D-(+)-Lysergsäurediethylamid (LSD). Deutsche Apotheker Ztg 132 (1992), 2244

Seiffer B: Therapie der Akromegalie. Med Mo Pharm 15 (1992), 159

Stadler PA: Planta Med 46 (1982), 131–144

Wang BH, Polya GM: The fungal teratogen secalonic acid D is an inhibitor of protein kinase C and of cyclic AMP-dependent protein kinase. Planta Med 62 (1997), 111–114

Wenzlaff H: Dihydroergotamin. Deutsche Apotheker Ztg 136 (1996), 2179–2181

Mutterkraut – Tanacetum parthenium

Volkstümliche Namen: Mutterkraut (dt.), Featherfew, Featherfoil, Feverfew, Midsummer Daisy (engl.)

Familie: Asteraceae

Botanik: Die Pflanze ist ein stark aromatisches mehrjähriges Kraut mit gefurchten Stängeln. Die Blätter sind fiederschnittig bis fiederteilig und gelblich-grün. Die grundständigen und unteren Stängelblätter sind mehr oder wenige eiförmig mit 3 bis 7 länglich bis eiförmigen Segmenten, die fast fiederförmig geteilt sind. Die 5 bis 20 (30) Blütenköpfchen stehen in einem dichten Ebenstrauß.

Verbreitung: Die Pflanze stammt aus Südosteuropa und ist jetzt in ganz Europa, Australien und Nordamerika verbreitet.

Mutterkrautblätter

Verwendete Pflanzenteile: Mutterkrautblätter sind die getrockneten Blätter von *Tanacetum parthenium* (L.) SCH. BIP.

Inhaltsstoffe

- Ätherisches Öl (0,75 %): Hauptkomponenten L-Campher (Anteil ca. 45 %), trans-Chrysanthylacetat (Anteil ca. 23 %), daneben u. a. Camphen (Anteil ca. 5 %), p-Cymen (Anteil ca. 3 %), γ-Terpinen, D-Germacren, Linalool, Borneol, Terpinen-4-ol
- Sesquiterpenlactone: bes. Parthenolid (ca. 1 %, Anteil 25 bis 84 %) daneben u. a. 3β-Hydroxy-parthenolid, Costunolid, Reynosin, 8β-Hydroxy-reynosin, Tanaparthin-α-peroxid
- Flavonoide: u. a. Apigenin-7-O-glucuronid, Chryseriol-7-O-glucuronid, Luteolin-7-O-glucuronid, Luteolin-7-O-glucosid
- Polyine (vermutlich nur in der frischen Pflanze)

Pharmakologie

Präklinik: Im Tierexperiment hemmt der Extrakt der Droge die Plättchenaggregation (Groenewegen und Heptinstall 1990), die Prostaglandinsynthese (Sumner et al. 1992) und die Histaminfreisetzung, ferner wird die Freisetzung von Serotonin aus Thrombozyten und polymorphkernigen Leukozyten vermindert, eine antimikrobielle Wirkung wurde beschrieben. Die anti-inflammatorische Wirkung von Parthenolid beruht wahrscheinlich auf einer Inhibition der IL-12-Produktion in Makrophagen (Kang et al. 2001).
Parthenolide können die Sensitivität von Krebszellen auf chemotherapeutische Medikamente erhöhen (Patel et al. 2000).
Klinik: Der positive Einfluss auf Migränebeschwerden wurde in diversen klinischen Studien aufgezeigt (Ernst und Pittler 2000, Pfaffenrath et al. 1999, Palevitch et al. 1997, De Weerdt et al. 1996, Kuritzky et al. 1994, Murphy et al.1988, Johnson et al. 1985).

Anwendungsgebiete

Hauptanwendungsgebiete sind Migräne, Arthritis, rheumatische Erkrankungen und Allergien.
In der Volksmedizin erfolgt der Einsatz ähnlich der echten Kamille bei Krämpfen, als tonisches, anregendes, verdauungsfördendes und blutreinigendes Mittel, zur Migräneprophylaxe, zur Linderung von Verdauungsstörungen, zur Beruhigung, als Antiseptikum, gegen Krampfzustände und Darmparasiten und bei Dysmenorrhoe sowie als Waschung bei Schwellungen, Wunden und nach Zahnextraktionen zur Mundspülung.
Den Infus verwendet man bei Dysmenorrhoe, im Wochenbett werden angeblich die Lochien günstig beeinflusst. Äußerlich angewandt wirkt die Droge antiseptisch und insektizid.

Sonstige Verwendung
Früher als Beimengungen in Insektenpulvern enthalten.

Dosierung

empfohlene Tagesdosis: 50 mg bis 1,2 g Blattpulver entsprechend 0,2–0,6 mg Parthenoide, 3-mal tgl. 1 Tasse trinken.
Den stärkeren Aufguss für die Spülungen verwenden.

Anwendungsbeschränkungen: Risiken der bestimmungsgemäßen Anwendung therapeutischer Dosen der Droge sind nicht bekannt. Als seltene Nebenwirkungen können Entzündungen und Ulzerationen der Mundschleimhaut sowie Leibschmerzen, Diarrhoe, Flatulenz, Brechreiz und Erbrechen auftreten. Die Sensibilisierungspotenz bei Hautkontakt mit der Droge ist hoch, Kontaktdermatitiden wurden allerdings nur gelegentlich beobachtet.
Gegenanzeigen: Schwangerschaft und Stillzeit. Wegen des Fehlens von Studien sollten auch Kinder nicht mit der Droge behandelt werden. Möglich scheint auch eine Interaktion mit Thrombolytika und Antikoagulantien, obwohl diese Vermutung bislang nicht bestätigt werden konnte.

Patienteninformation: Mutterkraut ist zur Behandlung von Migräne, Arthritis, rheumatischen Erkrankungen und Allergien geeignet. Bei länger anhaltenden Beschwerden oder Unverträglichkeiten sollten Sie einen Arzt aufsuchen. Eine Abklärung der Krankheitsursachen ist besonders bei Migräne unbedingt erforderlich.

Bewertung der Wirksamkeit: Mutterkraut wurde von der Kommission E nicht monographiert. Von ESCOP (März 1996) wurde die Indikationen Migräneprophylaxe als positiv bewertet. Die Wirksamkeit der Droge bei anderen Anwendungsgebieten ist nach den gültigen Kriterien für klinische Prüfungen von Arzneimitteln bisher noch nicht ausreichend belegt.

Handelspräparate

Keine bekannt.

Literatur

Abad MJ, Berjemo P, Villar A: Phytother Res 9 (1995), 79–92

Anderson DM, Jenkinson PC, Dewdney RS et al: Human Toxicol 7 (1988), 145–152

Awang DVC, Dawson BA, Kindack DG et al: J Nat Prod 54 (1991), 1516–1521

Berry MI: Pharm J 232 (1984), 611

Bohlmann F, Arndt C, Bornowski H et al: Chem Ber 97 (1964), 1179–1192

Bohlmann F, Zdero C: Phytochemistry 21 (1982), 2543

Brown AMG et al: Inhibition of human neutrophils by aqueous and organic extracts of Tanacetum ssp. Planta Med 62 (Abstracts of the 44th Ann Congress of GA, 1996), 66

Brown AMG et al: Pharmacological activity of feverfew (Tanacetum parthenium (L.) Schultz-Bip): Assessment by inhibition of human polymorphnuclear leukocyte chemiluminescence in-vitro. J Pharmacy Pharmacol 49 (1997), 558–561

Christensen LP et al: Airborne Compositae dermatitis: monoterpens and no parthenolide are released from flowering Tanacetum parthenium (feverfew) plants. Arch Dermatol Res 291 (1999), (7–8):425–31

Collier HOJ et al: Lancet II (1980), 922

De Weerdt CJ, Bootsma HPR, Hendricks H: Herbal medicines in migraine prevention. Phytomedicine 3 (1996), 225–230

Ernst E, Pittler MH: The efficacy and safety of feverfew (Tanacetum parthenium L.): an update of a systematic review. Pub Health Nutr 3 (2000), 509–514

Govindachari TR et al: Tetrahedron 21 (1964), 1509

Groenewegen WA, Heptinstall S: J Pharm Pharmacol 42 (1990), 553–557

Groenewegen WA, Heptinstall S: Lancet No 8471 (1986), 44–45

Groenewegen WA, Knight DW, Heptinstall S: J Pharm Pharmacol 38 (1986), 709–712

Groenewegen WA, Knight DW, Heptinstall S: Progr Med Chem 29 (1992), 217–238

Guin JD, Skidmore G: Arch Derm 123 (1987), 500–503

Hayes NA, Foreman JC: J Pharm Pharmacol 39 (1987), 466–470

Heptinstall S et al: Lancet I (1985), 1071

Heptinstall S, Awang DVC, Dawson BA et al: J Pharm Pharmacol 44 (1992), 391–395

Heptinstall S, Groenewegen WA, Spangenberg P, Lösche W: J Pharm Pharmacol 39 (1987), 459–465

Heptinstall S: J R Soc Med 81 (1988), 373

Hylands PJ, Hylands DM: Dev Drugs Mod Med (1986), 100–104

Johnson ES et al: Brit Med J 291 (1985), 569

Kang BY, Chung SW, Kim TS: Inhibition of interleukin-12 production in lipopolysaccharide-activated mouse macrophages by parthenolide, a predominant sesquiterpene lactone in tanacetum parthenium: involvement of nuclear factor-κB. Immunol Lett 77 (2001), 159–163

Kuritzky A, Elhacham Y, Yerushalmi Z, Hering R: Feverfew in the treatment of migraine: its effect on serotonin uptake and platelet activity. Neurology 44 (1994), 293

Lösche W, Mazurov AV, Voyno-Yasenetskaja TA et al: Folia Haematol 115 (1988), 181–184

Lösche W, Mazurov AV, Heptinstall S et al: Throm Res 48 (1978), 511–518

Lösche W, Michel E, Heptinstall S et al: Plant Med 54 (1988), 381–384

Makheja AN, Bailey JM: Lancet II (1981), 1054

Makheja AN, Bailey JM: Prostaglandins Leukot Med 8 (1982), 653–660

Mitchell JC, Geissman TA, Dupuis G, Towers GHN: Invest Dermatol 56 (1971), 98–101

Murphy JJ, Heptinstall S, Mitchell JRA: Lancet (1989), 189–192

N.N.: Naturmedizin: Mutterkraut gegen Migräne. Deutsche Apotheker Ztg 137 (1997), 2424

Palevitch D, Earon G, Carasso R: Feverfew (Tanacetum parthenium) as a prophylactic treatment for migraine: a double-blind placebo-controlled study. Phytother Res 11 (1997), 508–511

Patel NM, Nozaki S, Shortle NH, Bhat-Nakshatri P, Newton TR et al.: Paclitaxel sensitivity of breast cancer cells with constituively active NF-κB is enhanced by IκBα super-repressor and parthenolide. Oncogene 19 (2000), 4159–4169

Pfaffenrath V, Fischer M, Friede M, Heinneicke V, Zepelin HH: Clinical dose-response study for the investigation of efficacy and tolerablity of Tanacetum parthenium in migraine prophylaxis. Proceedings of Deutscher Schmerzkongress, 1999.

Romo de Viva A, Jiminez H: Tetrahedron 21 (1965), 1742

Sumner H, Salan, Knicht DW, Hoult JRS: Inhibition of 5-Lipoxygenase and cyclo-oxygenase in leukocytes by feverfew. Biochem Pharmacol 43 (1992), 2313–2320

Vogler BK, Pittler MH, Ernst E: Feverfew as a preventive treatment for migraine: a systematic review. Cephalalgia. Oslo 1998

Voyna-Yasenetskaja TA, Lösche W, Groenewegen WA et al: J Pharm Pharmacol 40 (1988), 501–502

Warren RG: Austr J Pharm 67 (1986), 475

Williams CA et al: The flavanoids of Tanacetum parthenium and T. vulgare and their anti-inflammatory properties. Phytochemistry 51(3) (1999), 417–23

Willigmann I, Freudenstein J: Production of a stable fewerfew (Tanacetum partenium) extract as an active substance for a pharmaceutical product. 46th Annual Congress of the Society for Medicinal Plant Research, Vienna 1998

Willuhn G: Parthenolid – Sesquiterpenlacton zur Migräneprophylaxe. Deutsche Apotheker Ztg 133 (1993), 3292

Myrrhe – Commiphora molmol

Volkstümliche Namen: Myrrhe, echte, Myrrhe, männliche, Myrrhe, rote, Myrrhenbaum (dt.), Didin, Didthin, Guggal Gum, Guggal Resin, Gum Myrrh Tree, Myrrh (engl.)

Familie: Burseraceae

Botanik: Die Myrrhe ist ein bis zu 3 m hoher, dorniger Strauch oder Baum mit dickem Stamm und zahlreichen unregelmäßigen, knotigen Ästen und kleineren Zweigen in Büscheln. Er hat wenige dreizählige Blätter am Ende der kurzen Zweige und sehr kleine seitenständige, nur an der Spitze gezähnte Blättchen, die 1 cm lang, verkehrt-eiförmig und unbehaart sind. Die gelbroten Blütenstände sind rispenartig. Die Frucht ist braun, etwa 7 mm lang und eiförmig zugespitzt.

Verbreitung: Östliche Mittelmeerländer, Somalia.

Myrrhe

Verwendete Pflanzenteile: Myrrhe besteht aus dem aus der Rinde von *Commiphora molmol* ENGL. ausgetretenen und an der Luft getrockneten Gummiharz. Myrrhe kann auch von anderen Commiphora-Arten stammen.

Inhaltsstoffe

- Ätherisches Öl (2 bis 10 %): Hauptkomponenten Sesquiterpene, u. a. δ-Elemen (Anteil ca. 28 %), β-Eudesmol (Anteil 6 %), α-Copaen (Anteil 10 %), Furosesquiterpene, bes. 5-Acetoxy-2-methoxy-dihydrofurano-4,5-dien-6-on (Geruchsträger), Furanoeudesma-1,3-dien (Anteil ca. 12 %), Isofuranogermacren (Curzeren, Anteil ca. 11 %), Curzerenon (Anteil ca. 12 %)
- Triterpene (30 bis 50 %): u. a. 3-*epi*-α-Amyrin, α-Amyrenon
- Schleimstoffe (30 bis 60 %): vorwiegend Methyl-glucurono-galactane).

Pharmakologie

Die Droge wirkt durch den Gehalt an ätherischem Öl (Hauptkomponente Sesquiterpene) und Bitterstoffen lokal adstringierend, desinfizierend und granulationsfördernd.

Anwendungsgebiete

Lokale Anwendung: bei leichten Schleimhautentzündungen im Mund- und Rachenbereich und Druckstellen durch Zahnprothesen.
Volksmedizin: bei unspezifischen Darminfektionen und Husten.
Chinesische Medizin: bei Karbunkeln, Furunkeln, Verletzungen (blutstillend), Amenorrhoe und abdominellen Tumoren.
Indische Medizin: bei Störungen der Menses, Stomatitis, Wunden und Geschwüren; auch bei Hautentzündungen.

Sonstige Verwendung
Kosmetik: Zusatz bei Parfüms, Seifen, Lippenstiften, Zahnpasten und Mundwassern.

Dosierung

Äußere Anwendung
Tinktur (1:5): 2–3-mal täglich mit der unverdünnten Tinktur betupfen.
Zum Spülen oder Gurgeln 5–10 Tropfen in 1 Glas Wasser geben oder 30–60 Tropfen in ein Glas warmes Wasser.
Zahnpulver: entsprechend 10 % gepulverte Droge.

Anwendungsbeschränkungen: Risiken der bestimmungsgemäßen Anwendung therapeutischer Dosen der Droge und Nebenwirkungen sind nicht bekannt.

Patienteninformation: Zubereitungen aus Myrrhe, z. B. Myrrhetinktur können bei leichten Schleimhautentzündungen im Mund- und Rachenbereich sowie auch Druckstellen durch Zahnprothesen Ihre Beschwerden lindern und sollen aufgrund volksmedizinischer Erfahrungswerte auch bei Darminfektionen, Husten, Hautentzündungen, Geschwüren und Verletzungen, Ausbleiben der Regel und Bauchtumoren wirksam sein; hierfür liegen jedoch keine wissenschaftlich anerkannten Beweise vor.

Bewertung der Wirksamkeit: Die Droge wirkt durch die enthaltenen Bitterstoffe und das sesquiterpenhaltige ätherische Öl lokal adstringierend, desinfizierend und granulationsfördernd, und wird zur lokalen Behandlung leichter Entzündungen der Mund- und Rachenschleimhaut empfohlen (Positiv-Monographie der Kommission E, 1987 und der ESCOP, 1999). Weiterhin befürwortet die ESCOP die Anwendung bei leichten Hautentzündungen und leichten Wunden und Abschürfungen, sowie bei Rachen und Mandelentzündung. Die Wirksamkeit für die volksmedizinischen Anwendungsgebiete ist bisher nicht ausreichend belegt.

Handelspräparate

Bonodent®
Inspirol® P forte (Zum Spülen oder Gurgeln: 10–20 Tr. (3–4 Spritzer) in ein Glas warmes Wasser geben. Zur Behandl. des Zahnfleisches oder der Mundschleimhaut: die betroffenen Stellen 2–3 mal tgl. mit der unverdünnten Tinktur einpinseln.)
Lomasatin®
Myrrhen Tinktur
Thüringer Myrrhentinktur

Literatur

Arora RB et al: Ind J Med Res 60 (1972), 929
Bajaj AC, Dev S: Tetrahedron 38 (1982), 2949
Brieskorn CH et al: Phytochemistry 22 (1983), 187, 1207
Brieskorn CH: Tetrahedron Lett 21 (1980), 1511
Delaveau P et al: Planta Med 40 (1980), 49
Kodama M et al: Tetrahedron Lett 35 (1975), 3065
Malhotra SC, Ahuja MMS: Ind J Med Res 59 (1971), 1621
Mester L et al: Planta Med 37 (1979), 367
Mincione E, Iavarone C: Chim Ind 54 (1972), 424, 525
Pernet R: Lloydia 35 (1972), 280
Ruecker G: Arch Pharm 305 (1972), 486
Srivastava M et al: J Biosci 6 (1984), 277
Tripathi SN et al: Ind. J Exp Biol 13 (1975), 15
Wiendl RM, Franz G: Myrrhe. Neue Chemie einer alten Droge. Deutsche Apotheker Ztg 134 (1994), 25
Wylegalla R: Biblische Botanik: Pflanzen und Früchte aus dem gelobten Land. Deutsche Apotheker Ztg 137 (1997), 867–869

Echte Myrte – Myrtus communis

Volkstümliche Namen: Braut-Myrte, Echte Myrte (dt.), Myrtle (engl.), Myrte (frz.), Mirto, mortella, motellina (it.)

Familie: Myrtaceae

Botanik: Die Myrte ist ein immergrüner, buschiger Strauch oder ein kleiner, bis 5 m hoher Baum mit gegenständigen Ästen und 4kantigen, rutenförmigen, in der Jugend fein-drüsenflaumigen Zweigen. Laubblätter stehen paarweise kreuz- oder quirlständig, sind eirund bis lanzettlich, zugespitzt, 1 bis 3 cm lang, ganzrandig, kahl, lederartig glänzend. Die Blüten sind mittelgroß auf steifen, kurzen drüsenhaarigen, mit Vorblättern besetzten Stielen. Sie sind einzeln blattachselständig. Die Kronblätter sind weiß, mit feinen Drüsen und etwas filzigem Rand mit Haaren besetzt. Die Staubbeutel sind gelb. Die Beeren sind rundlich oder eiförmig-ellipsoidisch, erbsengroß, schwarzbläulich oder weiß und noch vom Kelch gekrönt und haben einen würzig-süßen Geschmack.

Verbreitung: Die Herkunft ist unbekannt. Kommt vom Mittelmeergebiet bis zum Nordwest-Himalaya vor.

Myrtenöl

Verwendete Pflanzenteile: aus den Blättern und Zweigen von *Myrtus communis* L. gewonnenes ätherisches Öl.

Inhaltsstoffe

- Hauptkomponenten: 1,8-Cineol (Anteil 15 bis 45 %), α-Pinen (Anteil 15 bis 38 %), Myrtenol (Anteil 1 bis 5 %), Myrtenylacetat (Anteil 4 bis 20 %), Linalool (Anteil 2 bis 19 %), Limonen (Anteil 4 bis 10 %), α-Terpineol (Anteil 2 bis 12 %), Geraniol (Anteil 0,5 bis 1,5 %), Geranylacetat (Anteil 1 bis 5 %)
  Myrtol ist eine zwischen 160 und 180 °C siedende Fraktion des Myrtenöls, Hauptkomponenten sind 1,8-Cineol und α-Pinen.

Pharmakologie

Das mono- und sesquiterpenhaltige ätherische Öl zeigt antibakterielle, fungizide und desinfizierende Wirkung.
Die Wirksamkeit bei Erkältungskrankheiten könnte durch die desinfizierende und mögliche bronchosekretolytische Wirkung der ätherischen Öle erklärt werden.

Anwendungsgebiete

Volksmedizin: akute und chronische Erkrankungen der Atemwege (z. B. Bronchitis, Keuchhusten, Lungentuberkulose); Durchfall, Erkrankungen der Harnblase und Wurmbefall.

Sonstige Verwendung
Haushalt: als Aromastoff für Lebensmittel.

Dosierung

Droge: Einzeldosis zur Einnahme: 0,2 g.

Anwendungsbeschränkungen: In seltenen Fällen kommt es bei der innerlicher Anwendung des Myrtenöls zu Übelkeit, Erbrechen und Durchfällen. Bei entzündlichen Erkrankungen im Magen-Darm-Bereich und der Gallenwege sowie bei schweren Lebererkrankungen sollte keine innerliche Anwendung stattfinden.
Bei Säuglingen und Kleinkindern sollten Zubereitungen, die das Öl enthalten, nicht im Gesicht aufgetragen werden (Glottiskrampf oder Bronchospasmus bis hin zu asthmaähnlichen Anfällen oder zum Atemstillstand möglich).
Bei Überdosierung des Myrtenöls (mehr als 10 g) kann es wegen des hohen Cineolgehaltes zu lebensgefährlichen Vergiftungen kommen. Symptome sind u. a. Blutdrucksenkung, Kreislaufstörungen, Kollaps und Atemlähmung.

Patienteninformation: Zubereitungen aus Myrtenöl sollen aufgrund volksmedizinischer Erfahrungswerte bei Erkrankungen der Atemwege und der Harnblase, Durchfall und Wurmbefall wirksam sein; wissenschaftliche Belege für die Wirksamkeit liegen nicht vor. Die Dosierungshinweise sollten beachtet werden, da es bei Überdosierung zu Vergiftungserscheinungen kommen kann. Selten kann es nach Einnahme des Myrtenöls zu Übelkeit, Erbrechen und Durchfall kommen. Bei Entzündungen im Magen-Darm-Bereich und der Gallenwege wie auch bei schweren Lebererkrankungen sollten Sie das Arzneimittel nicht einnehmen. Bei Säuglingen und Kleinkindern darf das Öl auch nicht im Gesicht aufgetragen werden, da es zu Atemnot und asthmaähnlichen Anfällen bis hin zum Atemstillstand kommen kann.

Bewertung der Wirksamkeit: Die Wirksamkeit der Droge ist nach den gültigen Kriterien für klinische Prüfungen von Arzneimitteln für die beanspruchten Indikationen bisher nicht belegt. Die Anwendung bei Erkältungskrankheiten könnte durch die desinfizierenden und möglicherweise bronchosekretolytischen Eigenschaften der enthaltenen ätherischen Öle erklärt werden. Die Dosierungshinweise, Anwendungsbeschränkungen und Gegenanzeigen sind hier besonders zu beachten.

Handelspräparate

Keine bekannt.

Literatur

Siehe Myrtenblätter.

Myrtenblätter

Verwendete Pflanzenteile: Myrtenblätter sind die getrockneten Blätter von *Myrtus communis* L.

Inhaltsstoffe
- Ätherisches Öl (0,1 bis 0,5 %, Zusammensetzung siehe unten)
- Gerbstoffe (Gallotannine und kondensierte Gerbstoffe, ca. 20 %)
- Acylphloroglucinole: Myrtocommulon A, Myrtocommulon B

Pharmakologie
Wässrige Extrakte der Blätter von *Myrtus communi* zeigten eine gute antibiotische Wirkung gegenüber *Pseudomonas aeruginosa* und anderen Bakterienstämmen, die besonders häufig Brandwunden besiedeln (Al-Saimary et al. 2002). In einer anderen Untersuchung wurde eine antibiotische Wirkung des Inhaltsstoffes Myrtucommulon A gegenüber Antibiotika-resistenten Bakterienstämmen demonstriert (Appendino et al. 2002). Der entzündungshemmende Effekt im Rattenpfotenödem-Test erwies sich eher als gering (Al-Hindawi et al. 1989). Ein anti-hyperglycämischer Effekt eines wässrig-ethanolischen Extraktes von *M. communis* konnte an Streptozotocin-induziertem Diabetes bei Mäusen gezeigt werden (Elfellah et al. 1984).
Die Wirksamkeit bei Erkältungskrankheiten könnte durch die desinfizierende und mögliche bronchosekretolytische Wirkung der ätherischen Öle erklärt werden.

Anwendungsgebiete
Volksmedizin: innerlich bei Diarrhöe, Hämorrhoiden, Prostatitis, Bronchitis, Sinusitis, Tuberkulose und Schnupfen.
Äußerlich Gehörgangsentzündung, Müdigkeit und Leukorrhoe.

Sonstige Verwendung
Haushalt: als Aromastoff für Lebensmittel.

Dosierung
Innerlich
Aufguss: 15–30 g Droge/Wasser, 3 Tassen am Tag.
Pulver: 5 g vor der Mahlzeit.
Äußerlich
Spülung: mehrmals täglich.

Anwendungsbeschränkungen: siehe Myrtenöl.

Patienteninformation: siehe Myrtenöl.

Bewertung der Wirksamkeit: siehe Myrtenöl.

Handelspräparate
Keine bekannt.

Literatur

Al-Hindawi MK, Al-Deen IH, Nabi MH, Ismail IMA. Anti-inflammatory activity of some Iraqi plants using intact rats. J Ethanopharmacol (1989), 26: 163–168
Al-Saimary IE, Bakr SS, Jaffar T, Al-Saimary AE, Salim H, AL-Musoaqi R. Effects of some plant extracts and antibiotics on Pseudomonas aeruginosa from various burn cases. Saudi Med J. (2002), 23: 802–805
Appendino G, Bianchi F, Minassi A, Sterner O, Ballero M, Gibbons S. Oligomeric acylphloroglucinols from myrtle (Myrtus communis). J Nat Prod (2002), 65: 334–338
Elfella MS, Akhter MH, Khan MT. Anti-hyperglycaimic effect of an extract of Myrtus communis in streptozotocin-induced diabetes in mice. J Ethnopharmacol (1984), 11: 275–281
Joseph MI et al: Pharmazie 42 (1987), 142
Lawrence BM: Perfumer Flavorist 15 (1990), 65–66
Morton JF: An Atlas of Medicinal Plants of Middle America. Charles C. Thomas, USA 1981
Peyron L: Plantes Méd Phytothér 4 (1970), 279–285

Nachtkerze – Oenothera biennis

Volkstümliche Namen: Eierblume, Gelbe Rapunzel, Gelber Nachtschatten, Gemeine Nachtkerze, Härekraut, Nachtschlüsselblume, Rapontika, Rübenwurzel, Schinkenkraut, Stolzer Heinrich, Weinblume (dt.), Broad-leaved Oenothera, Evening Primrose, Evening Primrose, Common, Fever Plant, King's Cureall, Night Willow-herb, Primrose, Field, Scabish, Scurvish, Sun Drop, sundrop, Tree Primrose (engl.), Herbe aux anex, jambon des jardiniers, onagre (frz.), Blattaria virginiana (it.)

Familie: Onagraceae

Botanik: Die zweijährige Pflanze wird bis 1 m hoch und hat eine spindelförmige, fleischig-rübenförmige Wurzel, die im ersten Jahr eine dem Boden angedrückte Laubrosette treibt. Der Stängel ist aufrecht, einfach oder im oberen Teil ästig und kantig. Die grundständigen Laubblätter sind länglich-eiförmig oder elliptisch, stumpf zugespitzt, geschweift bis buchtig gezähnt oder fast ganzrandig. Die stängelständigen Laubblätter auf kurzen oder fehlenden Stielen sind oft überhängend, länglich-lanzettlich, spitz, unregelmäßig und klein gezähnelt. Die wohlriechenden Blüten sind etwa 2 bis 3 cm lang und stehen einzeln in den Laubblattwinkeln, wobei die geöffneten tiefer als die Knospen stehen. Die Kelchblätter sind lanzettlich, lang zugespitzt, herabgeschlagen, dünnkrautig, mehr oder weniger bleichgrün, außen glatt und zerstreut behaart. Die Kronblätter sind verkehrt-eiförmig. Der Fruchtknoten ist unterständig. Der Griffel hat eine 4teilige

Narbe. Die Frucht ist eine lineal-längliche Kapsel, bis 3 cm lang, stumpf-vierkantig und flaumzottig behaart. Die Samen sind unregelmäßig, mit geraden, scharfen Seitenkanten, 1,5 mm lang und dunkelgrau bis schwarz.

Verbreitung: Ursprünglich heimisch in Nordamerika, ist die Pflanze heute in fast allen Teilen von Europa und Teilen von Vorder- und Westasien heimisch geworden.
Herkunft der Droge: Die Samen zur Ölgewinnung stammen aus dem Anbau in vielen Ländern.

Nachtkerzenöl

Verwendete Pflanzenteile: Nachtkerzenöl ist das fette Öl der Samen von *Oenothera biennis* L.

Inhaltsstoffe

- Fettes Öl: Hauptfettsäuren Linolsäure (Anteil 65 bis 80 %), γ-Linolensäure (Anteil 8 bis 14 %, Gammolensäure), Ölsäure (Anteil 6 bis 11 %), Palmitinsäure (Anteil 7 bis 10 %)

Pharmakologie

Die in der Droge enthaltenen, mehrfach ungesättigten Fettsäuren (Linolsäure, Linolensäure) wirken antisklerotisch.
Die Droge zeigt im Tierversuch eine blutdrucksenkende und antitumorale Wirkung. Des Weiteren wurde eine positiver Effekt bei diabetischer Polyneuropathie festgestellt.
Bei Patienten mit ekzematösen Hautveränderungen durch Neurodermitis erfolgt ein Ausgleich des γ-Linolensäure-Mangels, eine Reduktion des Noradrenalinspiegels und des Lipidperoxidspiegels bei Atopikern. Eine antiphlogistische Wirkung durch Hemmung des Leukotrien B 4 wurde nachgewiesen, desweiteren ein Einfluss auf T-Supressorzellen. Durch klinische Studien ist die Wirksamkeit gestützt.

Anwendungsgebiete

Innere Anwendung: bei atopischem Ekzem: Kapseln mit 0,5 g Nachtkerzenöl sind in Deutschland zur Behandlung und symptomatischen Erleichterung dieser Indikation zugelassen. Die Symptome der Krankheit wie Juckreiz, Schuppung, Hautentzündung oder Rötung sollen positiv beeinflusst werden.
Volksmedizin: auch als diätetisches Lebensmittel im Handel, bei Hyperaktivität von Kindern, erhöhtem Cholesterinspiegel, prämenstruellem Syndrom, Multiple Sklerose, Diabetes mellitus, Akne, Psoriasis und rheumatoider Arthritis.

Dosierung

Innere Anwendung: Erwachsene 4–6 Kapseln (à 0,5 g Nachtkerzenöl) 2-mal täglich; Kinder (1–12 J) 2–4 Kapseln täglich unzerkaut nach den Mahlzeiten mit viel Flüssigkeit.
Volksmedizin: 3-mal täglich Einnahme von 1 bis 2 Kapseln (à 0,5 g Nachtkerzenöl).

Anwendungsbeschränkungen: Risiken der bestimmungsgemäßen Anwendung therapeutischer Dosen der Droge und Nebenwirkungen sind nicht bekannt.

Patienteninformation: Arzneimittel aus Nachtkerzenöl werden zur unterstützenden Behandlung bei Neurodermitis eingesetzt und können auch im Rahmen einer gesundheitsbewussten Ernährung aufgrund des Gehaltes an mehrfach ungesättigten Fettsäuren hilfreich sein. Auch bei hyperaktiven Kindern, erhöhtem Cholesterinspiegel, prämenstruellem Syndrom, Diabetes, Akne, Schuppenflechte und rheumatoider Arthritis soll die Arzneipflanze nützlich sein; wissenschaftliche Beweise für die Wirksamkeit liegen jedoch nicht vor.

Bewertung der Wirksamkeit: Zubereitungen aus Nachtkerzenöl sind in Deutschland zur Behandlung und symptomatischen Erleichterung bei atopischem Ekzem/Neurodermitis zugelassen. Die Wirksamkeit ist durch Ergebnisse aus klinischen Studien gestützt. Aufgrund des Gehalts an mehrfach ungesättigten Fettsäuren ist auch die Verwendung als Diätetikum zur Arterioskleroseprophylaxe plausibel. Die Wirksamkeit der Droge ist nach den gültigen Kriterien für klinische Prüfungen von Arzneimitteln für die volksmedizinischen Indikationen bisher nicht belegt.

N

Handelspräparate

Epogam® (Erw. nehmen 2mal tgl. 4–4 Kps., Kdr. (1–12 J.) 2mal tgl. 2–4 Kps. zu den Mahlzeiten unzerkaut mit viel Flüssigkeit ein)
Linola® Gamma (2–3mal tgl. gleichmäßig auf die trockene Haut auftragen)
Neobonsen® (Erw.: 2mal tgl. 4–6 Kps. Kdr. im Alter von 1–12 Jahren: 2mal tgl. 2–4 Kps.)
Promens Nachtkerzenöl
Unigamol® (Erw.: 2mal 4–6 Kps.; Kdr. (1–12 J.) 2mal 2–4 Kps.)

Literatur

Berth-Jones J: Placebo controlled trial of essential fatty acid supplementation in atopic dermatitis. Lancet 341 (1993), 1557–1560
Haslett C et al: Int J Obesity 7 (1983), 549
Horrobin DF: J Reprod Med 28 (1983), 465
Ihrig M, Blume H: Nachtkerzenöl-Präparate: Ein Qualitätsvergleich. PZ 139 (1994), 668
Ippen H: Γ-Linolensäure besser aus Nachtkerzen- oder aus Borretschöl?. Z Phytother 16 (1995), 167–170
Midwinter RE et al: Lancet I (1982), 339
Pye JK et al: Lancet II (1985), 373

Seaman GVF et al: Lancet I (1979), 1139
Ten Hoor F: Nutr Metab 24 (Suppl. 1, 1980), 162
Willuhn G: Phytopharmaka in der Dermatologie. Z Phytother 16 (1995), 325–342
Wright S, Burton JL: Lancet II (1982), 1120

Bittersüßer Nachtschatten – Solanum dulcamara

Volkstümliche Namen: Alpranke, Bittersüß, Bittersüßer Nachtschatten, Hinschkraut, Je-länger-je-lieber, Mausholz, Natterholz, Rote Hundsbeere, Süßholz (dt.), Bittersweet, Bittersweet Herb, Bittersweet Nightshade, Bittersweet Stems, Bittersweet Twigs, Blue Nightshade, Climbing nightshade, dogwood, Dulcamara, European bittersweet, Felonwood, Felonwort, Fever Twig, Garden Nightshade, Nightshade, Scarlet Berry, Staff Vine, Violet Bloom, Woody, Woody Nightshade (engl.), Couce-amère, herbe à la fièvre, morelle grimpante, morelle rouge, réglisse sauvage, Vigne des Judas (frz.), Corallini, Dulcamara (it.)

Familie: Solanaceae

Botanik: Die Pflanze ist ein 30 bis 150 cm hoher Halbstrauch mit kriechender, verzweigter Grundachse. Der Stängel ist windend oder kriechend, unten verholzend, kantig, meist kahl. Die Blätter sind gestielt, die oberen und unteren meist herzförmig, spitz, die mittleren gewöhnlich fiederspaltig mit 1 Paar seitlicher Abschnitte und größeren Endabschnitten. Die violetten Blüten stehen in 10 bis 20 blütigen, lang gestielten und überhängenden rispenartigen Wickeln. Die Frucht ist eine längliche, scharlachrote, vielsamige Beere.

Verbreitung: Ist in Europa, Nordafrika, Ost- und Westasien, Indien und Nordamerika verbreitet.

Bittersüßstängel

Verwendete Pflanzenteile: Bittersüßstängel bestehen aus den getrockneten, 2–3jährigen, im Frühjahr vor dem Austreiben der Blätter oder Spätherbst nach dem Abfallen der Blätter gesammelten Stängeln von *Solanum dulcamara* L.

Inhaltsstoffe

- Steroidalkaloidglykoside (0,07 bis 0,4 %), das Alkaloidspektrum ist sehr rassenspezifisch
- Tomatidenol-Rasse: α-Solamarin, β-Solamarin
- Soladulcidin-Rasse: Soladulcidintetraosid
- Solasodin-Rasse: Solasonin, Solamargin Mischrassen treten auf.
- Steroidsaponine

Pharmakologie

Die Steroidalkaloidglykoside wirken phagozytosestimulierend, hämolytisch, zytotoxisch, antiviral, anticholinerg und lokalanästhetisch. Solasodin zeigt cortisonartige Wirkung und weist nach klinischer Beobachtung von Patienten mit rheumatischer Polyarthritis und M. Bechterew eine desensibilisierende und kardiotonische Wirkung auf.
Die Verwendung als Expektorans könnte auf den Saponingehalt zurückzuführen sein.

Anwendungsgebiete

Innere Anwendung: zur unterstützenden Therapie bei chronischem Ekzem.
Volksmedizin: innerlich bei Nasenbluten, rheumatischen Erkrankungen, Asthma und Bronchitis, zur Immunstimulierung. Äußerlich bei Herpes, Ekzemen, Abszessen und Quetschungen.
Homöopathie: bei Entzündungen der Atemwege, des Magen-Darm-Kanals, der Gelenke und Haut und bei fieberhaften Infekten.

Dosierung

Tagesdosis: 1–3 g Droge zur Einnahme.
ED: 1 g Droge.
Äußere Anwendung
Umschlag: mehrmals täglich Umschläge mit Abkochung.
Homöopathisch: 5 Tropfen oder 1 Tablette oder 10 Globuli oder 1 Messerspitze Verreibung alle 30–60 min (akut) oder 1–3-mal täglich (chronisch); parenteral: 1–2 ml s. c. akut: 3-mal täglich; chronisch einmal täglich (HAB).

Anwendungsbeschränkungen: Risiken der bestimmungsgemäßen Anwendung therapeutischer Dosen der Droge und Nebenwirkungen sind nicht bekannt.
Gegenanzeigen: Schwangerschaft, Stillzeit.
Toxische Wirkungen sind wegen des geringen Alkaloidgehaltes der Stängel erst bei einer Dosis von etwa 25 g zu erwarten. Bekannt sind Vergiftungen von Kindern durch die unreifen (!) Beeren (ab 10 Beeren Übelkeit, Erbrechen, erweiterte Pupillen, Durchfall, tödliche Dosis mit 200 Beeren berechnet).

Patienteninformation: Arzneimittel aus Bittersüßstängeln können aufgrund ihrer cortisonähnlichen Wirkung zur unterstützenden Behandlung bei chronischen Ekzemen herangezogen werden, und sollen u. a. auch bei Rheuma, Asthma, Bronchitis und zur Förderung der körpereigenen Abwehr nützlich sein. Während der Schwangerschaft und Stillzeit darf das Arzneimittel nicht verwendet werden.

Bewertung der Wirksamkeit: Die therapeutische Verwendung als Adjuvans bei chronischem Ekzem wird in der entsprechenden Monographie der Kommission E (1990) positiv bewertet, für die sonstigen beanspruchten Indikationen ist die Wirksamkeit der Droge nach den gültigen Kriterien für klinische Prüfungen von Arzneimitteln bisher nicht belegt, jedoch aufgrund der nachgewiesenen phytopharmakologischen Eigenschaften zum Teil nachvollziehbar. Die Gegenanzeigen sind besonders zu beachten.

Handelspräparate

Cefabene® (1–3mal tgl. 1 Tbl., Kdr. tgl. 1 Tbl.)
Dolexaderm®
Solapsor® Bürger (2–6 Drg. tgl. einnehmen. Die Einnahme erfolgt am besten vor od. zu den Mahlzeiten zusammen mit etwas Flüssigkeit)

Literatur

Frohne D: Solanum dulcamara L. – Der Bittersüße Nachtschatten. Portrait einer Arzneipflanze. Z Phytother 14 (1992), 337–342
Hölzer I: Dulcamara-Extrakt bei Neurodermitis und chronischem Ekzem. Ergebnisse einer klinischen Prüfung. Jatros Dermatologie 6 (1992), 32–36
Kupchan SM et al: Science 150 (1965), 1827
Rönsch H, Schreiber K, Stubbe H: Naturwissenschaften 55 (1968), 182
Willaman JJ, Hui-Li L: Lloydia 33 (1970), 1
Willuhn G, Kothe U: Arch Pharm 316 (1983), 678–687
Willuhn G: Phytopharmaka in der Dermatologie. Z Phytother 16 (1995), 325–342
Wolters B: Antibiotische Wirkung von Solanum dulcamara. Naturwissenschaften 51 (1964), 111
Wolters B: Der Anteil der Steroidsaponine an der antibiotischen Wirkung von Solanum dulcamara. Planta Med 13 (1965), 2
Wolters B: Planta Med 13 (1965), 189

Indische Narde – Nardostachys jatamansi DC.

Volkstümliche Namen: Indische Narde (dt.), Indian nard, Indian spikenard, spikenard (engl.), Balacharea, balchir, jatamanchi, kukikipot, pampe (ind.), Akashamansi, bhutajat, mansi, vahnini (sanskr.)

Familie: Valerianaceae

Botanik: Staude, aufrecht, bis 60 cm hoch werdend. Blätter gegenständig, aus dem Rhizom hervorgehend, 15 bis 20 cm lang, 2,5 cm breit, spatelförmig, zum Blattstiel hin verschmälert, Stängelblätter sitzend, gegenständig, 2,5 bis 7,5 cm lang, schmal-eiförmig. Mit etwa fingerdickem, verholztem Rhizom, das mit aus den Resten von Blattstielen hervorgegangenen rötlich-braunen Fasern bedeckt ist. Blüten in 1 bis 5 Köpfchen, die meistens von Deckblättern umgeben sind. Blüte 5zählig, Kronblätter verwachsen, Kronröhre 6 mm lang, innen leicht behaart. Frucht ist von eiförmigen, spitzen Kelchspitzen gekrönt, die mit abstehenden, weißen Haaren bedeckt sind.

Verbreitung: China, Indien, Nepal.

Nardenwurzeln

Verwendete Pflanzenteile: Die Nardenwurzeln sind die getrockneten Wurzeln und Rhizome von *Nardostachys jatamansi* DC.

Inhaltsstoffe

- Ätherisches Öl (0,3 bis 0,4 %): u. a. mit Valeranon (Jatamanson), Nardosinon, Calaren, β-Maalien, Maaliol, β-Ionon, 1(10)-Aristelonon-(2), Nardol, Valerenal

Pharmakologie

Ein wässrig-ethanolischer Extrakt aus Rhizomen von *N. jatamansi* wirkte im Tierexperiment an Ratten Leber-protektiv. Vorbehandlung der Ratten mit 800 mg/kg KG des Extraktes über drei Tage verbesserte signifikant die durch Thioacetamimd-induzierte Leberschädigung. Die Überlebensrate nach Verabreichung der lebertoxischen Substanz Thioacetamid mit einer LD_{90} führte zu einem signifikanten Anstieg der Überlebensrate der Ratten (Ali et al. 2000). Im Homogenat von Leberzellen der Ratte wirken Extrakte von *N. jatamansi* protektiv gegenüber der Peroxidation von Lipiden. Dabei war die Wirkung des unpolaren Hexan-Extraktes stärker als die des ethanolischen Extraktes (Tripathi et al. 1996). Einen Anstieg der Neurotransmitter Norepinephrin, Dopamin, Serotonin, 5-Hydroxyindolessigsäure, GABA und von Taurin konnte durch 15tägige Verabreichung eines alkoholischen Extraktes an männlichen Albino Wistar Ratten gezeigt werden, so dass auf eine zentrale Wirkung geschlossen werden kann (Prabhu et al. 1994).

Anwendungsgebiete

Volksmedizin: bei Schlaflosigkeit und Kopfschmerzen.
Indische Medizin: bei nervösen Kopfschmerzen, Aufregung, klimakterischen Beschwerden, Flatulenz, Epilepsie und bei Schmerzen im Darmbereich.

Sonstige Verwendung
Kosmetik: als Bestandteil von indischem und chinesischem Spikenardenöl.

Dosierung
Pulver: ED: 0,6–1,3 g Droge.
Droge pur: 5 g Droge 3-mal täglich mit einer Tasse Wasser trinken.
Fluidextrakt/Tinktur (1:10): 1 Weinglas voll, 3-mal täglich trinken (entspricht ca. 2 g Droge pro Einzeldosis).
Infus (1:40): 1 Weinglas voll, 3-mal täglich trinken (entspricht ca. 2 g Droge pro Einzeldosis).

Anwendungsbeschränkungen: Risiken der bestimmungsgemäßen Anwendung therapeutischer Dosen der Droge sind nicht bekannt.

Patienteninformation: Zubereitungen aus Nardenwurzeln sollen aufgrund volksmedizinischer Erfahrungswerte vor allem bei Schlaflosigkeit und Kopfschmerzen hilfreich sein; wissenschaftliche Belege für die Wirksamkeit liegen nicht vor. Neuere Untersuchungen weisen auf einen schützenden Effekt auf die Leber hin. Faktoren, die eine Arteriosklerose begünstigten, wurden gehemmt.

Bewertung der Wirksamkeit: Die Wirksamkeit der Droge ist nach den gültigen Kriterien für klinische Prüfungen von Arzneimitteln für die beanspruchten Indikationen bisher nicht belegt. Einige der volksmedizinisch/indischen Anwendungsgebiete könnten durch die zentralen Wirkungen des Inhaltsstoffen Valeranon erklärt werden. Experimentelle Untersuchungen weisen auf einen hepatoprotektiven Effekt sowie auf einen hemmenden Einflulss gegenüber atherogener Faktoren (Lipidperoxidation) hin.

Handelspräparate
Keine bekannt.

Literatur
Ali S, Ansari KA, Jafry MA, Kabeer H, Diwakar G. Nardostachys jatamansi protects against liver damage induced by thioacetamide in rats. J Ethnopharmacol (2000), 71: 359–363
Dixit VP, Jain P, Joshi SC: Hypolipidaemic effects of Curcuma longa L and Nardostachys jatamansi, DC in triton-induced hyperlipidaemic rats. Indian J Physiol Pharmacol, 32:299–304, 1988 Oct–Dec
Prabhu V, Karanth KS, Rao A. Effects of Nardostachys jatamansi on biogenic amines and inhibitory amino acids in the rat brain. Planta Med (1994), 60: 114–117
Rücker G, Tautges J, Sieck A, Wenzl H, Graf E: Isolation and pharmacodynamic activity of the sesquiterpene valeranone from Nardostachys jatamansi DC Arzneimittelforschung 28 (1978), 7–13
Rücker G, Tautges J, Sieck A, Wenzl H, Graf E: Nardostachys jatamansi: a chemical, pharmacological and clinical appraisal. Spec Rep Ser Indian Counc Med Res 28 (1978), 1–117
Tripathi YB, Tripathy E, Upadhyay A. Antilipid peroxidative property of Nardostachys jatamanasi. Indian J Exp Biol (1996), 34: 1150–1151

Neembaum – Antelaea azadirachta

Volkstümliche Namen: Nimbaum, Nim (dt.), Holy Tree, Neem, Nim (engl.)

Familie: Meliaceae

Botanik: Ein großer Laubbaum von bis zu 16 m Höhe mit zusammengesetzten, gegenständigen, länglichen, eiförmig-lanzettlich, spitzen Blättern. Die Rinde ist gräulich-braun, außen rissig mit einer lederfarbenen Innenfläche und einer faserige Struktur. Die Pflanze hat kleine weiße Blüten.

Verbreitung: Ist in den Wäldern Indiens und Sri Lankas heimisch, kommt heute aber auch in anderen tropischen Regionen vor, z. B. in Indonesien, Australien und Westafrika.

Zedrachrinde

Verwendete Pflanzenteile: Zedrachrinde, -blätter und -samen sind die Stamm- und Zweigrinde, Laubblätter und Samen von *Melia azedarach* L.

Inhaltsstoffe
- Triterpene und Tetranortriterpene (Limonoide und Protolimonoide der Gedunin-Gruppe) im Samenöl: z. B. Nimbolid, Nimbin, Azadiron, Epoxyazadiron, Gedunin, Mahmoodin, Azadiradion, Azidirachtine B – I
- Gerbstoffe und ätherisches Öl in der Rinde und in den Blättern

Pharmakologie
Antiphlogistisch, antipyretisch, anthelmintisch.

Anwendungsgebiete
Indische Medizin: bei entzündlichen und fieberhaften Erkrankungen (auch Malaria und Lepra), dyspeptischen Beschwerden und Wurmbefall.

Dosierung
Keine gesicherten Angaben.

Anwendungsbeschränkungen: Risiken der bestimmungsgemäßen Anwendung der Droge und Nebenwirkungen sind nicht bekannt.

Patienteninformation: Laut volksmedizinischer Erfahrungswerte sollen Zubereitungen aus Zedrachrinde entzündungshemmend und fiebersenkend wirken; wissenschaftliche Belege dafür liegen allerdings nicht vor.

Bewertung der Wirksamkeit: Die Droge soll antiphlogistisch, antipyretisch und anthelmintisch wirken. Wissenschaftlich fundierte Daten zur Wirksamkeit liegen nicht vor.

Handelspräparate

Keine bekannt.

Literatur

Adnrei GM et al: Experientia 42 (1986), 843
N.N.: Pat. Appl 83/234, 294 Japan (1983)
Bray DH et al: Trans Royal Soc Trop Med Hyg 79 (1985), 426
Ekong DEU, Ibiyemi SA: Chem Comm: 1177 (1971)
Ekong DEU: Chem Comm 808 (1967)
Garg GP, Nigam SK, Ogle CW: The gastric antiulcer effects of the leaves of Neem tree. Planta Med 59 (1993), 215
Godvindachari T et al: J Nat Prod 55 (1992), 596–601
Kraus W, Bokel M: Chemische Berichte 114 (1981), 267
Lavie D, Levy EC: Tetrahedron Letters 3525 (1969)
Okpanyi SN, Ezenkwu GC: Planta Med 41 (1981), 34
Rojatkar SR et al: 1-Tigloyl-3-acteyl-11-hydroxy-4β-methylmeliacarpin from Azadirachta indica. Phytochemistry 32 (1993), 213
Rücker G: Malariawirksame Verbindungen aus Pflanzen, insbesondere Peroxide. PUZ 24 (1995), 189–195
Siidiqui S et al: J Nat Prod 55 (1992), 303–310

Nelkenwurz – Geum urbanum

Volkstümliche Namen: Benediktenwurzel, Buschnelkenwurz, Echte Nelkenwurz, Heil aller Welt, Mannskraftwurzel, Märzwurz, Märzwurzel, Mauernelkenwurz, Nardenwurzel, Nelkenwurz (dt.), Avens, Avens Root, Bennet's Root, Blessed Herb, Colewort, European Avens, Herb Bennet, Way Bennet, Wild Rye, Yellow Avens (engl.), Benoite (frz.), Cariofillata, garofanaia (it.)

Familie: Rosaceae

Botanik: Die Pflanze ist eine Halbrosettenstaude mit frühzeitig absterbender, durch Adventivwurzeln ersetzter Primärwurzel. Die Grundachse ist einfach, dick, walzig, schief. Der Stängel ist aufrecht, weichhaarig, 15 bis 70 cm hoch und aus der grundständigen Blattrosette entspringend. Die Grundblätter sind rosettig, fiedrig, die Stängelblätter 3zählig bis 3teilig und die Nebenblätter sind klein, im unteren Teil mit dem Stängel verbunden, eilanzettlich, grobgezähnt bis fiederspaltig. Der Blütenstand ist eine locker traubig-rispige, armblütige Doldentraube. Die Blüten sind endständig und aufrecht. Die Stiele sind dicht behaart, die Kelchblätter 3 bis 8 cm lang, lang zugespitzt, außen behaart, innen bis auf den weißfilzig behaarten Rand kahl. Die Außenkelchblätter sind um die Hälfte kürzer als die Kelchblätter, beiderseits behaart, schmal-lanzettlich. Die Kronblätter sind 3 bis 7 mm lang, gelb, kaum benagelt, hinfällig. Der Griffel ist gegliedert, die Narbe flach. Die Früchtchen sind ungestielt, in kugeligen Köpfchen behaart.

Verbreitung: Ist in Mittel- und Südeuropa, Mittelasien und Nordamerika verbreitet.

Nelkenwurzwurzel

Verwendete Pflanzenteile: Nelkenwurz bzw. Benediktenwurzel ist die getrocknete, zerkleinerte Wurzel von *Geum urbanum* L.

Inhaltsstoffe

- Gerbstoffe

im frischen Rhizom:

- Gein (Eugenol-vicianosid), bei Trocknen oder Zerkleinern in Eugenol übergehend

im getrockneten Rhizom und den Wurzeln:

- Ätherisches Öl (Spuren): Hauptkomponente Eugenol, daneben cis- und trans-Myrtenal, cis- und trans-Myrtenol

Pharmakologie

Der wässrie Extrakt von *Geum urbanum* wies in vitro entzündungshemmende Eigenschaften auf. Es wurde eine Hemmung der Prostaglandin-Biosynthese durch Hemmung der Cyclooxigenase und eine PAF- (platelat activating factor) induzierte Exozytose ermittelt (Tunon et al. 1995).

Anwendungsgebiete

Volksmedizin: innerlich bei Verdauungsbeschwerden, Appetitlosigkeit und Diarrhöe.
Äußerlich bei Zahnfleisch- und Schleimhautentzündungen als Gurgelmittel, bei Frostbeulen, Hämorrhoiden und Hautkrankheiten als Badezusatz oder Umschläge.
Homöopathie: Entzündungen der Harnblase und -röhre.

Sonstige Verwendung
Kosmetik: als Zusatz in Zahnpasten und Mundwassern.
Haushalt: früher als Gewürznelkenersatz.
Industrie: als Zusatz in Likören und Branntweinen.

Dosierung

Aufguss (innerlich): 1 TL Droge mit siedendem Wasser übergießen, nach 10 min abseihen, 1 Tasse lauwarm mehrmals täglich trinken.
Aufguss (äußerlich): 1 TL Droge mit kaltem Wasser ansetzen, aufkochen, 10 min heiß halten, dann abseihen, für Spülungen oder Umschläge mehrmals täglich verwenden.
Homöopathisch: 5 Tropfen oder 1 Tablette oder 10 Globuli oder 1 Messerspitze Verreibung alle 30–60 min (akut) und 1–3-mal täglich (chro-

nisch); parenteral: 1–2 ml s. c. akut: 3-mal täglich; chronisch einmal täglich (HAB).

Anwendungsbeschränkungen: Risiken der bestimmungsgemäßen Anwendung therapeutischer Dosen der Droge und Nebenwirkungen sind nicht bekannt.

Patienteninformation: Zubereitungen aus der Nelkenwurz-Wurzel können bei verschiedenen Entzündungen (wie Zahnfleisch- oder Schleimhautentzündungen) äußerlich angewendet werden und die Beschwerden lindern.

Bewertung der Wirksamkeit: Die Wirksamkeit der Droge ist nach den gültigen Kriterien für klinische Prüfungen von Arzneimitteln für die beanspruchten Indikationen bisher nicht ausreichend belegt. Die äußerliche Anwendung bei Zahnfleisch- und Schleimhautentzündungen, Frostbeulen, Hämorrhoiden und bestimmten Hautkrankheiten erscheint jedoch wegen des Gehaltes an adstringierend wirkenden Gerbstoffen teilweise plausibel.

Handelspräparate
Keine bekannt.

Literatur
Psenák M et al: Planta Med 19 (1970), 154
Tunon H, Olavsdotter C, Bohlin L. Evalluation of anti-inflammatory activity of some Swedish medical plants. Inhibition of prostaglandin biosynthesis and PAF-induced exocytosis. J Ethanopharmacol (1995), 48: 61–76
Vollmann C, Schultze W: Nelkenwurz. Deutsche Apotheker Ztg 135 (1995), 1238–1248
Vollmann C: Untersuchung der Nelkenwurz. Deutsche Apotheker Ztg 131 (1991), 2081

Nelkenwurzkraut

Verwendete Pflanzenteile: Nelkenwurzkraut ist der oberirdische Teil von *Geum urbanum* L.

Inhaltsstoffe
- Gerbstoffe (ca. 15 %): Gallotannine, Ellagitannine, u. a. Sanguiin H-6, Casuarictin, Pendunculagin, Potentillin, Tellimagrandin I

Pharmakologie
Die Droge wirkt durch die enthaltenen Gerbstoffe adstringierend.

Anwendungsgebiete
Volksmedizin: innerlich bei Verdauungsbeschwerden, Diarrhöe und fieberhaften Erkrankungen sowie bei Muskel- und Nervenschmerzen. Die Wirksamkeit für die angegebenen Indikationen ist zur Zeit nicht belegt.

Äußerlich als Badezusatz bei Hämorrhoiden, dabei erscheint die Wirksamkeit wegen der enthaltenden Adstringenzien plausibel.

Dosierung
Tee/Aufguß: ca. 2 g Droge auf 15 ml Wasser als Aufguss, 3-mal täglich.

Anwendungsbeschränkungen: Risiken der bestimmungsgemäßen Anwendung therapeutischer Dosen der Droge und Nebenwirkungen sind nicht bekannt.

Patienteninformation: Nelkenwurzelkraut kann in Form eines Badezusatzes aufgrund der zusammenziehenden Inhaltsstoffe bei Hämorrhoiden beschwerdelindernd wirken. Bei innerlicher Anwendung soll die Arzneipflanze aufgrund volksmedizinischer Erfahrungswerte auch bei Verdauungsbeschwerden, Durchfall, fieberhaften Erkrankungen sowie Muskel- und Nervenschmerzen hilfreich sein; wissenschaftliche Beweise für die Wirksamkeit liegen jedoch nicht vor.

Bewertung der Wirksamkeit: Die Wirksamkeit der Droge ist nach den gültigen Kriterien für klinische Prüfungen von Arzneimitteln für die beanspruchten Indikationen bisher nicht ausreichend belegt. Die äußerliche Anwendung als Badezusatz bei Hämorrhoiden erscheint aufgrund der enthaltenen, adstringierend wirkenden Gerbstoffe teilweise plausibel.

Handelspräparate
Keine bekannt.

Literatur
Psenák M et al: Planta Med 19 (1970), 154
Vollmann C, Schultze W: Nelkenwurz. Deutsche Apotheker Ztg 135 (1995), 1238–1248
Vollmann C: Untersuchung der Nelkenwurz. Deutsche Apotheker Ztg 131 (1991), 2081

Niaulibaum – Melaleuca viridiflora

Volkstümliche Namen: Niaoulibaum, Niaulibaum (dt.), Niauli (engl.)

Familie: Myrtaceae

Botanik: Meist 3–7 m hoher, verkrüppelt wachsender Baum. Blätter glatt, elliptisch oder eiförmig, lanzettlich auslaufend. Blüten grünlichweiß bis purpurfarben.

Verbreitung: Tropische Teile von Südostasien, Australien.

Niauliöl

Verwendete Pflanzenteile: Niauliöl, bestehend aus dem durch Wasserdampfdestillation der frischen Blätter gewonnenen ätherischen Öl von *Melaleuca viridiflora* S. EX G.

Inhaltsstoffe
Hauptkomponenten je nach Rasse der Stammpflanze:
- 1,8-Cineol (Anteil bis 40 %), Viridiflorol (Anteil bis zu 25 %)
- Nerolidol (Anteil bis 95 %), Linalool (Anteil bis 30 %)

weiterhin (+)-α-Terpineol, (−)-α-Terpineol sowie deren Valeriansäureester, weiterhin α-Pinen, Limonen

Pharmakologie
Antibakteriell, hyperämisierend.

Anwendungsgebiete
Innere Anwendung: bei Katarrhen der oberen Luftwege.
Volksmedizin: bei Rheuma, Nervenschmerzen und Blasenentzündungen.
Wechselwirkungen mit anderen Mitteln: Niauliöl enthält 35–60 % Cineol. Cineol bewirkt eine Induktion des fremdstoffabbauenden Enzymsystems in der Leber. Die Wirkung anderer Arzneimittel kann deshalb abgeschwächt und/oder verkürzt werden.

Dosierung
Innerlich: ED: 0,2 g; TD: 0,2–2,0 g.
Nasentropfen: 2–5 % in Pflanzenöl.
Äußerlich: Einreibung: 10–30 %ige Lösung.

Anwendungsbeschränkungen: Risiken der bestimmungsgemäßen Anwendung therapeutischer Dosen der Droge und Nebenwirkungen sind nicht bekannt. In seltenen Fällen kommt es bei der innerlichen Anwendung des Niauliöls zu Übelkeit, Erbrechen und Durchfällen.
Gegenanzeigen: Bei entzündlichen Erkrankungen im Magen-Darm-Bereich und der Gallenwege sowie bei schweren Lebererkrankungen sollte keine innerliche Anwendung stattfinden. Bei Säuglingen und Kleinkindern sollten Zubereitungen, die das Öl enthalten, nicht im Gesicht aufgetragen werden (Glottiskrampf oder Bronchospasmus bis hin zu asthmaähnlichen Anfällen oder zum Atemstillstand möglich).
Bei Überdosierung des Niauliöls (mehr als 10 g) kann es wegen des hohen Cineolgehaltes zu lebensgefährlichen Vergiftungen kommen. Symptome sind u. a. Blutdrucksenkung, Kreislaufstörungen, Kollaps und Atemlähmung.

Patienteninformation: Arzneimittel aus Niauliöl sind geeignet, Ihre Beschwerden bei Katarrhen der oberen Luftwege zu lindern. Wenn bei Ihnen Entzündungen im Bereich des Magens, Darmes oder Gallenwege bekannt sind oder eine schwere Lebererkrankung vorliegt, sollte das Medikament nicht eingenommen werden, bei Säuglingen und Kleinkindern darf das Öl nicht im Gesichtsbereich aufgetragen werden, da es zu asthmaähnlichen Anfällen bis hin zum Atemstillstand kommen kann.

Bewertung der Wirksamkeit: Die innerliche Anwendung der Droge bei Katarrhen der oberen Luftwege wird in der entsprechenden Monographie der Kommission E (1992) positiv bewertet. Für die volkmedizinisch beanspruchten Anwendungsgebiete ist die Wirksamkeit nach den gültigen Kriterien für klinische Prüfungen von Arzneimitteln nicht belegt. Dosierungshinweise, mögliche Wechselwirkungen und Gegenanzeigen sind hier besonders zu beachten.

Handelspräparate
Gomenol® OSC
Gomenol Solubile® OSC

Literatur
Kern W, List PH, Hörhammer L (Hrsg): Hagers Handbuch der Pharmazeutischen Praxis. 4. Aufl., Bde. 1–8, Springer Verlag Berlin, Heidelberg, New York 1969

N

Nieswurz – Veratrum album

Volkstümliche Namen: Germser, weißer, Nieswurz, weiße (dt.), American White Hellebore, White Hellebore (engl.)

Familie: Melanthiaceae

Botanik: Die Pflanze wird ungefähr 60 bis 120 cm hoch. Ihr Wurzelstock ist kurz, walzlich, abgebissen und mit zahlreichen, langen, dicken und fleischigen Wurzelfasern versehen. Der stielrunde, röhrige, kahle Stängel wird fast gänzlich von den eng anliegenden Scheiden der unterständigen, unten elliptischen, oben lanzettlichen Blätter umhüllt, die längsgefaltet sind. Die Blüten stehen in Trauben, die eine endständige 30 bis 60 cm lange Rispe bilden. Die gelblich-weißen Blüten bestehen aus 6 gleichgestalteten Blütenhüllen, die länglich-lanzettlich, spitzlich, gezähnelt und weit abstehend sind. Die Frucht ist kapselartig.

Verbreitung: Ist von Lappland bis Italien verbreitet, kommt auf den Britischen Inseln nicht vor.

Nieswurzwurzelstock

Verwendete Pflanzenteile: Nieswurzwurzelstock ist der getrocknete Wurzelstock von *Veratrum album* L.

Inhaltsstoffe

- Steroidalkaloide (Gemisch als Veratrin bezeichnet, 0,8 bis 2,5 %), u. a. vom
- C-nor-D-homo-steran-Typ: u. a. Protoveratrin A und B, Germerin, Jervin, Protoverin, Veratroylzygadenin
- Solanidan-Typ: u. a. Isorubijervin, Rubijervin

Pharmakologie

Die Veratrumalkaloide wirken blutdruck- und herzfrequenzsenkend sowie atemdepressiv in höherer Dosierung und haben einen aconitinähnlichen Effekt auf die Reizleitung.
Äußerlich wirken sie stark hautreizend und anästhetisch.

Anwendungsgebiete

Volksmedizin: innerlich bei Fieber (als Emetikum), bei Erbrechen, Durchfall, Cholera, Herzrhythmusstörungen, Morbus Basedow und Krämpfen. Äußerlich bei Neuralgien, Rheuma, Gelenkschmerzen, Gichtschmerzen und bei tachykarden Herzrhythmusstörungen im präcordialen Bereich.
Homöopathie: bei Nervenschmerzen, Infektionskrankheiten, Durchfall, Kreislaufversagen und zur Antriebssteigerung.

Sonstige Verwendung
Haushalt: früher Schnupfpulverbestandteil.
Industrie/ Technik: als Insektenbekämpfungsmittel.

Dosierung

Innerlich
Pulver: 0,02–0,1 g täglich
Tinktur: 20–60 Tropfen täglich
Äußerlich
Droge 5 g mit 10 g Lanolin und 20 g Schmalz (Leclerc H; Precis de Phytotherapie;1976)
Homöopathisch: 5 Tropfen oder 1 Tablette oder 10 Globuli oder 1 Messerspitze Verreibung alle 30–60 min (akut) oder 1–3-mal täglich (chronisch); parenteral: 1–2 ml s. c., i. v., i. m. akut: 3-mal täglich; chronisch einmal täglich (HAB34). Die Globuli ab D2 und alles andere ab D4 verwenden.

Anwendungsbeschränkungen: Die Droge ist stark toxisch und besitzt auch in therapeutischen Dosen, zahlreiche starke Nebenwirkungen. Sie wird daher in der allopathischen Medizin nicht mehr angewendet.
Die Veratrumalkaloide wirken stark schleimhautreizend und nach Resorption durch Hemmung der Inaktivierung der Natrium-Ionen-Kanäle lähmend auf erregbare Zellen, besonders der Steuerung der Herztätigkeit. Erste Vergiftungssymptome sind Niesen, Tränen- und Speichelfluss, Erbrechen, Durchfälle, Brennen im Mund- und Rachenraum, Unvermögen zu schlucken, nach Resorption Parästhesien, Schwindel, ev. Blindheit, Gliederlähmung oder auch leichte Konvulsionen, Senkung der Herzfrequenz, Herzarrhythmien und Blutdruckabfall. Der Tod tritt durch systolischen Herzstillstand oder durch Atemlähmung ein. Die letale Dosis beträgt 10 bis 20 mg des Alkaloidgemisches, 1 bis 2 g der Droge entsprechend. Die Alkaloide werden auch durch die unverletzte Haut aufgenommen.

Patienteninformation: Zubereitungen aus dem extrem giftigen Nieswurzwurzelstock werden heutzutage aufgrund des hohen Vergiftungsrisikos nur noch in homöopathischen Dosen zur Behandlung von Nervenschmerzen, Infektionskrankheiten, Durchfall, Kreislaufversagen und zur Antriebssteigerung eingesetzt.

Bewertung der Wirksamkeit: Die Wirksamkeit der Droge ist nach den gültigen Kriterien für klinische Prüfungen von Arzneimitteln bislang nicht belegt. Aufgrund des hohen toxischen Potenzials und der extrem geringen therapeutischen Breite wird die Droge in allopathischen Dosen nicht mehr verwendet.

Handelspräparate

Keine bekannt.

Literatur

Atta-ur-Rahman AM et al: Alkaloids from Veratrum album. Phytochemistry 30 (1991), 368
Atta-ur-Rahman AM, Ali RA, Choudhary MI: New steroidal alkaloids from rhizomes of Veratrum album. J Nat Prod 55 (1992), 565–570
Atta-ur-Rahman AM, Ali RA, Gilani A et al: Isolation of antihypertensive alkaloids from rhizomes of Veratrum album. Planta Med 59 (1993), 569
Festa M, Andreetto B, Ballaris MA, Panio A, Piervittori R: A case of Veratrum poisoning. Minerva Anestesiol, 62:195–6, 1996 May
Fogh A, Kulling P, Wickstrom E: Veratrum alkaloids in sneezing-powder a potential dandt. J Toxicol Clin Toxicol, 20:175–9, 1983 Apr
Garnier R, Carlier P, Hoffelt J, Savidan A: Acute dietary poisoning by white hellebore (Veratrum album L.). Clinical and analytical data. A propos of 5 cases. Ann Med Interne (Paris) 136 (1985), 125–8
Hruby K, Lenz K, Krausler J: Veratrum album poisoning (author's transl). Wien Klin Wochenschr 93:517–9, 1981 Sep 4
Jaspersen-Schib R, Theus L, Guirguis-Oeschger M, Gossweiler B, Meier-Abt PJ: Serious plant poisonings in Switzerland 1966–1994. Case analysis from the Swiss Toxicology Information Center. Schweiz Med Wochenschr, 60:1085–98, 1996 Jun 22
Marinov A, Koev P, Mirchev N: Electrocardiographic studies of patients with acute hellebore (Veratrum album) poisoning. Vutr Boles, 26:36–9, 1987

Odermennig – Agrimonia eupatoria

Volkstümliche Namen: Ackerkraut, Ackermennig, Fünffingerkraut, Leberklette, Leberkraut, griechisches, Odermennig (dt.), Agrimony, Church Steeples, Cockeburr, Cocklebur, Common Agrimony, Liverwort, Philanthropos, Sticklewort, Stickwort (engl.)

Familie: Rosaceae

Botanik: Die Pflanze wird etwa 50 bis 100 cm groß. Der Stängel ist aufrecht, zottig behaart, die Blätter wechselständig; unterbrochen gefiedert. Die Blättchen sind tief gezähnt und unterseits weichhaarig filzig. Die Blüten sind gelb, klein und in ährenförmigen Trauben. Die Früchte sind verkehrt-kegelförmig und stachelig (Klettfrüchte).

Verbreitung: Mittel- und Nordeuropa, gemäßigte Zonen Asiens, Nordamerika.

Odermennigkraut

Verwendete Pflanzenteile: Odermennigkraut besteht aus den getrockneten, kurz vor oder während der Blütezeit geernteten oberirdischen Teilen von *Agrimonia eupatoria* L. und/oder *Agrimonia procera* W.

Inhaltsstoffe

- Catechingerbstoffe (4 bis 10 %)
- Gallotannine (Spuren)
- Flavonoide (ca. 1,2 %): u. a. Luteolin, Apigenin, deren 7-O-β-D-Glucoside

Pharmakologie

In vitro konnte eine antimikrobielle Wirkung nachgewiesen werden, im Tierversuch fand sich eine Verlangsamung der Entwicklung eines medikamentös induzierten Diabetes.
Die adstringierende und bakteriostatische Wirkung ist auf die enthaltenen Catechingerbstoffe zurückzuführen, die Flavonoide können antiphlogistische und membranstabilisierende Wirkungen vermitteln.

Anwendungsgebiete

Innere Anwendung: bei leichten, unspezifischen und akuten Durchfallerkrankungen sowie Entzündungen der Mund- und Rachenschleimhaut.
Äußere Anwendung: bei leichten, oberflächlichen Entzündungen der Haut.
Volksmedizin: innerlich bei Gallestauung, Nieren- und Blasenentzündungen, Diabetes und kindlichem Bettnässen, äußerlich bei schlecht heilenden Wunden, chronischer Pharyngitis, Psoriasis, seborrhoischen Ekzemen sowie in Sitzbädern bei Unterleibserkrankungen.
Chinesische Medizin: blutstillend, bei bestimmten Krebsarten verwendet, Wurmerkrankungen.

Dosierung

Innere Anwendung: Tee: 1,5 g (1 TL) auf 150 ml, 10–15 min ziehen lassen, 2–4-mal täglich 1 Tasse.
Tagesdosis: 3–6 g Droge
Äußere Anwendung
Abkochung (10 %) mehrmals täglich als Umschlag

Anwendungsbeschränkungen: Risiken der bestimmungsgemäßen Anwendung therapeutischer Dosen der Droge und Nebenwirkungen sind nicht bekannt. Wegen des Gehaltes an Gerbstoffen sind bei Aufnahme größerer Mengen Verdauungsbeschwerden und Stuhlverstopfungen denkbar.

Patienteninformation: Odermenningkraut kann aufgrund seiner adstringierenden Wirkung bei leichten Durchfallerkrankungen und Entzündungen der Mund- und Rachenschleimhaut, innerlich angewendet, wirksam sein, ferner äußerlich bei leichten, oberflächlichen Hautentzündungen und Verletzungen. Die Einnahme in höheren Dosen kann zu Verdauungsbeschwerden und Verstopfung führen.

Bewertung der Wirksamkeit: Eindeutige wissenschaftliche Belege für die Wirksamkeit der Droge liegen nicht vor. Die Anwendung bei leichten unspezifischen und akuten Durchfallerkrankungen sowie Entzündungen der Mund- und Rachenschleimhaut sowie bei leichten oberflächlichen Entzündungen der Haut ist jedoch plausibel aufgrund der in-vitro nachgewiesenen antimikrobiellen Wirkungen. Verantwortlich dürften die Gerbstoffe mit ihren bekannten adstringierenden, antiphlogistischen, bakteriostatischen und membranstabilisierenden Eigenschaften sein. Aus diesem Grund existiert für diese Anwendungsgebiete auch eine Positiv-Monographie der Kommission E (1986, 1990).

Handelspräparate

Keine bekannt.

Literatur

Bilai AR et al: A flavonol glycoside from Agrimonia eupatoria. Phytochemistry 32 1993), 1078
Chon SC et al: Med Pharmacol Exp 16 (1987), 407–413
Drozd GA et al: Khim Prir Soed 1 (1983), 106
Patrascu V et al: Ser. Dermato-Venerol 29 (1984), 153–157
Peter-Horvath M et al: Rev Med 10 (1964), 190–193

Oleander – Nerium oleander

Volkstümliche Namen: Oleander, Rosenlorbeer (dt.), Oleander, Rose Laurel (engl.)

Familie: Apocynaceae

Botanik: Die immergrüne Pflanze kann strauch- oder baumartig sein. Die Stämme sind bis zu 4 m hoch. Die Blätter sind 6 bis 12 × 1,2 bis 2 cm groß, linealisch-lanzettlich, scharfkantig und lederartig und von mattglänzend, dunkelgrüner Farbe, während die Unterseite etwas heller ist. Die Blütenkrone ist 4 bis 7 mm im Durchmesser und gewöhnlich rosa bis rot, aber auch weiß. Die Blütenblätter sind dicht mit Drüsen besetzt. Die Röhre ist 2 cm groß; die Lappen sind 2 cm groß, stumpf und abstehend. Die Staubbeutelfortsätze sind lang, behaart und verdreht. Die Fruchtbälge sind 8 bis 16 × 0,5 bis 1 cm lang, aufrecht und rötlich-braun.

Verbreitung: Die Pflanze wächst vor allem im Mittelmeergebiet, aber auch in Teilen Asiens. Sie wird in Europa kultiviert.

Oleanderblätter

Verwendete Pflanzenteile: Oleanderblätter bestehen aus den Laubblättern von *Nerium oleander* L.

Inhaltsstoffe

- Herzwirksame Steroide (Cardenolide, 1 bis 2 %): u. a. 16-Acetylneogistonin, Adynerin, 5α-Adynerin, Gentiobiosyl-adynerin, δ16-Dehydroadynerin, Digitoxigeninoleandrosid, Gentiobiosyl-odorosid A, Gentiobiosyl-Oleandrin, Glucosyl-Oleandrin, Oleandrigeninglucosid, Kanerosid, Neriasid, Nerigosid, Neriumosid
- Pregnane und Pregnanglykoside

Pharmakologie

Die Cardenolidglykoside der Droge wirken qualitativ digitoxinartig, aufgrund der vermutlich geringeren Resorptionsrate jedoch insgesamt schwächer (positiv inotrope und bathmotrope sowie negativdromotrope und chronotrope Wirkung).

Anwendungsgebiete

Innere Anwendung: früher (in der 30er Jahren) bei Herzmuskelschwäche, dekompensierter Hypertonie und Herzinsuffizienz (Wirkung zwischen Digitalis und Strophanthin).
Volksmedizin: Oleanderblätter werden bei Erkrankungen und funktionellen Störungen des Herzens sowie bei Hauterkrankungen angewendet.
Indische Medizin: bei Krätze (starkes Mittel), Hämorrhoiden und Augenerkrankungen (nur der Saft der Blätter).

Anwendungsbeschränkungen: Als Nebenwirkungen können, besonders bei Überdosierung, Übelkeit, Erbrechen, Durchfälle, Kopfschmerzen, Benommenheit und Herzarrhythmien auftreten. Gleichzeitige Anwendung von Chinidin, Calciumsalzen, Saluretika, Laxantien und Glucocorticoiden verstärkt Wirkungen und Nebenwirkungen. Symptome einer akuten Vergiftung und Therapie vgl. Digitalis folium. In der Literatur (Lewin) sind zahlreiche Todesfälle beschrieben.

Patienteninformation: Zubereitungen aus Oleanderblättern wurden früher bei Bluthochdruck und Herzschwäche eingesetzt, aufgrund der Giftigkeit der Arzneipflanze und der möglichen Nebenwirkungen sollte heute auf risikoärmere Präparate zurückgegriffen werden.

Bewertung der Wirksamkeit: In der Monographie der Kommission E (1988, 1989, 1990) wird die Verwendung der Droge bei den beanspruchten Indikationen vor allem wegen der toxischen Potenz und des negativen Nutzen-Risiko-Verhältnisses als negativ eingestuft. Die Anwendungsbeschränkungen sind zu beachten. In fixer Kombination mit Adoniskrautflüssigextrakt, Maiglöckchenkrauttrockenextrakt, Meerzwiebel-Nativextrakt und Oleanderblättertrockenextrakt liegt eine Positivmonographie der Kommission E (1993) bei leichter eingeschränkter Herzleistung mit Kreislaufstabilität vor.

Handelspräparate

Crataegus Hevert® HOM. (Kombination aus 4 Wirkstoffen)
Miroton® Lösung/Dragees (Kombination aus 4 Wirkstoffen, z.B. forte Dragees: 2–3mal tgl. 1 Drg. unabhängig von den Mahlzeiten)
Oleander HOM
Oleander Komplex N HOM (Kombination aus 4 Wirkstoffen)

Literatur

Loew D: Pharmakokinetik von herzglykosidhaltigen Pflanzenextrakten. Z Phytother 15 (1994), 197–202
Loew D: Phytotherapie bei Herzinsuffizienz. Z Phytother 18 (1997), 92–96
Siddiqui S et al: Isolation and structure of two cardiac glycosides from the laeves of Nerium oleander. Phytochemistry 26 (1985), 237–241
Yamauchi T et al: Quantitative variations in the cardiac glycosides of oleander. Phytochemistry 22 (1983), 2211–2214

Olivenbaum – Olea europaea

Volkstümliche Namen: Ölbaum, Olivenbaum (dt.), Olive Tree, Olivier (engl.), Olivo (esp.), Olivier (frz.), Olivo, ulivo (it.), Oliveira (port.)

Familie: Oleaceae

Botanik: Bis 10 m hoher Baum oder mäßig hoher Strauch mit heller Rinde und rutenförmigen, 4kantigen bis rundlichen, anfangs filzigen, dornigen oder dornenlosen Zweigen. Die Laubblätter sind gegenständig, einfach, schmalelliptisch bis lanzettlich oder herzförmig, an der Spitze mit aufgesetzter Stachelspitze, steifledrig, oberseits dunkelgrün, kahl oder mit zerstreuten Schildhaaren besetzt, unterseits von ebensolchen Haaren silbern schimmernd. Die Blüten stehen in kleinen, blattachselständigen, zusammengesetzt-traubigen Blütenständen. Der Kelch ist 4zähnig, die Krone kurzröhrig, 4lappig und weiß. Der Fruchtknoten ist oberständig., 2fächrig mit je 2 hängenden, anatropen Samenanlagen in jedem Fach. Die Steinfrucht ist 1 seltener 2samig, fleischig, pflaumenähnlich oder rundlich, glatt, kahl, anfangs grün, dann rot, bei Reife schwarzblau.

Verbreitung: Die Pflanze wächst in fast allen südeuropäischen Ländern, im gesamten Mittelmeergebiet bis zum Iran und über den Kaukasus hinaus. Anbaugebiete sind vor allem der Mittelmeerraum und viele andere Gebiete in allen Erdteilen.

Olivenblätter

Verwendete Pflanzenteile: Ölbaumblätter sind die getrockneten Laubblätter von *Olea europea* L.

Inhaltsstoffe
- Iridoide: u. a. Hauptkomponente Oleuropein (6 bis 9 %), daneben 6-O-Oleuropeylsaccharose, Ligstrosid, Oleurosid, Oleosid-7,11-dimethlyether
- Triterpene: u. a. Oleanolsäure (ca. 0,15 %), Maslinsäure (Crategolsäure, ca. 0,2 %)
- Flavonoide: Luteolin-7-O-glucosid, Apigenin-7-O-glucosid
- Chalkone: Olivin, Olivin-4'-O-diglucosid

Pharmakologie
Im Tierversuch konnte eine blutdrucksenkende, antiarrhythmische und spasmolytische Wirkung an der glatten Muskulatur des Darmes durch die iridoid- (Oleuropein) und phenolhaltige (Olivin) Droge gezeigt werden.
Oleuropein bewirkte eine Senkung des Serumcholesterolspiegels.

Anwendungsgebiete
Volksmedizin: bei Hypertonie, Arteriosklerose, Rheuma und Gicht, Diabetes mellitus, Fieber.

Dosierung
Infus: Einzeldosis: 7–8 g der getrockneten Blätter auf 150 ml Wasser angesetzt.
Tee: 3–4 Tassen über den Tag verteilt trinken.

Anwendungsbeschränkungen: Risiken der bestimmungsgemäßen Anwendung therapeutischer Dosen der Droge und Nebenwirkungen sind nicht bekannt.

Patienteninformation: Zubereitungen aus Ölbaumblättern sollen aufgrund volksmedizinischer Erfahrungswerte bei Bluthochdruck, Arterienverkalkung, Rheuma, Gicht, Zuckerkrankheit und Fieber hilfreich sein, eindeutige wissenschaftliche Belege für die Wirksamkeit liegen jedoch nicht vor.

Bewertung der Wirksamkeit: Die Wirksamkeit der Droge ist nach den gültigen Kriterien für klinische Prüfungen von Arzneimitteln für die beanspruchten Indikationen bisher nicht belegt. Die entsprechende Bewertung in der Kommission E (1991) Monographie ist negativ. Die volksmedizinische Anwendung bei Hypertonie und Arteriosklerose wird durch die tierexperimentell gefundenen, blutdrucksenkenden und cholesterinsenkenden Wirkungen gestützt.

Handelspräparate
Olivysat® Bürger 3–5 Drg. bzw. 3mal tgl. 30–50 Tr. vor od. zu den Mahlzeiten einnehmen
Hypercard (Kombination aus 8 Wirkstoffen) 3mal tgl. 1 Teel. bis 1 Eßl. vor o. nach d. Mahlz.
Hypercircin (Kombination aus 2 Wirkstoffen)

Literatur

Bianchi G, Pozzi, N: 3,4-Dihydroxyphenylglycol, a major C6-C2 phenolic in Olea europaea. Phytochemistry 35 (1994), 1335
Bianco A et al: Partial synthesis of oleuropein. J Nat Prod 55 (1992), 760–766
Duarte J et al: Effects of oleuropeosid in isolated guineapig atria. Planta Med 59 (1993), 318
Kuwajima H et al: A secoiridoid glucoside from Olea europaea. Phytochemistry 27 (1988), 1757
Lasser B et al: Naturwissenschaften 70 (1983), 95

Olivenöl

Verwendete Pflanzenteile: Olivenöl ist das durch Kaltpressung aus den Steinfrüchten gewonnene fette Öl des *Olea europaea* L.

Inhaltsstoffe
- Hauptfettsäuren: Ölsäure (Anteil 56 bis 83 %), Palmitinsäure (Anteil 8 bis 20 %), Linolsäure (Anteil 4 bis 20 %)
- Steroide (0,125 bis 0,25 %): β-Sitosterol, δ7-Stigmasterol, δ5-Avenasterol, Campesterol, Stigmasterol
- Tocopherole: (ca. 0,02 %)

Pharmakologie
Die Droge wirkt durch die mehrfach ungesättigten Fettsäuren antiatherosklerotisch durch günstige Beeinflussung der Serumlipide. Eine Senkung der Plasmaglukose wurde beobachtet. Eine cholecystokinetische Wirkung zeigte sich durch Erhöhung des Cholezystokininspiegels im Plasma.
Die Anwendung als Gleitmittel bei Obstipation und bei trockenen Hauterkrankungen ist durch die ölige Beschaffenheit plausibel.

Anwendungsgebiete
Volksmedizin: innerlich bei Cholangitis, Gallenblasenentzündungen, Blähungen, Obstipation; bei Ikterus, Roemheld Syndrom, Magen- und Darmulzera und Nierensteinen; äußerlich bei Psoriasis, Ekzemen, leichten Verbrennungen, Rheuma und Sonnenbrand.

Sonstige Verwendung
Haushalt: als Nahrungsmittel.
Pharmazie: zur Herstellung von Linimenten, Salben, Seifen, Pflastern und Suspensionen.

Dosierung
Verstopfung: 100–500 ml körperwarmes Olivenöl rektal appliziert.
Magen- und Darmulzera: 15–30 ml 3-mal täglich zur Mahlzeit einnehmen.

Anwendungsbeschränkungen: Risiken der bestimmungsgemäßen Anwendung therapeutischer Dosen der Droge und Nebenwirkungen sind nicht bekannt. Bei Personen mit Gallensteinen kann die innerliche Anwendung Gallenkoliken auslösen.

Patienteninformation: Olivenöl kann bei Verstopfung als Gleitmittel (Einlauf) und trockener schuppiger Haut und entsprechenden Hauterkrankungen hilfreich sein. Aufgrund volksmedizinischer Erfahrungswerte soll Olivenöl u. a. auch beschwerdelindernd bei Gallenerkrankungen, Magen-Darmgeschwüren und Nierensteinen wirken, hierfür gibt es jedoch keine wissenschaftlichen Nachweise. Wenn bei Ihnen ein Gallensteinleiden bekannt ist, sollten Sie das Öl nicht in größeren Mengen zu sich nehmen, da es wegen der vermuteten galletreibenden Wirkung zu Koliken kommen könnte.

Bewertung der Wirksamkeit: Die Wirksamkeit der Droge ist nach den gültigen Kriterien für klinische Prüfungen von Arzneimitteln für die beanspruchten Indikationen bisher nicht belegt. Die Bewertung in der entsprechenden Monographie der Kommission E (1991) ist negativ. Antidiabetische und cholezystokinetische Wirkungen werden beschrieben, die einen Teil der volksmedizinischen Anwendungsgebiete unterstützen könnten. Die Verwendung als Gleitmittel bei Obstipation und bei trockenen Hautkrankheiten ist durch die ölige Beschaffenheit plausibel. Durch die galletreibende Wirkungen kann es bei Personen mit Gallensteinen zu Koliken kommen.

Handelspräparate
Keine bekannt.

Literatur
Flemming S: Ist Olivenöl erlaubt?. Deutsche Apotheker Ztg 131 (1991), 1525
Lasser B et al: Naturwissenschaften 70 (1983), 95
N.N.: Positive Auswirkungen von Olivenöl auf den Blutdruck. Z Phytother 12 (1991), 13

Orange – Citrus sinensis

Volkstümliche Namen: Apfelsine, Orange (dt.), China Orange, Citrus dulcis, Orange, Sweet Orange (engl.)

Familie: Rutaceae

Botanik: Ein Baum mit einer runden Krone. Die Zweige sind kantig, wenn sie jung sind, werden aber bald rund und kahl und haben wenige, feste, biegsame, blattachselständige Stacheln. Die Blätter sind scharfkantig und unten abgerundet. Die Blüten stehen in kurzen, lokkeren Trauben oder einzeln. Sie duften stark. Die Frucht ist eingedrückt-kugelförmig bis kurz-eiförmig. Sie hat 10 bis 13 Fächer. Die Schale ist dünn bis ziemlich dick und fast glatt. Die Farbe ist bei Reife orange-gelb. Das Fruchtfleisch ist süß, und der Kern bleibt in der Reife fest.

Verbreitung: Die Pflanze ist, wie die anderen Citrus-Arten, in Asien heimisch und wird heute im Mittelmeergebiet und anderen subtropischen Gebieten kultiviert.

Orangenschalen

Verwendete Pflanzenteile: Orangenschalen bestehen aus der frischen und der getrockneten, vom schwammigen, weißen Gewebe (Albedoschicht) weitgehend befreiten, äußeren Schicht der Fruchtwand von *Citrus sinensis* (L.) OSBECK.

Inhaltsstoffe
- Ätherisches Öl (im frischen Perikarp ca. 1,5 %): Hauptkomponente (+)-Limonen (Anteil ca. 90 %), weiterhin als Geruchsträger Citral, Citronellal, Nootkaton, Sinesal, n-Nonanal, n-Decanal, n-Dodecanal, Linalylacetat, Geranylacetat, Citronellylacetat, Anthranilsäuremethylester
- in gepressten Ölen auch lipophile Flavonoide und Furanocumarine
- Flavonoide

Pharmakologie
Reflektorische Förderung der Magensaftsekretion.

Anwendungsgebiete
vgl. Orange.

Dosierung
Tagesdosis: 10–15 g Droge.

Anwendungsbeschränkungen: Risiken der bestimmungsgemäßen Anwendung therapeutischer Dosen der Droge und Nebenwirkungen sind nicht bekannt. Es besteht eine geringes Sensibilisierungspotential bei Hautkontakt mit dem ätherischen Öl.

Patienteninformation: Medikamente aus Orangenschalen fördern die Bildung von Magensaft und können dadurch bei Appetitlosigkeit und Verdauungsbeschwerden wirksam sein.

Bewertung der Wirksamkeit: Die Wirksamkeit der Droge ist nach den gültigen Kriterien für klinische Prüfungen von Arzneimitteln bisher nicht ausreichend belegt. Durch die nachgewiesene reflektorische Förderung der Magensekretion erscheint die Anwendung der Droge bei Appetitlosigkeit und Dyspepsie plausibel (Positiv-Monographie der Kommission E (1990). Es besteht geringes Sensibilisierungspotenial bei Hautkontakt.

Handelspräparate
Diaderma Heilkräuterbad (Kombination aus 2 Wirkstoffen)
Kneipp Nerven Schlag (Kombination aus 3 Wirkstoffen)
Lavendelölbad Bio-Diät-Berlin (Kombination aus 2 Wirkstoffen)
Perozan® Nervengeist Orange (Kombination aus 2 Wirkstoffen)
Thymianölbad Bio-Diät-Berlin (Kombination aus 2 Wirkstoffen)

Literatur
Hausen B: Allergiepflanzen, Pflanzenallergene. ecomed Verlagsgesellsch. mbH, Landsberg 1988
Ihrig M: Qualitätskontrolle von süßem Orangenschalenöl. PZ 140 (1995), 2350–2353
Kern W, List PH, Hörhammer L (Hrsg): Hagers Handbuch der Pharmazeutischen Praxis. 4. Aufl., Bde. 1–8, Springer Verlag Berlin, Heidelberg, New York 1969

Orthosiphon – Orthosiphon aristatus

Volkstümliche Namen: Javatee, Katzenbart, Koemis Koetjing, Kumis, Kutjin, Nierentee, indischer (dt.), Java Tea, Long-stamened Orthosiphon (engl.), Kumis kutjing (indomal.)

Familie: Lamiaceae

Botanik: Die Pflanze ist ein 40 bis 80 cm hohes Kraut. Der Stengel ist 4kantig, kahl bis behaart, die Blattstellung kreuzgegenständig. Die Blätter sind etwa 75 mm lang, meist kurz gestielt, eiförmig-lanzettlich mit unregelmäßig grob gesägtem bis gezähntem, bisweilen gekerbtem Rand. Die Blattoberseite ist bräunlich-grün, die Unterseite hell-graugrün mit kräftig hervortretenden Blattnerven und drüsiger Punktierung. Die Blüten sind meist zu 6 und seltener zu 10 in einem Quirl angeordnet. Die Blütenkrone ist blau bis hellviolett. Die Früchte zerfallen in 4 oval-längliche Nüsschen mit höckeriger Oberfläche.

Verbreitung: Die Pflanze kommt vom tropischen Asien bis zum tropischen Australien vor und wird dort und u. a. in Georgien kultiviert.

Orthosiphonblätter

Verwendete Pflanzenteile: Orthosiphonblätter bestehen aus den kurz vor der Blütezeit geernteten, getrockneten Laubblättern und Stengelspitzen von *Orthosiphon aristatus* oder *Orthosiphon spicatus* (T.) B. (Syn.: *Orthosiphon stamineus* BLUME).

Inhaltsstoffe
- Ätherisches Öl (0,02 bis 0,06 %): u. a. mit β-Caryophyllen, α-Humulen, Caryophyllenepoxid

- Flavonoide: bes. höhermethoxylierte Vertreter (ca. 0,2 %): u. a. Eupatorin, Sinensetin, Scutellareintetramethylether, Salvigenin
- Triterpensaponine (bis 4,5 %): Aglykon Hederagenin
- Kaffeesäurederivate: bes. 2,3-Dicaffeoyltartrat, daneben Rosmarinsäure, 2-Caffeoyltartrat,
- Diterpene: Orthosiphole A bis E (Diterpendibenzoyldiacetylester vom Pimarantyp)

Pharmakologie

Präklinik: Das sesquiterpenhaltige ätherische Öl der Droge wirkt antimikrobiell und antiphlogistisch sowie möglicherweise antitumoral. Im Tierversuch und beim Menschen zeigte sich ein diuretischer Effekt (hier wird eine kombinierte Wirkung von Saponinen und Flavonoiden diskutiert).

Klinik: In Kombination mit anderen diuretisch wirkenden Drogen haben sich Orthosiphonblätter in Studien mit über 1300 an Harnwegserkrankungen leidenden Patienten bewährt (Helff 1993, Reuter 1985).

Anwendungsgebiete

Innere Anwendung: bei entzündlichen Erkrankungen der ableitenden Harnwege und bei Nierengrieß (auch vorbeugend).

Volksmedizin: bei Hämaturie und Albuminurie, Blasen- und Nierenleiden, Gallensteinen, Gicht und Rheumatismus.

Dosierung

Tagesdosis: 6–12 g Droge.

Auf ausreichende Flüssigkeitszufuhr von mindestens 2 l/Tag ist zu achten.

Tee: 2 g (1 TL) auf 150 ml, 10–15 min ziehen , mehrmals täglich 1 Tasse trinken.

In der Regel werden Trockenextrakte (Auszugsmittel: Ethanol) verwendet, allerdings ohne einheitliche Droge-Extrakt-Verhältnisse (5:1, 7–8:1, 8–12:1), TD 1600 mg.

Anwendungsbeschränkungen: Risiken der bestimmungsgemäßen Anwendung therapeutischer Dosen der Droge und Nebenwirkungen sind nicht bekannt.

Gegenanzeigen: Durchspülungstherapie bei Ödemen infolge eingeschränkter Herz- und Nierentätigkeit.

Patienteninformation: Orthosiphonblätter wirken nachweislich harntreibend und sind deshalb zur Durchspülung bei bakteriellen und entzündlichen Erkrankungen der Harnwege und bei Nierengrieß geeignet. Bei länger anhaltenden Beschwerden oder Unverträglichkeiten sollten Sie einen Arzt aufsuchen. Bitte beachten Sie, dass bei Ödemen infolge eingeschränkter Herz- oder Nierentätigkeit keine Durchspülungstherapie durchgeführt werden darf.

Bewertung der Wirksamkeit: Die Kommission E (1986, 1990) empfiehlt Orthosiphonblätter zur Durchspülungstherapie bei bakteriellen und entzündlichen Erkrankungen der ableitenden Harnwege und bei Nierengrieß. Von ESCOP (März 1996) wurden folgende Indikationen als positiv bewertet: Spülung des Harntraktes, besonders bei Entzündung und Harngrieß sowie zur Unterstützung in der Behandlung von bakteriellen Infektionen des Harntraktes. Die aquaretische Wirkung von Orthosiphonblätter-Zubereitungen ist durch einige klinische Studien und experimentell belegt. Die klinischen Prüfungen sind allerdings nicht GCP-gerecht und entsprechen nicht den gültigen Kriterien für klinische Prüfungen von Arzneimitteln. Die diuretische Wirkung ist durch langjährige Erfahrung vor allem mit Kombinationspräparaten bestätigt worden und lässt auf eine Wirksamkeit der Droge schließen.

Handelspräparate

Carito® mono: 3-mal tgl. 2 Kapseln unzerkaut mit reichlich Flüssigkeit nach den Mahlzeiten einnehmen.

Diurevit® Mono: 3-mal tgl. 1 Hartkapsel unzerkaut mit reichlich Flüssigkeit einnehmen.

Indischer Nierentee

Nephronorm® med: 3-mal tgl. 2 Dragées zu den Mahlzeiten mit reichlich Flüssigkeit einnehmen.

Literatur

Helff H: Expertenforum Cystinol: Gute Therapieerfolge auch bei Dauerkatheter-Patienten. Berichte und Ergebnisse vom HWI-Workshop in Frankfurt

Hiller K: Pharmazeutische Bewertung ausgewählter Teedrogen. Deutsche Apotheker Ztg 135 (1995), 1425–1440

Proksch P: Orthosiphon aristatus (BLUME) MIQUEL – der Katzenbart. Z Phytother 13 (1992), 63

Reuter HJ et al.: Behandlung von Harnwegsinfektionen mit einem Arzneitee. Therapiewoche 35 (1985), 1427–1431

Takeda Y et al: Orthosiphol D and E, minor diterpenes from Orthosiphon stamineus. Phytochemistry 33 (1993) 4, 1

Teuber R: Neue Naturstoffe aus Orthosiphon stamineus Bentham. Dissertation Unviversität Marburg 1986.

Osterluzei – Aristolochia clematitis

Volkstümliche Namen: Osterluzei, aufrechte (dt.), Aristolochia Root, Birthwort, Upright Birthwort (engl.)

Familie: Aristolochiaceae

Botanik: Die Pflanze erreicht eine Größe von 30 bis 100 cm. Der Stängel ist aufrecht, einfach, gerillt und kahl. Die Blätter sind wechselständig, lang gestielt, herz-nierenförmig, gelbgrün und mit hervortretenden Nerven. Die Pflanze hat schmutzig-gelbe Blüten, die meist zu 7 in Blattwinkeln gehäuft stehen. Die Blüte ist eine Kesselfallenblüte, die Frucht eine kugelig-birnenförmige Kapsel.

Verbreitung: Die Heimat der Pflanze sind die Mittelmeerregion, Kleinasien und der Kaukasus. Heute vielerorts verbreitet.

Osterluzeikraut

Verwendete Pflanzenteile: Osterluzeikraut ist der oberirdische Teil von *Aristolochia clematitis* L.

Inhaltsstoffe

- Aristolichiasäuren (10-Nitro-phenanthren-1-säuren, 0,03 bis 0,3 %): bes. Aristolochiasäure I (bis 0,2 %) und Aristolochiasäure II (bis 0,1 %)
- Isochinolinalkaloide: u. a. Magnoflorin, Corytuberin
- Ätherisches Öl (0,03 bis 0,2 %): Hauptbestandteile α-Pinen, α-Terpineol

Pharmakologie

Die enthaltenen Aristolochiasäuren sind für die Wirkung verantwortlich. Sie haben einen phagozytose- und stoffwechselaktivierenden Effekt, außerdem wird vermutet, dass sie die Bildung von Lymphokininen verstärken. Im Tierversuch ließ sich zudem eine Stimulierung der Abwehrreaktion gegen Herpes-Simplex-Viren am Auge nachweisen. Im Ringtest bei der Ratte tritt die Anregung und Bildung von Granulationsgewebe ein. An Mäusen konnte die Überlebensrate bei Allgemeininfektionen deutlich erhöht werden. Bei Infekten mit keiner oder geringer leukozytärer Abwehrreaktion ist keine signifikante Wirkung festgestellt worden.

Reine Aristolochiasäure hat eine colchicinähnliche Wirkung, ist nephrotoxisch, kanzerogen und mutagen.

Anwendungsgebiete

In den Kräuterbüchern des Mittelalters als wundheilende Droge beschrieben.

Als Immunstimulanz lange Zeit gebräuchlich, heute nur noch in homöopathischen Dilutionen ab D11 erhältlich.

Chinesische Medizin: Gelenkschmerzen, Bauchschmerzen, Malaria und Abszesse.

Homöopathie: bei Frauenleiden, Störungen in den Wechseljahren, sowie zur Behandlung von Wunden und Geschwüren im Einsatz.

Sonstige Verwendung
Veterinärmedizin: bei hormonal bedingter Sterilität.

Dosierung

S. Anwendungsgebiete

Anwendungsbeschränkungen: Die Droge ist stark giftig und karzinogen. Bei Aufnahme akut toxischer Dosen kommt es zu Erbrechen, Gastroenteritis, Krämpfen, schweren Nierenschäden und gegebenenfalls zu Tod durch Nierenversagen. Bei chronischer Aufnahme geringer Dosen kam es beim Menschen und bei Versuchstieren zum Auftreten von Tumoren, u. a. von Nieren- und/oder Magentumoren. Wegen der genotoxischen und kanzerogenen Wirkungen der Aristolochiasäuren darf die Droge auch in geringen Dosen nicht angewendet werden.

Patienteninformation: Osterluzeikraut wurde im Mittelalter als Wundheilmittel benutzt, außerdem bis heute zur Stärkung der Abwehrlage des Körpers, bei Frauenleiden und Wechseljahrsbeschwerden, allerdings nur in homöopathischen Dosen. Die Pflanze kann bei innerlicher Anwendung schon in kleinen Dosen starke Vergiftungserscheinungen hervorrufen. Inzwischen ist bekannt, dass die Aufnahme selbst geringer Mengen über längere Zeit zur Ausbildung von Krebsgeschwülsten vor allem der Nieren und des Magens führt. Die Einnahme eines homöopathischen Medikaments, das Osterluzeikraut enthält, sollte also nur nach Rücksprache mit Ihrem behandelnden Arzt erfolgen, die Dosierungsanleitungen und Anwendungshinweise sollten streng beachtet werden.

Bewertung der Wirksamkeit: Die Wirksamkeit von Zubereitungen aus Osterluzeikraut zur Förderung der Wundgranulation und als Immunstimulanz wird durch entsprechende Forschungsergebnisse aus Tierversuchen gestützt. Aufgrund der inzwischen nachgewiesenen, vor allem nephrotoxischen, genotoxischen und kanzerogenen Wirkung selbst in geringen Dosen; ist die Verwendung der Droge heute obsolet. Sie ist im übrigen nur noch in homöopathischen Dilutionen ab D11 erhältlich.

Handelspräparate

Keine bekannt.

Literatur
Che CT et al: J Nat Prod 47 (1984), 331
Fanselow G: Der Einfluss von Pflanzenextrakten (Echinacea purpurea, Aristolochia clematitis) und homöopathischen Medikamenten auf die Phagocytoseleistung humaner Granulocyten in vitro. Dissertation Berlin. 1981.
Henrickson CU: Z Immunitäts Forsch 5 (1970), 425
Mengs U, Klein M: Genotoxic Effects of Aristolochic Acid in the Mouse Micronucleus Test. Planta Med 52 (1988), 502
Mix DB et al: J Nat Prod 45 (1982), 657
Strauch R, Hiller K: Pharmazie 29 (1974), 656
Tympner KD: Z Angew Phytother 5 (1981), 181

Papaya – Carica papaya

Volkstümliche Namen: Mamabaum, Mamaja, Mamoeiro, Melonenbaum, Papaw, Papayabaum (dt.), Mamaeire, Melon Tree, Papaw, Papaya (engl.)

Familie: Caricaceae

Botanik: Ein 4 bis 8 m hoher staudenartiger Baum mit unverzweigtem, fleischig-holzigem, in der Mitte hohlem Stamm. Die Blätter sind langgestielt, sehr groß und 5 bis 7-fach handförmig geteilt. Die männlichen Blüten bilden reichverzweigte, herabhängende Rispen mit kleinen Blüten, die weiblichen sitzen fast stiellos in den Blattachseln am Stamm. Außerdem gibt es auf männlichen und weiblichen Bäumen noch zeugungsfähige Zwitterblüten. Die länglichen, bis 30 cm langen, 15 cm dicken und 2 bis 5 kg schweren keulen- bis kürbisartigen, schwach längsfurchigen, gelben bis gelbgrünen Beerenfrüchte enthalten zahlreiche schwarze, pfefferkorngroße Samen, umgeben von orangegelbem Fruchtfleisch mit melonenartigem Geschmack.

Verbreitung: Die Pflanze ist im tropischen Amerika heimisch, wird heute aber in allen tropischen Regionen der Welt kultiviert.

Rohpapain

Verwendete Pflanzenteile: Aus dem Latex der unreifen Früchte von *Carcica papaya* L. wird Rohpapain gewonnen.

Inhaltsstoffe
- Proteolytische Enzyme (Proteinasen): Papain, Chymopapain A und B, Proteinase A und B, Papayapeptidase A,
- Andere Enzyme: Papayalysozym, Chitotransferase, Glykosidasen, Callase, Pectinesterasen, Lipasen, Phosphatasen, Cycloligasen

Pharmakologie
Die proteolytische Aktivität der Enzyme des Rohpapains kann im Rahmen einer Enzymsubstitution bei Verdauungsbeschwerden, insbesondere Pankreatopathien, ausgenutzt werden.
Papain zeigt antimikrobielle, anthelminthische und Anti-Ulkuswirkung.
Es liegen Hinweise auf einen lindernden Effekt bei posttraumatischen Ödemen vor.

Anwendungsgebiete
Verdauungsstörungen inFolge einer Pankreasinsuffizienz.

Dosierung
Die Dosierung richtet sich nach der jeweiligen Zusammensetzung der Enzymsubstitutionspräparate.

Anwendungsbeschränkungen: Risiken der bestimmungsgemäßen Anwendung therapeutischer Dosen der Droge und Nebenwirkungen sind nicht bekannt. Eine Verstärkung der Blutungsneigung bei innerlicher Anwendung ist bei Gerinnungsstörungen nicht auszuschließen. Allergische Reaktionen sind möglich.
Nebenwirkungen bzw. Wechselwirkungen: Aufgrund der gesteigerten Fibrinolyse ist eine Erhöhung der Blutungsneigung bei Gerinnungsstörungen bzw. bei Therapie mit Antikoagulanzien zu erwarten. Allergische Reaktionen bis hin zum Asthmaanfall sind ebenfalls möglich. Wegen der experimentell nachgewiesenen, embryotoxischen und teratogenen Wirkungen sowie der beim Menschen bekannten abortiven Wirkungen unreifer Melonenbaumfrüchte sollte eine Anwendung während der Schwangerschaft vermieden werden.
Gegenanzeigen: Blutungsneigung, Schwangerschaft.

Patienteninformation: Medikamente aus den Früchten des Melonenbaumes (Papaya) sind als Ersatz für die, normalerweise von der gesunden Bauchspeicheldrüse produzierten, Verdauungsenzyme einsetzbar und können bei verminderter Funktionsleistung, z. B. nach Operationen oder Entzündungen des Organs verwendet werden. Wenn bei Ihnen eine Gerinnungsstörung des Blutes vorliegt oder Sie Arzneimittel einnehmen müssen, die die Blutgerinnung verhindern, dann sollten Sie das Medikament nur nach Rücksprache mit Ihrem behandelnden Arzt einnehmen und die Dosierungshinweise streng einhalten. Ferner sollte das Arzneimittel auch nicht während der Schwangerschaft angewandt werden. Gelegentlich kann es zu allergischen Reaktionen bis hin zum Asthmaanfall kommen. In diesem Fall ist das Medikament sofort abzusetzen und ein Arzt aufzusuchen.

Bewertung der Wirksamkeit: Der aus dem Latex unreifer Papayafrüchte gewonnene proteolytische Enzymkomplex kann bei Verdauungsstörungen, bedingt durch Pankreasinsuffizienz, als Mittel für die Substitutionsbehandlung verwendet werden. Aufgrund einer gesteigerten Fibrinolyse ist allerdings eine erhöhte Blutungsneigung bei zugrundeliegenden Gerinnungsstörungen oder Antikoagulatienbehandlung zu erwarten Die Anwendung der Droge sollte hier unter besonderer Abwägung des Nutzen-Risiko-Verhältnisses erfolgen. Allergische Reaktionen sind möglich. Aufgrund der bekannten abortiven Wirkung unreifer Papayafrüchte sollte die Anwendung während der Schwangerschaft unterbleiben. Zur therapeutischen Verwendung liegt eine Negativ-Beurteilung in der entsprechenden Monographie der Kommission E (1994) vor.

Handelspräparate
Keine bekannt.

Literatur
Buttle DJ et al: Affinity purification of the novel cysteine proteinase papaya proteinase IV, and papain from papaya latex. Biochem J 261 (1989), 469–476
Lohiya NK et al: Antifertility effects of aqueous extrac of Carica papaya seeds in male rats. Planta Med 60 (1994), 400
McKee RA, Smith, H: Purification of proteinases from Carica papaya. Phytochemistry 25 (1986), 2283
Zoch E: Über die Inhaltsstoffe des Handelspapains. Arzneim Forsch 19 (1969), 1593

Melonenbaumblätter

Verwendete Pflanzenteile: Melonenbaumblätter bestehen aus den vor der Fruchtbildung geernteten, frischen oder getrockneten Laubblättern von *Carica papaya* L.

Inhaltsstoffe
- Polyketidalkaloide: Carpain (0,015 bis 0,4 %), Pseudocarpain (ca. 0,01 %)
- Glucosinolate: Glucotropaeolin (Benzylisothiocyanat liefernd)
- Cyanogene Glykoside (Spuren): u. a. Prunasin
- Saponine
- Proteolytische Fermente (Ficin)

Pharmakologie
Es liegen keine gesicherten Angaben vor.

Anwendungsgebiete
Zubereitungen aus den Blättern des Melonenbaumes werden zur Vorbeugung und Behandlung von Erkrankungen und Beschwerden im Bereich des Magen-Darm-Traktes, bei Infektionen mit Darmparasiten sowie als Wurmmittel angewendet.
Indische Medizin: bei Wurmbefall, Harnwegsverletzungen und -steinen, Hämorrhoiden, Husten und Bronchitis.

Dosierung
Keine gesicherten Angaben.

Anwendungsbeschränkungen: Risiken der bestimmungsgemäßen Anwendung therapeutischer Dosen der Droge und Nebenwirkungen sind nicht bekannt.

Patienteninformation: Zubereitungen aus den Blättern des Melonenbaumes sollen bei Wurmbefall und Magen-Darm-Erkrankungen, Hämorrhoiden, Harnwegserkrankungen und Erkrankungen der Atemwege wirksam sein, wissenschaftliche Belege für die Wirksamkeit der Droge liegen nicht vor.

Bewertung der Wirksamkeit: Die Wirksamkeit der Droge ist nach den gültigen Kriterien für klinische Prüfungen von Arzneimitteln bisher nicht belegt. Dementsprechend findet sich eine Negativ-Monographie der Kommission E zur therapeutischen Verwendung.

Handelspräparate
Keine bekannt.

Literatur
Hegnauer R: Chemotaxonomie der Pflanzen. Bde 1–11, Birkhäuser Verlag Basel, Boston, Berlin 1962–1997
Kern W, List PH, Hörhammer L (Hrsg): Hagers Handbuch der Pharmazeutischen Praxis. 4. Aufl., Bde. 1–8, Springer Verlag Berlin, Heidelberg, New York 1969

Pappel – Populus

Volkstümliche Namen: Pappel, kanadische, Schwarz-Pappel, Silber-Pappel, Zitter-Pappel (dt.), Black Poplar, Canadian Poplar, European Aspen, Quaking Aspen, Trembling Poplar, White Poplar (engl.)

Familie: Salicaceae

Botanik: Der Baum kann 30 m hoch werden. Die Borke ist zuerst glatt und gelbbraun und später schwarzgrau und längsrissig. Die Laubknospen sind klebrig. Die Blätter sind fast kreisrund, oberseits dunkel, unterseits hellgraugrün. Sie sind buchtig gezähnt oder gelappt mit stumpfen Zähnen, zuerst seidenhaarig und später kahl. Die karminroten Blüten sind in hängenden, großen, dicken und walzlichen Kätzchen angeordnet. Die männlichen mit karminroten Staubbeuteln, die weiblichen mit ebensolchen Narben.

Verbreitung: Es gibt europäische und nordamerikanische Arten der Gattung, die inzwischen aber auch in anderen gemäßigten Regionen verbreitet sind.

Pappelknospen

Verwendete Pflanzenteile: Pappelknospen bestehen aus den getrockneten, geschlossenen Blattknospen einiger *Populus*-Arten.

Inhaltsstoffe

- Salicylsäure liefernde Glykoside und Ester: u. a. Salicin, Populin
- Ätherisches Öl: Hauptkomponenten α- und β-Caryophyllen
- Flavonoide (vor allem im klebrigen Überzug der Knospen, auch Propolis liefernd): u. a. Chrysin, Tectochrysin, Galengin, Izalpinin, Galangin-3-methyläther, Kämpferol-3-methyläther, Pinocembrin, Pinocembrin-7-methylether, Apigenin

Pharmakologie

Antiphlogistisch und antibakteriell, fördert die Wundheilung.

Anwendungsgebiete

Oberflächliche Hautverletzungen, äußere Hämorrhoiden, Frostbeulen, Sonnenbrand.

Dosierung

Äußere Anwendung
Tagesdosis: 5 g Droge.
Halbfeste Zubereitungen entsprechend 20–30 % Drogenanteil.

Anwendungsbeschränkungen: Risiken der bestimmungsgemäßen Anwendung therapeutischer Dosen der Droge sind nicht bekannt. Gelegentlich verursacht die äußerliche Anwendung der Droge allergische Hautreaktionen.
Gegenanzeigen:
Überempfindlichkeit gegen Salicylate, Propolis und Perubalsam.

Patienteninformation: Zubereitungen aus Pappelknospen sind, äußerlich angewandt zur Behandlung von oberflächlichen Hautverletzungen, äußeren Hämorrhoiden, Frostbeulen und Sonnenbrand geeignet. Wenn bei Ihnen eine Allergie gegen Salicylate (z. B. Aspirin), Propolis oder Perubalsam bekannt ist, sollten Sie auf die Anwendung verzichten.

Bewertung der Wirksamkeit: Zur therapeutischen äußerlichen Anwendung der salicylathaltigen Droge bei oberflächlichen Hautverletzungen, äußeren Hämorrhoiden, Frostbeulen und Sonnenbrand liegt eine Positiv-Monographie der Kommission E (1992) vor.

Handelspräparate

Pappelsalbe

Literatur

Jossang A et al: Cinnamrutinoses A and B, glycosides from Populus tremula. Phytochemistry 35 (1994), 547
N.N.: Phytotherapie: Pflanzliche Antirheumatika – was bringen sie?. Deutsche Apotheker Ztg 136 (1996), 4012–4015
Picard S et al: Isolation of a new phenolic compound from leaves of Populus deltoides. J Nat Prod 57 (1994), 808–810
Thieme H, Benecke R: Pharmazie 24 (1969), 567
Vonkruedener S et al: Effects of extracts from Populus tremula L., Solidago virgaurea L. and Fraxinus excelsior L. on various myeloperoxidase systems. Arzneim Forsch 46 (1996), 809–814

Pappelrinde und -blätter

Verwendete Pflanzenteile: Pappelrinde besteht aus der frischen oder getrockneten Rinde von salicinreichen Populusarten. Pappelblätter bestehen aus den frischen oder getrockneten Laubblättern von salicinreichen.

Inhaltsstoffe

- Salicylsäure-liefernde Glykoside und Ester:
  bei *Populus alba* (Blatt ca. 6 %, Rinde ca. 2 %): Hauptkomponenten: Salicortin, Tremulacin, Salicin,
  bei *Populus nigra* (Blatt ca. 2 %, Rinde ca. 1,5 %): Hauptkomponenten: Salicortin, Salicin
  bei *Populus tremula* (Blatt ca. 3 %, Rinde ca. 2 %): Hauptkomponenten Salicin, Tremulacin, Salicortin
  weiterhin u. a. Salireposid, Populin, Tremuloidin.

Pharmakologie

Antiphlogistisch, analgetisch, antibakteriell, spasmolytisch.
Der Gehalt an Salicylsäurederivaten und Flavonoiden wird für die antiphlogistischen, analgetischen, spasmolytischen und antibakteriellen Eigenschaften der Drogen verantwortlich gemacht. Für die günstigen Wirkungen bei Miktionsbeschwerden infolge Prostatahypertrophie könnten die enthaltenen Zink-Lignane in der Droge von Bedeutung sein.

Anwendungsgebiete

Schmerz- und Rheumatherapie und bei Miktionsbeschwerden bei Prostata-Adenom.

Dosierung

Tagesdosis: 10 g Droge
Pappeltrocken. (1 mg) und Pappelfluidextrakte (alkoholisch) (0,3 mg); ethanolische Frischpflanzenauszüge (4–5:1) in Kombinationspräparaten (90–120 Tropfen täglich).

Anwendungsbeschränkungen: Risiken der bestimmungsgemäßen Anwendung therapeutischer Dosen der Droge und Nebenwirkungen sind nicht bekannt.
Gegenanzeigen: Überempfindlichkeit gegen Salicylate.

Patienteninformation: Zubereitungen aus Pappelrinde und -blättern werden aufgrund ihrer entzündungshemmenden, schmerzlindernden und krampflösenden Eigenschaften in Form von Kombinationspräparaten zur Schmerzbehandlung bei rheumatischen Beschwerden und gutartiger Vergrößerung der Vorsteherdrüse eingesetzt. Die Wirksamkeit der Droge ist jedoch bislang nicht wissenschaftlich belegt. Sie sollten dabei beachten, dass das Arzneimittel lediglich Ihre Beschwerden beim Wasserlassen lindern, jedoch nicht die bereits vorhandene Vergrößerung der Prostata beheben kann. Sie sollten aus diesem Grund in regelmäßigen Abständen Ihren behandelnden Arzt aufsuchen. Wenn Sie auf Salicylate (z. B. Aspirin) allergisch reagieren, sollten Sie das Medikament nicht verwenden.

Bewertung der Wirksamkeit: Die Wirksamkeit der reinen Droge ist nach den gültigen Kriterien für klinische Prüfungen von Arzneimitteln für die beanspruchten Indikationen bisher nicht belegt. Die therapeutische Verwendung bei rheumatischen Beschwerden und Miktionsbeschwerden bei benigner Prostatahypertrophie wird von der Kommission E negativ bewertet.

Handelspräparate

Nur Kombipräparate

Literatur

Jossang A et al: Cinnamrutinoses A and B, glycosides from Populus tremula. Phytochemistry 35 (1994), 547
N.N.: Phytotherapie: Pflanzliche Antirheumatika – was bringen sie?. Deutsche Apotheker Ztg 136 (1996), 4012–4015
Picard S et al: Isolation of a new phenolic compound from leaves of Populus deltoides. J Nat Prod 57(1994), 808–810
Thieme H, Benecke R: Pharmazie 24 (1969), 567
Vonkruedener S et al: Effects of extracts from Populus tremula L., Solidago virgaurea L. and Fraxinus excelsior L. on various myeloperoxidase systems. Arzneim Forsch 46 (1996), 809–814

Paprika – Capsicum annuum

Volkstümliche Namen: Indischer Pfeffer, Paprika, Spanischer Pfeffer, Tabasco (dt.), African chillies, African Pepper, Capsicum, Paprika, Red Pepper, Zanzibar Pepper (engl.), Aji, Pimiento (esp.), Piment annuel, piment de cayenne (frz.), Paprika (ung.), Capsico pepe cornuto, Peperone (it.), Papryka (pol.), Paprika obecná (tsch.)

Familie: Solanaceae

Botanik: Ein 1jähriges, in den Tropen perennierendes, 20 bis 100 cm hohes Kraut mit aufrechtem, am Grunde etwas holzigem, kantigem, oberwärts sparrig verzweigtem, kahlem Stängel. Die Blätter stehen meist einzeln, sind langgestielt, oval, lanzettlich bis eiförmig, stumpf zugespitzt und am Grunde keilförmig, ganzrandig oder leicht geschweift und kahl. Die Blüten stehen meist einzeln oder seltener in Paaren oder zu dritt. Die Corolla ist radiärsymetrisch, kurzröhrig, weiß bis gelblich, selten purpurn bis violett, mit weißlich-grünen oder violetten Flecken. Die Frucht ist 1,5 bis 5 cm lang, bis 9 cm dick und in der Form sehr variabel. Der Kelch bleibt erhalten. Die Fruchtwand ist derb ledrig glänzend und kann rot, gelb, grün oder bräunlich sein. Die Samen sind zahlreich, hell, gelblichweiß, flach, scheiben-, kreis- oder nierenförmig und am Rande verdickt.

Verbreitung: Die Heimat ist Mexiko und Mittelamerika. Heute wird die Pflanze in allen wärmeren Gebieten der Erde kultiviert.

Paprikafrüchte

Verwendete Pflanzenteile: Paprikafrüchte sind die reifen, getrockneten und vom Kelch befreiten Früchte von *Capsicum annuum* L.

Inhaltsstoffe

- Capsaicinoide (Amide des Vanillylamins mit C8 bis C13-Fettsäuren, 0,01 bis 0,22 %, in den Plazenten der Früchte): Hauptkomponenten Capsaicin (Anteil 32 bis 38 %), Dihydrocapsaicin (Anteil 18 bis 52 %)
- Carotinoide (0,3 bis 0,8 %): bes. Capsanthin (dunkelrot, Anteil ca. 35 %), α-Carotin (Anteil ca. 10 %), Violaxanthin (Anteil ca. 10 %), frei oder als Fettsäureester
- Ätherisches Öl (0,1 %): aromabestimmend 2-Methoxy-3-isobutylpyrazin und N-(13-Methyltetradecyl)acetamid (Capsiamid)
- Flavonoide: u. a. Apiin, Luteolin-7-O-glucosid

– Steroidsaponine (Gemisch als Capsicidin bezeichnet, in den Samen)

Pharmakologie

Die Droge enthält Scharfstoffe (Capsaicinoide), die stark hyperämisierend wirken.
Bei lokaler Anwendung zeigt sich zunächst ein Erythem mit Schmerz- und Wärmegefühl, dann eine Phase der Unempfindlichkeit (reversible/irreversible Ausschaltung afferenter Fasern, antinociceptive und antiphlogistische Wirkungen, die Stunden bis Wochen anhalten können).

Anwendungsgebiete

Äußere Anwendung: bei schmerzhaften Muskelspannungen im Schulter-Arm-Bereich sowie im Bereich der Wirbelsäule.
Volksmedizin: äußerlich bei Erkrankungen des rheumatischen Formenkreises, bei Arthritis, Frostbeulen, bei chronischer Lumbago, zum Gurgeln bei Heiserkeit, Halsschmerzen und eitrigen Halsentzündungen, in Cremes zur Förderung der Durchblutung und Reizempfindlichkeit im Genitalbereich (Orgasmuscreme für die Frau).
Innerlich bei Magen- und Darmstörungen, Seekrankheit (Spanien) und als Vorbeugemittel gegen Arterienverkalkung, Schlaganfall und Herzerkrankungen sowie zur Potenzsteigerung.
Indische Medizin: bei Gicht, Arthritis, Ischias, Husten und Heiserkeit, aber auch zum Fiebersenken bei Malaria, Gelbfieber, Scharlach, Typhus; ebenfalls verwendet bei Cholera, Ödemen und Magersucht. In Kombinationszubereitungen bei Appetitlosigkeit, Dyspepsie und Diarrhöen (Tabletten mit Cayennepfeffer, Rhabarber- und Ingwerwurzel) im Verhältnis 1:1:1), und bei Alkoholerkrankung als Infus (Cayennepfeffer mit Zimt und Zucker), um das Verlangen nach Alkohol zu vermindern.
Homöopathie: Entzündungen der ableitenden Harnwege, des Magen-Darm-Traktes, des Mund- und Rachenraumes sowie bei Mittelohreiterungen.
Hinweis: Die äußere Anwendung sollte auf 2 Tage begrenzt sein; dann erst nach 2 Wochen wieder verwenden. Nicht in die Augen kommen lassen!

Sonstige Verwendung
Haushalt: als Gewürz und Gemüse.
Industrie/Technik: zur Tränengasherstellung.

Dosierung

Äußere Anwendung:
Ethanol 60 % haltiger Extrakt zur Pinselung.
Tagesdosis: 10 g Droge.
Tinktur (1: 10)
Halbfeste Zubereitungen: höchstens 50 mg Capsaicin in 100 g neutraler Grundlage.
Innere Anwendung:
Abkochung: 500 ml Wasser mit 5 g Pulverdroge und 3 g pulv. Cascarillarinde und 5 g pulv. Rhabarberwurzel; von diesem 2 Tassen/Tag.
Homöopathisch: 5 Tropfen oder 1 Tablette oder 10 Globuli oder 1 Messerspitze Verreibung alle 30–60 min (akut) oder 1–3-mal täglich (chronisch); parenteral: 1–2 ml s. c. 3-mal täglich (akut) und 1-mal täglich (chronisch); Salben 1–2-mal täglich (HAB).

Anwendungsbeschränkungen: Als Nebenwirkungen können bei innerlicher Anwendung durch die Steigerung der Magen-Darmperistaltik Durchfälle, Darm- und Gallensteinkoliken auftreten. Toxische Dosen führen durch Beeinflussung der Thermorezeptoren zu lebensgefährlicher Hypothermie.
Bei langdauernder Anwendung hoher Dosen der Droge (auch als Gewürz) kann es zu chronischer Gastritis, Nierenschäden, Leberschäden und neurotoxischen Wirkungen kommen. Äußerlich angewendet, kann außer der beabsichtigten Hautreizung Blasen- und Geschwürsbildung auftreten. Untersuchungen zur Mutagenität, Teratogenität und Cancerogenität verliefen widersprüchlich.

Patienteninformation: Zubereitungen aus Paprika sind aufgrund ihrer stark durchblutungsfördenden Wirkung bei äußerlicher Anwendung geeignet, schmerzhafte Beschwerden bei Rheuma, Muskelverspannungen und Nervenschmerzen zu lindern. Auch bei innerlicher Anwendung kann die Anwendung bei bestimmten Verdauungsstörungen oder Appetitlosigkeit hilfreich sein. Eine äußerliche Anwendung sollte auf 2 Tage beschränkt und erst nach etwa 14 Tagen wiederholt werden, da es sonst zu erheblichen Reizzuständen der Haut kommen kann. Sie sollten beim Auftragen auf die betroffenen Körperstellen möglichst den Kontakt mit Augen und Schleimhäuten vermeiden. Bei längerdauernder innerlicher Anwendung (auch als Gewürz) kann es zu Durchfällen, Gallensteinkoliken, Magenschleimhautentzündung, Nieren- und Leberschäden und Nervenbeeinträchtigungen kommen.

Bewertung der Wirksamkeit: Die Wirksamkeit der Droge, besonders bei innerlicher Anwendung, ist nach den gültigen Kriterien für klinische Prüfungen von Arzneimitteln bisher nicht ausreichend belegt. Die, durch die enthaltenen Scharfstoffe bedingte, signifikante Hyperämisierung gewährleistet jedoch bei äußerlicher Anwendung antinoceptive und auch antiphlogistische Wirkungen,-die bei der Behandlung von Erkrankungen des rheumatischen Formenkreises, sowie bei Neuralgien und Myalgien genutzt werden können. Für die therapeutische Verwendung bei schmerzhaften Muskelverspannungen im Schulter-Arm- und Wirbelsäulenbereich bei Erwachsenen und Schulkindern liegt deshalb eine Positiv-Monographie der Kommission E vor.

Handelspräparate

Capsamol®
Daumexol®

Literatur

Bourian M et al: Gene Polymorphism does not increase the risk of side effects of a coumarin therapy. Arch Pharm 359 (3), 1999

Bourian M et al: Naringenin and interindividual variability in interaction of coumarin with grapefruit juice. Exp Toxic Pathol 298 (1999), 51

Bruppacher R et al: Evaluation of the safety of a coumarin-troxerutin combination. Pharmacoepidemiology and Drug Safety 7 (1998), 37

Camara B, Moneger R: Phytochemistry 17 (1978), 91

Gal IE: Pharmazie 22 (1967), 120

Kreymeier J: Rheumatherapie mit Phytopharmaka. Deutsche Apotheker Ztg 137 (1997), 611–613

Laszig R et al: Klinische Anwendungsbeobachtungen zur Wirksamkeit und Sicherheit bei Monographie-konformem Einsatz eines Goldrutenextrakt-Präparates. Drogenreport 12 (1999) 21, 38–40

Masada Y et al: J Food Sci 36 (1971), 858

Monsereenusorn Y et al: Crit Rev Toxicol 10 (1982), 321

N.N.: Behandlung chronischer Schmerzen: Capsaicin – Lichtblick für Schmerzpatienten. Deutsche Apotheker Ztg 137 (1997), 1027–1028

N.N.: Phytotherapie: Pflanzliche Antirheumatika – was bringen sie?. Deutsche Apotheker Ztg 136 (1996), 4012–4015

Bascom R, Kageysobotka A, Prous D: Effect of intranasal capsaicin on symptoms and mediator release. J Pharmacol Exp Ther 259 (1991), 1323

Passionsblume – Passiflora incarnata

Volkstümliche Namen: Fleischfarbene Passionsblume, Passionsblume (dt.), Granadilla, May apple, Passion Flower, Passion Vine, Purple Passion Flower, Rose colored passion flower (engl.), Fleur de la passion, grenadille, passiflore (frz.), Fiore della passione, passiflora (it.), Pasiflora, pasionaria, Passiflora roja (port.)

Familie: Passifloraceae

Botanik: Die Passionsblume ist ein ausdauernder, bis 10 m hoch werdender Kletterstrauch. Die Stängel sind dünn, grün und verholzt. Die Laubblätter sind wechselständig, gestielt, netznervig, tief 3-teilig gelappt. Ein blattachselständiger, bis zu 8 cm langer Blütenstiel trägt jeweils eine Blüte. Die Blüten sind zwittrig und strahlig gebaut, haben einen Durchmesser von 5 bis 9 cm; die 5 Kelchblätter sind außen grün und innen weiß und derb. Die 5 Kronblätter sind weiß bis blassrötlich. Innerhalb der Kronblätter gibt es eine Nebenkrone aus 4, um die Blütenachse strahlig angeordneten, innen weißen und außen purpurroten Fadenkränzen.

Verbreitung: Die Pflanze ist von den südöstlichen Staaten der USA bis Argentinien und Brasilien heimisch. Sie kommt in Europa als Gartenpflanze vor.
Herkunft der Drogen: Die Drogen werden vor allem aus den USA und Indien importiert.

Passionsblumenkraut

Verwendete Pflanzenteile: Passionsblumenkraut besteht aus den frischen oder getrockneten oberirdischen Teilen von *Passiflora incarnata* L.

Inhaltsstoffe

- Flavonoide (bis 2,5 %): bes. C-Glykosylflavone, u. a. Isovitexin-2′ ′-O-glucosid, Schaftosid, Isoschaftosid, Isoorientin, Isoorientin-2,-O-glucosid, Vicenin-2, Lucenin-2
- Cyanogene Glykoside: Gynocardin (weniger als 0,1 %)
- Ätherisches Öl (Spuren)
  (Das häufig postulierte Vorkommen von Harman-Alkaloiden konnte nicht bestätigt werden.)

Pharmakologie

Die Droge zeigt im Tierversuch blutdrucksenkende und das Atemzentrum anregende Wirkung.
Ein sedativer oder spasmolytischer Effekt konnte nicht zweifelsfrei nachgewiesen werden, jedoch tierexperimentell motilitätshemmende Wirkungen.

Anwendungsgebiete

Innere Anwendung: bei leichten Einschlafstörungen, nervösen Unruhezuständen und nervös bedingten Beschwerden im Magen- und Darmbereich.
Volksmedizin: innerlich zudem bei Depressionszuständen, Hysterie, spastischem Asthma und Neuralgien; äußerlich bei Hämorrhoiden (Waschungen).
Homöopathie: bei Schlafstörungen, Krampfleiden und Unruhezuständen.

Sonstige Verwendung
Pharmazie: als Badezusatz bei Unruhezuständen.

Dosierung

Innere Anwendung

TD: 4–8 g Droge für Teeaufgüsse und andere galenische Zubereitungen.

Tee: 2–3-mal täglich und eine halbe Stunde vor dem Schlafengehen 1 Tasse trinken.

Tinktur: 0,5–2 ml, 3-mal täglich.

Volksmedizinische äußere Anwendung: für Waschungen: 20 g Droge in 200 g siedendes Wasser geben, filtrieren und nach der Abkühlung verwenden.

Homöopathisch: 5 Tropfen oder 1 Tablette oder 10 Globuli oder 1 Messerspitze Verreibung alle 30–60 min (akut) oder 1–3-mal täglich (chronisch); parenteral: 1–2 ml s. c. akut: 3-mal täglich; chronisch einmal täglich; akut/chronisch: Salben 1-2-mal täglich; ein Zäpfchen 2–3-mal täglich (HAB).

Anwendungsbeschränkungen: Risiken der bestimmungsgemäßen Anwendung therapeutischer Dosen der Droge und Nebenwirkungen sind nicht bekannt.

Patienteninformation: Arzneimittel aus Passionsblumenkraut sind gut geeignet, Ihre Beschwerden bei leichten Einschlafstörungen, nervöser Unruhe und nervösen Magen-Darm-Beschwerden zu lindern.

Bewertung der Wirksamkeit: Für die Anwendung bei nervösen Unruhezuständen liegen Positiv-Monographien der Kommission E (1985, 1990) und der ESCOP (1997) vor. Die ESCOP empfiehlt außerdem die Verwendung bei Ruhelosigkeit und Reizbarkeit mit Einschlafstörungen. Für die sonstigen beanspruchten Indikationen ist die Wirksamkeit der Droge nach den gültigen Kriterien für klinische Prüfungen von Arzneimittel bisher nicht belegt.

Handelspräparate

Alsiroyal®

Beruhigungs Dragees ALS®

Passiflora Alsitan

Passiflora Curarina® Tropfen (3mal tgl. 1 TL (ca. 2 ml) mit etwas Flüssigkeit)

Literatur

Aoyagi N et al: Chem Pharm Bull 22 (1974), 1008

Bennati E, Fedeli E: Boll Chim Farm 107 (1968), 716

Bennati E: Boll Chim Farm 110 (1968), 664

Busse WW et al: J All Clin. Immunol. 73 (1984), 801

Caesar W: Passionsblume Kulturhistorische Aspekte einer Arzneipflanze. Deutsche Apotheker Ztg 137 (1997), 587–93

Hänsel R: Pflanzliche Beruhigungsmittel Möglichkeiten und Grenzen der Selbstmedikation. Deutsche Apotheker Ztg 135 (1995), 2935–2943

Loehdefink J, Kating H: Planta Med 25 (1974), 101

Lutomski J, Malek B: Planta Med 27 (1975), 381

Lutomski J, Wrocinski T: Bui Inst Ros Lec 6 (1960), 176

Maluf E, Barros HMT, Frochtengarten ML et al: Assessment of the Hypnotic/Sedative Effects and Toxicity of Passiflora edulis Aqueous Extract in Rodents and Humans. Phytother Res 5 (1991), 262–266

Meier B: Passiflora incarnata – Portrait einer Arzneipflanze. Z Phytother 16 (1995), 115–126

Meier B: Passiflorae herba – pharmazeutische Qualität. Z Phytother 16 (1995), 90–99

Middleton E, Drzewiecki G: Biochem Pharmacol 33 (1984), 3333

N.N.: Phytotherapeutika: Nachgewiesene Wirkung, aber wirksame Stoffe meist nicht bekannt. Deutsche Apotheker Ztg 137 (1997), 1221–1222

Poethke W et al: Planta Med 18 (1970), 303

Proliac A, Raynaud J: Pharmazie 41 (1986), 673

Schilcher H: Pflanzliche Psychopharmaka. Eine neue Klassifizierung nach Indikationsgruppen. Deutsche Apotheker Ztg 135 (1995), 1811–1822

Schilcher H: Z Naturforsch 23B (1968), 1393

Speroni E, Minghetti A: Neuropharmacological activity of extracts from Passiflora incarnata. Planta Med (1988), 488–491

Perilla – Perilla frutescens

Volkstümliche Namen: Schwarznessel (dt.), Beefsteak plant, Perilla (engl.).

Familie: Lamiaceae

Botanik: Kraut, aufrecht, bis 1 m hoch. Laubblätter langgestielt, am Rande Kraus stumpfgrün, braunrot gefleckt bis schwärzlich purpurfarben, glänzend, auf den Nerven flaumig behaart. Die Blüten stehen in 2-blütigen Scheinquirlen in den Achseln dreieckiger Tragblätter zu dichten, 5 bis 15 cm langen, ährenförmigen, flaumig behaarten Blütenständen vereinigt. Kelch weißlich. Früchte eiförmig bis kugelig, graubraun, mit purpurfarbener netzartiger Streifung, Durchmesser ca. 1,5 mm.

Verbreitung: Die Art kommt vom Himalaya bis Japan vor.

Perillablätter

Verwendete Pflanzenteile: Die Perillablätter sind die getrockneten Blätter und blättertragenden Zweige von *Perilla frutescens* (L.) BRITT. In China werden aufgrund der möglichen Toxizität nur Perilla-Aldehyd-Chemotypen verwendet.

Inhaltsstoffe

- Ätherisches Öl: Zusammensetzung je nach Chemotyp stark wechselnd, es dominieren Perillaaldehyd, L-Limonen + Perillaaldehyd, Perillaketon, Myristicin, Dillapiol oder Elsholtziaketon
- Kaffeesäurederivate: Rosmarinsäure (0,4 bis 1,7 %)
- Monoterpenglucoside: u. a. Perilloside A bis D, Citrusin C

- Flavonoide: Apigenin- und Luteolinglucoside, teilweise mit Kaffeesäure verestert

Pharmakologie
Perilla-Aldehyd (Chemotyp PA) wirkt sedativ und antibakteriell, Perilla-Keton (Chemotyp PK) propulsiv im Gastrointestinaltrakt. Weiterhin konnte eine zytotoxische und antitumoröse Wirkung nachgewiesen werden. Perillablätter lösen allergische Hautreaktionen aus.

Anwendungsgebiete
Chinesische Medizin: Bei Erkältungen mit Fieber, Husten, Luftnot, Schüttelfrost, Nasenschleimhautschwellung, Kopfschmerzen und bei Fisch- und Krebsvergiftungen auch als antiseptisches Mittel in Mund- und Zahnpflegemitteln.

Sonstige Verwendung
Industrie/Technik: als Süß- und Geschmacksstoff für Tabak, Soßen, Süßwaren und Kaugummi.
Landwirtschaft: zur Bekämpfung der Mehltaupilze.
Haushalt: als Gewürz oder Lebensmittelfarbstoff.

Dosierung
Extrakt (wässrig): TD: 3–10 g.

Anwendungsbeschränkungen: Risiken der bestimmungsgemäßen Anwendung therapeutischer Dosen der Droge sind nicht bekannt. Die Pflanze besitzt ein gewisses Sensibilisierungspotential.
Perillaketon löste im Tierversuch Lungenödeme aus (15 bis 20 mg/kg KG, Schafe, Applikation per infusionem). Perillaaldehyd wirkte in vitro bei einigen Modellen mutagen.

Patienteninformation: Aufgrund von Erfahrungswerten in der Chinesischen Medizin sollen Perillablätter u. a. für die Behandlung von Erkältungen, Kopfschmerzen und Fischvergiftungen geeignet sein; wissenschaftliche Belege für die Wirksamkeit liegen jedoch nicht vor.

Bewertung der Wirksamkeit: Die Wirksamkeit der Droge ist nach den gültigen Kriterien für klinische Prüfungen von Arzneimitteln bisher nicht belegt. Die Pflanze besitzt ein gewisses Sensibilisierungspotential.

Handelspräparate
Keine bekannt.

Literatur
Blaschek W, Hänsel R, Keller K, Reichling J, Rimpler G, Schneider G (Hrsg): Hagers Handbuch der Pharmazeutischen Praxis. Folgebände 1 und 2. Drogen A–Z. Springer. Berlin, Heidelberg 1998

Perubalsambaum – Myroxylon balsamum

Volkstümliche Namen: Balsambaum, Perubalsambaum, Tolubalsambaum (dt.), Balsam of Peru, Balsam of Tolu, Balsam Tree, Peruvian Balsam Tree (engl.)

Familie: Fabaceae

Botanik: Ein bis 26 m hoher Baum mit ausladender rundlicher Krone, bei dem die Verzweigung der Äste erst in einer Höhe von 13 bis 19 m beginnt. Die Rinde ist glatt, gelblichgrau oder braun und mit zahlreichen hellen Lenticellen bedeckt. Die Blätter sind gewöhnlich unpaarig gefiedert und haben 4 bis 7 verkehrt-eiförmige, zugespitzte, ledrige, kurz gestielte Blättchen. Die Blattoberseite ist dunkelgrün, die Unterseite blassgrün. Die Blüten befinden sich auf ca. 12 cm langen Stielen, sind zwittrig, und stehen in einfachen, reichblütigen Trauben. Der Kelch ist länglich-glockenförmig, dunkelgrün und kurz-rauhaarig. Die Frucht ist eine einsamige, nicht aufspringende, geflügelte Hülse mit braunroten, nierenförmigen und stark gekrümmten Samen.

Verbreitung: Ist in Süd- und Mittelamerika beheimatet.

Herkunft der Drogen: Vor allem aus San Salvador.

Perubalsam

Verwendete Pflanzenteile: Perubalsam ist der aus den geschwelten Stämmen gewonnene Balsam von *Myroxylon balsamum* (L.) HARMS var. *pereira*.

Inhaltsstoffe
- Estergemisch (sog. Cinnamein, 50 bis 70 %): bestehend aus Benzylbenzoat (Anteil etwa 30 %) und Benzylcinnamoat (Anteil etwa 60 %)
- Harze (20 bis 30 %): Hauptbestandteil Zimtsäure- und Benzoesäureester des sog. Peruresitannols (Polymer)
- Ätherisches Öl: u. a. mit Nerolidol

Pharmakologie
Die Droge wirkt antiseptisch-antibakteriell, granulationsfördernd und antiparasitär besonders gegen Krätzmilben. Die antibakterielle und granulationsfördernde Wirkung wurde im Tierversuch bei Ratten mit radiogenen Hautulcera getestet.

Anwendungsgebiete
Äußere Anwendung: Perubalsam wird lokal zur Behandlung von infizierten und schlecht heilenden Wunden, Verbrennungen, Dekubitus, Frostbeulen, Hämorrhoiden und bei Prothesendruckstellen verwendet.
Volksmedizin: äußerlich zudem bei Ekzemen, Juckreiz, Kehlkopftuberkulose, Ozäna, früher gegen Skabies; als Einreibung gegen Kopfschmerzen, Zahnschmerzen, rheumatische Beschwerden, das Harz gegen uterine und Nabelvenenblutungen; innerlich ist die Anwendung obsolet!
Homöopathie: bei chronischen Schleimhautentzündungen der Atem- und Harnorgane.

Sonstige Verwendung
Veterinärmedizin: als Repellent.

Dosierung
Balsam: 5–20 % Perubalsam; bei großflächiger Anwendung höchstens 10 % Perubalsam.
Perubalsam sollte nicht länger als 1 Woche angewendet werden.
Homöopathisch: 5 Tropfen oder 1 Tablette oder 10 Globuli oder 1 Messerspitze Verreibung alle 30–60 min (akut) oder 1–3-mal täglich (chronisch); parenteral: 1–2 ml s. c. akut: 3-mal täglich; chronisch einmal täglich (HAB34).

Anwendungsbeschränkungen: Perubalsam löst sehr häufig Kontaktallergien aus (unter Umständen auch nach innerlicher Anwendung, z. B. Perubalsam enthaltender Lebensmittel). Es können u. a. auftreten Urtikaria, rezidivierende aphthöse Mundulcera, Quincke-Ödem, diffuse Purpura. Unabhängig davon sind Lichtdermatosen und andere phototoxisch Reaktionen. Nach innerlichem und auch äußerlichem Gebrauch großer Dosen sind Nierenschäden beobachtet worden (Albuminurie, Pyelitis, Nekrosen der Kanälchenepithelien).

Patienteninformation: Perubalsam ist bei äußerlicher Anwendung zur Behandlung entzündeten, schlecht heilenden Wunden, Verbrennungen, Frostbeulen, Hämorrhoiden, Prothesendruckstellen und Hautschäden bei langer Bettlägerigkeit gut geeignet. Die Hinweise zur Dosierung sollten Sie unbedingt beachten, häufig kann es auch zu allergischen Reaktionen kommen.

Bewertung der Wirksamkeit: Die äußerliche Anwendung der Droge zur Behandlung von infizierten, schlecht heilenden Wunden, Verbrennungen, Dekubitus, Frostbeulen, Hämorrhoiden und Prothesendruckstellen bewertet die Kommission E (1986) positiv. Für die anderen beanspruchten Indikationen ist die Wirksamkeit der Droge nach den gültigen Kriterien für klinische Prüfungen von Arzneimitteln nicht belegt. Die innerliche Anwendung ist obsolet, die Anwendungsbeschränkungen sind besonders zu beachten.

Handelspräparate
Keine bekannt.

Literatur
Friedel HD: Dissertation Marburg 1986.
Gharbo SA, Hussein FT, Nassra AA: UAR J Pharm Sci 11 (1970), 170–173
Glasl H, Wagner H: Deutsche Apotheker Ztg 114 (1974), 45–47
Lund K, Rimpler H: Dtsch Apoth Ztg 125 (1985), 105
Rudski E, Grzywaz Z: Dermatologia 155 (1977), 115

Tolubalsam

Verwendete Pflanzenteile: Tolubalsam ist der erhärtete, durch Schmelzen und Kolieren gereinigte Harzbalsam verletzter Stämme von *Myroxylon balsamum* (L.) HARMS var. *balsamum*.

Inhaltsstoffe
- Estergemisch (10 bis 20 %), bestehend aus Benzylbenzoat und Benzylcinnamoat
- Freie Benzoesäure, freie Zimtsäure (zusammen ca. 10 bis 30 %)
- Harze (bis 80 %)
- Ätherisches Öl (1,5 bis 3 %)

Pharmakologie
Das unverdünnte ätherische Öl zeigt im Diffusionstest antibakterielle und fungizide Wirkungen.
Die Wirkung auf die Atemwege scheint im Sinne eines aromatherapeutischen Effektes abzulaufen.

Anwendungsgebiete
Innere Anwendung: bei Katarrhen der Atemwege und in Form als Geschmackskorrigens in Hustenmitteln.
Volksmedizin: innerlich bei Bronchitis und äußerlich bei Wunden angewandt.

Sonstige Verwendung
Veterinärmedizin: als Expektorans bei Bronchitis.
Pharmazie: als Geschmackskorrigens in Hustenmixturen und als Pillenüberzug.
Kosmetik: als Fixateur in Parfums, meist Seifenparfums.
Industrie/Technik: zur Herstellung von alkoholischen und alkoholfreien Getränken, Backwaren und Zuckerwaren.

Dosierung
Mittlere Tagesdosis: 0,6 g Droge (Zubereitungen entsprechend).

Anwendungsbeschränkungen: Risiken der bestimmungsgemäßen Anwendung therapeutischer Dosen der Droge und Nebenwirkungen sind nicht bekannt. Ähnlich wie bei Balsamum peruvianum sind jedoch auch hier allergische Reaktionen denkbar.

Patienteninformation: Tolubalsam ist zur Linderung Ihrer Beschwerden bei Katarrhen der Atemwege gut geeignet. Bitte beachten Sie die Dosierungshinweise.

Bewertung der Wirksamkeit: Die Anwendung bei Katarrhen der Atemwege wird in der entsprechenden Monographie der Kommission E (1986) als positiv bewertet. Für die anderen, volksmedizinisch beanspruchten Indikationen ist die Wirksamkeit der Droge nach den gültigen Kriterien für klinische Prüfungen von Arzneimitteln bisher nicht belegt. Ähnlich wie bei Perubalsam sind allergische Reaktionen denkbar.

Handelspräparate

Keine bekannt.

Literatur

Harkiss KJ, Linley PA: Planta Med 35 (1979), 61–65
Lund K, Rimpler H: Dtsch Apoth Ztg 125 (1985), 105
Rudski E, Grzywaz Z: Dermatologia 155 (1977), 115
Wahlberg I, Enzell CR: Acta Chem Scand 25 (1971), 352–354

Pestwurz – Petasites hybridus

Volkstümliche Namen: Gemeine Pestwurz, Huflattich, falscher, Huflattich, großblättriger, Pestilenzwurz, Pestwurz, rote, Wasserklette (dt.), Blatterdock, Bog, Bog Rhubarb, Bogshorns, butter bur, Butterbur, Butter-Dock, Butterfly Dock, Capdockin, eldin, Flapperdock, flea dock, gallon, Langwort, ox wort, P. vulgaris, pestilence, pestilent wort, rhubarb, Sweet-scented colts's foot, Umbrella Leaves, Umbrella plant (engl.), Grand taconnet, pestilence, petasite vulgaire (frz.), Cavolaccio, farfaraccio, petasite, tussilagine maggiore (it.)

Familie: Asteraceae

Botanik: Das kurze und knollige Rhizom liegt senkrecht oder etwas schräg im Boden, ist ca. 4 cm dick, bräunlich und an den Gliedenden verdickt. Der Wurzelstock kriecht verzweigt unter der Erdoberfläche. Die Blätter sind sehr groß, grundständig, lang gestielt, rundlich mit tief herzförmigem Grund. Die rötlichen Blüten erscheinen vor den Blättern unmittelbar nach der Schneeschmelze. Aus der Blüte entwickeln sich Früchte von prismatischer Form, die mit einem gelblich-weißen Pappus versehen sind.

Verbreitung: Die Gattung ist im nördlichen Asien, in Europa und teilweise in Nordamerika verbreitet.

Pestwurzkraut und -blätter

Verwendete Pflanzenteile: Pestwurzkraut besteht aus der ganzen Pflanze, Pestwurzblätter bestehen aus den Laubblättern von *Petasites*-Arten

Inhaltsstoffe

- Sesquiterpene: Sesquiterpenalkoholester, Hauptkomponenten je nach Chemotyp u. a.:
- Petasin, Neopetasin und Isopetasin bzw.
- Furanopetasin und 9-Hydroxyfuranoeremophilan
- Pyrrolizidinalkaloide: Senecionin, Integerrimin, Senkirkin, vermutlich nur in Spuren
- Ätherisches Öl: u. a. mit Dodecanal (Geruchsträger)
- Flavonoide: u. a. Isoquercitrin, Astragalin
- Schleimstoffe

Pharmakologie

Pestwurzblätter sind bisher wenig untersucht. Im Tierversuch wurde eine spasmolytische Wirkung nachgewiesen.

Anwendungsgebiete

Volksmedizin: innerlich bei Erkrankungen der Atemwege, Leber-, Gallen-, Pankreaserkrankungen, zur Vorbeugung innerer Unruhe, zur Förderung des Schlafes, bei nervösen Krampfzuständen, Krampfzuständen mit Schmerzen, Krämpfen im Magen-Darm-Bereich, Kopfschmerzen sowie als appetitanregendes Mittel; äußerlich zur Wundheilung und für Umschläge bei bösartigen Geschwüren.
Die Wirksamkeit für die volksmedizinischen Anwendungen ist nicht belegt.

Dosierung

Von der Anwendung ohne Kontrolle über den Anteil an Pyrrolizidinalkaloiden ist abzuraten.

Anwendungsbeschränkungen: Pestwurz enthält toxische Pyrrolizidinalkaloide, von denen organotoxische, insbesondere hepatotoxische Wirkungen bekannt sind. Tierexperimentell wurden für Pyrrolizidinalkaloide kanzerogene Wirkungen mit einem genotoxischen Wirkungsmechanismus nachgewiesen. Die Anwendung während der Schwangerschaft und Stillzeit ist unbedingt auszuschließen.
Die industrielle Herstellung von an Pyrrolizidinalkaloiden fast freien Extrakten ist möglich.

Patienteninformation: Zubereitungen aus Pestwurzblättern oder anderen oberirdischen Teilen der Pflanze sollten nicht angewendet werden, da das Risiko von Organschädigungen besteht, insbesondere der Leber. Verbreitet ist dagegen die Verwendung von Medikamenten aus dem Pestwurz-Rhizom (siehe unten).

Bewertung der Wirksamkeit: Die Kommission E kommt in ihrer Monographie von 1990 zu dem Schluss, dass die Wirksamkeit von Pestwurz-Zubereitungen bei den beanspruchten Anwendungsgebieten nicht belegt ist, und dass die therapeutische Anwendung angesichts der Risiken nicht vertreten werden kann.

Handelspräparate

Keine. Verwendung findet ausschließlich Pestwurzwurzelstock.

Literatur

Bicket D et al: Identification and characterization of inhibitors of peptide-leukotriene-synthesis from Petasites hybridus. Planta Med 60 (1994), 318

Brune K, Bickel D, Peskar BA: Gastro-Protective Effects by Extracts of Petasites hybridus: The Role of Inhibition of Peptido-leukotriene Synthesis. Planta Med 59 (1993), 494

Brune K: Analgetische Wirkung von Pestwurz. Deutsche Apotheker Ztg 133 (1993), 3296

Bucher K: Über ein antispastisches Prinzip in Petasites officinalis Moench. Arch Exp Path Pharmacol 213 (1951), 69

Carle R: Pflanzliche Antiphlogistika und Spasmolytika. Z Phytother 9 (1988), 67

Chizzola R: Distribution of the pyrrolizidine alkaloids senecionine and intergerrimine within the Petasites hybridus. Planta Med 58 (1992), A693

Dorsch W: Neues über antientzündliche Drogen. Z Phytother 14 (1993), 26

Hasler A et al: Trace analysis of pyrrolizidine alkaloids by GC-NPD of extracts from the roots of Petasites hybridus. Planta Med 62 (Abstracts of the 44th Ann Congress of GA (1996), 147

Mauz C et al: Pharm Acta Helv 60 (1985), 4

Meier B: Die Pestwurz – Stand der Forschung. Z Phytother 15 (1994), 268–284

Novotnyal› L et al: Tetrahedron Lett 20 (1961), 697

Röder E: Pyrrolizidinhaltige Arzneipflanzen. Deutsche Apotheker Ztg 132 (1992), 2427–2435

Pestwurzwurzelstock

Verwendete Pflanzenteile: Pestwurzwurzelstock besteht aus den getrockneten unterirdischen Teilen von *Petasites hybridus*.

Inhaltsstoffe

- Sesquiterpene: Sesquiterpenalkoholester, Hauptkomponenten je nach Chemotyp u. a.:
- Petasin, Neopetasin und Isopetasin bzw.
- Furanopetasin und 9-Hydroxyfuranoeremophilan
- Ätherisches Öl (0,1 bis 0,4 %): u. a. mit 1-Nonen, Eremophilen, Furanoeremophilan
- Pyrrolizidinalkaloide (ca. 0,0001 bis 0,05 %): Senecionin (Anteil 70 bis 85 %), Integerrimin

Pharmakologie

Präklinik: Extrakte aus Pestwurzwurzelstock hemmen die Leukotriensynthese (Brune et al. 1993; Bicket et al. 1994; Scheidegger et al. 1998), wirken im Tierversuch spasmolytisch und spasmoanalgetisch (Carle 1988; Brune 1993; Dorsch 1993) sowie cytoprotektiv. Neuerdings wird eine antiallergene Wirkung mittels Inhibition von Histaminrezeptoren diskutiert (Berger et al. 1998; Thomet et al. 2001).
Klinik: Eine klinische Pilotstudie unter 70 Patienten zeigte eine positive Wirkung bei Bronchialasthma und chronischer Bronchitis (Ziolo und Samochowiec 1998). Auch bei der Migräneprophylaxe konnte in einer placebokontrollierten Studie mit 60 Teilnehmern eine gute Wirkung erzielt werden (Grossmann und Schmidramsl 2001).

Anwendungsgebiete

Innere Anwendung bei akuten krampfartigen Schmerzen im Bereich der ableitenden Harnwege, insbesondere bei Steinleiden.
Volksmedizin: bei Erkrankungen der Atemwege, insbesondere als Hustenmittel; bei Keuchhusten und Asthma bronchiale; auch bei Störungen im Magen-Darm-Bereich, Migräne und Spannungskopfschmerzen.
Homöopathie: Krämpfe der glatten Muskulatur.

Dosierung

Tagesdosis: 4,5–7 g Droge; von Teezubereitungen ist abzuraten.
Achtung: Die Tagesdosis darf nicht mehr als 1 µg Pyrrolizidinalkaloide mit 1,2-ungesättigtem Necingerüst einschließlich ihrer N-Oxide enthalten. Die Anwendungsdauer sollte 4 bis 6 Wochen pro Jahr nicht überschreiten. Extrakte mit flüssigem Kohlendioxid (28–44:1) enthalten keine lebertoxischen oder kanzerogenen Pyrrolizidinalkaloide mehr und zeigten in einer Tagesdosis von 100 mg gute therapeutische Wirksamkeit (Grossmann und Schmidramsl 2001).
Homöopathisch: 5 Tropfen oder 1 Tablette oder 10 Globuli oder 1 Messerspitze Verreibung alle 30–60 min (akut) oder 1–3-mal täglich (chronisch); parenteral: 1–2 ml s. c. akut: 3-mal täglich; chronisch einmal täglich (HAB).

Anwendungsbeschränkungen: Wegen des geringen Gehaltes an hepatotoxisch und kanzerogen wirksamen Pyrrolizidinalkaloiden kann in höheren Dosen und bei chronischem Gebrauch eine hepatotoxische, mutagene, teratogene und karzinogene Wirkung erwartet werden, sofern nicht Extrakte frei von Pyrrolizidinalkaloiden eingesetzt werden, deren industrielle

Herstellung möglich ist. Keinesfalls sollte die Droge während der Schwangerschaft oder Stillzeit eingenommen werden.

Patienteninformation: Extrakte aus Pestwurz-Wurzelstock wirken krampflösend und können bei akuten Schmerzen im Bereich der Harnwege, bei Bronchialasthma und zur Migräneprophylaxe eingesetzt werden. Zu beachten ist, dass in hohen Dosen und bei chronischem Gebrauch eine Leberschädigung möglich ist. Wenden Sie Medikamente aus Pestwurz nie ohne ärztliche Kontrolle und nie länger als 4 bis 6 Wochen pro Jahr an. Auf keinen Fall während der Schwangerschaft oder Stillzeit einnehmen.

Bewertung der Wirksamkeit: Die Kommission E bestätigt in ihrer Monographie von 1990 eine spasmolytische Wirkung der Droge und nennt als Anwendungsgebiet die unterstützende Behandlung akuter krampfartiger Schmerzen im Bereich der ableitenden Harnwege, besonders bei Steinleiden. Eine maximale Anwendungsdauer von 4 bis 6 Wochen pro Jahr wird empfohlen. Die Wirksamkeit für die volksmedizinischen und homöopathischen Anwendungen ist nicht belegt.

Handelspräparate

Petadolex® Kapseln (Bei Bedarf tgl. bis zu 3mal 1–3 Kps. mit Flüssigkeit; Migräne: 2mal 2 Kps. pro Tag)

Petaforce® V Kapseln (Im Schmerzfall tgl. bis zu 3mal 1–2 Kps. nach den Mahlzeiten mit etwas Wasser einnehmen)

Literatur

Berger D, Burkard W, Schaffner W: Influence of Petasites hybridus on dopamine-D_2 and histamine-H_1 receptors. Pharm Acta Helv. 72 (1998), 373–375

Bicket D et al: Identification and characterization of inhibitors of peptide-leukotriene-synthesis from Petasites hybridus. Planta Med 60 (1994), 318

Brune K, Bickel D, Peskar BA: Gastro-Protective Effects by Extracts of Petasites hybridus: The Role of Inhibition of Peptido-leukotriene Synthesis. Planta Med 59 (1993), 494

Brune K: Analgetische Wirkung von Pestwurz. Deutsche Apotheker Ztg 133 (1993), 3296

Bucher K: Über ein antispastisches Prinzip in Petasites officinalis Moench. Arch Exp Path Pharmacol 213 (1951), 69

Carle R: Pflanzliche Antiphlogistika und Spasmolytika. Z Phytother 9 (1988), 67

Chizzola R: Distribution of the pyrrolizidine alkaloids senecionine and intergerrimine within the Petasites hybridus. Planta Med 58 (1992), A693

Dorsch W: Neues über antientzündliche Drogen. Z Phytother 14 (1993), 26

Grossmann W, Schmidramsl H: An extract of Petasites hybridus is effective in the prophylaxis of migraine. Altern Med Rev. 6 (2001), 303–310

Hasler A et al: Trace analysis of pyrrolizidine alkaloids by GC-NPD of extracts from the roots of Petasites hybridus. Planta Med 62 (Abstracts of the 44th Ann Congress of GA, 1996), 147

Meier B: Die Pestwurz – Stand der Forschung. Z Phytother 15 (1994), 268–284

Röder E: Pyrrolizidinhaltige Arzneipflanzen. Deutsche Apotheker Ztg 132 (1992), 2427–2435

Scheidegger C, Dahinden C, Wiesmann U: Effects of extracts and of individual components from Petasites on prostaglandin synthesis in cultured skin fibroblasts and on leucotriene synthesis in isolated human peripheral leucocytes. Pharm Acta Hel. 72 (1998), 376–378

Thomet OAR, Wiesmann UN, Schapowal A, Bizer C, Simon HU: Role of petasin in the potential anti-inflammatory activity of a plant extract of petasites hybridus. Biochem Pharmacol. 61 (2001), 1041–1047

Ziolo G, Samochowiec L: Study on clinical properties and mechanism of action of Petasites in bronchial asthma and chronic obstructive bronchitis. Pharm Acta Helv. 72 (1998) 378–380

Petersilie – Petroselinum crispum

Volkstümliche Namen: Bittersilche, Gartenpetersilie, Gartenteppich, Peterchen, Peterlein, Peterling, Petersiljen, Petersilie, Petersillig (dt.), Common Parsley, Garden Parsley, Hamburg Parsley, Parsley, Persely, Petersylinge, Rock Parsley (engl.), Perejil (span.), Jaubert, Persil (frz.), Apio ortense, petroselino, petrosella, prezzemolo (it.)

Familie: Apiaceae

Botanik: Blüte und Frucht: Die Blütenstände sind lang gestielte, endständige, zuweilen übergipfelte, mittelgroße 10 bis 20-strahlige, gelbliche Dolden. Die Hülle ist 1- bis 2-blättrig, die Hüllchen 6- bis 8-blättrig. Die Kronblätter sind ausgebreitet mit einwärts gekrümmter Spitze. Die Griffelpolster sind stark entwickelt. Die Frucht ist rundlich-eiförmig, 2,5 mm lang und grünlichgrau.

Blätter, Stängel und Wurzel: Die Pflanze ist zweijährig, kahl und mit typischem Geruch und wird 60 bis 100 cm hoch. Die meist mehreren Stängel aus 1 Wurzel sind aufrecht, stielrund, feingerillt, kahl und ästig. Die Wurzel ist dünn oder dicker, spindel- bis rübenförmig, senkrecht, fast faserlos. Die Blätter sind hellgrün, glänzend, wobei die grundständigen und unteren Stängelblätter lang gestielt und 3-fach gefiedert sind. Die Blättchen sind eirund, 3-spaltig, die oberen Blätter kürzer gestielt und weniger zusammengesetzt und die Blättchen 3-spaltig.

Merkmale: würziger Geruch.

Verbreitung: Ursprünglich im Mittelmeergebiet heimisch, wird sie heute auf der ganzen Welt angebaut.

PQ

Petersilienfrüchte

Verwendete Pflanzenteile: Petersilienfrüchte bestehen aus getrockneten, reifen Früchten von *Petroselinum crispum* (MILLER) NYMAN ex. A. W. HILL.

Inhaltsstoffe

- Ätherisches Öl (2 bis 6 %): Hauptkomponenten je nach Rasse:
- Apiol (Anteil 58 bis 80 %)
- Myristicin (Anteil 49 bis 77 %)
- 1-Allyl-2,3,4,5-tetramethoxybenzol (Anteil 50 bis 60 %)
  Weiterhin u. a. Elemicin (Anteil bis 7 %), α-Pinen (Anteil bis 16 %), β-Pinen (Anteil bis 11 %), β-Phellandren (Anteil bis 3,5 %). Mischrassen kommen vor.
- Furanocumarine (ca. 0,003 %): u. a. Bergapten, Oxypeucedanin, Isopimpinellin, Psoralen, Xanthotoxin, Imperatorin
- Flavonoide (0,6 bis 1,9 %): u. a. bes. Apiin
- Fettes Öl (ca. 20 %): Hauptfettsäure Petroselinsäure (60 bis 80 %)

Pharmakologie

Das ätherische Öl enthält Phenylpropane (Hauptwirkkomponente Apiol) und Terpene. Hauptfettsäure im fetten Öl der Früchte ist die Petroselinsäure.

Im Tierversuch soll eine harnsteigernde Wirkung (Apiol) in niedriger Dosierung nachgewiesen worden sein, des Weiteren eine mäßige Tonussteigerung des Uterus. In höherer Dosierung wirkt Apiol kontraktilitätssteigernd auf die glatte Muskulatur des Darmes, der Blase und besonders des Uterus und kann somit abortiv wirken.

Anwendungsgebiete

Volksmedizin: bei Menstruationsstörungen, Beschwerden des Magen-Darm-Traktes, der Niere und der ableitenden Harnwege und zur Förderung der Verdauung.

Sonstige Verwendung
Haushalt: als Gewürz und Aromastoff.

Dosierung

Mittlere Einzelgabe: 1,0 g Droge.
Tee: 2–3-mal täglich eine Tasse trinken.

Anwendungsbeschränkungen: Risiken der bestimmungsgemäßen Anwendung therapeutischer Dosen der Droge und Nebenwirkungen sind nicht bekannt. Die Droge führt selten zu Kontaktallergien, etwas häufiger treten nach Hautkontakt Photodermatosen auf.
Gegenanzeigen: Allergie gegen Petersilie oder Apiol, Nierenentzündungen, Schwangerschaft (abortive Wirkung!).

Bei Anwendung hoher Dosen des ätherischen Petersilienöls (z. B. als Abortivum) oder von Zubereitungen mit hohen Konzentrationen an ätherischem Petersilienöl kann es zu Vergiftungen kommen. Symptome sind Gastroenteritis, Kopfschmerzen, Erhöhung der Pulsfrequenz, Steigerung der Kontraktilität der glatten Muskulatur, besonders der Harnblase, des Darms und des Uterus. Weitere Folgen größerer Dosen des ätherischen Öls können sein: Leberverfettung, Abmagerung, blutige Stühle, Schleimhautblutungen, Hämolyse, Methämoglobinurie und eventuell auch Anurie. Deshalb sollte isoliertes ätherisches Petersilienöl nicht verwendet werden.

Patienteninformation: Zubereitungen aus Petersilienfrüchten sollen bei Menstruations-, Magen-Darm- und Nierenbeschwerden und zur Förderung der Verdauung nützlich sein; wissenschaftliche Belege für die Wirksamkeit liegen jedoch nicht vor; bei Überdosierung kann es zu erheblichen Vergiftungserscheinungen kommen.

Bewertung der Wirksamkeit: Die Wirksamkeit der Droge ist nach den gültigen Kriterien für klinische Prüfungen von Arzneimitteln bisher nicht belegt. Das Nutzen-Risiko-Verhältnis ist besonders bei Anwendung des isolierten ätherischen Öls negativ. Daher bewertet die Kommission E (1989) in ihrer Monographie zu Petersilienfrüchten die therapeutische Anwendung der Droge als nicht zu vertreten.

Handelspräparate

Florabio Petersilie
Kneipp Petersilie Tabletten N 3mal tgl. 4 Tbl. nach den Mahlzeiten mit viel Flüssigkeit; zur Prophylaxe 3mal tgl. 2 Tbl.
Natuplus®

Literatur

Ashraf M et al: Pak J Sci Ind Res 23 (1980), 128
Bjeldanes LF, Kim I: J Org Chem 42 (1977), 2333
Busse WW et al: J All Clin. Immunol. 73 (1984), 801
Chaudhary SK et al: Planta Med 6 (1986), 462
Gijbels MJ et al: Phthalides in roots of Apium graveolens, A. graveolens var. rapeceum, Bifora testiculata and Petroselinum crispum var. tuberosum. Fitoterapia 61 (1985), 17
Harborne JB, Williams CE: Phytochemistry 11 (1972), 1741–1750
Innocenti G et al: Planta Med 29 (1976), 165
MacLeod AJ et al: Phytochemistry 24 (1985), 2623
Middleton E, Drzewiecki G: Biochem Pharmacol 33 (1984), 3333
Neuhaus-Carlisle K et al: Calcium-antagonstic activity of extracts and constituents of Petroselinum crispum and other phenylpropane derivatives. Planta Med 59 (1992), A582
Sökeland J: Phytotherapie in der Urologie. Z Phytother 10 (1989), 8

Stahl E, Jork H: Chemische Rassen bei Arzneipflanzen. I. Mitt. Untersuchung der Kulturvarietäten europäischer Petersilienherkünfte. Arch Pharmaz 297 (1964), 273–281
Warncke D: Petroselinum crispum – Die Gartenpetersilie. Z Phytother 15 (1994), 50–58
Zheng GQ, Kenney PM, Lam LKT: Myristicin – a potential cancer chemopreventive agent from parsley leaf oil. J Agric Food Chem 40 (1992), 107

Petersilienkraut

Verwendete Pflanzenteile: Petersilienkraut besteht aus den frischen oder getrockneten oberirdischen Teilen von *Petroselinum crispum*.

Inhaltsstoffe

- Ätherisches Öl (0,02–0,3 % im frischen Kraut, ca. 1,2 % im getrockneten Kraut): Hauptkomponenten je nach Rasse bis zu 90 %: Apiol, Myristicin und 1-Allyl-2,3,4,5-tetramethoxybenzol.
  Weiterhin u. a. Mentha-1,3,8-trien (Anteil bis zu 50 %, Geruchsträger), α- und β-Pinen, α- und β-Phellandren. Mischrassen kommen vor.
- Furanocumarine: u. a. Bergapten, Oxypeucedanin, Isopimpinellin, Psoralen, Xanthotoxin, Imperatorin
- Flavonoide (1,9 bis 5,6 %), Hauptkomponente Apiin
- Vitamine, bes. Ascorbinsäure (bis 165 mg/100 g im frischen Kraut)

Pharmakologie

Die Wirkungsweise beim Menschen ist bislang nicht bekannt, die Anwendung bei Harnwegserkrankungen erscheint plausibel.

Anwendungsgebiete

Innere Anwendung: bei unspezifischen Infekten der ableitenden Harnwege und Nierengrieß.
Volksmedizin: bei Nieren- und Blasenentzündungen, als harntreibendes Mittel bei Wassersucht, Magen-Darmbeschwerden, Gelbsucht; auch zur Anregung der Periode.
Homöopathie: bei Harnwegsentzündungen und Reizblase.

Dosierung

Tagesdosis: 6 g Droge entsprechende Zubereitungen.
Tee/Infus: 2 g (1 TL) auf 150 ml Wasser, 10–15 min ziehen lassen. 2–3 Tassen über den Tag verteilt trinken.
Bei der Durchspülungstherapie ist auf ausreichende Flüssigkeitszufuhr zu achten.
Homöopathisch: 5 Tropfen oder 1 Tablette oder 10 Globuli oder 1 Messerspitze Verreibung alle 30–60 min (akut) oder 1–3-mal täglich (chronisch); parenteral: 1–2 ml s. c. akut: 3-mal täglich; chronisch einmal täglich (HAB).

Anwendungsbeschränkungen: Risiken der bestimmungsgemäßen Anwendung therapeutischer Dosen der Droge und Nebenwirkungen sind nicht bekannt. Die Droge führt selten zu Kontaktallergien, denkbar ist auch das Auftreten von Photodermatosen nach intensivem Hautkontakt mit den frischen Pflanzenteilen bei hellhäutigen Personen.
Gegenanzeigen: Allergie gegen Petersilie oder Apiol, Nierenentzündungen, Schwangerschaft. Durchspülungstherapie bei Ödemen infolge eingeschränkter Herz- oder Nierentätigkeit darf nicht durchgeführt werden.
Bei Anwendung hoher Dosen des ätherischen Petersilienöl (z. B. als Abortivum) oder von Zubereitungen mit hohen Konzentrationen an ätherischem Petersilienöl kann es zu Vergiftungen kommen. Symptome sind Gastroenteritis, Kopfschmerzen, Erhöhung der Pulsfrequenz, Steigerung der Kontraktilität der glatten Muskulatur, besonders der Harnblase, des Darms und des Uterus. Weitere Folgen größerer Dosen des ätherischen Öls können sein: Leberverfettung, Abmagerung, blutige Stühle, Schleimhautblutungen, Hämolyse, Methämoglobinurie und eventuell auch Anurie. Deshalb sollte isoliertes ätherisches Petersilienöl nicht verwendet werden.

Patienteninformation: Zubereitungen aus Petersilienkraut sind zur unterstützenden Behandlung bei Infektionen der Harnwege und zur Vorbeugung von Nierengrieß geeignet, bei der Einnahme des Arzneimittels sollten Sie auf eine ausreichende Flüssigkeitszufuhr achten, um eine gute Durchspülung der Harnwege zu gewährleisten. Bei Allergien gegen Petersilie und Apiol, Nierenentzündungen, Schwangerschaft und Schwellungen aufgrund von Herz- oder Nierenfunktionsstörungen darf das Medikament nicht verwendet werden.

Bewertung der Wirksamkeit: Für die Anwendung bei unspezifischen Infekten der ableitenden Harnwege und zur Prophylaxe von Nierengrieß liegt eine Positiv-Monographie der Kommission E (1989) vor. Die Wirksamkeit der Droge für die anderen beanspruchten Indikationen ist nach den gültigen Kriterien für klinische Prüfungen von Arzneimitteln bisher nicht belegt. Gegenanzeigen und mögliche Nebenwirkungen sind besonders zu beachten.

Handelspräparate

Kneipp Petersilie Tabletten N (3-mal tgl. 4 Tbl. nach den Mahlzeiten mit viel Flüssigkeit; zur Prophylaxe 3-mal tgl. 2 Tbl.)

Literatur

Ashraf M et al: Pak J Sci Ind Res 23 (1980), 128
Bjeldanes LF, Kim I: J Org Chem 42 (1977), 2333
Busse WW et al: J All Clin. Immunol. 73 (1984), 801
Chaudhary SK et al: Planta Med 6 (1986), 462
Gijbels MJ et al: Phthalides in roots of Apium graveolens, A. graveolens var. rapeceum, Bifora testiculata and Petroselinum crispum var. tuberosum. Fitoterapia 61 (1985), 17
Harborne JB, Williams CE: Phytochemistry 11 (1972), 1741–1750
Innocenti G et al: Planta Med 29 (1976), 165
MacLeod AJ et al: Phytochemistry 24 (1985), 2623
MacLeod AJ, Snyder CH, Subramanian G: Volatile aroma constituents from parsley leafs. Phytochemistry 24 (1985), 2623–2627
Middleton E, Drzewiecki G: Biochem Pharmacol 33 (1984), 3333
Neuhaus-Carlisle K et al: Calcium-antagonstic activity of extracts and constituents of Petroselinum crispum and other phenylpropane derivatives. Planta Med 59 (1992), A582
Roth L, Daunderer M, Kormann K: Giftpflanzen, Pflanzengifte. 4. Aufl., Ecomed Fachverlag Landsberg/Lech 1993
Sökeland J: Phytotherapie in der Urologie. Z Phytother 10 (1989), 8
Stahl E, Jork H: Chemische Rassen bei Arzneipflanzen. I. Mitt. Untersuchung der Kulturvarietäten europäischer Petersilienherkünfte. Arch Pharmaz 297 (1964), 273–281
Warncke D: Petroselinum crispum – Die Gartenpetersilie. Z Phytother 15 (1994), 50–58
Zheng GQ, Kenney PM, Lam LKT: Myristicin – a potential cancer chemopreventive agent from parsley leaf oil. J Agric Food Chem 40 (1992), 107

Petersilienwurzel

Verwendete Pflanzenteile: Petersilienwurzel besteht aus den getrockneten unterirdischen Teilen von *Petroselinum crispum*.

Inhaltsstoffe

- Ätherisches Öl (0,05 bis 0,12 %): Hauptkomponenten bei
- *Petroselinum crispum* ssp. *crispum*: Apiol, Myristicin, Terpinolen, β-Pinen
- *Petroselinum crispum* ssp. *tuberosum*: Apiol, β-Pinen, Myristicin, weiterhin u. a. α-Pinen, (+)-Limonen, β-Bisabolen
- Phthalide: u. a. Ligustilid, Senkyunolid
- Furanocumarine: u. a. Bergapten, Oxypeucedanin, Isopimpinellin, Psoralen, Xanthotoxin, Imperatorin
- Flavonoide (0,2 bis 1,3 %), Hauptkomponente Apiin
- Polyine: u. a. Falcarinol, Falcarindiol

Pharmakologie

Siehe Petersilienkraut.

Anwendungsgebiete

Siehe Petersilienkraut.

Sonstige Verwendung
Haushalt: als Küchenkraut; der Saft des frischen Krautes gegen Insektenstiche auftragen.

Dosierung

Siehe Petersilienkraut.

Anwendungsbeschränkungen: Siehe Petersilienkraut.

Patienteninformation: Siehe Petersilienkraut.

Bewertung der Wirksamkeit: Siehe Petersilienkraut.

Handelspräparate

Florabio Petersilie
Kneipp® Petersilie Tabletten N 3-mal tgl. 4 Tbl. nach den Mahlzeiten mit viel Flüssigkeit; zur Prophylaxe 3-mal tgl. 2 Tbl.
Natuplus®

Literatur

Siehe Petersilienkraut.

Pfeffer – Piper nigrum

Volkstümliche Namen: Pfeffer (dt.), Pepper, Pepper Bark, Piper (engl.), Pimenta (span.), poivre (frz.), Maricha (sanskr.)

Familie: Piperaceae

Botanik: Die Pflanze ist eine Liane, die in Kultur buschartig an Pfählen oder Drähten hochgezogen wird. Sie wird bis etwa 6 m hoch. Die Stängel sind stark und holzig. Die Blätter sind herzförmig, hellgrün und glänzend. Sie sind 5 bis 10 cm breit, 8 bis 18 cm lang und sitzen an 5 cm langen Stielen. Aus den Blattachseln entwickeln sich hängende, 15 cm lange Ähren mit über 100 unscheinbaren, weißen Blüten, die nur aus einem großen Fruchtknoten mit 3 Narben, 2 Staubblättern und ein reduziertes Perianth bestehen. Aus den meist nur 30 bis 50 befruchteten Blüten entstehen rote, beerenartige Steinfrüchte.

Verbreitung: Die Pflanze wächst wild in Südindien und wird im tropischen Asien und in der Karibik angebaut.

Schwarzer Pfeffer

Verwendete Pflanzenteile: Schwarzer Pfeffer sind die unreif geernteten, getrockneten, beerenartigen Früchte von *Piper nigrum* L.

Inhaltsstoffe

- Ätherisches Öl (1,2 bis 2,6 %): Hauptkomponenten: Sabinen (Anteil 15 bis 25 %), Limonen (Anteil 15 bis 20 %), Caryophyllen (An-

teil 10 bis 15 %), β-Pinen (Anteil 10 bis 12 %), α-Pinen (Anteil 8 bis12 %), δ3-Caren (Anteil ca. 5 %)
- Säureamide (Scharfstoffe, 5 bis 10 %): Hauptkomponente Piperin, weiterhin u. a. Piperylin, Piperoleine A bis B, Cumaperin
- 3,4-Dihydroxyphenylethanolglykoside (Substrat für die enzymatische Schwarzfärbung der frischen Früchte)
- Polysaccharide (ca. 45 %)
- Fettes Öl (10 %)

Pharmakologie
Das in der Droge enthaltene ätherische Öl wirkt antimikrobiell, das Säureamid Piperin zeigt eine cholagoge Wirkung. Ferner ließ sich eine Beeinflussung des Leber- und Grundstoffwechsels sowie eine insektizide Wirkung nachweisen.
Durch den Scharfstoffgehalt (Piperin) kommt es zu einer vermehrten Speichel- und Magensaftsekretion.

Anwendungsgebiete
Volksmedizin: bei Magenbeschwerden, Verdauungsstörungen, Neuralgien und Krätze.
Chinesische Medizin: bei Erbrechen, Durchfall, und Magenbeschwerden.
Indische Medizin: bei Arthritis, Asthma, Fieber, Husten, Katarrhen, Dysenterie, Dyspepsie, Blähungen, Hämorrhoiden, Schluckauf, Harnröhrenausfluss und Hautschäden.
Homöopathie: bei Schleimhautreizungen und Milchfluss.

Sonstige Verwendung
Haushalt: als Gewürz.

Dosierung
Droge: Einzeldosis: 0,3 bis 0,6 g; Tagesdosis: 1,5 g.
Homöopathisch: 5–10 Tropfen, 1 Tablette, 5–10 Globuli, 1 Messerspitze Verreibung 1–3-mal täglich oder ab D4: 1 ml Injektionslsg. s. c. 2-mal wöchentlich (HAB). Bei Kindern müssen andere Dosierungen verwendet werden.

Anwendungsbeschränkungen: Risiken der bestimmungsgemäßen Anwendung therapeutischer Dosen der Droge und Nebenwirkungen sind nicht bekannt.

Patienteninformation: Schwarzer Pfeffer kann durch seine Schärfe die Produktion von Speichel und Verdauungssäften anregen und deshalb unter anderem bei bestimmten Verdauungsstörungen hilfreich sein.

Bewertung der Wirksamkeit: Die Wirksamkeit der Droge ist nach den gültigen Kriterien für klinische Prüfungen von Arzneimitteln für die beanspruchten Indikationen bisher nicht belegt. Die Scharfstoffwirkung des enthaltenen Piperins wie auch die erwiesenen antimikrobiellen, cholagogen und insektiziden Eigenschaften der Droge lassen die Verwendung bei einem Teil der volksmedizinischen Anwendungsgebiete, insbesondere bei Verdauungsstörungen plausibel erscheinen.

Handelspräparate
Keine bekannt.

Literatur

Atal CK et al: Lloydia 38 (1975), 256
Freist W: Der scharfe Geschmack des Pfeffers – Ein altes Rätsel, nur teilweise gelöst. Chemie i.u. Zeit 23 (1991), 135–142
Kapil A: Piperine. A Potent Inhibitor of Leishmania donovani Promastigotes in vitro. Planta Med 59 (1993), 474
Koul IB, Kapil A: Evaluation of the Liver Protective Potential of Piperine, an Active Principle of Black and Long Peppers. Planta Med 59 (1993), 413
Raina ML et al: Planta Med 30 (1976), 198
Richard ML et al: J Food Sci 36 (1976), 584
Schröder R: Kaffee, Tee und Kardamom. Ulmer-Verlag, Stuttgart 1991.
Traxter JT: J Agric Food Chem 19 (1971), 1135

Pfefferminze – Mentha x piperita

Volkstümliche Namen: Katzenkraut, Mutterkraut, Pfefferminze, Pfeffer-Minze, Prominzen, Schmecker (dt.), Brandy Mint, Lamb Mint, Peppermint (engl.), La menta (span.), Menthe anglaise, menthe poivrée (frz.), Menta pepe, menta peperina (it.)

Familie: Lamiaceae

Botanik: Ausdauernd und 50 bis 90 cm hoch. Die verzweigten Stengel sind meist kahl, mitunter auch graufilzig und oft violett überlaufen. Die Laubblätter sind länglich-eiförmig bis lanzettlich, gesägt und deutlich gestielt. Die Blüten stehen in Scheinähren. Die Blütenkrone ist violett, innen kahl, mit fast gleichmäßigem, 4-spaltigen Kronlappen.

Verbreitung: In Europa und Nordamerika weit verbreitet, meist kultiviert.

Pfefferminzöl

Verwendete Pflanzenteile: Pfefferminzöl besteht aus dem, aus den frisch geernteten, blühenden Zweigspitzen von *Mentha* x *piperita* L., durch Wasserdampfdestillation gewonnenen ätherischen Öl.

Inhaltsstoffe

- Hauptkomponenten: Menthol (Anteil 35 bis 45 %), Menthon (Anteil 15 bis 20 %), Menthylacetat (Anteil 3 bis 5 %), Neomenthol (Anteil 2,5 bis 3,5 %), Isomenthon (Anteil 2 bis 3 %), Menthofuran (Anteil 2 bis 7 %), 1,8-Cineol (Anteil 6 bis 8 %), weiterhin u. a. Limonen, Pulegon, α- und β-Pinen, trans-Sabinenhydrat

Pharmakologie

Präklinik: Die mentholhaltige Droge wirkt antimikrobiell, insektizid, choleretisch, karminativ, spasmolytisch an der glatten Muskulatur des Darmes sowie kühlend an der Haut (ESCOP 1997, Hänsel et al. 1993). Die spasmolytische Wirkung von Pfefferminzöl wurde am Meerschweinchen-Ileum untersucht und geht offensichtlich auf einen Anstieg des intrazellulären cAMP zurück (Lis-Balchin und Hart 1999). Pfefferminzöl wirkt in vitro hemmend auf die durch Natrium gesteigerte Glucose-Resorption und den intestinalen Transport im Ratten Intestinum (Beesley et al. 1996). Die spasmolytische Wirkung von Pfefferminzöl ist in vitro gut belegt (z. B. Brandt 1988, Reiter und Brandt 1995, Taddei et al. 1988). In vivo konnte eine spasmolytische Wirkung von Pfefferminzöl, auf durch Morphin induzierte, Spasmen am Oddi Sphincter gezeigt werden (Giachetti et al. 1988). Choleretische Wirkungen von Menthol konnten beispielsweise durch eine erhöhte Gallensekretion beobachtet werden (ESCOP 1997, Pentz et al. 1987). Pfefferminzöl und sein, Inhaltsstoffe wirken nachweislich antibakteriell (z. B. Osawa et al. 1999), antiviral (z. B. Kaij-a-Kamb et al. 1992) und antimykotisch (z. B. Janssen et al. 1987). Eine antiphlogistische Wirkung konnte für einen Extrakt aus Pfefferminzblättern (Pfefferminzöl- und Menhol-haltig) durch Hemmung auf das, durch 12-0-Tetradecanoylphorbol-13-Acetat (TPA)-induzierten Ohrödem der Maus belegt werden (Yasukawa et al. 1993).

Klinik: Kontrollierte klinische Studien liegen vor allem für die Indikation Reizdarm (IBS) mit Pfefferminzöl-Kapseln vor, die in eine Meta-Analyse (Pittler und Ernst 1998) eingeschlossen wurden. Vier Studien mit insgesamt 134 Patienten konnten eine Verbesserung der IBS-Symptome nachweisen (Carling et al. 1989, Dew et al. 1984, Lech et al. 1988, Rees et al. 1979). Dabei konnte in zwei Studien bei einer hohen Placebo-Response kein positiver Effekt erzielt werden (Lawson et al. 1988, Nash et al. 1986). Insgesamt wurde die Wirksamkeit von Pfefferminzöl wirksam bei IBS und überlegen gegenüber Placebo eingestuft (Pittler und Ernst 1998).

In einer placebokontrollierten Studie mit insgesamt 141 Patienten konnte ein spasmolytischer Effekt durch Zugabe von Pfefferminzöl zu einem Barium-Einlauf erzielt werden (Sparks et al. 1995).

Weiterhin konnte ein hustenstillender Effekt nach Inhalation von Pfefferminzöl bei 20 gesunden Probanden mit induziertem Husten erreicht werden (Morice et al. 1994).

Anwendungsgebiete

Innere Anwendung: bei krampfartigen Beschwerden im Gastrointestinal- und Gallentrakt, bei Colon irritabile (die Wirkung ist umstritten), Katarrhen der Atemwege und Schleimhautentzündungen im Mund- und Rachenbereich.

Äußere Anwendung: bei Muskel- und Nervenschmerzen.

Sonstige Verwendung
Kosmetik: in Zahnpflegemitteln enthalten.
Industrie: in der Lebensmittelindustrie als Aromatikum für Süßwaren, Puddings, Limonaden, Liköre und süße Saucen.
Pharmazie/Medizin: als Geschmacksveränderer in zahlreichen Präparaten.

Dosierung

Innere Anwendung
Tagesdosis: 6–12 Tropfen.
Bei Colon irritabile: TD: 0,6 ml, ED: 0,2 ml in magensaftresistenter Umhüllung. In klinischen Studien 3–6 Kapsel à 0,2 ml täglich wirksam.
Inhalation: 3–4 Tropfen in heißes Wasser geben und die Dämpfe einatmen.
Äußere Anwendung
Mehrmals täglich (2–4-mal) mit einigen Tropfen die betroffenen Hautpartien einreiben.
Bei Kleinkindern: 5–15 Tropfen auf Brust und Rücken verreiben.

Anwendungsbeschränkungen: Risiken der bestimmungsgemäßen Anwendung therapeutischer Dosen der Droge sind nicht bekannt. Bei empfindlichen Personen können Magenbeschwerden auftreten. Bei Asthma bronchiale können Menthol- enthaltende, ätherische Öle den Spasmus verstärken. Das ätherische Öl besitzt wegen seines Menthol-Gehaltes schwache Sensibilisierungspotenz.

Gegenanzeigen für die innerliche Anwendung sind Verschluß der Gallenwege, Gallenblasenentzündung und schwere Leberschäden. Durch die cholagoge Wirkung können bei Personen mit Gallensteinen Koliken ausgelöst werden. Bei Säuglingen und Kleinkindern sollten Zubereitungen, die das Öl enthalten, nicht im Gesicht, speziell im Bereich der Nase, aufgetragen werden (Glottiskrampf oder Bronchospasmus bis hin zu asthmaähnlichen Anfällen oder zum Atemstillstand möglich). Vor Anwendung bei Neigung zu gastroösophagealem Reflux wird abgeraten.

Patienteninformation: Pfefferminzöl wirkt anerkannt krampflösend bei Beschwerden im Magen-Darm-Trakt und kann äußerlich zur Linderung von Muskel- und Nervenschmerzen angewendet werden. Die Anwendung zur Linderung von Erkältungssymptomen beruht in erster Linie auf der langjährigen Erfahrung mit Pfefferminzöl. Sie sollten Pfefferminzöl nicht bei Säuglingen und Kleinkindern im Bereich des Gesichtes, vor allem in der Nähe oder unterhalb der Nase, auftragen, da die Möglichkeit besteht, dass der Kratschmer-Reflex (Atemstillstand) ausgelöst werden kann.

Bewertung der Wirksamkeit: Die Kommission E (1986, 1990) hat für Pfefferminzöl folgende Anwendungsgebiete positiv beurteilt: Innere Anwendung: krampfartige Beschwerden im oberen Gastrointestinaltrakt und der Gallenwege; Colon irritabile, Katarrhe der oberen Luftwege, Mundschleimhautentzündungen; äußere Anwendung: Muskel- und Nervenschmerzen.
Von ESCOP (Juli 1997) wurden folgende Indikationen für Pfefferminzöl als positiv bewertet: Intern: Symptomatische Behandlung von Verdauungsstörungen, z. B. Blähungen, Reizkolon, Symptomatische Behandlung von Husten und Erkältung; Extern: Linderung von Husten und Erkältung, Symptomatische Linderung von Rheumabeschwerden, Juckreiz, Urtikaria und Schmerzen bei empfindlichen Hautzuständen. Diese Anwendungen beruhen in erster Linie auf langjähriger Erfahrung, und es gibt kaum Studien, die den derzeitigen Anforderungen an Arzneimittelprüfungen genügen. Für die Indikation Reizdarm liegen mehrere kontrollierte Studien vor, die die Wirksamkeit und Arzneimittelsicherheit von Pfefferminzöl belegen. Das Nutzen-Risiko-Verhältnis wird als positiv eingestuft.

Handelspräparate

China Oel Biodiät® Berlin (TD: 6–12 Tr., Inhalation: 2–3-mal tgl. 3–4 Tr. in 300 ml heißes Wasser, äußerlich: einige Tr. in die betreffende Hautpartie einreiben)

Euminz® (Erw. und Kdr. ab 6 J mit Hilfe des Applikators gleichmäßig auf Stirn und Schläfen auftragen, kann alle 15 min wiederholt werden).

Literatur

Beesley A, Hardcastle J, Hardcastle PT, Taylor CJ: Influence of peppermint oil on absorptive and secretory processes in rat small intestine. B M J 39 (1996), 214–219

Bowen ICH, Cubbin IJ: Mentha piperita and Mentha spicata. In: De Smet PAGM (1993)

Brandt W: Spasmolytische Wirkung ätherischer Öle. Z Pyhtother 9 (1988), 33–39

Bromm B, Scharein E, Darsow U, Ring J: Effects of menthol and cold on histamine-induced itch and skin reactions in man. Neuroscience Lett 187 (1995), 157–160

Burrow A, Eccles R, Jones AS: The effects of camphor, eucalyptus and menthol vapor on nasal resistance to airflow and nasal sensation. Acta Otolaryng (Stockholm) 96 (1983), 157–161

Carling L, Svedberg LE, Hulten S: Short term treatment of the irritable bowel syndrome: a placebo-controlled trial of peppermint oil against hyoscyamine. Opmear 34 (1989), 55–57

Clark, Menary: Econ Bot 35 (1981), 59

Dew MJ, Evans BK, Rhodes J: Peppermint oil for the irritable bowel syndrome: a multicentre trial. Br J Clin Pract 38 (1984), 394–395

Eccles R, Jawad MS, Morris S: The effects of oral administration of (–)-menthol on nasal resistance to airflow and nasal sensation of airflow in subjects suffering from nasal congestion associated with the common cold. J Pharm Pharmacol 42 (1990), 652–654

Eccles R, Jones AS: The effects of menthol on nasal resistance to airflow. J Laryngology Otology 97 (1982), 705–709

Eccles R, Lancashire B, Tolley NS: Experimental studies on nasal sensation of airflow. Acta Otolaryngol (Stockholm) 103 (1987), 303–306

Eccles R, Morris S, Tolley NS: The effects of nasal anaesthesia upon nasal sensation of airflow. Acta Otolaryngol (Stockholm) 106 (1988), 152–155

ESCOP: Monograph: Menthae piperitae aetheroleum (Peppermint oil). European Scientific Cooperative on Phytomedicine, Elburg 1997

Fintelmann V: Möglichkeiten und Grenzen der Phytotherapie bei Magen-Darm-Krankheiten. Z Phytother 10 (1989), 29

Fintelmann V: Phytopharmaka in der Gastroenterologie. Z Phytother 15 (1994), 137

Friederich HC, Vogelsberg H, Neiss A: Ein Beitrag zur Bewertung von intern wirksamen Venenpharmaka. Z Hautkrankheiten 53 (1978), 369–374

Giachetti D, Taddei E, Taddei I: Pharmacological activity of essential oils on Oddiÿs sphincter. Planta Med 54 (1988), 389–392

Göbel H, Schmidt G, Dworschak M et al: Essential plant oils and headache mechanisms. Phytomedicine 2 (1995), 93–103

Göbel H, Schmidt G, Dworschak M et al: Essential plant oils and headache mechanisms. Phytomedicine 2 (1995), 93–103

Göbel H, Schmidt G, Soyka D: Effect of peppermint and eucalyptus oil preparations on neurophysiological and experimental algesimetric headache parameters. Cephalalgia 14 (1994) 228–234

Göbel H, Schmidt G, Soyka D: Effect of peppermint and eucalyptus oil preparations on neurophysiological and experimental algesimetric headache parameters. Cephalalgia 14 (1994) 228–234

Göbel H, Schmidt G, Soyka D: Effect of peppermint and eucalyptus oil preparations on neurophysiological and experimental algesimetric headache parameters. Cephalalgia 14 (1994) 228–234

Gräfe AK: Besonderheiten der Arzneimitteltherapie im Säuglings- und Kindesalter. PZ 140 (1995), 2659–2667

Hamann KF, Bonkowsky V: Minzölwirkung auf die Nasenschleimhaut von Gesunden. Dtsch Apoth Z 125 (1987), 429–436

Harries N et al: J Clin Pharm 2 (1978), 171

Hawthorn M, Ferranthe J, Luchowski E et al: The actions of peppermint oil and menthol on calcium channel dependent processes in intestinal, neuronal and cardiac preparations. Aliment Pharmacol Therap 2 (1988), 101–118

Hefendehl FW, Murray MJ: Planta Med 23 (1973), 101

PQ

Hermann EC jr, Kucera LS: Antiviral substances in plants of the mint family (Labiatae). III. Peppermint (Mentha piperita) and other mint plants. Proc Soc Exp Biol Med 124 (1995), 874–878
Hills JM, Aaronson PI: The mechanisms of action of peppermint oil on gastrointestinal smooth muscle. Gastroenterol 101 (1991), 55–65
Kaïj-a-Kamb, Amoros M, Girre: Search for new antiviral agents of plant origin. Pharm Acta Helv 67 (1992), 130–147
Kantarev N, Peicev P: Folia Med 19 (1977), 41
Kucera LS, Hermann ECjr: Proc Soc Exp Biol Med 124 (1967), 865, 874
Lawson MJ, Knight RE, Tran K, Walker G, Roberts-Thomson IC: Failure of enteric-coated peppermint oil in the irritable bowel syndrome: A randomized, double-blind crossover study. J Gastroenterol Hepatol 3 (1988), 235–238
Lech AY, Olesen KM, Hey H et al. Behandling af colon irritabile med pebermynteolie Ugeskr Laeger 150 (1988), 2388–2389
Leiber B: Diskussionsbemerkung. In: Dost, F.H.; Leiber, B. (Ed.): Menthol and menthol-containing external remedies. Thieme Stuttgart 1967, S. 22
Leicester RJ, Hunt RH: Peppermint oil to reduce solonic spasm during endoscopy. Lancet (1982), 989
Lis-Balchin M, Hart S: Studies on the mode of action of peppermint oil Mentha x piperita L. in the guinea-pig ileum in vitro. Med Sci Res 27 (1999), 307–309
Morice AH, Marshall AE, Higgins KS, Grattan TJ: Effect of inhaled menthol on citric acid induced cough in normal subjects. Thorax 49 (1994), 1024–1026
Nash P, Gould SR, Barnardo DE: Peppermint oil does not relieve the pain of irritable bowel syndrome. Br J Clin Pract 40 (1986), 292–293
Nöller HG: Elektronische Messungen an der Nasenschleimhaut unter Mentholwirkung. In: Menthol and menthol-containung external remedies. Thieme, Stuttgart 179 (1967), 146–153
Osawa K, Saeki T, Yasuda H, Hamashima H, Sasatsu M, Arai T: The antibacterial activities of peppermint oil and green tea polyphenols, alone and in combination, against enterohemorrhagic Escherichia coli. Biocontrol Science 4 (1999), 1–7
Pentz R, Mans M, Siegers CP: Pharmakokinetik von Menthol bei der Ratte (abstract). Poster, Gesellschaft für Phytotherapie 1987:64
Pittler MH, Ernst E: Peppermint oil for irritable bowel syndrome: A critical review and metaanalysis. Am J Gastroenterol 93 (1998), 1131–1135
Rees WDW, Evans BK, Rhoes J: Treating irritable bowel syndrome with peppermint oil. Brit med J II (1979), 835–838
Reiter M, Brandt W: Relaxant effects on tracheal and ileal smooth muscles of the guinea pig. Arzneim-Forsch/Drug Res 35 (1985), 408–414
Reuter HD: Pflanzliche Gallentherapeutika (Teil I) und (Teil II). Z Phytother 16 (1995), 13–20, 77–89
Rohmeder J: Menthol: Verum statt Racemicum. PZ 139 (1994), 300
Sommerville KW, Richmond CR, Bell GD: Delayed release peppermint oil capsules (Colpermin) for the spastic colon syndrome: a pharmacokinetic study. Br J Clin Pharmac 18 (1984), 638–640
Sparks MJW, O'Sullivan P, Herrington AA, Morcos SK: Does peppermint oil relieve spasm during barium enema?. Br J Radiol 68 (1995), 841–843
Taddei I, Giachetti D, Taddei E, Mantovani P, Bianchi E: Spasmolytic activity of peppermint, sage and rosemary essences and their major constituents. Fitoterapia 59 (1988), 463–468
Taylor BA, Luscombe DK, Duthie HL: Inhibitory effect of peppermint on gastrointestinal smooth muscle. Gut 24 (1983), A 992 (Abstract)
Weizel A: Colon irritabile. Therapiewoche 30 (1980), 3898–3900
White DA, Thompson SP, Wilson CG, Bel JD: A pharmacokinetic comparison of two delayedrelease peppermint oil preparations, Colpermin and Mintec for treatment of the irritable bowel syndrome. Int J Pharmaceutics 40 (1987), 151–155
Wildgrube HJ: Untersuchung von Pfefferminzöl auf Beschwerdebild und funktionelle Parameter bei Patienten mit Reizdarmsyndrom (Studie). NaturHeilpraxis 41 (1988), 2–5
Yasukawa K, Yamaguchi A, Arita J, Sakurai S, Ikeda A, Takido M: Inhibitory effect of edible plant extracts on 12-0-tetradecanoylphorphol-13-acetate-induced ear oedema in mice. Phytother R 7 (1993), 185–189

Pfefferminzblätter

Verwendete Pflanzenteile: Pfefferminzblätter bestehen aus den getrockneten Blättern von *Mentha* x *piperita* L.

Inhaltsstoffe

- Ätherisches Öl (0,5 bis 4,0 %): Hauptkomponenten u. a. Menthol (Anteil 35 bis 45 %), Menthon (Anteil 15 bis 20 %), Menthylacetat (Anteil 3 bis 5 %), Neomenthol (Anteil 2,5 bis 3,5 %), Isomenthon (Anteil 2 bis 3 %), Menthofuran (Anteil 2 bis 7 %), 1,8-Cineol (Anteil 6 bis 8 %), weiterhin u. a. Limonen, Pulegon, α- und β-Pinen, trans-Sabinenhydrat
- Kaffeesäurederivate: u. a. Rosmarinsäure
- Flavonoide: Apigenin-, Diosmetin- und Luteolinglykoside, freie lipophile methoxylierte Flavone u. a. Xanthomicrol, Gardenin D

Pharmakologie

Siehe Pfefferminzöl.

Anwendungsgebiete

Innere Anwendung: bei krampfartigen Beschwerden im Magen-Darm-Trakt und den Gallenwegen.

Volksmedizin: bei Übelkeit, Brechreiz, Dysmenorrhoe, Schwangerschaftserbrechen und Erkältungskrankheiten.

Homöopathie: bei Erkältungskrankheiten.

Gegenanzeigen: Bei Gallensteinen vor der Anwendung den Arzt konsultieren.

Zu Kombinationen siehe Komm. E Monographien.

Dosierung

Einzeldosis: 3–6 g Droge.

Tee: 3–4-mal täglich 1 Tasse zwischen den Mahlzeiten trinken.

5–15 g Tinktur (1:10).

Infus: 2–4 g Droge, den Tee langsam warm und schluckweise trinken.

Homöopathisch: 5 Tropfen oder 1 Tablette oder 10 Globuli oder 1 Messerspitze Verreibung alle 30–60 min (akut) oder 1–3-mal täglich (chronisch); parenteral: 1–2 ml s. c. akut: 3-mal täglich; chronisch einmal täglich (HAB34).

Anwendungsbeschränkungen: Risiken der bestimmungsgemäßen Anwendung therapeuti-

scher Dosen der Droge und Nebenwirkungen sind nicht bekannt. Durch die cholagoge Wirkung können bei Personen mit Gallensteinen Koliken ausgelöst werden.

Patienteninformation: Pfefferminzblätter sind als Tee zur Linderung von krampfartigen Beschwerden im Magen-Darm-Trakt geeignet. Die Anwendung beruht in erster Linie auf langjähriger Erfahrung und wird durch Studien mit Pfefferminzöl und Menthol untermauert. Bei vorschriftsmäßiger Anwendung sind keine schwerwiegenden Nebenwirkungen zu erwarten.

Bewertung der Wirksamkeit: Die Kommission E (1985; 1990) hat für Pfefferminzblätter folgende Indikation positiv bewertet. Krampfartige Beschwerden im Magen-Darm-Bereich sowie der Gallenblase und -wege, symptomatische Behandlung von Verdauungsstörungen, z. B. Dyspepsie (krampfartige Beschwerden des oberen Gastrointestinaltraktes), Blähungen, Gastritis, Enteritis. Diese beruhen in erster Linie auf der langjährigen Praxiserfahrung in der Anwendung von Pfefferminzblättern in Form von Teeaufgüssen. Wissenschaftliche Studien liegen jedoch für Pfefferminzöl und Menthol vor, und deren Ergebnisse können zumindest teilweise auf die Wirkungsweise von Pfefferminzblättern übertragen werden, da es sich um Hautpinhaltsstoffe handelt.

Handelspräparate

H&S Pfefferminz
Pfefferminzblättertee Bombastus
Sidroga Pfefferminztee

Literatur

Siehe Pfefferminzöl.

Pfennigkraut – Lysimachia nummularia

Volkstümliche Namen: Brautkranz, Egelkraut, Fuchsenkraut, gelbe Striten, Goldchrut, Goldfelberich, Goldstrite, Hellerkraut, Kränzelkraut, Kranzkraut, Kranzlan, Kreuzerlan, Münzfelberich, Münzkraut, Natterchrut, Pfennigkraut, Schlangen-Otter-Krut, Schlangenwurzel, Tausendkrankheitskraut, Wischengold, Wundkraut (dt.), Buck weed, Herb Twopence, Herbe 2 pence, Meadow Runagates, Moneywort, Running Jenny, Twopenny Grass, Wandering Jenny (engl.), Chassebosse, herbe aux écus, monnoyère, nummulaire, tue moutons (frz.), Borissa, centimorbia, erba quattrina, quattrinella (it.)

Familie: Primulaceae

Botanik: Ausdauernd. Der Stängel ist einfach, ausläuferartig kriechend, wenig verzweigt, 4-kantig, kahl bis wenig behaart und an den Knoten wurzelnd. Er wird 10 bis 45 cm lang. Die Laubblätter sind kreuzgegenständig, kurz gestielt, ganzrandig, rotdrüsig punktiert und rundlich-elliptisch. Die gestielten Blüten stehen einzeln oder zu zweit in den Blattachseln. Sie haben 5 freie, fast herzförmige Kelchblätter. Die Krone ist radförmig, 5-teilig, am Grunde verwachsen, sattgelb und innen durch dunkelrote Drüsen punktiert. Es gibt 5, am Grunde verwachsene, drüsig behaarte Staubblätter und 1 Fruchtknoten. Die Frucht ist eine kugelige Kapsel von 4 bis 5 mm Länge. Die Samen sind schwärzlich-braun, 3-kantig, warzig und bis 1,5 mm lang.

Verbreitung: Ist in ganz Europa und dem Kaukasus heimisch und in Amerika und Japan eingeschleppt.

Pfennigkraut

Verwendete Pflanzenteile: Pfennigkraut ist die ganze, zur Blütezeit gesammelte und getrocknete Pflanze von *Lysimachia nummularia* L.

Inhaltsstoffe

Die Inhaltsstoffe der Droge wurden wenig untersucht.

- Flavonoide: u. a. Glykoside des Myricetins, Kämpferols und Quercetins, darunter Rutin, Hyperosid
- Gerbstoffe
- Triterpensaponine (?)

Pharmakologie

Die Anwendung bei der Wundbehandlung und als Expektorans könnte durch die enthaltenen Flavonolglykoside und freien Flavone erklärt werden.
Extrakte der oberirdischen Pflanzenteile sollen in vitro antibakteriell wirksam sein.

Anwendungsgebiete

Volksmedizin: äußerlich bei akuten und chronischen Ekzemen und zur Wundbehandlung; innerlich bei Husten (schleimlösend), Diarrhöen und Speichelfluss.

Dosierung

Tee: bei Husten 2 TL mit 1/4 l kochendem Wasser übergießen, nach 5 min abseihen; 2- bis 3-mal täglich eine Tasse Tee, eventuell mit etwas Honig.

Anwendungsbeschränkungen: Risiken der bestimmungsgemäßen Anwendung therapeutischer Dosen der Droge und Nebenwirkungen sind nicht bekannt.

Patienteninformation: Zubereitungen aus Pfennigkraut sollen bei der Behandlung von Wunden, Hautkrankheiten und Husten hilfreich sein; wissenschaftliche Belege für die Wirksamkeit liegen jedoch nicht vor.

Bewertung der Wirksamkeit: Die Wirksamkeit der Droge ist nach den gültigen Kriterien für klinische Prüfungen von Arzneimitteln für die beanspruchten Indikationen bisher nicht belegt. Zu den Inhaltsstoffen und pharmakologischen Eigenschaften der Pflanze liegen keine gesicherten Daten vor.

Handelspräparate
Keine bekannt.

Literatur
Hänsel R, Keller K, Rimpler H, Schneider G (Hrsg): Hagers Handbuch der Pharmazeutischen Praxis. 5. Aufl., Bde 4–6 (Drogen), Springer Verlag Berlin, Heidelberg, New York, 1992–1994
Prum N et al: PA 38 (1983), 494

Pfingstrose – Paeonia officinalis

Volkstümliche Namen: Ballerose, Bauernrose, Echte Pfingstrose, Fustros, Garten-Pfingstrose, Gichtrose, Großblumige Pfingstrose, Kirchenrose, Päonie, Pfingstrose, Pumpelrose, Pumprose (dt.), Pinserose, Pion (dan.), Common Peony, Double peony, Officinal peony, Paeony, Peony, Piny, Shop Peony (engl.), Pivoine officinale (frz.), Peonia salvatica (it.)

Familie: Paeoniaceae

Botanik: Eine mit einem verholzten Rhizom überdauernde bis zu 60 cm hohe krautige Pflanze mit großen, wechselständigen, doppelt bis dreifach gefiederten grundständigen Blättern und einfachen oder einfach gefiederten Stängelblättern. Beide Formen sind auf ihrer Unterseite stark behaart. Ihr Blattstiel ist oberseits deutlich rinnig. Die becherförmigen endständigen Blüten sind im Durchmesser bis zu 13 cm groß. Die 5–10 breit-eiförmigen Kronblätter sind an ihrem Rand gewellt und leuchtend rot. Die Filamente der zahlreichen Staubblätter sind rot, die Staubbeutel gelb gefärbt. Die 2–3 Fruchtkronen sind bis zu 3,5 cm lang und wollig behaart. Die Frucht ist eine Balgfrucht.

Verbreitung: Ist in den Gebirgen des südlichen Europa von Portugal bis Albanien und Ungarn bis Kleinasien heimisch und wird verbreitet als Gartenpflanze gehalten.

Pfingstrosenwurzel

Verwendete Pflanzenteile: Pfingstrosenwurzeln bestehen aus den getrockneten Nebenwurzeln von *Paeonia officinalis* und/oder *Paeonia mascula*.

Inhaltsstoffe
- Monoterpene: Monoterpenesterglucoside vom Pinan-Typ, Hauptkomponente Paeoniflorin (1,5 bis 3,5 %)
- Anthocyanglkoside
- Gerbstoffe

Pharmakologie
Im Tierversuch zeigten sich eine erhöhte Kontraktionsamplitude des Uterus, eine Tonusminderung im Magen-Darmtrakt und Blutdruckabfall. Eine antikonvulsive Wirkung konnte nicht nachgewiesen werden.

Anwendungsgebiete
Volksmedizin: bei Neurasthenie und Neurasthenie-Syndromen, Neuralgien, bei Migräne und allergischen Erkrankungen sowie bei Erregbarkeit, Epilepsie und Keuchhusten, gegen Krämpfe unterschiedlicher Genese und Rheuma.
Homöopathie: bei Hämorrhoiden und anderen Aftererkrankungen.

Dosierung
Tinktur: 30–50 Tropfen täglich.
Homöopathisch: 5 Tropfen oder 1 Tablette oder 10 Globuli oder 1 Messerspitze Verreibung alle 30–60 min (akut) oder 1–3-mal täglich (chronisch); parenteral: 1–2 ml s. c. akut: 3-mal täglich; chronisch einmal täglich (HAB).

Anwendungsbeschränkungen: Risiken der bestimmungsgemäßen Anwendung therapeutischer Dosen der Droge sind nicht bekannt. Als Nebenwirkungen, wohl besonders bei Überdosierung, sollen Gastroenteritiden mit Erbrechen, Koliken und Diarrhoe auftreten.

Patienteninformation: Zubereitungen aus Pfingstrosenwurzeln sollen aufgrund volksmedizinischer Erfahrungswerte bei einer Reihe von vorwiegend neurologischen Beschwerdegebieten wirksam sein; wissenschaftliche Belege für die Wirksamkeit liegen jedoch nicht vor.

Bewertung der Wirksamkeit: Die Wirksamkeit der Droge ist nach den gültigen Kriterien für klinische Prüfungen von Arzneimitteln bisher nicht belegt. Deshalb wird die Anwendung in der entsprechenden Monographie der Kommission E (1988) als negativ bewertet.

Handelspräparate

Contravenenum®

Literatur

Caesar W: Die Pfingstrose. Deutsche Apotheker Ztg 130 (1990), 1339

Hikino H: Economic and Medicinal Plant Research. Vol I., Academic Press UK 1985

Pfingstrosenblüten

Verwendete Pflanzenteile: Pfingstrosenblüten bestehen aus den Kronblättern von *Paeonia officinalis* L. Emend. W. S. L. und/oder *Paeonia mascula* (L.) M. S. L.

Inhaltsstoffe

- Anthocyane: bes. Paeonin (Paeonidin-3,5-O-diglucosid)
- Gerbstoffe: bes. Pentagalloylglucose
- Flavonoide: bes. Kämpferolglykoside

Pharmakologie

Siehe Pfingstrosenwurzel.

Anwendungsgebiete

Volksmedizin: früher bei Epilepsie, als Brechmittel, als menstruationsförderndes Mittel sowie zur Frucht-Abtreibung; bei Haut- und Schleimhauterkrankungen, Fissuren, Rhagaden; bei Hämorrhoiden, Gicht, Rheuma sowie bei Erkrankungen und Beschwerden im Bereich der Atemwege.
Homöopathie: bei Hämorrhoiden und anderen Aftererkrankungen.

Sonstige Verwendung
Pharmazie: als Schönungsdroge in Husten- und Räuchertees, als Färbemittel in Hustensirup.

Dosierung

Mittlere Einzelgabe: 1,0 g Droge für eine Tasse Aufguss.
Homöopathisch: 5 Tropfen oder 1 Tablette oder 10 Globuli oder 1 Messerspitze Verreibung alle 30–60 min (akut) und 1–3-mal täglich (chronisch); parenteral: 1–2 ml s. c. akut: 3-mal täglich; chronisch einmal täglich (HAB).

Anwendungsbeschränkungen: Siehe Pfingstrosenwurzel.

Patienteninformation: Zubereitungen aus Pfingstrosenblüten sollen aufgrund volksmedizinischer Erfahrungswerte u. a. bei Hämorrhoiden und anderen Aftererkrankungen, Gicht, Rheuma und Atemwegsbeschwerden wirksam sein; wissenschaftliche Belege für die Wirksamkeit liegen jedoch nicht vor.

Bewertung der Wirksamkeit: Siehe Pfingstrosenwurzel.

Handelspräparate

Contravenenum®

Literatur

Siehe Pfingstrosenwurzel.

Pimentbaum – Pimenta racemosa

Volkstümliche Namen: Bayrumbaum, Pimentbaum (dt.), Allspice, Clove Pepper, Jamaica Pepper, Pimenta, Pimento (engl.)

Familie: Myrtaceae

Botanik: Ein immergrüner, bis zu 12 m hoher Baum. Seine Blätter sind länglich und ledrig. Die Blütenstände sind Trauben weißer oder lila Blüten, die sehr schnell in den Fruchtzustand übergehen. Die Früchte sind braune, kugelige Beeren mit einem Durchmesser von ungefähr 0,75 cm.

Verbreitung: Ist in der Karibik heimisch und wird in Mittel- und Südamerika angebaut, insbesondere auf Jamaica.

Pimentblätter

Verwendete Pflanzenteile: Pimentblätter sind die Laubblätter von *Pimenta racemosa* (MILL.) J. W. MOORE.

Inhaltsstoffe

- Ätherisches Öl (Bay-Öl, 0,7 bis 1,2 %): Hauptkomponenten Eugenol (Anteil 50 bis 60 %), Chavicol (Anteil ca. 20 %), weiterhin u. a. Eugenolmethyläther, Methylchavicol, Myrcen, Limonen, (−)-Phellandren, 3-Octanon, 1-Octen-3-ol, Citral

Pharmakologie

Antiseptisch, hautreizend, schmerzstillend.
Für den Inhaltsstoff Eugenol wurden antispasmodische, antioxidative, spasmolytische Wirkungen beschrieben.

Anwendungsgebiete

Äußerlich in hyperämisierenden Einreibungen.

Dosierung
Keine gesicherten Angaben.

Anwendungsbeschränkungen: Risiken der bestimmungsgemäßen Anwendung therapeutischer Dosen der Droge und Nebenwirkungen sind nicht bekannt. Selten treten allergische Reaktionen gegen Eugenol auf.

Patienteninformation: Zubereitungen aus Pimentblättern werden wegen ihrer hautreizenden und damit durchblutungsfördernden Wirkung als Bestandteil von Einreibungen verwendet.

Bewertung der Wirksamkeit: Die Wirksamkeit der Droge ist nach den gültigen Kriterien für klinische Prüfungen von Arzneimitteln für die beanspruchten Indikationen bisher nicht ausreichend belegt. Die äußerliche Anwendung in hyperämisierenden Einreibungen erscheint aufgrund der hautreizenden Eigenschaften plausibel.

Handelspräparate
Keine bekannt.

Literatur
Hogg JW et al: Am Perf Cosmet 86 (1971), 33
Kato Y: Koryo 113 (1975), 17, 24
Oishi K et al: Nippon Suisan Gakaishi 40 (1974), 1241
Saito Y et al: Eiyo To Shokuryo 29 (1976), 505

Piscidia – Piscidia piscipula

Volkstümliche Namen: Piscidia, Piscidiawurzel, Piscidiawurzelrinde (dt.), Dogwood, Fish Poison Tree, Jamaica Dogwood (engl.)

Familie: Fabaceae

Botanik: Ein Baum oder Strauch von bis 15 m Höhe mit zusammengesetzten Blättern. Die Rinde ist 3 bis 6 mm dick und von dunkelgraubrauner Farbe. Die Pflanze hat blaue bis weiße Blüten mit roten Streifen, aus denen sich Hülsen mit 4, längs verlaufenden Flügeln entwikkeln.

Verbreitung: Mittel- und nördliche Teile von Südamerika.

Piscidiawurzelrinde

Verwendete Pflanzenteile: Piscidawurzelrinde ist die getrocknete, zerkleinerte Rinde der Wurzel von *Piscidia piscipula* (L.) SARG.

Inhaltsstoffe
- Isoflavonoide: u. a. Jamaicin, Ichthynon, Piserythron, Lisetin, Rotenoide: u. a. Rotenon, Milleton, Isomilleton, Dehydromilleton
- Gerbstoffe

Pharmakologie
Leicht sedativ und spasmolytisch.

Anwendungsgebiete
Angst- und Erregungszustände, speziell Tagessedativa.

Dosierung
Flüssigextrakt (1:1, 60 % Ethanol) 2–8 ml.

Anwendungsbeschränkungen: Risiken der bestimmungsgemäßen Anwendung therapeutischer Dosen der Droge und Nebenwirkungen sind nicht bekannt.

Patienteninformation: Zubereitungen aus Piscidawurzel sollen aufgrund ihrer leicht beruhigenden und krampflösenden Eigenschaften bei Angst- und Erregungszuständen hilfreich sein, wissenschaftlich begründete Beweise für die Wirksamkeit liegen jedoch nicht vor.

Bewertung der Wirksamkeit: Die Wirksamkeit der Droge ist nach den gültigen Kriterien für klinische Prüfungen von Arzneimitteln für die beanspruchten Indikationen bisher nicht belegt.

Handelspräparate
Keine bekannt.

Literatur
Aurousseau M et al: Ann Pharm Franc 23 (1965), 251
Heller W, Tamm C: Helv Chim Acta 58 (1975), 974
Nordal A et al: Acta Chem Scand 20 (1966), 1431
Pietta PG, Zio C: J Chrom. 260 (1983), 497
Schwartz JSP et al: Tetrahedron 20 (1964), 1317
Stamm OA et al: Helv Chim Acta 41 (1958), 2006

Pomeranze – Citrus aurantium

Volkstümliche Namen: Bigarade, Bitterorange, Neroli, Pomeranze (dt.), Bigarade Orange, Bitter Orange, Neroli, Orange (engl.)

Familie: Rutaceae

Botanik: Ein Baum mit glatter, gräulichbrauner Rinde und mit einer runden Krone und in der Jugend kantigen Zweigen, die bald rund und kahl werden und wenige feste, ziemlich biegsame, blattachselständige Stacheln haben. Die wechselständigen Blätter sind 7,5–10 cm groß, oval, breit-elliptisch und etwas scharf am Apex und unten keilförmig oder abgerundet. Sie sind oberseits glänzend und dunkelgrün, unterseits blasser. Die Blüten stehen einzeln oder zu mehreren in den Blattachseln. Sie sind sehr wohlriechend. Der Kelch ist tassenförmig, und die 5 dicken, fleischigen Petalen sind intensiv weiß und zurückgebogen. Die Früchte haben einen Durchmesser von etwa 7,5 cm. Sie sind fast kugelförmig und an beiden Enden leicht abgeflacht. Sie haben 10 bis 12 Fächer. Die Schale ist dick, rauh und in der Reife orangefarben. Das Fruchtfleisch ist sauer. Der Kern ist in der Reife hohl.

Verbreitung: Die Pflanze ist im tropischen Asien zu Hause, wird heute jedoch in vielen Gebieten kultiviert, z. B. im Mittelmeergebiet.

Pomeranzenblüten

Verwendete Pflanzenteile: Pomeranzenblüten bestehen aus den getrockneten Blüten von *Citrus aurantium* L. ssp. *aurantium* (Syn. *Citrus aurantium* L. ssp. *amara* E.). Pomeranzenblütenöl besteht aus dem durch Wasserdampfdestillation gewonnen ätherischen Öl.

Inhaltsstoffe
- Ätherisches Öl (0,1 bis 0,2 %): Hauptbestandteile Linalool, Linalylacetat, α-Pinen, Limonen, Nerol, typischer Bestandteil Anthranilsäuremethylester
- Limonoide (triterpenoide Bitterstoffe)
- Flavonoide

Pharmakologie
Es liegen keine gesicherten Angaben vor.

Anwendungsgebiete
Zubereitungen aus Pomeranzenblüten bzw. Pomeranzenblütenöl werden als beruhigendes Nervenmittel bei Erregungszuständen und Schlaflosigkeit angewendet.
Chinesische Medizin: bei Schmerzen im Epigastrium, Erbrechen, Anorexie.

Dosierung
Keine gesicherten Angaben.

Anwendungsbeschränkungen: Risiken der bestimmungsgemäßen Anwendung der Droge und Nebenwirkungen sind nicht bekannt.

Patienteninformation: Medikamente aus Pomeranzenblüten bzw. Pomeranzenöl sollen aufgrund volksmedizinischer Erfahrungswerte zur Nervenberuhigung bei Erregungszuständen und Schlaflosigkeit wirksam sein, ferner bei Magenschmerzen, Erbrechen und Magersucht. Wissenschaftliche Belege für die Wirksamkeit liegen nicht vor.

Bewertung der Wirksamkeit: Die Wirksamkeit der Droge ist nach den gültigen Kriterien für klinische Prüfungen von Arzneimitteln bisher nicht ausreichend belegt. Zur therapeutischen Verwendung liegt eine Negativ-Monographie der Kommission E (1993) vor (keine Bedenken bei Verwendung als Aromastoff).

Handelspräparate
Carvomin® Magentropfen mit Pomeranze vor den Mahlz. 3mal tgl. 20 Tr. auf Zucker od. in etwas Flüssigkeit. Bei Völlegefühl und Blähungen auch nach dem Essen
Sidroga Orangenblütentee

Literatur
Slater CA: J Sci Agric Food 12 (1961), 732
Stanley WL, Jurd L: J Agric Food Chem 19 (1971), 1106
Tang W, Eisenbrand G: Chinese Drugs of Plant Origin. Springer Verlag Heidelberg 1992
Tatum JH, Berry RE: Phytochemistry 16 (1977), 1091

Pomeranzenschalen

Verwendete Pflanzenteile: Pomeranzenschalen bestehen aus der von der reifen Frucht von *Citrus aurantium* L. ssp. *aurantium* (Synonym *Citrus aurantium* L. ssp. *amara* E.) durch Abschälen gewonnenen und vom schwammigen, weißen Gewebe befreiten und getrockneten äußeren Schalen.

Inhaltsstoffe
- Ätherisches Öl (1 bis 5 %): Hauptbestandteile (+)-Limonen (Anteil ca. 90 %), Nerol, Geraniol, Linalool, Linalyl-, Neryl-, Geranyl- und Citronellylacetat, typischer Bestandteil Anthranilsäuremethylester
- Flavonoide: u. a. die bitteren Verbindungen Neohesperidin und Naringin sowie die lipophilen Verbindungen Sinensetin, Nobiletin, Tangeretin
- Furanocumarine

Pharmakologie
Magensaftsekretionssteigerung, leicht spasmolytische Wirkungen im Magen-Darm-Trakt.

Anwendungsgebiete
Innere Anwendung: Appetitlosigkeit und dyspeptische Beschwerden.
Chinesische Medizin: bei Husten, Erkältung, Anorexie; reduziert Gleichgültigkeit; auch verwendet bei Uterus- und Analprolaps.

Sonstige Verwendung
Kosmetik: Bestandteil von Seifen, Lotionen und Parfüms.

Dosierung

Tagesdosis: 4–6 g Droge.
Tinktur (1:5): 2–3 g Droge.
Trockenextrakt: 1–2 g Droge.
Tee: eine halbe Stunde vor der Mahlzeit 1 Tasse einnehmen.

Anwendungsbeschränkungen: Risiken der bestimmungsgemäßen Anwendung therapeutischer Dosen der Droge und Nebenwirkungen sind nicht bekannt. Bei hellhäutigen Personen ist eine Steigerung der UV-Empfindlichkeit möglich (phototoxische Wirkung der Furanocumarine). Bei häufigem Umgang mit der Droge oder dem ätherischen Öl kann es zur Sensibilisierung kommen (Likörindustrie, Erytheme, Schwellungen, Bläschen, Pusteln, zur Schorfbildung führende Dermatosen, Pigmentflecken).

Patienteninformation: Medikamente aus Pomeranzenschalen können bei Appetitlosigkeit und Verdauungsbeschwerden wirksam sein, und sollen aufgrund volksmedizinischer Erkenntnisse ferner bei Erkältungskrankheiten, Magersucht, Wesensveränderung sowie Vorfall der Gebärmutter und des Enddarms. Wissenschaftliche Belege hierfür liegen jedoch nicht vor.

Bewertung der Wirksamkeit: Pomeranzenschalen steigern die Magensaftsekretion und wirken im Gastrointestinaltrakt leicht spasmolytisch. Daher empfiehlt die Kommission E (1987, 1990) in ihrer Monographie zu Pomeranzenschalen die Anwendung der Droge bei Dyspepsie und Appetitlosigkeit. Die in der Volksmedizin beschriebenen Wirkungen sind nach den gültigen Kriterien für die Zulassung von Arzneimitteln bisher nicht belegt.

Handelspräparate

Carvomin® Magentropfen mit Pomeranze vor den Mahlz. 3mal tgl. 20 Tr. auf Zucker od. in etwas Flüssigkeit. Bei Völlegefühl und Blähungen auch nach dem Essen

Literatur

Clavarano I: Essenze Deriv. Agrum 36 (1966), 5
Horowitz RM, Gentili B: Tetrahedron 19 (1963), 773
Slater CA: J Sci Agric Food 12 (1961), 732
Stanley WL, Jurd L: J Agric Food Chem 19 (1971), 1106
Tatum JH, Berry RE: Phytochemistry 16 (1977), 1091

Preiselbeere – Vaccinium vitis-idaea

Volkstümliche Namen: Kräuselbeere, Kronsbeere, Praußbeere, Preiselbeere, Preißelbeere, Reißelbeere, Spreißelbeere, Sprießelbeere (dt.), Alpine Cranberry, Cowberry, lingonberry, mountaincranberry, Red Bilberry, Red whortleberry, rock-cranberry, Whortleberry (engl.), Airelle ponctuée, airelle rouge, canche, myrtille rouge (frz.), Mirtillo rosso, vigna d'orso, vite di monte, vite idea (it.)

Familie: Ericaceae

Botanik: Die Pflanze ist ein niedriger, bis 30 cm hoher Strauch mit unterirdischen, schuppig beblätterten Ausläufern, aus deren Achselknospen die oberirdischen, rundlichen Sprosse austreiben. Die Laubblätter sind wechselständig, kurz gestielt und meist verkehrt-eiförmig sowie derbledrig und oberseits dunkel- und unterseits bleichgrün und mit Drüsen besetzt. Die weißen bis rötlich angelaufenen Blüten stehen in mehr- bis vielblütigen Trauben. Die zunächst weißen Beeren werden später scharlachrot und bergen zahlreiche, rotbraune Samen von etwa 1,5 bis 2 mm Länge.

Verbreitung: Auf der gesamten nördlichen Halbkugel verbreitet.

Preiselbeerblätter

Verwendete Pflanzenteile: Preiselbeerblätter sind die getrockneten Laubblätter von *Vaccinium vitis-idaea* L.

Inhaltsstoffe

- Hydrochinonglykoside: Arbutin (Arbutosid, 3 bis 5 %), Methylarbutin, Pyrosid (6'-Acetyl-arbutin), Hydrochinongentiobiosid, 2-O-Caffeoylarbutin
- Gerbstoffe (10 bis 20 %): vorwiegend Catechingerbstoffe (oligomere Proanthocyanidine)
- Flavonoide: u. a. Avicularin, Hyperosid, Quercitrin, Isoquercitrin
- Triterpene: u. a. β-Amyrin, Oleanolsäure, Ursolsäure

Pharmakologie

Die Droge wirkt antiviral, möglicherweise harndesinfizierend und erhöht die Cyclooxigenase-Aktivität durch die Flavonolglykoside.

Anwendungsgebiete

Volksmedizin: bei Entzündungen der Harnwege, Gicht, Rheumatismus, Steinleiden und als Ersatz für Bärentraubenblätter.

Dosierung
Innerlich: 2,0 g als Einzelgabe; als Abkochung 2 g auf 1 Tasse Wasser (ÖAB).

Anwendungsbeschränkungen: Bei Einnahme von Zubereitungen aus der Droge mit hohem Gerbstoffgehalt können bei magenempfindlichen Personen Übelkeit und Erbrechen auftreten.
Bei langdauernder Anwendung der Droge sind wegen einer möglichen Hepatotoxizität des freigesetzten Hydrochinons, besonders bei Kindern, Leberschäden denkbar.
Gegenanzeigen: Schwangerschaft, Stillzeit, Kinder unter 12 Jahren.
Da die harndesinfizierende Wirkung des in den Harnwegen freigesetzten Hydrochinons besonders in alkalischem Milieu auftritt, sollte die gleichzeitige Gabe von harnsäuernden Arzneimitteln und Speisen vermieden werden.

Patienteninformation: Zubereitungen aus Preiselbeerblättern sollen aufgrund volksmedizinischer Erfahrungswerte bei Entzündungen der Harnwege, Gicht, Rheumatismus, Steinleiden und als Ersatz für Bärentraubenblätter nützlich sein; wissenschaftliche Belege für die Wirksamkeit fehlen. Bei magenempfindlichen Personen kann es nach der Einnahme zu Übelkeit und Erbrechen kommen. Während der Schwangerschaft und Stillzeit und bei Kindern unter 12 Jahren sollte die Anwendung unterbleiben.

Bewertung der Wirksamkeit: Die Wirksamkeit der Droge ist nach den gültigen Kriterien für klinische Prüfungen von Arzneimitteln bislang nicht belegt. Die volksmedizinische Verwendung bei Entzündungen der Harnwege könnte durch die mögliche harndesinfizierende Wirkung der Hydrochinonglykoside erklärt werden. Anwendungsbeschränkungen und Gegenanzeigen sind zu beachten.

Handelspräparate
Keine bekannt.

Literatur

Dombrowicz E, Zadernowski R, Swiatek L: Phenolic acids in leaves of Arctostaphylos uva ursi L. Vaccinium vitis idaea L. and Vaccinium myrtillus L. Pharmazie, 84:680–1, 1991 Sep
Friedrich H: Naturwissenschaften 48 (1961), 304
Sticher O et al: Planta Med 35 (1979), 253
Thieme H et al: PA 24 (1969), 236
Thieme H, Winkler HJ: PA 21 (1966), 182
Thompson RS et al: J Chem Soc Perkin Tarns I (1972), 1387
Tunon H, Olavsdotter C, Bohlin L: Evaluation of anti-inflammatory activity of some Swedish medicinal plants. Inhibition of prostaglandin biosynthesis and PAF-induced exocytosis. J Ethnopharmacol, 48:61–76, 1995 Oct

Primel – Primula veris

Volkstümliche Namen: Apothekerprimel, Aurikel, Himmelschlüssel, hohe Schlüsselblume, Wiesen-Schlüsselblume (dt.), Arthritica, Buckles, Butter Rose, Cowslip, Crewel, English Cowslip, Fairy Cas, Herb Peter Paigle, Key Flower, Key of Heaven, Mayflower, Our Lady's Keys, Oxlip, Paigles, Palswort, Password, Peagles, Peggle, Petty Mulleins, Plumrocks, Primrose, true cowslip (engl.), Printanière (frz.), Primavera (it.)

Botanik: Die Pflanze ist ein ausdauerndes Kraut mit kräftigem, kurzem Wurzelstock und wird etwa 10 cm hoch. Die Blüten stehen mit einseitswendiger, vielblültiger Dolde auf einem kurzen Blütenschaft und entspringen zu mehreren (bis 25) grundständig der Mitte der Blattrosette. Die Krone ist geruchlos, meist schwefelgelb. Die Frucht ist eine ovale Kapsel mit 1,5 bis 2,5 mm langen, braunen warzigen Samen.

Verbreitung: Die Pflanze ist im ganzen mittleren Europa bis in die südeuropäischen Gebirge heimisch. Sie existiert in vielen Unterarten.

Primelwurzel

Verwendete Pflanzenteile: Primelwurzel besteht aus dem getrockneten Wurzelstock mit den Wurzeln von *Primula veris* L. und/oder *Primula elatior* (L.) H.

Inhaltsstoffe
- Triterpensaponine (5 bis 10 %): Hauptkomponente Primulasäure A (Hauptaglykon Protoprimulagenin)
- Phenylglykoside (0,2 bis 2,3 %, hohe Werte im Frühjahr): Primulaverin (ca. 3 %, 2-Hydroxy-5-methoxy-benzoesäuremethylester-O-xyloglucosid) beim Trocknen in das charakteristisch riechende 5-Methoxy-methylsalicylat übergehend.

Pharmakologie
Infolge des Saponingehalts wird der Droge eine bronchosekretolytisch-expektorierende sowie auch eine diuretische Wirkung zugeschrieben. Neuere Studien liegen diesbezüglich nicht vor. Als Wirkungsmechanismus wird die Reizung der Magenschleimhaut und die dadurch mögliche über den Vaguskern im ZNS ausgelöste reflektorische Steigerung der bronchialen Sekretion diskutiert (ESCOP 1997)
Klinik: Klinische Studien zu Primulae radix liegen nur in fixer Kombination mit Thymi herba

oder weiteren Drogen vor. Eine Verbesserung in der Husten- und Begleitsymptomatik nach Einnahme (überwiegend 12 Wochen) eines Präparates dieser Kombination konnte beispielsweise in einer Anwendungsbeobachtng an 7783 Patienten gezeigt werden. In die Anwendungsbeobachtung wurden 1490 Kinder einbezogen. Die Wirksamkeit und Verträglichkeit wurde mit gut bis sehr gut beurteilt (Ernst et al. 1987).

Dosierung

Einzeldosis: 0,5 g Droge.
Tagesdosis: 1 g Droge.
Tinktur: TD: 7,5 g.
Extrakt (wässrig-ethanolisch): ED: 0,1–0,2 g.
Fluidextrakt: ED: 0,5 g.
Tee: als Expectorans alle 2–3 Stunden 1 Tasse, mit Honig versüßt.

Anwendungsbeschränkungen: Risiken der bestimmungsgemäßen Anwendung therapeutischer Dosen der Droge und Nebenwirkungen sind nicht bekannt. Bei Überdosierung können Übelkeit, Brechreiz, Magenbeschwerden und Durchfälle auftreten.

Patienteninformation: Präparate, die Primelblüten als wirksamen Bestandteil enthalten – sind in Kombination mit anderen schleimlösenden Drogen bei Sinusitis und Husten gut zur Verbesserung der Symptomatik geeignet. Vereinzelt können Magenbeschwerden und Übelkeit auftreten. Wenn Sie allergisch gegen Primeln sind, sollten Sie vorsichtshalber auf die Einnahme von Medikamenten, die Primelanteile beinhalten verzichten. Bei vorschriftsmäßiger Einnahme sind ansonsten keine schwerwiegenden Nebenwirkungen zu erwarten. Sollten Sie dennoch Nebenwirkungen, die mit der Einnahme von Primelpräparaten in Verbindung stehen könnten beobachten, teilen Sie diese bitte Ihrem Arzt mit.

Bewertung der Wirksamkeit: Die Beurteilung der Wirksamkeit stützt sich in erster Linie auf die Erfahrung in der Therapie und auf Anwendungsbeobachtungen aus der Klinik und Arztpraxis in Kombination mit anderen Drogen (vorwiegend Thymi herba). Dazu liegen auch aktuellere Daten aus einer umfangreichen klinische Studie vor. Für die volksmedizinischen Indikationen ist die Wirksamkeit der Droge nicht ausreichend belegt. Die Kommission E (1988, 1990) und die ESCOP (1997) empfehlen Primulae radix bei Katarrhen der Luftwege. Von der ESCOP (1997) werden zusätzlich der Einsatz bei produktivem Husten und chronischer Bronchitis positiv bewertet.

Handelspräparate

Bronchipret® (Thymus und Primula TD: z.B. Tropfen: 4mal tgl. 40 Tr., Jugendl. 12–18 J. 4mal tgl. 28 Tr., Kdr. 6–11 J. 4mal tgl. 20 Tr.)
Bronchitussin®
Ipalat® Schlüsselblumentee
Schlüsselblumentee AWE

Literatur

Büechi S: Antivirale Saponine, pharmakologische und klinische Untersuchungen. Deutsche Apotheker Ztg 136 (1996), 89–98
Busse WW et al: J All Clin. Immunol. 73 (1984), 801
Calis I, Yürüker A, Rüegger H et al: Triterpene saponins from Primula veris ssp. macrocalyx and Primula elatiro ssp. meyeri. J Nat Prod 55 (1992), 1299–1306
Ernst E, März R, Sieder C: A controlled multi-centre study of herbal versus synthetic secretolytic drugs for acute bronchitis. Phytomedicine 4 (1997), 287–293
ESCOP: Monographie: Primulae radix (Primula root). European Scientific Cooperative on Phytomedicine, Elburg 1997
Grecu VL, Cucu V: Planta Med 25 (1975), 247
Karl C et al: Planta Med 41 (1981), 96
Middleton E, Drzewiecki G: Biochem Pharmacol 33 (1984), 3333
Thieme H, Winkler HJ: Pharmazie 7 (1971), 434
Wagner H et al: Radix-Primulae-Extrakte: HPLC-Analyse. Deutsche Apotheker Ztg 126 (1986), 1489–1493

Primelblüten

Verwendete Pflanzenteile: Primelblüten bestehen aus den getrockneten, ganzen Blüten mit Kelch von *Primula veris* L. und/oder *Primula elatior* (L.) HILL. sowie deren Zubereitungen.

Inhaltsstoffe

- Triterpensaponine (bis 2 % in den Kelchblättern)
- Flavonoide (ca. 3 %): u.a. Rutin, Kämpferol-3-O-rutinosid, Isorhamnetin-3-O-glucosid, Isorhamnetinrhamnosylrobinosid, Isorhamnetrinrutinosid, Käpferolrobinosid, Limocitrin-3-O-glucosid, Quercetingenitiobiosid, Quercetin-3-O-glucosid, Qurcetinrobinosid
- Primin

Pharmakologie

Die Droge wirkt aufgrund des Flavonoid- und Saponingehaltes bronchosekretolytisch und expektorierend. Im Tierversuch wurde eine Steigerung des Bronchialsekretvolumens nachgewiesen.

Klinik: Mehrere ältere Placebo-kontrollierte und neuere offene Studien und Vergleichsstudien bei akuter und chronischer Sinusitis mit Primulae flos liegen in fixer Kombination mit Gentinae radix, Rumicis herba, Sabuci flos und Verbenae herba vor. Darin konnte eine Verbesserung der Symptome belegt werden (März et al. 1999).

Anwendungsgebiete: Innere Anwendung: bei Katarrhen der Atemwege.

Volksmedizin: bei Schlaflosigkeit, Angstzuständen, als Hydrotikum, auch als „Herztonikum" bei Schwindelgefühl und Herzschwäche, als Nervinum bei Gliederzittern, Kopfschmerzen, Neuralgien.
Homöopathie: bei Kopfschmerzen und Hautausschlägen.

Dosierung
Einzeldosis: 1 Droge.
Tagesdosis: 3 g Droge.
Tee: mehrmals täglich 1 Tasse, besonders morgens und abends trinken.
Als Bronchialtee mehrmals täglich 1 Tasse Tee, eventuell mit Honig süßen.
Fluidextrakt: 1–2 ml, 3 mal täglich.
Homöopathisch: 5 Tropfen oder 1 Tablette oder 10 Globuli oder 1 Messerspitze Verreibung alle 30–60 min (akut) und 1–3-mal täglich (chronisch); parenteral: 1–2 ml s.c. akut: 3 ml täglich; chronisch einmal täglich (HAB34). Bei Kindern sind andere Dosierungen zu beachten.

Anwendungsbeschränkungen: Risiken der bestimmungsgemäßen Anwendung therapeutischer Dosen der Droge und Nebenwirkungen sind nicht bekannt. Bei Überdosierung können Magenbeschwerden und Übelkeit auftreten.
Die oberirdischen Organe von Primula-Arten besitzen auf Grund ihres Gehaltes an Primin starke Sensibilisierungspotenz. Bei *Primula veris* und *P. elatior* ist der Primingehalt zwar nur gering, Sensibilisierungen sind dennoch möglich.
Gegenanzeigen: Bekannte Allergie gegen Primeln.

Patienteninformation: Präparate, die Primelblüten als wirksamen Bestandteil enthalten – sind inKombination mit anderen schleimlösenden Drogen bei Sinusitis und Husten gut zur Verbesserung der Symptomatik geeignet. Vereinzelt können Magenbeschwerden und Übelkeit auftreten. Wenn Sie allergisch gegen Primeln sind, sollten Sie vorsichtshalber auf die Einnahme von Medikamenten, die Primelanteile beinhalten, verzichten. Bei vorschriftsmäßiger Einnahme sind ansonsten keine schwerwiegenden Nebenwirkungen zu erwarten. Sollten Sie dennoch Nebenwirkungen, die mit der Einnahme von Primelpräparaten in Verbindung stehen könnten, teilen Sie diese bitte Ihrem Arzt mit.

Bewertung der Wirksamkeit: Die Kenntnis der therapeutischen Wirksamkeit stützt sich in erster Linie auf die Erfahrung in der Therapie und auf Anwendungsbeobachtungen aus der Klinik und Arztpraxis in Kombination mit anderen Drogen. Dazu liegen auch aktuellere Daten aus mehreren klinischen Studien bei akuter und chronischer Sinusitis vor. Die Wirksamkeit der Droge ist nach den gültigen Kriterien für klinische Prüfungen von Arzneimitteln nicht ausreichend belegt. Als Nebenwirkungen können Magenbeschwerden und Übelkeit auftreten; bei bekannter Allergie gegen Primeln sollte die Droge nicht eingenommen werden. Die Kommission E (1988, 1990) bewertet die Indikation Katarrhe der Luftwege für Primelblüten positiv.

Handelspräparate
Bronchipret® (Thymus und Primula TD: z.B. Tropfen: 4mal tgl. 40 Tr., Jugendl. 12–18 J. 4mal tgl. 28 Tr., Kdr. 6–11 J. 4mal tgl. 20 Tr.)
Bronchitussin®
Ipalat® Schlüsselblumentee
Schlüsselblumentee AWE

Literatur

Bachmann C: Wirkstoffprofil und Wirksamkeit eines pflanzlichen Kombinationspräparats zur Behandlung der Sinusitis:
Büechi S: Antivirale Saponine, pharmakologische und klinische Untersuchungen. Deutsche Apotheker Ztg 136 (1996), 89–98
Busse WW et al: J All Clin. Immunol. 73 (1984), 801
Calis I, Yürüker A, Rüegger H et al: Triterpene saponins from Primula veris ssp. macrocalyx and Primula elatiro ssp. meyeri. J Nat Prod 55 (1992), 1299–1306
Grecu VL, Cucu V: Planta Med 25 (1975), 247
Karl C et al: Planta Med 41 (1981), 96
März RW, Ismail C, Popp MA: Wirkprofil und Wirksamkeit eines pflanzlichen Kombinationspräparates zur Behandlung der Sinusitis. Wien. med. Wschr. 149 (1999), 202–208
Middleton E, Drzewiecki G: Biochem Pharmacol 33 (1984), 3333
Thieme H, Winkler HJ: Pharmazie 7 (1971), 434

Purgierkroton – Croton tiglium

Volkstümliche Namen: Krotonölbaum, Purgierkroton (dt.), Croton Seeds, Tiglium, Tiglium Seeds (engl.)

Familie: Euphorbiaceae

Botanik: Kroton ist ein kleiner stark verzweigter Baum von bis 6 m Höhe. Die Blätter sind gegenständig, länglich-eiförmig oder eiförmig-elliptisch, oben dunkelgrün, unten blasser, haben etwa 10 cm lange Stiele und sind am Rand gezähnt. Die Blattspreite ist mit kleinen Sternhaaren besetzt. Die Blüten sind klein und weiß stehen in endständigen, aufrechten Trauben. Dabei befinden sich die männlichen Blüten am oberen Ende, während die weitaus zahlreicheren weiblichen Blüten unten stehen.

Die Frucht ist verkehrt-eiförmig, stumpf dreikantig und außen gelblich und innen bräunlich. Die Samen sind oval-länglich, auf der einen Seite abgeflacht, auf der anderen gewölbt. Sie haben ein braunes, gesprenkeltes Aussehen und sind 8 bis 12 mm lang und 7 bis 9 mm breit.

Verbreitung: Teile von Asien und China.

Krotonöl

Verwendete Pflanzenteile: Krotonöl ist das aus den Samen von *Croton tiglium* L. gewonnene Öl.

Inhaltsstoffe

- Diterpene: Phorboldiester (ca. 1,3 bis 2,2 %), u. a. 12-O-Tridecanoylphorbol-13-acetat (TPA, Myristoylphorbolacetat, MPA, ca. 0,35 %) und Phorboltriester (ca. 3,2 bis 9 %)
- Fettes Öl: Hauptfettsäuren Ölsäure (37 bis 56 %) und Linolsäure (19 bis 29 %)

Pharmakologie

Laxativ, hautreizend, cokanzinogen, nephrotoxisch.
Die Droge ist ein starker Reizstoff. TPA ist karzinogen, mit Auswirkungen auf den Prostaglandinmetabolismus.

Anwendungsgebiete

Chinesische Medizin: bei Ödemen, Furunkel, Obstipation, Schmerzen in Brust und Bauch; auch bei Wurmbefall und Halsschmerzen.
Indische Medizin: bei Obstipation, abdominellen Störungen, Wurmerkrankungen, Krampf- und Schwindelzuständen.

Dosierung

Keine gesicherten Angaben.

Anwendungsbeschränkungen: Die Phorboldiester des Öles sind starke Cokarzinogene. Eine therapeutische Verwendung und Haut- oder Schleimhautkontakte mit der Droge sind unbedingt zu vermeiden. Die Droge bewirkt auch akut toxisch. Auf die Haut gebracht, erzeugt sie Jucken, Brennen und nach einiger Zeit Blasen. Bei innerlicher Aufnahme kommt es zu Brennen im Mund, Erbrechen, Schwindel, Benommenheit, schmerzhaften Stuhlentleerungen und schließlich zum Kollaps.
Akut toxisch sind bereits 1 bis 2 Tropfen, als tödlich gelten 20 Tropfen. Die Behandlung der Vergiftungen kann nach Magen- und Darmentleerung nur symptomatisch erfolgen.

Patienteninformation: Krotonöl wird in China und Indien für eine Reihe verschiedener Erkrankungen verwendet. In der europäischen Medizin wird es jedoch aufgrund der extrem starken Giftigkeit und möglicher Erzeugung von Krebserkrankungen nicht verwendet.

Bewertung der Wirksamkeit: Die Droge sollte aufgrund ihrer stark toxischen und cokarzinogenen Wirkung nicht mehr verwendet werden.

Handelspräparate

Keine bekannt.

Literatur

Berenblum I, Shubik P: Brit J Cancer 1 (1947), 379
Evans FJ (Ed): Naturally Occurring Phorbol Esters. CRC Press 1986
Evans FJ, Taylor SE: Prog Chem Org Nat Prod 44 (1983), 1
Hecker E: Cancer Res 28 (1968), 2338
McEchean CE et al: J Chem Soc 166B (1966), 633
Nishizuka Y: Nature 308 (1984), 693

Pyrethrum (Dalmatinische Insektenblume) – Chrysanthemum cinerariifolium

Volkstümliche Namen: Insektenblume, dalmatinische, Insektenblume, kaukasische, Insektenblume, persische, Saatwucherblume, Wucherblume (dt.), Insect Flowers, Insect Flowers, Dalmatian, Insect Flowers, Persian, Pellitory, Dalmatian (engl.)

Familie: Asteraceae

Botanik: Ein ausdauerndes Kraut von 20 bis 60 cm Höhe mit aufrechtem Stängel, und wechselständigen, grob gesägten bis fiederspaltigen Blättern. Die Blätter sind auf der Unterseite filzig behaart. An langen Stielen sitzen einzelne Blütenköpfchen, die aus weißen Zungen- und gelben Röhrenblüten bestehen. Die Früchte sind Achänen.

Verbreitung: Balkan, sonst kultiviert, z. B. in Kalifornien.

Insektenblüten

Verwendete Pflanzenteile: Insektenblüten sind die getrockneten Blütenkörbchen von *Chrysanthemum cinerariifolium* (TREV.) VIS und/oder *Chrysanthemum coccineum* Willd.

Inhaltsstoffe

- Pyrethrine (Ester von Monoterpensäuren mit Alkylcyclopentenolonen, ca. 0,3 bis

2 %): Hauptkomponenten Pyrethrine I (0,7 bis 1,4 %) und Pyrethrin II (0,3 bis 0,6 %), daneben Cinerine I und II, Jasmoline I und II
- Flavonoide: u. a. Apigenin-, Luteolin- und Quercetin-7-O-glucoside und -glucuronide
- Sesquiterpene: Sesquiterpenlactone, u. a. Pyrethrosin, Cyclopyrethrosin
- Lignane: Sesamin
- Polyine: Thiophene, u. a. 5-(4-Hydroxy-1-butenyl)-2,2'-bithienyl

Pharmakologie
Hauptwirkstoffe: Pyrethrine, Zinerine, ätherisches Öl und Glykoside.
Pyrethrine und Zinerine sind Kontaktinsektizide, die das Nervenzentrum niederer Lebewesen lähmen; eine neurotoxische Wirkung am Natriumkanal von Insekten wurde nachgewiesen; bei Insekten erfolgt keine Ausbildung einer Gewohnheitsimmunität.

Anwendungsgebiete
Äußere Anwendung: gegen Kopf-, Filz- und Kleiderläuse und ihre Nissen.

Sonstige Verwendung
Landwirtschaft: als Insektizid und Antiscabiesmittel.

Dosierung
Äußerlich: als Flüssigextrakt 0,3–0,5 %.

Anwendungsbeschränkungen: Risiken der bestimmungsgemäßen Anwendung therapeutischer Dosen der Droge und Nebenwirkungen sind nicht bekannt. Die Pyrethrine besitzen für den Menschen nur geringe Toxizität (Dosen bis zu 2 g der Droge sind ungiftig).
Die Droge besitzt geringe Sensibilisierungstendenz.

Patienteninformation: Zubereitungen aus Insektenblüten sind, wie der Name vermuten lässt, Insektengifte, die bei äußerlicher Anwendung zuverlässig Kopf-, Filz- und Kleiderläuse samt Nissen vernichten. Halten Sie sich an die Anwendungshinweise und vermeiden Sie versehentliches Verschlucken. Gelegentlich kann es zu allergischen Reaktionen kommen.

Bewertung der Wirksamkeit: Die in der Droge enthaltenen Pyrethrine und Zinerine sind gut wirksame Kontaktinsektizide mit nur geringer Toxizität für den Menschen. Bei bestimmungsgemäßer Anwendung werden Kopf- Filz- und Kleiderläuse samt Nissen zuverlässig und ohne unerwünschte Nebenwirkungen vernichtet. Die Droge besitzt geringe Sensibilisierungspotenz.

Handelspräparate
Keine bekannt.

Literatur
N.N.: Bio-Insektensprays: Wirken Pyrethroide als Nervengifte? Deutsche Apotheker Ztg 132 (1992), 1632
Pachaly P: Pflanzenschutzmittel in der Apotheke – Pyrethrum. Deutsche Apotheker Ztg 132 (1992), 1032
Stüttgen G: Skabies und Läuse heute. Deutsche Apotheker Ztg 132 (1992), 1745

Quebrachobaum – Aspidosperma quebracho-blanco

Volkstümliche Namen: Quebracho, Quebrachobaum, weißer Quebracho (dt.), Quebracho blanco, Ubirá-ro-puüta (arg.), Quebracho, Quebracho Bark, White Quebracho (engl.), Kachakacka (indian.)

Familie: Apocynaceae

Botanik: Die bis zu 30 m hoch werdenden Bäume haben schlanke Äste, wobei die jungen Zweige warzig, die älteren glatt, mit einer dünnen, orangebraunen Rinde sind. Die Blätter sind gegenständig oder 3-zählig, länglich elliptisch, ei-lanzettlich bis lanzettlich, scharf zugespitzt, an der Basis sich allmählich verschmälernd, 3 bis 5 cm lang und 0,5 bis 1,5 cm breit, ledrig, häufig gelbgrün und glatt. Die Blütenkrone ist weiß, gelb oder gelbgrün. Die Balgfrüchte sind zylindrisch bis oval verbreitert, 4 bis 10 cm lang und 1 bis 7 cm breit, stark verholzt, leicht warzig, mit oder ohne Mittelrippe, uneben, stiellos.

Verbreitung: Südost-Bolivien, Argentinien, Süd-Brasilien, Chile.

PQ

Quebrachorinde

Verwendete Pflanzenteile: Quebrachorinde ist die Rinde des *Aspidosperma quebracho-blanco* SCHLECHTEND.

Inhaltsstoffe
- Indolalkaloide (0,5–1,5 %): Hauptalkaloide Aspidospermin (Anteil ca. 30 %), Yohimbin (Quebrachin, Anteil ca. 10 %), weiterhin u. a. (–)-Quebrachamin, Akuammidin
- Gerbstoffe

Pharmakologie
Die in der Droge enthaltenen Indolalkaloide sind für die expektorierende und atemanaleptische Wirkung der Droge verantwortlich.
Zur Wirkungsweise der Gesamtdroge liegen keine Studien vor, jedoch wurden isolierte Inhaltsstoffe auf ihre pharmakologische Aktivität untersucht. So wurde für das Hauptalkaloid

Aspidospermin im Tierversuch eine Stimulierung der Atemtätigkeit nachgewiesen.

Anwendungsgebiete

Volksmedizin: innerlich bei Asthma bronchiale, Atemstörungen, Bronchitis, Fieber, Krämpfen und Appetitlosigkeit. In Südamerika wird die Droge speziell gegen Fieberzustände (bes. Malaria) eingesetzt.
Homöopathie: chronische Atemwegserkrankung mit Atemnot.

Dosierung

Einzeldosis: 1–2 g Droge.
Tinktur: 2,5–5 g (EB6).
Homöopathisch: 5–10 Tropfen, 1 Tablette, 5–10 Globuli, 1 Messerspitze Verreibung 1–3-mal täglich oder 1 ml Injektionslsg. 2-mal wöchentlich s. c. (HAB).

Anwendungsbeschränkungen: Risiken der bestimmungsgemäßen Anwendung therapeutischer Dosen der Droge sind nicht bekannt. Als Nebenwirkungen können u. a. Speichelfluss, Kopfschmerzen, Schweißausbrüche, Schwindel, Benommenheit und Schläfrigkeit auftreten. Einnahme größerer Dosen führt zu Übelkeit und Erbrechen.

Patienteninformation: Medikamente aus Quebrachorinde könnten aufgrund von Erfahrungswerten aus der Volksmedizin geeignet sein, Ihre Beschwerden bei bestimmten Erkrankungen der Lunge und der Bronchien zu lindern und sollen auch bei fieberhaften Erkrankungen, Krämpfen und Appetitlosigkeit hilfreich sein. Eindeutige wissenschaftliche Belege für die Wirksamkeit liegen jedoch nicht vor. Als Nebenwirkungen können bei Ihnen Speichelfluss, Kopfschmerzen, Schweißausbrüche, Schwindel, Benommenheit und Schläfrigkeit auftreten; die Einnahme größerer Mengen des Medikamentes führt zu Übelkeit und Erbrechen.

Bewertung der Wirksamkeit: Zu den pharmakologischen Wirkungen der Gesamtdroge liegen keine Untersuchungsergebnisse vor.- Möglicherweise sind für die der Droge zugeschriebenen expektorierenden und atemanaleptischen Wirkungen und für einige von der Volksmedizin beanspruchten Indikationsgebiete die enthaltenen Alkaloide verantwortlich. Die Anwendungsbeschränkungen und Dosierungshinweise sind zu beachten.

Handelspräparate

Keine bekannt.

Literatur

Biemann K et al: J Am Chem Soc 85 (1963), 631
Jemec GB, Hausen BM: Contact dermatitis from Brazilian box tree wood (Aspidosperma sp.). Contact Dermatitis, 25:58–60, 1991 Jul
Lyon RL et al: J Pharm Sci 62 (1973), 218
Makkar HP, Blümmel M, Becker K: Formation of complexes between polyvinyl pyrrolidones or polyethylene glycols and tannins and their implication in gas production and true digestibility in in vitro techniques. Br J Nutr, 73:897–913, 1995 Jun
Markey S et al: Tetrahedron Lett 157 (1967)
Willaman JJ, Hui-Li L: Lloydia 33 (1970), 1
Wilson E et al: Rev farm (Buenos Aires) 125 (1983), 9

Gemeine Quecke – Agropyron repens

Volkstümliche Namen: Ackergras, Gemeine Quecke, Heublume, Knotengras, Kriechende Quecke, Kriechweizen, Laufquecke, Saatgras, Schließgras, Schnürgras, Schoßhalm, Spitzgras, Zweckgras (dt.), Couch Grass, Couchgrass, Cutch, dog grass, Dog-grass, Durfa Grass, Quack Grass, Quick Grass, quicken, Quickgrass, quitch, Quitch grass, Scotch Quelch, Triticum, twitch grass, Twitchgrass, Twitch-grass, Witch Grass (engl.), Grama del norte (esp.), Chiendent, Chiendent officinal, Petit chiendent (frz.), Gramigna canina, Gramigna dei medici (it.), Perz wlas ciwy (pol.)

Familie: Poaceae

Botanik: Die Quecke ist eine 0,2 bis 1,5 m hohe, ausdauernde Pflanze mit etwa bindfadenstarkem, kriechendem Rhizom mit langen weißen Ausläufern, die knotig gegliedert und hohl sind. Die Blätter sind dünn, flach, grasgrün oder graugrün, die Oberseite ist rauh und oft mit einzelnen, langen Haaren besetzt. 5–7-blütige Ährchen bilden zu etwa 20 eine 10 cm lange Ähre. Die Ähren sind meist kurz, aufrecht und meist dicht, grün, unscheinbar mit 5-nervigen, lanzettlichen, scharf gekielten Hüllspelzen.

Verbreitung: Auf der ganzen nördlichen Erdhälfte heimisch und in Grönland, Südamerika, Australien und Neuseeland eingeschleppt.

Queckenwurzelstock

Verwendete Pflanzenteile: Queckenwurzelstock ist der getrocknete, im Frühling vor der Entwicklung der Halme oder im Herbst gesammelte Wurzelstock von *Agropyron repens* (L.) P. BEAUV.

Inhaltsstoffe
- Schleimstoffe (bis 10 %)
- Triticin (Polyfructosan, 3 bis 8 %)
- Zuckeralkohole (2 bis 3 %): Mannitol, Inositol
- Kieselsäure, teilweise wasserlöslich
- Ätherisches Öl: u. a. Carvacrol und Carvon enthaltend
- p-Hydroxyalkylzimtsäurealkylester

Pharmakologie
Für das ätherische Öl wurden antimikrobielle Wirkungen nachgewiesen. Es liegt jedoch keine genauere Beschreibung vor.
Aufgrund der enthaltenen Schleimstoffe ist die Anwendung bei Erkrankungen des oberen Respirationstraktes plausibel.

Anwendungsgebiete
Innere Anwendung: bei entzündlichen Erkrankungen der ableitenden Harnwege und zur Vorbeugung von Nierengrieß zur Durchspülung verwendet. Bei Diabetes als fruktosehaltiges Diätetikum.
Volksmedizin: bei Blasenkatarrhen und Nierensteinleiden, ferner bei Gicht, rheumatischen Beschwerden und chronischen Hauterkrankungen. Wegen des Schleimgehaltes gilt sie als reizlinderndes Hustenmittel. Der Infus wird bei Verstopfungen verwendet.
Homöopathie: bei Harnwegsentzündungen.

Sonstige Verwendung
Landwirtschaft: Tierfutter und Heuersatz.
Haushalt: als Mehlersatz gemahlen zum Brotbacken in Hungersnöten.
Landschaftsbau: Anpflanzungen zur Festigung von Dämmen und Böschungen.

Dosierung
Mittlere Einzeldosis: 3–10 g Droge auf eine Tasse Abkochung.
Tagesdosis: 6–9 g Droge.
Tee: 12–24 g Droge mit Wasser überbrühen, nach 10 min abseihen und mehrmals täglich frisch trinken.
Fluidextrakt: 4–8 ml 3-mal täglich.
Tinktur: 5–15 ml 3-mal täglich.
Homöopathisch: 5 Tropfen oder 1 Tablette oder 10 Globuli oder 1 Messerspitze Verreibung alle 30–60 min (akut) oder 1–3-mal täglich (chronisch); parenteral: 1–2 ml s. c. akut: 3-mal täglich; chronisch: einmal täglich (HAB).

Anwendungsbeschränkungen: Risiken der bestimmungsgemäßen Anwendung therapeutischer Dosen der Droge und Nebenwirkungen sind nicht bekannt.

Patienteninformation: Zubereitungen aus Queckenwurzelstock wirken reizlindernd bei Husten und können auch zur Durchspülungsbehandlung bei Entzündungen der Harnwege und zur Vorbeugung von Steinen oder Grieß verwendet werden.

Bewertung der Wirksamkeit: Für die therapeutische Verwendung bei entzündlichen Erkrankungen der ableitenden Harnwege und zur Vorbeugung von Nierengrieß liegt eine Positiv-Monographie der Kommission E (1990) vor. Die volksmedizinischen Verwendungen sind nicht belegt. Die in der Droge enthaltenen Schleimstoffe lassen jedoch eine gewisse Wirksamkeit bei Reizzuständen des oberen Respirationstraktes erwarten.

Handelspräparate
Keine bekannt.

Literatur

Bell EA, Jansen DH: Nature 229 (1971), 136
Boesel R, Schilcher H: Planta Med 55 (1989), 399–400
Kiesewetter R, Müller M: Pharmazie 13 (1958), 777
Koetter U et al: Isolierung und Strukturaufklärung von p-Hydroxyzimtsäurealkylester-Verbindungen aus dem Rhizom von Agropyron repens, 2. Mitt. Planta Med 60 (1994), 488
Koetter U, Kaloga M, Schilcher H: Isolierung und Strukturaufklärung von p-Hydroxyzimtsäurealkylester-Verbindungen aus dem Rhizom von Agropyron repens; 1. Mitt. Planta Med 59 (1993), 279
Paslawska S, Piekos R: Planta Med 30 (1976), 216
Racz-Kotilla E, Mozes E: Rev Med 17 (1971), 82
Schilcher H, Boesel R, Effenberger ST, Segebrecht S: Neuere Untersuchungsergebnisse mit aquaretisch, antibakteriell und prostatotrop wirksamen Arzneipflanzen. Z Phytother 10 (1989), 77

Quendel – Thymus serpyllum

Volkstümliche Namen: Feldkümmel, Feldpoley, Feldthymian, Grundling, Kuttelkraut, Marienbettstroh, Quendel, Rainkümmel, Sandthymian, Thymian, Wilder Thymian, Wurstkraut (dt.), creeping thyme, Mother of Thyme, Serpyllum, Shepherd's Thyme, White thyme, Wild Thyme (engl.), Poilet, serpolet (frz.), Serpillo, timo serpillo (it.)

Familie: Lamiaceae

Botanik: Die Pflanze ist ein schwach verholzter Halbstrauch, der 10 bis 50 cm hoch wird. Die blühenden Stängel sind aufrecht, die nicht blühenden niederliegend, stielrund oder schwach 4-kantig, ringsum kurzhaarig, überall wurzelnd. Die Blätter sind klein, linealisch oder elliptisch, stumpf, flach, allmählich in den Blattstiel verschmälert, am Grunde gewimpert, kahl oder rauhaarig und mit stark hervortretenden Nerven. Der Blütenstand ist kugelig-kopfig bis sehr verlängert, oft unterbrochen, mit voneinander abgerückten Scheinwirteln. Die Krone ist 3 bis 6 mm lang, mit kurzer Röhre, hell- bis tiefpurpurn, selten weiß.

Verbreitung: Die Pflanze kommt im gesamten gemäßigten Eurasien vor.
Herkunft der Drogen: Sie kommen aus dem ehemaligen Jugoslawien, Albanien und auch Ungarn.

Quendelkraut

Verwendete Pflanzenteile: Quendelkraut besteht aus den zur Blütezeit gesammelten und getrockneten oberirdischen Sprossen von *Thymus serpyllum* L.

Inhaltsstoffe

- Ätherisches Öl (0,2 bis 0,6 %): als Sammelart umfasst *Thymus serpyllum* L. s. l. (über 20 Kleinarten) sehr viele chemische Rassen mit unterschiedlicher Zusammensetzung des ätherischen Öls, Hauptkomponete ist meistens Carvacrol (Anteil 4 bis 32 %), weiterhin sind u. a. enthalten Borneol (Anteil 0,1 bis 15 %), Bornylacetat (Anteil 0,4 bis 5 %), 1,8-Cineol (Anteil 0,7 bis 6 %), Geraniol (Anteil 2,5 bis 9 %), Geranylacetat (Anteil 1,6 bis 4 %), Linalool + Linalylacetat (Anteil 22 bis 45 %), Thymol (Anteil 1 bis 5 %), Caryophyllen, Citral, Citronellal, Citronellol, p-Cymen, α-Pinen, γ-Terpinen, α-Terpineol, Terpinylacetat
- Flavonoide: u. a. Scutellarenin-7-O-glucosid-4-O-rhamnosid
- Kaffeesäurederivate: bes. Rosmarinsäure (2,3 %)

Pharmakologie
Im Tierversuch wurde eine antihormonale sowie schilddrüsenhormonähnliche Wirkung an der Hypophyse nachgewiesen. Die Anwendung bei Erkrankungen der oberen Luftwege ist durch das aromatisch und würzig riechende ätherische Öl plausibel.

Anwendungsgebiete
Innere Anwendung: bei katarrhalischen Infekten der Atemwege.
Äußere Anwendung: bei akuten und chronischen Erkrankungen der Atemwege (Vollbad).
Volksmedizin: innerlich als Stomachikum, Karminativum, Expectorans; bei Blasen- und Nierenerkrankungen, Dysmenorrhoe, kolikartigen Schmerzen und Keuchhusten.
Äußerlich zu Kräuterkuren und Bädern, alkoholische Auszüge zu Einreibungen bei Erkrankungen des rheumatischen Formenkreises und Verstauchungen.
Chinesische Medizin: bei Erbrechen, Durchfall, Blähungen, Husten, Zahnschmerzen, Juckreiz und allgemeinen Schmerzsyndromen.

Dosierung
Tagesdosis: 4–6 g Droge.
Tee: 2 g (2 TL) Droge mit 150 ml heißem Wasser übergießen, nach 5–10 min abseihen, vor den Mahlzeiten 1 Tasse trinken.
Pulver: 2 g mit Honig vermischen und einnehmen.
Bad: 1 g Droge auf 1 Liter Wasser (entspr. 0,004 g Quendelöl).
Infus: ED: 0,6–4 g, 2–3 Tassen täglich.
Tinktur zur äußerlichen Einreibung.

Anwendungsbeschränkungen: Risiken der bestimmungsgemäßen Anwendung therapeutischer Dosen der Droge und Nebenwirkungen sind nicht bekannt.

Patienteninformation: Arzneimittel aus Quendelkraut oder Wildem Thymian sind geeignet, Ihre Beschwerden bei Katarrhen der Luftwege zu lindern.

Bewertung der Wirksamkeit: Für die therapeutische Verwendung bei Katarrhen des Respirationstraktes liegt eine Positiv-Monographie der Kommission E (1990) vor. Für die sonstigen beanspruchten Anwendungsgebiete ist die Wirksamkeit der Droge nach den gültigen Kriterien für klinische Prüfungen von Arzneimitteln bisher nicht belegt.

Handelspräparate
Hustentee (Kombination aus 6 Wirkstoffen)
Sidroga Erkältungstee (Kombination aus 2 Teedrogen)

Literatur
Adzet T et al: Planta Med, Suppl. 1980 (1980), 52
Länger R et al: Sci Pharm 63 (1995), 325

Raps – Brassica napus

Volkstümliche Namen: Kohlsaat, Lewat, Ölraps, Raps, Reps (dt.), Cole, Colza, Rape, Rape seed (engl.), Colsat, Colza, Navette (frz.), Colza, Navone (it.)

Familie: Brassicaceae

Botanik: Kraut, ein- bis 2-jährig, bis 1,4 m hoch werdend. Laubblätter wechselständig, bläulich bereift, untere gestielt, fiederschnittig mit verhältnismäßig großem Endlappen, schwach behaart, mittlere und obere sitzend, halbstängelumfassend, ungeteilt, kahl, gezähnt oder ganzrandig. Blüten in Trauben. 4 Kelchblätter, aufrecht abstehend, 4 Kronblätter, gelb, 11 bis 14 mm lang. Frucht 4,5 bis 11 cm lange, 2-klappig aufspringende Schote mit Scheidewand,

20- bis 40samig. Samen kugelig, Durchmesser etwa 1,5 bis 3,0 mm.

Verbreitung: Europa, Nordafrika, Amerika.

Rapsöl

Verwendete Pflanzenteile: Rapsöl ist das aus reifen Samen kaltgepresste und raffinierte Öl von *Brassica napus* L. emend. METZGER und *B. rapa* L.

Inhaltsstoffe

- Fettes Öl: Hauptfettsäuren: Ölsäure (ca. 60 %), Linolsäure (ca. 20 %), Linolensäure (ca. 10 %), weiterhin Palmitinsäure, Stearinsäure, Arachinsäure, Behensäure, Rassen mit hohem Gehalt an Erucasäure (40 bis 50 %) werden heute nicht mehr angebaut (Begrenzung des Erucasäuregehaltes in der EU auf unter 5 %)
- Sterole: β-Sitosterol, Campesterol, Brassicasterol, teilweise verestert

Pharmakologie

Rapsöl wirkt vor allem cardiotoxisch bei Einnahme höherer Dosen über einen längeren Zeitraum.
Die Droge findet vorwiegend Verwendung als Ersatzstoff für Olivenöl und bei der Herstellung von Salben und Linimenten.

Anwendungsgebiete

Keine Indikationen.

Sonstige Verwendung
Haushalt: Rapsöl als Speiseöl.
Industrie/ Technik: findet Verwendung in der Margarineherstellung, Schmierfettherstellung, Hart- und Lederfettherstellung, in der Kautschukindustrie und als Brennöl.
Pharmazie/Medizin: als Olivenölersatz in Salben und Ölen.

Anwendungsbeschränkungen: Risiken der bestimmungsgemäßen Anwendung therapeutischer Dosen des an Erucasäure armen Öles (s. Inhaltsstoffe) sind nicht bekannt.

Patienteninformation: Rapsöl kann als Ersatzstoff für Olivenöl verwendet werden.

Bewertung der Wirksamkeit: Die Droge wird als Ersatz für Olivenöl und als Grundlage für Salben und Linimente verwendet.

Handelspräparate

Keine bekannt.

Literatur

Butcher RD, Goodman BA, Deighton N, Smith WH: Evaluation of the allergic/irritant potential of air pollutants: detection of proteins modified by volatile organic compounds from oilseed rape (Brassica napus ssp. oleifera) using electrospray ionization-mass spectrometry. Clin Exp Allergy, 25 (1995).
Slabas AR, Cottingham IR, Austin A, Hellyer A, Safford R, Smith CG: Immunological detection of NADH-specific enoyl-ACP reductase from rape seed (Brassica napus) – induction, relationship of α and β polypeptides, mRNA translation and interaction with ACP. Biochim Biophys Acta, 1039:181–8, 1990 Jun 19

Ratanhia – Krameria triandra

Volkstümliche Namen: Payta-Ratanhia, Peru-Ratanhia, Perus-Ratanhia, Ratanhia, Ratanhia, rote, Ratanhiawurzel (dt.), Krameria Root, Mapato, Peruvian Rhatany, Red Rhatany, Rhatania, Rhatany (engl.), Ratania, ratania del Perú (esp.), Ratanhia, ratanhia du Perou (frz.), ratania (it.), Ratanha, ratania (port.)

Familie: Krameriaceae

Botanik: Die Pflanze ist ein aufrechter oder polsterbildender, 0,3 bis 1 m hoher Halbstrauch, dessen lange und etwa 3 cm dicke Wurzel von einer braunroten, glatten, leicht ablösbaren Rinde umhüllt ist. Die jüngeren Zweige sind dunkelgrün, seidig behaart, die älteren sind schwarz und oft knorrig. Die Blätter sind ganzrandig, länglich, eiförmig, 6 bis 15 mm lang und 2 bis 6 mm breit und silberweiß behaart. Die 7 bis 12 mm langen Blüten stehen in spärlichen endständigen Trauben. Der Kelch ist petaloid, die Sepalen sind ausgebreitet, lanzettlich, dunkelrot, außen mit seidiger Behaarung. Die Petalen sind ungleich, zweidrüsig, keilförmig, 3 bis 5 mm breit, purpurrot, spatelförmig. Die Blüte hat 3 Staubblätter. Der Fruchtknoten ist eiförmig, dicht borstig behaart, mit dickem, unbehaartem Griffel. Die Frucht ist eine einsame, angelborstige Nuss. Sie ist eiförmig und hat zahlreiche rotschwarze, borstige Stacheln.

Verbreitung: Vorzugsweise in den Zentralanden, hauptsächlich in Peru. Es gibt einige Standorte in den benachbarten Ländern Perus.

Ratanhiawurzel

Verwendete Pflanzenteile: Ratanhiawurzel besteht aus der getrockneten Wurzel von *Krameria triandra* RUIZ. & PAVON.

Inhaltsstoffe

- Gerbstoffe (10 bis 15 %): oligomere Proanthocyanidine
- Gerbstoffrote (Phlobaphene): polymere, unlösliche Oxidationsprodukte der Gerbstoffe

– Neolignane: u. a. Ratanhiaphenole I–III (0,3 %)

Pharmakologie
Die Droge wirkt in vitro antimikrobiell und fungitoxisch sowie durch den Gerbstoffgehalt adstringierend.

Anwendungsgebiete
Äußere Anwendung: bei Zahnfleischentzündungen und Entzündungen der Mund- und Rachenschleimhaut.
Volksmedizin: innerlich bei Durchfall, Entzündungen der weiblichen Genitalorgane und der Harnwege. Äußerlich zur Zahnfleischkräftigung und Zahnreinigung.
Homöopathie: bei Schleimhautblutung und schmerzhaften Enddarmerkrankungen.

Dosierung
Abkochung: Einzeldosis: 1,5 g Droge auf 1 Tasse, 3-mal täglich.
Tee: 2–3-mal täglich frisch zubereitet spülen oder gurgeln.
Tinktur: 5–10 Tropfen Tinktur auf 1 Glas warmen Wassers; Pinselung: 2–3-mal täglich mit unverdünnter Ratanhiatinktur.

Anwendungsbeschränkungen: Risiken der bestimmungsgemäßen Anwendung therapeutischer Dosen der Droge und Nebenwirkungen sind nicht bekannt. Bei innerlicher Anwendung kann es wegen der sekretionshemmenden Wirkung zu Verdauungsbeschwerden kommen. In seltenen Fällen wurden allergische Schleimhautreaktionen beobachtet.

Patienteninformation: Arzneimittel aus Ratanhiawurzel können äußerlich angewandt bei Zahnfleischentzündungen und Entzündungen der Mund- und Rachenschleimhaut Ihre Beschwerden lindern, und in homöopathischen Dosen bei Schleimhautblutungen und Enddarmerkrankungen hilfreich sein. In seltenen Fällen kann es zu allergischen Reaktionen kommen.

Bewertung der Wirksamkeit: Für die Anwendungsgebiete leichte entzündliche Veränderungen der Mund- und Rachenschleimhaut liegt eine Positiv-Monographie der Kommission E (1989) vor. Verantwortlich sind die Gerbstoffe mit ihren adstringierenden Eigenschaften.

Handelspräparate
Salvibest®: 2–3mal tgl. mit der unverdünnten Tinktur einpinseln oder Anw. Als Spül- und Gurgellösung (40–60 Tr. in ein halbes Glas warmes Wasser).
Ratiosept®

Literatur
Scholz E: Dtsch. Apoth. Ztg. 134 (1994), 17
Scholz E, Rimpler H: Österr Apoth Ztg 48 (1994), 138
Scholz E, Rimpler H: Planta Med 55 (1998), 379
Scholz R, Rimpler H: Planta Med 6 (1986), 58
Williams V et al: Phytochemistry 22 (1983), 569

Rauwolfia – Rauvolfia serpentina

Volkstümliche Namen: Rauwolfia, Schlangenwurz, Schlangenwurzel, indische (dt.), Rauwolfia (engl.).

Familie: Apocynaceae

Botanik: Die Pflanze ist ein aufrechter, unbehaarter, immergrüner Halbstrauch von 0,5 bis 1 m Höhe. Der Stamm ist hell und unverzweigt. Die Blätter sind zum oberen Teil des Stammes hin zusammengedrängt, einfach und stehen in 3 bis 5-zähligen Wirteln und selten gegenständig. Die Blätter sind 7 bis 18 cm lang, 2,5 bis 5 cm breit, länglich-eiförmig oder lanzettlich. Das Rhizom ist vertikal und verholzt und die sich anschließende Wurzel graubraun mit runzeliger Oberfläche und 3 bis 22 mm Durchmesser. Die weißen bis rosa Blüten stehen in endständigen oder blattachselständigen Trugdolden von 2,5 bis 5 cm Durchmesser und einer Hauptachse von 5 bis 13 cm Länge. Die Frucht ist eine zweilappige Steinfrucht, die reif purpur-schwarz ist.

Verbreitung: Ist in Indien, Indochina, auf Borneo, Sri Lanka und Sumatra heimisch.
Herkunft der Droge: Überwiegend aus Wildvorkommen in Indien, Pakistan, Thailand und Indonesien.

Rauwolfiawurzel

Verwendete Pflanzenteile: Rauwolfiawurzel besteht aus den getrockneten Wurzeln von *Rauvolfia serpentina* (L.).

Inhaltsstoffe
– Indolalkaloide (1 bis 2,5 %): Hauptalkaloide vom Yohimban-Typ: u. a. Reserpin (ca. 0,14 %), Isorauhimbin, ca. 0,08 %), Rescinnamin (Reserpinin, ca. 0,015 %)
  Heteroyohimban-Typ: u. a. Serpentinin (ca. 0,13 %), Serpentin (ca. 0,08 %), Raubasin (Ajmalicin, ca. 0,02 %)
  Sarpagan-Typ: u. a. Raupin (Sarpagin, ca. 0,02 %)
  Ajmalan-Typ: u. a. Ajmalin (ca. 0,1 %)

Pharmakologie
Reserpin und andere Alkaloide in der Rauwolfiawurzel wirken sympathikolytisch über eine Katecholaminverarmung infolge Entspeicherung und Hemmung der Wiederaufnahme von Noradrenalin in die Vesikel der noradrenergen Nervenendigungen. Hieraus resultiert eine blutdrucksenkende Wirkung. Für Ajmalin als Inhaltsstoff der Rauwolfiawurzel sind antiarrhythmische Wirkungen bekannt, die über eine Membranstabilisierung zustande kommen. Im Tierversuch fand sich ein zentral sedierender Effekt.

Anwendungsgebiete
Innere Anwendung: Grenzwerthypertonie, besonders bei erhöhtem Sympathikotonus mit Sinustachykardie, Angst- und Spannungszuständen, psychomotorischer Unruhe.
Die Verträglichkeit von Gesamtextrakten ist besser als die des isolierten Wirkstoffs Reserpin, ein Hinweis auf die Bedeutung der Begleitstoffe (sog. Co-Effektoren).
Volksmedizin: bei Blähungen, Erbrechen, Schlaflosigkeit, Eklampsie, Hypertonie, Leberleiden und zur Förderung der Uteruskontraktion bei der Geburt; lokal bei der Wundversorgung.
Indische Medizin: Als Gegengift bei Schlangenbissen und giftigen Bissen anderer Reptilien; außerdem bei Bluthochdruck, Harnzwang, Fieber, Koliken und zur Wundversorgung.

Dosierung
Tagesdosis: 600 mg Droge entsprechend 6 mg Gesamtalkaloide. Die Verwendung der Droge oder von Extrakten ist nicht mehr üblich. Meist wird Reserpin in niedriger Dosierung mit anderen Antihypertenika kombiniert.

Anwendungsbeschränkungen: Als Nebenwirkungen können u. a. auftreten: verstopfte Nase, depressive Verstimmung, Müdigkeit, Potenzstörungen. Das Reaktionsvermögen kann so beeinträchtigt werden, dass eine aktive Teilnahme am Straßenverkehr und die Bedienung von Maschinen beeinträchtigt ist (besonders im Zusammenwirken mit Alkohol).
Gegenanzeigen: Depressionen, Ulkus-Krankheit, Phäochromocytom, Schwangerschaft, Laktation.
Wechselwirkungen mit anderen Arzneimitteln: Die Kombination mit Alkohol verstärkt die Beeinträchtigung des Reaktionsvermögens erheblich. Eine gegenseitige Wirkungsverstärkung ergibt sich zusammen mit Neuroleptika und Barbituraten. In Kombination mit Digitalisglykosiden resultiert eine ausgeprägte Bradykardie. Bei Kombination mit Levodopa wird eine Wirkungsabschwächung beobachtet, allerdings zusätzlich eine unerwünschte Verstärkung von extrapyramidal-motorischen Symptomen. Bei Kombination mit Sympathikomimetika, z. B. in Husten- und Grippemitteln enthalten oder in Appetitzüglern, können initial erhebliche Blutdrucksteigerungen auftreten.

Patienteninformation: Zubereitungen aus Rauwolfiawurzel sind zur Behandlung von leichtem Bluthochdruck, besonders in Verbindung mit Herzklopfen, Angst- und Unruhegefühlen geeignet, wenn eine vorangegangene spezielle Diät Ihre Beschwerden nicht ausreichend lindern konnte. Bei gleichzeitiger Einnahme von alkoholischen Getränken kann es zu schweren Störungen des Reaktionsvermögens kommen. Sollten Sie bestimmte Medikamente einnehmen müssen, z. B. Digitalispräparate, Beruhigungsmittel, bestimmte Medikamente bei Nervenerkrankungen, Appetitzügler, Mittel zur Hustendämpfung oder Grippemittel, dann sollten Sie Arzneimittel aus Rauwolfia nur nach Rücksprache mit Ihrem behandelnden Arzt einnehmen. Während der Schwangerschaft und Stillzeit darf das Medikament nicht verwendet werden, ebenso wenn Sie unter Depressionen, Magengeschwüren und Nebennierentumor (Phäochromozytom) leiden.

Bewertung der Wirksamkeit: Für die therapeutische Verwendung bei Borderline-Hypertonie, besonders in Verbindung mit Erhöhung des Sympathikotonus und konsekutiver Sinustachykardie, Angst- und Spannungszuständen, psychomotorischer Unruhe und fehlendem Ansprechen auf diätetische Maßnahmen liegt eine Positiv-Monographie der Kommission E (1986) vor. Für die volksmedizinisch beanspruchten Indikationen ist die Wirksamkeit der Droge nach den gültigen Kriterien für klinische Prüfungen von Arzneimitteln bisher nicht belegt. Wechselwirkungen mit anderen Arzneimitteln, Nebenwirkungen und Gegenanzeigen sind hier besonders zu beachten.

Handelspräparate
Arte Rautin®
Rauwoplant® (Kombination aus 2 Arzneidrogen)

Literatur
Beim HJ: Pharmacol Rev 8 (1978), 281
Cornett GBR: World Crops 17 (1965), 33
Lounasmaa M et al: On the structure of the indole alkaloid ajmalicidine. Planta Med 60 (1994), 480
Nattkämper G: PA 22 (1967), 281

R

Rehmannia glutinosa

Volkstümliche Namen: Dihuang (chin.)

Familie: Scrophulariaceae

Botanik: Bis zu 40 cm hohe Staude mit wechselständigen, 3–10 cm langen und 1,5–4 cm breiten verkehrt-eiförmigen bis lanzettlichen Blättern. Der Blattrand ist gekerbt. Blätter und Stängel samtartig behaart. Die Wurzeln sind teilweise zu Knollen verdickt. Die rotvioletten Blüten stehen in bis zu 10-blütigen Trauben. Die Frucht ist eine lokulizide Kapsel.

Verbreitung: China, Japan, Korea.

Shengdihuang

Verwendete Pflanzenteile: Shengdihuang bzw. Shoudihuang sind die frischen oder getrockneten Wurzelknollen von *Rehmannia glutinosa* (GAERTN.) LIBOSCH.

Inhaltsstoffe

- Iridoide: Hauptkomponente Catalpol (0,3 bis 0,5 %), weiterhin u. a. Ajugol, Aucubin, Melittosid, Rehmanioside A bis D
- Monoterpene: Rehmapicrosid
- Iononglucoside: Rehmaionone A und B
- Monosaccharide/Oligosaccharide: Stachyose (ca. 10 %, bezogen auf das Frischgewicht), Saccharose, Raffinose, D-Fructose, D-Glucose, D-Galaktose
- Steroide: Sterole, u. a. β-Sitosterol, Campesterol, Stigmasterol

Pharmakologie

In-vivo bzw. in-vitro-Untersuchungen konnten für die Shengdihuang enthaltenen Glycoside antibakterielle, immunsuppressive, und antihepatotoxische Wirkung nachgewiesen werden. In verschiedenen in-vitro-Modellen wurde für Verbascosid ein hemmender Effekt auf das Thromboxansynthetasesystem beschrieben. Klinische Studien hierzu liegen allerdings nicht vor.

Anwendungsgebiete

Chinesische Medizin: Unterscheidung zwischen zwei Drogenpräparationen:
Shengdihuang: Anwendung vor allem im Herz-, Nieren- und Leber-Meridian, bei fiebrigen Erkrankungen, Mundtrockenheit, Nasenbluten, inneren Blutungen, Rheuma, Obstipation, Hepatitis, Diabetes und Metrorrhagie.
Shoudihuang: Anwendung im Leber- und Nieren-Meridian bei Kehlkopfparesen und -entzündungen, Menstruationsunregelmäßigkeiten, allergischer Abwehrschwäche, Schlaflosigkeit, Vertigo, Ohrensausen, Schwerhörigkeit, Hyperhidrosis, Diabetes und Pollakisurie.

Dosierung

Abkochung: 9–15 g Droge (Tagesdosis).

Anwendungsbeschränkungen: Risiken der bestimmungsgemäßen Anwendung therapeutischer Dosen der Droge sind nicht bekannt.

Patienteninformation: Shengdihuang soll vor allem bei Rheuma, Ekzemen und Virushepatitis wirksam sein. Aussagekräftige wissenschaftliche Belege hierfür liegen derzeit allerdings nicht vor.

Bewertung der Wirksamkeit: Die aufgrund von in-vitro- und in-vivo-Untersuchungen beschriebenen Wirkungen konnten bislang nicht durch klinische Studien bestätigt werden. Die Wirksamkeit der Droge gilt daher nach den gültigen Kriterien für klinische Prüfungen von Arzneimitteln für die beanspruchten Indikationen als nicht belegt.

Handelspräparate

Keine bekannt.

Literatur

Feng GP, Zhang SD, Yi NY: Effects of Rehmannia glutinosa, Plastrum testudinis, Aconitum carmichaeli and Cinnamomum cassia on the β-adrenergic receptors of hyperthyroid rat kidneys Chung Hsi I Chieh Ho Tsa Chih, 116:606–8, 582, 1986 Oct

Kubo M, Asano T, Matsuda H, Yutani S, Honda S: Studies on Rehmanniae radix. III. The relation between changes of constituents and improvable effects on hemorheology with the processing of roots of Rehmannia glutinosa Yakugaku Zasshi, 116:158–68, 1996 Feb

Lu CS: Effects of Rehmannia glutinosa in the treatment of Sheehan's syndrome Chung Hsi I Chieh Ho Tsa Chih, 116:476–8, 451, 1985 Aug

Ni M, Bian B, Wang H: Constituents of the dry roots of Rehmannia glutinosa Libosch Chung Kuo Chung Yao Tsa Chih, 116:297–8, inside backcover, 1992 May

Ni M, Bian B, Wang H: On the constituents of rhizome of Rehmannia glutinosa Libosch. forma hueichingensis Hsiao Yakugaku Zasshi, 116:593–6, 1971 May

Yuan Y, Hou S, Lian T, Han Y: Studies of Rehmannia glutinosa Libosch. f. hueichingensis as a blood tonic Chung Kuo Chung Yao Tsa Chih, 17:366–8, inside backcover, 1992 Jun

Zha LL: Experimental effect of Rehmannia glutinosa on the pituitary and adrenal cortex in a glucocorticoid inhibition model using rabbits Chung Hsi I Chieh Ho Tsa Chih, 116:95–7, 70, 1988 Feb

Rettich – Raphanus sativus

Volkstümliche Namen: Gartenrettich, Garten-Rettich, Radieschen, Rettich, schwarzer (dt.), Common Radish, Garden Radish, Radish (engl.), Rábano (span.), Radis, ravonnet (frz.), Ravanello nero (it.)

Familie: Brassicaceae

Botanik: Die Wurzel ist rübenähnlich, fleischig und von scharfem Geschmack. Der Stängel ist bis 1 m hoch, gebogen, röhrig, ästig, kahl oder mit Borsten besetzt und oft violett, besonders in den Achseln der Seitenzweige. Die unteren Blätter sind leierförmig-fiederschnittig mit großem, geschweift-gekerbtem Endabschnitt und kleineren, länglich-eiförmigen, stumpfen, gezähnten Seitenlappen, hellgrün, oft rot geädert, zerstreut mit angedrückten Borsten besetzt. Die Blütentraube ist locker und hat etwa 30 Blüten. Die Kelchblätter sind 6,5 bis 10 mm lang, länglich, rot oder grün. Die Kronblätter sind 17 bis 22 mm lang, verkehrt-eiförmig, violett oder weiß mit dunklen Adern. Die Früchte stehen auf aufrecht-abstehenden Stielen.

Verbreitung: Die Pflanze stammt wahrscheinlich aus China und Japan und wird heute in den meisten gemäßigten Regionen der Welt angebaut.

Rettich

Verwendete Pflanzenteile: Rettich besteht aus der frischen Wurzel von *Raphanus sativus* L. var. *niger* (M.) S. K. und/oder von *Raphanus sativus* L. ssp. *niger* (M.) D. C. var. *albus* D. C.

Inhaltsstoffe

- Glucosinolate (ca. 0,05 bis 0,1 % vom Frischgewicht) in der frischen, unverletzten Wurzel: Hauptkomponente 4-Methylthio-3-butenyl-glucosinolat, weiterhin u. a. Glucobrassicin, Sinigrin, Glucoraphanin

Pharmakologie

Der Droge wird eine choleretische, antimikrobielle und im oberen Gastrointestinaltrakt motilitätssteigernde Wirkung zugeschrieben, die durch die enthaltenen Senföle bedingt ist.
Im Tierversuch konnte eine choleretische sowie eine antivirale Wirkung nachgewiesen werden.

Anwendungsgebiete

Innere Anwendung: bei Katarrhen der Atemwege und dyspeptischen Beschwerden aufgrund von Gallenwegsdyskinesien.
Volksmedizin: bei Keuchhusten und Gallensteinleiden.
Homöopathie: bei Verdauungsschwäche und fettiger Haut.
Chinesische Medizin: bei Husten, Durchfall und abdomineller Schmerzsymptomatik.
Indische Medizin: bei dyspeptischen Beschwerden, Übelkeit, Blähungen, Gallenstörungen, Kopf- und Nervenschmerzen und urologischen Erkrankungsbildern.
Sonstige Verwendung
Haushalt: als Gemüse.

Dosierung

Presssaft: Tagesdosis: 50–100 ml; mehrmals täglich 1/2 Esslöffel einnehmen. Zwischen den „Drei-Tages-Kuren" einige Tage pausieren.
Rettich-Honig-Saft: löffelweise über den Tag verteilt bei Keuchhusten einnehmen.
Homöopathisch: 5 Tropfen oder 1 Tablette oder 10 Globuli oder 1 Messerspitze Verreibung alle 30–60 min (akut) oder 1–3-mal täglich (chronisch); parenteral: 1–2 ml s. c. akut: 3-mal täglich; chronisch einmal täglich (HAB).

Anwendungsbeschränkungen: Risiken der bestimmungsgemäßen Anwendung therapeutischer Dosen der Droge und Nebenwirkungen sind nicht bekannt. Bei Anwendung hoher Dosen der frischen Wurzel kann es zu Schleimhautreizungen des Magen-Darm-Traktes kommen. Durch die cholagoge Wirkung der Droge können bei Gallensteinträgern Gallenkoliken ausgelöst werden.

Patienteninformation: Arzneimittel aus Rettich sind geeignet, Ihre Beschwerden bei Verdauungsstörungen, insbesondere bei Funktionsstörungen der Gallenwege, wie auch bei Katarrhen der Atemwege zu lindern. Bei Anwendung hoher Dosen der Wurzel kann es aufgrund der enthaltenen Scharfstoffe zu Reizerscheinungen der Magen- und Darmschleimhaut kommen. Wenn Sie unter Gallensteinen leiden, kann durch die galletreibende Wirkung des Arzneimittels unter Umständen eine Gallenkolik ausgelöst werden.

Bewertung der Wirksamkeit: Für die therapeutische Anwendung bei dyspeptischen Beschwerden, besonders aufgrund von Gallenwegsdyskinesien und bei Katarrhen des oberen Respirationstraktes liegt eine Positiv-Monographie der Kommission E (1986) vor. Die Wirksamkeit der Droge für die anderen beanspruchten Indikationsgebiete ist nach den gültigen Kriterien für klinische Prüfungen von Arzneimitteln bisher nicht belegt. Die Anwendungsbeschränkungen sind zu beachten.

Handelspräparate

Cholosan® 3mal tgl. 1–2 EL. (15–30 ml) vor den Mahlzeiten
Florabio® naturreiner Heilpflanzensaft Schwarzrettich 3-mal tgl. v. d. Mahlzeiten 10 ml Preßsaft unverdünnt oder mit etwas Flüssigkeit einnehmen
Kneipp Rettich
Pflanzenextrakt Rettich
Schwarzrettich Pflanzensaft

Literatur

Han DH, Lee JH: Effects of liming on uptake of lead and cadmium by Raphanus sativa. Arch Environ Contam Toxicol, 31:488–93, 1996 Nov

Hänsel R, Keller K, Rimpler H, Schneider G (Hrsg): Hagers Handbuch der Pharmazeutischen Praxis. 5. Aufl., Bde 4–6 (Drogen), Springer Verlag Berlin, Heidelberg, New York, 1992–1994

Rhabarber – Rheum palmatum

Volkstümliche Namen: Handlappiger Rhabarber, Kronrhabarberstaude, Medizinalrhabarber, Rhabarber, Rhabarber, chinesischer, Tangutischer Rhabarber (dt.), China Rhubarb, Chinazimtbaum Rhubarb, Chinese Rhubarb, East Indian Rhubarb, Indian Rhubarb, Rhubarb, Russian Rhubarb, Turkey Rhubarb (engl.)

Familie: Polygonaceae

Botanik: Die Pflanze ist eine ausdauernde, große, kräftige Staude. Der Stängel wird über 1,5 m hoch. Die Blätter sind rundlich-herzförmig, handförmig gelappt, oberseits etwas rau oder glatt, 3- bis 5-nervig, mit länglich-eiförmigen bis lanzettlichen, spitzen, ungeteilten bis eingeschnittenen, gezähnten oder fiederspaltigen Lappen. Das Wurzelsystem besteht aus einer Rübe, die nach einigen Jahren 10 bis 15 cm im Durchmesser misst und armdicke Seitenwurzeln besitzt. Der Blütenstand ist eine hohe, beblätterte, straff aufrechte Rispe. Die Blüten bestehen aus schmalen, roten, rosa oder weißlich-gelben Perigonblättern, die bei der reifen Blüte für die Windbestäubung weit nach hinten zurückgeschlagen werden. Die Früchte sind rotbraun bis braun.

Verbreitung: Ist in Nordosttibet und Nordwestchina heimisch und wird in vielen Gebieten der Erde angebaut. Die Hauptanbauländer sind China und Russland.

Rhabarberwurzel

Verwendete Pflanzenteile: Rhabarberwurzel besteht aus den getrockneten, unterirdischen Teilen von *Rheum palmatum* L., *Rheum officinale* L. oder von Hybriden der beiden Arten, die von Stängelanteilen, von kleinen Wurzeln und vom größten Teil der Rinde befreit sind.

Inhaltsstoffe

- Anthracenderivate (3 bis 12 %): Anthranoide, Hauptkomponenten 1- oder 8-O-β-glucoside der Aglykone Rheumemodin, Aloeemodin, Rhein, Chrysophanol, Physcion (zusammen 60 bis 80 %), 8,8′-Di-O-glucoside von Dianthronen (10 bis 25 %), u. a. Sennoside A und B
- Gerbstoffe: Gallotannine und deren Vorstufen Galloylglucose, Galloylsaccharose, Lindleyin, Isolindleyin
- Flavonoide (2 bis 3 %)
- Naphthohydrochinonglykoside

Pharmakologie

Die laxative Wirkung der Droge beruht vorwiegend auf einer Beeinflussung der Colonmotalität im Sinne einer Hemmung der stationären und einer Stimulierung der propulsiven Kontraktionen. Daraus resultieren eine beschleunigte Darmpassage und eine reduzierte Flüssigkeitsresorption. Zusätzlich werden durch eine Stimulierung der aktiven Chloridsekretion Wasser und Elektrolyte sezerniert.

Anwendungsgebiete

Innere Anwendung: bei Obstipation.
Volksmedizin: bei Appetitlosigkeit und Verdauungsstörungen, Magen- und Darmkatarrhen und schmerzhaftem Zahnen (Kindern); äußerlich bei Brandwunden und Hautkrankheiten.
Homöopathie: bei Durchfallerkrankungen und Zahnungsbeschwerden.
Chinesische Medizin: bei Delirium, Tenesmen, Ödemen, Amenorrhoe und abdominellen Schmerzen.

Sonstige Verwendung
Industrie: als Zusatz in Likören, Erfrischungsgetränken, Backwaren sowie Nach- und Süßspeisen.

Dosierung

Tagesdosis: 15–50 mg Hydroxyanthracenderivate ber. als Rhein..
Als Laxans: Tagedosis: Als Tee von 1,0–2,0 g (1–2 TL) auf 150 ml Wasser, 10–15 min ziehen lassen. Morgens und/oder abends vor dem Schlafengehen 1 Tasse trinken.
Als Adstringens und Stomachikum mit einer Dosis von 0,1–0,2 g (hier ist die sich kreuzende Dosis-Wirkung-Beziehung auffällig).
Extrakt: ED: 0,3–1 g.
Dauer der Anwendung: sollte auf kurze Zeiträume (max. 1–2 Wochen) begrenzt werden.
Homöopathisch: 5 Tropfen oder 1 Tablette oder 10 Globuli oder 1 Messerspitze Verreibung alle 30–60 min (akut) oder 1–3-mal täglich (chronisch); parenteral: 1–2 ml s. c. akut: 3-mal täglich; chronisch einmal täglich (HAB).

Anwendungsbeschränkungen: Als Nebenwirkungen des abführenden Effektes können krampfartige Magen-Darm-Beschwerden auftreten. Langzeitanwendung führt zu Verlusten an Elektrolyten, bes. Kalium-Ionen, und in

deren Folge zu Hyperaldosteronismus, Hemmung der Darmmotilität und Verstärkung der Wirkung von herzwirksamen Steroiden, in seltenen Fällen auch zu Herzarrhythmien, Nephropathien, Ödemen und beschleunigtem Knochenabbau.
Die Frage der Erhöhung der Wahrscheinlichkeit des Auftretens von Dickdarmkarzinomen nach langzeitiger Anwendung von Anthracendrogen ist noch nicht völlig geklärt. Neuere Untersuchungen lassen keine Zusammenhänge zwischen der Anwendung von Anthracendrogen und der Häufigkeit von Dickdarmkarzinomen erkennen.
Gegenanzeigen: Darmverschluss, akut-entzündliche Erkrankungen des Darmes, Appendizitis, abdominelle Schmerzen unbekannter Ursache. Bei Kindern unter 12 Jahren darf die Droge nicht angewendet werden. Anwendung während der Schwangerschaft und Stillzeit nur nach Rücksprache mit dem Arzt.
Wechselwirkungen: Bei chronischem Gebrauch/Missbrauch ist bedingt durch den Kaliummangel eine Verstärkung der Herzglykosidwirkung sowie eine Beeinflussung der Wirkung von Antiarrhythmika möglich. Kaliumverluste können durch Kombination mit Thiaziddiuretika, Nebennierenrindensteroide und Süßholzwurzel verstärkt werden.

Patienteninformation: Arzneimittel aus Rhabarberwurzeln sind gut wirksame Abführmittel, die jedoch aufgrund ihrer speziellen Wirkweise und möglichen Nebenwirkungen nicht für den Langzeitgebrauch bestimmt sind. Bei Verdacht auf Darmverschluss, Blinddarmentzündung, Entzündungen des Darmes und Bauchschmerzen unbekannter Ursache darf das Medikament nicht verwendet werden, auch nicht bei Kindern unter 12 Jahren. Während der Schwangerschaft und Stillzeit darf die Anwendung nur nach Rücksprache mit dem behandelnden Arzt erfolgen.

Bewertung der Wirksamkeit: Für die therapeutische Verwendung bei Obstipation liegt aufgrund der zuverlässigen laxierenden Wirkung der Droge eine Positiv-Monographie der Kommission E (1984, 1993) vor. Auch die ESCOP (1999) hat die kurzzeitige Verwendung bei gelegentlicher Verstopfung positiv bewertet. Die volksmedizinische Anwendung bei Verdauungsstörungen ist aufgrund des Gerbstoffgehalts plausibel, für die anderen beanspruchten Indikationen ist die Wirksamkeit der Droge nach den gültigen Kriterien für klinische Prüfungen von Arzneimitteln bisher nicht belegt. Die Anwendung sollte prinzipiell in kleinstmöglicher Dosis zur Erreichung einer Darmentleerung, z. B. bei Analfissuren, Hämorrhoiden und vor und nach operativen Eingriffen im Analbereich erfolgen und auf wenige Tage begrenzt werden. Wechselwirkungen, Nebenwirkungen und Gegenanzeigen sind in diesem Fall besonders zu beachten.

Handelspräparate

Ex Herba Rheum®
Plantoletten®
Redaxa Lax®
Schäfer Ast Spezialtropfen C
Schäfer Ast Spezialtropfen D

Literatur

BGA (Hrsg): Arzneimittelrisiken: Anthranoide. Deutsche Apotheker Ztg 132 (1992), 1164
Fairbairn JW: Pharmacol 14 (Suppl 1, 1976), 48
Foust MC: Rhubarb: The Wondrous Drug.Princeton University Press, Princeton, NJ 1992
Friedrich H, Höhle J: Arch Pharm 299 (1966), 857
Iida K et al: Potent inhibitors of tyrosinase activity and melanin biosynthesis from Rheum officinale. Planta Med 61 (1995), 425–428
KashiwadaY et al: Chem Pharm Bull 32 (1984), 3461
Klimpel BE et al: Anthranoidhaltige Laxantien – ein Risiko für die Entwicklung von Tumoren der ableitenden Harnwege. PUZ 26 (1), Jahrestagung der DPhG, Berlin, 1996, 1997
N.N.: Abwehr von Arzneimittelrisiken, Stufe II. Deutsche Apotheker Ztg 136 (1996), 3253–2354
N.N.: Anwendungseinschränkungen für Anthranoidhaltige Abführmittel angeordnet. PUZ 25 (1996), 341–342
Nonaka G et al: Chem Pharm Bull 25 (1977), 2300
Oshio H et al: Chem Pharm Bull 22 (1974), 823
Sanches EF, Feritas TV, Ferreiraalves DL et al: Biological activities of venoms from south American snakes. Toxicon 30 (1992), 95
Tsuboi et al: Chem Pharm Bull 25 (1977), 2708
Van Os FHL: Pharmacology 14 (Suppl 1, 1976), 18
Zwaving JH: Pharm Weekbl 109 (1974), 1169
Zwaving JH: Planta Med 21 (1972), 254

Ringelblume – Calendula officinalis

Volkstümliche Namen: Feminell, Garten-Ringelblume, Goldblume, Ringelblume, Ringelrose, Sonnenwendblume, Sonnwendblume, Studentenblume, Totenblume (dt.), Horgenfrue (dan.), Calendula, Common Marygold, Garden Marigold, Goldbloom, Gold-bloom, Golds, Holigold, Holligold, Marigold, Mary Bud, Mary Gowles, Marybud, Poet's Marigold, Pot Marigold, Ruddes (engl.), Caldo, Maravilla (span.), Fleur feminelle, Soude des jardins (frz.), Canestro (griech.), Calendola (it.), Flor de tot l'any (katalan.), Ringblomst (norw.), Nagietek lekarski (pol.)

Familie: Asteraceae

Botanik: Die Pflanze ist meistens einjährig, selten zweijährig. Sie wird 30 bis 50 cm hoch und hat eine etwa 20 cm lange Pfahlwurzel mit zahlreichen dünnen Nebenwurzeln. Der Stengel ist aufrecht und vom Boden an oder im oberen Teil verzweigt, kantig und flaumig behaart. Die wechselständigen Blätter sind unten fast spatelförmig und oben länglich bis lanzettlich und alle filzig behaart. Jeder Stengel trägt an seiner Spitze ein 5 bis 7 cm großes Blütenköpfchen. Das Innere des Köpfchens bilden orangefarbene, trichterförmige Röhrenblüten.

Verbreitung: Ist in ganz Mittel- und Südeuropa, Westasien und den USA verbreitet.

Ringelblumenkraut

Verwendete Pflanzenteile: Ringelblumenkraut sind die zur Blütezeit gesammelten oberirdischen Teile von *Calendula officinalis* L.

Inhaltsstoffe
- Triterpensaponine
- Flavonoide
- Carotinoide
- Ätherisches Öl

Pharmakologie
Aus dem Gehalt an ätherischem Öl, Saponin und dem Bitterstoff Loliolid könnte eine adstringierende und granulationsfördernde Wirkung abgeleitet werden. Es liegen keine experimentellen Daten vor.

Anwendungsgebiete
Volksmedizin: Innere Anwendung zur Steigerung der Gallensäurenausschüttung, äußere Anwendung zur Behandlung von Wunden und Flechten. Außerdem Verwendung als Gurgelwasser. Auf den Kanarischen Inseln gegen Husten und Krämpfe; in Russland gegen Angina und Bluthochdruck. Die Wirksamkeit ist nicht belegt.

Dosierung
Keine gesicherten Angaben.

Anwendungsbeschränkungen: Risiken und Nebenwirkungen der Droge sind nicht bekannt. Es besteht geringe Sensibilisierungspotenz bei Hautkontakt.

Patienteninformation: Im Unterschied zu Ringelblumenblüten ist für Ringelblumenkraut keine therapeutische Wirksamkeit belegt, weshalb die Anwendung nicht empfohlen werden kann. Die Gefahr schwerwiegender, unerwünschter Wirkungen besteht allerdings nicht.

Bewertung der Wirksamkeit: Die Kommission E bewertet in ihrer Monographie von 1993 die Droge negativ und lehnt die therapeutische Anwendung ab, da ihre Wirksamkeit bei den beanspruchten Anwendungsgebieten nicht belegt ist.

Handelspräparate
Keine; Verwendung finden nur Ringelblumenblüten.

Literatur

Isaac O: Die Ringelblume. Botanik, Chemie, Pharmakologie, Toxikologie, Pharmazie und therapeutsche Verwendung. Wissenschaftl. Verlagsges. mbH Stuttgart1992
Kasprzyk Z, Pyrek J: Phytochemistry 7 (1968), 1631
Kasprzyk Z, Wilkomyrski B: Phytochemistry 13 (1973), 2299
Pyrek J: Roczniki Chemii 51 (1977), 1141: 2331, 2493
Samochowiec E et al: Wiad Parazytol 25 (1979), 77
Vecherko LP et al: Khim Prir Soed 11 (1975), 366
Wilkomirski B: Phytochemistry 24 (1985), 3067

Ringelblumenblüten

Verwendete Pflanzenteile: Ringelblumenblüten sind die Randblüten der völlig entfalteten, gesammelten und getrockneten Blütenköpfchen von *Calendula officinalis* L.

Inhaltsstoffe
- Triterpensaponine (2 bis 10 %): Glykoside A bis F (mono- oder bisdesmosidische Oleanolsäureglykoside)
- Triterpenalkohole: Triterpenmonoole (ca. 0,8 %), Triterpendiole (ca. 4 %) und Triterpentriole, u. a. Lupeol, Taraxasterol, psi-Taraxasterol, Faradiol, Arnidiol, deren Mono- und Diester (vorwiegend Essigsäure, Laurin-, Myristin- und Palmitinsäure als Säurekomponenten)
- Flavonoide (0,3 bis 0,8 %): u. a. Isorhamnetin- und Quercetinglykoside
- Hydroxycumarine: u. a. Scopoletin, Umbelliferon, Aesculetin
- Carotinoide: Hauptkomponenten Lutein, Zeaxanthin
- Ätherisches Öl (ca. 0,2 %): Hauptkomponenten α-Cadinol, T-Cadinol, Fettsäuren
- wasserlösliche Polysaccharide (ca. 15 %): Rhamnoarabinogalaktane, Arabinogalaktane

Pharmakologie
Präklinik: Im Tierversuch wurde eine Förderung der Wundheilung (Patrick et al. 1996) nachgewiesen sowie eine entzündungshemmende Wirkung (Della Logia et al. 1994, Akihisa et al. 1996, Zitterl-Eglseer et al. 1997), die jüngst auf die, in der Droge enthaltenen, Fara-

diolester zurückgeführt werden konnte (Della Loggia 2000). Die Wirksamkeit der Droge bei der Behandlung von Dermatophytose konnte durch Untersuchungen an Meerschweinchen belegt werden (Aghilil et al. 2001). Yoshikawa et al. 2001) konnten nach Verabreichung eines methanolischen Extraktes an Mäusen einen hypoglykämischen und gastroprotektiven Effekt von Ringelblumenblüten nachweisen. Die im ätherischen Öl enthaltenen Terpenalkohole und -lactone sowie Flavone wirken antmikrobiell, fungizid (Kasiram et al. 2000) und virucid gegen Grippeviren, Herpes simplex, HIV (Kalvatchev et al. 1997) und VSV (De Tommasi et al. 1990). Ferner beschrieben werden immunstimulierende (Amirghofran et al. 2000), antitumorale, estrogene, hämolytische (Saponine) und möglicherweise choleretische Wirkungen.
Klinik: Neben umfangreichen Anwendungsbeobachtungen liegt derzeit nur eine nichtkontrollierte Pilotstudie an 30 Patienten vor. Die Behandlung von Verbrennungen bzw. Verbrühungen mit einem Calendula-haltigen Gelpräparat führte in der Regel innerhalb von maximal 14 Tagen zu Symptomfreiheit, bei guter bis sehr guter Verträglichkeit (Baranov 1999). Die Verwendung einer Kombination von Calendula- und Hypericum-Extrakt bei 24 Patientinnen nach einer Kaiserschnitt-Geburt ergab in einer placebokontrollierten Studie ebenfalls beschleunigte Wundheilung (Lavagna et al. 2001).

Anwendungsgebiete
Die äußere Anwendung bei schlecht heilenden Wunden und Ulcus cruris sowie die innere, lokale Anwendung bei Entzündungen im Mund- und Rachenraum.
Volksmedizin: Äußerlich bei venösen Gefäßerkrankungen und deren Affektionen der Haut, bei Wunden, entzündlichen Hauterkrankungen, Analekzemen, Proktitis und Konjunktivitis. Bestandteil der Behandlung von rauher Haut, Bienenstichen und Erfrierungen.
Innerlich bei entzündlichen Erkrankungen der inneren Organe, gegen Magen- und Darmulcera, bei Obstipation, gegen Würmer und bei Dysmenorrhoe. Ferner als harn- und schweißtreibendes Mittel.
Homöopathie: Erfrierungen und Verbrennungen der Haut sowie schlecht heilende Wunden.

Sonstige Verwendung
Kosmetik: Bestandteil vieler Kosmetika zur Pflege empfindlicher und trockener Haut.

Dosierung
Innere Anwendung:
Infus: 1–4 g Droge als Infus 3-mal täglich (BHP83).
Tee: 1–2 g Droge auf 150 ml Wasser; mehrmals täglich mit warmem Tee gurgeln oder spülen.
Tinktur: akut: jede Stunde 15–20 Tropfen in etwas warmes Wasser, sonst 3–4-mal täglich.
Äußere Anwendung
Aufguß: 1–2 Teelöffel (2–3 g) Droge; mehrmals täglich mit warmem Aufguss getränktes Leinen auf Wunden geben.
Tinktur: 2–4 ml auf 500 ml Wasser für Spülungen und Umschläge; 1:10 mit Wasser verdünnt zur Wundbehandlung.
In Salben: Zubereitung entsprechend 2–5 g Droge auf 100 g Salbe.
Homöopathisch: 5–10 Tropfen, 1 Tablette, 5–10 Globuli, 1 Messerspitze Verreibung 1–3-mal täglich oder 1 ml Injektionslsg. s. c. 2-mal wöchentlich (HAB).

Anwendungsbeschränkungen: Risiken und Nebenwirkungen bei der bestimmungsgemäßen Anwendung therapeutischer Dosen der Droge sind nicht bekannt. Es besteht geringe Sensibilisierungspotenz bei häufigem Hautkontakt mit der Droge. In einer neueren Studie zur Kontaktsensibilisierung reagierten 9 von 443 Patienten positiv auf Calendula-Extrakt (Reider et al. 2001).

Patienteninformation: Zubereitungen aus Calendula helfen bei äußerer Anwendung wirksam bei Entzündungen und schlecht heilenden Wunden. Bei Entzündungen im Mund- und Rachenraum ist auch eine innere Anwendung möglich. Mit Nebenwirkungen ist in aller Regel nicht zu rechnen, vereinzelt können allergische Reaktionen auftreten. In diesem Fall sollte die Anwendung beendet und eventuell ein Arzt aufgesucht werden.

Bewertung der Wirksamkeit: Die Kommission E befürwortet in ihrer Monographie von 1986 die äußere Anwendung der Droge zur Behandlung von schlecht heilenden Wunden und Ulcus cruris sowie die innere, lokale Anwendung bei entzündlichen Veränderungen der Mund- und Rachenschleimhaut. Von der ESCOP wurden im März 1996 folgende Indikationen positiv bewertet: Entzündungen der Haut und Schleimhaut; Förderung der Wundheilung.

Handelspräparate
Dr.-Theiss-Ringelblumensalbe® (in 100 g Salbe Extrakt aus 10 g Droge)
Gesundform Ringelblumen
Ringelblumenblüten Bombastus®
Ringelblumensalbe Kuenzle®
Viva® Ringelblumensalbe

Literatur

Aghili SR, Shabankani B, Asgari-Rad H: Evaluation of therapeutic efficacy of calendula officinalis extract in dermatophytose on guinea-pigs. Int J Antimicrob Agents 17 (Suppl 1) (2001), 49
Ahmed AA et al: Sesquiterpene glycosides from Calendula officinalis. J Nat Prod 56 (1993), 1821
Akihisa T, Yasukawa K, Oinuma H, Kasahara Y, Yamanouchi S, Takido M, Kumaki K, Tamura T: Triterpene alcohols from the flowers of compositae and their anti-inflammatory effects. Phytochem. 43 (1996), 1255–1260
Amirghofran Z, Azadbakht M, Karimi MH: Evaluation of the immunomodulatory effects of five herbal plants. J Ethnopharmacol. 72 (2000), 167–172
Baranov AP: Calendula – Wie ist die Wirksamkeit bei Verbrennungen und Verbrühungen? DAZ. 139 (1999), 61–66
Della Logia R et al: The role of triterpenoids in the topological anti-inflammatory activity of Calendula officinalis flowers. Planta Med 60 (1994), 516–520
Della Loggia R: The role of terpenoids in the anti-inflammatory activity of Calendula. Zeitschr Phytother. 21 (2000), 149–150
De Tommasi N, Pizza C, Conti C, Orsi N, Stein ML: Structure and in vitro antiviral activity of sesquiterpene glycosides from Calendula arvensis. J Nat Prod. 53 (1990), 830–835
Isaac O: Calendula officinalis L. – Die Ringelblume, Portrait einer Arzneipflanze. Z Phytother 15 (1994), 357–370
Kalvatchev Z, Walder R, Garzaro D: Anti-HIV activity of extracts from Calendula officinalis flowers. Biomed-Pharmacother. 51 (1997) 176–180
Kasiram K, Sakharkar PR, Patil AT: Antifungal activity of Calendula officinalis. Ind J Pharm Sci. 2000; 464–466
Kasprzyk Z, Pyrek J: Phytochemistry 7 (1968), 1631
Kasprzyk Z, Wilkomyrski B: Phytochemistry 13 (1973), 2299
Lavagna SM, Secci D, Chimenti P, Bonsignore L, Ottaviani A, Bizzarri B: Efficacy of Hypericum and Calendula oils in the epithelial reconstruction of surgical wounds in childbirth with caesarean section. Il Farmaco 56 (2001) 451–453
Mennet-von Eiff M, Meier B: Phytotherapie in der Dermatologie. Z Phytother 16 (1995), 201–210
N.N.: Antibiotika und Immunabwehr. Symbiose 4 (1992), 20
Patrick KFM, Kumar S, Edwardson PAD, Hutchinson JJ: Induction of vascularisation by an aqueous extract of the flowers of Calendula officinalis L. the European marigold. Phytomed. 3 (1996), 11–18
Pyrek J: Roczniki Chemii 51 (1977), 1141: 2331, 2493
Reider N, Komericki P, Hausen BM, Fritsch P, Aberer W: The seamy side of natural medicines: contact sensitization to arnica (*Arnica montana* L.) and marigold (*Calendula officinalis* L.). Contact Dermatitis. 45 (2001), 269–272
Samochowiec E et al: Wiad Parazytol 25 (1979), 77
Vecherko LP et al: Khim Prir Soed 11 (1975), 366
Wilkomirski B: Phytochemistry 24 (1985), 3067
Willuhn G: Ringenblumenblüten (Calendulablüten). Tägl Praxis 33 (1992), 685
Yoshikawa M, Murakami T, Kishi A, Kageura T, Matsuda H: Medical flowers III. Marigold (1): Hypoglycemic, gastric emptying inhibitory, and gastroprotective principles and new oleanane-type triterpene oligoglycosides, calendasaponins A, B, C, and D, from Egyptian Calendula officinalis. Chem Pharm Bull. 49 (2001), 863–870
Zitterl-Eglseer K, Sosa S, Jurenitsch J, Schubert-Zsilavecz M, Della Loggia R, Tubaro A, Bertoldi M, Franz C: Anti-oedematous activities of the main triterpendiol esters of marigold (Calendula officinalis L.). J Ethnopharmacol. 57 (1997), 139–144

Rittersporn – Delphinium consolida

Volkstümliche Namen: Ackerrittersporn, Adlerblume, Feldrittersporn, Hafergiftblume, Lerchenklau, Rittersporn, St. Ottilien Blume (dt.), Branching Larkspur, Knight's Spur, Lark Heel, Lark's Claw, Lark's Toe, Larkspur, Staggerweed (engl.)

Familie: Ranunculaceae

Botanik: Einjährige, 15 bis 40 cm hohe krautige, in der oberen Hälfte verzweigte Pflanze mit stielrunden Stängeln und wechselständigen, handförmig geteilten Blättern. Die Blättchen sind schmal lanzettlich. Die zwittrige, rosafarbenen, purpurnen oder blauen Blüten stehen in endständigen Trauben. Das oberste der Blütenblätter der einfachen Blütenhülle läuft basal in einen langen Sporn aus. Die oberen 2 der inneren 4 Nektarblätter sind ebenfalls gespornt und ragen in den Sporn der Blütenhülle hinein. Gewöhnlich gibt es nur einen kahlen Fruchtknoten, aber zahlreiche Staubblätter. Die Frucht ist eine Balgfrucht mit schwarzen, abgeflachten Samen mit scharfen Kanten und narbiger Oberfläche.

Verbreitung: Europa und Westen der USA.

Rittersspornblüten

Verwendete Pflanzenteile: Rittersspornblüten sind die getrockneten Blüten von *Delphinium consolida* L.

Inhaltsstoffe

- Diterpenalkaloide (ca. 0,4 %): Hauptalkaloid Delphinin

Pharmakologie

Es liegen keine gesicherten Angaben vor.

Anwendungsgebiete

Als pharmazeutische Droge obsolet, nur noch zur optischen Aufbereitung von Teemischungen verwendet.
Zubereitungen aus Rittersspornblüten wurden als harn- und wurmtreibendes Mittel, als Sedativum sowie als appetitanregendes Mittel angewendet.

Sonstige Verwendung
Industrie: früher zum Färben von Wolle verwendet.

Dosierung

Keine gesicherten Angaben.

Anwendungsbeschränkungen: Risiken der bestimmungsgemäßen Anwendung therapeutischer Dosen der Droge und Nebenwirkungen sind nicht bekannt.
Obwohl das Delphinin lähmend auf periphere sensible und motorische Nervenendigungen und das ZNS wirkt und toxische Dosen im Tierversuch zum Tod durch Atemlähmung führen (LD50 Kaninchen 1,5 bis 3,0 mg/kg KG, i. v.), sind Vergiftungen des Menschen durch Delphinium consolida bisher nicht beobachtet worden.

Patienteninformation: Zubereitungen aus Rittersspornblüten sind aufgrund des fehlenden Wirksamkeitsnachweises für die Verwendung als Arzneimittel nicht zu empfehlen.

Bewertung der Wirksamkeit: Die Wirksamkeit der Droge ist nach den gültigen Kriterien für klinische Prüfungen von Arzneimitteln bisher nicht belegt. Weder zu Inhaltsstoffen noch zur Pharmakologie liegen valide Daten vor. Die entsprechende Bewertung in der Monographie der Kommission E (1989) ist negativ (kein Einwand bei der Verwendung als Schmuckdroge).

Handelspräparate

Keine bekannt.

Literatur

Alkondon M, Pereira EF, Wonnacott S, Albuquerque EX: Blockade of nicotinic currents in hippocampal neurons defines methyllycaconitine as a potent and specific receptor antagonist. Mol Pharmacol, 41:802–8, 1992 Apr

Atta-ur-Rahman AM, Nasreen A, Akhtar F, Shekhani MS, Clardy J, Parvez M, Choudhary MI: Antifungal diterpenoid alkaloids from Delphinium denudatum. J Nat Prod, 60:472–4, 1997 May

Bhandary KK, Ramasubbu N, Joshi BS, Desai HK, Pelletier SW: Structure of delvestine: a norditerpenoid alkaloid from Delphinium vestitum Wall. Acta Crystallogr C, 59:1704–7, 1990 Sep 15

Ding LS, Chen WX: Diterpenoid alkaloids from Delphinium kamaonense var. glabrescens. Yao Hsueh Hsueh Pao, 59 (1990), 438–40

Gheorgiu A et al: Ann Pharm Frnac 22 (1964), 49

Manners GD, Panter KE, Pelletier SW: Structure-activity relationships of norditerpenoid alkaloids occurring in toxic larkspur (Delphinium) species. J Nat Prod, 59:863–9, 1995 Jun

Olsen JD, Sisson DV: Toxicity of extracts of tall larkspur (Delphinium barbeyi) in mice hamsters rats and sheep. Toxicol Lett, 59:33–41, 1991 Apr

Park JC, Desai HK, Pelletier SW: Two new norditerpenoid alkaloids from Delphinium elatum var. „black night". J Nat Prod, 59:291–5, 1995 Feb

Ralphs MH, Olsen JD: Comparison of larkspur alkaloid extract and lithium chloride in maintaining cattle aversion to larkspur in the field. J Anim Sci, 70:1116–20, 1992 Apr

Siemion RS, Raisbeck MF, Waggoner JW, Tidwell MA, Sanchez DA: In vitro ruminal metabolism of larkspur alkaloids. Vet Hum Toxicol, 34:206–8, 1992 Jun

Ulubelen A, Desai HK, Srivastava SK, Hart BP, Park JC, Joshi BS, Pelletier SW, Mericli AH, Mericli F, Ilarslan R: Diterpenoid alkaloids from Delphinium davisii. J Nat Prod, 59:360–6, 1996 Apr

Yum L, Wolf KM, Chiappinelli VA: Description of a scale for rating the clinical response of cattle poisoned by larkspur. Am J Vet Res, 41:488–93, 1991 Mar

Yum L, Wolf KM, Chiappinelli VA: Nicotinic acetylcholine receptors in separate brain regions exhibit different affinities for methyllycaconitine. Neuroscience, 41:545--55, 1996 May

Rizinus – Ricinus communis

Volkstümliche Namen: Christuspalme, Hundsbaum, Läusebaum, Palma Christi, Rizinus, Römische Bohne, Wunderbaum (dt.), Castor Bean, Castor Oil Bush, Castor Oil Plant, Mexico Seed, Oil Plant, Palma Christi (engl.), Ricino (span.), Ricin (frz.), Fagiolo romano, fico d'inferno, ricino (it.)

Familie: Euphorbiaceae

Botanik: Unter mitteleuropäischen Bedingungen ist Rizinus ein einjähriges Kraut, in Südeuropa ein zwei- bis dreijähriger Strauch und in den Tropen ein ausdauernder Baum. Die Pflanze hat neben einer Pfahlwurzel auch Seitenwurzeln dicht unter der Oberfläche. Der Stängel ist aufrecht, im Alter hohl, grün oder bräunlichrot. Die Blätter sind spiralig gestellt, gestielt, grünlich oder rötlich, häufig blau bereift. Der Blattrand ist unregelmäßig gesägt. Die Blütenstände sind endständig und fast rispig, 15 bis 50 cm lang, im unteren Teil befinden sich die büschelig gehäuften, männlichen Blüten, oben die gestielten weiblichen. Die Kapselfrucht ist kugelförmig, 1 bis 2,5 cm im Durchmesser, gefurcht, glatt oder weichstachelig. Bei der Reife springen die 3 2-klappigen Fächer auf, und die Samen werden weggeschleudert.

Verbreitung: Die Pflanze wird heute weltweit in den Tropen und Subtropen bis in die gemäßigten Breiten, wo Mais noch gedeiht, angebaut.
Herkunft der Drogen: Sie kommen aus den Hauptanbaugebieten in Indien, China, Brasilien, der ehemaligen GUS, Thailand und Paraguay.

Rizinusöl

Verwendete Pflanzenteile: Rizinusöl ist ein fettes Öl aus den Samen von *Ricinus communis* L.

Inhaltsstoffe

In den Samen:
- Fettes Öl (42 bis 55 %, Zusammensetzung s. u.)
- Eiweißstoffe (20 bis 25 %)

- Lectine (0,1 bis 0,7 %): u. a. Ricin D (RCA-60, stark toxisch), RCA-120 (wenig toxisch)
- Pyridinalkaloide: Ricinin (bis 0,3 %)

Im Öl:

- Triglyceride: Hauptfettsäuren Ricinolsäure (12-Hydroxy-ölsäure, Anteil 85 bis 90 %)
- Tocopherole (Vitamin E)

Pharmakologie

Die abführende Wirkung wurde in Tierversuchen belegt (Beubler et al. 1982, Gaginella et al. 1977). Für die laxierende Wirkung des Rizinusöls ist vor allem die darin enthaltenen Ricinolsäure verantwortlich. Sie wird erst im Dünndarm durch Abspaltung aus den Triglyceriden des Öls freigesetzt. Es wird davon ausgegangen, dass sie über die Steigerung der NO-Synthetaseaktivität im Colon, und der damit verbunden erhöhten NO-Freisetzung wirkt (Izzo et al. 1998, Mascolo et al. 1997). Weiterhin steigerte Ricinolsäure in Versuchen an Ratten die Synthese von Prostaglandinen der E-Reihe, welche die Resorption hemmen und die Sekretion von Wasser und Elektrolyten im Darm steigern (Uchida et al. 1997). Untersuchungen an Ratten zeigten, dass Rizinusöl durch eine Erhöhung der Konzentration von PAF (platelet activating factor) im Dünndarm schleimhautschädigend wirkte. Zudem kam es zu einer Erhöhung der Konzenration von intralluminaler saurer Phosphatase, und abhängig von ihrer Konzentration zu einer intestinalen Hyperämie führte (Mascalo et al. 1996, Pinto et al. 1992). Die Effektivität von Rizinusöl bei der Darmreinigung als vorbereitende Maßnahme für Darmuntersuchungen wurde in verschiedenen Studien bestätigt (Gould et al. 1982, Gelfand et al. 1988, Kolts et al. 1993).

Anwendungsgebiete

Volksmedizin: innerlich bei akuter Verstopfung und Darmentzündungen, zur Geburtenkontrolle und zum Abführen von Eingeweidewürmern; äußerlich bei entzündlichen Hauterkrankungen, Furunkeln, Karbunkeln, Abszessen und Mittelohrentzündungen sowie Kopfschmerzen (Breiumschlag).

Homöopathie: bei Durchfallerkrankungen.

Chinesische Medizin: bei Halsschmerzen, Gesichtsparesen, trockenem Stuhl, Furunkeln, Geschwüren und eitrigen Entzündungen der Haut.

Dosierung

Innerlich: bei akuter Obstipation oder als Laxans bei Wurmkuren müssen mindestens 5 (2,0 g) oder 10 (1,0 g) Kapseln eingenommen werden.

Äußerlich: auf die betroffenen Hautstellen wird 2-mal täglich eine Paste aus zerstoßenen Samen aufgetragen; die Behandlungsdauer beträgt bis zu 15 Tage.

Homöopathisch: 5 Tropfen oder 1 Tablette oder 10 Globuli oder 1 Messerspitze Verreibung alle 30–60 min (akut) oder 1–3-mal täglich (chronisch); parenteral: 1–2 ml s. c. akut: 3-mal täglich; chronisch einmal täglich (HAB34).

Anwendungsbeschränkungen: Risiken der bestimmungsgemäßen Anwendung therapeutischer Dosen des Rizinusöls und Nebenwirkungen sind nicht bekannt. In seltenen Fällen wurden allergisch bedingte Hautausschläge beobachtet. Bei Überdosierung kann es zu Magenreizungen mit Übelkeit, Erbrechen, Koliken und heftigen Durchfällen kommen. Langzeitanwendung führte zu Verlusten an Elektrolyten, bes. Kalium-Ionen, und in deren Folge zu Hyperaldosteronismus, Hemmung der Darmmotilität und Verstärkung der Wirkung von herzwirksamen Steroiden.

Gegenanzeigen: Darmverschluss, akut-entzündliche Erkrankungen des Darmes, Appendizitis, abdominelle Schmerzen unbekannter Ursache, Schwangerschaft, Stillzeit. Bei Kindern unter 12 Jahren darf die Droge nicht angewendet werden.

Patienteninformation: Rizinusöl ist Ihnen sicher als ausgesprochen kräftig wirksames Abführmittel bekannt, das jedoch aufgrund seiner speziellen Wirkweise und möglichen Nebenwirkungen nicht für den Langzeitgebrauch bestimmt ist. Bei Verdacht auf Darmverschluss, Blinddarmentzündung, Entzündungen des Darmes und Bauchschmerzen unbekannter Ursache darf das Medikament nicht verwendet werden, auch nicht bei Kindern unter 12 Jahren, während der Schwangerschaft und Stillzeit.

Bewertung der Wirksamkeit: Die laxierende Wirkung von Rizinusöl ist aufgrund der Erfahrungen bezüglich der Anwendung der Droge bekannt und wurde durch zahlreiche Studien bestätigt. Die Anwendung sollte jedoch auf kurze Zeiträume beschränkt sein. Die volksmedizinischen Anwendungen sind bislang nicht wissenschaftlich belegt. Die Anwendungsbeschränkungen sollten besonders beachtet werden.

Handelspräparate

Keine bekannt.

Literatur

Beubler E, Juan H: Zum Mechanismus der laxierenden Wirkung von Oleum ricini. Planta Medica (1982) 45: 137

Gaginella T, Chadwick V, Debongnie J, et al.: Perfusiion of rabbit colon with ricinoleic acid: dose-related mucosal injury, fluid secretion, and increased permeability. Gastroenterology (1977) 73: 95–101

Gelfand D, Chen Y, Ott D: Colonic cleansing for radiographic detection of neoplasia: Efficacy of the magne-

sium citrate? castor oul? Cleansing enema regimen. Am. J. Roentgenol. (1988) 151: 705–708
Gould S, Williams C: Castor oil or senna preparation bevor colonoscopy for inactive chronic ulcerate colitis. Gastrointest. Endosc. (1982) 28: 6–8
Kolts B, Lyles W, Achem S, et al.: A comparison of the effectivenes and patient tolerance of oral sodium phosphate, castor oil, and standard electrolyte lavage for colonoscopy or sigmoidoscopy preparation. Am. J. Gastroenterol. (1993) 88: 1218–1223
Mascolo N, Autore G, Borrelli F et al.: Diarrhoea and mucosal injury evoked by castor oil are dependent events. Nt. J. Parmacognosy (1996) 34: 91–95

Rooibos – Aspalathus linearis

Volkstümliche Namen: rooibostee (afrik.), rooibos tea (engl.)

Familie: Fabaceae

Botanik: Die Pflanze ist ein Strauch von 0,5 bis 2 m Höhe. Er hat leuchtend grüne, nadelförmige Blätter, die sich durch Fermentation ins kräftig Rotbraune färben. Die Pflanze bringt im Frühjahr und Frühsommer kleine, gelbe Blüten hervor.

Verbreitung: Ist in den westlichen Teilen der Kapprovinz (Südafrika) heimisch. Es gibt jedoch mehrere Gegenden in Südafrika, in denen die Pflanze wächst.

Rooibosblätter

Verwendete Pflanzenteile: Die Droge wird aus Blättern und Zweigen von *Aspalathus linearis* (BURM. F.) R. DAHLGR. hergestellt.

Inhaltsstoffe

- Flavonoide: u.a. C-Glycosylflavone (Orientin, Isoorientin), Flavonolglycoside (Quercitrin, Isoquercitrin)
- Dihydrochalkone: Aspalathin, Nothofagin
- Ätherisches Öl: Guajakol, Damascenon, Geranylacton, Phenylethylalkohole und β-Ionen
- Gerbstoffe
- Saure Polysaccharide

Pharmakologie

Adstringierend, antispasmodisch, kardio-protektiv, Freie-Radikale-Fänger.
Die Resultate verschiedener Versuche und Verlaufsbeobachtungen geben Anlass zur Vermutung, dass die in *A. linearis* enthaltenen Flavanoide speziell Beschwerden und Erkrankungen, wie z. B. Herzerkrankungen, die durch den natürlichen Alterungsprozess entstehen, reduzieren bzw. verhindern.

Anwendungsgebiete

Die bekannteste Anwendungsart der Arzneipflanze in der südafrikanischen Volksmedizin ist der Rooibos-Tee, der hauptsächlich als Milchersatz für Säuglinge, die unter Koliken leiden, verwendet wird, da er ausgezeichnete spasmolytische Eigenschaften besitzt.

Dosierung

Tee: 2 g Droge mit ca. 150 ml kochendem Wasser übergießen und einige Minuten ziehen lassen.

Anwendungsbeschränkungen: Daten zu den toxikologischen Eigenschaften der Droge liegen nicht vor.

Patienteninformation: In der südafrikanischen Volksmedizin wird Rooibos-Tee wie schwarzer Tee getrunken und wegen seiner zusammenziehenden und krampflösenden Eigenschaften und seiner guten Verträglichkeit geschätzt. Das Getränk enthält viele Mineralien, soll eine das Herz schützende Funktion haben und möglicherweise auch Krebserkrankungen verhindern, da einige Inhaltsstoffe offensichtlich in der Lage sind, sogenannte freie Radikale einzufangen. Diese Wirkweisen sind bisher jedoch noch nicht eindeutig wissenschaftlich bestätigt worden. Rooibos-Tee ist auch Bestandteil vieler kosmetischer Produkte wegen der lindernden Wirkung bei Hautausschlägen.

Bewertung der Wirksamkeit: Zubereitungen aus der Pflanze sollen adstringierend, antispasmodisch und möglicherweise kardioprotektiv und antioxidativ wirken. Die Wirksamkeit der Droge ist nach den gültigen Kriterien für klinische Prüfungen von Arzneimitteln jedoch bisher nicht belegt.

Handelspräparate

Keine.

Literatur

Van Wyk B et al: Medicinal Plants of South Africa. Pretoria 1997.

Rose – Rosa centifolia

Volkstümliche Namen: Damaszenerrose, Essig-Rose, Mohnrose, Provencerose, Samtrose, Zukkerrose, Zwergrose (dt.), Cabbage Rose, Damask Rose, French Rose, Hundred-leaved Rose (engl.)

Familie: Rosaceae

Botanik: Die Essigrose, ein kultivierter Abkömmling der *R. gallica,* ist ein niedriger

Strauch mit weiten Ausläufern. Die oberirdischen, rutenförmigen Triebe sind aufrecht und verzweigt, etwa 0,5 m, selten bis über 1 m hoch, mit unterschiedlich langen, zurückgebogenen oder geraden Stacheln und Stieldrüsen besetzt. Die Laubblätter sind meist 5, seltener 3-zählig. Die Blüten stehen meist einzeln, seltener zu zweit oder zu dritt auf 2 bis 3 cm langen, dicht-drüsigen Blütenstielen. Die rosa bis purpurfarbenen, samtigen Kronblätter sind etwa 2 bis 3 cm lang und ebenso breit. Die reifen, braunroten Früchte sind etwa 1 bis 1,5 cm lang.

Verbreitung: Die Pflanze stammt wahrscheinlich aus dem Iran und wird weltweit kultiviert.

Rosenblüten

Verwendete Pflanzenteile: Rosenblüten bestehen aus den, vor dem völligen Aufblühen gesammelten, getrockneten Kronblättern von *Rosa gallica* L. oder *Rosa centifolia* L.

Inhaltsstoffe

- Ätherisches Öl (ca. 0,2 % in den frischen Blüten): Hauptkomponenten (−)-Citronellol (Anteil 20 bis 55 %), Geraniol (Anteil 15 bis 40 %), Nerol (Anteil 5 bis 7 %), Phenylethanol (Anteil 1 bis 15 %), weiterhin u. a. (−)-Linalool, Citral
- Gerbstoffe: oligomere Proanthocyanidine

Pharmakologie

Die der Droge zugeschriebene adstringierende Wirkung könnte durch den Gehalt an Gerbstoffen erklärt werden. Untersuchungen hierzu liegen jedoch nicht vor.

Anwendungsgebiete

Volksmedizin: innerlich bei Durchfall, Lungentuberkulose, Lungenkatarrhen und Asthma, bei Blutungen und Weißfluss. Äußerlich bei Mund- und Rachenschleimhautentzündungen, schwammigen Wunden, Lidentzündungen und Aphten.
Indische Medizin: bei Husten, Bronchitis, Asthma, Fieber und allgemeiner Schwäche, auch bei Wunden und Hyperhidrosis.

Sonstige Verwendung
Haushalt: als Marmeladen- und Essigbestandteil.
Pharmazie/Medizin: als Schönungsdroge in Tees.
Kosmetik: als Bestandteil von Pudern und Bädern und zum Einduften von Wäsche.

Dosierung

Teeaufguss: 1–2 g auf eine Tasse (200 ml) Wasser, bis zu 3 Tassen täglich. Außerdem für Spülungen und Waschungen.
Pulver: 5–10 g mit Honig oder Flüssigkeit einnehmen.
Blätter können auch direkt auf die Augen gelegt werden.

Anwendungsbeschränkungen: Risiken der bestimmungsgemäßen Anwendung therapeutischer Dosen der Droge und Nebenwirkungen sind nicht bekannt.

Patienteninformation: Zubereitungen aus Rosenblüten sind zur Behandlung von leichten Schleimhautentzündungen der Mund- und Rachenschleimhaut geeignet und sollen u. a. auch aufgrund ihrer adstringierendenWirkung bei der Behandlung von unkomplizierten Wunden, Entzündungen der Augenlider und vermehrter Schweißneigung hilfreich sein.

Bewertung der Wirksamkeit: Für die therapeutische Anwendung der Droge bei leichten Entzündungen der Mund- und Rachenschleimhaut liegt eine Positiv-Monographie der Kommission E (1990) vor. Einige der sonstigen beanspruchten Anwendungsgebiete könnten ebenfalls durch die adstringierende Wirkung der enthaltenen Gerbstoffe erklärt werden, sind aber nicht belegt.

Handelspräparate

Keine bekannt.

Literatur

Kern W, List PH, Hörhammer L (Hrsg): Hagers Handbuch der Pharmazeutischen Praxis. 4. Aufl., Bde. 1–8, Springer Verlag Berlin, Heidelberg, New York 1969

Rosmarin – Rosmarinus officinalis

Volkstümliche Namen: Krankraut, Kranzenkraut, Rosmarein, Rosmarin (dt.), Compass Plant, Compass-weed, Polar Plant, Rosemary, Rosmary (engl.), Roméro (span.), Romarin, rosmarin (frz.), Ramerino, rosmarino (it.)

Familie: Lamiaceae

Botanik: Die Pflanze ist ein immergrüner, verzweigter Halbstrauch von 50 bis 150 cm Höhe mit aufrechten, aufsteigenden oder selten niederliegenden, braunen Zweigen. Die gegenständigen Blätter sind 15 bis 40 × 1,2 bis 3,5 mm groß, linealisch, ledrig, ganzrandig, hellgrün und oberseits leicht weiß-filzig behaart. Die meist bläulichen, seltener rosafarbenen oder weißen Blüten stehen in achselständigen wenigblütigen Trauben.

Verbreitung: Die Pflanze ist im Mittelmeergebiet und Portugal heimisch und wird dort, auf der Krim, in Transkaukasien, Mittelasien, Indien, Südostasien, Südafrika, Australien und den USA angebaut.

Herkunft der Drogen: Vor allem aus Marokko, Spanien, Tunesien und Frankreich.

Rosmarinblätter

Verwendete Pflanzenteile: Rosmarinblätter bestehen aus den, während und nach der Blüte gesammelten, frischen oder getrockneten Laubblättern von *Rosmarinus officinalis* L.

Inhaltsstoffe

- Ätherisches Öl (1,0 bis 2,5 %): Hauptkomponenten 1,8-Cineol (Anteil 20 bis 50 %), α-Pinen (Anteil 15 bis 25 %), Campher (Anteil 10 bis 25 %), weiterhin u. a. Camphen, Borneol, Bornylacetat, β-Caryophyllen, p-Cymen, Limonen, Linalool, Myrcen, α-Terpineol, Verbenon
- Diterpene (bitter): u. a. Carnosolsäure (Picrosalvin), Isorosmanol, Rosmadial, Rosmaridiphenol, Rosmarichinon
- Kaffeesäurederivate: Hauptkomponente Rosmarinsäure
- Flavonoide: u. a. Cirsimarin, Diosmin, Hesperitin, Homoplantiginin, Phegopolin
- Triterpene: u. a. Oleanolsäure, Ursolsäure und deren 3-Acetylester

Pharmakologie

Die Droge wirkt schwach antimikrobiell und antiviral (vermutlich durch die Diterpene).
Tierexperimentell wurden spasmolytische Wirkungen an den Gallenwegen und am Dünndarm beobachtet, darüber hinaus eine choleretische, leberprotektive, antikonvulsive, antimutagene und tumorhemmende Wirkung. Der Arzneimittelmetabolismus wird durch das enthaltene 1,8-Cineol beschleunigt. Beim Menschen bewirkt Rosmarinöl bei äußerer Anwendung eine Förderung der Durchblutung, die auf einer Hautreizung beruht.

Anwendungsgebiete

Innere Anwendung: bei dyspeptischen Beschwerden.
Äußere Anwendung: bei hypotoner Kreislaufschwäche und rheumatischen Erkrankungen.
Volksmedizin: innerlich bei Verdauungsbeschwerden, Kopfschmerzen und Migräne, Dys-, Ameno- und Oligomenorrhoe, Erschöpfungszuständen, Schwindel und Gedächtnisschwäche; äußerlich als Umschläge bei schlecht heilenden Wunden und Ekzemen, schmerzstillend bei Mund- und Rachenraumverletzungen, lokal bei Myalgien, Intercostalneuralgien und Ischias.
Homöopathie: bei Magen-Darm-Störungen.

Sonstige Verwendung
Industrie: als Antioxidans und Gewürz in der Lebensmittelherstellung.
Haushalt: als Gewürz.

Dosierung

Innere Anwendung: Tagesdosis: 4–6 g Droge.
Tee: 2 g (1 TL) auf 150 ml kochendes Wasser, 15 min ziehen lassen, mehrmals täglich 1 Tasse trinken.
Tinktur (1:5): ED: 20–40 Tropfen.
Fluidextrakt: ED: 2–4 ml.
Äußere Anwendung: halbfeste und flüssige Formen mit 6–10 % ätherischem Öl.
Badezusatz: 50 g Droge auf 1 Liter Wasser heiß aufgießen und in ein Vollbad oder Sitzbad geben.
Für Waschungen: 1 %igen Aufguss verwenden.
Homöopathisch: 5 Tropfen oder 1 Tablette oder 10 Globuli oder 1 Messerspitze Verreibung alle 30–60 min (akut) oder 1–3-mal täglich (chronisch); parenteral: 1–2 ml s. c. akut: 3-mal täglich; chronisch einmal täglich (HAB).

Anwendungsbeschränkungen: Risiken der bestimmungsgemäßen Anwendung therapeutischer Dosen der Droge und Nebenwirkungen sind nicht bekannt. Gelegentlich wurden Kontaktallergien beobachtet. Von der Anwendung bei Schwangerschaft wird abgeraten.

Patienteninformation: Arzneimittel aus Rosmarinblättern sind aufgrund ihrer krampflösenden, leberschützenden und galleflussfördernden Wirkung, innerlich angewandt, zur Behandlung von Verdauungsstörungen geeignet. Aufgrund ihrer durchblutungsfördernden Wirkung können sie auch äußerlich zur unterstützenden Behandlung bei rheumatischen Erkrankungen und Durchblutungsstörungen eingesetzt werden und sind möglicherweise wegen ihrer, allerdings schwachen, antimikrobiellen und antiviralen Eigenschaften bei der Behandlung schlecht heilender Wunden von Nutzen. Von einer Verwendung während der Schwangerschaft muss abgeraten werden.

Bewertung der Wirksamkeit: Die Droge wirkt u. a. spasmolytisch, antikonvulsiv, choleretisch, leberprotektiv und bei äußerlicher Anwendung durchblutungsfördernd durch hautreizende Wirkungen. Dementsprechend liegt für die therapeutische Anwendung bei dyspeptischen Beschwerden (innerlich) und als Supportivum bei Erkrankungen des rheumatischen Formenkreises und Durchblutungsstörungen (äußerlich) eine Positiv-Monographie der Kommission E (1985, 1986) vor. Die volksmedizinische Verwendung bei schlecht heilenden Wunden und Ekzemen könnte mit den nachgewiesenen schwach antimikrobiellen und antiviralen Wirkungen erklärt werden. Für die sonstigen beanspruchten Indikationsgebiete ist die Wirksamkeit der Droge bisher nicht belegt.

Handelspräparate

Dolexacur®
Durchblutungsbad
Perozon® Rosmarin
Pino medizin. Badeöl Rosmarin
Rosmarinblättertee Bombastus Werke

Literatur

Boehlens MH: Perfum Flav 10 (1985), 21–24, 26, 28–37
Brieskorn CH, Domling HJ: Z Lebensm Unters Forsch 14 (1969), 10
Brieskorn CH, Michel H: Tetrahedron Letters 30 (1968), 3447
Brieskorn CH, Zweyroh G: Pharmazie 25 (1970), 488
Czygan I, Czygan FC: Rosmarin – Rosmarinus officinalis L. ZPZ 18 (1997), 182–186
Haraguchi H et al: Inhibition of lipid peroxidation and superoxide generation by diterpenoids from Rosmarinus officinalis. Planta Med 61 (1995), 333–336
Houlihan CM et al: J Am Oil Chem Soc 62 (1985), 96
Koedan A, Gijbels MJM: Z Natur Forsch 33C (1978), 144
Kreis P, Juchelka D, Motz C, Mosandl A: Chirale Inhaltstoffe ätherischer Öle. Deutsche Apotheker Ztg 131 (1991), 1984
Litvinenko VI et al: Planta Med 18 (1970), 243
Mascolo N et al: Phytother Res 1 (1987), 28
N.N.: Phytotherapie: Pflanzliche Antirheumatika – was bringen sie? Deutsche Apotheker Ztg 136 (1996), 4012–4015
Tattje DHE: Pharm Weekbl 105 (1970), 1241

Rosskastanie – Aesculus hippocastanum

Volkstümliche Namen: Foppkastanie, Gemeine Rosskastanie, Pferdekastanie, Rosskastanie, Saukastanie, Vixirinde, weiße Rosskastanie, wilde Kastanie, Wildi Kest(ene) (dt.), Buckeye, Common horse chestnut, conqueror tree, Horse Chestnut, Spanish Chestnut (engl.), Castano de Indias (span.), Chataignier de cheval, chataignier de mer, marronier d'Inde (frz.), Castagna amare, castagna cavallina, castagna di cavalle, castagno d'India (it.), Castanhas da India, castanheiro da India (port.)

Familie: Hippocastanaceae

Botanik: Ein bis 35 m hoher, sommergrüner Baum mit großer, regelmäßiger und dicht belaubter Krone. Der Stamm ist anfangs glatt, bekommt aber später eine dünnschuppige abblätternde, graubraune oder grauschwarze, rissige Borke. Die Laubblätter sind 5- bis 7-zählig gefingert und sitzen auf bis 20 cm langen, rinnigen Stielen. Die Blüten sind steif aufrechte, kegel- oder lang-eiförmige, weiße Rispen, wovon die meisten männlich und nur wenige zwittrig oder weiblich sind. Der oberständige, dreifächrige Fruchtknoten ist samtig und stieldrüsig behaart. Die gelbgrüne Kapsel ist kugelig, weichstachelig und fein behaart. Die 1–3 Samen sind flachkugelig, glänzend braun, mit großem gelblichgraubraunem Nabelfleck und derber Schale.

Verbreitung: Heimisch in den Gebirgen Griechenlands, in Bulgarien, im Kaukasus, Nordiran und Himalaja. Durch Kultur verbreitet in Europa bis zu den Britischen Inseln, Dänemark, Skandinavien, Russland (Narva und Sankt Petersburg).

Rosskastanienblätter

Verwendete Pflanzenteile: Rosskastanienblätter bestehen aus den frischen oder getrockneten oberirdischen Teilen von *Aesculus hippocastanum* L.

Inhaltsstoffe

- Triterpensaponine
- Hydroxycumarine: Hauptkomponente Aesculin, daneben Fraxin und Scopolin
- Flavonoide: u. a. Rutin, Quercitrin, Isoquercitrin
- Gerbstoffe

Pharmakologie

Der Droge wird eine antiexsudative und venentonisierende Wirkung zugeschrieben.

Anwendungsgebiete

Bei Hautflechten, oberflächlichen und tiefliegenden Krampfadern, Schmerzen in den Beinen, Venenentzündungen, Hämorrhoiden, Beschwerden vor und während der Regelblutung.
In der Volksmedizin als Hustenmittel; wird auch bei der Behandlung von Arthritis und Rheumatismus verwendet.

Dosierung

Teezubereitung: 1 Teelöffel feingeschnittene Droge mit kochendem Wasser übergießen, kurz aufkochen und nach 5–10 min durch ein Teesieb geben (1 Teelöffel = 1 g Droge).
Intravenös: täglich 1–2 Ampullen; intramuskulär: täglich 1 Amp.

Anwendungsbeschränkungen: Risiken der bestimmungsgemäßen Anwendung therapeutischer Dosen der Droge und Nebenwirkungen sind nicht bekannt. In einem Fall wird über Leberschäden nach i.m. – Applikation eines Extraktes aus der Droge berichtet (ursächlicher Zusammenhang mit der Droge unsicher).

Patienteninformation: Auf Grund der fehlenden Wirksamkeitsnachweise wird bei oberflächlichen und tiefliegenden Krampfadern, Schmerzen in den Beinen, Venenentzündungen und Hämorrhoiden statt der Blätter die Anwendung von Rosskastaniensamen empfohlen.

Bewertung der Wirksamkeit: Die Kommission E (1993) empfiehlt Rosskastanienblätter nicht zur therapeutischen Anwendung. Die Wirksamkeit der Droge ist nach den gültigen Kriterien für klinische Prüfungen von Arzneimitteln bisher noch nicht ausreichend belegt. Das Nutzen-Risiko-Verhältnis muss daher als negativ angesehen werden.

Handelspräparate
Keine bekannt.

Literatur
Konoshima T, Lee KH: J Nat Prod 49 (1986), 650
Preziosi P, Manca P: Arzneim Forsch 15 (1965), 404
Proserpio G et al: Fitoterapia 2 (1980), 113
Rao GS et al: J Pharm Sci 63 (1974), 471

Rosskastaniensamen

Verwendete Pflanzenteile: Rosskastaniensamen bestehen aus den getrockneten Samen von *Aesculus hippocastanum* L.

Inhaltsstoffe
- Triterpensaponine (3 bis 5 %): Gemisch, als Aescin bezeichnet, besteht aus diacylierten Tetra- und Pentahydroxy-β-amyrin-Verbindungen.
- Flavonoide: bes. Bioside und Trioside des Quercetins
- Oligosaccharide: u. a. 1-Kestose, 2-Kestose, Stachyose
- Polysaccharide: Stärke (50 %)
- Gerbstoffe (nur in der Samenschale): oligomere Proanthocyanidine
- Fettes Öl (2 bis 3 %)

Pharmakologie
Präklinik: Die antiexsudativen, gefäßabdichtenden und damit antiödematösen Wirkungen von Rosskastanienextrakten wurden im Tierversuch nachgewiesen. Die venentonisierenden Eigenschaften von Rosskastanienextrakt, mit der Folge einer Förderung des venösen Rückflusses, wurden ebenfalls klinisch-experimentell bestätigt.
Gegenüber Placebo wurde in humanpharmakologischen Untersuchungen eine signifikante Reduktion der transkapillären Filtration und in verschiedenen randomisierten Doppelblind- bzw. Cross-over-Studien eine signifikante Besserung von Symptomen der chronischen Veneninsuffizienz nachgewiesen.
Führender Wirkstoff der Droge ist das Samensaponin Aescin. Aescin selbst konnte eine klare anti-ödematöse, anti-inflammatorische und venentonisierende Wirkung nachgewiesen werden (Sirtori 2001).
Klinik: In GCP-konformen Studien ließ sich eine deutliche Reduktion der Beinödeme erzielen. Diese Reduktion war mit derjenigen der Kompressionstherapie vergleichbar (Diehm et. al. 1996, Loew und Schwankl 2001).

Anwendungsgebiete
Zur Behandlung von Beschwerden der chronischen Veneninsuffizienz, zum Beispiel bei Schmerzen und Schweregefühl in den Beinen, bei nächtlichen Wadenkrämpfen, Juckreiz und Beinschwellungen.
Volkstümlich: Verletzungen und Verstauchungen, Blutergüsse, Rückenschmerzen, Rheuma, posttraumatische oder postoperative Weichteilschwellungen.
Homöopathisch: Hämorrhoiden, Lenden- und Kreuzbeinschmerz, venöse Stauungsbeschwerden. Die Wirksamkeit ist nicht belegt.

Dosierung
Tagesdosis: oral 1mg Aescin/kg Körpergewicht bzw. 50–150 mg über den Tag verteilt, Monographieempfehlung 100 mg Aescin (auch in retardierter Form); parenteral 5mg Aescin (NaCl) 1 bis 2-mal täglich i. v., maximale Tagesdosis 20 mg; Tinktur (1:10) 0,6 ml; äußerliche Anwendung 1–2 % Gel mehrmals täglich.
Homöopathisch: 5 Tropfen oder 1 Tablette oder 10 Globuli oder 1 Messerspitze Verreibung alle 30–60 min (akut) und 1–3-mal täglich (chronisch); parenteral: 1–2 ml 3-mal täglich s. c.; Salben 1–2-mal täglich (HAB).
Die Mehrzahl der oral einzunehmenden Präparate enthält Trockenextrakt mit einem Droge-Extrakt-Verhältnis von 4,5–5,5:1, Auszugsmittel: Ethanol 50 Vol.-%. Die meisten klinischen Studien wurden mit Retard-Präparaten durchgeführt. Im Gegensatz zum Zeitpunkt der Veröffentlichung der Monographie der Kommission E, geht die herrschende Lehrmeinung davon aus, dass Retard-Präparate keinen zusätzlichen Nutzen bringen. Einzig auf Grund von möglichen Magenbeschwerden sollte die Galenik beachtet werden.

Anwendungsbeschränkungen: Risiken der bestimmungsgemäßen Anwendung therapeutischer Dosen der Droge und Nebenwirkungen sind nicht bekannt.
Die Droge soll bei Kindern unter 12 Jahren nicht angewendet werden.
Aus der verbreiteten Anwendung der Droge als Arzneimittel haben sich bisher keine Anhaltspunkte für Risiken in Schwangerschaft und Stillzeit ergeben. Ergebnisse experimenteller Untersuchungen liegen nicht vor. In Übereinstimmung mit der ärztlichen Praxis sollte daher die Droge in Schwangerschaft und Stillzeit ohne ärztlichen Rat nicht angewendet werden.
Wechselwirkungen: Auf Grund einer möglichen Verstärkung der Wirkungen von Warfarin sollten Rosskastaniensamenextrakte nicht zusammen mit Antikoagulanzien oder während einer Antithrombozyten-Therapie eingenommen werden (Argento et al. 2000).

Patienteninformation: Rosskastaniensamen wirken nachweislich anti-ödematös, anti-inflammatorisch und venentonisierend und sind deshalb zur Behandlung von Beschwerden bei Erkrankungen der Beinvenen (chronische Veneninsuffizienz) geeignet, zum Beispiel bei Schmerzen und Schweregefühl in den Beinen, nächtlichen Wadenkrämpfen, Juckreiz und Beinschwellungen. Allerdings sollten weitere, vom Arzt verordneten Maßnahmen wie zum Beispiel Wickeln der Beine, Tragen von Stützstrümpfen oder kalte Wassergüsse unbedingt eingehalten werden.

Bewertung der Wirksamkeit: Die Kommission E (1984) und die ESCOP (1999) empfehlen Rosskastaniensamen zur Behandlung von chronisch venösen Insuffizienzen unterschiedlicher Genese wie: Ödeme, Wadenkrämpfe, Juckreiz sowie Schmerzen und Schweregefühl in den Beinen, Varikosis und postthrombotischem Syndrom sowie bei trophischen Veränderungen (z. B. Ulcus cruris), posttraumatischen und postoperativen Weichteilschwellungen. Die anti-ödematöse, anti-inflammatorische und venentonisierende Wirkung von Rosskastaniensamen-Zubereitungen ist durch klinische Studien und experimentell belegt. Die klinischen Prüfungen sind größtenteils GCP-gerecht und entsprechen somit den gültigen Kriterien für klinische Prüfungen von Arzneimitteln. Die Wirkung einzelner Inhaltsstoffe ist durch neuere experimentelle Untersuchungen bestätigt worden.

Handelspräparate

Aescusan®: 3-mal tgl. 1 Filmtablette, bei Bedarf bis zu 3-mal tgl. 2 Filmtabletten; 2mal 1 Retardtablette tgl.

Noricaven® novo: 2-mal tgl. 1 Dragée zu den Mahlzeiten mit ausreichend Flüssigkeit einnehmen.

Venoplant® retard S: Tgl. 2-mal 1 Retardtablette mit etwas Flüssigkeit.

Venostasin®: Morgens und abends 1 Retardkapsel unzerkaut vor der Mahlzeit mit ausreichend Flüssigkeit einnehmen.

Literatur

Aizawa X, Fukui F, Yamada K, Kogo H: Aescin, antiimflammatory action of Aescin (1, intravenous injection). Pharmacometrics (Tokyo) 8 (1974), 211

Alter H: Zur medikamentösen Therapie der Varikosis. Z Allg Med 49 (1973), 1301–1304

Annoni F, Mauri A et al: Venotonic activity of Escin on the human saphenous vein. Arzneim Forsch/Drug Res 29 (1979), 672

Argento A, Tiraferri E, Marzaloni M: Anticoagulanti orali e piante medicinali. Una interazione emergente. Ann Ital Med Int 15 (2000), 139–143

Arnold M, Przerwa M: Die therapeutische Beeinflußbarkeit experimentell erzeugter Ödeme. Arzneim Forsch 26 (1976), 402–409

Bisler H, Pfeifer R, Klüken N, Pauschinger P: Wirkung von Roßkastaniensamenextrakt auf die transkapilläre Filtration bei chronischer venöser Insuffizien. Z Dtsch Med Wschr 111 (1986), 1321–1328

Bombardelli E et al: Aesculus hippocastanum L. Fitotherapia 67/6 (1996), 483–511

Büechi S: Antivirale Saponine, pharmakologische und klinische Untersuchungen. Deutsche Apotheker Ztg 136 (1996), 89–98

Daub B: Chronische Veneninsuffizienz: Roßkastanienextrakt oder Kompressionsstrumpf – gleiche Wirkung. Deutsche Apotheker Ztg 136 (1996), 946

Diehm C, Trampisch HJ, Lange S et al: Comparison of the leg compression stocking and oral horse-chestnut seed extract therapy in patients with chronic venous insufficiency. Lancet 347, 8997 (1996), 292–294

Felix W: Spektrum Venenmittel. Arzneimitteltherapie heute. Bd. 45. Spektrum Venenmittel. Aesopus Verlag Zug 1986, S 29

Felix W: Wirkungsmechanismen der internen Therapie mit „Venopharmaka". Dt med J 21 (1970), 458–465

Fink Serralde C, Dreyfus Cortes GO, Colo H, Marquez Zacarias LA: Valoracion de la escina pura en el tratamiento del sindrome des estasis venosa cronica. Münch Med Wschr (mex. Ausgabe) 117 (1975), 41–46

Fischer H: Pflanzliche Venentherapeutica. Therapiewoche 34 (1984), 4101–4106

Fricke U: Venenmittel. In: Schwabe, U.; Paffrath, D. (Ed.): Arzneiverordnungs-Report '95. Gustav Fischer Verlag Stuttgart, Jena (1995), 421–430

Friederich HC, Vogelsberg H, Neiss A: Ein Beitrag zur Bewertung von intern wirksamen Venenpharmaka. Z Hautkrankheiten 53 (1978), 369–374

Girerd I et al: The anti-edema properties of aescin. Arch internat Pharmacodyn Thér, Bruxelles 133 (1961), 127–137

Hampel H, Hofrichter G, Liehn HD, Schlemmer W: Zur Pharmakologie der Aescin-Isomere unter besonderer Berücksichtigung von α-Aescin. Arzneim Forsch 20 (1970), 209–215

Hitzenberger G: Die therapeutische Wirksamkeit des Roßkastaniensamenextraktes. Wien Med Wschr 139 (1989), 385–389

Jacker HJ: Zur Pharmakologie der Roßkastanie. PZH 116 (1977), 959–968

Konoshima T, Lee KH: J Nat Prod 49 (1986), 650

Locks H, Baumgartner H, Konzett H: Zur Beeinflussung des Venentonus durch Roßkastanienextrakte. Arzneim Forsch 24 (1974), 1347.
Loew D, Schwankl W: Symptomatic treatment of chronic venous insufficiency (CVI) with herbal medicinal products. Perfusion 1 (2001), 9–20
Lohr E, Garanin G, Jesau P, Fischer H: Ödemprotektive Therapie bei chronischer Veneninsuffizienz mit Ödemneigung. Münch Med Wschr 128 (1986), 579–581
Longiave D, Omini C, Nicosia S, Berti F: The Mode of Action of Escin on Isolated Veins, Relationship with PGF2. Pharmacol Res 10 (1978), 145
Marshall M, Dormandy JA: Oedema of long distant flights. Phlebol 2 (1987), 123–124.
Marshall M, Loew D: Diagnostische Maßnahmen zum Nachweis der Wirksamkeit von Venentherapeutika. Phlebol 23 (1994), 85–91
Marshall M, Wüstenberg P: Klinik und Therapie der chronischen venösen Insuffizienz. In: Klinik und Therapie der chronischen venösen Insuffizienz, Braun Fachverlage, Karlsruhe 1994
Naser-Hijazi et al: Determination of lower leg volume by a simple but precise water plethysmometric method. Phlebology '99. Cologne (1999), 56
Neiss A, Böhm C: Zum Wirksamkeitsnachweis von Roßkastaniensamenextrakt beim varikösen Symptomenkomplex. Münch Med Wschr 7 (1976), 213–216
Pauschinger P: Klinisch experimentelle Untersuchungen zur Wirkung von Roßkastaniensamenextrakt auf die transkapilläre Filtration und das intravasale Volumen an Patienten mit chronisch venöser Insuffizien. Z Phlebol Proktol 16 (1987), 57–61
Pittler MH et al: Horse-Chestnut seed extract for chronic venous insufficiency. Arch Dermatol 134 (1998), 1356
Proserpio G et al: Fitoterapia 2 (1980), 113
Rao GS et al: J Pharm Sci 63 (1974), 471
Rothkopf M, Vogel G: Neue Befunde zur Wirksamkeit und zu Wirkungsmechanismen des Roßkastanien-Saponins Aescin. Arzneim Forsch 26 (1976), 225–235
Rudofsky G, Neiß A, Otto K, Seibel K: Ödemprotektive Wirkung und klinische Wirksamkeit von Roßkastaniensamenextrakt im Doppelblindversuch. Phlebol Proktol 15 (1986), 47–54
Sirtori CR: Aescin: Pharmacology, pharmacokinetics and therapeutic profile. Pharmacol Res 44 (2001), 183–193
Steiner M, Hillemanns HG: Untersuchung zur ödemprotektiven Wirkung eines Venentherapeutikums. Münch Med Wschr 31 (1986), 551–552
Steiner M: Untersuchung zur ödemvermindernden und ödemprotektiven Wirkung von Roßkastanienextrakt. Phlebol Proktol 19 (1990), 239–242
Vayssairat M et al: Horse-chestnut seed extract for chronic venous insufficiency. Lancet 347 (1996), 182–183
Vogel G, Marek ML, Stoeckert J: Weitere Untersuchungen zum Wirkungsmechanismus des Roßkastanien-Saponins Aescin. Arzneim Forsch 13 (1963), 59
Vogel G: Aesculus hippocastanum L. – Die Roßkastanie. Z Phytother 10 (1989), 102–106

Rotklee – Trifolium pratense

Volkstümliche Namen: Ackerklee, Honigblume, Mattenklee, Rotklee, Rot-Klee, Wiesenklee (dt.), Broad clover, Common clover, Purple Clover, Red Clover, Trefoil, Wild Clover (engl.), Trèfle des prés, trèfle pourpre, trèfle rouge (frz.), Capo-rosso, moscino, trifoglio rosso (it.)

Familie: Fabaceae

Botanik: Mit einem Rhizom überdauernde krautige, 15 bis 40 cm hohe Pflanze mit einer grundständigen Blattrosette. Aus dem Rhizom wächst ein aufrechter, kantiger Stengel, der mit wechselständigen, dreizähligen, elliptischen oder eiförmigen Blättern besetzt ist, die einen charakteristischen pfeilförmigen, weißen Fleck auf der Oberseite haben. An den Spitzen der Stengel bilden sich 1 bis 4 Blütenköpfchen, die kugelig bis eiförmig sind. Der Kelch ist röhrig-glockig, die Kronblätter hellkarmin- bis fleischrot, seltener gelblichweiß oder reinweiß. Die Frucht ist eine Hülse. Die Hülse ist eiförmig, einsamig und dünnhäutig. Der Samen ist länglich-eiförmig, gelb bis bräunlich oder violett.

Verbreitung: Ist in Europa, Mittelasien, Vorderindien und Nordafrika heimisch und in Nordamerika eingebürgert.

Rotkleeblüten

Verwendete Pflanzenteile: Rotkleeblüten sind die getrockneten Blüten von *Trifolium pratense* L.

Inhaltsstoffe

- Ätherisches Öl: u. a. mit Benzylalkohol, 2-Phenylethanol, deren Formiate und Acetate, Methylsalicylat, Methylanthranilat (wohl nur in den frischen Blüten)
- Isoflavonoide: u. a. Biochanin A
- Cumarinderivate
- Cyanogene Glykoside: vermutlich Lotaustralin, Linamarin

Pharmakologie

Die flavonoidhaltige Droge wirkt krampflösend, schleimlösend und wundheilungsfördernd (Gerbstoffanteil). Ein methanolischer Rotklee-Extrakt zeigte kompetetive Bindung an den Östrogen-Rezeptoren α und β (Liu et al. 2001). Isoflavone eines Rotklee-Extrakts haben eine höhere Affinität an den Östrogen-Rezeptor β als an den α-Rezeptor (Dornstauder et al. 2001). Die Isoflavone aus Rotklee-Extrakt binden an humane Östrogen-Rezeptoren und zeigen dort intrinsische Aktivität. Antioxidative und antikanzerogene Wirkungen wurden sowohl in vitro als auch im Tierversuch festgestellt (Kelly et al. 1998). Antikarzinogene Wirkungen von Biochanin A, einem Isoflavon-Inhaltsstoff aus Rotklee-Extrakt, wurden in vitro mittels Hemmung der Benzo(a)pyren Aktivierung erforscht. Biochanin A hemmt die Metabolisierung des Karzinogens und die Bindung an die DNA in Hamsterembryozellkulturen (Cassady et al. 1988). Estrogen-Rezeptor positive Brustkrebszellen wurden in einer In-vi-

R

tro-Studie durch Rotklee-Extrakt stimuliert (Zava et al. 1998), so dass eine Einnahme bei bei Estrogen-abhängigen Neoplasien vorsichtshalber unterbleiben sollte. Flavonoide aus Rotklee-Extrakt senkten bei Ratten Gesamtcholesterin und Triglyceride in Blut und Leber und schützten vor induzierter Hyperlipidämie (Leont'eva et al. 1979). Durch den antioxidativen Effekt der Isoflavone wird die Oxidation von LDL-Cholesterin verhindert. Die antioxidative Aktivität von Enzymen im Intestinum und der Haut wird unterstützt (Kelly et al. 1998).

Klinik: In zwei Placebo-kontrollierten Doppelblindstudien an perimenopausalen Frauen wurde die Reduktion der Symptome (u. a. Hitzewallungen, Nachtschweiß) durch täglich 225 bis 900 mg Rotklee-Extrakt über eine Studiendauer von 12 Wochen gezeigt. Nebenwirkungen oder Unverträglichkeiten wurden nicht gemeldet (Kelly et al. 1998).

Der positive Einfluss der Isoflavone (5 Tage 40 mg, 5 Tage 80 mg) von Rotklee-Extrakt bei erhöhtem kardiovaskulärem Risiko von 13 menopausalen Frauen wurde in einer Placebo-kontrollierten Studie anhand einer verbesserten arteriellen Compliance gezeigt (Nestel et al. 1999). In einer Placebo-kontrollierten Studie mit 30 Patientinnen in der Menopause konnte Isoflavonen von Rotklee kein antiproliferativer Effekt auf das Endometrium nachgewiesen werden (Hale et al. 2001).

Anwendungsgebiete

Volksmedizin: innerlich bei Husten und Atemwegserkrankungen; besonders bei Keuchhusten. Äußerlich bei chronischen Hautkrankheiten, wie Schuppenflechte und Ekzemen.

Dosierung

Infus: 4 g Droge bis zu 3-mal täglich einnehmen.

Flüssigextrakt: 1,5 bis 3 ml, 3-mal täglich. Standardisierte (Isoflavone) wässrig-alkoholische Extrakte: 2-mal 40 mg Isoflavonoide.

Anwendungsbeschränkungen: Risiken der bestimmungsgemäßen Anwendung therapeutischer Dosen der Droge und Nebenwirkungen sind nicht bekannt. Die Anwendung sollte während der Schwangerschaft und Stillzeit nicht erfolgen (Newall 1996).

Bei östrogenabhängigen Neoplasien sollte aufgrund der östrogenen Wirkungen keine Einnahme erfolgen. Interaktionen mit anderen Medikamenten sind aufgrund der Hemmung von Cyp3A4 (Cytochrom P 450) möglich, bisher aber nicht beschrieben (Budzinsky et al. 2000). Interaktionen mit oralen Contrazeptiva sind möglich, aber bisher nicht beschrieben (Ernst 2000).

Patienteninformation: Aufgrund bestimmter Inhaltsstoffe (Isoflavonoide) könnten Zubereitungen aus Rotklee negative Symptome während der Menopause verbessern. Dazu liegen bisher noch wenige klinische Studien vor. Bei vorschriftsmäßiger Einnahme sind keine schwerwiegenden Nebenwirkungen zu erwarten. Bei Östrogen-abhänigen Tumoren sollten Sie keine Rotkleepräparate einnehmen.

Bewertung der Wirksamkeit: Die Wirksamkeit von Rotklee-Präparaten bei menopausaler Begleitsymptomatik ist bisher nur in wenigen, neueren klinischen Studien untersucht worden. Pharmakologische Studien unterstützen den östrogenartigen Effekt. Da die Anwendung von Rotklee-Präparaten bei der genannten Indikation relativ neu ist, müssen sie als noch nicht ausreichend geprüft angesehen werden. Allerdings sind weitere Studien geplant bzw. in der Durchführung. Von anderen Drogen, die u. a. die gleichen Isoflavonoide enthalten, liegen längere Anwendungserfahrungen vor. Demnach sind bei Beachtung der Anwendungsbeschränkungen keine schwerwiegenden Nebenwirkungen zu erwarten. Eine Kommission-E-Monographie liegt nicht vor.

Handelspräparate

Menoflavon®

Literatur

Budzinski JW, Foster BC, Vandenhoek S, Arnason JT. An in vitro evaluation of human cytochrome P450 3A4 inhibition by selected commercial herbal extracts and tinctures. Phytomedicine 7 (2000), 273–282

Cassady JM, Zennie TM, Chae YH et al.: Use of a mammalian cell culture benzy(a)pyrene metabolism assay for the detection of potential anticarcinogens from natural products: inhibition of metabolism by biochanin A, an isoflavon from Trifolium pratense L. Cancer Res 48 (1988), 6257–6261

Dewick P: Phytochemistry 16 (1977), 93

Dornstauder E, Jisa E, Unterrieder I, Krenn L, Kubelka W, Jungbauer A: Estrogenic acitvity of two standardized red clover extracts (Menoflavon) intended for large scale use in hormone replacement therapy. J Steroid Biochem Mol Biol. 78 (2001), 67–75

Ernst E: Possible interactions between synthetic and herbal medicinal products. Perfusion 13 (2000), 4–15

Guggolz J et al: Agric Food Chem 9 (1961), 331

Hale GE, Hughes CL, Robboy SJ, Agarwal SK, Bievre M: A double-blind randomized study on the effects of red clover isoflavones on the endometrium. Menopause 5 (2001), 338–346

Kattaev NS et al: Khim Prir Soed 6 (1972), 806

Kelly G, Husband A, Waring M: Standardized Red Clover Extract Monograph NPRC, Seattle 1998

Liu J, Burdette JE, Xu H, Gu C, van Breemen RB, Bhat KPL, Booth N, Constantinou AI, Pezzuto JM, Fong HHS, Farnswoth NR, Bolton JL: Evaluation of Estrogenic Activity of Plant Extracts for the Potential Treatment of Menopausal Symptoms. J. Agric Food Chem 29 (2001), 2472–2479

Nestel PJ, Pomeroy S, Kay S, Komesaroff P, Behrsig J, Cameron JD, West L: Isoflavones from Red Clover Improve Systemic Arterial Compliance But Not

Plasma Lipids in Menopausal Women. J Clin Endocrinol Metab 84 (1999), 895–898
Sachse J: J Chrom 96 (1974), 123
Yoshihara T et al: Agric Biol Chem 41 (1977), 1679
Zava DT, Dollbaum CM, Blen M: Estrogen and progestin bioactivity of foods, herbs, and spices. PSEBM 217 (1998), 369–378

Ruhrkraut – Helichrysum arenarium

Volkstümliche Namen: Fuhrmannsröschen, Harnblume, Katzenpfötchen, Mottenkrautblume, gelbe, Rainblume, Ruhrkraut, Sandgoldblume, Sandimmortelle, Sand-Strohblume, Strohblume (dt.), Common Shrubby Everlasting, Eternal Flower, Everlasting, Goldilocks, Sandy Immortelles, Yellow Chaste Weed (engl.)

Familie: Asteraceae

Botanik: Die Pflanze wird 10 bis 30 cm groß. Der Stängel ist aufrecht, einfach und graufilzig. Die Blätter sind wechselständig, unten spatelförmig, oben lanzettlich, spitz und so graufilzig wie der Stängel. Die Köpfchen stehen in dichten, traubigen Trugdolden. Sie sind klein und orangefarben und bestehen ausschließlich aus Röhrenblüten. Die Hüllblätter sind trokkenhäutig und meist zitronengelb. Die Frucht ist 5-kantig und mit Haarschopf (Pappus) versehen.

Verbreitung: Die Pflanze wächst in Europa und Nordamerika.

Ruhrkrautblüten

Verwendete Pflanzenteile: Ruhrkrautblüten bestehen aus dem, kurz vor dem völligen Aufblühen gesammelten und getrockneten Blütenstand von *Helichrysum arenarium* (L.) MOENCH.

Inhaltsstoffe

- Flavonoide: besonders Isosalipurposid (0,35 %, intensiv gelbes Chalkonglykosid), Naringenin-5-glucosyl-glucosid, Helichrysin A und B (C-2-enantiomere Naringenin-5-O-glucoside, B = Salipurposid)
- Phthalide: u. a. 5-Methoxy-7-hydroxyphthalid und dessen Monoglucosid
- α-Pyronderivate: Arenol, Homoarenol
- Sesquiterpenbitterstoffe
- Ätherisches Öl (ca. 0,04 %)
- Kaffeesäurederivate

Pharmakologie

Ruhrkrautblüten wirken schwach choleretisch.

Anwendungsgebiete

Dyspeptische Beschwerden, als Adjuvans bei chronischen Cholezystitiden und krampfartigen Gallenblasenbeschwerden.
Volkstümliche Anwendung als Diuretikum.

Dosierung

Mittlere Tagesdosis: 3 g Droge.
Teezubereitung: 2 Teelöffel Droge (3–4 g) werden mit siedendem Wasser übergossen, 10 min ziehen lassen und durch ein Teesieb abgießen. Mehrmals täglich 1 Tasse frisch bereiteten Teeaufguss warm trinken.

Anwendungsbeschränkungen: Risiken der bestimmungsgemäßen Anwendung therapeutischer Dosen der Droge und Nebenwirkungen sind nicht bekannt. Wegen der galletreibenden Wirkung darf die Droge bei Verschluss der Gallenwege nicht angewendet werden. Bei bestehenden Gallensteinleiden dürfen Ruhrkrautblüten nur nach Rücksprache mit einem Arzt angewand werden.

Patienteninformation: Zubereitungen aus Ruhrkrautblüten können bei Verdauungsstörungen hilfreich sein. Wenn Sie unter Gallensteinen leiden, sollten Sie Ruhrkrautblüten nur nach Rücksprache mit einem Arzt anwenden. Bei Verschluss der Gallenwege darf das Medikament nicht angewendet werden.

Bewertung der Wirksamkeit: Für die Indikation peptische Beschwerden liegt mit der Monographie der Kommission E (1988, 1990) eine positive Bewertung vor. Für die anderen beanspruchten Anwendungsgebiete ist die Wirksamkeit der Droge nach den gültigen Kriterien für klinische Prüfungen von Arzneimitteln nicht belegt. Die Anwendungsbeschränkungen sind zu beachten.

Handelspräparate

Stomachysat® N Bürger

Literatur

Derkach AI et al: Chem Nat Comp 6 (1986), 722
Kern W, List PH, Hörhammer L (Hrsg): Hagers Handbuch der Pharmazeutischen Praxis. 4. Aufl., Bde. 1–8, Springer Verlag Berlin, Heidelberg, New York 1969
Mericli AH et al: Sci Pharm 54 (1986), 363

Sadebaum – Juniperus sabina

Volkstümliche Namen: Sadebaum, Sebenbaum, Segelbaum, Segenbaum, Sevibaum, Siebenbaum, Stinkholz, Stinkwacholder (dt.), Savin, Savin Tops, Savine, Savine Tops (engl.), Sabina, sabino (esp.), Sabine (frz.), Sabina (it.)

Familie: Cupressaceae

Botanik: Die Pflanze ist meist ein 4,5 m hoher Strauch. An jungen Zweigen ist die Rinde gelbbraun, an älteren mattglänzend rötlichbraun und blättrig. Der Strauch ist ein- und zweigeschlechtlich. Die männlichen und auch die weiblichen Blüten stehen am Ende der Zweiglein, die mit kreuzweise gegenständigen Blattschuppen besetzt sind. Die bis 2 mm breiten, männlichen Blüten sind länglich-eiförmig. Der weibliche Blütenspross trägt die Blüten zur Blütezeit aufrecht, später einwärts gekrümmt. Die Blüten haben 4 Fruchtblätter, die zu einem erbsengroßen Beerenzapfen mit 4 eiförmigen Samen werden. Die Samen sind eiförmig und mehrkantig-gestreift.

Verbreitung: Kommt in Süd- bis Mitteleuropa, im Kaukasus und den südlichen Gebirgen des asiatischen Russland und auch in den nördlichen USA vor.

Sadebaumspitzen

Verwendete Pflanzenteile: Sadebaumspitzen sind die Jungtriebe und Zweigspitzen von *Juniperus sabina* L.

Inhaltsstoffe

- Ätherisches Öl (2 bis 3 %): Hauptkomponenten Sabinylacetat, Sabinen, weiterhin u. a. β-Myrcen, Terpinen-4-ol, γ-Terpinen, α-Pinen, Limonen
- Lignane: u. a. Desoxypodorhizon, Desoxypodophyllotoxin, Junaphtoinsäure, Desoxypicropodophyllotoxin, Dehydropodophyllotoxin
- Hydroxycumarine: u. a. Cumarsabin, 8-Methoxycumarsabin, Siderin, 4-Methoxy-5-methylcumarin
- Propiophenonderivate: u. a. 2-Hydroxy-3,4-dimethoxy-6-methyl-propiophenon

Pharmakologie

Die Droge wirkt äußerlich und innerlich hyperämisierend und stark irritativ an Haut und Schleimhäuten. Den Lignanen werden antineoplastische und antivirale Wirkungen zugesprochen. Hauptwirkstoff ist das ätherische Öl mit Thujon als Hauptbestandteil, außerdem sind Podophyllotoxine und andere Lignane enthalten.

Eine diuretische Wirkung des ätherischen Öles wurde beschrieben. Weiterhin soll die Droge emmenagog und hämostypisch wirken; nähere Angaben hierzu liegen nicht vor.

Anwendungsgebiete

Wegen der Intoxikationsgefahr ist die innere Anwendung obsolet.

Volksmedizin: äußerlich als Mittel gegen Feigwarzen.

Homöopathie: bei Gebärmutterblutungen, Gicht, Entzündungen des Urogenital-Traktes, Rheuma und Warzen.

Dosierung

Hautsalbe: mittlerer Gehalt: 50 % Droge.

Droge: TD: max. 1 g äußerlich.

Homöopathisch: 5 Tropfen oder 1 Tablette oder 10 Globuli oder 1 Messerspitze Verreibung alle 30–60 min (akut) oder 1–3-mal täglich (chronisch); parenteral: 1–2 ml s. c. akut: 3-mal täglich; chronisch einmal täglich (HAB).

Anwendungsbeschränkungen: Die Droge wirkt stark toxisch und dard deshalb innerlich nur in homöopathischen Dosen angewendet werden.

Bei äußerlicher Anwendung, besonders des ätherischen Öls, kann es zu starker Hautreizung, Blasenbildung, Nekrosen und resorptiven Vergiftungen kommen. Zur Behandlung der Hautschäden wird Locacorten(R)-Schaum empfohlen (Roth).

Patienteninformation: Zubereitungen aus Sadebaumspitzen können äußerlich zur Behandlung von Feigwarzen eingesetzt werden. Die innerliche Anwendung, vor allem des ätherischen Öles ist wegen der erheblichen Giftigkeit nicht zu vertreten. Bei äußerlicher Anwendung müssen die Dosierungshinweise streng beachtet werden, da es auch hier sonst zu erheblichen Hautschäden und innerlichen Vergiftungserscheinungen durch Aufnahme des Arzneimittels durch die Haut kommen kann.

Bewertung der Wirksamkeit: Die Anwendung der Droge bei viral bedingten Warzen scheint angesichts des Gehaltes an toxischen Podophyllotoxinen plausibel. Für die beanspruchten Anwendungsgebiete ist die Wirksamkeit der Droge jedoch nach den gültigen Kriterien für klinische Prüfungen von Arzneimitteln bisher nicht belegt. Die innerliche Anwendung ist aufgrund der erheblichen Toxizität nicht zu vertreten.

Handelspräparate

Keine bekannt.

Literatur

Feliciano AS, Del Corral JMM, Gordaliza M, Castro A: Acid and phenolic lignans from Juniperus sabina. Phytochemistry 30 (1991), 3483–3485

Fournier G et al: Pharm Belg 45 (1990), 293

Fournier G et al: Planta Med 57 (1991), 392–393

Hartwell JL et al: J Chem Soc 75 (1953), 235

Sägepalme – Serenoa repens

Volkstümliche Namen: Sägepalme (dt.), Palmiere de l'Amerique du nord (frz.), Saw Palmetto (engl.)

Familie: Arecaceae

Botanik: Die Pflanze ist eine strauchige Palme von maximal 6 m Höhe. Die unauffälligen, cremefarbenen Blüten stehen in kurzen, dicht behaarten und rispig verzweigten Blütenständen. Daraus entwickeln sich tief purpurfarbene bis nahezu schwarze, eiförmige, etwa 3 cm große, einsamige Beeren.

Verbreitung: Ist in den küstennahen Südstaaten Nordamerikas von Süd Carolina bis Florida und Süd-Kalifornien heimisch.

Sägepalmenfrüchte (Sabalfrüchte)

Verwendete Pflanzenteile: Sie bestehen aus den reifen und getrockneten Früchten von *Serenoa repens* (B.) S. (Syn.: *Sabal serrulata* (M.) N. E. S.). Die Gewinnung erfolgt aus Wildbeständen, überwiegend aus den USA, mit anschließender Lufttrocknung.

Inhaltsstoffe

- Steroide: Sterole, u. a. β-Sitosterol, β-Sitosterol-3-O-glucosid, β-Sitosterol-3-O-diglucosid, β-Sitosterol-fettsäureester und deren Glucoside, z. B. β-Sitosterol-3-O-myristat, β-Sitosterol-3-0-(6-O-myristyl-β-O-glucosid)
- Flavonoide: u. a. Isoquercitrin, Kämpferol-3-O-glucosid, Rhoifolin
- Wasserlösliche Polysaccharide (Galaktoarabinane mit Uronsäureanteil)
- Fettes Öl, freie Fettsäuren

Die lipophilen Inhaltsstoffe (fettes Öl mit Phytosterinen) finden sich in ethanolischen und Hexan-Extrakten; die antiexsudativen Wirkstoffe (Polysaccharide) in wässrigen Extrakten. Ethanol-Extrakte z. B. enthalten beide Wirkstoffgruppen.

Pharmakologie

Präklinik: Sabalextrakte weisen unterschiedliche anti-androgene (Vacher et al. 1995) Wirkungen auf. Lipophile Extrakte der Droge zeigten im Tierversuch eine Hemmung der Testosteronbindung an die Cytosolrezeptoren der Prostata (Carilla 1984, Goepel 1999) und in vitro in verschiedenen Gewebeproben (Magdy et al. 1988). Ein lipohiler Serenoa-Extrakt hemmte in vivo an Wistar Ratten das induzierte Prostatawachstum und die Hyperplasie in kastrierten, DHT-implantierten und Sulpirid-behandelten Ratten. Damit wurden nicht nur androgene, sondern auch antihyperplasive Wirkungen gezeigt (van Coppenolle et al. 2000).
Sabal-Extrakte sind effektive Inhibitoren der 5-Reduktase (Niederprüm et al. 1994) und mit bekannten, potenten Inhibitoren vergleichbar (Hänsel et al. 1994, Iehlé et al. 1995, Vahlensieck et al. 1995, Weisser et al. 1996).
Eine antiexsudative/antiinflammatorische Wirkung von Sabal-Extrakten mittels Hemmung der Cyclooygenase und 5-Lipoxygenase konnte tierexperimentell (Hiermann 1989, Koch 1995) und in verschiedenen In-vitro-Modellen (Lowe 1988) nachgewiesen werden (Breu et al. 1992, Paubert-Braquet et al. 1997).
Spasmolytische Wirkungen von Sabal-Extrakten wurden am Rattenuterus (Gutierrez et al. 1996b) und anderer glatter Muskulatur nachgewiesen (Gutierrez et al. 1996a).

Klinik: In diversen kontrollierten klinischen Studien mit insgesamt mehr als 1650 Patienten (Champault et al. 1984, Cukier et al. 1985, Descotes et al. 1995) und in Anwendungsbeobachtungen an Tausenden von Patienten (Bach 1995; 1997, Derakshani 1997, Stepanov et al. 1999) wurde die Wirksamkeit von lipophilen Sägepalmenextrakten bewiesen. Eine Verbesserung der Symptome wie Nykturie, Dysurie, Harndrang Miktionsvolumen und -häufigkeit wurde erzielt. Die Wirksamkeit war bei guter Verträglichkeit gut bis sehr gut.
Eine Metaanalyse von 18 randomisierten kontrollierten Studien mit insgesamt 2939 Männern (Wilt et al. 1998) belegt die Wirksamkeit von Sägepalmenextrakten bei Symptomen der benignen Prostatahyperplasie (BPH). Ein statistisch signifikanter Anstieg der Durchflussraten des Harns und des Miktionsvolumens wurde gezeigt; die Miktionsfrequenz sowohl tagsüber als auch in der Nacht sank signifikant. In allen Studien war eine Verbesserung der Lebensqualität der Patienten zu verzeichnen.
In Vergleichsstudien wurde bei deutlich geringerer Nebenwirkungsrate eine Gleichwertigkeit von Sabalextrakten mit Finasterid, beispielsweise hinsichtlich der Verbesserung des Internationalen Prostata Symptom Scores (I-PSS) erreicht. Die Wirksamkeit von *Serenoa repens*-Extrakten wurde als eindeutig belegt bewertet. Die mit dem Extrakt erzielten Verbesserungen der Symptomatik bei der BPH sind

signifikant und der Extrakt wurde im Hinblick auf die Miktionsprobleme als gleichwertig mit Finasterid eingestuft (Carraro et al. 1996, Grasso et al. 1995, Wilt et al. 1998).
Die Tagesdosis betrug in allen klinischen Studien 320 mg eines lipophilen Extraktes. Die Studiendauer lag zwischen 4 und 26 Wochen.

Anwendungsgebiete
Innere Anwendung: bei Miktionsbeschwerden durch Prostatahyperplasie (Stadium I–II).
Volksmedizin: bei Blasen- und Hodenentzündungen, bei Blasenkatarrh, Bettnässen, Brustdrüsenentzündung sowie bei Ekzemen, Bronchialkatarrh, hartnäckigem Husten, Geschwülsten, Entzündungen und zur Steigerung der Libido. Die Wirksamkeit für die volksmedizinischen Indikationen ist zur Zeit nicht belegt.
Homöopathie: bei Blasenentleerungsstörungen und Entzündungen der ableitenden Harnwege.

Dosierung
Tagesdosis: 1–2 g Droge oder 320 mg lipophiler Drogenauszug (CO_2- oder Hexan-Extrakte).
Homöopathisch: 5 Tropfen oder 1 Tablette oder 10 Globuli oder 1 Messerspitze Verreibung alle 30–60 min (akut) oder 1–3-mal täglich (chronisch); parenteral: 1–2 ml s. c. akut: 3-mal täglich; chronisch einmal täglich (HAB).

Anwendungsbeschränkungen: Risiken der bestimmungsgemäßen Anwendung therapeutischer Dosen der Droge und Nebenwirkungen sind nicht bekannt. In seltenen Fällen wurden nach Einnahme Magenbeschwerden beobachtet. In verschiedenen Experimenten wurden sowohl antiandrogene, antiöstrogene als auch östrogene Wirkungen beschrieben. Deshalb sollten Patienten mit hormonabhängigen Karzinomen, wie beispielsweise Prostatakrebs, vorsichtshalber vor der Einnahme einen Arzt konsultieren.

Patienteninformation: Medikamente aus Sägepalmenfrüchten sind gut geeignet, um Ihre Beschwerden beim Wasserlassen aufgrund einer vergrößerten Prostata zu lindern. Bitte suchen Sie in regelmäßigen Abständen Ihren Arzt auf, da die Vergrößerung der Prostata durch das Medikament nicht behoben werden kann. In seltenen Fällen können Magenbeschwerden nach Einnahme des Arzneimittels auftreten. In der Regel wird das Medikament gut vertragen und kann ohne Risiko über einen längeren Zeitraum (mehrere Monate) eingenommen werden.

Bewertung der Wirksamkeit: Die Symptomatik bei Prostatahyperplasie kann mit lipophilen Extrakten aus Sabalfrüchten verbessert werden. Dazu liegen aussagekräftige kontrollierte klinische Studien mit Sabal-Zubereitungen vor. Schwerwiegende Nebenwirkungen sind nicht zu erwarten. Die Kommission E (1989; 1990; 1991) bewertet folgende Indikationen als positiv: Miktionsbeschwerden bei benigner Prostatahyperplasie, Stadium I bis II.

Handelspräparate
Remiprostan® uno Kapseln
Prostagutt® mono/uno (mono: 2mal tgl. 1 Kps.; uno; 1mal tgl. 1 Kps.)
Prostess®/-uno Kapseln (Prostess: 2mal tgl. 1 Kps. morgens u. abends od. 1mal tgl. 2 Kps. jeweils zur gleichen Tageszeit unzerkaut mit etwas Flüssigkeit nach dem Essen; -uno: 1mal tgl. 1 Kps. jeweils zur gleichen Tageszeit unzerkaut mit etwas Flüssigkeit nach demEssen)
Prosta Urgenin Uno® Kapseln (1 Kps. tgl. unzerkaut mit etwas Flüssigkeit einnehmen)
Serenoa-ratiopharm®/-uno Kapseln (2mal tgl. 1 Kps.)
Talso® N/-Uno N Kapseln (Talso N: 2mal tgl. 1 Kps.; Talso Uno N: 1mal tgl. 1 Kps.)

Literatur

Bach D: BPH-Therapie: pflanzliche versus synthetische Arzneimittel. Geriatrie Praxis. 1 (1997), 9–15
Bach D: Medikamentöse Langzeitbehandlung der BPH. Urologe. 35 (1995), 178–183
Breu W, Hagenlocher M, Redl K, Tittel G, Stadler F, Wagner H: Antiphlogistische Wirkung eines mit hyperkritischem Kohlendioxid gewonnenen Sabalfrucht-Extraktes.Arzneim. Forsch./Drug Res. 41/1 (1992), 547–551
Carilla E; Briley M, Fauran F, Sultan C: Binding of permixon, a new treatment for prostatic benign hyperplasia, to the cytosolic androgen receptor in the rat prostate. J Steroid. Biochem. 20 (1984), 521–523
Carraro JC, Raynaud JP, Koch G, Chisholm GD, Di Silverio F, Teillac P, Da Silva FC, Cauquil J, Chopin DK, Hamdy FC, Hanus M, Hauri D, Kalinteris A, Marencak J, Perrier A, Perrin P: Comparison of phytotherapy (Permixon) with Finasterid in the treatment of benign prostate hyperplasie: A randomized international study of 1098 patients. The Prostate. 29 (1996), 231–240
Champault G, Patel JC, Bonnard AM: A double-blind trial of an extract of the plant Serenoa repens in benign prostatic hyperplasia. Br. J. clin. Pharmac. 18 (1984), 461–462
Coppenolle vn F, Le Bourhis X, Carpentier F, Delaby G, Cousse H, Raynaud JP, Dupouy JP, Prevarskaya N: Pharmacological Effects of the lipidosterolic extract of Serenoa repens (Permixon) on rat prostate hyperplasia induced by hyperprolacinemia: comparison with finasteride. The Prostate 43 (2000), 49–58
Cukier, Ducasso, Le Guillou, Leriche, Lobel, Toubol, Doremieux, Grinenwald, Pastorini, Raymon, Reziciner, Martinaggi: Permixon versus Placebo; Résultats d'une étude multicentrique. C R Ther Pharmacol Clin. 4/25 (1985), 15–21
Derakshani P: Beeinflussung des internationalen Prostata-Symptomen-Score unter der Therapie mit Sägepalmenfrüchteextrakt bei täglicher Einmalgabe. Urologe [B]. 37 (1997), 384–391
Descotes JL, Rambeaud JJ, Deschaseaux P, Faure G: Placebo-controlled evaluation of the efficacy and tolera-

bility of permixon in benign prostatic hyperplasia after exclusion of placebo responders. Clin. Drug Invest. 9/5 (1995), 291–297
Goepel M, Hecker U, Krege S, Rübben H, Michel MC: Saw Palmetto extract potently and noncompetitively inhibit human α1-adrenoceptors in vitro. Prostate 38(3) (1999), 208–15
Grasso M, Montesano A, Buonaguidi A, Castelli M, Lania C, Rigatti P, Rocco F, Cesana BM, Borghi C: Comparative effects of alfuzosin versus Serenoa repens in the treatment of symptomatic benign prostatic hyperplasia. Arch. Esp. de Urol. 48/1 (1995), 97–103
Gutierrez M, Garcia de Boto MJ, Cantabrana B, Hidalgo A: Mechanism involved in the spasmolytic effect of extracts from Sabal serrulata fruit on smooth muscle. Gen Pharmac. 27(1) (1996a), 171–176
Gutierrez M, Hidalgo A, Cantabrana B: Spasmolytic activity of a lipidic extract from Sabal serrulata fruits: Further study of the mechanism underlying this activity. Planta Medica. 62 (1996b), 507–511
Hiermann A: Über Inhaltsstoffe von Sabalfrüchten und deren Prüfung auf entzündungshemmende Wirkung. Arch Pharm (Weinheim). 322 (1989), 111–114
Iehlé C, Délos S, Guirou O, Tate R, Raynaud JP, Martin PM: Human prostatic steroid 5(-reductase isoforms – a comparative study of selective inhibitors. J Steroid Biochem Molec Biol. 54(5/6) (1995), 273–279
Koch E: Pharmakologie und Wirkmechanismen von Extrakten aus Sabalfrüchten (Sabal fructus), Brennesselwurzeln (Urticae radix) und Kürbissamen (Cucurbitae peponis semen) bei der Behandlung der benignen Prostatahyperplasie in:. Loew D, Rietbrock N (eds): Phytopharmaka in Forschung und klinischer Anwendung Steinkopf, Darmstadt. (1995), 57–79
Lowe FC, Ku JC: Phytotherapy in treatment of benign prostatic hyperplasia: a critical review. Urology. 48 (1996), 12–20
Magdy El-Sheik M, Dakkak MR, Saddique A: The effect of permixon on androgen receptors. Acta Obstet Gynecol Scand. 67 (1988), 397–399
Niederprüm HJ, Schweikert HU, Zänker KS: Testosterone 5α-reductase inhibition by free fatty acids from Sabal serrulata fruits. Phytomedicine. 1 (1994), 127–133
Paubert-Braquet M, Mencia Huerta JM, Cousse H, Braquet P: Effect of the lipidic lipidosterolic extract of Serenoa repens (Permixon) on the ionophore A23187-stimulated production of leukotriene B4 (LTB4) from human polymorphonuclear neutrophils. Prostaglandins, Leukotrienes and Essential Fatty Acids. 57/3 /1997), 299–304
Stepanov VN, Siniakova LA, Sarrazin B, Raynaud JP: Efficacy and tolerability of the lipidosterolic extract of Serenoa repens (Permixon) in Benign Prostatic Hyperplasia: A double-blind comparison of two dosage regimens. Advances in Therapy. 16 (1999), 231–241
Vacher P, Prevarskaya N, Skryma R, Audy MC, Vacher AM, Odessa MF, Dufy B: The lipidosterolic extract from Serenoa repens interferes with prolactin receptor signal transduction. J Biomed Sci. 2 (1995), 357–365
Vahlensieck W, Fabricius PG, Mutscher R, Uysal A: BPH-Therapie mit Sabalfruchtextrakt SG291. Effectiv und nebenwirkungsarm. Therapiewoche. 29 (1995), 1728–1736
Weisser H, Tunn S, Behnke B, Krieg M: Effects of the Sabal serrulata extract IDS 89 and its subfractions on 5α-reductase activity in human benign prostatic hyperplasia. The Prostate. 28 (1996), 300–306
Wilt TJ, Ishani A, Stark G, Macdonald R, Lau J, Mulrow C: Saw Palmetto Extracts for treatment of Benign Prostatic Hyperplasia. JAMA 280(18) (1998), 1604–1609

Salbei – Salvia officinalis

Volkstümliche Namen: Dalmatiner-Salbei, Echter Salbei, Edelsalbei, Edler Salbei, Fischsalbe, Gartensalbei, Garten-Salbei, Königssalbei, Königs-Salbei, Rauch-Salbei, Sabikraut, Scharlachkraut, Scharlei, Tugendsalbe (dt.), Salie (holl.), Common Sage, Dalmatian sage, Garden Sage, Greek Sage, Red sage, Sage, shop sage (engl.), Salvia (span.), Grande sauge, Herbe sacrée, saudzette (frz.), Salvia (schwed.)

Familie: Lamiaceae

Botanik: Bis zu 60 cm hoher, aufrechter Strauch mit verholzter Basis und krautigen, 4-kantigen, weiß-grau-filzigen Ästen. Die Blätter sind einfach, länglich oder länglich-lanzettlich, am Grunde verschmälert, gestielt, dicht kleingekerbt, adrig-runzelig, in der Jugend weißgrau-filzig, derb und z. T. wintergrün. Die mittelgroßen, hellvioletten, weißlichen oder rosafarbenen Lippenblüten stehen in 6 bis 12-blütigen Scheinquirlen, die zu 4 bis 8 übereinander stehen.

Verbreitung: Die Pflanze ist im gesamten Mittelmeergebiet natürlich verbreitet und in ganz Europa und Nordamerika in Kultur.
Herkunft der Droge: Die Hauptlieferländer sind Albanien, Mazedonien, Montenegro, Ungarn, Bulgarien, Frankreich und die Türkei.

Salbeiblätter

Verwendete Pflanzenteile: Salbeiblätter bestehen aus den frischen oder getrockneten Laubblättern von *Salvia officinalis* L.

Inhaltsstoffe

- Ätherisches Öl (1,5 bis 3,5 %): Hauptbestandteile (Salbeiblätter Dalmatinischer Herkunft) α-Thujon und β-Thujon (Anteil 20 bis 60 %), 1,8-Cineol (Anteil 6 bis 16 %), Campher (Anteil 14 bis 37 %), weiterhin u. a. Borneol, Bornylacetat, Camphen, Linalool, α- und β-Pinen, Viridiflorol, α- und β-Caryophyllen (Humulen)
- Kaffeesäurederivate (3 bis 6 %): Rosmarinsäure, Chlorogensäuren
- Diterpene: Hauptkomponente Carnosolsäure (Pikrosalvin, 0,2 bis 0,4 %), weiterhin u. a. Rosmanol, Safficinolid
- Flavonoide: u. a. Apigenin- und Luteolin-7-O-glucosid, zahlreiche methoxylierte Aglyka, u. a. Genkwanin, Genkwanin-6-methylether
- Triterpene: Hauptkomponente Ursolsäure (ca. 5 %)

Pharmakologie

Präklinik: Die Droge wirkt durch das Thujonreiche ätherische Öl und das Diterpen Carnosol antimikrobiell und antiviral. Die nachgewiesene antihypertensive und choleretische Wirkung wird auf die Flavonoide zurückgeführt, ebenso die spasmolytische Wirkung. Carnosolsäure und Carnosol zeigen zentrale Wirkung im Tierversuch, die enthaltenen Gerbstoffe bedingen die adstringierende und antihidrotische Wirkung. Ursolsäure hemmte mit hoher Effektivität durch Krotonöl induzierte Ödeme am Mäuseohr (Baricevic et al. 2001). Ein Dimer der Rosmarinsäure weist starke Radikalfänger-Eigenschaften auf (Lu und Foo 2001).
Die im Tierexperiment angeblich nachgewiesene antidiabetische Wirkung konnte bisher nicht bestätigt werden. Der genaue Wirkungsmechanismus, der zur Verminderung der Schweißsekretion beiträgt, ist bis heute nicht bekannt. Es wird vermutet, dass Salbeiblätter oder einige ihrer Bestandteile an den Nervenenden der Schweißdrüsen angreifen und dort die Menge an produziertem Schweiß reduzieren. Dies wurde in Untersuchungen gezeigt, in denen der schweißhemmende Effekt bei, künstlich durch Pilocarpin erzeugtem Schwitzen durch Trinken von Salbeitee belegt wurde (Hänsel et al. 1992–94).
Klinik: In einer 3-monatigen, Placebo-kontrollierten Studie erhielten 18 von insgesamt 30 Frauen (46 bis 52 Jahre), deren Menopause mindestens 6 Monate zurücklag, ein Salbeiblätterextrakt-haltiges Phytopharmakon. Die Dosierung betrug 3-mal tgl. 120 mg Salbeiextrakt. Hitzewallungen und Nachtschweiß verschwanden vollständig bei 20 Frauen, 4 Frauen zeigten eine Besserung der Symptome, bei den anderen sechs Frauen reduzierte sich ein Teil der Symptome (De Leo et al. 1998).
In einer offenen Studie wurden 80 Patienten mit idiopathischer Hyperhidrosis vier Wochen lang behandelt. 40 von ihnen wurde 440 mg eines getrockneten wässrigen Salbeiblätterextraktes (entsprechend 2,6 g Droge) verabreicht, die anderen 40 wurden mit einem Tee (4,5 g Droge täglich) behandelt. Die Reduktion der Schweißproduktion (weniger als 50 %) war in beiden Gruppen vergleichbar; in der mit dem Extrakt behandelten Gruppe war sie etwas stärker (ESCOP 1997). Die Einnahme von Salbeiblütenextrakt verbesserte in einer Anwendungsbeobachtung mit 300 Patienten das Allgemeinbefinden bei Erschöpfungszuständen. Bei 22 Patienten wurde ein 20 %iger Anstieg der Serumeisenwerte (Lippmann und Wegener 2001) beobachtet.

Anwendungsgebiete

Innere Anwendung: bei dyspeptischen Beschwerden und Hyperhidrosis verschiedener Genese.
Äußere Anwendung: bei Entzündungen der Mund- und Rachenschleimhaut, wie Zahnfleischentzündungen und Prothesendruckstellen.
Volksmedizin: innerlich bei Gastropathien wie z. B. Appetitlosigkeit, Blähungen, Diarrhöe, Enteritis sowie bei übermäßigem Schwitzen.
Äußerlich als Spül- und Gurgelmittel bei kleineren Verletzungen und Entzündungen der Haut, bei Zahnfleischbluten, Stomatitis, Laryngitis, Pharyngitis sowie zur Zahnfleischstraffung.
Homöopathie: bei Störungen der Schweißbildung.

Sonstige Verwendung
Haushalt: Verwendung frisch oder getrocknet, gemahlen oder gehackt, allein oder in Gewürzmischungen für eine Vielzahl von Lebensmitteln.
Begünstigung von Farbstabilität und Haltbarkeit der Lebensmittel, insbesondere Schutz vor Fettverderb. Unterbindung von unangenehmen Fischgeruch.

Dosierung

Innere Anwendung:
Tagesdosis: 4–6 g Droge bzw. 0,1–0,3 g Öl oder 2,5–7,5 g Tinktur oder 1,5–3 g Fluidextrakt. Extrakte liegen in wässrig und wässrig-ethanolischer Form vor.
Expektorierender Honig bei Bronchialkatarrhen, 1 Löffel morgens und vor dem Schlafengehen einnehmen.
Äußere Anwendung:
Aufguß zum Gurgeln/Mundspülen 2,5 g Droge bzw. 2–3 Tropfen ätherisches Öl oder 5 g alkoholischer Aufguss auf 1 Glas Wasser geben und mehrmals täglich gurgeln.
Unverdünnter alkoholischer Auszug: mehrmals täglich auf die entzündeten Schleimhautpartien auftragen.
Homöopathisch: 5 Tropfen oder 1 Tablette oder 10 Globuli oder 1 Messerspitze Verreibung alle 30–60 min (akut) oder 1–3-mal täglich (chronisch); parenteral: 1–2 ml s. c. akut: 3-mal täglich; chronisch einmal täglich (HAB). Bei Kindern spezielle Dosierungen beachten.

Anwendungsbeschränkungen: Bei längerer Einnahme ethanolischer Extrakte aus der Droge oder des ätherischen Öls sowie bei Überdosierung (mehr als 15 g der Salbeiblätter entsprechend) können Hitzegefühl, Tachykardie, Schwindelgefühle und epileptiforme Krämpfe auftreten. Während der Schwangerschaft sollten Salbei-Präparate nicht eingenommen werden. Während der Schwangerschaft sollen das reine ätherische Öl und alkoholische Extrakte nicht eingenommen werden.

Patienteninformation: Salbeitee oder -extrakt wird äußerlich bei Entzündungen der Mund- und Rachenschleimhaut und innerlich bei dyspeptische Beschwerden und vermehrter Schweißsekretion angewendet. Letzteres ist durch einige klinische Studien belegt. Ansonsten beruht die Anwendung auf jahrhundertelanger Erfahrung in der Therapie und auf Anwendungsbeobachtungen aus der Klinik und Arztpraxis. Bei vorschriftsmäßiger Einnahme sind keine ernsthaften Nebenwirkungen zu erwarten.

Bewertung der Wirksamkeit: Die Kenntnis der therapeutischen Wirksamkeit stützt sich einerseits auf jahrhundertelange Erfahrung in der Therapie als auch auf Anwendungsbeobachtungen aus der Klinik und Arztpraxis. Die Kommission E (1985, 1990) und die ESCOP (1996) haben die folgenden Indikationen positiv bewertet: Äußere Anwendung: Entzündungen der Mund- und Rachenschleimhaut. Innere Anwendung: dyspeptische Beschwerden, vermehrte Schweißsekretion und Gingiviosis. Die Wirksamkeit der Droge ist nach den gültigen Kriterien für klinische Prüfungen von Arzneimitteln nicht für alle von der Kommission E und der ESCOP positiv bewerteten Indikationen ausreichend belegt. Neuere klinische Studien belegen nur die Wirksamkeit von Salbeiblätter-Zubereitungen bei vermehrter Schweißproduktion. Die Anwendungsbeschränkungen sind zu beachten.

Handelspräparate:
Gesundform Salbeiblätter
H&S Salbeiblätter Tee
Salbeitee Bombastus® Werke
Sidroga Salbeitee
Sweatosan®

Literatur

Baricevic D, Sosa S, Loggia D, Tubaro A, Simonovska B, Krasna A, Zupanicic A: Topical anti-inflammatory activity of Salvia officinalis L. leaves: the relevance of ursolic acid. J Ethnopharmacol 75 (2001), 125–132

Brieskorn CH, Bichele W: Dtsch Apoth Ztg 111 (1971), 141

Brieskorn CH: Salbei – seine Inhaltstoffe und sein therapeutischer Wert. Z Phytother 12 (1991), 91

De Leo V, Lanzetta D, Cazzavacca R, Morgante G: Treatment of menopausal symptoms with non hormonal drug therapy. Minerva Ginecologica 50 (1998), 207–211

Ferguson G et al: J Chem Soc Chem Comm (1973), 281

Länger R, Mechtler C, Tanzler HO, Jurenitsch J: Differences of the composition of the essential oil within an individium of Salva officinalis. Planta Med 59 (1993), A635

Lippmann F, Wegener T: Salbeiblütenextrakt (Arhamaterno) bei Erschöpfungszuständen und bei eisenmangelanämien. Z Phytother 22 (2001), 129–135

Lu Y, Foo LY: Salvianolic acid L, a potent phenolic antioxidant from Salvia officinalis. Tetrahedron Lett 42 (2001), 8223–8225

Murko D et al: Planta Med 25 (1974), 295

Paris A, Strukelj B, Renko M et al: Inhibitory effect of carnosolic acid on HIV-1 protease in cell free assays. J Nat Prod 56 (1993), 1426–1430

Raic D, Novina R, Petricic J: Acta Pharm Jugosl 35 (1985), 121

Tada M et al: Antiviral diterpenes from Salvia officinalis. Phytochemistry 35 (1994), 539

Telekova D et al: PA 49 (1994), 299

Dreilappiger Salbei – Salvia triloba

Volkstümliche Namen: Dreilappiger Salbei, Griechischer Salbei, Kreuz-Salbei (dt.), Greek sage, three-lobed sage, turkish sage (engl.), Sauge à trois lobes, Sauge trilobée, thé de grece (frz.), Alisfakia, elelifaskos (griech.)

Familie: Lamiaceae

Botanik: Halbstrauch, bis 1,2 m hoch werdend. Blätter, gestielt, filzig behaart, Blattspreite ungeteilt oder gefiedert, Stängel 4-kantig, enganliegend behaart, unterseits gräulich-weiß, oberseits grün. Blüten zu 2 bis 6 in Scheinquirlen, lila oder rosa, selten weiß.

Verbreitung: Griechenland, ehemalige GUS, Albanien, Türkei und Zypern.

Dreilappige Salbeiblätter

S

Verwendete Pflanzenteile: Die dreilappigen Salbeiblätter sind die getrockneten Salbeiblätter von *Salvia triloba* L.

Inhaltsstoffe
- Ätherisches Öl (1,5 bis 3,5 %): Hauptkomponente 1,8-Cineol (40 bis 67 %), Campher (2 bis 25 %), Thujon (5 bis 6 %), weiterhin u. a. Camphen, β-Caryophyllen, Myrcen, α-Pinen, β-Pinen
- Flavonoide: u. a. 7-O-glucoside und 7-O-Glucuronide von Apigenin, Chrysoeriol, Hispidulin, Luteolin, 6-Methylluteolin, weiterhin Salvigenin, Jaceosidin
- Kaffeesäurederivate: Rosmarinsäure (1,0 bis 2,5 %)
- Diterpene: u. a. Carnosol (ca. 0,5 %)
- Triterpene (ca. 8 %): Ursolsäure, Oleanolsäure

Pharmakologie

Das ätherische Öl der Droge mit seinem Hauptbestandteil Cineol wirkt antimikrobiell. Abkochungen und Aufgüsse der Blätter wirken im Tierversuch antihypertensiv, spasmolytisch und blutzuckersenkend, wobei der Plasmainsulinspiegel unbeeinflusst bleibt. Die hypoglykämische Wirkung wird auf eine Hemmung der intestinalen Glucoseresorption zurückgeführt. Ferner wurde ein sedierender Effekt beschrieben.

Anwendungsgebiete

Volksmedizin: Innerlich bei Diabetes (Israel und Zypern), Herzbeschwerden, Lungenbeschwerden, Erkältung, Husten, Nervosität und Verdauungsbeschwerden. Äußerlich bei Hautverletzungen

Dosierung

Innerlich: wässrige Abkochungen und Aufgüsse. 3 g (3–4 TL) auf 150 ml 10 min ziehen lassen.
Äußerlich: die frisch zerkleinerten Blätter lokal auftragen.

Anwendungsbeschränkungen: Risiken der bestimmungsgemäßen Anwendung therapeutischer Dosen der Droge sind nicht bekannt.

Patienteninformation: Zubereitungen aus dreilappigen Salbeiblättern sollen aufgrund volksmedizinischer Erfahrungswerte bei Zuckerkrankheit, Herz-, Lungen- und Verdauungsbeschwerden, Erkältung und Husten, Nervosität und Hautverletzungen hilfreich sein; wissenschaftliche Belege für die Wirksamkeit liegen jedoch nicht vor.

Bewertung der Wirksamkeit: Die Wirksamkeit der Droge ist nach den gültigen Kriterien für klinische Prüfungen von Arzneimitteln bisher nicht belegt. Die Verwendung bei einigen volksmedizinischen Indikationen scheint jedoch aufgrund der phytopharmakologischen Eigenschaften plausibel.

Handelspräparate

Keine bekannt.

Literatur

Hänsel R, Keller K, Rimpler H, Schneider G (Hrsg): Hagers Handbuch der Pharmazeutischen Praxis. 5. Aufl., Bde 4–6 (Drogen), Springer Verlag Berlin, Heidelberg, New York, 1992–1994

Ulubelen A, Oztürk S, Iysildatici S: A new flavone from Salvia triloba L.f (Labiatae). J Pharm Sci, 57:1037–8, 1968 Jun

Salep – Orchis sp.

Volkstümliche Namen: Knabenkraut, Salep (dt.), Cuckoo Flower, Levant Salep, Orchid, Sahlep, Salep, Saloop, Satyrion (engl.)

Familie: Orchidaceae

Botanik: Ausdauernde, mittelgroße und kahle Pflanze mit unterirdischen Knollen. Die Laubblätter sind grün, werden nach oben hin kleiner und sind oft scheidenartig ausgebildet. Die Blüten stehen in aufrechten Ähren. Die Tragblätter sind zuweilen groß, länger als die Blüten und häufig gefärbt. Die Pollenmasse wird von einem gemeinsamen 1 oder 2-fächrigen Beutelchen (Pollinium) umschlossen. Der Fruchtknoten ist fast immer gedreht. Die Samenschale mit oder ohne netzartige Verdikkung.

Verbreitung: Mittel- und Südeuropa.

Salepknollen

Verwendete Pflanzenteile: Salepknollen sind die unterirdischen Teile von *Orchis morio* L. und anderen *Orchis*-Arten.

Inhaltsstoffe

- Schleimstoffe (Salepmannan, bis 50 %): Glucane, Glucomannane (partiell acetyliert)
- Stärke (ca. 25 %)
- Eiweißstoffe (5 bis 15 %)

Pharmakologie

Die in der Droge enthaltenen Schleimstoffe und Polysaccharide sollen schleimhautprotektiv wirken. Wissenschaftliche Untersuchungen hierzu liegen jedoch bislang nicht vor.
Im Tierversuch konnte eine Senkung des Plasmacholesterols nachgewiesen werden. Ferner soll die Droge analgetisch, cholagog und blutzuckersenkend wirken; nähere Angaben hierzu fehlen.

Anwendungsgebiete

Unspezifische Diarrhöen (besonders bei Kindern).
Bei Sodbrennen, Blähungen und Verdauungsstörungen.
Indische Medizin: bei Diabetes, Hemiplegie, chronischer Diarrhö, Neurasthenie und allgemeiner Schwäche.

Dosierung

Keine gesicherten Angaben.

Anwendungsbeschränkungen: Risiken der bestimmungsgemäßen Anwendung therapeuti-

scher Dosen der Droge und Nebenwirkungen sind nicht bekannt.

Patienteninformation: Zubereitungen aus Salepknollen sollen aufgrund ihrer schleimhautschützenden Wirkung bei Verdauungsbeschwerden und Durchfall hilfreich sein. Die Wirksamkeit der Droge ist aber bislang nicht belegt.

Bewertung der Wirksamkeit: Die Wirksamkeit der Droge ist nach den gültigen Kriterien für klinische Prüfungen von Arzneimitteln für die beanspruchten Indikationen bisher nicht belegt. Die enthaltenen Schleimstoffe lassen jedoch schleimhautprotektive und einhüllende Wirkungen erwarten, die eine Wirksamkeit bei unspezifischen Verdauungsstörungen und Diarrhöen erklären könnten.

Handelspräparate
Keine bekannt.

Literatur
Kern W, List PH, Hörhammer L (Hrsg): Hagers Handbuch der Pharmazeutischen Praxis. 4. Aufl., Bde. 1–8, Springer Verlag Berlin, Heidelberg, New York 1969

Sanddorn – Hippophaë rhamnoides

Volkstümliche Namen: Sanddorn, Seedorn, Stranddorn (dt.), Sallow Thorn, Sea Buckthorn (engl.)

Familie: Elaeagnaceae

Botanik: Die Pflanze ist ein sperriger, dorniger Strauch von 1,5 bis 4,5 m Höhe mit zahlreichen Ästen. Die Blätter sind 5 bis 8 cm lang, lineal-lanzettlich, kurz gestielt, oberseits kahl, unterseits weiß oder grauschilfrig. Die Blüten stehen in kurzen, achselständigen Trauben. Die Blüten sind grünlichgelb und unscheinbar. Sie sind zweihäusig. Die Blütenhülle ist einfach. Die männliche Blüte ist bis auf den Grund 2-teilig mit eiförmig vertieften Blättchen, bräunlich punktiert mit 4, am Blütenboden inserierenden Staubblättern.
Die Blütenhülle der weiblichen Blüten ist engröhrig, den Fruchtknoten dicht umschließend, mit aufrechten zusammenneigenden Zipfeln, außen braunschilfrig. Die Frucht ist eine leuchtend orangerote, kugelig-ellipsoidische Scheinbeere.

Verbreitung: Ist in Europa und einigen nördlichen Teilen Asiens heimisch.

Sanddornbeeren

Verwendete Pflanzenteile: Sanddornbeeren sind die Scheinfrüchte von *Hippophae rhamnoides* L.; das fette Öl wird aus den Samen, aber auch aus dem Fruchtfleisch gewonnen.

Inhaltsstoffe
- Fruchtsäuren: vorwiegend Äpfelsäure, daneben Essigsäure, Chinasäure
- Ascorbinsäure (Vitamin C) (0,2 bis 1,4 %)
- Vitamine der B-Gruppe (0,1 bis 0,16 %)
- Flavonoide: bes. Kämpferol-, Isorhamnetin- sowie Quercetin-tri- und tetraglykoside
- Carotinoide: β-Carotin. γ-Carotin (zusammen 0,04 bis 0,1 %), Lycopin
- Fettes Öl (in den Samen 12 %): Hauptfettsäuren Ölsäure, Isolinolsäure, Linolensäure, Stearinsäure
- Zuckeralkohole: Mannitol, Quebrachit

Pharmakologie
Die Droge ist Vitamin-C-supplementierend.
Sanddornöl zeigt eine leberprotektive, ulcusprotektive, tumorprotektive, antioxidative und wundheilungsfördernde Wirkung.
Das Öl soll antikoagulativ wirken, die Gesamtflavone sollen p. o. die Kontraktilität und Pumpleistung des Herzmuskels verbessern, den peripheren Widerstand reduzieren und die vaskuläre Elastizität erhöhen.

Anwendungsgebiete
Zur Infektprophylaxe vor allem in der Vorfrühlingszeit, in der Rekonvaleszenz, und bei äußerer Anwendung als Therapeutikum bei Strahlenschäden, wie Schäden durch Röntgenstrahlen und Sonnenbrand als fettes Öl zur Wundbehandlung.

Sonstige Verwendung
Lebensmittelindustrie: Herstellung von Säften, Sirups und Konzentraten, zur C-Vitaminisierung und Aromatisierung von Obst- und Gemüsekonserven, als Bestandteil von Saucen und Würzen, für die Herstellung von Süßwaren und Aromen.
Weiterhin in der Getränkeindustrie, in der pharmazeutischen und kosmetischen Industrie.

Dosierung
Empfohlene Tagesdosis: 5 g bis 10 g eines der Sanddornprodukte.

Anwendungsbeschränkungen: Risiken der bestimmungsgemäßen Anwendung therapeutischer Dosen der Droge und Nebenwirkungen sind nicht bekannt.

Patienteninformation: Aufgrund seines hohen Vitamin-C-Gehaltes sollen sich Sanddornbeeren zur Verhütung von Erkältungskrankheiten eignen und in der Erholungsphase nach Erkrankungen oder Operationen hilfreich sein. Die Carotinoide, besonders das Lycopin sollen hilfreich bei der Vorbeugung von Krebs und Herzerkrankungen sein. Die Wirksamkeit von Sanddornbeeren bei den aufgeführten Anwendungsgebieten ist jedoch bislang nicht ausreichend belegt.

Bewertung der Wirksamkeit: Die Droge ist ein exzellenter Vitamin-C- Lieferant, und wirkt durch die enthaltenen Carotinoide (Lycopin) antioxidativ und antineoplastisch. Sanddornöl weist ferner hepatoprotektive, wundheilungsfördernde und ulkusprotektive Wirkungen auf und soll antikoagulative Eigenschaften besitzen. Die Gesamtflavonfraktion soll außerdem die Kontraktilität und Pumpleistung des Herzmuskels verbessern, den peripheren Widerstand herabsetzen und die vaskuläre Elastizität erhöhen. Die Anwendung zur Infektprophylaxe und in der Rekonvaleszenz, ferner zur Wundbehandlung, auch bei Strahlenschäden und Sonnenbrand scheint plausibel. Die Wirksamkeit der Droge ist aber bislang nach den gültigen Kriterien für klinische Prüfungen von Arzneimitteln nicht ausreichend belegt.

Handelspräparate
Keine bekannt.

Literatur
Kern W, List PH, Hörhammer L (Hrsg): Hagers Handbuch der Pharmazeutischen Praxis. 4. Aufl., Bde. 1–8, Springer Verlag Berlin, Heidelberg, New York 1969

Roter Sandelholzbaum – Pterocarpus santalinus

Volkstümliche Namen: Kaliaturholz, Sandelholz, rotes (dt.), Real Sandalwood, Red Santal Wood, Red Saunders, Rubywood, Sanderswood, Red, Sappan (engl.)

Familie: Fabaceae

Botanik: Die Pflanze ist ein 6 bis 8 m hoher Baum mit einer roten Rinde. Der Baum trägt Ähren gelber Blüten.

Verbreitung: Die Pflanze wächst in Südindien, Sri Lanka und auf den Philippinen.

Rotes Sandelholz

Verwendete Pflanzenteile: Rotes Sandelholz, bestehend aus dem vom Splint befreiten Kernholz des Stammes von *Pterocarpus santalinus* L. oder in manchen Regionen auch anderer Pterocarpus-Arten.

Inhaltsstoffe
- Benzxanthenonderivate (rote Farbstoffe): Hauptkomponenten Santaline A und B (rot), daneben u. a. Santalin A, C und Santalin Y (gelb)
- Ätherisches Öl (Spuren): Hauptkomponente Cedrol (Cederncampher, Anteil bis 50 %), weiterhin u. a. Pterocarpol, Isopterocarpol, Eudesmol
- Isoflavonoide: Santal, Pterocarpin, Homopterocarpin
- Stilbenderivate: Pterostilben

Pharmakologie
Extrakte des Holzes wirken im Tierversuch hypoglykämisch. Dem Inhaltsstoff Pterostilben werden insektizide und antidiabetische Wirkungen zugeschrieben. Desweiteren wurden eine ZNS-dämpfende, spasmolytische und antiexsudative Wirkweise beschrieben, wobei hierzu keine näheren Angaben vorliegen.

Anwendungsgebiete
Indische Medizin: bei Kopfschmerzen, Zahnschmerzen, Erbrechen, blutigem Erbrechen, Durchfall, Magengeschwüren, Gallenleiden, Diabetes, Vergiftungen, Schlangenbissen, Fieber und Augenerkrankungen

Sonstige Verwendung
Pharmazie/Medizin: als Bestandteil von Mundwässern, Zahnpulvern, Pflastern und Räucherstäbchen.
Industrie/Technik: Leder- Seide- und Baumwollfarbstoff.
Haushalt: der Aufguss als Erfrischungsgetränk.

Dosierung
Tinktur: 5 g

Anwendungsbeschränkungen: Risiken der bestimmungsgemäßen Anwendung therapeutischer Dosen der Droge und Nebenwirkungen sind nicht bekannt.

Patienteninformation: Arzneimittel aus rotem Sandelholz sollen aufgrund von Erfahrungswerten aus der Indischen Medizin u. a. bei Kopf- und Zahnschmerzen, Magen-Darm-Störungen, Gallenleiden und Diabetes wirksam sein; eindeutige wissenschaftliche Belege für die Wirksamkeit liegen jedoch noch nicht vor.

Bewertung der Wirksamkeit: Die Wirksamkeit der Droge ist nach den gültigen Kriterien für klinische Prüfungen von Arzneimitteln für die beanspruchten Indikationen bisher nicht belegt. Zur therapeutischen Verwendung liegt eine Negativ-Monographie der Kommission E vor. Die tierexperimentell gefundene antidiabetische Wirkung wie auch mögliche ZNS-dämpfende, spasmolytische und antiexudative Wirkungen unterstützen jedoch einen Teil der von der Indischen Medizin beanspruchten Anwendungsgebiete.

Handelspräparate

Stoffwechseltee

Literatur

Kumar N et al: Phytochemistry 13 (1974), 633
Kumar N et al: Phytochemistry 14 (1974), 521
Kumar N et al: Phytochemistry 15 (1976), 1417
Seshadri TR: Phytochemistry 11 (1972), 881
Singh S et al: Fitoterapia 63 (1992), 555
Singh S et al: Fitoterapia 64 (1993), 84

Weißer Sandelholzbaum – Santalum album

Volkstümliche Namen: Sandalbaum, Sandelbaum, Sandelholz, weißes, Santelbaum (dt.), East Indian Sandalwood, Sandaltree, Sandalwood, Sanderswood, White Sandalwood, White Saunders, Yellow Sandalwood, Yellow Saunders (engl.), Swet chandan (sanskr.)

Familie: Santalaceae

Botanik: Die Pflanze ist ein bis zu 10 m hoher, immergrüner und ganzjährig blühender Baum mit glatter Rinde und herabhängenden Zweigen. Die Blätter sind gegenständig, 4 bis 6 cm lang und 2 cm breit, lanzettlich-oval, ganzrandig und unterseits matt. Die Blüten sind in zahlreichen kleinen, kurzgestielten, rispenartigen Blütenständen angeordnet. Das Perigon ist 4 bis 5 mm lang, glockenförmig und geht von anfangs gelb in tiefrot über. Die Frucht ist eine runde, schwarze, erbsengroße Steinfrucht mit einer Krone aus den Perianthresten.

Verbreitung: Gedeiht in Vorderindien und wird dort und auf Timor und den Sundainseln kultiviert.

Weißes Sandelholz

Verwendete Pflanzenteile: Sandelholz besteht aus dem von Rinde und Splint befreiten Kernholz des Stammes und der Zweige von *Santalum album* L. oder *Pterocarpus santalinus* L.

Inhaltsstoffe

- Ätherisches Öl (3 bis 5 %): Hauptkomponenten Santalole (Anteile ca. 50 % cis-α-Santalol, 20 % cis-β-Santalol, 4 % epi-β-Santalol), weiterhin u. a. α-Bergamotol, α-Bergamotal
- Gerbstoffe
- Harze

Pharmakologie

Das ätherische Öl des Sandelholzes besitzt harndesinfizierende Wirkungen, in höheren Dosen und bei längerer Anwendung können nierentoxische Wirkungen auftreten.

Anwendungsgebiete

Innere Anwendung: bei entzündlichen Erkrankungen der ableitenden Harnwege.
Indische Medizin: innerlich bei Hitzschlag, Sonnenstich und damit verbundenem Fieber: mit Honig vermischter Infus (in Kerala), mit Wasser aufgeschwemmt und in Reis gekocht (in Nepal).
Zur Behandlung von Gonorrhoe und als Antiaphrodisiakum.
Chinesische Medizin: bei epigastrischen Schmerzen, Brustschmerzen und Erbrechen.
Homöopathie: bei Harnröhrenentzündungen.
Sandelholz wird meist in Kombination mit anderen harntreibenden oder harndesinfizierenden Drogen verwendet. Eine Kombination mit anderen Urologika erscheint sinnvoll.

Sonstige Verwendung
Kosmetik: Rohstoff zur Gewinnung des in der Parfümerie benutzten Sandelholzöls, zur Herstellung von Räucherstäbchen.

Dosierung

Tagesdosis: 10 g Droge, 1–1,5g ätherisches Öl.
Homöopathisch: 5 Tropfen oder 1 Tablette oder 10 Globuli oder 1 Messerspitze Verreibung alle 30–60 min (akut) oder 1–3-mal täglich (chronisch); parenteral: 1–2 ml s. c. akut: 3-mal täglich; chronisch einmal täglich (HAB34).

Anwendungsbeschränkungen: Risiken der bestimmungsgemäßen Anwendung therapeutischer Dosen der Droge sind nicht bekannt. Bei Einnahme kann es gelegentlich zu Hautjukken, Übelkeit, Magen- und Darmbeschwerden und Hämaturie kommen.
Gegenanzeige: Erkrankungen des Nierenparenchyms. Die Droge besitzt geringes Sensibilisierungspotential.

Patienteninformation: Arzneimittel aus Sandelholz können zur unterstützenden Behandlung von Infektionen der Harnwege eingesetzt werden. Sie sollten das Medikament nicht einnehmen, wenn bei Ihnen bereits ein Nierenschaden vorliegt und es ohne Rücksprache mit Ihrem behandelnden Arzt nicht länger als 6 Wochen verwenden. Gelegentlich kann es nach der Einnahme zu Übelkeit, Hautjucken, Magen- und Darmbeschwerden und blutigem Urin kommen.

Bewertung der Wirksamkeit: Das ätherische Öl der Droge wirkt harndesinfizierend. Für die therapeutische Verwendung als Adjuvans bei Harnwegsinfekten liegt deshalb eine Positiv-Monographie der Kommission E (1989) vor. Für die sonstigen beanspruchten Anwendungsgebiete ist die Wirksamkeit der Droge nach den gültigen Kriterien für klinische Prüfungen von Arzneimitteln bisher nicht belegt. Mögliche Nebenwirkungen und Gegenanzeigen sind zu beachten.

Handelspräparate

Keine bekannt.

Literatur

Adams DR et al: Phytochemistry 14 (1975), 1459
Brunke EJ: Dragoco Rep 35 (1980), 102–109
Demole DR et al: Helv Chim Acta 59 (1976), 737
Patnikar SK, Naik CG: Tetrahedron Letters 15 (1975), 1293

Sandriedgras – Carex arenaria

Volkstümliche Namen: Deutsche Sarsaparille, Riedgras, Rote Quecke, Sandriedgras, Sandsegge, Seegras, Segge (dt.), German Sarsaparilla, Red Couchgrass, Red Sedge, Sand Sedge, Sea Sedge, Sedge (engl.), Carex des sables, Carosse, Chiedent rouge, Fausse Salsepareille, Laiche des sables, Salsepareille d'Allemagne (frz.), Carice (it.), Sarsa da praia (port.)

Familie: Cyperaceae

Botanik: Eine 15 bis 45 cm hohe, ausdauernde Pflanze mit einem 2 bis 5 mm dicken, lang kriechenden, sehr lange Ausläufer treibenden Rhizom mit schwarzbraunen, in lange Fasern aufgelösten Niederblättern. Der Stängel ist kräftig, aufrecht, etwa 1 mm dick, scharf dreikantig, oberwärts rau und am Grunde von braunen Blattscheiden umgeben. Die linealischen Blätter sind meist rinnig, die Spreiten starr und allmählich in die eingerollte Spitze verschmälert. Der Blütenstand ist etwas überhängend und besteht aus 6 bis 16 eiförmigen, etwa 1 cm langen, endständigen, geraden, grünlichen Ähren, wovon die unteren rein weiblich, die mittleren am Grunde weiblich, an der Spitze männlich, die oberen rein männlich sind. Die Frucht ist eiförmig, beiderseits gewölbt, 2 mm lang, gelbbraun und glänzend.

Verbreitung: Ist in Europa vor allem an den atlantischen, baltischen und südskandinavischen Küsten bis nach Mitteldeutschland hinein verbreitet. An der amerikanischen Atlantikküste ist sie eingeschleppt. Die Pflanze wächst an Sandstränden, auf Dünen und an Hochwassermarken. Sie bietet auf Sandböden anderen Gräsern Schutz und Halt und wurde deshalb auf den Deichen Hollands und Ostenglands angepflanzt.

Sandriedgraswurzelstock

Verwendete Pflanzenteile: Sandriedgraswurzelstock ist der im Frühjahr gesammelte und getrocknete Wurzelstock von *Carex arenaria* L.

Inhaltsstoffe

- Saponine (?)
- Ätherisches Öl: u. a. Methylsalicylat und Cineol enthaltend
- Flavonoide: u. a. Tricin
- Gerbstoffe (8 bis 10 %, Catechingerbstoffe)

Pharmakologie

Zu den Wirkungen von Sandriedgras liegen derzeit keine Untersuchungen vor.

Anwendungsgebiete

Volksmedizinisch sind Zubereitungen aus Sandriedgraswurzelstock zur Vorbeugung gegen Gicht, Rheumatismus, Gelenkentzündungen und bei Hautleiden, venerischen Erkrankungen, Blähungen, Koliken, Leberleiden, Diabetes, Ödeme, Lungentuberkulose und Amenorrhoe sowie als schweiß- und harntreibendes Mittel im Gebrauch.

Sonstige Verwendung
Veterinärmedizin: bei Räude von Pferden, Schafen und Hunden sowie bei der Maul- und Klauenseuche verwendet.
In Brasilien: als Fischbetäubungsmittel, Nießpulver und Insektizid.

Dosierung

Mittlere Einzelgabe: 3 g Droge als Abkochung.
Kaltmazerat: 2 bis 3-mal täglich 1 Tasse.

Anwendungsbeschränkungen: Risiken der bestimmungsgemäßen Anwendung therapeutischer Dosen der Droge und Nebenwirkungen sind nicht bekannt.

Patienteninformation: Zubereitungen aus Sandriedgraswurzelstock können bei einer Reihe von Erkrankungen wie Rheuma, Verdauungsstörungen und bestimmten Hauterkrankungen wirksam sein; wissenschaftliche Belege hierfür liegen jedoch nicht vor.

Bewertung der Wirksamkeit: Die Wirksamkeit der Droge ist nach den gültigen Kriterien für klinische Prüfungen von Arzneimitteln bisher nicht belegt, dementsprechend liegt eine Negativ-Monographie der Kommission E (1990) vor.

Handelspräparate
Keine bekannt.

Literatur
Hänsel R, Keller K, Rimpler H, Schneider G (Hrsg): Hagers Handbuch der Pharmazeutischen Praxis. 5. Aufl., Bde 4–6 (Drogen), Springer Verlag Berlin, Heidelberg, New York, 1992–1994

Sanikel – Sanicula europaea

Volkstümliche Namen: Bruchkraut, Heildolde, Sangel, Sanikel, Saunickel, Sauniegel, Schänrikel, Waldklette, Waldknecke, Waldsanikel, Wundsanikel, Zaniggeli (dt.), Skov-sanikel (dan.), American Sanicle, Black Sanicle, European Sanicle, Poolroot, Self-heal, Wood Sanicle (engl.), Saniculu (span.), Herbe de St. Laurent, Sanicle, Sanicle commun, Sanicle male (frz.), Gombernvö (ung.), Diapensia, erba fragolina, sanicola, sannicola (it.), Zankiel (pol.), Sanicula (port.), Podlesnik (russ.), Särläka (schwed.), Zanykl, zindava evropská (tsch.)

Familie: Apiaceae

Botanik: Ausdauernde, mit Ausnahme des Blattrandes und der Frucht kahle und im allgemeinen etwa 20 bis 40 cm hohe, krautige Pflanze. Die Grundachse ist fest, waagerecht, kurz, mit dicklichen Fasern besetzt, am Hals von Blattstielresten schuppig und mehrköpfig. Der Stängel ist aufrecht, gefurcht und mit nur 1 bis 2 sitzenden Blättern. Die Blätter sind grundständig, lang gestielt, handförmig geteilt. Die weißen oder rötlichen Blütenstände bilden eine Trugdolde mit kleinen kopfähnlichen Döldchen mit 4 bis 6 linealen Hüllblättern. Die Frucht ist fast kugelig, rippenlos mit langem, abwärts gekrümmtem Griffel und hakig gekrümmten Stacheln besetzt. Die Teilfrüchte sind auf dem Rücken stark gewölbt und an der schmalen Fuge fast flach.

Verbreitung: Europa, Kleinasien, Kaukasus, Westsibirien, Nordafrika und Gebirge des tropischen Afrika.

Sanikelkraut

Verwendete Pflanzenteile: Sanikelkraut besteht aus den getrockneten oberirdischen Teilen von *Sanicula europaea* L.

Inhaltsstoffe
- Triterpensaponine (bis 13 %): u. a. Acyl-Saniculoside A-D, Aglyka u. a. A1-Barrigenol, R1-Barrigenol, Barringtogenol
- Kaffeesäurederivate: Rosmarinsäure (ca. 1,7 %), Chlorogensäure (ca. 0,6 %)
- Flavonoide: Hauptkomponenten Rutin; Isoquercitrin, Astragalin

Pharmakologie
Die Droge wirk adstringierend, expektorierend und antiexsudativ durch die enthaltenen Saponine.
Für den Saponinkomplex konnte eine antimikrobielle und antimykotische Wirkung nachgewiesen werden.

Anwendungsgebiete
Innere Anwendung: bei leichten Katarrhen der Atemwege.
Homöopathie: bei Durchfall.

Dosierung
Tagesdosis: 4–6 g Droge.
Homöopathisch: 5 Tropfen oder 1 Tablette oder 10 Globuli oder 1 Messerspitze Verreibung alle 30–60 min (akut) oder 1–3-mal täglich (chronisch); parenteral: 1–2 ml s. c. akut: 3-mal täglich; chronisch einmal täglich (HAB34).

Anwendungsbeschränkungen: Risiken der bestimmungsgemäßen Anwendung therapeutischer Dosen der Droge und Nebenwirkungen sind nicht bekannt.

Patienteninformation: Arzneimittel aus Sanikelkraut sind zur Beschwerdelinderung bei leichten Katarrhen der Atemwege gut geeignet und können in homöopathischen Dosen auch bei Durchfallerkrankungen wirksam sein.

Bewertung der Wirksamkeit: Aufgrund der enthaltenen Saponine wirkt die Droge adstringierend, antimikrobiell, expektorierend, antiexudativ und antimycetisch. Für die therapeutische Verwendung bei leichten Katarrhen der Atemwege liegt eine Positiv-Monographie der Kommission E (1986, 1990) vor.

Handelspräparate
Keine bekannt.

Literatur
Engel S, Horn K: Phytodermatosen durch Dictamnus albus, Sanicula europaea und Philodendron consanguineum. Dermat Mschr 158 (1972), 22–27
Hiller K et al: PA 22 (1967), 220–221
Hiller K et al: PA 24 (1969), 178

Santakraut – Eriodictyon californicum

Volkstümliche Namen: Santakraut (dt.), Bear's Weed, Bearsweed, Consumptive's Weed, Eriodictyon, Gum Bush, Holy Herb, Mountain Balm, Sacred Herb, Tarweed, Yerba Santa (engl.)

Familie: Hydrophyllaceae

Botanik: Die Pflanze ist ein bis zu 2,5 m hoher, klebriger, immergrüner Strauch mit holzigem Rhizom. Der Stamm ist glatt und gewöhnlich nahe dem Boden verzweigt. Er ist mit einem klebrigen Harz bedeckt, das sich auf die Oberfläche der ganzen Pflanze erstreckt. Die Blätter sind dick, ledrig, kahl, von gelblich-weißer Färbung, lanzettlich, bis zu 15 cm lang und ca. 2 cm breit und unregelmäßig gezähnt. Die Blüten stehen zu 6–10 in endständigen Trauben. Sie sind röhren- bis trichterförmig, lila oder weiß bis bläulich. Der Kelch ist spärlich behaart. Die Frucht ist eine kleine, ovale, gräulich-braune Kapsel mit verschrumpelten, fast schwarzen Samen. Der Geschmack ist balsamartig, der Geruch angenehm und aromatisch.

Verbreitung: Kalifornien, Oregon, Mexiko.

Santakraut

Verwendete Pflanzenteile: Santakraut ist der oberirdische Teil von *Eriodictyon californicum* (Hook. et Arn) TORR.

Inhaltsstoffe
- Flavonoide: bes. Homoeriodictyol (3 bis 6 %), Eriodictyol, Eriodictyonin, Chrysoeriodictyol, Xanthoeriodictyol
- Ätherisches Öl (sehr wenig)
- Gerbstoffe

Pharmakologie
Die flavonoidhaltige Droge soll schwach diuretisch wirken und die Wahrnehmung des Bittergeschmacks reduzieren.

Anwendungsgebiete
Als Bestandteil in Antiasthmatika und zur Pinselung gegen Bittergeschmack von Pharmaka bei sensiblen Patienten.

Anwendungsbeschränkungen: Risiken der bestimmungsgemäßen Anwendung therapeutischer Dosen der Droge und Nebenwirkungen sind nicht bekannt.

Patienteninformation: Zubereitungen aus Yerba Santa oder Santakraut können die Geschmacksempfindung für „bitter" aufheben.

Bewertung der Wirksamkeit: Die Wirksamkeit der Droge ist nach den gültigen Kriterien für klinische Prüfungen von Arzneimitteln bisher nicht belegt.

Handelspräparate
Keine bekannt.

Literatur
Johnson ND: Biochem Syst Ecol 11 (1983), 211
Liu YL, Ho DK, Cassady JM: Isolation of potential cancer chemopreventive agents from Eriodictyon californicum. J Nat Prod 55 (1992), 357–363

Sarsaparille – Smilax sp.

Volkstümliche Namen: Sarsaparilla, Stechwinde (dt.), Sarsaparilla, Sarsaparilla, American, Sarsaparilla, Gray, Sarsaparilla, Mexican, Sarsaparilla, Red, Sarsaparilla, Vera Cruz (engl.), Zarzarparilla (span.)

Familie: Smilacaceae

Botanik: Die Gattung besteht aus Kletterpflanzen, immergrüne Sträucher oder Halbsträucher mit kletternden Zweigen und Blattscheidenranken. Sie haben ein kurzes, knotiges, ausdauerndes, kriechendes oder aufsteigendes Rhizom mit zahlreichen, mehrere Meter langen Wurzeln und verzweigte, stachelige, knotige, armdicke, gelblich-grüne Stängel. Die Blätter sind einfach, wechselständig, 2-reihig, oft ausdauernd, mit 3, seltener 5 oder mehr netznervig verbundenen Hauptnerven und eine ei-, herz- oder pfeilförmige, gestielte und fast nebenblattartige Blattscheide, die am oberen Ende in 2 Ranken übergeht und beim Absterben über dieser abbricht. Die Blüten sind weiß bis blassgrün, gelb oder braun, getrenntgeschlechtlich, zweihäusig.
Die Frucht ist eine kugelige, rote, blaue oder schwarze Beere mit 1 bis 6 Samen.

Verbreitung: Die Gattung kommt in tropischen und subtropischen Gebieten in Amerika, Ostasien und Indien vor. In Europa gibt es nur im Mittelmeergebiet die Art *S. aspera*.

Sarsaparillenwurzel

Verwendete Pflanzenteile: Sarsaparillenwurzel besteht aus den getrockneten Wurzeln von Smilax-Arten wie *Smilax aristolochiifolia* M., *Smilax regelii* K. ET C. V. M. und *Smilax febrifuga* K.

Inhaltsstoffe

- Steroidsaponine (0,5 bis 3 %): Hauptkomponente: Sarsaparillosid, daneben als Spaltprodukt Parillin, weiterhin u. a. Desglucoparillin, Desglucorhamnoparillin, Aglyka Sarsapogenin

Pharmakologie

Durch die enthaltenen Steroidsaponine wirkt die Droge schleimhautreizend, stark diuretisch und schweißtreibend in höherer Dosierung sowie schaumstabilisierend und emulgierend.

Anwendungsgebiete

Volksmedizin: bei Hauterkrankungen, Psoriasis und deren Folgeerscheinungen, rheumatischen Erkrankungen, Nierenerkrankungen, zur Steigerung der Schweißsekretion als Diaphoretikum sowie als Diuretikum.
Homöopathie: bei juckenden Hautausschlägen, Rheuma und Entzündungen der Harnorgane.

Dosierung

Pulver: TD: 0,3–1,5 g Droge.
Ein Esslöffel Droge mit 1 l Wasser ansetzen, dann 20 min kochen. 500 ml morgens und abends.
Abkochung/Tee: ED: 1–5 g, 3-mal täglich zum Essen.
Tinktur: 5–15 g/Tag.
Fluidextrakt: TD: 8–15 ml.
Homöopathisch: 5 Tropfen oder 1 Tablette oder 10 Globuli oder 1 Messerspitze Verreibung alle 30–60 min (akut) und 1–3-mal täglich (chronisch); parenteral: 1–2 ml s. c. akut: 3-mal täglich; chronisch einmal täglich (HAB34).

Anwendungsbeschränkungen: Sarsaparillenwurzeln führen nach Einnahme zu Magenreizung und temporären Nierenschäden. Die Resorption und Elimination von gleichzeitig verabreichten Stoffen wird durch die Droge beeinflusst. Hierdurch kann es unkontrolliert zu Wirkungsverstärkungen oder Wirkungsabschwächungen gleichzeitig eingenommener Arzneistoffe kommen.

Patienteninformation: Zubereitungen aus Sarsaparillenwurzeln werden bei Hauterkrankungen, Psoriasis und deren Folgeerscheinungen, rheumatischen Erkrankungen, Nierenerkrankungen sowie als harn- und schweißtreibendes Mittel eingesetzt. Die Wirksamkeit bei diesen Anwendungsgebieten ist jedoch nicht belegt. Angesichts der schwerwiegenden Nebenwirkungen und Wechselwirkungen kann eine therapeutische Verwendung der Droge nicht vertreten weren.

Bewertung der Wirksamkeit: Die Wirksamkeit der Droge für die beanspruchten Indikationen ist nach den gültigen Kriterien für klinische Prüfungen von Arzneimitteln bisher nicht belegt. Angesichts dessen und der schwerwiegenden Nebenwirkungen der Droge, bewertet die Kommission E (1990) in ihrer Monographie zu Sarsaparillenwurzel die therapeutische Anwendung der Droge als nicht zu vertreten.

Handelspräparate

Keine bekannt.

Literatur

Bernardo RR, Pinto AV, Parente JP: Steroidal saponins from Smilax officinalis. Phytochemistry, 43:465–9, 1996 Sep
Chen G, Shen L, Jiang P: Flavanonol glucosides of Smilax glabra Roxb. Chung Kuo Chung Yao Tsa Chih, 21:355–7 383, 1996 Jun
Chen Z: Clinical study of 96 cases with chronic hepatitis B treated with Jiedu yanggan gao by a double-blind method. Chung Hsi I Chieh Ho Tsa Chih, 10:71–4 67, 1990 Feb
Elmunajied DT et al: Phytochemistry 4 (1965), 587
Fukunaga T, Miura T, Furuta K, Kato A: Hypoglycemic effect of the rhizomes of Smilax glabra in normal and diabetic mice. Biol Pharm Bull, 20:44–6, 1997 Jan
Harnischfeger G, Stolze H: Sarsaparille. Notabene medici 11, 5 (1981), 226–232
Thurmon FM: New Eng. J Med 227 (1942), 128
Tschesche R et al: Chem Ber 102 (1969), 53–61

Sassafras – Sassafras albidum

Volkstümliche Namen: Fenchelholzbaum, Sassafras (dt.), Ague Tree, Cinnamon Wood, saloop, Sassafras, Sassafrax, Saxifrax (engl.)

Familie: Lauraceae

Botanik: Die zweihäusige Pflanze ist ein bis 30 m hoher, sommergrüner Baum mit vielen dünnen Zweigen. Die Rinde des Stammes und der dicken Äste ist rauh, tief gefurcht und gräulich, die der äußeren Äste und Zweige grün. Die wechselständigen Blätter sind gestielt und 7 bis 17 cm lang. Manche sind ungeteilt eiförmig, andere tief 2- oder 3-lappig. Die Wurzelrinde ist von leuchtend rostbrauner Farbe, glatt und spröde. Die Blüten erscheinen vor den Blättern und sind klein und gelblich. Die

Frucht ist eine erbsengroße, ovale Steinfrucht, die in reifem Zustand dunkelblau in der becherförmig verbreiterten Achse sitzt.

Verbreitung: Die Pflanze ist im östlichen Nordamerika, Mexiko und auf Taiwan verbreitet.

Sassafrasholz

Verwendete Pflanzenteile: Sassafrasholz ist das Wurzelholz von *Sassafras albidum* (NUTTAL) NEES.

Inhaltsstoffe

- Ätherisches Öl (6 bis 9 %): Hauptkomponenten Safrol (Anteil bis 90 %), 5-Methoxyeugenol (Anteil bis 30 %), Asaron (Anteil bis 18 %), Campher (Anteil bis 5 %)
- Isochinolinalkaloide (unter 0,1 %): Vertreter vom Aporphin- und Reticulin-Typ

Pharmakologie

Die der Droge zugeschriebene schwach diuretische Wirkung ist nicht belegt.
Die toxischen Eigenschaften der Droge werden im wesentlichen durch safrolhaltige ätherische Öle bestimmt (die nierentoxisch und kanzerogen sind).

Anwendungsgebiete

Volksmedizin: früher Bestandteil von „Blutreinigungstees", bei hartnäckigen Hautausschlägen, Katarrhen, Rheuma und Syphilis.

Dosierung

Aufguss: 50 g Droge auf 1 L Wasser.
Tee: Ein Teelöffel (ca. 3 g) mit kochendem Wasser übergießen und nach 10 min abseihen.
Tinktur: ED: 5 g.

Anwendungsbeschränkungen: Wegen der karzinogenen Wirkung des Safrols sollten die Droge und ihr ätherisches Öl nicht angewendet werden.

Patienteninformation: Zubereitungen aus Sassafrasholz wurden früher in der Volksmedizin zur Blutreinigung, ferner bei Hautausschlägen, Katarrhen, Rheuma und Syphillis eingesetzt; heute kann die medizinische Verwendung wegen der nierenschädigenden und krebsauslösenden Wirkung nicht empfohlen werden.

Bewertung der Wirksamkeit: Die Wirksamkeit der Droge ist nach den gültigen Kriterien für klinische Prüfungen von Arzneimitteln bisher nicht belegt. Die therapeutische Verwendung kann aufgrund der karzinogenen und nephrotoxischen Wirkung des enthaltenen Safrols nicht mehr empfohlen werden.

Handelspräparate

Keine bekannt.

Literatur

Albert K: Sassafrasöl zum Abtanzen?. PZ 142 (1997), 878
Borchet P et al: Cancer Res 33 (1973), 575
Brophy JJ, Goldsack RJ, House APN, Lassak EV: J Ess Oil Res 5 (1993), 117–122
Chowdhury BK et al: Phytochemistry 15 (1976), 1803
Kamdem DP et al: Chemical composition of essential oil from the root bark of Sassafras albidum. Planta Med 61 (1995), 574–575
Kampen KR van: Sudan grass and sorghum poisoning of horse: a possible lathyrogenic disease. J Am Vet Medic Assoc 156 (1970), 629–630
Miller EC et al: Cancer Res 43 (1983), 1124
Segelman A et al: J Am Med Ass 236 (1976), 477
Sethi ML et al: Phytochemistry 15 (1976), 1773

Sauerampfer – Rumex acetosa

Volkstümliche Namen: Sauerampfer, Wiesen-Sauerampfer (dt.), Common Sorrel, Sorrel (engl.)

Familie: Polygonaceae

Botanik: Die Pflanze kann bis 100 cm hoch werden. Die Blätter sitzen wechselständig an den aufrechten, gefurchten und bis zu den Blütenrispen unverzweigten Stängeln. Sie sind fleischig, grasgrün, pfeil- oder spießförmig, die unteren lang, die oberen kurz gestielt oder sitzend und stängelumfassend. Die zweihäusige Pflanze hat kleine, grünliche, eingeschlechtliche Blüten, die in schmalen, lockeren Rispen stehen. Die Frucht ist eine dreikantige, braunschwarze Nuss, die von dem flügelartig vergrößerten inneren Perigonblatt eingeschlossen ist.

Verbreitung: Ist in ganz Europa verbreitet.

Sauerampferkraut

Verwendete Pflanzenteile: Sauerampferkraut ist der oberirdische Teil von *Rumex acetosa* L.

Inhaltsstoffe

- Oxalate (ca. 1 %): Oxalsäure, Calciumoxalat
- Gerbstoffe (7 bis 10 %)
- Flavonoide
- Anthracenderivate: Anthranoide, Aglyka Physcion, Chryosphanol, Emodin, Aloeemodin, Rhein, deren Glucoside, weiterhin u. a. Aloeemodinacetat

Pharmakologie

Diuretisch, sekretolytisch, die Infektabwehr fördernd.

Anwendungsgebiete
akute und chronische Entzündungen der Nasennebenhöhlen und der Atemwege; auch als Zusatzmaßnahme bei antibakterieller Therapie.

Dosierung
Erwachsene 3-mal täglich 2 Dragees oder 50 Tropfen (Tropfen mit 19 % Ethanol).

Anwendungsbeschränkungen: Risiken der bestimmungsgemäßen Anwendung therapeutischer Dosen der Droge und Nebenwirkungen sind nicht bekannt.
Oxalatvergiftungen sind nur bei reichlichem Genuss der Blätter als Salat denkbar.

Patienteninformation: Zubereitungen aus Sauerampferkraut sollen bei Entzündungen der Atemwege und Nasennebenhöhlen, auch zur Förderung der Widerstandskraft bei Infekten nützlich sein; wissenschaftliche Belege für die Wirksamkeit liegen jedoch nicht vor.

Bewertung der Wirksamkeit: Die Wirksamkeit der Droge ist nach den gültigen Kriterien für klinische Prüfungen von Arzneimitteln bisher nicht belegt.

Handelspräparate
Keine bekannt.

Literatur
Ito H: Effects of the antitumor agents from various natural sources on drug-metabolizing system, phagocytic activity and complement system in sarcoma 180-bearing mice. Jpn J Pharmacol, 40:435–43, 1986 Mar

Sauerdorn – Berberis vulgaris

Volkstümliche Namen: Berberitze, Essigbeere, Gemeine Berberitze, Sauerdorn (dt.), Barberry, Barberry, Common, Berberidis, Berberis Dumetorum, Berberry, Common barberry, European Barberry, Holly-leaved Barberry, Hollyleaved Berberis, Jaundice Berry, Mountain Grape, Oregon Grape, Pipperidge, Pipperidge Bush, Sow Berry (engl.), Agracejo, Agracillo, Agrito, Bérbero (esp.), Berbéris, Epine-vinette, Vinettier (frz.), Berberi, Crespino (it.), Bérberis, Uvaespim (port.)

Familie: Berberidaceae

Botanik: *Berberis vulgaris* ist ein sommergrüner, dichtverzweigter und dorniger Strauch von bis zu 2 m Höhe. Die dornigen Zweige sind kantig, stark gefurcht, anfangs bräunlichgelb, später weißgrau. Die Dornen sind 1 bis 2 cm lang, waagerecht abstehend und sehr spitz. Die Blätter stehen in Büscheln, sind obovat bis elliptisch, 2 bis 4 cm lang und in den 1 cm langen Stiel verschmälert. Sie sind dunkelgrün und netzadrig, und ihr Rand ist fein gezähnt. Die Blüten bilden 5 bis 7 cm lange, hängende, überreich blühende Trauben von gelber Farbe. Die 6 Kelchblätter sind gelb, die 6 Kronblätter haben am Grunde orangefarbene Honigdrüsen. Die 6 Staubblätter springen mit 2 Seitenklappen auf. Der Fruchtknoten ist oberständig mit sitzender Narbe. Die essbaren Früchte sind leuchtend scharlachrote, länglich-walzenartige Beeren von 10 bis 12 mm Länge und 6 mm Dicke.

Verbreitung: Europa, Nordafrika, Teile von Amerika und Mittelasien.

Sauerdornbeeren

Verwendete Pflanzenteile: Sauerdornbeeren sind die reifen Früchte von *Berberis vulgaris* L.

Inhaltsstoffe
- Isochinolinalkaloide (in reifen Früchten höchstens Spuren)
- Anthocyane (2 %)
- Kaffeesäurederivate: Chlorogensäure (1,5 %)
- Organische Säuren (bis 6,6 %): Äpfelsäure, Essigsäure

Pharmakologie
Die frische Frucht enthält Ascorbinsäure (Redox-System an verschiedenen Stoffwechselprozessen, steigert Immunvorgänge, fördert Eisenresorption, verhindert Skorbut).
Wegen des Säuregehaltes geringer diuretischer Effekt
Unreife Früchte enthalten Berberin, das anregend auf die Darmperistaltik wirkt.

Anwendungsgebiete
Volkstümlich wird Sauerdornbeeren-Extrakt bei Erkrankungen der Lunge, Leber und Milz als auch bei Magenkrämpfen und Sodbrennen, als Beerenkompott oder Wein gegen Obstipation verwendet.

Sonstige Verwendung
Pharmazie/Medizin: Sirup als Geschmackskorrigens.
Haushalt: Berberitzensaft, -mus, -sirup, -gelee und -marmelade.

Dosierung
Zubereitung eines Teeaufgusses : 1 bis 2 Teelöffel ganze oder gestoßene Sauerdornfrüchte mit etwa 150 ml heißem Wasser übergießen und nach 10 bis 15 min abseihen.

Anwendungsbeschränkungen: Risiken der bestimmungsgemäßen Anwendung therapeutischer Dosen der Droge und Nebenwirkungen sind nicht bekannt. In seltenen Fällen wurden nach dem Genuss der Beeren Erbrechen und Durchfall beobachtet.

Patienteninformation: Sauerdorn- oder Berberitzenbeeren enthalten Vitamin C, das die körpereigene Abwehr stärkt und die Aufnahme von Eisen aus der Nahrung fördert. Zubereitungen aus Sauerdornbeeren sollen laut volksmedizinischer Erfahrungswerte bei Lungen-, Leber- und Milzerkrankungen, Magenkrämpfen und Sodbrennen hilfreich sein; wissenschaftliche Belege für die Wirksamkeit fehlen jedoch bisher. In seltenen Fällen kann es nach Einnahme der Beeren zu Erbrechen und Durchfall kommen.

Bewertung der Wirksamkeit: Die Wirksamkeit der Droge ist nach den gültigen Kriterien für klinische Prüfungen von Arzneimitteln bisher nicht belegt, dementsprechend liegt eine Negativ-Monographie der Kommission E (1989) vor. Unreife Berberitzenfrüchte enthalten Berberin, das die Darmperistaltik anregt, was die volksmedizinische Verwendung bei Obstipation erklärt. Die frischen Früchte enthalten Vitamin C. Aufgrund des Säuregehaltes ist ein gewisser diuretischer Effekt möglich. Insgesamt ist die therapeutische Anwendung nicht zu befürworten.

Handelspräparate
Apo Rheum®

Literatur

Andronescu E et al: Clujul. Med 46 (1973), 627
Chen MQ et al: Acta Pharm Sinica 12 (1965), 185
Cordell GA, Farnsworth NR: Lloydia 40 (1977), 1
Ikram M: Planta Med 28 (1975), 253
Lahiri SC et al: Ann Biochem Exp Med India 18 (1958), 95
Liu CX et al: Chinese Traditional and Herbal Drugs Communications 9 (1979), 36
Naidovich LP et al: Farmatsiya 24 (1976), 33
Shapiro DK et al: Rastit Resur 19 (1983), 84–89
Subbaiah TV, Amin AH: Nature 215 (1967), 527
Ubebaba K et al: Jpn J Pharmacol 36 (1984), 352
Willaman JJ, Hui-Li L: Lloydia 33 (1970), 1

Sauerdornwurzelrinde

Verwendete Pflanzenteile: Sauerdorn- oder Berberitzenwurzelrinde ist die getrocknete Wurzelrinde von *Berberis vulgaris* L.

Inhaltsstoffe
- Isochinolinalkaloide (bis 13 %): bes. Berberin (1 bis 3 %), Berbamin, Oxyacanthin, weiterhin u. a. Columbamin, Palmatin, Jatrorrhizin, Magnoflorin

Pharmakologie
Die cholagoge, blutdrucksenkende, positiv und negativ inotrope (dosisabhängig), darmtonisierende, antipyretische und antibiotische Wirkung der Droge ist durch die enthaltenen Isochinolinalkaloide (Berberin und seine Salze) bedingt.

Herz-Kreislaufwirkung: Fraktionen aus den Wurzelextrakten mit etwa 80 % Berbamin und weiteren Alkaloiden wirkten bei Katzen blutdrucksenkend für mehrere Stunden. Am Katzenherzen zeigten sich bei unterschiedlichen Dosierungen sowohl positive als auch negative inotrope Wirkungen.

Cholagoge Wirkung: vom Ethanol befreite und mit Wasser auf das halbe ursprünglich Vol. gebrachte homöopathische Urtinktur zeigte bei Meerschweinchen eine Vermehrung des Gallenflusses um durchschnittlich 20 %. Ein Extrakt mit 80 % Berbamin und weiteren Alkaloiden stimulierte die Gallenausscheidung bei Ratten um 72 %.

Wirkung auf die Muskulatur: vom Ethanol befreite und mit Wasser auf das halbe ursprünglich Vol. gebrachte homöopathische Urtinktur führte an isolierten Dünndarmstücken des Kaninchens zu einer Erhöhung der Amplituden. Hohe Konzentrationen erreichten an Meerschweinchen- und Rattendärmen eine vorübergehende Tonuszunahme.

Antipyretische Wirkung: wässrige Auszüge sollen an fiebernden Kaninchen eine deutlich antipyretische Wirkung zeigen.

Antibiotische Wirkung: in vitro nachgewiesen Anregung der Darmperistaltik durch Berberin beim Menschen.

Anwendungsgebiete
Medizinische Verwendung: zur Opium- und Morphinentwöhnung.

Volkstümliche Anwendungen: bei Erkrankungen der Niere und der Harnwege, bei Gallen- und Leberfunktionsstörungen, bei Verdauungsstörungen und Diarrhöe, bei Erkrankungen des rheumatischen Formenkreises, bei parasitären Infektionen.

Homöopathie: bei Nierensteinen, Gicht, Rheuma, Leber- und Gallenleiden, trockenen Hautaffektionen.

Dosierung
Als Infus: 2 g Droge auf 250 ml Wasser, schluckweise trinken.

Tinktur: 20 bis 40 Tropfen täglich.

Homöopathisch: 5 Tropfen oder 1 Tablette oder 10 Globuli oder 1 Messerspitze Verreibung alle 30–60 min (akut) oder 1–3-mal täglich (chronisch); parenteral: 1–2 ml 3-mal täglich s. c.

Zäpfchen 2–3-mal täglich, Salben 1–2-mal täglich (HAB).

Anwendungsbeschränkungen: Risiken der bestimmungsgemäßen Anwendung therapeutischer Dosen der Droge und Nebenwirkungen sind nicht bekannt. Bei Dosen über 4 g muss mit leichter Benommenheit, Nasenbluten, Erbrechen, Durchfall und Nierenreizung gerechnet werden.

Patienteninformation: Zubereitungen aus Sauerdorn- und Beberitzenwurzelrinde werden bei der Opium- und Morphinentwöhnung verwendet, und sollen bei Erkrankungen der Niere und der Harnwege, bei Gallen- und Leberfunktionsstörungen, bei Verdauungsstörungen und Diarrhöe und bei rheumatischen Erkrankungen hilfreich sein. Eindeutige wissenschaftliche Belege für die Wirksamkeit liegen nicht vor; die Verwendung kann aufgrund des derzeitigen Erkenntnisstandes nicht uneingeschränkt empfohlen werden. Die Dosierungshinweise sollten beachtet werden, da bei Dosen über 4 g mit leichter Benommenheit, Nasenbluten, Erbrechen, Durchfall und Nierenreizung gerechnet werden muss.

Bewertung der Wirksamkeit: Die Wirksamkeit der Droge ist nach den gültigen Kriterien für klinische Prüfungen von Arzneimitteln bisher nicht belegt. Dementsprechend liegt eine Negativ-Monographie der Kommission E (1989) vor. In diversen Testmodellen konnten cholagoge, blutdrucksenkende, positiv und negativ inotrope (dosisabhängig), darmtonisierende, antipyretische und antibiotische Wirkungen durch die enthaltenen Isochinolinalkaloide (Berberin und seine Salze) nachgewiesen werden, was die volksmedizinische Anwendung bei funktionellen Störungen der Leber und Gallenwege plausibel macht. Die Droge wird zur Opium- und Morphinentwöhnung verwendet. Insgesamt muss jedoch vom Gebrauch bei den volksmedizinischen Indikationen abgeraten werden.

Handelspräparate

Kombinationspräparate

Literatur

Andronescu E et al: Clujul. Med 46 (1973), 627
Chen MQ et al: Acta Pharm Sinica 12 (1965), 185
Cordell GA, Farnsworth NR: Lloydia 40 (1977), 1
Ikram M: Planta Med 28 (1975), 253
Lahiri SC et al: Ann Biochem Exp Med India 18 (1958), 95
Liu CX et al: Chinese Traditional and Herbal Drugs Communications 9 (1979), 36
Naidovich LP et al: Farmatsiya 24 (1976), 33
Subbaiah TV, Amin AH: Nature 215 (1967), 527
Ubebaba K et al: Jpn J Pharmacol 36 (1984), 352
Willaman JJ, Hui-Li L: Lloydia 33 (1970), 1

Schafgarbe – Achillea millefolium

Volkstümliche Namen: Achilleskraut, Bauchwehkraut, Blutstillkraut, Feldgarbenkraut, Gachelkraut, Gänsezungenkraut, Garbenkraut, Grundheil, Grützblume, Jungfrauenkraut, Katzenkraut, Schafgarbe, Schafgarbe, gemeine, Schafrippenkraut, Tausendblatt (dt.), Band Man's Plaything, Blood wort, Bloodwort, Carpenter's Weed, Devil's Nettle, Devil's Plaything, Knight's Milfoil, Milfoil, Noble Yarrow, Nose Bleed, Old Man's Pepper, Sanguinary, Soldier's Woundwort, Staunchweed, Thousand Seal, Thousand Weed, Thousandleaf, Woundwort, Yarrow, Yarroway (engl.), Millefeuille (frz.), Millefoglio (it.)

Familie: Asteraceae

Botanik: *A. millefolium* sind 0,1 bis 1,5 m hohe Pflanzen mit ausdauerndem, waagerechte Rhizom. Der Stängel ist aufrecht, einfach und behaart. Die Blätter sind lanzettlich, mehrfach fiederschnittig und haben kurze spitze Zipfel. Blütenköpfchen in Dolden. Die Frucht ist eine 1,5 bis 2 mm lange Achäne ohne Haarkrone.

Verbreitung: Die einzelnen Vertreter der A. millefolium-Gruppe besiedeln unterschiedliche Gebiete. Sie wachsen vor allem in Ost-, Südost- und Mitteleuropa und am Alpensüdrand von der Schweiz bis Jugoslawien.

Schafgarbenblüten

S

Verwendete Pflanzenteile: Schafgarbenblüten bestehen aus den getrockneten Blütenständen (Doldenrispen) von *Achillea millefolium* L.

Inhaltsstoffe

- Ätherisches Öl (0,2 bis 1,0 %): Hauptkomponenten des durch Wasserdampfdestillation gewonnen ätherischen Öls Chamazulen (blau, Anteil 6 bis 19 %, maximal 40 %), Campher (Anteil bis 20 %), β-Pinen (Anteil bis 23 %), 1,8-Cineol (Anteil bis 10 %), Caryophyllen (Anteil bis 10 %), α-Pinen (Anteil ca. 5 %), Isoartemisiaketon (Anteil bis 8 %). Die Zusammensetzung ist sehr varietätenspezifisch, das ätherische Öl einiger Varietäten ist frei von Chamazulen.
- Sesquiterpenlactone (vorwiegend Guajanolide): u. a. Achillicin, 8-α-Angeloyloxy-10-epi-artabsin, 8-α-Tigloyloxy-10-epi-artabsin, 2,3-Dihydro-desacetoxy-matricin, α-Peroxyachifolid. Daneben u. a. auch Germacranolide, z. B. Millefolid, und 3-Oxaguajanolide.

Einige Sesquiterpene gehen bei Wasserdampfdestillation in Chamazulen über (Proazulene).
- Polyine: u. a. Ponticaepoxid
- Alkamide: u. a. Tetradeca-4,6-diin-10,12-diensäureisobutylamid
- Flavonoide: u. a. Apigenin-7-O-glucosid, Luteolin-7-O-glucosid, Rutin
- Betaine: u. a. L-Stachydrin, L-Hydroxystachydrin (Betonicin)

Pharmakologie

Eine cholagoge Wirkung könnte den Bitterstoffen eine spasmolytische den Flavonoiden und eine antiödematöse/antiinflammatorische Wirkung den Proazulenen zugeschrieben werden.
Die Wirkung dürfte insgesamt aus dem Zusammenspiel vmehrerer Inhaltsstoffe (Chamazulen, Flavonoide) resultieren, ähnlich wie bei den Kamillenblüten, da die Inhaltsstoffe zum Teil identisch sind.

Anwendungsgebiete

Innere Anwendung: als Amarum aromaticum bei Appetitlosigkeit, zur Förderung der Gallensekretion und bei dyspeptischen Beschwerden (Entzündungen, Durchfälle, Blähungen, Krämpfe).
Äußere Anwendung: funktionelle Unterbauchbeschwerden der Frau, palliativ bei Lebererkrankungen, als Wundheilmittel.
Volkstümliche Anwendung: als Hämostyptikum (z. B. bei Hämorrhoidenblutungen), sowie bei Menstruationsbeschwerden und zur Beseitigung von Schweiß (Bäder).
Homöopathisch: Krampfaderleiden, hellrote Blutungen, Krampfleiden.
In Fertigpräparaten der Gruppe der Cholagoga und Gallenwegstherapeutika enthalten, außerdem als Adjuvans in Präparaten vieler anderer Indikationsgebiete wie Laxantia, Antitussiva, Gynäkologika, Kardiaka, Venenmittel.

Dosierung

Innere Anwendung:
Infus: Tagesdosis 4,5 g Schafgarbenkraut, 3 g Schafgarbenblüten
Teezubereitung: 2,0 g fein geschnittene Droge mit kochendem Wasser übergossen und 10–15 min lang bedeckt stehengelassen, anschließend durch ein Teesieb gießen. Frisch aufgegossene Tasse 3–4-mal täglich zwischen den Mahlzeiten trinken.
Äußere Anwendung: 100 g Schafgarbenkraut mit 1–2 L Wasser 20 min ziehen lassen, dann dem Badewasser zugeben.
Homöopathisch: 1–3-mal täglich 5–10 Tropfen oder 1 Messerspitze Verreibung, 1 Tablette oder 5–10 Globuli, Injektionslsg: 1 ml wöchentlich s. c. (HAB).

Anwendungsbeschränkungen: Risiken der bestimmungsgemäßen Anwendung therapeutischer Dosen der Droge und Nebenwirkungen sind nicht bekannt. Die Droge besitzt schwache bis mittelstarke Sensibilisierungspotenz.
Gegenanzeigen: Allergie gegen Scharfgarbe oder andere Asteraceen.

Patienteninformation: Medikamente aus Schafgarbenblüten können den Gallefluss fördern und sind wirksam bei Appetitlosigkeit und Verdauungsbeschwerden wie Blähungen, Krämpfen und Durchfällen. Sie können außerdem bei bestimmten Frauenleiden und als Wundheilmittel eingesetzt werden. Normalerweise werden Zubereitungen aus Schafgarbenblüten gut vertragen. Sollten Sie jedoch gegen diese Pflanze oder andere Asteraceen (Korbblütler) allergisch sein, sollten Sie von einer Anwendung Abstand nehmen.

Bewertung der Wirksamkeit: Für die therapeutische Verwendung bei Appetitlosigkeit, dyspeptischen Beschwerden und äußerlich in Form eines Sitzbades bei funktionellen Unterbauchbeschwerden der Frau liegt eine Positiv-Monographie der Kommission E (1990) vor. Die cholagoge, spasmolytische und antiinflammatorische/antiödematöse Wirkung von Zubereitungen aus Schafgarbenblüten erscheint durch die enthaltenen Bitterstoffe, Flavonoide und u. a. die Proazulenfraktion (analog den Kamillenblüten) plausibel, die Wirkung ist jedoch bislang wissenschaftlich nicht eindeutig belegt. Die Droge besitzt schwache bis mittelstarke Sensibilisierungspotenz.

Handelspräparate

Gesundform Schafgarbe
H&S Schafgarbentee
Schafgarbentee Aurica
Schafgarbenkrauttee Bombastus
Sidroga Schafgarbenkrauttee

Literatur

Chandler RF et al: Econ Bot 36 (1982), 203
Cuong BN et al: Phytochemistry 18 (1979), 331
Czygan FC: Das ätherische Öl der Schafgarbe. Deutsche Apotheker Ztg 134 (1994), 228
Czygan FC: Schafgarbe: Alte Heilpflanze neu untersucht. PZ 139 (1994), 439
Falk AJ et al: Lloydia 37 (1974), 598
Falk AJ et al: J Pharm Sci 64 (1975), 1838
Kastner U et al: Anti-edematous activity of sesquiterepene lactones from different taxa of the Achillea millefolium group. Planta Med 59 (1993), A669
Kastner U, Glasl S, Jurenitsch J: Achillea millefolium – ein Gallentherapeuticum. Z Phytother 16 (1995), 34–36
Kastner U, Glasl S, Jurentisch J, Kubelka W: Isolation and structure elucidation of the main proazulenes of the cultivar Achillea collina „Proa". Planta Med 58 (1992), A718

Kastner U, Jurenitsch J, Lehner S et al: The major proazulenes from Achillea collina BECKER: a revision of structure. Pharm Pharmacol Letters 1 (1991), 27
Müller-Jakic B et al: In vitro inhibition of cyclooxygenase and 5-lipoxygenase by alkamides from Echinacea and Achillea species. Planta Med 60 (1994), 37
Ochir G, Budesinsky M, Motl O: 3-Oxa-guaianolides from Achillea-millefolium. Phytochemistry 30 (1991), 4163
Orth M, Berg T van den, Czygan FC: Die Schafgarbe – Achillea millefolium L. Z Phytother 15 (1994), 176–182
Schmidt M: Phytotherapie: Pflanzliche Gallenwegstherapeutika. Deutsche Apotheker Ztg 135 (1995), 680–682
Smolenski, SJ et al: Lloydia 30 (1967), 144
Verzár-Petri G et al: Herba Hung. 18 (1979), 83

Schafgarbenkraut

Verwendete Pflanzenteile: Schafgarbenkraut besteht aus den frischen oder getrockneten, zur Blütezeit geernteten, oberirdischen Teilen von *Achillea millefolium* L. s. l.
Schafgarbenblüten bestehen aus den getrockneten Blütenständen (Doldenrispen) von *Achillea millefolium* L. s. l.

Inhaltsstoffe
Siehe Schafgarbenblüten.

Pharmakologie
Siehe Schafgarbenblüten.

Anwendungsgebiete
Siehe Schafgarbenblüten.

Dosierung
Siehe Schafgarbenblüten.

Anwendungsbeschränkungen: Siehe Schafgarbenblüten.

Patienteninformation: Siehe Schafgarbenblüten.

Bewertung der Wirksamkeit: Siehe Schafgarbenblüten.

Handelspräparate
Siehe Schafgarbenblüten.

Literatur
Siehe Schafgarbenblüten.

Scheinmyrte – Anamirta cocculus

Volkstümliche Namen: Indische Scheinmyrte, Kokkelskörner, Kokkelskörnerstrauch, Kokkelspflanze, Scheinmyrte (dt.), Cocculus Indicus, Crow killer, Fish Berries, Fish Berry, fish killer, Indian berry, Levant Nut (engl.), Anamirte, coque du levant (frz.), Waran piseng (indon.), tawan dong, Wai din (thai)

Familie: Menispermaceae

Botanik: Ausdauernde, holzige Lianen mit aschgrauer bis strohgelber, streifiger Rinde. Die Blätter sind eiförmig bis herzförmig. Die Infloreszenzen sind rispig, 16 bis 40 cm lang und brechen gewöhnlich aus dem Stamm hervor. Die Steinfrüchte sind kugelig bis fast nierenförmig, 9 bis 11 mm lang und kahl. Die Früchte sind nierenförmig, etwa 1 cm lang, schwärzlich und enthalten einen hufförmigen Samen.

Verbreitung: Indien, Sri Lanka, Malaysia

Kokkelskörner

Verwendete Pflanzenteile: Kokkelskörner sind die reifen, getrockneten Früchte von *Anamirta paniculata* COLEBR. (Syn.: *Anamirta cocculus* (L.) WIGHT et ARN.).

Inhaltsstoffe
- Sesquiterpene: Picrotoxin (1,0 bis 1,5 %, ein Gemisch von Picrotoxinin und seinem Hydratisierungsprodukt Picrotin), Picrotoxinsäuremethylester
- Isochinolinalkaloide: Menispermin, Paramenispermin
- Fettes Öl (ca. 15 %)

Pharmakologie
Die Wirkung der Droge wird durch den Gehalt an Pikrotoxinin bestimmt.
Pikrotoxinin lähmt präsynaptisch Hemmmechanismen und wirkt wie Strychnin in niedriger Dosierung analeptisch.
Die Anamirtafrüchte werden unter anderem als Fraßgift und bei der Insektenbekämpfung angewandt. Die Verwendung bei Hautparasiten und Läusen erscheint plausibel.
Eine mögliche Wirksamkeit bei Reise- bzw. Seekrankheit bedarf der weiteren Prüfung.

Anwendungsgebiete
Früher kam die Droge als Insektizid und in Pulverform gegen Krätze zur Anwendung. Die betäubende Wirkung auf Fische wird für den Fischfang genutzt. Das aus der Droge gewonnene Picrotoxin kam bei Barbitursäurevergiftungen zum Einsatz.
Neuerdings ist die Verwendung bei periphervestibuläre Nystagmen und zur Kurz- und Langzeittherapie peripher bedingter Schwindelformen sowie bei der Fahrkrankheit in der Diskussion.
Indische Medizin: als Verreibungen gegen Läuse und Hautparasiten (Wirkung plausibel), bei den Adivasi sind die zarten Blätter als Gebärmutter kontrahierendes Mittel nach der Geburt im Einsatz.

Homöopathie: bei nervösen Erschöpfungszuständen, Schwindelanfällen, Krämpfen und Lähmungen, Menstruationsstörungen und Hinterhauptkopfschmerz.

Dosierung

Periphere Schwindelzustände: 1 mg bis 5 mg (Picrotoxin) langsam i. v. (Tropfinfusion), als Langzeittherapie Zäpfchen mit 1 mg 3-mal wöchentlich.
Homöopathisch: 5 Tropfen, 1 Tablette, 10 Globuli, 1 Messerspitze Verreibung alle 30–60 min oder 1 ml 2-mal wöchentlich s. c. (erst ab D4) oder Salbe 1–2-mal täglich.

Anwendungsbeschränkungen: Die Droge ist stark giftig. Bei leichten Vergiftungen kommt es zu Kopfschmerz, Schwindel, Übelkeit, Koordinationsstörungen, allgemeinen Depressionen und spastischen Zuckungen. Hohe Dosen führen später zu häufigem Erbrechen, Schläfrigkeit.

Patienteninformation: Arzneimittel aus Kokkelskörnern sollen bei der Behandlung gegen bestimmte Hautparasiten wie Läusen oder Milben wirksam sein. Auch Reise-, oder Seekrankheit sollen mit Kokkelskörnern behandelt werden können. Untersuchungen die diese Wirkungen belegen liegen allerdings bislang nicht vor. Die Droge ist höchst giftig. Daher kann die Anwendung der Droge nicht befürwortet werden.

Bewertung der Wirksamkeit: Die Wirksamkeit der Droge ist nach den gültigen Kriterien für klinische Prüfungen von Arzneimitteln für die beanspruchten Indikationen bisher nicht belegt. Aufgrund dessen, und bedingt durch die stark toxische Wirkung der Droge, kann die therapeutische Anwendung von Kokkelskörnern nicht befürwortet werden.

Handelspräparate

Nausyn® (Kombinatin aus 2 Wirkstoffen)
Vertigoheel® (Kombination aus 4 Wirkstoffen) nach Angaben der Hersteller

Literatur

Frohne D: Pikrotoxin – Renaisssance eines „obsoleten" pflanzlichen Arzneistoffes. Z Phytother 10 (1989), 101
Hänsel R, Keller K, Rimpler H, Schneider G (Hrsg): Hagers Handbuch der Pharmazeutischen Praxis. 5. Aufl., Bde 4–6 (Drogen), Springer Verlag Berlin, Heidelberg, New York, 1992–1994

Schierling – Conium maculatum

Volkstümliche Namen: Bangenkraut, Blutschierling, Gefleckter Schierling, Schierling, gefleckter, Stinkender Schierling, Tollkraut, Ziegendill (dt.), Beaver Poison, California fern, Cicuta, Hemlock, Herb Bennet, Kecksies, Kex, Musquash Root, Poison Hemlock, Poison Parsley, Poison Root, Poison Snakeweed, Spotted Corobane, Spotted Crowbane, Spotted Hemlock, Spotted Parsley, Water Hemlock, Water Parsley, Winter Fern (engl.), Cigue d'Athènes, Cigue de Socrate (frz.), Cicuta maggiore (it.)

Familie: Apiaceae

Botanik: Die Pflanze ist ein- bis mehrjährig, wird bis 2 m hoch und hat einen hohlen Stängel, der aufrecht röhrig, stielrund, fein gerillt, oben verzweigt, kahl, unten braunrot gefleckt ist. Die Blätter sind dunkelgrün glänzend und 3-fach gefiedert. Die Wurzel ist weißlich, spindelförmig oder verzweigt. Die Blüten stehen im 10 bis 20strahligen Dolden, die 3 bis 5 dreieckig-lanzettliche, zugespitzte Hüllblätter, nur an der Außenseite der Döldchen ausgebildete 3 bis 6 Hüllchenblätter und Blüten mit weißen 1,5 mm langen Kronblättern tragen. Die Frucht ist eiförmig mit welligen Rippen und hat als Besonderheit tiefe Einschnitte der Teilfrüchte an der Fugenseite und das Fehlen von Ölstriemen in den Tälern.

Verbreitung: Europa, gemäßigten Zonen Asiens und Nordafrikas, Nord- und Südamerika.

Schierlingskraut

Verwendete Pflanzenteile: Schierlingskraut sind die getrockneten, im 2. Jahre von Juni bis September gesammelten Blätter und blühenden Zweigspitzen von *Conium maculatum* L.

Inhaltsstoffe

- Piperidinalkaloide (in den frisch getrockneten Früchten 0,2 bis 2,0 %, in den frisch getrockneten Blättern 0,1 bis 0,5 %): Hauptalkaloid Coniin, weiterhin u. a. N-Methylconiin, γ-Conicein
- Polyine: u. a. Falcarinol, Falcarindiol
- Furanocumarine: u. a. Bergapten, Xanthotoxin

Die Piperidinalkaloide sind flüchtig und dürften nur in der frischen oder frisch getrockneten Pflanze, besonders in deren Früchten, in toxikologisch bedenklicher Menge vorhanden sein.

Pharmakologie

Die Wirkungen werden insbesondere durch das Coniin verursacht.

Nach Gabe toxischer Dosen bei Mäusen, Ratten, Meerschweinchen und Katzen erfolgte zunächst die Stimulation der autonomen Ganglien, klonische und tonische Kontraktionen einzelner Gliedmaßen und Krämpfe des ganzen Tieres, danach trat Lähmung ein.

Kleine Dosen führen bei Mäusen zu kurzem Blutdruckabfall und in höheren Dosen zu Blutdruckanstieg. Kleinere Dosen regen die Atmung von Katzen an, höhere hemmten sie nach anfänglicher Stimulation. Am isolierten Meerschweinchen-Ileum werden Kontraktionen durch Coniin ausgelöst. Am isolierten perfundierten Kaninchenherzen wirkt Coniin negativ inotrop, bei gleichbleibender Herzfrequenz.

Bei anästhesierten Katzen erfolgt eine Unterdrückung der reflektorischen Muskelkontraktionen.

Bei Verfütterung oder Injektion letaler Dosen an Kühe, Pferde, Schweine, Schafe und Hamster beobachtet man zuerst eine Erregung, Zukungen von Augen und Ohren, nachfolgend Muskelschwäche, Kollaps, schlaffe Lähmung mit anschließendem Tod durch Atemlähmung. Resorbiertes Coniin verursacht also zunächst zentrale Erregung, dann aufsteigende Lähmung motorischer Zentren des Rückenmarks und schließlich Blockade der Medulla oblongata. Peripher werden nicotinerg-cholinerge Rezeptoren zunächst erregt, später gelähmt.

Anwendungsgebiete

Volksmedizin: früher innerlich bei Neuralgie, Muskel- und Gelenkrheuma, Genickstarre, tetanischen und epileptischen Krämpfen, spastischen Zuständen der Bronchien und bei Pylorospasmus.

Äußerlich bei Keuchhusten, Asthma, Ischias, Rückenschmerzen und Neuralgien.

Homöopathie: Drüsenschwellungen, Paresen, Hirngefäßverkalkungen und Verstimmungszuständen.

Dosierung

Innerlich: größte Einzelgabe 0,3 g Droge; größte Tagesgabe 1,5 g Droge; mittlere Einzelgabe 0,1 g Droge (EB6).

Homöopathisch: 5 Tropfen oder 1 Tablette oder 10 Globuli oder 1 Messerspitze Verreibung alle 30–60 min (akut) und 1–3 mal täglich (chronisch); parenteral: 1–2 ml s. c. akut: 3-mal täglich; chronisch einmal täglich; Salbe 1–2-mal täglich (HAB34).

Anwendungsbeschränkungen: Die Droge ist stark giftig. Vergiftungssymptome bei Aufnahme toxischer Mengen (150 mg Coniin entsprechend, etwa 10 g der frisch getrockneten Früchte, etwa 30 g der frisch getrockneten Blätter) sind Brennen im Mund, Kratzen im Schlund, Speichelfluss, Augenrollen, Sehstörungen und Schwäche in den Beinen.

Patienteninformation: Der Gebrauch von Schierlingskraut in der modernen Schulmedizin wird wegen der hohen Giftigkeit und nicht berechenbarer Menge der giftigen Inhaltsstoffe in den Pflanzenzubereitungen abgelehnt. In homöopathischen, das heißt extrem geringen Dosen, soll Schierlingskraut bei Drüsenschwellungen, Lähmungen, Hirngefäßverkalkung und Verstimmungszuständen wirksam sein. Die Dosierungsangaben sind streng zu beachten.

Bewertung der Wirksamkeit: Die Wirksamkeit der Droge ist nach den gültigen Kriterien für klinische Prüfungen von Arzneimitteln bisher nicht belegt. Wegen der unkontrollierbaren Menge an Coniin, ist die Anwendung in allopathischen Dosen abzulehnen.

Handelspräparate

Lymphat PSH®

Unguentum Lymphaticum PGM 1–5 cm langer Salbenstrang morgens und abends auftragen

Unguentum Lymphaticum PSH

Literatur

Cromwell BT: Biochem J 64 (1956), 259–266
Kreitmair H: PA 3 (1948), 565–566
Madaus S, Schindler H: Arch Pharm 276 (1938), 280–290
Roberts MF: Phytochemistry 14 (1975), 2395
Roberts MF: Planta Med 39 (1980), 216
Seeger R, Neumann HG: DAZ-Giftlexikon Coniin. Deutsche Apotheker Ztg 131 (1991), 720

Schlafmohn – Papaver somniferum

Volkstümliche Namen: Gartenmohn, Opium, Schlafmohn (dt.), Garden-Poppy, Mawseed, Opium Poppy, Poppy (engl.).

Familie: Papaveraceae

Botanik: Der Schlafmohn ist eine einjährige, 30 bis 150 cm hohe und blaugrau bereifte Pflanze. Der Stängel ist aufrecht, einfach oder verzweigt und führt, wie die ganze Pflanze, weißen Milchsaft. Die Blätter sind stängelumfassend, ungeteilt, kahl und am Rand gekerbt oder gesägt. Die Blütenstiele sind lang, kahl oder abstehend behaart. Die Blüten sind aufrecht und haben einen Durchmesser von etwa 10 cm. Die

4 Kronblätter sind violettweiß oder rot und haben am Grund einen dunkleren Fleck. Die Frucht ist eine Kapsel.

Verbreitung: Die Pflanze stammt ursprünglich aus Westasien und wird heute weltweit kommerziell kultiviert.

Opium

Verwendete Pflanzenteile: Opium ist der aus den unreifen Mohnkapseln nach Anritzen der Fruchtkapseln von *Papaver somniferum* L. austretende und eingedickte Milchsaft. Desgleichen werden die unreifen Mohnkapseln verwendet.

Inhaltsstoffe
- Isochinolinalkaloide (20 bis 30 %): Hauptalkaloide
- vom Morphin-Typ: Morphin (3 bis 23 %), Codein (0,2 bis 3,5 %), Thebain (0,2 bis 1 %),
- vom Benzylisochinolin-Typ: Papaverin (0,5 bis 3 %),
- Phthalidisochinolin-Typ: Narcotin (Noscapin, 2 bis 10 %)
  Die Alkaloide liegen als Salze der Mekonsäure, Milchsäure oder Fumarsäure vor.
- Kautschuk (5 bis 10 %)
- Harze
- Schleimstoffe

Pharmakologie
Hauptalkaloid der Droge ist das Morphin, stark analgetisch schon in kleinsten Dosen, verursacht Euphorie, dann Sedierung und Betäubungsschlaf sowie Atemdepression, Verzögerung der Magenentleerung, Obstipation, Blasenüberfüllung.
Codein: antitussive Wirkung.
Papaverin: Spasmolytikum, Vasodilatation.

Anwendungsgebiete
Innere Anwendung: Bei Durchfall zur Ruhigstellung (Mittel 2. Wahl) und Schmerzen.
Volksmedizin: Bei Typhus, Darmtuberkulose und Darmulzera zur Ruhigstellung, bei Spasmen der glatten Muskulatur, der Gallenwege und der Harnwege, bei Peritonitis, bei Gallenstein- Nierenstein- und Blasenkoliken, Husten und bestimmten Depressionen.
Chinesische Medizin: Bei chronischem Husten, Durchfall und Dysenterie, Analprolaps und abdominellen Beschwerden.
Indische Medizin: Bei Reizhusten, Entzündungen der Ohren und Augen, proktologische Beschwerden sowie bei Durchfall und Dysenterie.

Dosierung
Extrakt: ED: 0,025–0,05 g; Einzelmaximaldosis: 0,075; TD: 0,25 g (ÖAB90)
Pulver: ED: 0,15 g;TD: 0,5 g (JapXI)
Eingestelltes Opium: ED: 0,005–0,1 g; Einzelmaximaldosis: 0,1 g; TD: 0,5 g (ÖAB90)
Opiumtinktur: ED: 0,2–1,0 g; Einzelmaximaldosis: 1,5 g; TD: 5,0 g (ÖAB90)
Papaveretum: 10–20 mg p. o. oder als Injektion bei Erwachsenen: 10–20 mg s. c. oder i. m. alle 4 Stunden; bei i. v. Gabe ein Viertel bis Hälfte der i. m. Dosis.
Kinder bis ein Monat: 150 Mikrogramm/kg Körpergewicht
Kinder bis 1 Jahr: 200 Mikrogramm /kg Körpergewicht
Kinder von 1–12 Jahre: 200–300 Mikrogramm /kg Körpergewicht
Einzelmaximaldosis: 30 mg; TD: 0,1 p. o. oder s. c.

Sonstige Verwendung
Pharmazie: als Rauschmittel.

Anwendungsbeschränkungen: Als Nebenwirkungen können auftreten: Kopfschmerzen, Schwindel, Hyperthermie, Zittern der Hände, klonische Zuckungen, Verstopfung, allgemeine Schwäche, Hautjucken und Ausschläge. Sensibilisierung wird besonders bei Personen beschrieben, die beruflich mit Opium umgehen (Allergen vermutlich Papaverin).
Gegenanzeigen sind Schwangerschaft (Alkaloide passieren Plazentaschranke), Stillzeit (Übergang der Alkaloide in die Muttermilch), Erkrankungen, die mit Einschränkung der Atemfunktion verbunden sind, Pankreatitis, Colitis ulcerosa, erhöhter Schädelinnendruck, akute hepatische Prophyrie und Gallenkoliken. Vorsicht bei der Anwendung bei Morbus Addision und Hypothyreosen (zentral depressive Wirkung).
Bei Überdosierung kommt es zu Einschränkung der geistigen Leistungsfähigkeit, reaktiver Euphorie, Analgesie, Miosis, Bradykardie, verlangsamter Atmung, später zu Atemlähmung, Cyanose, tonisch-klonischen Krämpfen, Pylorus- und Sphinkterspasmus, Darmatonie, Übelkeit, Erbrechen, Lungen- und Hirnödem.

Patienteninformation: Opium wird jedoch aufgrund seiner Inhaltsstoffe Morphin, Papaverin und Codein als Arzneimittel bei sehr schweren, nicht mehr beherrschbaren Durchfällen und Schmerzzuständen (z. B. Krebserkrankungen) eingesetzt. Wenn Ihnen dieses Arzneimittel verordnet werden sollte, sollten Sie die Hinweise zur Dosierung streng beachten, da es bei Überdosierung zu lebensbedrohlichen Vergiftungserscheinungen kommen kann.

Bewertung der Wirksamkeit: Die stark analgetische, euphorisierende, antitussive, spasmolytische und vasodilatatorische Wirkung der Droge ist durch die Hauptalkaloide Morphin, Codein und Papaverin bedingt und rechtfertigt den Einsatz bei nicht beherrschbarer Diarrhoe zur Ruhigstellung und bei schwer beherrschbaren Schmerzzuständen, z. B. bei malignen Erkrankungen im Endstadium. In jedem Fall sollte jedoch überprüft werden, ob aufgrund der hohen toxischen Potenz des Opiums nicht krankheitsbezogen ein Einsatz der entsprechenden Reinalkaloide sinnvoller ist. Die Wirksamkeit der Droge ist nach den gültigen Kriterien für klinische Prüfungen von Arzneimitteln für die sonstigen beanspruchten Indikationen bisher nicht belegt, jedoch aufgrund der obengenannten pharmakologischen Eigenschaften z. T. plausibel. Dosierungshinweise, Anwendungsbeschränkungen und Gegenanzeigen sind hier besonders zu beachten.

Handelspräparate
Keine bekannt.

Literatur

Amann T, Zenk MH: Endogenes Morphin. Deutsche Apotheker Ztg 136 (1996), 519–527
N.N.: Handbook of Experimental Pharmacology. Volume 104/I und 104/II: Opioids I und II. Springer-Verlag Berlin, Heidelberg, New York 1993.
Bethke T: Codein. Deutsche Apotheker Ztg 133 (1993), 433
Buchbauer G et al: Headspace constituents of opium. Planta Med 60 (1994), 181
Czygan FC: Hellas und Phytopharmaka. Deutsche Apotheker Ztg 135 (1995), 4707–4711
Freye E, Leopold C: Opiate und Opiatantagonisten. I. Theoretischen Grundlagen der Opioidwirkung. Deutsche Apotheker Ztg 131 (1991), 1517
Pfeifer S: Mohn – eine Arzneipflanze seit mehr als zweitausend Jahren, Teil 1 und 2. PA 17 (1962), 467–479, 536–554
Répási J, Hosztafi S, Szabo‹a1^› Z: 5'-O-Demethylnarcotin: A New Alkaloide from Papaver somniferum. Planta Med 59 (1993), 477
Znek MH: Über das Opium, das den Schmerz besiegt und die Sucht weckt. PZ 139 (1994), 4185

Schlehdorn – Prunus spinosa

Volkstümliche Namen: Eschendorn, Heckendorn, Schlehdorn, Schwarzdorn (dt.), Blackthorn, Sloe, Wild Plum (engl.)

Familie: Rosaceae

Botanik: Die Schlehe ist ein sperriger Strauch von etwa 3 m Höhe. Die Jungtriebe sind samtartig behaart. Die zahlreichen Seitenzweige stehen fast waagerecht ab und enden in einem spitzen Dorn. Die Borke ist schwarzbraun. Die weißen, gestielten Blüten stehen einzeln, aber dicht gedrängt an den Zweigen. Die Frucht ist dunkelblau, stark bereift und kugelig und hat einen Durchmesser von etwa 10 mm.

Verbreitung: Die Pflanze wächst in Europa und in Teilen von Asien.

Schlehdornfrüchte

Verwendete Pflanzenteile: Schlehdornfrüchte bestehen aus den frischen oder getrockneten reifen Früchten von *Prunus spinosa* L.

Inhaltsstoffe
- Gerbstoffe
- Cyanogene Glykoside: Amygdalin, nur in den Samen
- Fruchtsäuren
- Monosaccharide/Oligosaccharide

Pharmakologie
Die Droge wirkt adstringierend.

Anwendungsgebiete
Äußere Anwendung: Entzündungen der Mund- und Rachenschleimhaut (Gurgelmittel).
Volkstümliche Anwendung: der Saft der Früchte wird als Gurgelmittel bei Mund-, Hals- und Zahnfleischentzündungen verwendet.
Schlehensirup und Schlehenwein als Purgans und Diuretikum sowie Fruchtmarmelade bei Magenschwäche

Dosierung
Äußere Anwendung
Tagesdosis: 2–4 g Droge.
Teeaufgüsse für Spülungen: 2 g (1 TL) auf 150 ml, 10–15 min ziehen lassen. 2-mal täglich spülen oder gurgeln.

Anwendungsbeschränkungen: Risiken der bestimmungsgemäßen Anwendung therapeutischer Dosen der Droge und Nebenwirkungen sind nicht bekannt.

Patienteninformation: Arzneimittel aus Schlehdornfrüchten sind aufgrund ihrer adstringierenden Eigenschaften zur Behandlung leichter Entzündung der Mund- und Rachenschleimhaut geeignet.

Bewertung der Wirksamkeit: Zur therapeutischen Verwendung bei leichten entzündlichen Veränderungen der Mund- und Rachenschleimhaut liegt eine Positiv-Monographie der Kommission E (1990) vor. Für andere beanspruchte Anwendungsgebiete ist die Wirksamkeit der Droge nach den gültigen Kriterien für klinische Prüfungen von Arzneimitteln bisher nicht belegt.

Handelspräparate
Keine bekannt.

Literatur
Irizar AC, Fernandez MF: Constituents of Prunus spinosa. J Nat Prod 55 (1992), 450–454
Kern W, List PH, Hörhammer L (Hrsg): Hagers Handbuch der Pharmazeutischen Praxis. 4. Aufl., Bde. 1–8, Springer Verlag Berlin, Heidelberg, New York 1969

Schlehdornblüten

Verwendete Pflanzenteile: Schlehdornblüten bestehen aus den getrockneten Blüten von *Prunus spinosa* L.

Inhaltsstoffe
- Flavonoide (ca. 2,5 %): u. a. Quercitrin, Rutin, Hyperosid
- Cyanogene Glykoside: Amygdalin, Spuren, wohl nur in den frischen Blüten

Pharmakologie
Keine gesicherten Angaben.

Anwendungsgebiete
Zubereitungen aus Schlehdornblüten werden bei Erkältungskrankheiten, Erkrankungen und Beschwerden im Bereich der Atemwege, als Abführmittel, bei Durchfall, zur Vorbeugung und Behandlung von Magenkrämpfen, Blähungen, Darmerkrankungen und bei Magenschwäche angewendet.
In der Homöopathie bei „Herzschwäche" und „Nervenschmerzen im Kopfbereich".

Dosierung
Teezubereitung: 1–2 gehäufte Teelöffel mit kochendem Wasser übergießen, 5–10 min unter gelegentlichem Umrühren stehen lassen und dann abseihen, 1–2 Tassen tagsüber oder 2 Tassen abends trinken (1 Teelöffel entspricht etwa 1,0 g Droge).

Anwendungsbeschränkungen: Risiken der bestimmungsgemäßen Anwendung therapeutischer Dosen der Droge und Nebenwirkungen sind nicht bekannt.

Patienteninformation: Zubereitungen aus Schlehdornblüten sollen bei Erkrankungen der Atemwege, Durchfall, Verstopfung und anderen Verdauungsstörungen hilfreich sein, in homöopathischen Dosen auch bei Herzschwäche und Nervenschmerzen im Kopfbereich; wissenschaftliche Belege für die Wirksamkeit liegen jedoch nicht vor.

Bewertung der Wirksamkeit: Die Wirksamkeit der Droge ist nach den gültigen Kriterien für klinische Prüfungen von Arzneimitteln für die beanspruchten Indikationen bisher nicht belegt. Zu den phytopharmakologischen Eigenschaften liegen keine eindeutigen Daten vor. Dementsprechend findet sich zur therapeutischen Verwendung bei den beanspruchten Anwendungsgebieten in der korrespondierenden Monographie der Kommission E (1990) eine negative Bewertung (keine Bedenken bei der Verwendung als Färbemittel oder Schmuckdroge in Teemischungen).

Handelspräparate
Keine bekannt.

Literatur
Irizar AC, Fernandez MF: Constituents of Prunus spinosa. J Nat Prod 55 (1992), 450–454
Kern W, List PH, Hörhammer L (Hrsg): Hagers Handbuch der Pharmazeutischen Praxis. 4. Aufl., Bde. 1–8, Springer Verlag Berlin, Heidelberg, New York 1969

Schleifenblume – Iberis amara

Volkstümliche Namen: Bauernsenf, Bitterer Bauernsenf, Grützblume, Schleifenblume (dt.), Bitter candytuft, Clown's mustard, White candytuft (engl.), Téraspic, Thlaspi blanc (frz.), Ta‹'-tárvirag (ung.), Iberide bianca (it.), Blomsterkrasse (schwed.)

Familie: Brassicaceae

Botanik: Kraut, bis 40 cm hoch werdend. Laubblätter länglich-keilförmig, stumpf, die unteren oft spatelförmig, in den Stiel verschmälert, die oberen sitzend, meistens mit 2 bis 4 entfernt stehenden, stumpfen Zähnen, am Rande bewimpert. Blüten in Trauben angeordnet, weiß- oder rötlich-hautrandig, 4 Kronblätter, weiß, Frucht Schötchen, Samen halb-eiförmig, 2,5 bis 3 mm lang, braun, glatt.

Verbreitung: Die Pflanze kommt im größten Teil West-, Mittel- und Südeuropas und im Kaukasus sowie in Algerien vor.

Schleifenblumenkraut

Verwendete Pflanzenteile: Das Schleifenblumenkraut ist die frische, ganze, blühende Pflanze von *Iberis amara* L.

Inhaltsstoffe
- Amine: Vorwiegend 3-Methylthio-n-propylamin (in Blüten: 0,62 mg/g Frischgewicht; im Kraut: 0,2 mg/g Frischgewicht), (R)-3 Methylsulphinyl-n-propylamin und Ethanolamin.

- Glucosinolate: Glucoiberin (Hauptglycosid; entsteht im Verlauf der Vegetationsperiode durch Oxidation von Glucoibervirin), Glucocheirolin und Glucoibervirin.
- Cucurbitacine: Hauptkomponenten Cucurbitacin E und I, in geringerem Maße Cucurbitacin K und J. Die Angaben zu Cucurbitacin-Gehalten differieren beträchtlich, sind abhängig vom Entwicklungsstadium der Pflanze und den untersuchten Pflanzenteilen (Wurzel: ca. 0,006 %; Spross: ca. 0,023 %; Blüte: ca. 0,062 %; Samen: ca. 0,2–0,4 % bzw. 1,0–2,0 % Gesamt-Cucurbitacin
- Fettes Öl: 12,8 % in den Samen; Hauptbestandteile sind Behensäure (45,1 %), – Ölsäure (21,5 %), Palmitinsäure (10,8 %), Linolensäure (9 %), Arachidonsäure (7,3 %) und Linolsäure (6,4 %).
- Flavonoide: Verschiedene Flavonolglycoside mit Kämpferol und Quercetin als Aglyka (u.a. Kämpferol-3-O-glucosid-7-O-rhamnosid, Kämpferol-3-O-arabinosid-7-O-rhamnosid, Kämpferol-7-O-rhamnosid, Quercetin-3-O-glucosid-7-O-rhamnosid).

Pharmakologie
Für Schleifenblumenkraut sind bisher spasmolytische, antiulzerogene, antisekretorische, zytoprotektive, entzündungshemmende und schwache antimikrobielle Wirkungen beschrieben.
Präklinik: Die spasmolytische und tonisierende Wirkung von *Iberis-amara*-Frischpflanzenauszügen wurde in in-vitro-Untersuchungen am Acetylcholin (Ach)-stimulierten Meerschweinchenileum sowie an Darmabschnitten der Ratte untersucht. Als Kontrolle diente jeweils Papaverin. Am Meerschweinchenileum zeigte der Frischpflanzenauszug vor allem im unteren ACh-Bereich 2,5-160 (g/ml) eine dosisabhängige tonisierende Wirkung. Am unstimulierten Darm führte der Frischpflanzenauszug dosisabhängig zu einer Erhöhung des Basistonus (Okpanyi et al. 1993, Ammon 1986). Eine vergleichbare Studie hierzu zeigte keine signifikante Veränderung der Dosis-Wirkungskurven (Ammon 1990). Die Zugabe von *Iberis-amara*-Frischpflanzenextrakt vor der Stimulation der Darmabschnitte von Ratten mit ACh zeigte am Kolon eine geringfügige, am Jejunum eine signifikante spasmolytische Wirkung, am Duodenum und Ileum wurden keine Effekte beobachtet (Okpanyi 1990). Diese In-vitro-Ergebnisse stimmen mit denen aus Tierversuchen an Ratten überein. Die Wirkung des Auszugs aus *Iberis amara* war dabei mit der von Domperidon und Metoclopramid vergleichbar (Strathmann 1983).
Die antiulzerogenen, antisekretorischen und zytoprotektiven Eigenschaften eines wässrig-ethanolischen Frischpflanzenauszugs (31 Vol. % EtOH) wurde an männlichen Wistar-Ratten mit Cimetidin als Referenzsubstanz untersucht. Zur Ulkusinduktion diente Indomethacin. Die antiulzerogene Wirkung wurde hier als prozentuale Änderung des Ulcusindex im Vergleich zur Kontrollgruppe bestimmt. In einer Konzentration von 10 ml/kg KG war die Wirkung des Frischpflanzenauszugs mit der von 100 mg Cimetidin vergleichbar (Ulcusinex-Änderung: 80 %).Weiterhin erhöhte der Frischpflanzenauszug den durch Indomethacin verminderten PGE2-Gehalt und senkte gleichzeitig die durch Indomethacin erhöhte Leukotrin-Konzentration. Die durch Indomethacin erhöhte Azidität des Magensafts wurde durch den Iberis amara Auszug reduziert und die durch Indomethacin veringerte Muzin-Sekretion gesteigert (Khayyal et al. 2001, Okpanyi 2000). An isolierten Meerschweinchen-Parietalzellen hemmte der Frischpflanzenauszug von *Iberis amara* die Histamin- und Dibutyryl-cAMP-stimulierte Säureproduktion (Beil 1999).
Die entzündungshemmenden Eigenschaften eines wässrig-ethanolischen Frischpflanzenauszugs (in 38,8 % EtOH) aus *Iberis amara* wurde von Okpanyi (1993) am Carrageenan Rattenpfoten-Ödem, mit Indomethacin als Positivkontrolle, untersucht. Nach 3–6 Stunden wurde, ab einer Dosis von 2,5 ml/kg KG, eine dosisabhängige Ödemreduktion beobachtet. Bei einer Dosis von von 10 ml/kg KG waren die Ergebnisse mit denen von Indometacin vergleichbar (Okpanyi 1993). Diese Ergebnisse wurden in einer späteren Untersuchung bestätigt (Okpanyi 1999).
Ein Frischpflanzenauszug führte am isolierten Meerschweinchenileum zu keiner Freisetzung von Prostaglandin E2 (Beil 1992).
In Untersuchungen zur fungitoxischen Wirkung ethanolischer Extrakte (1:10 w/v) aus Wurzeln, Stängeln, Blättern, Blüten und Samen zeigten vor allem die Blüten und Samen fungitoxische Effekte. Eine minimale Hemmkonzentration von 2 % wurde für Blüten und Samen ermittelt (Tripathi et al. 1983).
In Untersuchungen zur Mutagenität ergaben sich keine Hinweise auf mutagenes oder genotoxisches Potential von Zubereitungen aus *Iberis amara* (Miltenburger 1996). Eine signifikante zytotoxikologische Wirkung konnte im CP-Test (Kolonie-Proliferationstest) mit V79-Zellen des Chinesischen Hamsters nur in der höchsten verwendeten Dosis beobachtet werden. Dies lässt auf eine eher geringe Toxizität schließen (Miltenberger 1986).

Klinik: In einem 4-wöchigen, randomisierten, prospektiven multizentrischen Parallelgruppenvergleich, der im Rahmen einer größeren klinischen Studie stattfand, wurde die Wirksamkeit und Verträglichkeit eines Frischpflanzenauszugs von *Iberis amara* bei 105 Colon-irritabile-Patienten im Alter zwischen 25 und 50 Jahren gegen Placebo getestet (Phase-III-Prüfung). Die Subtypologie des Krankheitsbildes wurde in drei Kategorien zusammengefasst (Typ I: überwiegend Diarrhö; Typ II: überwiegend Obstipation; Typ III: Wechsel von Diarrhö und Obstipation). Hauptzielkriterien für die Wirksamkeit waren das abdominale Symptomprofil (Summen-Score aus 4 Einzelsymptomen) und das Schmerzprofil (Summen-Score aus 7 Einzelsymptomen). In dieser Untersuchung zeigten sich in der Verum-Gruppe zwar deutlich bessere Therapie-Ergebnisse, die jedoch nicht statistisch signifikant waren (P1 einseitig: 0,0794). Bereits nach 14-tägiger Behandlung zeigte sich eine Verbesserung bezüglich der Hauptzielkriterien die sich bis zum Therapieende steigerte. Vor allem bei Patienten der Subtypen I und III lag eine deutliche Überlegenheit von *Iberis-amara*-Auszug gegenüber Placebo vor. Die Verträglichkeit war dabei mit der von Placebo vergleichbar.
Weitere klinischen Studien liegen bislang fast ausschließlich zu fixen Kombinationen, mit Auszügen aus *Iberis amara* als Hauptkomponente vor.

Anwendungsgebiete

Funktionelle Magen-Darm-Beschwerden.
Volksmedizin: Äußerlich als Frischpflanzenpackung oder Einreibung mit der Tinktur bei Herzbeschwerden, Kongestion der Lunge, Leber und Niere, und rheumatischen Beschwerden, innerlich als Bittermittel zur Anregung der Magensaftsekretion, bei Magen-Darm-Erkrankungen und als Amarum mit choleretischen Effekten.

Dosierung

Keine Angaben auffinbar.

Anwendungsbeschränkungen: Aufgrund von Untersuchungen zur Zytotoxizität wird *Iberis amara* als sehr gering toxisch eingestuft. Die getesteten Dosierungen können in der therapeutischen Anwendung nicht erreicht werden. Eine klinische Relevanz ist daher nicht gegeben.
Die in *Iberis amara* enthaltenen Cucurbitacine sollen die Schleimhaut des Magen-Darm-Trakts reizen und zu einem erhöhten Auftreten von Durchfällen führen.

Patienteninformation: Zubereitungen aus Schleifenblumenkraut können Ihnen bei der Behandlung von funktionellen Magen-Darm-Störungen hilfreich sein. Die Wirksamkeit der Droge ist jedoch wissenschaftlich noch nicht ausreichend beleg. Als Nebenwirkungen können Schleimhautreizungen des Magen-Darm-Trakts auftreten und zu Durchfällen führen. Aufgrund der, allerdings sehr geringen, in therapeutischen Dosen nicht relevanten, Toxizität der Droge sollten Sie die Gebrauchsinformationen besonders beachten.

Bewertung der Wirksamkeit: Die Wirksamkeit und Sicherheit von Zubereitungen aus *Iberis amara* bei funktionellen Magen-Darm-Störungen wurde bislang vorwiegend in pharmakologischen und klinischen Untersuchungen mit der fixen Kombination Iberogast® oder anderen Test-Kombinationen geprüft. In zahlreichen pharmakologischen Untersuchungen mit Monozubereitungen aus Iberis amara wurden spasmolytische, antiulzerogene, antisekretorische, entzündungshemmende und schwach antimikrobielle Wirkungen beobachtet. Die einzige bislang vorliegende klinische Studie mit einem Frischpflanzenauszug aus *Iberis amara*, bei Patienten mit Colon irritabile, zeigte zwar eine deutliche Überlegenheit gegenüber Placebo, die aber statistisch nicht signifikant war.

Handelspräparate

Iberogast® (Kombination mit 8 Bestandteilen)
Nur Kombipräparate.

Literatur

Ammon H: Untersuchungen über die Wirkung von STW5 (Iberogast®) STW6 (Iberis amara Frischpflanzenauszug) und STW7 (Iberogast Drogen ohne Iberis) auf die durch Acetylcholin ausgelöste Kontraktion des isolierten Meerschweinchendarmes. Pharmazeutisches Institut der Univ. Tübingen, Lahrstuhl Pharmakologie für Naturwissenschaftler. STW FB 01/86, Darmstadt, Steigerwald (1986)
Ammon H: Charakterisierung der Wirkung von STW 5, STW 5-1, STW 6 und einigen Drogenauszügen am isolierten Meerschweinchenileum. Pharmazeutisches Institut der Univ. Tübingen, Lehrstuhl Pharmakologie für Naturwissenschaftler. STW FB 29/89, Darmstadt, Steigerwald (1990)
Ammon H: Einfluss von STW-5, STW-511 und STW-6 auf die Bildung von 5-Lipoxygenenase-Produkten in stimulierten Granulocyten der Ratte. Pharmazeutisches Institut der Univ. Tübingen, Lahrstuhl Pharmakologie für Naturwissenschaftler. Dokumentation. Darmstadt, Steigerwald (1991)
Besier W, Mayer G, Gasser S, Hotz J: Überprüfung der Wirksamkeit und therapeutischen Sicherheit von Iberogast bei Patienten mit Colon Irritablie. Wissenschaftlicher Forschungsbericht der Phase-III-Studie, Pharma-Forschung. Dokumentation. Darmstadt, Steigerwald (1994)
Beil W: In vitro Untersuchungen mit Iberogast(Institut für Pharmakologie, Medizinische Hochschule Hannover. Dokumentation. Darmstadt, Steigerwald (1999)
Cordes M, Maidonis P: Iberis-amara-Frischpflanzenauszug. Dokumentation der Firma Steigerwald Arzneimittelwerk GmbH, Darmstadt, 2002-09-11

Cummis H: Iberis amara: Acute oral toxicity study in the rat. Life Science Research Limited, Eye, Suffolk IP23/PX (England), LSR Report 90/SWL061/1336. Darmstadt, Steigerwald (1991)
Genius O: Analytisches Gutachten über den Gehalt an Cucurbitacinen in Iberis-amara-Frischpflanzenauszug und Iberogast(. Dokumentation. Darmstadt, Steigerwald (1993)
Gitter R, Gallily R, Shoat B, Lavies D: Studies on the antitumor effects of cucurbitacins. Cancer Res. (1961) 21:516–521
Khayyal M, El-Ghasaly M, Kenawy S, Seif-El-Nasra M, Mahran LG, Kafafi Y, Okpanyi S: The antiulcerogenic effect of certain plant extracts and their combination. Arzneimittelforschung (2001) 51:545–553
Kowalewski Z, Wierzbicka K: Flavonoidverbindungen in den Blüten von Iberis amara L. Planta Med (1971) 20:328–339
Kroll L, Cordes C: Iberis-amara-Frischpflanzenauszug. Dokumentation der Firma Steigerwald Arzneimittelwerk GmbH, Darmstadt (2002)
Madisch A, Holtmann G, Sassin I, Plein K, Mayr G, Holz J: Herbal preparations in patients with irritable bowel syndrome: Results of a double-blind, randomized, placebo controlled multicenter trial. Gastroenterology (2001) 120 (suppl 1): A–134
Miltenburger H: CP-test (Colony Proliferation Test). Laboratorium für Mutagenitätsprüfung, TH Darmstadt, Bericht LMP-Zyt 10; Dokumentation. Darmstadt, Steigerwald (1986)
Miltenburger H: In vivo / in vitro unscheduled DNA synthesis in rat hepathocytes with STW 6. Test report CCR project 538103. Dokumentation, Darmstadt, Steigerwald (1996)
Okpanyi S: Untersuchungen der Wirkung von Iberogast, Iberogast N, Iberis amara und einigen Drogenauszügen an verschiedenen Darmabschnitten der Ratte (in vitro-Pilotstudie). STW FB 01/90. Darmstadt, Steigerwald (1990)
Okpanyi S: Akute orale Toxizität eines Konzentrates aus Iberis-amara-Extrakt (mit besonderer Betrachtung der Kotkonsistenz) an der Ratte STW FB 05/90. Darmstadt, Steigerwal (1990)
Okpanyi S: Untersuchungen zur akuten oralen Toxizität eines Iberis-amara-Extraktes an der Ratte STW FB 06/90. Darmstadt, Steigerwald (1990)
Okpanyi S: Untersuchungen des antiphlogistischen Potentials des Iberis-amara-Frischpflanzenauszuges mit dem Carrageenan-Rattenpfoten-Ödem-Test STW FB 11/92. Darmstadt, Steigerwald (1991)
Okpanyi S: The anti-inflammatory activity of the plant extract of Iberis amara. Planta Med (1993) 59 (suppl): 17665
Okpanyi S: Untersuchungen über die Wirkung von STW 5, STW 6 und STW 7 (Iberogast(-Drogen ohne Iberis amara) auf die Magen-Darm-Passage bei Ratten. STW FB 05/93. Darmstadt, Steigerwald (1993)
Okpanyi S, El-Ghazaly M: Antiulcerogene Wirkung pflanzlicher Extrakte und deren fixe Kombination Iberogast((STW5). Symposium Phytopharmaka Forschung 2000 (abstr). Bonn, Gesellschaft für Phytotherapie und Gesellschaft für Arzneipflanzenforschung (1998)
Okpanyi S: Untersuchungen des antiphlogistischen Potentials von STW 5, STW 5-11 und Einzelkomponenten im Carrageenan-Rattenpfoten-Ödem-Test STW FB 03/99. Darmstadt, Steigerwald (1999)
Reichling J, Saller R: Iberis amara L. (Bittere Schleifenblume) û Profil einer Heilpflanze. Forsch Komplementärmed Klass Naturheilkd (2002) 9: 21–33
Sassin I, Buchert D: Efficacy and tolerability of the herbal preparation Iberogast(in the therapy of funktional dyspepsia. Phytomedicine Vol. 7 (2000) Suppl. 91–92
Strathmann D: Bitterer Bauernsenf bei funktionellen Magen-Darm-Störungen. Z Phytotherapie (1983); 4:6
Tripathi N, Dikshit A, Tripathi R, Dixit S: Fungitoxic properties of Iberis amara. Int. J. Crude Drug. Res. 21 (2) 67–71 (1983)

Schneeball – Viburnum prunifolium

Volkstümliche Namen: Schneeball, amerikanischer, Schneeball, gemeiner, Viburnum, Wasser-Schneeball (dt.), American Sloe, Black Haw, Cramp Bark, Dog Rowan Tree, European Cranberry, Guelder Rose, High Cranberry, King's Crown, May Rose, Red Elder, Rose Elder, Silver Bells, Snowball Tree, Stagbush, Water Elder, Whitsun Bosses, Whitsun Rose, Wild Guelder Rose (engl.)

Familie: Caprifoliaceae

Botanik: *V. prunifolium* ist ein laubwechselnder Baum von bis 5 m Höhe. Er hat eine graubraune Borke und grüne, gerillte Zweige. Die Blätter sind gegenständig, gestielt, 3 bis 5-lappig, grob gezähnt, beiderseits grün und unterseits weichhaarig. Die Blüten der Viburnum-Arten sind weiß und in endständigen, flachen und reichblütigen Trugdolden angeordnet. Die Frucht von *Viburnum prunifolium* ist eine glänzende, schwarze, saftige Beere. Bei der europäischen *V. opulus* ist die Frucht rot.

Verbreitung: Die Pflanze ist im östlichen und mittleren Nordamerika heimisch.

Schneeballrinde

Verwendete Pflanzenteile: Schneeballrinde ist die Stamm- und Zweigrinde von *Viburnum prunifolium* L.

Inhaltsstoffe

- Flavonoide: Amentoflavon (ein Biflavon)
- Hydrochinonglykoside: Arbutin (Spuren)
- Triterpene: u. a. Oleanolsäure, Ursolsäure sowie deren Acetate, α-Amyrin, β-Amyrin
- Hydroxycumarine: Scopoletin, Aesculetin, Scopolin
- Kaffeesäurederivate: Chlorogensäure, Isochlorogensäure
- Phenolcarbonsäuren: Salicylsäure, Salicin (?)
- Gerbstoffe (ca. 2 %)

Pharmakologie

In älteren Untersuchungen zeigte die Droge in-vivo und in-vitro eine spasmolytische und uterotrope Wirkung. Das Wirkprinzip ist bislang nicht bekannt.

Anwendungsgebiete

Dysmenorrhoe.

Dosierung

ED 2,5–5 g Droge als Aufguss oder Abkochung (BHP 83)

1 g Droge als mittlere ED (EB 6)
Fluidextrakt 4–8 ml, Tinktur 5–10 ml (BHP 83)

Anwendungsbeschränkungen: Risiken der bestimmungsgemäßen Anwendung therapeutischer Dosen der Droge und Nebenwirkungen sind nicht bekannt.

Patienteninformation: Zubereitungen aus Schneeballrinde sollen bei Regelbeschwerden aufgrund krampflösender Eigenschaften hilfreich sein; eindeutige wissenschaftliche Belege für die Wirksamkeit liegen jedoch nicht vor.

Bewertung der Wirksamkeit: Die Wirksamkeit der Droge ist nach den gültigen Kriterien für klinische Prüfungen von Arzneimitteln bislang nicht belegt, nachgewiesene spasmolytische Wirkungen und da bislang ungeklärte uterotrope Effekt könnten die Verwendung bei Dysmenorrhoe stützen.

Handelspräparate
Keine bekannt.

Literatur
Handjieva N et al: Phytochemistry 27 (1988), 3175
Hörhammer L, Wagner H, Reinhardt H: Chemistry, pharmacology, and pharmaceutics of the components of Viburnum prunifolium and V. opulus. In: Botan Mag (Tokyo) 79 (Oct./Nov.1966), 510–525
Jarboe CH et al: J Med Chem 10 (1967), 448
Jarboe CH et al: J Org Chem 34 (1969), 4202
Jensen SR et al: Phytochemistry 24 (1985), 487

Schneeglöckchen – Galanthus nivalis

Volkstümliche Namen: Amseleblüeme, Gemeines Schneeglöckchen, Kleines Schneeglöckchen, Lausblume, Lausbüschel, Schneeglökkerl, Schneeguckerchen, Schneekater, Schneetröpferl (dt.), Common snowdrop, Snowdrop (engl.), Galantine, Galatnine d'hiver, Nivéole, Perce-neige (frz.), Bucaneve, Foraneve (it.)

Familie: Amaryllidaceae

Botanik: Ausdauernde, 10 bis 25 cm hoch Zwiebelpflanze. Nur 2 grundständige, bis 10 cm lange Blätter, blaugrün bereift, linealisch. Zwiebel kugelig bis eiförmig, ca. 1,5 cm breit. Blüten weiß, 14 bis 18 cm lang, einzeln auf ca. 10 cm langem Blütenstängel stehend, glokkenförmig, nickend, von einem Hüllblatt kapuzenförmig überragt. Frucht 3-fächrige Kapsel, gelblich grün, in jedem Fach bis zu 12 Samen.

Verbreitung: In der Schweiz, Österreich und allgemein im südlichen Europa beheimatet; sie hat sich jedoch auch in anderen Teilen Europas verbreitet.

Schneeglöckchenzwiebel

Verwendete Pflanzenteile: Die Schneeglöckchenzwiebel ist die frische, zur Blütezeit gesammelte Zwiebel von angebauten an Galantamin-reichen Chemotypen von *Galanthus nivalis* L. und *G. woronowii* A. Los.

Inhaltsstoffe
- Amaryllidaceenalkaloide (0,2 bis 1,6 %): u. a. Galantamin, Haemantamin, Narwedin, Nivalidin, Hippeastrin, Lycorin, Nivalin, Narciclasin, Pretazettin, das Alkaloidspektrum ist sehr varitätenspezifisch
- Lectine

Pharmakologie
Pharmakologische Untersuchungen liegen bislang nur zu den einzelnen isolierten Alkaloiden vor. Das in der Droge enthaltene Alkaloid Galantamin ist ein kompetitiver Hemmstoff der Acetylcholinesterase. Die Anwendung dieses isolierten Alkaloids zur Decurarisierung bei Narkosen sowie bei postoperativer Atonie des Gastrointestinaltraktes und der Blase, bei Myasthenie etc. ist somit plausibel. Die Anwendung bei der Alzheimerschen Erkrankung wird empfohlen. Weitere in der Droge enthaltene Alkaloide wirken virostatisch, tumorhemmend, positiv inotrop und negativ chronotrop sowie atemanaleptisch.

Anwendungsgebiete
Die Droge wird heute nicht mehr therapeutische verwendet.

Dosierung
Die Droge wird heute therapeutisch nicht mehr eingesetzt.

Anwendungsbeschränkungen: Die Droge ist hoch giftig und darf deshalb nicht angewendet werden.

Patienteninformation: Die Droge ist hoch giftig. Deshalb dürfen Schneeglöckchenzwiebeln oder Zubereitungen daraus nicht angewendet werden. In der Therapie wird nur das isolierte Alkaloid Galantamin verwendet.

Bewertung der Wirksamkeit: Aufgrund ihrer stark toxischen Wirkung darf die Droge nicht angewendet werden. Als Arzneimittel wird ausschließlich das isolierte Alkaloid Galantamin verwendet.

Handelspräparate
Reminyl®

Literatur
Amin K, Beillevaire D, Mahmoud E, Hammar L, M ardh PA, Fröman G: Binding of Galanthus nivalis lectin to Chlamydia trachomatis and inhibition of in vitro infection. APMIS, 103:714–20, 1995 Oct
Kalashnikov ID: Isolation of alkaloids from Galanthus nivalis L Farm Zh 103 (1970) 40–4
Plaitakis A, Duvoisin RC: Homer's moly identified as Galanthus nivalis L.: physiologic antidote to stramonium poisoning. Clin Neuropharmacol, 6:1–5, 1983 Mar
Venturi VM, Piccinin GL, Taddei I: Pharmacognostic study of self-sown Galanthus nivalis (var. gracilis) in Italy Boll Soc Ital Biol Sper, 103:593–7, 1965 Jun 15

Schöllkraut – Chelidonium majus

Volkstümliche Namen: Blutkraut, Gelbes Millkraut, Gemeines Schöllkraut, Goldwurz, Großes Schöllkraut, Schellkraut, Schillkraut, Schwalbenwurz, Warzenkraut, Wulstkraut (dt.), Celandine, Chelidonium, Common Celandine, Devil's Milk, Garden Celandine, Greater Celandine, Tetterwort, True Celandine (engl.), Celidonia (span.), Chélidonie, Grande-éclair (frz.), Cinerognola, Erba da porri (it.), Celidonia, Glistinik jaskólze maistra (pol.), Celidonia (port.)

Familie: Papaveraceae

Botanik: Die Pflanze wird etwa 30 bis 120 cm hoch. Der Stengel ist aufrecht, unregelmäßig gabelästig, die Knoten sind verdickt. Die Blätter sind wechselständig, die unteren buchtigfiederteilig, die oberen fiederspaltig, oben trübgrün, unten meergrün. Die gelben Blüten stehen in wenigblütigen Dolden; die Frucht ist schotenähnlich und vielsamig. Die Samen sind schwarzbraun und glänzend.

Verbreitung: Ist in ganz Europa und auch in den gemäßigten und subarktischen Gebieten Asiens heimisch.

Schöllkrautwurzel

Verwendete Pflanzenteile: Schöllkrautwurzel ist die getrocknete, von August bis Oktober gesammelte Wurzel von *Chelidonium majus* L.

Inhaltsstoffe
- Isochinolinalkaloide (0,8 bis 2 %) vom Protoberberintyp: u. a. Coptisin (Hauptalkaloid), Berberin
  Benzophenanthridin Typ: u. a. Chelidonin, Sanguinarin, Chelerythrin
  Protopin-Typ: u. a. Protopin, Cryptopin
- Kaffeesäurederivate: u. a. 2-(–)-Caffeoyl-D-glycerinsäure, Caffeoyl-L-äpfelsäure

Pharmakologie
Vgl. Schöllkraut.
Klinische Untersuchungen und Experimente liegen praktisch nur für die Frischpflanze vor. Dennoch soll der Extrakt aus frischen Wurzeln ähnliche Wirkungen erzielen, wie der aus der Frischpflanze.
In neueren Versuchen erwiesen sich Alkaloide aus dem methanolischen Extrakt als fungitoxisch gegen *Cladosporium herbarum* (Ma et al. 2000).

Anwendungsgebiete
Vgl. Schöllkraut
Volksmedizin: kauen der frischen Wurzel gegen Zahnschmerzen und auftragen des Wurzelpulvers auf den Zahn zur Erleichterung der Extraktion.
Chinesische Medizin: bei unregelmäßiger Menstruation.
Homöopathie: Entzündungen, Steinbildungen und chronische Störungen des Leber-Galle-Systems, Rheuma sowie Entzündungen der Lunge und des Rippenfells.
Die Wirksamkeit bei diesen Indikationen ist nicht belegt.

Dosierung
Mittlere Einzelgabe: 0,5 g Droge.
Homöopathisch: 5 Tropfen oder 1 Tablette oder 10 Globuli oder 1 Messerspitze Verreibung alle 30–60 min (akut) oder 1–3-mal täglich (chronisch); parenteral: 1–2 ml s. c. akut: 3-mal täglich; chronisch einmal täglich (HAB).

Anwendungsbeschränkungen: Siehe Schöllkraut.

Patienteninformation: Anstelle von Schöllkrautwurzel sind Zubereitungen von Chelidonii herba zu verwenden. Da die Wirksamkeit von Schöllkrautwurzeln bislang nicht belegt ist, und Untersuchungen fast ausschließlich zu dem Kraut vorliegen, sollten Sie bei krampfartigen Beschwerden im Bereich der Gallenwege und des Magen-Darm-Traktes auf Zubereitungen aus Schöllkraut zurückgreifen.

Bewertung der Wirksamkeit: Die Wirksamkeit der Droge ist nach den gültigen Kriterien für klinische Prüfungen von Arzneimitteln bisher nicht belegt. Zur Therapie von krampfartigen Beschwerden im Bereich der Gallenwege und des Magen-Darm-Traktes sollte deshalb das Schöllkraut verwendet werden.

Handelspräparate
Keine; Verwendung findet nur Schöllkraut.

Literatur
cf. Chelidonii herba
Hänsel R, Keller K, Rimpler H, Schneider G (Hrsg): Hagers Handbuch der Pharmazeutischen Praxis. 5. Aufl., Bde 4–6 (Drogen), Springer Verlag Berlin, Heidelberg, New York, 1992–1994
Ma W, Fukushi Y, Tahara S, Osawa T: Fungitoxic alkaloids from Hokkaido Papaveraceae. Fitoterapia 71 (2000) 527–534

Schöllkraut

Verwendete Pflanzenteile: Schöllkraut sind die zur Blütezeit gesammelten, getrockneten, oberirdischen Teile von *Chelidonium majus* L.

Inhaltsstoffe

- Isochinolinalkaloide (0,01 bis 1 %) vom Protoberberintyp: u. a. Coptisin (Hauptalkaloid), Berberin
  Benzophenanthridin Typ: u. a. Chelidonin, Sanguinarin, Chelerythrin
  Protopin-Typ: u. a. Protopin, Cryptopin
- Kaffeesäurederivate: u. a. 2-(−)-Caffeoyl-D-glycerinsäure, Caffeoyl-L-äpfelsäure

Pharmakologie

Präklinik Die Droge enthält ein Alkaloidgemisch mit dem Hauptbestandteil Chelidonin (Fulde, Wichtl 1994) und wirkt papaverinartig, leicht spasmolytisch am oberen Verdauungstrakt (Boegge et al. 1997, Hiller et al. 1998) mit direktem Angriff auf die glatte Muskulatur. Im Tierexperiment wurden schwach analgetische, cholagoge (Baumann 1975, Vahlensieck et al. 1995), zentral-sedative (Kleinrock et al. 1990, Häberlein et al. 1996), cytostatische (Vavreckova et al. 1996) und unspezifische immunstimulierende Wirkungen beobachtet. Die blutdrucksenkende Wirkung bei Borderline-Hypertonie bedarf weiterer Erforschung.
Ein aus Chelidonium isoliertes Lectin stimuliert die Proliferation menschlicher Lymphocyten und die Agglutination menschlicher Erythrocyten der Gruppe B (Fik et al. 2000, 2001). Beobachtet wurden außerdem antimikrobielle Eigenschaften gegen multiresistente Enterococci und Staphylococci und eine Induktion der Apoptose von Pankreas- und anderen Krebszellen (Fik et al. 2000, 2001; Khayyal et al. 2001; Gansauge et al.).
Klinik: In zwei kontrollierten Studien an jeweils 60 Patienten mit funktionellen Oberbauchbeschwerden und krampfartigen Beschwerden im Bereich der Gallenwege und des Magen-Darm-Traktes wurde ein positiver Effekt bereits nach 14tägiger Behandlung registriert (Ritter et al. 1992, Reuter 1995). In einer an über 600 Patienten mit Abdominalschmerzen durchgeführten, 3 Monate andauernden Anwendungsbeobachtung zeigte sich, dass eine Linderung krampfartiger Beschwerden im Gastrointestinaltrakt und/oder Gallenwegsbereich bei der Mehrzahl der Patienten innerhalb der ersten 30 Minuten nach Einnahme eintrat und mindestens 3 Stunden anhielt (Kniebel, Urlacher 1993).

Anwendungsgebiete

Innere Anwendung bei krampfartigen Beschwerden der Gallenwege und des Magen-Darm-Traktes.
Volksmedizin: seit der Antike bei Leber- und Gallenleiden verwendet. Im Europa des Mittelalters wurde der Milchsaft gegen Hauterkrankungen, speziell Krätze und Warzen, eingesetzt, auch bei intestinalen Polypen und Brusttumoren. Heute wird das Kraut volkstümlich bei Asthma, Angina pectoris, Arteriosklerose, Hypertonie, Wurmerkrankungen, Krämpfen, Gicht, Ödemen und Magenkrebs verwendet.
Chinesische Medizin: bei Lidrandentzündungen, fiebriger und ulzerierender Dermatitis, Warzen, Ödemen, Aszites, Gelbsucht und Magencarcinom.
Zu Kombinationen siehe Komm. E Monographien.

Dosierung

Tagesdosis: 2 bis 5 g Droge, in flüssigen oder festen Extrakten, entsprechend 12 bis 30 mg Gesamtalkaloiden (berechnet als Chelidonin). Besonders häufig verwendet wird der Trockenextrakt (5–7:1), Auszugsmittel: 70 % Ethanol, der sich auch in klinischen Studien bewährt hat (Kniebel und Urlacher 1993, Reuter 1995).
Fluidextrakt: 1–2 ml 3-mal täglich.
Infus/Tee: 0,5–1 g (1/2–1 TL) auf 150 ml, 10 min ziehen lassen. 3 Tassen täglich zwischen den Mahlzeiten.

Anwendungsbeschränkungen: In Einzelfällen ist während der Behandlung mit Chelidonium-Extrakten ein Anstieg von Leberenzymaktivitäten und der Bilirubinkonzentration bis hin zu einer reversiblen medikamentös-toxischen Hepatitis beobachtet worden. Nach Absetzen des Arzneimittels normalisieren sich die Werte wieder und eventuell bereits aufgetretene Symptome bilden sich wieder zurück.
In der älteren Literatur wird der Pflanze Giftwirkung zugeschrieben (Brennen im Munde, Übelkeit, Erbrechen, blutige Durchfälle, Hämaturie, Benommenheit), eindeutige Belege aus neuerer Zeit gibt es dafür nicht.
Der Kontakt des Auges mit dem Milchsaft sollte vermieden werden.
Gegenanzeigen: Bei Gallensteinleiden und bei bestehenden Lebererkrankungen sollte die Droge nur unter ärztlicher Beobachtung eingenommen werden. Nicht während der Schwan-

gerschaft oder bei Kindern unter 12 Jahren anwenden.

Patienteninformation: Arzneimittel aus Chelidonium-Extrakten sind gut wirksam gegen krampfartige Beschwerden im Bereich der Gallenwege und des Magen-Darm-Traktes. Bei vorschriftsmäßiger Anwendung ist nicht mit Nebenwirkungen zu rechnen. Im Fall vorliegender Lebererkrankungen oder Gallensteine sollten Sie vor der Einnahme von Chelidonium Ihren Arzt konsultieren.

Bewertung der Wirksamkeit: Die Kommission E bewertet in ihrer Monographie von 1985 die Droge positiv und befürwortet die therapeutische Anwendung bei krampfartigen Beschwerden im Bereich der Gallenwege und des Magen-Darm-Trakts.

Handelspräparate

Ardeycholan® N 3mal 1–2 Drg. tgl.
Cholarist® 3mal tgl. 1–2 Tbl. vor oder nach den Mahlz. mit reichlich Flüssigkeit einnehmen
Chol® Lichtenstein
Panchelidon®
Schöllkraut Ratiopharm® 2–3mal tgl. 1 Kps. vor den Mahlzeiten mit ausreichend Flüssigkeit

Literatur

Arnason JT, Gurein B, Kraml MM et al: Phototoxic and photochemical properties of sanguinarin. Photochemistry and Photobiology 55 (1992), 35

Baumann J: Über die Wirkung von Chelidonium, Curcuma, Absinth und Carduus marianus auf die Galle- und Pankreassekretion bei Hepatopathien. Med Mschr 29 (1975), 173

Boegge SC et al: Reduction of ACh-induced contraction ot rat isolated ileum by Coptisin, (+)-Caffeoylmalic acid, Chelidonium majus, and Corydalis lutea extracts. Planta Med 62 (1997), 173–174

Diener H: Schöllkraut. PTA 8 (1994), 145

Dostál J et al: Structure of chelerythrine base. J Nat Prod 58 (1995), 723–729

Fik E, Wolun-Cholewa M, Kistowska M, Gozdzicka-Jozefiak A, Warchol J: Induction of apoptosis in tumor cells by lectin from Chelidonium majus L. Biochem Soc Transactions 28 (2000), A374

Fik E, Wolun-Cholewa M, Kistowska M, Warchol JB, Gozdzicka-Jozefiak A: Effect of lectin from Chelidonium majus L. on normal and cancer cells in culture. Fol Histochem. 39 (2001), 215–216

Fulde G, Wichtl M: Analytik von Schöllkraut, Hauptalkaloid Coptisin. Deutsche Apotheker Ztg 134 (1994), 1031

Gansauge F, Ramadani M, Gansauge S: Cytotoxic effects of the alkaloid chelidonine from Chelidonium majus on pancreatic cancer cells. An old and highly potent anticancer drug. Gastroenterol 210 (2001) A617–618

Häberlein H et al: Chelidonium majus L.:Components with in vitro affinity for GABA A receptor: Positive cooperation of alkaloids. Planta Med 62 (1996), 227–231

Hahn R, Nahrstedt A: Hydroxycinnamic acid derivatives, caffeoylmalic and new caffeoylaldonic acid esters, from Chelidonium majus. Planta Med 59 (1993), 71

Hamacher H: Haben Phytopharmaka eine Zukunft ?. Deutsche Apotheker Ztg 131 (1991), 2155

Hiller K, Ghorbani M, Schilcher H: Antispasmodic and relaxant activity of chelidonine, protopine, coptisine, and *Chelidonium majus* extracts on isolated guineapig ileum. Planta Medica 64 (1998), 758–760

Khayyal MT, El-Ghazaly MA, Kenawy SA, El-Nasr MS, Mahran LG, Kafafi YAH, Okpanyi SN: Antiulcerogenic effect of some gastrointestinally acting plant extracts and their combination. Arzneim-Forsch/Drug Res 51 (2001), 545–553

Kleinrok Z, Szponar J, Mauszek B, Jagiello-Wojtowicz E: Studies on the participation of the dopaminergic system in the central effects of chelidonine. Pol. J. Pharmacol. Pharm. 42 (1990), 417–424

Kniebel R, Urlacher W: Therapie krampfartiger Abdominalschmerzen. Zeitschr. Allg. Med. 69 (1993), 680–684

Mitra S et al: Effect of Chelidonium majus L. on experimetal hepatic tissue injury. Phytother Res 10 (1996), 354–356

N.N.: Brennpunkt ZNS. Deutsche Apotheker Ztg 137 (1997), 2166–2167

Reuter HD: Pflanzliche Gallentherapeutika (Teil I) und (Teil II). Z Phytother 16 (1995), 13–20, 77–89

Ritter R, Schatton WFH, Gessner B, Willems M, Cnota PJ: Standardisierter Schöllkrautextrakt bei funktionellen Oberbauchbeschwerden. Natur- und Ganzheitsmedizin 5 (1992), 198–202

Schilcher H: Pharmazeutische Aspekte pflanzlicher Gallentherapeutika. Z Phytother 16 (1995), 211–222

Schmidt M: Phytotherapie: Pflanzliche Gallenwegstherapeutika. Deutsche Apotheker Ztg 135 (1995), 680–682

Táborská E et al: The alkaloids of Chelidonium majus L. and their variability. Planta Med 62 (1996), 145 (Abstracts of the 44th Ann Congress of GA)

Vahlensiek U et al: The effect of Chelidonium majus herb extract on the choleresis in the isolated perfused rat liver. Planta Med 61 (1995), 267–270

Vavreckova C, Gawlik I, Müller K: Benzophenanthridine alkaloids of Chelidonium majus: I. Inhibition of 5- and 12-lipoxygenase by a non-redox mechanism. Planta Med 62 (1996), 397–401

Willaman JJ, Hui-Li L: Lloydia 33 (1970), 1

Schwarznessel – Ballota nigra

Volkstümliche Namen: Anderbrume, Gottvergeß, Schwarzer Andorn, Schwarznessel, Stinkandorn (dt.), black hemp-nettle, black horehound, Horehound, Black, Horehound, Black, stinking, stinking horehound (engl.), balota, marrubio hediondo (esp.), ballote, ballote fe‹'-tide (frz.), marobbio bastardo, marobbio fetido (it.), maroio negro (port.)

Familie: Lamiaceae

Botanik: *Ballota nigra* ist eine ausdauernde, 30 bis 100 cm hohe Staude mit kriechendem, kurzem Rhizom und aufrechten, meist ästigen, kräftigen und kantigen Stängeln. Die ganze Pflanze ist behaart, trübgrün und besonders im Herbst oft braunviolett angelaufen. Die gegenständigen Laubblätter haben 0,5 bis 1 cm lange Stiele und haben eine eiförmige bis fast runde, 2 cm lange und 1,5 bis 3,5 cm breite Spreite. Die 1 bis 1,5 cm kurzen, aber deutlich gestielten Blüten stehen in 4- bis 10-blütigen, ziemlich lockeren, oft kurzgestielten Trugdolden in den Achseln der Stängelblätter. Die Krone ist rötlich-lila, seltener weiß, mit aus dem Kelchschlund vortretender, gerader, am Grund mit einem Haarring versehener Röhre, mit elliptischer, wenig gewölbter, außen angedrückt, weiß behaarter Oberlippe und ebenso langer, herabgeschlagener, weißlich gezeichneter Unterlippe mit verkehrt-eiförmigem, oft ausgerandetem oder schwach gezähntem Mittellappen.

Verbreitung: West-, Mittel- und Nordeuropa als Unkraut. Nach Amerika wurde sie eingeschleppt.

Schwarznesselkraut

Verwendete Pflanzenteile: Schwarznesselkraut sind die zur Blütezeit gesammelten oberirdischen Teile von *Ballota nigra* L.

Inhaltsstoffe

- Diterpene: Marrubiin, 7-Acetoxymarrubiin, Ballotinon, Ballotenol, Ballonigrin (teilweise Bitterstoffe)
- Ätherisches Öl (0,01 %, unangenehm riechend)
- Kaffee- und Ferulasäurederivate: u. a. Chlorogensäure (ca. 4 %)
- Gerbstoffe

Pharmakologie

Der Droge wird eine negativ chronotrope und inotrope, blutdrucksenkende, cholagoge, antiemetische, spasmolytische und stimulierende Wirkung zugeschrieben.
Nach älterer Literatur erfolgte bei i. v. Injektion eines Infus beim Hund (2,5 g Infus/kg KG) arterieller Blutdruckabfall, Bradykardie und negativer inotroper Effekt. Bei i. v. Gabe einer Abkochung der frischen Pflanze zeigte sich eine Verdreifachung des Gallensekretvolumens in 30 min.

Anwendungsgebiete

Vgl. Perillablätter
Volksmedizinische innere Anwendung: als Sedativum, bei krampfartigen Magenbeschwerden, klimakterischen Beschwerden, auch bei Keuchhusten sowie zur Steigerung des Gallenflusses. Bei Wurmbefall als Klistier und Zäpfchen.
Äußere Anwendung: bei Gicht.
Wegen des unangenehmen Geschmacks ist die Droge wenig verbreitet.

Dosierung

Einzeldosis: 2 bis 4 g Droge (als Infus BHP 83).
Fluidextrakt: 1 bis 3 ml.
Tinktur: 1 bis 2 ml (BHP 83).

Anwendungsbeschränkungen: Risiken der bestimmungsgemäßen Anwendung therapeutischer Dosen der Droge und Nebenwirkungen sind nicht bekannt.

Patienteninformation: Medikamente aus Schwarznesselkraut sollen aufgrund volksmedizinischer Erfahrungswerte bei Verdauungsbeschwerden durch mangelnden Gallefluss, Magenbeschwerden, Wechseljahrsbeschwerden, Keuchhusten, Unruhe und Wurmbefall wirksam sein; eindeutige wissenschaftliche Belege für die Wirksamkeit liegen jedoch nicht vor.

Bewertung der Wirksamkeit: Die Wirksamkeit der Droge ist nach den gültigen Kriterien für klinische Prüfungen von Arzneimitteln für die beanspruchten Indikationen bisher nicht belegt.

Handelspräparate

Keine bekannt.

Literatur

Balansard J: Compt Rend Soc Biol 115 (1933), 1295–1297
Kooiman P: Acta Bot Nederl. 21 (1972), 417
Savona G et al: J Chem Soc (P) 1 (1976), 1607–1609
Savona G et al: J Chem Soc (P) 1 (1977), 322–324, 497–499
Savona G et al: La chimica e lindustria 58 (1976), 378
Seidel V et al: Phenylpropanoid glycosides from Ballota nigra. Planta Med 62 (1997), 186–187

Schwertlilie – Iris sp.

Volkstümliche Namen: Iris, Kinderwurzel, Schwertelwurz, Schwertlilie, Wasserschwertlilie, Zahnwurzel (dt.), Blue Flag, Daggers, Dragon Flower, Flag Lily, Flaggon, Fliggers, Florentine Orris, Gladyne, Iris, Jacob's Sword, Liver Lily, Myrtle Flower, Orris Root, Poison Flag, Segg, Sheggs, Snake Lily, Water Flag, White Flag Root, Wild Iris, Yellow Flag, Yellow Iris (engl.)

Familie: Iridaceae

Botanik: Die Pflanzen sind ausdauernd und zwischen 30 und 100 cm hoch. Die Grundachse ist dick, kurz kriechend, der Stängel kräftig und ungefähr ab der Mitte verzweigt. Die Laubblätter sind breit-schwertförmig, gewöhnlich sichelförmig gebogen und graugrün. Die Blüten sind lang gestielt, wohlriechend, die Perigonabschnitte weiß oder wenig bläulich, die äußeren dunkler mit gelbem Bart, am Rande gelblichweiß, von dunklen Adern durchzogen. Die Staubbeutel sind so groß wie die Staubfäden. Die Oberlippe der Griffeläste ist gerade nach vorwärts gerichtet. Die Früchte sind große, mehrfächerige Kapseln, in der die braunen Samen geldrollenartig übereinanderliegen.

Verbreitung: Die Pflanze ist im Süden von Europa heimisch.

Iriswurzel

Verwendete Pflanzenteile: Iriswurzel ist die Wurzel von *Iris germanica* L. und anderen Irisarten, in der Homöopathie vor allem *Iris versicolor* L.

Inhaltsstoffe

- Ätherisches Öl (0,1 bis 0,2 %, butterartige Konsistenz: Irisbutter): Hauptbestandteile Irone, bes. α-, β- und γ-Iron (veilchenartig riechend)
- Triterpene (1 % vom Frischgewicht): Iridale (mono-, bi- und spirocyclische Verbindungen, Vorstufen der Irone), u. a. α-Irigermanal
- Isoflavonoide: u. a. Irilon, Irisolon, Irigenin, Tectorigenin und deren Glykoside, u. a. Iridin
- Xanthone: C-Glucosylxanthone, z. B. Irisxanthon, Magniferin
- Stärke (20 bis 50 %)

Pharmakologie

Einige enthaltene Flavonoide (speziell Isoflavon Irigenin) haben eine Hemmwirkung gegenüber der c-AMP-Phosphodiesterase. Wurzelextrakte sollen im Tierversuch ulkusprotektiv, spasmolytisch und serotoninantagonistisch wirken.

Anwendungsgebiete

Erkrankungen der Atemwege.
In homöopathischen Dilutionen auch bei Erkrankungen der Schilddrüse, Verdauungsstörungen und Kopfschmerzen.

Dosierung

Wurzeldroge von *I. germanica:*
Tinktur: 20 g Wurzel in 80 g EtOH 50 % 10 Tage ziehen lassen, anschließend abfiltern und durch Wein ziehen.
Wurzeldroge von *I. versicolor*
Flüssigextrakt 1:1 in EtOH 45 %, 3mal tgl. 1–2 ml
Tinktur 1:5 in EtOH 45 %, 3mal tgl. 3–10 ml
0,6–2 g Droge als Dekokt.

Anwendungsbeschränkungen: Risiken der bestimmungsgemäßen Anwendung therapeutischer Dosen der Droge und Nebenwirkungen sind nicht bekannt.
Der Saft der frischen Pflanzen wirkt stark haut- und schleimhautreizend, bei innerlicher Aufnahme kam es zu Erbrechen, Leibschmerzen und blutigen Durchfällen, bei Schleimhautkontakt traten starke Entzündungen auf.

Patienteninformation: Zubereitungen aus Irispflanzen können in homöopathischen Dosen bei Verdauungsstörungen, Kopfschmerzen und Erkrankungen der Schilddrüse möglicherweise hilfreich sein: wissenschaftliche Belege für die Wirkung bei Atemwegserkrankungen liegen nicht vor.

Bewertung der Wirksamkeit: Die Wirksamkeit der Droge ist nach den gültigen Kriterien für klinische Prüfungen von Arzneimitteln für die beanspruchten Indikationen bisher nicht belegt. Aus diesem Grund wird die Anwendung der Droge in der Monographie der Kommission E (1993) zu Schwertlilienwurzel nicht befürwortet.

Handelspräparate

Keine bekannt.

Literatur

Bambhole VD, Jiddewar GG: Sach Ayurveda 37 (1985), 557
Duke JA: A Handbook of Medicinal Herbs. Pub. CRC Press Boca Raton 1985
El Moghaz, AM et al: Fitoterapia 5 (1980), 237
Krick W et al: Z Naturforsch Sect C Biosci 38 (1983), 689
Ministry of Agriculture Fisheries and Food (Hrsg): Poisonous Plants in Britain and their effects on Animals and Man, HMSO, UK 1984
Morita N et al: Chem Pharm Bull 21 (1973), 600
Tsukida K et al: Phytochemistry 12 (1973), 2318

Seidelbast – Daphne mezereum

Volkstümliche Namen: Kellerhals, Seidelbast, gemeiner (dt.), Camolea, Daphne, Dwarf Bay, Flowering Spurge, Mezereon, Spurge Flax, Spurge Laurel, Spurge Olive, Wild Pepper (engl.)

Familie: Thymelaeaceae

Botanik: Die Pflanze ist ein 50 bis 150 cm hoher, spärlich verzweigter Strauch mit rutenartigen, gräulich- oder gelbbraunen, sehr zähen Ästen. Die Blätter sind kurz gestielt, lanzettlich in den Stiel verschmälert, ganzrandig. Sie fallen im Herbst ab. Die Blüten sind dunkelrosa und erscheinen vor den Blättern. Sie stehen in unterbrochenen Ähren. Die Blütenhülle ist einfach, 4-zipfelig und mit einer aussen seidenhaarigen Röhre. Die 8 Staubblätter stehen in 2 Reihen. Die Frucht ist eine hochrote, saftige, erbsengroße, eiförmige und einsamige Beere.

Verbreitung: Die Pflanze ist heimisch in Europa bis Sibirien und kultiviert in den USA, Kanada und anderswo.

Seidelbastrinde

Verwendete Pflanzenteile: Seidelbastrinde ist die Stammrinde von *Daphne mezereum* L.

Inhaltsstoffe
- Diterpene: Diterpenester, Daphnanderivate, bes. Daphnetoxin (0,02 %), Gniditrin
- Hydroxycumarine: u. a. Umbelliferon, Daphnetin, Daphnoretin (Dimer), Triumbellin (Trimer) und Hydroxycumaringlykoside, z. B. Daphnin, Daphnorin
- Flavonoide (ca. 1 %)

Pharmakologie
Für die stark hautreizenden und toxischen Wirkungen sind Diterpenester vom Daphnantyp verantwortlich.
In vitro zeigten sich Hinweise auf eine mögliche immunstimulierende Wirkung.
Im Tierversuch wurde eine antitumoröse, antikoagulative und abortive Wirkung beobachtet.

Anwendungsgebiete
Volksmedizin: innerlich bei Kopf- und Zahnschmerzen, Gicht, Keuchhusten, Syphilis, Obstipation und Wurmbefall; äußerlich bei Gelenkschmerzen und zur Förderung der Durchblutung bei rheumatischen Beschwerden, Hautleiden und Bindehautentzündungen, aus alten Arzneibüchern als „spanisches Fliegenpflaster" oder Drouotisches Pflaster bezeichnet, bei verschiedenen Schmerzzuständen verwendet.
Homöopathie: bei Hautkrankheiten, wie Milchschorf, Gürtelrose, stark nässenden Ekzemen und bei verkrusteten sezernierenden Bläschen sowie bei Nerven- und Knochenschmerzen.

Dosierung
Äußerlich: frische, mit Wasser oder Spiritus angefeuchtete Baststücke werden auf die erkrankten Hautareale gelegt.
Bei Konjunktivitis frische, zu Brei gefertigte Rinde mit einem Pflaster am Oberarm befestigen (3–4 Monate Therapiedauer).
Homöopathisch: 5 Tropfen oder 1 Tablette oder 10 Globuli oder 1 Messerspitze Verreibung alle 30–60 min (akut) oder 1–3-mal täglich (chronisch); parenteral: 1–2 ml s. c. akut: 3-mal täglich; chronisch einmal täglich (HAB).

Anwendungsbeschränkungen: Äußerlicher Kontakt mit den toxischen Diterpenen des Seidelbasts verursacht durch starke Reizwirkung erysipelartige Rötung der Haut, Schwellungen, Blasenbildung und Abstoßung der Epidermis, bei längerer Einwirkung kommt es zur Bildung von Nekrosen. Kontakt mit den Augen führt zu starker Konjunktivitis. Bei innerlicher Aufnahme kommt es zu Rötung und Schwellung der Mundschleimhäute, Durstgefühl, Speichelfluss, Magenschmerzen, Erbrechen und starkem Durchfall. Resorptionsfolgen sind Kopfschmerzen, Schwindel, Benommenheit, Tachykardie und Krämpfe.

Patienteninformation: Zubereitungen aus Seidelbastrinde wurden aufgrund der stark hautreizenden, durchblutungsfördernden Wirkung vor allem zur Behandlung bei Gicht, Rheuma und Schmerzuständen aller Art eingesetzt. Aufgrund der starken Giftigkeit und möglicher Hautschäden sollte die Droge nicht angewendet werden. In homöopathischen, das heißt verschwindend geringen Dosen soll die Arzneipflanze hilfreich bei bestimmten Hautkrankheiten, Nerven- und Knochenschmerzen wirksam sein.

Bewertung der Wirksamkeit: Die Wirksamkeit der Droge ist nach den gültigen Kriterien für klinische Prüfungen von Arzneimitteln bisher nicht belegt. Im Tierversuch zeigten sich neben antitumorösen, antikoagulativen und abortiven Wirkungen Hinweise auf eine mögliche immunstimulierende Wirkung. Die volksmedizinische Anwendung bei rheumatischen und verwandten Schmerzzuständen ist durch die stark hautreizenden und hyperämisierenden Wirkungen erklärbar. Aufgrund der hohen Toxizität und möglicher Hautschädigung bei äußerlicher Anwendung kann der Gebrauch der Droge jedoch nicht empfohlen werden.

Handelspräparate
Keine bekannt.

Literatur
Kupchan SM, Baxter RL: Science 187 (1974), 652
Nyborg J, La Cour T: Nature 257 (1975), 824
Ronlan A, Wickberg B: Tetrahedron Lett 4261 (1970)
Schildknecht H et al: Chem Ztg 94 (1970), 347
Schindler H: Planta Med 10 (1962), 232
Stout GH et al: J Am Chem Soc 92 (1970), 1070

Seifenbaum – Quillaja saponaria

Volkstümliche Namen: Panamrinde, Seifenbaum, chilenischer, Waschholz, Waschrinde (dt.), Cullay, Panama Bark, Quillai, Quillaja Bark, Soap Bark, Soap Tree (engl.)

Familie: Rosaceae

Botanik: Die Pflanze ist ein bis 18 m hoher Baum. Die Blätter sind glatt, glänzend, kurz gestielt und oval. Die Rinde ist dick, dunkelfarbig und sehr hart. Die endständigen Blütenstände bestehen aus weißen, zwittrigen Blüten mit Kelch und Krone und ohne Außenkelch, die zu 3 bis 5 auf einem Blütenstiel stehen. Die vielsamigen Karpelle stehen in der reifen Frucht sternförmig ab. Die Samen haben einen Flügelrand.

Verbreitung: Ist in Chile und Peru heimisch und wird in Indien und Kalifornien kultiviert.

Seifenbaumrinde

Verwendete Pflanzenteile: Chilenische Seifenbaumrinde ist die Stammrinde von *Quillaja saponaria* MOL.

Inhaltsstoffe

- Triterpensaponine (8,5 bis 17 %): Hauptsaponine Quillajasaponine 17 (QS 17, QS III), 18 (QS 18), 21 (QS 21), Hauptsapogenin Quillajasäure
- Gerbstoffe (10 bis 15 %)

Pharmakologie

Die Droge wirkt aufgrund ihres Saponingehalts im Tierversuch lipidsenkend, antiexsudativ und immunstimulierend. Die expektorierende und purgative Wirkung ist ebenfalls den Saponinen zuzuschreiben.

Anwendungsgebiete

Husten, chronische Bronchitis, Atemwegserkrankungen.
Äußerlich bei Schuppen.

Dosierung

0,2 g Droge auf 150 ml als Abkochung (ÖAB 90)
Tinktur: ED 1 g (EB 6)

Anwendungsbeschränkungen: Risiken der bestimmungsgemäßen Anwendung therapeutischer Dosen der Droge und Nebenwirkungen sind nicht bekannt. Bei Überdosierung können Schleimhautreizungen auftreten. Folgen sind Gastroenteritiden verbunden mit Schwindel, Magenschmerzen und Diarrhö. Die Droge besitzt geringe Sensibilisierungspotenz.

Patienteninformation: Zubereitungen aus chilenischer Seifenbaumrinde sollen bei Husten, chronischer Bronchitis und anderen Atemwegserkrankungen hilfreich sein; wissenschaftliche Belege für die Wirksamkeit liegen jedoch nicht vor. Bei Überdosierung kann es zu Schleimhautentzündungen des Magens und Darms kommen.

Bewertung der Wirksamkeit: Die Wirksamkeit der Droge ist nach den gültigen Kriterien für klinische Prüfungen von Arzneimitteln bisher nicht belegt. Aufgrund des hohen Saponingehaltes kann jedoch eine expektorierende Wirkung erwartet werden, die Anwendung bei unkomplizierten Atemwegserkrankungen scheint demnach plausibel.

Handelspräparate

Keine bekannt.

Literatur

Higuchi R et al: Phytochemistry 26 (1987), 229
Higuchi R et al: Phytochemistry 27 (1988), 1165
Higuchi R, Komori T: Phytochemistry 26 (1987), 2357
Labriola RA, Denlofeu V: Experientia 25 (1969), 124
Lallouette P et al: C R A S Paris D 265 (1967), 582
Topping DL et al: Proc Nutr Soc Aust 5 (1980), 195
Wolters B: Arzneipflanzen und Volksmedizin Chiles. Deutsche Apotheker Ztg 134 (1994), 3693

Rotes Seifenkraut – Saponaria officinalis

Volkstümliche Namen: Bouncing Bet, Bruisewort, Crow Soap, Dog Cloves, Fuller's Herb, Latherwort, Old Maids' Pink, Soap Root, Soaproot, Soapwood, Soapwort, Sweet Betty, Wild Sweet William (engl.), Seifenkraut, rotes, Waschwurzel (dt.)

Familie: Caryophyllaceae

Botanik: Die Pflanze ist mehrjährig und krautig und wird bis etwa 100 cm hoch. Die Stängel sind stielrund, aufrecht und fein-flaumig behaart. Die Blätter sind kreuzweise gegenständig, länglich bis lanzettlich, spitz, ganzrandig, in einen kurzen Stiel verschmälert und 3-nervig. Die fleischfarbenen oder auch weißen, in Trauben angeordneten Blüten haben einen 5-zähnigen, verwachsenen Kelch. Die Frucht ist eine Kapsel mit 4 Zähnen an der Spitze. Sie springt in der Reife auf. Die Samen sind nierenförmig-kugelig und schwarzbraun.

Verbreitung: Ist in den gemäßigten Regionen Europas, Asiens und Nordamerikas heimisch.

Rote Seifenwurzel

Verwendete Pflanzenteile: Rote Seifenwurzel besteht aus den getrockneten Wurzeln, Wurzelstöcken und Ausläufern von *Saponaria officinalis* L.

Inhaltsstoffe
- Triterpensaponine (2 bis 8 %): Aglyka Quillajasäure, Gypsogensäure

Pharmakologie
Die Droge wirkt durch den hohen Saponingehalt antibiotisch, expektorierend, antiphlogistisch, cholesterolsenkend und spermizid, in höheren Dosen schleimhautreizend, zelltoxisch und emetisch.

Anwendungsgebiete
Innere Anwendung: bei katarrhalischen Infekten der Atemwege.
Volksmedizin: Innerlich bei Lungen-, Leber-, Galle- und Nierenkrankheiten, Obstipation, Rheuma, Gicht, Lebertumoren und zur Förderung der Mensis; äußerlich bei Hautkrankheiten, Zungenmykosen (Spülungen) und als Niespulver.

Dosierung
Tagesdosis: 30–150 mg Droge, entsprechend 3–15 mg Gypsophila-Saponin.
Tee: 0,4 g mittelfein geschnittene Droge werden als Abkochung angesetzt. (1 Teelöffel entspricht etwa 2,6 g Droge)
Abkochung: 10 g/180 g Droge mit dem Zusatz von 1,0 g Natriumcarbonat und Sirupus simplex ad 200 g (als Expektorans), alle 2 Std. ein Esslöffel p. o.

Anwendungsbeschränkungen: Risiken der bestimmungsgemäßen Anwendung therapeutischer Dosen der Droge und Nebenwirkungen sind nicht bekannt. In seltenen Fällen treten Magenbeschwerden auf, bei Anwendung hoher Dosierungen sind lokale Haut- und Schleimhautreizungen zu erwarten.

Patienteninformation: Arzneimittel aus der roten Seifenwurzel sind zur Behandlung von Katarrhen der Atemwege geeignet. In seltenen Fällen kann es nach der Einnahme zu Magenreizungen kommen.

Bewertung der Wirksamkeit: Die therapeutische Verwendung der Droge bei Katarrhen der oberen Luftwege wird in der entsprechenden Monographie der Kommission E (1989) positiv bewertet. Für die volksmedizinisch beanspruchten Indikationen ist die Wirksamkeit der Droge nach den gültigen Kriterien für klinische Prüfungen von Arzneimitteln bisher nicht belegt, jedoch aufgrund der phytopharmakologischen Wirkungen teilweise nachvollziehbar.

Handelspräparate
Bronchicum® N Tropfen (Kombiniert mit anderen Bestandteilen).

Literatur
Carzaniga R et al: Planta 194 (1994), 461
Henry M et al: Plantes Med Phytothér 15 (1981), 192
Kern W, List PH, Hörhammer L (Hrsg): Hagers Handbuch der Pharmazeutischen Praxis. 4. Aufl., Bde. 1–8, Springer Verlag Berlin, Heidelberg, New York 1969

Seifenkraut

Verwendete Pflanzenteile: Seifenkraut, bestehend aus den getrockneten oberirdischen Teilen von *Saponaria officinalis* L.

Inhaltsstoffe
- Triterpensaponine (4 bis 6 %): Hauptaglykon Quillajasäure
- Flavonoide: bes. Saponarin (C-Glykosyl-flavon)
- Ribosomen-inaktivierende Proteine (1-RIP, in den Samen)

Pharmakologie
Die Droge wirkt durch den hohen Saponingehalt antibiotisch, expektorierend, antiphlogistisch, cholesterolsenkend und spermizid, in höheren Dosen schleimhautreizend, zelltoxisch und emetisch.

Anwendungsgebiete
Volksmedizin: innerlich bei Verstopfung, Magen-, Darm-, Leber- und Nierenleiden, Husten, Atemwegserkrankungen, rheumatischer Gicht, Neurasthenie und Oxyuriasis.
Äußerlich bei Hautausschlägen, Flechten, und zum Spülen bei Angina tonsillaris.

Sonstige Verwendung
Landwirtschaft: als Futterpflanze.
Pharmazie/Medizin: als Emulgiermittel oder Detergens.

Dosierung
Wässrige Auszüge: 1–2 g täglich.
Abkochung: 2 Gläser täglich (bei Verstopfung).

Anwendungsbeschränkungen: Risiken der bestimmungsgemäßen Anwendung therapeutischer Dosen der Droge sind nicht bekannt. Bei Anwendung hoher Dosierungen sind lokale Haut- und Schleimhautreizungen möglich.

Patienteninformation: Aufgrund volksmedizinischer Erfahrungswerte sollen Zubereitungen aus Seifenkraut innerlich u. a. bei Atemwegserkrankungen, Magen-, Darm-, Leber- und Nierenleiden, Rheuma und Gicht und äußerlich bei Mandelentzündung und Hautausschlägen hilfreich sein; wissenschaftliche Belege für die Wirksamkeit liegen jedoch nicht vor. Bei Anwendung höherer Dosen kann es zu Haut- und Schleimhautreizungen kommen.

Bewertung der Wirksamkeit: Die Wirksamkeit der Droge ist nach den gültigen Kriterien für klinische Prüfungen von Arzneimitteln bisher nicht belegt. Dementsprechend wird die Anwendung der Droge von der Kommission E (1989) in ihrer Monographie zu Seifenkraut nicht befürwortet.

Handelspräparate
Keine bekannt.

Literatur
Kern W, List PH, Hörhammer L (Hrsg): Hagers Handbuch der Pharmazeutischen Praxis. 4. Aufl., Bde. 1–8, Springer Verlag Berlin, Heidelberg, New York 1969

Senega (Klapperschlangenwurzel) – Polygala senega

Volkstümliche Namen: Klapperschlangenwurz, Kreuzblume, Schlangenwurzel, virginische, Senega (dt.), Milkwort, Mountain Flax, Rattlesnake Root, Seneca, Seneca Snakeroot, Senega, Senega Root, Senega Snakeroot, Seneka, Snake Root, Snakeroot (engl.)

Familie: Polygalaceae

Botanik: Die Pflanze ist ein mehrjähriges Kraut mit zahlreichen, in den Achseln der schuppenförmigen Niederblätter der vorjährigen Achse entspringenden, aufrechten, bis 40 cm hohen Stängeln. Die Laubblätter sind bis 8 cm lang und 3 cm breit, wechselständig, eiförmig-lanzettlich bis lanzettlich, zugespitzt und am Rande fein gezähnt. Oberseits sind sie sattgrün, unterseits etwas blasser. Die Wurzel variiert in der Farbe von hellgelblich-grau bis zu bräunlich-grau. Die Blütentraube ist bis 8 cm lang und wird von den Deckblättern überragt. Die Kronblätter sind blassrötlich, die Flügel gelblichweiß und von grünlichen Adern durchzogen.

Verbreitung: Ist in den mittleren und westlichen USA heimisch.

Senegawurzel

Verwendete Pflanzenteile: Senegawurzel besteht aus den getrockneten Wurzeln mit Wurzelkopf von *Polygala senega* L. und/oder anderer naheverwandter Arten oder einer Mischung dieser *Polygala*-Arten.

Inhaltsstoffe
In der Wurzel von *Polygala senega* L.:
- Triterpensaponine (6 bis 12 %): Hauptkomponenten Senegin II bis IV, Hauptaglykon Presenegenin
- Oligosaccharidester: Senegosen A bis I
- Xanthonderivate
- Methylsalicylat (Spuren) und dessen Glucosid (Primverosid?)

In der Wurzel von *Polygala tenuifolia* WILLD:
- Triterpensaponine (6 bis 12 %): Hauptkomponenten Onjisaponine, Aglykon Presenegenin
- Oligosaccharidester: Tenuifolosen A bis P
- Polygalit (Acerit, 1,5-Anhydrosorbit) und dessen Glykoside, z. B. Polygalit-2-α-galaktosid

Pharmakologie
Bronchosekretolytisch und expektorierend.

Anwendungsgebiete
Katarrhe der Atemwege: als Expektorans bei Bronchitis mit zähem oder geringem Auswurf, bei Luftröhrenkatarrh.

Dosierung
Tagesdosis: 1,5–3 g Droge oder Fluidextrakt (1:2), 2,5–7,5 g Tinktur (1:10).
Teezubereitung: 0,5 g fein geschnittene Droge werden mit kaltem Wasser angesetzt, langsam bis zum Sieden erhitzen, nach 10 min durch ein Teesieb geben (1 Teelöffel entspricht etwa 2,5 g Droge).
Als Sekretolytikum: 2–3-mal täglich 1 Tasse Tee, in schweren Fällen alle 2 Stunden, aber Nebenwirkungen beachten.

Anwendungsbeschränkungen: Risiken der bestimmungsgemäßen Anwendung therapeutischer Dosen der Droge und Nebenwirkungen sind nicht bekannt. Bei Überdosierung kommt es zu Brechreiz, Durchfall, Magenbeschwerden, Übelkeit, bei längerer Anwendung therapeutischer Dosen kann es zu Magen-Darm-Reizungen kommen.

Patienteninformation: Zubereitungen aus der Senegawurzel sind aufgrund ihrer schleimlösenden und auswurffördernden Wirkung geeignet, Ihre Beschwerden bei Katarrhen der Atemwege zu lindern. Bei Einnahme von hohen Dosen kann es zu Brechreiz, Durchfall, Magenbeschwerden und Übelkeit kommen, bei länger andauernder Einnahme zu Magen-Darm-Reizungen.

Bewertung der Wirksamkeit: Zur therapeutischen Anwendung bei Katarrhen des Respirationstraktes liegt eine Positiv-Monographie der Kommission E (1986, 1990) und der ESCOP (1997) vor. Die ESCOP empfiehlt darüber hinaus die Anwendung bei produktivem Husten und chronischer Bronchitis. Die Anwendungsbeschränkungen sind zu beachten.

Handelspräparate
Keine bekannt.

Literatur

Corner JJ et al: Phytochemistry 1 (1962), 73
Kako M et al: Hypoglycemic effect of the rhizomes of Polygala senega in normal and diabetic mice and its main component, the triterpenoid glycoside senegin-II. Planta Med 62 (1996), 440–443
Shibata S: In: Progress in Phytochemistry, Vol. 6, Ed. Reinhold et al., Pergamon Press 1980
Shoji J et al: Yakugaku Zasshi 91 (1971), 198

Schwarzer Senf – Brassica nigra

Volkstümliche Namen: Brauner Senf, Französischer Senf, Grüner Senf, Holländer-Senf, Roter Senf, Schwarzer Senf, Senfkohl, Senf-Kraut (dt.), Black Mustard, Brown Mustard, Mustard Seed, Red Mustard, True mustard (engl.), Mostaza negra, Mostaza roja (esp.), Moutarde noir, Sénévé noir (frz.), Senapa vera, Senevra (it.)

Familie: Brassicaceae

Botanik: Eine einjährige, hochwüchsige Pflanze mit dünner, spindelförmiger Wurzel. Die Laubblätter sind gestielt, bis 12 cm lang und 5 cm breit, im unteren Bereich grasgrün und mit weißen, ca. 1 mm langen Börstchen besetzt. Die halbkugeligen Blütenstände sind end- und achselständig, haben gelbe Kronblätter, die doppelt so lang sind, wie der Kelch. Die Frucht ist eine stielrunde oder kantige Schote, 10 bis 25 mm lang und 1,5 bis 2 mm breit. Der Samen ist kugelig, braun, matt und punktiert.

Verbreitung: *B. nigra* ist weltweit in der gemäßigten Zone verbreitet.

Schwarze Senfsamen

Verwendete Pflanzenteile: Senfsamen sind die Samen von *Brassica nigra* (L.) KOCH.

Inhaltsstoffe

- Glucosinolate (1 bis 5 %): hauptsächlich Sinigrin (Allylglucosinolat, ca. 1 bis 4,5 %), beim Anreiben der gepulverten Samen mit warmen Wasser (kein heißes Wasser, Enzyme werden zerstört!) oder Zerkauen der Samen das flüchtige Senföl Allylisothiocyanat liefernd
- Fettes Öl (30–35 %)
- Eiweißstoffe (ca. 40 %)
- Phenylpropanderivate: u. a. Sinapin (Cholinester der Sinapinsäure, ca. 1 %)

Pharmakologie
Die Droge enthält Glucosinolate, deren Hauptkomponente Sinigrin durch enzymatische Hydrolyse in Allylsenföl umgewandelt wird, das bei Hautkontakt intensive Rötung und stechenden Schmerz verursacht. Eine Steigerung zu heftigen Entzündungen bis hin zu Blasenbildung und Nekrosen ist möglich.
In den verschiedenen Anwendungsgebieten wird vor allem die hyperämisierende Wirkung genutzt.

Anwendungsgebiete
Volkstümliche äußere Anwendung: allgemein steigert die Droge die Durchblutung der Haut; Vollbäder: zur Anregung des kardiopulmonalen Systems, bei Frostschäden und Gefäßerkrankungen; Fußbäder: bei Hypotonie, Kopfschmerzen und leichtem Glaukom; Wikkel: bei Pneumonie, Nasennebenhöhlen- und trockener Rippenfellentzündung; Senfpapier: bei Lumboischialgien; Allylsenföl: bei Hautdurchblutungsstörungen.
Homöopathie: Reizungen der oberen Atemwege und des Magen-Darm-Traktes.

Dosierung
Bei Anwendung Augen und Gesicht schützen!
Senfwickel: ca. 100 g Senfmehl mit lauwarmem Wasser angerührt, in Leinwand gepackt und für etwa 10 min auf die Brust und für 3–4 min ins Gesicht gelegt (bei Kindern maximal 3–5 min).
Fußbäder: das Baden sollte 10 min dauern.
Allylsenföl: 1–3 % Lösung, Salben und anderen Einreibemitteln vorhanden.
Homöopathisch: 5 Tropfen oder 1 Tablette oder 10 Globuli oder 1 Messerspitze Verreibung alle 30–60 min (akut) oder 1–3-mal täglich (chronisch); parenteral: 1–2 ml s. c. akut: 3-mal täglich; chronisch einmal täglich (HAB34).

Anwendungsbeschränkungen: Risiken der bestimmungsgemäßen Anwendung therapeutischer Dosen der Droge und Nebenwirkungen sind nicht bekannt. Bei innerlicher Aufnahme können durch die schleimhautreizende Wirkung der Senföle Magen-Darm-Beschwerden auftreten, selten auch Nierenreizungen. Die Droge besitzt geringes Sensibilisierungspotential (Kontaktallergien wurden beobachtet!). Bei Varikosis und Venenleiden der Beine wird auf Grund der ableitenden Wirkung von einer Anwendung abgeraten.

Gegenanzeigen: Magen- und Darmgeschwüre, entzündliche Nierenerkrankungen. Keine Anwendung bei Kindern unter 6 Jahren.
Wechselwirkungen Ammoniak bildet mit Senföl unwirksames Thiosinamin (gleichzeitige Anwendung ammoniakhaltiger Präparate vermeiden).

Patienteninformation: Senfsamen bzw. Senfmehl ist bei äußerlicher Anwendung sehr gut geeignet, die Durchblutung zu fördern und kann eine Vielzahl verschiedener Beschwerden lindern. In homöopathischer, das heißt verschwindend geringer Dosierung, kann Senfsamen innerlich angewandt, auch bei Atemwegs- oder Magen-Darm-Reizungen hilfreich sein. Sie sollten die Dosierungshinweise und Angaben zur Anwendungsdauer streng beachten, da es bei zu intensiver oder zu langer äußerlicher Anwendung zu Hautschäden und bei Überdosierung, innerlich angewandt, zu Vergiftungserscheinungen kommen kann. Falls Sie unter Krampfadern der Beine leiden, sollten Sie das Medikament nicht verwenden, falls bei Ihnen eine ernste Herz- oder Lungenerkrankung oder eine Hauterkrankung bekannt ist, dann sollten Sie vor der Behandlung Rücksprache mit Ihrem Arzt halten. Selten sind allergische Reaktionen möglich.

Bewertung der Wirksamkeit: Aufgrund der hyperämisierenden Wirkung des in der Droge enthaltenen Allylsenföls sind bei äußerlicher Anwendung in allen Indikationsbereichen gute Behandlungserfolge zu erzielen. Die Dosierungshinweise und Anwendungsbeschränkungen sind besonders zu beachten, vor allem bei gleichzeitigen dermatologischen Erkrankungen oder venösen Störungen.

Handelspräparate

Fimasal®

Literatur

Halva S et al: Agric Sci Finl 58 (1986), 157
Hänsel R, Keller K, Rimpler H, Schneider G (Hrsg): Hagers Handbuch der Pharmazeutischen Praxis. 5. Aufl., Bde 4–6 (Drogen), Springer Verlag Berlin, Heidelberg, New York, 1992–1994
Hill CB et al: J Am Soc Hort Sci 112 (1987), 309

Weißer Senf – Sinapis alba

Volkstümliche Namen: Echter Senf, Englischer Senf, Gelbsenf, Senf, weißer, Speisesenf, Tafelsenf (dt.), Mustard, White Mustard (engl.), Mostaza blanca (span.), herbe au beurre, Moutarde blanche (frz.), Rapicello, ruchettone, Senapa bianca, Senapa blanca (it.), Mostarda (port.)

Familie: Brassicaceae

Botanik: Eine einjährige Pflanze, die besonders im unteren Teil mit einzelnen steifen Haaren besetzt ist. Die dünne Wurzel ist gelblichweiß, verzweigt und treibt einen etwa 30 bis 60 cm hohen, aufrechten, gerillten und ästig verzweigten Stängel. Die 4 bis 10 cm langen Laubblätter sind gestielt und leierförmig-fiederspaltig bis fiederteilig. Die Blüten stehen in Trugdolden. Die Frucht ist eine 2 bis 4 cm lange Schote, die in einem gebogenen, riesigen Schnabel endet. Eine falsche Scheidewand teilt sie in 2 Fächer, in denen je zwei bis drei 2,5 mm dicke, bräunliche bis weißliche Samen in einer Reihe gegenüber angeordnet sind.

Verbreitung: Eingeschleppt und verwildert kommt die Pflanze in ganz Europa, Sibirien, Ostasien und Amerika vor. Anbauzentren sind das westliche und nördliche Europa und der Norden der USA.
Herkunft der Droge. Sie kommt aus dem Anbau.

Weiße Senfsamen

Verwendete Pflanzenteile: Weiße Senfsamen bestehen aus den reifen, getrockneten Samen von *Sinapis alba* L.

Inhaltsstoffe

- Glucosinolate: hauptsächlich Sinalbin (p-Hydroxybenzylglucosinolat, ca. 2,5 %), beim Pulvern der Samen und Anreiben mit warmen Wasser (kein heißes Wasser, Enzyme werden zerstört!) oder Zerkauen das nichtflüchtige Senföl p-Hydroxybenzylisothiocyanat liefernd
- Fettes Öl (20 bis 35 %)
- Eiweißstoffe (ca. 40 %)
- Phenylpropanderivate: u. a. Sinapin (Cholinester der Sinapinsäure, ca. 1,5 %)

Pharmakologie

Das nach Fermentation aus Sinalbin entstehende p-Hydroxybenzylsenföl wirkt bakteriostatisch, hautreizend und hyperämisierend im Bereich der Akren (als Zusatz in 35–40 warmen Bädern).

Anwendungsgebiete

Äußere Anwendung: bei Katarrhen der Atemwege, chronisch-degenerativen Gelenkerkrankungen und Weichteilrheumatismus.
Volksmedizin: innerlich zur Aufhellung der Stimme. Äußerlich zur lokalen Hyperämisierung der Haut in Form von Senfpflastern

und Breiumschlägen, zur Ableitung von Blut und Gewebsflüssigkeit vom Kopf in die Beine in Form von Fußbädern, zur Besserung von Lähmungserscheinungen in Form von Senfbädern.
Homöopathie: bei Entzündungen des Magen-Darm Traktes und der Atemwege.
Chinesische Medizin: bei schmerzhaft geschwollenen Rippen und Brust, Husten, Erbrechen, Regurgitation, ulzerösen Schwellung und rheumatische Schmerzen.

Sonstige Verwendung
Haushalt: Einmachwürze für Gurken und andere Sauerfrüchte, Gewürz für verschiedene Suppen, Eintopf-, Bohnen- und Kohlgerichte, zur Herstellung von Speisesenf.
Industrie: Drogenextrakte werden in Form von Aerosolen, die zur Selbstverteidigung dienen, in Kombination mit Buttersäure, Isopropanol oder Ethanol, Skatol oder Indol verwendet.
Landwirtschaft: Viehfutterbereitung aus eingeschleimten Samenschalen.

Dosierung
Tagesdosis: 60–240 g Droge.
Senfmehl mit Honig verrührt und zu Kügelchen geformt. 1–2 davon auf nüchternen Magen.
Breiumschläge: verbleiben bei Erwachsenen 10–15 min, bei Kindern 5–10 min auf der Haut. Bei empfindlicher Haut Anwendungszeit verkürzen. Die maximale Dauer der Anwendung beträgt bis zu zwei Wochen.
Fußbad: 20–30 g Senfmehl/L Wasser.
Senfbad: Zugabe von 150 g Senfmehl in einem Beutel.
Homöopathisch: 5 Tropfen oder 1 Tablette oder 10 Globuli oder 1 Messerspitze Verreibung alle 30–60 min (akut) oder 1–3-mal täglich (chronisch); parenteral: 1–2 ml s. c. akut: 3-mal täglich; chronisch einmal täglich (HAB34).

Anwendungsbeschränkungen: Bei Aufnahme großer Mengen können durch die schleimhautreizende Wirkung der beim Zerkleinern freigesetzten Senföle Magen-Darm-Beschwerden auftreten. Bei langfristiger innerlicher Anwendung besteht die Gefahr der Nervenschädigung, bei langfristiger äußerlicher Anwendung die Gefahr von Hautschäden. Die Droge besitzt geringes Sensibilisierungspotential (mögliche Ursache von Nahrungsmittelallergien!).
Gegenanzeigen: Magen- und Darmgeschwüre, entzündliche Nierenerkrankungen. Keine Anwendung bei Kindern unter 6 Jahren.

Patienteninformation: Zubereitungen aus weißem Senfsamen sind aufgrund ihrer hautreizenden und durchblutungsfördernden Wirkung zur äußerlichen Anwendung bei Katarrhen der Atemwege, Schmerzen durch Abnutzung von Gelenken und Weichteilrheumatismus geeignet. Sie sollten die Dosierungshinweise beachten, da es bei Überdosierung zu Hautschäden kommen kann. Bei innerlicher Anwendung kann es durch die schleimhautreizende Wirkung zu Magen-Darm-Beschwerden kommen, bei längerfristiger Verwendung auch zu Nerven- und Nierenschäden. Sollten Sie unter Magen-Darm-Geschwüren, Nierenentzündung oder Allergie gegen Senf leiden, dann sollten Sie das Arzneimittel nicht einnehmen. Auch bei Kindern unter 6 Jahren sollte von der Verwendung Abstand genommen werden.

Bewertung der Wirksamkeit: Die äußerliche Verwendung der Droge bei Katarrhen des Respirationstraktes sowie chronisch degenerativen Gelenkerkrankungen und Weichteilrheumatismus wird in der entsprechenden Monographie der Kommission E (1990) positiv bewertet. Für die sonstigen beanspruchten Indikationen ist die Wirksamkeit nach den gültigen Kriterien für klinische Prüfungen von Arzneimitteln bisher nicht belegt. Gegenanzeigen und mögliche Nebenwirkungen, besonders bei langfristiger innerlicher Aufnahme sind besonders zu beachten.

Handelspräparate
Keine bekannt.

Literatur
Josefsson E: J Sci Food Agric 21 (1970), 94
Kerber E et al: Angew Bot 55 (1981), 457
Kjaer A, Rubinstein K: Acta Chem Scand 4 (1953), 1276

Sennesstrauch – Cassia senna

Volkstümliche Namen: Ägyptischer Sennesstrauch, Ägytische Cassia, Alexandriner Senna, Kassie, Sennencassie, Sennespflanze, Tinnevelly Senna (dt.), Sana makki (arab.), Alexandrian Senna, Alexandrian senna plant, India Senna, Khartoum Senna, Nubian senna plant, Senna, Tinnevelly Senna (engl.), Sen (span.), Casse à feuilles aigues, Cassia séné (frz.), Cassia d'Egitto, Sena di Levante (it.), Sene (port.), Ostrolistnaja kassija (russ.), Sinai mekke, Sinameki (turk.)

Familie: Caesalpiniaceae

Botanik: Die Gattung umfaßt Bäume, Sträucher und Kräuter, deren Blätter stets paarig gefiedert sind. Rhachis mit Stieldrüsen. Diese sitzen entweder zwischen den Blättchen oder am Blattstiel. Die Blüten sind gelb, seltener weiß oder rosa. Die Fruchtknoten sind sitzend oder kurz gestielt mit kurzem oder verlängertem Griffel. Die Hülse kann zylindrisch oder flach, vierkantig oder geflügelt, aufspringend oder geschlossen bleibend und oft mit Querwänden zwischen den Samen sein. Die Samen sind zahlreich und horizontal oder vertikal zusammengedrückt.

Verbreitung: Die Gattung Cassia kommt in den tropischen und subtropischen Gebieten aller Kontinente außer Europa vor. Die meisten Arten sind in Nord-, Mittel und Südamerika heimisch.

Sennesblätter

Verwendete Pflanzenteile: Sennesblätter bestehen aus den getrockneten Fiederblättern von *Cassia senna* L. (*Cassia acutifolia* DELILE.), bekannt als Alexandriner- oder Khartum-Senna oder von *Cassia angustifolia* VAHL., bekannt als Tinnevelly-Senna oder aus einer Mischung beider Arten.

Inhaltsstoffe
- Anthracenderivate (2,5 bis 3,5 %): Hauptkomponenten Sennosid A, A1 und B, weiterhin u. a. Sennosid C und D
- Naphthalenderivate: u. a. 6-Hydroxymusizinglucosid (in *Cassia senna*, 0,85 %), Tinnevellin-6-O-glucosid (in *Cassia angustifolia*, 0,3 %)

Pharmakologie
Senna gehört zur Gruppe der stimulierenden Laxantien vom Anthranoidtyp.
Die Anthracen-Derivate besitzen antiabsorptive und hydragoge Eigenschaften, sie hemmen die Resorption von Elektrolyten und Wasser aus dem Dickdarm. Dadurch wird eine Volumenzunahme des Darminhaltes erreicht und der Füllungsdruck im Darm verstärkt, was die Darmmotorik im Sinne propulsiver Kontraktionen anregt. Zusätzlich werden durch eine Stimulierung der aktiven Chloridsekretion Wasser und Elektrolyte sezerniert. Der laxative Effekt und die Anwendungssicherheit wurden in einer Vielzahl von Studien überprüft und beschrieben.

Anwendungsgebiete
Innere Anwendung: Obstipation.
Indische Medizin: bei Obstipation, Lebererkrankungen, Gelbsucht, Milzvergrößerung, Blutarmut, auch bei Vergiftungserscheinungen und Typhusfieber.

Sonstige Verwendung
Kosmetik: in Sonnenschutzmitteln.
Lebensmittel: Dickungsmittel.

Dosierung
Tagesdosis: 15–30 mg Hydroxyanthracen-Derivate, berechnet als Sennosid B.
Verwendung finden neben der pulverisierten Droge auch wässrig-ethanolische Trockenextrakte (6–12:1).
Nur für den kurzfristigen Gebrauch (1 bis 2 Wochen). Die Wirkung tritt nach einer Latenzzeit von 10–12 h nach der Einnahme ein.

Anwendungsbeschränkungen: Als Nebenwirkungen des abführenden Effektes oder bei Überdosierung können krampfartige Magen-Darm-Beschwerden auftreten. Langzeitanwendung führt zu Verlusten an Elektrolyten, bes. an Kalium-Ionen, und in deren Folge zu Hyperaldosteronismus, Albuminurie, Hämaturie, Hemmung der Darmmotilität, Muskelschwäche, Verstärkung der Wirkung von herzwirksamen Glykosiden und Beeinflussung des Effektes von Antiarrhythmika, in seltenen Fällen auch zu Herzarrhythmien, Nephropathien, Ödemen und beschleunigtem Knochenabbau sowie Melanosis coli.
Die Frage der Erhöhung der Wahrscheinlichkeit des Auftretens von Dickdarmkarzinomen nach langzeitiger Anwendung von Anthracendrogen ist noch nicht völlig geklärt, neuere Untersuchungen lassen keine sicheren Zusammenhänge zwischen der Anwendung von Anthracendrogen und der Häufigkeit von Dickdarmkarzinomen erkennen.
Gegenanzeigen: Bei abdominalen Schmerzzuständen ungeklärter Ursache, Darmverschluß, akut-entzündlichen Erkrankungen des Darmes wie Appendizitis oder Colitis, Dehydration mit Wasser- und Elektrolytverlust, sowie bei Kindern unter 12 Jahren und während der Schwangerschaft und Stillzeit darf die Droge nicht angewendet werden.

Patienteninformation: Stimulierende Abführmittel dürfen ohne ärztlichen Rat nicht über einen längeren Zeitraum eingenommen werden. Zu beachten ist ferner, dass Laxative allgemein den intestinalen Transit beschleunigen, weshalb die Absorption von Medikamenten, die über den Darm aufgenommen werden, herabgesetzt werden kann.

Bewertung der Wirksamkeit: Sennesblätter sind bei Beachtung der Dosierungs- und Warnhinweise eine gut verträgliche pflanzliche Droge gegen Obstipation, deren Wirksamkeit hinreichend dokumentiert ist. Sowohl die Kommission E (1993) als auch die ESCOP (1997) befürworten in ihren Monographien die kurzzeitige Anwendung von Sennesblättern bei gelegentlich auftretender Verstopfung.

Handelspräparate

Bad Heilbrunner Abführtee® (TD: 1,7 g)
Midro Tee® (TD: 0,4–1,6 g)
Neda® Früchtewürfel (TD: 1–2 g)
Ramend® Kräuter-Abführtee (TD: 1,3 g)

Literatur

BGA (Hrsg): Arzneimittelrisiken: Anthranoide. Deutsche Apotheker Ztg 132 (1992), 1164
Choi JS et al: In vitro antimutagenic effects of anthraquinone aglycones and naphthoquinones. Planta Med 63 (1997), 11–14
Christ B et al: Arzneim Forsch 28 (1978), 225
Dufour P, Gendre, P: Long-Termin mucosal alterations by sennosides, related compounds. Pharmacology 36 (Suppl 1, 1988), 194–202
Fairbairn JW, Shrestha AB: Lloydia 30 (1967), 67
Fairbairn JW: Lloydia 27 (1964), 79
Fairbairn JW: Pharmacol 14 (Suppl 1, 1976), 48
Jahn K et al: Toxicology of *Cassia fikifiki* Aubréville 6 Pellegrin in relation to other species of the genus Cassia (s.l.). Planta Med 62 (Abstracts of the 44th Ann Congress of GA, 1996), 57
Klimpel BE et al: Anthranoidhaltige Laxantien – ein Risiko für die Entwicklung von Tumoren der ableitenden Harnwege. PUZ 26 (1), Jahrestagung der DPhG, Berlin, 1996, 1997
Lemli J et al: Planta Med 43 (1981), 11
Lemli J, Cuveele J: Phytochemistry 14 (1975), 1397
Leng-Peschlow E, Mengs U: Sennalaxantien:Sicher und wirksam. PZ 140 (1995), 668–676
N.N.: Sennahaltige Laxanzien: Alte Arzneipflanze in neuem Licht?. Deutsche Apotheker Ztg 133 (1993), 2594
Schultze W, Jahn K, Richter R: Volatile constituents of the dried leaves of *Cassia angustifolia* and *C. acutifolia* (*Sennae folium*). Planta Med 61 (1996), 540–543
Silber W: Sprühgetrockneter Senna-Extrakt. Deutsche Apotheker Ztg 131 (1991), 349
Sprecher E: Über die Qualität von Phytopharmaka. Z Phytother 12 (1991), 105
Steger A, Radon, K, Pethran, A, Nowak D: Sensitization and lung function in workers occupationally exposed to natural thickening products. Allergy 55 (2000), 376–381
Sydiskis RJ, Owen DG, Lohr JL et al: Inactivation of enveloped viruses by anthraquinones extracted from plants. Antimicrob Agents Chemother 35 (1991), 2463–2466
Valverde A et al: Senna vs polyethylene glycol for mechanical preparation the evening before elective colonic or rectal resection: a multicenter controlled trial. Arch Surg 134(5) (1999), 514–19
Van Os FHL: Pharmacology 14 (Suppl 1, 1976), 18

Alexandriner-Sennesfrüchte

Verwendete Pflanzenteile: Alexandriner-Sennesfrüchte bestehen aus den getrockneten Früchten von *Cassia senna* L. (*Cassia acutifolia* DELILE.).

Inhaltsstoffe

Siehe Sennesblätter.

Pharmakologie

Siehe Sennesblätter.

Anwendungsgebiete

Siehe Sennesblätter.

Dosierung

Siehe Sennesblätter.

Anwendungsbeschränkungen: Siehe Sennesblätter.

Patienteninformation: Siehe Sennesblätter.

Bewertung der Wirksamkeit: Sennesfrüchte sind bei Beachtung der Dosierungs- und Warnhinweise eine gut verträgliche pflanzliche Droge gegen Obstipation, deren Wirksamkeit hinreichend dokumentiert ist. Die Kommission E bewertet in ihrer Monographie von 1993 die Sennesfrüchte positiv und befürwortet die Anwendung bei Obstipation. Von der ESCOP wurde im Juli 1997 die kurzzeitige Verwendung bei gelegentlicher Verstopfung positiv bewertet.

Handelspräparate

Bekunis® Instant (0,33–0,98 g).
Depuran ®Dragees (0,17–0,18 g)
Liquidepur® (0,13–0,2 g)
Ramend® Kräuter-Abführtee (TD: 1,3 g)

Literatur

Siehe Sennesblätter.

Sesam – Sesamum orientale

Volkstümliche Namen: Hu-ma (chin.), Beniseed, gingelly, Oriental sesame, sesame (engl.), Ajonjoli, sésamo (span.), Sésame (frz.), Sesam (dt.), Sesamo (it.), Gergelim (port.), Kunzut indijskij (russ.)

Familie: Pedaliaceae

Botanik: Kraut, aufrecht, bis 1,2 m hoch werdend. Die unteren Blätter gegenständig, Blattstiel 3 bis 11 cm lang, Blattspreite 4 bis 20 cm lang und 2 bis 10 cm breit, länglich-eiförmig, ganzrandig oder 3-lappig, dann gezähnt, obere Blätter gegen- oder wechselständig, Stiel bis 3 cm lang, Spreite 0,5 bis 2,5 cm breit, lanzettlich, meistens ganzrandig, junge Blätter behaart, klebrig. Stängel 4- bis 6-kantig, ganz oder nur im oberen Teil fein behaart. Mit bis 1 m tief ins Erdreich vordringender Pfahlwurzel. Stängel verzweigt oder unverzweigt. Blüten kurzgestielt, einzeln oder in Gruppen von 2 bis 3 in den Blattachseln. Blüte weiß oder rötlich. Frucht eine 4-kantige, bräunliche, 2 bis 3 cm lange und bis 1 cm breite, vielsamige Kapsel. Samen gelblich-weiß, bräunlich.

Verbreitung: Weltweit kultiviert.

Sesamöl

Verwendete Pflanzenteile: Sesamöl ist das aus reifen Samen gepresste oder extrahierte und durch anschließende Raffination gewonnene fette Öl von *Sesamum orientale* L.

Inhaltsstoffe
- Fettes Öl (97 bis 98 %): Hauptfettsäuren: Ölsäure (Anteil 35 bis 50 %), Linolsäure (Anteil 35 bis 50 %), Palmitinsäure (Anteil 7 bis 12 %), Stearinsäure (Anteil 3 bis 6 %)
- Lignane (0,8 bis 1,7 %): u. a. Sesamin, Sesamolin
- Steroide: Sterole, u. a. β-Sitosterol (ca. 0,4 %), Campesterol

Pharmakologie
Das in der Droge enthaltene Lignan Sesamin wirkt in vitro immunsuppressiv. Die Anwendung als Klysma zur Stuhlerweichung und topisch bei trockenen Hauterkrankungen ist durch die ölige Beschaffenheit plausibel. Lipasebehandeltes Sesamöl wirkt in vitro cytotoxisch. Aufgrund des hohen Anteils an Linolsäure ist Sesamöl ein wertvolles Diätetikum. Durch den Zusatz von Sesamöl in Insektenvernichtungsmitteln kann deren Pyrethrumanteil um 50 % gesenkt werden.

Anwendungsgebiete
Volksmedizin: innerlich bei Obstipation, speziell Dyschezie.
Äußerlich bei gewollter Schorf- und Krustenablösung, bei Schwellungen, Rheuma und als Massageöl.

Sonstige Verwendung
Landwirtschaft: als Insektenbekämpfungsmittel.
Kosmetik: als Bestandteil von Parfum und Seifen.
Haushalt: als Speiseöl.
Pharmazie/ Medizin: als Lösungsmittel für Injektionslösungen.

Dosierung
Innerlich:
ED: 30–60 g bei Obstipation.
Äußerlich:
Bei Dyschezie wird Sesamöl rektal eingebracht zur Erweichung des Stuhls.

Anwendungsbeschränkungen: Risiken der bestimmungsgemäßen Anwendung therapeutischer Dosen der Droge sind nicht bekannt. Die Droge besitzt geringes Sensibilisierungspotential.

Patienteninformation: Sesamöl kann aufgrund seines hohen Anteiles an Linolsäure einen wertvollen Beitrag zu einer gesunden Ernährung leisten. Es wirkt abführend, kann in Form eines Einlaufes den Stuhl erweichen und äußerlich die Ablösung von Krusten und Hautschorf erleichtern.

Bewertung der Wirksamkeit: Die Wirksamkeit der Droge ist nach den gültigen Kriterien für klinische Prüfungen von Arzneimitteln für die beanspruchten Indikationen bisher nicht belegt. Die Anwendung bei Obstipation, speziell Dyschezie, und zur Ablösung von Krusten und Schorf ist jedoch aufgrund ihrer öligen Beschaffenheit plausibel. Sesamöl ist zudem ein wertvolles Diätetikum, da es einen hohen Anteil an Linolsäure besitzt.

Handelspräparate
Keine bekannt.

Literatur

Aregheore EM: A review of implications of antiquality and toxic components in unconventional feedstuffs advocated for use in intensive animal production in Nigeria. Vet Hum Toxicol, 40:35–9, 1998 Feb
Badifu GI, Akpagher EM: Effects of debittering methods on the proximate composition, organoleptic and functional properties of sesame (Sesamum indicum L.) seed flour. Plant Foods Hum Nutr, 51:119–26, 1996 Feb
Bhatnagar A, Gupta A: Chlorpyriphos, quinalphos, and lindane residues in sesame seed and oil (Sesamum indicum L.). J Sci Food Agric, 60:596–600, 1998 Apr
Bhatnagar A, Gupta A: Dissociation and denaturation behaviour of sesame α-globulin in sodium dodecyl sulphate solution. Int J Pept Protein Res, 60:385–92, 1998 Apr
Egbekun MK, Ehieze MU: Proximate composition and functional properties of fullfat and defatted beniseed (Sesamum indicum L.) flour. Plant Foods Hum Nutr, 51:35–41, 1997
Guerra MJ, Jaffe WG, Sangronis E: Obtaining protein fractions from commercial sesame cakes (Sesamum indicum) Arch Latinoam Nutr, 34:477–87, 1984 Sep
Guerra MJ, Jaffe WG, Sangronis E: Os sesamum genus proximale tibiale Cesk Radiol, 34:477–87, 1984 Sep
Kadirvel R: Studies on sesame oil cake meal (Sesamum indicum) in chick mash. Indian Vet J, 45:529–36, 1968 Jun
Kumar KS, Murthy SK: Studies on lipolytic enzymes of oil seeds. Part I. Sesamum indicum (gingelly). Enzymologia, 33:243–9, 1967 Nov 30
Lakshmi TS, Nandi PK, Prakash V: Interactions of sugars with α-globulin from Sesamum indicum L. Indian J Biochem Biophys, 51:135–41, 1985 Jun
Marston A, Potterat O, Hostettmann K: Isolation of biologically active plant constituents by liquid chromatography. J Chromatogr, 60:3–11, 1988 Oct 19
Pérez C, Saad R: Enzymatic modification of proteins of commercial sesame meals (Sesamum indicum, L.) Arch Latinoam Nutr, 34:735–48, 1984 Dec
Plietz P, Damaschun G, Zirwer D, Gast K, Schwenke KD, Prakash V: Shape and quaternary structure of α-globulin from sesame (Sesamum indicum L.) seed as revealed by small angle x-ray scattering and quasi-elastic light scattering. J Biol Chem, 51:12686–91, 1986 Sep 25
Prakash V, Nandi PK: Association-dissociation behavior of sesame α-globulin in electrolyte solutions. J Biol Chem, 60:240–3, 1977 Jan 10
Prakash V, Nandi PK: Dissociation, aggregation and denaturation of sesame α-globulin in urea and guanidine hydrochloride solutions. Int J Pept Protein Res, 60:97–106, 1977

S

Rajamohan T, Kurup PA: Histopathologic studies on sesamoid bones of the hoof in cattle with purulent podotrochlitis Berl Munch Tierarztl Wochenschr, 35:289–93 concl, 1976 Aug 1
Rajamohan T, Kurup PA: Lysine: arginine ratio of a protein influences cholesterol metabolism. Part 1 – Studies on sesame protein having low lysine: arginine ratio. Indian J Exp Biol, 35:1218–23, 1997 Nov
Saad R, Pérez C: Functional and nutritional properties of modified proteins of sesame (Sesamum indicum, L.) Arch Latinoam Nutr, 34:749–62, 1984 Dec
Salgado JM, Goncalves CM: Sesame seed (Sesamum indicum, L.). I. Methods for preparing an edible white flour Arch Latinoam Nutr, 38:306–11, 1988 Jun
Tasneem R, Prakash V: Aggregation, dissociation and denaturation of sesame (Sesamum indicum L.) α-globulin in cetyl trimethyl ammonium bromide solution. Int J Pept Protein Res 8 (1977), 120–8
Tasneem R, Prakash V: Association-dissociation and denaturation behaviour of an oligomeric seed protein α-globulin of Sesamum indicum L. in acid and alkaline solutions. Int J Pept Protein Res 8 (1977), 319–28
Tasneem R, Prakash V: Resistance of α-globulin from Sesamum indicum L. to proteases in relationship to its structure. J Protein Chem, 8:251–61, 1989 Apr
Tasneem R, Prakash V: The nature of the unhydrolysed fraction of α-globulin, the major protein component of Sesamum indicum L. hydrolysed by α-chymotrypsin. Indian J Biochem Biophys, 29:160–7, 1992 Apr
Wankhede DB, Tharanathan RN: Sesame (Sesamum indicum) carbohydrates. J Agric Food Chem, 51:655–9, 1976 May–Jun
Yukawa Y, Takaiwa F, Shoji K, Masuda K, Yamada K: Structure and expression of two seed-specific cDNA clones encoding stearoyl-acyl carrier protein desaturase from sesame, Sesamum indicum L. Plant Cell Physiol, 37:201–5, 1996 Mar
Yun TK, Kim SH, Lee YS: Trial of a new medium-term model using benzo(a)pyrene induced lung tumor in newborn mice. Anticancer Res, 15:839–45, 1995 May-Jun

Silberdistel – Carlina acaulis

Volkstümliche Namen: Bergdistel, Eberwurz, Jägerdistel, Karlsdistel, Sanddistel, Silberdistel, Sonnendistel, Stängellose Eberwurz, Wetterdistel, Zwergdistel (dt.), Carline Thistle, Dwarf Carline, Ground Thistle, Southernwood Root, Stemless Carlina Root, Stemless Caroline (engl.), Carline, Carline noire, Chardon doré, Chardonerette, Chardousse, Racine de Carline (frz.), Cardo di San Pellegrino, Carlina (it.)

Familie: Asteraceae

Botanik: Eine bis 30 cm hohe, krautige, milchsaftführende, distelartige Pflanze. Der Stängel ist gestaucht und unter 5 cm lang. Die rosettig bis wechselständig angeordneten Laubblätter sind flach oder mäßig kraus, wenig derb, 10 bis 20 cm lang, fiederteilig bis fiederschnittig, mit breiten, bedornten Zipfeln. Der Wurzelstock ist 1- bis mehrköpfig und etwa fingerdick. Die Blüten bestehen aus einzelnen Köpfen von 7 bis 13 cm Durchmesser. Die Scheibenblüten sind zwittrig, rosa bis violett und haben eine 5zipfelige radiäre Krone. Die Hülle außen besteht aus dornigen, in der Mitte aus glänzend weißen, zugespitzten, 3 bis 4 cm langen Blättern. Die Staubbeutel sind mit borstig-zipfeligen Anhängseln versehen. Die Griffel sind zylindrisch mit kurzen Narbenlappen. Die Früchte sind 5 mm lange, verkehrt kegelförmige bis zylindrische stumpfkantige Achänen mit an der Spitze gabeligen Zwillingshaaren.

Verbreitung: Die Pflanze ist von Spanien, Italien und dem Balkan über Mitteleuropa bis Mittelrussland verbreitet.

Silberdistelwurzel

Verwendete Pflanzenteile: Silberdistelwurzeln (wilde Artischockenwurzel) sind die getrockneten, im Herbst gesammelten Wurzeln von *Carlina acaulis* L.

Inhaltsstoffe

- Ätherisches Öl: Hauptkomponente Carlinaoxid (?, Anteil 80 bis 90 %)
- Inulin (18 bis 20 %)
- Gerbstoffe

Pharmakologie

Es liegen keine validen Daten zur Wirkweise vor. Das ätherische Öl hemmt bis zu Verdünnungen von 1:2 x 10^5 das Wachstum von *Staphylococcus aureus*. Angeblich geringer diuretischer, spasmolytischer und diaphoretischer Effekt.

Anwendungsgebiete

Innere Anwendung: bei atonischer Gastritis, Erkrankungen der Gallenwege und dyspeptischen Beschwerden; bei Erkältung und fieberhaften Krankheiten.
Äußere Anwendung: bei Dermatosen sowie bei Wunden und Geschwüren; bei Zungenkrebs als lindernde Mundspülung.

Dosierung

Innere Anwendung:
Abkochung: (5 min kochen lassen) aus 3 g der Droge pro 150 ml Wasser, 3 Tassen täglich trinken.
Abkochung: 2 Teelöffel der Droge 10 min lang in einer Tasse Wasser kochen, 1/2 Stunde ziehen lassen, 3 bis 4 Tassen täglich zwischen den Mahlzeiten.
Tinktur: 20 g zerkleinerte Droge 10 Tage in 80 g Ethanol 60 % ziehen lassen, 4- bis 5-mal 40 bis 50 Tropfen täglich.
Äußere Anwendung:
Abkochung: 30 g Droge auf 1 Liter Wasser.

Anwendungsbeschränkungen: Risiken der bestimmungsgemäßen Anwendung therapeuti-

scher Dosen der Droge und Nebenwirkungen sind nicht bekannt.

Patienteninformation: Aufgrund volksmedizinischer Erfahrungswerte sollen Medikamente aus Silberdistelwurzeln bei Verdauungsbeschwerden, Magenschleimhautentzündung, Erkrankungen der Gallenwege, Erkältungen und fieberhaften Erkrankungen und äußerlich angewandt bei Wunden, Geschwüren und Zungenkrebs eine Linderung der Beschwerden herbeiführen. Wissenschaftliche Beweise für die Wirksamkeit liegen jedoch nicht vor.

Bewertung der Wirksamkeit: Die Droge soll diaphoretisch, spasmolytisch und diuretisch wirken. Das ätherische Öl hemmt das Wachstum von *Staphylococcus aureus*. Die Wirksamkei der Droge ist nach den gültigen Kriterien für klinische Prüfungen von Arzneimitteln bisher nicht belegt.

Handelspräparate

Keine bekannt.

Literatur

Hänsel R, Keller K, Rimpler H, Schneider G (Hrsg): Hagers Handbuch der Pharmazeutischen Praxis. 5. Aufl., Bde 4–6 (Drogen), Springer Verlag Berlin, Heidelberg, New York, 1992–1994

Schilcher H, Hagels H: Carlinae radix. Verfälschung, Verwechslung oder Ersatzdroge. Deutsche Apotheker Ztg 130 (1990), 2186

Soja – Glycine max

Volkstümliche Namen: Soja, Sojabohne, Sojapflanze (dt.), Tatou (chin.), Soya plant, Soybean, Soybean plant (engl.), Soya (frz.)

Familie: Fabaceae

Botanik: Die Sojapflanze ist ein aufrechtes oder rankendes, einjähriges, buschiges Kraut. Die Stängel und Blätter sind dicht-zottig behaart. Die Blätter sind 3zählig, langgestielt, die Blättchen groß, eiförmig, ganzrandig und besonders am Rand und auf den Nerven der Unterseite behaart. Die Blüten stehen klein, unauffällig, sehr kurz gestielt in drei- bis achtblütigen, aufrechten Büscheln in den Blattachseln. Die Blütenkrone ist gewöhnlich purpurfarben und überragt die Blütenblätter gar nicht oder nur wenig. Die Hülsenfrucht ist linealisch oder länglich und zwischen Samen und Scheidewand eingeschnürt.
Aufplatzend gibt sie 2 bis 4 Samen frei. Die Samen sind länglich-eiförmig, weiß, gelb oder schwarzbraun.

Verbreitung: Die Heimat der Sojapflanze ist Ostasien. *G. max* wird seit über 3000 Jahren in China kultiviert. Ihre Wildform *G. soja* ist im Amur-Ussuri-Gebiet, Nordchina, Taiwan, Korea und Japan verbreitet (Hager).

Sojalecithin

Verwendete Pflanzenteile: Sojalecithin besteht aus dem aus Samen von *Glycine max* (L.) MERR. gewonnenen Phospholipidgemisch.

Inhaltsstoffe

- Phospholipide (45 bis 60 %): bes. Phosphatidylcholin, Phosphatidylethanolamin, Phosphatidylinositol
- Fettes Öl (30 bis 35 %)
- Steroide: Phytosterole (2 bis 5 %)

Pharmakologie

Präklinik: Antiatherosklerotische Wirkungen von Sojaproteinen konnten an männlichen und weiblichen Cynomolgus-Affen in Form einer LDL-Cholesterin-Senkung und einer verminderten Ablagerung von LDL-Cholesterin an den Arterienwänden gezeigt werden (Wagner et al. 2000). Ähnliche Wirkungen konnten auch bei spontan hypertensiven Ratten mit isolierten Sojaproteinen erzielt werden. Weiterhin kam es zu einer leichten Senkung des systolischen Blutdrucks (Nevala et al. 2000). Atherogene Wirkungen, die durch oxidiertes Cholesterin ausgelöst werden, konnten bei Ratten durch die Gabe von Sojaproteinen verringert werden (Minehira et al. 2000). Die Aufnahme von Sojaproteinen führte zu signifikanten Gewichtsreduktionen bei übergewichtigen Ratten und Mäusen (Aoyama et al. 2000). Die antiatherogene und hypocholesterolämische Wirkung von Soja-Phospholipiden (Soja-Lecithin) konnte mit Inzucht-Kaninchen demonstriert werden. LDL-Level (aber auch HDL-Level) wurden signifikant gesenkt, atherosklerotische Läsionen im Aortenbogen vermindert (Hsia et al. 1996). Allerdings sind die hypocholesterolämischen Wirkungen durch Lecithin in vielen Fällen von einer Absenkung des HDL-Cholesterins begleitet (LeBlanc et al. 1998, Polichetti et al. 1996). Cholesterinsenkende Wirkungen ohne eine Senkung des HDL-Cholesterins konnte an Cynomolgus-Affen (Wilson et al. 1998) gezeigt werden. Weitere positive Wirkungen von Phospholipiden auf den Cholesterin-Metabolismus z. B. durch verstärkten Rücktransport via HDL-Cholesterin und vermehrter Ausscheidung mit der Galle konnten beispielsweise an männlichen Neuseeland-Kaninchen (Polichetti et al. 2000), an männlichen Sprague-Dawley-Ratten und Schimpansen (Le

S

Blanc et al. 1998) sowie an Meerschweinchen (O'Brien und Corrigan 1988) demonstriert werden. Diverse Studien demonstrierten den Beitrag von Soja-Isoflavonoiden an der hypocholesterolämischen Wirkung und machten eine Beteiligung an der Wirkung deutlich. Dieses konnte beispielsweise an Ratten (Ni et al.1999; Peluso et al. 2000) und an ovarektomierten Cynomolgus-Affen (Greaves et al. 1999) gezeigt werden. Vergleichbare Ergebnisse konnten tendenziell auch in klinischen Studien bestätigt werden (z. B. Crouse et al.1999, Gardner et al. 2001, Merz-Demlow et al. 2000). Weiterhin wirken beispielsweise die Sojaflavone Genistein und Daidzein antioxidativ und durch Hemmung der LDL-Oxidation auch antiatherogen (z. B. Anderson et al. 1998, Hodgson et al. 1996, Kanazawa et al. 1995, Yamakoshi et al. 2000). Ferner konnte eine Schutzwirkung auf Blutgefäße beispielsweise durch eine Verringerung atherosklerotischer Läsionen durch Isoflavone in verschiedenen Tier- und In-vitro-Modellen gezeigt werden (z. B. Anthony et al. 1997, Honoré et al. 1997, Squadrito et al. 2000). Auch kommen den Soja-Isoflavonen Thrombozyten-Aggregationshemmende (z. B. Gooderham et al. 1996, Peluso et al. 2000) und Krebs-präventive Eigenschaften zu (z. B. Barnes 1995; Lamartiniere et al. 1995, Mitchell und Collins 1999).

Hypolipidämische Wirkungen konnten für Ratten und Kaninchen (Lu et al. 1995; Masur et al. 1990) auch für die Fasern aus Soja-Kotelydonen gezeigt werden. Teilweise beschränkten sich diese Wirkungen auf die Leber und waren für die Serum-Cholesterinspiegel nicht nachweisbar (Takahashi et al. 1999).

Klinik: Nach Ansicht der FDA (Food and Drug Administration) ist die Einnahme von Sojaproteinen mit einem verminderten Risiko für koronare Herzerkrankungen verbunden. Ursache ist die Senkung des Serumcholesterinspiegels durch die Sojaproteine. Die FDA stützt ihre Entscheidung auf zahlreiche klinische Studien zur Wirksamkeit von Sojaproteinen als Nahrungsergänzungsmittel oder Functional Food (FDA 1999). Wesentliche Bestandteile der Sojabohne mit pharmakologisch relevanten Eigenschaften sind die Sojaproteine, die hauptsächlich für die Cholesterin senkenden Eigenschaften verantwortlich gemacht werden, sowie die Isoflavonoide, die für die Cholesterinsenkung mitverantwortlich sind, im Wesentlichen aber die Östrogen-artigen Wirkungen bedingen. Weiterhin werden den Phospholipiden (Sojalecithin) Cholesterin-senkende Eigenschaften zugeschrieben. Eine wesentliche Rolle kommt den Fasern in der Gewichtsreduktion sowie in der Darmregulierung zu. Weiterhin werden der Sojabohne Krebs-präventive Eigenschaften bescheinigt. Die genannten Wirkungen werden durch zahlreiche klinische Studien belegt, von denen einige aktuellere genannt seien: Eine signifikante Senkung vor allem der LDL- und Gesamt-Cholesterinspiegel konnte mit isolierten Sojaproteinen in Verbindung mit Soja-Isoflavonoiden in zahlreichen klinischen Studien überwiegend an Probanden mit erhöhten Cholesterinspiegeln (z. B. Baum et al. 1998; Brown et al. 1999; Crouse et al. 1999; Hermansen et al. 2001, Merz-Demlow et al. 2000, Teixeira et al. 2000, Wangen et al. 2001, Washburn et al. 1999, Wong et al. 1998 belegt werden. In einer Metaanalyse konnte gezeigt werden, dass der Effekt von Sojaproteinen um so größer ist, je höher die Anfangs-Cholesterinspiegel waren (Anderson et al. 1995). Soja-Phospholipide üben einen Effekt auf den Cholesterin-Metabolismus aus. In mehreren klinischen Studien konnte ein erhöhter Cholesterin-Rücktransport via HDL-Cholesterin ,verbunden mit einer gesteigerten Exkretion über die Galle, gezeigt werden (z. B.Kirsten et al. 1994, O'Brien et al. 1993, Sirtori et al. 1985).

Eine Verbesserung der Begleitsymptomatik während der Menopause wird sowohl Soja-Proteinen als auch vor allem den Soja-Isoflavonen zugeschrieben (z. B. Albertazzi et al. 1998, Brzezinski et al. 1997, Murkies et al. 1995). Hohe Dosen von Soja-Isoflavonen erhöhten signifikant gegenüber Placebo die Mineraldichte von Knochen in der Lendenwirbelsäule bei perimenopausalen Frauen (Alekel et al. 2000, Potter et al. 1998). Hypolipidämische Wirkungen konnten in klinischen Studien auch für die Fasern aus Soja-Kotelydonen gezeigt werden (z. B. Brown et al. 1999, Lo et al. 1987).

Eine große Anzahl von Studien belegt die Wirksamkeit von Bestandteilen aus der Sojabohne zur Gewichtsreduktion. In offenen Kurzzeitstudien konnten Gewichtsreduktionen von 4–13 kg erreicht werden (Engelhart et al. 1996, Hoie und Bruusgaard 1995). Bei offenen Langzeit-Studien ($\geq$ 1 Jahr) wurden Gewichtsreduktionen bis zu 16 kg erreicht (Pekkarinen et al. 1999, Rossner et al. 1996). In mehreren Studien konnte auch ein positiver Einfluss von Soja-Bestandteilen auf kognitive Funktionen gezeigt werden (Sirtori 2001).

Anwendungsgebiete

Innere Anwendung: bei leichten Fettstoffwechselstörungen (spez. Hypercholesterinämien), wenn diätetische Maßnahmen ausgereizt sind. Volksmedizin: bei Konzentrationsmangel, Gehirn- und Nervenkrankheiten, Schwächezuständen, Leber- und Gallenbeschwerden sowie bei Anämie.

Chinesische Medizin: bei Hyperhidrose, Nachtschweiß, Verwirrtheit und Gelenkschmerzen.

Sonstige Verwendung
Kosmetik: Emulgatoren und Stabilisatoren für Cremes.
Landwirtschaft: als Futtermittel.
Pharmazie: als Emulgator von Fettemulsionen.

Dosierung
Tagesdosis: Gesamtphospholipide 3,5 g (Phosphatidylcholin). Sojaproteine: mindestens 25 g täglich – in klinischen Studien zur Cholesterinsenkung überwiegend bis etwa 50 g isolierte Sojaproteine und etwa 190 mg Isoflavone täglich wirksam.

Anwendungsbeschränkungen: Risiken der bestimmungsgemäßen Anwendung therapeutischer Dosen der Droge sind nicht bekannt.
Gegenanzeigen: Allergie gegen Soja und Soja-Inhaltsstoffe.
Nebenwirkungen: Gelegentliche Verdauungsbeschwerden, Magenschmerzen, lockerer Stuhl und Durchfall.

Patienteninformation: Inhaltsstoffe aus der Sojabohne weisen vielfältige positive Wirkungen auf, die durch kontrollierte klinische Studien gut dokumentiert sind. Insbesondere können sie das Risko von Herz-Kreislauf-Erkrankungen vermindern, was u. a. durch Senkung des Cholesterinspiegels und Gewichtssreduktionen erreicht werden kann. Die Einnahme erfolgt in der Regel im Rahmen einer diätetischen Ernährung. Beispielsweise kann Soja-Lecithin auch als Medikament bei Fettstoffwechselstörungen, besonders bei erhöhten Cholesterinwerten eingenommen werden. Bei vorschriftsmäßiger Einnahme sind keine schwerwiegenden Nebenwirkungen zu erwarten.

Bewertung der Wirksamkeit: Die Kommission E (1988) bewertet folgende Indikationen für Sojalecithin positiv: leichtere Fettstoffwechselstörungen, insbesondere Hypercholesterinämien, sofern diätetische Maßnahmen allein nicht ausreichen. Diese Anwendungsgebiete sind durch klinische Studien gut dokumentiert. Darüber hinaus ist die Cholesterin senkende Wirkung durch zahlreiche klinische GCP-gerechte Studien belegt, in denen Sojaproteine und Soja-Isoflavone in erster Linie als Nahrungsergänzungsmittel im Rahmen einer Cholesterin- und fettarmen Diät eingenommen wurden. Die Effektivität und Sicherheit bei der Risikominderung einer koronaren Herzerkrankung wurde auch von der FDA überprüft und anerkannt. Soja-Produkte werden auch erfolgreich zur Gewichtsreduktion eingesetzt. Die Isoflavone und Soja-Proteine tragen zur Verbesserung menopausaler Begleitsymptomatik bei. Durch die weit verbreitete Aufnahme von Soja-Produkten als Nahrungsmittel ist das Risiko möglicher Nebenwirkungen gut abschätzbar. Nahrungsmittelallergien gegen Soja sind beschrieben worden.

Handelspräparate:
Erboxil® (*Glycine max* + Paraffin, dünnflüssiges)
Kneipp Neurodermitis®
Sanatop Ginseng® und Lecithin
Vitaneural®

Literatur

Albertazzi P, Pansini F, Bonaccorsi G, Zanotti L, Forini E, de Aloysio D: The effect of dietary soy supplementation on hot flushes. Obestet Gynecol 91 (1998), 6–11
Alekel DL, Germain A, Peterson CT, Hanson KB, Stewart JW, Toda T: Isoflavone-rich soy protein isolate attenuates bone loss in the lumbar spine of perimenopausal women. Am J Clin Nutr 72 (2000), 844–852
Aoyama T, Kensuke F, Takamatsu K, Hashimoto Y, Yamamoto T: Soy protein isolate and its hydrolysate reduce body fat of dietary obese rats and genetically obese mice (Yellow KK). Nutrition 16 (2000), 349–354
Anderson JJ, Ambrose WW, Garner SC: Biphasic effects of genistein on bone tissue in the ovariectomized lactating rat model. Proc Soc Exp Bio Med 217 (1998), 345–350
Anderson JW, Diwadkar VA, Bridges SR: Selective effects of different antioxidants of lipoproteins from rats. PSEBM 218 (1998), 376–381
Anderson JW, Johnstone BM, Cook-Newell ME: Meta-analysis of the effects of soy protein intake on serum lipids. N Eng J Med 333 (1995), 276–282
Anthony MS, Clarkson TB, Bullock BC, Wagner JD: Soy protein versus soy phytoestrogens in the prevention of diet-induced coronary artery atherosclerosis of male cynomolgus monkeys. Arterioscler Thromb Vasc Biol 17 (1997), 2524–2531
Barnes S: Effect of genistein on in vitro an in vivo models of cance. J Nutr 125 (1995), 790S–797S
Baum JA, Teng H, Erdman JW, Weigel RM, Klein BP, Persky VW, et al.: Long-term intake of soy protein improves blood lipid profiles and increases mononuclear cell low-density-lipoprotein receptor messenger RNA in hypercholesterolemic, postmenopausal women. Am J Clin Nutri 68 (1998), 545–551
Brzezinski A, Adlercreutz H, Shaoul R, Rosler A, Shmneli A, Tanos V et al.: Short-term effects of phytoestrogen-rich diet on postmenopausal women. J N Am Menopause Soc 4 (1997), 89–94
Brown L, Rosner B, Willet WW, Sacks FM: Cholesterol-lowering effects of dietary fiber: a meta-analysis. Am J Clin Nutr 69 (1999), 30–42
Crouse JR, Morgan T, Terry JG, Ellis, J, Vitolins M, Burke GL: A Randomiszed trail comparing the effect of casein with that of soy protein containing varying amounts of isoflavones on plasma concentrations of lipids and lipoproteins. Arch Intern Med 159 (1999), 2070–2076
Engelhart M ,Kondrup J, Hoie LH, Andersen V, Kristensen JH, Heitmann BL: Weight reduction in obese patients with rhematoid arthritis with preservation of body cell mass and improvement of physical fitness. Clin Exper Rheumatology. 14 (1996), 289–293.

S

Food and Drug Administration Departement of Health and Human Services: Federal Register: 21 CFR Part 101.82 Food labeling: Health claims; soy protein; final rule. October 26, (1999), 57700–57733
Gooderham JM, Adlercreutz H, Ojala S, Wahala K, Holub BJ: A soy protein isolate rich in genistein and daidzein and its effects on plasma isoflavone concentrations, platelet aggreation, blood lipids and fatty acid composition of plasma phospholipid in normal men. J Nutr 126 (1996), 2000–2006
Greaves KA, Parks JS, Williams JK, Wagner JD: Intact dietary soy protein, but not adding an isoflavone-rich soy extract to casein, improves plasma lipids in ovariectomized cynomolgus monkeys. J Nutri 129 (1999), 1585–1592
Hermansen K, Sondergaard M, Hoie L, Carstensen M, Brock B: Beneficial effects of a soy-based dietary supplement on lipid levels and cardiovascular disease risk markers in type 2 diabetic subjects. Diabetes Care 24 (2001), 228–233
Hodgson JM, Croft KD, Puddey IB, Mori TA, Beilin LJ: Soybean isoflavones and thei metabolites inhibit in vitro lipoprotein oxidation in serum. J Nutri Biochem 7 (1996), 664–669
Hoie LH, Bruusgaard D: Comöliance, clinical effects, and factors predicting weight reduction during a very low calorie diet regime. Scand J Prim Health Care 13 (1995), 13–20
Honoré EK, Williams JK, Anthony MS, Clarkson TB: Soy isoflavones enhance coronary vascular reactivity in atherosclerotic female macaques. Fertil Steril 67 (1997), 148–154
Hsia SL, He JL, Nie Y, Fong K, Milikowski C: The hypocholesterolemic and antiatherogenic effects of topically applied phosphatidylcholine in rabbits with heritable hypercholesterolemia. Artery 22 (1996), 1–23
Kirsten R, Heintz B, Nelson K, Hesse K, Schneider E, Oremek G, Nemeth N: Polyenylphosphatidylcholine improves the lipoprotein profile in diabetic patients. Int J Clin Pharmacol Ther. 32 (1994), 53–56
Kanazawa T, Osanai T, Zhangg XS et al: Protective effects of soy protein on the peroxidizability of lipoproteins in cerebral vascular diseases. J Nutr 125 (1995), 639S–646S
Lamartiniere CA, Moore JB, Brown NM, Thompson R, Hardin MJ, Barnes S: Genistein suppresses mammary cancer in rats.Carcinogenesis 16 (1995), 2833–2840
LeBlanc MJ, Gavino V, Perea A, Yousef IM, Lévy E, Tuchweber B: The role of dietary choline in the beneficial effects of lecithin on the secretion of biliary lipids in rats. Biochim Biophys Acta 1393 (1998), 223–234
Lo GS, Evans RH, Phillips KS, Dahlgren RR, Steinke FH: Effect of soy fiber and soy protein on cholesterol metabolism and atherosclerosis in rabbits. Atherosclerosis 64 (1987), 47–54
Lu LJW, Grady JJ, Marshall MV, Ramanujam VMS, Anderson KE: Altered time course of urinary daidzein and genistein excretion during chronic soya diet in healthy male subjects. Nutr Cancer 24 (1995), 311–323
Masur A, Remesy C, Gueux E, Levrat MA, Demigne C: Effects of diets rich in fermentable carbohydrates on plasma lipoprotein levels and on lipoprotein catabolism in rats. J Nutr 120 (1990), 1037–1045
Merz-Demlow B, Duncan AM, Wangen KE, Xu X, Carr TP, Phipps WR, Kurzer MS: Soy isoflavones improve plasma lipids in normocholesterolemic, premenopausal women. Am J Clin Nutri 71 (2000), 1462–1469
Minehira K, Inoue S, Nonaka M, Osada K, Yamada K, Sugano M: Effects of dietary protein type on oxidized cholesterol-induced alteration in age-related modulation of lipid metabolism and indices of immune function in rats. Biochim Biophys Acta 1483 (2000), 141–153
Mitchell JH, Collins AR: Effects of soy milk supplement on plasma cholesterol levels and oxidative DNA damage in men – a pilot study. Eur J Nutr 38 (1999), 143–148
Nevala R, Vaskonen T, Vehniäinen J, Korpela R, Vapaatalo H: Soy based diet attentuates the development of hypertension when compared to casein based diet in spontanously hypertensive rat. Life Sci 66 (2000), 114–124
Ni W, Yoshida S, Tsuda Y, Nagao K, Sato M, Imaizumi K: Ethanol-extracted soy protein isolate results in elevation of serum cholesterol in exogenously hypercholesterolemic rats. Lipids 34 (1999), 713–716
O'Brien BC, Corrigan SM: Influence of dietary soybean and egg lecithins on lipid responses in cholesterol-fed guinea pigs. Lipids 23 (1988), 647–650
Pekkarinen T, Takala I, Mustajoki P: Two year maintenance of weight loss after a VLCD and behavioural therapy for obesity: correlation to the scores of questionnaires measuring eating behaviour. Int J Obes 20 (1996), 332–337
Peluso MR, Winters TA, Shanahan MF, Banz WF: A cooperative interaction between soy protein and its isoflavone-enriched fraction lowers hepatic lipids in male obese Zucker rats and reduces blood platelet sensitivity in male Sprague-Dawley rats. J Nutr 130 (2000), 2333–2342
Polichetti E, Diaconescu N, de la Porte PL, Malli L, Portugal H, Pauli AM, Lafont H, Tuchweber B, Yousef I, Chanussot F: Cholesterol-lowering effect of soyabean lecithin in normolipidaemic rats by stimulation of biliary lipid secretion. Br J Nutr 75 (1996), 471–481
Rössner S, Barkeling B, Asp A, Flaten H, Fuglerud P: Effects of weight loss on single meal eating behaviour in obese subjects. Int J Obes 20 (1996), 287–289
Sirtori CR: Risks and benefits of soy phytoestrogens in cardiovascular diseases, cancer, climacteric symptoms and osteoporosis. Drug Safety 24 (2001), 665–682
Sirtori CR, Zucchi-Dentone C, Sirtori M, Gatti E, Descovich GC, et al.: Cholesterol-lowering and HDL-raising properties of lecithinated soy proteins in type II hyperlipidemic patients. Ann Nutr Metab 29 (1985), 348–357.
Squadrito F, Altavilla D, Squadrito G, Antonio S, Cucinotta D, Minutoli L, et al.: Genistein supplementation and estrogen replacement therapy improve endothelial dysfunction induced by ovariectomy in rats. Cardiovascular Res 45 (2000), 454–462
Takahashi T, Maeda H, Aoyama T, Yamamoto T, Takamatsu K: Physiological effects of water-soluble soybean fiber in rats. Biosci Biotechnol Biochem 63 (1999), 1340–1345
Teixeira SR, Potter SM, Weigel R, Hannum S, Erdman JW, Hasler CM: Effects of feeding 4 levels of soy protein for 3 and 6 wk on blood lipids and apolipoproteins in moderately hypercholesteremic men. Am J Clin Nutri 71 (2000), 1077–1984
Wagner J, Zhang L, Greaves KA, Shadoan MK, Schwenke DC: Soy protein reduces the arterial low-density lipoprotein (LDL) concentration and delivery of LDL cholesterol to the arteries of diabetic and nondiabetic male cynomolgus monkeys Metabolism 49 (2000), 1188–1196
Wangen KE, Duncan AM, Xu X, Kurzer MS: Soy isoflavones improve plasma lipids in normocholesterolemic and mildly hypercholesterolemic postmenopausal women. Am J Clin Nutri 73 (2000), 225–231
Washburn S, Burke GL, Morgan T, Anthony M: Effect of soy protein supplementation on serum lipoproteins, blood pressure, and menopausal symptoms in perimenopausal women. Menopause 6 (1999), 7–13
Wong WW, Smith EO, Stuff JE, David LH, Heird WC, Pownell HJ: Cholesterol-lowering effect of soy protein in normocholesterolemic and hypercholesterolemic men. Am J Clin Nutri 68 (1998), 1385S–1389S
Yamakoshi J, Piskula MK, Izumi T, Tobe K, Saito M, Kataoka S, Obata A Kikuchi M: Isoflavone aglycone-rich extract without soy protein attenuates atherosclerosis development in cholesterol – fed rabbits. J Nutr 130 (2000), 1887–1893

Sonnenblume – Helianthus annuus

Volkstümliche Namen: Gewöhnliche Sonnenblume, Sonnenblume, Sonnenrose (dt.), Common Sunflower, Corona Solis, Helianthus, Marigold of Peru, Sun Rose, Sunflower (engl.), Girasol, Mirasol (span.), Grand soleil, Helianthe, Tournesol (frz.), Girasole (it.)

Familie: Asteraceae

Botanik: Die Sonnenblume ist eine 1 bis 3 m hohe, einjährige Pflanze mit langer Primärwurzel und zahlreichen Seitenwurzeln. Der Stängel ist aufrecht, unverzweigt oder oben verzweigt, dicht mit Haaren besetzt, innen mit weißem, lockerem Mark; Blätter sind wechselständig, herzförmig-dreieckig, lang gestielt, unregelmäßig kerbig gesägt und beiderseits kurz borstenhaarig. Die Blütenköpfchen sind sehr groß und stehen einzeln oder zu wenigen, meist nickend und 10 bis 40 cm breit auf den Stängeln. Die Hüllblätter sind mehrreihig, blattartig, spitz, krautig, eiförmig und spärlich borstig behaart. Es gibt 20 bis 70 ungeschlechtliche, zungenförmige, goldgelbe, 3 bis 10 cm lange und 1 bis 3 cm breite Randblüten und zahlreiche zwittrige, röhrenförmige, rotbraune, purpurne oder gelbe Scheibenblüten mit schwarzen oder purpurnen Antheren. Auf dem Boden des Blütenkorbes befinden sich 3zackige Spreublättchen. Die Früchte sind seitlich abgeflachte, verkehrt-eiförmige bis fast keilförmige Achänen. Sie sind dicht angedrückt flaumig behaart, weißlich, strohgelb oder grau bis schwarz.

Verbreitung: Die Pflanze ist im zentralen und östlichen Nordamerika heimisch, wird aber weltweit angebaut.

Sonnenblumenöl

Verwendete Pflanzenteile: Sonnenblumenöl ist das durch Kaltpressung gewonnene fette Öl aus den von den Fruchtschalen befreiten Früchten von *Helianthus annuus* L.

Inhaltsstoffe

- Triglyceride: Hauptfettsäuren Linolsäure (35 bis 62 %), Ölsäure (25 bis 42 %), Palmitinsäure (4 bis 7 %)
- Steroide: Sterole, u. a. Campesterol, Cholesterol, β-Sitosterol

Pharmakologie

Die Droge enthält Acylglyceride mit einem hohen Anteil an ungesättigten Fettsäuren und kann aufgrund ihrer öligen Beschaffenheit als Gleitmittel bei Obstipation und zur topischen Behandlungen bei trockenen Hauterkrankungen verwendet werden.

Anwendungsgebiete

Volksmedizin: innere Anwendung: bei Verstopfung als Gleitmittel.
Äußere Anwendung: bei schlecht heilenden Wunden (als Ölläppchen), bei Hautläsionen, Psoriasis und Rheuma sowie als Massageöl.

Sonstige Verwendung
Pharmazie/Medizin: als Füllmaterial für Weichgelantinekapseln, zur Salben- und Cremeherstellung.
Haushalt: als Salat- und Bratöl.
Industrie/Technik: zur Margarine-, Firnis- und Kerzenherstellung, zur Lederverarbeitung und als Konservierungsmittel in der Tuchfabrikation.

Dosierung

Keine einheitlichen Angaben.

Anwendungsbeschränkungen: Risiken der bestimmungsgemäßen Anwendung therapeutischer Dosen der Droge und Nebenwirkungen sind nicht bekannt.

Patienteninformation: Sonnenblumenöl ist aufgrund des Gehaltes an mehrfach ungesättigten Fettsäuren ein wertvoller Bestandteil einer gesundheitsbewussten Ernährung und kann aufgrund seiner öligen Beschaffenheit bei Verstopfung und Hauterkrankungen mit Trockenheit und Schuppenbildung hilfreich sein.

Bewertung der Wirksamkeit: Abgesehen von der etablierten Verwendung als Diätetikum im Rahmen einer gesundheitsbewussten Ernährung, scheint die Verwendung auch bei Obstipation (Gleitmittel) und bei Hauterkrankungen mit trockener und schuppiger Hautbeschaffenheit aufgrund der öligen Beschaffenheit plausibel. Für die anderen beanspruchten Indikationen ist die Wirksamkeit der Droge nach den gültigen Kriterien für klinische Prüfungen von Arzneimitteln bisher nicht ausreichend belegt.

Handelspräparate

Keine bekannt.

Literatur

Bader G, Streich S, Gründemann E, Flatau S, Hiller K: Enzymatic degradation of the triterpenoid saponin helianthoside 2. Pharmazie, 52:836–8, 1997 Nov
Grotjohann N, Janning A, Eising R: In vitro photoinactivation of catalase isoforms from cotyledons of sunflower (Helianthus annuus L.). Arch Biochem Biophys, 346:208–18, 1997 Oct 15
Huesa Lope J et al: Grasas Aceites 25 (1974), 350–353

Matsumoto T, Nagakawa M, Itoh T: Phytochemistry 23 (1984), 921–923
Plohmann B, Bader G, Hiller K, Franz G: Immunomodulatory and antitumoral effects of triterpenoid saponins. Pharmazie, 52:953–7, 1997 Dec

Sonnentau – Drosera rotundifolia

Volkstümliche Namen: Sonnentau (dt.), Dew Plant, Lustwort, Red Rot, Sundew, Sundew, round-leaved, Youthwort (engl.)

Familie: Droseraceae

Botanik: Die 7 bis 20 cm große Pflanze hat Blätter in grundständiger Rosette, lang gestielt, dicht mit roten Drüsenhaaren besetzt. Die verdickten Enden tragen einen Tropfen zähen Saftes zum Insektenfang. Blüten weiß; einseitswendige Trauben, Kelch tief 5spaltig, Krone 5blättrig, 1 Fruchtknoten mit 3–5 Griffeln; Frucht: Kapsel.

Verbreitung: Europa, Indien, China, Nord- und Südamerika; feuchte, morastige Böden.

Sonnentaukraut

Verwendete Pflanzenteile: Sonnentaukraut sind die getrockneten, oberirdischen und unterirdischen Teile von *Drosera rotundifolia* L. Da diese Sonnentau-Art zu den streng geschützten Sonnentau-Arten zählt, findet man im Handel meist das Kraut der ostafrikan. *D. ramentacea* BURCH ex HARV. et SOND.

Inhaltsstoffe

- Naphthalenderivate: Naphthochinone (ca. 0,5 %), bei Herkunft von
  Drosera rotundifolia L: Plumbagin, Ramentaceon von
  Drosera ramentacea BURCH. ex HARV. et SOND.: Ramenton, Ramentaceon, Biramentaceon, Plumbagin
  Drosera madagascariensis DC.: 7-Methyljuglon, Plumbagin
  Drosera peltata SMITH: Plumbagin, Droseron, 8-Hydroxydroseron

Pharmakologie

Das Wirkspektrum des Sonnentaukrautes wird den darin enthaltenen 1,4-Naphthochinonen, insbesondere dem Plumbagin und dem Carboxy-Oxy-Naphthochinon, zugeschrieben.
Plumbagin zeigte in vitro antibakterielle Aktivität gegen aerobe und streng anaerobe Bakterien sowie gegen *Candida albicans*. Zubereitungen von *Drosera peltata* (ethanolischer und Chloform-Extrakt, Tinktur, Infus) erwiesen sich ebenfalls als antibakteriell gegen die meisten geprüften Mikroorganismen (Leclerq und Angenot 1984), auch gegen antibiotikaresistente kariogene *Streptococcus*-Spezies (Didry et al. 1998). Der wässrige Extrakt aus *Drosera rotundifolia* zeigte starke antibakterielle Wirkung gegen *Escherichia coli* und *Staphylococcus aureus* (Brantner und Grein 1994).
Der Inhaltsstoff Carboxy-Oxy-Naphthochinon konnte bei narkotisierten Katzen durch elektrische Reizung des Nervus laryngeus ausgelöste Hustenanfälle unterdrücken (Krahl 1956). Sowohl ethanolische Trockenextrakte aus *Drosera rotundifolia* als auch die einzelnen Inhaltsstoffe Plumbagin und Carboxy-Oxy-Naphthochinon wirkten am isolierten Ratten- und Meerschweinchendarm und an der Trachealkette des Meerschweinchens spasmolytisch. Ein ethanolischer Extrakt aus *Drosera ramentacea* wirkte bei Meerschweinchen antagonistisch gegen Bronchospasmen (Ramanamanjary und Boiteau 1968).
Ein Kombinationspräparat aus Sonnentaukraut und Thymiankraut als Aerosoltherapeutikum zeigte bei 44 Patienten, die an unterschiedlichen Formen der akuten und chronischen Bronchitis erkrankt waren, nach 8 Tagen eine Heilungsrate von 75 % und Besserung der Symptome für die übrigen Patienten. Der sekretomotorische, sekretolytische, spasmolytische und hustenreizstillende Effekt wurde in allen Fällen als deutlich bewertet (Theobald 1959).

Anwendungsgebiete

Die Droge wird gegen Affektionen der Atmungsorgane, insbesondere bei Krampf- und Reizhusten verwendet. In der Volksmedizin wird sie gegen Asthma und Warzen eingesetzt.

Dosierung

Tagesdosis: 3 g Droge.
Tee: 2–10 g (3–12 TL) auf 150 ml Wasser 10 min ziehen lassen.
Als Broncholytikum: 3- bis 4-mal täglich eine Tasse trinken.

Anwendungsbeschränkungen: Risiken der bestimmungsgemäßen Anwendung therapeutischer Dosen der Droge und Nebenwirkungen sind nicht bekannt.

Patienteninformation: Zubereitungen aus Sonnentaukraut können Ihre Beschwerden bei Erkrankungen der Atemwege, insbesondere bei Reiz- und Krampfhusten lindern und sind aufgrund volksmedizinischer Erfahrungswerte möglicherweise auch bei Asthma und Warzen wirksam.

Bewertung der Wirksamkeit: In der Monographie der Kommission E wird die Anwendung bei Krampf- und trockenem Reizhusten als positiv bewertet. Für die anderen beanspruchten Indikationen ist die Wirksamkeit der Droge nach den gültigen Kriterien für klinische Prüfungen von Arzneimitteln bisher nicht belegt. Im Tierversuch wurden aber einige interessante Wirkungen gesehen.

Handelspräparate

Eucabal®-Balsam S (Kombination aus 2 Wirkstoffen) mehrmals tgl. 3–5 cm Emulsionsstrang auf Brust und Rücken einreiben. Dampfinhalation: 2–3mal tgl. 3–5 cm Emulstionsstrang auf 1–2 l heißes Wasser Bei Verw. Eucabal-Inhalator: Kleinkdr. 1–2 cm, Schulkdr. 2–3 cm, Erw. 3–5 cm Emulsionsstrang heiß übergießen

Heumann Husten (Kombinations aus 2 Wirkstoffen)

Makatussin® Tropfen Drosera Erw. 30 Tr., Kdr. von 6 bis 14 J. 20 Tr., Kdr. von 2 bis 5 J. 10 Tr., jeweils 3mal tgl.

Literatur

Ayuga C et al: An R Acad Farm 51 (1985), 321

Brantner A, Grein E: Antibacterial activity of plant extracts used externally in traditional medicine. J Ethnopharmacol. 1994; 44: 35–40

Budzianowski J et al: Ellagic acid derivatives and further naphthoquinones from Dionea muscipula and four species of the genus Drosera in vitro cultures. Planta Med 59 (1993), A654

Croft S et al: Ann Trop Med Parasitol 79 (1985), 651

Didry N, Dubreuil L, Trotin F, Pinkas M: Antimicrobial activity of aerial parts of Drosera peltata Smith on oral bacteria. J Ethnopharmacol. 1998; 60: 91–6

Franz G: Workshop über Sonnentaukraut. Deutsche Apotheker Ztg 135 (1995), 4431–4433

Krahl R: Ein wirksames Prinzip aus Drosera rotundifolia. Arzneim. Forsch. 1956; 6: 342–8

Krenn L, Länger R, Kopp B: Deutsche Apotheker Ztg 135 (1995), 867

Länger R, Kopp B: Qualitätsprüfung von Sonnentaukraut. Deutsche Apotheker Ztg 135 (1995), 657–664

Leclerq J, Angenot L: A propos du Drosera peltata et de la standardisation de la Teinture de Drosera. J Pharm Belg. 1984; 39: 269–74

Ramanamanjary W, Boiteau P: Activité protectrice du Mahatanando, Drosera ramentacea Burch. vis-à-vis du bronchospasme. CR Acad Sci Paris. 1968; 266: 1787–9

Schilcher H, Elzer M: Drosera – der Sonnentau, ein bewährtes Antitussivum. Z Phytother 14 (1993), 50

Theobald E: Thymian-Extrakt als Aerosol. Ärztl Prax. 1959; 11: 1331–4

Vichnanova SA et al: Planta Med (Suppl, (1973), 185

Wunderer H: Zentral und peripher wirksame Antitussiva: eine kritische Übersicht. PZ 142 (1997), 847–852

Zenk MH, Fürbringer M, Steglich W: Phytochemistry 8 (1969), 2199

Spargel – Asparagus officinalis

Volkstümliche Namen: Gemüsespargel, Spargel (dt.), Asparagus, Sparrow grass (engl.), Esparrago (span.), Asperge (frz.), Asparago, Sparagio (it.), Chrest (tsch.)

Familie: Asparagaceae

Botanik: Eine ausdauernde, 30 bis 100 cm hohe Pflanze mit holziger und dicker Grundachse. Der Stängel ist aufrecht, kahl und glatt und zuletzt meist überhängend mit zahlreichen aufrecht abstehenden Ästen. Der Wurzelstock ist kurz, dick und treibt nach oben einige etwa fingerdicke, fleischige, weiße oder rote, blaurötlich überhauchte Sprosse, die den Spargel darstellen. An einem Knoten sitzen 1 bis 3 Blüten auf 2 bis 20 mm langen, dünnen Blütenstielen. Die Frucht ist eine erbsengroße, ziegelrote, bis 8 mm dicke, kugelige Beere. Die Samen sind schwarz, 3 bis 4 mm breit und runzelig gestreift.

Verbreitung: Mittel- und Südeuropa, Vorderasien, westliches Sibirien und Nordafrika; wird in zahlreichen Ländern kultiviert.

Spargelkraut

Verwendete Pflanzenteile: Spargelkraut besteht aus den oberirdischen Teilen von *Asparagus officinalis* L.

Inhaltsstoffe

- Flavonoide: u. a. Rutin, Hyperosid, Isoquercitrin
- Steroidsaponine

Pharmakologie

Hauptwirkstoffe sind Flavonolglykoside und Furostanol- und Spirostanolglykoside, vorwiegend Derivate des Sarsasapogenins.
Es bestehen tierexperimentelle Hinweise auf eine gering harntreibende Wirkung.

Anwendungsgebiete

Zubereitungen aus Spargelkraut werden als wassertreibendes Mittel angewendet.

Dosierung

Keine gesicherten Angaben.

Anwendungsbeschränkungen: Risiken der bestimmungsgemäßen Anwendung therapeutischer Dosen der Droge und Nebenwirkungen sind nicht bekannt. Das Kraut besitzt geringe Sensibilisierungspotenz bei Hautkontakt. Die

Früchte gelten als giftig (dafür gibt es bisher keine Belege).

Patienteninformation: Medikamente aus Spargelkraut werden als harntreibendes Mittel eingesetzt, wobei jedoch eine tatsächliche Wirkung bisher wissenschaftlich nicht nachgewiesen werden konnte. In seltenen Fällen kann es zu allergischen Reaktionen kommen.

Bewertung der Wirksamkeit: Empirische Daten und Ergebnisse aus tierexperimentellen Versuchen weisen auf eine geringe diuretische Aktivität des Spargelkrautes hin. Die Wirksamkeit der Droge ist nach den gültigen Kriterien für klinische Prüfungen von Arzneimitteln jedoch nicht belegt. Deshalb resultiert eine Negativ-Monographie der Kommission E.

Handelspräparate
Keine bekannt.

Literatur

Goryanu GM et al: Khim Prir Soed 3 (1976), 400, 762
Kawano K et al: Agric Biol Chem 39 (1975), 1999
Shiomi N et al: Agric Biol Chem 40 (1976), 567
Tagasuki M et al: Chem Letters 1 (1975), 43
Woeldecke M, Hermann K: Z Lebensm Untersuch Forsch 25 (1974), 459

Spargelwurzelstock

Verwendete Pflanzenteile: Spargelwurzelstock ist der im Herbst gegrabene Wurzelstock mit Wurzeln von *Asparagus officinalis* L.

Inhaltsstoffe
- Steroidsaponine: u. a. Asparagoside A, B, D, F, G, H, I, die bitteren Steroidsaponine Officinalisnin I, II, Asparasaponin I
- Aminosäuren, darunter die schwefelhaltige Asparagussäure, deren Ester, 3-Mercaptobuttersäure, 3-Methylthio-isobuttersäure, Diisobuttersäuredisulfid
- Fructane: Asparagose, Asparagosin

Pharmakologie
Vgl. Spargelkraut.
Der frische Saft zeigte in vitro und in Mäusen antimutagene und antineoplastische Wirkung gegenüber Benzo[a]pyren und Cyclophosphamid (Edenharder et al. 1990, 1998). Eine Rohfraktion von Saponinen inhibierten Wachstum sowie DNA-, RNA- und Proteinsynthese von menschlichen HL-60-Leukämiezellen (Shao et al. 1996). Tierexperimentell gibt es einige Hinweise auf eine leichte harntreibende Wirkung. Der nach Spargelgenuss auftretende typische Geruch des Harns soll auf Methylmercaptan zurückzuführen sein.

Anwendungsgebiete
Innere Anwendung: bei unspezifischen entzündlichen Erkrankungen der ableitenden Harnwege und als Prophylaktikum gegen Nieren- und Blasensteine („Durchspülungsbehandlung").
Volksmedizin: bei Wassersucht, Erkrankungen des rheumatischen Formenkreises, Leberleiden, Asthma bronchiale und Gicht.
Chinesische Medizin: bei Reizhusten, Bluthusten und bei trockenem Mund und Rachen sowie bei Verstopfung.
Homöopathie: Nierensteinleiden, Herzschwäche.

Sonstige Verwendung
Haushalt: schmackhaftes Nahrungsmittel.

Dosierung
Einzeldosis: 800 mg Droge.
Homöopathisch: 5–10 Tropfen, 1 Tablette, 5–10 Globuli, 1 Messerspitze Verreibung 1–3-mal täglich oder 1 ml Injektionslsg. 2-mal wöchentlich s. c. (HAB).

Anwendungsbeschränkungen: Risiken der bestimmungsgemäßen Anwendung therapeutischer Dosen der Droge und Nebenwirkungen sind nicht bekannt. Es besteht eine geringe Sensibilisierungspotenz (besonders bei Arbeitern in Konservenfabriken, Spargelkrätze). Wegen der Reizwirkung der Saponine sollte die Droge bei Nierenerkrankungen nicht angewendet werden. Bei eingeschränkter Herz- und Nierenfunktion darf keine Durchspülungstherapie durchgeführt werden.

Patienteninformation: Medikamente aus Spargelwurzelstock sind aufgrund ihrer leicht harntreibenden Wirkung geeignet, Ihre Beschwerden bei unkomplizierten Entzündungen der Harnwege zu lindern oder die Bildung von Nieren- und Blasensteinen zu verhindern. Sie sollten dabei gleichzeitig auf eine ausreichende Trinkmenge achten, um eine gute Durchspülung der Harnwege zu erreichen. Sollten Sie an einer ernsthaften Erkrankung der Nieren leiden, oder Ihre Nieren- oder Herzfunktion bereits eingeschränkt sein, dann sollten Sie diese Durchspülungsbehandlung nicht durchführen. Bei Fortbestehen Ihrer Beschwerden trotz Behandlung sollten Sie einen Urologen aufsuchen. In seltenen Fällen kann es zu allergischen Hauterscheinungen kommen.

Bewertung der Wirksamkeit: Empirische Daten weisen auf eine leichte diuretische Aktivität des Spargelwurzelstockes hin. Zur therapeutischen Verwendung als Durchspülungsbehandlung bei Entzündungen des

Harntraktes und zur Prävention von Nieren- und Blasensteinen liegt eine Positiv-Monographie der Kommission E vor.

Handelspräparate

Asparagus-P® (Kombination aus 2 Wirkstoffen)

RD 140 Stoffwechsel Reichel® (Kombination aus 11 Wirkstoffen)

Wurzelsepp Spargel

Literatur

Goryanu GM et al: Khim Prir Soed 3 (1976), 400, 762

Edenharder R, Frangart J, Hager M, Hofmann P, Rauscher R: Protective effects of fruits and vegetables against in vivo clastogenicity of cyclophosphamide or benzo[a]pyrene in mice. Fd Chem Toxicol. 1998; 36: 637–45

Edenharder R, John K, Ivo-Boor H: Antimutagenic activity of vegetable and fruit extracts against in-vitro benzo(a)pyrene. Z Gesamte Hyg. 1990; 36: 144–7

Kawano K et al: Agric Biol Chem (Tokyo) 41 (1977), 1

Kawano K et al: Agric Biol Chem 39 (1975), 1999

Lazurevskii GV et al: Doklady Akademii Nauk SSSR 231 (1976), 1479

Pant G et al: Phytochemistry 27 (1988), 3324

Shao Y, Chin CK, Ho CT, Ma W, Garrison SA, Huang MT: Anti-tumor activity of the crude saponins obtained from asparagus. Cancer Lett. 1996; 104: 31–6

Shao Y et al: Steroidal saponins from Asparagus officinalis and their cytotoxic activity. Planta Med 63 (1997), 258–262

Shiomi N et al: Agric Biol Chem 40 (1976), 567

Tagasuki M et al: Chem Letters 1 (1975), 43

Woeldecke M, Hermann K: Z Lebensm Untersuch Forsch 25 (1974), 459

Spinat – Spinacia oleracea

Volkstümliche Namen: Spinat (dt.), Spinach (engl.)

Familie: Chenopodiaceae

Botanik: Spinat ist eine einjährige Pflanze. Die Stängel können bis zu 1 m Höhe und mehr erreichen. Sie sind aufrecht. Die Blätter sind eiförmig bis dreieckig-spießförmig und ganzrandig oder gezähnt. Die Vorblätter sind im Fruchtzustand fast rund-eiförmig und gewöhnlich breiter als lang. Oft haben sie einen abstehenden Stachel am Apex.

Verbreitung: Die Pflanze stammt wahrscheinlich aus Persien und wird heute weltweit kultiviert.

Spinatblätter

Verwendete Pflanzenteile: Spinatblätter bestehen aus den frischen oder getrockneten Laubblättern von *Spinacia oleracea* L.

Inhaltsstoffe

- Triterpensaponine: u. a. Spinatsaponine A und B
- Oxalsäure (in jungen Blättern 6 bis 8 %, in älteren Blättern bis 16 %)
- Histamin (bis 140 mg/100 g Frischgewicht)
- Flavonoide: u. a. Patuletin, Spinacetin, Spinatosid
- Chlorophyll (0,3 bis 1,0 %)
- Vitamine: u. a. Ascorbinsäure (Vitamin C, 40 bis 155 mg/100 g)
- Nitrate (je nach Düngung 0,3 bis 0,6 %)
- (Der früher angegebene hohe Eisengehalt von 600 mg/kg wurde auf 60 mg/kg korrigiert)

Pharmakologie

Keine gesicherten Angaben.

Anwendungsgebiete

Volksmedizin: bei Erkrankungen und Beschwerden im Bereich des Magen-Darm-Traktes, als blutbildendes Mittel, bei Wachstumsstörungen, zur Appetitanregung, bei Ermüdungserscheinungen sowie in der Rekonvaleszenz.

Dosierung

Keine einheitlichen Angaben.

Anwendungsbeschränkungen: Risiken der bestimmungsgemäßen Anwendung der Droge und Nebenwirkungen sind nicht bekannt. Der relativ hohe Nitratgehalt lässt es geraten erscheinen, Spinat als Nahrungsmittel nicht zu häufig zu genießen und reduzierende Umstände (z. B. stehen lassen bei Zimmertemperatur) und damit eine Nitritbildung zu vermeiden. Säuglingen sollte Spinat als Nahrungsmittel erst vom 4. Monat an gegeben werden (Gefahr der Methämoglobinbildung durch Nitrite). Durch den Oxalatgehalt des Spinats kann es zur Verminderung der Calciumresorption kommen.

Patienteninformation: Zubereitungen aus Spinatblättern sollen aufgrund volksmedizinischer Erfahrungswerte bei Erkrankungen und Beschwerden im Bereich des Magen-Darm-Traktes, als blutbildendes Mittel, bei Wachstumsstörungen, zur Appetitanregung, bei Ermüdungserscheinungen und während der Rekonvaleszenz hilfreich sein; wissenschaftliche Beweise für die Wirksamkeit fehlen jedoch. Es wurde im Gegenteil sogar festgestellt, dass Spinat nicht soviel Eisen enthält wie ursprünglich angenommen und dass aufgrund des hohen Nitratgehaltes von einem häufigen Verzehr abgeraten werden muss. Aus diesem Grund sollte Spinat auch nicht Säuglingen unter 4 Monaten gegeben werden.

Bewertung der Wirksamkeit: Die Wirksamkeit der Droge ist nach den gültigen Kriterien für klinische Prüfungen von Arzneimitteln für die beanspruchten Indikationen bisher nicht belegt. Dementsprechend findet sich eine negative Bewertung der therapeutischen Verwendung in der korrespondierenden Monographie der Kommission E.

Handelspräparate
Nur Kombinationspräparate

Literatur

Hegnauer R: Chemotaxonomie der Pflanzen. Bde 1–11, Birkhäuser Verlag Basel, Boston, Berlin 1962–1997

Kern W, List PH, Hörhammer L (Hrsg): Hagers Handbuch der Pharmazeutischen Praxis. 4. Aufl., Bde. 1–8, Springer Verlag Berlin, Heidelberg, New York 1969

Spitzwegerich – Plantago lanceolata

Volkstümliche Namen: Heilwegerich, Spitzwegerich, Wundwegerich (dt.), Buckhorn, Chimney-sweeps, English Plantain, Headsman, Lance-leaf Plantain, Plantain, Ribgrass, Ribwort, Ripplegrass, Snake Plantain, Soldier's Herb (engl.)

Familie: Plantaginaceae

Botanik: Ausdauernd, wird 5 bis 50 cm hoch und hat eine reichfaserige Wurzel. Alle Laubblätter sind in einer grundständigen Rosette angeordnet, lanzettlich oder lineal-lanzettlich, tief 3 bis 5nervig, ganzrandig oder kurz gezähnt. Die kugelige oder kurz-walzliche Blütenähre sitzt auf einem aufsteigenden oder aufrechten, 5furchigen, angedrückt-behaarten Blütenschaft. Die Blüten sind fast farblos, klein und sitzen hinter trockenhäutig berandeten, verschmälert-zugespitzten Deckblättern. Die Frucht ist eine 2fächerige Kapsel, 3 bis 4 mm lang. Die Samen sind länglich, 2 mm lang und schwärzlich.

Verbreitung: Ist in den kühl-gemäßigten Zonen weltweit verbreitet.
Herkunft der Drogen: aus den Anbaugebieten in Mittel- und Westeuropa und Indien.

Spitzwegerichkraut

Verwendete Pflanzenteile: Spitzwegerichkraut besteht aus den zur Blütezeit geernteten, frischen oder getrockneten, oberirdischen Teilen von *Plantago lanceolata* L.

Inhaltsstoffe
- Iridoide (2 bis 3 %): Hauptkomponenten Aucubin (Rhinantin) und Catalpol, weiterhin Asperulosid
- Schleimstoffe (2 bis 6 %): Glucomannane, Arabinogalactane, Rhamnogalacturonan
- Flavonoide: u. a. Hauptkomponenten Apigenin-6,8-di-O-glucosid, Luteolin-7-O-glucuronid
- Kaffeesäureester: Chlorogensäure, Neochlorogensäure, Acteosid (Verbascosid)
- Gerbstoffe (ca. 6 %)
- Hydroxycumarine: Aesculetin
- Saponine (Spuren)
- Kieselsäure

Pharmakologie
Präklinik: Für Fluidextrakte und für den Presssaft aus frischen Blättern wurde eine bakterizide Wirkung nachgewiesen (Hänsel et al. 1994). Als Ursache für die antibakterielle Wirkung wird das Aucubigenin (hydrolysiertes Aucubin) sowie ein antimikrobiell wirksames Saponin angenommen. In vivo wirkte ein Extrakt aus Spitzwegerich inflammatorischen Prozessen entgegen nach Injektion von Carrageenan und Prostaglandin E1 bei der Ratte (Shipochliev et al. 1981). Weiterhin wurden spasmolytische Wirkungen eines Spitzwegerich-Extraktes nachgewiesen (Fleer, Urbina et al. 1994). Weiterhin ließ sich eine Beschleunigung der Blutgerinnung nachweisen; eine mögliche epithelisierende Wirkung wird erwähnt.
Klinik: Zur Wirksamkeit der Droge liegt eine Anwendungsbeobachtung mit Spitzwegerichkraut-Fluidextrakt an 593 Patienten mit akuten respiratorischen Infekten, akuter Bronchitis sowie Reizhusten nach akuten respiratorischen Infekten vor. Das subjektive Befinden und der ärztlich beurteilte Allgemeinzustand verbesserten sich um 43 bzw. 37 %. Die Beurteilung der Wirksamkeit der Droge wurde mit gut bis ausgezeichnet bewertet. Bei Kindern wurde die Wirksamkeit besser als bei Jugendlichen und Erwachsenen beurteilt. Die Verträglichkeit war gut (Kraft 1997).

Anwendungsgebiete
Innere Anwendung: bei Katarrhen der Atemwege und Entzündungen der Mund- und Rachenschleimhaut.
Äußere Anwendung: leichte entzündliche Erkrankungen der Haut.

Volksmedizin: innerlich bei Erkrankungen der Atemwege, Cystitis, Enuresis, Leberleiden, Magenkrämpfen, Durchfällen und als harntreibendes Mittel.
Äußerlich: zur Wundheilung, bei Furunkeln und Konjunktivitis, sowie als Hämostyptikum.

Dosierung

Tagesdosis: 3–6 g Droge. TD: ethanolischer Fluidextrakt etwa 4,5 mg in Anwendungsbeobachtungen wirksam.
Tee: 1,5 g (1 1/2 TL) auf 150 ml, 10–15 min ziehen lassen. 1 Tasse frisch aufbereitet mehrmals täglich trinken.

Anwendungsbeschränkungen: Risiken der bestimmungsgemäßen Anwendung therapeutischer Dosen der Droge und Nebenwirkungen sind nicht bekannt.

Patienteninformation: Zubereitungen aus Spitzwegerichkraut sind bei Katarrhen der Luftwege, entzündliche Veränderungen der Mund- und Rachenschleimhaut sowie äußerlich für entzündliche Veränderungen der Haut bei Kindern und Erwachsenen geeignet. Die Wirksamkeit und Verträglichkeit ist gut. Schwerwiegende Nebenwirkungen sind bei bestimmungsgemäßem Gebrauch nicht zu erwarten.

Bewertung der Wirksamkeit: Die Kommission E (1985) bewertet folgende Indikationen für Spitzwegerichkraut positiv: Innere Anwendung: Katarrhe der Luftwege; entzündliche Veränderungen der Mund- und Rachenschleimhaut; äußere Anwendung: entzündliche Veränderungen der Haut. Die Droge kann auch bei Kindern verwendet werden.

Handelspräparate

Broncho Sern® (TD: Erw. 3-mal tgl. 7,5 ml; Kdr. 3-mal tgl. 5 ml)
Gesundform Spitzwegerich
H&S Spitzwegerichkraut
Sidroga Spitzwegerichtee
Spitzwegerichkraut Bombastus®

Literatur

Bräutigam M, Franz G: Schleimpolysaccharide aus Spitzwegerichblättern. Deutsche Apotheker Ztg 125 (1985), 58
Davini E: The quantitative isolation and antimicrobial activity of aglycone of aucubin. Phytochemistry 25 (1986), 2420
Elich J: Die antibakterielle Aktivität einiger einheimischer Plantago-Arten. Disseration Universität Berlin 1962
Fleer H, Verspohl EJ, Nahrstedt A: In-vitro spasmolytische Aktivität von Extrakten aus Cynara scolymus und Plantago lanceolata. In: Proceedings of the 8th Congress on Phytotherapy, Würzburg 27.–28.11.1997.
Koedam A: Plantago – history and use. Pharm Weekbl 112 (1977), 246–252
Kraft K: Therapeutisches Profil eines Spitzwegerichkraut-Fluidextraktes bei akuten respiratorischen Erkrankungen im Kindes- und Erwachsenenalter. In: Loew, D. und Rietbrock, N. (Hrsg.): Phytopharmaka III. Forschung und klinische Anwendung. Steinkopff-Verlag Darmstadt. (1997), 199–209.
Murai M et al: Phenylethanoids in the herb of Planatago lanceolata and inhibitory effects on arachidonic acid-induced mouse ear edema. Planta Med 61 (1995), 479–480
Shipochliev T, Dimitrov A, Aleksandrova E: Study on the antiinflammatory effect of a group of plant extracts. Vet Sci 18 (1981), 87–94.
Urbina AVO de, Martín ML, Fernández B, San Román L, Cubillo L: In vitro antispasmodic activity of peracetylated penstemonoside, aucubin and catalpol. Planta Med 60 (1994). 512–515.
Wunderer H: Zentral und peripher wirksame Antitussiva: eine kritische Übersicht. PZ 142 (1997), 847–852

Stechapfel – Datura stramonium

Volkstümliche Namen: Asthmakraut, Gemeiner Stechapfel, Kratzkraut, Schwarzkümmel, Stachelnuss, Stechapfel, Teufelsapfel, Weißer Stechapfel (dt.), Apple of Peru, Datura, Devil's Apple, Devil's Trumpet, Devl's apple, Jamestown Weed, Jamestown weed, Jimson Weed, Jimsonweed, Mad-apple, Nightshade, Peru-apple, Simpson weed, Stink weed, Stinkweed, Stinkwort, Stramonium, Thorn apple, Thornapple, Thorn-apple (engl.), Estramonio (span.), Chasse-taupe, Endormeuse, Herbe aux sorciers, Herbe des taupes, Pomme de diable, Pomme epineuse, Stramoine (frz.), Mezzettoni, Noce puzza, Noce spinosa, Stramonio (it.)

Familie: Solanaceae

Botanik: Die Pflanze ist einjährig und wird bis zu 1,20 m hoch. Sie hat einen einfachen oder gabelästig verzweigten, stielrunden, kahlen Stängel. Die Blätter sind bis 20 cm lang, lang gestielt, eiförmig und buchtig gezähnt und dunkelgrün. Die Blüten sind weiß, groß, einzeln und gabel- oder endständig. Der Kelch hat eine lange, 5kantige und kurze 5zipfelige Röhre. Die Krone ist trichterig, gefaltet mit kurzem, 5spaltigem Saum. Es gibt 5 freie Staubblätter. Der Fruchtknoten ist oberständig. Die Frucht ist eine bis 5 cm lange, 4fächrige, mit 4 Klappen aufspringende, eiförmige, dicht stachelige, walnussgroße Kapsel. Die zahlreichen Samen sind bis 3,5 mm lang, platt, nierenförmig, schwarz.

Verbreitung: Ist in den gemäßigten und subtropischen Gebieten allgemein verbreitet, stammt aber vermutlich aus Mittelamerika.

Stechapfelblätter

Verwendete Pflanzenteile: Stechapfelblätter bestehen aus den getrockneten Laubblättern oder aus den getrockneten Laubblättern und blühenden Zweigspitzen von *Datura stramonium* L.

Inhaltsstoffe

- Tropanalkaloide (0,1 bis 0,65 %): Hauptalkaloide (–)-Hyoscyamin, bei Trocknen teilweise in Atropin übergehend, und Scopolamin (Verhältnis etwa 4:1), weiterhin u. a. Apoatropin, Belladonnin, Tigloylmeteloidin
- Flavonoide
- Hydroxycumarine: u. a. Umbelliferon, Scopolin, Scopoletin
- Withanolide: u. a. Withastramonolid

Pharmakologie

Die Droge enthält Alkaloide (Hyoscamin, Scopolamin) in stark schwankender Konzentration.
Sie wirkt anticholinerg und parasympathicolytisch, vgl. Tollkirsche, wobei hier der Scopolaminanteil stärker zum Tragen kommt.

Anwendungsgebiete

Die Anwendung von Stechapfelblättern ist wegen der akut eintretenden Vergiftungen abzulehnen!
Volksmedizinisch wurde die Droge bei Asthma, Krampfhusten, Pertussis, bei Bronchitis und Grippe, bei hartnäckiger Verschleimung und als Expektorans angewendet, außerdem zur Basistherapie innerer Erkrankungen mit vegetativen Dysregulationen.
Homöopathie: bei hochfieberhaften Infektionen, Krampfzuständen und Entzündungen der Augen.
Chinesische Medizin: bei allgemeinen Schmerzzuständen, in gerauchter Applikation bei Asthma, Dyspnoe und Husten, äußerlich bei Rheuma.

Dosierung

Eingestelltes Blätterpulver: 0,05–0,1 g Droge als Einzeldosis, bis zu 3-mal täglich, Tagesdosis: 0,6 g Droge (ÖAB90).
Homöopathisch: ab D4: 5–10 Tropfen, 1 Tablette, 5–10 Globuli, 1 Messerspitze Verreibung 1–3-mal täglich oder 1 ml Injektionslsg. s. c. 2-mal wöchentlich; Augentropfen 1–3-mal täglich (HAB).
Die Verwendung von nicht eingestellten Zubereitungen ist wegen der unkalkulierbaren Nebenwirkungen abzulehnen.

Anwendungsbeschränkungen: Risiken der bestimmungsgemäßen Anwendung therapeutischer Dosen der Droge sind nicht bekannt.
Als Nebenwirkungen können auftreten, bes. bei Überdosierung: Hautrötung, Mundtrockenheit, tachykarde Arrhythmien, Mydriasis (die 4 Frühsymptome einer Atropinvergiftung), Akkomodationsstörungen, Wärmestau durch Abnahme der Schweißsekretion, Miktionsbeschwerden und Obstipation.
Bei hohen Dosen kommt es zu zentraler Erregung (Unruhe, Rededrang, Halluzinationen, Delirien, Tobsuchtsanfälle, gefolgt von Erschöpfung und Schlaf). Bei tödlichen Dosen (für Erwachsene ab 100 mg Atropin, je nach Atropingehalt etwa 15 bis 100 g der Blattdroge, 15 bis 25 g der Samendroge, bei Kindern wesentlich weniger) besteht die Gefahr der Atemlähmung.
Gegenanzeigen: Glaukom, Glaukomverdacht, paralytischer Ileus, Pylorusstenose, Prostatavergrößerung, tachykarde Arrhythmien, akutes Lungenödem, bei Patienten mit Urinretention, Koronarsklerose.

Patienteninformation: Aufgrund volksmedizinischer Erfahrungswerte sollen Stechapfelblätter vor allem bei verschiedenen Erkrankungen der Atemwege hilfreich sein, wegen der hohen Giftigkeit kann die Anwendung jedoch nicht empfohlen werden. In homöopathischen, also sehr geringen Dosen kann die Arzneipflanze bei hochfieberhaften Infekten, Krämpfen und Entzündungen der Augen wirksam sein. Sollten Sie an Glaukom (Erhöhung des Augeninnendrucks), einer Verengung des Magenausgangs, Vergrößerung der Vorsteherdrüse oder Herzrhythmusstörungen leiden, dürfen Sie das Medikament nicht einnehmen, bei Verengung der Herzkranzgefäße oder nicht ausreichender Urinausscheidung sollten Sie vor der Anwendung Ihren Arzt befragen.

Bewertung der Wirksamkeit: Die Wirksamkeit der Droge ist nach den gültigen Kriterien für klinische Prüfungen von Arzneimitteln bisher nicht belegt. Die Bewertung in der entsprechenden Monographie der Kommission E ist negativ. Sie wirkt zwar nachweislich anticholinerg und parasympathikolytisch (vgl. Tollkirsche). Aufgrund der erheblichen Toxizität ist die Anwendung in allopathischen Dosen vor allem nicht eingestellter Zubereitungen abzulehnen. Anwendungsbeschränkungen, Dosierungshinweise und Gegenanzeigen sind besonders zu beachten.

Handelspräparate

Keine bekannt.

Literatur

Evans WC: Phytochemistry 23 (1984), 1717
Friedmann M, Levin CE: J Agric Food Chem 37 (1989), 998

Itoh T et al: Phytochemistry 17 (1978), 971
Kraft K: Europäische Rauschdrogen. Z Phytother 17 (1996), 343–355
Mechler E, Hann N: Planta Med 42 (1981), 102
Mirazamatov RT et al: Khim Prir Soedin 3 (1986), 381
Sharova EG et al: Khim Prir Soedin 1 (1977), 126
Tursunova RL et al: Khim Prir Soedin 1 (1978), 91

Stechapfelsamen

Verwendete Pflanzenteile: Stechapfelsamen bestehen aus dem reifen Samen von *Datura stramonium* L.

Inhaltsstoffe
- Tropanalkaloide (0,4 bis 0,6 %): Hauptalkaloide (–)-Hyoscyamin, bei Trocknen teilweise in Atropin übergehend, und Scopolamin (Verhältnis etwa 4:1)
- Indolalkaloide (β-Carbolin-Typ): u. a. Fluorodaturin (stark fluoreszierend)
- Lectine
- Fettes Öl (15–45 %)
- Eiweißstoffe (12–25 %)

Pharmakologie
Siehe Stechapfelblätter.

Anwendungsgebiete
Siehe Stechapfelblätter.

Dosierung
Samen: Einzeldosis p. o. 0,05 g, TD: 0,6 g Droge (EB6); Samentinktur: ED p. o. 0,3 g; TD: 3,0 g (EB6).
Homöopathisch: ab D4: 5–10 Tropfen, 1 Tablette, 5–10 Globuli, 1 Messerspitze Verreibung 1–3-mal täglich oder 1 ml Injektionslsg. s. c. 2-mal wöchentlich; Augentropfen 1–3-mal täglich (HAB).
Die Verwendung von nicht eingestellten Zubereitungen ist wegen der unkalkulierbaren Nebenwirkungen abzulehnen.

Anwendungsbeschränkungen: Siehe Stechapfelblätter.

Patienteninformation: Siehe Stechapfelblätter.

Bewertung der Wirksamkeit: Die Wirksamkeit der Droge ist nach den gültigen Kriterien für klinische Prüfungen von Arzneimitteln bisher nicht belegt. Die Bewertung in der korrespondierenden Monographie der Kommission E ist negativ. Sie wirkt zwar nachweislich anticholinerg und parasympathikolytisch (vgl. Tollkirsche). Aufgrund der erheblichen Toxizität ist die Anwendung in allopathischen Dosen vor allem nicht eingestellter Zubereitungen abzulehnen. Anwendungsbeschränkungen, Dosierungshinweise und Gegenanzeigen sind besonders zu beachten.

Handelspräparate
Keine bekannt.

Literatur
Evans WC: Phytochemistry 23 (1984), 1717
Friedmann M, Levin CE: J Agric Food Chem 37 (1989), 998
Itoh T et al: Phytochemistry 17 (1978), 971
Kraft K: Europäische Rauschdrogen. Z Phytother 17 (1996), 343–355
Mechler E, Hann N: Planta Med 42 (1981), 102
Mirazamatov RT et al: Khim Prir Soedin 3 (1986), 381
Sharova EG et al: Khim Prir Soedin 1 (1977), 126
Tursunova RL et al: Khim Prir Soedin 1 (1978), 91

Steinklee – Melilotus officinalis

Volkstümliche Namen: Bärenklee, Honigklee, Malottenkraut, Melotenkraut, Mottenklee, Schotenklee, Steinklee (dt.), Common Melilot, Corn Melilot, Field-Melilot, Hart's Tree, Hay Flowers, King's Clover, Melilot, Ribbed Melilot, Sweet Clover, Sweet Lucerne, Wild Laburnum, Yellow Melilot, Yellow Sweet Clover (engl.)

Familie: Fabaceae

Botanik: Das Kraut ist mehrjährig und 60 bis 120 cm hoch. Die glatten, aufsteigenden oder liegenden Stängel sind stark verzweigt. Die wechselständigen Blätter sind kahl, dreizählig und langgestielt; die Blättchen verkehrt-eiförmig, gezähnt. Die Nebenblätter sind pfriemlich-borstig. Die kleinen, gelben Schmetterlingsblüten sind in reichblütigen, langgestielten Trauben angeordnet. Die Frucht ist eine Hülse. Sie ist stumpf, stachelspitzig, querrunzelig, kahl, hellbraun bis schwarz und einsamig.

Verbreitung: Die Pflanze wächst in ganz Europa, Australien, und Nordamerika sowie den klimatisch gemäßigten Gebieten Asiens.

Steinkleekraut

Verwendete Pflanzenteile: Steinkleekraut besteht aus den getrockneten oder frischen Blättern und blühenden Zweigen von *Melilotus officinalis* (L.) PALL. und/oder *Melilotus altissima* TGUILL.

Inhaltsstoffe
In der frischen Pflanze:
- Zimtsäuresäureglykoside: u. a. Melilotosid (ca. 6 %)

In der getrockneten Droge:

- Cumarin (etwa 0,4 bis 0,9 %), aus dem Melilotosid beim Trocknen gebildet, weiterhin 3,4-Dihydrocumarin (Melilotol, Melilotin, ca. 0,2 %), Melilotsäure (Dihydro-o-cumarsäure, ca. 0,04 %), o-Cumarsäure (ca. 0,03 %), p-Cumarsäure (ca. 0,04 %)
- Hydroxycumarine: u. a. Umbelliferon, Scopoletin, Herniarin, Fraxidin
- Flavonoide: u. a. Clovin und Robinin
- Triterpensaponine: u. a. Azukisaponin-V-carboxylat, Azukisaponin II, Aglyka Soyasapogenole B und E, Melilotigenin,
- Ätherisches Öl (Spuren) sehr komplexer Zusammensetzung

In den Samen:

- L-Canavanin
- Trigonellin

Pharmakologie

Präklinik: Der Cumarin- und vermutlich auch Sapogeninanteil der Droge bewirkt einen antiphlogistischen, antiexsudativen und antiödematösen Effekt, der im Tierversuch als Zunahme des venösen Rückflusses und Verbesserung der Lymphkinetik erkennbar wurde (Földi-Börcsök et al. 1971, Mislin 1971). Weiterhin zeigte sich eine Beschleunigung der Wundheilung.

Klinik: Für Steinkleekraut als Einzelwirkstoff liegen keine klinischen Studien vor, die den heutigen Qualitätsanforderungen entsprechen. Jahrzehntelange Anwendungserfahrungen zeugen von der Herabsetzung der Gefäßpermeabilität und der günstigen Beeinflussung des Kapillartonus bei Beschwerden des varikösen Formenkreises (Johne 1960). Eine neuere placebokontrollierte Studie mit einem Kombinationspräparat aus *Melilotus officinalis, Centenella asiatica*, α-Tocopherol und Rutin ergab eine signifikante Verbesserung bei der Behandlung von 30 Patienten mit chronisch-venöser Insuffizienz (Cataldi et al. 2001).

Anwendungsgebiete

Innere Anwendung: bei Symptomen der chronisch-venösen Insuffizienz wie Schmerzen und Schweregefühl in den Beinen, nächtliche Wadenkrämpfe, Juckreiz und Schwellungen. Zur unterstützenden Behandlung von Thrombophlebitis, postthrombotischem Syndrom, Hämorrhoiden und Lymphstauungen.

Äußere Anwendung: bei Prellungen, Verstauchungen und oberflächlichen Blutergüssen.

Volksmedizin: als Diuretikum.

Dosierung

Innere Anwendung:

Tagesdosis: Droge oder jeweilige Menge einer Zubereitung zum Einnehmen entsprechend 3–30 mg Cumarin. Zur parenteralen Anwendung entsprechend 1,0–7,5 mg Cumarin.

Teezubereitung: 1–2 Teelöffel der fein geschnittenen Droge mit siedendem Wasser übergießen und nach 5–10 min durch ein Teesieb geben. Als Venentherapeutikum 2–3 Tassen täglich.

Äußere Anwendung: bei Hämorrhoiden auch als Breiumschlag anzuwenden.

Anwendungsbeschränkungen: Risiken der bestimmungsgemäßen Anwendung therapeutischer Dosen der Droge und Nebenwirkungen sind nicht bekannt. Bei Anwendung sehr hoher Dosen der Droge können Kopfschmerzen und Benommenheit auftreten. Bei sehr wenigen, besonders empfindlichen Patienten sind bei Langzeitanwendung der Droge in therapeutischen Dosen vorübergehende Leberschädigungen möglich, die nach Absetzen wieder verschwinden (Kontrolle der Leberenzymwerte wird empfohlen).

Patienteninformation: Zubereitungen aus Steinkleekraut zeigen gute Erfolge bei der Behandlung von chronischen und entzündlichen Venenleiden und oberflächlichen Thrombosen. Bei Blutergüssen und Prellungen können auch äußerlich Breiumschläge aufgetragen werden. Da bei sehr hohen Dosen Kopfschmerzen und Benommenheit auftreten können, sollten Sie sich unbedingt an die Dosierungsangaben des Herstellers oder Ihres Arztes halten. In sehr seltenen Fällen beim Vorliegen einer besonderen Empfindlichkeit kann es zu vorübergehenden Leberschädigungen kommen, die nach dem Absetzen des Medikaments wieder verschwinden. Lassen Sie von einem Arzt Ihre Leberwerte kontrollieren.

Bewertung der Wirksamkeit: Die Kommission E bewertet in ihrer Monographie von 1986 die Droge positiv und befürwortet die innere Anwendung bei chronischer venöser Insuffizienz, zur unterstützenden Behandlung von oberflächlichen Thrombosen und entzündlichen Venenerkrankungen sowie die äußere Anwendung bei Prellungen. Von der ESCOP wurden im Juli 1997 folgende Indikationen positiv bewertet: symptomatische Behandlung von Problemen bei Krampfadern, z. B. schmerzhafte und schwere Beine, nächtliche Krämpfe in den Beinen, Jucken und Schwellungen.

Handelspräparate

Clemenzil®
Klosterfrau Venengold®
Meli Rephastasan®
Pedopur med®
Venentab Melilotus®

Literatur

Abou-Donia AHA: Ph. D. Thesis, Faculty of Pharmacy, University of Alexandria, Egypt 1976

Bos R et al: Analysis of coumarin in Melilotus officinalis. Planta Med 61(Abstracts of 43rd Ann Congr, 1995), 68

Cataldi A, Gasbarro V, Viaggi R, Soverini R, Gresta E, Mascoli F: Effectiveness of the association of aα-tocopherol, Rutin, Melilotus, and centella asiatica in the treatment of patients affected by chronic venous insufficiency. Minerva Cardioangiol. 2001; 49: 159–163

Földi M, Kovach AGB, Varga L, Zoltan ÖT: Die Wirkung des Melilotus-Präparates Esberiven R auf die Lymphströmung. Ärztl Forsch 16 (1962), 99

Földi M, Zoltán ÖT, Obál F: Experimentelle lymphostatische Encephalopathie als Folgeerscheinung einer cervikalen Lymphangiothrombophlebitis und deren Therapie mit Cumarin aus Melilotus officinalis. Arzneim Forsch 20 (1970), 1626–1628

Földi-Börcsök E, Bedall FK, Rahlfs VW: Die antiphlogistische und ödemhemmende Wirkung von Cumarin aus Melilotus officinalis. Arzneim Forsch 21 (1971), 2025–2030

Hammouda FM, Rizk AM et al: Flavonoids and coumarins from Melilotus. Fitotherapia 54 (1983), 249–255

Hong ND et al: Korean J Pharmacognosy 14 (1983), 51

Johne HO: Experimentelle und klinische Untersuchung mit dem Melilotuspräparat Esberiven. Ärztl Forsch 14 (1960), 473–474

Marshall M, Wüstenberg P: Klinik und Therapie der chronischen venösen Insuffizienz. In: Klinik und Therapie der chronischen venösen Insuffizienz, Braun Fachverlage, Karlsruhe 1994

Mislin H: Die Wirkung von Cumarin aus Melilotus officinalis auf die Funktion des Lymphangioms. Arzneim Forsch 21 (1971), 852–853

Plouvier V: Compt Rend 257 (1963), 4061

Wüstenberg P, Baumann G: Verdacht der Toxizität von Cumarin nicht bestätigt. PZ 139 (1994), 1058

Sternanis – Illicium verum

Volkstümliche Namen: Badian, echter Sternanis, Sternanis, Sternanis(baum), Sternanis, chinesischer (dt.), Steranijs (niederl.), Aniseed Stars, Badiana, China Star Anise, Chinese Anis, Chinese Anise, Star Anise (engl.), Anis estallado (span.), Anis étoilé, badanier de Chine, badiane (frz.), Anice stellato (it.)

Familie: Illiciaceae

Botanik: Die Pflanze ist ein etwa 10 m hoher, immergrüner Baum mit weißer, birkenähnlicher Rinde. Die Blätter sind glattrandig, glänzend, elliptisch-lanzettlich. Die Blüten sind gelblich- oder rötlichweiß. Die Balgfrüchte haben einen Durchmesser von ungefähr 2 cm. Sie sind sternförmig und bestehen aus acht bootförmigen Karpellen, die in reifem Zustand geöffnet sind. Jedes enthält einen glatten, braunglänzenden Samen mit vertieftem Nabel. Die Fruchthülle ist braun und unten runzelig.

Verbreitung: Die Pflanze ist nur in Kultur bekannt. Sie wird in China und Vietnam angebaut.

Sternanis

Verwendete Pflanzenteile: Sternanis besteht aus den reifen Sammelfrüchten von *Illicium verum* HOOK fil.

Inhaltsstoffe

- Ätherisches Öl (5 bis 9 %, vorwiegend im Perikarp): Hauptbestandteil trans-Anethol (80 bis 90 %), Methylchavicol (0,6 bis 6,6 %, Estragol), Foeniculin (0,5 bis 5 %), Anisaldehyd (0,4 bis 1,7 %)
- Fettes Öl (in den Samen ca. 20 %)
- Flavonoide: u. a. Rutin, Kämpferol-3-O-rutinosid

Pharmakologie

Die ätherischen Öle (Sternanisöl) und Flavonoide wirken an der glatten Muskulatur des Magen-Darm-Traktes spasmolytisch und an der Schleimhaut der Atemwege bronchosekretolytisch.

Anwendungsgebiete

Innere Anwendung: bei katarrhalischen Infekten der Atemwege und bei dyspeptischen Beschwerden mit leichten Krämpfen.
Indische Medizin: bei dyspeptischen Beschwerden, Flatulenz, spasmatischen Colonschmerzen, Dysenterie, Gesichtsparese, Hemiparesen und rheumatoider Arthritis.

Dosierung

Tagesdosis: 3 g Droge bzw. 0,3 g ätherisches Öl.
Einzeldosis in Teezubereitungen: 0,5–1 g

Anwendungsbeschränkungen: Risiken der bestimmungsgemäßen Anwendung therapeutischer Dosen der Droge und Nebenwirkungen sind nicht bekannt. Sehr selten trat bei wiederholter Anwendung Sensibilisierung auf. Die sehr ähnlichen Früchte von *Illicium anisatum* L. enthalten krampfauslösend wirksame Sesquiterpendilactone, u.a Anisatin, Verwechslungen mit Sternanis wurden beobachtet.

Patienteninformation: Zubereitungen aus Sternanis sind geeignet, Ihre Beschwerden bei krampfartigen Magendarmbeschwerden wie auch Katarrhen der Atemwege zu lindern.

Bewertung der Wirksamkeit: Die Anwendung bei dyspeptischen Beschwerden mit leichten Krämpfen und katarrhalischen Infekten des Respirationstraktes erfährt in der Monographie der Kommission E eine positive Bewertung.

Handelspräparate

Nur Kombinationen

S

Literatur
Hänsel R, Keller K, Rimpler H, Schneider G (Hrsg): Hagers Handbuch der Pharmazeutischen Praxis. 5. Aufl., Bde 4–6 (Drogen), Springer Verlag Berlin, Heidelberg, New York, 1992–1994
Kubeczka KH: Deutsche Apotheker Ztg 122 (1982), 2309
Zänglein A, Schultze W: Illicium verum – Sternanis. Z Phytother 10 (1989), 191

Wildes Stiefmütterchen – Viola tricolor

Volkstümliche Namen: Ackerstiefmütterchen, Ackerveilchen, Dreifaltigkeitsblume, Dreifaltigkeitskraut, Dreifarbiges Veilchen, Feldstiefmütterchen, Freisamkraut, Fronsamkraut, Jesusblümchen, Nachtveigerl, Sinnviole, Stiefmütterchen, Stiefmütterchen, wildes (dt.), Stedmodersblomst (dän.), Biddy's eyes, cat's face, European Wild Pansy, Heartsease, jack-behind-the-garden-gate, Johnny-jump-up, look-up-and-kiss-me, love-and-idle, love-in-idleness, Pansy Viscum, Wild Pansy (engl.), Fleur de la trinité, pensée (frz.), Erba della Trinitá (it.)

Familie: Violaceae

Botanik: Die Pflanze ist mehrjährig bis einjährig und wird etwa 30 cm hoch. Die Sprosse sind meist gelblichgrün, kahl oder zerstreut behaart. Blätter wechselständig, wovon die unteren herzförmig, die oberen länglich-elliptisch oder lanzettlich sind. Die Blüte ist gelb oder dreifarbig, steht einzeln und ist lang gestielt. Die Frucht ist eine ellipsoide, stumpfkantige Kapsel mit 3 aufspringenden Klappen. Die Samen sind birnenförmig und gelb.

Verbreitung: Die Pflanze ist im gemäßigten Eurasien, d. h. südlich bis zum Mittelmeer und Vorderindien und nördlich bis Island, heimisch. Sie wird in Holland und Frankreich kultiviert.

Stiefmütterchenkraut

Verwendete Pflanzenteile: Stiefmütterchenkraut besteht aus den zur Blütezeit gesammelten, getrockneten oberirdischen Teilen von *Viola tricolor* L., hauptsächlich von den Unterarten subsp. *vulgaris* (K.) O. und subsp. *arvensis* (M.) G.

Inhaltsstoffe

- Flavonoide (0,2 bis 0,4 %): u. a. Rutin (Violaquercitrin, Anteil 23 %), Luteolin-7-O-glucosid, Scoparin, Saponarin, Violanthin, Vicinin-2, Vitexin
- Phenolcarbonsäuren: Salicylsäure (0,06 bis 0,3 %), Violutosid (Violutin, Glucoarabinosid des Methylsalicylats)
- Schleimstoffe (ca. 10 %)
- Gerbstoffe (2 bis 5 %)
- Hydroxycumarine: Umbelliferon
- Triterpensaponine (??)

Pharmakologie

Die Droge wirkt reizlindernd durch den Schleimgehalt und zeigte im Tierversuch eine Besserung von ekzematösen Hautveränderungen nach langfristiger oraler Gabe. Die zugeschriebene antipsoriatische Wirkung könnte durch den Saponingehalt erklärt werden, ebenso die Anwendung bei Katarrhen der Luftwege. Die Droge wirkt in vitro hämolytisch und erhöht die Chloridausscheidung im Harn.

Anwendungsgebiete

Äußere Anwendung: bei leichten seborrhoischen Hauterkrankungen, Milchschorf der Kinder.
Volksmedizin: innerlich als leichtes Abführmittel bei Verstopfungen, als Adjuvans zur Förderung des Stoffwechsels. In der älteren Volksmedizin auch bei Katarrhen der Luftwege, Halsentzündungen, Keuchhusten und fiebrigen Erkältungen.
Äußerlich bei Hautaffektionen wie bei nassen und trockenen Exanthemen, Ekzemen, Crusta lactea, Akne, Impetigo und Pruritis vulvae.
Homöopathie: bei Entzündungen der Harnwege und Ekzemen.

Sonstige Verwendung
Kosmetik: Verwendung in kosmetischen Präparaten.
Industrie/Technik: als Rohstoffquelle für Rutosid.

Dosierung

Tee: 1,5 g Droge mit 1 Tasse Wasser heiß aufgießen; tgl. 3 Tassen trinken.
Infus: 5–10 g pro 1 L Wasser, 3-mal täglich 1 Esslöffel.
Drogenpulver: 3-mal täglich 1/2 Teelöffel in heißem Zuckerwasser.
Abkochung: 1,5 g auf 1 Tasse.
Aufguss: 1,5 g auf 1 Tasse.
Als Bademittel.
Homöopathisch: 5 Tropfen oder 1 Tablette oder 10 Globuli oder 1 Messerspitze Verreibung alle 30–60 min (akut) oder 1–3-mal täglich (chronisch); parenteral: 1–2 ml s. c. akut: 3-mal täglich; chronisch einmal täglich (HAB).

Anwendungsbeschränkungen: Risiken der bestimmungsgemäßen Anwendung therapeutischer Dosen der Droge und Nebenwirkungen sind nicht bekannt.

Patienteninformation: Arzneimittel aus Stiefmütterchenkraut sind, äußerlich angewandt, zur Behandlung leichter seborrhoischer Hauterkrankungen und Milchschorf bei Kindern gut geeignet und sollen in homöopathischen Dosen bei Entzündungen der Harnwege und Ekzemen wirksam sein.

Bewertung der Wirksamkeit: Für die äußerliche therapeutische Anwendung bei leichten seborrhoischen Hauterkrankungen und Milchschorf bei Kindern liegt eine Positiv-Monographie der Kommission E vor, für die restlichen beanspruchten Anwendungsgebiete ist die Wirksamkeit der Droge nach den gültigen Kriterien für klinische Prüfungen von Arzneimitteln bislang nicht belegt.

Handelspräparate

Stiefmütterchenkraut Bombastus
Stiefmütterchenkraut Duopharm
Stiefmütterchenkraut KNK

Literatur

Hörhammer L et al: Tetrahedron Letters (1965), 1707
Komorowski T et al: Herba Pol 29 (1983), 5
Mánez S, Villar A: PA 44 (1988), 250
Molnár P et al: Phytochemistry 25 (1986), 195

Stinkasant – Ferula assa-foetida

Volkstümliche Namen: Stinkasant (dt.), Asafetida, Asafoetida, Devil's Dung, Food of the Gods, Gum Asafoetida (engl.)

Familie: Apiaceae

Botanik: Die mehrjährige Pflanze ist krautig, einhäusig, 1,5–2 m hoch und hat einem großen, fleischigen Wurzelstock. Sie ist an der Krone ca. 14 cm dick. Die Blätter sind groß, doppel-fiedrig und grundständig. Die Blüten erscheinen nach 5 Jahren in gelben Dolden auf einem 10 cm dicken, nackten Stängel. Sie sind zahlreich, blass grünlich-gelb bis weiß. Die Frucht ist eiförmig, flach, dünn, blättrig, rötlich-braun mit deutlichen Ölstriemen. Sie hat eine milchigen Saft und einen strengen Geruch.

Verbreitung: Afghanistan und Osten des Iran.

Asa foetida

Verwendete Pflanzenteile: Asa foetida (Teufelsdreck) ist das Gummiharz von *Ferula assa-foetida* L.

Inhaltsstoffe

- Ätherisches Öl (5 bis 20 %): Hauptbestandteile Dialkyldisulfide (Anteil ca. 30 %), z. B. 2-Butyl-1-propenyldisulfid, 1-(Methylthio)-propyl-1-propenyldisulfid, weiterhin α-Pinen
- Harze (10 bis 65 %), bestehend vorwiegend aus Ferulasäureestern des Asaresitannols
- Schleimstoffe (25 bis 30 %), bassorinähnlich

Pharmakologie

Wirkt schwach desinfizierend auf den Darm (schwefelhaltiges ätherisches Öl und Harz), durch Exhalation über die Lunge möglicherweise auch im Bereich des Respirationstraktes. Eine sedative Wirkung ist fraglich.
Im Tierversuch Antitumorwirkung, schwache Mutagenität an *Salmonella typhimurium.*

Anwendungsgebiete

Die Droge wird bei chronischen Gastritiden und Dyspepsien sowie bei Colon irritabile verwendet.
Homöopathischer Einsatz bei Untersäuerung des Magens, Magendrücken, Flatulenz und durchfallartigem Stuhl.
Chinesische Medizin: bei Parasitenbefall des Darmes.
Indische Medizin: bei Asthma, Keuchhusten, Blähungen, Obstipation, Erkrankungen der Leber und Milz; auch bei Epilepsie.

Dosierung

Tinktur: 20 Tropfen als Einzeldosis.
Homöopathisch: D3 und D4 Dilutionen.

Anwendungsbeschränkungen: Risiken der bestimmungsgemäßen Anwendung therapeutischer Dosen der Droge und Nebenwirkungen sind nicht bekannt. Bei Aufnahme großer Dosen kann es zu Schwellungen der Lippen, Verdauungsstörungen (Aufstoßen, Blähungen, Durchfall), Unwohlsein und Kopfschmerzen sowie bei empfindlichen Personen zu Konvulsionen kommen. Bei äußerlicher Anwendung am Unterleib wurden Schwellungen der Genitalorgane beobachtet.

Patienteninformation: Zubereitungen aus Asa foetida sollen bei Magen- und Darmbeschwerden wirksam sein, der wissenschaftliche Beweis für die Wirksamkeit liegt jedoch nicht vor.

Bewertung der Wirksamkeit: Die Wirksamkeit der Droge ist nach den gültigen Kriterien für klinische Prüfungen von Arzneimitteln bisher nicht belegt.

Handelspräparate

Keine bekannt.

Literatur

Buddrus J et al: Phytochemistry 24 (1985), 869
Naimie H et al: Collect Czec Chem Commun 37 (1972), 1166
Rajanikanth B et al: Phytochemistry 23 (1984), 899

Stockmalve – Alcea rosea

Volkstümliche Namen: Baummalve, Chinesische Stockrose, Gartenmalve, Pappelrose, Rosenpappel, Schwarze Malve, Stockmalve, Stockrose (dt.), Althea rose, Garden Hollyhock, Hollyhock, Malva flowers, Rose mallow (engl.), Rose tremière (frz.), Malva rosa, Rosoni (it.)

Familie: Malvaceae

Botanik: Die 1- bis mehrjährige Pflanze wird bis zu 3 m hoch und hat einen steifen, aufrechten und meist unverzweigten Stängel mit oder ohne lockere, borstige Behaarung. Die jüngsten Stängelteile sind filzig behaart. Die langgestielten Blätter sind herzförmig-kugelig bis rhombisch, 3–5lappig und leicht schuppig. In den Achseln der Stängelblätter sitzen 6 bis 10 cm große Blüten einzeln oder zu 2 bis 4, wobei die oberen eine lange Ähre bilden. Die Außenkelchblätter sind breit dreieckig und scharfrandig. Der Außenkelch ist deutlich kürzer als der Kelch. Beide sind graugrün behaart. Die 3 bis 5 cm großen Kronblätter sind meistens blassrosa, manchmal aber auch weiß oder violett, breiter als lang und mit den Rändern sich deckend.

Verbreitung: Ursprünglich in Südwest- und Zentralasien beheimatet. Im südöstlichen Mitteleuropa wurden einzelne Arten wahrscheinlich als Zierpflanze eingeführt und sind dann verwildert.

Stockmalvenblüten

Verwendete Pflanzenteile: Stockmalvenblüten bestehen aus den Blüten von *Alcea rosea* L. (Synonym: *Althaea rosea* (L.) C.).

Inhaltsstoffe

- Schleimstoffe (acetylierte Galacturonorhamnane)
- Anthocyane (als Althaein bezeichnet): Delphinidin- und Malvidin-monoglucoside

Pharmakologie

Es liegen keine gesicherten Angaben vor. Aufgrund der enthaltenen Schleimstoffe erscheint die Anwendung bei Erkrankungen des oberen Respirationstraktes und des Gastrointestinaltraktes plausibel.

Anwendungsgebiete

Innere Anwendung: bei Atemwegs-, Magen-Darm- und Harnwegskatarrh, Menstruationsbeschwerden und als Gurgellösung bei Mund- und Rachenraumentzündungen. Auch Fieber und Durst stillend.
Äußere Anwendung: Entzündungen und Geschwüre der Haut.

Dosierung

Auf eine Teetasse 1–2 g der Droge. Für die Mundspülung 1,5 g Droge mit 100 ml Wasser abkochen (EB6).

Anwendungsbeschränkungen: Risiken der bestimmungsgemäßen Anwendung therapeutischer Dosen der Droge und Nebenwirkungen sind nicht bekannt.

Patienteninformation: Die innerliche Anwendung von Zubereitungen aus Stockmalvenblüten können bei Katarrhen der Atemwege, des Magens, des Verdauungstraktes und der Harnwege hilfreich sein, auch die äußerliche Anwendung bei Hautentzündungen sowie bei Entzündungen des Mund- und Rachenraumes kann eine Linderung der Beschwerden herbeiführen.

Bewertung der Wirksamkeit: Die Wirksamkeit bei den beanspruchten Anwendungsgebieten ist bisher nicht belegt. Die in der Droge enthaltenen Schleimstoffe lassen jedoch eine lindernde Wirkung bei Reizzuständen des oberen Respirationstraktes und des Gastrointestinaltraktes erwarten.

Handelspräparate

Keine bekannt.

Literatur

Hänsel R, Keller K, Rimpler H, Schneider G (Hrsg): Hagers Handbuch der Pharmazeutischen Praxis. 5. Aufl., Bde 4–6 (Drogen), Springer Verlag Berlin, Heidelberg, New York, 1992–1994

Stinkender Storchschnabel – Geranium robertianum

Volkstümliche Namen: Bockskraut, Gottesgnadenkraut, Robertskraut, Rotlaufskraut, Ruprechtskraut, Ruprechts-Storchenschnabel, Stinkender Storchschnabel, Storchschnabel, stinkender (dt.), Dragons blood, Dragon's Blood, Herb Robert, herb Robin, red shank, Storkbill, Wild Crane's-bill (engl.), Hierba de San Roberto (span.), Bec de grue, fourchette du diable, geranium robertin, herbe à Robert, herbe du roi Robert, herbe du Saint Robert (frz.), Cicuta rossa, erba cimicina, erba Roberta o Roberziana (it.), Erva-de-sao-roberto (port.)

Familie: Geraniaceae

Botanik: Einjährige oder überwinternd-einjährige Pflanze von 20 bis 40 cm Höhe mit schwacher, ästiger Pfahlwurzel und langem Hypocotyl. Die Stängel sind stark verästelt, meistens rot und abstehend drüsig behaart. Die Blätter sind 3- bis 5spaltig zusammengesetzt mit gestielten, einfach bis doppelt fiederspaltigen Blättchen. Die Blütenstandsachsen sind meist deutlich länger als die tragenden Laubblätter mit 4 kleinen, lanzettlichen Tragblättern und 2 etwa 2 bis 7 mm langen, dauernd aufrecht stehenden Blütenstielen. Die Frucht ist ca. 2 cm lang und hat 3 mm lange, vortretend netznervige, oberwärts querrunzelige, kahle oder behaarte Fruchtlappen, die die glatten, fein punktierten Samen dauernd umschließen. Die Fruchtlappen werden ohne Granne von der Mittelsäule abgeschleudert.

Verbreitung: Ist in Europa und Asien bis China und Japan, in Afrika südlich bis Uganda und im atlantischen Nord- und gemäßigten Südamerika heimisch.

Storchenschnabelkraut

Verwendete Pflanzenteile: Ruprechts- oder Storchenschnabelkraut ist der getrocknete, von Mai bis Oktober gesammelte, oberirdische Teil von *Geranium robertianum* L.

Inhaltsstoffe

- Flavonoide: u. a. Rutin, Quercetin-3-O-rhamnogalactosid, Kämpferol-3-O-rhamnoglucosid, Hyperosid
- Gerbstoffe (5 bis 15 %): Geraniin, Isogeraniin, β-Penta-O-galloylglucose

Pharmakologie

Der Droge wird eine virostatische und blutdrucksenkende Wirkung zugeschrieben.

Antivirale Wirkung: Eine kristalline Fraktion aus dem Etherextrakt schützt Tabakpflanzen vor bestimmten pflanzenpathogenen Viren. Dem Extrakt aus dem frischen Kraut mit Rhizom wird in vitro gegenüber VSV-Virus eine schwach antivirale Wirkung zugeschrieben. In einem anderen Versuch jedoch wurde die wässrige Lösung eines Ethanolextraktes nicht antiviral wirksam bei Polio-Virus Typ 1, Masern-, Coxsackie-B2-, Adeno- oder Semliki-forest-Virus.

Antimikrobielle Wirkung: die Fraktion eines mit Ethanol 80 % hergestellten Extraktes wirkte im Agardiffusionstest wachstumshemmend gegenüber *Escherichia coli, Pseudomonas aeruginosa* und *Staphylococcus aureus*. Im Reihenverdünnungstest konnte die vollständige Wachstumshemmung gegenüber *Microsporum canis* und *Trichophyton mentagrophytes* erreicht werden.

Anwendungsgebiete

Volksmedizin: innerlich: bei Durchfall, bei Funktionsschwäche von Leber und Galle, entzündlichen Erkrankungen von Gallenblase und Gallenwegen, Nieren- und Blasenentzündung und Steinleiden.
Äußerlich: gegen schlecht heilende Wunden, leichte Ausschläge und gegen Entzündungen des Mundraumes.

Sonstige Verwendung
Landwirtschaft: in Diskussion als Schädlingsbekämpfungsmittel gegen Larven von *Heliothis virescens*.

Dosierung

Innerlich: Aufguss: 2 bis 3 Tassen täglich zwischen den Mahlzeiten; ED: 1,5 g.
Äußerlich: als Infus oder Abkochung; zum Mundspülen und Gurgeln, bei Entzündungen in der Mundhöhle; auch Kauen der abgewaschenen, frischen Blätter.

Anwendungsbeschränkungen: Risiken der bestimmungsgemäßen Anwendung therapeutischer Dosen der Droge und Nebenwirkungen sind nicht bekannt.

Patienteninformation: Zubereitungen aus Ruprechts- oder Storchenschnabelkraut können, innerlich angewendet, bei Durchfallerkrankungen und äußerlich verwendet bei der Behandlung schlecht heilender Wunden, leichter Ausschläge und Entzündungen des Mundraumes beschwerdelindernd wirken. Aufgrund volksmedizinischer Erfahrungswerte soll die Arzneipflanze auch die Leber- und Gallefunktion unterstützen und bei Gallenwegs- und Gallenblasen-, Nieren- und Blasenentzündungen wie auch Steinleiden hilfreich sein; hierfür fehlt jedoch der wissenschaftliche Beweis.

Bewertung der Wirksamkeit: Die Wirksamkeit der Droge ist nach den gültigen Kriterien für klinische Prüfungen von Arzneimitteln für die beanspruchten Indikationen bisher nicht ausreichend belegt. Die Anwendung bei Diarrhö, schlecht heilenden Wunden, leichten Exanthemen und Entzündungen der Mundhöhle ist jedoch aufgrund des Gerbstoffgehaltes (Geraniin) plausibel.

Handelspräparate
Keine bekannt.

Literatur

Haddock EA et al: J Chem Soc Perkin Trans 1 (1982), 2535–2545
Hänsel R, Keller K, Rimpler H, Schneider G (Hrsg): Hagers Handbuch der Pharmazeutischen Praxis. 5. Aufl., Bde 4–6 (Drogen), Springer Verlag Berlin, Heidelberg, New York, 1992–1994
Karnig T, Bucar-Stachel J: Planta Med 57 (1991), 292–293

Strophanthus gratus

Volkstümliche Namen: Strophanthus (dt.), smooth Strophanthus, Strophanthus (engl.)

Familie: Apocynaceae

Botanik: Die Pflanzen sind kletternde Lianen, seltener aufrechte Sträucher, Halbsträucher oder Bäume mit Milchsaft. Die Blätter sind gegenständig, eiförmig bis elliptisch, kurz gestielt, einfach, ganzrandig und meist ledrig. Die Blüten stehen in end- oder seitenständigen, armblütigen Dichasien oder reichblütigen Rispen oder Doldenrispen. Sie sind 5zählig, weiß oder gelblich, radiärsymmetrisch, teilweise duftend. Die Früchte sind 1 oder 2 Balgfrüchte, länglich, 8 bis 58 cm lang, abspreizend oder horizontal in einer Ebene stehend. Die meist grünlich-grauen Samen sind 8 bis 25 mm lang, spindelförmig, oft abgeflacht, kahl mit hinfälligem Haarschopf an der Basis und einem grannenartigen Fortsatz.

Verbreitung: Im tropischen Westafrika und westlichen Zentralafrika.

Strophanthussamen

Verwendete Pflanzenteile: Strophanthussamen sind die vom grannenartigen Fortsatz befreiten, reifen, getrockneten Samen von *Strophanthus gratus* (WALL ET. HOOK.) BAILL.

Inhaltsstoffe
- Herzwirksame Steroidglykoside (Cardenolide, 3 bis 8 %): Hauptglykosid g-Strophanthin (Ouabain, Anteil über 80 %), weiterhin u. a. Acolongiflorosid K (0,4 %), Strogosid (0,4 %)
- Saponine (0,2 %)
- Fettes Öl (ca. 35 %)

Pharmakologie
Die Droge hat eine digitalisähnliche kardiale Wirkung. Hauptwirkstoff ist g-Strophanthin (ein Herzglykosid), das allerdings im Magen-Darm-Trakt nur schlecht resorbiert wird (ca. 2 %).

Anwendungsgebiete
Volksmedizin: bei funktionellen Herzbeschwerden, Arteriosklerose, vegetativer Dystonie, Hypertonie und beim gastrokardialen Symptomenkomplex.
Homöopathie: bei Herzschwäche und Erwartungsangst.

Dosierung
Tinktur: ED: 0,5 g und TD: 1,5 g.
Homöopathisch: ab D4: 5 Tropfen oder 1 Tablette oder 10 Globuli (ab D2) oder 1 Messerspitze Verreibung alle 30–60 min (akut) oder 1–3-mal täglich (chronisch); parenteral: 1–2 ml s. c. akut: 3-mal täglich; chronisch einmal täglich (HAB).

Anwendungsbeschränkungen: Risiken der bestimmungsgemäßen Anwendung therapeutischer Dosen der Droge sind nicht bekannt. Als Nebenwirkungen können, besonders bei Überdosierung bei parenteraler Anwendung von g-Strophantin oder Glykosidgemischen, Übelkeit, Erbrechen, Kopfschmerzen, Benommenheit, Störungen des Farbsehens und Herzarrhythmien auftreten. Gleichzeitige Anwendung von Chinidin, Calciumsalzen, Saluretika, Laxantien und Glucocorticoiden verstärkt Wirkungen und Nebenwirkungen.
Symptome einer akuten Vergiftung und Therapie vgl. Digitalis folium. Die Vergiftungsgefahren sind bei peroraler Applikation wegen der schlechten Resorbierbarkeit der Glykoside relativ gering.

Patienteninformation: Strophanthussamen enthalten zwar herzwirksame Inhaltsstoffe und sollen deshalb laut volksmedizinischer Erfahrungswerte u. a. bei der Behandlung von Herzbeschwerden, Arterienverkalkung und Bluthochdruck nützlich sein, da jedoch für diese Zwecke eine Vielzahl besser untersuchter Arzneimittel zur Verfügung steht und auch, besonders bei Überdosierung, erhebliche Nebenwirkungen und sogar Vergiftungserscheinungen auftreten können, kann die Anwendung aus medizinischer Sicht nicht empfohlen werden. In homöopathischen, das heißt sehr geringen Dosen, sollen Strophantussamen bei Herzschwäche und Erwartungsangst hilfreich sein.

Bewertung der Wirksamkeit: Die Wirksamkeit der Droge ist nach den gültigen Kriterien für klinische Prüfungen von Arzneimitteln für die beanspruchten Indikationen bisher nicht belegt. Deshalb und auch aufgrund des toxischen Potentials und des dadurch bedingten negativen Nutzen-Risiko-Verhältnisses ist die therapeutische Verwendung nicht empfehlenswert.

Handelspräparate
Keine bekannt.

Literatur

Brisse B: Anwendung pflanzlicher Wirkstoffe bei kardialen Erkrankungen. Z Phytother 10 (1989), 107
Geiger UP et al: Helv Cheim Acta 50 (1967), 179
Jäger HH et al: Helv Chim Acta 48 (1965), 202
Norton SA: Useful plants of dermatology. III. Corticosteroids Strophanthus and Dioscorea. J Am Acad Dermatol, 38:256–9, 1998 Feb
Tittel G et al: Pharm Ind 48 (1986), 822
Tittel G et al: Planta Med 45 (1982), 207

Strophanthus kombé

Volkstümliche Namen: Strophanthus, Kombé (dt.), Green Strophanthus, Kombé, Kombé Arrow plant, Poison Vine, Strophanthus (engl.)

Familie: Apocynaceae

Botanik: Vgl. Strophenthus gratus, allerdings sind die Samen von St. Kombé behaart.

Verbreitung: Im tropischen östlichen und südlichen Zentralafrika.

Strophanthus-kombé-Samen

Verwendete Pflanzenteile: Strophanthus-kombé-Samen sind die Samen von *Strophanthus kombé* OLIVER.

Inhaltsstoffe
- Herzwirksame Steroidglykoside (Cardenolide, 4,0 bis 4,5 %, Gemisch als k-Strophanthin bezeichnet): Hauptglykosid k-Strophanthosid (Anteil 60 bis 80 %), Erysimosid (Anteil 15 bis 25 %), k-Strophanthosid-β (Strophosid, Anteil 10 bis 15 %)
- Saponine (0,2 %)
- Fettes Öl (ca. 35 %)

Pharmakologie
Vgl. Strophanthussamen, nur schwächere Wirkung (Hauptwirkstoff: Cardenolidglykosid k-Strophantin)

Anwendungsgebiete und Dosierung
Vgl. *Strophanthus gratus.*

Sonstige Verwendung
Jagd: zur Pfeilgiftzubereitung in Zentralafrika.

Anwendungsbeschränkungen: Vgl. Strophanthus gratus.

Patienteninformation: Strophantus-kombé-Samen enthalten zwar herzwirksame Inhaltsstoffe und sollen deshalb laut volksmedizinischer Erfahrungswerte u. a. bei der Behandlung von Herzbeschwerden, Arterienverkalkung und Bluthochdruck nützlich sein, da jedoch für diese Zwecke eine Vielzahl besser untersuchter Arzneimittel zur Verfügung steht und auch, besonders bei Überdosierung, erhebliche Nebenwirkungen und sogar Vergiftungserscheinungen auftreten können, kann die Anwendung aus medizinischer Sicht nicht empfohlen werden.

Bewertung der Wirksamkeit: Vgl. Strophanthus gratus.

Handelspräparate
Keine bekannt.

Literatur

Kaiser F et al: Liebigs Ann Chem 643 (1961), 192
Kaiser F et al: Naturwissenschaften 46 (1959), 670
Kartnig T et al: J Chromatogr 52 (1970), 313
Makarevich IF: Khim Prir Soedin 180 (1972)
Puchkova EI et al: Rastit Resu 11 (1975), 268

Sumpfporst – Ledum latifolium

Volkstümliche Namen: Mottenkraut, Porst, Rosmarin, wilder, Sumpfporst (dt.), Labrador Tea, Marsh Tea, St. James's Tea, Wild Rosemary (engl.)

Familie: Ericaceae

Botanik: Der immergrüne, ästige Strauch wird bis zu 1,50 m hoch. Die jungen Zweige sind grau- oder rostbraun. Die 1,25 bis 2,50 cm langen Blätter sind wechselständig, kurz gestielt, ganzrandig, linealisch, am Rande zurückgerollt, ledrig, starr, oberseits dunkelgrün und kahl, unterseits rostbraun und wollig-filzig. Die Blüten stehen in endständigen, abgeflachten Dolden. Der Kelch ist klein und 5zähnig, die Krone 5blättrig und weiß. 10 Staubblätter entspringen aus dem Rande eines Honigringes. Der Fruchtknoten ist oberständig; die Frucht ist eine 5fächerige Kapsel.

Verbreitung: Die Pflanze wächst in Grönland, Kanada und den USA, wobei in Nordeuropa und Nordasien die sehr ähnliche Art *L. palustre* vorherrscht.

Sumpfporstkraut

Verwendete Pflanzenteile: Sumpfporstkraut ist der oberirdische Teil von *Ledum latifolium* L. bzw. *Ledum palustre.* L.

Inhaltsstoff
- Ätherisches Öl (0,9 bis 2,6 %): Hauptkomponenten Sesquiterpene, bes. Ledol (Ledumcampher, Porstcampher) und Palustrol, weiterhin u. a. allo-Aromadendren, Myrcen, bei japanischer Herkunft auch Ascaridol
- Catechingerbstoffe (8 bis 17 %)
- Flavonoide: u. a. Hyperosid
- Hydrochinonglykoside: Arbutin (?)

Pharmakologie
Innerlich gering expektorierend; äußerlich antiphlogistisch.

Anwendungsgebiete
Bei Erkrankungen der Atemwege.
Äußerlich bei Entzündungen der Haut.

Dosierung
Keine bekannt.

Anwendungsbeschränkungen: Die Droge führt, bedingt durch ihren Gehalt an Ledol, zunächst zu starker Magen-Darm-Reizung (Erbrechen, Gastroenteritis, Diarrhö), nach Resorption zu starker zentraler Erregung, die sich in rauschartigen Zuständen, u. U. begleitet von Krämpfen, zeigt und von nachfolgender Lähmung begleitet wird. Vergiftungen wurden früher besonders bei Missbrauch der Droge zu Abtreibungszwecken beobachtet.
Gegenanzeigen: Schwangerschaft.

Patienteninformation: Das giftige Sumpfporstkraut wird in der Volksmedizin bei Erkrankungen der Atemwege und Entzündungen der Haut verwendet. Aufgrund der möglichen Vergiftungserscheinungen kann die Anwendung jedoch nicht empfohlen werden.

Bewertung der Wirksamkeit: Die Wirksamkeit der Droge ist nach den gültigen Kriterien für klinische Prüfungen von Arzneimitteln für die beanspruchten Indikationen bisher nicht belegt.

Handelspräparate
Lomarheumin® (hom.), Creme

Literatur

Belleau F, Collin G: Composition of the essential oil of Ledum groenlandicum. Phytochemistry 33 (1993), 117
Kern W, List PH, Hörhammer L (Hrsg): Hagers Handbuch der Pharmazeutischen Praxis. 4. Aufl., Bde. 1–8, Springer Verlag Berlin, Heidelberg, New York 1969

Süßholz – Glycyrrhiza glabra

Volkstümliche Namen: Deutsches Süßholz, Gemeines Süßholz, Lakritze, Lakritzenwurzel, Lakritzen, Russisches Süßholz, Spanisches Süßholz (dt.), Common licorice, Licorice, liquorice, Liquorice Root, Sweet Root, sweet-wort (engl.), Orozuz, regalicia (span.), Bois doux, bois sucré, glycyrrhize, racine douce, re‹'galisse, réglisse, riglisse (frz.), Legno dolce, legorizia, ligorizia, ligurizia, liquirizia, radice dolce, reglizia, regolizia, uguirizia (it.)

Familie: Fabaceae

Botanik: Die Pflanze ist eine ausdauernde Staude von 1 bis 2 m Höhe, die zunächst eine lange, kräftige Pfahlwurzel und später Nebenwurzeln und ein stark verholzendes Rhizom entwickelt. Die Stängel werden jährlich neu getrieben; sie sind kräftig, aufrecht, entweder von unten an oder nur im oberen Teil verästelt, oberwärts meist rau. Die Laubblätter stehen wechselständig, sind unpaarig gefiedert und 10 bis 20 cm lang. Die Blütenstände befinden sich in den Blattachseln. Sie sind aufrecht, ährenähnlich, 10 bis 15 cm lang. Die einzelnen Blüten sind 1 bis 1,5 cm lang, bläulich bis hellviolett, kurz gestielt. Die Früchte sind Hülsen von 1,5 bis 2,5 cm Länge und 4 bis 6 mm Breite. Sie sind aufrecht abstehend, flach, mit sehr dicken Nähten, kahl, etwas netzig-grubig und meist mit 3 bis 5 braunen, nierenförmigen Samen ausgestattet.

Verbreitung: Die einzelnen Arten von Glycyrrhiza besiedeln unterschiedliche Gebiete, z. B. *G. glandulifera* das südöstliche Europa und Westasien, *G. pallida* und *G. violecea* den Irak, *G. tyica* das südliche Europa und südwestliche Asien.

Süßholzwurzel

Verwendete Pflanzenteile: Süßholzwurzel besteht aus den ungeschälten, getrockneten Wurzeln und den Ausläufern von *Glycyrrhiza glabra* L.

Inhaltsstoffe

- Triterpensaponine (3 bis 15 %): Hauptkomponente Glycyrrhizinsäure (süß schmeckend, Aglykon 18β-Glycyrrhetinsäure, Salze als Glycyrrhizin bezeichnet), weiterhin u. a. 18-α-Glycyrrhetinsäure, Glycyrrhetinsäuremethylester, Glabrinsäure, Glabrolid, Uralensäure
- Flavonoide: Aglyka u. a. Liquiritigenin, Isoliquiritigenin (dessen Chalkon), Isolicoflavonol
- Isoflavonoide: Aglyka Formononetin, Glabren, Glabridin, Glabrol, 3-Hydroxyglabrol, Glycyrrhisoflavon
- Cumestanderivate: Glycyrol, Isoglycyrol, Liqcoumarin
- Hydroxycumarine: u. a. Herniarin, Umbelliferon, Glycycumarin, Licopyranocumarin
- Steroide: Sterole, u. a. β-Sitosterol, Stigmasterol
- Ätherisches Öl (sehr wenig, etwa 0,05 %): mit Anethol, Estragol, Eugenol, Hexansäure

Pharmakologie

Das in der Droge enthaltene Saponin Glycyrrhizinsäure zeigt eine expektorierende und sekretolytische Wirkung. Süßholzextrakte bzw. einzelne Inhaltsstoffe wirken darüber hinaus antibakteriell und antifungisch gegen eine Vielzahl verschiedener Mikroorganismen (Tanaka et al. 2001, Fukai et al. 2002). Der Mechanismus der empirisch belegten, auch prophylaktische Wirksamkeit gegen Gastritis und Magengeschwüre ist noch weitgehend ungeklärt (Borrelli und Izzo 2000, Khayyal et al. 2001). Auch hierfür scheint die Glycyrrhizinsäure, bzw. ihr Aglykon Glycyrrhetinsäure, maßgeblich zu sein. Ihre entzündungshemmende Wirkung beruht teilweise auf der Inhibition von Thrombin und der Hemmung der Leukocytenmobilität, vor allem aber wird vermutet, dass ihre Beeinflussung des Steroidstoffwechsels entscheidend ist: Inhibition des Enzyms Δ5β-Steroidreduktase verzögert Abbau und Ausscheidung von Corticosteroiden (Tamura et al. 1979). Allerdings können auch entglycyrrhizinierte Extrakte zur Behandlung von Magengeschwüren hilfreich sein, indem sie u.a. die Magensaftsekretion herabsetzen und duch Acetylsalicylsäure hervorgerufene Schleimhautschäden reduzieren (Rees et al. 1979). Für eine mögliche zukünftige Anwendung interessant ist die sowohl in vitro als auch in vivo beobachtete hepatoprotektive Wirkung der Glycyrrhetinsäure (Nose et al. 1994) in Kombination mit ihrer antiviralen Wirkung gegen Hepatitis-A- und -C-Viren. Weiterhin wurden für Extrakte oder Inhaltsstoffe der Süßholzwurzel u.a. zahlreiche antioxidative (Vaya et al. 1997, Fuhrman et al. 1997, 2002), immunmodulatorische (Lin et al. 1996, Yamashiki et al. 1997, 1999), estrogene (Liu et al. 2001, Tamir et al. 2001) und anticarcinogene (Wang 2001) Aktivitäten nachgewiesen.

Anwendungsgebiete

Innere Anwendung: bei Ulcus ventriculi et duodeni, chronischer Gastritis und Katarrhen der oberen Atemwege.
Volksmedizin: innerlich bei Blinddarmentzündungen, Obstipation, Entzündungen des Magen-Darm und Urogenital-Traktes, zur Förderung der Menstruation, Milchbildung und der Harnausscheidung; auch bei Epilepsie und als potenzsteigerndes Mittel, äußerlich bei Dermatosen.
Indische Medizin: Innerlich bei Magengeschwüren, Kopfschmerzen, Bronchitis, Augenerkrankungen und Halsschmerzen. Äußerlich als Haarpflegemittel gegen Ergrauung der Haare und bei Wunden und Schnittwunden.
Chinesische Medizin: bei Halsschmerzen, Karbunkeln, Intoxikationen bei Kindern und Säuglingen, bei Milzstörungen; durch Magenstörungen verursachtem Durst und trockenem Husten.

Sonstige Verwendung
Landwirtschaft: als Dünger in der Pilzzucht.
Industrie: Mittel in der Tusche- und Tintenherstellung (China und Japan).
Lebensmittelindustrie: in der Lakritzproduktion sowie bei der Herstellung von Kautabak und Ale.

Dosierung

Tagesdosis: 5–15 g Droge (entsprechend 200–600 mg Glycyrrhizin).
In hohen Dosen nicht länger als 6 Wochen verwenden.
Succus liquiritiae: 0,5–1 g bei Katarrhen der oberen Luftwege, 1,5–3 g bei Ulcus ventriculi/duodeni.
Tee: 4–5 g (1–2 TL) auf 150 ml, 10–15 min ziehen lassen. 1 Tasse nach den Mahlzeiten trinken.

Anwendungsbeschränkungen: Risiken der bestimmungsgemäßen Anwendung therapeutischer Dosen der Droge und Nebenwirkungen sind nicht bekannt.
Bei Einnahme hoher Dosen (ab 50 g täglich) über längere Zeit kommt es durch die mineralcorticomimetische (Aldosteron-ähnliche) Wirkung der Saponine zu Hypokaliämie, Hypernatriämie, Ödemen, Hypertension und Herzbeschwerden, in seltenen Fällen zu Myoglobinämie. Die Beschwerden verschwinden nach dem Absetzen der Droge. Zubereitungen aus der Droge sollen daher nicht länger als 6 Wochen angewendet werden.

Wechselwirkungen mit anderen Arzneimitteln: Eine Wirkungsverstärkung ist möglich bei gleichzeitiger Therapie mit Thiazid- und Schleifendiuretika.

Gegenanzeigen: chronische Leberentzündung, cholestatische Lebererkrankungen, Leberzirrhose, schwere Niereninsuffizienz, Hypertonie, Hypokaliämie und Schwangerschaft.

Patienteninformation: Zubereitungen aus Süßholzwurzel sind geeignet, Ihre Beschwerden zu lindern, wenn Sie unter Magenschleimhautentzündung, Magen- und Darmgeschwüren oder Katarrhen der oberen Atemwege leiden. Die Dosierungshinweise und Angaben zur Anwendungsdauer sollten Sie besonders beachten (Einnahme nicht länger als 6 Wochen). Wenn Sie gleichzeitig Medikamente zu Entwässerung einnehmen müssen, sollten Sie vor Einnahme des Arzneimittels Ihren Arzt befragen. Bei chronischer Leberentzündung oder Zirrhose, schwerer Nierenfunktionsstörung, Bluthochdruck, Kaliummangel und Schwangerschaft sollte auf die Anwendung verzichtet werden.

Bewertung der Wirksamkeit: Die Droge bzw. ihre Hauptkomponenten Glycyrrhizinsäure und ihr Aglykon Glycyrrhetinsäure zeigen eine Reihe phytopharmakologischer Wirkungen bei Gastritis, Magen- und Duodenalulzera und Katarrhen der oberen Atemwege. Der Einsatz bei Katarrhen des oberen Respirationstraktes und gastroduodenalen Ulzera wird daher von der Kommission E positiv bewertet. Anwendungsbeschränkungen, Gegenanzeigen und mögliche Wechselwirkungen sind hier besonders zu beachten.

Handelspräparate

Lakriment Bronchial®
Suczulen®
Ulgastrin®

Literatur

Aikawa Y, Yoshiike T, Ogawa H: Effect of glycyrrhizin pain and HLA-DR antigen expression on CD8-positive cells in peripheral blood of herpes zoster patients in comparsion with other antiviral agents. Skin Pharmacol 3 (1990), 268–271
Amagaya S et al: J Pharmacobiodynamics 7 12 (1984), 923
Anderson J, Smith WG: The antitussive activity of glycyrrhetinic acid and its derivatives. J Pharm Pharmacol 13 (1961), 396–404
Baba M, Shigeta S: Antiviral activity of glycyrrhizin against varicella-zoster virus in vitro. Antiviral Res 7 (1987), 99–106
Bardhan KD et al: Gut 19 (1978), 779
Bhardwaj DK et al: Phytochemistry 15 (1977), 352
Bhardwaj DK et al: Phytochemistry 16 (1977), 401
Bhardwaj DK, Singh R: Curr Sci 46 (1977), 753
Borrelli F, Izzo AA: The plant kingdom as a source of anti-ulcer remedies. Phytother Res. 2000; 14: 581–91
Christensen SB et al: An antileishmanial chalcone from chinese licorice roots. Planta Med 60 (1994), 121
Epstein MT et al: Brit Med J 19 (1977), 488
Fintelmann V: Moderne Phytotherapie am Beispiel gastroenterologischer Erkrankungen. Z Phytother 11 (1990), 161
Fuhrman B, Buch S, Vaya J et al: Licorice extract and its major polyphenol glabridin protect low-density lipoprotein against lipid peroxidation: in vitro and ex vivo studies in humans and in atherosclerotic apolipoprotein E-deficient mice. Am J Clin Nutr. 1997; 66: 267–75
Fuhrman B, Volkova N, Kaplan M et al: Antiatherosclerotic effects of licorice extract supplementation on hypercholesterolemic patients: increased resistance of LDL to atherogenic modifications, reduced plasma lipid levels, and decreased systolic blood pressure. Nutrition. 2002; 18: 268–73
Fukai T, Marumo A, Kaitou K, Kanda T, Terada S, Nomura T: Anti-Heliobacter pylori flavonoids from licorice extract. Life Sci. 2002; 71: 1449–63
Hattori T, Ikematsu S, Koito A et al: Preliminary evidence for inhibitory effects of glycyrrhizin on HIV replication in patients with AIDS. Antiviral Res 11 (1989), 255–262
Hayashi H et al: Distribution patterns of saponine in different organs of Glycyrrhiza glabra. Planta Med 59 (1993), 351
Hayashi Y et al: Yakuri to Chiryo 7 (1979), 3861
Hikino H: Economic and Medicinal Plant Research. Vol I., Academic Press UK 1985
Inoue H, Saito K, Koshihara Y et al: Inhibitory effect of glyzyrrhetinic acid derivatives of lipoxygenase and prostaglandin synthetase. Chem Pharm Bull 34 (1986), 897
Ito M, Nakashima H, Baba M et al: Inhibitory effect of glycyrrhizin on the in vitro infectivity and cytopathic activity of the human immunodeficiency virus (HIV (HTLV-III/LAV). Antiviral Res 7 (1987), 127–137
Khaksa G et al: Anti-inflammatory and anti-nociceptive activity of disodium glycyrrhetinic acid hemiphthalate. Planta Med 62 (1996), 326–328
Khayyal MT, el-Ghazaly MA, Kenawy SA et al: Antiulcerogenic effect of some gastrointestinally acting plant extracts and their combination. Arzneim Forsch. 2001; 51: 545–53
Killacky J et al: Planta Med 30 (1976), 310
Kinoshita T et al: Chem Pharm Bull 26 (1978), 141, 135
Kiso Y et al: Planta Med 50 (1984), 298
Kumagai A, Takata M: Proc Symp. Wakan-Yaku 11 (1978), 73
Lin IH, Hau DM, Chen WC, Chen KT, Lin JG: Effects of glycyrrhizae and glycyrrhizic acid on cellular immunocompetence of gamma-ray-irradiated mice. Chin Med J. 1996; 109: 138–42
Liu J, Burdette JE, Xu H et al: Evaluation of estrogenic activity of plant extracts for the potential treatment of menopausal symptoms. J Agric Fd Chem. 2001; 49: 2472–9
Miething H, Speicher-Brinker A, Hänsel R: Hochdruckflüssigchromatographische Untersuchungen der Flavonoidfraktion in Süßholzwurzeln und deren pharmazeutischen Zubereitungen. PZW 135 (1990), 253
Neilsen I, Pedersen RS: Lancet 1 (1984), 8389
Nose M et al: A comparision of the antihepatotoxic activity between glycyrrhizin and glycerrhetinic acid. Planta Med 60 (1994), 136
Numuzaki K, Umetsu M, Chiba S: Effects of glycyrrhizin in children with liver dysfunction assiciated with cytomegalovirus infections. Tohoku J Exp Med 172 (1994), 147–153
Rees WDW et al: Scand. J Gastroenterol. 14 (1979), 605
Saitoh T et al: Chem Pharm Bull 24 (1976), 752, 991, 1242
Saitoh T et al: Chem Pharm Bull 26 (1978), 752
Segal R et al: J Pharm Sci 74 (1985), 79
Suzuki H, Ohta Y, Takino T et al: Effect of glycyrrhizin on biochemical test in patients with chronic hepatitis. Double blind trial. Asian Med J 26 (1983), 423–438
Tamir S, Eizenberg M, Somjen D, Izrael S, Vaya J: Estrogen-like activity of glabrene and other constituents isolated from licorice roots. J Steroid Biochem Mol Biol. 2001; 78: 291–8

Takechi M, Tanaka, Y: Structure-activity relationships of the synthetic methyl glycyrrhetate glycosides. Phytochemistry 32 (1993), 1173
Tamura Y, Nishikawa T, Yamada K et al: Effects of glyzyrrhetinic acid and ist derivatives on Delta5-reductase in rat liver. Arzneimittel Forsch/Drug Res 29 (1979), 647
Tanaka S et al: Planta Med 53 (1987), 5
Tanaka Y, Kikuzaki H, Fukuda S, Nakatani N: Antibacterial compounds of licorice against upper airway respiratory tract pathogens. J Nutr Sci Vitaminol. 2001; 47: 270–3
Van Hulle C: Pharmazie 25 (1970), 620
Vaya J, Belinky PA, Aviram M: Antioxidant constituents from licorice roots: isolation, structure elucidation and antioxidative capacity toward LDL oxidation. Free Rad Biol Med. 1997; 23: 302–13
Veit M: Wirkungen der Glycyrrhetinsäure auf den Steroidstoffwechsel. Z Phytother 14 (1993), 43
Watanabe Y, Watanabe K: Proc Symp Wakan-Yaku 13 (1980), 16
Wang ZY, Nixon DW: Licorice and cancer. Nutr. Cancer. 2001; 39: 1–11
Yagura T et al: Proc Symp Wakan-Yaku 11 (1978), 79
Yamamura Y, Kawakami J, Santa T et al: Pharmacokinetic profile of glycyrrhizin in healthy volunteers by a new high-performance liquid chromatographic method. J Pharm Sci 81 (1992), 1042–1046
Yamashiki M, Nishimura A, Suzuki H, Sakaguchi S, Kosaka Y: Effects of the Japanese herbal medicine „Sho-saiko-to" (TJ9) on in vitro interleukin-10 production by peripheral blood mononuclear cells of patients with chronic hepatitis C. Hepatology. 1997; 25: 1390–7
Yamashiki M, Nishimura A, Huang XX, Nobori T, Sakaguchi S, Suzuki H: Effects of the Japanese herbal medicine „Sho-saiko-to" (TJ-9) on interleukin-12 production in patients with HCV-positive liver cirrhosis. Development Immunol. 1999; 7: 17–22

Tabak – Nicotiana tabacum

Volkstümliche Namen: Tabak (dt.), Tobacco (engl.), Tabac (frz.)

Familie: Solanaceae

Botanik: Eine ein- oder zweijährige Pflanze von 1 bis 3 m Höhe mit einer langen faserigen Wurzel und aufrechtem, rundem, haarigem und klebrigem Stängel, der sich oben stark verzweigt. Die wechselständigen Blätter sind 50 cm oder größer, eiförmig bis elliptisch oder lanzettlich, spitz, herablaufend, ungestielt oder mit einem kurzen, geflügelten Blattstiel versehen. Sie sind blassgrün, leicht klebrig und behaart. Die zahlreichen Blüten stehen in einer stark verzweigten Rispe. Die Blütenblätter sind 12 bis 20(25) mm groß, röhrenförmig bis röhrenförmig-glockig. Die Zähne sind dreieckig, spitz, ungleich. Die Blütenkrone ist (30)35 bis 55 mm groß, trichterförmig, blassgrünlich-cremig, oft distal rosafarben. Der Limbus ist 10 bis 15 mm groß mit spitzen Lappen und manchmal fast ganzrandig. Die Staubblätter sind ungleichmäßig, 4 stehen manchmal etwas hervor. Die Kapsel ist 15 bis 20 mm groß, elliptisch bis kugelförmig.

Verbreitung: Die Pflanze stammt aus dem tropischen Amerika und wird heute vor allem in den USA, China, der Türkei, Griechenland, den Niederlanden, Frankreich, Deutschland und den meisten subtropischen Ländern kultiviert.

Tabakblätter

Verwendete Pflanzenteile: Tabakblätter sind die unfermentierten Blätter von *Nicotiana tabacum* L.

Inhaltsstoffe

- Pyridinalkaloide (0,5 bis 8,0 %, bei Kultursorten etwa 1,5 %): Hauptalkaloid Nicotin ((−)- Nicotin, Anteil am Alkaloidgemisch 30 bis 60 %), weiterhin u. a. N-Formylnornicotin, Cotinin, Myosmin, Nicotyrin, Anabasin, Nicotellin

Pharmakologie

Die pharmakologische Wirkung der Droge wird durch das enthaltene Nicotin und die Begleitalkaloide bestimmt.
Eine blutdrucksteigernde und Tonus und Motilität im Verdauungstrakt steigernde Wirkung zeigt sich bei kleinen Dosen, eine Blutdrucksenkung und Tonusverminderung im Magen-Darm-Trakt bei größeren Dosen.
Die Droge kann zentral Tremor-auslösend und atemstimulierend wirken.

Anwendungsgebiete

Volksmedizin: bei Zahnschmerzen, Moskito- und Bienenstichen (bei den Apachen), bei Wurmerkrankungen, Hautparasiten und Gallenflussstörung (Brasilien und Guayana). Früher wurde die Pflanze auch noch bei Verstopfung, Ileus und als Abtreibungsmittel eingesetzt. Davon ist heute aufgrund der Giftigkeit abzuraten.
Indische Medizin: bei Zahnschmerzen, Karies, Ohrenschmerzen, eitriger Rhinitis, inkarzerierten Hernien und schmerzhaften Geschwülsten.
Homöopathie: bei Angina pectoris, Blutdruckabfall und Brechdurchfall.

Sonstige Verwendung
Haushalt: als Genussmittel.
Medizin: zur Entwöhnung vom Rauchen.
Landwirtschaft: zur Krätze-, Läuse- und Würmerbekämpfung.

Dosierung

Homöopathisch: 5 Tropfen oder 1 Tablette oder 10 Globuli oder 1 Messerspitze Verreibung alle 30–60 min (akut) oder 1–3-mal täglich (chronisch); parenteral: 1–2 ml s. c., i. v., i. m. akut: 3-mal täglich; chronisch einmal täglich (HAB).

Anwendungsbeschränkungen: Tabakblätter sind stark giftig. Hauptgiftstoff ist Nicotin, ein flüssiges Alkaloid, das auch rasch durch die Haut resorbiert wird. Die letale Dosis für Nicotin für den Erwachsenen beträgt 40 bis 100 mg (bei Rauchtabak also etwa 2 bis 7 g der Droge, eine Zigarette enthält ca. 10 mg Nicotin, davon werden beim Rauchen 1 bis 2 mg inhaliert). Durch Gewöhnung kann die tödliche Dosis wesentlich angehoben sein.
Symptome einer akuten Vergiftung sind Schwindel, Speichelfluss, Erbrechen, Diarrhö, Zittern der Hände, Schwächegefühl in den Beinen. Bei sehr großen Dosen kommt es rasch zu Krämpfen, Bewusstlosigkeit, Herzstillstand und Atemlähmung. Vergiftungen kommen besonders durch Ingestion von Zigaretten durch Kinder, den Umgang mit nicotinhaltigen Insektiziden (auch bei Hautkontakt) und bei der Tabakernte (ebenfalls perkutane Resorption) zustande. Gefahren für Kinder stellen auch Nicotinpflaster dar.
Zu den Gefahren des Aktiv- und Passivrauchens siehe zitierte Literatur.

Patienteninformation: Die hochgiftigen Tabakblätter zählen zu den Genussdrogen, deren medizinische Anwendung heute nur noch zur Entwöhnung vom Rauchen erfolgt (z. B. Nikotinpflaster, die übrigens für Kinder gefährlich sein können). In homöopathischen, das heißt sehr geringen Dosen, soll Tabak bei Angina pectoris, niedrigem Blutdruck und Brechdurchfall wirksam sein.

Bewertung der Wirksamkeit: Die Wirksamkeit der Droge ist nach den gültigen Kriterien für klinische Prüfungen von Arzneimitteln für die beanspruchten Indikationen bisher nicht belegt. Aufgrund der hohen Toxizität ist die medizinische Anwendung im Grunde nur mit Präparaten zur Entwöhnung bei habituellem Tabakkonsum zu vertreten.

Handelspräparate

Keine bekannt.

Literatur

Bakoula C et al: Obective passive smoking indicators and respiratory morbidity in young children. Deutsche Apotheker Ztg 135 (1995), 4330–4331, 4334
Bhide SV et al: Beitrag Tabakforsch Int 14 (1987), 29
Borisjuk NV, Davidjuk YM, Kostishin SS, Miroshnichenco GP, Velasco R, Hemleben V, Volkov RA: Structural analysis of rDNA in the genus Nicotiana. Plant Mol Biol, 35:655–60, 1997 Nov
Devarenne TP, Shin DH, Back K, Yin S, Chappell J: Characterization of cucumber mosaic virus. IV. Movement protein and coat protein are both essential for cell-to-cell movement of cucumber mosaic virus. Virology, 349:237–48, 1997 Oct 27
Duncker S: Atemwegserkrankungen: Passivrauchen verschlimmert Bronchialasthma bei Kindern. In: Deutsche Apotheker Ztg 136 (1996), 184
Enzell CR, Wahlberg I, Aaasen AI: Fortschr Chem Org Naturstoffe 34 (1977), 1
Jungmayr P: Schlaganfall: Wie hoch ist das Risiko für Exraucher?. Deutsche Apotheker Ztg 136 (1996), 28
Kammerer S: Nichtraucherschutz. Passivrauchen erhöht Lungenkrebsrisiko. Deutsche Apotheker Ztg 135 (1995), 1264–1266
Klotz KL, Liu TT, Liu L, Lagrimini LM: Expression of the tobacco anionic peroxidase gene is tissue-specific and developmentally regulated. Plant Mol Biol, 36:509–20, 1998 Mar
Langheimer P: Rauchen und freie Radikale. Deutsche Apotheker Ztg 134 (1994), 836
Lippiello PM, Collins AC, Gray JA, Robinson JH (Eds): The Biology of Nicotine. Current Research Issue. Raven Press New York 1992.
Matsushima S, Ohsumi T, Sugawara S: Agric Biol Chem (Tokyo) 47 (1983), 507
Müller CE: Nicotin – Genussmittel oder Arzneistoff. Deutsche Apotheker Ztg 135 (1995), 3253–3268
N.N.: Harvard-Studie: Herzkrank durch Passivrauchen. Deutsche Apotheker Ztg 137 (1997), 1860
N.N.: Passivrauchen:Risiko für vorzeitigen Herztod. Deutsche Apotheker Ztg 137 (1997), 1097
N.N.: Rauchen und Gesundheit. Deutsche Apotheker Ztg 131 (1991), 1313
N.N.: Rauchen während der Schwangerschaft – Lungenfunktion von Säuglingen gestört. Deutsche Apotheker Ztg 137 (1997), 554
N.N.: Raucherinnen schaden ihren Knochen. Deutsche Apotheker Ztg 137 (1997), 2226
N.N.: Risiken des Rauchens in der Schwangerschaft. Deutsche Apotheker Ztg 131 (1991), 1010
N.N.: Risikofaktoren: Primäre Prävention des Schlaganfalls. Deutsche Apotheker Ztg 136 (1996), 1999–2003
N.N.: Zigaretten: Raucher haben ein doppeltes Alzheimer-Risiko. Deutsche Apotheker Ztg 137(1997), 1423
Olbrich A: Das Lungenemphysem – Neuere Aspekte zu Pathogenese und Therapie. Deutsche Apotheker Ztg 135 (1995), 4393–4405
Piotrowski M, Oecking C: Five new 14-3-3 isoforms from Nicotiana tabacum L.: implications for the phylogeny of plant 14-3-3 proteins. Planta, 204:127–30, 1998 Jan
Seigel R, Collings, PR, Diaz, JL: Econ Botany 32 (1977), 16
Wasielewski S: Neuropharmakologie:MAO-B-Hemmung:Psychoaktiver Zigarettenrauch. Deutsche Apotheker Ztg 136 (1996), 2529–2530
Wasielewski S: Zigarettenrauch: Wie Passivrauchen Herz und Kreislauf schädigt. Deutsche Apotheker Ztg 135 (1995), 2605–2606
Willaman JJ, Hui-Li L: Lloydia 33 (1970), 1

Taigawurzel – Eleutherococcus senticosus

Volkstümliche Namen: Eleutherococcus-senticosus-Wurzel, Taigawurzel, Teufelsbusch (dt.), Siberian Ginseng (engl.)

Familie: Araliaceae

Botanik: 1 bis 3(7) m hoher Strauch, dessen Zweige dicht mit schräg nach unten abstehenden, hellen Stachelborsten besetzt sind. Die Laubblätter sind 5zählig und stachelig-gesägt. Der Stiel ist meist fein bestachelt. Die Blüten können einzeln oder in traubenartig zusammengesetzten Dolden vorkommen. Die mittlere Dolde steht auf längerem und dickerem Stiel als die übrigen. Der Griffel ist bis zur Spitze zu einer Säule verwachsen und mit 5 kleinen Narbenlappen versehen.

Verbreitung: Sibirien, auch Nordchina, Korea und Japan.

Eleutherococcuswurzel

Verwendete Pflanzenteile: Eleutherococcuswurzel besteht aus den getrockneten Wurzeln und/oder Wurzelstock von *Eleutherococcus senticosus* R.E.M.

Inhaltsstoffe

- Triterpensaponine (ca. 0,12 %): Eleutherosid I, Eleutherosid K (β-Hederin), Eleutherosid L, Eleutherosid M (Hederasaponin B), für alle Aglykon Oleanolsäure
- Steroidglykoside: Eleutherosid A (Daucosterol, β-Stigmasterol-3-O-β-D-glucosid)
- Hydroxycumarine: Isofraxidin, Eleutherosid B1 (Isofraxidin-7-O-β-D-glucosid)
- Phenylacrylsäurederivate: Eleutherosid B (Syringin, 0,5 %)
- Kaffeesäurederivate: u. a. Chlorogensäure
- Lignane: u. a. Sesamin (ca. 0,023 %), Eleutherosid D (4,4'-di-O-glucosid des Syringaresinols, 0,1 %)
- Steroide: u. a. β-Sitosterol-3-O-β-D-glucosid (Daucosterol, Eleutherosid A, 0,1 %)
- Polysaccharide: immunstimulierend wirksame Polysaccharide (Eleutherane A bis G, 2 bis 6 %)

Pharmakologie

Die Fluidextrakte der Droge wirken immunstimulierend/ immunmodulierend und antiviral.
Präklinik: Die adaptogene Wirkung wurde in verschiedenen Stressmodellen (Immobilisationstests, Kältestress etc.) getestet; die Belastbarkeit von Versuchstieren konnte signifikant erhöht werden (z. B. Nishibe et al. 1990, Panossian 1999, Davydov und Krikorian 2000).
Des Weiteren hat Eleutherococcus bei Ratten die Lern- und Gedächtnisleistung verbessern können (Winterhoff et al. 1993). In vitro zeigte sich eine deutliche Hemmung der Histaminfreisetzung (z. B. Umeyama et al. 1992), eine Erhöhung der Cytokin-Synthese (Schmolz et al. 2001) sowie die Induzierung der Interleukin-1- und Interleukin-2-Produktion (Steinmann et al. 2001). Ebenso konnten inhibitorische Wirkungen auf die Karzinogenese nachgewiesen werden (z. B. Bespalov et al. 1992). Eine neuere Studie weist nach, dass ein Flüssigextrakt von Eleutherococcus in der Lage ist, die Replikation von RNA-Viren zu unterbinden (Glatthaar-Saalmüller et al. 2001).
Klinik: Bei gesunden Probanden wurde nach Gabe des Fluidextraktes die Zahl der Lymphozyten, insbesondere die der T-Lymphozyten gesteigert. Ferner wurden hypoglykämische Wirkungen und die Verstärkung hemmender Effekte auf die Blutplättchenaggregation gesehen.
An über 1000 Kindern zwischen 1 und 7 Jahren wurde die prophylaktische Wirkung von Eleutherococcus-Extrakten gegenüber viralen Atemwegserkrankungen untersucht. Die Morbidität verringerte sich unter Verum um das 2,5–3-fache (Barkan und Gajducenja 1981). In mehreren Placebo-kontrollierten, doppelblinden Studien (z. B. Dowling et al. 1996, Asano et al. 1986) sowie nicht-kontrollierten Studien (z. B. Chinna 1988) ließ sich die leistungssteigernde Wirkung von Eleutherococcus-Extrakten nachweisen.

Anwendungsgebiete

Volksmedizin: zur Stärkung und Kräftigung bei Müdigkeits- und Schwächegefühl und bei Nachlassen der Leistungs- und Konzentrationsfähigkeit; auch in der Rekonvaleszenz.
Chinesische Medizin: bei Nierenschmerzen, Harnverhaltung, Impotenz, Schlafstörungen, Schmerzen und Schwäche im Hüft- und Kniegelenk, Appetitlosigkeit, rheumatoider Arthritis und als Immunstimulans.

Sonstige Verwendung
Landwirtschaft: als immunstimulierendes Mittel bei Tauben-, Schweine- und Geflügelzüchtern.

Dosierung

Tagesdosis: 9–15 g Wurzelrinde; 9–27 g Wurzel; 0,3–0,5 g Trockenextrakt 3-mal täglich.
In der Regel werden ethanolische Extrakte (30–38 Vol.- %) mit einem Droge-Extrakt-Verhältnis von 15–18:1 verwendet.

Anwendungsbeschränkungen: Risiken der bestimmungsgemäßen Anwendung therapeutischer Dosen der Droge und Nebenwirkungen sind nicht bekannt. Bei Bluthochdruck sollte die Droge nicht angewendet werden. Mögliche Interaktionen mit Arzneimitteln sind erhöhte Serumglykosidspiegel bei gleichzeitiger Digoxingabe, Potenzierung der Wirkung von Insulin und anderen Antidiabetika sowie die Verstärkung der Wirkung von Antikoagulantien.

Patienteninformation: Die Taigawurzel erhöht nachweislich die Belastbarkeit und ist deshalb zur Stärkung und Kräftigung, zur Behandlung bei nachlassender Leistungs- und Konzentrationsfähigkeit sowie während der Rekonvaleszenz geeignet. Bei länger anhaltenden Beschwerden oder Unverträglichkeiten sollten Sie einen Arzt aufsuchen.

Bewertung der Wirksamkeit: Die Kommission E (1991) empfiehlt Eleutherococcus-senticosus-Wurzel als Tonikum zur Stärkung und Kräftigung bei Müdigkeits- und Schwächegefühl, nachlassender Leistungs- und Konzentrationsfähigkeit sowie Rekonvaleszenz. Die adaptogene und immunstimulierende Wirkung von Eleutherococcus-Zubereitungen ist durch klinische Studien sowie im Tierversuch und in vitro experimentell belegt.

Handelspräparate

Eleu Curarina®: 2-mal tgl. 30 Tropfen nach den Mahlzeiten mit etwas Wasser oder Tee verdünnt oder auf Zucker einnehmen

Eleu-Kokk®: Eleu-Kokk Lösung und -M Lösung: 3-mal tgl. 5 ml vor den Mahlzeiten. Bei stärkerer Belastung kann die Dosis bis auf 3-mal tgl. 15 ml gesteigert werden; Eleu-Kokk Dragées: Erwachsene 3-mal tgl. 1 Dragée zu oder nach den Mahlzeiten. Bei stärkerer Belastung kann die Dosis bis auf 3-mal tgl. 2 Dragées gesteigert werden. Jugendliche 2-mal tgl. 1 Dragée. Schulkinder tgl. 1 Dragée.

Eleutherococcus Bio-Diät Berlin

Eleutherococcus® Lomapharm

Vital-Kapseln-Ratiopharm®: Erwachsene tgl. 1 Weichkapsel

Literatur

Asano K, Takahashi T, Miyashita M, Matsuzaka A, Muramatsu S, Kuboyama M, Kugo H, Imai J: Effect of Eleutherococcus senticosus Extract on human physical working capacity. Planta Med 52 (1986), 175–177

Barkan AI, Gajducenja LI: Der Effekt von Eleutherococcus auf die Morbidität an respiratorisch-viralen Infektionen bei Kindern in organisierten Kollektiven. Medizin in Osteuropa 13 (1981), 31

Bauer R: Neues von ‚immunmodulierenden Drogen' und ‚Drogen mit antiallergischer und antiinflammatorischer Wirkung'. Z Phytother 14 (1993), 23–24

Bespalov VG, Aleksandrov VA, Iaremenko KV, Davydov VV, Lazareva NL, Limarenko Aiu, Slepian LI, Petrov AS, Troian DN: The inhibiting effect of phytoadaptogenic preparations from bioginseng, Eleutherococcus senticosus and Rhaponticum carthamoides on the development of nervous system tumors in rats induced by N-nitrosoethylurea. Vopr Onkol 38 (1992), 1073–1080

Bladt S, Wagner H, Woo WS: Taiga-Wurzel. Dtsch Apoth Ztg 27 (1990), 1499–1508

Bohn B, Nebe C, Birr C: Flow-cytometric studies with Eleutherococcus senticosus extract as an immunomodulatory agent. Arzneim Forsch (Drug Res) 37 (1987), 1193–1196

Chinna C: Ginseng bewirkt sehr viel, beileibe aber nicht alles. Pharm Rdsch 1–2 (1988), 79–83

Davydov M, Krikorian AD: Eleutherococcus senticosus (Rupr. & Maxim.) Maxim. (Araliaceae) as an adaptogen: a closer look. J Ethnopharmacol 72 (2000), 345–393

Dowling EA, Redondo DR, Branch JD, Jones S, McNabb G, Williams MH: Effect of Eleutherococcus senticosus on submaximal and maximal exercise performance. Medicine and Science in Sports and Exercise 28 (1996), 482–489

Glatthaar-Saalmüller B, Sacher F, Esperester A: Antiviral activity of an extract derived from roots of Eleutherococcus senticosus. Antiviral Res 50 (2001), 223–228

Kaemmerer K, Fink J: Untersuchungen von Eleutherococcus-Extrakt auf trophanabole Wirkungen bei Ratten. Der Praktische Tierarzt 61 (1980), 748–753

Koch HP, Eidler S: Eleutherococcus Senticosus. Sibirischer Ginseng. Wissenschaftlicher Bericht. Kooperation Phytopharmaka, Köln Bonn Frankfurt Bad Homburg 1988

Nishibe S, Kinoshita H, Takeda H, Okano G: Phenolic compounds from stem bark of Acanthopanax senticosus and their pharmacological effect in chronis swimming stressed rats. Chem Pharm.Bull 38 (1990), 1763–1765

Obermeier A: Zur Analytik der Ginseng- und Eteutherococcusdroge. Dissertation Ludwig-Maximilians-Universität München 1980

Panossian A, Wikman G, Wagner H: Plant adaptogens III. Earlier and more recent aspects and concepts on their mode of action. Phytomedicine 6 (1999), 287–300

Schmolz MW, Sacher F, Aicher B: The synthesis of Rantes, G-CSF, IL-4, IL-6, IL-12 and IL-13 in human wholeblood cultures is modulated by an extract from Eleutherococcus senticosus L. roots. Phytother Res 15 (2001), 268–270

Sprecher E: Pflanzliche Geriatrika. Z Phytother 9 (1988), 40

Steinmann GG, Esperester A, Joller: Immunopharmacological in vitro effects of Eleutherococcus senticosus extracts. Arzneim-Forsch/Drug Res 51 (2001), 76–83

Umeyama A, Shoji N, Takei M, Endo K, Arihara S: Ciwujianosides D1 and C1: Powerful inhibitors of histamine release induced by anti-immunoglobulin E from rat peritoneal mast cells. J Pharm Sci 81 (1992), 661–662

Wagner H, Nörr H, Winterhoff H: Drogen mit „Adaptogenwirkung" zur Stärkung der Widerstandskräfte. Z Phytother 13 (1992), 42

Wagner H: Pflanzliche Immunstimulanzien. Deutsche Apotheker Ztg 131 (1991), 117

Weber R: Eleutherococcus senticosus. PTA 4 (1990), 558

Wichtl M: Pflanzliche Geriatrika. Deutsche Apotheker Ztg 132 (1992), 1576

Winterhoff H, Gumbinger HG, Vahlensieck U, Streuer M, Nörr H, Wagner H: Effects of Eleutherococcus senticosus on the pituitary-adrenal system of rats. Pharm Pharmacol Lett 3 (1993), 95–98

Zorikov PS, Lyapustina TA: Change in a concentration of protein and nitrogen in the reproductive organs of hens under the effect of Eleutherococcus extract. Deposited DOC VIN1 (1974), 732–774, 58–63: ref Chem Abstracts 86 (1977) 119732

Tamarinde – Tamarindus indica

Volkstümliche Namen: Tamarinde (dt.), Imlee, Tamarind (engl.), Tamarine, tamarinier (frz.)

Familie: Caesalpiniaceae

Botanik: Die Tamarinde ist ein schöner, breitästiger, 12 bis 25 m hoher immergrüner Baum. Die Blätter sind 10 bis 20paarig jochig-gefiedert, länglich, abgestumpft, unbehaart und netznervig. Sie sind 5 bis 12,5 cm lang. Die Blüten bilden endständige Trauben und haben drei 1 cm lange Kronblätter, die zuerst weißlich, dann gelblich mit hellroten Streifen sind. Die Frucht ist eine bis 20 cm lange und

3 cm breite, matt bräunliche, etwas zusammengedrückte, nicht aufspringende, bohnenartige Hülse mit 3 bis 12 unregelmäßigen, rundlicheckigen, glänzend braunen, sehr harten, bis 14 mm langen Samen in einem breiigen, süßlich schmeckenden und geruchlosen Fruchtfleisch (Mesocarp).

Verbreitung: Die Pflanze ist im tropischen Afrika heimisch, in Amerika von Florida bis Brasilien eingebürgert und im subtropischen China, Indien, Pakistan, Indochina, den Philippinen, Java und in Spanien kultiviert.

Tamarindenmus

Verwendete Pflanzenteile: Tamarindenmus aus den Früchten von *Tamarindus indica* L.

Inhaltsstoffe

- Fruchtsäuren: Weinsäure (3 bis 10 %), weiterhin u. a. Äpfelsäure, Citronensäure, Milchsäure
- Monosaccharide: Invertzucker (25 bis 30 %)
- Pektin
- Pyrazine und Thiazole (Duftstoffe)
- Polysaccharide in den Samen: wasserlösliche Xyloglucane

Pharmakologie

Die organische Säuren und Pektin enthaltende Droge soll laxierend wirken, die Wirkweise ist nicht experimentell belegt. Verschiedene Extrakte zeigten im Tierversuch (Maus, Ratte) moderate entzündungshemmende Wirkung bei Ödemen (Rimbau et al. 1999). In humanpharmakologischen Untersuchungen an gesunden Freiwilligen erhöhten Tamarindenfrüchte die Bioverfügbarkeit von Aspirin (Mustapha et al. 1996). Zubereitungen aus der Droge wirkten antimikrobiell gegen *Bacillus subtilit, Escherichia coli, Saccharomyces cerevisiae* und BK-Viren (Sinibaldi et al. 1992, De et al. 1999). Die in den Samen enthaltenen Xyloglucane wirkten in vitro und bei Mäusen immunmodulierend (Sreelekha et al. 1993, Strickland et al. 1999, 2001) und förderten die Adhäsion kultivierter menschlicher Bindehautzellen und die Wundheilung verletzter Hornhaut bei Kaninchen (Burgalassi et al. 2000).

Anwendungsgebiete

Volksmedizin: bei chronischer oder akuter Verstopfung (meist in Kombination mit anderen Laxanzien (z. B. Feigen)) und Leber- sowie Gallenbeschwerden.
Indische Medizin: bei galligem Erbrechen, Alkoholintoxikation, Fieber, Pharyngitis und Stomatitis, Verstopfungen und Hämorrhoiden.
Homöopathie: bei Magenschmerzen.

Sonstige Verwendung
Industrie: zur Kautabakherstellung und als Säuerungsmittel in Getränken.

Dosierung

Früchtewürfel: 10 bis 50 g gereinigtes Tamarindenmus unvermischt oder mit anderen Abführmitteln, in diesen jedoch vornehmlich Hilfsstoffunktion zur Erzielung eines säuerlichen Geschmackes, da keine wirksame Dosis erreicht wird.
Homöopathisch: 5 Tropfen oder 1 Tablette oder 10 Globuli oder 1 Messerspitze Verreibung alle 30–60 min (akut) oder 1–3-mal täglich (chronisch); parenteral: 1–2 ml s. c. akut: 3-mal täglich; chronisch einmal täglich (HAB34).

Anwendungsbeschränkungen: Risiken der bestimmungsgemäßen Anwendung therapeutischer Dosen der Droge und Nebenwirkungen sind nicht bekannt.

Patienteninformation: Tamarindenmus ist Bestandteil von sog. Früchtewürfeln, die bei Verstopfung eingesetzt werden, besitzt aber selbst offensichtlich keine abführende Wirkung. Für die Wirksamkeit bei Gallebeschwerden, Alkoholvergiftung, Fieber, Mundschleimhaut- und Rachenentzündung und Hämorrhoiden liegen keine wissenschaftlichen Beweise vor.

Bewertung der Wirksamkeit: Die Wirksamkeit der Droge ist nach den gültigen Kriterien für klinische Prüfungen von Arzneimitteln für die beanspruchten Indikationen bisher nicht belegt. Die ihr zugeschriebene laxierende Wirkung könnte allenfalls durch den Gehalt an Pektin und organischen Säuren erklärt werden.

Handelspräparate

Keine bekannt.

T

Literatur

Burgalassi S, Raimondi L, Pirisino R, Banchelli G, Boldrini E, Saettone MF: Effect of xyloglucan (tamarind seed polysaccharide) on conjunctival cell adhesion to laminin and on corneal epithelium wound healing. Eur J Ophthalmol. 2000; 10: 71–6
De M, Krishna De A, Banerjee AB: Antimicrobial screening of some Indian spices. Phytother Res. 1999; 13: 616–8
Ishola MM et al: J Sci Food Agric 51 (1990), 141
Khurana AL, Ho CT: J Liq Chromatogr 12 (1989), 419–430
Mustapha A, Yakasai IA, Aguye IA: Effect of Tamarindus indica L. on the bioavailability of aspirin in healthy human volunteers. Eur J Drug Metab Pharmacokinet. 1996; 21: 223–6
Lee PL et al: J Agric Food Chem 23 (1975), 1195
Rimbau V, Cerdan C, Vila R, Iglesias J: Antiinflammatory activity of some extracts from plants used in the traditional medicine of north-African countries (II). Phytother Res. 1999; 13: 128–32
Sinibaldi L, Pietropaolo V, Goldoni P, Di Taranto C, Orsi N: Effect of biological and synthetic polymers on BK

virus infectivity and hemagglutination. J Chemother. 1992; 4: 16–22
Sreelekha TT, Vijayakumar T, Ankanthil R, Vijayan KK, Nair MK: Immunomodulatory effects of a polysaccharide from Tamarindus indica. Anti-Cancer Drug. 1993; 4: 209–12
Strickland FM, Darvill A, Albersheim P, Eberhard S, Pauly M, Pelley RP: Inhibition of UV-induced immune suppression and interleukin-10 production by plant oligosaccharides and polysaccharides. Phytochem Phytobiol. 1999; 69: 141–7
Strickland FM, Sun Y, Darvill A, Eberhard S, Pauly M, Alberheim P: Preservation of the delayed-type hypersensitivity to reject ultraviolet-induced skin tumors in mice. J Invest Dermatol. 2001; 116: 62–8

Palmentang – Laminaria hyperborea

Volkstümliche Namen: Laminaria (dt.), Laminaria (engl.)

Familie: Phaeophyceae

Botanik: Braunalge: einfachere bis stark gegliederte, teilweise bis zu viele Meter groß werdende Pflanze; Thallus an wurzel-, blatt- oder stängelartige Organe erinnernd; Farbe grünlichbraun bis rötlich.

Verbreitung: Küsten des Nordatlantik.

Laminariastiele

Verwendete Pflanzenteile: Laminariastiele bestehen aus den getrockneten, stängelartigen mittleren Teilen des Thallus von *Laminaria hyperborea* (GUNN.) FOSL. (Synonym *Laminaria cloustoni* (E.) LE JOL.).

Inhaltsstoffe

- Salze der Alginsäure (Laminarsäure, ca. 25 %)
- Jod, teilweise organisch gebunden (0,3 bis 0,45 %)
- Reservekohlenhydrate: Laminarin (ca. 47 %), Mannitol (5 bis 6 %), Fucoidin, Mannitolglucoside

Pharmakologie

Es liegen keine gesicherten Angaben vor. Mögliche hypotensive und hypocholesterinämische Wirkungen bedürfen noch der weiteren Überprüfung.

Anwendungsgebiete

Zubereitungen aus Laminariastielen werden zur Regulierung der Schilddrüsentätigkeit angewendet.

Dosierung

Keine Angaben.

Anwendungsbeschränkungen: Risiken der bestimmungsgemäßen Anwendung therapeutischer Dosen der Droge und Nebenwirkungen sind nicht bekannt. Bei innerlicher Anwendung besteht bei Dosen oberhalb 150 Mikrogramm Jodid/Tag die Gefahr der Induktion oder Verschlimmerung einer Hyperthyreose. In seltenen Fällen kann es zu z.T. schweren Überempfindlichkeitsreaktionen kommen.

Patienteninformation: Zubereitungen aus der Braunalge Laminaria enthalten Jod und könnten theoretisch zur Behandlung einer Schilddrüsenunterfunktion eingesetzt werden. Da jedoch für diesen Zweck besser untersuchte Präparate zur Verfügung stehen, sollte auf diese Arzneimittel zurückgegriffen werden.

Bewertung der Wirksamkeit: Die Wirksamkeit der Droge ist nach den gültigen Kriterien für klinische Prüfungen von Arzneimitteln für die beanspruchten Indikationen bisher nicht belegt. Die Anwendung der Algenpflanze zur Regulierung der Schilddrüsenfunktion kann durch den Jodgehalt erklärt werden, ist jedoch aufgrund des negativen Nutzen-Risiko-Verhältnisses kritisch zu betrachten (cave Hyperthyreose). Deshalb wird die Verwendung der Droge in der entsprechenden Monographie der Kommission E negativ bewertet.

Handelspräparate

Keine bekannt.

Literatur

Chen FP, Soong YK, Hui YL: Successful treatment of severe uterine synechiae with transcervical resectoscopy combined with laminaria tent. Hum Reprod, 75:943–7, 1997 May
Chiu KW, Fung AY: The cardiovascular effects of green beans (Phaseolus aureus) common rue (Ruta graveolens) and kelp (Laminaria Japonica) in rats. Gen Pharmacol, 75:859–62, 1997 Nov
Drozhzhina VA, Petrishchev NN, Fedorov IuA: The enhancement of the physiological resistance of the periodontal tissues in white rats under the action of biologically active substances from Laminaria. Fiziol Zh Im I M Sechenova, 75:126–33, 1995 Dec
Glatstein IZ, Pang SC, McShane PM: Successful pregnancies with the use of laminaria tents before embryo transfer for refractory cervical stenosis. Fertil Steril, 75:1172–4, 1997 Jun
Jain JK, Mishell DR Jr: A comparison of misoprostol with and without laminaria tents for induction of second-trimester abortion. Am J Obstet Gynecol, 75:173–7, 1996 Jul
Lin A, Kupferminc M, Dooley SL: A randomized trial of extra-amniotic saline infusion versus laminaria for cervical ripening. Obstet Gynecol, 75:545–9, 1995 Oct
Nguyen MT, Hoffman DR: Anaphylaxis to Laminaria. J Allergy Clin Immunol, 75:138–9, 1995 Jan
Read SM, Currie G, Bacic A: Analysis of the structural heterogeneity of laminarin by electrospray-ionisation-mass spectrometry. Carbohydr Res, 75:187–201, 1996 Feb 23
Schneider D, Halperin R, Langer R, Caspi E, Bukovsky I: Abortion at 18–22 weeks by laminaria dilation and evacuation. Obstet Gynecol, 75:412–4, 1996 Sep

Weißtanne – Abies alba Mill.

Volkstümliche Namen: Edeltanne (dt.), Common silver fir, Swiss pine (engl.), Sapin (frz.)

Familie: Pinaceae

Botanik: Baum, bis 50 m, selten auch bis 75 m hoch werdend, diklin, monözisch. Nadeln 1 bis 3 cm lang, 1,8 bis 2,3 mm breit, Oberseite dunkelgrün, Unterseite mit zwei weißen Streifen, gescheitelt, stumpfspitzig, an der Spitze eingekerbt. Stamm zunächst gräulich, später schuppig.

Verbreitung: Mitteleuropa bis Balkanstaaten.

Edeltannenöl

Verwendete Pflanzenteile: Edeltannenöl ist das aus Nadeln und Zweigspitzen von *Abies alba* MILL. durch Wasserdampfdestillation hergestellte Öl.

Inhaltsstoffe
- Hauptbestandteile: Limonen (25 bis 55 %), α-Pinen (6 bis 35 %), Camphen (9 bis 20 %). Bornylacetat (2 bis 10 %), Santen (2,0 bis 3,0 %), Tricyclen (1,0 bis 2,5 %), weiterhin u. a. β-Pinen, β-Phellandren und Δ^3-Caren.

Pharmakologie
Das ätherische Öl wirkt im Bereich der Bronchialschleimhaut sekretolytisch und schwach antiseptisch, auf der Körperhaut hyperämisierend. Für die bei Inhalation gute expektorierende Wirkung sind die Inhaltsstoffe Camphen, Limonen und α-Pinen verantwortlich. Bei Dosierungen unterhalb der Geruchsschwelle war die Wirkung am größten (Boyd 1972). Die Resorption von Edeltannennadelöl kann über die Lunge, den Magen-Darm-Trakt und die Haut erfolgen. Für einzelne Bestandteile, wie z.B. α- und β-Pinen, konnte die Resorption nachgewiesen werden (Rensen et al. 1999): Nach Inhalation wurden 60 % der Komponenten aufgenommen; maximale Blutspiegel nach topischer Applikation werden nach 5–10 Minuten erreicht. Nach Applikation von α-Pinen über die Atemluft wurden nur 0,001 % unverändert renal eliminiert. Bei oraler Applikation von Komponenten ätherischer Öle wurden diese renal, biliär und pulmonal eliminiert.

Anwendungsgebiete
Innere Anwendung: bei Katarrhen der Atemwege.
Äußere Anwendung: bei Katarrhen der Atemwege, Rheumatismus, Verspannungszuständen und neuralgischen Schmerzen.
Volksmedizin: bei Verstauchungen, rheumatischen Beschwerden, Neuralgien, Zerrungen, Quetschungen, Hämatomen, als Dekubitusprophylaxe und bei Arthritiden.

Sonstige Verwendung
Haushalt: als Raumspray.
Kosmetik: in Badeessenzen, Deos und Seifen.

Dosierung
Tropfen: 4 Tropfen, 3-mal täglich in Wasser oder mit Zucker.
Inhalation: mehrmals täglich einige Tropfen in heißes Wasser geben.
Einreibung: auf die betroffenen Stellen verteilen.

Anwendungsbeschränkungen: Bei Anwendung der Droge können Bronchospasmen verstärkt werden.
Bei Überdosierung und großflächiger äußerlicher Anwendung sind Vergiftungen möglich, z. B. Nieren- und ZNS-Schäden. Bei Verwendung überlagerter ätherischer Öle mit ungesättigten Terpenkohlenwasserstoffen können Autooxidationsprodukte zu starken Reizerscheinungen an der Haut und den Schleimhäuten führen.
Gegenanzeigen: Asthma bronchiale, andere obstruktive Bronchialerkrankungen, Keuchhusten. Bei größeren Hautverletzungen, schweren fieberhaften und infektiösen Erkrankungen, Herzinsuffizienz und Hypertonie sollten Vollbäder mit Zusatz des ätherischen Öls nur nach Rücksprache mit dem Arzt erfolgen. Inhalation sollte bei akuten Entzündungen der Atemwege vermieden werden.
Bei Einnahme sehr großer Dosen sind schwere Vergiftungen möglich. Es kommt zu Übelkeit, Erbrechen, Gesichtsrötung, Speichelfluss, Halsschmerzen, Durst, Diarrhö, Darmkoliken, Dyspnoe, Schwindelgefühlen, taumelndem Gang, Zuckungen, Strangurie, Dysurie, Hämaturie, Albuminurie und Hauteffloreszenzen.

Patienteninformation: Ätherisches Edeltannenöl kann bei innerlicher Anwendung, Inhalation und auch äußerlicher Anwendung Katarrhe der Atemwege lindern, bei äußerlicher Anwendung auch bei Rheumatismus, Muskelverspannungen und Neuralgien hilfreich sein. Sollte bei Ihnen eine chronische Lungenerkrankung wie Asthma bronchiale vorliegen oder ein Infekt, der mit krampfartigen Hustenanfällen und Luftnot (z. B. Keuchhusten) einhergeht, dann sollten Sie das Medikament auf keinen Fall verwenden. Auch bei Herzinsuffizienz, Bluthochdruck, schweren fieberhaften Erkrankungen und akuten Infekten sowie großflächigen Hautverletzungen sollte die Anwendung nur nach Rücksprache mit Ihrem behandelnden Arzt erfolgen. Die Hinweise zur

Dosierung sollten Sie in jedem Fall befolgen, da es im Falle einer Überdosierung oder großflächiger äußerlicher Anwendung zu schwersten Vergiftungen oder heftigen Hautreizungen kommen kann, die eine sofortige notfallärztliche Behandlung erfordern.

Bewertung der Wirksamkeit: Die sekretolytischen, schwach antiseptischen Wirkungen auf die Bronchialschleimhaut, die durch die Inhaltsstoffe Camphen, Limonen und α-Pinen hervorgerufene expektorierende Wirkung bei Inhalation sowie die hyperämisierenden Eigenschaften bei äußerlicher Anwedung konnten in diversen Studien nachgewiesen werden. Die Wirksamkeit der Droge ist für die anderen volksmedizinischen Anwendungsbereiche bisher jedoch nicht belegt. Gegenanzeigen, Anwendungsbeschränkungen und Dosierungshinweise sollten hier besonders beachtet werden.

Handelspräparate

Kytta-Rheumabad®
Silvapin® Fichtennadeln (Kombinations aus 2 Wirkstoffen)

Literatur

Aronow WS, Starling L, Etienne F, D'Alba P, Edwards M, Lee NH, Parungao RF, Sales FF: Risk factors for atherothrombotic brain infarction in persons over 62 years of age in a long-term health care facility. J Am Geriatr Soc, 35:1–3, 1987 Jan

Boyd EM: Studies on Respiratory Tract Fluid. Arzneim Forsch (Drug Res.) 1972; 22/3: 612–6

Faure-Raynaud M: Determination of the chitinolytic activity of „Abies alba Mill. litter microorganisms: bacteria and yeasts (author's transl) Ann Microbiol (Paris), 132B:267–79, 1981 Sep–Oct

Faure-Raynaud M: Study of volatile oil from Abies alba Miller. I. Study of raw material Acta Pol Pharm 132B (1970) 71–7

Faure-Raynaud M: Study of volatile oil from sprigs of Abies alba Miller. II. Study of monoterpene fractions of oil Acta Pol Pharm 132B (1970), 155–62

Faure-Raynaud M: Study of volatile oil of fir branches Abies alba Miller. 3. Study of non-monoterpene fraction and gas chromatography of oil Acta Pol Pharm 132B (1970), 301–5

Rensen I van, Kohlert C, März R, Veit M: Ätherisch-Ölhaltige Zubereitungen. Z Phytother. 1999; 20: 72–4

Weiße Taubnessel – Lamium album

Volkstümliche Namen: Bienensaug, Nesselblume, weiße, Taubnessel, weiße (dt.), Archangel, Bee Nettle, Blind Nettle, Deaf Nettle, Dumb Nettle, Stingless Nettle, White Archangel, White Dead Nettle, White Deadnettle, White Nettle (engl.)

Familie: Lamiaceae

Botanik: Das Kraut wird etwa 30 bis 50 cm hoch. Es hat einen unterirdisch kriechenden Stängel, von dem die oberirdischen Stängel ausgehen. Diese sind aufrecht, 4kantig-rinnig, hohl und knotig. Die Blätter sind kreuzweise gegenständig, gestielt, eiförmig bis herzförmig, zugespitzt und sägezähnig eingeschnitten. Die Pflanze hat keine Nesselhaare. Die weißen, ziemlich großen Lippenblüten stehen in 6- bis 16blütigen, blattachselständigen Scheinquirlen. Der Kelch ist grün, glockig und 5zähnig. Die Röhre der Krone ist knieförmig gebogen und die Oberlippe helmartig gewölbt und am Rande gewimpert. Die Unterlippe ist herzförmig ausgeschnitten. Der Schlund hat am Rande 1 größeren und 1 kleineren Zahn. Unter der Oberlippe sind 2 längere und 2 kürzere Staubblätter. Der Kelch bleibt nach der Blüte bestehen und schützt die kleinen Nüsschen. Wenn diese reif sind, reicht ein geringer Druck auf den Calyx, und die Samen werden herausgeschleudert.

Verbreitung: Ist in Europa und Mittel- und Nordasien verbreitet.

Weiße Taubnesselblüten

Verwendete Pflanzenteile: Weiße Taubnesselblüten bestehen aus den getrockneten Kronblättern mit anhaftenden Staubblättern von *Lamium album* L.

Inhaltsstoffe

- Iridoide: u. a. Lamalbid, Caryoptosid (6-Desoxylamalbid), Albosid A und B
- Triterpensaponine
- Kaffeesäurederivate: u. a. Rosmarinsäure, Chlorogensäure
- Flavonoide: u. a. Rutin
- Schleimstoffe

Pharmakologie

Die Droge wirkt aufgrund ihres Saponingehaltes expektorierend und aufgrund ihres Gerbstoffgehaltes schwach adstringierend.

Anwendungsgebiete

Innere Anwendung: bei Katarrhen der Atemwege (speziell zur Schleimlösung), Magen- und Darmbeschwerden wie Magenschleimhautreizungen, Völlegefühl und Blähungen.
Äußere Anwendung: leichte Entzündungen im Mund- und Rachenbereich, unspezifischer Fluor albus, leichte Oberflächenentzündungen der Haut.
Volksmedizin: bei klimakterischen Störungen und Beschwerden des Urogenitaltrakts.

Chinesische Medizin: bei Knochenfrakturen, Karbunkeln, Lumbago und bei Wundentzündungen.

Dosierung

Innere Anwendung:
Mittlere Tagesdosis: 3 g Droge.
Teezubereitung: 1 g Droge mit heißem Wasser übergießen, 5 min ziehen lassen, durch ein Teesieb abgießen.
5 g Droge für ein Sitzbad verwenden.
Auszug für Umschläge:
50 g feingeschnittene Droge mit 500 ml heißem Wasser aufgießen.

Anwendungsbeschränkungen: Risiken der bestimmungsgemäßen Anwendung therapeutischer Dosen der Droge und Nebenwirkungen sind nicht bekannt.

Patienteninformation: Arzneimittel aus weißen Taubnesselblüten sollen aufgrund ihrer schleimlösenden und zusammenziehenden Wirkung bei Katarrhen der Atemwege, Magen-Darm-Beschwerden und äußerlich angewendet bei Haut- und Schleimhautentzündungen (Mund- und Rachenbereich) wie auch Ausfluss hilfreich sein.

Bewertung der Wirksamkeit: Für die Anwendungsgebiete Katarrhe des oberen Respirationstraktes, unspezifischer Fluor albus, leichte Entzündung der Mund- und Rachenschleimhaut und leichte Hautentzündungen liegt eine Positiv-Monographie der Kommission E vor. Die Wirksamkeit der Droge ist nicht für alle beanspruchten Indikationen belegt. Die Anwendung bei Katarrhen der Atemwege, Magen-Darm-Beschwerden und äußerlich bei entzündlichen Veränderungen der Mund- und Rachenschleimhaut und der Haut wie auch bei unspezifischem Fluor albus kann durch die expektorierende Wirkung der Saponine und die adstringierenden Wirkungen des Gerbstoffanteils erklärt werden.

Handelspräparate

Kombinationen

Literatur

Damtoft S: Iridoid glucosides from Lamium album. Phytochemistry 31 (1992), 175
Gora J et al: Chemical comparative studies of the herb and flowers of Lamium album L. Acta Pol Pharm 40 (1983), 389–393
Kooiman P: Acta Bot Nederl. 21 (1972), 417
Skrypczak L et al: Phenylpropanoid esters and flavonoids in taxonomy of Lamium species. Planta Med 61(Abstracts of 43rd Ann Congr, 1995), 70

Tausendgüldenkraut – Centaurium erythraea

Volkstümliche Namen: Aurin, roter, Bitterkraut, Echtes Tausengüldenkraut, Erdgallenkraut, Fieberkraut (dt.), American Centaury, Bitter Clover, Bitter Herb, Bitterbloom, Canchalagua, Centaury, Centaury Gentian, Centaury Tops, Centory, Century, Chilian Centaury, Christ's Ladder, Common Centaury, Eyebright, Feverwort, Filwort, Lesser Centaury, pink centaury, Red Centaury, Rose Pink, Wild Succory (engl.), Erythrée, fiel de terre, herba à la fièvre, herba à mille-florins, petite centaurée (frz.), Biondella, caccia febbre, centaurea minore, fiel de terra (it.)

Familie: Gentianaceae

Botanik: Die Pflanze ist einjährig und 5 bis 30 cm hoch. Der Stängel ist aufrecht, 4kantig, einfach; die Stängelblätter kreuzweise gegenständig, etwas fleischig, länglich-eiförmig bis lanzettlich, sitzend. Die Grundblätter rosettig, verkehrt-eiförmig und in einen Stiel verschmälert. Die Blüten von variabler Größe bilden eine dichte oder lockere Trugdolde. Sie sind purpurn bis rosarot, selten weiß. Die Kelchröhre ist 5kantig mir pfriemlichen Zipfeln. Es gibt 5 zu einer Röhre verwachsene Kronblätter, 5 weit mit der Krone verwachsene Staubblätter und 1 oberständigen, schmal-linearen Fruchtknoten. Die Narbe ist 2lappig. Die Frucht ist eine große, gelbe, vielsamige Kapsel.

Verbreitung: Die Verbreitung erstreckt sich über das gesamte Mittelmeergebiet und bis zu den Britischen Inseln und Skandinavien; in den USA kultiviert.

Tausendgüldenkraut

Verwendete Pflanzenteile: Tausendgüldenkraut (Erdgallenkraut) sind die getrockneten, oberirdischen Teile blühender Pflanzen von *Centaurium erythraea* R.

Inhaltsstoffe

- Iridoide: iridoide Bitterstoffe, bes. Swertiamarin (Anteil 75 %), daneben u. a. Gentiopikrin, Swerosid
- Pyridinalkaloide: Gentianin (ca. 0,3 %), Gentianidin
- Xanthone: u. a. Methylbellidifolin

Pharmakologie

Als typische Bitterstoffdroge regt Tausendgüldenkraut reflektorisch die Steigerung der Speichel- und Magensaftsekretion an. Es zeigt weiterhin antiphlogistische und antipyretische Wirkungen.

Anwendungsgebiete
Innere Anwendung: bei Appetitlosigkeit und dyspeptischen Beschwerden, wie mangelnde Magensaftbildung.
Volksmedizin: innerlich bei Fieber und Wurmbefall; auf Mallorca bei Diabetes, in Ägypten gegen Bluthochdruck und zum „Austreiben" von Nierensteinen. Äußerlich zur Wundbehandlung.

Sonstige Verwendung
Kosmetik: war früher Haarfärbemittel.

Dosierung
Tagesdosis: 6 g Droge.
Einzeldosis: 1 g Droge.
Pulver: 3-mal täglich 500 mg auf eine Oblate mit Honig.
Tee: ca. 2 g (1 TL) auf 150 ml, 10–15 min ziehen lassen; zur Appetitanregung 2–3-mal täglich 1 Tasse 1/2 Stunde vor den Mahlzeiten. Bei Verdauungsbeschwerden Tee nach den Mahlzeiten trinken.
Flüssigextrakt: Tagesdosis: 2 bis 5 ml.

Anwendungsbeschränkungen: Risiken der bestimmungsgemäßen Anwendung therapeutischer Dosen der Droge und Nebenwirkungen sind nicht bekannt. Bei Magen- und Darmgeschwüren sollte die Droge wegen der sekretionssteigernden Wirkung nicht angewendet werden.

Patienteninformation: Medikamente aus Tausendgüldenkraut regen aufgrund ihrer bitteren Inhaltsstoffe die Produktion von Speichel und Magensaft an und können so bei Appetitlosigkeit und Verdauungsbeschwerden hilfreich sein. In der Volksmedizin findet die Arzneipflanze u.a. Verwendung bei Diabetes (Mallorca), Bluthochdruck (Ägypten), Fieber und Wurmbefall; hierfür gibt es jedoch keine wissenschaftlichen Beweise. Sollten Sie an Magen-Darm-Geschwüren leiden, ist die Einnahme nicht empfehlenswert.

Bewertung der Wirksamkeit: Die Anwendung der typischen Bitterstoffdroge bei Appetitlosigkeit und dyspeptischen Beschwerden ist wegen der induzierten reflektorischen Steigerung der Speichel- und Magensaftsekretion plausibel und wird von der Kommission E (1990) und der ESCOP (1999) positiv bewertet. Für die in der Volksmedizin beanspruchten Indikationen finden sich bislang keine Beweise. Die Anwendungsbeschränkungen sind zu beachten.

Handelspräparate
H&S Tausendgüldenkraut
Sidroga Tausendgüldenkrauttee
Tausendgüldenkrauttee Aurica
Tausendgüldenkrauttee Bombastus

Literatur

Bishay DW et al: Planta Med 33 (1978), 422
D'Agostino M et al: Boll Soc Ital Biol Sper 61 (1985), 165
Do T et al: Planta Med 53 (1987), 580
Lacroix R et al: Tunisie Med 51 (1973), 327
Neshta NM et al: Khim Prir Soed 1 (1983), 106
Schimmer O, Mauthner H: Centaurium erythraea RAFN. Tausendgüldenkraut. Z Phytother 15 (1994), 299–304
Schimmer O, Mauthner H: Polymethoxylated xanthones from the herb of Centaurium erythraea with strong antimutagenic properties in Salmonella typhimurium. Planta Med 62 (1996), 561–564
Sluis WG van der et al: Planta Med 39 (1980), 268
Sluis WG van der: Plant Syst Evol 149 (1985), 253–286
Sluis WG van der: Planta Med 41 (1981), 221–231

Schwarzer Tee – Camellia sinensis

Volkstümliche Namen: Tee, chinesischer, Tee, russischer, Tee, schwarzer, Teestrauch (dt.), Black Tea, Chinese Tea, Green Tea, Tea, Tea plant (engl.), té (span.), Théier (frz.), Cajnoe derevo (russ.)

Familie: Theaceae

Botanik: Tee ist ein immergrüner, reich verzweigter Strauch. Die Blätter sind wechselständig, kurzgestielt, lederartig, dunkelgrün, glänzend, lanzettförmig oder lang-eiförmig, grob gesägt und in der Jugend auf der Unterseite durch flaumige Behaarung silbrig erscheinend. Die Blüten stehen kurzgestielt und einzeln oder in wenigblütigen Büscheln in den Blattachseln. Sie sind weiß oder schwach rosa und haben einen Durchmesser von 3 bis 5 cm. Sie haben je 5 bis 7 Kron- und Kelchblätter. Die Blütenblätter sind am Grunde mit den zahlreichen Staubblättern verwachsen. Der Fruchtknoten ist 3fächrig. Die Frucht ist eine grünlich-braune holzige Kapsel von 1 bis 1,5 cm Durchmesser mit 1 bis 3 braunen, glatten Samen.

Verbreitung: Es gibt keine natürlichen Vorkommen. Ursprünglich in China kultiviert, wird die Teepflanze heute in Zentralasien, Indien, China, Sri Lanka, Japan, Indonesien, Kenia, der Türkei, Malawi und Argentinien angebaut.

Teeblätter

Verwendete Pflanzenteile: Teeblätter sind die ggf. fermentierten und getrockneten Blätter von *Camellia sinensis* (L.) O. KUNTZE.

Inhaltsstoffe

- Purinalkaloide (Methylxanthine): Coffein (früher als Thein oder Tein bezeichnet, je nach Entwicklungszustand der Blätter 2,9 bis 4,2 %, Gehalt mit dem Alter abnehmend), Theobromin (0,15 bis 0,2 %), Theophyllin (0,02 bis 0,04 %)
- Triterpensaponine (Theafoliasaponine): Aglyka u. a. Barringtogenol C, R1-Barringenol, Estersaponine mit Zimtsäure oder Angelicasäure verestert
- Flavanole: im unfermentierten (grünen) Tee 10 bis 25 %, bei Fermentation teilweise in oligomere Chinone mit Gerbstoffcharakter übergehend, u. a. in Theaflavine, Theaflavinsäuren, Thearubigene, oder in wasserunlösliche Polymere
- Flavonoide (ca. 1,5 %): u. a. Quercetin, Kämpferol, Myricetin
- Kaffeesäurederivate: u. a. Chlorogensäure, Theogallin
- Anorganische Ionen: hoher Gehalt an Fluorid- (130 bis 160 mg/kg), Kalium- und Aluminiumionen
- Ätherisches Öl: Hauptkomponente Linalool, im fermentierten Tee u. a. auch 2-Methylhept-2-en-6-on, α-Ionon und β-Ionon; am Teearoma sind über 300 flüchtige Verbindungen beteiligt

Pharmakologie

Der pharmakologisch wichtigste Bestandteil der Teeblätter ist das Coffein. Seine antagonistische Wirkung auf die Adenosin-Rezeptoren bewirkt eine Freisetzung der Neurotransmitter Dopamin, GABA und Serotonin und resultiert so in einer Stimulation des Zentralen Nervensystems. Wiederholt wurde nachgewiesen, dass Coffein die Konzentrations-, Reaktions- und Lernfähigkeit steigert, insbesondere bei Müdigkeit und Prozesse der Informationsverarbeitung im menschlichen Gehirn verbessert (Lorist et al. 1994, Akerstedt und Ficca 1997). Coffein wirkt positiv inotrop, fördert die Magensaftsekretion, die Glycolyse und Lipolyse. Durch Bradykinin- und Prostaglandinantagonismus konnte im Tierversuch eine kapillarabdichtende (Vit. P) und antiinflammatorische Wirkung nachgewiesen werden.

Die im grünen Tee enthaltenen Polyphenole inhibieren das Enzym α-Amylase, das eine Schlüsselrolle bei der Metabolisierung von Stärke zu Zucker einnimmt, und einen möglichen Angriffspunkt zur Behandlung von Fettsucht bietet. Eine Fraktion von Catechinen reduzierte sowohl bei Ratten als auch in einer Fallstudie beim Menschen die Amylase-Aktivität im Darm und die Glucose- und Insulinspiegel im Blut. Im Tierversuch unterdrückten die Catechine auch die Akkumulation von Körperfett und reduzierten den Serum-Cholesterinspiegel. Auch beim Menschen steigerte Extrakt aus Grünem Tee die Fettverbrennung (Dullo et al. 1999). Die Catechine sind starke Antioxidantien (Vinson et al. 1995), die die Lipidoxidation hemmen können (Nanjo et al. 1993, Hong et al. 1994).

Die Polyphenole des Grünen Tees bewirken eine vollständige Hemmung carcinogener Streptokokken und anderer Bakterien, die Entzündungen im Mund- und Rachenraum verursachen (Makimura et al. 1993, Sakanaka et al. 1996). Extrakte aus Grünem Tee wirken darüber hinaus hemmend auf *Staphylococcus aureus* und *epidermidis*, verschiedene *Salmonella*-Arten, *Shigella flexneri* und *dysentriae* sowie *Vibrio cholerae* (Mitscher et al. 1997). In einem Ratten-Modell konnte eine protektive Wirkung der Polyphenole bei viraler Hepatitis demonstriert werden (Mitscher et al. 1997), wie auch Grüner Tee allgemein die Leber gegen toxische Einflüsse zu schützen vermag (Luper 1999).

Die Polyphenolfraktion oder der Gesamtextrakt aus Grünem Tee zeigte in Tierversuchen vielfältige antimutagene und anticarcerogene Wirkungen (Chen 1992, Conney et al. 1992, Hayatsu et al. 1992, Mukhtar et al. 1992, Xu et al. 1992). Sowohl Coffein als auch die Polyphenole des Grünen Tees bewirkten eine Wachstumshemmung bei Kulturen verschiedener menschlicher Tumorzellen (Brust-, Darm- und Lungencarcinom und Melanom) (Valcic et al. 1996). Eine Studie unter gesunden männlichen Rauchern und Nichtrauchern deutet daraufhin, dass Grüner Tee durch Zigarettenrauch hervorgerufene Zellmutationen zu blockieren vermag (Lee et al. 1997). Epidemiologische Untersuchungen weisen auf einen Zusammenhang zwischen dem Konsum von Grünem Tee und einer reduzierten Krebs-Mortalität hin (Oguni et al. 1992, Yang und Wang 1993).

Anwendungsgebiete

Innere Anwendung: bei Migräne, bei Ermüdungserscheinungen und zur kurzfristigen Therapie von Durchfallerkrankungen. Die Droge kann auch als Leistungsstimulans verwendet werden.

Homöopathie: bei Herz- und Kreislaufstörungen, Kopfschmerzen, Erregungszuständen, bei Verstimmungszuständen und Magenbeschwerden.

Indische Medizin: bei Durchfallerkrankungen, Appetitlosigkeit, Hyperdipsie, Migräne, bei Herzschmerzen, Fieber und Müdigkeit.
Chinesische Medizin: bei Migräne, Übelkeit, Durchfall infolge von Malaria und Verdauungsstörungen.

Dosierung

Tee: einen gehäuften Teelöffel Blattee oder einen gestrichenen Löffel Brockentee oder einen Aufgussbeutel Tee pro Tasse mit kochendem Wasser übergießen und je nach Wunsch 3–10 Minuten ziehen lassen. Nach ca. 3 Minuten ist das Koffein so gut wie vollständig ausgetreten. Die Gerbstoffe, die auch gegen Durchfallerkrankungen helfen, treten erst vollständig nach ca. 10 Minuten oder längerem ziehenlassen aus.
Homöopathisch: 5–10 Tropfen, 1 Tablette, 5–10 Globuli, 1 Messerspitze Verreibung 1–3-mal täglich oder 1 ml Injektionslsg. s. c. 2-mal wöchentlich (HAB).

Anwendungsbeschränkungen: Risiken der bestimmungsgemäßen Anwendung therapeutischer Dosen der Droge sind nicht bekannt. Bei magenempfindlichen Personen sind Nebenwirkungen durch Teegenuss möglich, vorwiegend bedingt durch den Chlorogensäure- und Gerbstoffgehalt. Hyperacidität, Magenreizung, Appetitminderung, aber auch Obstipation oder Diarrhö können die Folge starken Teegenusses sein. Durch Zusatz von Milch (Fällung der Chlorogensäure und anderer Gerbstoffe) können diese Nebenwirkungen weitgehend ausgeschaltet werden.
Vorsicht ist geboten bei Personen mit labilem Herz-Kreislaufsystem, Nierenerkrankungen, Überfunktion der Schilddrüse, erhöhter Krampfbereitschaft und bestimmten psychischen Störungen, z. B. mit panischen Angstzuständen.
Bei Überdosierung (Mengen, die mehr als 300 mg Koffein enthalten, etwa 5 Tassen Teegetränk in kurzem Abstand getrunken) können Unruhe, Tremor und erhöhte Reflexerregbarkeit auftreten. Erste Vergiftungssymptome sind Erbrechen und abdominelle Krämpfe. Tödliche Vergiftungen durch Teegetränke sind nicht möglich.
Bei längerer Aufnahme von Dosen, die über 1,5 g Koffein/d liegen, treten unspezifische Symptome wie Ruhelosigkeit, Reizbarkeit, Schlaflosigkeit, Herzklopfen, Schwindel, Erbrechen, Durchfall, Appetitlosigkeit und Kopfschmerzen auf.
Schwangere sollten den Koffein-Genuss meiden, eine Dosis von 300 mg/d (5 Tassen Tee über den Tag verteilt) aber keinesfalls überschreiten. Säuglinge, deren stillende Mütter koffeinhaltige Getränke zu sich nehmen, können unter Schlafstörungen leiden.
Die Resorption basischer Arzneimittel kann durch Bindung an die Gerbstoffe verzögert werden.

Patienteninformation: Schwarzer Tee kann bei entsprechender Zubereitung vor allem bei Migräne, Durchfallerkrankungen, Müdigkeit und körperlicher Erschöpfung Ihre Beschwerden lindern. Nach neueren Untersuchungsergebnissen könnte grüner Tee die Bildung von Krebsgeschwülsten verhindern, hier muss jedoch noch weitere Forschung erfolgen. Beachten Sie bitte, dass schwarzer Tee wie Kaffee Koffein enthält und bei Aufnahme großer Mengen Unruhe, Zittern, vermehrtes Schwitzen, Herzklopfen und Schlaflosigkeit auftreten können. Schwangere und stillende Mütter sollten möglichst auf das Getränk verzichten oder nicht mehr als 5 Tassen über den Tag verteilt zu sich nehmen. Bestimmte Arzneimittel können bei gleichzeitigem Teegenuss nur verzögert vom Körper aufgenommen werden.

Bewertung der Wirksamkeit: Aufgrund der gut untersuchten Inhaltsstoffe Coffein, Flavanole und Flavonoide und der empirischen Datenlage kann davon ausgegangen werden, dass die Droge bei Migräne, bei Ermüdungserscheinungen, auch als Leistungsstimulans, sowie bei Diarrhö wirksam ist. Die der Droge zugeschriebenen antioxidativen/antikanzerogenen Eigenschaften bedürfen weiterer Untersuchungen, ebenso die kapillarabdichtenden und antiinflammatorischen Wirkungen.

Handelspräparate

Nur Lebensmittel.

Literatur

Akerstedt, T, Ficca G: Alertness-enhancing drugs as a counter-measure to fatique in irregular work hours. Chorobiol Int. 1997; 14 (2): 145–58

Büechi S: Antivirale Saponine, pharmakologische und klinische Untersuchungen. Deutsche Apotheker Ztg 136 (1996), 89–98

Chen J: The effect of chinese tea on the occurence of esophagealtumors induced by N-nitrosomethylbenzylamin in rats. Prevent Med. 1992; 21: 385–91

Conney AH, Wang ZY,Huang MT, Ho CT, Yang CS: Inhibitory effect of green tea on tumorgenesis by chemical and ultraviolet light. Prevent Med. 1992; 21 (3): 361–9

Dullo AG, Duret C, Rohrer D et al: Efficacy of green tea extract rich in catechin polyphenols and caffeine in increasing 24h energy expenditure and fat oxidation in human. Am J Clin Nutr. 1999; 70: 1040–50

Graham HN: Tea: The Plant and Its Manufacture, Chemistry, and Consumption of the Beverage. In: The Methylxanthine Beverages and Foods: Chemistry, Consumption, and Heath Effects, Alan R. Liss, New York, 1984, S. 29–74

Haslam E: Natural polyphenols (vegetable tannins) as drugs: possible modes of action. J Nat Prod 59 (1996), 205–215
Hayatsu H, Inda N, Kakutani T et al: Suppression of genotoxicity of carcinogens by (–)-Epigallocatechin gallate. Prevent Med. 1992; 21: 370–6
Hong CY, Wang CP, Hsu FL. Effect of flavan-3-ol tannins purified from Camellia sinensis on lipid peroxidation of rat heart-mitochondria. Am J Chin Med. 1994; 22: 285–92
Imai K, Nakachi K: Cross sectional study of effects of drinking green tea on cardiovascular and liver disease. Brit Med J 310 (1995), 693–696
Jain AK, Shimoi K, Nakamura Y et al: Crude tea extracts decrease the mutagenic activity of N-methyl-N'-nitro-N-nitrosoguanidine in vitro an in gastric tract of rats. Mutat Res 210 (1989), 8
John TJ, Mukundan P: Antiviral property of tea. Curr Sci 47 (1978), 159
Lee IP, Kim YH, Kang MH, Roberts C, Shim JS, Roh JK: Chemopreventive effects of green tea (Camellia sinensis) against cigarette induced mutations (SCE) in humans. J Cell Biochem. 1997; 27 (Suppl): 68–75
Lorist MM, Snel J, Kok A, Mulder G: Influence of caffeine on selective attention in well-rested and fatigued subjects. Psychophysiol. 1994; 31: 525–34
Ludewig R: Schwarzer und Grüner Tee als Genuß- und Heilmittel. Dtsch Apoth Z 135 (1995), 2203–2218
Luper S: A review of plants used in the treatment of liver disease: part two. Alt Me Rev. 1999; 4 (3): 178–88
Makimuara M, Hirasawa M, Kobayashi K: Inhibitory effect of tea catechins on collagene activity. J Peridont. 1993; 64 (7): 630–6
Mitscher LA, Jang M, Shankel D, Dou JH, Steele L, Pollai SP: Chemoprotection: A review of the potential therapeutic antioxidant properties of green tea (Camellia sinensis) and certain of its constituents. Med Res Rev. 1997; 17 (4): 327–65
Mukhtar H, Wang ZY, Agarwal R: Tea components: Antimutagenic and anticarcerogenic effect. Prev Med. 1992; 21: 351–60
Nanjo F, Honda M, Okushio K et al: Effect of dietary tea catechins on α-tocopherol levels, lipid peroxidation and erythrocytes deformability in rats fed on high palm oil and perilla oil diets. Biol Pharm Bull. 1993; 16 (II): 1156–9
N.N.: Grüner Tee schützt vor Krebs. Deutsche Apotheker Ztg 137 (1997), 2045
Oguni I, Cheng SJ, Lin PZ, Hara Y: Protection against cancer risk by Japanese green tea. Prevent Med. 1992; 21: 329–33
Sakanaka S, Aizawa M, Kim H, Yamamoto T: Inhibitory effect of green tea polyphenols on growth and cellular adherence of an oral bacterium Porphyromonas gingivalis. Biosci Biotech Biochem. 1996; 60 (5): 745–9
Scholz, E: Camellia sinensis (L.) O. KUNTZE. Der Teestrauch. Z Phytother 16 (1995), 231–250
Schröder R: Kaffee, Tee und Kardamom. Ulmer-Verlag, Stuttgart 1991.
Sur P, Ganguly DK: Tea root extract (TRE) as an antineoplastic agent. Planta Med 60 (1994), 106
Valcic S, Timmermann BN, Alberts DS et al: Inhibitory effect of six green tea catechins and caffeine on the growth of four selected tumor cell lines. Anti-Cancer Drugs. 1996; 7: 461–8
Vinson JA, Dabbagh YA, Serry MM, Jang J: Plant flavonoids especially tea flavonols are powerful antioxidants using in vitro oxidation model for heart disease. J Agric Fd Chem. 1995; 43: 2800–2
Xu Y, Ho CT, Desai D, Chung FL: Effects of green tea and its constituents on lug tumoerogeneses induced by tobacco-specific nitrosamine. Prevent Med. 1992; 21: 331
Yang CS, Wang ZY: Tea consumption and cancer. J. Natl Cancer Inst. 1993; 85 (13): 1038–49
Yoshizawa S et al: Phytother Res 1 (1987), 44

Teebaum – Melaleuca alternifolia

Volkstümliche Namen: Teebaum (dt.), Tea tree (engl.)

Familie: Myrtaceae

Botanik: Baum, bis 7 m hoch. Blätter ungeteilt, ledrig, 1 bis 2,5 cm lang, spitz-lanzettlich, bisweilen leicht sichelförmig, mit Öldrüsen. Jungtriebe weißlich behaart, ältere Zweige kahl, Stamm mit papierähnlicher, weißlicher Rinde. Blütenstand ist eine 3 bis 5 cm lange Ähre. Blüten sitzend, mit glockenförmigem Unterkelch, dem die Kelchblätter zipfelförmig aufsitzen, Zipfel 3 bis 4 mm lang, Kronblätter frei, etwa doppelt so groß wie die Kelchzipfel, Staubblätter zahlreich, auffällig, in 5 ca. 2 cm langen Bündeln, Fruchtknoten unterständig, mit der hohlen Blütenachse teilweise verwachsen, 3teilig, mit dickem Stempel und kopfiger Narbe. Frucht ist eine holzige, zylindrische Kapsel, Durchmesser 3 bis 4 mm.

Verbreitung: Australien.

Teebaumöl

Verwendete Pflanzenteile: Das Teebaumöl ist das aus Blättern und Zweigspitzen durch Wasserdampfdestillation gewonnene ätherische Öl von *Melaleuca alternifolia* CHEELl., *M. linariifolia* SM., *M. dissitifolia* MUELLER und anderen *Melaleuca*-Arten.

Inhaltsstoffe

- Das australische Teebaumöl ist reich an Terpenalkoholen. Hauptkomponente und aktives Prinzip ist Terpinen-4-ol, dessen Gehalt jedoch nach Standort stark variieren kann. Weitere Inhaltsstoffe sind γ-Terpinen (ca. 18 %), α-Terpinen (ca. 8 %), α-Terpineol (ca. 5 %), weiterhin u. a. α-Pinen, Limonen, p-Cymol, Terpinolen, Viridifloren. Pflanzen von südlich gelegenen Standorten enthalten hauptsächlich Cineol.

Pharmakologie

Das ätherische Öl besitzt keimtötende, antifungale (*Candida albicans*) und bakteriostatische Eigenschaften. Neuere klinische Studien wiesen sogar Wirkeffekte gegen den gefürchteten methicillinresistenden Keim *Staphylococcus aureus* (MSNR) auf, der mit Ausnahmen von Vancomycin inzwischen gegen alle konventionellen Antibiotika resistent ist. Eine vergleichende Studie der East London University

(Vancomycin versus Teebaumöl) kam zu dem Ergebnis, dass Teebaumöl durchaus eine hochwirksame Alternative zu Vancomycin darstellt. Die Cineol-haltigen Öle aus Pflanzen der südlichen Wachstumsgrenze weisen keine der bakteriziden und heilungsfördernden Eigenschaften der Terpinen-4-ol-reichen Form auf und können bei häufiger Anwendung im Bereich der Haut und Schleimhäute zu erheblichen Reizungen führen. Sie sind jedoch überwiegend analgetisch wirksam.
Die antimikrobiellen Aktivitäten des australischen Teebaumöls wurden an am häufigsten vorkommenden pathogenen Keimen (Bakterien und Pilzen) untersucht. Terpinen-4-ol erwies sich gegen alle untersuchten Mikroorganismen aktiv. 1,8-Cineol zeigte hingegen keinerlei Aktivität. Eine vergleichende Studie wurde zur Behandlung von durch *Propionibacterium acnes* verursachter Akne mit 5%igem australischem Teebaumöl und 5%igem Benzoylperoxid durchgeführt. Beide Substanzen verbesserten gleichermaßen das klinische Erscheinungsbild.
Vaginale Infektionen wurden erfolgreich mit Teebaumöl behandelet, wobei Teebaumöl unter Umständen noch effektiver als orale Nitromidazole wirkt, da durch das Phytopharmakon die pathologische Bakterienbesiedlung durch die physiologische Besiedelung mit *Lactobacillus* ersetzt werden kann

Anwendungsgebiete

Das ätherische Öl von *M. alternifolia* oder australisches Teebaumöl wird in Australien immer noch hergestellt und in Apotheken und Reformhäusern verkauft. Die Droge wird als effektives Mittel für die Behandlung einer Vielzahl von Hauterkrankungen wie Akne, Dermatomykosen, Gürtelrose, Windpocken, Frostbeulen, Warzen und Kopfschuppen eingesetzt. Das Öl durchdringt auch die intakte Haut und ist deshalb besonders zur Behandlung von Nagelbettentzündungen geeignet und wird zudem bei Schnittverletzungen (z.B. durch Korallen), einigen Formen von Furunkulose, ulzerösen Veränderungen des Mundes und sonstigen Hautläsionen oder Verletzungen eingesetzt. In der Literatur finden sich sogar Berichte über den Einsatz der Droge bei diabetischer Gangrän, Gonorrhö und Pyorrhö.

Dosierung

5%iges wasserhaltiges Gel bei Akne, unverdünnt bei Nagelmykosen. Keine gesicherten Angaben für die restlichen Indikationen (vgl. Anwendungsbeschränkungen).

Anwendungsbeschränkungen: Risiken der bestimmungsgemäßen Anwendung therapeutischer Dosen der Droge sind nicht bekannt.

Bei Überdosierung (10 ml bei einem Kind) kam es in einigen Fällen zu Koordinationsschwäche und Verwirrtheit, bei sehr hoher Dosis (ca. 70 ml) zum Koma.

Patienteninformation: Teebaumöl kann aufgrund seiner antimikrobiellen Wirkung bei der Behandlung von Akne wirksam sein, aufgrund volksmedizinischer Erfahrungswerte auch bei diversen entzündlichen Haut- und Schleimhautveränderungen. Die Wirksamkeit ist jedoch nicht wissenschaftlich nachgewiesen.

Bewertung der Wirksamkeit: Die positive Wirkung der Droge ist nach den gültigen Kriterien für klinische Prüfungen zur Wirksamkeit von Arzneimitteln bisher nicht belegt. Die für die Inhaltsstoffe bekannten Wirkungen, Ergebnisse der experimentellen und klinischen Studien sprechen jedoch für eine deutliche antibakterielle Wirksamkeit.

Handelspräparate

Keine bekannt.

Literatur

Carr A: Tea Trees and Their Therapeutic value. The Linus Pauling Institute, 1998

Carson CF, Cookson BD, Farrelly HD, Riley TV: Susceptibility of methicillin-resistant Staphylococcus aureus to the essential oil of Melaleuca alternifolia. J Antimicrob Chemother, 35:421–4, 1995 Mar

Carson CF, Hammer KA, Riley TV: Broth micro-dilution method for determining the susceptibility of Escherichia coli and Staphylococcus aureus to the essential oil of Melaleuca alternifolia (tea tree oil). Microbios, 82:181–5, 1995

Carson CF, Riley TV: Antimicrobial activity of the major components of the essential oil of Melaleuca alternifolia. J Appl Bacteriol, 78:264–9, 1995 Mar

Carson CF, Riley TV: In-vitro activity of the essential oil of Melaleuca alternifolia against Streptococcus spp letter J Antimicrob Chemother, 78:1177–8, 1996 Jun

Carson CF, Riley TV: Toxicity of the essential oil of Melaleuca alternifolia or tea tree oil letter; comment J Toxicol Clin Toxicol, 33:193–4, 1995

Hammer KA, Carson CF, Riley TV: Susceptibility of transient and commensal skin flora to the essential oil of Melaleuca alternifolia (tea tree oil). Am J Infect Control, 24:186–9, 1996 Jun

Lassak EV, McCarthy T: Australien Medicinal Plants. Sydney 2001

Nenoff P, Haustein UF, Brandt W: Antifungal activity of the essential oil of Melaleuca alternifolia (tea tree oil) against pathogenic fungi in vitro. Skin Pharmacol, 9:388–94, 1996

Teufelskralle – Harpagophytum procumbens

Volkstümliche Namen: Afrikanische Teufelskralle, Teufelskralle, Trampelklette (dt.), Devil's Claw, Grapple Plant, Wood Spider, wool spider (engl.), Tubercule de griffe du diable (frz.)

Familie: Pedaliaceae

Botanik: Ausdauernd, krautig. Hat ein verzweigtes Wurzelsystem und 1 bis 1,5 m lange Triebe, die flach auf dem Boden liegen und sich auch verzweigen. Die Blätter sind gestielt und gelappt und können gegenständig oder wechselständig sein. Die oberirdischen Pflanzenteile sterben in der Trockenzeit ab. Die Speicherwurzeln werden von den Haupt- und Seitenwurzeln gebildet. Die Blüten sitzen einzeln, groß und fingerhut- oder gloxinienähnlich an kurzen Stielen in den Blattachseln. Die Kronblätter sind hellrosa bis purpurrot.

Verbreitung: Die Pflanze wächst rings um die Kalahari-Wüste im Süden Afrikas.

Teufelskrallenwurzel

Verwendete Pflanzenteile: Südafrikanische Teufelskrallenwurzel besteht aus getrockneten, sekundären Speicherwurzeln von *Harpagophytum procumbens* (B.) DC.

Inhaltsstoffe

- Iridoide: u. a. Harpagosid (0,5 bis 0,6 %, stark bitter), Harpagid, Procumbid
- Phenylethanolderivate: u. a. Acteosid (Verbascosid), Isoacteosid
- Harpagochinon (Spuren)
- Oligosaccharide: Stachyose

Pharmakologie

Präklinik: Appetitanregend und choleretisch. Im Tierversuch entzündungshemmend (Eichler und Koch 1970, Soulimani et al. 1994) und schwach analgetisch (Eichler und Koch 1970, Erdos et al. 1978, Lanhers et al. 1992, Baghdikian et al. 1996). Nach früheren gegenteiligen Befunden (Moussard et al. 1992) deuten neuere humanpharmakologische Studien darauf hin, dass der Wirkmechanismus eine Hemmung der Eicosanoid-Biosynthese beinhaltet (Tippler et al. 1996, Kreimeyer 1997, Loew et al. 2001). Für allergische Wirkungen könnten die Inhaltsstoffe Zimtsäure und Harpagochinon sowie Terpene in Frage kommen.

Klinik: Über die gastrointestinale Wirkung liegen keine klinischen Studien vor. Eine Verbesserung der Symptomatik bei rheumatischen bzw. arthritischen Beschwerden konnte in 5 kontrollierten Studien mit insgesamt über 600 Teilnehmern nachgewiesen werden (Lecomte und Costa 1992, Chrubasik et al. 1996, 1998, Schmelz et al. 1997, Chantre et al. 2000). Entsprechende Ergebnisse ergaben auch offene Anwendungsbeobachtung an 760 Patienten (Belaiche 1982, Laudahn und Walper 2001).

Anwendungsgebiete

Innere Anwendung bei dyspeptischen Beschwerden, Appetitlosigkeit und degenerativen Erkrankungen des Bewegungsapparates (Rheuma, Arthrose).

Volksmedizin: bei Hautverletzungen und Hautkrankheiten, Schmerzen und Schwangerschaftsbeschwerden, Arthritis, Allergien, Stoffwechselerkrankungen, Nieren-, Blasen-, Leber- und Gallenleiden. In Südafrika bei Fieber und Verdauungsstörungen.

Homöopathie: bei chronischem Rheumatismus.

Dosierung

Tagesdosis: bei Appetitlosigkeit 1,5 g Droge, ansonsten 4,5 g Droge. Die klinische Wirksamkeit ist dosisabhängig und wurde sowohl für die pulverisierte Droge belegt (Tagesdosis 2,6 g: Chantre et al. 2000) als auch für wässrige (2:1; Tagesdosis 2400 mg: Chrubasik et al. 1996, 1998) und wässrig-ethanolische (4–5:1; Tagesdosis 960 mg: Laudahn und Walper 2001) Trokkenextrakte.

Teezubereitung: 1 Teelöffel (4,5 g) feingeschnittene Droge mit 300 ml kochendem Wasser übergießen, 8 h ziehen lassen, danach abgießen, dreimal täglich trinken.

Homöopathisch: 5–10 Tropfen, 1 Tablette, 5–10 Globuli, 1 Messerspitze Verreibung 1–3-mal täglich oder ab D3 1 ml Injektionslsg. s. c. 2-mal wöchentlich (HAB). Die Salbe wird 1–3-mal täglich aufgetragen. Bei der Tinktur zur äußeren Anwendung sollte 1 Esslöffel mit 250 ml Wasser verdünnt werden, um dann als Spülung oder für Umschläge verwandt zu werden.

Anwendungsbeschränkungen: Risiken der bestimmungsgemäßen Anwendung therapeutischer Dosen der Droge und Nebenwirkungen sind nicht bekannt. Die Droge wirkt sensibilisierend. Bei Magen- und Zwölffingerdarmgeschwüren sollte die Droge wegen ihrer die Magensaftsekretion steigernden Wirkung nicht angewendet werden, bei Gallensteinleiden nur nach Rücksprache mit einem Arzt.

Obwohl bislang keine Hinweise auf embryotoxische oder mutagene Eigenschaften vorliegen, sollte die Droge während Schwangerschaft und Stillzeit nur bei strenger Indikationsstellung eingenommen werden.

Patienteninformation: Extrakte aus Teufelskrallenwurzel können gegen Appetitlosigkeit und Verdauungsprobleme eingenommen werden. Auch bei rheumatischen Beschwerden, wie chronischen Rückenschmerzen, wird vielfach nach mehrwöchiger Anwendung eine Verbesserung erzielt. Nebenwirkungen von Teufelskrallenwurzel sind nicht bekannt. Bei Magen- und Zwölffingerdarmgeschwüren sowie während der Schwangerschaft und Stillzeit sollte die Droge nicht eingenommen werden, bei Gallensteinen sollte die Anwendung vorher mit einem Arzt besprochen werden.

Bewertung der Wirksamkeit: Die Kommission E bewertet in ihrer Monographie von 1989 mit Ergänzung von 1990 die Droge positiv und befürwortet die innere Anwendung bei Appetitlosigkeit und dyspeptischen Beschwerden sowie als unterstützende Therapie degenerativer Erkrankungen des Bewegungsapparates. Von der ESCOP wurde im März 1996 die Anwendung bei folgenden Indikationen positiv bewertet: schmerzhafte Arthrose, Sehnenentzündung (Tendinitis), Appetitlosigkeit; Dyspepsie.

Handelspräparate

Jucurba® (TD: 1260 mg Trockenextrakt)
Rivoltan® (TD: 960 mg Trockenextrakt)
Sogoon® (TD: 960 mg Trockenextrakt)
Teltonal® (TD: 960 mg Trockenextrakt)
Teufelskralle Ratiopharm® (TD: 960 mg Trockenextrakt)

Literatur

Abramowitz M: Med Letters 21 (1979), 30
Amling R: Phytotherapeutika in der Neurologie. Z Phytother 12 (1991), 9
Baghdikian B et al: An analyticyl study, anti-inflammatory and analgesic effects of Harpagophytum procumbens and Harpagophytum zeyheri. Planta Med 63 (1997), 171–176
Belaiche P: Etude clinique de 630 cas d'arthrose traites par le nebulisat aqueux d' Harpagophytum procumbens (Radix). Phytotherapy 1 (1982), 22–28
Carle R: Pflanzliche Antiphlogistika und Spasmolytika. Z Phytother 9 (1988), 67
Chantre P, Cappelaere A, Leblan D, Guedon D, Vandermander J, Fournie B: Efficacy and tolerance of Harpagophytum procumbens versus diacerhein in treatment of osteoarthritis. Phytomed. 7 (2000), 177–183
Chrubasik S, Junck H, Conradt C, Zappe H, Chrubasik J: Effectiveness of oral Harpagophytum extract WS 1531 in treating low back pain. Arthritis & Rheumatism 1998; 41 (Suppl. 9): S261
Chrubasik S, Zimpfer ZH, Schütt U, Ziegler R: Effectiveness of Harpagophytum procumbens in treatment of acute low back pain. Phytomedicine 3/1 (1996), 1–10
Circosta C et al: J Ethnopharmacol 11 (1984), 259
Eichler O, Koch C: Arzneim Forsch 20 (1970), 107
Erdos A et al: Planta Med 34 (1978), 97
Haag-Berrurier M et al: Plant Med Phytother 12 (1978), 197
Kreymeier J: Rheumatherapie mit Phytopharmaka. Deutsche Apotheker Ztg 137 (1997), 611–613
Lanhers MC, Fleurentin J, Mortier F, Vinche A, Younos C: Anti-Inflammatory and Analgesic Effects of an Aqueous Extract of Harpagophytum procumbens. Planta Medica. 58 (1992), 117–123
Laudahn D, Walper A: Efficacy and tolerance of Harpagophytum extract LI 174 in patients with chronic nonradicular back pain. Phytother Res. 15 (2001), 621–624
Lecomte A, Costa JP: Harpagophytum dans l'arthrose. Etude en double insu contre placebo. Le Magazine 15 (1992), 27–30
Lichti H, Wartburg A von: Tetrahedron Letters 15 (1964), 835
Loew D, Möllerfeld J, Schrödter A, Puttkammer S, Kaszkin M: Investigations on the pharmacokinetic properties of Harpagophytum extracts and their effects on eicosanoid biosynthesis in vitro and ex vivo. Clin Pharmacol Ther. 69 (2001), 356–364
Moussard C, Albert MM, Toubin N, Thevenon N, Henry JC: A drug used in traditional medicine, Harpagophytum procumbens: No evidence for NSAID-like effect on whole blood eicosanoid production in human. Prostaglandins Leukotrienes and Essential Fatty Acids 46 (1992), 283–286
N.N.: Phytotherapie: Pflanzliche Antirheumatika – was bringen sie?. Deutsche Apotheker Ztg 136 (1996), 4012–4015
Schmelz H, Hämmerle HD, Springorum HW: Analgetische Wirkung eines Teufelskrallenwurzel-Extraktes bei verschiedenen chronisch-degenerativen Gelenkerkrankungen. in: Chrubasik S, Wink M (Hrsg): Rheumatherapie mit Phytopharmaka. Hippokrates Verlag, Stuttgart 1997
Soulimani R, Younos C, Mortier F, Derrieu C: The role of stomachal digestion on the pharmacological activity of plant extracts, using as an example extracts of Harpagophytum procumbens. Can. J. Physiol. Pharmacol. 1994; 72: 1532–36.
Sticher O: Dtsch Apoth Ztg 32 (1977), 1279
Tippler B, Syrovets T, Loew D, Simmet T: Harpagophytum procumbens: Wirkung von Extrakten auf die Eicosanoidbiosynthese in Ionophor A23187-stimuliertem menschlichem Vollblut. in: Loew D, Rietbrock N (Hrsg): Phytpharmaka II. Forschung und klinische Anwendung. Steinkopff Darmstadt (1996), 95–100
Tunmann P, Stierstorfer N: Tetrahedron Letters 15 (1964), 1697
Wenze P, Wegener T: Teufelskralle. Ein pflanzliches Antirheumatikum. Dtsch Apoth Ztg 135 (1995), 1131–1144
Wolf E: Teufelskralle hat Entzündungen im Griff. PZ 142 (1997), 1122

Thymian – Thymus vulgaris

Volkstümliche Namen: Echter Thymian, Gartenthymian, Garten-Thymian, Gemeiner Thymian, Hühnerkohl, Kuttelkraut, Römischer Thymian (dt.), Common Thyme, Garden Thyme, Herb of Thyme, Rubbed Thyme (engl.), Tomillo (span.), Farigoule, frigoule, thym (frz.), Timo (it.)

Familie: Lamiaceae

Botanik: Die Pflanze ist ein Zwergstrauch bis 50 cm Höhe mit aufrechtem, verholztem und sehr ästig-buschigem und kurzflaumigem Stängel, der nie verwurzelt. Die Blätter sind kurz gestielt, linealisch oder länglich-rund, spitz, drüsig punktiert, am Rande eingerollt und unterseits dicht weißfilzig. Die blauvioletten bis hellroten Lippenblüten stehen in 3 bis 6blütigen, achselständigen Büscheln.

Verbreitung: Heimisch in der Mittelmeerregion und Teilen Asiens. In großem Umfang kultiviert.

Herkunft der Drogen
Thymianöl vor allem aus Spanien, Frankreich, Nordafrika und der Türkei; Thymiankraut vor allem aus Deutschland, Spanien, Marokko, dem Balkan und der Türkei.

Thymiankraut

Verwendete Pflanzenteile: Thymiankraut besteht aus den abgestreiften und getrockneten Laubblättern und Blüten von *Thymus vulgaris* L., *Thymus zygis* L. oder von beiden Arten.

Inhaltsstoffe
- Ätherisches Öl (1,0 bis 2,5 %): Hauptkomponenten Thymol (Anteil 20 bis 55 %) , p-Cymen (Anteil ca. 14 bis 45 %), Carvacrol (Anteil 1 bis 10 %, bei bestimmten Varietäten auch Hauptkomponente), γ-Terpinen (Anteil 5 bis 10 %), Borneol (Anteil bis 8 %), Linalool (Anteil bis 8 %)
- Kaffeesäurederivate: Rosmarinsäure (0,15 bis 1,35 %)
- Flavonoide: u. a. Luteolin, Apigenin, Cirsilineol, Cirsimaritin, Eriodictyol, Naringenin, Salvigenin, Thymonin, Thymusin, teilweise als Glykoside vorliegend
- Triterpene: u. a. Ursolsäure (ca. 1,9 %), Oleanolsäure (ca. 0,6 %)

Pharmakologie
Präklinik: Thymiankraut besitzt vor allem expektorierende Eigenschaften, die über eine bronchospasmolytische Wirkung zustande kommen (van der Broucke 1983). Das in der Droge enthaltene Thymol wirkt darüber hinaus auch stark antimikrobiell gegen verschiedene Schimmelpilze (Benjilali et al. 1986), Bakterien (Reuter 1990, Dorman und Deans 2000, Essawi und Srour 2000), Protozoen (Mikus et al. 2000) und *Herpes simplex* Viren (May und Willuhn 1978). Im Tierversuch zeigte sich ein spasmolytischer Effekt durch die enthaltene Flavonfraktion sowie ein expektorierender Effekt durch Wirkung der Terpene auf die Ciliartätigkeit. Die Droge besitzt sehr gute antioxidative Eigenschaften (Haraguchi et al. 1996, Nakatani 2000, Zheng und Wang 2001).
Klinik: Die meisten klinischen Studien zu Thymian-Extrakten sind älter und entsprechen nicht den heutigen wissenschaftlichen Standards. In einer Studie mit 60 Patienten zeigte ein Thymian-Präparat die gleiche positive Wirkung wie die Vergleichsmedikation Bromhexin (Knols et al. 1994)

Anwendungsgebiete
Innere Anwendung: bei Katarrhen der Atemwege, Reizhusten und Keuchhusten. Äußere Anwendung: als Mund- und Gurgelwasser bei Entzündungen des Mund- und Rachenraumes, Pruritus und Dermatosen (hier werden die hyperämisierenden, antibakteriellen und desodorierenden Eigenschaften der Droge ausgenutzt).
Volksmedizin: innerlich bei dyspeptischen Beschwerden, Asthma, Laryngitis und chronischer Gastritis; äußerlich bei Tonsilitis und schlecht heilenden Wunden.

Sonstige Verwendung
Haushalt: als Gewürz und Ingredienz von Likören.

Dosierung
Tagesdosis: 10 g Droge mit 0,03 % Phenolen, berechnet als Thymol.
1000–1250 mg Trockenextrakt (Auszugsmittel Ethanol 70–96 %)
Aufguss: 1–2 g Droge auf ca. 150 ml Wasser, mehrmals täglich nach Bedarf.
Fluidextrakt: 1–2 g, 1–3-mal/Tag.
Tee: mehrmals täglich 1 Tasse trinken.
Umschläge: 5 %iger Aufguss.
Bad1: mind. 0,004 g Thymianöl auf 1 Liter Wasser, 10–20 min bei 35–38 °C baden.
Infus: ED: 1,5 g; 1–2 g auf 1 Tasse mehrmals täglich trinken.
Pulver: 1–4 g, 2-mal/Tag.
Bad2: 500 g Droge auf 4 Liter kochendes Wasser, abfiltrieren und dem Badewasser zusetzen.

Anwendungsbeschränkungen: Risiken der bestimmungsgemäßen Anwendung therapeutischer Dosen der Droge sind nicht bekannt. Die Droge besitzt geringe Sensibilisierungspotenz (Spiewak et al. 2001). Bei ausgedehnten Hautverletzungen und akuten Hautkrankheiten, schweren fieberhaften und infektiösen Erkrankungen, Herzinsuffizienz und Hypertonie sollen Vollbäder, unabhängig vom Wirkstoff, nur nach Rücksprache mit dem Arzt angewendet werden.

Patienteninformation: Thymian-Extrakt zeigt gute Wirksamkeit bei bronchialen Erkrankungen und Reizhusten. Wegen der sehr guten Verträglichkeit kann die Droge auch, in geringerer Dosis, bei Kindern angewendet werden. Eine Kombination mit anderen Hustenmitteln kann sinnvoll sein, darüber sollten Sie jedoch Rücksprache mit Ihrem Arzt halten.

Bewertung der Wirksamkeit: Die Komm. E bewertet in ihrer Monographie von 1984 mit Ergänzungen von 1990 und 1992 die Droge positiv und befürwortet die therapeutische Anwendung bei Symptomen der Bronchitis und des Keuchhustens sowie bei Katarrhen der oberen Luftwege. Von ESCOP (März 1996) wurden folgende Indikationen positiv bewertet: Katarrh der oberen Atemwege, Bronchialkatarrh und Keuchhusten, sowie Stomatitis (Mundschleimhautentzündung) und Halitose (Mundgeruch).

Handelspräparate

Aspecton® (TD: 3–5 g Fluidextrakt, Kinder 0,8–2,4 g)
Bronchicum® Husten (TD: 0,3–1 g Fluidextrakt)
Soledum® (TD: 4,5–7 g Fluidextrakt, Kinder 0,8–3 g)
Thymipin® N (TD: 4–12 g Fluidextrakt, Kinder 0,4–4 g)
Tussamag® Husten (TD: 3–6 g Fluidextrakt, Kinder 1–4 g)

Literatur

Benjilali B, Tantaoui-Elaraki A, Ismaili-Alaoui M, Ayadi A: Méthode d'étude des propriétés antiseptiques des huiles essentielles par contact direct en milieu gélosé. Plantes médicinales et phytothérapie. 20 (1986), 155–167
Czygan FC, Hänsel R: Thymian und Quendel – Arznei und Gewürzpflanzen. Z Phytother 14 (1992), 104
Dorman HJD, Deans SG: Antimicrobial agents from plants: antibacterial activity of plant volatile oils. J Appl Microbiol. 88 (2000), 308–316
Essawi T, Srour M: Screening of some Palestinian medicinal plants for antibacterial activity. J Ethnopharmacol. 70 (2000), 343–349
Haraguchi H et al: Antiperoxidative components in Thymus vulgaris. Planta Med 62 (1996), 217–221
Hiller K: Pharmazeutische Bewertung ausgewählter Teedrogen. Deutsche Apotheker Ztg 135 (1995), 1425–1440
Knols G, Stal PC, Van Ree JW: Productive coughing complaints: Sirupus Thymi or Bromhexine? A doubleblind randomized study. Hulsart Wet 37 (1994), 392–394
Kreis P, Juchelka D, Motz C, Mosandl A: Chirale Inhaltsstoffe ätherischer Öle. Deutsche Apotheker Ztg 131 (1991), 1984
May G, Willuhn G: Antivirale Wirkung wäßriger Pflanzenextrakte in Gewebekulturen. Drug Res 28 (1978), 1–7
Messerschmidt W: Planta Med 13 (1965), 56–72
Miguel JD: J Agric Food Chem 24 (1976), 833
Mikus J, Harkenthal M, Steverding D, Reichling J: In vitro effect of essential oils and isolated mono- and sesquiterpenes on Leishmania major and Trypanosoma brucei. Planta Med. 66 (2000), 366–368
Montes GM et al: An Real Acad Farm 47 (1981), 285
Nakatani N: Phenolic antioxidants from herbs and spices. BioFactors. 13 (2000), 141–146
Reuter HD: Phytotherapeutika bei grippalem Infekt und Erkältungskrankheiten. natura-med 5 (1990), 8–16
Schratz E, Hörster H: Planta Med 19 (1970), 160
Sourgens H et al: Planta Med 45 (1982), 78
Spiewak R, Skorska C, Dutkiewicz J: Occupational airborne contact dermatitis caused by thyme dust. Contact Dermatitis 44 (2001), 235–239
Svendsen AB, Karlsen J: Planta Med 14 (1966), 376
Vampa G et al: Plantes Med Phytothér 22 (1988), 195
Van den Broucke CO et al: Pharm Weekbl 5 (1983), 9
Weiss B, Flück H: Pharm Acta Helv 45 (1970), 169
Zheng W, Wang SY: Antioxidant activity and phenolic compounds in selected herbs. J Agric Food Chem. 49 (2001), 5165–5170

Tollkirsche – Atropa belladonna

Volkstümliche Namen: Chrottenblume, Deiwelchskersche, Rasewurz, Schwarber, Teufelsauge, Tollbeere, Tollkirsche, Waldnachtschatten (dt.), (great) morel, Banewort, Belladonna, Black Cherry, Deadly Nightshade, Devil's Cherries, Devil's Herb, Divale, Dwale, dway berries, Dwayberry, Great Morel, Naughty Man's Cherries, Poison Black Cherry (engl.), Belladonna (esp.), Belladonne, bouton noir, morelle furieuse (frz.), Belladonna (it.)

Familie: Solanaceae

Botanik: Eine ausdauernde, krautige Pflanze von 1 bis 2 m Höhe mit mehrköpfigem, dickem, walzenförmigem Wurzelstock. Der holzige Stängel ist aufrecht, ästig, stumpfkantig und behaart. Die Blätter sind eiförmig-zugespitzt, ganzrandig, flaumig behaart und bis 15 cm lang. Die Blüten sind einzeln und überhängend. Die Blütenkrone ist glockig-röhrig, 5lappig, 2,5 bis 3,5 cm lang, violett, innen schmutzig gelb und purpurrot geadert. Die Frucht ist eine kugelige, bis kirschgroße, zuerst grüne, dann glänzend schwarze Beere mit vielen eiförmigen, schwarzen Samen.

Verbreitung: Verbreitet in West-, Mittel- und Südeuropa, auf dem Balkan, in Kleinasien, dem Iran, Nordafrika, in Dänemark und Schweden. Daneben in einer Reihe von Ländern kultiviert.

Belladonnawurzel

Verwendete Pflanzenteile: Belladonnawurzel sind die getrockneten Wurzeln und Wurzelstöcke von *Atropa belladonna* L.

Inhaltsstoffe

- Tropanalkaloide (0,3 bis 1,2 %): Hauptalkaloid (–)-Hyoscyamin (Anteil ca. 70 %), bei Trocknen teilweise in Atropin übergehend, weiterhin u. a. Apoatropin (Anteil ca. 18 %), 3α-Phenylacetoxytropan (Anteil ca. 3 %), Scopolamin (Anteil ca. 1 %), Tropin, Cuskhygrin, Pseudotropin

Pharmakologie
Vgl. Belladonnablätter

Anwendungsgebiete
Siehe auch Belladonnablätter. Die Droge wird bei kolikartigen Schmerzen im Bereich des Gastronintestinaltraktes und der Gallenwege verwendet. In der Volksmedizin wird die Droge aus den Blättern bevorzugt und bei Schmerzen im Magen-Darm-Bereich, bei Asthma, Bronchitis und Muskelschmerzen verwandt.
Die Wurzeldroge erfährt Anwendung in der „Bulgarischen Kur" in Form der Weinabkochung. Dabei soll die Wirkung der Droge dem reinen Atropin und den Blättern überlegen sein.

Dosierung
Tagesdosis: max. 0,3 g (entspricht 1,5 mg Gesamtalkaloide ber. als Hyoscyamin)
Einzeldosis: 0,05 bis 0,1 g (entspricht 0,5 mg Gesamtalkaloid ber. als Hyoscyamin)
Belladonnaextrakt (Gesamtalkaloidgehalt 1,3 % bis 1,45 %):
Tagesdosis: max. 0,15 g entsprechend 2,2 mg Gesamtalkaloide, berechnet als Hyoscyamin
Einzeldosis: 0,01 bis 0,05 g

Anwendungsbeschränkungen: Vgl. Belladonnablätter

Patienteninformation: Medikamente aus den Wurzeln und dem Wurzelstock der Tollkirsche oder Belladonna, einer lange bekannten Gift- und Arzneipflanze, sind geeignet, krampf- oder kolikartige Schmerzzustände besonders im Bereich des Magen-Darm-Traktes oder der Gallenwege zu bekämpfen, da sie dort krampflösend und erschlaffend wirken. Sie sollten das Medikament nicht ohne Rücksprache mit Ihrem behandelnden Arzt einnehmen und die Dosierungsanweisungen streng beachten, da es sich hier um eine hochwirksame Arzneipflanze handelt, die bei Überdosierung lebensbedrohliche Vergiftungserscheinungen bewirken kann. Erste Anzeichen einer zu hohen Dosierung sind Rötung der Haut, trockener Mund, schneller und unregelmäßiger Herzschlag und Vergrößerung der Pupillen. In diesem Fall sollten Sie das Medikament nicht mehr einnehmen und sofort einen Arzt aufsuchen.

Bewertung der Wirksamkeit: Vgl. Belladonnablätter

Handelspräparate
Bellaravil® (Kombination aus 4 Wirkstoffen)
Bellaravil® Retard (Kombination aus 4 Wirkstoffen)

Literatur
Fintelmann V: Phytopharmaka in der Gastroenterologie. Z Phytother 15 (1994), 137
Hartmann T et al: Reinvestigation of the alkaloid composition of Atropa belladonna plants, roots cultures, and cell suspension. Planta Med 53 (1986), 390–395
Phillipson JD et al: Phytochemistry 14 (1975), 999–1003

Belladonnablätter

Verwendete Pflanzenteile: Belladonnablätter sind die getrockneten Blätter (evtl. mit den blühenden Zweigspitzen) von *Atropa belladonna* L.

Inhaltsstoffe
- Tropanalkaloide (0,2 bis 2,0 %): Hauptalkaloid (–)-Hyoscyamin (Anteil ca. 85 %), bei Trocknen teilweise in Atropin übergehend, weiterhin u. a. Apoatropin (Anteil ca. 6 bis 7 %), Scopolamin (Anteil ca. 2 %), Tropin
- Flavonoide
- Hydroxycumarine: u. a. Scopolin, Scopoletin

Pharmakologie
Die in der Droge enthaltenen Tropanalkaloide (Atropin, Scopolamin, Tropin etc.) bedingen den anticholinerg-parasympathikolytischen, spasmolytischen, positiv dromotropen und chronotropen Effekt.
Die Inhaltsstoffe von *Atropa belladonna* wirken parasympathikolytisch und anticholinergisch über eine kompetitive Hemmung des neuromuskulären Transmitters Acetylcholin am Rezeptor (Mazzauti 1988). Der Antagonismus gegenüber Acetylcholin betrifft vorwiegend die muscarinischen Wirkungen des Acetylcholins, weniger die nikotinischen an Ganglien und der neuromuskulären Endplatte (Schmeller 1995).
Atropa belladonna-Zubereitungen entfalten somit periphere, auf das vegetative Nervensystem und die glatte Muskulatur gerichtete sowie zentralnervöse Wirkungen. Aufgrund ihrer parasympathikolytischen Eigenschaften bewirken sie eine Erschlaffung der glattmuskulären Organe und Aufhebung spastischer Zustände vor allem im Bereich des Gastrointestinaltraktes und der Gallenwege (Laubender und Ballmaier 1965, Völger 1979). Infolge ihrer zentralnervösen Wirkungen sind sie in der Lage, zentralnervös bedingten muskulären Tremor sowie muskuläre Rigidität zu beeinflussen. Am Herzen wirken sie positiv dromotrop und positiv chronotrop.

Anwendungsgebiete
Bei Spasmen und kolikartigen Schmerzen im Bereich des Gastronintestinaltrakts und der Gallenwege.
Volksmedizinisch Bei neurovegetativen Störungen, Hyperkinesen, Hyperhidrosis und Asthma bronchiale.

Homöopathie: hochfieberhafte Entzündungen der Mandeln, der Atemorgane, des Urogenitaltraktes, der Gehirnhäute, der Haut, der Gelenke und des Magen-Darm-Kanals.

Dosierung

Belladonnaextrakt (Gesamtalkaloidgehalt 1,3 % bis 1,45 %):
Tagesdosis: max. 0,15 g entsprechend 2,2 mg Gesamtalkaloide, berechnet als Hyoscyamin.
Einzeldosis: 0,01 bis 0,05 g.
Eingestelltes Pulver (Gesamtalkaloidgehalt 0,28 % bis 0,32 %):
Tagesdosis: max. 0,6 g Droge entsprechend 1,8 mg Gesamtalkaloide, berechnet als Hyoscyamin.
Einzeldosis: 0,05 g–0,1 g, max.: 0,2 g (entsprechend 0,6 mg Gesamtalkaloide, berechnet als Hyoscyamin).
Belladonnatinktur: Einzeldosis 0,5–2 ml 3-mal täglich.
Homöopathisch: ab D4: 5–10 Tropfen, 1 Tablette, 5–10 Globuli, 1 Messerspitze Verreibung 1–3-mal täglich oder 1 ml Injektionslsg. 2-mal wöchentlich s. c. Ab D3: 2–3-mal täglich 1 Zäpfchen und Salben 1–2-mal täglich (HAB).

Anwendungsbeschränkungen: Als Nebenwirkungen können, bes. bei Überdosierung, auftreten: Hautrötung, Mundtrockenheit, tachykarde Arrhythmien, Mydriasis (die 4 Frühsymptome einer Atropinvergiftung), Akkomodationsstörungen, Wärmestau durch Abnahme der Schweißsekretion, Miktionsbeschwerden und Obstipation.
Bei hohen Dosen kommt es zu zentraler Erregung (Unruhe, Rededrang, Halluzinationen, Delirien, Tobsuchtsanfälle, gefolgt von Erschöpfung und Schlaf). Bei tödlichen Dosen (für Erwachsene ab 100 mg Atropin, je nach Atropingehalt etwa 5 bis 50 g der Droge, bei Kindern wesentlich weniger) besteht die Gefahr der Atemlähmung.

Patienteninformation: Medikamente aus Bestandteilen der Tollkirsche oder Belladonna, einer lange bekannten Gift- und Arzneipflanze, sind geeignet, krampf- oder kolikartige Schmerzzustände besonders im Bereich des Magen-Darm-Traktes oder der Gallenwege zu bekämpfen, da sie dort krampflösend und erschlaffend wirken. Auch bei bestimmten Nervenerkrankungen, Asthma und vermehrter Schweißneigung ist eine Linderung der Beschwerden möglich. Äußerlich angewandt, z. B. in ABC-Pflastern, sind Belladonnablätter hilfreich bei Nerven- oder Muskelschmerzen. In der Homöopathie wird die Pflanze zur Behandlung hochfieberhafter Erkrankungen eingesetzt. Sie sollten das Medikament nicht ohne Rücksprache mit Ihrem behandelnden Arzt einnehmen und die Dosierungsanweisungen streng beachten, da es sich hier um eine hochwirksame Arzneipflanze handelt, die bei Überdosierung lebensbedrohliche Vergiftungserscheinungen bewirken kann. Erste Anzeichen einer zu hohen Dosierung sind Rötung der Haut, trockener Mund, schneller und unregelmäßiger Herzschlag und Vergrößerung der Pupillen. In diesem Fall sollten Sie das Medikament nicht mehr einnehmen und sofort einen Arzt aufsuchen.

Bewertung der Wirksamkeit: Zubereitungen aus Belladonnablättern wirken aufgrund ihres Tropanalkaloidgehaltes bekanntermaßen anticholinerg-parasympathikolytisch, spasmolytisch, positiv dromotrop und chronotrop und bewirken eine Erschlaffung der glattmuskulären Organe und Aufhebung spastischer Zustände vor allem im Bereich des Gastrointestinaltraktes und der Gallenwege. Daher liegt für die Behandlung von Spasmen und kolikartigen Schmerzen eine Positiv-Bewertung der Kommission E vor. Durch ihre Wirkungen auf das ZNS beeinflusst die Droge ferner zentralnervös bedingten muskulären Tremor sowie muskuläre Rigidität. Auch äußerlich angewandt können neuralgische Symptomkomplexe und Myalgien behandelt werde (Bestandteil der sog. ABC-Pflaster). Bei bestimmungsgemäßer Anwendung und Einhaltung der Dosierungsangaben sind keine gravierenden Nebenwirkungen zu erwarten, es sollte jedoch immer bedacht werden, das es sich hier um eine hochpotente, aber in hohen Dosen auch extrem toxische Droge handelt (siehe Anwendungsbeschränkungen).

Handelspräparate

Bellaravil® (Kombination aus 4 Wirkstoffen)
Bellaravil® Retard (Kombination aus 4 Wirkstoffen)

Literatur

Ammann M, Suter K: Wirksamkeit und Verträglichkeit bei grippalen Infekten und Entzündungen im Nasen-Rachen-Raum. DAZ, 1987; 16: 853–4
Fintelmann V: Phytopharmaka in der Gastroenterologie. Z Phytother 15 (1994), 137
Gaisbauer M, Busse W: Was leisten Pflanzenstoffe in der Therapie grippaler Infekte. Therapiewoche. 1990; 40: 907–12
Hartmann T et al: Reinvestigation of the alkaloid composition of Atropa belladonna plants, roots cultures, and cell suspension. Planta Med 53 (1986), 390–395
Hänsel R: Pflanzliche Cholagoga. DAZ. 1985; 27: 1373–8
Kentala E, Kaila T, Kanto J: Intramuscular atropine in elderly people: Pharmacokinetic studies using the radioreceptor assay and some pharmacodynamic responses. Pharmacol Toxicol. 1989; 65: 110–3
Kentala E, Kaila T, Lisalo E, Kanto J: Intramuscular atropine in healthy volunteers: A pharmacokinetic and

pharmacodynamic study. Int J Clin Pharmacol Ther Toxicol. 1990; 28: 399–404
Laubender W, Ballmaier H: Über den Wirkungsunterschied zwischen galenischen Zubereitunge und Reinalkaloiden aus Folia Belladonnae. Arzneim Forsch. 1965; 15: 905–9
Mazzanti G, Tita B, Bolle P, Bonanomi M, Piccinelli D: A comparative study of behavioural and autonomic effects of atropine and Atropa belladonna. Pharm Res Commun. 1988; 20 (Suppl V): 49–53
Schilcher H: Phytopharmaka bei Magen- und Darmerkrankungen. Möglichkeiten und Grenzen der Phytotherapie. Ärztezeitschrift für Naturheilverfahren. 1991; 10: 775–88
Schmeller T, Sporer F, Sauerwein M, Wink M: Binding of tropane alkaloids to nicotinic and muscarinic acetylcholine receptors. Pharmazie. 1995; 50: 493–5
Schneider F, Lutun P, Kintz P, Astruc D, Flesch F, Tempe JD: Plasma and urine concentrations of atropine after the ingestion of cooked deadly nightshade berries. Clin Toxicol. 1996; 34: 113–7
Seeger R, Neumann HG: Hyoscyamin – Atropin – Hyoscin (Scopolamin). DAZ. 1986; 37: 1930–4
Phillipson JD et al: Phytochemistry 14 (1975), 999–1003
Völger KD: Über den Wirkungsunterschied zwischen Frischpflanzenauszügen aus den Blättern von Atropa belladonna L und deren Reinalkaloid Hyoscyamin. PZ. 1979; 124: 2516–24
Zenner S, Metelmann H: Praxiserfahrungen mit einem homöopathischen Zäpfchenpräparat. Therapeutikon. 1991; 5: 63–8

Tragant – Astragalus gummifer

Volkstümliche Namen: Gummi-Tragant, Tragant (dt.), Gum Dragon, Gum Tragacanth, Syrian Tragacanth, Tragacanth (engl.)

Familie: Fabaceae

Botanik: Ein niedriger, bis 30 cm hoher Strauch mit grauen, verkahlenden Zweigen. Die älteren Zweige haben schuppenartige Reste der Nebenblätter des Vorjahres, die später verschwinden, und 1 bis 4 cm lange, ausdauernde, stechende, kahle Blattspindeln. Die einzelnen oder zu 2 bis 3 blattachselständigen Blüten sind sitzend. Die Krone ist gelblich bis weiß und manchmal mit bläulichen oder rötlichen Adern versehen. Der Samen ist oval, glatt und etwa 3 mm lang.

Verbreitung: Türkei, Syrien, Libanon, nordwestlicher Irak und Grenzgebiet Iran-Irak.

Tragant

Verwendete Pflanzenteile: Tragacantha (oder Tragant) ist das getrocknete Exsudat aus Stamm und Ästen von *Astragalus gummifer* LABILL., *A. microcephalus* LABILL. und anderer Arten.

Inhaltsstoffe

- Polysaccharide: wasserlöslicher Anteil (etwa 40 %): Tragacanthin, zerlegbar in Tragacanthsäure (Galacturonan mit Seitenketten aus D-Xylose, L-Fucose, D-Galactose) und einen Arabino-galactan-Proteinkomplex, wasserunlöslicher Anteil (etwa 60 %): Bassorin, ähnlicher Aufbau wie Tragacanthin

Pharmakologie

Die in der Droge enthaltenen quellbaren Polysaccharide (vor allem Bassorin) sind für die laxierende Wirkung der Droge verantwortlich. Quellstoffe regen über einen, durch die Volumenzunahme verursachten, Dehnungsreiz auf die Darmwand die Peristaltik an.

Anwendungsgebiete

Innere Anwendung: bei Obstipation als Abführmittel.
Volksmedizin: sowohl in der europäischen als auch der arabischen Medizin wurde es als Krebsmittel bei Augen-, Leber- und Rachentumoren verwendet.

Sonstige Verwendung
Pharmazie/Medizin: Gleitmittelgrundlage, Bindemittel bei Herstellung von Tabletten und Dragées; Dickungsmittel für Emulsionen und Suspensionen, Bestandteil von Lotionen, Cremes und Zahnpasten.
Industrie/Technik: in der Lebensmittelindustrie als Stabilisator und Dickungsmittel sowie in der Textilindustrie als Klebemittel.

Dosierung

Einzeldosis: 1 Teelöffel granulierter Droge (ca. 3 g) mit 250–300 ml Flüssigkeit zu sich nehmen.

Anwendungsbeschränkungen: Risiken der bestimmungsgemäßen Anwendung therapeutischer Dosen der Droge und Nebenwirkungen sind nicht bekannt. In seltenen Fällen wurden allergische Reaktionen beobachtet. Bei unzureichender Flüssigkeitszufuhr nach Aufnahme größerer Mengen von Tragant kann es zu Obstruktionsileus sowie zu Ösophagusverschluss kommen.

Patienteninformation: Medikamente, die Tragant enthalten, sind im Allgemeinen gut verträgliche und praktisch nebenwirkungsfreie Abführmittel. Sie sollten jedoch unbedingt bei der Einnahme auf eine gleichzeitige vermehrte Flüssigkeitsaufnahme achten, da es sonst zu einem Darmverschluss oder Verschluss der Speiseröhre kommen kann. Sollte die Stuhlverstopfung schon seit mehreren Tagen bestehen, bei gleichzeitig heftigen krampfartigen Bauchschmerzen oder sollten Sie schon seit vielen Jahren Abführmittel einnehmen,

sollten Sie in jedem Fall vor der Einnahme des Medikamentes Ihren Arzt aufsuchen.
In seltenen Fällen können allergische Reaktionen auftreten. In diesem Fall sollten Sie das Medikament nicht mehr einnehmen und Ihren Arzt benachrichtigen.

Bewertung der Wirksamkeit: Tragant ist, wie alle Laxantien, die Quellstoffe enthalten, aufgrund der reflektorischen Anregung der Peristaltik durch Volumenvermehrung und des dadurch verursachten Dehnungsreizes auf die Darmwand eine zuverlässige und praktisch nebenwirkungsfreie Droge zur Behandlung auch hartnäckiger Obstipation. Besondere Vorsicht ist allerdings bei chronischer Obstipation mit rezidivierenden Subileuszuständen oder unzureichender Flüssigkeitszufuhr während der Behandlung geboten, da es hier zu Obstruktionsileus und Ösophagusobstruktion kommen kann. Die Wirksamkeit für die von der Volksmedizin beanspruchten Indikationsgebiete ist nach den gültigen Kriterien für klinische Prüfungen von Arzneimitteln nicht belegt.

Handelspräparate
Keine bekannt.

Literatur
Anderson DM, Bridgeman MME: Phytochemistry 24 (1985), 2301–2304
Aspinall GO, Baillie JJ: Chem Soc (1963), 1702–1714
Fang S et al: You Ji Hua Xue 2 (1982), 26
Gralen N, Kärrholm MJ: Colloid Sci 5 (1950), 21–36
Osswald H: Arzneim Forsch 18 (1968), 1495
Srimal RC, Dhawan CN: J Pharm Pharmacol 25 (1973), 447
Whistler RL et al: Adv Carbohydr Chem Biochem 32 (1976), 235

Umckaloabo - Pelargonium sidoides/Pelargonium reniforme

Volkstümliche Namen: Rosengeranie, Kappland Pelargonie, Kalwerbossie, Rabassam

Familie: Geraniaceae

Botanik: Stammpflanzen sind die sehr nahe verwandten Arten *Pelargonium sidoides* und *P. reniforme*. *P. sidoides* ist eine bis zu ca. 50 cm hohe ausdauernde Rosettenpflanze mit dicken Rhizomen. Die einfachen, wechselständigen, nebenblattragenden Blätter sind dicht mit Drüsenhaaren besetzt und erscheinen dadurch silbrig glänzend. Der Blattstiel ist ca. 70-250 mm lang. Die herzförmige Blattspreite ist ca. 15-90 mm lang und breit. An ihrer Spitze ist die Spreite gerundet, an ihrer Basis herzförmig. Der Blattrand ist gezähnt bis gesägt. Die zwittrigen, zygomorphen, 5-zähligen Blüten sind dunkel purpurrot und stehen zu jeweils 3-14 in 2-4 scheindoldigen Blütenständen zusammen.

Verbreitung: Das Verbreitungsgebiet dieser ausschließlich in Südafrika vorkommenden Kleinsträucher beschränkt sich dort auf das Areal von Lesotho über das südwestliche Transvaal und des Orange Free State bis in den Norden des Kaplands.

Umckaloabo

Verwendete Pflanzenteile: Die getrocknete Wurzel von *Pelargonium sidoides* DC. und *P. reniforme* W. CURT. Die Pflanzen werden nach ca. 3 Jahren geerntet, da die Wurzeln dann den höchsten Wirkstoffgehalt aufweisen.

Inhaltsstoffe
- Gerbstoffe: ca. 9 % Catechingerbstoffe sowie deren Vorstufen Gallussäure und Gallussäuremethylesther, (+)-Catechin, (+)-Gallocatechin und (+)-Afzelechin.
- Cumarine: vor allem Scopoletin, Umckalin und sein Methylether (5,6,7-Trimethoxycumarin).
- Flavonoide: Quercitin.
- Polysterole: β-Sitosterol-3-O-β-D-glucosid.
- Ätherisches Öl (0,5 %): Sesquiterpene (61 %; Hauptbestandteil Caryophyllenepoxid), Monoterpene (15 %), Phenylpropane (9 %).

Pharmakologie
Präklinik: Für Umckaloabo sind bislang adstringierende, antimikrobielle und immunmodulierende Eigenschaften beschrieben. Extrakte aus den beiden Stammpflanzen der Droge hemmten das Wachstum von 3 gram-positiven (*Staphylococcus aureus, Streptococcus pneumoniae* und beta-hemolytic *Streptococcus* 1451) und 5 gram-negativen Bakterienstämmen (*Escherichia coli, Klebsiella pneumoniae, Proteus mirabilis, Pseudomonas aeroginosa* und *Haemophilus influenzae*). Die MHK lag, in Abhängigkeit von der Extraktion und dem Bakterienstamm zwischen 0,6 mg/ml und 10 mg/ml. Die isolierten Inhaltsstoffe Scopoletin, Umckalin, 5,6,7-Trimethoxycumarin, 6,8-Dihydroxy-5,7-dimethoxycumarin, Gallussäure und ihr Methylester zeigten MHK-Werte von 200-1000 μg/l (Kayser, Kolodziej 1997, Kayser, Kolodziej 1998).
Kayser et al. 2001 untersuchten den Immunmodulatorischen Effekt von Extrakten aus *P. sidoides* und einiger daraus isolierter Inhalts-

stoffe (Cumarine und Phenole) anhand verschiedener funktioneller Bioassays. Keine der Testsubstanzen zeigte dabei eine mikrobizide Wirkung auf die, im in-vitro-Model für intrazelluläre Infektionen verwendeten, extrazellulären promastigoten *Leishmania donovani* Parasiten. Dagegen wurde die Überlebensrate der intrazellulär parasitierenden amastigoten Erreger durch die Pelargonienextrakte (EC_{50} = 0,1-3,3 µg/ml), Gallussäure (EC_{50} = 4,4 µg/ml) und Gallussäuremethylester (EC_{50} = 12,5 µg/ml) stark reduziert. Dies lässt auf eine indirekte Wirkung auf die intrazellulären Erreger über eine Aktivierung der Makrophagenaktivität schließen. Messungen erhöhter Konzentration an TNF-α (tumor necrosis factor α) und iNO (inorganic nitric oxide) im Überstand der, mit den Testsubstanzen behandelten, Macrophagenkulturen bestätigten dies. Die Blokkierung der iNO-Synthase mit L-NMMA zeigte keinen Effekt auf die reduzierte Überlebensrate der intrazellulär parasitierenden amastigoten Erreger. Der immunmodulierende Effekt wird von den Autoren vor allem der sowohl in *P. sidoides* als auch in deren aktiven Extrakten in erheblichen Mengen enthaltenen Gallussäure bzw. ihren Methylestern zugeschrieben (Kayser et al. 2001).

Klinische Studien: Die Wirksamkeit und Sicherheit wurde bislang in mehreren Anwendungsbeobachtungen und klinischen Studien untersucht. Das mittlere Alter in den Anwendungsbeobachtungen, die insgesamt 1549 Patienten umfassten, lag bei 4 ± 3, 10 ± 6 und 35 Jahren. Darin wurde die Wirksamkeit von Umckaloabo bei akuter/chronischer Bronchitis, akuten/chronischen Infekten der Atemwege und viralen Infekten, sowohl von ca. 90 % der Patienten als auch der betreuenden Ärzte als sehr gut oder gut beschrieben. Auch die Verträglichkeit des Arzneimittels wurde von mindestens 90 % der Ärzte und Patienten als sehr gut oder gut bewertet (Haidvogel et al. 1996, König 1995, Heil und Reitermann 1994). In einer randomisierten, kontrollierten offenen Studie wurde die Wirksamkeit und Verträglichkeit von Umckaloabo im Vergleich zu Acetylcystein bei 60 Kindern (Alter: 5 bis 14 Jahre) mit akuter Bronchitis über einen Zeitraum von 7 Tagen untersucht. In dieser Studie war die Abnahme des Gesamtscores der bronchitistypischen Symptome in beiden Gruppen vergleichbar. Der Anteil der Patienten, bei denen bei Behandlungsende alle bronchitistypischen Symptome beseitigt waren, lag in der Umckaloabo-Gruppe (76,7 %) höher als in der Acetylcystein-Gruppe (56,7 %). Die Verträglichkeit wurde in allen Fällen sowohl vom Prüfarzt als auch den Patienten als sehr gut oder gut bezeichnet (Blochin et al. 1999). In einer multizentrischen, randomisierten, doppelblinden, placebokontrollierten Parallelgruppenstudie wurde bei 467 an akuter Bronchitis leidenden Patienten die Wirksamkeit eines Extraktes aus *P. sidoides* (EPs 7630) gegen Placebo getestet. Nach 7 Tagen wurde die Veränderung des Gesamtscores von 5 bronchitistypischen Symptomen ermittelt. In der EPs-Gruppe nahm dabei der Gesamtscore um 5,9 ± 2,9 Punkte ab, in der Kontrollgruppe dagegen nur um 3,1 ± 4,2 Punkte ($p<0,001$). Schwere unerwünschte Arzneimittelwirkungen wurden nicht beobachtet (Heger 2002).

Anwendungsgebiete

Die Droge wird bei akuten und chronischen Infektionen, insbesondere der Atemwege und des Hals-Nasen-Ohrenbereichs wie z. B. Angina tonsillaris, Sinusitis, Bronchitis und Rhinopharyngitis verwendet.

In der südafrikanischen Volksmedizin wird Umckaloabo u. a. auch bei Diarrhoe, gastrointestinalen Beschwerden, Dysmenorrhoe, Polymenorrhoe und Leberbeschwerden eingesetzt.

Dosierung

Nach Angaben des Herstellers, siehe Handelspräparate.

Anwendungsbeschränkungen: Risiken der bestimmungsgemäßen Anwendung der Droge sind nicht bekannt. Während der Schwangerschaft und Stillzeit sowie bei erhöhter Blutungsneigung und schweren Leber- und Nierenerkrankungen sollte das Präparat nicht angewendet werden.

Nebenwirkungen: Bei gleichzeitiger Einnahme von Cumarinderivaten verstärkt sich die blutgerinnungshemmende Wirkung.

Bewertung der Wirksamkeit: Die antimikrobiellen und immunmodulierenden Wirkungen der Droge sowie einiger ihrer Inhaltsstoffe konnten in pharmakologischen Untersuchungen nachgewiesen werden. Die Wirksamkeit der Droge bei akuten und chronischen Infektionen, insbesondere der Atemwege und des Hals-Nasen-Ohrenbereichs, wurde in zahlreichen Anwendungsbeobachtungen und GPC-gerechten klinischen Studien belegt. Bislang sind keine schwerwiegenden Nebenwirkungen oder unerwünschten Wirkungen bekannt geworden.

Patienteninformation

Umckaloabo ist zur therapeutischen Anwendung bei akuten und chronischen Infekten, insbesondere der Atemwege und des Hals-Nasen-Ohrenbereichs, wie z. B. Angina tonsillaris, Sinusitis, Bronchitis und Rhinopharyngitis geeignet. Die Wirksamkeit und Sicherheit von Umckaloabo wurde in mehreren Untersuchungen belegt. Die Droge hat antibakterielle Eigenschaften und stärkt Ihr Immunsystem. Bei erhöhter Blutungsneigung und schweren Leber- und Nierenerkrankungen sollte die Droge nicht angewendet werden. Darüber hinaus sollten Sie, bis gesicherte Daten über die Therapie während der Schwangerschaft und Stillzeit vorliegen, in dieser Zeit auf die Anwendung von Umckaloabo verzichten.

Handelspräparate

Umckaloabo® Tropfen (Spitzner). 80 g Fluidextrakt (1:10, Ethanol) in 100 g Lösung. Erwachsene nehmen im akuten Stadium dreimal täglich 20-30 Tropfen, zur Vorbeugung dreimal täglich 10-20 Tropfen. Die vorbeugende Einnahme in Stress-Zeiten sollte mindestens über eine Woche erfolgen. Kinder von 6-12 Jahren nehmen dreimal täglich 10-20 Tropfen, Kinder ab 6 Monaten 5-10 Tropfen.

Literatur

Blochin B, Haidvogl M., Heger M.: Umckaloabo im Vergleich zu Acetylcystein bei Kindern mit akuter Bronchitis. Der Kassenarzt 49/50, 46-50, 1999.

Haidvogl M., Schuster R., Heger M.: Akute Bronchitis im Kindesalter; Multizenter-Studie zur Wirksamkeit und Verträglichkeit des Phytotherapeutikums Umckaloabo. Ztschr. Phytotherapie 17, 300-313 (1996)

Heger M: Wirksamkeit und Verträglichkeit eines Extraktes aus Pelargonium sidoides (Ess 7630) bei akuter Bronchitis. Ergebnisse einer multizentrischen, doppelblinden, placebokontrollierten Studie. Vortrag auf dem Symposium der Deutschen Gesellschaft für klinische Pharmakologie und Therapie, der Gesellschaft für Phytotherapie,und der Gesellschaft für Arzneipflanzenforschung am 9.-12. Oktober 2002 in Berlin (Abstract-Band in Vorbereitung).

Heil Ch., Reitermann U.: Atemwegs-, und HNO-Infektionen:Therapeutische Erfahrungen mit dem Phytotherapeutikum Umckaloabo. TW Pädiatrie 1994; 7: 523-525

Kayser O., Kolodziej, H.: Highly oxygenated coumarins from *Pelargonium sidoides*. Phytochemistry 39: 1181 (1995).

Kayser O., Kiderlen A. F., Kolodziej H.: Modulation of Luminol-dependent Chemiluminescence and Nitric Oxide Release of Murine Macrophages by a series of simple coumarins. Pharmaceutical and Pharmacological Letters 7, 71-74 (1997)

Kayser O., Kolodziej H.: Antibacterial Activities of Extracts and Constituents of *Pelargonium reniforme* and *Pelargonium sidoides*. Planta Medica 63, 508-510 (1997)

Kayser O., Kolodziej H. Pelargonium sidoides - Neuste Erkenntnisse zum Verständnis des Phytotherapeutikums Umckaloabo. Zeitschrift für Phytotherapie 19, 141-151 (1998)

Kayser O., Kolodziej H.: Antibacterial Activity of Simple Coumarins: Structural Requirements for biological Activity. Zeitschrift für Naturforschung 54c, 169-174 (1999)

Kayser O., Kolodziej H, Kiderlen A: Immunomodulatory principles of Pelargonium sidoides. Phytother Res 15(2): 122-126 (2001)

Kiderlen A. F., Kayser O., Kolodziej H.: Immunmodulating principles of *Pelargonium sidoides* . Phytotherapy Research 15, 122-126 (2001)

Kolodziej H, Heger M: Anti-infectious principles and clinical efficacy of Pelargonium species in respiratory tract infections. Phytomedicine 7 (Supplement II): P45 (2000)

König I: Naturnahe Atemwegstherapie: Von der Umckaloabo-Droge zur Therapie von Atemwegsinfekten. Therapiewoche 19: 1123-1126 (1995)

Uncaria – Uncaria gambir

Volkstümlicher Name: Gambir

Familie: Rubiaceae

Botanik: Holzige Lianen oder Klettersträucher. Blätter gegenständig, kurzgestielt, an jungen Zweigen paarige Nebenblätter vorhanden. Junge Zweige 4kantig oder rundlich. Blüten einzeln stehend oder zu lockeren, kugeligen Blütenständen vereinigt. Frucht ist 2klappige Kapsel, lokulicid. Samen an beiden Enden lang geflügelt.

Verbreitung: Indonesien und Malaysia.

Gelbes Catechu

Verwendete Pflanzenteile: Das gelbe Catechu ist der getrocknete wässrige Extrakt der Blätter und jungen Triebe von *Uncaria gambir* (HUNTER) ROXB.

Inhaltsstoffe

- Catechingerbstoffe (20 bis 50 %): darunter die Flavanoldimere Gambiriine A1 bis A3
- Flavanole (ca. 10 bis 50 %): besonders (+)-Catechin, Gambiriine B1 bis B3 (Dimere)
- Indolalkaloide vom β-Carbolin-Typ (vermutlich nur Spuren in der Droge): u. a. Gambirtannin, Dihydrogambirtannin

Pharmakologie

Die Droge wirkt adstringierend aufgrund der enthaltenen Gerbstoffe, die auch eine antibakterielle und algizide Wirkung aufweisen sollen. Die Flavonoidfraktion (Cianidanol = (+)-Catechin) soll hepatoprotektiv wirken.

Anwendungsgebiete

Volksmedizin: bei Diarrhöen, Brechreiz, gastrointestinalen Störungen (Catechutinktur), Magen- und Mundschleimhautulzera (Abkochung) sowie Asthma.

Sonstige Verwendung
Industrie: Gewinnung von Catechin.

Dosierung

TD: 0,5–2 g Droge.
Catechu-Tinktur: TD: 2,5–5 ml.

Anwendungsbeschränkungen: Risiken der bestimmungsgemäßen Anwendung therapeutischer Dosen der Droge sind nicht bekannt.

Patienteninformation: Zubereitungen aus dem Gelben Catechu könnten aufgrund der zusammenziehenden Wirkung der enthaltenen Gerbstoffe u. a. bei Durchfall hilfreich sein, eindeutige wissenschaftliche Beweise für die Wirksamkeit liegen jedoch nicht vor.

Bewertung der Wirksamkeit: Die Verwendung bei Diarrhöen, auch bei Ulzera der Mundschleimhaut scheint aufgrund der adstringierenden Wirkung der enthaltenen Gerbstoffe plausibel. Für die sonstigen beanspruchten Anwendungsgebiete ist die Wirksamkeit der Droge nach den gültigen Kriterien für klinische Prüfungen von Arzneimitteln bislang nicht belegt.

Handelspräparate

Keine bekannt.

Literatur

Balz JP, Das NP: Uncaria elliptica a major source of rutin. Planta Med, 25:174–7, 1979 Jun

Chang CC, Tung LH, Chen RR, Chiueh CC: A study on the antihypertensive action of uncarine A, an alkaloid of Uncaria formosana used in Chinese herb medicine. Taiwan I Hsueh Hui Tsa Chih, 25:61–9, 1979 Feb

Chang P, Koh YK, Geh SL, Soepadmo E, Goh SH, Wong AK: Cardiovascular effects in the rat of dihydrocorynantheine isolated from Uncaria callophylla. J Ethnopharmacol, 25:213–5, 1989 Apr

Endo K, Oshima Y, Kikuchi H, Koshihara Y, Hikino H: Hypotensive principles of Uncaria hooks. Planta Med, 25:188–90, 1983 Nov

Haginiwa J, Sakai S, Takahashi K, Taguchi M, Shujiro S: Studies of plants containing indole alkaloids. I. Alkaloids in Uncaria genus Yakugaku Zasshi, 25:575–8, 1971 May

Law KH, Das NP: Initiation and maintenance of callus tissue culture of Uncaria elliptica for flavonoid production. Prog Clin Biol Res 25 (1988), 67–70

Lin CC, Lin JM, Chiu HF: Studies on folk medicine „thang-kau-tin from Taiwan. (I). The anti-inflammatory and liver-protective effect. Am J Chin Med 57 (1992), 37–50

Lin JM, Lin CC, Chen MF, Ujiie T, Takada A: Studies on Taiwan folk medicine, thang-kau-tin (II): Measurement of active oxygen scavenging activity using an ESR technique. Am J Chin Med 57 (1995), 43–51

Mimaki Y, Toshimizu N, Yamada K, Sashida Y: Anti-convulsion effects of choto-san and chotoko (Uncariae Uncis cam Ramlus) in mice, and identification of the active principles Yakugaku Zasshi, 57:1011–21, 1997 Dec

Yamanaka E, Kimizuka Y, Aimi N, Sakai S, Haginiwa J: Studies of plants containing indole alkaloids. IX. Quantitative analysis of tertiary alkaloids in various parts of Uncaria rhynchophylla MIQ Yakugaku Zasshi, 25:1028–33, 1983 Oct

Yano S, Horiuchi H, Horie S, Aimi N, Sakai S, Watanabe K: Alkaloids from the leaves of Uncaria homomalla. Planta Med, 57:749–52, 1980 Sep

Yano S, Horiuchi H, Horie S, Aimi N, Sakai S, Watanabe K: Alkaloids of Uncaria pteropoda. Isolation and structures of pteropodine and isopteropodine. J Chem Soc Perkin 1, 57 (1966), 2245–9

Yano S, Horiuchi H, Horie S, Aimi N, Sakai S, Watanabe K: Ca2+ channel blocking effects of hirsutine, an indole alkaloid from Uncaria genus, in the isolated rat aorta. Planta Med, 57:403–5, 1991 Oct

Yano S, Horiuchi H, Horie S, Aimi N, Sakai S, Watanabe K: Gambirine, a new indole alkaloid from Uncaria gambier roxb. Tetrahedron Lett, 57:1571–4, 1967 Apr

Yano S, Horiuchi H, Horie S, Aimi N, Sakai S, Watanabe K: Studies on flavonoid metabolism. Biosynthesis of (+)-14Ccatechin by the plant Uncaria gambir Roxb. Biochem J, 57:73–7, 1967 Oct

Yano S, Horiuchi H, Horie S, Aimi N, Sakai S, Watanabe K: Studies on Uncaria alkaloid. XXI. Separation of rhynchophylline and corynoxeine (author's transl) Yakugaku Zasshi, 57:758–9, 1975 Jun

Yano S, Horiuchi H, Horie S, Aimi N, Sakai S, Watanabe K: The antihypertensive effect of Uncaria rhynchophylla in essential hypertension (author's transl) Taiwan I Hsueh Hui Tsa Chih, 57:749–52, 1980 Sep

Zhu M, Bowery NG, Greengrass PM, Phillipson JD: Application of radioligand receptor binding assays in the search for CNS active principles from Chinese medicinal plants. J Ethnopharmacol, 57:153–64, 1996 Nov

Uzara – Xysmalobium undulatum

Volkstümliche Namen: Uzara, Uzarawurzel (dt.), Uzara (engl.)

Familie: Asclepiadaceae

Botanik: Geruch der Wurzel schwach und eigenartig, Geschmack rein bitter, nach längerem Kauen schwach brennend.

Verbreitung: Südafrika.

Uzarawurzel

Verwendete Pflanzenteile: Uzarawurzel besteht aus den getrockneten unterirdischen Teilen 2–3jähriger Pflanzen von *Xysmalobium undulatum* (L.) R. B.

Inhaltsstoffe

- Herzwirksame Steroidglykoside (Cardenolide, Gemisch auch als Uzaron oder Xysmalobin bezeichnet): Hauptvertreter Uzarin (ca. 5,5 %), Xysmalorin (ca. 1,5 %), weiterhin u. a. Allo-Uzarin, Allo-Xysmalobin, Urezin, Uzarosid, Ascleposid, Glucoascleposid
- Pregnanderivate: Δ^5-Pregnen-3β-ol-20-on-glucosid, 5α-Pregnan-3β-ol-20-on-glucosid

Pharmakologie

Die Cardenolidglykoside Uzarin und Xysmalorin wirken motilitätshemmend am Dünndarm. In hoher Dosierung zeigt sich aufgrund der herzwirksamen Glykoside ein digitalisartiger Effekt.

Anwendungsgebiete
Unspezifische akute Durchfallerkrankungen.

Dosierung
Tagesdosis: entsprechend 50–100 mg Gesamtglykoside, berechnet als Uzarin.
Nur in Fertigarzneimitteln als Tabletten oder Tropfen nach Angaben des Herstellers dosieren.

Anwendungsbeschränkungen: Risiken der bestimmungsgemäßen Anwendung therapeutischer Dosen der Droge und Nebenwirkungen sind nicht bekannt. Da die Glykoside schwer resorbiert werden und ihre Herzwirkung sehr gering ist, sind Vergiftungen bei peroraler Aufnahme unwahrscheinlich, aber denkbar. Nach parenteraler Applikation von Uzara-Wirkstoffen kam es zu Todesfällen.
Gegenanzeige: Therapie mit herzwirksamen Glykosiden.

Patienteninformation: Zubereitungen aus Uzarawurzel sind zur Behandlung unkomplizierter akuter Durchfallerkrankungen geeignet. Wenn Sie Medikamente zur Behandlung einer Herzerkrankung (Digitalis) einnehmen müssen, darf das Arzneimittel nicht verwendet werden.

Bewertung der Wirksamkeit: Die therapeutische Verwendung bei unspezifischen akuten Durchfallerkrankungen wird in der entsprechenden Monographie der Kommission E positiv bewertet.

Handelspräparate
Uzara® Drg., Saft, Trpf.

Literatur
Pauli G, Schiller H: Asymmetric key position in uzara steroids. Planta Med 62 (Abstracts of the 44th Ann Congress of GA, 1996), 113
Schmidt M: Uzarawurzel. PTA 8(1994), 498

Veilchen – Viola odorata

Volkstümliche Namen: Duftveilchen, Heckenveilchen, Märzveilchen, Oeschen, Osterchen, Osterveigerl, Veilchen, Wohlriechendes Veilchen (dt.), Viol (dän.), blue violet, Common violet, Garden Violet, sweet scented violet, Sweet Violet (engl.), violette de careme, violette de mars, violette des haies, violette odorante (frz.), Viola mammola, viola zopa (it.), Luktviol (schwed.), Violka vonná (tsch.)

Familie: Violaceae

Botanik: Das Veilchen wird etwa 5 bis 10 cm hoch. Es ist eine Rosettenstaude mit kurzem, dickem, aber weichem Erdstock und meist 10 bis 20 cm langen und nur 1,5 mm dicken, langgliedrigen, am Boden liegenden, sich bewurzelnden und meist erst im 2. Jahr Blüten treibenden Ausläufern. Die Sprosse sind lebhaft dunkelgrün, zerstreut anliegend, kurzhaarig bis fast kahl. Die Blätter sind gestielt, breit herzförmig, stumpf oder kurz zugespitzt und gekerbt. Die dunkelvioletten Blüten stehen einzeln auf 3 bis 7 cm langen Stielen. Die Frucht ist eine kugelige Kapsel, die etwa 7,5 mm groß, 3 bis 6seitig, deutlich dicht kurzhaarig und oft violett ist und sich langsam an den Boden gedrückt öffnet.

Verbreitung: Die Pflanze ist im größten Teil Europas und im Nahen Osten bis Mittelasien heimisch oder eingebürgert und kommt auch in Nordamerika vor.
Herkunft der Drogen: Sie kommen aus Frankreich, Italien, Deutschland und den Balkanländern.

Veilchenblüten

Verwendete Pflanzenteile: Veilchenblüten bestehen aus den getrockneten Blüten von *Viola odorata* L.

Inhaltsstoffe
- Ätherisches Öl (ca. 0,003 %): Geruchsträger trans-α-Ionon (Parmon), Hauptbestandteile (–)-Zingiberen, (+)-Curcumen, Dihydro-β-ionon, 2,6-Nonadienal, Undecan-2-on, Isoborneol

Pharmakologie
Die Droge wirkt aufgrund der enthaltenen Saponine antimikrobiell und bronchosekretolytisch.

Anwendungsgebiete
Volksmedizin: als Blütentee zur Schleimlösung bei Bronchialkatarrh, zur Hustenmilderung bei chronischer Bronchitis, bei Keuchhusten, Asthma und Migräne; als Sirup bei Bronchialkatarrh zur Reizmilderung und Schleimlösung (Kinderarznei).
Äußerlich bei Schwämmchen (Aphten) und als Emolliens bei entzündlichen Erkrankungen.
Homöopathie: bei Entzündungen der Atemwege und Rheuma der Handgelenke.

Sonstige Verwendung
Kosmetik: das ätherische Öl wird als Geruchsstoff eingesetzt.

Dosierung
Aufguss, Abkochung, Tee: 1 gehäufter Teelöffel auf 1 Tasse Wasser. Zweimal täglich 1 Tasse oder 1–2-mal stündlich schluckweise trinken.
Sirup: 1–2 Esslöffel alle zwei Stunden.
Homöopathisch: 5 Tropfen oder 1 Tablette oder 10 Globuli oder 1 Messerspitze Verreibung alle 30–60 min (akut) oder 1–3-mal täglich (chronisch); parenteral: 1–2 ml s. c. akut: 3-mal täglich; chronisch einmal täglich (HAB34).

Anwendungsbeschränkungen: Risiken der bestimmungsgemäßen Anwendung therapeutischer Dosen der Droge und Nebenwirkungen sind nicht bekannt.

Patienteninformation: Zubereitungen aus Veilchenblüten sollen aufgrund volksmedizinischer Erfahrungswerte bei Erkrankungen der Atemwege, besonders bei Kindern, und als reizlinderndes Mittel bei entzündlichen Erkrankungen hilfreich sein, wissenschaftliche Beweise für die Wirksamkeit liegen jedoch nicht vor.

Bewertung der Wirksamkeit: Die Wirksamkeit der Droge ist nicht belegt. Die volksmedizinische Verwendung bei Erkrankungen der Atmungsorgane könnte mit der expektorierenden und antimikrobiellen Wirkung der enthaltenen Saponine erklärt werden.

Handelspräparate
Nur Kombinationspräparate

Literatur

Farnsworth NR: Lloydia (1968), 246
Roberg M: Arch Pharm 275 (1937), 145
Ruzicka L, Schinz H: Helv Chim Acta 25 (1942), 760
Uhde G et al: Helv Chim Acta 55 (1972), 2621
Willaman JJ, Hui-Li L: Lloydia 33 (1970), 1

Veilchenkraut

Verwendete Pflanzenteile: Veilchenkraut besteht aus den getrockneten oberirdischen Teilen von *Viola odorata* L.

Inhaltsstoffe
- Ätherisches Öl (ca. 0,04 %): Salicylsäuremethylester (aus glykosidischen Vorstufen, vermutlich Monotropitosid, beim Trocknen der Pflanze gebildet), 2-Nitropropionsäure
- Saponine (??, Struktur unbekannt)
- Alkaloide (Veilchen-Emetin?)

Pharmakologie
Die Droge wirkt aufgrund der Saponine expektorierend, das Alkaloid Violin weist eine emetinähnliche Wirkung auf.

Anwendungsgebiete
Volksmedizin: innerlich bei Husten, Heiserkeit, Lungenentzündung und als schweißtreibendes Mittel; bei Halsentzündungen und Bronchitis mit festsitzendem Schleim, nervöser Überreizung, Schlafstörungen und Hysterie.
Äußerlich: Hautwaschungen bei verschiedenen Hautkrankheiten.

Dosierung
Teezubereitung: 2 Teelöffel Veilchenkraut auf 1/4 l Wasser. 2–3-mal täglich 1 Tasse trinken.

Anwendungsbeschränkungen: Risiken der bestimmungsgemäßen Anwendung therapeutischer Dosen der Droge und Nebenwirkungen sind nicht bekannt.

Patienteninformation: Zubereitungen aus Veilchenkraut sollen aufgrund volksmedizinischer Erfahrungswerte bei Erkrankungen der Atemwege, Nervosität, Schlaflosigkeit und verschiedenen Hauterkrankungen hilfreich sein; wissenschaftliche Beweise für die Wirksamkeit liegen jedoch nicht vor.

Bewertung der Wirksamkeit: Die Wirksamkeit der Droge ist bislang nicht belegt. Die volksmedizinische Verwendung bei Erkrankungen der Atmungsorgane könnte mit der expektorierenden Wirkung der enthaltenen Saponine erklärt werden. Zur therapeutischen Verwendung bei den beanspruchten Indikationen liegt eine Negativ- Monographie der Kommission E vor.

Handelspräparate
Keine bekannt.

Literatur

Farnsworth NR: Lloydia (1968), 246
Hänsel R, Keller K, Rimpler H, Schneider G (Hrsg): Hagers Handbuch der Pharmazeutischen Praxis. 5. Aufl., Bde 4–6 (Drogen), Springer Verlag Berlin, Heidelberg, New York, 1992–1994
Willaman JJ, Hui-Li L: Lloydia 33 (1970), 1

Veilchenwurzelstock

Verwendete Pflanzenteile: Veilchenwurzelstock besteht aus dem getrockneten Wurzelstock von *Viola odorata* L.

Inhaltsstoffe
Siehe Veilchenkraut

Pharmakologie
Siehe Veilchenkraut

Anwendungsgebiete
Volksmedizin: bei Erkrankung der Atmungsorgane, besonders bei trockenen Katarrhen, und bei Rheuma der kleinen Gelenke, Fieber,

Hauterkrankungen, Entzündungen der Mundschleimhaut, nervöser Überreizung, Kopfschmerzen und Schlaflosigkeit.

Dosierung
Mittlere Einzeldosis: zum Einnehmen 1 g, als Abkochung (5 %) 20 g, als Infus (5 %) 5–6-mal täglich 1 Esslöffel.

Anwendungsbeschränkungen: Siehe Veilchenkraut

Patienteninformation: Zubereitungen aus Veilchenwurzelstock sollen aufgrund volksmedizinischer Erfahrungswerte bei Erkrankungen der Atemwege, Rheuma, Fieber, Hauterkrankungen, Nervosität, Kopfschmerzen und Schlaflosigkeit hilfreich sein; wissenschaftliche Beweise für die Wirksamkeit liegen jedoch nicht vor.

Bewertung der Wirksamkeit: Die Wirksamkeit der Droge ist nach den gültigen Kriterien für klinische Prüfungen von Arzneimitteln bislang nicht belegt. Die volksmedizinische Verwendung bei Erkrankungen der Atmungsorgane ist aufgrund der expektorierenden Wirkung der enthaltenen Saponine plausibel. Zur therapeutischen Verwendung bei den beanspruchten Indikationen liegt eine Negativ- Monographie der Kommission E vor.

Handelspräparate
Keine bekannt.

Literatur
Farnsworth NR: Lloydia (1968), 246
Willaman JJ, Hui-Li L: Lloydia 33 (1970), 1

Venusfliegenfalle – Dionaea muscipula

Volkstümliche Namen: Venusfliegenfalle (dt.), Venus's flytrap (engl.)

Familie: Droseraceae

Botanik: Staude, bis 45 cm hoch werdend. Die Laubblätter sind in grundständiger Rosette angeordnet. Sie sind 6,5 bis 13 cm lang, besitzen einen keilförmig verbreiterten Blattstiel und eine, zum Fangapparat umgestaltete, kreisrunde 2klappige Spreite, Klappen an den Rändern 15 bis 20 steife Borsten und auf der Fläche 3 reizbare Borsten tragend. In der Peripherie sind Nektardrüsen, zur Mitte hin Verdauungsdrüsen vorhanden. Bei Reizung der Fühlborsten klappen die Spreitenhälften unter Verzahnung der Randborsten zusammen. Die Verdauung des gefangenen Insekts dauert etwa 6 Tage, dann öffnet sich der Fangapparat langsam wieder. Blütenschaft blattlos, bis 45 cm lang, 3 bis 10 radiäre Blüten in einer Doldentraube angeordnet. Kelchblätter verwachsen, Kronblätter 5, frei, weiß, 15 bis 20 Staubblätter, 5 Fruchtblätter, oberständig, Griffel zur Säule zusammengefügt, an der Spitze 5 Narben. Frucht eine eiförmige Kapsel, bei Reife zerbrechend. Samen zahlreich, eiförmig, schwarz, glatt.

Verbreitung: Nordamerika.

Venusfliegenfallenkraut

Verwendete Pflanzenteile: Das Venusfliegenfallenkraut ist die ganze frische, oberirdische Pflanze von *Dionaea muscipula* ELLIS.

Inhaltsstoffe
- Naphthalenderivate: Naphthochinone, u. a. Hydroplumbagin-4-O-β-glucosid, (ca. 0,6 %), Plumbagin (ca. 0,2 %)
- Flavonoide: u. a. Quercetin-3-O-galactosid, Quercetin-3-O-glucosid, deren 2,-Galloylester, Kämpferol-3-O-galactosid, Kämpferol-3-O-glucosid
- Phenolcarbonsäuren: Glucoside der Gallus-, Ellag-, 3-O-Methyl- und 3,3'-Dimethylellagsäure
- Enzyme (im Sekret der Verdauungsdrüsen): Proteasen, Phosphatasen, Nucleasen

Pharmakologie
Der Presssaft der Frischpflanze (Hauptwirkstoff Plumbagin) wirkt immunstimulierend, antineoplastisch und spasmogen (Lysophosphatidinsäure).

Anwendungsgebiete
Innere Anwendung: bei Malignomen wie Tumoren im fortgeschrittenen Stadium (Mamma Ca, Blasen Ca, Prostata Ca und Osteosarkom), hämatologischen Systemerkrankungen (CML und CLL, M. Hodgkin und Non-Hodgkin Lymphome) sowie soliden Tumoren.

Dosierung
Presssaft aus der Frischpflanze:
Zur peroralen und inhalativen Anwendung: 50–60 Tropfen 5-mal täglich p. o.; 25 Tropfen mit 1 ml physiologischer NaCl im Kaltvernebler inhalieren.
Injektionslösung: Initial 2 ml Amp. täglich über 14 Tage, Erhaltungsdosis 1 Amp. jeden 2. bis 3. Tag i. m.

Anwendungsbeschränkungen: Bei parenteraler Applikation von Fertigarzneimitteln aus der

Frischpflanze kam es zu erhöhter Körpertemperatur, Schüttelfrost und Kreislaufschäden bis hin zum Kreislaufkollaps kommen (Verunreinigung mit Endotoxinen?). Hautkontakt mit der frischen Pflanze soll zu Reizerscheinungen führen.

Patienteninformation: Medikamente aus Venusfliegenfallenkraut werden zur Behandlung verschiedener, fortgeschrittener Krebserkrankungen, u. a. Brust-, Blasen-, Lymphdrüsen- und Knochenkrebs, Leukämien und bösartigen Tumoren der Vorsteherdrüse verwendet, da ihre Inhaltsstoffe die körpereigene Abwehr stärken sollen.

Bewertung der Wirksamkeit: Die Wirksamkeit der Droge ist bisher nicht belegt. Immunstimulierende, antineoplastische und spasmogene Wirkungen konnten jedoch nachgewiesen werden. Mögliche Nebenwirkungen (siehe Anwendungsbeschränkungen) sind zu beachten.

Handelspräparate

Keine bekannt.

Literatur

Blaschek W, Hänsel R, Keller K, Reichling J, Rimpler G, Schneider G (Hrsg): Hagers Handbuch der Pharmazeutischen Praxis. Folgebände 1 und 2. Drogen A–Z. Springer. Berlin, Heidelberg 1998

Vogelknöterich – Polygonum aviculare

Volkstümliche Namen: Blutkraut, Laufrasen, Plattsaad, Saugras, Saukraut, Vogelknöterich, Vogel-Knöterich, Wegetred, Wegetritt, Weggras, Wegkraut, Zerrgras (dt.), Höusegräs, sekedeknä, vej-Pileurt (dän.), Allseed Ninejoints, Armstrong, Beggarweed, Bird Knotgrass, Bird's Tongue, Birdweed, Centinode, Common Knotgrass, Cow Grass, Crawlgrass, Doorweed, Hogweed, Knotgrass, Knotweed, Ninety-knot, Pig-rush, Pigweed, Red Robin, Sparrow Tongue, Swine's Grass, Swynel Grass (engl.), Centinode, Herbe à cochon, Herbe aux panaris, Renouée des oiseaux, trainasse (frz.), Porcfu (ung.), Tungress (norw.), Sporysz (russ.), Trampgrass (schwed.), Rdesno ptaci (tsch.)

Familie: Polygonaceae

Botanik: Die Pflanze ist einjährig und kräftig. Der Hauptstängel ist anfangs aufrecht, bis 1 m lang, vielfach verzweigt, später niederliegend und dicht am Boden kriechend. Die Blätter sind wechselständig, ganzrandig, kurz gestielt, an Haupt- und Seitensprossen verschieden ausgebildet, breit-elliptisch bis lineal-lanzettlich, spitz oder stumpf. Die Blütenstände sind ein- bis wenigblütige, blattwinkelständige Trugdolden. Die Einzelblüten sind grün oder rot und weiß berandet, sehr klein, unscheinbar und kurz gestielt. Die Nussfrüchte sind so lang wie die Blütenhülle, mattbraun, runzelig gestreift, eiförmig bis fast elliptisch, dreiseitig abgeflacht, nicht glänzend.

Verbreitung: In den gemäßigten Gebieten der ganzen Erde.

Vogelknöterichkraut

Verwendete Pflanzenteile: Vogelknöterichkraut besteht aus dem zur Blütezeit gelegentlich mit den Wurzeln gesammelten und getrockneten Kraut von *Polygonum aviculare* L.

Inhaltsstoffe

- Flavonoide (0,1 bis 1 %): Hauptkomponenten Avicularin (Quercetin-3-O-arabinosid, ca. 0,2 %), Hyperosid, Quercitrin, Quercetin-3-O-galactosid, Rhamnetin-3-O-galactosid, weiterhin u. a. Vitexin, Isovitexin, Rhamnazinbisulfat
- Kieselsäure (ca. 1 %), teilweise wasserlöslich
- Gerbstoffe (ca. 4 %): Gallotannine, Catechingerbstoffe
- Hydroxycumarine: Umbelliferon, Scopoletin
- Lignane: Aviculin

Pharmakologie

Die Droge wirkt adstringierend durch die enthaltenen Gerbstoffe. In vitro soll die Flavonoidfraktion die Aggregation menschlicher Erythrozyten hemmen, vermutlich durch Beeinflussung der Cyclooxygenase.

Anwendungsgebiete

Innere Anwendung: bei Katarrhen der Atemwege, Schleimhautentzündungen im Mund- und Rachenraum.
Volksmedizin: innerlich bei Lungenkrankheiten, Husten, Blasen- und Nierenleiden, Oligurie, Nachtschweiß, Gicht und Rheuma. Äußerlich als Hämostyptikum bei Blutungen und bei Hautaffektionen.
Chinesische Medizin: bei Gonorrhö, Gelbsucht, Hautdefekten, Dysenterie (rote), Juckreiz und bei Spulwurmbefall von Kindern.
Homöopathie: bei Rheumatismus der Finger.

Dosierung

Tagesdosis: 5 g Droge.
Tee: 1,5 g (1 TL) auf 150 ml erhitzen (5–10 min), 3–5-mal täglich bei Husten und Bronchialkatarrh.

Aufguss für äußere Anwendung: Tagesdosis: 5 g Droge.
Homöopathisch: 5 Tropfen oder 1 Tablette oder 10 Globuli oder 1 Messerspitze Verreibung alle 30–60 min (akut) oder 1–3-mal täglich (chronisch); parenteral: 1–2 ml s. c. akut: 3-mal täglich; chronisch einmal täglich (HAB34).

Anwendungsbeschränkungen: Risiken der bestimmungsgemäßen Anwendung therapeutischer Dosen der Droge und Nebenwirkungen sind nicht bekannt.

Patienteninformation: Zubereitungen aus Vogelknöterichkraut sind zur Behandlung von leichten Katarrhen der Atemwege und entzündlichen Veränderungen der Mund- und Rachenschleimhaut geeignet und sollen auch bei einer Reihe anderer Erkrankungen, wie z. B. Hautkrankheiten, hilfreich sein (hier jedoch kein wissenschaftlicher Beweis für die Wirkung).

Bewertung der Wirksamkeit: Für die therapeutische Verwendung bei leichten Katarrhen des Respirationstraktes und entzündlichen Veränderungen der Mund- und Rachenschleimhaut liegt eine Positiv-Monographie der Kommission E vor. Für die anderen beanspruchten Indikationsgebiete ist die Wirksamkeit der Droge nach den gültigen Kriterien für klinische Prüfungen von Arzneimitteln bisher nicht belegt. Aufgrund des Gerbstoffgehalts ist die Anwendung als Hämostyptikum nachvollziehbar..

Handelspräparate

Tussiflorin® Hustensaft (Kombination aus 4 Wirkstoffen)

Literatur

Hänsel R, Keller K, Rimpler H, Schneider G (Hrsg): Hagers Handbuch der Pharmazeutischen Praxis. 5. Aufl., Bde 4–6 (Drogen), Springer Verlag Berlin, Heidelberg, New York, 1992–1994
Haverland F: PA 18 (1963), 59–87

Wacholder – Juniperus communis

Volkstümliche Namen: Kaddig, Kranewitter, Machandel, Reckholder, Wacholder, Wacholder, gemeiner (dt.), Enebaer (dän.), Jenverstruik (niederl.), Enebro, Ginepro, Juniper, Juniper Berries, Juniper-tree (engl.), Enebro común (span.), genévrier, Genièvre (frz.), Ginepro, zenèver (it.), Jalowiec (pol.), Mozzevel'nik (russ.), Jalowjenc (slow.), Jalovec (tsch.)

Familie: Cupressaceae

Botanik: Die Pflanze ist ein Baum oder Strauch sehr unterschiedlicher Wuchsformen von 2 bis 10 m Höhe. Die Rinde ist zunächst glatt und gelbbraun, später wird sie schwarzgrau und längsrissig. Die Knospen sind von schuppenartigen Nadeln bedeckt, die durch ihre Länge von den normalen Laubblättern abweichen. Die meergrünen Blätter sind immergrün, nadelförmig, lineal bis breit-lanzettlich, stumpflich bis stachelspitzig. Sie sitzen in 3zähligen Quirlen. Die männlichen, gelblichen Blüten hängen in elliptischen Kätzchen aus zahlreichen Staubblättern in 3gliedrigen Quirlen in den Blattwinkeln der jüngsten Triebe. Die weiblichen, grünlichen Blüten sind fast eiförmig und bestehen aus 3 Fruchtblättern. Die Fruchtblätter werden fleischig und bilden in der Reife im 2. Jahr erbsengroße, fast kugelige, dunkelbraun-violette, hechtblau bereifte Scheinbeeren, die Wacholderzapfen. Die Beeren reifen zwei oder drei Jahre lang, sodass blaue (reife) und grüne (unreife) Beeren an derselben Pflanze auftreten. Die Samen sind hellbraun, länglich-dreikantig, zwischen den Kanten etwas warzig und mit harter Schale.

Verbreitung: Europa, Nord-Afrika, Nord-Asien, Nord-Amerika.

Wacholderbeeren

Verwendete Pflanzenteile: Wacholderbeeren bestehen aus den reifen, frischen oder getrockneten Beerenzapfen von *Juniperus communis* L.

Inhaltsstoffe

- Ätherisches Öl (0,8 bis 2 %): Zusammensetzung sehr abhängig von der Herkunft der Droge, Hauptkomponenten Monoterpenkohlenwasserstoffe, u. a. α-Pinen, β-Myrcen, γ-Muurolen, Sabinen, daneben u. a. Limonen, β-Elemen, β-Caryophyllen, β-Pinen, γ-Cadinen, Terpinen-4-ol
- Diterpene: u. a. Isocommunsäure, cis-Communsäure, trans-Communsäure
- Oligomere Proanthocyanidine
- Monosaccharide: Invertzucker (20 bis 30 %)
- Flavonoide

Pharmakologie

Bei der der Droge zugeschriebenen diuretischen Wirkung handelt es sich um eine sogenannte „Wasserdiurese", die aufgrund der enthaltenen ätherischen Öle auftritt.
Im Tierexperiment konnte eine blutdrucksenkende, antidiabetische und antiexsudative Wirkung nachgewiesen werden, des weiteren eine antivirale Wirksamkeit in vitro.
In älteren Untersuchungen wird eine spasmogene, expektorierende und bronchospasmoly-

tische Wirkung beschrieben, neuere Daten hierzu liegen nicht vor.

Anwendungsgebiete

Innere Anwendung: bei Verdauungsbeschwerden wie Aufstoßen, Sodbrennen oder Völlegefühl sowie dyspeptischen Beschwerden.
Äußere Anwendung: bei rheumatischen Beschwerden (als Badezusatz).
Volksmedizin: innerlich zur Förderung einer geregelten Menstruation und zur Linderung bei schmerzhafter Menstruationsblutung, bei entzündlichen Erkrankungen der ableitenden Harnwege, Gicht, Arteriosklerose, bei starkem Hustenreiz infolge von Bronchitiden, Diabetes (gemahlene Wacholderbeeren), bei Mundgeruch kauen.
Homöopathie: Ausscheidungsstörungen der ableitenden Harnwege und dyspeptische Beschwerden.

Sonstige Verwendung
Haushalt: als Gewürz.
Industrie: Das Destillat der Wacholderbeeren dient der Herstellung von Branntweinen.

Dosierung

Tagesdosis: 2 bis 10 g Droge, entsprechend 20–100 mg ätherisches Öl.
Die Dauer der Anwendung sollte auf maximal 6 Wochen begrenzt werden.
Aufguss: gebräuchliche Einzeldosis: 0,5 g auf 1 Teetasse.
Infus: 3-mal täglich 100 ml trinken.
Tinktur: 20–30 Tropfen 2–3-mal täglich einnehmen.
Tinktur (1:5): 3-mal täglich 1–2 ml.
Fluidextrakt: 3-mal täglich 2–4 ml.
Bei Diabetes: 15 Tage lang 10 frisch gemahlene Beeren täglich mit Wasser einnehmen; nach einem Monat Pause Einnahme wiederholen.
Homöopathisch: 5 Tropfen oder 1 Tablette oder 10 Globuli oder 1 Messerspitze Verreibung alle 30–60 min (akut) oder 1–3-mal täglich (chronisch); parenteral: 1–2 ml s. c. akut: 3-mal täglich; chronisch einmal täglich (HAB).

Anwendungsbeschränkungen: Risiken der bestimmungsgemäßen Anwendung therapeutischer Dosen der Droge und Nebenwirkungen sind nicht bekannt. Bei langdauernder innerlicher Anwendung und bei Überdosierung kann es zu Nierenreizung und Nierenschäden kommen. Gegenanzeigen für die innerliche Anwendung sind Schwangerschaft und entzündliche Nierenerkrankungen. Die äußere Anwendung sollte bei großen Hautverletzungen, akuten Hautkrankheiten, fieberhaften Erkrankungen, Herzinsuffizienz und Hypertonie unter Kontrolle des Arztes erfolgen.

Patienteninformation: Zubereitungen aus Wacholderbeeren können innerlich angewendet, bei Verdauungsbeschwerden wie Aufstoßen, Völlegefühl und Sodbrennen, bei äußerlicher Anwendung als Badezusatz bei rheumatischen Beschwerden hilfreich sein. Bitte beachten Sie, dass es bei Überdosierung oder langdauernder innerlicher Anwendung zu Nierenreizungen oder sogar Nierenschäden kommen kann; während der Schwangerschaft oder bei bereits bestehenden Nierenschäden darf das Arzneimittel nicht angewandt werden. Die großflächige äußerliche Anwendung sollte bei großen Hautverletzungen, Hautkrankheiten, Fieber, Herzschwäche und Bluthochdruck nur nach Rücksprache mit Ihrem behandelnden Arzt erfolgen.

Bewertung der Wirksamkeit: Die Wirksamkeit der Droge ist nach den gültigen Kriterien für klinische Prüfungen von Arzneimitteln für die beanspruchten Indikationen außer der Anwendung bei Verdauungsstörungen und rheumatischen Beschwerden bisher nicht belegt. Die tierexperimentell gefundenen Wirkungen unterstützen jedoch einen Teil der volksmedizinisch beanspruchten Anwendungsgebiete. Für das Anwendungsgebiet dyspeptische Beschwerden liegt eine Positivmonographie der Kommission E (1984) und der ESCOP (1997) vor. Die ESCOP empfiehlt zusätzlich die Anwendung zur Erhöhung der renalen Wasserausscheidung.
Die Anwendungsbeschränkungen und Dosierungshinweise sind hier besonders zu beachten.

Handelspräparate

Klosterfrau Rheumabad
Roleca® Wacholder (1–2mal tgl. 1 Kps. 50 mg bzw. 1mal tgl. 1 Kps. 100 mg zu den Mahlzeiten mit Flüssigkeit einnehmen)
Sanhelios Wacholderbeer
Wacholderbeeröl Alsitan
Wacholderbeer Öl Kapseln 3mal tgl. 1 Kps.

Literatur

Chatzopoulou PS, Katsiotis ST: Study of the Essential Oil from Juniperus communis "Berries" (Cones)Growing in Greece. Planta Med 59 (1993), 554
de Pascuale TJ: An Quim. 73 (1977), 463
Freidrich H, Engelshowe R: Planta Med 33 (1978), 251
Lamer-Zarawska E: Phytochemical studies on flavonoids and other compounds of juniper fruits (Juniperus communsi L.). Pol J Chem 54 (1980), 213–219
Mascolo N et al: Phytother Res 1 (1987), 28
Ramic S, Murko D: Chemical composition of fruit of Juniperus species. Archiv Farm 33 (1983), 15–20
Schilcher H, Boesel R, Effenberger ST, Segebrecht S: Neuere Untersuchungsergebnisse mit aquaretisch, antibakteriell und prostatotrop wirksamen Arzneipflanzen. Z Phytother 10 (1989), 77
Schilcher H, Emmrich D, Koehler C: Gaschromatographischer Vergleich von ätherischen Wacholderölen

W

und deren toxikologische Bedeutung. PZW 138 (1993), 85
Schilcher H, Heil BM: Nierentoxizität von Wacholderbeerzubereitungen. Z Phytother 15 (1994), 205–213
Schmidt M: Wacholderzubereitungen. Muß die Monographie umgeschrieben werden ?. Deutsche Apotheker Ztg 135 (1995), 1260–1264
Sökeland J: Phytotherapie in der Urologie. Z Phytother 10 (1989), 8
Thomas AF: Helv Chim Acta 55 (1972), 2429
Thomas AF: Helv Chim. Acta 56 (1972), 1800

Walddolde – Chimaphila umbellata

Volkstümliche Namen: Doldenförmiges Wintergrün, Dolden-Winterlieb, Doldiges Wintergrün, Doldiges Winterlieb, Gichtkraut, Harnkraut, Nabelkraut, Walddolde, Waldmangold, Wintergrün, doldenblütiges, Winterlieb (dt.), American wintergreen, Bitter Wintergreen, Butter Winter, Ground Holly, Ground leaf, King's Cure, King's Cureall, Love in Winter, Pipsissewa, Prince's Pine, Rheumatism Weed, Umbellate Wintergreen, Winter Green (engl.), Herbe à pisser, Poirier en ombelle, Pyrole ombellée (frz.),

Familie: Pyrolaceae

Botanik: Die Pflanze ist ein ausdauernder, bis 25 cm hoher Halbstrauch mit aufrechten, kantigen Stängeln und kriechendem, weißem Wurzelstock. Die immergrünen wechselständigen Laubblätter sind kurzgestielt, ledrig, eiförmig spatelig bis linealisch und keilförmig, und der Blattrand ist von der Mitte an scharf gesägt. Die Blütenstandsachse ist bis zu 10 cm lang und mit 2 bis 7doldig oder doldentraubig angeordneten Blüten besetzt. Die anfangs hellrosa und später weißen Blüten sind nickend und schwach glockenförmig. Die Kelchblätter sind verkehrt-eiförmig, gezähnelt und etwa ein Drittel so lang wie die Kronblätter. Die Petalen sind breit-eiförmig, gewölbt, rosa, 5 bis 6 mm lang. Die 10 Staubblätter sind am Grunde verdickt, die Seitenkanten leicht geflügelt und bewimpert. Die Antheren sind kurz und dick und rot. Der Griffel ist sehr kurz, die Narbe breit, vertieft, kürzer als die Antheren. Die Frucht ist eine 5furchige Kapsel auf aufrechten Stielen.

Verbreitung: Pflanze kommt verbreitet in Europa, Asien, Nord- und Südamerika vor.

Walddoldenkraut

Verwendete Pflanzenteile: Walddoldenkraut ist der oberirdische Teil von *Chimaphila umbellata* (L.) BART.

Inhaltsstoffe

- Hydrochinonglykoside: Hauptkomponente Isohomoarbutin, weiterhin Homoarbutin (Arbutin?)
- Naphthalenderivate (Naphthochinone): Chimaphilin (2,7-Dimethyl-1,4-naphthochinon, ca. 0,2 %)
- Flavonoide: u. a. Hyperosid, Avicularin
- Gerbstoffe (4–5 %)

Pharmakologie

Der chinonhaltigen Droge wird eine harndesinfizierende Wirkung zugeschrieben (vgl. Bärentraubenblätter).
Alkoholische und wässrige Extrakte der Pflanze sollen in vitro antimikrobielle Eigenschaften zeigen.

Anwendungsgebiete

Innere Anwendung: bei akuter und chronischer Cystitis und Ödemen (USA).
Volksmedizin: bei den Indigenas Nordamerikas wurde das Walddoldenkraut innerlich gegen Nieren- und Blasenleiden, zur Menstruationsregulation sowie vor und nach der Geburt, bei Rheuma und krebsartigen Erkrankungen verwendet. Äußerlich bei Hauterkrankungen.
Homöopathie: chronische Entzündungen der ableitenden Harnwege, der Prostata und Brustdrüse.

Sonstige Verwendung
Haushalt: als Geschmackskorrigens in Getränken und Süßspeisen.

Dosierung

Einmalige Dosis: 2 g Droge.
Tee: 1–3 g Droge.
Extrakt: Einzeldosis: 1–4 ml.
Homöopathisch: 5–10 Tropfen, 1 Tablette, 5–10 Globuli, 1 Messerspitze Verreibung 1–3-mal täglich oder 1 ml Injektionslsg. s. c. 2-mal wöchentlich (HAB).

Anwendungsbeschränkungen: Risiken der bestimmungsgemäßen Anwendung therapeutischer Dosen der Droge und Nebenwirkungen sind nicht bekannt. Die Droge besitzt auf Grund ihres Chimaphilingehaltes schwache sensibilisierende Wirkung. Wegen des Gehaltes an Hydrochinonglykosiden ist die Droge nicht für längerfristigen Gebrauch geeignet (vgl. Bärentraubenblätter).

Patienteninformation: Medikamente aus Walddoldenkraut werden aufgrund von Erfahrungswerten der nordamerikanischen indianischen Medizin auch heute noch in den USA zur Behandlung von Blasenentzündungen und Wassersucht eingesetzt; eindeutige wissenschaftliche Beweise für die Wirksamkeit liegen jedoch nicht vor.

Bewertung der Wirksamkeit: Die Wirksamkeit der Droge ist nach den gültigen Kriterien für klinische Prüfungen von Arzneimitteln bisher noch nicht ausreichend belegt. Alkoholische und wässrige Pflanzenextrakte sollen in vitro antimikrobielle Wirkungen aufweisen, was die der Chinon-haltigen Droge zugeschriebenen harndesinfizierenden Eigenschaften ähnlich Bärentraubenblätter und die Verwendung bei akuter und chronischer Urocystitis erklären könnte. Die Droge besitzt eine schwache Sensibilisierungspotenz und sollte wegen des Gehaltes an Hydrochinonglykosiden (vgl. Bärentraubenblätter) nicht längerfristig angewandt werden.

Handelspräparate
Eviprostat® (Kombination aus 4 Bestandteilen)

Literatur
Bolkart KH et al: Naturwissenschaften 55 (1968), 445
Walewska E, Thieme H: Pharmazie 24 (1969), 423

Waldmeister – Galium odoratum

Volkstümliche Namen: Duftlabkraut, Echter Waldmeister, Leberkraut, Waldmeister (dt.), Master of the Wood, Sweet woodruff, Woodruff, Woodruff, sweet, woodruffasperule, Woodwrad (engl.), Asperule odorante, he‹'patique etoilée, muguet des bois, petit muguet, reine des bois (frz.), Asperella odorata, asperella stellina (it.)

Familie: Rubiaceae

Botanik: Waldmeister ist eine 10 bis 35 cm hohe Staude mit dünnem, walzenförmigem, kreisrundem Rhizom. Der 4kantige Stängel ist glatt und bis auf die Knoten kahl und glänzend. Die Laubblätter sind zu 6 bis 9 in Scheinquirlen angeordnet; die unteren sind verkehrt-eiförmig, die mittleren und oberen lanzettlich, bis länglich lanzettlich, ganzrandig, stachelspitzig, kahl und am Rande etwas rau. Die Blüten sind in gipfelständigen, lockeren Trugdolden angeordnet. Die Kronblätter sind zu einer trichterigen, weißen, etwa 1,5 mm langen Röhre verwachsen. Der 4spaltige Saum ist 2 bis 3,5 mm lang. Die 4 Staubgefäße sind mit der Kronröhre verwachsen. Die Tragblätter des Blütenstandes sind klein, lanzettlich oder fast borstenförmig. Die 2samigen Schließfrüchte sind kugelig, 2 bis 3 mm lang und dicht mit hakigen Borsten besetzt.

Verbreitung: Kommt in Nord- und Mitteleuropa, Sibirien und Nordafrika vor.

Waldmeisterkraut

Verwendete Pflanzenteile: Waldmeisterkraut ist der frische oder getrocknete oberirdische Teil von *Galium odoratum* (L.) SCOP.

Inhaltsstoffe
In der frischen Pflanze
- o-Hydroxyzimtsäureglucosid: Melilotosid

In der getrockneten Pflanze
- Cumarin (0,4 bis 1 %)
- Iridoide: Asperulosid (0,05 bis 0,3 %), Monotropein (0,04 %), Scandosid (0,02 %)

Pharmakologie
Aufgrund der enthaltenen Cumarine antiphlogistisch (Asperulosid), antiödematös, spasmolytisch und lymphokinetisch.
Wegen des geringen Cumaringehaltes ist die therapeutische Wirksamkeit allerdings zweifelhaft.

Anwendungsgebiete
Volksmedizin: bei nervösen Unruhezuständen, Schlaflosigkeit sowie bei Menstruationsbeschwerden auf nervöser Grundlage, bei Leberstauung und Gelbsucht, Hämorrhoiden, Durchblutungsstörungen und Venenerkrankungen.
Die Aromaverordnung verbietet seit 1981 Waldmeisterkraut zur Herstellung von Essenzen.

Sonstige Verwendung
Industrie: Maiwein-Extrakt zur gewerblichen Herstellung von Maibowlen.

Dosierung
Mittlere Einzelgabe: 1,0 g Droge.
Tee: 2 Teelöffel (1,8 g Droge) in einem Glas Wasser kalt ansetzen, tagsüber oder vor dem Schlafengehen zu sich nehmen. Stirnumschläge mit zerquetschtem Kraut (bei Kopfschmerzen).
Infus: 5 %ige Lösung (bei Schlafstörung).

Anwendungsbeschränkungen: Die frische Pflanze enthält Melilotosid, aus dem beim Trocknen Cumarin freigesetzt wird (Gehalt bis 1 % Cumarin in der frisch getrockneten Droge). Risiken der bestimmungsgemäßen Anwendung

therapeutischer Dosen der Droge und Nebenwirkungen sind nicht bekannt.
Bei Anwendung hoher Dosen der Droge können Kopfschmerzen und Benommenheit auftreten. Bei empfindlichen Patienten sind bei Langzeitanwendung passagere Leberschädigungen möglich, die nach Absetzen der Droge wieder verschwinden (Kontrolle der Leberenzymwerte des Blutes!).

Patienteninformation: Zubereitungen aus Waldmeisterkraut sollen aufgrund volksmedizinischer Erfahrungswerte vor allem bei nervösen Unruhezuständen, Schlaflosigkeit, Leberstauung, Gelbsucht, Durchblutungsstörungen und Venenerkrankungen wirksam sein, ein wissenschaftlicher Beweis hierfür fehlt jedoch. Bei Einnahme höherer Dosen sind Kopfschmerzen und Benommenheit möglich, bei Langzeitanwendung Leberschäden, die nach Beendigung der Einnahme wieder verschwinden.

Bewertung der Wirksamkeit: Das Waldmeisterkraut enthält nur wenig Cumarin und die Wirksamkeit ist nach den gültigen Kriterien für klinische Prüfungen von Arzneimitteln für die beanspruchten Indikationen bisher nicht ausreichend belegt. Die therapeutische Anwendung kann deshalb nicht empfohlen werden (Negativ-Monographie d. Kommission E).

Handelspräparate

Keine bekannt.

Literatur

Berkowitz WF et al: J Org Chem 47 (1982), 824
Böjthe-Horvath K et al: Phytochemistry 21 (1982), 2917–2919
Burnett AR, Thomson RH: J Clin Soc 6 (1968), 854
Casley-Smith JR: Effects of varying doses of 7-hydroxycoumarin and coumarin in acute lymphoedema and other high-protein oedemas. Progress in Lymphology, X, Adelaide (1985), 194–196
Cox D, O'Kennedy R, Thornes RD: The rarity of liver toxicity in patients treated with coumarine (1,2-Benzopyrone). Human Toxikol 8 (1989), 501–506
Egan D, O'Kennedy R, Moran E et al: The pharmacology, metabolism, analysis, and applications of coumarin and coumarin-related compounds. Drug Metabolism Reviews 22 (1990), 503–529
Ellinger A: Zur pharmako-dynamischen Charakterisierung des Cumarins. Schmiedebergs Arch exp Pathol Pharmakol Suppl. Festschrift (1908), 150–163
Fentem JH, Fry JR, Thomas NW: Species differences in the hepatotoxicity of coumarin – a comparision of rat and Mongolian gerbil. Toxicology 71 (1992), 129
Hardt TJ, Ritschel WA: The effect of coumarin and 7-hydroxycoumarin on in vitro macrophage phagocytosis of latex particles. Methods Find Exp Clin Pharmacol 5 (1983), 39–43
Hausen BM, Schmieder M: The sensitizing capacity of coumarins. Contact Dermatitis 15 (1986), 157–163
Hazleton LW, Tusing TW, Zeitlin BR et al: Toxicity of coumarin. J Pharmacol Exp Ther 116 (1956), 348–358
Inouye H et al: Planta Med 25 (1974), 285
Kooiman P: Acta Bot Neerl 18 (1966), 124–137
Laub E, Olszowski W, Woller R et al: Waldmeister und Maibowle. Pharmazeutisch und lebensmittelchemische Aspekte. Dtsch Apoth Ztg 125 (1985), 848–850
Mascolo N et al: Phytother Res 1 (1987), 28
N.N.: Cumarin (1,2-b-Benzopyron) – Neue Erkenntnisse zur Tumortherapie. Med Welt 45 (1994), 62–63
N.N.: Leberschäden durch Cumarin?. Deutsche Apotheker Ztg 134 (1994), 1372
Rosskopf F, Kraus J, Franz G: Immunological and antitumor effects of coumarin and some derivatives. PA 47 (1992), 139–142
Sporn A: Toxicity of coumarin as a flavouring agent. Igenia (Bucharest) 9 (1960), 121–126
Sticher O et al: Dtsch Apoth Ztg 111 (1971), 1795
Wüstenberg P, Baumann G: Verdacht der Toxizität von Cumarin nicht bestätigt. PZ 139 (1994), 1058

Echte Walnuss – Juglans regia

Volkstümliche Namen: Walnuss, echte, Welsche Nuss (dt.), Caucasian Walnut, Circassian Walnut, English Walnut, Persian Walnut, Walnut (engl.)

Familie: Juglandaceae

Botanik: Der Baum wird bis zu 25 m hoch und hat eine breite, lockerästige Krone. Die Borke ist zuerst glatt, aschgrau, später dunkel und rissig. Die Blätter sind groß, lang gestielt, unpaarig gefiedert, mit 7 bis 9 länglichen oder länglich-eiförmigen, ganzrandigen, in der Jugend drüsig punktierten Blättchen; das endständige ist das größte und gestielt. Die Blüte erscheint vor den Blättern. Sie ist einhäusig. Die männlichen Blüten sind 10 cm lange, ungestielte, kegelwalzliche und schlaff herabhängende Kätzchen. Die weiblichen Blüten stehen zu 1 bis 3 an der Spitze der diesjährigen Zweige. Sie sind grünlich mit drüsig-zottigem Kelch und 2 großen, zurückgekrümmten, warzigen, rötlichen Narben. Die Frucht ist kugelig oder länglich-kugelig mit glatter, grüner, weiß punktierter äußerer Schale. Die innere Schale ist holzig-runzelig.

Verbreitung: Die Walnuss ist im Mittleren Osten bis zum Iran hin heimisch. Sie wird heute in vielen Gebieten angebaut.

Walnussblätter

Verwendete Pflanzenteile: Walnussblätter bestehen aus den getrockneten Laubblättern von *Juglans regia* L.

Inhaltsstoffe

- Gerbstoffe (ca. 9 bis 11 %): Galloylglucose, Ellagitannine
- Naphthalenderivate: die frischen Blätter und Fruchtschalen enthalten 1,4,5-Trihydroxyna-

phthalen-4-O-β-D-glucosid, das beim Verletzen oder Trocknen in Juglon umgewandelt wird; Juglon polymerisiert leicht zu gelben oder braunen Produkten (die Haut färbend), sodass es in der Droge wohl kaum noch vorhanden sein dürfte
- Flavonoide: u. a. Hyperosid (0,2 %), Quercitrin

Pharmakologie
Adstringierend, fungistatisch.
Hauptwirkstoffe: Gerbstoffe, Juglon.
Adstringierend aufgrund des Gerbstoffanteils, antifungale Wirkung durch Anteile von Juglon und ätherischem Öl.

Anwendungsgebiete
Volksmedizin: äußerlich bei leichten, oberflächlichen Entzündungen der Haut und Hyperhidrosis.
Innerlich bei Magen-Darmkatarrhen als Anthelmintikum (sogenanntes Blutreinigungsmittel).
Chinesische Medizin: bei Asthma, Lumbago, Beriberi, Impotenz und Verstopfung.
Indische Medizin: bei alternierenden Rheumabeschwerden. Das Öl der Samen wird gegen Bandwürmer eingesetzt; die Kerne sollen aphrodisierende Wirkung besitzen und werden bei Dysenterie und Koliken empfohlen.

Dosierung
Äußerlich:
Mittlere Tagesdosis: 3–6 g Droge.

Anwendungsbeschränkungen: Risiken der bestimmungsgemäßen Anwendung therapeutischer Dosen der Droge und Nebenwirkungen sind nicht bekannt.

Patienteninformation: Zubereitungen aus Walnussblättern sollen unter anderem bei leichten oberflächlichen Entzündungen der Haut und vermehrter Schweißneigung hilfreich sein.

Bewertung der Wirksamkeit: Die Wirksamkeit der Droge ist nach den gültigen Kriterien für klinische Prüfungen von Arzneimitteln für eine großen Teil der beanspruchten Indikationen bisher nicht belegt. Die durch den Gerbstoffgehalt bedingte adstringierende Wirkung sowie die durch das ätherische Öl bedingten fungistatischen Wirkungen könnten einen Teil der beanspruchten Anwendungsgebiete erklären. Für die Anwendung bei leichten oberflächlichen Entzündungen der Haut und vermehrter Schweißneigung existiert eine Positiv-Monographie der Kommission E.

Handelspräparate
Keine bekannt.

Literatur
Hegnauer R: Chemotaxonomie der Pflanzen. Bde 1–11, Birkhäuser Verlag Basel, Boston, Berlin 1962–1997
Nahrstedt A et al: Planta Med 42 (1981) (4) 313
Willuhn G: Pflanzliche Dermatika. Eine kritische Übersicht. Deutsche Apotheker Ztg 132 (1992), 1873

Asiatischer Wassernabel – Centella asiatica

Volkstümliche Namen: Asiatischer Wassernabel, Indischer Wassernabel, Wassernabel (dt.), Gotu Kola, Hydrocotyle, Indian Hydrocotyle, Indian Pennywort, Marsh Penny, Pennywort, Thick-leaved, White Rot (engl.), Hydrocotyle asiatique (frz.), Brahma-manduki, Brahmi, Madukaparni (hindi), Idrocotile (it.)

Familie: Apiaceae

Botanik: Der Wassernabel ist eine zarte Pflanze mit ein bis mehreren kriechenden Stängeln, die an den Knoten bewurzelt, kahl bis wollig und verkahlend sind. Die Blätter sind kreisförmig-nierenförmig, 2 bis 6 cm lang, 1,5 bis 5 cm breit, gekerbt bis ganzrandig und mit 5 bis 9 Nerven. Die Blattstiele sind 3 bis 30 cm lang. Die Blütenstiele sind 1,2 bis 4 cm lang. Die gewöhnlich 2 Hüllblätter sind oval bis fast kreisförmig, hautrandig und etwa 2,5 bis 3 mm lang und 1,5 bis 2,5 mm breit. Die Dolden haben 2 oder 3 sitzende oder sehr kurz gestielte Blüten. Die Blütenblätter sind weiß bis purpurn oder rosa. Der Kelch ist allgemein nicht gezähnt. Die Frucht ist oval bis kugelförmig und hat einen Durchmesser von 2 bis 5 mm. Die Teilfrüchte sind stark seitlich abgeplattet und haben meist 7 bis 9 Rippen und ein hervorspringendes Netzwerk.

Verbreitung: Südostasien, Indien, Sri Lanka, Teile Chinas, westl. Südseeinseln, Madagaskar, Südafrika, Südosten der USA, Mexiko, Venezuela, Kolumbien, östl. Südamerika.

Asiatisches Wassernabelkraut

Verwendete Pflanzenteile: Asiatisches Wassernabelkraut sind die getrockneten oberirdischen Teile von *Centella asiatica* (L.) URBAN.

Inhaltsstoffe
- Triterpene: Triterpensäuren, u. a. Asiatsäure, Madecass-Säure (6-Hydroxyasiatsäure), Terminolsäure; Triterpensäureester von Oligosacchariden (Pseudosaponine), u. a. Asiaticosid, Asiaticosid A, Asiaticosid B
- Ätherisches Öl (0,1 %)

Pharmakologie

Psycho- und pharmakologische Wirkungen des Drogenextraktes wurden an Mäusen und Ratten untersucht. Aus den Ergebnissen lässt sich eine sedative und antidepressive Wirkung ableiten.

Ulkus-protektive Wirkung: Bei oraler Applikation von Asiaticosid (suspendiert in Propylenglykol) an Ratten wurde die Ulkusbildung signifikant reduziert.

Antimikrobielle Wirkung: Asiaticosid zeigte im Lochtestverfahren die Herausbildung von Wirkungszonen bei *Pseudomonas pyocyaneus* und *Trichoderma mentagrophytes.*

Wundheilende Wirkung: Asiaticosidgemisch zeigte eine Beschleunigung der Wundheilung im Versuch mit Ratten bei wiederholter mechanischer Hautschädigung (Suguna et al. 1996). Zur Diskussion steht der regulierende Effekt von Asiaticosidgemischen bei Ulzera, Lepra und Bilharzioseläsionen sowie bei abnormalen Hautläsionen (topische Anwendung bei Strahlenulzera ableitbar).

Venentonisierende Wirkung: in randomisierter, multizentrischer, doppel-blinder placebo-kontrollierter Studie an 94 Patienten zur Anwendung von Asiaticosidgemisch bei chronischer Veneninsuffizienz zeigten sich signifikante Verbesserungen der subjektiven (Schwere in den Beinen, Schmerz beim Stehen, Ödeme und allgemeines Befinden) und objektiven (plethysmographische Messungen des Venentonus) Parameter.

Ein regulierender Effekt von Asiaticosidgemischen auf das vaskuläre und perivaskuläre Gewebe wird diskutiert (Als möglicher Wirkmechanismus wird eine Modifizierung des Mucopolysaccharidmetabolismus (Arpaia et al. 1990) und der Collagenbiosynthese (Bonte et al. 1994) sowie ein Einfluss auf Proliferation und Migration der Fibroblasten (Maquart et al. 1990) angenommen.).

Anwendungsgebiete

Klinische Studien deuten auf die Wirksamkeit der Triterpenfraktionen aus der Droge bei chronischer Veneninsuffizienz hin. Jedoch sind noch weitere Untersuchungen notwendig, um eine endgültige Aussage zum therapeutischen Nutzen zu treffen.

Innere Anwendung: bei Rheuma und Hautkrankheiten (BHP83).

Äußere Anwendung: bei schwer heilenden Wunden, Leprageschwüren und bei postoperativen Vernarbungen (BHP83).

Homöopathie: juckende Hauterkrankungen mit Verdickungen und Gebärmutterentzündungen.

Chinesische Medizin: bei dysenterischen und Sommerdurchfällen, Erbrechen, Gelbsucht, Harnsteinen, Nasenbluten und bei Krätze.

Indische Medizin: bei Hautkrankheiten, Syphilis, Rheumatismus, in der Leprabehandlung, bei Geisteskrankheiten, Epilepsie, Hysterie und zur Entwässerung.

In Asien zudem Verwendung bei zu geringer Harnausscheidung, bei körperlicher und geistiger Erschöpfung, bei Diarrhöe, bei Augenkrankheiten, Entzündungen, Asthma und Bluthochdruck.

Dosierung

Getrocknete Blätter oder Infus: 3-mal täglich 0,6 g Droge; gebräuchliche Einzeldosis: 0,33 bis 0,68 g.

Homöopathisch: 5–10 Tropfen, 1 Tablette, 5–10 Globuli, 1 Messerspitze Verreibung 1–3-mal täglich oder 1 ml Injektionslsg. s. c. 2-mal wöchentlich; 1–2-mal täglich Salbe (HAB).

Anwendungsbeschränkungen: Risiken der bestimmungsgemäßen Anwendung therapeutischer Dosen der Droge und Nebenwirkungen sind nicht bekannt. Die Droge besitzt eine schwache Sensibilisierungspotenz bei Hautkontakt.

Patienteninformation: Zubereitungen aus asiatischem Wassernabelkraut können erfolgreich bei schwer heilenden Wunden, Geschwüren und narbigen Verdickungen der Haut, z. B. nach Verletzungen oder Operationen, eingesetzt werden. Auch bei sonstigen Entzündungen, Augenkrankheiten, Venenleiden und Durchfall könnte asiatisches Wassernabelkraut möglicherweise hilfreich sein. Selten sind allergische Hautreaktionen möglich.

Bewertung der Wirksamkeit: Die Wirksamkeit der Droge ist nach den gültigen Kriterien für klinische Prüfungen von Arzneimitteln bisher noch nicht ausreichend belegt, jedoch deuten die Ergebnisse klinischer Studien auf die Wirksamkeit der Droge bei chronischer Veneninsuffizienz hin. Weitere Untersuchungen sind notwendig, um eine endgültige Aussage zum therapeutischen Nutzen zu treffen. Tierexperimentell wurden sedative, antidepressive, ulkusprotektive und wundheilungsfördernde, ferner antimikrobielle Wirkungen nachgewiesen, was für eine gewisse Wirksamkeit bei einigen der beanspruchten Indikationsgebiete spricht.

Handelspräparate

Centasinum®: 3- bis 6-mal täglich 10 mg p. o. (Tabletten); 10 mg täglich i. m. (Ampullen); 1- bis 2-mal täglich Puder (2 %) oder Salbe

(1 %); 6-mal täglich 1 Tropfen (1 %) in den Bindehautsack.
Centelase®: 3 bis 6 Tabletten zu 10 mg täglich; 20 Tropfen (10 mg/ml) 3 bis 6-mal täglich; 1 Ampulle (10 mg/ml) i. m. täglich; 1- bis 2-mal täglich Puder (2 %) oder Salbe (1 %).
Emdecassol®: Salbe 2-mal täglich
Madecassol®: 3 bis 6 Tabletten (10 mg) täglich

Literatur

Allegra G et al: Clin Terap. 99 (1981), 507
Arpaia MR, Ferrone R, Amitrano M, Nappo C, Leonardo G, del Guercio R: Effects of Centella asiatica extract on mucopolysaccharide metabolism in subJects with varicose veins. Int J Clin Pharmacol Res 10 (1990), 229–33
Asakawa Y et al: Phytochemistry 21 (1982), 2590
Babu TD, Kuttan G, Padikkala J: Cytotoxic and anti-tumour properties of certain taxa of Umbelliferae with special reference to Centella asiatica (L.) Urban. J Ethnopharmacol, 48:53–7, 1995 Aug 11
Bonte F et al: Influence of asiatic acid, madecassic acid, and asiaticosid on human collagen I synthesis. Planta Med 60 (1994), 133
Bossé JP et al: Ann Plastic Surg 3 (1979), 13
Brevoort P: Der Heilpflanzenmarkt der USA – Ein Überblick. Z Phytother 18 (1997), 155–162
Castellani C et al: Boll Chim Farm 120 (1981), 570–605
Cesarone MR, Laurora G, De Sanctis MT, Belcaro G: Activity of Centella asiatica in venous insufficiency. Minerva Cardioangiol, 48:137–43, 1992 Apr
di Carlo FI et al: J Reticuloendothelial Soc 1 (1964), 224
Dutta T, Basu UP: Bull Nat Inst Sci India 37 (1968), 178–184
Dutta T, Basu UP: Ind J Chem 5 (1967), 586
Dutta T, Basu UP: Ind J Exp Biol 6 (1968), 181
Gonzalo Garijo MA, Revenga Arranz F, Bobadilla Gonzalez P: Allergic contact dermatitis due to Centella asiatica: a new case. Allergol Immunopathol (Madr), 24:132–4, 1996 May–Jun
Grimaldi R et al: Pharmacokinetics of the total triterpenic fraction of Centella asiatica after single and multiple administrations to healthy volunteers. A new assay for asiatic acid. J Ethnopharmacol, 24:235–41, 1990 Feb
Maquart FX, Bellon G, Gillery P, Wegrowski Y, Borel JP: Stimulation of collagen synthesis in fibroblast cultures by a triterpene extracted from Centella asiatica. Connect Tissue Res 24 (1990), 107–20
Montecchio GP, Samaden A, Carbone S, Vigotti M, Siragusa S, Piovella F: Centella Asiatica Triterpenic Fraction (CATTF) reduces the number of circulating endothelial cells in subJects with post phlebitic syndrome. Haematologica, 48:256–9, 1991 May–Jun
Rao PS, Seshardr TR: Curr. Sci 38 (1969), 77
Suguna L, Sivakumar P, Chandrakasan G: Effects of Centella asiatica extract on dermal wound healing in rats. Indian J Exp Biol, 24:1208–11, 1996 Dec
Vecchaio AD et al: Farm Ed Prat 39 (1984), 355

Wegwarte – Cichorium intybus

Volkstümliche Namen: Gewöhnliche Wegwarte, Wegwarte, Wilde Zichorie, Zichorie (dt.), Chicory, Hendibeh, Succory, Wild Chicory, Wild Succory (engl.), Chicoria (span.), Chicorée sauvage (frz.), Cicoria, Radicchio (it.), Almeirao, Chicória, Chicória brava (port.)

Familie: Asteraceae

Botanik: Die Pflanze kann bis 2 m hoch werden und hat eine ausdauernde und 10 bis 30 cm lange, dicke Wurzel. Die Laubblätter sind 10 bis 30 cm lang, 1 bis 5 cm breit. Die Blütenköpfchen haben einen Durchmesser von 3 bis 4 cm. Die Hüllblätter sind borstig bewimpert, häufig drüsig behaart. Die zwittrigen Zungenblüten sind hellblau, selten weiß oder rosarot. Die Frucht ist eine Achäne von 2 bis 3 mm Länge.

Verbreitung: Europa, Vorderasien bis zum Iran, Nord- und Südafrika, ganz Amerika, Australien und Neuseeland.

Wegwarte

Verwendete Pflanzenteile: Wegwarte sind die getrockneten, im Herbst gesammelten Blätter und unterirdischen Pflanzenteile von *Cichorium intybus* L. var. *intybus*.

Inhaltsstoffe

- Sesquiterpene: Sesquiterpenlactone, bes. Lactucin, Lactucopikrin, 8-Desoxylactucin, Guajanolidglykoside, u. a. Chicoroisid B und C, Sonchusid C
- Kaffeesäurederivate: Chicoreesäure, Chlorogensäure, Isochlorogensäure, Dicaffeoylweinsäure
- Hydroxycumarine: u. a. Umbelliferon
- Flavonoide: u. a. Hyperosid
- Polyine

Pharmakologie

Die Droge enthält als Hauptwirkstoffe Sesquiterpenlactone, Zimtsäurederivate und Flavonoide.
Eine antiexsudative, choleretische, negativ chronotrope und negativ inotrope Wirkung wurde beschrieben.
Im Tierversuch wurde z. B. eine deutliche Verminderung der Schlagfrequenz und der Kontraktionskraft, eine Senkung des Cholesterinspiegels in Rattenleber und -plasma sowie ein choleretischer Effekt beobachtet.
Die Anwendung bei dyspeptischen Beschwerden ist durch die Wirkung der enthaltenen Bitterstoffe (Guajanolide) plausibel.

Anwendungsgebiete

Innere Anwendung: bei dyspeptischen Beschwerden und Appetitlosigkeit.
Volksmedizin: als Abführmittel; Kindern wird der frische Pflanzensaft verabreicht.
Indische Medizin: bei Kopfschmerzen, dyspeptischen Beschwerden, Hautallergien, Erbrechen und Durchfällen.

Sonstige Verwendung
Haushalt: als Nahrungsmittel und Kaffeeersatz (Wurzeln).

Dosierung
Tagesdosis: für Infus: 3 g der getrockneten, zerkleinerten Droge.
Einzelgabe: 2–4 g Ganzdroge als Tee.

Anwendungsbeschränkungen: Risiken der bestimmungsgemäßen Anwendung therapeutischer Dosen der Droge und Nebenwirkungen sind nicht bekannt. Es besteht schwache Sensibilisierungspotenz bei Hautkontakt mit der Droge.

Patienteninformation: Zubereitungen aus Wegwarte oder Zichorie können bei Appetitlosigkeit und Verdauungsbeschwerden hilfreich sein und sollen auch abführend wirken.

Bewertung der Wirksamkeit: Zur therapeutischen Verwendung bei Appetitlosigkeit und dyspeptischen Beschwerden liegt eine Positiv-Monographie der Kommission E vor. Die Wirksamkeit bei diesen Indikationen kann durch den Gehalt an Bitterstoffen erklärt werden.

Handelspräparate
Hepatica (Kombination aus 13 Bestandteilen)
Legana Nestmann (Kombination aus 6 Bestandteilen)

Literatur
Balbaa S et al: Planta Med 24 (1973), 133
Benoit PS et al: Lloydia 39 (1976), 160
Kawabata S, Deki M: Kanzei Chuo Bunsek 17 (1977), 63
N.N.: Abwehr von Arzneimittelrisiken, Stufe II. Deutsche Apotheker Ztg 136 (1996), 3253–2354
Müller K, Wiegrebe W: Psoriasis und Antipsoriatika. Deutsche Apotheker Ztg 137 (1997), 1893–1902
Noldenn U: Dissertation Universität Bonn 1989.
Proliac A, Blanc M: Helv Chem Acta 58 (1976), 2503

Weide – Salix sp.

Volkstümliche Namen: Bruch-Weide, Fellhornrinde, Fieberweide, Grau-Weide, Hanf-Weide, Hartrinde, Kamprinde, Knackrinde, Korb-Weide, Lorbeer-Weide, Maiholzrinde, Purpur-Weide, Sal-Weide, Schwarz-Weide, Silber-Weide, Weide, Weißfelberrinde (dt.), Black Willow, Cartkins Willow, European Willow, Pussywillow, Salicin Willow, White Willow, Willow, Withe, Withy (engl.)

Familie: Salicaceae

Botanik: Die Weide ist ein 6 bis 18 m hoher Baum oder Strauch mit rissiger, grauer Borke und zähen, manchmal auch dottergelben oder rotgelben, biegsamen Zweigen. Die Blätter sind kurz, gestielt-lanzettlich, zugespitzt, am Grunde keilförmig verschmälert, klein gesägt, unterseits seidenhaarig-filzig, bläulichgrün, oberseits mattgrün. Die männlichen Blüten sind gelb, die weiblichen grün. Die Samen tragen einen Haarschopf.

Verbreitung: Ist in Mittel- und Südeuropa heimisch.

Weidenrinde

Verwendete Pflanzenteile: Weidenrinde besteht aus der im Frühjahr gesammelten, ganzen, geschnittenen oder gepulverten getrockneten Rinde junger Zweige von *Salix purpurea* L., *Salix daphnoides* V. oder anderen *Salix*-Arten.

Inhaltsstoffe
- Phenolglykoside: Salicylsäure liefernde Glykoside und Ester (1,0 bis 12 %, Gehalt und Phenolglykosidspektrum stark abhängig von der zur Gewinnung der Rinde benutzten Salix-Art), Salicin (0,1 bis 2,0 %), Salicortin (0,01 bis 9 %) und am Glucoserest acylierte Salicinderivate (bis 6 %), u. a. Fragilin, Populin
- Gerbstoffe (8 bis 20 %)
- Flavonoide

Pharmakologie
Für die Wirkung der Droge ist vor allem der Anteil an Salicin wichtig. Nach Abspaltung des Acrylrestes gehen die Salicinglykoside in Salicin über und stellen damit eine Vorstufe der Salicylsäure dar, die wie diese antipyretisch, analgetisch-antirheumatisch und antiseptisch wirken. Der Tanningehalt ist für die adstringierende Wirkung verantwortlich. Die Weidenrinde ist der phytotherapeutische Vorläufer der Acetylsalicylsäure.
Präklinik: Salicylat (100 µg/ml), ein Metabolit des Salicins, übte in einer Studie in vitro auf COX-2 eine ähnlich starke Wirkung aus (gemessen in µg/ml) wie Acetylsalicylsäure (ASS) (50 µg/ml). Der IC50-Wert des ASS, bezogen auf seine COX-2 Wirkung, beträgt 50 + 1 µg/ml, verglichen mit Salicylat mit einem IC50-Wert von 100 + 16,2 µg/ml (Vane and Botting 1995). Obwohl Salicin eine deutlich weniger ausgeprägte Wirkung auf eine aus Lungengewebe präparierte Cyclooxygenase zeigte als ASS, berichteten Rheumatologen, dass beide Substanzen gleichermaßen die Ausprägung einer Arthritis hemmen: eine Cyclooxygenasepräparation aus entzündetem Gewebe der Ratte war nahezu gleich sensibel gegenüber ASS wie gegenüber Salicylaten (Higgs et al. 1987). In einem Tierversuch wurde die Wirkung von Extrakten aus *Salix taxifolia* auf Kon-

traktionen des Rattendarmes untersucht. Nach Behandlung mit Chloroformextrakt zeigte sich eine Erschlaffung der glatten Muskulatur. Wurde der Chloroformextrakt 5 min vor einer Acetylcholingabe eingesetzt (1 mg/ml), konnte dieser die durch Acetylcholin induzierten Muskelspasmen vollständig unterdrücken (Vargas et al. 1998).
Klinik: In drei Placebo-kontrollierten Studien an insgesamt über 700 Patienten mit Osteoarthritis oder Hüft-, Knie- oder Rückenschmerzen zeigte sich eine statistische Überlegenheit des Weidenrindenextraktes gegenüber Placebo bei der Verbesserung des Schmerzindexes sowie der Steifigkeit und Funktionsfähigkeit der betroffenen Gelenke (Chrubasik 2000, Schmid et al. 2000, Reuter 1999).

Anwendungsgebiete

Innere Anwendung: fieberhafte Erkrankungen, Kopfschmerzen und rheumatische Erkrankungen, durch entzündliche Veränderungen hervorgerufene Schmerzzustände.
Volksmedizin: bei durch Entzündung bedingten Schmerzen, grippalen Zuständen, Zahnschmerzen, Gicht, Magen-Darm Beschwerden, Durchfällen, Neuralgien und topisch bei Fußschweiß und schlecht heilenden Wunden (Bäder).

Dosierung

Innere Anwendung: Tagesdosis: 6–12 g Droge, entsprechend 60–120 mg Gesamtsalicin
Tee/Infus: 2–3 g (1 TL) Droge, 3–4-mal täglich 1 Tasse trinken.
Pulver: 1–2 g, mehrmals täglich (Fiebermittel); 8–10 g bei jeder Mahlzeit mit Flüssigkeit (Rheumamittel).
Waschung: 50 g/Liter Wasser.
Die oral einzunehmenden Präparate, mit denen auch die klinischen Studien durchgeführt wurden, enthalten auf Salicin standardisierten Trockenextrakt mit einem Droge-Extrakt-Verhältnis von 8–14:1, Auszugsmittel: Ethanol 70 Vol.- %.

Anwendungsbeschränkungen: Risiken der bestimmungsgemäßen Anwendung therapeutischer Dosen der Droge sind nicht bekannt. Als Nebenwirkungen können wegen des Gerbstoffgehaltes Magenbeschwerden auftreten.
Gegenanzeigen: Überempfindlichkeit gegen Salicylate, ferner bei Kindern mit grippeähnlichen Symptomen (cave Reyes Syndrom!). Auch sollte die Einnahme nicht zusammen mit Antikoagulantien erfolgen und auf mögliche Interaktionen mit NSAR geachtet werden (Wichtl und Bisset 1994, Furst 1987). Alkohol und Barbiturate können eine Salicylatüberdosierung maskieren und die Nebenwirkungen von Salicylaten verstärken. Die Anwendung der Droge sollte bei Patienten mit Magen- oder Duodenalulzera, Hämophilie oder Gerinnungsstörungen, Asthma und Diabetes sowie während Schwangerschaft und Stillzeit möglichst nicht erfolgen.

Patienteninformation: Weidenrinde wirkt nachweislich fiebersenkend und schmerzstillend und ist deshalb zur Behandlung fieberhafter Erkrankungen, rheumatischer Beschwerden und bei Kopfschmerzen geeignet. Bei länger anhaltenden Beschwerden oder Unverträglichkeiten sollten Sie einen Arzt aufsuchen. Eine Kombination mit schweißtreibenden Drogen kann sinnvoll sein.

Bewertung der Wirksamkeit: Die Kommission E (1984) empfiehlt Weidenrinde zur Behandlung fieberhafter Erkrankungen, rheumatischer Beschwerden und bei Kopfschmerzen. Von ESCOP (Juli 1997) wurden folgende Indikationen als positiv bewertet: Fieber, symptomatische Behandlung leichter Rheumabeschwerden und Schmerzlinderung, einschließlich leichter Kopfschmerz. Die antipyretische, antiphlogistische und analgetische Wirkung von Weidenrinde ist durch klinische Studien und experimentell gut belegt.

Handelspräparate

Assalix®: Erwachsene und Kinder über 12 Jahre tgl. 2-mal 1–2 Dragées (morgens und abends jeweils nach den Mahlzeiten)
Assplant®: Kinder über 12 Jahre und Erwachsene morgens und abends 1–2 Dragées nach der Mahlzeit
Lintia®: Erwachsene und Kinder über 12 Jahren 3-mal tgl. 1 Kapsel nach den Mahlzeiten
Rheumakaps®: 1–2-mal tgl. 1 Kapsel mit reichlich Flüssigkeit einnehmen

Literatur

Amling R: Phytotherapeutika in der Neurologie. Z Phytother 12 (1991), 9
Chrubasik S: Weidenrindenextrakt. Deutsche Apotheker Zeitung 140 (2000), 3825–27
Higgs GA, Salmon JA, Henderson B, Vane JR: Pharmacokinetics of aspirin and salicylate in relation to inhibition of arachidonate cyclooxygenase and anti-inflammatory activity. Proc Natl Acad Sci USA 84 (1987), 1417–1420
Kreymeier J: Rheumatherapie mit Phytopharmaka. Deutsche Apotheker Ztg 137 (1997), 611–613
Meier B et al: A chemotaxonomic survey of phenolic compounds in swiss willow species. Planta Med 58 (1992), A698
Meier B et al: Deutsche Apotheker Ztg 125 (1985), 341
Meier B et al: Deutsche Apotheker Ztg 127 (1987), 2401
Meier B et al: Z Phytother 11 (1990), 50
Meier B: Pflanzliche versus synthetische Arzneimittel. Z Phytother 10 (1989), 182
Nichols-Orians CM et al: Phytochemistry 31 (1992), 2180
N.N.: Phytotherapie: Pflanzliche Antirheumatika – was bringen sie?. Deutsche Apotheker Ztg 136 (1996), 4012–4015

Reuter HD: Kongreß der IASP special interest group on rheumatic pain. Z Phytother 20 (1999), 329–334
Schmid B, Lüdtke R, Selbmann H-K, Kötter I, Tschirdewahn B, Schaffner W, Heide L: Wirksamkeit und Verträglichkeit eines standardisierten Weidenrindenextraktes bei Arthrose-Patienten: Randomisierte, Placebo-kontrollierte Doppelblindstudie. Z Rheumatol 59 (2000), 314–320
Schmid B, Heide L: The use of Salicis cortex in rheumatic disease: phytotherapie with known mode of action?. Planta Med 61 (Abstracts of 43rd Ann Congr, 1995), 94
Schmid B, Heide L: Wirksamkeit und Verträglichkeit von Weidenrinde bei Arthrose: Design und Durchführung einer klinischen Studie. Jahrestagung der DPhG, Berlin, 1996, PUZ 26 (1997), 33,
Shao Y et al: Planta Med 55 (1989), 617
Vane JR, Botting RM: A better understanding of anti-inflammatory drugs based on isoforms of cyclooxygenase (COX-1 and COX-2). Adv Prostagland Thromb Leukotr Res 23 (1995), 41–48
Vargas RS, Salud Perez G, Zavala MA, Chimal A: Inhibitory effect of Salix taxifolia extract on rat ileum contraction. Phytotherapy Research 12 (1998), 51–52

Weidenröschen – Epilobium angustifolium

Volkstümliche Namen: Antonskraut, Feuerkraut, schmalblättriges Weidenröschen, Waldröschen, Waldweidenröschen, Weidenröschen, Weidenröschen, kleinblütiges, (dt.), Blood Vine, Blooming Sally, Fire weed, French willow, Rose Bay Willow Herb, rosebay, spiked willow herb, willow herb, Willow-Herb (engl.), Antonine, Herbe de Saint Antoine, Laurier de Saint Antoine, Neritte, Osier fleuri (frz.), Camenerio, Gambi-rossi, Garofanini d'acqua, Sfenize, Violine d'acqua (it.)

Familie: Onagraceae

Botanik: Die Art umfasst ausdauernde Kräuter oder Stauden und seltener bis zu 2 m hohe Halbsträucher mit einem unterirdischen, kriechenden Wurzelstock. Die Stängel sind aufrecht, kahl oder mit einfachen Haaren oder Drüsenhaaren behaart. Die Laubblätter sind ungeteilt, wechselständig oder gegenständig oder zu 3 wirtelig, ganzrandig oder gezähnt, flach oder seltener am Rande leicht umgebogen. Die Blüten stehen in endständigen Blütentrauben in den Achseln von Laub- oder Tragblättern. Die 4 Kronblätter sind purpurn bis rosa, seltener weißlich oder gelb. Der Griffel ist aufrecht oder nach abwärts gekrümmt. Die Narbe ist kopfig, keulig, 4furchig oder 4teilig. Die Früchte sind lang, lineal, schotenähnlich, 4kantig, 4fächerig und mit 4, nach außen sich biègenden, Klappen öffnend. Die Samen sind zahlreich, glatt oder feinwarzig, mit weißem, oft kurz gestieltem Haarschopf.

Verbreitung: Die Pflanzenart kommt in ganz Europa, Asien ohne Tropeninseln, Afrika und Amerika, Australien, Tasmanien und Neuseeland vor.

Weidenröschenkraut

Verwendete Pflanzenteile: Weidenröschenkraut sind die knapp vor oder während der Blütezeit gesammelten und getrockneten oberirdischen Teile von *Epilobium angustifolium* L.

Inhaltsstoffe

- Flavonoide (ca. 1,5 %): bes. Myricitrin, Isoquercitrin, Quercitrin, Guajaverin, Quercetin-3-O-β-D-glucuronid
- Steroide: bes. β-Sitosterol und dessen Ester, u.a β-Sitosterolcaproat, – palmitat
- Gerbstoffe (ca. 12 %): Gallotannine

Pharmakologie

Die flavonoidhaltige Droge wirkt antiphlogistisch, antimikrobiell und tumorhemmend.
Antiphlogistische und antiexsudative Wirkung: Der wässrige Auszug zeigte an Rattenpfotenödemen eine signifikante Ödemhemmung (durch Hemmung der Prostaglandinsynthese). Der methanolische Auszug zeigte eine deutlich schwächere Wirkung.
Antimikrobielle Wirkung: Die Suspension der frischen Droge in Ethanol hemmt die Vermehrung eines Bakteriophagen von *Pseudomonas pyocyanea*, zurückzuführen auf die enthaltenen Gerbstoffe. Tinktur und Fluidextrakt sollen eine antimikrobielle Wirkung gegen *Candida albicans, Staphylococcus albus* und *Staphylococcus aureus* zeigen. Der Trockenrückstand eines auf Filterpapier fixierten Mazerats zeigt schwache Wirkung gegen *Bacillus subtilis, Escherichia coli, Mycobacterium smegmatis, Shigella flexneri, Shigella sonnei* und *Staphylococcus aureus.*
Tumorhemmende Wirkung: Eine chemisch unzureichend definierte Extraktfraktion der Droge zeigte bei transplantierten Tumoren an Mäusen und Ratten eine tumorhemmende Wirkung.
Weiterhin wirkt die Droge angeblich protektiv und kurativ bei benigner Prostata-Hyperplasie und dadurch bedingten Miktionsstörungen.

Anwendungsgebiete

Innere Anwendung: bei Miktionsbeschwerden infolge einer Prostatahyperplasie (Stadium I bis II) , bei Magen- und Darmentzündungen sowie Mundschleimhautläsionen. Bei den nordamerikanischen Indigenas: bei rektalen Blutungen.
Chinesische Medizin: bei Menstruationsstörungen.
Äußere Anwendung: zur besseren Wundheilung.

Sonstige Verwendung
Haushalt: als Teesurrogat und als Gemüse.

Dosierung
Tee: 1,5-2 g (12 TL) **auf 150 ml Wasser, 10–15 min ziehen lassen, 2-mal täglich trinken.**

Anwendungsbeschränkungen: Risiken der bestimmungsgemäßen Anwendung therapeutischer Dosen der Droge und Nebenwirkungen sind nicht bekannt.

Patienteninformation: Zubereitungen aus Weidenröschenkraut sollen aufgrund von Erfahrungswerten bei der Behandlung von Beschwerden durch Vergrößerung der Vorsteherdrüse sowie Entzündungen der Magen-, Darm- und Mundschleimhaut wirksam sein; der eindeutige wissenschaftliche Beweis für die Wirksamkeit konnte jedoch noch nicht erbracht werden.

Bewertung der Wirksamkeit: Die Wirksamkeit der Droge bei Miktionsbeschwerden bedingt durch Prostatahyperplasie (Stadium I bis II), Magen- und Darmentzündungen, Mundschleimhautläsionen, rektalen Blutungen und Menstruationsstörungen ist nach den gültigen Kriterien für klinische Prüfungen von Arzneimitteln bisher nicht belegt. Es konnten jedoch eine Reihe, z. T. signifikanter pharmakologischer Wirkungen nachgewiesen werden (siehe Pharmakologie), die die Anwendung bei einem Teil der beanspruchten Indikationsgebiete plausibel erscheinen lassen.

Handelspräparate
Keine bekannt.

Literatur
Ducrey B, Marston A, Göhring S, Hartmann RW, Hostettmann K: Inhibition of 5 α-reductase and aromatase by the ellagitannins oenothein A and oenothein B from Epilobium species. Planta Med, 63:111–4, 1997 Apr
Hiermann A, Bucar F: Studies of Epilobium angustifolium extracts on growth of accessory sexual organs in rats. J Ethnopharmacol, 55:179–83, 1997 Feb
Hiermann A, Mayr K: Sci Pharm 53 (1985), 39
Hiermann A, Reidlinger M, Juan H, Sametz W: Isolation of the antiphlogistic principle from Epilobium angustifolium. Planta Med, 57:357–60, 1991 Aug
Hiermann A: Sci Pharm 63 (1995), 135
Ivancheva S, Manolova N, Serkedjieva J, Dimov V, Ivanovska N: Polyphenols from Bulgarian medicinal plants with anti-infectious activity. Basic Life Sci 59 (1992), 717–28
Lesuisse D et al: Determination of oenothein B as the active 5-α-reductase-inhibiting principle of the folk medicine Epilobium parviflorum. J Nat Prod, 59:490–2, 1996 May
Slacanin I et al: J Chromatogr 557 (1991), 391
Voynova E, Dimitrova S, Naydenova E, Karadjov P: Inhibitory action of extracts of Maclura aurantiaca and Epilobium hirsutum on tumour models in mice. Acta Physiol Pharmacol Bulg, 17 (1991), 50–2

Weinraute – Ruta graveolens

Volkstümliche Namen: Edelraute, Gartenraute, Kreuzraute, Pingstwuttel, Raute, Totenkräutel, Weinkraut, Weinraute (dt.), Ruta sudab (arab.), Chou cao (chin.), bitter herb, Common Rue, countryman's treacle, Garden Rue, German Rue, herb of grace, Herb-of-Grace, herby grass, Herbygrass, Rue (engl.), Ruda, ruda comu‹al‹n (span.), Rotta (frz.), Körösztös (ung.), erba ruga, ruta (it.), Arruda, ruda (port.)

Familie: Rutaceae

Botanik: Die Pflanze ist eine kräftige Staude von 30 bis 80 cm Höhe mit einer holzigen Wurzel mit schiefem, ästigem Erdstock. Die Sprosse sind kahl, bleichgrün, mehr oder weniger dicht mit Öldrüsen besetzt. Die Stängel sind stielrund, starr aufrecht, wenig verzweigt und unten mehr oder weniger verholzend. Die Laubblätter sind 4 bis 11 cm lang und 3 bis 7 cm breit, unpaarig gefiedert, mit 1 bis 3 fiederspaltigen Fiedern. Die gelben Blüten sind in Trugdolden angeordnet und gehen in wicklige Äste mit ungeteilten oder 3spaltigen Hochblättern aus. Die Frucht ist eine fachspaltige, vielsamige Kapsel. Die Samen sind kantig, mit brauner und grobhöckeriger Schale.

Verbreitung: Die Pflanze wächst auf dem Balkan bis Siebenbürgen, Ober- und Mittelitalien, sonst kultiviert und in den Südalpen, in Südfrankreich und Spanien völlig eingebürgert.

Rautenblätter und -kraut

Verwendete Pflanzenteile: Rautenblätter bestehen aus den getrockneten Laubblättern von *Ruta graveolens* L. ssp. *vulgaris* W. Rautenkraut besteht aus den getrockneten, oberirdischen Teilen.

Inhaltsstoffe
- Alkaloide (0,4 bis 0,4 %):
- Chinolinalkaloide: u. a. Graveolin, Graveolinin
- Furochinolinalkaloide: u. a. Skimmianin, γ-Fagarin, Dictamnin, Kokusagin, Ptelein
- Acridinalkaloide: u. a. Arborinin
- Chinazolinalkaloide: u. a. Arborin
- Ätherisches Öl (0,2 bis 0,4 %): Hauptkomponenten Nonan-2-on (Anteil ca. 50 %), Nonan-2-ylacetat, Undecan-2-on, Undec-2-ylacetat, weiterhin u. a. Linalylacetat, 1,8-Cineol, Menthol
- Flavonoide: Hauptkomponente Rutin (2 bis 5 %)

W

- Hydroxycumarine: Umbelliferon, Herniarin, Gravelliferon, Rutacultin
- Furanocumarine: Bergapten, Psoralen, Xanthotoxin, Chalepensin, Isopimpinellin, Isoimperatorin, Rutarin, Rutaretin
- Pyranocumarine: u. a. Xanthyletin
- Lignane: Savinin, Helioxanthin

Pharmakologie

Die Droge wirkt antiexsudativ durch die enthaltenen Alkaloide, spasmolytisch durch die Cumarinderivate und Alkaloide, fertilitätshemmend durch das Chalepensin, antimikrobiell, abortiv und photosensibilisierend.

Anwendungsgebiete

Volksmedizin: bei Menstruationsbeschwerden, zur Schwangerschaftsverhütung, zum Schwangerschaftsabbruch, bei Entzündungen der Haut, des Mund- und Rachenraumes, Ohren- und Zahnschmerzen, fieberhaften Infektionskrankheiten, Krämpfen, zur Erleichterung der Geburt, bei Gelbsucht, dyspeptischen Beschwerden, Diarrhöe und Darmwurmbefall.
Homöopathie: bei Quetschungen, Verrenkungen, Prellungen, Krampfaderleiden und Rheuma spez. der Wirbelsäule.

Dosierung

Einzeldosis: 0,5 g Droge.
Tagesmaximaldosis: 1,0 g Droge.
Tee: mehrmals täglich trinken.
Zerquetschte Blätter werden bei Zahnschmerzen in die hohlen Zähne gefüllt.
Blattsaft bei Ohrenschmerzen in den Gehörgang träufeln.
Infus: 2 Tassen/Tag bei ausbleibender Mensis.
Extrakt: 3-mal täglich bei atonischer Amenorrhoe.
Homöopathisch: 5–10 Tropfen, 1 Tablette, 5–10 Globuli, 1 Messerspitze Verreibung 1–3-mal täglich oder 1 ml Injektionslsg. s. c. 2-mal wöchentlich (HAB).

Anwendungsbeschränkungen: Der Gehalt der Droge an Furanocumarinen und Furochinolinen kann zur Photosensibilisierung führen, nach Hautkontakt mit den frischen Blättern wurden Photodermatosen beobachtet. Eine Sensibilisierung nach Hautkontakt ist ebenfalls möglich.
Bei Überdosierung und bei Missbrauch von Extrakten aus der Pflanze als Abortivum kam es zu Erbrechen, epigastrischen Schmerzen, Leberschäden, Nierenschäden, Depressionen, Schlafstörungen, Schwindelgefühl, Delirium, Ohnmachten, Tremor, Krämpfen, bisweilen mit Todesfolge.

Patienteninformation: Zubereitungen aus Rautenkraut oder Rautenblättern sollen aufgrund volksmedizinischer Erfahrungswerte bei einer Vielzahl von Erkrankungen und Beschwerden, u. a. Entzündungen der Haut und des Mund- und Rachenraumes, fieberhaften Infekten, Ohren- und Zahnschmerzen, Krämpfen, Verdauungsbeschwerden, Durchfall und Wurmbefall hilfreich sein. Wissenschaftlich begründete Beweise für die Wirksamkeit liegen jedoch nicht vor; die Arzneipflanze ist vor allem bei Überdosierung mit erheblichen Nebenwirkungen behaftet.

Bewertung der Wirksamkeit: Die Wirksamkeit der Droge ist nach den gültigen Kriterien für klinische Prüfungen von Arzneimitteln bisher nicht belegt. Deswegen und aufgrund der möglichen Nebenwirkungen und toxischen Potenz wird die therapeutische Verwendung in der entsprechenden Monographie der Kommission E als negativ bewertet.

Handelspräparate

Keine bekannt.

Literatur

Amling R: Phytotherapeutika in der Neurologie. Z Phytother 12 (1991), 9
Becela-Deller C: Die Weinraute. Heilpflanze zwischen Magie und Wissenschaft. Deutsche Apotheker Ztg 131 (1991), 2705
Becela-Deller C: Ruta graveolens L. – Weinraute. Z Phytother 16 (1995), 275–281
Grundon MF: In „The Alkaloids Vol. 11", Pub. Royal Soc Chem 1981
Hellwig B: Phytochemie, Hauterkrankungen und zentrales Nervensystem. 21. Seminarkongreß der Bundesapothekerkammer in Erfurt. Deutsche Apotheker Ztg 135 (1995), 3492 ff.
Mascolo N et al: Phytother Res 1 (1987), 28
Novak I et al: Planta Med 15 (1967), 132
Opdyke DLJ: Food Cosmet Toxicol 13 (1975), Suppl 713
Paulini H, Waibel R, Kiefer J, Schimmer O: Gravacridondiolacetat, a new dihydrofuroacridone alkaloid from Ruta graveolens. Planta Med 57 (1991), 82
Reisch J et al: Pharmazie 22 (1967), 220 et 25 (1970), 435
Reisch J et al: Phytochemistry 15 (1976), 240
Robbins RC: J Atheroscler Res 7 (1967), 3
Roth L, Daunderer M, Kormann K: Giftpflanzen, Pflanzengifte. 4. Aufl., Ecomed Fachverlag Landsberg/Lech 1993
Rozsa Z et al: Planta Med 39 (1980), 218
Schimmer O: Furochinolinalkaloide als biologisch aktive Naturstoffe. Z Phytother 12 (1991), 151
Van Duuren BL et al: J Natl Cancer Inst 46 (1971), 1039
Varga E et al: Fitoterapia 47 (1976), 107

Weinrebe – Vitis vinifera

Volkstümliche Namen: Weinrebe (dt.), Grape, Grape Vine, Vine (engl.)

Familie: Vitaceae

Botanik: Die Weinrebe ist ein bis 30 (45) cm hoch kletternder Strauch mit tiefgreifenden, reich verästelten Wurzeln und holzigem, bis 1,5 m

Umfang messendem Stamm mit meist streifenförmiger, sich ablösender Borke. Die Laubblätter sind kreisrund und in der Regel deutlich 3 bis 5lappig oder -spaltig mit meist enger Stielbucht und oberseits verkahlend sowie unterseits weißwollig bis fast filzig behaart. Die Blüten sind zusammengesetzte, ziemlich dichte Rispen. Die Früchte sind länglich bis kugelig, 6 bis 22 mm lang, dunkel-blauviolett, rot, grün oder gelb, saftig süßlich oder säuerlich. Der Samen ist birnenförmig, hartschalig und hat auf einer Seite 2 längliche Gruben.

Verbreitung: Die Pflanze ist im südlichen Europa und Westasien beheimatet und wird heute in den warmen gemäßigten Regionen der ganzen Welt angebaut.

Weinrebenblätter

Verwendete Pflanzenteile: Weinrebenblätter sind die getrockneten Laubblätter von *Vitis vinifera* L.

Inhaltsstoffe
- Flavonoide (4 bis 5 %): u. a. Kämpferol-3-O-glucosid, Quercetin-3-O-glucosid
- Gerbstoffe
- Fruchtsäuren: u. a. Weinsäure, Äpfelsäure, Bernsteinsäure, Citronensäure
- Oxalsäure
- Phenylacrylsäurederivate: p-Cumaroyl-, Caffeoyl-, Feruloylbernsteinsäure

Pharmakologie
Präklinik: Durch die enthaltenen Flavonoide antioxidativ und entzündungshemmend.
Klinik: In einer placebokontrollierten klinischen Studie an 240 Patienten mit chronisch-venöser Insuffizienz im Stadium I und II konnte durch mehrwöchige Anwendung von Weinlaubextrakt eine signifikante Verringerung des Unterschenkelödems und Verbesserung der subjektiven Symptomatik erreicht werden (Kiesewetter et al. 2000).

Anwendungsgebiete
Chronisch-venöse Insuffizienz im Frühstadium.
Volksmedizin: bei Venenerkrankungen und Kreislaufstörungen.
Indische Medizin: bei Kopfschmerzen, Harnzwang, Krätze, Hauterkrankungen, Tripper, Hämorrhoiden und Erbrechen.

Dosierung
Tagesdosis: 50–600 mg.
Verwendung findet der wässrige Trockenextrakt (5–7:1), für den auch im klinischen Versuch in Tagesdosen von 360–720 mg eine gute, dosisabhängige Wirksamkeit gezeigt wurde (Kiesewetter et al. 2000).

Anwendungsbeschränkungen: Risiken der bestimmungsgemäßen Anwendung therapeutischer Dosen der Droge und Nebenwirkungen sind nicht bekannt.

Patienteninformation: Weinlaubextrakte sind wirksam für die Behandlung chronischer Venenleiden im Frühstadium. Der therapeutische Erfolg stellt sich in der Regel erst nach mehreren Wochen ein. Mit Nebenwirkungen ist nicht zu rechnen. Wegen mangelnder Erkenntnisse über die Unbedenklichkeit der Droge während der Schwangerschaft sollte in diesem Fall von einer Anwendung abgesehen werden.

Bewertung der Wirksamkeit: Eine Bewertung der Droge durch die Kommission E ist bisher nicht erfolgt. Die Wirksamkeit bei milden Formen chronischer Venenerkrankungen ist sowohl durch langjährige Anwendung als auch durch eine neuere kontrollierte Studie belegt.

Handelspräparate
Antistax® Venenkapseln bzw. -tropfen (TD: 540 mg Trockenextrakt) und Venencreme

Literatur
siehe auch unter Weinrebensamen
Kiesewetter H, Koscielny J, Kalus U, Vix JM, Peil H, Petrini O, van Toor BSJ, de Mey C: Efficacy of orally administered extract of red vine leaf AS 195 (folia vitis viniferae) in chronic venous insufficiency (stages I–II). ArzneimForsch/Drug Res. 50 (2000), 109–117

Weinrebensamen

Verwendete Pflanzenteile: Weinrebensamen sind die Samen von *Vitis vinifera* L.

Inhaltsstoffe
- Gerbstoffe: oligomere Proanthocyanidine
- Flavanole: Catechin, Epicatechin
- Stilbene: Resveratrol, Viniferine

siehe auch unter Weinrebenblätter.

Pharmakologie
Präklinik: Die pharmakologische Wirkung der Traubenkerne wird vor allem durch die Proanthocyanidine bestimmt. Deren antioxidative Eigenschaften wurden mehrfach demonstriert (Bagchi et al. 1997, Plumb et al. 1998; Seo et al. 2001) und resultieren in einer Schutzwirkung gegen Cancerogenese (Ye et al. 1999, Zhao et al. 1999), Arteriosklerose (Nuttall et al. 1998, Yamakoshi et al. 1999) Leber- (Ray et al. 1999) und Gefäßschädigungen (Tixier et al. 1984, Robert et al. 1990; Zafirov et al. 1990;

Maffei Facino et al. 1994; Drubaix et al. 1997). Letzteres wirkt sich wiederum positiv auf die Sehfunktion aus (Soyeux et al. 1987, Boissin et al. 1988, Corbe et al. 1988). Die Stilben-Komponenten Viniferin und Resveratrol erwiesen sich als entzündungshemmend in Mäusen (Min et al. 2000) und antibakteriell gegen *Helicobacter pylori* (Mahady et al. 2000).
Klinik: Eine umfangreiche offene Studie über die Wirkung von Traubenkernextrakt gegen periphere venöse Insuffizienz ergab bei der Mehrzahl der fast 5000 Teilnehmer eine Verbesserung der Symptome (Henriet 1993). In einer placebokontrollierten klinischen Studie an 32 Patientinnen nach einem Face-Lifting schützte Traubenkernextrakt wirksam gegen die Entwicklung postoperativer Schwellungen (Baruch 1984).

Anwendungsgebiete
Periphere venöse Insuffizienz.
Volksmedizin: bei Venenerkrankungen und Kreislaufstörungen.
Indische Medizin: bei Kopfschmerzen, Harnzwang, Krätze, Hauterkrankungen, Tripper, Hämorrhoiden und Erbrechen.

Dosierung
Tagesdosis: 50–600 mg.

Anwendungsbeschränkungen: Risiken der bestimmungsgemäßen Anwendung therapeutischer Dosen der Droge und Nebenwirkungen sind nicht bekannt.

Patienteninformation: Traubenkernextrakte sind wirksam für die Behandlung peripherer Venenleiden. Der therapeutische Erfolg stellt sich in der Regel erst nach mehreren Wochen ein. Mit Nebenwirkungen ist nicht zu rechnen. Wegen mangelnder Erkenntnisse über die Unbedenklichkeit der Droge während der Schwangerschaft sollte in diesem Fall von einer Anwendung abgesehen werden.

Bewertung der Wirksamkeit: Eine Bewertung der Droge durch die Kommission E ist bisher nicht erfolgt. Für die Wirksamkeit bei peripheren Venenerkrankungen spricht eine umfangreiche neuere Studie. Auch die vorbeugende Wirkung gegen Ödembildung wird durch klinische Ergebnisse belegt.

Handelspräparate
Siehe unter Weinrebenblätter.

Literatur

Arne JL: Contribution to the study of procyanidolic oligomers: Endotelon in diabetic retinopathy. Gaz Med France 89 (1982), 3610–3614

Bagchi D, Garg A, Krohn RL et al.: Oxygen free radical scavenging abilities of vitamins C and E, and a grape seed proanthocyanidin extract in vitro. Res Commun Mol Pathol Pharmacol. 95 (1997), 179–189

Baruch: Effect of Endotelon in postoperative edema. Results of a double-blind study versus placebo in 32 female patients. Ann Chir Plast Esthet 29 (1984), 393–395

Bavaresco L, Fregoni C, Cantu E, Trevisan M: Stilbene compounds: from the grapevine to wine. Drugs Exp Clin Res 25 (1999), 57–63

Boissin JP, Corbe C, Siou A: Chorioretinal circulation and dazzling: use of procyanidol oligomers (Endotelon). Bull Soc Ophtalmol Fr 88 (1988), 173–179

Corbe C, Boissin JP, Siou A: Light vision and chorioretinal circulation. Study of the effect of procyanidolic oligomers (Endotelon). J Fr Ophtalmol 11 (1988), 453–460

Delacroix P: Double-blind trial of endotelon in chronic venous insufficiency. Rev Med (1981), 27–28: 1793–1802

Drubaix I, Maraval M, Robert L, Robert AM: Hyaluronic acid (hyaluronan) levels in pathological human saphenous veins. Effects of procyanidol oligomers. Pathol Biol (Paris) 45 (1997), 86–91

Henriet JP: Veno-lymphatic insufficiency. 4,729 patients undergoing hormonal and procyanidol oligomer therapy. Phlebologie 46 (1993), 313–325

Maffei Facino R, Carini M, Aldini G et al.: Free radicals scavenging action and anti-enzyme activities of procyanidines from Vitis vinifera. A mechanism for their capillary protective action. ArzneimForsch 44 (1994), 592–601

Maffei Facino R, Carini M, Aldini G et al.: Procyanidines from Vitis vinifera seeds protect rabbit heart from ischemia/reperfusion injury: antioxidant intervention and/or iron and copper sequestering ability. Planta Med 62 (1996), 495–502

Mahady GB, Stoia A, Pendland SL: Resveratrol from wine inhibits the growth of Helicobacter pylori in vitro. Phytomed 7 (suppl II) (2000), 57

Min KR, An KY, Lee DG, Hwang DH, Lee SH, Kim Y: Anti-inflammatory effects of α-viniferin and resveratrol. Phytomed 7 (Suppl II) (2000), 97–98

Nutall SL, Kendall MJ, Bombardelli E et al.: An evaluation of the antioxidant activity of a standardized grape seed extract, Leucoselect. J Clin Pharm Ther 23 (1998), 385–389

Plumb GW, De Pascual-Teresa S, Santos-Buelga C et al.: Antioxidant properties of catechins and proanthocyanidins: effect of polymerisation, galloylation glycosylation. Free Radic Res 29 (1998), 351–358

Ray SD, Kumar MA, Bagchi D: A novel proanthocyanidin IH636 grape seed extract increases in vivo Bcl-XL expression and prevents acetaminophen-induced programmed and unprogrammed cell death in mouse liver. Arch Biochem Biophys 369 (1999), 42–58

Robert L, Godeau G, Gavignet-Jeannin C et al.: The effect of procyanidolic oligomers on vascular permeability. A study using quantitative morphology. Pathol Biol (Paris) 38 (1990), 608–616

Seo K, Jung S, Park M, Song Y, Choung S: Effects of leucocyanidines on activities of metabolizing enzymes and antioxidant enzymes. Biol Pharm Bull 24 (2001), 592–593

Soyeux A, Seguin JP, Le Devehat C, Bertrand A: Endotelon. Diabetic retinopathy and hemorheology (preliminary study). Bull Soc Ophtalmol Fr 87 (1987), 1441–1444

Takahashi T, Kamiya T, Yokoo Y: Proanthocyanidins from grape seeds promote proliferation of mouse hair follicle cells in vitro and convert hair cycle in vivo. Acta Derm Venerol 78 (1998), 428–432

Tebib K, Rouanet JM, Besancon P: Effect of grape seed tannins on the activity of some rat intestinal enzyme activities. Enzyme Protein 48 (1994–95), 51–60

Tixier JM, Godeau G, Robert AM, Hornebeck W: Evidence by in vivo and in vitro studies that binding of procyagenols to elastin affects ist rate of degradation by elastases. Biochem Pharmacol 33 (1984), 3933–3999

Yamakoshi J, Kataoka S, Koga T, Ariga T: Proanthocyanidin-rich extract from grape seeds attenuates the development of aortic artherosclerosis in cholesterol-fed rabbits. Artherosclerosis 142 (1999), 139–149
Ye X, Krohn RL, Liu W et al.: The cytotoxic effects of a novel IH636 grape seed proanthocyanidin extract on cultured human cancer cells. Mol Cell Biochem 196 (1999), 99–108
Zafirov D, Bredy-Dobreva G, Litcher V, et al.: Antiexudative and capillaritonic effects of procyanidines isolated from grape seeds (V. vinifera). Acta Physiol Pharmacol Bulg 16 (1990), 50–54
Zhao J, Wang J, Chen Y, Agarwal R: Anti-tumor-promoting activity of a polyphenolic fraction isolated from grape seeds in the mouse skin two-stage initiation-promotion protocol and identification of procyanidin B5-3′-gallate as the most effective antioxidant constituent. Carcinogenesis 20 (1999), 1737–17440

Weißdorn – Crataegus laevigata

Volkstümliche Namen: Hag(e)dorn, Mehlbeerbaum, Mehldorn, Rotdorn, Stumpf gelappter Weißdorn, Weißdorn, Weißheckdorn, Zweigriffeliger Weißdorn, Zweikern-Weißdorn (dt.), Harthorn, Haw, Hawthorn, Hedge thorn, May, May thorn, White thorn, Whitethorn (engl.), Aubépine (frz.), Bianco spino (it.)

Familie: Rosaceae

Botanik: Die Pflanzen sind Bäume oder Sträucher zwischen 1,5 und 4 m Höhe mit hartem Holz und meist verdornenden Zweigen. Die Laubblätter sind ungeteilt, gelappt oder fiederteilig. Der Blattrand ist einfach bis doppelt gesägt oder ganzrandig. Die Blüten stehen meist in reichblütigen, trugdoldigen Blütenständen. Die Kronblätter sind meistens kreisrundlich, genagelt oder nagellos, meist weiß und seltener rot. Die Scheinfrucht ist eiförmig oder kugelig, von den restlichen Kelchblättern gekrönt, rot, schwarz oder gelb und mehlig.

Verbreitung: Die Spezies kommt in der nördlichen, gemäßigten Zone Europas, Asiens und Nordamerikas vor.

Weißdornblätter und -blüten

Verwendete Pflanzenteile: Weißdorn sind die Blätter und Blüten von *Crataegus laevigata* DC. und von anderen Weißdornarten.

Inhaltsstoffe

- Flavonoide (ca. 1,8 %):
- O-Glykoside, u. a. Hyperosid (ca. 0,28 %), Rutin (ca. 0,17 %)
- 6-C- und 8-C-Glykosyl-Verbindungen, u. a. Vitexin (ca. 0,02 %), Vicenin-1, Orientin
- 6-C- und 8-C-Glykosyl-Verbindungen, zusätzlich O-glykosidisch mit weiteren Monosacchariden verknüpft, u. a. Vitexin-2″-O-α-L-rhamnosid (ca. 0,53 %), Vitexin-2″-O-α-L-rhamnosid-4″-acetat
- Oligomere Procyanidine (ca. 2,4 %)
- Biogene Amine, u. a. Tyramin
- Triterpene (ca. 0,6 %): u. a. Oleanolsäure, Ursolsäure, 2-α-Hydroxyoleanolsäure (Crataegolsäure)

Pharmakologie

Die wirksamkeitsbestimmenden Inhaltsstoffe sind Procyanidine und Flavonoide. Sie bewirken eine Steigerung des Koronardurchflusses infolge gefäßdilatierender Wirkungen mit der Folge einer Verbesserung der Myokarddurchblutung. Die Droge ist positiv-inotrop (z. B. Brixius et al. 1998, Joseph et al. 1995) und chronotrop (z. B. Müller et al. 1996, Pöpping et al. 1995) und erhöht die Hypoxietoleranz.

Präklinik: Die kardiotropen Wirkungen von Crataegus werden auf eine Erhöhung der Membranpermeabilität für Kalziumionen sowie auf eine Phosphodiesterasehemmung mit Erhöhung der intrazellulären Cyclo-AMP-Konzentrationen zurückgeführt. Weiterhin war im Versuch eine Erniedrigung des peripheren Gefäßwiderstandes zu beobachten: die Koronar- und Myokarddurchblutung nahm zu (z. B. Ammon und Kaul 1994, Schüssler et al. 1995).

Im Tierversuch (Meerschweinchen) zeigten sich ferner antiarrhythmische Wirkungen, vergleichbar mit denen von Klasse III Antiarrhythmika (z. B. Al-Makdessi et al. 1999, Muller 1999).

Eine neuere Studie an Ratten konnte nachweisen, dass die Procyanidine verantwortlich für die Endothelium-abhängige, Stickoxid-vermittelte Entspannung der Aorta sein können (Kim et al. 2000).

Klinik: Die Wirksamkeit von Weißdornblättern mit Blüten wurde in mehreren Placebo-kontrollierten Studien an über 650 Patienten untersucht. Die Patienten litten an Herzinsuffizienz NYHA I–II, die Behandlungen erstreckten sich über Zeiträume von 8–12 Wochen. Crataegus war dem Placebo statistisch signifikant überlegen in der Besserung der Beschwerden; objektive und subjektive Parameter der Verum-Gruppen besserten sich im Laufe der Behandlung ebenfalls signifikant (Zapfe 2001, Weikl et al. 1996, Bödigheimer und Chase 1994, Förster et al. 1994, Leuchtgens 1993, Schmidt et al. 1994, O'Conolly et al. 1987, Hanak und Brückel 1983). Im Vergleich mit einem chemisch-synthetischen Medikament zur Behandlung von leichter bis mittelschwerer Herzinsuffizienz (Captopril) zeigte sich, dass Crataegus-Ex-

trakte diesem therapeutisch gleichwertig sind (Tauchert et al 1994b).
In offenen Studien an insgesamt über 5000 Patienten, die unter Herzinsuffizienz nach NYHA-Klasse I–II litten, waren die untersuchten Weißdornextrakte ebenfalls sehr wirksam und reduzierten die Krankheitssymptome um durchschnittlich über 60 % (Schmidt et al. 1998, Loew et al. 1996, Eichstädt 1989).
Weißdorn soll ferner Knorpelschäden in Gelenken verhindern, antioxidativ und anti-inflammatorisch wirken und möglicherweise den Blutcholesterolspiegel senken und die Kapillarwände stärken.

Anwendungsgebiete
Innere Anwendung: bei leichter Herzinsuffizienz (NYHA II), „Altersherz", chronischem Cor pulmonale und leichten Formen bradykarder Herzrhythmusstörungen.
Volksmedizin: bei Blutdruckstörungen (Hypo- und Hypertonie), als Herztonikum und Beruhigungsmittel.
Homöopathie: bei Herzschwäche, Altersherz, Herzrhythmus- und Blutdruckstörungen, auch Angina pectoris.

Dosierung
Einzeldosis: 1 g Droge mehrmals täglich.
Tagesdosis: 5 g Droge, entsprechend 3,5–19,8 mg Flavonoide (ber. als Hyperosid; DAB10) oder 160–900 mg Extrakt (4–7:1, Ethanol 45 % V/V oder Methanol 70 % V/V), entsprechend 30–168,7 mg oligomere Procyanidine (berechnet als Epicatechin); minimale Therapiedauer 6 Wochen.
Tee (Früchte/2 %): tassenweise nach den Mahlzeiten.
Homöopathisch: 5–10 Tropfen, 1 Tablette, 5–10 Globuli, 1 Messerspitze Verreibung 1–3-mal täglich oder 1 ml Injektionslsg. s. c. 2-mal wöchentlich; Salben 1–2-mal täglich (HAB).
Die überwiegende Mehrzahl der Präparate enthält Trockenextrakt mit einem Doge-Extrakt-Verhältnis von 4–7:1, Auszugsmittel: Ethanol 45 Vol.- %. Einige Präparate enthalten ebenfalls Trockenextrakt mit einem Doge-Extrakt-Verhältnis von 4–7:1, das Auszugsmittel ist hierbei allerdings Methanol (70 Vol.- %). Es wurden mit beiden Extrakten klinische Studien durchgeführt; eine Überlegenheit des einen oder des anderen Extraktes ist nicht zu erkennen.

Anwendungsbeschränkungen: Risiken der bestimmungsgemäßen Anwendung therapeutischer Dosen der Droge und Nebenwirkungen sind nicht bekannt.
Die Droge soll bei Kindern unter 12 Jahren nicht angewendet werden.
Aus der verbreiteten Anwendung der Droge als Arzneimittel haben sich bisher keine Anhaltspunkte für Risiken in Schwangerschaft und Stillzeit ergeben. Ergebnisse experimenteller Untersuchungen liegen nicht vor. In Übereinstimmung mit der ärztlichen Praxis sollte daher die Droge in Schwangerschaft und Stillzeit ohne ärztlichen Rat nicht angewendet werden.

Patienteninformation: Weißdornblätter mit Blüten beeinflussen nachweislich die Schlagstärke und Schlagfrequenz des Herzmuskels und sind deshalb zur Behandlung von leichten Herzinsuffizienzen bzw. nachlassender Leistungsfähigkeit des Herzens geeignet. Bei unverändertem Fortbestehen der Krankheitssymptome über 6 Wochen oder bei Ansammlung von Wasser in den Beinen sollten Sie einen Arzt aufsuchen. Bei Schmerzen in der Herzgegend, die in die Arme, den Oberbauch oder die Halsgegend ausstrahlen können, oder bei Atemnot ist eine ärztliche Abklärung unbedingt erforderlich.

Bewertung der Wirksamkeit: Die Kommission E (1994) empfiehlt Weißdornblätter mit Blüten zur Behandlung von nachlassender Leistungsfähigkeit des Herzens entsprechend Stadium II nach NYHA. Von ESCOP (Oktober 1999) wurden folgende Indikationen als positiv bewertet: hydroalkoholische Extrakte: Senkung der Herzleistung entsprechend des funktionellen Leistungsvermögens Klasse II (nach New York Heart Association); Kräutertee: nervöse Herzbeschwerden, Unterstützung der Herz-Kreislauf-Funktionen. Die positiv-inotrope und chronotrope Wirkung von Zubereitungen aus Weißdornblättern mit Blüten ist durch viele klinische Studien und durch Tierversuche experimentell belegt. Die klinischen Prüfungen sind größtenteils GCP-gerecht und entsprechen damit den gültigen Kriterien für klinische Prüfungen von Arzneimitteln.

Handelspräparate
Esbericard®
Kytta Cor®: Kytta Cor forte Dragées: 2–3-mal tgl. 1 Dragée vor dem Essen, am besten mit etwas Flüssigkeit, einnehmen; Kytta Cor forte Tropfen: 3–5mal tgl. 20 Tropfen nach dem Essen; Kytta Cor novo Filmtabletten: 2–3-mal tgl. 1 Filmtablette vor den Mahlzeiten unzerkaut mit Flüssigkeit einnehmen
Crataegutt®: Crataegutt 80 mg Filmtabletten: 3-mal tgl. 1–2 Filmtabletten; Crataegutt novo 450: 2-mal tgl. 1 Filmtablette; Crataegutt Tropfen: 3-mal tgl. 20–40 Tropfen

Orthangin®: Orthangin N forte Kapseln: 1–3-mal tgl. 1 Kapsel unzerkaut mit reichlich Flüssigkeit vor dem Essen; Orthangin N forte Tropfen: 1–3-mal tgl. 19 Tropfen vor dem Essen; Orthangin novo Filmtabletten: 3-mal tgl. 1 Filmtablette, bei Bedarf kann auf 3-mal tgl. 2 Filmtabletten erhöht werden; Orthangin novo Tropfen: 3-mal tgl. 20 Tropfen

Sidroga Weißdornblättertee

Faros®: Tgl. 900 mg Weißdorntrockenextrakt (entspr. 3 Tabletten 300 mg bzw. 11/2 Tabletten 600 mg) in 2–3 Einzeldosen zu den Mahlzeiten mit etwas Flüssigkeit einnehmen.

Literatur

Al-Makdessi S, Sweidan H, Dietz K, Jacob R: Protective effect of Crataegus oxyacantha against reperfusion arrhythmias after global no-flow ischemia in the rat heart. Basic Res Cardiol 94 (1999), 71–77

Ammon HPT, Kaul R: Crataegus. Herz-Kreislauf-Wirkungen von Crataegusextraken, Flavonoiden und Procyanidinen. Teil 2: Wirkungen auf das Herz. Deutsche Apothekerzeitung 27 (1994), 21–35

Ammon HPT, Händel M: Crataegus, Toxikologie und Pharmakologie. Teil 1, Toxizität. Planta Med 43 (1981), 105–120

Bahorun T, Gressier B, Trotin F et al: Oxygen species scavenging activity of phenolic activities, fresh plant organs and pharmaceutical preparations. Arzneim Forsch 46 (1996), 1086–1089

Bahorun T, Trotin F, Pommery J et al: Antioxydant activities of Crataegus monogyna extracts. Planta Med 60 (1994), 323–328

Beretz A et al: Planta Med 39 (1980), 241

Bödigheimer K, Chase D: Wirksamkeit von Weißdorn-Extrakt in der Dosierung 3-mal 100 mg täglich. Münch med Wschr 136 (1994), 7–11

Brixius K, Frank, K Münch G, Müller-Ehmsen J, Schwinger RHG: WS 1442 (Crataegus-Spezialextrakt) wirkt am insuffizienten menschlichen Myokard Kontraktionskraft-steigernd. Herz-Kreislauf 30 (1998), 28–33

Ciplea AG, Richter KD: The protective effect of Allium sativum and Crataegus on isoprenaline-induced tussue necroses in rats. Arzneim Forsch/Drug Res 38 (1988), 1588–1592

Czygan FC: Crataegus-Arten- Weißdorn, Portrait einer Arzneipflanze. Z Phytother 15 (1994), 117

Dingermann T: Phytopharmaka im Alter: Crataegus, Ginkgo, Hypericum und Kava-Kava. PZ 140 (1995), 2017–2024

Eichstädt H, Bäder M, Danne O et al: Crataegus-Extrakt hilft dem Patienten mit NYHA II-Herzinsuffizien. Therapiewoche 39 (1989), 3288–3296

ESCOP Monograph: Crataegi folium cum flore. European Scientific Cooperative on Phytomedicine, October 1999

Ficarra P et al: Farm Ed Prat 39 (1984), 148

Fischer K, Jung F, Koscielny J, Kiesewetter H: Crataegus-Extrakt vs. Methyldigoxin. Einfluß auf Rheologie und Mikrozirkulation bei 12 gesunden Probanden. Münch Med Wschr 136 (Suppl 1,1994), 35–38

Förster A, Förster K, Bühring M, Wolfstädter HD: Crataegus bei mäßig reduzierter linksventrikulärer Auswurffraktion. Münch med Wschr 136 (1994), 21–26

Hanak T, Brückel M-H: Behandlung von leichten stabilen Formen der Angina pectoris mit Crataegutt(r) novo. Therapiewoche 33 (1983), 4331–4333

Iwamoto M et al: Planta Med 42 (1981), 1

Joseph G, Zhao Y, Klaus W: Pharmakologisches Wirkprofil von Crataegus-Extrakt im Vergleich zu Epinephrin, Amrinon, Milrinon und Digoxin am isoliert perfundierten Meerschweinchenherzen. Arzneim Forsch/Drug Res 45 (1995), 1261–1265

Kaul R: Pflanzliche Procyanidine. Vorkommen, Klassifikation und pharmakologische Wirkungen. PUZ 25 (1996), 175–185

Kim SH, Kang KW, Kim KW, Kim ND: Procyanidins in crataegus extract evoke endothelium-dependant vasorelaxation in rat aorta. Life Sci 67 (2000), 121–131

Klensch O, Nagell A: Die Darreichungsform Tee am Beispiel Weißdornblätter mit Blüten. Deutsche Apotheker Ztg 134 (1994), 3005

Krzeminski T, Chatterjee SS: Ischemia and early reperfusion induced arrhythmias, beneficial effects of an extract of Crataegus oxyacantha L. Pharm Pharmacol Lett 3 (1993), 45–48.

Kurcok A: Ischemia- and reperfusion-induced cardiac injury; effects of two flavonoids containing plant extracts possessing radical scavenging properties. Naunyn-Schmiedebergs's Arch Pharmacol 345 (Suppl RB 81, 1992) Abstr 322

Kurzmann M, Schimmer O: Weißdorn – Flavonoidmuster und DC-Identitätsprüfung. Deutsche Apotheker Ztg 136 (1996), 2759–2764

Leuchtgens H: Crataegus-Spezialextrakt WS 1442 bei Herzinsuffizienz NYHA II. Fortschr Med 111 (1993), 36/352–38/354

Loew D: Crataegus-Spezialextrakte bei Herzinsuffizien. Kassenarzt 15 (1994), 43–52

Loew D: Phytotherapie bei Herzinsuffizienz. Z Phytother 18 (1997), 92–96

Loew D, Albrecht M, Podzuweit H: Efficacay and Tolerability of a Hawthorn Preparation in Patients with Heart Failure Stage I and II according to NYHA – a Surveillance study. Phytomed 1 (1996), 92

Meier B: Neue Erkenntnisse zur Analytik und Wirksamkeit von Weißdorn. Deutsche Apotheker Ztg 136 (1996), 3877–3879

Mueller A et al: Crataegus extraxt blocks potassium currents in guinea pig ventricular cardiac myocytes. PlantaMed 65(4) (1999),335–9

Müller A, Linke W, Zhao Y, Klaus W: Crataegus extract prolongs action potential duration in guinea-pig papillary muscle. Phytomed 3 (1996), 257–261

N.N.: 5. Kongreß für Phytotherapie: Phytoforschung intensiviert. Deutsche Apotheker Ztg 133 (1993), 4593

N.N.: Behandlung der leichten Herzinsuffiziens: Weißdornextrakt und ACE-Hemmer im Vergleich. Deutsche Apotheker Ztg 134 (1994), 3749

N.N.: Phytopharmaka für ältere Menschen: Ginkgo, Kava, Hypericum und Crataegus. Deutsche Apotheker Ztg 135 (1995), 400–402

N.N.: Weißdorn bei Herzinsuffiziens und Angina pectoris. Symbiose 4 (1992), 16

O'Conolly M, Bernhöft G, Bartsch G: Behandlung älterer, multimorbider Patienten mit stenokardischen Beschwerden. Therapiewoche 37 (1987), 3587–3600

Pöpping S, Rose H, Ionescu I et al: Effect of a Hawthorn Extract on Contraction and Energy Turnover of Isolated Rat Cordiomyocytes. Arzneim Forsch/Drug Res 45 (1995), 1157–1161

Rehwald A et al: HPLC analysis of the flavonoids of Crataegi folium cum flore. Planta Med 59 (1993), A628

Reuter HD: Crataegus als pflanzliches Kardiakum. Z Phytother 15 (1994), 73

Rewerski W et al: Arzneim Forsch 21 (1971), 886

Schlegelmilch R, Heywood R: Toxicity of Crataegus (Hawthorn) Extract (WS 1442). J Am Coll Toxicol 13 (1994), 103–111

Schmidt U, Albrecht M, Podzuweit H, Ploch M, Maisenbacher J: Hochdosierte Crataegus-Therapie bei herzinsuffizienten Patienten NYHA-Stadium I und II. Z Phytother 19 (1998), 22–30

Schmidt U, Kuhn U, Ploch M, Hübner W-D: Wirksamkeit des Extraktes LI 132 (600 mg/Tag) bei achtwöchiger Therapie. Münch med Wschr 136 (1994), 13–19

Schüssler M, Hölzl J, Fricke U: Myocardial Effects of Flavonoids from Crataegus Species. Arzneim-Forsch/Drug Res 45 (1995), 842–845

Schüssler M et al: Cardiac effects of flavonoids from Crataegus species. Planta Med 59 (1993), A688

Schüssler M et al: Effect of flavonoids from Crataegus species in Langendorf perfused isolated guinea pig heart. Planta Med 58 (1992), A646
Siegel G, Casper U: Crataegi folium cum flore. In: Loew, D.; Rietbrock, N. (Hrsg.): Phytopharmaka in Forschung und klinischer Anwendung. Steinkopff Verlag, Darmstadt, S. 1–14, 1995
Sprecher E: Pflanzliche Geriatrika. Z Phytother 9 (1988), 40
Sticher O, Rehwald A, Meier B: Kriterien der pharmazeutischen Qualität von Crataegus-Extrakten. Münch Med Wschr 136 (Suppl 1, 1994), 69–73.
Tauchert M, Loew D: Crataegi folium cum flore bei Herzinsuffizienz. In: Loew, D.; Rietbrock, N. (Hrsg.): Phytopharmaka in Forschung und klinischer Anwendung. Steinkopff Verlag, Darmstadt 1995, S. 137–144
Tauchert M, Siegel G, Schulz V: Weißdorn-Extrakt als pflanzliches Cardiacum (Vorwort). Neubewertung der therapeutischen Wirksamkeit. Münch Med Wschr 136 (1994a), 3–5
Tauchert M, Ploch M, Hübner W-D: Wirksamkeit des Weißdorn Extraktes LI 132 im Vergleich mit Captopril. Münch med Wschr 136 (1994b), 27–33
Trunzler G: Phytotherapeutische Möglichkeiten bei Herz- und arteriellen Gefäßerkrankungen. Z Phytother 10 (1989), 147
Wagner H, Grevel J: Planta Med 45 (1982), 98
Weikl A, Assmus K-D, Neukum-Schmidt A, Schmitz J, Zapfe G (jun.), Noh H-S, Siegrist J: Crataegus-Spezialextrakt WS 1442. Fortschr Med 114 (1996) 291–296
Wichtl M: Pflanzliche Geriatrika. Deutsche Apotheker Ztg 132 (1992), 1576
Zapfe G: Clinical efficacy of crataegus extract WS(r) 1442 in congestive heart failure NYHA class II. Phytomed 8 (2001), 262–266

Weizen – Triticum aestivum

Volkstümliche Namen: Weizen (dt.), Wheat (engl.)

Familie: Poaceae

Botanik: Kraut, bis 1,5 m hoch werdend. Blätter 2zeilig angeordnet, parallelnervig, 5 bis 15 mm breit, Blattgrund stängelumschließend, Blatthäutchen kurz, mit gewimpertem Öhrchen. Stängel dünnwandig, hohl, an den Knoten unbehaart. Blütenstand ist eine 4 bis 18 cm lange, mehr oder weniger 4kantige, 2reihige Ähre ohne Grannen (seltener mit bis 16 cm langen Grannen), Ährchen mit 2 bis 6 Blüten, davon 2 bis 4 unfruchtbar, jedes Ährchen am Grunde mit 2 Hüllspelzen, ca. 10 mm lang, stumpf, an der Spitze gekielt, mit stumpfem, oder spitzem Zahn. Frucht gelbliche, rötliche oder bräunliche, rundliche bis länglich ovale Karyopse.

Verbreitung: Asien, Nordamerika und Europa.

Weizenkeimöl

Verwendete Pflanzenteile: Weizenkeimöl ist das fette Öl des Keimlings von *Triticum aesivum* L.

Inhaltsstoffe

- Fettes Öl: Triacylglycerole (60 bis 75 %), Diacylglycerole (bis 4 %): Hauptfettsäuren Linolsäure (Anteil 50 bis 65 %), Ölsäure (Anteil 15 bis 22 %), Palmitinsäure (Anteil 7 bis 18 %), Linolensäure (Anteil 5 bis 8 %)
- Phospholipide (9 bis 14 %)
- Glykolipide (0 bis 2 %): besonders Acyldigalaktosylglycerole
- Freie Fettsäuren (1 bis 2 %)
- Steroide: Sterolester (2,5 bis 3 %), besonders von β-Sitosterol und Campesterol
- Tocopherole (Vitamin E, 0,2 bis 0,3 %): besonders α-Tocopherol (Anteil 60 bis 70 %), weiterhin β-Tocopherol, γ-Tocopherol, α-Tocotrienol, β-Tocotrienol
- Carotinoide (0,15 bis 0,25 %)

Pharmakologie

Weizenkeimöl wirkt hautschützend und -pflegend, laxativ und lipidsenkend (wertvolles Diätetikum aufgrund des hohen Anteils an mehrfach ungesättigten Fettsäuren und Vit. E).

Anwendungsgebiete

Bestandteil von Hautpflegemitteln und Diätetikum wegen des hohen Anteils an mehrfach ungesättigten Fettsäuren und des Vitamin-E-Gehaltes.

Sonstige Verwendung
Haushalt: als Speisefett.
Technik: zur Vitamin E-Darstellung.
Kosmetik: als Bestandteil in Cremes, Hautölen, Lippenstiften, Salben, Haarwässern etc.

Anwendungsbeschränkungen: Risiken der bestimmungsgemäßen Anwendung therapeutischer Dosen der Droge sind nicht bekannt.

Dosierung

Keine bekannt.

Patienteninformation: Das Vitamin-E-reiche Weizenkeimöl ist aufgrund des hohen Gehaltes an mehrfach ungesättigten Fettsäuren ein wertvoller Bestandteil einer gesundheitsbewussten Ernährung im Hinblick auf die Verhütung von Arterienverkalkung und ihren Folgeerkrankungen. Es kann durch die ölige Beschaffenheit leicht abführend und hautpflegend und -schützend wirken.

Bewertung der Wirksamkeit: Weizenkeimöl ist ein wertvolles lipidsenkendes Diätetikum aufgrund des hohen Anteils an mehrfach ungesättigten Fettsäuren und Vitamin E. Ein gewisser laxativer Effekt und hautschützende und -pflegende Eigenschaften sind durch die ölige Beschaffenheit bedingt.

Handelspräparate

Vunostimulin® Salbe
Weizenkeimöl Bioforce®
Weizenkeimöl Synpharma®

Literatur

Blaschek W, Hänsel R, Keller K, Reichling J, Rimpler G, Schneider G (Hrsg): Hagers Handbuch der Pharmazeutischen Praxis. Folgebände 1 und 2. Drogen A–Z. Springer. Berlin, Heidelberg 1998

Goff DJ, Kull FJ: The inhibition of human salivary α-amylase by type II α-amylase inhibitor from Triticum aestivum is competitive, slow and tight-binding. J Enzyme Inhib 252 (1995), 163–70

Weizenkleie

Verwendete Pflanzenteile: Die Weizenkleie sind die Fruchtwand, Samenschalen und Randschichten des Endosperms von *Triticum aestivum*.

Inhaltsstoffe

- Polysaccharide:
- Glucane: Stärke (ca. 15 bis 20 %), Cellulose (ca. 30 %)
- Heteroglykane (ca. 10 %): komplexe Arabinoxylane, teilweise wasserlöslich
- Fettes Öl (ca. 2 %)
- Phospolipide (ca. 1 %)
- Glykolipide (ca. 0,5 %): besonders Acyldigalactosylglycerole
- Steroide (ca. 0,3 %): Sterolester
- Proteine (ca. 20 %)
- Lignin
- Alkylresorcinole (0,1 bis 0,2 %): vorwiegend mit C_{21}- oder C_{17}-Seitenkette

Die quantitative Zusammensetzung der Weizenkleie ist sehr chargenspezifisch.

Pharmakologie

Weizenkleie wirkt laxierend durch quellbare Polysaccharide, die über einen erhöhten Füllungsdruck die Darmperistaltik anregen und die Transitzeit deutlich verkürzen. Außerdem findet eine messbare Bindung von Gallensäuren und deren Elimination aus dem enterohepatischen Kreislauf statt. Weiterhin zeigt sich eine signifikante Senkung des postprandialen Lipidspiegels.

Die topische Anwendung als Badezusatz bei geschädigter und irritierter Körperhaut führt durch die enthaltenen Kohlehydrate und Proteine zu Milieuveränderungen in der Epidermis und dadurch zu einer Rekonstitution der Hornschicht.

Anwendungsgebiete

Innere Anwendung: bei Obstipation.
Äußere Anwendung: bei juckenden und entzündlichen Dermatosen (als Kleie-Bad).
Chinesische Medizin: bei spontaner und nächtlicher Schweißsekretion.
Indische Medizin: bei Blähungen, Obstipation, Juckreiz und Menorrhagie.

Sonstige Verwendung
Landwirtschaft: als hochwertiges Viehfutter.
Kosmetik: als Bestandteil in einigen Peeling-Produkten enthalten.

Dosierung

Als Laxans: 15–40 g 1–2-mal täglich zu den Mahlzeiten mit viel Flüssigkeit zu sich nehmen.
Voll/Teilbad: mind. 0,34 g wässriger Extrakt auf 1 Liter Wasser.
Chinesisch: TD: 9–15 g Droge.

Anwendungsbeschränkungen: Risiken der bestimmungsgemäßen Anwendung therapeutischer Dosen der Droge sind nicht bekannt.

Patienteninformation: Weizenkleie ist ein gutes, nebenwirkungsfreies und mildes Abführmittel und kann in Form eines Badezusatzes bei juckenden und entzündlichen Hauterkrankungen hilfreich sein.

Bewertung der Wirksamkeit: Die Verwendung bei Obstipation und Dermatosen erscheint durch die laxierende Wirkung der quellbaren Polysaccharide sowie die, durch die enthaltenen Kohlehydrate und Proteine bedingte, Milieuveränderung in der Epidermis plausibel. Für die sonstigen beanspruchten Anwendungsgebiete ist die Wirksamkeit der Droge nach den gültigen Kriterien für klinische Prüfungen von Arzneimitteln nicht belegt.

Handelspräparate

Weizenkleie Synpharma®

Literatur

Blaschek W, Hänsel R, Keller K, Reichling J, Rimpler G, Schneider G (Hrsg): Hagers Handbuch der Pharmazeutischen Praxis. Folgebände 1 und 2. Drogen A–Z. Springer. Berlin, Heidelberg 1998

Goff DJ, Kull FJ: The inhibition of human salivary α-amylase by type II α-amylase inhibitor from Triticum aestivum is competitive, slow and tight-binding. J Enzyme Inhib 252 (1995), 163–70, 1995

Wermut – Artemisia absinthium

Volkstümliche Namen: Absinth, Beifuß, bitterer, Wermut, Wurmkraut (dt.), Absinthe, Absinthium, Common Wormwood, Green Ginger, Wormwood (engl.), Grande Absinthe (frz.)

Familie: Asteraceae

Botanik: Die 60 bis 120 cm große Pflanze ist ein Halbstrauch mit holzigen, überwinternden Rosetten und bis zu 1 m hohe Stängel tragenden Ästen. Die Stängel sind meist aufrecht, ästig und reich beblättert. Die wechselständigen und lang gestielten Laubblätter sind beiderseits seidig-filzig behaart. Die zahlreichen Blütenköpfe sind kurz gestielt, nickend und stehen in einer reichköpfigen, aufrechten, reichästigen Rispe. Die Blüten sind gelb und alle fruchtbar. Die Früchte sind ca. 1,5 mm lang.

Verbreitung: Europa, Nordafrika, Teile von Asien, Nord- bis Südamerika.

Wermutkraut

Verwendete Pflanzenteile: Wermutkraut sind die getrockneten, zur Blütezeit gesammelten, oberen Sprossteile und Laubblätter oder die getrockneten, basalen Laubblätter oder eine Mischung der aufgeführten Pflanzenteile von *Artemisia absinthium* L.

Inhaltsstoffe

- Ätherisches Öl (0,2 bis 1,5 %): Zusammensetzung sehr varietätenspezifisch, Hauptkomponenten (+)-Thujon, cis-Epoxyocimen, trans-Sabinylacetat oder Chrysanthenylacetat (Anteil jeweils über 40 %)
- Sesquiterpenbitterstoffe: u. a. Absinthin (0,20 bis 0,28 %), Artabsin (0,04 bis 0,16 %), Anabsinthin und Matricin

Pharmakologie

Die der Droge zugeschriebene cholagoge, digestive, appetitanregende und wundheilungsfördernde Wirkung ist auf die enthaltenen ätherischen Öle und Bitterstoffe zurückzuführen.
Bei Patienten mit Hepatopathien wurden 20 mg Extrakt, suspendiert in 10 ml Wasser, mit der Magensonde verabreicht. Während der 70 bis 100. min p. A. zeigte sich eine signifikante Erhöhung der α-Amylase, Lipase, des Bilirubins und Cholesterins im, durch Duodenalsonde gewonnenen, Duodenalsaft im Vergleich zur Ruhesekretion.
Beim Kaninchen wurde das durch Hefeinjektion induzierte Fieber mittels Schlundsondenapplikation von verschiedenen Fraktionen der Droge gesenkt.
In vitro soll der wässrige Extrakt der Gesamtpflanze das Wachstum von *Plasmodium falciparum* hemmen. Das ätherische Öl soll antimikrobielle Wirkung zeigen.
Die in der Droge enthaltenen Bitterstoffe (Sesquiterpenlactone) bewirken ferner die Erregung der Bitterrezeptoren in den Geschmacksknospen des Zungengrundes. Bringt man Bitterstoffe in die Mundhöhle, so lösen sie eine reflektorische Steigerung der Magensekretion mit erhöhter Säurekonzentration aus.

Anwendungsgebiete

Bei Appetitlosigkeit, dyspeptischen Beschwerden, Völlegefühl und Meteorismus und bei Dyspepsien infolge krampfartiger Gallenwegsbeschwerden.
Volksmedizin: innere Anwendung bei Magen- und Darmatonie, Blähungen, Appetitlosigkeit, Gastritis, Magenkrämpfen, Leberbeschwerden, Blutarmut, unregelmäßiger oder zu schwacher Menstruation, Wechselfieber und bei Wurmbefall.
Äußere Anwendung bei schlecht heilenden Wunden, Insektenstichen, Geschwüren und Hautflechten.
Homöopathie: Magenschleimhautentzündungen, Krampfleiden und Erregungszustände.

Dosierung

Innere Anwendung:
Tee: 1 Tasse frisch zubereitet aus 1,5 g (1 TL) auf 150 ml Wasser wird mehrmals 30 min vor den Mahlzeiten getrunken. TD: 2–3 g Droge.
Tinktur: 3-mal täglich 10 bis 30 Tropfen in nicht zu wenig Wasser.
Fluidextrakt: 3-mal täglich 1 bis 2 ml.
Äußere Anwendung:
Abkochung: zur Wundheilung und bei Insektenstichen.
Homöopathisch: 5 Tropfen oder 1 Tablette oder 10 Globuli oder 1 Messerspitze Verreibung alle 30–60 min (akut) oder 1–3-mal täglich (chronisch); parenteral: 1–2 ml 3-mal täglich s. c. (HAB).

Anwendungsbeschränkungen: Wegen des möglichen Thujongehaltes der Droge kann die innerliche Anwendung großer Dosen Erbrechen, Magen- und Darmkrämpfe, Kopfschmerzen, Schwindel und zentralnervöse Störungen auslösen; vom Dauergebrauch wird abgeraten. Wegen möglicher Gesundheitsstörungen ist der Einsatz des ätherischen Öls und alkoholischer Extrakte aus der Droge zur Herstellung von alkoholischen Getränken in vielen Ländern verboten.

Patienteninformation: Medikamente aus Wermutkraut können Ihren Appetit steigern und

Verdauungsbeschwerden wie Völlegefühl, Blähungen und Krämpfe im Gallenwegsbereich lindern. Äußerlich angewandt können Zubereitungen bei bestimmten Hauterkrankungen, Insektenstichen und zur Förderung der Wundheilung nützlich sein. Sie sollten das Medikament jedoch nur über einen kurzen Zeitraum einnehmen und die Dosierungsanleitung genau beachten, da andernfalls vergiftungsartige Erscheinungen wie Erbrechen, Magen-Darm-Krämpfe, Kopfschmerzen, Schwindel etc. auftreten können. In diesem Fall ist die Einnahme des Medikamentes sofort zu beenden und der behandelnde Arzt zu informieren.

Bewertung der Wirksamkeit: Die Wirksamkeit der typischen Bitterstoffdroge bei Appetitlosigkeit, dyspeptischen Beschwerden, Völlegefühl, Meteorismus und bei Dyspepsien infolge krampfartiger Gallenwegsbeschwerden ist durch aussagekräftige Studien belegt. Für einen Teil der volkstümlichen Indikationen steht der wissenschaftliche Nachweis noch aus. Zur therapeutischen Verwendung bei Appetitlosigkeit, dyspeptischen Beschwerden und Dyskinesie der Gallenwege liegt eine Positiv-Monographie der Kommission E (1984) vor. Die ESCOP (1997) bewertet nur die Anwendung bei Dyspepsie und Appetitlosigkeit positiv.
Bei bestimmungsgemäßem kurzfristigem Gebrauch sollten keine gravierenden Nebenwirkungen zu erwarten sein. Aufgrund des möglichen Thujongehaltes sind jedoch bei Einnahme höherer Dosen zentralnervöse Störungen, Erbrechen, Magen- und Darmkrämpfe, Kopfschmerzen und Schwindel zu erwarten, sodass ein hochdosierter und längerfristiger Gebrauch nicht zu empfehlen ist. Die Anwendungsbeschränkungen sind zu beachten.

Handelspräparate

Florabio Wermut
Gesundform Wermut
H&S Wermut
Sidroga Wermuttee
Wermutkraut Bombastus

Literatur

Akhmedov IS et al: Artabin, a new lactone from Artemisia absinthium. Khim Prid Soed 5 (1970), 622
Akhmedov IS et al: Khim Prir Soedin 6 (1970), 691
Baumann IC et al: Z Allg Med 51 (1975), 784
Beauhaire J et al: Tetrahedron Letters 22 (1981), 2269
Beauhaire J, Fourrey JL: J Chem Soc Perk Trans (1982), 861
Del Castillo J et al: Nature 253 (1975), 365
Greger H, Hofer O: New unsymmetrically substituted tetrahydrofuran lignans from Artemisia absinthium. Tetrahedron 36 (1980), 3551
Greger H: Phytochemistry 17 (1978), 806
Hoffmann B, Herrmann K: Z Lebensm Unters Forsch 174 (1982), 211
Kasimov AZ et al: Anabsin-a new diguaianolide from Artemisia absinthium. Khim Prid Soed 4 (1979), 495
Kasymov SZ et al: Khim Prir Soed 5 (1979), 658
Kennedy AI et al: Volatile oils from normal and transformed roots of Artemisia absinthium. Phytochemistry 32 (1993), 1449
Kinloch JD: Practitioner 206 (1971), 44
Lemberkovics E et al: Some phytochemical characteristics of essential oil ot Artemisia absinthium L. Herba hung 21 (1982), 197–215
Marles RJ, Kaminski J, Arnason JT et al: A bioassay for inhibition of serotonin release from bovine platelets. J Nat Prod 55 (1992), 1044–1056
Rücker G, Manns D, Wilbert S: Peroxides as constituents of plants. 10. Homoditerpene peroxides from Artemisia-absinthium. Phytochemistry 31 (1992), 340
Schneider G, Mielke B: Deutsch Apoth Ztg 119 (1979), 977
Stahl E, Gerard D: Z Lebensm Unters Forsch 176 (1983), 1
Swiatek L, Dombrowicz E: Farm Pol 40 (1984), 729
Vostrowsky O et al: Über die Komponenten des ätherischen Öls aus Estragon (Artemisia dracunculus L.). Z Lebensm Untersuch Forsch 173 (1981), 365–367
Zafar MM, Hamdard ME, Hameed A: Screening of Artemisia absinthium for antimalarial effects on Plasmodium berghei in mice: preliminary report. ETH 30 (1990), 223
Zakirov SK et al: Khim Prir Soedin 4 (1976), 548

Nordamerikanisches Wintergrün – Gaultheria procumbens

Volkstümliche Namen: Scheinbeere, niederliegende, Wintergrün, Wintergrün, amerikanisches (dt.), Aromatic Wintergreen, Boxberry, Canada Tea, Checkerberry, Deerberry, Ground Berry, Hillberry, Mountain Tea, Partridge Berry, Spiceberry, Spicy Wintergreen, Spring Wintergreen, Teaberry, Wax Cluster, Wintergreen (engl.)

Familie: Ericaceae

Botanik: Eine immergrüne, buschige Pflanze mit liegenden Stängeln und aufrechten bis zu 15 cm hohen, starren Ästen, die bevorzugt unter Bäumen und Sträuchern wächst. Die Äste tragen an ihren Enden Büschel von Blättern. Diese sind ledrig, oval, 3 bis 5 cm lang, oben unbehaart und glänzend, unten heller. Die 7,5 mm langen, einzelnen und herabhängenden Blüten wachsen aus dem Blattgrund. Sie sind weiß oder blassrosa und glockenförmig. Die Früchte entstehen aus der Vergrößerung des Blütenkelchs. Sie sind fleischige, kugelige, leuchtend rote Beeren mit zahlreichen weißen, abgeflachten und eiförmigen Samen.

Verbreitung: Ist in Kanada und den nördlichen USA heimisch.

Wintergrünblätter

Verwendete Pflanzenteile: Wintergrünblätter sind die getrockneten Blätter von *Gaultheria procumbens* L.

Inhaltsstoffe

In der frischen Pflanze:

- Monotropitosid (Gaultherin), bei Trocknen der Pflanze in Methylsalicylat übergehend

In der getrockneten Pflanze

- Ätherisches Öl (0,5 bis 0,8 %): Hauptkomponente Methylsalicylat (96 bis 98 %), daneben Oenanthalkohol (1-Heptanol) und dessen Ester (den Geruch des ätherischen Öls mitbestimmend)

Pharmakologie

Das ätherische Öl wirkt bei topischer Anwendung stark hyperämisierend.

Anwendungsgebiete

Äußerlich gegen Rheuma und Erkrankungen des rheumatischen Formenkreises.
Früher als Carminativum, Tonikum, Antiseptikum und Aromatikum; ferner bei Neuralgien, besonders bei Ischias, Gastralgien, Pleuritis, Pleurodynie, besonders mit Schmerzen im Mediastinum, bei Ovaralgie, Orchitis, Epididymitis, Diaphragmitis, Arthritis urica und bei Dysmenorrhoe.
In der Volksheilkunde: gegen Asthma und als Antiseptikum.

Sonstige Verwendung
In großen Mengen in Genussmitteln und in Kosmetika enthalten.

Dosierung

Keine gesicherten Angaben.

Anwendungsbeschränkungen: Die Droge und ihr ätherisches Öl können Kontaktallergien auslösen. Bei Überdosierung der Droge treten Vergiftungserscheinungen auf (starke Magen- und Nierenreizung). Bei peroraler, aber auch bei perkutaner, Anwendung des reinen ätherischen Öls kann es zu tödlichen Vergiftungen kommen (zentralnervöse Erscheinungen, Lungenödem, Kollaps).
Vergiftungen mit Todesfolge wurden bereits nach peroraler Aufnahme von 4 bis 6 g des ätherischen Öls beobachtet.

Patienteninformation: Das ätherische Öl aus Wintergrünblättern wirkt bei äußerlicher Anwendung stark durchblutungsfördernd; Zubereitungen aus den Blättern können bei rheumatischen Erkrankungen hilfreich sein. Aufgrund der starken Giftigkeit sollten jedoch die Hinweise zur Dosierung streng beachtet werden und gegebenenfalls auf nebenwirkungsärmere Arzneimittel zurückgegriffen werden. Die innerliche Anwendung des reinen ätherischen Öls kann nicht empfohlen werden. Allergien bei Hautkontakt und Vergiftungserscheinungen, u. U. mit Todesfolge, nach großflächiger äußerlicher Anwendung des reinen ätherischen Öls sind möglich.

Bewertung der Wirksamkeit: Das ätherische Öl wirkt stark hyperämisierend, und das könnte die topische Anwendung der Droge bei Rheuma und anderen Erkrankungen des rheumatischen Formenkreises erklären. Die Wirksamkeit der Droge für die beanspruchten Indikationen ist bisher nicht belegt. Aufgrund der hohen Toxizität kann die Verwendung des reinen ätherischen Öls nicht empfohlen werden. Die Dosierungshinweise und möglichen Nebenwirkungen bei Überdosierung sind zu beachten.

Handelspräparate

Keine bekannt.

Literatur

Friedrich H, Krüger N: Planta Med 26 (1974), 327
Kern W, List PH, Hörhammer L (Hrsg): Hagers Handbuch der Pharmazeutischen Praxis. 4. Aufl., Bde. 1–8, Springer Verlag Berlin, Heidelberg, New York 1969

Wolfstrapp – Lycopus virginicus

Volkstümliche Namen: Wasserandorn, virginischer, Wolfsfuß, Wolfstrapp, virginischer (dt.), Bugleweed, Horehound, Virginia Water, Sweet Bugle, Water Bugle (engl.)

Familie: Lamiaceae

Botanik: Die Pflanze ist eine Langsprossstaude mit Bodenausläufern. Aus der mehrjährigen, kriechenden Wurzel sprießen die vierkantigen, glatten Stängel bis in 60 cm Höhe und tragen paarweise gegenständige Blätter auf kurzen Stielen. Die oberen sind gezähnt und spitzig, die unteren keilförmig und ganzrandig. Sie sind unbehaart und auf der Unterseite drüsig punktiert. Die Blüten sind klein, fast radiär und sitzen in dichten, blattachselständigen Scheinquirlen. Der Kelch ist glockig mit kahlem Schlund und 4 oder 5 gleichartigen, meist stehenden Zähnen. Die Krone ist weißlich mit nur wenig hervorragender Röhre und wenigen ungleichen Lappen. Vor- und Kelchblätter sind kürzer als bei europäischen Arten. Es gibt nur 2 fertile Staubblätter und anfangs parallele, später spreizende Pollensäcke. Die oberen Staubblätter sind zu Stamiodien verkümmert oder ganz verschwunden. Die Früchte sind abgeflachte, tetraedische, gestutzte, glatte Nüsschen.

Verbreitung: Die Pflanze wächst in Nordamerika. *L. europaeus* ist eine nahe europäische Verwandte.

Wolfstrappkraut

Verwendete Pflanzenteile: Wolfstrappkraut besteht aus den kurz vor der Blüte geernteten, frischen oder getrockneten oberirdischen Teilen von *Lycopus europaeus* L. und/oder *Lycopus virginicus* L.

Inhaltsstoffe

- Kaffesäurederivate: Rosmarinsäure, Dimethoxyrosmarinsäure, Lithospermsäure und ihre durch Oxidation entstandenen Oligomere
- Flavonoide: u. a. Acacetin-, Apigenin-, Luteolin-glykoside, u. a. Cosmosiin, Genkwanin, Pilloin, Apigenin-, Acacetin- und Luteolin-7-O-glucuronide
- Diterpene: Tetrahydroxy-Δ^8(9)-pimarsäuremethylester
- Ätherisches Öl (0,1 %)

Pharmakologie

Die Droge enthält antigonadotrop wirkende phenolische Inhaltsstoffe. Sie wirkt prolaktinspiegelsenkend sowie thyreostatisch als Folge einer Hemmung des Jodtransportes und der Freisetzung von präformierten Schilddrüsenhormonen.

Anwendungsgebiete

Innere Anwendung: bei leichten Formen der Hyperthyreose mit vegetativ-nervösen Beschwerden und bei Mastodynie.
Volksmedizin: bei funktionellen und organischen Herzerkrankungen sowie bei Leber- und Nierenkrankheiten.
Homöopathie: bei Schilddrüsenüberfunktion.

Dosierung

Tagesdosis: wässrig-ethanolische Extrakte entsprechend 20 mg Droge und 1–2 g Droge für Teeaufgüsse. Die Dosierung ist individuell und nach dem Ausmaß des Beschwerdebildes verschieden.
Homöopathisch: 5 Tropfen oder 1 Tablette oder 10 Globuli oder 1 Messerspitze Verreibung alle 30–60 min (akut) oder 1–3-mal täglich (chronisch); parenteral: 1–2 ml s. c. akut: 3-mal täglich; chronisch einmal täglich (HAB).

Anwendungsbeschränkungen: Risiken der bestimmungsgemäßen Anwendung therapeutischer Dosen der Droge sind nicht bekannt. Keine gleichzeitige Gabe von Schilddrüsenhormonpräparaten.
Nebenwirkungen: Nach längerer Anwendung sowie höherer Dosierung kann eine Vergrößerung der Schilddrüse auftreten. Nach Absetzen der Lycopustherapie kann es zu einem Rebound-Phänomen mit vermehrter TSH-Sekretion und Prolaktinsekretion sowie einer Verstärkung des hyperthyreoten Beschwerdekomplexes und der Mastodynie kommen.
Wechselwirkungen mit anderen Arzneimitteln: Über eine Begleittherapie mit niedrig dosierten Schilddrüsenhormonen zur Unterdrükkung der strumigenen Wirkungen liegen keine Erfahrungen vor, sie ist daher zu vermeiden. Während der Lycopustherapie wird die Durchführung der Schilddrüsendiagnostik mit Radioisotopen gestört.
Gegenanzeigen: Euthyreote Struma.

Patienteninformation: Arzneimittel aus Wasserandorn- oder Wolfstrappkraut können bei leichter Schilddrüsenüberfunktion und schmerzhaftem Spannungsgefühl in den Brüsten beschwerdelindernd wirken. Bei Verwendung in hohen Dosen oder über einen längeren Zeitraum kann es dabei zu einer Vergrößerung der Schilddrüse kommen; die gleichzeitige Einnahme von Schilddrüsenhormonen darf nicht erfolgen. Nach Beendigung der Behandlung kann eine erneute Verstärkung der Schilddrüsenüberfunktion und der Brustbeschwerden eintreten. Bei einfacher Vergrößerung der Schilddrüse darf das Medikament nicht angewandt werden.

Bewertung der Wirksamkeit: Die, durch die antigonadotrop wirkenden phenolischen Inhaltsstoffe bedingten, prolaktinspiegelsenkenden und thyreostatischen Wirkungen lassen die Anwendung bei leichter Hyperthyreose mit vegetativ-nervösen Beschwerden und bei Mastodynie plausibel erscheinen (hier auch Positiv-Monographie Kommission E). Für die volksmedizinischen/homöopathischen Indikationen ist die Wirksamkeit der Droge bisher nicht belegt. Nebenwirkungen, Wechselwirkungen und Gegenanzeigen sind hier besonders zu beachten.

Handelspräparate

Lycoaktin® M Tabletten 2–3mal tgl. 1 Tbl. vor den Mahlzeiten auf der Zunge zergehen lassen.

Prothyrysat® Bürger Lösung 3mal 5–15 Tr. tgl.
Thyreogutt® mono Tabletten, leichte Schilddrüsenüberfunktion: 3mal tgl. 1 Tbl. bzw. 10 Tr. Mastodynie: 3mal tgl. 1 Tbl. bzw. 10 Tr.; ca. 10 Tage vor Einsetzen bis zum Beginn der Regelblutung über 3–4 Zyklen. Allenfalls grobe Anhaltspunkte für die Dos. Bei Schilddrüsenerkrank. mögl., wobei Lebensalter und Körpergew. zu berücksichtigen sind. Bei leichter Schilddrüsenüberfunktion in regelm. Abständen ärztl. Kontrolle.
Thyreo Loges M Morgens u. abends 1 Tbl., evtl. weniger

Literatur

Aufmkolk M: Endocrinology 116 (1985), 1687
Bucar R et al: Flavonoid glycosides from Lycopus europaeus. Planta Med 61 (1995), 489
Frömbling-Borges A: Intrathyreoidale Wirkung von Lycopus europaeus, Pflanzensäuren, Tyrosinen, Thyroninen und Lithiumchlorid. Inauguraldissertation. Universtität Münster 1987 und Z Phytother 10 (1990), 1
Gumbinger HG et al: Contraception 23 (1981), 661
Hegnauer R, Kooiman, P: Planta Med 33 (1978), 13
Jeremic D et al: Tetrahedron 41 (1985), 357
John M, Gumbinger HG, Winterhoff H: The oxidation of caffeic acid derivatives as model reaction for the formation of potent gonadotropin inhibitors in plant extracts. Planta Med 59 (1993), 195
Jung F, Kiesewetter H, Mrowietz C et al: Akutwirkungen eines zusammengesetzten Knoblauchpräparates auf die Fließfähigkeit des Blutes. Z Phytother 10 (1989), 87
Kartnig T: Lycopus europaeus L. – Wolfsfuß oder Wolfstrapp. Z Phytother 10 (1989), 31
Kooiman P: Acta Bot Nederl. 21 (1972), 417
Sourgens H et al: Planta Med 45 (1982), 78

Wurmfarn – Dryopteris filix-mas

Volkstümliche Namen: Bandwurmkraut, Farnkraut, Farnmännlein, Federfarn, Flohkraut, Gemeiner Wurmfarn, Johanniswurz, Männliches Farnkraut, Waldfarn, Wanzenkraut, Wurmfarn (dt.), Ager-Bregne, Almindelig angelov (dän.), Bijwortels (niederl.), Aspidium, Aspidium, American, Bear's Paw Root, Fern, Knotty Brake, Male Fern, Male Shield Fern, Marginal Fern, Sweet Brake (engl.), Felco machio (span.), Fougère male (frz.), Felce machio (it.), Ormetelg (norw.), Paprotka samera (pol.), Muzskoj poprotnik (russ.), Trägon (schwed.)

Familie: Dryopteridaceae

Botanik: Die Wurzel ist ein schiefer, halb in den Boden gesenkter, fleischiger Wurzelstock, der mit dicken, schwarzbraunen Blattstielresten dicht besetzt ist. Er trägt in seiner ganzen Länge zahlreiche lange, ästige Wurzelfasern. Die Blattstielreste sind von lineal-lanzettlichen, rotbraunen Spreuschuppen filzig. Die Farnwedel sind am oberen Ende des Wurzelstocks als Büschel trichterförmig angeordnet. Sie sind lanzettlich-länglich, doppelt gefiedert. Die Fiedern sind ungestielt, lanzettlich-länglich, die Fiederchen länglich, stumpf ohne Stachelspitze, gekerbt, an der Spitze gesägt und sie berühren einander. Blattstiele und Blattspindel sind spreuhaarig. Auf der Unterseite der Fiederblättchen sitzen in 2 Reihen die Sporenkapselhäufchen, die von einem nierenförmigen, zuerst weißen, dann bleigrauen, schließlich rotbraunen Schleier bedeckt sind. Die Sporen sind dunkelbraun mit unregelmäßigen, gewundenen Leisten.

Verbreitung: Ist in der gemäßigten Zone Europas, im nördlichen Asien und in Nord- und Südamerika verbreitet.

Wurmfarnwurzelstock

Verwendete Pflanzenteile: Wurmfarnwurzelstock sind die frischen, im Herbst gesammelten, von den Wurzeln befreiten Wurzelstöcke mit den daransitzenden Blattbasen von *Dryopteris filix-mas* (L.) SCHOTT.

Inhaltsstoffe

- Acylphloroglucinole (etwa 2 %, Gemische als Rohfilicin oder Filicin bezeichnet): bes. Flavaspidsäuren (Anteil 50 bis 60 %), Filixsäuren (Anteil 25 %), Paraaspidin, Desaspidin
- Gerbstoffe (5 bis 6 %)

Pharmakologie

Wesentlich an der pharmakologischen Wirkung beteiligt ist die Flavaspidsäure mit Filicin als Hauptwirkkomponente.
Wurmfarnwurzelstock wirkt anthelmintisch, besonders stark gegen Bandwürmer und Leberegel, wobei Ascariden und Oxyurenlarven resistent sind. Weiterhin ist die Droge stark zelltoxisch, virostatisch und antiviral.

Anwendungsgebiete

Aufgrund der geringen therapeutischen Breite ist vom Gebrauch abzuraten.
Zur Behandlung von Wurminfektionen, besonders gegen den Band- und Hakenwurm.
Äußerlich bei Rheuma, Ischias und Gicht (Abkochung); bei eitrigen, schlecht heilenden Wunden (Umschläge/Waschungen), bei Verbrennungen (Presssaft), bei Hämorrhoiden (Salbe).
Homöopathie: bei Sehschwäche und Schädigung der Sehnerven.

Sonstige Verwendung
Veterinärmedizin: zur Wurmbehandlung von Rind, Pferd, Ziege und Schaf.
In Russland sollen die Wedel als Ersatz für Hopfen in der Bierbrauerei gedient haben.

Dosierung
Extrakt: Einzel- und Tagesdosis 6–8 g für Erwachsene, 4–6 g für Kinder. Bei erfolgloser Kur Behandlung erst nach mehreren Wochen wiederholen.
Trockenextrakt: Einzel- und Tagesmaximaldosis 3 g.
Lösung in Öl: maximale Tagesgabe: 20 g.
Achtung! Die Dosen liegen häufig im toxischen Bereich!
Homöopathisch: 5 Tropfen oder 1 Tablette oder 10 Globuli oder 1 Messerspitze Verreibung alle 30–60 min (akut) oder 1–3-mal täglich (chronisch); parenteral: 1–2 ml s. c. akut: 3-mal täglich; chronisch einmal täglich (HAB). Globuli ab D2, der Rest ab D4.

Anwendungsbeschränkungen: Bereits bei Anwendung therapeutischer Dosen der Rhizomdroge können auftreten: Unwohlsein, Übelkeit, starke Kopfschmerzen, Erbrechen, Diarrhöen. Bei Überempfindlichkeit der Patienten oder bei Überdosierung kann es zu Leber-, Herz- und Nierenschädigungen und zentralnervösen Störungen, z. B. Krämpfen, seltener auch zu Psychosen und zu Dauerschäden kommen, z. B. Lähmungen und Sehstörungen bis zur Erblindung. Auch Todesfälle, besonders bei Kindern, wurden nach Gabe von Filmaronöl (10 %ige Lösung ätherischer Extrakte aus der Rhizomdroge in Speiseöl) beobachtet.
Bei Kindern unter 4 Jahren und bei älteren Menschen darf die Droge nicht angewendet werden, ebenso bei Anämie, Schwangerschaft, Herz-, Leber- und Nierenerkrankungen sowie bei Diabetikern. Wegen der geringen therapeutischen Breite wird ein Verzicht auf die Droge zu Gunsten anderer Wurmmittel dringend empfohlen.

Patienteninformation: Zubereitungen aus Wurmfarnblättern können bei Wurmbefall gut wirksam sein; aufgrund der starken Giftigkeit der Arzneipflanze wird jedoch der Einsatz risikoärmerer, besser verträglicher Präparate empfohlen. Ältere Menschen und Kinder unter 4 Jahren, Diabetiker und Schwangere sollten das Arzneimittel auf keinen Fall verwenden, auch bei Anämie, Herz-, Leber- und Nierenerkrankungen sollte auf die Einnahme verzichtet werden. In homöopathischen, also extrem geringen Dosen kann die Arzneipflanze zur Behandlung einer Sehschwäche oder Schädigungen der Sehnerven eingesetzt werden. Die Dosierungshinweise sind in jedem Fall streng zu beachten.

Bewertung der Wirksamkeit: Die Wirksamkeit der Droge ist nach den gültigen Kriterien für klinische Prüfungen von Arzneimitteln bisher nicht belegt. Die Bewertung in der korrespondierenden Monographie der Kommission E ist negativ. Bereits in therapeutischen Dosen kann es zu erheblichen Nebenwirkungen kommen, bei empfindlichen Personen oder Überdosierung unter Umständen zu lebensbedrohlichen Vergiftungserscheinungen. Aufgrund der geringen therapeutischen Breite kann die Anwendung der Droge in allopathischen Dosen nicht empfohlen werden.

Handelspräparate
Keine bekannt.

Literatur

Bottari F et al: Phytochemistry 11 (1972), 2519
Calderwood JM et al: J Pharm Pharmacol 21 (1969), 55
Karl C, Pedersen PA, Müller G: Z Naturforsch 36C (1981), 607–610
Widén CJ, Sarvela J, Britton OM: On the location and distribution of phloroglucinols (Filicins) in Ferns. Ann Bot Fennici 20 (1983), 407
Widén CJ, Vida G, Euw JV, Reichenstein T: Helv Chim Acta 54 (1971), 2824–2850

Wurmkraut – Chenopodium ambrosioides

Volkstümliche Namen: Gänsefuß, wohlriechender, Tee, mexikanischer, Wurmkraut, amerikanisches (dt.), Jesuit's Tea, Mexican Tea, Wormseed, American (engl.)

Familie: Chenopodiaceae

Botanik: Wurmkraut ist ein einjähriges Kraut, das bis zu 1 m hoch wird, mit einem verzweigten, rötlichen Stängel, der mit länglichen bis lanzettlichen, gezähnten und wechselständigen Blättern besetzt ist. Die kleinen, sehr zahlreichen Blüten sind von gelblich-grüner Farbe und bilden kleine Trauben oder rundlichen Ähren in den Achseln der Hochblätter. Der Kelch ist 5spaltig, die Lappen eiförmig, zugespitzt. Es gibt 5 Staubblätter. Der Fruchtknoten hat an der Spitze kleine, längliche, gestielte Drüsen. Die Frucht ist ganz in den Kelch eingeschlossen und winklig. Die Samen sind Achänen. Sie sind glatt und klein und schwarz.

Verbreitung: Die Pflanze stammt aus Mexiko und Südamerika, ist jedoch heute auch in den östlichen USA verbreitet.

Wurmkrautöl

Verwendete Pflanzenteile: Wurmkrautöl ist das Öl der Samen von *Chenopodium ambrosioides* L. var *anthelminticum* (L.) A. GRAY.

Inhaltsstoffe

- Hauptbestandteil Ascaridol (Anteil 45 bis 80 %), daneben je nach Varietät u. a. Limonen (Anteil ca. 20 %), L-Pinocarvon (Anteil ca. 20 %), α-Pinen (Anteil ca. 25 %), (-)-Pinocarveol (Anteil ca. 43 %) (Vorsicht, das Wurmsamenöl ist explosiv!)

Pharmakologie
Hauptinhaltsstoff der enthaltenen Terpenfraktion ist das Monoterpen Ascaridol, das stark toxisch wirkt und eine gute anthelmintische Wirkung zeigt.

Anwendungsgebiete
Innere Anwendung: nur beim Versagen moderner Anthelmintika bei Befall durch Spul- und Hakenwürmern.
Chinesische Medizin: Gelenkrheumatismus, Metrorrhagien, Hautekzeme, Bisswunden.

Sonstige Verwendung
Haushalt: als Gewürz.
Kosmetik: als Duftstoff in Seifen, Lotionen, Cremes und Parfums.

Dosierung
Erwachsene erhalten 20 Tropfen täglich. Kinder an einem Tag 2 Einzeldosen von je soviel Tropfen, wie das Kind an Jahren zählt, im Abstand von einer Stunde nüchtern, und morgens. Nach weiteren 2 Stunden Gabe eines Abführmittels.

Anwendungsbeschränkungen: Bereits bei Anwendung therapeutischer Dosen kann es zu zentralnervösen Störungen kommen (Krämpfe, Lähmungserscheinungen, Pachymeningitis haemorrhagica). Häufig ist eine Schädigung des Nervus cochlearis, die zu Ohrensausen und Schwerhörigkeit führt (u. U. jahrelang anhaltend). Todesfälle nach Einnahme von 10 ml des Öls (bei Kindern auch wesentlich weniger) wurden beobachtet. Eine Anwendung in allopathischen Dosen ist daher strikt abzulehnen.

Patienteninformation: Wurmkrautöl ist eine hochgiftige Substanz, die zwar sehr gut bei Wurmbefall hilft, aber wegen ihrer Giftigkeit in der Schulmedizin nicht angewendet wird. In der Traditionellen Chinesischen Medizin werden Zubereitungen der Pflanze auch bei Rheuma, Hautekzemen, Frauenleiden und Bisswunden eingesetzt; für die Wirksamkeit gibt es jedoch keine wissenschaftlichen Beweise.

Bewertung der Wirksamkeit: Die Droge weist eine sehr gute anthelmintische Wirkung auf, besonders bei Befall mit Spul- und Hakenwürmern. Da es jedoch bereits in therapeutischen Dosen zu toxischen Erscheinungen in Form zentralnervöser Störungen kommen kann, häufig auch zu einer Schädigung des Nervus cochlearis mit konsekutiver Taubheit, muss die Anwendung der Droge in allopathischen Dosen strikt abgelehnt werden.

Handelspräparate
Keine bekannt.

Literatur

Bombardelli E et al: Fitoterapia 47 (1976), 3
Caceres A, Cabrera O, Morales O, Mollinedo P, Mendia P: Pharmacological properties of Moringa oleifera. 1: Preliminary screening for antimicrobial activity. J Ethnopharmacol, 33:213–6, 1991 Jul
Franca F, Lago EL, Marsden PD: Plants used in the treatment of leishmanial ulcers due to Leishmania (Viannia) braziliensis in an endemic area of Bahia Brazil. Rev Soc Bras Med Trop, 29:229–32, 1996 May–Jun
Gupta GS, Behari M: J Ind Chem Soc 49 (1972), 317

Yohimbe – Pausinystalia yohimbe

Volkstümliche Namen: Yohimbe, Yohimbim (dt.), Yohimbe Bark (engl.)

Familie: Rubiaceae

Botanik: Der immergrüne Baum wird bis 30 m hoch. Die Rinde ist graubraun, rissig und gespalten und oft mit Flechten bedeckt. Das innere Gewebe ist rötlich-braun und gefurcht. Die Blätter sind länglich oder elliptisch. Die Blüten bestehen aus Trauben kleiner gelber Blüten.

Verbreitung: Die Pflanze wächst in den Urwäldern Westafrikas in Kamerun, Kongo und Gabun.

Yohimberinde

Verwendete Pflanzenteile: Yohimbeherinde besteht aus der getrockneten Stamm- und/oder Zweigrinde von *Pausinystalia yohimbe* P. ex B.

Inhaltsstoffe

- Indolalkaloide (ca. 2,7 bis 5,9 %): Hauptalkaloid Yohimbin (Quebrachin, ca. 0,8 % bis 2,2), daneben seine Stereoisomere α-Yohimbin (Rauwolscin), β-Yohimbin, allo-Yohimbin, außerdem Dihydroyohimbin, Ajmalicin, Corynanthein, Dihydrocorynanthein,

Corynanthin (Rauhimbin), Raubasin, Dihydrositsirikin
- Gerbstoffe

Pharmakologie
Das Hauptalkaloid Yohimbin beeinflusst im Tierversuch das kardiovaskuläre System und die autonomen Reflexe (Clonidin-Antagonismus), beim Menschen zeigte sich eine signifikante Verbesserung der durch orthostatische Dysregulation ausgelösten Symptome.
Die Substanz hat zentrale Wirkung, verstärkt die Wirkung trizyklischer Antidepressiva und wirkt anxiogen und sexualtriebsteigernd im Tierversuch (eine mögliche Verbesserung erektiler Impotenz wird vermutet).
Weiterhin führt Yohimbin zu einer erhöhten Insulin- und Prolaktinfreisetzung, wirkt lipolytisch, tokolytisch, lokalanästhetisch, sialogog und anabolomimetisch.

Anwendungsgebiete
Bei Sexualstörungen, als Aphrodisiakum sowie bei Schwäche und Erschöpfungszuständen.

Dosierung
Innerlich als Infus.
Mittlere ED 0,5 g
Größte TD 10 g (EB6)

Anwendungsbeschränkungen: Als Nebenwirkungen treten u. a. auf: Erregungszustände, Schlaflosigkeit, Angstzustände, Tremor, Tachykardie, Blutdruckerhöhung, Übelkeit, Erbrechen, Exantheme.
Gegenanzeigen: Leber- und Nierenerkrankungen
Bei Überdosierung kommt es zu Speichelfluss, Mydriasis, Kotabgang, Blutdrucksenkung, Störungen am Reizleitungssystem des Herzens mit negativ-inotropen Wirkungenn. Der Tod erfolgt durch Herzlähmung.

Patienteninformation: Zubereitungen aus Yohimberinde werden bei Sexualstörungen, zur Anregung des Geschlechtstriebes und bei allgemeinen Schwäche- und Erschöpfungszuständen verwendet; aufgrund der erheblichen möglichen Nebenwirkungen und Vergiftungserscheinungen (u. U. sogar mit Todesfolge) bei Überdosierung kann die Anwendung des Arzneimittels nicht empfohlen werden. Sie sollten die Hinweise zur Dosierung in jedem Fall streng beachten. Bei Leber- und Nierenerkrankungen darf das Arzneimittel nicht eingenommen werden.

Bewertung der Wirksamkeit: Die Droge weist zwar tierexperimentell eine Reihe interessanter pharmakologischer Wirkungen auf, unter anderem eine Steigerung des Sexualtriebes, was die Anwendung als potenzsteigerndes Mittel erklären könnte. Aufgrund der nicht unerheblichen Nebenwirkungen selbst bei bestimmungsgemäßer Anwendung und der insgesamt hohen Toxizität ist das Nutzen-Risiko-Verhältnis als negativ zu bezeichnen. Dementsprechend liegt auch eine Negativ-Monographie der Kommission E für die Droge vor.

Handelspräparate
Erotisin® (Kombination aus 2 Wirkstoffen)
Testasa® E: Morgens 1 Kps., abds. 2 Kps.

Literatur
Buffum J: J Psychoactive Drugs 17 (1982), 131
Clark JT et al: Science 225, 847

Ysop – Hyssopus officinalis

Volkstümliche Namen: Ipsen, Ysop (dt.), Hyssop (engl.)

Familie: Lamiaceae

Botanik: Die Pflanze ist ein immergrünes, halbstrauchiges Kraut, das ca. 60 cm hoch wird. Die Stängel aufrecht, quadratisch, strauchig und ästig. Die Blätter sind sitzend, lanzettlich, spitz, ganzrandig, punktiert, kahl, dunkelgrün und unterseits blasser. Die dunkelblauen, doppellippigen Blüten sind mittelgroße Scheinquirle in einseitswendigen, endständigen, beblätterten Trauben. Der Kelch ist flaumig, 5zähnig und innen kahl. 4 auseinanderweichende Staubblätter ragen weit aus der Kronenröhre heraus. Die Griffel sind sehr lang.

Verbreitung: Die Pflanze ist im südlichen Europa heimisch und wächst im ganzen Mittelmeergebiet wild. Sie wird andernorts angebaut.

Ysopkraut und -öl

Verwendete Pflanzenteile: Ysopkraut besteht aus den frischen oder getrockneten, oberirdischen Teilen von *Hyssopus officinalis* L.
Ysopöl besteht aus dem durch Wasserdampfdestillation gewonnenen ätherischen Öl von *Hyssopus officinalis* L.

Inhaltsstoffe
- Ätherisches Öl (0,3 bis 1 %): Hauptkomponenten: 1-Pinocamphon (Anteil 7 bis 25 %), Isocamphon (Anteil 16 bis 22 %), Pinocarvon (Anteil 10 bis 23 %), α- und β-Pinen (Anteil 7 bis 12 %)

- Gerbstoffe (5 bis 8 %)
- Bitterstoffe: u. a. Marubiin
- Flavonoide: Glykoside von Hesperitin und Diosmetin, u. a. Diosmin (bitter), Hesperidin

Pharmakologie

Pinocamphon und Isopinocamphon sind die toxisch wirksamen Hauptbestandteile der Droge. Das Öl zeigt antimikrobielle und anthelmintische Wirkung, Extrakte aus den Blättern antimikrobielle, antivirale (Herpes simplex) und schwach spasmolytische Aktivität.

Anwendungsgebiete

Zur Kreislaufanregung, bei Darmkatarrhen, zur Behandlung von Erkrankungen der Atemwege und bei Erkältungskrankheiten.

Dosierung

Keine gesicherten Angaben. Anwendungsbeschränkungen beachten.

Anwendungsbeschränkungen: Risiken der bestimmungsgemäßen Anwendung therapeutischer Dosen der Droge sind nicht bekannt. Vereinzelt wurden nach Aufnahme von 10 bis 30 Tropfen des ätherischen Öls über mehrere Tage bei Erwachsenen, 2 bis 3 Tropfen bei einem Kind, tonisch-klonische Krämpfe beobachtet.

Patienteninformation: Zubereitungen aus Ysopkraut sollen bei Erkrankungen der Atemwege, Erkältungskrankheiten, Darmkatarrhen und zur Anregung des Kreislaufes nützlich sein; eindeutige Beweise für die Wirksamkeit liegen nicht vor.

Bewertung der Wirksamkeit: Die Wirksamkeit der Droge ist nach den gültigen Kriterien für klinische Prüfungen von Arzneimitteln für die beanspruchten Indikationen bisher nicht ausreichend belegt. Die nachgewiesenen antimikrobiellen, antiviralen und schwach spasmolytischen Wirkungen könnten jedoch den Einsatz bei einigen der Anwendungsgebiete erklären. Die therapeutische Anwendung der Droge wird von der Kommission E negativ bewertet (es bestehen aber keine Bedenken bei Verwendung als aromatisierender Bestandteil von Teemischungen).

Handelspräparate

Keine bekannt.

Literatur

Joulain, D: Riv Ital Ess Prof Piante Off Ar Sap Cosm 48 (1979), 479

Kern W, List PH, Hörhammer L (Hrsg): Hagers Handbuch der Pharmazeutischen Praxis. 4. Aufl., Bde. 1–8, Springer Verlag Berlin, Heidelberg, New York 1969

Opdyke DLJ: Food Cosmet Toxicol 16 (Suppl. 1, 1978), 787

Zaunrübe – Bryonia alba

Volkstümliche Namen: Gichtrübe, Schwarzbeerige Zaunrübe, Schwarzfrüchtige Zaunrübe, Weiße Zaunrübe, Zaunrübe, rotbeerige, Zaunrübe, Weiße (dt.), Galdebaer (dän.), Blackberried bryony, Blackberried white bryony, Devil's Turnip, English Mandrake, Ladies's Seal, Red Bryony, Tamus, Tetterberry, White Bryony, White Bryony, Black-berried, White Bryony, European, Wild Bryony, Wild Hops, Wild Nep, Wild Vine, Wood Vine (engl.), Columbrina, Nueza (span.), Bryone blanche (frz.), Gönye (ung.), Brionia blanca (it.), Pierestupien (russ.)

Familie: Cucurbitaceae

Botanik: Die weiße Zaunrübe ist eine ausdauernde und außerordentlich schnellwüchsige Pflanze mit dicken, bis 2,5 kg schweren, rübenförmigen, hellgelben, etwas wulstig geringelten und innen weiß-schleimigen Wurzeln. Die furchig-kantigen Stängel sind verästelt und langgliedrig und klettern mit Hilfe einfacher Ranken. Sie werden bis 4 m lang. Die Laubblätter sind kurz gestielt, breit-herzförmig, fünfeckig bis handförmig-fünflappig und beiderseits kurzborstig-rau. Die Blüten sind einhäusig, kommen aber auch zweihäusig vor. Die männlichen Blüten sind langgestielte Trauben, 10 bis 12 mm breit, und fallen leicht ab. Die weiblichen Blüten stehen in kurzgestielten, doldenförmigen Büscheln. Die Früchte sind ein- oder zweisamige, dünnhäutige Beeren, 7 bis 8 mm dick, kugelig und schwarz.

Verbreitung: Die Pflanze ist im östlichen und südöstlichen Europa und in Westasien bis Persien heimisch.

Zaunrübenwurzel

Verwendete Pflanzenteile: Zaunrübenwurzel sind die getrockneten rübenförmigen Wurzeln von *Bryonia alba* L.

Inhaltsstoffe

- Cucurbitacine (0,01 bis 0,4 %): u. a. Cucurbitacine B, D, E, I, J, K, L, 23,24-Diydrocucurbitacine, 1,2,23,24-Tetrahydrocucurbitacine, 22-Desoxycucurbitacine, Bryodulcigenin, Cucurbitacinglykoside z. B. Bryonin, Elaterinid, Bryonosid
- Triterpene mit Multiflorangrundkörper, z. B. Bryonolsäure
- Steroide: Sterole wie C-4- oder/und C-24-methylierte bzw. ethylierte Cholest-7-en-3β-ole

- Polyhydroxyfettsäuren: u. a. 9,12,13-Trihydroxy-octadeca-10(E), 15(Z)-diensäure
- Lectine

Pharmakologie
Die in der Droge enthaltenen überwiegend glycosidisch gebundenen Cucurbitane wirken stark toxisch und cytotoxisch sowie bei topischer Anwendung stark haut- und schleimhautreizend.
Verschiedene wässrige Extrakte der Droge zeigen Antitumoraktivität im Tierversuch. Das Harz wirkt drastisch abführend. Die methanolischen Extrakte bewirkten einen hypoglykämischen Effekt im Tierversuch.

Anwendungsgebiete
Früher: als Abführ- und Brechmittel, aber auch als Entwässerungsmittel und bei einer Vielzahl von Erkrankungen des Magen-Darm-Traktes, der Atemwege und des rheumatischen Formenkreises.

Dosierung
Pulver: 0,3 g bis 0,5 g als Abführ- und Brechmittel.
Abkochung: 0,5 g bis 1 g Droge zu 1 Tasse Abkochung.

Anwendungsbeschränkungen: Die frische Droge ist stark giftig. Wegen der Unbeständigkeit der Cucurbitacine nimmt die Toxizität der Droge beim Trocknen und bei der Lagerung rasch ab. Durch den Gehalt an Cucurbitacinen wirkt die frische Droge sehr stark haut- und schleimhautreizend. Nach Aufnahme toxischer Dosen kommt es zu Erbrechen, blutigen Durchfällen, Koliken, Nierenreizung, Anurie, Kollaps, Krämpfen, Lähmungen und u. U. zum Tode.

Patienteninformation: Zubereitungen aus weißer Zaunrübenwurzel wurden früher als Abführ- und Brechmittel eingesetzt; aufgrund der starken Giftigkeit der Pflanze kann eine medizinische Anwendung, außer in homöopathischer Dosierung, nicht empfohlen werden.

Bewertung der Wirksamkeit: Die Wirksamkeit der Droge ist nach den gültigen Kriterien für klinische Prüfungen von Arzneimitteln bisher nicht belegt. Wegen der starken Toxizität ist die allopathische Verwendung vor allem als Emetikum und Drastikum obsolet, dementsprechend liegt auch eine Negativ-Monographie der Kommission E vor.

Handelspräparate
Gerner Asep® (hom.)

Literatur
Hylands PJ, Mansour ESS: Phytochemistry 21 (1982), 2703–2707
Konopa J et al: Arzneim Forsch 24 (1974), 1554
Oobayashi K, Yoshikawa K, Arihara S: Structural revision of Bryonoside and structure elucidation of minor saponins from Bryonia dioica. Phytochemistry 31 (1992), 943–946
Panossian AG et al: Planta Med 47 (1983), 17–25
Pohlmann J: The cucurbitacins in Bryonia alba and Bryonia dioica. Phytochemistry 14 (1980), 1587–1589
Suganda AG et al: J Nat Prod 46 (1983), 626
Vartanian GS et al: Byull Eksp Biol Med 97 (1984), 295

Rote Zaunrübe – Bryonia cretica

Volkstümliche Namen: Falsche Alraune, Gichtrübe, Heckenrübe, Hundskürbis, Hundsrübe, Rossrübe, Rotbeerige Zaunrübe, Rote Zaunrübe, Rotfrüchtige Zaunrübe, Teufelsrübe (dt.), Red Bryony (engl.), Alfesira, Nabo del diablo (span.), Bryone, Navet du diable (frz.)

Familie: Cucurbitaceae

Botanik: Staude; Stängel mit Hilfe einfacher Ranken kletternd, 2 bis 4 m lang, diözisch. Laubblätter wechselständig, kurz gestielt, breit-herzförmig bis handförmig-5lappig, Lappen ganzrandig oder mit großen stumpfen Zähnen, beiderseits mit kurzen borstigen Haaren besetzt, jedem Blatt eine Ranke gegenüberstehend. Wurzel rübenförmig, bis 2,5 kg schwer, hellgelb, innen weiß-schleimig. Weibliche Blüten in kurzgestielten, doldenartigen Büscheln, männliche Blüten in langgestielten Trauben. Blüten 5zählig, radiär, Krone der weiblichen Blüten bis 10 mm breit, Kelchblätter halb so lang wie die Kronblätter, Fruchtknoten unterständig, 3fächrig, Krone der männlichen Blüten bis 20 mm breit, gelblich, grüngeadert, Staubblätter 5, gruppenweise (2 + 2 + 1) verbunden. Früchte ein- bis 2samige, kugelige Beeren, 6 bis 10 mm dick, reif scharlachrot.

Verbreitung: Mittel- und Südeuropa.

Rote Zaunrübenwurzel

Verwendete Pflanzenteile: Rote Zaunrübenwurzel ist die getrocknete Wurzel von *Bryonia cretica* L. ssp. *dioica* (JACQ) TUTIN.

Inhaltsstoffe
- Cucurbitacine: Cucurbitacine B, D, E, I, J, K, L und S (als Aglyka der in der frischen Wurzel vorkommenden Glykoside, vermutlich nach Spaltung beim Trocknen), geringe Mengen an intakten Glykosiden, z. B. Bryoamarid, Bryosid, Bryodioside A bis C
- Triterpene: Triterpensäuren, u. a. Bryonolsäure, Bryocumarsäure, 3α-Hydroxymultiflora-8-en-29α-säure

- Fettsäuren (Polyhydroxyderivate, den Eicosanoiden ähnlich): z. B. 9,12,13-Trihydroxyoctadeca-10(E), 15(Z)-diensäure
- Ribosomen-inaktivierende Proteine: Bryodin-L und Bryodin-R

Pharmakologie
Hauptwirkstoffe sind die Cucurbitacine, die schon in niedriger Dosierung zu einer Reizung der Schleimhaut des Gastrointestinaltraktes mit konsekutiver Erhöhung der Peristaltik führen.
Das Protein Bryodin wirkt in vitro cytotoxisch.

Anwendungsgebiete
Innere Anwendung: als Brech- und Abführmittel.
Volksmedizin: bei Erkrankungen der Atemwege, des rheumatischen Formenkreises und des Magen- und Darm-Traktes, Stoffwechselstörungen, Lebererkrankungen und akut und chronisch infektiösen Erkrankungen.
Homöopathie: bei akutem und chronischem Rheumatismus, Entzündungen des Bauchfells, der Atmungsorgane und des Rippenfells.

Dosierung
Innere Anwendung:
Pulver: 0,3–0,5 g als Abführ- und Brechmittel.
Abkochung: 0,5 g–1 g pro Tasse.
Wein: 1–2 Esslöffel täglich.
Tinktur: 1–10 Tropfen/Tag; max. 20 Tropfen.
Homöopathisch: 5–10 Tropfen, 1 Tablette, 5–10 Globuli, 1 Messerspitze Verreibung 1–3-mal täglich oder 1 ml Injektionslsg. s. c. 2-mal wöchentlich, Salbe 1–2-mal täglich auftragen, Urtinktur D1 mit Flüssigkeit verdünnt einnehmen (HAB).

Anwendungsbeschränkungen: Risiken der bestimmungsgemäßen Anwendung homöopathischer Dosen der Droge sind nicht bekannt. Als Nebenwirkung traten bei Einnahme der Urtinktur und von D1 Reizerscheinungen im Magen-Darm-Kanal auf.
Auf Grund des Gehaltes an den sehr stark schleimhautreizenden Cucurbitacinen sind alle Teile der Pflanze stark toxisch. Vergiftungssymptome sind Erbrechen, blutige Durchfälle, Koliken, Nierenreizung, Anurie, Krämpfe, Lähmungen und bei Schwangerschaft Abort. Der Tod erfolgt durch Atemlähmung. 40 Beeren gelten für einen Erwachsenen, 15 für ein Kind als tödliche Dosis. Von der Droge gelten 3,5 g als giftig; ein Todesfall wurde nach Einnahme eines Aufgusses aus 30 g der Wurzel beobachtet.

Patienteninformation: Zubereitungen aus roter Zaunrübenwurzel könnten als Abführ- und Brechmittel eingesetzt werden, aufgrund der starken Giftigkeit der Pflanze kann eine medizinische Anwendung für diese Zwecke aber nicht empfohlen werden. In homöopathischer, also verschwindend geringer Dosierung kann bei rheumatischen Erkrankungen oder Entzündungen der Atemwege, des Rippen- oder Bauchfells eine Linderung der Beschwerden möglich sein.

Bewertung der Wirksamkeit: Die Wirksamkeit der Droge ist nach den gültigen Kriterien für klinische Prüfungen von Arzneimitteln bisher nicht belegt. Wegen der starken Toxizität ist die Verwendung als Emetikum und Drastikum nicht empfehlenswert.

Handelspräparate
Keine bekannt.

Literatur
Hänsel R, Keller K, Rimpler H, Schneider G (Hrsg): Hagers Handbuch der Pharmazeutischen Praxis. 5. Aufl., Bde 4–6 (Drogen), Springer Verlag Berlin, Heidelberg, New York, 1992–1994

Ceylon-Zimtbaum – Cinnamomum verum

Volkstümliche Namen: Ceylonischer Zimtbaum, Ceylonzimt, Ceylon-Zimt, Kaneelbaum, Kanel, echter, Malabar-Zimt, Zimt, Echter, Zimtbaum (dt.), Ceylonkanel (dän.), Ceylon Cinnamon, Cinnamom, Cinnamon (engl.), Canellier, Cannelle de Ceylan (frz.), Cannella (it.), Cynamon (pol.), Korica (russ.), Skoricovnik ceylonsky (tsch.)

Familie: Lauraceae

Botanik: Ein 6 bis 12 m hoher, dicht belaubter, immergrüner Baum mit einer blassbraunen Rinde in mehreren, ineinandersteckenden, dünnen Rollen. Die älteren Äste sind zylindrisch mit graubrauner Rinde. Die Blätter sind gegenständig, waagerecht abstehend bis geneigt, anfangs rot, später grün, oberseits glänzend, derbledrig. Sie sind ca. 12 cm lang, 5 cm breit, rundlich-eiförmig, oval-elliptisch bis länglich, mehr oder weniger zugespitzt und ganzrandig. Die Blüten sind weißlichgrün, unscheinbar und duften unangenehm. Sie stehen in lockeren, achsel- oder endständigen Rispen, sind ca. 0,5 cm groß und seidig behaart. Die Frucht ist beerenartig, eiförmig-länglich, kurzstachelig und vom anwachsenden Unterkelch bis zur Hälfte eingeschlossen.

Verbreitung: Sri Lanka und Südwest-Indien.

Zimtrinde

Verwendete Pflanzenteile: Zimtrinde besteht aus der getrockneten, vom äußeren Kork und dem darunterliegenden Parenchym befreiten Rinde von jungen, auf zurückgeschnittenen Stöcken wachsenden Schößlingen von *Cinnamomum verum* J. S. P. (syn. *C. zeylanicum* B.).

Inhaltsstoffe

- Ätherisches Öl (0,5 bis 2,5 %): Hauptkomponenten Zimtaldehyd (Anteil 32 bis 68 %), weiterhin Eugenol, Cinnamylacetat, Zimtalkohol, o-Methoxyzimtaldehyd, Zimtsäure
- Diterpene: Cinnzeylanol, Cinnzeylanin
- Oligomere Proanthocyanidine
- Schleimstoffe (2 bis 4 %)

Pharmakologie

Das ätherische Öl (Hauptwirkkomponente Zimtaldehyd) der Zimtrinde wirkt antibakteriell, fungistatisch und ist motilitätsfördernd. Auf das Genitalsytem wirkt sie im Tierversuch mit leichten positiv estrogenen Reaktionen, wobei hier die eigentlich wirksame Substanz unbekannt ist.
Zimt steigert die Magensaftsekretion gering und ist ferner insektizid durch die Diterpenderivate Cinnzeylanin und Cinnceylanol.

Anwendungsgebiete

Bei Appetitlosigkeit und dyspeptischen Beschwerden.
Volksmedizin: innerlich bei kindlichen Durchfällen, Erkältung, Grippe und Wurmbefall. Äußerlich zur Wundreinigung.
Indische Medizin: bei Zahnschmerzen, Übelkeit, Erbrechen und Mundgeruch.

Sonstige Verwendung
Kosmetik: in Zahnpasten, Mundwässern, Parfums, Seifen, Lippenstiften.
Haushalt: als Gewürz; verlängert die Haltbarkeit von Fleischwaren.

Dosierung

Innere Anwendung:
Tagesdosis: 2–4 g Droge oder 0,05–0,2 g ätherisches Öl.
Tee: 0,5–1 g (1/3 TL) auf 150 ml, 10 min ziehen lassen, 2–3-mal täglich zu den Mahlzeiten eine Tasse trinken.
Fluidextrakt: 0,5–1 ml 3-mal täglich.
Tinktur: 2–4 ml 3-mal täglich.
Gebräuchliche Einzeldosis: 0,5–1 g Droge.

Anwendungsbeschränkungen: Risiken der bestimmungsgemäßen Anwendung therapeutischer Dosen der Droge und Nebenwirkungen sind nicht bekannt. Die Droge besitzt Sensibilisierungspotenz, besonders Sensibilisierungen gegen Zimtaldehyd treten häufig auf.
Bei Schwangerschaft ist die Droge nicht anzuwenden.

Patienteninformation: Medikamente aus Zimtrinde wirken bei Verdauungsstörungen und Appetitlosigkeit beschwerdelindernd und sollen aufgrund volksmedizinischer Erfahrungswerte auch bei kindlichen Durchfällen, Erkältungskrankheiten, Übelkeit und Erbrechen sowie äußerlich bei der Wundbehandlung hilfreich sein. Inhaltsstoffe der Zimtrinde können allergische Reaktionen hervorrufen. Während der Schwangerschaft sollte auf die Einnahme verzichtet werden.

Bewertung der Wirksamkeit: Die Wirksamkeit der Droge ist für die Anwendung bei Appetitlosigkeit und dyspeptischen Beschwerden aufgrund einer gewissen Stimulation der Magensaftsekretion plausibel und wird von der Kommission E positiv bewertet. Für die anderen Indikationen ist eine Wirksamkeit zur Zeit nicht nachgewiesen.

Handelspräparate

Nur Kombinationen

Literatur

Buchalter L: J Pharm Sci 60 (1971), 144
Isogai A et al: Agric Biol Chem 41 (1977), 1779
Kato Y: Koryo 113 (1975), 17, 24
Kaul R: Pflanzliche Procyanidine. Vorkommen, Klassifikation und pharmakologische Wirkungen. PUZ 25 (1996), 175–185
Schneider E: Cinnamomum verum – Der Zimt. Z Phytother 9 (1988), 193
Schröder R: Kaffee, Tee und Kardamom. Ulmer-Verlag, Stuttgart 1991.

Chinesischer Zimtbaum – Cinnamomum aromaticum

Volkstümliche Namen: Chinazimtbaum, Chinesischer Zimtbaum, Chinesischer Zimtstrauch, Kassie, Zimt, falscher, Zimtbaum, Zimtkassie (dt.), Canton Cassia, Cassia, Cassia aromaticum, Cassia Bark, Cassia Lignea, Chinese cassia, Chinese Cinnamon, False Cinnamon (engl.), Canelle de Chine, Canellier (frz.), Canella del coromandel, Cassia lignea (it.)

Familie: Lauraceae

Botanik: Immergrüner, bis zu 7 m hoher Baum mit aromatischer Rinde und kantigen Ästen. Die Rinde ist braun, in gerollten Stücken, manchmal mit Resten der äußeren Schicht. Die 7,5–10 cm langen Blätter sind verkehrtlanzettlich und sitzen auf 6 bis 8 mm langen Blattstielen, sind behaart und zur Basis hin mehr oder weniger spitz zulaufend. Sie sind ledrig, wechselständig und haben eine braune Blattunterseite. Die Blüten sind klein und sitzen auf kurzen, dünnen, seidigen Blütenstielen. Sie stehen zu 3 in zymösen Rispen in den Blattachseln und in größeren Rispen am Ende der Zweige. Das Perianth ist leicht seidig, etwa 3 mm lang, mit länglich-lanzettlichen Blütenblättern. Die Frucht ist eine saftige, etwa erbsengroße, elliptische und glatte Steinfrucht.

Verbreitung: Die Pflanze ist im südlichen China, in Vietnam, Laos und Burma heimisch und wird dort auch kultiviert.

Chinesischer Zimt

Verwendete Pflanzenteile: Chinesischer Zimt ist die ganz oder teilweise geschälte und getrocknete Rinde dünner Zweige oder oberirdischer Achsen von *Cinnamomum aromaticum* N.

Inhaltsstoffe

- Ätherisches Öl (1 bis 4 %): Hauptkomponenten Zimtaldehyd (Anteil 70 bis 95 %), weiterhin Cinnamylacetat, Zimtalkohol, o-Methoxyzimtaldehyd, Zimtsäure, Cumarin
- Diterpene: Cinnzeylanole, Cinncassiole A bis E
- Gerbstoffe: Catechingerbstoffe (oligomere Proanthocyanidine)
- Schleimstoffe (4 bis 5 %)

Pharmakologie

Das ätherische Öl und seine Hauptkomponente Zimtaldehyd wirken antibakteriell, fungistatisch, im Tierversuch die Immunabwehr fördernd (hemmt allergische Reaktionen Typ I und II), antiulcerogen, motilitätsfördernd und auf den Verdauungstrakt (Gerbstoffgehalt).

Anwendungsgebiete

Innere Anwendung: bei Appetitlosigkeit; bei dyspeptischen Beschwerden wie leichten, krampfartigen Beschwerden im Magen-Darm-Bereich, Völlegefühl, Blähungen und temporären Erschöpfungszuständen.
Chinesische Medizin: bei Nierenfunktionsstörungen, Durchfällen, Bauchschmerzen; bei Amenorrhoe, Gelenkbeschwerden, rheumatischen Erkrankungen, Erschöpfungszuständen (im yang) und zur Immunstabilisierung.
Indische Medizin: bei Verdauungsstörungen, Erbrechen und Durchfällen.

Sonstige Verwendungen
Haushalt: als Gewürz.

Dosierung

Tagesdosis: 2–4 g Droge, 0,05–0,2 g ätherisches Öl.
Mittlere Einzelgabe: 1 g Droge.

Anwendungsbeschränkungen: Risiken der bestimmungsgemäßen Anwendung therapeutischer Dosen der Droge und Nebenwirkungen sind nicht bekannt. Die Droge besitzt Sensibilisierungspotenz, besonders Sensibilisierungen gegen Zimtaldehyd treten häufig auf. Bei Schwangerschaft ist die Droge nicht anzuwenden.

Patienteninformation: Medikamente aus chinesischem Zimt können bei Verdauungsstörungen und Durchfallerkrankungen beschwerdelindernd wirken und sollen aufgrund volksmedizinischer Erfahrungswerte auch bei allgemeiner Erschöpfung, Abwehrschwäche, Rheuma und Ausbleiben der Monatsregel hilfreich sein. Chinesischer Zimt kann allergische Reaktionen hervorrufen. Während der Schwangerschaft sollte auf die Einnahme verzichtet werden.

Bewertung der Wirksamkeit: Zur therapeutischen Verwendung bei Appetitlosigkeit und dyspeptischen Beschwerden liegt eine Positiv-Monographie der Kommission E vor. Für die anderen Indikationen ist die Wirksamkeit nach den gültigen Kriterien für klinische Prüfungen von Arzneimitteln nicht nachgewiesen.

Handelspräparate

Keine bekannt.

Literatur

Hikino H: Economic and Medicinal Plant Research. Vol I., Academic Press UK 1985
Lockwood GB: Die Hauptbestandteile des ätherischen Öls von Cinnamomum cassia BLUME. Planta Med 36 (1979), 380–381
Nagai H et al: Jpn J Pharmacol 32 (1982), 813
Nohara T et al: Cinncassiol E, a diterpene from the bark of Cinnamomum cassia. Phytochemistry 24 (1985), 1849
Nohara T et al: Phytochemistry 21 (1982), 2130–2132
Nohara T et al: Phytochemistry 24 (1985), 1849
N.N.: Structure of potent antiulcerogenic compounds from Cinnamomum cassia. Tetrahedron 44 (1988), 4703
Otsuka H et al: Yakugaku Zasshi 102 (1982), 162
Sagara K et al: J Chromatogr 409 (1987), 365–370
Senayake UM et al: J Agric Food Chem 20 (1978), 822

Zitrone – Citrus limon

Volkstümliche Namen: Limone, Zitrone (dt.), Lemon, Limon (engl.)

Familie: Rutaceae

Botanik: Ein kleiner Baum mit kantigen Zweigen in der Jugend, die dann bald rund und kahl werden und feste, blattachselständige Stacheln besitzen. Die Blätter sind breit-elliptisch, scharfkantig, sägeförmig gezackt oder gekerbt. Der Blattstiel hat einen schalen Flügel oder ist nur umrandet und deutlich mit der Blattspreite verbunden. Die Blüten stehen einzeln oder in kurzen, wenigblütigen Trauben. Sie sind zwittrig oder von der Funktion männlich. Die Blütenblätter sind außen purpurfarben überzogen. Die 25 bis 40 Staubblätter hängen zusammen. Die Frucht ist 6,5 bis 12,5 cm groß. Sie hat 8 bis 10 Fächer und ist in der Reife gelb, eiförmig mit einem breiten Auswuchs am Apex. Die Rinde ist etwas rau bis glatt. Das Fruchtfleisch ist sauer.

Verbreitung: Die Pflanze ist heimisch im Norden Indiens, wird jetzt im Mittelmeerraum und weltweit in subtropischen Klimagebieten kultiviert.

Zitronen

Verwendete Pflanzenteile: Zitronen sind die Früchte, Zitronenschalen die Schalen der Früchte und Zitronenöl das aus den Schalen gewonnene ätherische Öl von *Citrus limon* (L.) BURM.

Inhaltsstoffe

- Ätherisches Öl (im getrockneten Perikarp ca. 2,5 %, 1,2 % in der frischen Schale): Hauptkomponenten (+)-Limonen (Anteil ca. 90 %), weiterhin als Geruchsträger Citral (Anteil 3 bis 5 %), Nonanal, Decanal, Dodecanal, Linalylacetat, Geranylacetat, Citronellylacetat, Anthranilsäuremethylester; in gepressten Ölen auch lipophile Flavonoide, u. a. Sinensetin, Nobiletin, und Furanocumarine
- Flavonoide, bes. die bitteren Neohesperidoside Naringin und Neohesperidin, weiterhin Hesperidin, Rutin, Eriocitrin

Pharmakologie

Citroflavonoide beeinflussen die Vaskularpermeabilität, sie wirken weiterhin entzündungshemmend, harntreibend und als Vitamin-C-Quelle.

Anwendungsgebiete

Innere Anwendung: als Vitamin-C-Quelle bei allgemeiner Abwehrschwäche, Skorbut, Erkältungskrankheiten.
Indische Medizin: als Abwehrmittel gegen Moskitos, aber auch bei Gliederzittern und Sodbrennen.

Sonstige Verwendung
Kosmetik: als Duftstoff in Seifen, Lotionen, Cremes und Parfüms.
Lebensmittelindustrie: in Dessertzubereitungen, Erfrischungsgetränken, Limonaden und Fleischwaren.

Anwendungsbeschränkungen: Risiken der bestimmungsgemäßen Anwendung therapeutischer Dosen der Droge und Nebenwirkungen sind nicht bekannt. Es besteht ein geringes Sensibilisierungspotential bei Hautkontakt mit dem ätherischen Öl.

Patienteninformation: Zitronen und ihre Zubereitungen sind reich an Vitamin C und leisten somit einen wichtigen Beitrag bei der Behandlung von Erkältungskrankheiten, allgemeiner Abwehrschwäche und Vitaminmangelzuständen. In der Indischen Medizin findet die Frucht auch Verwendung bei Sodbrennen und Gliederzittern; ein wissenschaftlicher Wirksamkeitsbeweis hierfür fehlt.

Bewertung der Wirksamkeit: Die Droge ist reich an Vitamin C. Die enthaltenen Citroflavonoide wirken antiinflammatorisch, diuretisch und beeinflussen die Kapillarpermeabilität. Bei Hautkontakt mit dem ätherischen Öl besteht ein geringes Sensibilisierungspotential.

Handelspräparate

Nur Kombinationen

Literatur

Calomme M et al: Inhibition of bacterial mutagenesis by Citrus flavonoids. Planta Med 62 (1996), 222–226
Calomme M et al: Planta Med 62 (1996), 222
Clavarano I: Essenze Deriv. Agrum 36 (1966), 5
Horowitz RM, Gentili B: Tetrahedron 19 (1963), 773
Paris R, Delaveau P: Plant Med Phytother 11 (1977), 198
Paris R: Plant Med Phytother 11 (1977), 129

Zitwer – Artemisia cina

Volkstümliche Namen: Zitwer (dt.), Levant, Santonica, Wormseed, Wormseed, Levant (engl.)

Familie: Asteraceae

Botanik: Ein immergrüner, ausdauernder Halbstrauch von 30 bis 60 cm Höhe mit vielen schlanken Sprossachsen. Der knotige Wurzelstock treibt zahlreiche Blatt- und Blütenzweige. Die Stämme sind glatt und holzig, die Blätter an den nichtblühenden Zweigen fiederteilig. Die Blätter an den blühenden Zweigen sind klein und einfach. Die zahlreichen Blütenköpfchen sind etwa 2 mm lang und haben einen Durchmesser von 1,5 mm. Sie sind von eiförmiger Gestalt und grün-gelblicher Farbe, solange sie frisch sind.

Verbreitung: In Zentralasien.

Zitwerblüten

Verwendete Pflanzenteile: Zitwerblüten sind die geschlossenen, noch nicht aufgeblühten Blütenknospen von *Artemisia cina* O. BERG.

Inhaltsstoffe

- Sesquiterpenlacton (1,0 bis 7,0 %): bes. α-Santonin, weiterhin Artemisin, β-Santonin

Pharmakologie

Die anthelmintische und antipyretische Wirkung der Droge kann durch den Gehalt an α-Santonin erklärt werden.

Pharmakologische Untersuchungen zur pflanzlichen Droge sind nicht vorhanden, weil der Wirkstoff Santonin bereits seit 1830 isoliert werden konnte. Dieser zeigt eine vermifuge Wirkung, speziell gegen Askariden. Diese werden durch die Lähmung ihrer Muskulatur, hervorgerufen durch das Santonin, zur Abwanderung in den Dickdarm gezwungen und können dort durch Laxantien entfernt werden.

Weiterhin führt das Santonin bei Ratten zur Erniedrigung der rektal gemessenen Temperatur bei durch s. c. Bierhefeinjektion erzeugtem Fieber. Daher wird vermutet, dass Santonin die Körpertemperatur dopaminanalog beeinflußt.

Anwendungsgebiete

Früher gegen Spul- und Fadenwürmer, heute obsolet.

Homöopathie: Fieberanfälle, Krampfneigung, Wurmbeschwerden.

Dosierung

Die Anwendung geschieht stets in Kombination mit einem Abführmittel.

0,025 g als Einzeldosis für Erwachsene, bei Kindern doppelt soviel Milligramm wie das Kind alt ist.

Homöopathisch: 5–10 Tropfen, 1 Tablette, 5–10 Globuli, 1 Messerspitze Verreibung 1–3-mal täglich oder 1 ml Injektionslsg. 2-mal wöchentlich s. c. (HAB34).

Anwendungsbeschränkungen: Die Nebenwirkungen dürften denen des α-Santonins ähnlich sein: Nierenreizung, Gastroenteritis, Benommenheit, Sehstörungen (Xanthopsie), Muskelzittern, epileptiforme Krämpfe. Tödliche Vergiftungen nach Einnahme von weniger als 10 g der Droge sind bekannt. Eine Anwendung der Droge in allopathischen Dosen ist abzulehnen.

Patienteninformation: Medikamente aus Zitwerblüten können in Kombination mit einem Abführmittel wirksam sein, wenn Sie unter Wurmbefall leiden. Da die Pflanze jedoch giftig ist und selbst in niedrigen Dosen starke Nebenwirkungen auftreten, sollten Sie das Medikament nur nach Rücksprache mit Ihrem behandelnden Arzt einnehmen und die Dosierungsanweisung genau beachten. In homöopathischen, also sehr geringen Dosen können Medikamente aus Zitwerblüten fiebersenkend und krampfverhindernd wirken.

Bewertung der Wirksamkeit: Der Einsatz bei Askaridiasis und auch bei Oxyuriasis, immer in Kombination mit Laxanzien, ist heute obsolet, da Nebenwirkungsrate und Toxizität zu hoch sind.

Handelspräparate

Keine bekannt.

Literatur

Hänsel R, Keller K, Rimpler H, Schneider G (Hrsg): Hagers Handbuch der Pharmazeutischen Praxis. 5. Aufl., Bde 4–6 (Drogen), Springer Verlag Berlin, Heidelberg, New York, 1992–1994

Zitwer – Curcuma zedoaria

Volkstümliche Namen: Gelbwurz, Zedoarie, Zitwer, Zitwerwurzel (dt.), Zadwar (arab.), O-shu (chin.), Ronde Zedoar (niederl.), Turmeric, Zedoary (engl.), Zédoaire, Zédoire (frz.), Kachura (hindi), Shoti (ind.), Temu Puteh (indon.), Temu kuning (malay.), Zedoaria (port.), Dravida, Sati (sanskr.)

Familie: Zingiberaceae

Botanik: Eine ausdauernde, aufrechte, krautige Pflanze. Das äußerlich gräuliche Rhizom ist ei- bis birnenförmig, dick, nach unten handförmig verzweigt, weißlich-gelb, stark nach Kampfer riechend, mit zahlreichen, dünnen Wurzeln. Die Wurzeln sind zum Teil am Ende zu eiförmigen, weißen Wurzelknollen verdickt. Die Blätter sitzen zu 4 bis 6 auf dem Rhizom und sind bis zu 1 m lang. Die 20 bis 60 cm lange und 8 bis 10 cm breite Blattspreite ist länglich-eiförmig, kahl und hat einen purpurnen Flecken in der Blattmitte. Die Blütenstände erscheinen auf 5 bis 15 cm langen und von stumpfen, seidigen Hochblättern umhüllt vor den Blättern. Die ährenförmigen Blütenstände sind 7,5 bis 12,5 cm lang und 5 bis 7,5 cm breit. Die Blüten sind blassgelb. Der Kelch ist 8 mm lang, stumpf, 3zähnig. Die Kronblattzipfel sind breit, dreieckig, an der Spitze sehr schwach rosa. Das Labellum ist hellgelb, im Zentrum leuchtend gelb, mit sehr schwach rötlich getönten Rändern im unteren Teil. Der Fruchtknoten ist 4 bis 5 mm lang und sehr schwach behaart. Die Frucht ist eine eiförmige, dünne, glatte, unregelmäßig aufspringende Kapsel mit elliptischen Samen mit weißem, seitlichem Arillus.

Verbreitung: Ist in Nordost-Indien heimisch, kommt aber bis zu den Molukken, den Philippinen und Neuguinea vor.

Zitwerwurzelstock

Verwendete Pflanzenteile: Zitwerwurzelstock besteht aus dem getrockneten Wurzelstock von *Curcuma zedoaria* (C.) R.

Inhaltsstoffe
- Ätherisches Öl (1,0 bis 1,5 %):Hauptkomponenten Zingiberen, 1,8-Cineol, D-Campher, D-Camphen, D-Borneol, α-Pinen, weiterhin u. a. Curcumol, Zederon, Curcumenol, Curculon, Furanodienon, Isofuranodienon
- Curcuminoide: Curcumin, Desmethoxycurcumin, Bisdesmethoxycurcumin
- Stärke (ca. 50 %)

Pharmakologie
Hauptwirkstoffe: ätherisches Öl, Gerbstoffe, Schleim, kleinkörnige Stärke.
Die Droge zeigte im Tierversuch eine choleretische, schwach antacide, spasmolytische Wirkung sowie eine Verlängerung der Darmtransitzeit.
Der Ethanolextrakt (Hauptwirkstoff p-Methoxyzimtsäureethylester) wirkt stark fungizid.
Des Weiteren wurde eine antitumoröse Wirkung nachgewiesen.

Anwendungsgebiete
Volksmedizin: innere Anwendung: bei Koliken, Krämpfen, Magenerkrankungen und Verdauungsstörungen.
Indische Medizin: bei Appetitlosigkeit, Tuberkulose, Wunden, Leukodermien, Fieber, Bronchitis und Asthma.

Sonstige Verwendung
Haushalt: selten als Küchengewürz, Nahrungsmittel, zur Breizubereitung.

Dosierung
Tee: 1–1,5 g (1/3 TL) auf 150 ml, 3–5 min ziehen lassen, zu den Mahlzeiten 1 Tasse trinken.

Anwendungsbeschränkungen: Risiken der bestimmungsgemäßen Anwendung therapeutischer Dosen der Droge und Nebenwirkungen sind nicht bekannt.

Patienteninformation: Zubereitungen aus Zitwerwurzelstock können bei Koliken, Verdauungsstörungen und krampfartigen Magen-Darm-Beschwerden wirksam sein.

Bewertung der Wirksamkeit: Die Wirksamkeit der Droge ist nach den gültigen Kriterien für klinische Prüfungen von Arzneimitteln bisher nicht belegt. Aus diesem Grund wird die therapeutische Verwendung in der Monographie der Kommission E negativ bewertet. Für eine innerliche Anwendung bei Koliken und krampfartigen Verdauungsbeschwerden sprechen die Ergebnisse tierexperimenteller Studien.

Handelspräparate
Nur Kombinationen

Literatur
Gupta SK et al: Lloydia 39 (1976), 218–222
Hikino H et al: Chem Pharm Bull 18 (1970), 752
Kuronayagi M, Natori S: Yakugaku Zasshi 90 (1970), 1467–1470
Latif MA et al: Br J Nutr 41 (1979), 57
Matthes HWD et al: Phytochemistry 19 (1980), 2643
Shiobara Y et al: Phytochemistry 24 (1985), 2629

Zuckerrübe – Beta vulgaris

Volkstümliche Namen: Beete, weiße (dt.), Beet, Chard, Garden Beet, Sea Beet, Spinach Beet, Sugar Beet, White Beet (engl.)

Familie: Chenopodiaceae

Botanik: Eine 0,5 bis 1,5 m hohe, mehrjährige Pflanze mit geschwollener, essbarer, roter oder weißer Wurzel. Die Blätter sind grundständig, rosettig, aufrecht, lang gestielt und groß. Sie sind tiefgrün und rötlich überzogen. Die Blüten stehen zu 2–4 in Knäueln in rispigen, blumenblättrigen Ähren.

Verbreitung: Die Wildform ist in den Küstenregionen Europas, Nordafrikas und Asiens von der Türkei bis Indien heimisch. Sowohl Zuckerrüben als auch die Roten Beete werden verbreitet kultiviert.

Zuckerrübensaft

Verwendete Pflanzenteile: Zuckerrübensaft ist der gepresste Saft von *Beta vulgaris* L. ssp. *vulgaris* var. *altissima* DÖLL.

Inhaltsstoffe
- Saccharose (im Presssaft der Zuckerrübe bis 27 %)

- andere Oligosaccharide: Raffinose, Kestose
- Polysaccharide: u. a. Galactane, Arabane, Pectin
- Fruchtsäuren: u. a. L(–)-Äpfelsäure, D(+)-Weinsäure, Oxalsäure, Adipinsäure, Citronensäure, Glykolsäure, Glutarsäure
- Aminosäuren: u. a. Asparagin, Glutamin
- Betain (Trimethylglycin)
- Triterpensaponine

Pharmakologie

Antihepatotoxisch. Im Tierversuch wirksam gegen Leberverfettung. Betain ist ein Methylgruppendonator bei der Transmethylierungsreaktion in der Leber.

Anwendungsgebiete

Als unterstützende Therapie bei Hepatopathien und Fettleber.
Indische Medizin: hier eingesetzt gegen Husten und Infekte.

Dosierung

Granulat: während der ersten 14 Tage 10 g nach der Mahlzeit über den Tag verteilt. Bei Langzeitbehandlung 5 g/Tag mindestens 3 Monate.

Anwendungsbeschränkungen: Risiken der bestimmungsgemäßen Anwendung therapeutischer Dosen der Droge und Nebenwirkungen sind nicht bekannt. Aufnahme sehr großer Mengen der Droge könnte wegen des Oxalsäuregehaltes zu Hypocalcämie und zu Nierenschäden führen.

Patienteninformation: Zuckerrübensaft könnte bei der Behandlung bestimmter Lebererkrankungen wie Fettleber wirksam sein. Die Einnahme großer Mengen kann zu Erniedrigung des Kalziumspiegels im Blut und zu Nierenschädigung führen.

Bewertung der Wirksamkeit: Die Wirksamkeit der Droge ist nach den gültigen Kriterien für klinische Prüfungen von Arzneimitteln bisher nicht belegt. Im Tierversuch zeigte sich eine antihepatotoxische Wirkung, was die Anwendung als Adjuvans bei Hepatopathien, insbesondere Steatosis hepatis erklären könnte.

Handelspräparate

Nur Kombinationspräparate

Literatur

Kern W, List PH, Hörhammer L (Hrsg): Hagers Handbuch der Pharmazeutischen Praxis. 4. Aufl., Bde. 1–8, Springer Verlag Berlin, Heidelberg, New York 1969

Zwergholunder – Sambucus ebulus

Volkstümliche Namen: Attich, Eppich, Zwergholunder (dt.), Blood Elder, Blood Hilder, Danewort, Dwarf Elder, Walewort, Wild Elder (engl.), Geble, hieble, Petit sureau, yeble, yoltes (frz.), Ebolo, lebbio, sambuchella (it.)

Familie: Caprifoliaceae

Botanik: Die Pflanze ist eine ausdauernde, krautartige Pflanze von 0,5 bis 2 m Höhe mit einem kräftigen, fingerdicken, verzweigten und tief und horizontal im Boden kriechenden Wurzelstock. Die Stängel sind krautig, aufrecht, kräftig, oben verzweigt und im Herbst absterbend. Die Blätter sind kreuzgegenständig, unpaarig gefiedert mit 3 bis 4 Paaren eilanzettlicher Blättchen und 2 großen ei-lanzettlichen, gesägten Nebenblättern. Die rötlichweißen Blüten stehen in einer endständigen, schirmförmigen, reichblütigen und rispigen Trugdolde mit 3 Hauptästen. Die Frucht ist eine schwarze, kugelige, beerenartige Steinfrucht mit meistens 3 bis 4 eirunden Samen.

Verbreitung: Die Pflanze ist von Südschweden durch ganz Mittel- und Südeuropa, Nordafrika, Westasien bis Persien verbreitet.

Zwergholunderwurzel

Verwendete Pflanzenteile: Zwergholunderwurzel ist die Wurzel von *Sambucus ebulus* L.

Inhaltsstoffe

- Iridoide: Ebulosid, 6′-O-Apiosylebulosid, 7,7-Dihydroebulosid, Secoebulosid, Isoswerosid
- „Harze ungeklärter Struktur" (identisch mit den Iridoiden?)

Pharmakologie

Die Droge soll leicht diuretisch wirken, nähere Angaben dazu fehlen.

Anwendungsgebiete

Volksmedizin: bei Verstopfung und zum Auslösen von Erbrechen, bei Ödemen und Nierenleiden.

Dosierung

Keine gesicherten Angaben.

Anwendungsbeschränkungen: Risiken der bestimmungsgemäßen Anwendung der Droge und Nebenwirkungen sind nicht bekannt. Größere Mengen aller Teile der Pflanze, besonders der rohen Beeren, sollen nach älteren Angaben zu Erbrechen, blutigen Durchfällen, Zyanose, Schwindel, Kopfschmerzen und Bewusstlosigkeit führen. Auch Todesfälle werden erwähnt.

Patienteninformation: Zubereitungen aus Zwergholunderwurzel sollen bei Verstopfung, Nierenleiden und Wassereinlagerungen im Körper wirksam sein, wissenschaftliche Beweise für die Wirksamkeit liegen jedoch nicht vor. Bei Aufnahme größerer Mengen der Pflanze, besonders der unreifen Beeren, kann es zu unter Umständen lebensbedrohlichen Vergiftungserscheinungen kommen.

Bewertung der Wirksamkeit: Die Wirksamkeit der Droge ist nach den gültigen Kriterien für klinische Prüfungen von Arzneimitteln bisher nicht belegt. Zu den pharmakologischen Eigenschaften liegen keine validen Daten vor. Eine therapeutische Anwendung kann nicht empfohlen werden.

Handelspräparate

Keine bekannt.

Literatur

Gross GA: Phytochemische Untersuchungen von Inhaltsstoffen der Zwergholunderwurzel, Dissertation Zürich 1985.

Petkov V, Markovska V: Plant Med Phytother 15 (1981), 172

Zwiebel – Allium cepa

Volkstümliche Namen: Bolle, Hauszwiebel, Küchenzwiebel, Sommerzwiebel, Speisezwiebel, Zipolle, Zippel, Zwiebel (dt.), Common onion, Onion (engl.), Cebolla (span.), Ciboule, Oignon (frz.), Cipolla (it.)

Familie: Alliaceae

Botanik: Die Zwiebel ist eine ausdauernde oder zweijährige, 60 bis 120 cm hohe Pflanze. Die Zwiebel ist vielgestaltig und kann plattgedrückt-kugelig, eiförmig oder länglich sein und hat meistens keine Nebenzwiebeln. Sie hat weiße, gelbbraune oder rote, trockene Häute. Die Laubblätter sind kürzer als der Infloreszenzschaft, röhrig oder aufgeblasen und blaugrün. Der Blütenschaft ist unterhalb der Mitte bauchig aufgeblasen und nur am Grunde zweizeilig beblättert. Die grünlich-weißen Blüten in kugeliger Dolde befinden sich vor dem Aufblühen in häutiger Scheide. Die Frucht ist eine mehr oder weniger kugelige, dünnhäutige Kapsel. Die Samen sind dreikantig und schwarz.

Verbreitung: Mittelasien gilt als Ursprungsgebiet, heute wird die Zwiebel weltweit kultiviert.

Zwiebeln

Verwendete Pflanzenteile: Zwiebeln sind die frischen oder getrockneten, dick und fleischig gewordenen Blattscheiden und Blattansätze von *Allium cepa* L.

Inhaltsstoffe

- Alliine (Alkylcysteinsulfoxide, ca. 0,8 %), bes. Propenylalliin (trans-S-(1-Propenyl)-L-(+)-cysteinsulfoxid, ca. 0,2 %), weiterhin u. a. Cycloalliin (3-Methyl-1,4-thiazan-5-carbonsäure-1-oxid, 0,25 %), Alliin (Allylalliin, S-Allyl-L-(+)-cysteinsulfoxid) und deren γ-Glutamylkonjugate (ca. 0,2 %, Isolierungsartefakte?). Die Alliine gehen beim Zerkleinern der frischen oder der schonend getrockneten und wieder befeuchteten Zwiebeln durch enzymatische Umwandlung (Alliinase) in sog. Lauchöle über, z. B. in Thiopropanal-S-oxid (tränenreizend), Allicin (Diallyl-disulfid-mono-S-oxid), Cepaene (Dialkyl-trithiaalkan-monoxide), Thiosulfinate und Dialkyl-di- und trisulfide
- Fructosane (Polysaccharide, 10 bis 40 %)
- Saccharose (5 bis 8 %) und andere Zucker (10 bis 15 %)
- Flavonoide: u. a. Quercetin-4'-O-β-D-glucosid (Spiraeosid)
- Steroidsaponine

Pharmakologie

Die enthaltenen schwefelhaltigen Verbindungen sind für die antimikrobielle, lipidsenkende, antiallergische und antiasthmatische Wirkung verantwortlich.

Antibakterielle Wirkung: Die enthaltenen Thiosulfinate wirken antimikrobiell und zeigen im Lochplattentest Wirkung gegenüber *Bacillus subtilis, Salmonella typhi, Pseudomonas aeruginosa* und *Escherichia coli.*

Lipid- und blutdrucksenkende Wirkung: Diese Wirkung ist zu erwarten, da dem Knoblauch ähnliche Inhaltsstoffe (Alliin) in der Droge enthalten sind. Untersuchungen dazu fehlen jedoch.

Hemmung der Thrombozytenaggregation: Dimethyl- und Diphenylthiosulfinat wirkten in vitro hemmend auf die Thromboxan-Biosynthese nach Thrombin-Stimulation.

Antiasthmatische und antiallergische Wirkung: Durch Ovalbumin sensibilisierte Meerschweinchen wurden durch perorale Gabe von Zwiebelsaft vor einem Asthmaanfall geschützt. Die Einnahme von ethanolischem

Zwiebelextrakt verminderte die allergeninduzierte Bronchokonstriktion signifikant bei Asthmapatienten. (Die antiasthmatische Wirkung kann hier durch die in vitro festgestellte 100 %-ige Hemmung der Cyclooxygenase und 5-Lipoxygenase durch die Thiosulfate erklärt werden.)

Anwendungsgebiete

Bei Appetitlosigkeit und zur vorbeugenden Behandlung altersbedingter Gefäßkrankheiten.

Volkstümlich: innere Anwendung bei Atemwegserkrankungen, Mandelentzündung und zur Förderung der Gallenfunktion; weiterhin bei Verdauungsbeschwerden mit Blähungen und kolikartigen Schmerzen, zur Entwässerung, zur Einleitung der Menstruation und bei Ascaridenbefall.

Äußere Anwendung bei Insektenstichen, Wunden, Furunkeln, Warzen, leichten Verbrennungen und Blutergüssen.

Indische Medizin: bei dyspeptischen Beschwerden, Atemwegserkrankungen, Wunden, Schmerzzuständen und gegen Malaria-Fieber.

Chinesische Medizin: Wurmbefall, Pilz- und bestimmte Bakterieninfektionen.

Homöopathisch: akute, entzündliche Atemwegserkrankungen, Schmerzsyndrome, Blähungskolik.

Sonstige Verwendung

Haushalt: als Gemüse und Gewürz.

Dosierung

Droge: therapeutisch wird sie roh verwendet. Innerlich: Tinktur 4 bis 5 Teelöffel täglich, Sirup 4 bis 5 Esslöffel täglich; Äußerlich: mit Zwiebelsaft bestreichen oder als Kataplasma oder Scheiben auflegen.

Tagesdosis: 50 g frische Zwiebeln bzw. 20 g getrocknete Droge (bei Appetitlosigkeit und Gefäßerkrankungen) zerkleinert oder als Presssaft über mehrere Monate einnehmen.

Homöopathisch: 5 Tropfen oder 1 Tablette oder 10 Globuli oder 1 Messerspitze Verreibung alle 30–60 min (akut) oder 1–3-mal täglich (chronisch); parenteral: 1–2 ml 3-mal täglich s. c.; Salben 1–2-mal täglich (HAB).

Anwendungsbeschränkungen: Risiken der bestimmungsgemäßen Anwendung therapeutischer Dosen der Droge und Nebenwirkungen sind nicht bekannt. Aufnahme großer Mengen kann zu Magenreizung und Blähungen führen. Selten treten bei häufigem Kontakt mit der Droge allergische Reaktionen auf (Handekzeme).

Patienteninformation: Frische oder getrocknete Zwiebeln bzw. Zwiebelsaft fördern den Appetit und können wie Knoblauch zur Vorbeugung altersbedingter Veränderungen der Blutgefäße eingesetzt werden. Auch bei Erkrankungen der Atemwege und äußerlich bei Insektenstichen, Entzündungen oder leichten Verbrennungen sind Zwiebelzubereitungen beschwerdelindernd. Besonders bei empfindlichen Menschen wie auch nach Einnahme größerer Mengen kann es zu Magenreizungen und Blähungen kommen, sehr selten auch zu allergischen Reaktionen (Handekzeme).

Bewertung der Wirksamkeit: Obwohl bisher keine validen Untersuchungen vorliegen, ist aufgrund der dem Knoblauch ähnlichen Inhaltsstoffe (Alliin) eine lipid- und blutdrucksenkende Wirkung durch Zwiebelzubereitungen zu erwarten. Eine Hemmung der Thrombozytenaggregation sowie antimikrobielle, antiasthmatische und antiallergische Eigenschaften konnten jedoch in entsprechenden Testanordnungen nachgewiesen werden. Die Anwendung insbesondere zur Prophylaxe altersbedingter Gefäßdegeneration, bei Atemwegserkrankungen entzündlicher und allergischer Genese sowie äußerlich bei entzündlichen Hautveränderungen erscheint plausibel. Zur therapeutischen Verwendung bei Appetitlosigkeit und zur Prävention von Arteriosklerose liegt eine Positiv-Monographie der Kommission E vor.

Handelspräparate

Alligerol®
Florabio® Zwiebel
Sanhelios Zwiebelöl
Zwiebel Kaps Sertürner®
Zwiebelöl

Literatur

Agarwal RH: Controlled trial of the effect of cycloalliin on the fibrinolytic activity of venous blood. Atherosclerosis 27 (1977), 347–351
Augusti KT, Benaim ME: Clin Chim Acta 60 (1974), 121
Augusti KT: Curr Sci 45 (1976), 863
Dorsch W et al: Eur J Pharmacol 107 (1984), 17
Jain RC, Vyas CR: Brit Med J (1974), 730
Kabelik J: Pharmazie 25 (1970), 266
Koch HP: Hormonwirkungen bei Allium-Arten. Z Phytother 13 (1992), 177
Kumari K, Augusti KT: Antidiabetic effects of S-methylcystein sulphoxide on alloxan diabetes. Planta Med 61 (1995), 72–74
Liakopoulou-Kyriakides M et al: Phytochemistry 24 (1985), 600, 1593
Maugh TH: Science 204 (1979), 293
Spare CG, Virtanen AI: Acta Chem Scand 17 (1963), 641
Tverskoy L, Dmetriev A, Kozlovsky A, Grodzinsky D: Two phytoalexins from Allium-cepa bulbs. Phytochemistry 30 (1991), 799
Vollhardt BR: Zwiebelölmazerat (z. B. Alligerol). Intern Praxis 32 (1992), 201

Wagner H, Bayer T, Dorsch W: Das antiasthmatische Wirkprinzip der Zwiebel (Allium cepa L.). Z Phytother 9 (1988), 165
Whitaker JR: Adv Food Res 22 (1976), 73

Zypresse – Cupressus sempervirens

Volkstümliche Namen: Zypresse, italienische (dt.), Cypress (engl.)

Familie: Cupressaceae

Botanik: Ein bis zu 30 m hoher Baum mit 0,5 bis 1 mm dicken, stumpfen Blättern von dunkelgrüner Farbe. Die männlichen Zapfen sind 4 bis 8 mm, die weiblichen 25 bis 40 mm groß. Sie sind elliptisch-länglich, selten kugelförmig und grün, wenn sie jung sind. Wenn sie reif sind, glänzen sie gelblich-grau. Sie haben 8 bis 14 kurz- und stumpf-stachelspitzige Schuppen mit jeweils 8 bis 20 Samen.

Verbreitung: Ist in der Türkei heimisch und wird im gesamten Mittelmeergebiet kultiviert.

Zypressenöl

Verwendete Pflanzenteile: Zypressenöl wird aus *Cupressus sempervirens* L. gewonnen.

Inhaltsstoffe

- Hauptkomponenten α-Pinen, D-Camphen, D-Silvestren, p-Cymen, L-Cadinen, Cedrol, Terpinenol-4, Terpineol, Acetyl- und Isovalerianylester der Monoterpenalkohole

Pharmakologie

Expektorierend.

Anwendungsgebiete

Äußerlich: bei Schnupfen, Husten und Bronchitis.

Dosierung

Keine gesicherten Angaben.

Anwendungsbeschränkungen: Risiken der bestimmungsgemäßen Anwendung therapeutischer Dosen der Droge und Nebenwirkungen sind nicht bekannt. Bei Aufnahme großer Dosen ist Nierenreizung wahrscheinlich.

Patienteninformation: Zypressenöl kann bei äußerlicher Anwendung Ihre Beschwerden bei Husten, Schnupfen und Bronchitis lindern.

Bewertung der Wirksamkeit: Die Wirksamkeit der Droge ist nach den gültigen Kriterien für klinische Prüfungen von Arzneimitteln bisher nicht belegt

Handelspräparate

Keine bekannt.

Literatur

Kern W, List PH, Hörhammer L (Hrsg): Hagers Handbuch der Pharmazeutischen Praxis. 4. Aufl., Bde. 1–8, Springer Verlag Berlin, Heidelberg, New York 1969

Weiterführende Literatur

Barton D., Ollis, W.D.: Advances in Medicinal Phytochemistry. John Wiley 1986

Blaschek W, Hänsel R, Keller K, Reichling J, Rimpler G, Schneider G (Hrsg): Hagers Handbuch der Pharmazeutischen Praxis. Folgebände 1 und 2. Drogen A-Z. Springer. Berlin 1998

Braun R.: Standardzulassungen für Fertigarzneimittel. Ringbuch, Fortsetzungswerk, Gowi-Verlag, Pharmazeutischer Verlag, Deutscher Apotheker Verlag, Stuttgart 2002

Brossi A, Cordell GA (Eds): The Alkaloids. Academic Press, San Diego 1992

Dingermann Th. (Hrsg): Transparenz-Kriterien für pflanzliche, homöopathische und anthroposophische Arzneimittel. Karger Basel 2000

Dingermann Th., Loew D: Phytopharmakologie. Wissenschaftl. Verlagsgesellschaft, Stuttgart 2003

Dorsch W., Loew D., Meyer-Buchtela E., Schilcher H.: Kinderdosierungen von Phytopharmaka, 2. Aufl., Kooperation Phytopharmaka, Bonn 1998

Encke F. et al. (Hrsg.): Zander Handwörterbuch der Pflanzennamen, 15. Aufl., Ulmer Verlag, Stuttgart 1994

ESCOP (Ed.): Monographs on the Medicinal Uses of Plant Drugs. Fasc. 1–6, European Scientific Cooperative on Phytotherapy, Exeter 1996–1999

Frohne D.: Heilpflanzenlexikon, 7. Aufl., Wissenschaftl. Verlagsgesellschaft Stuttgart 2002

Frohne D. und Pfänder H.J.: Giftpflanzen, 4. Aufl. Wissenschaftl. Verlagsgesellschaft Stuttgart 1997

Gaedcke F. und Steinhoff B.: Phytopharmaka. Wissenschaftl. Verlagsgesellschaft Stuttgart 2000

Hänsel R, Keller K, Rimpler H, Schneider G (Hrsg.): Hagers Handbuch der Pharmazeutischen Praxis. 5. Aufl., Bde 4–6 (Drogen), Springer Verlag, Berlin 1992–1994

Haffner, Schultz, Schmid, Braun: Normdosen gebräuchlicher Arzneistoffe und Drogen, 9. Aufl. Wissenschaftl. Verlagsgesellschaft, Stuttgart 1997

Hänsel, R., Sticher O. und Steinegger E.: Pharmakognosie-Phytopharmazie, 6. Aufl. Springer Verlag, Berlin 1999

Hartke K., Hartke E., Mutschler E., Rücker G., Wichtl M.: Arzneibuch-Kommentar zum Europäischen und Deutschen Arzneibuch, 8 Ordner mit 15. Erg.-Lieferung, Wissenschaftl. Verlagsgesellschaft, Stuttgart 2002

Hausen B: Allergiepflanzen, Pflanzenallergene. ecomed Verlagsgesellsch. mbH, Landsberg 1988

Hegnauer R: Chemotaxonomie der Pflanzen. Bde 1–11, Birkhäuser Verlag Basel, Boston, Berlin 1962–2001

Heywood, V.N. (Ed): The Biology and Chemistry of the Umbelliferae. Academic Press, London 1971

Hiller K., Melzig M.F.: Lexikon der Arzneipflanzen, 2 Bde., Spektrum Akademischer Verlag, Heidelberg 1999

Keller K, Hänsel R, Chandler RF (Eds): Adverse Effects of Herbal Drugs 1. Springer Verlag, Berlin

Kinghorn, A.D. (Ed): Toxic Plants, Columbia Press 1979

Kooperation Phytopharmaka (Hrsg.): Kinderdosierungen von Phytopharmaka, 2. Aufl., Selbstverlag, Bonn 1998

List PH, Hörhammer L (Hrsg.): Hagers Handbuch der Pharmazeutischen Praxis. 4. Aufl., Bde. 1–8, Springer Verlag, Berlin 1969

Loew D. und Rietbrock, N. (Hrsg.): Phytopharmaka in Forschung und klinischer Anwendung, Band I bis VI. Steinkopff Verlag, Darmstadt 1995–2000

Manske RHF, Holmes HL, Rodrigo RGA, Brossi A: The Alkaloids – Chemistry and Physiology, Academic Press, New York 1950–1997

Meyer-Buchtela E.: Tee-Rezepturen, mit 2. Erg.-Lieferung. Deutscher Apotheker Verlag, Stuttgart 2001

Morton J.F.: An Atlas of Medicinal Plants of Middle America. Charles C. Thomas, USA 1981

Oliver-Bever B (Ed): Medicinal Plants of Tropical West Africa. Cambridge University Press Cambridge, London 1986

PharmaMed (Software): Aufbereitungsmonographien der Komm. E., Wissenschaftl. Verlagsgesellschaft, Stuttgart 2002

Schilcher H.: Phytotherapie in der Kinderheilkunde, 3. Aufl., Wissenschaftl. Verlagsgesellschaft, Stuttgart 1999

Schilcher H. und S. Kammerer: Leitfaden Phytotherapie. Urban & Fischer Verlag, München 2000

Schilcher H. und Vahlensieck jun. W.: Phytotherapie in der Urologie, 2. Aufl., Hippokrates Verlag, Stuttgart 2001

Schwabe, U.; Paffrath, D. (Hrsg.): Arzneiverordnungs-Report 1995, Gustav Fischer Verlag, Stuttgart 1995

Schwabe, U.; Paffrath, D. (Hrsg.): Arzneiverordnungs-Report 2002, Springer Verlag, Berlin 2003

Simon JE, Chadwick AF, Craker LE (Eds): Herbs. An Indexed Bibliography 1971–80. Archon Books, USA 1984

Tang W, Eisenbrand G: Chinese Drugs of Plant Origin. Springer Verlag, Berlin 1992

Teuscher E.: Gewürzdrogen. Wissenschaftl. Verlagsgesellschaft Stuttgart 2002

Van Toller, S.T.; Dodd, G.H. (Eds): Perfumery, The psychology, biology of fragrance. Chapman & Hall, London New York 1988

Wagner, H, Hörhammer, H. (Eds): Pharmacognosy and Phytochemistry, Springer-Verlag, Berlin 1971

Wagner, H., Wiesenauer M.: Phytotherapie – Phytopharmaka und pflanzliche Homöopathika, 2. Aufl., Wissenschaftl. Verlagsgesellschaft, Stuttgart 2003

Weiß R.F. und Fintelmann V.: Lehrbuch der Phytotherapie, 10. Aufl., Hippokrates Verlag, Stuttgart 2002

Wichtl M. (Hrsg.): Teedrogen und Phytopharmaka, 4. Aufl., Wissenschaftl. Verlagsgesellschaft, Stuttgart 2002

WHO Monographs on Selected Medicinal Plants, Vol. 1–2, World Health Organization, Genf 1999–2003